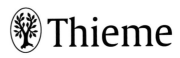

Gewidmet ist dieses Lehrbuch
zwei großen Ärzten

Fritz Lange und Max Lange

Sie haben im vergangenen Jahrhundert
die Orthopädie maßgeblich beeinflusst

Orthopädie und Traumatologie

Herausgegeben von

E. G. Hipp
W. Plötz
G. Thiemel

Mit Beiträgen von

E. Biemer	H. Halsband	J. Ring
R. Burgkart	Y. von Harder	R. Schelter
R. Engst	E. G. Hipp	I. Schittich
G. Frohnauer	P. M. Karpf	G. Sperner
K. Glas	W. Keyl	A. v. Strempel
W. Gördes	R. Krause	G. Thiemel
R. Gradinger	S. G. Plötz	A. E. Trappe
R. Graf	W. Plötz	
A. Gröger	H. Rechl	

2229 Abbildungen, 40 Tabellen

Georg Thieme Verlag
Stuttgart · New York

Bibliografische Information der Deutschen Bibliothek

Die Deutsche Bibliothek verzeichnet diese Publikation in der Deutschen Nationalbibliografie; detaillierte bibliografische Daten sind im Internet über http://dnb.ddb.de abrufbar.

Wichtiger Hinweis: Wie jede Wissenschaft ist die Medizin ständigen Entwicklungen unterworfen. Forschung und klinische Erfahrung erweitern unsere Erkenntnisse, insbesondere was Behandlung und medikamentöse Therapie anbelangt. Soweit in diesem Werk eine Dosierung oder eine Applikation erwähnt wird, darf der Leser zwar darauf vertrauen, dass Autoren, Herausgeber und Verlag große Sorgfalt darauf verwandt haben, dass diese Angabe **dem Wissensstand bei Fertigstellung des Werkes** entspricht.

Für Angaben über Dosierungsanweisungen und Applikationsformen kann vom Verlag jedoch keine Gewähr übernommen werden. **Jeder Benutzer ist angehalten,** durch sorgfältige Prüfung der Beipackzettel der verwendeten Präparate und gegebenenfalls nach Konsultation eines Spezialisten festzustellen, ob die dort gegebene Empfehlung für Dosierungen oder die Beachtung von Kontraindikationen gegenüber der Angabe in diesem Buch abweicht. Eine solche Prüfung ist besonders wichtig bei selten verwendeten Präparaten oder solchen, die neu auf den Markt gebracht worden sind. **Jede Dosierung oder Applikation erfolgt auf eigene Gefahr des Benutzers.** Autoren und Verlag appellieren an jeden Benutzer, ihm etwa auffallende Ungenauigkeiten dem Verlag mitzuteilen.

© 2003 Georg Thieme Verlag
Rüdigerstraße 14
D-70469 Stuttgart
Telefon: +49/0711/8931-0
Unsere Homepage: http://www.thieme.de

Printed in Germany

Zeichnungen: Joachim Hormann, Stuttgart
Piotr u. Malgorzata Gusta, Paris
Christiane u. Michael von Solodkoff, Neckargemünd
Umschlaggestaltung: Thieme Verlagsgruppe
Umschlaggrafik: Martina Berge, Erbach
Satz: Hagedorn Kommunikation, Viernheim
Druck: Staudigl Druck GmbH, Donauwörth

ISBN 3-13-124421-6   1 2 3 4 5 6

Geschützte Warennamen (Warenzeichen) werden **nicht** besonders kenntlich gemacht. Aus dem Fehlen eines solchen Hinweises kann also nicht geschlossen werden, dass es sich um einen freien Warennamen handelt.

Das Werk, einschließlich aller seiner Teile, ist urheberrechtlich geschützt. Jede Verwertung außerhalb der engen Grenzen des Urheberrechtsgesetzes ist ohne Zustimmung des Verlages unzulässig und strafbar. Das gilt insbesondere für Vervielfältigungen, Übersetzungen, Mikroverfilmungen und die Einspeicherung und Verarbeitung in elektronischen Systemen.

Vorwort

Das vorliegende Buch der Orthopädie und Traumatologie steht in einer alten Tradition: Bereits 1914 hat Fritz Lange, einer der Mitbegründer der deutschen Orthopädie, das *Münchner Orthopädiebuch* herausgegeben, das 3 Auflagen erlebte. 1925 erschien die *Knochenbruchbehandlung*. Nach dem Zweiten Weltkrieg hat Max Lange ein Lehrbuch geschaffen, das als „Lange/Hipp" in 3 Bänden zu einem Standardwerk in der deutschsprachigen Fachliteratur geworden ist.

Der rasante Fortschritt auf allen Wissensgebieten hat eine völlige Neugestaltung des Lehrbuchs notwendig gemacht. Das neue Konzept besteht in erster Linie darin, dass die einzelnen Schwerpunktthemen durch verschiedene Autoren bearbeitet oder mit bearbeitet wurden, die dank langjähriger klinischer Erfahrung auf den jeweiligen Gebieten besonders kompetent sind. Die Bereitschaft zur Mitarbeit von Herrn R. Graf, dem Begründer der Hüftsonographie, hat mich besonders gefreut. Des Weiteren hat freundlicherweise Frau A. E. Trappe die Neurochirurgie abgehandelt, Herr E. Biemer die plastische Chirurgie und Herr H. Halsband die Brustkorbdeformitäten. Das wichtige Kapitel Aufklärung hat dankenswerterweise Frau von Harder zusammen mit Herrn W. Gördes bearbeitet.

Entscheidend mitgewirkt haben meine *früheren Kollegen* aus der Lange-Klinik in München-Harlaching, die Herren G. Thiemel, W. Gördes und W. Keyl. G. Thiemel und W. Plötz fungieren als Mitherausgeber. Allen Koautoren danke ich für ihre Mitarbeit aufrichtig und in der Überzeugung, dass ein solches Vorhaben im Alleingang nicht zu realisieren ist.

Die Tiefe des Wissens ist heute wegen der flächenhaften Ausweitung gefährdet; es war deshalb ein wichtiges Anliegen, zum besseren Verständnis der klinischen Aspekte die pathologisch-anatomischen Vorgänge und funktionellen Zusammenhänge eingehend zu berücksichtigen.

Ziel war, ein Lehrbuch zu präsentieren, das jeder an Orthopädie und Traumatologie Interessierte gerne zur Hand nimmt. Er wird einen zuverlässigen Ratgeber finden, in dem alle wesentlichen angeborenen und erworbenen Erkrankungen des aktiven und passiven Bewegungsapparats dargestellt werden, außerdem neuromuskuläre Krankheitsbilder. Berücksichtigt werden ggf. auch arbeits- und sportmedizinische Aspekte.

Die Einbeziehung der fachgebundenen Traumatologie trägt auch der Tatsache Rechnung, dass in jüngster Zeit die schon erwartete Annäherung von Unfallchirurgen und Orthopäden in Gang gekommen ist. Dabei lag es uns am Herzen, neben der operativen Behandlung von Verletzten auch konservative Maßnahmen zu berücksichtigen; sie werden seit längerer Zeit kaum noch gepflegt. Man beachte, dass etwa 50% der Verletzten im Erwachsenenalter und nahezu 90% der Frakturen im Wachstumsalter nicht operativ behandelt werden müssen. Selbstverständlich müssen Gelenkfrakturen mit Dislokation umgehend einer operativen Behandlung zugeführt werden.

Bei der *operativen Behandlung* ist festzuhalten, dass der Patient von den Erkenntnissen der letzten 50 Jahre in hohem Maße profitieren kann, vorausgesetzt dem Operateur steht ein funktionierendes Team und eine ausreichend ausgerüstete Operationsabteilung zur Verfügung, am besten mit Reinraumtechnik.

Die *konservative Frakturenbehandlung* erfordert Zeit und Hingabe. Diese Voraussetzungen sind oft nicht gegeben, vielmehr gilt „fixation is fun", wie der englische Altmeister der Orthopädie und große Pädagoge A. G. Appley treffend formuliert hat. In der Tat bereitet es eine außerordentliche Genugtuung, wenn eine Fraktur in Korrekturstellung stabil versorgt ist. Das Elend ist allerdings groß, wenn eine Infektion hinzukommt.

Besondere Beachtung fanden *Tumoren und „tumor-like lesions"* des Halte- und Bewegungsapparats, bei deren Behandlung in den letzten Jahren bedeutende Fortschritte erzielt werden konnten. Entscheidend waren hierbei die Erfahrungen, die in mehr als 3 Jahrzehnten in unserem interdisziplinären Zentrum für Knochen- und Weichteiltumoren am Klinikum rechts der Isar der Technischen Universität München gesammelt wurden.

Sportliche Aktivitäten, auch im Alter, erfreuen sich in unserer Zeit immer größerer Beliebtheit. Den sportspezifischen Besonderheiten bei Verletzungen und Sportschäden ist deshalb ein eigenes Kapitel gewidmet. Erfahrungen der letzten 40 Jahre bei der Betreuung von Breiten- und Spitzensportlern werden dabei verwertet.

Eingehend werden die *modernen bildgebenden Verfahren* wie Computer- und Kernspintomographie berücksichtigt, wie sie völlig neue Einblicke in die Morphologie am Halte- und Bewegungsapparat bringen können. Ein Fortschritt, wie er in diesem Ausmaß noch vor wenigen Jahrzehnten nicht zu erwarten war.

Mit den Mitherausgebern hoffe ich, dass dieses Buch vielen Ärzten ein Ratgeber sein wird, unter Be-

Vorwort

rücksichtigung unserer fundierten, langjährigen Erfahrung. Geprägt von den Erkenntnissen, wie sie an der Mauer des Klosters St. Thomas in der Eifel zu lesen sind:

Man soll am Alten so es gut ist halten
Und auf altem Grund, Neues suchen jede Stund

Selbstverständlich eingedenk dessen, dass die Innovationen nach ihrer Solidität und Eignung zu prüfen sind, um dem „salus aegroti" entsprechend dienen zu können.

Danksagung

Beim Zustandekommen dieses Buches waren viele ungenannte Helfer beteiligt, denen ich zu danken habe.

Mein Dank gilt meinen früheren Oberärzten P. M. Karpf, K. Glas, R. Gradinger, I. Schittich, H. Rechl und ganz besonders den Oberärzten W. Plötz, R. Schelter und R. Burgkart, die mich in herausragender Weise unterstützt haben.

Besonderen Dank schulde ich Schwester M. Colombiéra. Sie hat sich über Jahrzehnte große Verdienste bei den orthopädischen Publikationen erworben, weil sie damals dank ihres herausragenden Gedächtnisses stets das gesamte Röntgenarchiv der Orthopädischen Klinik Harlaching präsent hatte. Danken möchte ich auch meiner Frau und Mitarbeiterin Hannelore Thekla. Ohne diese Mithilfe hätte dieses Werk nicht mehr entstehen können.

Bedanken möchte ich mich auch bei Frau B. Pigerl für zahlreiche Skizzen und Zeichnungen.

Bei der Bebilderung des Buches ergab sich mit meinen früheren Mitarbeitern Frau E. Döringer und Herrn U. Lange im Atelier für Grafik und Fotografie eine stets freundliche Zusammenarbeit, wofür ich mich sehr bedanke. Mit Herrn Lange gelangen zahlreiche didaktisch hervorragende Darstellungen, die das Verständnis verschiedener Gegebenheiten fördern werden.

Vom Thieme Verlag danke ich Herrn Dr. C. Urbanowicz, der mir mit großer Begeisterung stets mit Rat und Tat zur Seite stand. Zu erwähnen sind Frau Dr. M. Kuhlmann und Herr Dr. F. Krämer, die das neue Konzept entwickelten. Besonders hervorheben möchte ich die beiden Hersteller, Herrn R. Zeller und Frau E. Plach, sowie Herrn M. Pohlmann, die alle eine außerordentliche Kooperation boten und kompetent die Fertigstellung des Buches förderten.

Frau Dr. Barbara Frunder, Tübingen, hat die mühsame Arbeit der Feinstrukturierung und Redaktion des Manuskripts übernommen, dafür danke ich. Mein Dank gilt auch den Zeichnern für ihre didaktisch wertvollen Darstellungen.

Ästhetik befördert die Instruktion – diesem alten Grundsatz folgend hat der Thieme Verlag das Lehrbuch angemessen ausgestattet, wofür ich Herrn A. Hauff besonders zu danken habe. Er hat sich zur Publikation entschlossen, obwohl die Vorläufer dieses Buches keine „hauseigenen" Produkte waren.

Leonie im Himbselhaus am Starnberger See
im Oktober 2002
Erwin G. Hipp

Anschriften

Herausgeber

Prof. em. Dr. Erwin G. Hipp
  ehem. Direktor der Klinik
  für Orthopädie und Sportorthopädie am Klinikum
  rechts der Isar der TU München
  Assenbucherstraße 53
  82335 Berg-Leoni

Prof. Dr. Werner Plötz
  Abteilung Orthopädie
  KH der Barmherzigen Brüder
  München
  Romanstraße 93
  80639 München

Dr. Günter Thiemel
  ehem. Chefarzt der
  II. Orthopädischen Klinik
  der Hessingstiftung Augsburg
  Lehrbeauftragter am
  Sportzentrum
  der Universität Augsburg
  Am Sonnenhang 17
  86199 Augsburg

Mitarbeiter

Prof. Dr. E. Biemer
  Klinik für Plastische Chirurgie
  Klinikum rechts der Isar
  Technische Universität München
  Ismaninger Straße 22
  81675 München

Dr. Rainer Burgkart
  Oberarzt der Klinik für Ortho-
  pädie und Sportorthopädie
  Klinikum rechts der Isar
  Technische Universität München
  Ismaninger Straße 22
  81675 München

Prof. Dr. Reinhard Engst
  Klinikum für Dermatologie
  und Allergologie im Biederstein
  Klinikum rechts der Isar
  Technische Universität München
  Biedersteiner Straße 29
  89802 München

Prof. Dr. Konrad Glas
  Orthopädische Klinik
  Klinikum Passau
  Bischof-Piligrim-Straße 1
  94032 Passau

Prof. Dr. Werner Gördes
  ehem. Chefarzt der Abt. für
  Orthopädie im KH der
  Barmherzigen Brüder
  Grovestraße 3a
  80997 München

Univ.-Prof. Dr. Reiner Gradinger
  Direktor der Klinik für Ortho-
  pädie und Sportorthopädie
  Klinikum rechts der Isar
  Technische Universität München
  Ismaninger Straße 22
  81675 München

Univ.-Prof. Dr. Reinhard Graf
  Orthopädische Klinik
  Allgemeines und orthopädisches
  Landeskrankenhaus Stolzalpe
  8852 Stolzalpe
  Österreich

Dr. Andreas Gröger
  Klinikum für Orthopädie
  und Sportorthopädie
  Klinikum rechts der Isar
  Technische Universität München
  Ismaninger Straße 22
  81675 München

Prof. Dr. Heinrich Halsband
  ehem. Direktor der Klinik für
  Kinderchirurgie
  Ratzenburger Allee 160
  23538 Lübeck

Rechtsanwältin Yvonne von Harder
  bei Ulsenheimer, Friedrich
  Rechtsanwälte
  Maximiliansplatz 12
  80333 München

Prof. Dr. P. M. Karpf
  Orthopädische Klinik
  Klinikum Landshut
  Robert-Koch-Straße 1
  84034 Landshut

Prof. Dr. Werner Keyl
  ehem. Chefarzt der
  Orthopädischen Klinik
  München-Bogenhausen
  Gartenstraße 26
  82062 Ebenhausen

Dr. Reinhard Krause
  Orthopädische Klinik
  Klinikum Passau
  Bischof-Piligrim-Straße 1
  94032 Passau

Dr. Sabine G. Plötz
Klinikum für Dermatologie
und Allergologie im Biederstein
Klinikum rechts der Isar
Technische Universität München
Biedersteiner Straße 29
89802 München

Prof. Dr. Dr. Hans Rechl
Klinik für Orthopädie und
Sportorthopädie
Klinikum rechts der Isar
Technische Universität München
Ismaninger Straße 22
81675 München

Prof. Dr. Dr. Johannes Ring
Klinikum für Dermatologie
und Allergologie im Biederstein
Klinikum rechts der Isar
Technische Universität München
Biedersteiner Straße 29
89802 München

Dr. Roland Schelter
Arzt für Orthopädie
Gesellschaftsarzt
Allianz Versicherungs-AG
Königinstraße 28
80802 München

Priv.-Doz. Dr. Ingrid Schittich
Schwarzwald-Rehaklinik der BfA
Römerweg 50
75328 Schömberg

Prof. Dr. Gernot Sperner
Praxisgemeinschaft für
Unfallchirurgie
Bruneckerstraße 2e
6020 Innsbruck
Österreich

Prof. Dr. Dr. Archibald
von Strempel
Orthopädische Abteilung
Landeskrankenhaus Feldkirch
Carinagasse 47
6800 Feldkirch
Österreich

Univ.-Prof. Dr. Anna E. Trappe
Direktorin der Neuro-
chirurgischen Klinik
und Poliklinik
Klinikum rechts der Isar
Technische Universität München
Ismaninger Straße 22
81675 München

Inhaltsverzeichnis

1 Moderne bildgebende Diagnostik ... 1
R. Burgkart

1.1	**Computertomographie**	1
1.1.1	3-D-Rekonstruktionen	1
1.1.2	Spiral-CT-Techniken	2
1.1.3	Rapid Prototyping	2
1.2	**Magnetresonanztomographie**	3
1.2.1	Multiplanarität	4
1.2.2	MR-Angiographie	5
1.2.3	Problem Tumorgrenze	5
1.2.4	Dynamische Kontrastmittelapplikation	6
1.2.5	Funktionelle In-vivo-Gelenkdiagnostik mit offenen MRT-Systemen	7
1.2.6	Quantitative 3-D-Knorpelanalyse	7
1.2.7	In-vivo-Knorpeldeformationsmessungen	8
1.3	**Moderne nuklearmedizinische Bildgebungsverfahren**	8

2 Angeborene Fehlbildungen des Skeletts ... 11

2.1	**Allgemeiner Teil**	11
	G. Thiemel	
2.1.1	Embryonale Entwicklung	11
2.1.2	Spezielle Entwicklungsgeschichte des Skelettsystems	12
2.1.3	Pränatale Diagnostik	13
2.1.4	Entstehung von Fehlbildungen	13
2.1.5	Ursachen von Fehlbildungen	14
2.1.6	Einteilung der Fehlbildungen	16
2.2	**Angeborene Fehlbildungen der Wirbelsäule**	16
	G. Thiemel	
2.2.1	Störungen der Segmentation	18
2.2.2	Störungen der Wirbelbildung	21
2.2.3	Störungen der hemimetameren Segmentverschiebung	29
2.2.4	Kombiniertes Fehlbildungssyndrom	31
2.3	**Angeborene Fehlbildungen des Schultergürtels und der oberen Extremität**	32
	G. Thiemel und E. G. Hipp	
2.3.1	Schultergürtel	32
2.3.2	Freie obere Extremität	33
2.4	**Angeborene Skelettfehlbildungen des Beckens und der unteren Extremität**	50
	G. Thiemel und E. G. Hipp	
2.4.1	Becken	50
2.4.2	Beckengürtel	53
2.4.3	Freie untere Extremität	53

3 Angeborene Skelettsystemerkrankungen ... 69
E. G. Hipp und R. Burgkart

3.1	**Osteochondrodysplasie**	69
3.1.1	Achondroplasie	69
3.1.2	Diastrophischer Zwergwuchs	73
3.1.3	Dysplasia spondyloepiphysaria congenita	73
3.1.4	Metatrophischer Zwergwuchs	73
3.1.5	Chondrodysplasia punctata	73
3.1.6	Metaphysäre Chondrodysplasie	74
3.1.7	Multiple epiphysäre Dysplasie	74
3.1.8	Dysplasia spondyloepiphysaria tarda	74
3.2	**Anomalien von Knochendichte und kortikaler Struktur**	74
3.2.1	Osteogenesis imperfecta	74
3.2.2	Osteopetrose	77
3.2.3	Melorheostose Léri und Joanny	78
3.2.4	Osteopoikilie	79
3.2.5	Osteopathia striata	80
3.2.6	Metaphysäre Dysplasien	80
3.2.7	Diaphysäre Dysplasien	80

3.3	**Anarchische Entwicklung von Knorpel- und Fasergewebe**	80		**3.6**	**Primäre Stoffwechselstörungen**	88
3.3.1	Dysplasia epiphysealis hemimelica	80		3.6.1	Idiopathische Hyperkalzinose	88
3.3.2	Multiple kartilaginäre Exostosen	80		**3.7**	**Mukopolysaccharidosen**	88
3.3.3	Enchondromatose	81		3.7.1	Pfaundler-Hurler-Syndrom (Typ I)	88
3.3.4	Fibröse Dysplasie	82		3.7.2	Morquio-Brailsford-Syndrom (Typ IV)	88
3.3.5	Neurofibromatose von Recklinghausen	84		**3.8**	**Mukolipidosen**	88
3.4	**Dysostosen**	86		**3.9**	**Lipidosen**	88
3.4.1	Otopalatodigitales Syndrom	86		3.9.1	Morbus Gaucher	88
3.4.2	Marfan-Syndrom	86		3.9.2	Niemann-Pick-Krankheit	89
3.4.3	Larsen-Syndrom	87		**3.10**	**Histiocytosis X**	89
3.5	**Chromosomale Aberration**	87				
3.5.1	Down-Syndrom, Trisomie 21	87				

4 Erworbene Skelettsystemerkrankungen 91
W. Gördes

4.1	**Osteoporose**	91		4.4.1	Hypo- und Hyperpituitarismus	109
4.1.1	Primäre Osteoporosen	93		4.4.2	Hypo- und Hypergonadismus	111
4.1.2	Sekundäre Osteoporosen	100		4.4.3	Morbus Cushing	112
4.1.3	Osteoporose des Mannes	102		4.4.4	Hypo- und Hyperthyreoidismus	113
4.2	**Rachitis und Osteomalazie**	102		4.4.5	Hypoparathyreoidismus, Pseudohypoparathyreoidismus, Hyperparathyreoidismus	113
4.2.1	Rachitis (Säuglings- und Spätrachitis)	103		4.4.6	Renale Osteodystrophie	116
4.2.2	Osteomalazie	107		4.4.7	Diabetischer Fuß	116
4.3	**Möller-Barlow-Krankheit**	108		4.4.8	Komplexe hormonelle Osteopathien	117
4.3.1	Vitamin-C-Mangel	108		**4.5**	**Osteodystrophia deformans Paget**	117
4.4	**Hormonelle Knochenerkrankungen**	109				

5 Erkrankungen der Gelenke 123
E. G. Hipp

5.1	**Arthrosis deformans**	123		**5.7**	**Reiter-Syndrom**	142
5.2	**Neurogene Arthropathien**	126		**5.8**	**Psoriasisarthritis und -arthropathie**	143
5.2.1	Arthropathie bei Syringomyelie	126		**5.9**	**Arthritis bei der Lyme-Borreliose**	144
5.2.2	Arthropathie bei Tabes dorsalis	127		**5.10**	**Juvenile, chronische Arthritis**	144
5.3	**Arthropathie bei mikrokristallinen Ablagerungen**	128		**5.11**	**Lupus erythematodes**	146
5.3.1	Gicht	128		**5.12**	**Hämophile Arthropathie**	146
5.3.2	Arthropathie bei Chondrokalzinose	130		**5.13**	**Bakterielle Entzündungen der Gelenke**	147
5.3.3	Apatitarthropathie	131		**5.14**	**Chondromatose**	148
5.3.4	Oxalatarthropathie	131				
5.4	**Chronische Polyarthritis (CP)**	132				
5.5	**Reaktive Arthritis**	138				
5.6	**Spondylitis ankylosans**	139				

6 Neuromuskuläre Erkrankungen ... 149

6.1 Erkrankungen des Gehirns ... 149
I. Schittich
- 6.1.1 Infantile Zerebralparese ... 149
- 6.1.2 Multiple Sklerose ... 161
- 6.1.3 Luetische Erkrankung ... 161
- 6.1.4 Parkinson-Krankheit, Paralysis agitans ... 162

6.2 Erkrankungen des Rückenmarks ... 162
R. Burgkart
- 6.2.1 Poliomyelitis ... 162
- 6.2.2 Systemerkrankungen ... 164

6.3 Nervenläsionen und Muskelersatzoperationen ... 166
W. Plötz
- 6.3.1 Nervenläsionen ... 167
- 6.3.2 Ersatzoperationen bei irreparablen peripheren Nervenlähmungen ... 169

7 Muskel-, Sehnen- und Bindegewebserkrankungen ... 175
R. Burgkart und E. G. Hipp

7.1 Arthrogryposis multiplex congenita (Stern) ... 175

7.2 Dystrophia musculorum progressiva ... 176
- 7.2.1 Benigne Beckengürtelmuskeldystrophie (Becker-Kiener) ... 176
- 7.2.2 Maligne Beckengürtelmuskeldystrophie (Duchenne) ... 177
- 7.2.3 Weitere Formen der progressiven Muskeldystrophie ... 177

7.3 Myatonia congenita Oppenheim-Tobler ... 178

7.4 Myasthenia gravis, myasthenisches Syndrom ... 178

7.5 Muskelerkrankungen ... 179
- 7.5.1 Muskelatrophie ... 179
- 7.5.2 Muskelhypertrophie ... 179
- 7.5.3 Entzündungen der Muskulatur ... 179
- 7.5.4 Muskelhärten ... 179
- 7.5.5 Thyreotoxische Myopathie ... 179
- 7.5.6 Myositis ossificans localisata ... 180
- 7.5.7 Myositis ossificans progressiva generalisata ... 180
- 7.5.8 Neuropathische Muskelverknöcherung ... 180
- 7.5.9 Parasitäre Muskelerkrankungen ... 181

7.6 Muskel- und Sehnenverletzungen ... 181
- 7.6.1 Muskelverletzungen ... 181
- 7.6.2 Sehnenverletzungen ... 182

7.7 Sehnen- und Bindegewebserkrankungen ... 185
H. Rechl
- 7.7.1 Tendopathien und Enthesiopathien ... 185
- 7.7.2 Ganglien ... 185
- 7.7.3 Bursitiden ... 186

8 Besonderheiten der Sportorthopädie und Sporttraumatologie ... 189
E. G. Hipp, A. Gröger und G. Thiemel

8.1 Arbeitsgebiet der Sportorthopädie ... 189

8.2 Versehrtensport ... 191

8.3 Sportschaden ... 191

8.4 Sportverletzungen ... 193

8.5 Grundsätzliches zur Rehabilitation ... 196

9 Knochen- und Weichteiltumoren ... 197
E. G. Hipp, R. Burgkart, W. Plötz und R. Schelter

9.1 Grundsätzliches zur Diagnose und Therapie ... 197

9.2 Knochentumoren ... 216
- 9.2.1 Knochenbildende Tumoren ... 216
- 9.2.2 Knorpelbildende Tumoren ... 229
- 9.2.3 Riesenzelltumor ... 244
- 9.2.4 Knochenmarktumoren ... 248
- 9.2.5 Gefäßtumoren ... 260
- 9.2.6 Andere Bindegewebstumoren ... 263
- 9.2.7 Andere Tumoren ... 269
- 9.2.8 Präsarkomatöse Veränderungen des Knochens ... 273

9.2.9	Tumorähnliche Erkrankungen (tumor-like lesions) des Knochens	274	9.4	**„Tumor-like lesions" und Tumoren der Synovialis** ... 305
9.2.10	Skelettmetastasen ...	289	9.4.1	„Tumor-like lesions" ... 306
			9.4.2	Gutartige Tumoren der Synovialis ... 307
9.3	**Weichteiltumoren** ...	297	9.4.3	Bösartige Tumoren der Gelenkinnenhaut 307
9.3.1	Benigne Weichteiltumoren ...	297		
9.3.2	Maligne Weichteiltumoren ...	299		

10 Knochennekrosen ... 315

10.1	**Vaskulär bedingte Knochennekrosen im Wachstumsalter** ... 315		10.1.11	Avaskuläre Nekrosen an der oberen Extremität ...	331
	E. G. Hipp und I. Schittich		**10.2**	**Vaskulär bedingte Knochennekrosen im Erwachsenenalter** ...	333
10.1.1	Allgemeine Vorbemerkungen ...	315		E. G. Hipp	
10.1.2	Morbus Perthes-Legg-Calvé ...	317	10.2.1	Ischämische Nekrose des Hüftkopfs ...	333
10.1.3	Epiphysiolysis capitis femoris juvenilis	322	10.2.2	Osteonekrose des Oberarmkopfs ...	341
10.1.4	Protrusio acetabuli coxae ...	327	10.2.3	Osteonekrose im Kniegelenkbereich ...	342
10.1.5	Avaskuläre Nekrose der Tuberositas tibiae ...	328	10.2.4	Ischämische Nekrose des Talus ...	342
10.1.6	Osteochondrose der Patella ...	329	10.2.5	Osteonekrose des Os lunatum ...	343
10.1.7	Avaskuläre Nekrose des Kahnbeins am Fuß ...	329	10.2.6	Osteonekrose des Os scaphoideum ...	344
10.1.8	Avaskuläre Nekrose der Mittelfußköpfchen ...	330	**10.3**	**Transitorisches Hüftödem** ...	344
10.1.9	Haglund-Sever-Erkrankung der Fersenbeinapophyse ...	331		K. Glas und R. Krause	
10.1.10	Seltene Lokalisationen der Osteonekrosen am Fuß ...	331	**10.4**	**Osteochondrosis dissecans** ...	346
				K. Glas und E. G. Hipp	

11 Infektionen der Knochen und Gelenke ... 351

E. G. Hipp und R. Burgkart

11.1	**Osteomyelitis** ...	351	**11.5**	**Seltene Formen der Knochen- und Gelenkinfektionen** ...	361
11.1.1	Akute Osteomyelitis ...	351	11.5.1	Sarkoidose ...	361
11.1.2	Chronische Osteomyelitis ...	353	11.5.2	Lepra (Aussatz) ...	361
11.1.3	Besondere Formen der Osteomyelitis ...	355	11.5.3	Aktinomykose ...	362
11.2	**Septische Arthritis** ...	356	11.5.4	Echinokokkus des Knochens ...	362
11.3	**Tuberkulose** ...	357	11.5.5	Lues ...	362
11.4	**Brucellose** ...	361			

12 Wirbelsäule ... 365

12.1	**Kyphosen** ...	365	12.2.3	Neuromuskuläre Skoliosen – Lähmungsskoliosen ...	381
	A. von Strempel				
12.1.1	Allgemeine Aspekte ...	365	12.2.4	Kongenitale Skoliosen ...	385
12.1.2	Scheuermann-Kyphose ...	367	12.2.5	Skoliose bei Marfan-Syndrom ...	386
12.1.3	Alterskyphose ...	369	12.2.6	Skoliose bei Ehlers-Danlos-Syndrom ...	386
			12.2.7	Skoliose bei Neurofibromatose ...	386
12.2	**Skoliosen** ...	369	12.2.8	Skoliose bei Osteochondrodystrophie ...	387
	A. von Strempel		12.2.9	Skoliose bei Spondylolyse und Spondylolisthese ...	387
12.2.1	Allgemeine Aspekte ...	370			
12.2.2	Idiopathische Skoliose ...	374	12.2.10	Degenerative Lumbalskoliose ...	387

12.2.11	Haltungsbedingte Skoliosen	387	12.4.4 Weitere Spondylitiden	419
12.2.12	Andere Formen der Seitverbiegung	388		

12.3 Degenerative Erkrankungen ... 388
E. G. Hipp und A. E. Trappe

12.3.1	Allgemeine Aspekte	388
12.3.2	Zervikalsyndrom	396
12.3.3	Thorakalsyndrom	401
12.3.4	Lumbales Syndrom	401
12.3.5	Lumboischialgie	405
12.3.6	Syndrom des engen Spinalkanals	409
12.3.7	Syndrom der Hüft-Lenden-Strecksteife	410
12.3.8	Seltene Ursachen des Kreuzschmerzes und der Lumboischialgie	411

12.4 Besonderheiten bei entzündlichen Erkrankungen ... 412
G. Thiemel und E. G. Hipp

12.4.1	Spondylitis tuberculosa	413
12.4.2	Spondylitis durch unspezifische Eitererreger	417
12.4.3	Spondylitis typhosa und Spondylitis brucellosa	417

12.5 Besonderheiten bei Wirbeltumoren ... 419
R. Burgkart, W. Plötz, R. Schelter, R. Gradinger und E. G. Hipp

12.6 Verletzungen ... 427
E. G. Hipp

12.6.1	Verletzungen thorakolumbal und lumbal	428
12.6.2	Wirbelbogenfrakturen und Frakturen der Querfortsätze	435
12.6.3	Verletzungen der thorakalen Wirbelsäule	435
12.6.4	Verletzungen der mittleren und unteren Halswirbelsäule	436
12.6.5	HWS-Schleudertrauma	438
12.6.6	Verletzungen im oberen Halswirbelsäulenbereich	438
12.6.7	Besonderheiten bei Wirbelfrakturen im Kindesalter	442
12.6.8	Querschnittlähmungen	443

13 Becken ... 447
H. Rechl, R. Burgkart und E. G. Hipp

13.1 Erkrankungen ... 447

13.1.1	Beckendeformitäten bei Systemerkrankungen des Skeletts	447
13.1.2	Postpartale Beckenringlockerung	447
13.1.3	Erkrankungen der Symphyse	447
13.1.4	Kokzygodynie	448
13.1.5	Ektodermale Zysten und Pilonidalzysten	449
13.1.6	Erkrankungen der Iliosakralgelenke	450
13.1.7	Tumoren des Beckens und der Iliosakralgelenke	452

13.2 Verletzungen des Beckens ... 454

13.2.1	Apophysäre Ausrissverletzungen	454
13.2.2	Beckenfrakturen	455

14 Brustkorb und Hals ... 461

14.1 Thoraxfehlbildungen ... 461
H. Halsband

14.1.1	Trichterbrust	461
14.1.2	Kielbrust	464

14.2 Schiefhals ... 465
G. Thiemel und E. G. Hipp

14.2.1	Muskulärer Schiefhals	465
14.2.2	Ossärer Schiefhals	468
14.2.3	Schiefhals sonstiger Ursachen	469

14.3 Neurovaskuläre Kompressionssyndrome der oberen Thoraxapertur ... 469
G. Thiemel und E. G. Hipp

14.3.1	Allgemeine Aspekte	469
14.3.2	Halsrippensyndrom	471
14.3.3	Skalenussyndrom	472
14.3.4	Kostoklavikularsyndrom	473
14.3.5	Hyperabduktionssyndrom	473
14.3.6	Therapie	474

15 Schultergürtel ... 477

15.1 Erkrankungen ... 477
G. Thiemel und E. G. Hipp

15.1.1	Sternoklavikulargelenk	477
15.1.2	Klavikula	477
15.1.3	Akromioklavikulargelenk	477

15.2 Verletzungen ... 479
E. G. Hipp und G. Thiemel

15.2.1	Sternoklavikulargelenk	479
15.2.2	Schlüsselbeinfrakturen	480
15.2.3	Schultereckgelenkverletzungen	482

16 Schulter ... 485

W. Keyl, G. Sperner und E. G. Hipp

16.1	**Glenohumerale Instabilität** ... 485
16.1.1	Vordere Instabilität ... 485
16.1.2	Hintere Instabilität ... 494
16.1.3	Multidirektionale Instabilität (MDI) ... 495
16.1.4	Willkürliche Instabilität ... 496

16.2	**Erkrankungen der Rotatorenmanschette** 496
16.2.1	Subakromiales Impingement-Syndrom . 496
16.2.2	Rotatorenmanschettenrupturen ... 501
16.2.3	Tendinosis calcarea ... 507

16.3	**Läsionen der langen Bizepssehne** ... 510
16.3.1	Läsionen des Bizepssehnenankers ... 510
16.3.2	Tendinitis und Rupturen der langen Bizepssehne ... 511
16.3.3	Instabilitäten der langen Bizepssehne . 513

16.4 Schultersteife ... 514

16.4.1	Primäre Schultersteife ... 514
16.4.2	Sekundäre Schultersteife ... 516

16.5	**Synoviale Erkrankungen** ... 517
16.5.1	Bakterielle Arthritis ... 517
16.5.2	Rheumatoide Arthritis ... 518
16.5.3	Synoviale Dysplasien ... 519

16.6	**Osteochondrale Erkrankungen** ... 519
16.6.1	Omarthrose ... 519
16.6.2	Avaskuläre Humeruskopfnekrosen ... 523
16.6.3	Andere Arthropathien ... 523

16.7	**Frakturen von Schulter, Skapula und Oberarmschaft** ... 523
16.7.1	Frakturen der Schulter ... 523
16.7.2	Frakturen der Skapula ... 526
16.7.3	Oberarmschaftfrakturen ... 526

17 Ellbogengelenk ... 529

E. G. Hipp

17.1	**Anlagebedingte Störungen** ... 529
17.1.1	Dysplasie und angeborene Ellbogenluxation ... 529
17.1.2	Angeborene Luxation des Radiusköpfchens ... 530
17.1.3	Aplasie des Ellbogengelenks ... 530

17.2	**Erkrankungen** ... 530
17.2.1	Arthrose des Ellbogengelenks ... 530
17.2.2	Entzündungen des Ellbogengelenks ... 531
17.2.3	Ellbogengelenkluxation ... 531
17.2.4	Epicondylitis radialis und ulnaris ... 531
17.2.5	Schleimbeutelentzündung im Ellbogengelenkbereich ... 533
17.2.6	Sulcus-ulnaris-Syndrom ... 535

17.3	**Verletzungen** ... 535
17.3.1	Distale Oberarmfraktur ... 535
17.3.2	Olekranonfraktur ... 537
17.3.3	Radiusköpfchenfraktur ... 538
17.3.4	Luxation des Ellbogens ... 539
17.3.5	Besonderheiten bei Verletzungen im Wachstumsalter ... 539

18 Unterarm, Hand und Finger ... 545

18.1	**Erkrankungen** ... 545

E. G. Hipp und G. Thiemel

18.1.1	Arthrosis deformans des Handgelenks . 545
18.1.2	Arthrose des distalen Radioulnargelenks 545
18.1.3	Arthrose zwischen Os scaphoideum und Os trapezium ... 546
18.1.4	Arthrose des Daumensattelgelenks ... 546
18.1.5	Arthrose des Daumengrundgelenks ... 547
18.1.6	Arthrose der Fingergelenke ... 547
18.1.7	Bakterielle Entzündungen ... 547
18.1.8	Tuberkulöse Sehnenscheidenentzündung ... 548
18.1.9	Sehnen- und Bindegewebserkrankungen 548
18.1.10	Besonderheiten bei Tumoren im Hand- und Fingerbereich ... 552
18.1.11	Besonderheiten bei Erkrankungen der Gefäße ... 554

18.2	**Verletzungen** ... 554
18.2.1	Unterarm ... 554

E. G. Hipp

18.2.2	Handwurzel ... 563

E. G. Hipp

18.2.3	Mittelhand und Finger ... 569

K. Glas und E. G. Hipp

18.2.4	Replantation ... 574

K. Glas und E. Biemer

18.2.5	Sehnenverletzungen der Hand ... 575

R. Gradinger und R. Burgkart

19 Hüftgelenk und Oberschenkel 585

19.1 Hüftreifungsstörungen 585
R. Graf
- 19.1.1 Allgemeine Aspekte 585
- 19.1.2 Bildgebende Verfahren 587
- 19.1.3 Therapeutische Prinzipien 597

19.2 Teratologische Hüftluxation 603
W. Plötz

19.3 Hüftdysplasie beim älteren Kind und Erwachsenen 604
W. Plötz

19.4 Koxarthrose 611
W. Plötz

19.5 Weitere Erkrankungen der Hüfte 619
W. Plötz
- 19.5.1 Beinlängendifferenzen 619
- 19.5.2 Schnappende Hüfte 621
- 19.5.3 Periarthritis coxae 622
- 19.5.4 Coxa vara 623

19.6 Hüftendoprothetik 623
W. Gördes und W. Plötz
- 19.6.1 Allgemeine Aspekte 625
- 19.6.2 Verankerungstechnik 628
- 19.6.3 Prothesendesign 630
- 19.6.4 Operationstechnische Aspekte ... 631
- 19.6.5 Differenzialdiagnose der schmerzhaften Hüftgelenkendoprothese 637
- 19.6.6 Rehabilitation 637
- 19.6.7 Hüftendoprothesenlockerung ... 638

19.7 Verletzungen des Hüftgelenks und Oberschenkels 644
E. G. Hipp
- 19.7.1 Hüftverrenkungsbruch 644
- 19.7.2 Posttraumatische Nekrose des Hüftkopfs 649
- 19.7.3 Traumatische Hüftluxation 652
- 19.7.4 Fraktur des Hüftkopfs 658
- 19.7.5 Fraktur des Schenkelhalses 659
- 19.7.6 Pertrochantäre Oberschenkelfraktur ... 664
- 19.7.7 Subtrochantäre Faktur 666
- 19.7.8 Oberschenkelschaftfraktur 667

20 Kniegelenk 673
W. Plötz

20.1 Fehlbildungen 673
- 20.1.1 Angeborene Knieluxation 673
- 20.1.2 Angeborene Patellafehlbildungen .. 674
- 20.1.3 Achsenfehler des Kniegelenks ... 675
- 20.1.4 Morbus Blount 679
- 20.1.5 Genu recurvatum 680

20.2 Erkrankungen und Verletzungen der Patella 681
- 20.2.1 Patellaluxation, -subluxation, -lateralisierung 681
- 20.2.2 Vorderer Knieschmerz 685

20.3 Arthroskopie 687

20.4 Erkrankungen und Verletzungen des Meniskus 691
- 20.4.1 Meniskusläsionen 691
- 20.4.2 Scheibenmeniskus 695
- 20.4.3 Meniskusganglion 695

20.5 Bandverletzungen des Kniegelenks ... 695

20.6 Kniearthrose 707

20.7 Morbus Ahlbäck 711

20.8 Baker-Zyste 712

20.9 Endoprothetik des Kniegelenks 713
- 20.9.1 Allgemeine Aspekte 713
- 20.9.2 Einteilung der Kniegelenkendoprothesen 714
- 20.9.3 Operationstechnische Aspekte ... 717
- 20.9.4 Knieendoprothesen: Besonderheiten .. 720
- 20.9.5 Komplikationen 721
- 20.9.6 Prothesenwechsel 722

20.10 Frakturen am Kniegelenk 723
- 20.10.1 Chondrale und osteochondrale Frakturen 723
- 20.10.2 Distale Femurfraktur 724
- 20.10.3 Patellafraktur 726
- 20.10.4 Tibiakopffraktur 727

21 Unterschenkel 733

21.1 Weichteilveränderungen 733
S. G. Plötz, R. Engst und J. Ring
21.1.1 „Dickes Bein" – Differenzialdiagnose . . 733
21.1.2 Erkrankungen der Venen 735

21.2 Verletzungen 747
E. G. Hipp und P. M. Karpf

21.2.1 Unterschenkelschaftfraktur 747
21.2.2 Besonderheiten bei Verletzungen im Kindesalter 751
21.2.3 Distale Tibiagelenkfraktur 754
21.2.4 Malleolarfrakturen 755
21.2.7 Kapsel-Band-Läsionen des oberen Sprunggelenks 758

22 Sprunggelenk und Fuß 761
E. G. Hipp

22.1 Erkrankungen des oberen Sprunggelenks 763
22.1.1 Arthrosis deformans 763
22.1.2 Anteriore Arthrosis deformans 764
22.1.3 Hinteres Impingement-Syndrom 765
22.1.4 Diabetische Arthropathie 765

22.2 Erkrankungen des Rück- und Mittelfußes 766
22.2.1 Dorsaler Fußhöcker 766
22.2.2 Haglund-Exostose 766
22.2.3 Kalkaneussporn 767
22.2.4 Der schmerzhafte Processus trochlearis calcanei 768
22.2.5 Tarsaltunnelsyndrom 768
22.2.6 Luxation der Peronealsehne 768
22.2.7 Tendopathie der Achillessehne 769
22.2.8 Tendinitis ossificans traumatica 770
22.2.9 Ruptur der Sehne des M. tibialis anterior 770
22.2.10 Ruptur der Sehne des M. tibialis posterior 771
22.2.11 Rezidivierende subkrurale Talusluxation 771
22.2.12 Dupuytren-Kontraktur der Plantarfaszie 771
22.2.13 Arthrose der Mittelfußgelenke 771

22.3 Fußfehlformen 772
22.3.1 Angeborener Klumpfuß 772
22.3.2 Erworbener Klumpfuß 777
22.3.3 Neurogener Klumpfuß 779

22.3.4 Plattfuß 779
22.3.5 Hackenknickfuß 785
22.3.6 Sichelfuß 785
22.3.7 Hohlfuß 786
22.3.8 Spitzfuß 788
22.3.9 Spreizfuß 789

22.4 Fußdeformitäten 790
22.4.1 Hallux valgus 790
22.4.2 Hallux rigidus 798
22.4.3 Hallux malleus 799
22.4.4 Hallux varus 800
22.4.5 Bunionette 800
22.4.6 Digitus V superductus varus 800
22.4.7 Hammerzehe 801
22.4.8 Interdigitales Neurom 802
22.4.9 Klavus 803
22.4.10 Eingewachsener Zehennagel 803

22.5 Besonderheiten bei den rheumatischen Erkrankungen im Bereich des Fußes und der Zehen 804

22.6 Verletzungen des Fußes 805
22.6.1 Verletzungen des Rückfußes 805
22.6.2 Verletzungen des Mittelfußes 811
22.6.3 Fraktur der Ossa metatarsalia 813
22.6.4 Fraktur der Zehen 814
22.6.5 Fraktur der Sesambeine 814

23 Amputationen 817
E. G. Hipp, W. Plötz, R. Burgkart und G. Frohnauer

23.1 Allgemeine Aspekte 817

23.2 Spezielle Amputationsformen 820
23.2.1 Hüftexartikulation, Hemipelvektomie . . 820
23.2.2 Oberschenkelamputation 821
23.2.3 Knieexartikulation 821
23.2.4 Unterschenkelamputation 821
23.2.5 Amputationen am Fuß 822

23.2.6 Amputationen an der Hand 823
23.2.7 Handgelenk- und Unterarmamputation 823
23.2.8 Amputation am Ellbogen, Oberarmamputation 823
23.2.9 Amputation an der Schulter 824

23.3 Komplikationen 824

24 Die Aufklärung des Patienten aus arzthaftungsrechtlicher Sicht ... 825
Y. von Harder und W. Gördes

| 24.1 | **Diagnoseaufklärung** ... 825 | 24.3 | **Therapeutische Aufklärung** ... 828 |

24.2	**Verlaufs- und Risikoaufklärung** ... 825	24.4	**Erhöhung der Patientenzufriedenheit und Verringerung des forensischen Risikos durch gute Aufklärung** ... 829
24.2.1	Umfang der Risikoaufklärung ... 826		
24.2.2	Durchführung der Aufklärung ... 827		

25 Orthopädische Begutachtung ... 831
R. Schelter

25.1	**Rechtliche Grundlagen** ... 831	25.3	**Aufbau eines ärztlichen Gutachtens** ... 835
25.1.1	Gesetzliche Unfallversicherung ... 831		
25.1.2	Haftpflichtversicherung ... 832	25.4	**Typische Fehlermöglichkeiten bei der Gutachtenerstellung** ... 837
25.1.3	Pflegeversicherung ... 832		
25.1.4	Private Unfallversicherung ... 832		
25.1.5	Schwerbehindertenrecht ... 833	25.5	**Definition relevanter Begriffe** ... 837
25.1.6	Soziales Entschädigungsrecht ... 834		
25.1.7	Soziale Rentenversicherung ... 834	25.6	**Einschätzungswerte für orthopädische Funktionsstörungen** ... 840
25.1.8	Arzthaftungsrecht, Gutachterkommission, Schlichtungsstelle ... 834		

| 25.2 | **Allgemeine Aspekte der Begutachtung** 835 | | |

Sachverzeichnis ... 845

1 Moderne bildgebende Diagnostik

R. Burgkart

Bis heute – seit über 100 Jahren – ist das konventionelle Röntgenbild das zentrale bildgebende Verfahren der Orthopädie. Aber die verfahrensimmanenten Nachteile dieser zweidimensionalen Projektionstechnik sind nun durch ausgezeichnete moderne Schnittbildverfahren überwunden, die dementsprechend eine immer größer werdende Konkurrenz oder zumindest wesentliche Erweiterung zum Röntgenbild geworden sind.

Insbesondere bei der Analyse komplexer dreidimensionaler Strukturen, wie z. B. Knochen- und Weichteiltumoren, sind Aussagen bezüglich der Tumorausdehnung oder Weichteilinfiltration nur sehr eingeschränkt im Nativröntgen möglich. Die konventionelle Tomographie – als historisches Zwischenglied zu den modernen Schnittbildverfahren – hat projektionsbedingte Nachteile zwar minimiert, aber erst moderne Schnitttechniken, wie die Computertomographie (CT) und die Magnetresonanztomographie (MRT), haben den Weg frei gemacht für eine exakte dreidimensionale Analyse des gesamten Bewegungsapparats.

Analog zum Röntgen sind mittlerweile auch für angiologische bzw. nuklearmedizinische Untersuchungstechniken entsprechende dreidimensionale Verfahren einsetzbar (Tab. 1.1). Im Folgenden sollen einige wesentliche Eckpfeiler moderner bildgebender orthopädischer Diagnostik exemplarisch aufgeführt werden.

1.1 Computertomographie

1.1.1 3-D-Rekonstruktionen

Neben der üblichen Analyse der sequenziell aufeinander folgenden CT-Schnittbilder eröffnen vor allen Dingen die neu entwickelten Möglichkeiten der bildgebenden Weiterbearbeitung von CT-Rohdaten im Sinne **dreidimensionaler Rekonstruktionen** innovative Anwendungsfelder. Dies ist im CT aufgrund der ausgezeichneten Kontrastierung ossärer Strukturen automatisch möglich, aber auch für Weichteile bis hin zu Gefäßdarstellungen zumindest mit manueller Segmentationsunterstützung.

Für gezielte Fragestellungen können derartige Rekonstruktionen sowohl für die *präoperative Planung* als auch die *intraoperative Ausführung* von erheblicher Bedeutung sein. Als Beispiel sei hier ein Patient mit einem Osteoblastom im Bereich des 6. Halswirbelkörpers (HWK) angeführt. In Abb. 1.1a zeigen sich die oben bereits erwähnten Grenzen der konventionellen Röntgentechnik mit den entsprechenden projektionsbedingten Nachteilen, die dazu führen, dass der über 2 cm große Tumor im Bereich des linken Pediculus arcus vertebrae des HWK-6 nicht sicher erkennbar ist. Dagegen lässt sich die Knochenläsion im CT sehr exakt abgrenzen (Abb. 1.1b) und stellt gleichzeitig die Voraussetzung für eine hilfreiche 3-D-Rekonstruktion dar. So zeigt die Abb. 1.1c die kranielle Ansicht des betroffenen Wirbelkörpers

Tabelle 1.1 Entwicklung moderner dreidimensionaler Schnittbildverfahren gegenüber der ursprünglichen zweidimensionalen Projektionstechnik

2-D-Projektionsverfahren	3-D-Schnittbildverfahren
Röntgen	Computertomographie (CT) Magnetresonanztomographie (MRT) Sonographie
Angiographie	CT-Angiographie MR-Angiographie
Skelettszintigraphie	SPECT PET

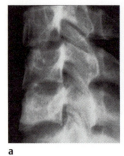 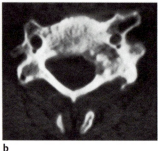 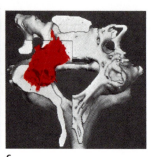

Abb. 1.1 Osteoblastom im linken Pediculis arcus vertebrae des Halswirbelkörpers (HWK) 6. **a** In der seitlichen Nativröntgenaufnahme kommt kein sicher abgrenzbarer pathologischer Befund zur Darstellung. **b** In der Computertomographie zeigt sich die ausgedehnte Knochenläsion im Bereich des linken Pedikulus. **c** Die aus der 2-mm-CT-Schichttechnik erstellte 3-D-Rekonstruktion der Wirbelkörper zeigt eine kraniale Aufsicht auf HWK-6 mit Roteinfärbung des Knochentumors, der die Lagebeziehung zum Foramen processus transversi mit dementsprechend engem Kontakt zur A. vertebralis zeigt.

mit entsprechender Anfärbung des tumorös befallenen Knochenareals. Vorteil dieser computergenerierten virtuellen Ansicht ist die optimale 3-D-Visualisierung des Tumors gegenüber den angrenzenden anatomischen Strukturen. Dabei ist beispielsweise die Lagebeziehung zum Foramen processus transversi mit engem Kontakt zur linken A. vertebralis von operationstaktisch vitaler Bedeutung. So kann mit einer derartigen Rekonstruktionsmöglichkeit der Operateur präoperativ mithilfe frei wählbarer Ansichten und Schnittebenen den optimalen Zugangsweg vor dem Eingriff planen. Dies kann zu einer erheblichen Verbesserung der Sicherheit für den Patienten führen.

1.1.2 Spiral-CT-Techniken

Durch neueste Weiterentwicklungen der Computertomographie im Sinne von Spiral-CT sind schließlich völlig neue Darstellungsformen möglich geworden. Voraussetzung dieser Neuerungen sind die Verbesserungen durch die entwickelte Spiraltechnik, die einerseits zu einer *Minderung der Strahlenexposition* mit deutlicher *Absenkung der notwendigen Aufnahmezeit* führt und andererseits das nun *in einem Scandurchgang mögliche Aufnahmevolumen* erheblich vergrößert (Kalender 1999; Husstedt et al. 1999). Eine mögliche Anwendung dieser technischen Neuerungen ist in Abb. 1.2 dargestellt, mit Abgrenzung des kontrastierten arteriellen Gefäßnetzes von der Aortenbifurkation bis jenseits der Mitte des Unterschenkels. Neben dieser ausgedehnten synchronen Gefäßdarstellung lassen sich wahlweise andere klinisch relevante anatomische Strukturen, wie z. B. das Skelettsystem, zusätzlich dreidimensional rekonstruieren. Trotz einer enormen Abbildungsstrecke von 100 cm ist für die Bildakquisition nur ein Zeitraum von 34 Sekunden notwendig. Natürlich müssen derartige Untersuchungen schon alleine aufgrund der Strahlenbelastung Spezialindikationen vorbehalten bleiben.

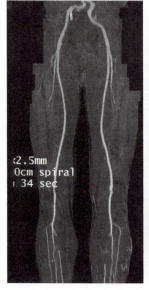 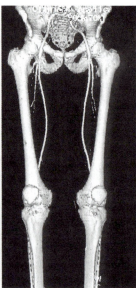

Abb. 1.2 3-D-Rekonstruktion des kontrastierten arteriellen Gefäßbaums von der Aortenbifurkation bis zur Mitte des Unterschenkels über eine Aufnahmestrecke von 100 cm in 34 Sekunden. In der rechten Bildhälfte ist zusätzlich das entsprechende Skelettsystem dreidimensional rekonstruiert (Abdruck der Bilder mit freundlicher Genehmigung der Firma Siemens).

1.1.3 Rapid Prototyping

Schließlich können die CT-Daten aber auch als Grundlage für eine reale Modellherstellung im Sinne des „Rapid Prototyping" verwendet werden. Ist man nun an der Modellherstellung eines bestimmten Skelettabschnitts interessiert, sind je nach notwendiger Detailgenauigkeit CT-Schichten im 2–4 mm Abstand als Rohdatensätze notwendig (Abb. 1.3a). Aus diesen Grunddaten werden im nächsten Schritt im Rahmen des Postprocessing durch eine entsprechende Schwellenwerteinstellung die Knochenanteile segmentiert, sodass die Knochenoberfläche des interessierenden

Knochens von den Weichteilen isoliert darstellbar wird. Dieser Prozess ist heutzutage in der Regel automatisiert. Die gewonnenen ossären Oberflächendaten werden schließlich für die eigentliche reale Modellherstellung verwendet. Dafür gibt es verschiedene Ausführungsmöglichkeiten.

So kann aus den vorliegenden Daten ein Gießharzmodell schichtweise durch selektive fotooptische Aushärtung aufgebaut werden oder die Oberflächendaten werden einer CAD-Fräsmaschine eingegeben, die schließlich aus einem Styroporblock die vorgegebene dreidimensionale Struktur fräst. Ein entsprechendes maßstabsgetreues 1:1-Styropormodell des Beckens ist in Abb. 1.**3b** dargestellt, das entsprechend der CT-Daten eines Patienten mit einer Hypernephrommetastase im Bereich des linken Os ileum angefertigt wurde (s. Abb. 1.**3a**).

Da es sich um eine solitäre ossäre Metastase mit relativ günstiger Prognose handelte, andererseits der Tumor aber einen großen Anteil des Os ileum proximal des Hüftgelenks befallen hatte, wurde die Resektion eines großen Anteils des Os ileum notwendig. Um dem Patienten einen funktionell wertvollen Extremitätenerhalt zu ermöglichen ist, nach der Tumorresektion der Ersatz des entstandenen Knochendefekts durch ein Implantat notwendig. Diese beiden Planungsschritte lassen sich aufgrund dieser modernen Rapid-Prototyping-Technik ideal präoperativ realisieren, da sowohl die *Resektion real am Modell simuliert* werden kann (s. Abb. 1.**3b**) und schließlich der entstandene dreidimensionale Defekt als *Grundlage zur Planung einer maßangefertigten Individualprothese* inklusive Implantatverankerung verwendet werden kann. Nach Herstellung der Prothese kann schließlich die *Implantation am maßstabsgetreuen Modell simuliert* werden (Abb. 1.**3c**). Dieses Vorgehen führt sowohl zu einer Verbesserung des onkologischen Vorgehens im Sinne der Tumorresektionsplanung als auch zu einer erheblichen Verbesserung der Passgenauigkeit der zu implantierenden Tumorspezialprothese mit entsprechend besserer Funktion der erhaltenen Extremität (Rechl et al. 1993; Gradinger et al. 1991).

1.2 Magnetresonanztomographie

Die Magnetresonanztomographie (MRT) ist neben dem konventionellen Röntgenbild für einen Großteil der orthopädisch diagnostischen Fragestellungen zum Verfahren der Wahl geworden. Die entscheidenden Vorteile dieser Technik sind:
- hohe Ortsauflösung,
- ausgezeichnete Weichteilkontrastierung mit der Möglichkeit der Abgrenzung auch kleinster anatomischer Strukturen, wie peripherer distaler Nerven,
- Möglichkeit der uneingeschränkten multiplanaren Darstellung,
- nichtinvasives Verfahren ohne Verwendung ionisierender Strahlen,
- Möglichkeit, große Körperabschnitte in einem Akquisitionsvorgang zu erfassen (beispielsweise die gesamte Wirbelsäule),
- hoher Informationsgehalt zur qualitativen Analyse durch Verwendung verschiedener Sequenzen,
- Möglichkeit der quantitativen dynamischen Kontrastmittelkonzentrationsmessung.

Entsprechend stellt die MRT durch die ausgezeichnete Weichteilkontrastierung das derzeit beste Verfahren dar zur Bewertung von Weichteilverletzungen wie Menisken-, Kapsel- und Bandläsionen. So zeigt beispielsweise eine Detailvergrößerung eines schräg koronaren Gefrierschnitts eines rechten Kniegelenks im Bereich der Interkondylarregion den komplexen Verlauf des vorderen Kreuzbands mit typischer breitflächiger Insertion im Bereich der Eminentia intercondylaris (Abb. 1.**4a**; Burgkart et al. 1995a). Bei Anwendung optimaler MRT-Technik lassen sich die jeweils interessierenden Strukturen mit hoher Ortsauflösung und entsprechender Detailtreue anatomisch exakt darstellen. Das vorliegende schräg koronare MRT eines rechten Kniegelenks wurde aus einem 3-D-Gradientenechosatz mit einer Schichtdicke von 0,8 mm rekonstruiert und ermöglicht beispielsweise eine präzise Analyse der tibialen Insertion des vorderen Kreuzbands (Abb. 1.**4b**).

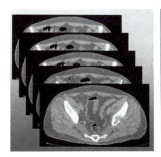
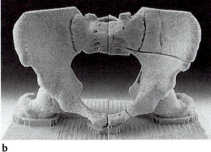
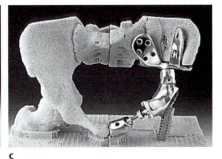

Abb. 1.3 Hypernephrommetastase im linken Os ileum. Aus dem CT-Datensatz in 4 mm Schichtabstand (**a**) werden die ossären Oberflächendaten segmentiert und über eine CAD-Fräsmaschine ein entsprechendes maßstabgetreues 1:1-Styropormodell erstellt (**b**). Nach Herstellung des Individualimplantats mithilfe des Modells kann schließlich dessen Implantation simuliert werden (**c**).

1 Moderne bildgebende Diagnostik

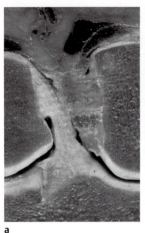
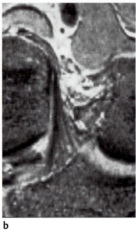

Abb. 1.4 Detailvergrößerung eines schräg koronaren Gefrierschnitts eines rechten Kniegelenks im Bereich der Interkondylarregion im Verlauf des vorderen Kreuzbands (**a**).
Rekonstruktion eines schräg koronaren MRT eines rechten Kniegelenks im Verlauf des vorderen Kreuzbands aus einem 3-D-Echogradientensatz (Typ FISP 70 [TR 40, TE 10, SD 0,8 mm, 1,5 Tesla, Magnetom]; **b**) (Burgkart et al. 1995a).

möglicherweise als Ruptur der meniskealen Aufhängung fehlinterpretierbar wäre. Die signalarme Ausziehung am Übergang der Meniskusbasis zur Unterfläche entspricht genau dem ersten Anschnitt des inferioren Faszikels. Derartige relativ aufwendige Rekonstruktionen bleiben natürlich speziellen Fragestellungen vorbehalten, allerdings können gerade bei unklarer Symptomatik, z. B. im Bereich der anatomisch komplexen posterolateralen Kniegelenksregion, solche Spezialuntersuchungen wichtige diagnostische Hilfen sein. Die gezeigte Rekonstruktionsweise kann bei der Analyse kleiner Meniskusläsionen im Übergangsbereich der Pars intermedia zum Hinterhorn sehr hilfreich sein. So wird durch die radiäre Rekonstruktion mit jeweils orthograder Schnittrichtung durch den Meniskus das bildgebende Problem der Partialvolumenartefakte eliminiert.

1.2.1 Multiplanarität

Gerade für die optimale Visualisierung komplexer anatomischer Regionen ist schließlich die freie Wählbarkeit der Darstellungsebene beim kernspintomographischen Verfahren von herausragender Bedeutung. Zwar ist dies in der Regel nur bei Spezialfragestellung relevant, aber so kann ein derartiges Vorgehen für eine verantwortungsbewusste Indikationsstellung eines fraglichen operativen Vorgehens die entscheidende Klärung bringen. Um diese uneingeschränkten Möglichkeiten der Multiplanarität zu veranschaulichen, sei hier beispielhaft eine radiäre Rekonstruktion des lateralen Kompartiments eines linken Kniegelenks gezeigt. Dazu wurde aus einem kernspintomographischen 3-D-Datensatz vom Typ DESS 40 eine radiäre Rekonstruktion in 9°-Inkrementen angefertigt mit einem Rotationszentrum, das dem Mittelpunkt des Außenmeniskuskreisbogens entspricht (Abb. 1.**5a**). In Abb. 1.**5b** handelt es sich um einen radiären Gefrierschnitt, welcher der 126°-Position des Piktogramms entspricht. Es lässt sich deutlich die tangential angeschnittene oval geformte Popliteussehne abgrenzen mit ihrer kranialen Fixation am Außenmeniskus im Sinne des Fasciculus popliteomeniscealis superior (Burgkart et al. 1995b). An der Basis des Außenmeniskus sieht man an dessen kaudalem Rand den ersten Anschnitt des gegenüber liegenden Fasciculus popliteomeniscealis inferior. Auf dem exakt korrespondierenden MRT des Präparats (Abb. 1.**5c**) lassen sich die genannten Strukturen in identischer Weise präzise abgrenzen und es wird deutlich, dass beispielsweise die geringe Flüssigkeitsansammlung im kaudalen Bereich der Meniskusbasis nicht einer Läsion entspricht, sondern im Bereich des Hiatus popliteus vorliegt, der

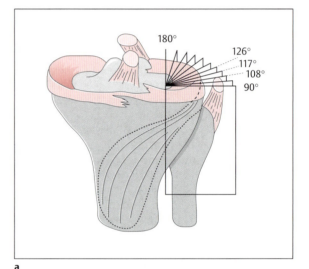

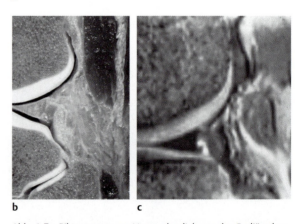

Abb. 1.5 Piktogramm zur Veranschaulichung der Radiärrekonstruktion mit Drehzentrum im Bereich des Mittelpunkts des lateralen Meniskuskreisbogens (**a**), radiärer Gefrierschnitt eines linken Kniegelenks in Höhe der 126°-Position des Piktogramms (**b**), das korrespondierende MRT dieses Präparats radiär konstruiert aus einem 3-D-Datensatz vom Typ DESS 40 (TR 26, TE 9; SD 0,8 mm, 1,5 T, VISION; **c**) (Burgkart et al. 1995b).

1.2 Magnetresonanztomographie

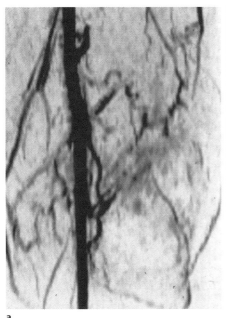 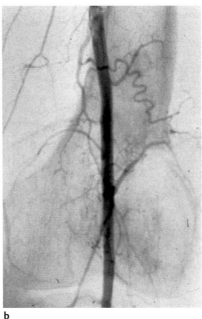

Abb. 1.6 Bilder eines 55-jährigen Patienten mit einem Osteosarkom im Bereich des lateralen Femurkondylus links. **a** MR-Angiographie des distalen Femurs links mit Darstellung der A. poplitea und Abgrenzung mittlerer bis kleiner abgehender Arterien, wie beispielsweise der A. genicularis lateralis superior, die einen sehr geschlängelten Verlauf bei diesem Patienten aufweist. Außerdem diffuse Kontrastmittelkonzentrationsanhebung im Bereich des Weichteils des Knochenmalignoms. **b** Korrespondierendes, konventionelles Angiogramm des distalen linken Femurs zum Vergleich.

a   b

1.2.2 MR-Angiographie

Eine interessante Erweiterung des kernspintomographischen Verfahrens besteht neuerdings in der Möglichkeit, Gefäße gezielt darzustellen. Dazu werden im Bereich der Extremitäten regelhaft longitudinal angeordnete Schnittebenen gewählt und während Kontrastmittelgabe geeignete schnelle Sequenzen gefahren. Abb. 1.6a zeigt das Beispiel einer Gefäßdarstellung im Bereich des distalen linken Femurs mit Abgrenzung der A. poplitea, aber auch mittlerer bis kleinerer Arterienabgänge, wie beispielsweise die A. genicularis lateralis superior. Es handelt sich um ein Bild bei einem Patienten mit einem Osteosarkom im Bereich des linken lateralen Femurkondylus. Gerade in dem dazugehörigen Weichteilanteil sieht man in dieser vorliegenden MR-Angiographie (MRA) eine diskrete flächige Anhebung der Kontrastmittelkonzentration. Die Abb. 1.6b zeigt im Vergleich dazu eine konventionelle Angiographie der identischen Region. Dabei erkennt man, dass zum jetzigen Zeitpunkt beispielsweise der Verlauf der kleineren und mittleren Gefäße, wie z. B. der A. genicularis lateralis superior, exakter ansprechbar ist, als beim korrespondierenden MRA. Allerdings zeichnet sich derzeit schon ab, dass bereits kurz- bis mittelfristig erhebliche technische Verbesserungen zu erwarten sind. So kann es durchaus in naher Zukunft möglich sein, dass die relativ seltene Indikation für eine konventionelle Angiographie noch weiter durch die verbesserte MRA eingeschränkt wird.

1.2.3 Problem Tumorgrenze

Neben all der Vielzahl von Vorteilen der MRT bestehen allerdings auch noch ungelöste Fragen. So besteht ein methodisches Problem der MRT bei der exakten Bestimmung von Tumorgrenzen, da in den T2-gewichteten MRT-Sequenzen das perifokale Tumorödem häufig nicht sicher vom eigentlichen Tumorgewebe unterscheidbar ist. Dadurch kann durch die Kernspintomographie die eigentliche Tumorgröße potenziell überschätzt werden, was durchaus in kritischen Regionen, z. B. bei Tumornähe im Bereich vitaler Gefäß-Nerven-Strukturen, für die Entscheidung des jeweiligen operativen Vorgehens im Sinne eines Extremitätenerhalts versus Umkehrplastik bzw. Amputation von essentieller Bedeutung ist.

Erste Lösungsansätze diese Problems zeigen Eigenarbeiten mit dynamischer Kontrastmittelgabe. Beispielhaft sei hier die exakte Untersuchung des Amputats eines 65-jährigen Mannes mit einem seit 15 Jahren bekannten, langsam wachsenden parostalen Osteosarkom im Bereich des linken Unterschenkels demonstriert, bei dem es plötzlich innerhalb von 6 Monaten zu einer schnell wachsenden zusätzlichen prätibialen Gewebemasse kam. Hierbei handelte es sich um ein dedifferenziertes chondroblastisches Osteosarkom Grad 3 auf dem Boden des vorbestehenden parostalen Osteosarkoms. Die präoperativ durchgeführte dynamische Gadoliniumapplikation (Abb. 1.7a–e) zeigte die hochmalignen dedifferenzierten Anteile exakt im Sinne einer deutlichen Kontrastmittelmehrbelegung. Der Vergleich mit dem histologischen Großflächenschnitt brachte nahezu identische Tumorgrenzen (Burgkart 1998). Dennoch bestehen auch bei dieser Verfahrensneuerung Differenzierungsprobleme der Tumorgrenze, sofern die peritumorösen Weichteile eine ausgeprägte Hypervaskularität aufweisen.

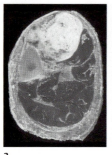 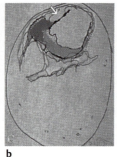 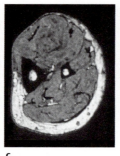 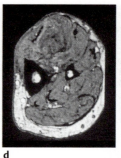 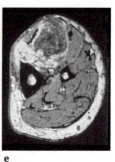

Abb. 1.7 65-jähriger Patient mit einem dedifferenzierten chondroblastischen Osteosarkom G3 auf dem Boden eines seit 15 Jahren bestehenden, langsam wachsenden parostalen Osteosarkoms im Bereich des linken Unterschenkels. **a** Gefrierschnittpräparat. **b** Graphische Übersichtsdarstellung der festgelegten Tumorgrenzen anhand der Histologie. **c–e** MRT als Flash-2-D-Sequenz mit dynamischer Gd-Gabe auf analoger anatomischer Schnitthöhe zum Gefrierpräparat (TR 310, TE 5); vor Gd (**c**), 40 Sekunden nach Gd-Bolus (**d**) und 1 Minute 20 Sekunden nach Gd-Bolus (**e**) (aus: Burgkart R. Tumorgrenze – Korrelation CT/MRT/Histologie. In: Hipp E, Plötz W, Burgkart R, Schelter R. Hrsg. Limb Salvage. München: Zuckschwerdt; 1998.).

1.2.4 Dynamische Kontrastmittelapplikation

Eine wesentliche Ergänzung der klinischen Diagnostik durch die dynamische Kontrastmittelapplikation scheint sich allerdings derzeit bereits abzuzeichnen. So haben verschiedene Arbeitsgruppen in neuester Zeit demonstrieren können, dass die Veränderungen der Kontrastmittelaufnahme im Verlauf der präoperativen neoadjuvanten Chemotherapie bei Osteosarkomen und Ewing-Sarkomen korrelieren mit dem jeweiligen Response oder Non-Response der Läsion auf die Chemotherapie (van der Woude et al. 1998). Durch technische Verbesserungen insbesondere mit erheblicher Verringerung der notwendigen Akquisitionszeiten kann die dynamische Kontrastmittelapplikation mittlerweile auf verschiedene Ebenen des Tumors und in kurzer zeitlicher Abfolge im Sekundenbereich durchgeführt werden.

Die Abb. 1.8a–c zeigt eine Serie von dynamischen Gd-Auswertungen der identischen Oberschenkelregion zum Zeitpunkt vor der neoadjuvanten Chemotherapie, sowie während und nach Abschluss der ersten therapeutischen Phase (präoperativer Chemotherapiezyklus) bei einer Patientin mit einem hochmalignem Osteosarkom im Bereich des distalen Femurs rechts. Zur Verdeutlichung quantitativer Unterschiede sind die Abbildungen in entsprechenden Falschfarben dargestellt. Es zeigt sich eine deutliche Abnahme der Kontrastmittelanflutung, was im Sinne eines Anspre-

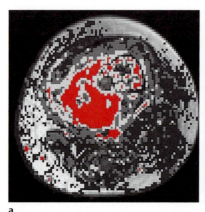 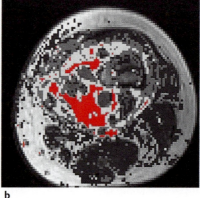 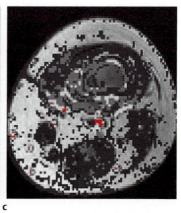

Abb. 1.8 22-jährige Patientin mit einem hochmalignen Osteosarkom im Bereich des rechten distalen Femurs. Verlaufsdarstellung der quantitativen Gadoliniumaufnahme unter dynamischer Kontrastmittelapplikation, an jeweils identischer anatomischer Lokalisation zu unterschiedlichen Zeitpunkten (KM-Dynamik: T1 GE; TR 72; TE 4.6; FA 60°; FOV 180; Matrix 128; 5 Schichten; SD 6 mm; Zeitauflösung 4,5 s/5 Schichten): vor (**a**), 10 Wochen nach Chemotherapie (**b**) und am Ende des präoperativen neoadjuvanten Chemotherapieabschnitts kurz vor der Operation (**c**). Die Darstellung in Form der Falschfarben demonstriert die systematische Aufnahme der Kontrastmittelaufnahme des Tumors im zeitlichen Verlauf, was als Ansprechen der Chemotherapie interpretiert wird. Dabei entspricht die rote Farbe einer hohen Kontrastmittelaufnahmerate (die Abbildung wurde freundlicherweise von Dr. Hof aus dem radiologischen Institut der TUM zur Verfügung gestellt).

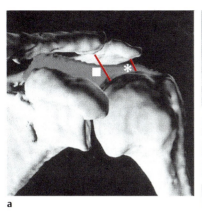 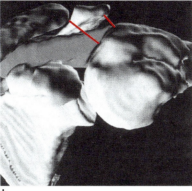 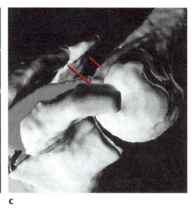

a b c

Abb. 1.9 3-D-Rekonstruktion einer Schulter in 30°- (**a**), 90°- (**b**) und 150°-Abduktion (**c**). Es zeigt sich, dass durch das Hereindrehen des Tuberculum majus die Weite des subakromialen Raums reduziert ist, ohne dass es dabei zum Engpass zwischen der Sehne des Supraspinatus und dem Akromion kommt; ✱ akromiohumerale Minimaldistanz; ☐ klavikulohumerale Minimaldistanz (aus: Graichen et al. Möglichkeiten der offenen MRT für die biomechanische Analyse und funktionelle Diagnostik des Schultergelenkes. Sportorthopäd Sporttraumatol. 1999;15:37.).

chens der Chemotherapie bewertet wird mit entsprechendem Untergang vitaler Tumoranteile. Dies konnte durch die histologische Regressionsbestimmung am Operationspräparat bestätigt werden. Durch ein derartiges präoperatives Monitoring des Ansprechens könnte es zukünftig zu wichtigen Modifikationen der neoadjuvanten Therapieschemata sowie der Patientenselektion bezüglich der Art und des Zeitpunkts des operativen Vorgehens kommen.

1.2.5 Funktionelle In-vivo-Gelenkdiagnostik mit offenen MRT-Systemen

Schließlich bietet das MRT neuerdings aber auch Möglichkeiten der biomechanischen Analyse bzw. funktionellen Gelenkdiagnostik im Bereich der Orthopädie. Bei Einsatz von offenen Magnetresonanzsystemen können sowohl zur Grundlagenforschung aber auch für die funktionelle Diagnostik von Gelenkalterationen die artikulierenden Gelenkpartner in verschiedenen räumlichen Positionen und zusätzlich je nach interessierender Fragestellung statische Krafteinleitungen untersucht werden. Ein derartiges Vorgehen wird bisher vorwiegend im Rahmen der medizinischen Forschung eingesetzt, jedoch kann sich daraus eine wichtige zukünftige funktionelle Diagnostik beispielsweise im Bereich des Schultergelenks bei der Abklärung der verschiedenen Impingementursachen ergeben. In Abb. 1.9 ist die 3-D-Rekonstruktion einer Schulter in 30°- (**a**), 90°- (**b**) und 150°-Abduktionsstellung (**c**) visualisiert. Im Rahmen der jeweiligen Bildnachverarbeitung ließen sich z. B. interessierende Muskeln wie der M. supraspinatus und die jeweilige lageabhängige Positionierung des Tuberculum majus gegenüber dem Akromion exakt dreidimensional darstellen. So ist beispielsweise die Höhe des subakromialen Raums erstmalig dreidimensional ausmessbar und dies jeweils in Abhängigkeit der Gelenkstellung.

Die bisher durchgeführten Messungen in diesem Bereich wurden an konventionellen Röntgenaufnahmen vorgenommen und hatten stets nur äußerst begrenzten klinischen Wert, da bei diesem zweidimensionalen Projektionsverfahren eine Standardisierung insbesondere aufgrund der Strahlengangabhängigkeit nur unzureichend möglich ist. Zusätzlich konnte gezeigt werden, dass mit einem derartigen Verfahren auch die Effekte aktiver Muskelkontraktionen erstmalig in vivo untersuchbar sind (Graichen et al. 1999). Ein bisher noch methodenimmanenter Nachteil dieses Ansatzes besteht darin, dass es sich bei der Funktionsanalyse mit aktiver Muskelkontraktion ausschließlich um statische Kräfteeinleitungen handelt. Allerdings ist durch technische Verbesserungen durchaus eine zukünftige, entsprechend getriggerte Bildakquisition eines aktiv bewegten Gelenks denkbar.

1.2.6 Quantitative 3-D-Knorpelanalyse

Eine weitere neue Anwendungsmöglichkeit der Kernspintomographie stellt die **MR-Chondrokrassometrie** dar. Dabei handelt es sich um eine nichtinvasive semiautomatische Knorpeldarstellung mithilfe der MRT. Durch konsequente Verbesserungen der Sequenzeinstellung ist es mittlerweile möglich, mit entsprechenden MR-Geräten äußerst exakt und reproduzierbar sowohl das Knorpelvolumen als auch die jeweilige Knorpeldicke beispielsweise im Bereich des Kniegelenks nichtinvasiv zu bestimmen (Eckstein et al. 1997). Unter Anwendung spezifisch entwickelter Auswertungsalgorithmen ist es nun erstmals möglich, die individuelle Knorpeldickenverteilung, deren flächenhafte Ausdehnung und die Verhältnisse der jeweiligen Knorpelvolumina bezogen auf die verschiedenen Ge-

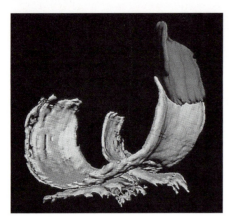

Abb. 1.**10** 3-D-Rekonstruktion des patellaren, femoralen und tibialen Gelenkknorpels mithilfe eines MRT-Datensatzes nach semiautomatischer Segmentation (aus: Eckstein et al. Aktuelle Aspekte der funktionellen Anpassung und der mechanisch bedingten Degeneration des Gelenkknorpels: neue Perspektiven durch die Magnetresonanztomographie. Sportorthopäd Sporttraumatol. 1997;13:28.).

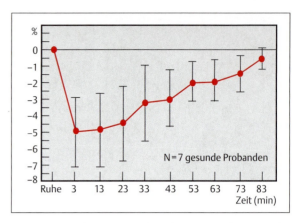

Abb. 1.**11** Graphische Darstellung der In-vivo-Deformation des Patellavolumens von 7 gesunden Probanden nach 100 Kniebeugen im Vergleich zum Ruhewert, der nach 1 Stunde ohne Aktivität gemessen wurde (aus: Eckstein et al. Effect of static versus dynamic in vivo loading exercices on human patellar cartilage. J Biomech. 2000;33:819.).

lenkanteile (z. B. patellar, femoral bzw. tibial) für das jeweils zu untersuchende Individuum zu bestimmen. Aus einem derartigen Datensatz lassen sich schließlich die Knorpelanteile eines Gelenks in Form dreidimensionaler Rekonstruktionen isoliert visualisieren (Abb. 1.**10**). Da beispielsweise die Knorpeldegeneration bei der Osteoarthrose nur bedingt mit den klinischen Symptomen korreliert, stellt diese Analysemethode ein objektives, quantitatives Verfahren dar, das sehr hilfreich werden kann für: ein 1. longitudinales Monitoring der Krankheitsprogression, 2. das Festlegen des optimalen Beginns der Therapie, 3. die Auswahl des adäquatesten therapeutischen Vorgehens und 4. die Evaluation des Behandlungserfolgs verschiedener, evtl. konkurrierender therapeutischer Verfahren (Burgkart et al. 2000).

1.2.7 In-vivo-Knorpeldeformationsmessungen

Durch die konsequente Sequenzoptimierung mit erheblicher Verminderung der notwendigen Akquisitionszeiten konnten schließlich erstmalig in vivo Deformationen des Knorpels nichtinvasiv untersucht werden. So wurde von gesunden Probanden nach 1 Stunde Bewegungspause das Ausgangsvolumen des Patellaknorpels bestimmt und schließlich unmittelbar nach Durchführung von 100 Kniebeugen die Veränderung des Knorpelvolumens in enger zeitlicher Abfolge dokumentiert (Abb. 1.**11**). Dabei zeigt sich 3 Minuten nach den durchgeführten Kniebeugen eine mittlere Knorpelvolumenabnahme von 5 %. Die konsekutiven Messungen zeigten, dass die eingetretene Deformation sich erst nach ca. 1½ Stunden rückgebildet hat. Dieses Verfahren ermöglicht erstmalig in vivo Einblicke in das Deformationsverhalten menschlichen Knorpels. Daraus ergeben sich völlig neue Möglichkeiten der Grundlagenforschung, aber auch sinnvolle Einsatzmöglichkeiten bei spezifischen klinischen Fragestellung sind zukünftig denkbar.

1.3 Moderne nuklearmedizinische Bildgebungsverfahren

Die hier aufgeführten modernen Entwicklungen der neuen diagnostischen Verfahren sollen nur exemplarisch die Dynamik in diesem Bereich der Diagnostik verdeutlichen und haben keinen Anspruch auf Vollständigkeit. So sind in diesem Zusammenhang natürlich auch modernste Entwicklungen dreidimensionaler nuklearmedizinischer Analysen wie der **Single-Photonen-Emissions-Computertomographie** (SPECT) zu erwähnen, die eine wichtige technische Erweiterung der ursprünglichen 2-D-Skelettszintigraphie darstellt. So können z. B. mit diesem Verfahren auch in anatomisch komplexen Regionen schwer zu findende, kleine Tumoren – z. B. Osteoidosteome im Bereich der Wirbelsäule oder des Metakarpus – sehr einfach und präzise lokalisiert werden.

Ein weiteres wichtiges hochmodernes und bahnbrechendes nuklearmedizinisches Verfahren stellt die **Positronenemissionstomographie** (PET) dar. Auch im Bereich der Orthopädie zeichnen sich dabei wichtige Einsatzmöglichkeiten insbesondere bei der Rezidivdiagnostik maligner Tumoren oder bei klinisch relevanten Unterscheidungen zwischen benignen versus malignen Knorpeltumoren ab. Auf diese Verfahren wird im Einzelnen bei den speziellen Kapiteln insbesondere im Zusammenhang mit der Tumordiagnostik eingegangen.

Literatur

Burgkart R, Schelter R, Eckstein F, Rechl H, Träger J. Schnittanatomie des Kniegelenkes, Korrelation von anatomischen Präparat, CT und MRT – Schwerpunkt: vorderes Kreuzband. Sportorthopäd Sporttraumatol. 1995a;11(1):46.

Burgkart R, Schelter R, Eckstein F, Sittek H, Träger J. Schnittanatomie des Kniegelenkes, Korrelation von anatomischen Präparat und MRT – Schwerpunkt: posterolaterale Knieregion (Teil 2). Sportorthopäd Sporttraumatol. 1995b; 11(3):85.

Burgkart R. Tumorgrenze – Korrelation CT/MRT/Histologie. In: Hipp E, Plötz W, Burgkart R, Schelter R. Hrsg. Limb Salvage. München: Zuckschwerdt; 1998:58.

Burgkart R, Hyhlik Dürr A, Glaser C, Englmeier KH, Reiser M, Eckstein F. MR based analysis of cartilage loss in severe osteoarthritis – accuracy, precision and diagnostic sensitivity. Transactions of the 46th Meeting of the Orthop Res Soc. 2000;25:1014.

Eckstein F, Faber S, Lösch A, Sittek H, Haubner M, Englmeier KH. Aktuelle Aspekte der funktionellen Anpassung und der mechanisch bedingten Degeneration des Gelenkknorpels: neue Perspektiven durch die Magnetresonanztomographie. Sportorthopäd Sporttraumatol. 1997;13:28.

Eckstein F, Lemberger B, Stammberger T, Englmeier KH, Reiser M. Effect of static versus dynamic in vivo loading exercises on human patellar cartilage. J Biomech. 2000;33:819.

Gradinger R, Rechl H, Hipp E. Pelvic Osteosarcoma. Resection, reconstruction, local control and survival statistics. Clin Orthop. 1991;270:149.

Graichen H, Bonel H, Stammberger T, Englmeier KH, Reiser M, Eckstein F. Möglichkeiten der offenen MRT für die biomechanische Analyse und funktionelle Diagnostik des Schultergelenkes. Sportorthopäd Sporttraumatol. 1999;15:37.

Husstedt H, Heermann R, Becker H. Contribution of low-dose CT-scan protocols to the total positioning error in computer-assisted surgery. Comput Aided Surg. 1999;4:275

Kalender WA. Grundlagen und Techniken des Spiral CT's. Radiologe. 1999;39:809–19.

Rechl H, Plötz W, Gradinger R, Ascherl R. Anwendung CT-gestützter dreidimensionaler Rekonstruktion in der Tumorendoprothetik und bei Hüftgelenksrevisionen. Orthop Praxis. 1993;6:387.

van der Woude HJ, Bloem JL, Hogendoorn P. Preoperative evaluation and monitoring chemotherapy in patients with high-grade osteogenic and Ewing's sarcoma: review of current imaging modalities. Skeletal Radiol. 1998;27:57.

2 Angeborene Fehlbildungen des Skeletts

2.1 Allgemeiner Teil

G. Thiemel

Synonym: angeborene Missbildungen, Geburtsfehler, angeborene Anomalien.
Engl.: congenital malformations, congenital anomalies, birth defects.

Definition.
Fehl- oder Missbildungen sind auffällige Veränderungen des Körperbaus, einzelner Organe oder ganzer Organsysteme, die bereits bei der Geburt vorhanden sind.

Das vorliegende Kapitel beschränkt sich im Wesentlichen auf orthopädisch relevante Fehlbildungen, d. h. solche der Extremitäten und der Wirbelsäule. Angeborene Gliedmaßendefekte sind nicht nur als regionale Krankheitsbilder von Bedeutung, sie spielen außerdem eine wichtige differenzialdiagnostische Rolle als sicher verwertbares Leitsymptom zahlreicher, vor allem dem Pädiater bekannter Syndrome.

Die Conterganaffäre hat in drastischer Weise gezeigt, dass exogene Noxen die embryonale Entwicklung massiv stören können. Bis dahin hatte man angenommen, dass die meisten Geburtsfehler endogen bedingt seien. In der Folgezeit ist eine ganze Reihe von exogenen Faktoren, die für die Entstehung von Fehlbildungen in Betracht kommen, bekannt geworden.

Die Kenntnis der wichtigsten Schritte in der embryonalen Entwicklung erleichtert das Verständnis für die große Mannigfaltigkeit der angeborenen Fehlbildungen. Der Schwerpunkt in der folgenden kurzen Darstellung liegt auf der Entwicklung der Extremitäten und des Achsenorgans.

2.1.1 Embryonale Entwicklung

1. Woche. Aus der befruchteten Eizelle (Zygote) hat sich die Morula gebildet, in der man bereits den Embryoblasten, aus dem der eigentliche Embryo hervorgeht, vom Trophoblasten, aus dem die Eihäute und die Plazenta entstehen, unterscheiden kann. Danach bildet sich die Blastozyste, sie beginnt sich bereits in der 1. Woche in der Uterusschleimhaut einzunisten.

2. Woche. Im Embryoblasten differenzieren sich die Zellen zum Entoderm und dorsal gelegenen Ektoderm. Damit ist die zweiblättrige Keimscheibe entstanden. Die Ektodermzellen formieren sich weiter, dorsalwärts entsteht die Amnionhöhle, ventralwärts entsteht der primäre Dottersack. Die Keimscheibe ist samt Amnionhöhle und Dottersack durch einen Haftstiel mit dem Trophoblasten verbunden. Dieser entwickelt sich weiter, am 11.–12. Entwicklungstag entsteht der uteroplazentare Kreislauf. Gegen Ende der 2. Woche bildet sich eine Verdickung im kranialen Abschnitt des Entoderms, es ist die *Prächordalplatte*.

Am 13. Tag entsteht aus einer Verdickung des Ektoderms am kaudalen Pol der Keimscheibe das *extraembryonale Mesoderm*.

3. Woche. Ebenfalls aus der oben genannten kaudalen Verdickung entwickelt sich kranialwärts der Primitivstreifen, er wird zu einer Rinne und endet mit dem Primitivknoten. Man vermutet, dass nun Ektodermzellen entlang des Primitivstreifens zwischen Ektoderm und Entoderm eindringen und sich dort zu beiden Seiten kranial als intraembryonales Mesoderm ausbreiten. Damit ist das mittlere Keimblatt entstanden, die Keimscheibe besteht jetzt aus 3 Keimblättern.

Entwicklung der Chorda: Durch Zellwanderung vom Primitivknoten in Richtung Prächordalplatte bildet sich als Anlage des primitiven Achsenorgans die *Chorda dorsalis*. Die pantoffelförmige Keimscheibe misst jetzt (etwa 18. Tag) ca. 1,25 × 0,68 mm.

4.–8. Woche. Diese Phase nennt man die *Embryonalperiode*, sie ist aus 2 Gründen besonders wichtig: Zum einen entstehen die Organanlagen und die äußere Gestalt zeichnet sich ab, zum anderen ist der Embryo gerade jetzt gegenüber störenden Einflüssen besonders anfällig. Aus den 3 Keimblättern – Ektoderm, Mesoderm und Entoderm – entstehen in der Folgezeit die Organanlagen, man spricht von der Organogenese.

Ektoderm. Es bildet das Oberflächenektoderm samt Anhangsgebilden der Haut und das zentrale und periphere Nervensystem.

Die Neuralplatte bildet sich im Ektoderm in Form einer Verdickung. Diese vertieft sich zu einer längs verlaufenden Rinne, deren beide Seitenwülste (Neuralleisten) sich zum Neuralrohr schließen. Aus dessen kranialem Abschnitt entwickelt sich das Gehirn, aus dem kaudalen das Rückenmark. Nachdem sich das Neuralrohr geschlossen hat, entstehen aus den Neuralleisten die Spinalganglien. Neuralrohr und Ganglien sind jetzt vom Ektoderm bedeckt. Da das Neuralrohr relativ rasch wächst, wölbt es sich in die Amnionhöhle vor und rollt sich kranial und kaudal ein, gleichzeitig bilden sich quer zur Mittelachse Falten in Form der Somiten (s. unten).

Mesoderm. Aus dem Mesoderm geht nicht nur der gesamte Stütz- und Bewegungsapparat hervor, sondern auch Blut- und Lymphgefäße sowie die Urogenitalorgane. Während sich die Neuralrinne bildet, entsteht beiderseits der Chorda dorsalis im bisher lockeren Mesoderm ein dicker Strang, das *paraxiale Mesoderm*. Bereits gegen Ende der 3. Woche lässt das paraxiale Mesoderm eine Gliederung in einzelne Segmente, die Somiten, erkennen. Sie sind paarig angelegt, ihre Zahl wächst bis zum Ende der 5. Woche auf 42–44 Paare an (Scheitel-Steiß-Länge des Embryo 5–8 mm). Die Somiten legen die segmentale Gliederung der Wirbelsäulensegmente, der Rippen und der Muskeln fest. Von den 42–44 Somitenpaaren bilden sich die 4 okzipitalen und 5–7 kokzygealen später zurück, es verbleiben 7 zervikale, 12 thorakale, 5 lumbale, 5 sakrale und einige kokzygeale. Zu Beginn der 4. Woche fangen die Somiten an, sich wieder aufzulösen: Aus dem dorsalen Anteil entstehen Dermatome und Myotome, aus dem ventromedialen Sklerotome. Die Sklerotomzellen wandern nach ventromedial auf die Chorda zu und bilden dort die Wirbelsäulenanlage.

An das paraxiale Mesoderm grenzt lateral je eine dünne *Seitenplatte* an. Am 20. Tag spaltet sich die Seitenplatte in eine parietale und eine viszerale Mesodermschicht. Anfang der 5. Woche entsteht aus der parietalen Schicht die Arm- und Beinknospe, sie liefert außerdem das Ausgangsmaterial für das Bindegewebe und die Muskulatur des Rumpfs einschließlich der Rippen. Aus der viszeralen Mesodermschicht geht das Bindegewebe und die Muskulatur des Magen-Darm-Kanals hervor.

Entoderm. Es bildet die epitheliale Auskleidung des Darmrohrs, der Atemwege usw. Am Ende der Embryonalperiode ist die äußere Gestalt gekennzeichnet durch den C-förmig gekrümmten Rumpf mit den Somiten, durch eine relativ große Kopfregion mit den angrenzenden Schlundbögen, einen deutlichen Herzwulst sowie paddelförmige Arm- und Beinknospen.

3. Monat bis zur Geburt (Fetalperiode). Orthopädisch relevant ist vor allem das Längenwachstum vom 3.–5. Monat; es bildet sich allmählich die definitive Relation zwischen der Länge der Gliedmaßen und des übrigen Körpers heraus.

2.1.2 Spezielle Entwicklungsgeschichte des Skelettsystems

Wirbelsäule. Die paarigen Somiten gehen aus dem paraxialen Mesoderm ende der 3. Woche hervor. Nach deren Auflösung wandern die ventromedialen Zellen auf die Chorda zu, um dort die knorpelige, später die knöcherne Wirbelsäulenanlage zu bilden. Knochenbildung findet aber auch im somatischen (parietalen) Mesoderm der Leibwand, das den Seitenplatten entstammt, statt. Dort entstehen außer den Rippen auch der Schulter- und Beckengürtel sowie die Extremitäten.

Schädel. Schädel- und Gesichtsskelett werden aus dem Kopfmesenchym gebildet, das aus der Neuralleiste (s. oben) hervorgegangen ist. Die Zellen sind während sie auswandern gegenüber Teratogenen besonders empfindlich.

Extremitäten. Mesodermaler Herkunft ist nicht nur die Wirbelsäulenanlage, sondern auch (mit Ausnahme des Schädels) das restliche Skelett: Das somatische (parietale) Mesoderm liefert das Ausgangsmaterial für den Schulter- und Beckengürtel, für die freien Extremitäten und die Rippen.

Etwa Anfang der 5. Woche werden paddelförmige Extremitätenknospen gebildet, die Armknospen eilen etwas voraus. Was die Höhenlokalisation angeht, so reichen die Armknospen vom 4. zervikalen bis 1. thorakalen Somiten (spätere Versorgung durch den Plexus cervicobrachialis), die Beinknospen gehen aus den lumbalen und oberen sakralen Somiten hervor (Abb. 2.2, S. 14). Das periphere ektodermale Ende der Knospen ist zur Randleiste verdickt. Diese Randleiste induziert das weitere Wachstum der Knospen von proximal nach distal. Nach einer radiären Unterteilung der abgeplatteten Knospenenden in 5 Strahlen wird die Ausbildung von Fingern und Zehen erkennbar. Hand- und Fußbereich werden durch eine Einschnürung vom proximalen Gliedmaßenbereich abgegrenzt. Das Gleiche erfolgt an der Grenze zwischen Ober- und Unterarm sowie Ober- und Unterschenkel.

Zeitlicher Ablauf. In der 5. Woche erscheinen die Extremitätenknospen, in der 6. Woche der Ellbogen, die Hand- und Fußplatte und in der 7. die Finger und Zehen. Die 5 Segmente in der Randleiste, die durch programmierten Zelltod entstehen, induzieren das Auswachsen der Finger- und Zehenstrahlen und bewirken eine Verdichtung des Mesenchyms zu den zentralen Skelettelementen. Mesenchym ist lockeres embryonales Bindegewebe, das mit Ausnahme des Kopfbereichs aus dem Mesoderm stammt. Die knorpelige Anlage in den Extremitäten beginnt in der 6. Woche. In der 8. Woche ist praktisch die gesamte Arm- und Beinanlage als Knorpelmodell vorhanden. Gesteuert werden diese Vorgänge von einer Zellgruppe unterhalb der Wurzel der Arm- bzw. der Beinknospe, wobei Vitamin A und Retinsäure eine Rolle spielen sollen. In der 8. Woche beginnt die enchondrale Ossifikation, in der 12. Woche findet man primäre Knochenkerne in allen langen Röhrenknochen. Wenn sich das Mesoderm in der 6. Woche zur Skelettanlage der Extremitäten verdichtet, ist es zusammenhängend, es existieren noch keine Gelenke. Erst nachdem sich das Knorpelmodell der späteren Skeletteile gebildet hat, kommt es zu einer Verdichtung des umgebenden Mesenchyms zum Perichondrium und in der Folge differenziert sich der Kapsel-Band-Apparat der Gelenke.

Bei der endgültigen Position der Gliedmaßen zum Rumpf spielen die *Drehbewegungen der Gliedmaßenstiele* eine wichtige Rolle. Bei den Kriechtieren stehen die Oberschenkel der 4 Beine senkrecht vom Körper ab, die zum Boden hin abgeknickten Unterschenkel können sich lediglich um eine Gelenkachse bewegen, die parallel zur Wirbelsäule verläuft. Bei den Säugern hingegen ist die hintere Extremität um 90° nach vorn, die vordere nach hinten gedreht, sodass jetzt Vorder- und Hinterbeine im Ellbogen- bzw. Kniegelenk in Fortbewegungsrichtung bewegt werden können. Somit ist ein wesentlich schnelleres Fortkommen möglich als bei den Kriechtieren. Diese stammesgeschichtlichen Gegebenheiten finden sich grundsätzlich auch beim Menschen: Während der 7. Woche erfolgt die Rotation der Gliedmaßenanlage, an der oberen Extremität um 90° nach außen (der Daumen liegt lateral, die Streckmuskulatur dorsal), an der unteren Extremität um 90° nach innen (die Großzehe liegt medial, die Streckmuskulatur ventral).

2.1.3 Pränatale Diagnostik

Im Rahmen der humangenetischen Beratung von Familien mit einer Häufung von Erbkrankheiten sind von Fall zu Fall Untersuchungen zur Feststellung eventueller embryonaler Entwicklungsstörungen erforderlich:
▶ Bereits wenige Tage nach der Befruchtung und bevor es zur Implantation der Zygote in die Uterusschleimhaut kommt, können Zellen entnommen und ihre DNS darauf hin untersucht werden, ob ein genetischer Defekt vorliegt (bei entsprechendem familiären Vorkommen eines angeborenen Leidens).
▶ Durch Ultraschalluntersuchung können viele Fehlbildungen erkannt werden. Diese Untersuchung wird heute routinemäßig durchgeführt.
▶ Ab der 8. Schwangerschaftswoche kann die Chorionbiopsie vorgenommen werden, mit ihr können chromosomale Anomalien und angeborene Stoffwechselerkrankungen einschließlich orthopädisch relevanter Krankheitsbilder erkannt werden.
▶ Etwa ab der 14. Woche ist die Amniozentese möglich, mit ihr lassen sich z. B. eine Anenzephalie, Spina bifida u. a. als Folge eines offenen Neuralrohrs feststellen. Durch zusätzliche Untersuchungen können Chromosomenstörungen erfasst werden.

Die Ultraschalluntersuchung erfolgt heute routinemäßig, eine weitere pränatale Diagnostik im Allgemeinen nur bei entsprechendem Verdacht. Dieser ist bei einer positiven Familienanamnese hinsichtlich angeborener Fehlbildungen gegeben, besteht aber auch bei Müttern, vor allem Erstgebärenden, jenseits des 35. Lebensjahrs.

2.1.4 Entstehung von Fehlbildungen

Fehlbildungen entstehen während der intrauterinen Entwicklung entweder aus endogenen Ursachen heraus oder weil der heranwachsende Keim durch exogene Faktoren geschädigt wurde.

Beim Erwachsenen gibt es, sofern keine augenfälligen Fehlbildungen bestehen, gewisse Hinweiszeichen: disproportionierter Körperbau, Kleinwüchsigkeit, auffallend kurze Finger. Erleichtert wird die Verdachtsdiagnose auch durch die sog. „kleineren Anomalien" wie z. B. Pigmentflecken, kleine Ohren, einseitig verengte Lidspalten; man findet sie ganz allgemein bei etwa 15 % der Neugeborenen. Häufig trifft man solche kleineren Anomalien in Gesellschaft von Fehlbildungen an.

Häufigkeit. Praktisch allen statistischen Angaben über angeborene Fehlbildungen haften Ungenauigkeiten an, denn die Kriterien für die Einstufung der Fehlbildungen sind nicht immer einheitlich. Das gilt vor allem für die komplexen Krankheitsbilder, die prozentualen Angaben können hier erheblich voneinander abweichen.

In der Neugeborenenperiode geht man von 1–2 % (selten bis 3 %) Fehlbildungen aus, bis zum 5. Lebensjahr wird etwa das Doppelte angenommen.

Fehlbildungen der Extremitäten sind wesentlich seltener, sie liegen bei etwa einigen Promille. Die obere Extremität ist doppelt so häufig betroffen.

Zeitpunkt der Entstehung. Über den Zeitpunkt, an dem eine Fehlbildung entstanden ist, können heute vor allem dank tierexperimenteller Untersuchungen sichere Angaben gemacht werden.

Ist die Zygote fehlgebildet, so kommt es bereits in den ersten 2–3 Wochen zum Frühabort. Man nimmt an, dass etwa 50 % aller befruchteten Eizellen auf diese Weise zugrunde gehen. Nimmt man eine Fehlbildungsrate von etwa 2–3 % an, so würden ohne diese „natürliche Selektion" 12 % aller Kinder mit Fehlbildungen geboren werden.

Bereits 2 Wochen nach der Befruchtung beginnt eine erhöhte Empfindlichkeit des Keims gegenüber schädigenden Einflüssen. So können z. B. zu diesem frühen Zeitpunkt schwere Hirnstörungen entstehen; es kann somit sein, dass die Schwangerschaft noch gar nicht registriert worden ist.

Eine besondere Sensibilität gegenüber schädigenden Faktoren besteht in der *Zeit der Organanlagen zwischen der 4. und 8. Woche.* In dieser Phase erfolgt die Differenzierung zu den charakteristischen Gewebearten der 3 Keimblätter. Die Erfahrung zeigt, dass hier die meisten Fehlbildungen entstehen. Aus orthopädischer Sicht sind es vor allem Fehlbildungen der Extremitäten und der Wirbelsäule, Letztere auch in Kombination mit Störungen des zentralen Nervensystems. Die Art der Fehlbildungen lässt in aller

2 Angeborene Fehlbildungen des Skeletts

Regel auch auf den Zeitpunkt der Schädigung schließen. So muss z. B. beim Fehlen einer Gliedmaße die Extremitätenknospe in der 5. Woche geschädigt worden sein.

Der Ausdruck **teratogene Terminationsperiode** besagt, bis zu welchem Zeitpunkt eine bestimmte Fehlbildung entstanden sein muss. Je schwerer eine Fehlbildung ist, um so früher in der embryonalen Entwicklung ist ihre Entstehung anzusetzen. Spaltbildungen des Rückenmarks z. B. müssen innerhalb der ersten 6. Wochen entstanden sein, denn danach haben sich die Neuralwülste bereits zum Neuralrohr geschlossen, ein Spalt kann sich somit gar nicht mehr bilden. Ein anderes Beispiel wäre die Löffelhand: Sie muss sich vor Abschluss der 6. Woche gebildet haben, denn in der 7. Woche beginnt sich die Handplatte zu differenzieren, es erscheinen bereits die Fingerstrahlen.

Die sensible Phase für die Gliedmaßenschädigung liegt zwischen der 4. und 5. Woche, das heißt, bevor das Paddelstadium der Extremitätenknospe erreicht ist (Abb. 2.1 und 2.2).

Gliedmaßenfehlbildungen sind meistens genetisch bedingt. In den Jahren von 1958–1962 beobachtete man eine Häufung von solchen Fehlbildungen nach Einnahme von Thalidomid (Valium) in der Frühschwangerschaft (s. unten).

Der Primitivstreifen, der sich in der 3. Woche bildet, ist gegenüber Schadstoffen besonders empfindlich. Ist seine Entwicklung im kaudalen Bereich gestört, so kann es zu Fehlbildungen der lumbosakralen Wirbel, der unteren Extremitäten und des Urogenitalsystems kommen. Der schwerste Schaden besteht in einer kaudalen Dysgenesie mit Verschmelzung der Beinknospen (sog. Sirenenbildung).

Die Rückbildung des Primitivstreifens erfolgt normalerweise in der 4. Woche, verbleiben Reste, so entstehen Steißbeinteratome.

Ein weiteres Beispiel ist die Anenzephalie, bei ihr ist die Schädigung zwischen dem 23.–25. Tag erfolgt: Das Schädeldach ist nicht ausgebildet, es besteht keine Lebensfähigkeit.

Die segmentale Gliederung und anschließende Verschiebung der Sklerotome (s. unten) erfolgt bereits ab der 4. Woche. Es handelt sich dabei um komplizierte und störanfällige Abläufe. Entwicklungsstörungen können hierbei folgende Fehlbildungen verursachen:

▶ Verminderung oder Vermehrung der Wirbelzahl gegenüber der Norm mit oder ohne Verschmelzung der Wirbel (Klippel-Feil-Syndrom),
▶ Fehlen einer Wirbelhälfte oder asymmetrische Vereinigung zweier benachbarter Wirbel: mangelhafter oder fehlender Schluss der Wirbelbogenhälften, evtl. unter Mitbeteiligung der Rückenmarkhäute.

Man spricht bei solchen Fehlbildungen von Störungen der Wirbelbildung (Fusionsstörungen), der Wirbelsegmentierung (Segmentstörungen) und der hemimetameren Segmentation (s. unten).

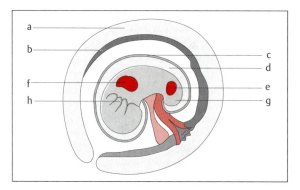

Abb. 2.**1** Schematische Darstellung der Embryonalentwicklung unter besonderer Berücksichtigung der Arm- und Beinknospen (nach Sadler 1998).
33. Tag der Embryonalentwicklung: Entstehung der Arm- und Beinknospen (e und f); a: Uterus; b: Plazenta; c: Chorionhöhle; d: Amnionhöhle; g: Nabelring; h: Schlundbögen mit Kopfregion. Die Amnionhöhle enthält am Ende der Schwangerschaft bis zu 1 Liter Fruchtwasser. In ihm schwimmt der Fetus „am Zügel der Nabelschnur". Ende des 3. Schwangerschaftsmonats ist die Chorionhöhle obliteriert, der sekundäre Dottersack geht zugrunde.

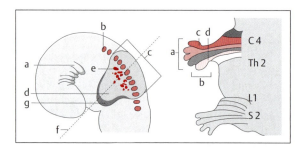

Abb. 2.**2** Schematische Darstellung der Embryonalentwicklung unter besonderer Berücksichtigung der Arm- und Beinknospen (nach Sadler 1998).
Die Armknospe (5 Wochen alter Embryo) geht in Höhe der unteren 6 zervikalen und 2 oberen thorakalen Segmente ab; a: Schlundbögen; b: zervikale Segmente 1 und 2; c: 6 zervikale und 2 thorakale Segmente; d: Armknospe, darin: e: Mesenchymverdichtung; f: Achse der Extremität; g: epitheliale Randleiste, eine Ektodermverdickung, die im Mesenchym das weitere Wachstum der Knospe induziert.

2.1.5 Ursachen von Fehlbildungen

Es gibt exogene und endogene Ursachen. Ein wichtiges Ergebnis der experimentell erzeugten Fehlbildungen war die Erkenntnis, dass praktisch jede Fehlbildung sowohl endogen als auch exogen entstanden sein kann. Früher hat man für das Fehlbildungsgeschehen hauptsächlich mechanische Ursachen verantwortlich gemacht (Fruchtwassermangel, Raumbeengung im Uterus usw.). Solche Faktoren gelten heute nur ausnahmsweise als Ursachen. Die Erbforschung hat

diese grobe Auffassung auf das richtige Maß zurückgeführt. Vorübergehend jedoch galten die angeborenen Fehlbildungen als vorwiegend erbbedingt. Ein erneuter Wandel in den Anschauungen vollzog sich unter dem Einfluss zweier wichtiger klinischer Beobachtungen:
- 1945 hat Gregg erkannt, dass Röteln in den ersten Schwangerschaftsmonaten die Entstehung schwerer Fehlbildungen zur Folge haben können (Rötelnembryopathie).
- 1961 hat der Humangenetiker Lenz beobachtet, dass Mütter, die in den ersten Schwangerschaftsmonaten Contergan (Thalidomid) eingenommen hatten, Kinder mit defekten Extremitäten, Herzfehlern und intestinalen Atresien zur Welt brachten.

Auf diesen Beobachtungen sowie auf den Ergebnissen der experimentellen Genetik basiert die heute gültige Auffassung von den Entstehungsursachen vieler angeborener Fehlbildungen.

Immer noch weiß man bei mindestens der Hälfte aller Fehlbildungen nicht, wodurch sie entstanden sind. Bei 15–20 % sind genetische Faktoren verantwortlich, 10 % haben äußere Ursachen, bei etwa 20 % wirken wahrscheinlich Erbanlagen und Umweltfaktoren zusammen.

2.1.5.1 Endogene Ursachen von Fehlbildungen

Gendefekte können lokale und systemische Fehlbildungen, darüber hinaus auch angeborene Stoffwechselstörungen verursachen. Viele erbbedingte Fehlbildungen können direkt der Veränderung eines einzelnen Gens zugeordnet werden. Manche der erblichen angeborenen Fehlbildungen verhalten sich ganz klar nach den Gesetzmäßigkeiten der Erblehre (Mendel-Regeln), d.h. das Auftreten erfolgt mit dominantem oder rezessivem Erbgang, Geschlechtsgebundenheit usw. Es gibt verschiedene orthopädische Krankheitsbilder, die hier anzuführen sind: angeborener Klumpfuß, Hüftdysplasie, bestimmte Formen von Hand- und Fingerfehlbildungen, Systemerkrankungen, wie Chondrodystrophie, politope enchondrale Dysostosen, angeborene Stoffwechselstörungen. Bei den multifaktoriellen Störungen wird eine Fehlbildung unter Umständen erst durch ein Zusammenwirken mit Umweltfaktoren manifest – wahrscheinlich gilt dies für die Mehrzahl der angeborenen orthopädischen Krankheitsbilder.

Genetisch bedingte Fehlbildungen können schließlich noch durch chromosomale Störungen verursacht werden. Letztere können numerischer oder struktureller Art sein, d.h. es kann die Anzahl der Chromosomen oder ihre Anordnung (Chromosomenbrüche) gestört sein. Chromosomale Störungen werden auch für Spontanaborte verantwortlich gemacht. Da in einem Chromosom eine Vielzahl von Genen enthalten ist, wirkt sich ein chromosomaler Schaden entsprechend vielgestaltig aus, er betrifft dann mehrere Gewebe oder Organsysteme.

Typische, durch chromosomale Störungen bedingte Krankheitsbilder sind die Trisomie 21 und das Ullrich-Turner-Syndrom.

2.1.5.2 Exogene Ursachen von Fehlbildungen

Die Möglichkeit einer exogenen Fruchtschädigung musste nach den Beobachtungen von Gregg und Lenz zwingend angenommen werden. Heute kennt man eine ganze Reihe von schädlichen Substanzen, welche die Plazenta passieren und Fehlbildungen verursachen. Zu den exogenen Faktoren kommen noch die ionisierenden Strahlen (Röntgen, Radium) hinzu.

Für die meisten bisher bekannten exogenen Noxen gilt das gleiche Schädigungsmuster: Nach gestörter Zellversorgung und danach eingetretener Dysregulation des Stoffwechsels kommt es zu einer mangelhaften morphologischen Differenzierung von Geweben, Organen und Organsystemen. Ist die Entwicklung der Körperformen (Morphogenese) gestört, so entstehen globale Fehlbildungen. Betrifft die Störung die Organohistogenese, so entstehen Organfehlbildungen. Dabei entstehen die Fehlbildungen im Wesentlichen phasenspezifisch, unabhängig von der Art der exogenen Noxe. Das bedeutet, dass verschiedene exogene Noxen die gleichen Fehlbildungen zur Folge haben, sofern sie nur in der gleichen Phase einwirken und überhaupt eine entsprechende Eignung für die Schädigung besitzen. Der klinische Phänotyp lässt somit nicht auf die Entstehungsursache schließen.

Skelettfehlbildungen entstehen dann, wenn die Noxe in den ersten 3 Schwangerschaftsmonaten eingewirkt hat; für die Extremitäten liegt die sensible Phase zwischen dem 28.–37. Tag, für die Wirbelsäule beginnt sie bereits in der 3. Woche.

Wichtige exogene Noxen sind:
- Ionisierende Strahlen (Röntgen, Radium):
- Eine teratogene Wirkung ist vor allem bei therapeutischen Dosen zu erwarten, es handelt sich um Fehlbildungen der Extemitäten, Spina bifida, Mikrozephalie u. a.
- Aus Tierexperimenten kennt man auch die Phasenspezifität der Entstehung von Fehlbildungen, die Ergebnisse können bis zu einem gewissen Grad auf die Verhältnisse beim Menschen übertragen werden.
- Es ist nicht bekannt, ob es eine für den Menschen sichere unschädliche Strahlendosis gibt. Eine Strahlenbelastung für diagnostische Zwecke kann möglicherweise als unbedenklich angesehen werden.
- Gut dokumentiert sind Strahlenschäden bei den Kindern, deren Mütter während der Atomexplosion von Hiroshima und Nagasaki schwanger waren.
- Grundsätzlich gilt, dass radioaktive Strahlen Mutationen hervorrufen und dass alle strahleninduzierten Mutationen erblich sind.

- Quantitativ gesehen ist die Zahl der Mutationen weitgehend proportional der Strahlenmenge.

▶ Sauerstoffmangel (Hypoxie):
- Ob die Tierexperimente hinsichtlich der Ergebnisse auf den Menschen übertragen werden können, muss abgewartet werden.
- Es entstehen u. a. schwere Fehlbildungen der Extremitäten. Fehlbildungen, die man nach Blutungen zu Beginn der Schwangerschaft oder nach missglückten Abtreibungsversuchen beobachtet, könnten auf eine Hypoxie zurückgehen.

▶ Erkrankungen der Mutter:
- Viruserkrankungen wie Windpocken, Herpes simplex, Masern, Mumps, Hepatitis führen nur selten zu einer Fruchtschädigung.
- Bei Röteln dagegen beträgt das Risiko einer Embryopathie fast 50%, wenn die Mutter in den ersten 4 Wochen der Schwangerschaft daran erkrankt. Das Risiko wird dann kleiner, liegt im 4. Monat aber immer noch bei einigen Prozent. Die Fehlbildungen betreffen vor allem innere Organe, Augen, Ohr, Herz u. a., während Extremitätenfehlbildungen dabei eher selten auftreten.
- Das AIDS-Virus kann auf den Fetus übertragen werden, eine teratogene Wirkung ist nicht bewiesen.

▶ Diabetes:
- Vor der Insulinära hatten Schwangere mit Diabetes auffallend häufig Fehlgeburten.
- Ebenso treten bei Kindern von Diabetesmüttern Fehlbildungen wesentlich häufiger auf als bei gesunden Schwangeren. Dabei handelt es sich um unterentwickelte Gliedmaßen in Kombination mit fehlgebildeten oder fehlenden Sakralwirbeln. Die Blutzuckerkontrolle und die Insulintherapie muss bei schwangeren Müttern besonders gut gehandhabt werden.
- Der Entstehungsmechanismus der Fehlbildungen liegt in einer Reifungsstörung der Plazenta infolge der diabetesbedingten mütterlichen Angiopathie.

▶ Ernährungsstörungen:
- Es geht hierbei im Wesentlichen um Mangelzustände von Vitamin A und Vitamin B, welche ausgeprägte Extremitätenfehlbildungen zur Folge haben. In unseren Breiten dürfte es sich um seltene Vorkommnisse handeln.

▶ Medikamente und Drogen:
- Eine sichere teratogene Wirkung von Medikamente, wie man sie von Thalidomid kennt, wird nur von wenigen Medikamenten angenommen.
- Zytostatika sind fast alle teratogen. Sie verursachen ähnlich wie Antiepileptika Extremitätenfehlbildungen.

- Neuroleptika, bestimmte Antihypertonika und das Aspirin stehen ebenfalls im Verdacht, Fehlbildungen zu verursachen.
- Drogen: Nicotinabusus hat keine sichere teratogene Wirkung, jedoch kann ein allgemeiner Entwicklungsrückstand die Folge sein.
- Alkoholkonsum verursacht bereits in mäßigen Dosen Deformierungen der Gliedmaßen, weitere Symptome der Alkoholembryopathie sind Muskelstörungen, geistige Behinderung, Herzfehler u. a. Eine sicher unbedenkliche Alkoholmenge ist nicht bekannt.
- Die Modedroge Ecstasy hat ein siebenmal erhöhtes Risiko hinsichtlich der Fehlbildungsrate des Kindes.

2.1.6 Einteilung der Fehlbildungen

Nach der Pariser Nomenklatur der angeborenen Skeletterkrankungen von 1983 trennt man die **lokalen Fehlbildungen** (Dysostosen) von den **systemischen Entwicklungsstörungen** des Knochenwachstums (Osteochondrodysplasien) und grenzt beide ab gegenüber **komplexen Krankheitsbildern** mit zusätzlicher Knochenbeteiligung, gegenüber den **primären Stoffwechselstörungen** (z. B. Mukopolysaccharidose) und gegenüber den **Chromosomenaberrationen** (z. B. Morbus Down).

Hinsichtlich der lokalen angeborenen Skeletterkrankungen beginnt sich für die obere und untere Extremität die Einteilung in 7 Kategorien nach Swanson international durchzusetzen, sie basiert im Wesentlichen auf den entwicklungsgeschichtlichen Gegebenheiten. Dieser Grundsatz gilt auch für die Einteilung der Wirbelsäulenfehlbildungen, hierbei muss naturgemäß der segmentalen Gliederung und den Besonderheiten des Wirbelaufbaus Rechnung getragen werden.

2.2 Angeborene Fehlbildungen der Wirbelsäule

G. Thiemel

Entwicklungsgeschichtlich gesehen gehören zu diesen Fehlbildungen sowohl die des Achsenorgans als auch solche des Rückenmarks und der peripheren Nerven.

Die Einteilung entspricht den für die Wirbelsäule wesentlichen Entwicklungsstadien (Abb. 2.**3a–c**):
▶ Störungen der Segmentation,
▶ Störungen der Wirbelbildung,
▶ Störungen der hemimetameren Segmentverschiebung,
▶ kombiniertes Fehlbildungssyndrom.

2.2 Angeborene Fehlbildungen der Wirbelsäule

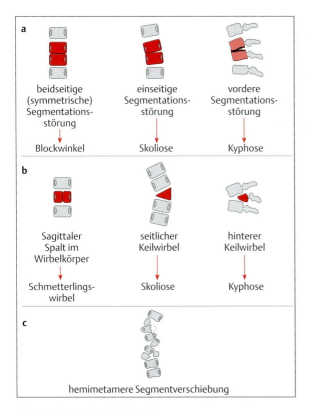

Abb. 2.3 Wirbelsäulenfehlbildungen.
a Segmentationsstörungen und ihre Folgen für die Wirbelsäulenstatik.
b Wirbelbildungsstörungen.
Man sieht, dass eine angeborene Skoliose oder Kyphose die Folge sowohl einer gestörten Segmentation als auch einer Wirbelbildungsstörung sein kann.
c Anarchische Umgestaltung der Wirbelsäule infolge einer gestörten hemimetameren Segmentverschiebung.

Klinische Bedeutung erlangen die angeborenen Wirbelsäulenfehlbildungen dann, wenn sie eine gestörte Wirbelsäulenstatik zur Folge haben oder wenn sie mit neurologischen Störungen einhergehen.

Eine durchgehend konsequente Gliederung ist wegen des Ineinandergreifens der entwicklungsgeschichtlichen Prozesse schwierig. Diese werden, um das Verständnis zu erleichtern, zunächst kurz erläutert.

Das *Mesoderm* des menschlichen Embryo ist in 40–42 paarige Ursegmente gegliedert; davon verbleiben 32–34, 4 Ursegmente werden in die Schädelkapsel einbezogen, die restlichen mit der Schwanzanlage abgestoßen. Das Ursegment liefert das Myotom und Sklerotom, die spezifischen Primitivorgane des Embryo für den eigentlichen Bewegungsapparat. Ein Teil der Ursegmentzellen bleibt liegen, der andere wandert nach ventromedial aus und umschließt dort die Chorda dorsalis bzw. verbleibt vor dem Neuralrohr. Die ausgewanderten Zellen ordnen sich gleichzeitig segmental an und heißen jetzt Sklerotome. Sie werden voneinander durch Intersegmentalarterien getrennt. In einem nächsten Schritt erfolgt eine Trennung in eine dichtere kraniale und eine lockere kaudale Zone; die Grenzlinie ist die Sklerotomfissur, die beiden Abschnitte heißen Sklerotomiten. Je 2 an die oben genannten Arterien angrenzenden lockeren Abschnitte bilden später den Wirbelkörper, die dichten Bereiche werden zu Bandscheiben.

Die *Chorda dorsalis*, bereits seit der 3. Woche angelegt, verläuft als unsegmentierter Stab in Kopf-Steiß-Richtung durch die Mitte der Wirbelkörper und Bandscheiben. Sie ist nicht nur mechanische Achse des Rückenmarks, sondern hat induzierende Wirkung. In einem sehr frühen Stadium lassen die Wirbelsäulenblasteme die Gliederung in Wirbelkörper und Bandscheibenanlagen erkennen; diese Bereitstellung der Blasteme ist unter dem Einfluss der Chorda und des Neuralrohrs erfolgt. Störungen der Chorda führen sowohl zu Störungen im Neuralrohr als auch zu solchen der Wirbelsäule und der ihr zugeordneten Strukturen. Die schon früh entstehenden schweren Wirbelsäulenfehlbildungen sind häufig mit Fehlbildungen des Herzens, des Urogenitaltrakts und anderem kombiniert.

Die Chorda dorsalis bildet sich später, d. h. wenn die Verknorpelung und Verknöcherung der Wirbelkörper beginnt, zurück und schwillt im Zwischenwirbelraum an; sie persistiert als Gallertkern in der definitiven Bandscheibe (Abb. 2.**4a, b**).

Es ist unklar, ob die definitive Grenze der Wirbelkörper von der Sklerotomfissur gebildet wird. Ebenso ist ungesichert, welche Anteile des Wirbelkörpers und des Wirbelbogens aus dem dichteren und welche aus dem lockeren Sklerotomiten stammen.

In einer wichtigen embryonalen Entwicklungsphase erfährt die ursprünglich paarige Anlage eine Verschiebung von den Ursegmenten zu den definitiven Segmenten. Schädigungen in dieser sensiblen Phase haben hemimetamere Segmentstörungen zur Folge.

Zusammenfassend lässt sich feststellen, dass folgende Störungen der Wirbelsäulenentwicklung möglich sind:
▶ in der segmentalen Gliederung, d. h. in der Vertikalen, welche die Anzahl der Wirbel und ihre Zugehörigkeit zu den einzelnen Wirbelsäulenabschnitten betrifft;
▶ in der Wirbelkörperbildung, getrennt in den Wirbelkörper und Wirbelbogen;
▶ in der Entwicklung der Wirbelkörperhälften bzw. der hemimetameren Segmentverschiebung.

2 Angeborene Fehlbildungen des Skeletts

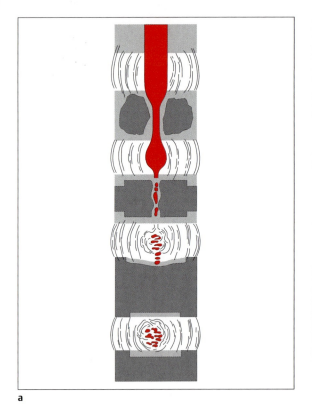
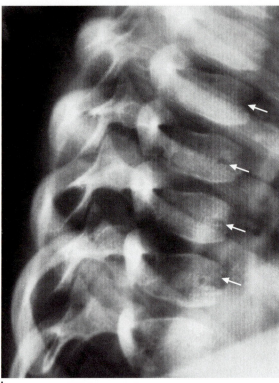

Abb. 2.4 Wirbelsäulenentwicklung (**a**) und Gefäßkanäle (**b**; nach Schmorl-Junghanns 1968).

2.2.1 Störungen der Segmentation

Synonym: Non-segmentation-Fehlbildungen.

Es sind Variationen und Fehlbildungen der Wirbel. Sie werden zusammen in einem Abschnitt besprochen, weil sie entwicklungsgeschichtliche Gemeinsamkeiten haben, die in die frühe Embryonalzeit zurückgehen. Die Ursache besteht in einer gestörten Segmentation der Sklerotome. Stammesgeschichtlich gesehen, sind sie Ausdruck einer fortschreitenden Umgestaltung der Wirbelsäule beim Menschen.

Variationen sind Schwankungen in der Zahl, Form und Zuordnung der Wirbel zu den einzelnen Wirbelsäulenabschnitten; sie finden sich in den Übergangsregionen okzipitozervikal, zervikodorsal, dorsolumbal und lumbosakral, deshalb auch die Bezeichnung „Übergangswirbel". Zuweilen wird auch der Terminus „Assimilationsstörung" gebraucht. Die Formveränderungen betreffen vorwiegend den Wirbelbogen mit seinen Fortsätzen, weniger den Wirbelkörper (Beispiel: Lendenrippe vom thorakalen und lumbalen Typ).

Fehlbildungen (Anomalien) finden sich in jedem Wirbelsäulenabschnitt, bevorzugt allerdings in den Übergangsregionen. Sie betreffen den Wirbelkörper und -bogen gleichermaßen, sowohl getrennt als auch kombiniert. Fehlbildungen können mit Variationen vergesellschaftet sein, die Kombinationsmöglichkeiten sind vielfältig.

Die Wirbelzahl beim Menschen stimmt überein mit der der meisten Säugetiere. Die Gesamtwirbelzahl ist keinen großen Schwankungen unterworfen. Von den Variationen müssen die echten numerischen Anomalien getrennt werden, wenn die Wirbelzahl nach oben (8. Hals-, 6. Lendenwirbel) oder nach unten (Ossacrum-Syndrom) abweicht. Variationen an der Wirbelsäule finden sich bei ca. 15–20 % aller Menschen.

Unter praktischen Gesichtspunkten werden die Variationen und Fehlbildungen nach Wirbelsäulenregionen eingeteilt, Blockwirbel bilden ein eigenes Kapitel.

Die einzelnen Regionen:
- okzipitozervikal,
- zervikothorakal,
- thorakolumbal,
- lumbosakral,
- sonstige.

2.2 Angeborene Fehlbildungen der Wirbelsäule

2.2.1.1 Störungen am okzipitozervikalen Übergang

Die wichtigsten Störungen betreffen Hinterhaupt, Atlas und Epistropheus; es sind unterschiedliche, ein- oder beidseitige Fehlbildungen, die dem klinischen Bild nach kaum zu unterscheiden sind. Gemeinsame Krankheitszeichen sind Beschwerden im Sinne eines oberen Zervikalsyndroms, anfallsweise Drehschwindel, Gangstörungen, Sehschwäche und Missempfindungen in den Beinen.

Die Nacken-Kopf-Region kann äußerlich an ein Klippel-Feil-Syndrom erinnern: kurzer Hals mit tiefem Haaransatz, Asymmetrie des Schädels und des Gesichts. Die klinische Manifestation erfolgt wegen der zunächst ausreichenden Kompensation erst im mittleren Lebensalter.

Basiläre Impression

Es handelt sich um eine trichterförmige Einstülpung des Randbezirks des Foramen magnum bei gleichzeitig herabgesetzter Festigkeit des Knochenbezirks lateral der Kondylen; dadurch kommt es zu einer Einengung der hinteren Schädelgrube.

Röntgenbefund

Der typische Röntgenbefund in der Profilaufnahme besteht in einem Höhertreten der Densspitze über die Chamberlain-Linie und einem vergrößerten Abstand zwischen dem vorderen Altasbogen und dem Dens (Abb. 2.5). Die Fehlbildung im Detail wird heute durch CT und NMR objektiviert.

Außer dieser anlagebedingten basilären Impression gibt es eine sekundäre Form nach Zerstörung der atlantookzipitalen Gelenke durch eine chronische Polyarthritis oder einen Tumor.

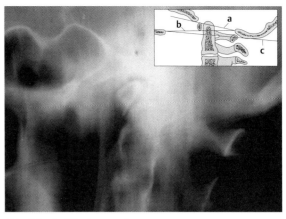

Abb. 2.5 Basiläre Impresssion.
Beachte Hilfslinien nach Chamberlain, McRae und McGregor: a = Foramen-occipitale-Klivus-Linie nach McRae; b = Foramen-occipitale-Gaumen-Linie nach Chamberlain; c = Okziput-Gaumen-Linien nach McGregor.

Therapie

Bei der primären basilären Impression ist grundsätzlich eine Operation möglich: Erweiterung des Foramen magnum und Spondylodese zwischen Atlas und Epistropheus.

Fehlbildungen des Atlas

Bei der Atlasassimilation (entwicklungsgeschichtlich handelt es sich um eine Progression oder kraniale Variante) ist der Atlas ganz oder teilweise mit dem Okziput verschmolzen (Abb. 2.6a, b). Bei der Zervikalisa-

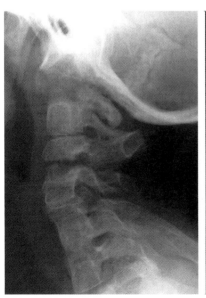
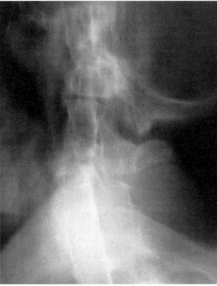

Abb. 2.6 Entwicklung einer Atlasokzipitalisation im Kindesalter (**a**) und im Erwachsenenalter (**b**; gleicher Patient).

a   b

2 Angeborene Fehlbildungen des Skeletts

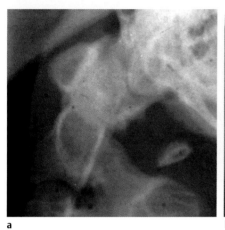 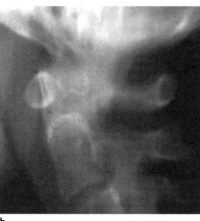

Abb. 2.7 Atlasteilaplasie (**a**), daneben Os odontoideum (**b**).

tion (das ist die Manifestation eines Okzipitalwirbels im Sinne einer Regression oder kaudalen Variante) wird aus dem Hinterhaupt ein Knochensegment, das dem dorsalen Atlasbogen ähnelt, ausgegliedert. Die Atlasassimilation wird von Rose und Decker als Fehlbildung, nicht als Variation eingestuft. Sowohl die einseitige Atlasassimilation als auch die einseitige Zervikalisation können klinisch als knöcherner Schiefhals in Erscheinung treten.

Basiläre Impression und Okzipitalisation können kombiniert auftreten, ferner auch zusammen mit einem Klippel-Feil-Syndrom.

Fehlbildungen des Atlasbogens im Sinne einer Spina bifida occulta sind klinisch stumm und selten von anderen regionalen Fehlbildungen begleitet.

Fehlbildungen des Epistropheus

Die Densaplasie ist identisch mit der Ausbildung eines Os odontoideum (Abb. 2.7a, b): Die knöcherne Verschmelzung mit dem Epistropheus bleibt aus. Klinisch findet sich eine abnorme Beweglichkeit des Atlas. Bereits Bagatelltraumen können Beschwerden auslösen.

Im *Röntgenbild* ist auf der a.-p. Aufnahme eine querverlaufende Aufhellungslinie zu erkennen. Differenzialdiagnostisch muss dieser Befund von einer Densfraktur oder Pseudarthrose, die lebensbedrohlich sein kann, abgegrenzt werden.

2.2.1.2 Fehlbildungen HWS-BWS-Übergang

Am häufigsten findet sich hier die Halsrippe, und zwar bei etwa 1 % aller Menschen. Es handelt sich um einen Rippen tragenden 7. Halswirbel.

2.2.1.3 Fehlbildungen BWS-LWS-Übergang

Relativ oft findet man hier, meist doppelseitig, Lendenrippen vom thorakalen Typ (regelrechte Rippe am kurzen Querfortsatz) und vom lumbalen Typ (Rippenstummel am langen Querfortsatz).

Im *Röntgenbild* muss ein Rippenstummel von einer Querfortsatzfraktur abgegrenzt werden; Letztere findet sich eher als Serienfraktur.

2.2.1.4 Fehlbildungen LWS-Kreuzbein-Übergang

Die lumbosakralen Übergangswirbel haben vor allem dann klinische Bedeutung, wenn sie asymmetrisch angelegt sind.

Sakralisation. Sie besteht partiell oder total, der 5. Lendenwirbel ist in das Kreuzbein einbezogen, sein Querfortsatz ist auffallend breit und kann mit der Massa lateralis eine Nearthrose bilden. Bei persistierenden Schmerzen kommt eine Abtragung des Querfortsatzes in Betracht. Bei einseitiger Sakralisation findet sich ein evtl. Bandscheibenprolaps stets auf der Gegenseite.

Lumbalisation. Der 1. Kreuzbeinwirbel ist in die Lendenwirbelsäule einbezogen, sodass diese 6 Lendenwirbel zu haben scheint (ob eine echte numerische Anomalie vorliegt, müsste durch eine Wirbelsäulenganzaufnahme geklärt werden). Die Lumbalisation soll degenerative Veränderungen an Bandscheiben und Wirbelgelenken begünstigen. Eine gewisse Instabilität mag dadurch gegeben sein, da die ligamentäre Fixierung des 6. Lendenwirbels nicht so straff ist wie normal.

Lumbalisation und Sakralisation können klinisch mit Kreuzschmerzen, Nervenirritationen und einer gestörten Statik in Erscheinung treten.

2.2.1.5 Blockwirbelbildung

Blockwirbel entstehen, wenn die horizontale Teilung unvollständig ist oder ausbleibt; die Entwicklung der Wirbelreihe ist dadurch gestört (Segmentationsstörung). Ein Blockwirbel besteht aus wenigstens 2 ein-

2.2 Angeborene Fehlbildungen der Wirbelsäule

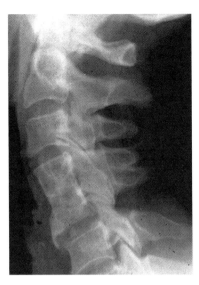

Abb. 2.8 Blockwirbel C5, C6 mit Verblockung der Gelenke bzw. Dornfortsätze.
Beachte typische Degeneration der darunter gelegenen Bandscheibe mit ventraler Spangenbildung.

Röntgenbefund

Bei Kindern kann die Bandscheibe z. T. noch erhalten sein, sie geht allmählich zugrunde und wird knöchern durchbaut (Abb. 2.8). Im Gegensatz zum angeborenen Wirbelblock ist ein solcher nach tuberkulöser Spondylitis unregelmäßiger und die Knochenstruktur inhomogener, zusätzlich besteht eine Achsenabweichung. Für einen angeborenen Blockwirbel sprechen die durchgehende Knochenstruktur, die ventral konkave Begrenzung und die Verkürzung des Wirbels in der sagittalen Ebene (Kurzwirbel).

Hinzuweisen bleibt auf multiple Wirbelblockbildungen im Bereich der Halswirbelsäule (Abb. 2.**9a, b**) und im Bereich der Brust- und Lendenwirbelsäule (Abb. 2.**10a, b**) sowie auf Assimilationsstörungen im Sinne der Sakralisation des letzten Lendenwirbelkörpers (Abb. 2.**11a, b**).

zelnen Wirbeln. Bei der beidseitigen Blockbildung ist der Block weitgehend symmetrisch, d. h. ohne Achsenabweichung. Bei der einseitigen Blockbildung krümmt sich der Wirbelsäulenabschnitt zur kranken Seite. Es entsteht eine Skoliose (s. auch Abb. 2.3, S. 17).

Ist die Segmentation im vorderen Wirbelbereich gestört, so entsteht eine Kyphose (s. auch Abb. 2.3, S. 17).

Die Blockbildung kann die Wirbelkörper allein betreffen oder auch die Wirbelbögen mit einschließen. Sind mehrere Wirbel betroffen, so erscheint der Rumpf verkürzt.

Einer umschriebenen Blockwirbelbildung ohne nennenswerte Achsenabweichung kommt klinisch keine Bedeutung zu. Erstreckt sie sich über mehrere Wirbel, so ist die Gesamtbeweglichkeit der Wirbelsäule beeinträchtigt, auch wenn die benachbarten Abschnitte kompensatorisch hypermobil sind.

2.2.2 Störungen der Wirbelbildung

Synonym: Non-fusion-Fehlbildungen.

Es handelt sich um Störungen des Wirbelsäulenblastems in der Horizontalen. Entwicklungsgeschichtlich bestehen Wirbelkörper und -bogen aus mehreren Teilen, die zu einer kompletten Wirbelanlage verschmelzen. Für die Entwicklung der Wirbelkörper hat die Chorda dorsalis, für die Wirbelbögen das Neuralrohr einen formbestimmenden Einfluss. Dort, wo der normale „Ringschluss" unterblieben ist, entstehen Spaltbildungen.

2.2.2.1 Spaltbildungen im Wirbelkörperbereich

Sagittaler Spalt im Wirbelkörper (sagittale Fuge). Dadurch entstehen an einem oder mehreren Wirbeln 2 Halbwirbel; die Deck- und Grundplatten des gespal-

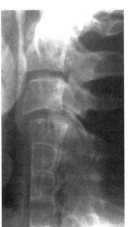
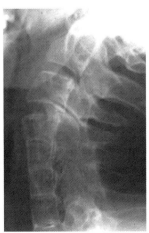
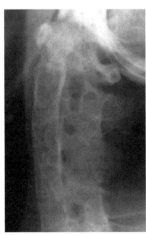

Abb. 2.9 Blockwirbel.
a Wirbelblockbildung von C4 abwärts.
Beachte: Flexion und Extension vor allem im Segment C3, C4 noch möglich.
b Verblockung sämtlicher Halswirbelkörper.

a b

2 Angeborene Fehlbildungen des Skeletts

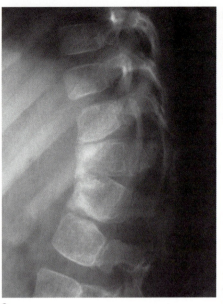
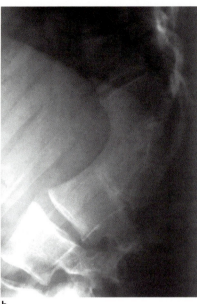

Abb. 2.**10** Entwicklung von 3 Blockwirbeln (Th12–LWK2) im Kindes- (**a**) und Erwachsenenalter (**b**; gleicher Patient).

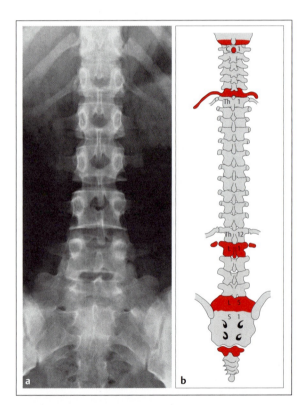

Abb. 2.**11** Assimilationsstörungen.
a Assimilation lumbosakral mit vollkommener Verschmelzung des 5. Lendenwirbels und des Kreuzbeins als Sakralisation des 5. Lendenwirbelkörpers (Konsolensakrum).
b Schematische Darstellung der Assimilationen am Hinterhaupt, Halswirbelsäule, Brust-Lenden-Wirbelsäule und Sakralisation.

tenen Wirbels fallen zur Mitte hin ab, es entsteht ein sog. Schmetterlingswirbel (Abb. 2.**12**). Durch Belastung streben die Hälften seitlich auseinander.

Im *Röntgenbild* ist ein solcher Schmetterlingswirbel auf der a.-p. Aufnahme klar zu erkennen. Sagittale Wirbelkörperfugen beruhen auf einer Spaltung der Chorda und können mit einer Ausbuchtung der Rückenmarkhäute, Fehlbildungen des Darmkanals usw. einhergehen: Spina bifida anterior. Ferner gibt es auch Kombinationen, z. B. mit einem lumbosakralen Übergangswirbel.

Frontaler Spalt im Wirbelkörper. Die bisher beschriebenen Befunde bedürfen noch der Klärung, sie sollen kombiniert mit der sagittalen Form vorkommen.

Einseitige Halbwirbel. Sie kommen einzeln oder zusammen mit anderen Fehlbildungen der Wirbelsäule vor bzw. sind deren Ursache, wie z. B. bei angeborenen Skoliosen und Kyphosen. Der einseitige Halbwirbel nimmt infolge der Belastung allmählich Keilform an und verursacht dadurch eine Skoliose. Bei wechselseitiger Lage der Halbwirbel ist die Wirbelstatik weitgehend ungestört.

Andere Fehlbildungen als Ursache der angeborenen Skoliose s. auch Abschnitt 2.2.1 und 2.2.3, S. 18 und S. 29, sowie Abb. 2.**13a, b** und 2.**14a–c**.

Dorsale und ventrale Halbwirbel. Sie entstehen, wenn die Entwicklung des ventralen bzw. dorsalen Knochenkerns gehemmt ist. Aus der anfänglichen Würfelform des Halbwirbels entsteht infolge der Belastung die Keilform; die Bandscheibe kann dabei allmählich zugrunde gehen. Die klinische Bedeutung eines dorsalen Keilwirbels besteht darin, dass sich

2.2 Angeborene Fehlbildungen der Wirbelsäule

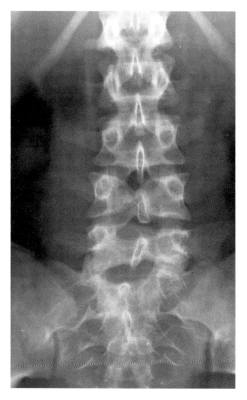

Abb. 2.**12** Schmetterlingswirbel L4 (sagittale Spaltbildung).

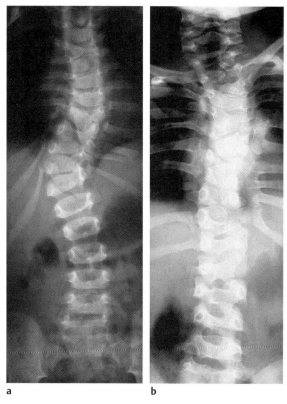

Abb. 2.**13** Hemimetamere Segmentverschiebung lumbodorsal (**a**) und thorakal (**b**).

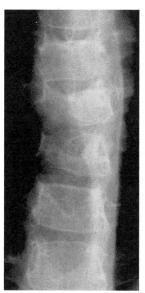
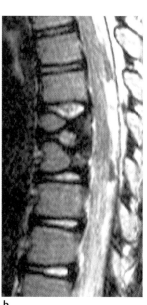
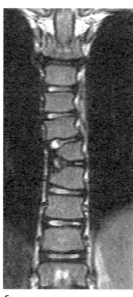

Abb. 2.**14** Hemimetamere Segmentverschiebung Brustwirbelkörper 7 und 8 im Röntgenbild (**a**) und MRT (**b, c**), wobei im Röntgenbild die Bandscheibenveränderungen in den Segmenten besonders deutlich erscheinen.

2 Angeborene Fehlbildungen des Skeletts

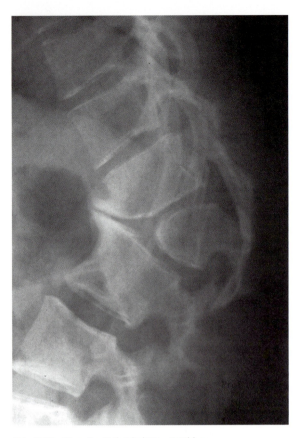

Abb. 2.15 Dorsaler Keilwirbel L1 mit Gibbus.

eine ausgeprägte Kyphose bis hin zum Gibbus entwickelt (Abb. 2.15).

Ob es ventrale Halbwirbel gibt, ist der Literatur nicht sicher zu entnehmen. Die Progredienz des Gibbus hat massive Abstützvorgänge ventral zwischen den Nachbarwirbeln zur Folge. Der starke Gibbus kann zu Druckschäden des Rückenmarks bis zum Querschnittsyndrom führen.

Die angeborene Kyphose infolge Blockwirbelbildung wurde in Abschnitt 2.2.1.5 beschrieben.

Halb- und Keilwirbel sind die Folge einer fehlerhaften oder fehlenden rechten oder linken Sklerotomhälfte; man spricht auch von der Hypoplasie oder Agenesie eines Wirbels.

Fehlbildungen der Chorda dorsalis und der Zwischenwirbelscheibe. Persistierende Chordareste im Wirbelkörper sind klinisch ohne Bedeutung. Läsionen an der früheren Durchtrittsstelle der Chorda im Bereich der Abschlussplatten bilden die Voraussetzung für eine Adoleszentenkyphose.

2.2.2.2 Spaltbildungen im Wirbelbogenbereich

Die Anlage des Wirbelbogens ist paarig, die Bogenhälften umschließen, vom Sklerotom kommend, das Neuralrohr und vereinigen sich dorsal zum Dornfortsatz. Neuralrohrdefekte haben Fehldifferenzierungen und Spaltbildungen der Wirbelbögen und des Rückenmarks zur Folge. Wie der Wirbelkörper, so setzt sich auch der Wirbelbogen aus mehreren Teilen zusammen, die später miteinander verschmelzen. Ist dieser Prozess gestört, so bleiben Spalten oder Fugen bestehen (Abb. 2.**16a, b**), im Extremfall ein hinten offener Wirbelbogen.

Klinisch bedeutsam ist einmal der Spalt im Zwischengelenkstück des Bogens (beidseitig ausgebildet stellt er die Voraussetzungen für ein Wirbelgleiten dar: Spondylolyse – Spondylolisthese, s. dort); zum anderen ist es die dorsale Fuge, von der es Übergänge bis zum offenen Wirbelbogen gibt, man spricht dann von der **Spina bifida posterior**.

Der einfache dorsale Bogenspalt ist klinisch meist ohne Bedeutung, man nennt ihn **Spina bifida occulta**: Über dem Spalt, der gut tastbar sein kann, ist evtl. die Haut verstärkt behaart und zeigt Pigmentflecken. Solche Spaltbildungen können in jedem Wirbelsäulenabschnitt auftreten (Abb. 2.**17a, b**), relativ häufig sind sie lumbosakral lokalisiert.

Mit zunehmender Größe wird aus dem dorsalen Spalt der offene Wirbelbogen, begleitet von Rückenmarksfehlbildungen. Man spricht jetzt von einer *Spina bifida cystica* (Dysrhaphiesyndrom).

Spina bifida cystica

Es liegt eine Hemmungsfehlbildung vor, bei der Anfang der 4. Schwangerschaftswoche der Verschluss der Bogenhälften und des Neuralrohrs gestört ist oder unterbleibt. Die Folge ist die Ausstülpung der Rückenmarkhäute ohne oder mit Rückenmark durch den offenen Wirbelbogen; die darüber liegende Haut ist manchmal intakt, meistens aber defekt.

Man unterscheidet:
- Meningozele – Ausstülpung der Rückenmarkhäute,
- Meningomyelozele – zusätzlich Ausstülpung des Rückenmarks,
- Myelozystozele – Zystenbildung im Zentralkanal.

Bei 2/3 der Meningomyelozelen besteht bei der Geburt eine offene Zele; die Gefahr einer aufsteigenden Infektion ist hier besonders groß und macht eine sofortige neurochirurgische Operation erforderlich.

In leichteren Fällen einer Spina bifida cystica können die oben genannten Hautveränderungen (verstärkte Behaarung und Pigmentbildung) von neurologischen Symptomen wie trophischen Störungen, Enuresis nocturna, Fußdeformitäten usw. begleitet sein. Die Symptome können u. U. erst in der Pubertät in Erscheinung treten. Eine ähnliche Symptomatik ist gege-

2.2 Angeborene Fehlbildungen der Wirbelsäule

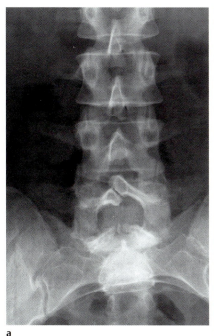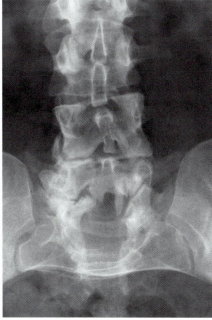

Abb. 2.**16** Spaltbildungen.
a Spina bifida L5 und S1 mit asymmetrischen Bogenhälften L5, dorsaler Bogenspalt L5, S1 (meist asymptomatisch).
b Spina bifida occulta mit typischen ossären Veränderungen (großer dorsaler Defekt) und Fehlbildung der Wirbelgelenke sowie dorsal Exkavationen der unteren Lendenwirbel sowie asymmetrische Blockbildung zwischen 2. und 3. Lendenwirbelkörper.

ben, wenn das Filum terminale in der Spina bifida verwachsen ist. Eine operative Revision kann hier Abhilfe schaffen.

Beim *Tethered-cord-Syndrom* ist bei der Meningomyelozele der physiologische Aufstieg des Rückenmarks durch Verwachsungen und Verklebungen behindert. Die Folgen sind z. B. Enuresis bis zur Blasenlähmung, Hohlfüße etc.

Bei den ausgeprägten Formen einer Spina bifida cystica wird die Diagnose in der Regel bereits bei der Geburt gestellt, zumal Meningomyelozelenkinder praktisch immer mehrfach behindert sind, sodass zuweilen auch Lebensunfähigkeit besteht. In einem hohen Prozentsatz besteht ein Hydrozephalus, fast alle Kinder haben eine Blasenstörung, die Darmfunktion ist bei etwa einem Drittel gestört. Das Ausmaß der neurologischen Störungen hängt von der Lokalisation der Spina bifida ab (s. unten). Sensible und motorische Ausfälle sind unterschiedlich ausgeprägt und reichen bis zu einer kompletten Querschnittlähmung. Typischerweise verursachen Myelozelen die unterschiedlichsten paralytischen Fußdeformitäten.

Nach der Höhe des Rückenmarkdefekts unterscheidet man die:
▶ *Thorakale Lähmung*: schlaffe Lähmung der unteren Extremitäten. Bleibt das Rückenmark distal der Zele funktionsfähig, so bildet sich eine spastische Lähmung aus.
▶ *Lumbale Lähmung*: partielle Muskelausfälle an den unteren Extremitäten; infolge des muskulären Ungleichgewichts kann eine Hüftluxation entstehen.
▶ *Sakrale Lähmung*: verschiedene schlaffe Fußdeformitäten, wie Klumpfuß, Hackenfuß usw.

Therapie

Die Behandlung dieser Kinder ist immer multidisziplinär, vertreten sind Pädiater, Kinderchirurg, Neurochirurg, Orthopäde und Orthopädietechniker. Vorrangig ist der operative Verschluss der offenen Zele und des Hydrozephalus (dieser kann durch ein Ventil zur Ableitung der Liquors ganz gut beherrscht werden).

Konservativ ist im Allgemeinen ein umfassendes Programm mit rehabilitiven Maßnahmen erforderlich:

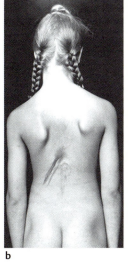

Abb. 2.**17** Spina bifida an der Brustwirbelsäule Th7–Th11 im Röntgen- (**a**) und klinischen Bild (**b**).
Beachte: Haarbüschel im Bereich der mittleren Brustwirbelsäule.

Lagerung der gelähmten Extremitäten zur Vermeidung von Druckgeschwüren; vorsichtige redressierende Maßnahmen zur Beseitigung von Fehlstellungen (Gefahr eines trophischen Geschwürs!); Orthesen, orthopädische Schuhe, Sitzhilfen, Apparate zur Erlangung der Geh- und Stehfähigkeit. Mit zunehmender Höhe der Lähmung muss man sich u. U. damit begnügen, das Kind zum Stehen zu bringen oder rollstuhlfähig zu machen.

Was die Physiotherapie betrifft, so ist die Kräftigung der verbliebenen Muskulatur besonders wichtig.

Bei therapieresistenten Kontrakturen kommen *operativ* Sehnen- und Muskelverlängerungen in Betracht, so z. B. bei der Hüft- und Kniebeugekontraktur die Ablösung der Spinamuskulatur und Z-förmige Verlängerung der Sehnen der ischiokruralen Muskulatur, evtl. ergänzt durch die Operation nach Silverskiöld.

Ein klassischer Eingriff ist auch die Verpflanzung des Iliopsoas nach dorsal auf den Trochanter major. Fußdeformitäten werden nach den üblichen Operationstechniken behandelt. Weichteiloperationen können etwa ab dem 2. Lebensjahr durchgeführt werden, mit knöchernen Eingriffen muss u. U. bis zur Pubertät gewartet werden. Ein knöcherner Eingriff ist z. B. erforderlich zur Beseitigung einer Fehlstellung an der Hüfte. Bei schweren Lumbalkyphosen kommt eine Kolumnotomie in Betracht (Cotta 1982).

2.2.2.3 Diastematomyelie

Es ist eine Spaltung im Rückenmark über mehrere Segmente, hervorgerufen durch eine fibröse, knorpelige oder knöcherne sagittal gestellte Trennwand. Entwicklungsgeschichtlich liegt ihr eine in der 3.–4. Lebenswoche entstandene Störung beim dorsalen Verschluss des Zentralnervensystems zugrunde.

Diese mediane Spaltbildung des Rückenmarks wird auch als Myeloschisis bezeichnet (einige Autoren rechnen die Diastematomyelie den segmentalen Störungen zu, andere einer gestörten Wirbelbogenbildung infolge Neuralrohrdefekten).

Beteiligt ist außer dem Rückenmark auch die Cauda equina und der Duralsack.

Weitere Fehlbildungen, wie Halb- und Blockwirbel sowie Bogenschlussstörungen, können die Diastematomyelie begleiten.

Klinik

Klinisch geht die Diastematomyelie mit Hautveränderungen über dem betroffenen Wirbelsäulenareal einher, ferner mit Gangstörungen, Reflexstörungen und Fußdeformitäten.

Das oben genannte Septum teilt nicht nur das Rückenmark, es verhindert auch die physiologische Rückenmarkaszension. Die klinischen Symptome erfahren deshalb im Wachstumsalter eine Verschlechterung bzw. treten überhaupt erst dann in Erscheinung.

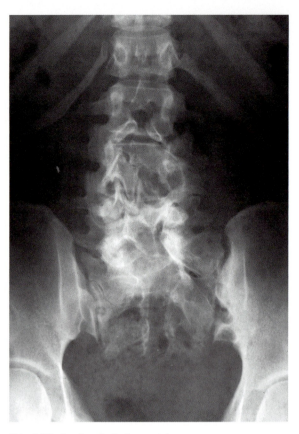

Abb. 2.**18** Lumbosakrale Dysgenesie.

Bei der Bildgebung kommt nur das knöcherne Septum zur Darstellung. Entscheidende Einblicke ergeben sich im CT und MRT.

Therapie

Die neurologisch progrediente Symptomatik kann durch eine Operation verhindert werden.

2.2.2.4 Spondylolyse und Spondylolisthesis

Definition.

Die Spondylolyse im Zwischengelenkstück (Interartikularportion) tritt selten ein-, meist doppelseitig auf und bildet die Voraussetzung zum Wirbelgleiten, der Spondylolisthese (Abb. 2.**19**). Auf der Basis der angeborenen Bogendysplasie kann sich im Laufe der ersten 2 Lebensjahrzehnte das Wirbelgleiten entwickeln. Eine angeborene Lyse oder Listhese wurde bisher nicht beobachtet.

2.2 Angeborene Fehlbildungen der Wirbelsäule

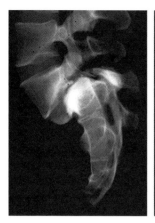 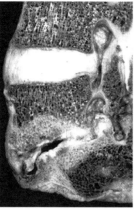

Abb. 2.**19** Spondylolisthese 3. Grades im Röntgenbild.
Beachte: keilförmige Deformierung des 5. Lendenwirbelkörpers und Teilüberbrückung lumbosakral sowie Dysplasie der Wirbelgelenke.
Daneben Präparat einer Spondylolisthese 2. Grades mit vollkommener Zerstörung der präsakralen Bandscheibe mit Sklerosierungen am Wirbelkörper und Sakrum.
Beachte: Einengung des Foramen intervertebrale und Nervenwurzelbeeinträchtigung durch eine napfförmige Bandscheibenprotrusion zum Foramen intervertebrale hin.

Ätiopathologie

Der Gleitvorgang beginnt etwa in der Pubertät und dauert bis zum Wachstumsabschluss; innerhalb weniger Jahre kann sich ein hochgradiges Wirbelgleiten entwickeln. Eine geringe Zunahme der Dislokation ist aufgrund von degenerativen Bandscheibenveränderungen auch später noch möglich. Der Isthmusbereich des Wirbelbogens (Zwischengelenkstück) ist stets verdünnt; allein durch eine Isthmuselongation kann ein Wirbelgleiten verursacht werden.

Die Spondylolyse ist häufig begleitet von lumbosakralen Übergangsstörungen.

Ob aus der Lyse eine Listhese entsteht, hängt u. a. von der Beschaffenheit der Bandscheibe unterhalb des Gleitwirbels ab, ferner von der Festigkeit des Bandapparats und des Gewebes, das den Spalt ausfüllt. Als auslösende Ursache für das Wirbelgleiten kommt selbst ein schweres Trauma nur ausnahmsweise in Betracht. Anders ist es bei Dauerbelastungen bzw. bei einer immer wiederkehrenden Hyperlordosierung der unteren LWS und des lumbosakralen Übergangs. In diesem Bereich kommt es dabei zu einer regelrechten Abknickung mit Druckbelastung der Wirbelbögen. So fand man das Wirbelgleiten besonders häufig bei Leistungssportlern wie Ringern, Judokämpfern, Geräteturnern u. a.

Die Spondylolisthese ist wesentlich seltener als die Spondylolyse, sie tritt bei etwa 5–6 % der Europäer auf. Bei den Eskimos findet man sie in einem weit höheren Prozentsatz (Erblichkeit und Inzucht!).

Klinik und klinische Diagnostik

Mehr als die Hälfte der Patienten mit Spondylolyse und zuweilen auch mit mäßiggradiger Spondylolisthese haben keine Beschwerden. Hinweise auf ein Wirbelgleiten sind ein Hohlkreuz mit vermehrter Beckenkippung nach vorn, ein knopfartig vorspringender Dornfortsatz, der gelockert und druckempfindlich ist. Bei stärkerem Wirbelgleiten erscheint der Rumpf verkürzt (Abb. 2.**20a, b**). Bei Kindern verdächtig sind ischiasartige Schmerzen, die im Liegen verschwinden, verbunden mit einer verhärteten Lendenmuskulatur und einer fixierten Lendenwirbelsäule. Bei der Untersuchung beachte man sensible und motorische Ausfälle. Zu achten ist weiterhin auf evtl. Blasen- und Mastdarmstörungen, ggf. ist eine neurologische Untersuchung erforderlich.

Röntgen

Bezüglich der Lokalisation ist festzuhalten, dass am häufigsten der 5. Lendenwirbel betroffen ist, danach folgt der 4. Aus dieser Lokalisation kann geschlossen werden, dass für die Entstehung statische Faktoren maßgebend sind. Der Spalt liegt hinter dem oberen Gelenkfortsatz, sodass dieser mit dem gleitenden Wirbel und den Querfortsätzen nach vorn verlagert wird. Das Ausmaß der Dislokation reicht von wenigen Milli-

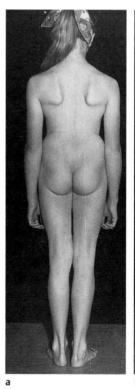 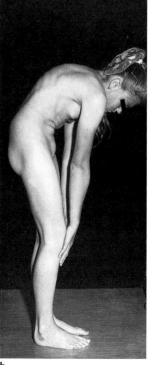

a   b

Abb. 2.**20a, b** Spondylolisthesis 4. Grades.
Klinisches Bild mit Rumpfverkürzung und ausgedehnter Bewegungsbehinderung im Lumbalbereich.

metern bis zu einigen Zentimetern; im Extremfall ist der Gleitwirbel vollständig über den darunter liegenden Wirbel abgekippt (Spondyloptose). In jedem Fall folgt die Cauda equina dem Gleitwirbel und erfährt dabei eine Abknickung. Abb. 2.21 gibt Auskunft über die Stadieneinteilung nach Meyerding.

Zur Erkennung eines Wirbelgleitens sind Übersichtsaufnahmen im seitlichen und ventrodorsalen Strahlengang notwendig. Die Schrägaufnahme zeigt einen sichtbaren Spalt im Zwischengelenkstück und entspricht der „Hündchenfigur" (Abb. 2.22). Auf der Schrägaufnahme zeigt sich weiter das Ausmaß der Wirbelgelenkdysplasie und evtl. arthrotische Veränderungen. Die a.–p. Aufnahme zeigt bei völlig abgeglittenem Wirbel eine Verformung des lumbosakralen Übergangs nach Art eines Napoleonhuts (Abb. 2.23). Funktionsaufnahmen in maximaler Ante- und Retroflexion geben Auskunft über eine evtl. Instabilität. CT und MRT sind präoperativ als Entscheidungshilfe erforderlich.

Beachtenswert ist bei der Spondylolisthese die Dysplasie der Wirbelgelenke mit nachfolgenden degenerativen Veränderungen im Sinne einer Wirbelgelenksarthrose.

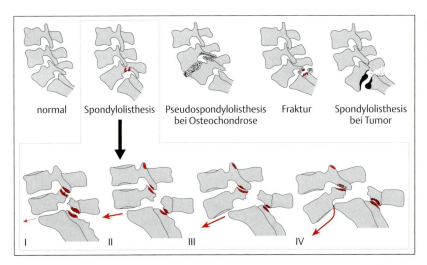

Abb. 2.21 Darstellung der Ursachen des Wirbelgleitens sowie Einteilung der verschiedenen Gleitgrade bei der Spondylolisthese nach Meyerding.

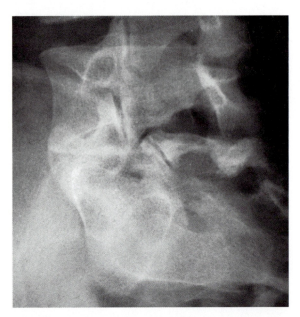

Abb. 2.22 Schrägaufnahme des lumbosakralen Übergangs. Arthrose eines dysplastischen Wirbelgelenks beim 2. Gleitgrad einer Spondylolisthese mit ausgeprägter Gelenkspaltverschmälerung. Die darüber gelegenen Wirbelsäulengelenke sind noch nicht wesentlich verändert.
Beachte: Hündchenfigur! Normale „Hündchenfigur" im gesunden Segment. Unterbrechung des Halses (Halsband im Bereich des Gleitwirbels).

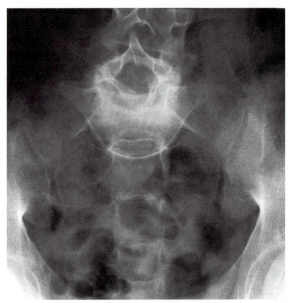

Abb. 2.23 Typische „Napoleonhutform" beim 4. Gleitgrad.

Therapie

Wird bei einem Jugendlichen ein Wirbelgleiten festgestellt, so können u. U. allein prophylaktische Maßnahmen eine Zunahme des Gleitvorgangs verhindern: keine berufliche Exposition (körperliche Schwerarbeit), kein Leistungssport (vor allem keine sportlichen Übungen mit forcierter Reklination am LWS-Kreuzbein-Übergang). Durch konsequentes Tragen eines Korsetts über 1 Jahr kann sich ein Gleitwirbel bei einem Heranwachsenden konsolidieren; auch Spontanversteifungen wurden beobachtet. Im Erwachsenenalter kann bei Beschwerden ohne neurologische Ausfälle durch das Tragen eines Mieders und gleichzeitiger gezielter Krankengymnastikbehandlung manchmal auch dauernde Schmerzfreiheit erzielt werden.

Die Indikation zur *operativen Behandlung* der Spondylolisthese ist gegeben:
- Wenn trotz konservativer Behandlung der Gleitvorgang zunimmt oder die Kreuzschmerzen nicht zu bessern sind. In solchen Fällen empfiehlt sich, bevor man sich zur Operation entschließt, die probeweise Ruhigstellung im Gips- oder Kunststoffkorsett für 2–3 Wochen.
- Wenn die neurologische Symptomatik therapieresistent ist, insbesondere wenn motorische Ausfälle bestehen. Bei einer ausgeprägten Spondylolisthese kann übrigens nur ein lateraler Prolaps die Nervenwurzel beeinträchtigen, da dorsal der Nervenwurzel keine Raumnot gegeben ist.

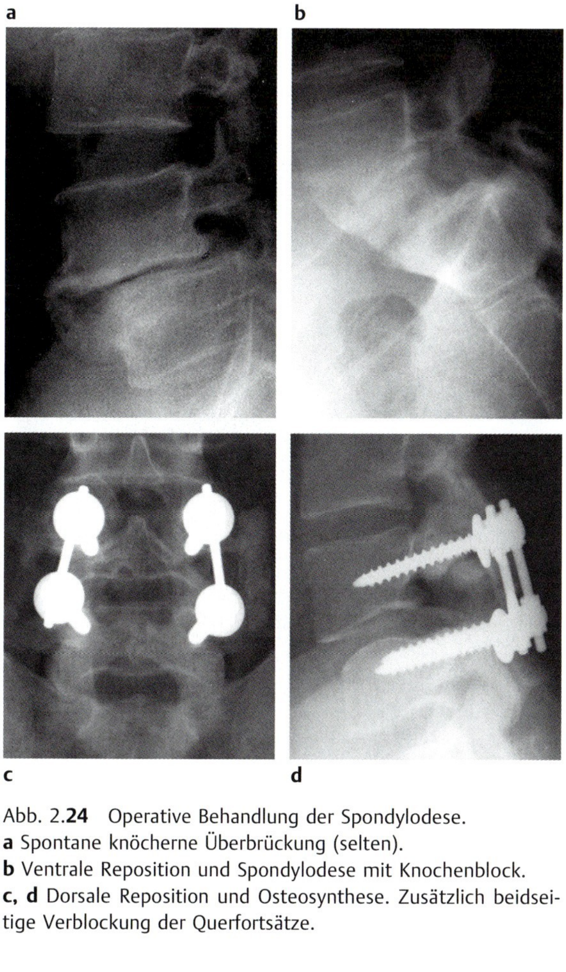

Die verschiedenen versteifenden Operationsverfahren, gelangen je nach Ausmaß der Wirbelverschiebung und Lebensalter zur Anwendung (Abb. 2.**24a–d**):
- Verschraubung des Wirbelbogens (selten) bei geringer Verschiebung,
- Reposition des Gleitwirbels (so weit wie möglich) mit anschließender Osteosynthese sowie evtl. Verblockung der Querfortsätze,
- Reposition von ventral, Spondylodese mit Knochenblock,
- alleinige Dekompression bzw. Operation nach Gill bei älteren Patienten.

> **Beachte:** Man informiere den Patienten über die Erfolgsaussichten und Probleme bei der operativen Behandlung des Wirbelgleitens. Bei entsprechender Indikation und technischer Durchführung verschiedener Verfahren steht eine wesentliche Verbesserung der Beschwerden in Aussicht, wenngleich Kreuzschmerzen zurückbleiben können.

Pseudospondylolisthese. Als Pseudospondylolisthese bezeichnet man das Wirbelgleiten auf der Basis einer degenerierten Bandscheibe zusammen mit einer Lockerung des Bandapparats und einer abnormen Stellung der Gelenkfortsätze des Gleitwirbels.

Sonstige Formen des Wirbelgleitens. In der Hals- und Brustwirbelsäule kommen zwar Spondylolysen vor; sie sind als Fehlbildungen aufzufassen und mit anderen Wirbelsäulendefekten kombiniert.

Retrolisthese. Die Retrolisthese entspricht der Verschiebung der kranialen Wirbels nach dorsal und kann bei degenerativen Prozessen im betroffenen Bewegungssegment beobachtet werden.

2.2.3 Störungen der hemimetameren Segmentverschiebung

In früheren Entwicklungsstufen sind rechte und linke Hälfte des Wirbelkörpers getrennt; bleibt dieser Zustand bestehen, so resultiert eine sagittale Wirbelfuge, die bereits besprochen wurde (s. S. 16). Nun verschieben sich aber die Wirbelsäulenhälften gegeneinander, wenn in der weiteren Entwicklung die Ursegmente in die definitiven Segmente umgebildet werden. Diese

Abb. 2.**24** Operative Behandlung der Spondylodese.
a Spontane knöcherne Überbrückung (selten).
b Ventrale Reposition und Spondylodese mit Knochenblock.
c, d Dorsale Reposition und Osteosynthese. Zusätzlich beidseitige Verblockung der Querfortsätze.

Segmentverschiebung ist kompliziert und störanfällig. Es kann zu einer fehlerhaften Verschiebung von Halbsegmenten kommen: 2 Wirbel vereinigen sich asymmetrisch oder es fehlt ein halber Wirbel oder die Zahl der Wirbel ist vermindert oder vermehrt. Diese fehlerhafte Verschmelzung erstreckt sich über kleinere oder größere Wirbelsäulenabschnitte. Am oberen und unteren Ende bleibt ein Halbwirbel übrig, er wird später zum Keilwirbel.

Hinzu kommt eine Verschiebung von Wirbelbogenanteilen und Rippen, sodass auf diese Weise eine große Vielfalt von Fehlbildungen entstehen kann. Auch Blockwirbel können als Folge ausgebliebener Differenzierung entstehen und zwar relativ häufig.

Das Ergebnis dieser mehrfachen Entwicklungsfehler sind ausgedehnte Wirbelsäulenverkrümmungen und kaum einzuordnende Fehlbildungen an den Wirbeln. Damit vergesellschaftet sind manchmal Organschäden, sodass solche Kinder gar nicht lebensfähig sind.

Klinisch wichtige Krankheitsbilder einer gestörten hemimetameren Segmentverschiebung sind die angeborene Skoliose und das Klippel-Feil-Syndrom.

2.2.3.1 Angeborene Skoliose

Angeborene Skoliosen zählen zu den sog. strukturellen Skoliosen. In Abschnitt 2.2 und Abb. 2.**3**, S. 17, wurde beschrieben, wie die gestörte Segmentation mit einseitiger Blockwirbelbildung einhergeht (Abb. 2.**25**) und wie die gestörte Wirbelbildung mit einseitigem Halbwirbel eine angeborene Skoliose verursacht. Eine weitere Ursache bildet die eben geschilderte gestörte hemimetamere Segmentverschiebung. Die Wirbeldeformierungen und die Achsenabweichung sind hier besonders ausgeprägt. Man spricht auch von einer „verworfenen" Wirbelsäule und meint damit eine anarchische Umgestaltung der schwer zu identifizierenden Wirbel, wobei ein gestörter Bogenschluss und Rippenanomalien hinzukommen können. Außerdem können auch Darm- und Urogenitaltrakt fehlgebildet sein, sodass nicht selten gar keine Lebensfähigkeit gegeben ist.

Die angeborene Skoliose kann alle Schweregrade umfassen. Wie schon in Abschnitt 2.2.2.1 erwähnt, hat ein einzelner Halbwirbel eine umschriebene Skoliose zur Folge, wobei die Gesamtstatik nur wenig gestört ist, sofern der Halbwirbel nicht zu hoch lokalisiert ist. Liegt er in der oberen BWS, so kann eine deutliche Schiefhaltung des Rumpfs bestehen.

Therapie

Die konservative Behandlung bringt in diesen Fällen wenig, zuweilen ist die Indikation für eine Operation gegeben. Bei höhergradigen angeborenen Skoliosen ist mit neurologischen Ausfällen zu rechnen, die auf eine Kompression des Rückenmarks zurückgehen.

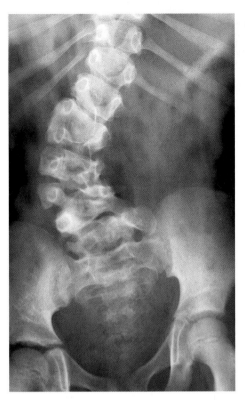

Abb. 2.**25** Angeborene Lumbalskoliose bei lateralen Keilwirbelbildungen zwischen dem 2. und 3. und dem 4. und 5. Lendenwirbelkörper.

Eine Laminektomie kann Abhilfe schaffen. Beim Aufrichten der Skoliose ist wegen evtl. Gefäßanomalien des Rückenmarks besondere Vorsicht geboten.

2.2.3.2 Klippel-Feil-Syndrom

Dieses auch „Kurzhals" genannte Krankheitsbild ist gekennzeichnet durch eine massive Verknöcherung der unteren Hals- und oberen Brustwirbelsäule; es kann auch von Störungen am atlantookzipitalen Übergang oder einem Schulterblatthochstand begleitet sein. Beschrieben wurde es von Klippel und Feil 1912, die französische Bezeichnung lautet „l'homme sans cou", die englische „man without the neck".

Entwicklungsgeschichtlich liegt dem Klippel-Feil-Syndrom mit Verschmelzung von 2 oder mehr Wirbeln bzw. Wirbelhälften, eine gestörte Segmentverschiebung zugrunde: Die halbfertigen Wirbelanlagen erscheinen gegeneinander verschoben und auf einer Seite herausgedrängt zu sein. Die asymmetrische Blockbildung äußert sich in einem ossären Schiefhals. Auch eine Spina bifida kann vorliegen.

Klinik und klinische Diagnostik

Kurzhals und tiefer Haaransatz sowie flügelförmige Hautfalten vom Nacken zur Schulter sind augenfällige Befunde (Abb. 2.**26a, b**). Die Beweglichkeit der Hals-

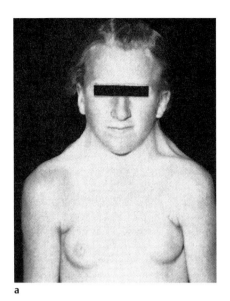

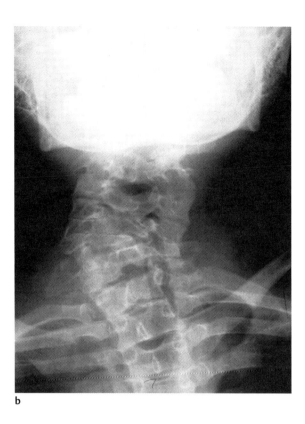

Abb. 2.**26** Klippel-Feil-Syndrom.
a Klinisches Bild: Kurzhals, „Flügelfell", Schulterblatthochstand.
b Röntgen: multiple Wirbelfehlbildungen infolge gestörter Segmentierung; Skoliose (aus: Lange M. Lehrbuch der Orthopädie und Traumatologie. Bd. I. Allgemeine Orthopädie, Angeborene Erkrankungen und Leiden. 2. Aufl. Stuttgart: Enke 1971:410).

wirbelsäule kann völlig aufgehoben sein. Drehbewegungen und Seitneigen des Kopfs weisen auf eine erhaltene Funktion der Hinterhaupt-Atlas- sowie Atlas-Axis-Gelenke hin. Die Einengung des Wirbelkanals kann neurologische Störungen bis zur Querschnittlähmung zur Folge haben. Eine internistische Abklärung ist stets erforderlich, da häufig auch andere Organsysteme betroffen sein können.

Bildgebende Verfahren

Bildgebend finden sich vorwiegend am zervikodorsalen Übergang, aber auch allein in der Halswirbelsäule oder oberen Brustwirbelsäule (nebeneinander) gleichzeitig Block-, Keilwirbel, offene Wirbelbögen und eingeengte Foramina intervertebralia (s. Abb. 2.**26**). Wie schon erwähnt, zeigen die benachbarten Regionen mitunter ebenfalls Fehlbildungen, so der atlantozervikale Übergang oder die Brustwirbelsäule (Rippenanomalie); die immer vorhandene zervikodorsale Skoliose kann leicht bis schwer sein.

Therapie

Eine wesentliche Einflussnahme auf den Verlauf der Erkrankung ist kaum möglich. Wegen der eingeschränkten Beweglichkeit der Halswirbelsäule sind körperliche und somit auch sportliche Belastungen mit Gefährdung der Kopf-Hals-Region zu vermeiden.

Operative Maßnahmen können notwendig werden, wenn der fehlgebildete Wirbelsäulenabschnitt von einer Instabilität begleitet ist, diese kann ihrerseits Komplikationen verursachen (Kompression des Rückenmarks, wenn gleichzeitig eine basiläre Impression vorliegt).

2.2.4 Kombiniertes Fehlbildungssyndrom

Die Fehlbildungen der Gruppe 2.2.1 und 2.2.2 können untereinander und mit solchen der Gruppe 2.2.3 kombiniert sein. Es wären damit alle Varianten von den Segment- über die Fusionsstörungen bis zur gestörten hemilateralen Segmentverschiebung vertreten. Ob sich im Einzelfall eine genaue Trennung durchführen lässt, sei dahingestellt.

Erheblich ist zuweilen die Diskrepanz zwischen der Schwere des lokalen Befunds und den vergleichsweise geringen Funktionsstörungen.

Die Röntgenaufnahme zeigt z.B. einen nichtsegmentierten Wirbelsäulenabschnitt in Kombination mit einer Fusionsstörung in Form einer Spina bifida cystica, wobei trotz der schweren knöchernen Veränderungen die neurologischen Ausfälle so gering sind, dass sie die Steh- und Gehfähigkeit des Patienten kaum beeinträchtigen.

Die Progredienz einer Skoliose kann allerdings schon im frühen Alter Probleme verursachen.

2.3 Angeborene Fehlbildungen des Schultergürtels und der oberen Extremität

G. Thiemel und E. Hipp

Die wichtigste Gruppe stellen lokalisierte Skelettfehlbildungen im Sinne eines Organdefekts dar, es sind somit Dysostosen.

Fehlbildungen an den oberen Extremitäten treten etwa doppelt so häufig auf als an den unteren, bei einem erheblichen Teil der Geschädigten treten auch andere Fehlbildungen auf.

Die kritische Periode für die Skelettentwicklung liegt zwischen dem 10. Entwicklungstag und der 7. Schwangerschaftswoche. So erfolgt z. B. die Differenzierung der Finger- und Zehenstrahlen innerhalb der Hand- bzw. Fußplatte am 38. Tag. Die Entstehung einer Fehlbildung ist an eine bestimmte Phase der Determination gebunden, sodass man von der Art der Fehlbildung auf den Zeitpunkt ihrer Entstehung schließen kann. In der teratologischen Reihe kommt der Schweregrad einer Fehlbildung zum Ausdruck. Exogene oder endogene Faktoren können identische Fehlbildungen verursachen.

2.3.1 Schultergürtel

2.3.1.1 Dysplasia cleidocranialis

Bei der Dysplasia cleidocranialis handelt es sich um eine Verknöcherungsstörung der bindegewebig angelegten Klavikula und Schädelknochen. An der Klavikula gibt es Übergangsformen vom Teildefekt bis zur Aplasie (Abb. 2.**27**), entsprechend ist dann auch das sternoklavikulare und das akromioklavikulare Gelenk mehr oder minder stark im Mitleidenschaft gezogen. Solche Befunde gehen mit einer abnormen Beweglichkeit im Schultergürtel einher, sind aber sonst symptomlos. Dennoch kommt ihnen eine gewisse Bedeutung als präarthrotische Deformität zu. Ähnliches gilt auch für Defektbildungen des Akromions. Bei Fehlbildungen der Klavikula ist differenzialdiagnostisch immer auch an postinfektiöse Befunde zu denken.

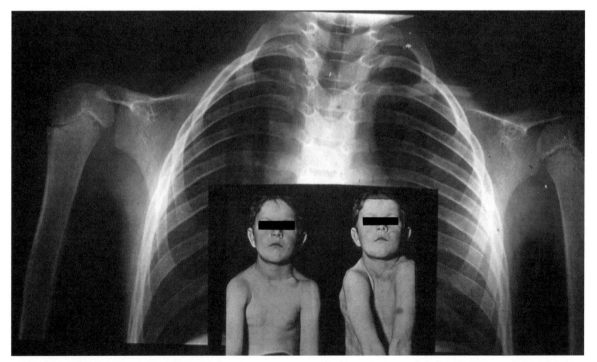

Abb. 2.**27** Fehlbildung der Klavikula (Dysostosis cleidocranialis) klinisch und im Röntgenbild sowie Funktionsaufnahme. Rechts fehlt das Schlüsselbein, links ist ein Teil des Schlüsselbeins erhalten, der im Akromioklavikulargelenk luxiert ist.

Beachte: Die beiden Schultergelenke können beidseits abnorm nach sternal zusammengebracht werden.

2.3.1.2 Anlagebedingte Störungen des Sternoklavikulargelenks, der Klavikula, des Akromioklavikulargelenks

Engl.: aplasia, dysplasia.

Aplasien und **Defektbildungen** der Klavikula und Störungen der Gelenkentwicklung im Schlüsselbein-Brustbein-Gelenk und Schultereckgelenk kommen selten vor. In der 7. Embryonalwoche beginnt das Schlüsselbein als erster Knochen zu ossifizieren. Bei Geburt ist die Verknöcherung auf bindegeweber Grundlage von einem medialen und lateralen Zentrum aus fortgeschritten, während an dessen Enden sich faserknorpelige Wachstumszonen befinden.

Die **Dysplasie** am Sternoklavikulargelenk mit nachfolgender Luxation und Subluxation im Kindesalter ist selten (Abb. 2.**28**). Die nichtoperative Behandlung steht im Kindesalter im Vordergrund. Entscheidend ist dabei das „Führen" des Patienten. Nur selten wird auch nach Wachstumsabschluss eine operative Behandlung notwendig.

Anatomisch beachte man die labile Konstruktion des Sternoklavikulargelenks. Der Schlüsselbeinkopf wird in der Pfanne nur in seinen unteren zwei Dritteln umfasst. 2 Bänder, das kräftigere Lig. sternoclaviculare anterius und das schwächere Lig. sternoclaviculare posterius stabilisieren das Gelenk. Zusätzlich ist das Sternoklavikulargelenk durch das Lig. costoclaviculare zur ersten Rippe hin gesichert. Diese kräftige Bandsicherung ist auch dringend erforderlich, da die beiden sattelförmigen Gelenkflächen ziemlich inkongruent sind und nur begrenzt aufeinander passen. Dazwischen liegt eine Knorpelscheibe, die das Gelenk in 2 Gelenkhöhlen teilt.

Schlüsselbeindefekte findet man bei der Dysostosis cleidocranialis als angeborene Skelettsystemerkrankung. Man kennt den dominanten Erbgang. Die Dysostose betrifft vorwiegend die primär verknöchernde Klavikula, Schädelknochen und Zähne. Die Befunde an der Klavikula sind abhängig von dem jeweiligen Ausfall eines Ossifikationszentrums, meistens ist das mediale Zentrum betroffen. Beide Seiten können befallen sein.

Klinisch findet sich eine abnorme Beweglichkeit im Schultergürtel. Die Stabilität ist insgesamt vermindert. Nur selten kommt es zu Druckerscheinungen auf den Plexus brachialis durch den Schlüsselbeinstummel, mit der Folge eines Thoracic-outlet-Syndroms. Dies kann eine operative Revision notwendig machen.

Eine **Dysplasie des Akromioklavikulargelenks**, in welcher Form auch immer, erlangt als präarthrotische Deformität eine große klinische Bedeutung.

Schulterblatthochstand. Synonym: Sprengel-Deformität. An dem hoch stehenden Schulterblatt tastet man am oberen inneren Winkel einen hakenförmigen

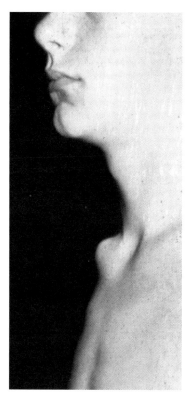

Abb. 2.**28** Subluxation des Sternoklavikulargelenks bei Dysplasie.

Fortsatz, der sich auch röntgenologisch darstellen lässt. Die Sprengel-Deformität tritt ein- oder beidseitig auf. Weitere knöcherne Spangen finden sich evtl. an den Rippen oder Wirbeln. Nicht selten gibt es Übergänge zum Klippel-Feil-Syndrom (s. S. 30).

2.3.1.3 Schultergelenk

Die Gelenkpfanne des Schulterblatts kann *dysplastisch flach* und *klein* sein; ist der Befund ausgeprägt, so kann er mit einer Subluxation und auch mit einer Luxation des Schultergelenks einhergehen (habituelle Luxation).

Die Dysplasie ist abzugrenzen von der geburtstraumatischen Schulterluxation, ferner auch von der später auftretenden traumatischen Schulterluxation, die rezidivieren kann (rezidivierende Schulterluxation).

Beim Humerus varus liegt der Humeruschaft-Halswinkel unter 130–140°; ein solcher Befund findet sich auch bei systemischen Dysostosen. (Abb. 2.**29**).

2.3.2 Freie obere Extremität

Es handelt sich um auffallende morphologische Defekte, vor allem im Hand- und Fingerbereich, die bereits bei der Geburt vorhanden sind. Sie gehören ungeach-

2 Angeborene Fehlbildungen des Skeletts

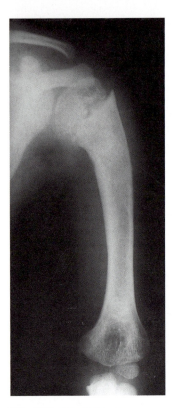

Abb. 2.**29** Humerus varus (6 Jahre, männlich).

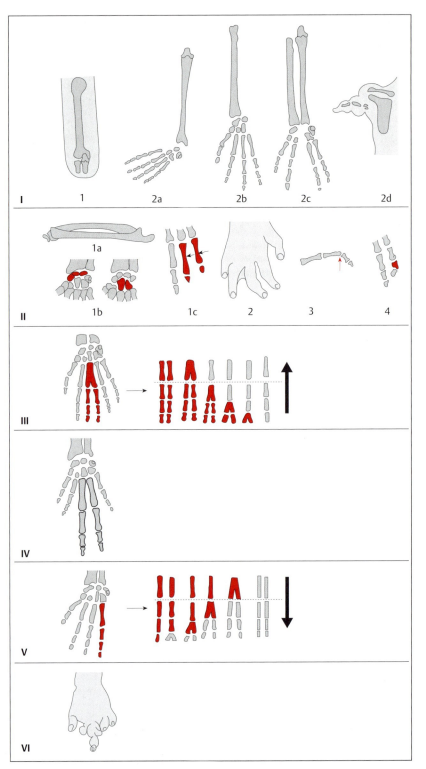

Abb. 2.**30** Angeborene Gliedmaßendefekte.
Klassifikation Unterarm, Hand und Finger. Schematische Darstellung;
Die Bezeichnungen I–VI entsprechen Tab. 2.**1** und 2.**2**.

2.3 Angeborene Fehlbildungen des Schultergürtels

Tabelle 2.1 Klassifikation der angeborenen Gliedmaßendefekte an Unterarm, Hand und Fingern

Swanson-Kategorie		

I
Fehler bei der Bildung von Teilen (Formationsfehler)
	Willert-Henkel-Kategorie
	1. transversale Defekte
	2. longitudinale Defekte
	   a distal radial
	   b distal ulnar
	   c zentral
	   d intersegmental
		Blauth-Falliner

II Fehler bei der Differenzierung oder Separation von Teilen	1. Synostosen (Gelenkaplasien) 2. Syndaktylie 3. Klinodaktylie 4. Kamptodaktylie	humeroulnar radioulnar karpal digital
III Doppelbildungen	Polydaktylien	**Blauth-Olason**
IV Überentwicklungen	partieller Riesenwuchs Makrodaktylie	
V Unterentwicklungen	Oligodaktylie, Brachydaktylie, Hypo- und Aplasie des Daumens	**Blauth**
VI Schnürringkomplexe	amniotische Abschnürungen	
VII Generalisierte Skelettdeformitäten	Achondroplasie, Arthrogrypose, Apert-Syndrom u. a.	

tet ihres seltenen Vorkommens zu den klassischen Krankheitsbildern der Orthopädie.

Noch vor kurzem herrschte „verwirrende Terminologie". Inzwischen hat sich weitgehend die Einteilung von Swanson mit 7 Kategorien durchgesetzt (s. Tab. 2.1). Ein internationaler Arbeitskreis u. a. unter Mitwirkung von Willert und Henkel hat die Kategorie I neu geordnet. Blauth und Mitarbeiter brachten Ergänzungen. Grundlegende Arbeiten aus früherer Zeit stammen von Müller und Werthemann.

Die Kategorie VII der „angeborenen Skelettsystemerkrankungen" wird in einem eigenen Kapitel (Kapitel 3) abgehandelt.

Wichtig scheint noch der Hinweis auf Überschneidungen, die es zwischen den Dysostosen (darunter fallen die hier zu besprechenden Fehlbildungen) und den Osteochondrodysplasien (Kategorie VII) gibt.

Kategorien nach Swanson:
- I: Fehler bei der Bildung von Teilen (Formationsfehler),
- II: Fehler bei der Differenzierung oder Seperation von Teilen,
- III: Duplikationen,
- IV: Überentwicklungen (lokaler Riesenwuchs),
- V: Unterentwicklungen,
- VI: amniotische Abschnürungen (Schnürringkomplex),
- VII: generalisierte Skelettdeformitäten.

Eine weitere Differenzierung der angeborenen Gliedmaßendefekte an Unterarm, Hand und Finger zeigen Tab. 2.1 sowie Abb. 2.**30**.

2.3.2.1 Fehler bei der Bildung von Teilen (I)

Sie werden auch Formationsfehler genannt und entsprechen Mangelbildungen der Oberarm-, Unterarm-, Hand- und Fingerknochen. Es sind Gliedmaßenfehlbildungen, die als teratologische Reihe verschiedene Schweregrade zeigen.

Sie werden in 2 Hauptgruppen unterteilt (Tab. 2.**2**).

Transversale Gliedmaßendefekte (1)

Bei diesen ist der Gliedmaßenabschnitt „wie amputiert" (Abb. 2.**31**). Evtl. Beidseitigkeit und familiäre Häufung weisen auf endogene Ursachen hin.

2 Angeborene Fehlbildungen des Skeletts

Tabelle 2.2 Die 2 Hauptgruppen der Formationsfehler und ihre minimale und maximale Ausprägung

Defekt	Minimale Ausprägung	Maximale Ausprägung
Transversal	Defekte aller Fingerendglieder	Oberarmstumpf (Peromelie) bis völliges Fehlen der Gliedmaße (Amelie)
Longitudinal		
Distal radial (a)	Hypoplasie des Daumens	Aplasie des radialen Strahls (Klumphand)
Distal ulnar (b)	Hypoplasie der Kleinfinger	Aplasie des ulnaren Strahls (evtl. auch Hypoplasie des Radius)
Zentral (c)	Fehlen einzelner Finger Metakarpalia oder Karpalia	V-förmige Spalthand
Intersegmental (d)	Reduktion der Mittelglieder eines oder mehrerer Finger Fehlen von Binnenstrahlen	U-förmige Spalthand (Symbrachydaktylie) Robbengliedrigkeit

Die Bezeichnung des Stumpfs richtet sich nach der Lokalisation:
- Oberarm (völliger Verlust, kurzer oder langer Stumpf),
- Unterarm (völliger Verlust, kurzer oder langer Stumpf),
- Handwurzel (vollständiges oder partielles Fehlen),
- Mittelhand (vollständiges oder partielles Fehlen),
- Finger (vollständiges oder partielles Fehlen).

Am Unterarm, der am häufigsten betroffen ist, unterscheidet man den distalen vom proximalen Stumpf, wobei festzuhalten ist, dass er jeweils gelenknah, d. h. unterhalb des Ellenbogen- oder oberhalb des Handgelenks lokalisiert ist.

Quere Gliedmaßenstümpfe der geschilderten Art hat man früher unter der Bezeichnung „Peromelien" zusammengefasst. Die teratologische Reihe beginnt hier mit einer Hypoplasie der Finger als der leichtesten Form und schreitet über eine hypoplastische Mittelhand oder Handwurzel, einen Unterarm- und Oberarmstumpf bis zum höchsten Schweregrad, dem kompletten Armdefekt (Amelie) fort.

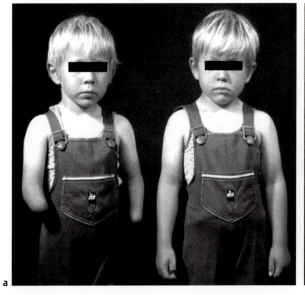
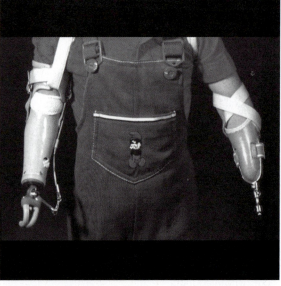

Abb. 2.31 **a** Peromeler Stumpf (I/1). Der Zwillingsbruder ist gesund. **b** Prothesenversorgung.

Der peromele, amputationsmäßige Stumpf verläuft quer, evtl. konisch, er ist glatt und hat keine Fingerresiduen.

Von diesem „endständigen" Amputationsstumpf wurde früher der „interkalare" Stumpf abgegrenzt: Dieser ist mit Knospen von Fingerkuppen besetzt und wird heute den intersegmentalen Defekten (s. Symbrachydaktylie; s. Tab. 2.2) zugeordnet.

Therapie

Bei den Amputationsstümpfen im Hand- und Unterarmbereich hängt das Vorgehen in erster Linie davon ab, ob der Defekt ein- oder doppelseitig ist. Der einseitige Verlust wird durch die gesunde Hand weitgehend kompensiert, jedenfalls soweit es um Alltagsverrichtungen und das Schreiben geht. Selbst mit einem kurzen Unterarmstumpf können Gegenstände festgehalten, getragen werden usw. Eine Prothese kommt bei längeren Stümpfen kaum in Betracht; wenn überhaupt, dann muss die Versorgung in den ersten Lebensjahren erfolgen und zunächst auf einfachere Funktionen beschränkt bleiben. Erst mit zunehmendem Alter erfolgt die Ausstattung mit einer technisch anspruchsvolleren Prothese.

Liegen beidseits lange Unterarmstümpfe vor und kann durch die klassische Krukenberg-Plastik der einen Seite der Verlust nicht ausreichend kompensiert werden, so bietet sich die Versorgung mit einer myoelektrischen Prothese an. Bei kurzen Unterarmstümpfen wird außerdem empfohlen, zwecks Schulung des räumlichen Vorstellungsvermögen dem Kind schon im 1. Lebensjahr eine sog. „Patschenhand" zu geben. Zwischen dem 2. und 4. Lebensjahr kommt dann ein mechanischer Greifarm (Hook) in Betracht, der Teilfunktionen wie Öffnen und Schließen der Hand übernehmen kann.

Bei beidseitigen Oberarmdefekten bringt die Prothesenversorgung große Schwierigkeiten mit sich. Wichtig ist hier das Trainieren der Geschicklichkeit der Füße.

Longitudinale Gliedmaßendefekte (2)

Befallen ist jeweils ein einzelner Skelettabschnitt, er ist mangelhaft angelegt oder fehlt völlig (Abb. 2.32 und 2.33). Dabei ist ein proximaler oder distaler Abschnitt betroffen, möglich ist auch die Kombination proximal/distal. Entsprechend unterscheidet man **longitudinal proximale** und **longitudinal distale** Defekte. Die teratologische Reihe erstreckt sich dabei von einer Minderanlage des Skelettabschnitts bis zur völligen Fehlen, d. h. von der Hypoplasie über die partielle bis zur kompletten Aplasie.

Die **longitudinal proximale Form** betrifft den *Humerus*, die Defekte reichen von einer Hypoplasie bis zur Aplasie und können von Mangelbildungen der Unterarmknochen und der Hand begleitet sein.

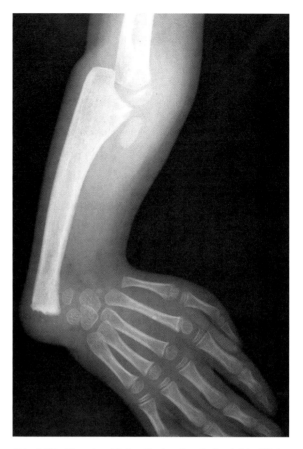

Abb. 2.**32** Klumphand bei weitgehendem Radiusdefekt (I/2a).

Fehlbildungen des *Ellbogengelenks* sollen als eigene Einheit dargestellt werden, da außer Fehlbildungen der beteiligten Knochen auch Gelenkverrenkungen vorkommen. Eine konsequente Zuordnung zu den Kategorien nach Swanson ist nicht möglich.

An *Unterarm*, an der *Hand* und den *Fingern* müssen die **longitudinal distalen Defekte** weiter unterteilt werden in radial-, ulnarseitig, zentral und intersegmental.

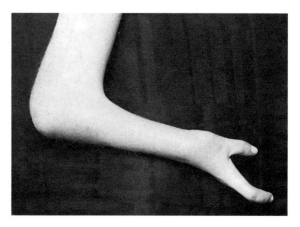

Abb. 2.**33** Ulnarer Strahlendefekt (I/2b).

Zu beachten ist ferner, dass begleitend weitere Fehlbildungen vorliegen können, die der Kategorie II (Synostosen) oder III (Verdopplungen) angehören. Die Brachydaktylie (Kategorie V) als angeborene Fehlbildung ist z. B. häufiges Begleitsymptom vieler Syndrome.

Bei der Unterteilung der Kategorie I (Willert, Henkel) wurde die frühere Bezeichnung „interkalarer Defekt" aufgegeben und die beiden Krankheitsbilder Phokomelie und Symbrachydaktylie der Gruppe I/2 zugeordnet.

Longitudinal-distal-radiale Fehlbildungen (2a)

Sie bestehen in der leichtesten Ausprägung in einer Hypoplasie des Daumens, der dreigliedrig sein kann. Es folgt die weitere Rückbildung der radialen Handwurzelknochen (Os scaphoideum, Os trapezium), partielle Aplasie des Radius und schließlich die komplette Radiusaplasie. Diese ist immer begleitet von einer radialen Klumphand, mitunter auch von einer unterentwickelten Ulna. Mit zunehmendem Radiusdefekt nimmt auch die Klumphandstellung zu, im Extremfall steht die Hand spitzwinklig zum Unterarm. Ist auch die Elle beteiligt, so kann sie mit zunehmendem Wachstum immer stärker verbogen werden.

Die sekundäre Klumphand bei Radiusdefekt wird der primären Klumphand gegenübergestellt, die zuweilen mit einem angeborenen Klumpfuß, also einer Kontraktur vergesellschaftet ist: Sie kommt sonst in Begleitung einer kongenitalen Arthrogrypose oder einer radioulnaren Synostose vor.

Der Radiusdefekt neigt zur Vererbung, tritt auch beidseitig auf und ist eine relativ häufige Fehlbildung.

Therapie

Im Kleinkind- und Schulalter gelten Redressement und Korrekturschienen als vorbereitende Maßnahmen für einen knöchernen Eingriff nach Abschluss der Wachstumsphase. Bezüglich des operativen Vorgehens bei der Klumphand gibt es keine einheitliche Auffassung.

Als erster Eingriff kommt eine Verlängerung der konkavseitigen Weichteile (Sehnen) in Betracht. Der nächste Schritt besteht in einer Verkürzungsosteotomie der Ulna bzw. einer Versteifung des Handgelenks, indem die Elle in die Handwurzel eingestellt wird. Auf die Korrektur der Klumphand muss evtl. verzichtet werden, wenn – was bei radialer Aplasie vorkommt – eine Streckstellung im Ellenbogengelenk besteht oder wenn infolge einer radioulnaren Synostose die Hand nur in der Klumphandposition zum Mund geführt werden kann (Scharitzer).

Longitudinal-distal-ulnare Fehlbildungen (2b)

Statt ulnar wird auch die Bezeichnung postaxial gebraucht; der ausgeprägteste Typ ist die ulnare Klumphand. Diese Fehlbildungen sind wesentlich seltener als die radialseitigen.

Die teratologische Reihe beginnt mit einer Hypoplasie im Kleinfingerbereich und führt über partielle Defekte der Ulna bis zu ihrer kompletten Aplasie; diese geht dann mit einer mäßiggradigen ulnaren Klumphand einher. Der ulnare Defekt kann mit einer Beugekontraktur im Ellenbogengelenk verbunden sein: Grundsätzlich kann eine ulnarseitige Hypoplasie auch den IV. Fingerstrahl einbeziehen. Weitere mögliche Begleitsymptome sind das Fehlen des Os triquetrum und des Os hamatum, ferner Synostosen zwischen den Mittelhandknochen oder zwischen Radius und Ulna. Fehlt die Ulna, so kann der Radius verkürzt sein und bei stärkster Ausprägung eine Hypoplasie im Daumenbereich bestehen. Auch Weichteildefekte kommen vor, so z. B. können die langen Beuge- und Streckmuskeln fehlen.

Therapie

Konservative Maßnahmen sind angezeigt bei stärkerer ulnarer Klumphand, operative nur ausnahmsweise, so etwa, wenn eine Luxation des Radiusköpfchens oder Handfehlbildungen vorliegen.

Zentrale Strahlendefekte (2c)

Der klassische Fall ist die Spalthand, ein dominant vererbbares, meist beidseitiges und oft mit analogen Veränderungen an den Füßen oder sonstigen Fehlbildungen einhergehendes Leiden (Tab. 2.3). Die Bezeichnung „erblich" weist auf endogene Entstehungsursachen hin, der Ausdruck „typische" Spalthand dient der Unterscheidung zur Spalthand bei der Symbrachydaktylie. Bei der erblichen Spalthand ist das Primäre eine keilförmige Schädigung des zentralen Weichteilblastems, wobei der III. Strahl am häufigsten unterdrückt wird. Der keil- oder V-förmige Defekt rückt im Laufe der weiteren Entwicklung nach radial (präaxial) zur Mittelhand vor und verändert sekundär die Skelettanlage. Auch bei der erblichen Spalthand gibt es rudimentäre und ausgeprägte Formen. Am Beginn steht z. B. lediglich eine Verbreiterung des Interdigitalraums II/III; dann bildet sich der III. Strahl ganz zurück und es entsteht aus dem verbliebenen radialen und ulnaren Anteil die sog. **Krebsschere** (Abb. 2.**34a–c**). Schreitet der Defekt weiter nach zentral und radial fort, so bleibt, wenn die radiale Schere schwindet, die ulnare Einfingerhand. Dieser ulnare Monodaktylus ist typisch für die erbliche Spalthand, der radiale hingegen für die Spalthand bei Symbrachydaktylie. Außer dem III. Strahl sind seltener der II. und IV. Strahl be-

Tabelle 2.3 Einteilung der Spalthände im Überblick

Typische erbliche Spalthand (Kategorie I/2c)	Atypische Spalthand bei Symbrachydaktylie (Kategorie I/2d)
Erblich, beidseitig	nichterblich, einseitig
Kombiniert mit weiteren Fehlbildungen, z. B. Spaltfüßen	–
Primäre Schädigung des Weichteilblastems	primäre Schädigung des skelettogenen Blastems
Defekt schreitet zentral und radial fort	Defekt schreitet ulnar und postaxial fort
Defekt V-förmig	Defekt U-förmig

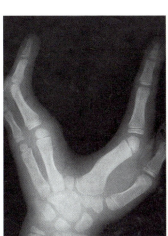
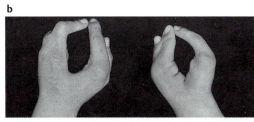
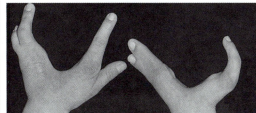

Abb. 2.34 V-förmige Spalthand (Krebsschere) als zentraler Defekt.
a Röntgenbild.
b Funktionsbild.
c U-förmige Spalthand (Fotomontage).
Die teratologische Reihe beginnt mit einer V-förmigen Verbreiterung des Interdigitalraums, geht über die Rückbildung des III. Strahls bis zum ulnaren Monodaktylus (I/2c).

troffen, wobei die Rückbildung stets auch Mittelhand und Handwurzelknochen befallen kann. Zwischen den beiden „Scheren" liegen zuweilen einzelne Phalangen als quere Schaltstücke. Den stärksten Ausprägungsgrad stellt das Fehlen der Hand dar (Achirie). Die erbliche Spalthand wird oft von Syndaktylien und Beugekontrakturen begleitet, ferner auch von anderen Fehlbildungen. Gleichzeitig kann ein Spaltfuß bestehen.

Bei der klinischen Untersuchung der Spalthand kommt es vor allem auf den Muskelstatus an (MRT). Er ist ebenso wie der Röntgenbefund wichtig für die evtl. Planung funktionsverbessernder Eingriffe.

Therapie

Bei der operativen Behandlung gilt als Ziel die Zusammenführung des II. und IV. Strahls, evtl. müssen noch Restentwicklungen des Metakarpale vorher entfernt werden, um eine funktionstüchtige und ästhetisch befriedigende Dreifingerhand zu gestalten.

Intersegmentale Defekte (2d)

Intersegmentale Defekte (s. Tab. 2.3), früher Phokomelien (Abb. 2.35), sind Fehlbildungen, bei denen Ober- und Unterarm komplett fehlen, wobei aber der periphere Anteil immer erhalten bleibt. Im Extremfall finden sich lediglich Fingerstummel, die dem Rumpf direkt anliegen. Häufiger ist allerdings ein flossenähnliches Handrudiment mit distalem Unterarm erhalten geblieben und an den Rumpf herangerückt: Robbengliedrigkeit.

Therapie

Auch noch so unscheinbare Fingerreste müssen erhalten bleiben, weil sie für die Bedienung elektronisch gesteuerter Prothesen genutzt werden können.

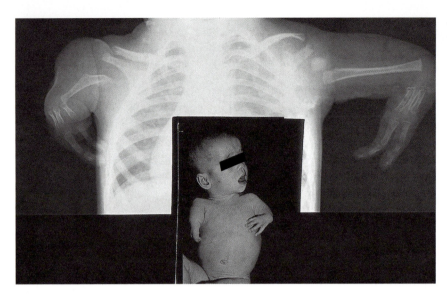

Abb. 2.**35** Phokomelie (intersegmentaler Stumpf, I/2d).

Symbrachydaktylie

Die Zuordnung dieser Hemmungsfehlbildung ist schwierig, weil manche dieser schweren Reduktionsformen dem transversalen, andere dem longitudinalen Typ angehören. Wie schon erwähnt, waren diese Fehlbildungen ursprünglich zusammen mit der Phokomelie der inzwischen aufgegebenen Untergruppe der interkalaren Defekte zugeordnet worden. Es sind Fehlbildungen der Hand und Finger, die exogen während der Schwangerschaft entstehen; man findet sie einseitig, Erblichkeit besteht nicht. Dies sind wichtige Unterscheidungsmerkmale gegenüber den unter 2c beschriebenen zentralen Defekten. Das Primäre ist hier eine Schädigung des skelettogenen Blastems, die sekundär von einer mangelhaften Weichteildifferenzierung gefolgt ist. Bei deutlicher Ausprägung besteht eine fehlgebildete Hand mit verkürzten und verwachsenen Fingern: Symbrachydaktylie.

Die teratologische Reihe wird in 4 Schweregrade unterteilt (Blauth et al. 1973):
- Gruppe 1 = Kurzfingertyp.
  Die Mittelglieder eines oder mehrere Finger sind reduziert – Brachymesophalangie – und die Finger verwachsen – Symbrachydaktylie.
- Gruppe 2 = Spalthandtyp (Abb. 2.**36**).
  Bei dieser Symbrachydaktylie vom Spalthandtyp breitet sich der keilförmige Defekt nach ulnar (postaxial) aus. Ein oder mehrere Binnenstrahlen (II–IV) fehlen, ulnarseitig stärker ausgeprägt. Da die Metakarpalia hier im Gegensatz zur erblichen Spalthand erhalten sind, hat die so entstandene Spalthand eine U-Form. Dort, wo die zentralen Finger fehlen, findet sich stets ein bürzelförmiges Anhängsel (Fingerrudimente). Sind bei der Symbrachydaktylie die Binnenstrahlen reduziert, so wird eine typische, d. h. erbliche Spalthand vorgetäuscht, diese hat jedoch keine brachydaktyle Komponente.

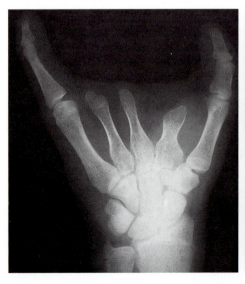
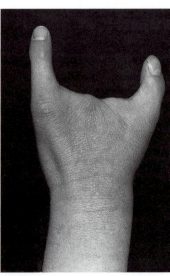

Abb. 2.**36** U-förmige Spalthand (intersegmentaler Defekt). Die teratologische Reihe beginnt mit einer verkürzten Mittelphalanx und geht über die U-förmige Spalthand bis zum karpalen Stumpf mit Fingerresiduen (Extremfall der Symbrachydaktylie).

- Gruppe 3 = monodaktyler Typ.
  Der Daumen allein ist erhalten, kann aber hinsichtlich der Form und Funktion eingeschränkt sein. Die Finger II–V fehlen, Fingerkuppen und Nagelreste sind aber vorhanden.
- Gruppe 4 = peromeler Typ.
  Alle Mittelhandknochen einschließlich der Finger fehlen, zuweilen sind die Handwurzelknochen synostosiert. Auch hier finden sich Weichteilbürzel als Fingerrudimente.

2.3.2.2 Differenzierungsfehler (II)

Synostosen

Beispiele sind die humeroulnare Synostose, die radioulnare Synostose, Synostosen der Handwurzelknochen und der Fingergelenke (Abb. 2.**37a–c**).

Grundsätzlich können hierbei sowohl Weichteil- als auch Knochenstrukturen ungenügend ausdifferenziert sein. Die folgenden Synostosen sind Gelenkaplasien.

Störungen der Gelenkbildungen hängen mit der Differenzierung der primären Skelettanlage zusammen. Nach Kromecker soll das Primäre eine gestörte Muskelentwicklung sein, gelenkige Verbindungen zwischen embryonalen Knochenanlagen entstehen nur dort, wo durch Muskelsprossungen Bewegungen ausgelöst werden. Die großen Gelenke werden sehr selten von einer Aplasie betroffen, sie findet sich vornehmlich an den ontogenetisch jüngsten Gelenken am Ende der Gliedmaßen.

Radioulnare Synostosen

Der radioulnaren Synostose liegt eine Aplasie des proximalen, radioulnaren Gelenks zugrunde. Bereits in der 6. Woche bilden Radius und Ulna eine dem Knorpelstadium vorausgehende Mesenchymplatte. Radius und Ulna können schon beim Kleinkind verlötet sein, sind aber an der Kontaktstelle noch gut abzugrenzen. Die Synostose erfolgt erst später (Dihlmann).

Klinik und Diagnostik

Der auffälligste klinische Befund besteht in einer eingeschränkten Drehfähigkeit des Unterarms. Dieser ist in Pronationsstellung mehr oder weniger fixiert. Die Gebrauchsfähigkeit der Hand ist deshalb so stark eingeschränkt, weil die pronierte Hand durch das Schultergelenk nur unzureichend kompensiert werden kann, selbst wenn die Beuge- und Streckbewegung weitgehend frei ist.

Im Röntgenbild kommt die Synostose in beiden Ebenen gut zur Darstellung, sie betrifft vorwiegend das proximale Drittel.

Begleitende Fehlbildungen finden sich am Daumen, ferner am proximalen Radius; hier kann das Radiusköpfchen fehlen oder luxiert sein.

Als Nievergelt-Syndrom bezeichnet man die Kombination von radioulnarer Synostose und bestimmten Fehlbildungen an Unterschenkel- und Fußknochen. Auf das Zusammentreffen einer radialen Klumphand wurde bereits hingewiesen.

Therapie

Es läge nahe, die Synostose operativ zu trennen oder eine Teilresektion des Radiusköpfchens vorzunehmen. Ein solches Vorgehen müsste durch muskelplastische Eingriffe ergänzt werden. Im Allgemeinen wird vor dieser Operation gewarnt, da die Hoffnung auf eine bessere Drehbewegung meist nicht erfüllt wird. Die Indikation für eine Drehosteotomie ist ebenfalls streng zu stellen. Das Dilemma besteht u. a. auch darin, dass eine Pronationskontraktur der Hand durch das Schultergelenk zwar schlecht kompensiert werden kann, dass sie aber andererseits für Tätigkeiten wie das Schreiben günstig ist. Operationszeitpunkt ist das 8.–10. Lebensjahr.

Synostosen der Handwurzelknochen

Auch bei den Synostosen der Handwurzelknochen handelt es sich um Gelenkaplasien. Es sind knöcherne Verschmelzungen zwischen 2 oder mehreren Karpalia

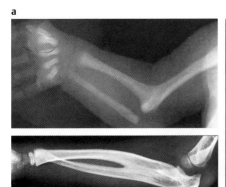
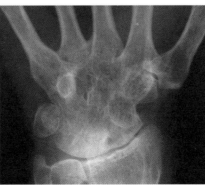

Abb. 2.**37** Synostosen.
a Radiohumerale Synostose.
b Radioulnare Synostose (II/1a).
c Synostose aller Karpalknochen (II/1b).

der proximalen wie auch der distalen Reihe, aber auch zwischen Karpalia und Metakarpalia. Es gibt verschiedene Verschmelzungsgrade von der Koaleszenz über die Synostose und Fusion bis zur Assimilation. Am häufigsten ist die Verschmelzung zwischen dem Os lunatum und Os triquetrum, es folgt die zwischen Os capitatum und Os hamatum. Von einem Os carpale spricht man bei einer Verschmelzung aller Handwurzelknochen.

Klinik und Diagnostik

Das klinische Bild zeigt, dass die Funktion der Hand kaum beeinträchtigt ist. Die Synostosen werden meist zufällig entdeckt, sofern nicht gleichzeitig eine Ankylose an den Fingergelenken besteht.

Die Kenntnis der Synostosen ist wichtig für die Differenzialdiagnose gegenüber Verschmelzungen nach Infektionen. Bei der angeborenen Form zeigen die betroffenen Handwurzelknochen im Röntgenbild eine weitgehend normale Konfiguration.

Hypo- und Aplasien der Fingergelenke

Die kongenitalen Hypo- und Aplasien der Fingergelenke können zwar isoliert auftreten, in der Mehrzahl der Beobachtungen sind sie aber symmetrisch und mit anderen Fehlbildung kombiniert, so z. B. mit einer Polydaktylie, Brachydaktylie und andere Synostosen. Ferner treten sie auch zusammen mit Syndromen wie z. B. dem Apert-Syndrom auf. Sie sind erblich.

Die betroffenen Finger stehen in Streck- oder leichter Beugestellung, die Haut über den Gelenken ist nicht gefältelt.

Im Röntgenbild des Erwachsenen findet sich an Stelle des Gelenkspalts eine durchgehende Bälkchenstruktur. Am wachsenden Knochen kann die Beurteilung schwierig sein, da die zunächst vorhandene Synchondrose (später Synostose) einen Gelenkspalt vortäuscht.

Syndaktylien

Die Syndaktylien sind Verwachsungen zwischen 2 oder mehreren Fingern und zwar kutan, fibrös oder ossär. Es gibt die endogene oder primäre, die sekundäre und die exogene Form.

Bei der **endogenen Syndaktylie** handelt es sich primär um eine gestörte Weichteildifferenzierung bereits Ende des 2. Schwangerschaftsmonats, die sekundär von einer knöchernen Fehlbildung gefolgt sein kann.

Ein beidseitiges Vorkommen bei der Hälfte der Patienten weist bereits auf eine hereditäre Komponente hin; bei jedem 2. Patienten findet man ein familiäres Vorkommen mit dominantem Erbgang. Auf etwa 2.000–3.000 Geburten kommt 1 Syndaktylie. Betroffen ist meistens der 3. und 4. Finger, gefolgt vom Kleinfinger. Relativ oft finden sich Begleitfehlbildungen, so z. B. Verkürzungen der Fingerknochen und andere Fehlbildungen im Rahmen eines Syndroms (Apert-Syndrom, Poland-Syndrom).

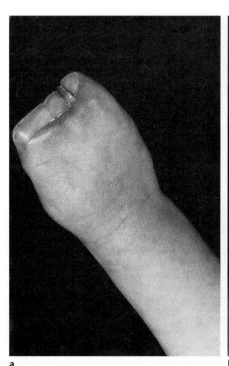
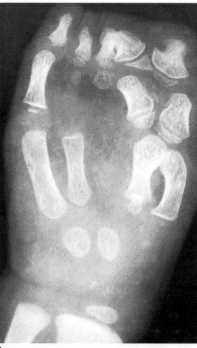

Abb. 2.**38** Syndaktylie. Löffelhand (II/2) klinisch (**a**) und radiologisch (**b**).

Klinisch besteht bei der leichtesten Form der Syndaktylie eine Distalverlagerung der Fingerkommissur, d.h. eine Schwimmhautbildung. Diese kutane Form beeinträchtigt das Wachstum nicht.

Dann folgt die partielle oder totale Verschmelzung zweier Finger ohne oder mit ossärer Beteiligung. Letztere ist durch eine erhebliche Achsenabweichung der Finger gekennzeichnet.

Die stärkste Ausprägung der Syndaktylie stellt die „Löffelhand" (Abb. 2.**38a, b**) dar, bei der alle Finger verschmolzen sind, gelegentlich auch begleitet von Synostosen im Mittelhand- und Handwurzelbereich.

Bei der **sekundären Syndaktylie** sind es primäre skelettäre Veränderungen, die nicht nur zur Entstehung einer Syndaktylie führen, sondern auch mit numerischen Variationen wie Poly- und Oligodaktylie einhergehen.

Bei der **exogenen Syndaktylie** sind nur die Endglieder verschmolzen. Ein Hautkanal bzw. ein Fenster besteht auf Höhe der Grundglieder (Abb. 2.**39a–c**).

Therapie

Die Indikation für einen operativen Eingriff ist aus funktionellen und kosmetischen Gründen gegeben. Bei der ossären Form ist eine operative Trennung der Finger bereits im 1. Jahr angezeigt. Bei der kutanen Form soll frühzeitig (1.–2. Lebensjahr) operiert werden, damit durch die Trennung der Verwachsungen der Druck des zu engen Weichteilmantels und damit auch das skelettäre Fehlwachstum verringert wird. Die Operationstechnik der einfachen Syndaktylie geht aus Abb. 2.**39b** hervor.

Operationstechnisch achte man besonders auf die Bildung einer funktionstüchtigen interdigitalen Kommissur. Dies kann bei den durch Syndaktylie verbundenen Fingern durch entsprechende Lappenbildung, wie es Zeller angegeben hat und von Bunell und von M. Lange bevorzugt wurde (dreieckige Läppchen), erfolgen, oder aber durch rechteckige Läppchen dorsal und volar (Iselin). Die nachfolgende distale Trennung der Syndaktylie erfolgte früher durch einen geraden Schnitt und einer evtl. Deckung mit einem Hautlappen.

Blauth bewährte sich ein volarer, blattförmiger Lappen mit nachfolgender Zickzack-Schnittführung zur Trennung der Syndaktylie. Der Hautschluss muss spannungslos erfolgen. Hautdefekte müssen mit Vollhautläppchen gedeckt werden.

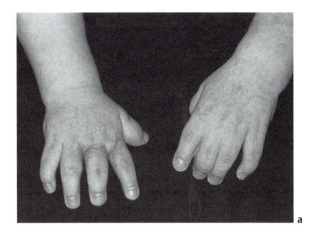
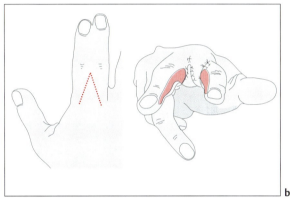
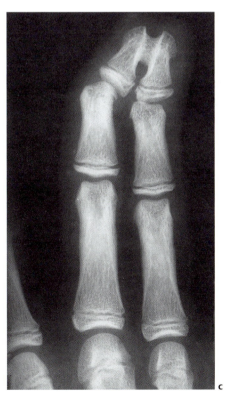

Abb. 2.**39** Syndaktylien.
a Syndaktylie kutan (vor und nach Operation).
b OP-Skizze (nach Lange).
c Ossäre Syndaktylie der Endglieder des 3. und 4. Fingers.

Klinodaktylien

Bei der Klinodaktylie ist am Kleinfinger die Endphalanx nach radial also zum 4. Finger hin abgeknickt. Die Ursache liegt in einer trapezartigen Verformung der Mittelphalanx, die Deltaform haben kann.

Als leichte Klinodaktylie äußert sich gar nicht selten eine Brachymesophalangie. Nach dem Kleinfinger folgt bezüglich der Häufigkeit der dreigliedrige Daumen, ansonsten ist die Klinodaktylie Begleitsymptom von Systemerkrankungen (Arthrogryposis).

Therapie

Behindert der schiefe Finger, so ist durch eine Korrekturosteotomie oder aber durch die Entfernung des überschüssigen Glieds Abhilfe zu schaffen.

Kamptodaktylien

Bei der Kamptodaktylie findet sich eine charakteristische Beugekontraktur im Mittelgelenk beider Kleinfinger. Auch andere Finger können betroffen sein, die Häufigkeit nimmt vom 4. zum 2. Finger ab. Diese Fehlbildung wird dominant vererbt.

Therapie

Eine operative Beseitigung der Kontrakturen ist wenig sinnvoll, da eine Verbesserung des Gesamtbewegungsausmaßes meist nicht zu erwarten ist. Andererseits kann eine mäßiggradige Beugefehlstellung tolerierbar sein.

2.3.2.3 Doppelbildungen (III)

Synonym: Duplikationen.

Diese Fehlbildungen können den Unterarm, die Hand und Finger betreffen. Entwicklungsgeschichtlich ist der Segregationsprozess in der primitiven Handplatte in einer Weise gestört, dass entweder eine Verminderung oder Vermehrung der Strahlen resultiert: Oligo- oder Polydaktylie. Beide Formen sind letztlich Störungen in der skelettären und in der Weichteildifferenzierung. Grundsätzlich erfolgt die Aufspaltung vom peripheren Ende her (Endglied) und schreitet in proximaler Richtung bis zu den Metakarpalia oder auch weiter fort. Eine Verdoppelung der Unterarmknochen und eine komplette Handverdopplung sind extreme Seltenheiten. Ein überzähliger Finger hingegen gehört zu den häufigsten Fehlbildungen überhaupt (Abb. 2.**40**); sie findet sich bei der schwarzen Bevölkerung 10-mal häufiger als bei der weißen. Am häufigsten ist der Mittelfinger betroffen. Die Angaben zur Häufigkeit sind in der Literatur nicht einheitlich, so wird auch der Kleinfinger als am meisten betroffen genannt. Bei der gleichen Person kann sich an der einen Hand eine Polydaktylie, an der anderen Hand

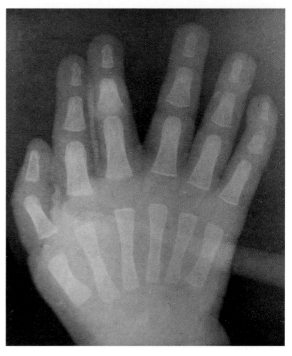

Abb. 2.**40** Polydaktylie.

eine Oligodaktylie finden. Erblichkeit ist für den Kleinfinger, jedoch nicht für den Daumen gegeben.

Die Duplikation auf der Daumenseite nennt man präaxial (Abb. 2.**41a, b**), auf der Kleinfingerseite postaxial und am 2.–4. Strahl axial. Üblich ist auch die Bezeichnung radiale, ulnare und zentrale Polydaktylie.

Die Polydaktylie des 2.–4. Strahls ist stets kombiniert mit partieller oder vollständiger Syndaktylie (Polysyndaktylie); Letztere kann das Vorhandensein der Polydaktylie überdecken.

In der teratologischen Reihe steht am Beginn als leichteste Form der Polydaktylie ein kleines fingerähnliches Anhängsel am Daumen und Kleinfinger, es folgt eine Deformierung oder Verdopplung des Fingernagels

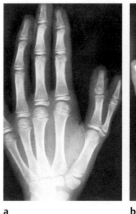 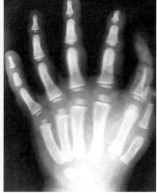

a b

Abb. 2.**41a, b** Daumendoppelbildungen, verschiedene Formen.

und der Endphalanx, dann eine doppelte Anlage aller Fingerphalangen und schließlich – die Aufspaltung schreitet von distal nach proximal fort – die Gabelung eines Mittelhandknochens (Abb. 2.**30** III, S. 34). Den äußersten Schweregrad stellt die Handverdoppelung dar.

Die Klassifikation der Polydaktylie unterscheidet die *transversale Achse* – sie gibt den betroffenen Fingerstrahl an – und die *longitudinale Achse* – sie gibt an, auf welcher Höhe die Duplikation liegt.

Schwierigkeiten kann die Zuordnung bereiten, wenn rudimentäre Finger vorliegen oder wenn die Polydaktylie mit einer Triphalangie kombiniert ist (Blauth).

Von der Triphalangie, der Dreigliedrigkeit des Daumens, ist die Hyperphalangie abzugrenzen: Bei dieser besteht, und zwar meistens am Grundglied eines Langfingers, eine Zweiteilung.

2.3.2.4 Überentwicklungen (IV)

Synonym: Überschussfehlbildungen.

Es handelt sich hier um den regionalen oder partiellen Riesenwuchs, der auch die Makrodaktylie einschließt; mit dem allgemeinen, auf eine hormonelle Fehlsteuerung zurückgehenden Gigantismus hat der partielle Riesenwuchs nichts gemein. Er tritt an den oberen Extremitäten doppelt so oft als an den unteren auf und ist fast immer einseitig. Die Ursache ist unbekannt.

Die Minimalausprägung betrifft ein einzelnes Fingerglied; wird der ganze Finger befallen, so ist es meistens der Dritte (Abb. 2.**42**). Sind 2 Finger betroffen, so werden sie von ein und demselben Nerv versorgt. Manchmal liegt auch eine Neurofibromatose vor.

Der makrodaktyle Finger ist auffallend länger und breiter. Für das weitere Wachstum gibt es 2 Möglichkeiten: Einmal ist die Ausprägung statisch, die Progredienz entspricht dem üblichen Wachstum, zum anderen ist das Wachstum verglichen mit der Normalsituation überproportional stark (statische, progressive Ausprägung). Charakteristischerweise ist die Massenzunahme von Haut, Unterhaut, Muskeln und Knochen harmonisch und proportioniert. Je nach dem, ob nur ein Gliedmaßenabschnitt, eine Körperseite oder das Gesicht befallen ist, werden 5 Gruppen unterschieden.

Am bekanntesten dürfte das **Klippel-Trenaunay-Weber-Syndrom** sein, bei dem der Riesenwuchs einer ganzen Extremität mit Hämangiom, arteriovenösen Fisteln und Phlebektasien kombiniert ist.

Therapie

Vollständige oder partielle Resektion des vergrößerten Gliedmaßenabschnitts, Versuch einer Verödung der Wachstumsfugen (Prognose schwierig). Ein Eingriff zur Reduktion der gesamten Gliedmaße bringt besondere Probleme und gehört in die Hand des Spezialisten.

2.3.2.5 Unterentwicklungen (V)

Synonym: Hypoplasien.

Klinisch sind folgende Fehlbildungen wichtig:
- Oligodaktylie,
- Brachydaktylie,
- Hypoplasie und Aplasie des Daumens.

Die Oligodaktylie zählte früher zu den numerischen, die Brachydaktylie zu den metrischen (gestörte Längendifferenzierung) Variationen.

Oligodaktylie

Die Oligodaktylie entsteht analog zur Polydaktylie bei gestörtem Segregationsprozess der primitiven Handplatte. Bei der Strahlenverminderung schreitet die Verschmelzung von proximal nach distal fort, d. h. von den Metakarpalia in Richtung Peripherie (s. Abb. 2.**30**). Der Schweregrad reicht von der Hypoplasie der Fingerstrahlen bis zu ihrem Fehlen. Es kann z. B. der Daumen erhalten sein, während die anderen Finger fehlen oder umgekehrt. Am Kleinfinger ist folgende Steigerung möglich: Zweigliedrigkeit, Stummel-

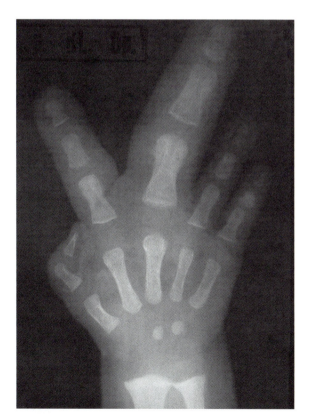

Abb. 2.**42** Riesenwuchs des 3. Fingers (Gruppe IV), Hypoplasie des Daumens.

2 Angeborene Fehlbildungen des Skeletts

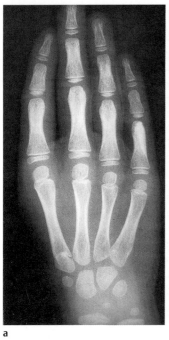 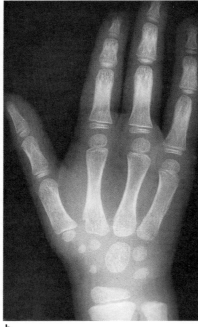 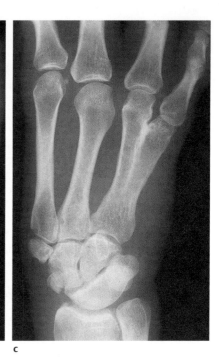

Abb. 2.**43** Aplasie des Daumens (**a**), des Kleinfingers (**b**) und Strahlenverschmelzung (**c**; Oligodaktylie, Gruppe V). Die Verschmelzung schreitet von proximal nach distal zu den Endphalangen fort.

bildung, völliges Fehlen (Abb. 2.**43a–c**). In Begleitung der Oligodaktylie findet man häufig eine Syndaktylie, Brachydaktylie oder die Gabelbildung eines Mittelhandknochens als Ausdruck der beginnenden Verschmelzung bzw. Reduktion (s. Abb. 2.**30**).

Brachydaktylie

Die Brachydaktylie (brachys = kurz) stellt eine Fingerverkürzung als Ergebnis eines verkürzten Mittelhandknochens oder verkürzter einzelner Fingerglieder dar (Abb. 2.**44**). Die Mittelphalanx gilt als kurz, wenn sie gleich lang oder kürzer als die Endphalanx ist. Am Ende der teratologischen Reihe steht die Biphalangie: Der Langfinger hat nur 2 Glieder.

Beim Sonderfall der Brachymesophalangie sind nur die Mittelglieder eines oder mehrere Finger verkürzt; hat das Mittelglied zusätzlich Trapezform, so resultiert eine Klinodaktylie. Verkürzungen der End- und Grundphalangen sind sehr selten, das trifft auch für die Mittelhandknochen zu (Brachymetakarpie). Wenn diese am 4. Metakarpale auftritt, dann zusammen mit einer Verkürzung der Grundphalangen (Brachybasophalangie). Auf die 5 Gruppen der erblichen Formen von Brachydaktylie wurde bereits hingewiesen; bei ihnen besteht ein dominanter Erbgang. Häufig ist die Brachydaktylie nur eines von mehreren Symptomen einer Handfehlbildung oder ein Begleitsymptom anderer Fehlbildungen.

Der Kolbendaumen z. B., dem eine Verkürzung der Endphalanx zugrunde liegt, ist stets ein Hinweis auf andere Skelettfehlbildungen.

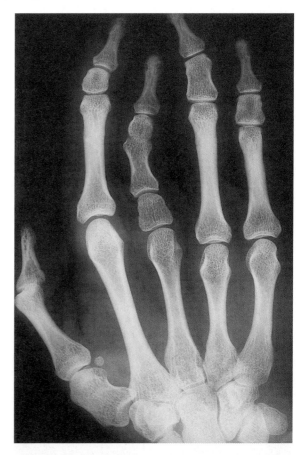

Abb. 2.**44** Brachydaktylie.
Brachymesophalangie: 2., 4. und 5. Finger. Brachymetakarpie: Daumen, 3., 4. und 5. Strahl. Die Mittelphalanx am 3. Finger ist verkürzt und trapezförmig (Klinodaktylie).

Hypoplasie und Aplasie des Daumens

Hypoplasie und Aplasie des Daumens werden nach Blauth in 5 Gruppen eingeteilt: Der bloßen Verschmächtigung des Daumenstrahls folgt die Beteiligung der Weichteile, zunehmend werden auch die Knochen von der Rückbildung erfasst, den stärksten Ausbildungsgrad stellt die vollständige Aplasie des Daumens dar (s. Abb. 2.**43**).

Therapie

Beim Bestehen einer Funktionsuntüchtigkeit des fehlgebildeten Daumens hat sich die Translokation eines Langfingers und ossäre Umgestaltung des Zeigefingers als Daumen (Pollizisation) bewährt. Diese Eingriffe müssen von erfahrenen Handchirurgen durchgeführt werden.

2.3.2.6 Schnürringkomplex (VI)

Synonym: Schnürringsyndrom, amniotische Abschnürung.

Schnürfurchenbedingte Defekte treten in Form von Schnürringen, Furchen und Weichteilverdickungen bei Lymphstauungen distal der Abschnürungsstelle in erster Linie an der Hand auf, sonst an den unteren Extremitäten oder an beliebiger Stelle des Körpers (Abb. 2.**45**). Insgesamt dürfte es aber ein eher seltenes Ereignis sein, dass durch Amnionstränge, -verwachsungen, eine zu kurze Nabelschnur u. a. ein Körperabschnitt auf diese Weise mechanisch geschädigt wird. Je früher in der Embryonalzeit die Schädigung erfolgt, um so größer ist der Schaden. Im Extremfall wurden Reste von abgeschnürten Gliedmaßen bei Geburt gefunden, es gibt auch postnatale Spontanamputationen. Der Schaden richtet sich sonst nach der Tiefe der Schnürfurche. Intrauterine Amputationen konnten tierexperimentell erzeugt werden.

Von Patterson stammt eine praxisorientierte Einteilung der amniotischen Abschnürungen:
- einfache Schnürringe,
- Schnürringe mit Deformitäten distal der Abschnürung, evtl. begleitendes Lymphödem,
- Schnürringe mit Akrosyndaktylie, die distal gelegenen Fingerendglieder sind zusammengewachsen und verbildet,
- Amputationen.

Therapie

Bei lokalen Durchblutungsstörungen oder Lymphödem muss umgehend operiert werden, sonst müssen später plastische Rekonstruktionen stattfinden.

2.3.2.7 Generalisierte Skelettdeformitäten (VII)

Auf Überschneidungen zwischen den Dysostosen und den Osteochondrodysplasien wurde in der Einleitung bereits hingewiesen. Sie bilden 2 der insgesamt 5 Gruppen von angeborenen Skeletterkrankungen gemäß der Pariser Nomenklatur 1983.

Als **Dysostosen** der beschriebenen Kategorie I–VII bezeichnet man Fehlbildungen individueller Knochen, die sowohl einzeln als auch gleichzeitig an anderen Skelettabschnitten auftreten. Die Dysostosen müssen abgegrenzt werden gegenüber Variationen, Anomalien und Skelettdysplasien, die eine Störung der Fortentwicklung eines Organs darstellen und sich im Allgemeinen erst nach der Geburt manifestieren.

Beispiele für generalisierte Skelettdeformitäten: Achondroplasie, Marfan-Syndrom, Arthrogryposis multiplex, Apert-Syndrom, Poland-Syndrom u. a.

Bei solchen Syndromen findet man oft die eine oder andere der besprochenen Hand- und Fingerdeformitäten, so z. B. kutane und ossäre Syndaktylien, Fingerbeugekontrakturen und Symbrachydaktylien.

Die Triphalangie des Daumens tritt vermehrt beim Dysmeliesyndrom auf (somit wäre eine endogene oder exogene Ursache möglich).

Die Brachykarpie als unproportionierte Form tritt vor allem beim Mongolismus auf, die Dolichokarpie (dolichos = lang) bei der Akromegalie.

Brachymetakrapie (verbunden mit Brachymetatarsie und Weichteilverkalkungen) sind Röntgenleitbefunde des Pseudohyperparathyreoidismus (Dihlmann).

2.3.2.8 Weitere Fehlbildungen an Hand und Fingern

Akzessorische Knochenelemente

Man bezeichnet sie auch als Akzessoria und versteht darunter kleine Knochenelemente, die selbstständig vorgebildet sind und an gesetzmäßiger Stelle liegen

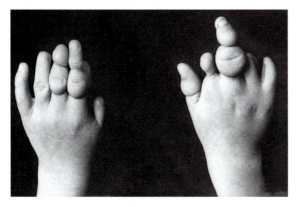

Abb. 2.**45** Schnürringkomplex an mehreren Fingern (Gruppe VI).

2 Angeborene Fehlbildungen des Skeletts

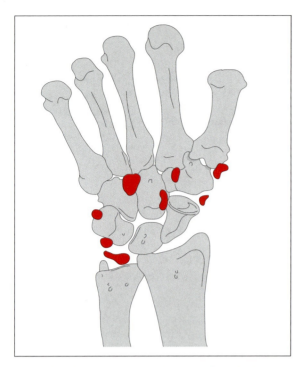

Abb. 2.**46** Akzessorische Skelettelemente im Bereich der Handwurzeln (aus: Lange M, Hipp E. Lehrbuch der Orthopädie und Traumatologie. Bd. II. Erworbene Erkrankungen. Teil 2: Spezieller Teil. 2. Aufl. Stuttgart: Enke; 1981:437).

▶ **Os centrale carpi**, es ist zuweilen zweigeteilt und liegt zwischen dem Os scaphoideum, Os trapezoideum und dem Os capitatum.
▶ **Os paratrapezium**, es liegt medial am Os trapezium nahe des Karpometatarsalgelenks I und kann als Absprengung fehlgedeutet werden.
▶ **Os trapezoideum secundarium**, es liegt zwischen Os trapezium und Os trapezoideum.
▶ **Os ulnare externum**, es befindet sich im Bereich des Os pisiforme (Sehnenverkalkung?).
▶ **Os pisiforme secundarium**, es findet man an der Basis zwischen Os triquetrum und Os pisiforme.
▶ Sog. **Os triangulare**, es wird noch nicht allgemein als echtes phylogenetisch klares akzessorisches Skelettelement anerkannt. Diagnostisch muss besonders auf den Abriss des Processus styloideus ulnae geachtet werden, ferner auf Verkalkungen des Diskus. Andererseits ist zu beachten, dass das Os triangulare beidseits vorkommt.

Ossa bipartita

Neben Verschmelzungen kommen im Bereich der Handwurzelknochen Zweiteilungen als Entwicklungsstörungen vor. Am häufigsten ist das Kahnbein betroffen.

Os scaphoideum bipartitum. Differenzialdiagnostisch kann es als Pseudarthrose des Kahnbeins fehlgedeutet werden. Von einem Os tripartitum spricht man, wenn 3 Knochenkerne vorhanden sind. Beziehungen zwischen dem Os naviculare bipartitum und der enchondralen Dysostose sind offensichtlich (Marquart und Mau). Bei der Beurteilung der Röntgenaufnahmen kann, wie schon erwähnt, die Abgrenzung gegenüber posttraumatischen Befunden Schwierigkeiten bereiten. Für eine Pseudarthrose sprechen glatte Konturen und die Sklerose. Ebenso kann die Anamnese mit einem adäquaten Trauma für die Diagnose hilfreich sein.

Os lunatum bipartitum. Wie es von Eggimann beschrieben wurde, ist es eine außerordentlich seltene Entwicklungsstörung. Auch hier muss eine posttraumatische Pseudarthrose des Lunatum ausgeschlossen werden.

Der Vollständigkeit halber soll noch das **Os centrale bipartitum** und das **Os triquetrum bipartitum** Erwähnung finden.

Sesambeinähnliche Knöchelchen

Sie finden sich an der Hand fast immer im Bereich der Grundphalanx des Daumens und in mehr als 70 % zeigt sich ein Sesambein am Daumenendgelenk. In ähnlicher Häufigkeit liegt ein Sesambein an der Basis des Kleinfingergrundgelenks vor. Gelegentlich lassen sich Sesambeine volar am Metakarpalköpfchen II, III, IV und V nachweisen und auch in Höhe der Endgelenke mit Ausnahme des 3. Fingers.

(Abb. 2.**46**). Sie unterscheiden sich gegenüber den „kanonischen Elementen" durch die Inkonstanz ihres Auftretens und die Inkonstanz ihrer Selbständigkeit (Pitzner). Es handelt sich nicht um Überschussbildungen, sondern um Störungen der Ossifkation. Darauf würde vor allem das Vorliegen mehrerer akzessorischer Skelettelemente hinweisen. Es wird auch die Meinung vertreten, dass manchmal ein Trauma als Ossifikationsreiz für ein vorher knorpelig präformiertes sog. akzessorisches Knöchelchen in Betracht kommt.

Klinisch haben Akzessoria der Hand im Vergleich zu denen des Fußes eine wesentlich geringere Bedeutung. Gelegentlich verursachen sie jedoch Schmerzen und können infolge Einklemmung das Handgelenk blockieren. Die Kenntnis der Akzessoria ist wichtig für die Abgrenzung von traumabedingten Absprengungen.

Zu den wichtigsten akzessorischen Skelettelementen zählen:
▶ **Os styloideum**, es ist der bekannteste akzessorische Knochen und wird auch als 9. Handwurzelknochen bezeichnet. Am Handrücken tastet und sieht man eine höckerige Vorwölbung (Carpe bossu). Das Os styloideum liegt an den Basen der Metakarpalia 2 und 3 und zwar zwischen dem Os trapezium und dem Os capitatum.
▶ **Os radiale externum**, es findet sich an der Radialseite des Os scaphoideum in unmittelbarer Beziehung zu dessen Tuberositas.

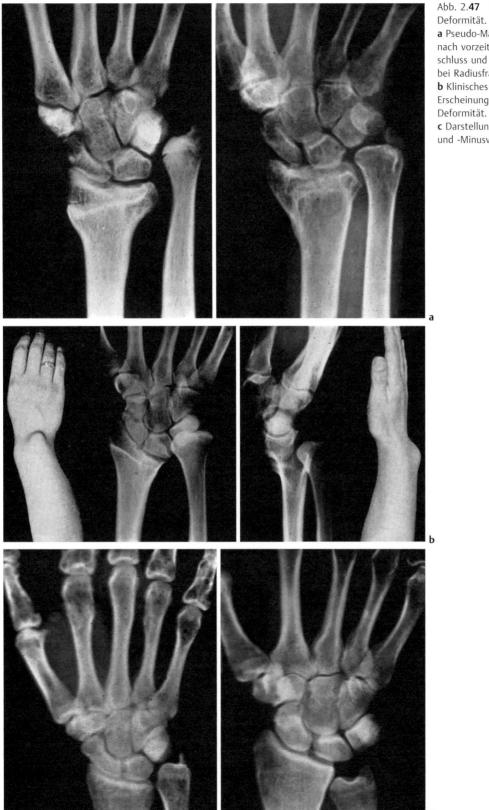

Abb. 2.**47** Madelung-Deformität.
a Pseudo-Madelung-Deformität nach vorzeitigem Epiphysenschluss und nach Fehlstellung bei Radiusfraktur (mala sanata).
b Klinisches und radiologisches Erscheinungsbild der Madelung-Deformität.
c Darstellung der Hulten-Plus- und -Minusvariante.

Madelung-Deformität

Es handelt sich um eine Fehlstellung der Hand, die durch eine Wachstumsstörung der distalen Radiusepiphyse als Folge einer fehlerhaften Keimanlage verursacht wird.

Sie wird den enchondralen Dysostosen zugeordnet, in der Einteilung nach Swanson käme die Gruppe der Hypoplasien in Betracht.

Klinik

Klinisch manifest wird diese Fehlbildung vor der Pubertät. Die Hand erscheint bei seitlicher Betrachtung (auch im Röntgenbild!) gegenüber dem Unterarm nach palmar versetzt. Die Beweglichkeit ist besonders nach dorsal und radial eingeschränkt, zuweilen auch schmerzhaft. Bis zum Wachstumsabschluss nimmt die Fehlstellung zu, da die Ulna normal weiterwächst, während der Radius zurückbleibt. Das Ulnaköpfchen springt deutlich vor, es gibt federnden Widerstand, da es subluxiert ist (Abb. 2.47a–d).

Beidseitigkeit und das Überwiegen des weiblichen Geschlechts mit 4 : 1 weisen auf eine erbliche Komponente hin, die bei dem wesentlich selteneren einseitigen Vorkommen nicht gesichert ist.

Röntgenbefund

Der Radius ist verkürzt und nach dorsal konvex gekrümmt. Seine distale Gelenkfläche fällt steil zur Ulna (normaler Winkel 30°) und volarwärts (normaler Winkel 10°) ab.

Therapie

Grundsätzlich kommen in Betracht: Korrekturosteotomie zur Stellungsverbesserung der radialen Gelenkfläche, kombiniert mit Denervation des Handgelenks nach Wilhelm, ggf. Straffung der Bänder.

2.4 Angeborene Skelettfehlbildungen des Beckens und der unteren Extremität

G. Thiemel und E. Hipp

Definition.
Es handelt sich um lokalisierte Skelettfehlbildungen im Sinne eines Organdefekts, d. h. um Dysostosen.

Epidemiologie

Fehlbildungen an den unteren Extremitäten sind seltener als an den oberen; Letztere sind etwa doppelt so häufig betroffen. Etwa 1/3 der Kinder mit Extremitätenfehlbildungen sind mehrfach geschädigt. Vor allem große Gliedmaßendefekte sind oft mit anderen schweren Fehlbildungen, auch innerer Organe, vergesellschaftet.

Die klinische Bedeutung einer Fehlbildung der unteren Extremität hängt davon ab, ob die Tragfähigkeit des Beins eingeschränkt ist und ob sie sich auf die Wirbelsäulenstatik auswirkt.

2.4.1 Becken

Sie betreffen die Kreuz-Darmbein-Gelenke, die Beckenhälften und hier vor allem die Hüftpfannen. Normalerweise werden die Beckenanteile durch das Kreuzbein zum symmetrischen Beckenring geschlossen.

Ein **asymmetrischer Beckenring** liegt vor, wenn die korrespondierenden Gelenkflächen des Kreuz-Darmbein-Gelenks nicht kongruent angelegt sind. Das Fehlen der Kreuz-Darmbein-Gelenke ist die Folge einer Reduktion der kaudalen Segmente (S3, S2, S1). Partielle oder totale Ankylosen der Kreuz-Darmbein-Gelenke, die eine fehlende Gelenkanlage vortäuschen, können auch nach Entzündungen vorliegen, sofern diese im Wachstumsalter abgelaufen sind, dafür sprächen radiologisch eine unregelmäßige Knochenstruktur im Gelenkbereich und teilerhaltene Gelenkkonturen.

In der **teratologischen Reihe** (Abb. 2.48 und 2.49–2.52) kommt der Schweregrad einer Fehlbildung zum Ausdruck, während das Fehlbildungsmuster gleich ist. Beim angeborenen Femurdefekt z. B. beginnt die teratologische Reihe mit einer leichten Hypoplasie des Femur und endet mit einem Femurstummel (Abb. 2.53 und 2.54).

Das *quer verengte*, sog. **Robert-Becken** entsteht, wenn beide Kreuzbeinflügel fehlen. Bei einseitigem Befund spricht man vom *schräg verengten* **Nagel-Becken**.

Weitere sehr seltene Fehlbildungen sind die Agenesie des Sakrums, das Fehlen der unteren Körperhälfte und die Symelie oder Sirenenbildung (Zusammenwachsen beider Beine). In solchen Fällen finden sich immer auch Fehlanlagen der Urogenitalorgane und des Rektums, häufig besteht keine Lebensfähigkeit.

Die sog. **angeborene Hüftluxation** müsste, wenn man als primäre Entstehungsursache eine Entwicklungsstörung der Hüftpfanne annimmt, ebenfalls an dieser Stelle abgehandelt werden; wegen der großen klinischen Bedeutung diese Krankheitsbilds erfolgt die Besprechung in einem eigenen Kapitel. Ob Verbindungen zur teratologischen Hüftluxation bestehen, ist sehr fraglich; diese wird unter den angeborenen Gelenkverrenkungen besprochen.

2.4 Angeborene Skelettfehlbildungen des Beckens und der unteren Extremität

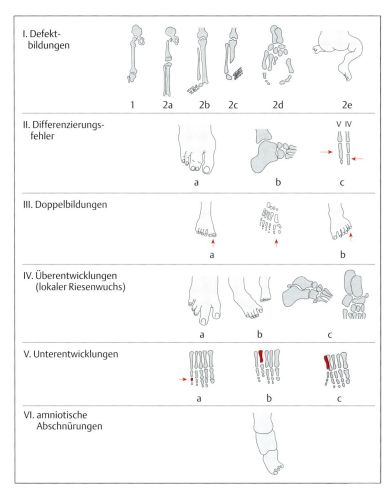

Abb. 2.**48** Angeborene Fehlbildungen der unteren Extremität (7 Kategorien nach Swanson).
I. Defektbildungen:
1. transversale Defekte, s. Abb. 2.**49**.
2. longitudinale Defekte: 2a = Femurdefekt, 2b = fibularer Defekt, 2c = tibialer Defekt, 2d = zentraler Defekt (Spaltfuß), 2e = intersegmentaler Defekt (Phokomelie).
II. Differenzierungsfehler: a = Schwimmhautbildung (kutane Syndaktylie zwischen 2. und 3. Zehe), b = Synostose zwischen Talus und Kalkaneus, c = Gelenkaplasie des Mittel- und Endgelenks.
III. Doppelbildungen (Polydaktylien):
a = der Großzehe, b = der Kleinzehe.
IV. Überentwicklungen (lokaler Riesenwuchs):
a = Makrodaktylie der 2. Zehe, b = Riesenwuchs des Fußes und Unterschenkels,
c = akzessorische Knochenkerne: Os tibiale ext., Os trigonum, Os peroneum.
V. Unterentwicklungen:
1. Brachydaktylie: 1a = infolge Verkürzung der Mittelphalanx (Kleinzehe), 1b = infolge Verkürzung des 4. Metatarsale.
2. Oligodaktylie: beginnende Verschmelzung von Metatarsale 4 und 5.
VI. Amniotische Schnürfurchen am Unterschenkel mit Fehlbildung des Fußes.
VII. Generalisierte Skelettanomalien (nicht dargestellt).

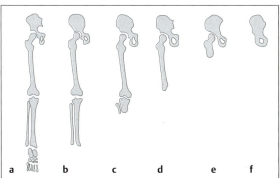
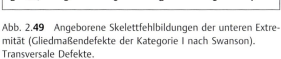

Abb. 2.**49** Angeborene Skelettfehlbildungen der unteren Extremität (Gliedmaßendefekte der Kategorie I nach Swanson). Transversale Defekte.
a Vorfußstumpf (Fehlen aller Zehen).
b Langer Unterschenkelstumpf.
c Kurzer Unterschenkelstumpf.
d Langer Oberschenkelstumpf.
e Kurzer Oberschenkelstumpf.
f Amelie.

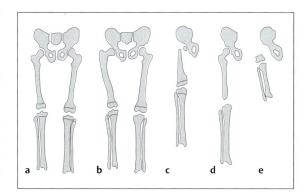

Abb. 2.**50** Angeborene Skelettfehlbildungen der unteren Extremität (Gliedmaßendefekte der Kategorie I nach Swanson). Longitudinale Defekte. Angeborener Femurdefekt mit verschiedenen Schweregraden (teratologische Reihe).
a Hypoplasie des Femurs (Femur normal konfiguriert, jedoch verschmächtigt und verkürzt).
b Coxa vara congenita mit Femur varum (rechtsseitig).
c Proximaler Femurdefekt.
d Distaler Femurdefekt.
e (Sub-)totale Femuraplasie (vorhanden ist nur die distale Epiphyse).

2 Angeborene Fehlbildungen des Skeletts

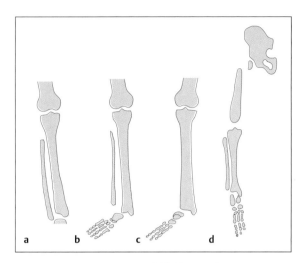

Abb. 2.**51** Angeborene Skelettfehlbildungen der unteren Extremität (Gliedmaßendefekte der Kategorie I nach Swanson). Fibularer Längsdefekt.
a Fibulahypoplasie proximal.
b Fibulahypoplasie distal mit Fuß in Valgusstellung.
c Fibulaaplasie mit Fuß in Valgusstellung sowie Fehlen des fibularen Fußstrahls.
d Längsdefekt der Fibula und des lateralen Fußstrahles kombiniert mit proximalem Femurdefekt.

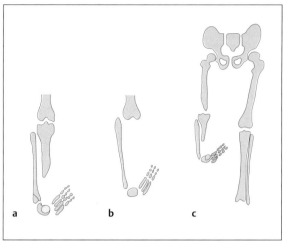

Abb. 2.**52** Angeborene Skelettfehlbildungen der unteren Extremität (Gliedmaßendefekte der Kategorie I nach Swanson). Tibialer Längsdefekt.
a Tibiahypoplasie mit Klumpfuß infolge Fehlens der Malleolengabel.
b Tibiaaplasie mit hochgradigem Klumpfuß sowie Fehlen des tibialen Fußstrahls.
c Tibialer Längsdefekt mit Hypoplasie des distalen Femurs und der Tibia sowie fehlendem tibialen Fußstrahl.

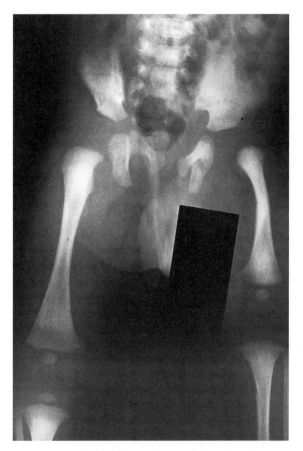

Abb. 2.**53** Femurhypoplasie mit teratologischer Hüftluxation links. Femur ist kürzer (Kategorie I/1).

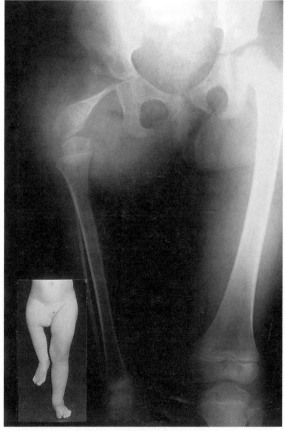

Abb. 2.**54** Proximaler Femurdefekt.

Ebenso wird bezweifelt, ob die **genuine Protrusio acetabuli** eine Entwicklungsstörung ist. Sie wird vielmehr als anlagebedingte Verknöcherungsstörung der Hüftpfanne angesehen, die in der Pubertät auftritt, wobei Beidseitigkeit die Regel ist. Der Hüftkopf folgt der vertieften Pfanne, sodass er über seinen Äquator hinaus in ihr verschwindet. Oft ist der CCD-Winkel im Sinne einer Coxa vara verkleinert. Bereits im mittleren Lebensalter kann eine schmerzhafte Sekundärarthrose entstehen. Im Kindesalter fehlen eigentliche Beschwerden. Die Beweglichkeit ist allerdings eingeschränkt, insbesondere die Abspreizfähigkeit der Beine. Mit zunehmender Einschränkung der Hüftstreckung entsteht ein Hohlkreuz.

Auf eine **sekundäre Protrusion acetabuli** z. B. durch eine Polyarthritis oder bakterielle Coxotis soll hingewiesen werden.

Beim Röntgenbefund ist zu beachten, dass es eine physiologische Protrusion des Pfannenbodens gibt, solange die Y-Fuge noch nicht geschlossen ist. Der verdickte Pfannenboden erscheint gegen das Beckeninnere vorgewölbt. Diese scheinbare Pfannenprominenz verschwindet bei Wachstumsabschluss.

Die Protrusio acetabuli kann wegen Beckenverengung praktische Bedeutung als Geburtshindernis erlangen. Man nennt sie auch genuine Hüftkopfeinstauchung, das gleichzeitig querverengte Becken wird als Chrobak-Becken bezeichnet (Coxartholisthesebecken der Gynäkologen).

2.4.2 Beckengürtel

2.4.2.1 Genuine Coxa valga und genuine Coxa antetorta

Bei diesen idiopathischen Fehlentwicklungen, die stets getrennt auftreten, ist die physiologische Reduktion des Schenkelhals-Schaft-Winkels (CCD) bzw. des Antetorsionswinkels (AT) ausgeblieben. Die Winkel betragen bei der Geburt 150° bzw. 40°. Bilden sie sich bis zum Wachstumsabschluss nicht auf die Normwerte von 130° bzw. unter 20° zurück, so liegt eine genuine (auch isolierte, idiopathische oder konstitutionelle) Coxa valga bzw. Coxa antetorta vor. Begleitsymptome, wie sie für die Hüftdysplasie typisch sind, fehlen.

Die **genuine Coxa valga** hat nur selten eine Krankheitswert. Evtl. Beschwerden bestehen in einer vorzeitigen Ermüdbarkeit. Die betroffenen Kinder werden zu Unrecht als gehfaul angesehen. Wegen des steil gestellten Schenkelhalses fällt solchen Kindern die Spagatübung besonders leicht.

Zur Ermittlung des tatsächlichen CCD-Winkels muss auch der AT-Winkel bestimmt werden: a.–p. Aufnahme der Hüftgelenke in Innenrotation oder im Rippstein-Gerät, Winkelberechnung mit Rippstein-Tabelle.

Die genuine Coxa valga, auch „Steilhüfte" genannt, geht zuweilen mit X-Beinen und mit einer allgemeinen Bänderschwäche einher und macht den Eindruck eines schmalen Beckens.

Die **genuine Coxa antetorta** äußert sich durch einen Einwärtsdrehgang oder Kniebohrergang. Bei der Untersuchung des Kinds in Bauchlage wird die verstärkte Innenrotation und fast aufgehobene Außenrotation an den rechtwinklig gebeugten Unterschenkeln besonders augenfällig. In aller Regel bildet sich der Einwärtsdrehgang bis zum Wachstumsabschluss zurück, andernfalls treten Hüft- und Kniebeschwerden auf.

Röntgen wie bei Coxa valga.

Therapie

Mit Rücksicht auf die besorgten Eltern dieser Kinder kann ein Therapieversuch mit Rotationszügel oder Derotationsabsätzen unternommen werden. Eine Operation (Korrekturosteosynthese) ist nur dann erforderlich, wenn die Gangstörung bestehen bleibt und Beschwerden verursacht.

Zur Coxa vara congenita s. S. 54.

2.4.3 Freie untere Extremität

Die eigentlichen Skelettfehlbildungen der freien unteren Extremität werden international in 7 Kategorien eingeteilt. Diese Einteilung geht auf Swanson und Mitarbeiter zurück und wurde von Blauth u. a. ergänzt bzw. modifiziert. Sie entspricht grundsätzlich der Klassifikation an der oberen Extremität (s. S. 33 und Tab. **2.1**).

2.4.3.1 Fehler in der Bildung von Teilen (I)

Synonym: Gliedmaßendefekte.

Der Defekt kann die Gliedmaße als Ganzes oder nur einen Abschnitt betreffen und zwar in der Quer- oder Längsachse der Extremität. Entsprechend unterscheidet man transversale und longitudinale Gliedmaßendefekte.

In der teratologischen Reihe kommt der Schweregrad einer Fehlbildung zum Ausdruck, während das Fehlbildungsmuster gleich ist. Beim angeborenen Femurdefekt z. B. beginnt die teratologische Reihe mit einer leichten Hypoplasie des Femur und endet mit einem Femurstummel.

Transversale Defekte (1)

Diese Defekte (Abb. **2.49**) werden mit Amputationsstümpfen verglichen, man nannte sie früher peromele Stümpfe. Sie sind endständig, proximal des Stumpfs ist die Gliedmaße normal angelegt. Am Beginn der teratologischen Reihe steht der Verlust aller Zehen, am

2 Angeborene Fehlbildungen des Skeletts

Schluss das vollständige Fehlen eines Beins; der Befund kann beidseitig bestehen.

Dazwischen findet sich als häufigster Defekt der kurze Unterschenkelstumpf, es folgen der kurze und lange Oberschenkelstumpf und der Vorfußstumpf.

Therapie

Im Vordergrund steht die Prothesenversorgung. Sie muss rechtzeitig erfolgen, d.h. zu Beginn des 2. Lebensjahrs. Wenn Steh- und Gehfähigkeit zunächst nicht erreicht werden können, so sollte das Kind wenigstens zum Sitzen gebracht werden.

Bei der Prothesenversorgung angeborener Gliedmaßendefekte ist zu beachten, dass der Stumpf sich wachstumsbedingt verändert, andererseits aber eine Anpassungsfähigkeit besteht. Im Vorschulalter kann im Allgemeinen die einfache, längenverstellbare Stehprothese durch eine Gelenkprothese ersetzt werden.

Longitudinale Defekte (2)

Bei den angeborenen Skelettfehlbildungen in der Längsachse (Abb. 2.**48**) unterscheidet man solche des Femur, der Fibula und der Tibia. Isoliert treten sie eher selten auf, vielmehr beobachtet man relativ häufig einen Femurdefekt in Kombination mit einem Defekt der Fibula oder der Tibia, wie auch umgekehrt ein Fibula- oder Tibiadefekt gleichzeitig mit einer Femurfehlbildung auftreten kann. Obendrein können Defekte der Tibia oder Fibula von Fehlbildungen des tibialen oder fibularen Fußstrahls begleitet sein.

Femurdefekt (2a)

Der Femur kann allein als **proximale Form** auftreten oder wie schon erwähnt, mit einem Fibula- und Tibiadefekt kombiniert sein.

Als Vorstufe (Drehmann) oder 1. Grad (Blauth) des kongenitalen Femurdefekts gilt die **Coxa vara congenita** (primäre Form; Abb. 2.**55** und 2.**56a–c**). Sie kann in Erscheinung treten durch eine gleichzeitige Dysplasie des Beckens und koxalen Femurendes, eine verzögerte Hüftkopfentwicklung sowie weitere Fehlbildungen. Der Femur kann, muss aber bei den leichteren Fällen keine Varusfehlstellung zeigen.

Am Beginn der teratologischen Reihe des angeborenen Femurdefekts steht die Hypoplasie des Femurs bei normaler Konturierung (klinisch leichte Beinverkürzung). Epiphyse und Metaphyse sind varisch, sodass bereits bei der Geburt der CCD-Winkel verkleinert ist. Bei stärkster Ausprägung ist lediglich die distale Femurepiphyse vorhanden, die Hüftpfanne ist in solchen Fällen nicht ausgebildet. Eine totale Femuraplasie wurde in der Literatur nach noch nicht beobachtet.

Der angeborene Femurdefekt wird nach Blauth in 3 Kategorien eingeteilt (hier vereinfacht):

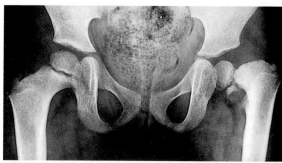
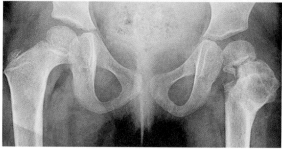

Abb. 2.**55** Coxa vara congenita im Alter von 2 Jahren und nach Umstellungsosteotomie.

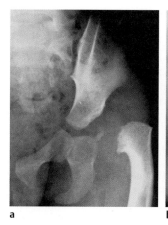
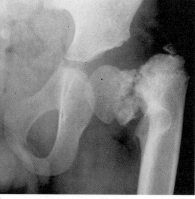
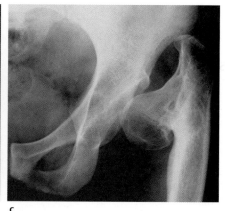

a   b   c

Abb. 2.**56** Entwicklung einer Coxa vara congenita im Alter von 3 (**a**), 12 (**b**) und 25 Jahren (**c**).

- Grad 1: Befallen ist die proximale Epiphyse und Metaphyse, der CCD-Winkel ist bereits bei der Geburt verkleinert. Der Femur kann normal oder leicht varisch verformt sein.
- Grad 2: Es besteht ein Defekt der ganzen proximalen Femurhälfte im Sinne einer partiellen Aplasie.
- Grad 3: Es ist lediglich ein distaler Femurrest vorhanden (Abb. **2.54**), der bis unter die Darmbeinschaufel disloziert sein kann. Ein Kontakt mit der Pfanne, sofern diese überhaupt vorhanden ist, besteht nicht.

Grad 2 und 3 gehen mit einer starken bis hochgradigen Beinverkürzung einher. Der kongenitale Femurdefekt ist keineswegs selten, wenn auch leichte Hypoplasien Berücksichtigung finden.

Bezüglich der Entstehung werden exogene Faktoren angenommen; familiäres Vorkommen ist nicht nachgewiesen. Der Zeitpunkt der Schädigung liegt zwischen der 4. und 9. Schwangerschaftswoche.

Wie schon erwähnt, kann bei einer leichten Femurhypoplasie die Beinverkürzung das einzige Zeichen sein, bei stärkerer Ausprägung ist der Oberschenkel verkürzt und deformiert. Häufig findet sich auch eine Fehlstellung des Fußes. Weitere begleitende Fehlbildungen, vor allem bei den höheren Schweregraden des kongenitalen Femurdefekts, finden sich z. B. am Becken in Form einer fehlenden Hüftpfanne.

Einer großen Studie zufolge (Blauth) fand sich der Femurdefekt bei der Hälfte der Kinder, deren Mütter in der Schwangerschaft Thalidomid (Congtergan) eingenommen hatten. Deshalb wird der Femurdefekt auch dem Dysmeliesyndrom zugeordnet. Fast 90 % der Kinder hatten auch andere Fehlbildungen, sowohl des Skeletts (longitudinale Defekte der Tibia oder Fibula einschließlich fehlender Fußstrahlen) als auch der inneren Organe.

Als radiologisches Leitsymptom beim angeborenen Femurdefekt bzw. der Coxa vara congenita als seiner Vorstufe gilt der verkleinerte CCD-Winkel und die senkrecht verlaufende subkapitale Epiphysenlinie.

Therapie der primären Form

Der Femurdefekt erfordert so früh wie möglich eine Dauerextension, später beim Kleinkind eine Thomas-Schiene. Bei kurzen Femurstümpfen ist die Prothesenversorgung problematisch. Der doppelseitige Femurdefekt muss wegen der bekannten Schwierigkeiten beim Erwachsenen möglichst früh mit einer Prothese versorgt werden.

Operativ gibt es verschiedene Möglichkeiten von der Knieresektion über eine Verlängerungsosteotomie oder Verkürzungsosteotomie am gesunden Bein, Beckenosteotomie bis zur Amputation. Erfolgt diese im Schaftbereich des Femur oder der Tibia, so muss daran gedacht werden, dass der Knochenstumpf bei weiterem Wachstum die Weichteile perforieren kann. Bei der Beinverlängerung, die bis zu 8 cm möglich ist, sollte am Fuß kein gröberer Strahlendefekt bestehen.

Die primäre Coxa vara congenita kann klar von der **sekundären Form** abgegrenzt werden. Die sekundäre Form ist keine Defektbildung, sondern ihr liegt eine verzögerte Ossifikation des Schenkelhalses zugrunde. Sie wird von Mau als lokalisierte enchondrale Dysostose und zwar als epimetaphysere Mischform aufgefasst. In der Fetalzeit beginnt die Knorpelbrücke zwischen subkapitaler Femurepiphyse und der Wachstumszone des Tropchanter major zu verknöchern. Ist dieser Verknöcherungsprozess verzögert, so bleibt der CCD-Winkel unterhalb der Norm. Je nachdem wie stark die Verzögerung ist, findet sich eine Coxa vara bereits bei der Geburt oder sie tritt später auf. Entsprechend unterscheidet man bei der sekundären Form die Coxa vara congenita (auch sog. angeborene Coxa vara) und die Coxa vara infantum. Festzuhalten bleibt, dass bei der sekundären Form bereits bei der Geburt ein zu kleiner CCD-Winkel bestehen kann. Unbehandelt kann sich eine Pseudarthrose mit gleichzeitigem Höhertreten des proximalen Femurendes entwickeln, der Hüftkopf bleibt in der Pfanne liegen. In 50 % der Fälle entwickelt sich in einer solchen Situation eine Pfannendysplasie. Auch ohne Behandlung kann es zu einer knöchernen Konsolidierung mit Ausbildung der sog. Hirtenstabform des proximalen Femurendes (CCD-Winkel unter 90°) kommen.

Die Beschwerden bei der sekundären Coxa vara sind mehr allgemeiner Art, sie äußern sich z. B. in einer mangelnden Ausdauer beim Gehen. Das klinische Bild ähnelt dem der angeborenen Hüftluxation. Trochanterhochstand und Beinverkürzung haben einen hinkenden, bei beidseitigem Befall einen watschelnden Gang zur Folge. Bei der Prüfung der Hüftbeweglichkeit fällt vor allem die eingeschränkte Abspreizfähigkeit der Beine auf.

Röntgenologisch ist die proximale Femurepiphyse steil gestellt und abnorm verbreitert. Später Pseudarthrose! Der CCD-Winkel liegt unter der altersgemäßen Norm, unter 120° ist er pathologisch. Eine Hirtenstabdeformität liegt bei einem CCD-Winkel unter 90° vor.

Therapie der sekundären Form

Evtl. kann eine konservative Behandlung mit einem entlastenden Gehapparat erfolgen. Schreitet hingegen die Varusdeformität fort, so ist die Operation unabwendbar. Der Standardeingriff besteht in einer Aufrichtungsosteotomie, die schon im frühen Kindesalter durchgeführt werden kann (s. Abb. **2.55**). Eine Trochanterversetzung soll vermieden werden (Kopfnekrose!). Evtl. sind mehrere Eingriffe notwendig. Bei starker Dislokation der Kopfepiphyse nach hinten unten ist die Operation nach Imhäuser angezeigt. Kommen die Patienten im späten Wachstumsalter oder Erwachsenenalter zur Behandlung, so kann eine

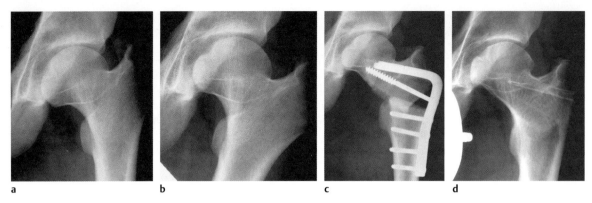

Abb. 2.57 Caxa vara congenita. **a–c** Bei einem 14-jährigen Jungen vor (**a, b**) und nach (**c**) valgisierender intertrochanterer Osteotomie (eigene Methode 1975). **d** Kontrolle nach 15 Jahren.

valgisierende, verlängernde, intertrochantere Osteotomie (VVIO) durchgeführt werden (Abb. 2.**57a–d**).

Die **symptomatische Coxa vara** ist erworben und kann Folge einer Fraktur, Entzündung, eines Tumors usw. sein.

Früher wurde eine eigenen Coxa vara rachitica abgegrenzt.

Fibularer Längsdefekt (2b)

Am Beginn der teratologischen Reihe steht die **Hypoplasie der Fibula**, die weder klinisch sichtbar ist, noch funktionelle Störungen verursacht. Beim nächsten Schweregrad fehlt der proximale Anteil der Fibula, der Unterschenkel erscheint insgesamt unterentwickelt. Die stärkste Ausprägung besteht in einem Fehlen der distalen Fibula oder einer völligen Aplasie **(Fibulaaplasie)**. In beiden Fällen resultiert eine inkomplette Knöchelgabel und somit eine Instabilität des Fußes. Die Begleitsymptomatik am Unterschenkel besteht jetzt in einer Verkürzung und Antekurvation der Tibia. Weitere Symptome sind eine Valgustellung im Kniegelenk und eine Equino-Valgus-Stellung des Fußes; an diesem fehlt häufig der laterale Strahl, außerdem ist die Wadenbeinmuskulatur nicht angelegt. Angesichts des unterentwickelten Unterschenkels besteht eine Beinverkürzung von mehreren Zentimetern; sie fällt noch stärker aus bei gleichzeitigem Femurdefekt. Es wurde bereits darauf hingewiesen, dass der Femurdefekt relativ häufig mit Fehlbildungen von Fibula oder Tibia einhergeht.

Zur Therapie s. Abschnitt 2c (tibialer Längsdefekt).

Tibialer Längsdefekt (2c)

Auch hier liegt ein Strahlendefekt vor. Es handelt sich wahrscheinlich um ein genetisch bedingtes Leiden, das sehr selten vorkommt. Allerdings ist der tibiale wie auch der fibulare Längsdefekt in Zusammenhang mit der Thalidomiddysmelie relativ häufig aufgetre-

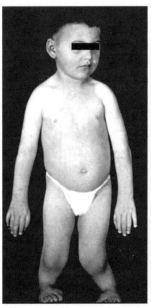
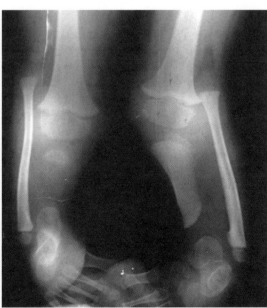

Abb. 2.**58a, b** Verschieden ausgeprägte Tibiadefekte (Kategorie I/2).

2.4 Angeborene Skelettfehlbildungen des Beckens und der unteren Extremität

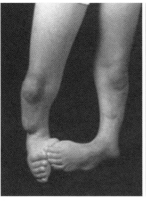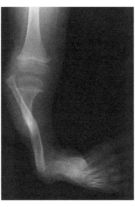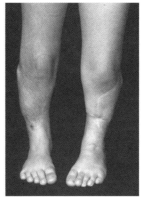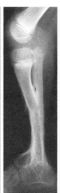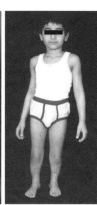

a b

Abb. 2.**59** Angeborener Tibiadefekt beidseits und fehlende Knöchelgabel mit Klumpfußbildung (Kategorie I/2c; **a**). Mehrfache Rekonstruktionen, zuletzt mit Arthrodese im oberen Sprunggelenk (**b**).

ten. Die Hypoplasie der Tibia bleibt ohne wesentliche funktionelle Folgen, solange Tibiakopf und Knöchelgabel nicht betroffen sind. Bei völligem Fehlen der Tibia (Aplasie) ist naturgemäß die Tragfähigkeit des Beins und die Funktionsfähigkeit von Knie- und Sprunggelenk sehr beeinträchtigt. Das Knie befindet sich in einer Beugestellung. Es kann aktiv nicht gestreckt werden, da die Muskulatur nicht angelegt ist. Die Fibula ist kniekehlenwärts luxiert. Der Fuß liegt der Innenseite des stark verkürzten und deformierten Unterschenkels an.

Therapie des fibularen und tibialen Längsdefekts

Der partielle Fibuladefekt ist meistens symptomlos, der distale Defekt erfordert beim Kind eine Schienenbehandlung wegen der Fußfehlstellung, insbesondere des Spitzfußes; dieser hat sonst ein Genu recurvatum zur Folge. Der Spitzfuß muss allerdings belassen werden, wenn bei starker Unterentwicklung des Unterschenkels dieser auch verkürzt ist. Fußkontrakturen werden sonst operativ mit Weichteileingriffen behandelt, bei einem Schlottergelenk kommt nur eine Arthrodese in Betracht. Sie ist immer angezeigt, wenn eine Stabilisierung des oberen Sprunggelenks, sei es beim Fibula- oder Tibiadefekt, anders nicht möglich ist (Abb. 2.**58**–2.**60**). Bei einem Tibiadefekt mit starker Kniebeugekontraktur kann evtl. die Amputation die beste Lösung sein. Ist bei einem Tibiadefekt das Kniegelenk intakt, so bietet sich die Transplantation der Fibula auf die Tibia an, evtl. zusätzlich die Arthrodese zwischen Fibula und Talus. Bei totaler Tibiaaplasie wird nach Korrektur des Klumpfußes des Capitulum fibulae in die Fossa intercondylica implantiert.

Zentrale Defekte (2d)

Auch bei diesen Fehlbildungen gibt es Parallelen zur oberen Extremität. Ein zentraler Defekt betrifft die Binnenstrahlen II–IV allein oder mit den zugehörigen Mittelfußknochen. Das Ergebnis ist der **Spaltfuß**, genauer der dominant vererbbare endogene Spaltfuß, dem eine Schädigung des Weichteilblastems zugrunde liegt. Der keilförmige Defekt in der Weichteilplatte rückt zentralwärts zum Mittelfuß vor und hat sekundär Veränderungen der Skelettanlage zur Folge: Das Ergebnis ist der V-förmige Spaltfuß. Im Gegensatz

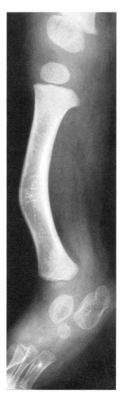

Abb. 2.**60** Fibulaaplasie.

dazu sind angeborene Finger- bzw. Zehendefekte sog. Strahlendefekte, die auf einer Störung des Skelettblastems beruhen. Der V-förmige Defekt kann weiter fortschreiten, sodass schließlich nur der fibulare Strahl übrig bleibt. Der Spaltfuß kann ein- oder doppelseitig und mit einer Spalthand kombiniert sein, ferner auch begleitet von Zehenfehlbildungen, wie der Syndaktylie u. a. Fehlen Binnenzehen, so können die Metatarsalia zwar angelegt sein, sie klaffen aber auseinander. Fehlen hingegen die Binnenstrahlen II–IV völlig, so reicht der Spaltfuß bis in die Fußwurzel hinein und wird lediglich von den beiden Randstrahlen gebildet.

Therapie

So unschön der Spaltfuß ist, er funktioniert ganz gut. Die Schuhversorgung macht Probleme, wenn der Spaltfuß sehr breit ist. Eine Korrekturosteotomie kann Abhilfe schaffen. Evtl. müssen störende binnenständige Knochenteile entfernt werden. Die Haut im Spaltbereich wird exzidiert, die Metatarsalia werden mit kräftigen Fäden umfasst und zusammengehalten.

Intersegmentale Defekte (2e)

Auch hierbei bestehen Parallelen zur oberen Extremität: Ein kleinerer oder größerer Gliedmaßenabschnitt im Unter- bzw. Oberschenkelbereich fehlt, die erhaltenen Zehen bzw. der Fuß rücken an den Rumpf heran; es liegt eine Robbengliedrigkeit vor (Phokomelie).

2.4.3.2 Fehler in der Differenzierung und Separation von Teilen (II)

Syndaktylien

Syndaktylien am Fuß sind seltener als an der Hand und beeinträchtigen weder die Belastungsfähigkeit des Fußes noch stellen sie ein kosmetisches Problem dar. Die stärkste Ausprägung dieser Differenzierungsstörung ist der Löffelfuß (Abb. 2.**61**), bei dem entwicklungsgeschichtlich die ungegliederte Fußplatte in ihrer Weiterentwicklung gehemmt wurde. Wie an der Hand kann die Syndaktylie knöchern sein oder in einer bloßen Schwimmhautbildung zwischen den Mittel- und Endgliedern der Zehen zum Ausdruck kommen. Am häufigsten betroffen sind die mittleren Zehen. In etwa 20 % der Fälle sind die Syndaktylien endogen bedingt, sie können auch mit weiteren Fehlbildungen kombiniert sein, so z. B. mit einer Poydaktylie. Je vielfältiger die Veränderungen sind um so häufiger sind sie auch mit Anomalien an Muskeln, Sehnen, Gefäßen und Nerven vergesellschaftet.

Als exogen verursacht gelten solche Syndaktylien, bei denen nur die Endglieder verwachsen oder die Zehen überkreuzt sind, gleichzeitig können amniotische Abschnürungen bestehen.

Therapie

Operative Probleme bereitet oft die ossäre Syndaktylie und vor allem der Flossenfuß. Vor einem operativen Eingriff sind die morphologischen Gegebenheiten an Knochen und Weichteilen zu klären, was heute mit dem MRT möglich ist. Grundsätzlich ist die Trennung der einzelnen Zehen bei dieser Form der Fehlbildung mit einem erheblichen Aufwand verbunden (Hauttransplantation).

Synostosen und Koalitionen des Fußes

Es sind Verschmelzungen von Fußwurzelknochen, die normalerweise gelenkig verbunden sind. Die Ursache liegt in einer gestörten Differenzierung des primitiven Mesenchyms. Die Grundform der betroffenen Knochen ist dabei erhalten, die Verbindung zwischen ihnen ist im Kindesalter meistens fibrös oder knorpelig (Koalition), nach Wachstumsabschluss knöchern (Synostose). Die knöcherne Brücke kann dabei unvollständig oder vollständig sein.

Das Charakteristische einer Koalition oder Synostose besteht im Fehlen der Gelenkanlage (Gelenkaplasie). Solche Fehlbildungen sind häufig an beiden Füßen ausgeprägt. Begleitend finden sich vielfach Syn- oder Poydaktylien oder ein Spaltfuß. Synostosen können aber auch zusammen mit einem Femurdefekt, einem Fibuladefekt und Klumpfüßen oder im Rahmen eines Syndroms auftreten. Am Fuß findet sich am häufigsten eine Synostose zwischen Fersen- und Kahnbein, selten zwischen Sprung-, Fersen- und Kahnbein (Abb. 2.**62a, b**). Möglich ist auch eine Synostose zwischen Talus und Kalkaneus sowie eine Coalitio calcaneonavicularis. Auch die Metatarsalia 4 und 5 können einbezogen sein.

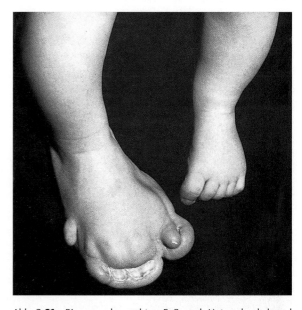

Abb. 2.**61** Riesenwuchs rechter Fuß und Unterschenkel und gleichzeitige Löffelfußbildung (Kategorie II/4).

2.4 Angeborene Skelettfehlbildungen des Beckens und der unteren Extremität

zur Taluskugel und Reduktion des Außenknöchels. Grundsätzlich kann eine kompensatorische Überlastung der erhaltenen Nachbargelenke eine frühzeitige Arthrose verursachen.

Bildgebende Verfahren

Eine Synostose der Fußwurzel kann auf Übersichtsaufnahmen, besser aber auf Schrägaufnahmen dargestellt werden (Abb. 2.**62**). Im Kindesalter kann der Röntgenbefund angesichts des noch fibrösen oder knorpeligen Stadiums bei der Beurteilung schwierig sein. Hilfreich ist dann das CT und MRT. Wegen des häufig beidseitigen Vorkommens ist eine Abgrenzung gegenüber posttraumatischen, vor allem postinfektiösen Befunden (juvenile Polyarthritis) leichter möglich.

Therapie

Beschwerden sind selten, sonst kann die fibröse, knorpelige oder knöcherne Brücke reseziert und mit Fett- oder Sehnengewebe ausgefüllt werden. Postoperativ aktive Mobilisation.

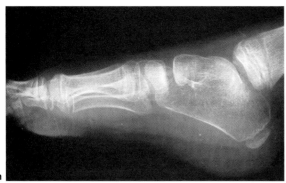
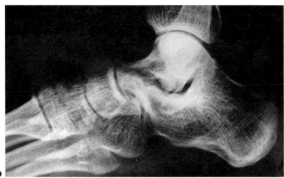

Abb. 2.**62** Synostosen.
a Zwischen Kalkaneus und Kuboid, Kalkaneus und Talus und Talus und Navikulare.
b Zwischen Talus und Kalkaneus.

Nicht selten sieht man Synostosen an den Zehengelenken, wobei Mittel- und Endphalangen verschmolzen sind. Die häufigste Lokalisation ist die Kleinzehe. Bei Synostosen der Fußwurzel ist die Pro- und Supination aufgehoben. Klagt z. B. ein Kind über Fußschmerzen bei bestehendem kontraktem Plattfuß, so liegt der Verdacht auf eine Synostose nahe. Ist bei einer Synostose der Rückfuß verblockt, so erfolgt sekundär eine Umgestaltung des oberen Sprunggelenks

2.4.3.3 Duplikationen (III)

Von klinischem Interesse sind in erster Linie die Polydaktylien. Zusätzliche Zehen können rudimentär oder voll entwickelt sein; sie sind Folge von frühembryonalen Schädigungen der Gliedmaßensprossen und sind nicht selten mit Syndaktylien kombiniert. Über die Entstehung und Klassifikation der Polydaktylien geben die Schemata von W. Müller und Blauth-Olason Auskunft.

Weitere Verdoppelungen der unteren Extremität gehören zu den ausgesprochenen Raritäten, so z. B. ein Doppelfuß, der am Oberschenkel sitzt, eine Beinverdoppelung (Abb. 2.**63**) oder vollkommene sowie partielle Zehendoppelbildungen (Abb. 2.**64a, b**).

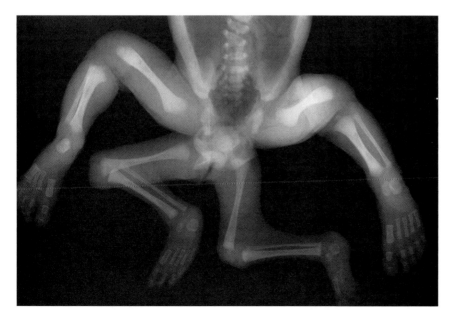

Abb. 2.**63** Komplette Duplikation des Beckens und beider Beine, Femurdefekt links (Knieluxation), partielle Blockbildung Lendenwirbelkörper 3, 4 (Kategorie III).

2 Angeborene Fehlbildungen des Skeletts

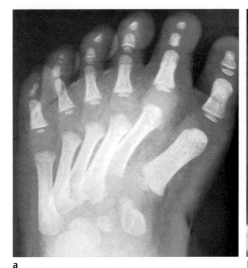 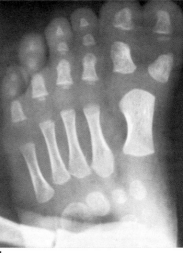

Abb. 2.**64** Polydaktylie.
a Komplette überzählige 2. Zehe (Kategorie III).
b Partielle Doppelanlage von Grund- und Endphalanx der Großzehe.

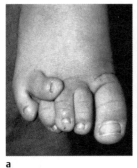 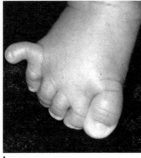 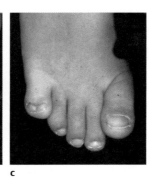

Abb. 2.**65a–c** Kleinzehenverdoppelung, verschiedene Ausprägungen.

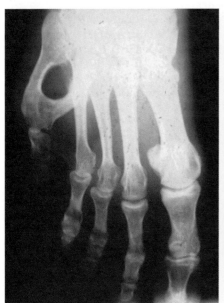 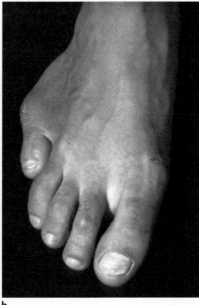

Abb. 2.**66a, b** Fehlbildungen des 5. und 6. Zehen. Beachte: Hochgradige einseitige Verbreiterung des Fußes (Kategorie III).

Therapie

Die operative Planung muss anhand von Röntgenaufnahmen stattfinden. Gelegentlich kann eine apendixartige Überschusszehe gleich nach der Geburt abgetragen werden (Abb. 2.**65a–c**). Bei allen anderen zusätzlichen Zehenbildungen sollte das 1. Lebensjahr für die Rekonstruktion abgewartet werden. Bei der operativen Rekonstruktion können sich Probleme ergeben, weshalb ein gemeinsames Vorgehen mit dem plastischen Chirurgen sinnvoll ist. Im Übrigen kommen Patienten gelegentlich mit einer abortiv ausgebildeten zusätzlichen Zehenanlage erst im Erwachsenenalter zum Orthopäden. Klinisch steht dann die einseitige Verbreiterung des Fußes oft im Vordergrund (Abb. 2.**66a, b**).

2.4.3.4 Überschussbildungen (IV)

Synonym: Überentwicklungen.

Der lokale Riesenwuchs betrifft z. B. eine einzelne oder mehrere Zehen (Makrodaktylie), er kann sich aber auch auf den Fuß, den Unterschenkel und das ganze Bein (Klippel-Trenaunay-Weber-Syndrom) ausdehnen und mit einem lokalen Riesenwuchs der anderen Körperseite kombiniert sein (gekreuzter Riesenwuchs). Auch Syn- und Polydaktylien können zusammen auftreten. Das übermäßige Wachstum ist harmonisch, d. h. es nehmen alle Gewebsschichten – Knochen und Weichteile – teil. Zum Klippel-Trenaunay-Weber-Syndrom gehören auch Hämangiome und Venektasien. Ursächlich wird eine neurogene Störung, besonders des Sympathikus, angenommen, hierauf weist auch das gemeinsame Auftreten mit einer Neurofibromatose hin. Von einem „falschen" Riesenwuchs spricht man, wenn das überschießende Wachstum nur das Unterhautfettgewebe in Verbindung mit der Bildung von Nävi und Teleangiektasien betrifft.

Zu den Überentwicklungen gehört auch die dreigliedrige Großzehe, die wesentlich seltener als der entsprechende Befund am Daumen zu beobachten ist. Dabei kann das überzählige Großzehenglied als Knochenfragment der hypoplastischen Grundphalanx seitlich anliegen und mit einer Valgusstellung der Großzehe einhergehen.

Therapie

Beim partiellen Riesenwuchs ist die operative Reduktion der Übergröße schwierig. Zuweilen ist nur die partielle oder totale Amputation möglich. Durch eine Epiphyseodese (Blount) ist eine gewisse weitere Wachstumshemmung zu erwarten. Manchmal ist die Resektion unter Einbeziehung der Phalanxentfernung bzw. einer zusätzlichen Metatarsalresektion mit der Bildung eines Vierstrahlenfußes unumgänglich. Diese

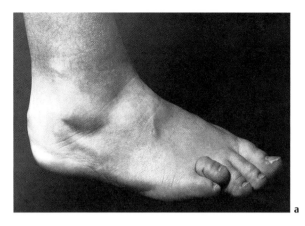
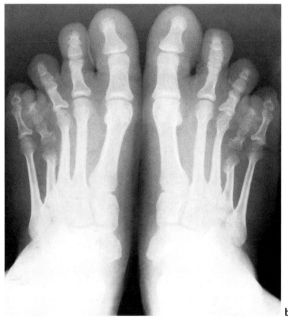

Abb. 2.**67** Brachymetatarsie (Kategorie IV) beidseits.
a Klinisches Bild.
b Röntgenaufnahme.

rekonstruierten Füße weisen oft eine große funktionelle Leistungsfähigkeit auf und zeigen auch kosmetisch eine gutes Ergebnis.

2.4.3.5 Unterentwicklungen (V)

Die **Brachydaktylie** ist eine angeborene, vererbbare Verkürzung einer oder mehrerer Zehen mit fakultativer Verkürzung der Metatarsalia (Brachymetatarsie), evtl. auch der Tarsalia. Man findet dieses erbliche Leiden bei Kleinwüchsigen. Es kann kombiniert mit anderen Fehlbildungen des Fußes (oder der Hand) sein.

Bei der Brachydaktylie ist am häufigsten die Mittelphalanx betroffen, man spricht dann von der Brachymesophalangie (Abb. 2.**67a, b**), die eine oder mehrere Zehen, meist die Kleinzehen befällt. Die Reduktion kann so weit gehen, dass die Zehe nur noch aus

2 Gliedern besteht. Tritt die Verkürzung zusammen mit einer Syndaktylie auf, so liegt eine Symbrachydaktylie vor, d. h. man hat es mit einer Kombination einer Unterentwicklung mit gleichzeitiger Differenzierungsstörung (Kategorie II) zu tun. Es bleibt unklar, was das Primäre ist, die Differenzierungsstörung des Weichteilblastems oder des Skeletts.

In schweren Fällen einer Symbrachydaktylie können die Binnenstrahlen so weit reduziert sein, dass ein Spaltfuß vorgetäuscht wird. Beim erblichen Spaltfuß fehlt die brachydaktyle Komponente.

Bei der Brachymetatarsie kann das Abrollen des Fußes erschwert sein. Im Einzelfall ist dann therapeutisch die Verlängerungsosteotomie des verkürzten Metatarsale angezeigt.

Die **Klinodaktylie** gehört als Vorstufe der Brachydaktylie ebenfalls zu den Rückbildungsformen. Sie besteht in einer varischen Achsenabweichung der Endphalanx vorwiegend der Kleinzehe (Digitus quintus varus) und ist vererbbar.

Auch die abnorme kurze Großzehe gehört zu den Rückbildungen.

Oligodaktylien am Fuß sind wesentlich seltener anzutreffen als an der Hand. Die Strahlenverschmelzung schreitet dabei von proximal nach distal fort (Schema nach Müller). Die Formenvielfalt bei diesen Rückbildungen, die im Übrigen erblich sind, ist ähnlich groß wie an der Hand.

Bei grober Einteilung unterscheidet man Rückbildungen des tibialen (Großzehe) und des fibularen Strahls, ferner solche beider Strahlen und schließlich auch Rückbildungen der Binnenstrahlen. Als Beispiel diene eine Fehlbildung, bei der die 2. und 3. Zehe einschließlich der Mittelfußknochen fehlen und der Fuß nur noch aus dem Großzehen- sowie 4. und 5. Strahl besteht.

2.4.3.6 Schnürringkomplex (VI)

Eine mechanische Entstehung von Fehlbildungen ist möglich durch Amnionfalten, Amnionverwachsungen und Amnionstränge, durch eine zu kurze Nabelschnur oder durch Nabelschnurumschlingungen. Die zirkuläre Narbe ist die Folge einer Nekrose an der Gliedmaßenknospe. Die Auswirkungen der Strangulation der Gliedmaße richtet sich nach dem Zeitpunkt, an dem die Strangulation begann, sie ist um so gravierender, je früher sie erfolgt ist. Eine Schnürfurche kann als die leichteste Form angesehen werden, sie ist entwicklungsgeschichtlich spät entstanden. Hingegen hat die Einwirkung in frühembryonaler Zeit schwere Störungen der Gliedmaßenentwicklung bis zum Absterben der Gliedmaße zur Folge.

Bezüglich der Lokalisation können Schnürfurchen sowohl im Rumpfbereich als auch an den Extremitäten und hier insbesondere an der Hand und am Fuß auftreten. Am häufigsten finden sich Abschnürungen an den Fingern und Zehen.

Bei einem durch amniotische Abschnürungen entstandenen Klumpfuß ist auch die Muskulatur geschädigt, sodass die operative Behandlung besonders schwierig ist. Die Beseitigung der Schnürfurche geht jedem anderen Eingriff voraus.

2.4.3.7 Generalisierte Skelettanomalien (VII)

Angeborene Fehlbildungen der unteren Extremität können ebenso wie die der oberen Gliedmaßen Ausdruck von Skelettdysplasien mit systemhaften Entwicklungsstörungen des Knorpel- und Knochengewebes sein. Von pädiatrischer Seite werden mehr als 20 solcher Syndrome mit Extremitätenfehlbildungen beschrieben. Ihnen kommt die Bedeutung differenzialdiagnostisch sicher verwertbarer Leitsymptome zu. Entsprechend differenziert werden dort die Fehlbildungen im Detail beschrieben, vor allem die Syndaktylien und Polydaktylien. Beispiele sind das Turner-Syndrom (typisch ist der Befall des 4. und 5. Strahls), die Achondroplasie (Verkürzung aller Phalangen), die Trisomie 13 (postaxiale Polydaktylie, wobei in 50 % der Fälle die Hände, seltener die Füße befallen sind), das Marfan-Syndrom u. a.

Beim Poland-Syndrom sind Syn- und Symbrachydaktylien kombiniert mit einem einseitig fehlenden M. pectoralis major.

Beim Apert-Syndrom finden sich Fehlbildungen an der HWS zusammen mit Gelenkkontrakturen sowie Synostosen und Syndaktylien an Händen und Füßen.

Das Rubinstein-Taybi-Syndrom ist gekennzeichnet durch Intelligenzstörungen, Gesichtsdysmorphie und Fehlbildungen an Daumen und Großzehe.

> **Beachte:** Die Therapie der angeborenen Skelettfehlbildungen konnte hier nur in Grundzügen und ohne eine altersbedingte Differenzierung dargestellt werden.

2.4.3.8 Weitere angeborene Fehlbildungen der unteren Extremität

Angeborene Unterschenkelpseudarthrose

> Synonym: angeborene Tibiapseudarthrose, Crus varum congenitum.
> Engl.: congenital pseudarthrosis of the tibia.

Die unterschiedlichen Bezeichnungen dieses Krankheitsbilds weisen bereits darauf hin, dass sowohl die Tibia allein als auch zusammen mit der Fibula betroffen sein kann. „Angeboren" kann sowohl lediglich die

2.4 Angeborene Skelettfehlbildungen des Beckens und der unteren Extremität

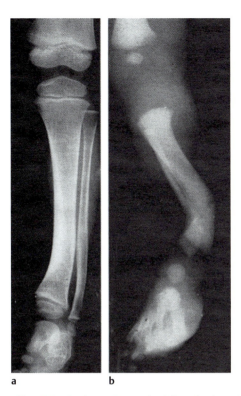

Abb. 2.68 Angeborene Unterschenkelpseudarthrose (Crawford I).
a Varusverbiegung.
b Spontanfraktur mit Zystenbildung.

Bereits bei der Geburt ist die Tibia bzw. der Unterschenkel in der Regel varisch gekrümmt, manchmal verkürzt und später auch antekurviert, wobei der Scheitelpunkt der Krümmungen im distalen Drittel liegt.

Klinik und klinische Diagnostik

Bei der leichten Form ist die Neurofibromatose selten, mit zunehmendem Schweregrad wird sie häufig bis sehr häufig.

Die Varusbverbiegung des Unterschenkels wird nach Laufbeginn unter dem Einfluss der Belastung immer stärker, schließlich entsteht über Umbauzonen und Infraktionen eine Pseudarthrose. In seltenen Fällen ist der Unterschenkel nach außen hin unauffällig und die Diagnose wird erst gestellt, nachdem eine Tibiaschaftfraktur nicht ausheilt. Das Leiden kann mit einer Fußdeformität (Hackenfuß – Valgusstellung) vergesellschaftet sein.

Röntgenbefund

Nach Crawford (1986) lassen sich verschiedene Formen der Fehlbildung nachweisen:

- Typ I: Die varisch verformte und antekurvierte Tibia ist im mittleren und distalen Drittel auffallend sklerotisch (Abb. 2.68a, b). Eine Fraktur kann nach geringer äußerer Einwirkung eintreten.
- Typ II: Eine Fraktur kann ebenfalls durch ein minimales Trauma stattfinden und nicht zur Heilung gebracht werden.
- Typ III: Zeigt zystische Veränderungen sowie ausgeprägte Verbiegungen und eine nachfolgende Unterschenkelfraktur, die ebenfalls nicht heilt.
- Typ IV: Lässt eine Dysplasie von Schien- und Wadenbein im distalen Drittel mit zugespitzten und z. T. stark dislozierten Fragmenten erkennen.

Selten findet man beim Typ I und II eine Neurofibromatose, regelmäßig jedoch beim Typ III und IV. Weiter ist eine Fibulapseudarthrose ohne Tibiapseudarthrose, eine intraossäre Neurofibromatose sowie eine Antekurvation des Schienbeins mit Klumpfußbildung zu nennen (Abb. 2.69).

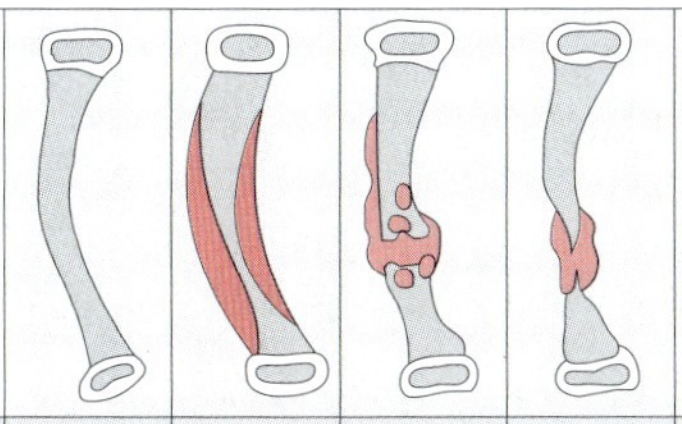

Varusdeformität als auch die bereits ausgebildete Pseudarthrose sein. Letztere kann sich aber auch erst im Kleinkindalter entwickeln. In den meisten Fällen tritt das angeborene Crus varum einseitig auf und kann vererbt sein. Auch wenn die Ursache noch nicht völlig geklärt ist, so wird heute eine Beziehung zur Neurofibromatose angenommen, mit der auch die umschriebene Durchblutungsstörung des Knochens zusammenhängt. Dieser Tatsache kommt insofern eine große Bedeutung zu, als später durchgeführte operative Sanierungsversuche oft erfolglos sind. Hier muss daran erinnert werden, dass bereits physiologischerweise die Durchblutung am Übergang vom mittleren zum distalen Tibiadrittel kritisch ist.

Abb. 2.69 Klassifikation der kongenitalen Pseudarthrose der Tibia (nach Hefti 1998).

					Fibulapseudarthrose ohne Tibia-Pseudarthrose	intraossäre Neurofibromatose	Klumpfuß und Antekurvation der Tibia
Crawford	I	II	III	IV			
Andersen		sklerotisch	zystisch	dysplastisch			mit Klumpfuß assoziiert
Boyd	II	IV	III	II	V	VI	

Therapie

In den ersten Lebensjahren sollte man sich auf konservative Maßnahmen mit fixierenden Verbänden (stabilisierende Unterschenkelorthese) beschränken, damit eine weitere Verbiegung verhindert wird.

Je nach Einzelfall wartet man mit einer Operation bis zur Pubertät oder bis zum Wachstumsabschluss. Eine Spaneinbringung auch unter Verwendung einer Elektrostimulation konnte keine entsprechenden Ergebnisse bringen.

Etwa ab dem 5. Lebensjahr kommen operative Maßnahmen mit Resektion der Pseudarthrose und auch des benachbarten Bindegewebes sowie Segmentverschiebungen mit einem Ringfixateur infrage. Dabei wird die Pseudarthrose primär unter Verkürzung komprimiert. Daraufhin kann proximal eine Verlängerung stattfinden (Hefti).

Beachte: Man informiere die Eltern von Anfang an über nach wie vor bestehende Probleme bei der Behandlung des Krankheitsbilds und weise darauf hin, dass in den ersten Lebensjahren mit orthopädischen Behelfen vorgegangen werden soll und dass Operationen meist erst nach dem 5. Lebensjahr angezeigt sind (Resektion der Pseudarthrose, Osteosynthese mit Ringfixateur, Einbringung von Eigenknochen, nachfolgend Segmentverschiebung). Eine abschließende Rekonstruktion kann oft erst nach Wachstumsabschluss erreicht werden.

Hallux valgus interphalangeus

Der angeborene Hallux valgus interphalangeus kann je nach Ausprägung schon im Wachstumsalter erhebliche Beschwerden bereiten (Schmerz, Druckstellen, Blasenbildung), sodass evtl. bevor das Wachstum abgeschlossen ist, eine operative Korrektur vorgenommen werden muss (mediale keilförmige diaphysäre Osteotomie mit Drahtfixierung). Ggf. kann später die Arthrodese erfolgen.

Hallux varus und Hallux valgus congenitus

Beide sind oft gemeinsam mit anderen Zehenfehlbildungen wie der Polysyndaktylie zu beobachten. Diese Befunde erfordern bei der Therapie eine gemeinsame Berücksichtigung (Abb. 2.**70**).

Phalanx hallucis valga congenita

Auch die erbliche Phalanx hallucis valga congenita ist selten. Man spricht davon, wenn die Abwinklung mehr als 10° beträgt. Als Ursache ist eine einseitige Wachstumsstörung der Endgliedepiphysen zu sehen. Bei dieser Fehlform der Zehen muss im Laufe des Wachstums meist eine operative Korrektur stattfinden, da

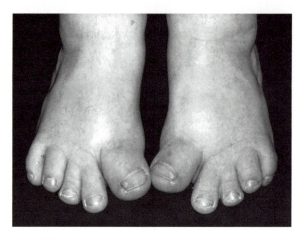

Abb. 2.**70** Angeborener Hallux varus.

mit konservativen Maßnahmen (Schienenversorgung) meist keine entsprechende Beeinflussung des Schiefstands der Zehe zu erreichen ist. Auch während des Wachstumsalters muss manchmal eine operative Korrektur stattfinden (diaphysäre Osteotomie mit medialer Keilentnahme). Später kann eine Arthrodese notwendig werden.

Varuszehen

Engl.: curly toes, varus toe.

Die Varusabweichung der dreigliedrigen Zehen hat zunächst nur kosmetische Bedeutung. Wenn aber im Laufe des Wachstums die Achsenabweichung an Ausmaß zunimmt, sodass das Zehenendglied unter das Endglied der benachbarten Zehe gerät, sollte man mit konservativen Methoden versuchen (Nachtschiene), die Abweichung zu bessern. Im Allgemeinen ist nach Wachstumsabschluss die Osteotomie des Mittelglieds oder des Grundglieds angezeigt.

Akzessorische Skelettelemente im Bereich des Fußes

Engl.: accessory bones of the foot.

Definition.
Als akzessorische Skelettelemente bezeichnet man selbstständig vorgebildete und an gesetzmäßiger Stelle liegende, kleine knöcherne Gebilde. Sie unterscheiden sich gegenüber den „kanonischen Elementen" durch die Inkonstanz ihres Auftretens und ihrer Selbstständigkeit.

Ätiopathologie

Über die Entstehung der akzessorischen Skelettelemente gibt es verschiedene Theorien. Man spricht von atavistischen Rückbildungen. Die Abgliederung von regelmäßig angelegten Fußwurzelknochen werden ebenfalls angeführt. Akzessoria können sich sekundär auch ohne vorherige knorpelige Anlage im Verlaufe des Lebens durch eine funktionell induzierte Metaplasie von Bindegewebe entwickeln.

Klinik und klinische Diagnostik

Klinische Bedeutung können das Os trigonum, das Os tibiale externum und das Os peroneum erlangen, wobei der Druckschmerz (Schuhdruck) und Schmerzen vor allem belastungs- und bewegungsabhängig in Erscheinung treten können.

Das *röntgenologische* Erscheinungsbild der akzessorischen Elemente am Tarsus ist mannigfaltig. Die Benennung der Akzessoria erfolgt uneinheitlich. Um ein allgemeines Verständnis zu ermöglichen, empfiehlt es sich, sich an die Erkenntnisse von von Lanz und Wachsmuth (1972) zu halten (Abb. 2.**71a–c**). Für eine exakte Diagnose ist die Kenntnis der Lage der akzessorischen Skelettelemente am Fuß wichtig. Gelegentlich ist eine Schichtaufnahme oder eine gezielte Aufnahme nach Durchleuchtungskontrolle hilfreich, um Frakturen, Knochenausrisse und posttraumatische Verkalkungen abzugrenzen.

Differenzialdiagnostisch müssen Verwechslungen mit Sesambeinen vermieden werden. Sesambeine liegen immer an der Plantarseite des Fußes und zwar regelmäßig im Bereich des Metatarsalköpfchens. Sie können geteilt sein. Erkannt werden müssen weiterhin verschiedene Weichteilverknöcherungen oder -verkalkungen (Kalkeinlagerungen in den Gefäßen, Bandverkalkungen und Muskelverknöcherungen).

Os trigonum

Beim Menschen kommt das Os trigonum in etwa 10 % vor. Es liegt außen neben dem lateralen Höcker des Processus posterior tali, mit einem Durchmesser bis zu 1,5 cm. Das Os trigonum kann geteilt sein sowie eine gelenkige Verbindung zum Talus oder zum Kalkaneus aufweisen.

Klinik und klinische Diagnostik

Nicht selten wird erstmals über Schmerzen geklagt, die nach einer stattgehabten Distorsion des Rückfußes eingetreten sind. Von Bedeutung ist, dass das Lig. talofibulare posterius am Tuberculum laterale des Processus tali posterior ansetzt. Eine durch ein Os trigonum bedingte Beeinträchtigung des Bandapparats ist wahrscheinlich.

Klinisch ist eine Beeinträchtigung der Flexor-hallucis-longus-Sehne (Bewegungsschmerz) zu beachten.

Röntgenbefund

Im seitlichen Strahlengang lassen sich am Processus tali posterior verschieden geformte, meist scharf konturierte knöcherne Gebilde von Hirsekorn- bis Erbsengröße vorfinden (s. Abb. 2.**71**). Das Os trigonum zeigt fast immer regelmäßige Knochenstrukturen. Es kann zweigeteilt sein, weshalb Frakturen bei der Abgrenzung Schwierigkeiten bereiten können. Abzugrenzen bleibt weiter die Fraktur des Processus posterior.

Therapie

Sobald die vorgebrachten Beschwerden mit dem Os trigonum in Zusammenhang gebracht werden können, soll versucht werden, mit örtlichen Maßnahmen, der Umspritzung des Os trigonum mit Cortison, eine Besserung der Beschwerden zu erreichen. Erst nach einer nicht erfolgreichen konservativen Behandlung muss das Os trigonum operativ entfernt werden. Über einen seitlichen Hautschnitt wird der Processus posterior zwischen der Achillessehne und den Peronealsehnen aufgesucht und in Dorsalflexion des Fußes entfernt.

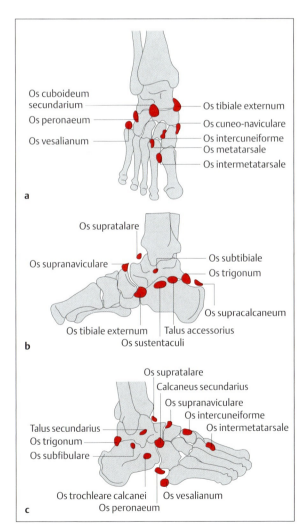

Abb. 2.**71a–c** Akzessorische Skelettelemente (aus: Lange M, Hipp E. Lehrbuch der Orthopädie und Traumatologie. Bd. II. Erworbene Krankheiten. Teil 2: Spezieller Teil. 2. Aufl. Stuttgart: Enke; 1981:431).

Weitere Akzessoria am Talus, Kalkaneus und des Navikulare

Engl.: miscellaneous accessory bones.

Selten findet man das **Os supratalare**, das regelmäßig dorsal im Bereich des Talushalses gelegen ist. Es kann zu schmerzhaften Störungen beim Tragen hoher Stiefel Anlass geben. Verwechslungen mit Ausrissen am Taluskopf oder aber mit einer Talusnase, wie sie als Reaktion nach einer Kapselschädigung gesehen werden können (Fußballspieler), müssen vermieden werden.

Das **Os subtibiale** liegt unterhalb der Spitze des Malleolus. Wahrscheinlich handelt es sich dabei um einen Nebenkern des Malleolus, der häufig nach Abschluss der Wachstums eine Verschmelzung mit dem Malleolus erfährt.

Hinzuweisen bleibt noch auf den **Talus accessorius**, der von Pfitzner (1896) an der medialen Gelenkfläche des Talus unterhalb der Mitte des unteren Rands der Gelenkfläche für den Malleolus tibiae gefunden wurde. Verwechslungen mit dem Os subtibiale sind möglich.

Auch ein **Talus secundarius** kann, allerdings selten, an der lateralen Begrenzung der Talusgelenkfläche gefunden werden. Auch kann sich eine gelenkige Verbindung zwischen Knöchel und Talus finden. Differenzialdiagnostisch ist beim Talus secundarius das Os subfibulare abzugrenzen.

Das **Os subfibulare** liegt unterhalb der Außenknöchelspitze. Eine klinische Bedeutung kommt dem Os subfibulare nicht zu.

Im Bereich des Fersenbeins ist auf den **Calcaneus secundarius** hinzuweisen, der zwischen dem Processus anterior des Fersenbeins und dem Os naviculare liegt. Francillon (1933) beobachtete den Calcaneus secundarius gemeinsam mit kontrakten Knickfüßen. Grundsätzlich können örtliche Beschwerden mit dem Calcaneus secundarius in Zusammenhang gebracht werden. Eine Beschwerdefreiheit konnte durch die Entfernung des akzessorischen Knochenelements erreicht werden.

Das **Os trochleare calcanei**, welches von Pitzner und Zimmer (1896) näher beschrieben wurde, liegt lateral dem Processus trochlearis meist kappenförmig auf. Dabei handelt es sich wohl um eine Apophyse. Gelegentlich werden Schmerzen im Bereich des Os trochleare calcanei angegeben.

Das **Os sustentaculi** liegt dem Sustentaculum tali dorsal an. Klinisch werden dabei gelegentlich Schmerzen in Verbindung zu bringen sein. Röntgenologisch können arthrotische Veränderungen zwischen dem Os sustentaculi und dem Sustentaculum tali gefunden werden.

Das **Os supracalcaneum** liegt dorsal oben am Fersenbein zwischen dem Processus trochlearis und dem oberen Fersenbeinhöcker. Verwechslungen mit einem Entenschnabelbruch des Fersenbeins oder parossäre Verkalkungen sind möglich.

Das **Os supranaviculare** liegt dorsal am Talonavikulargelenk. Klinisch kann dieser akzessorische Fußwurzelknochen Schmerzen verursachen, bedingt durch Reizzustände im Talonavikulargelenk. Röntgenologisch findet man im seitlichen Strahlengang meist ein keilförmig geformtes, bis erbsengroßes Knöchelchen, wobei differenzialdiagnostisch vor allem an eine Fraktur gedacht werden muss.

Das **Os cuboideum secundarium** liegt im Winkel zwischen Talus, Os naviculare und Kuboid. Eine klinische Bedeutung kommt ihm nicht zu.

Os tibiale externum

Engl.: accessory tarsal navicular.

Das Os tibiale externum, auch Os naviculare externum, Os naviculare secundarium, Accessor navicular oder Prähallux genannt, liegt dorsomedial über der Tuberositas ossis navicularis und bildet gleichsam eine Vergrößerung der Tuberositas des Os naviculare. Die Verbindung zwischen den beiden Knochen kann bindegewebig ausgebildet sein oder aber das Os naviculare externum kann mit dem Kahnbein zum Os naviculare cornutum verschmelzen.

Man unterscheidet 4 Formen:
- ein ossär voll ausgebildetes Os naviculare externum,
- ein kleines rudimentäres Os naviculare externum,
- ein Konglomerat von einzelnen Knöchelchen,
- eine knorpelige Form (s. Abb. 2.71).

Nach Francillon kann das Os naviculare externum auf bindegewebiger, faserknorpeliger und auf hyalinknorpeliger Grundlage entstehen. Ob es sich nun um ein Sesambein handelt oder um die Entwicklung eines persistierenden Kerns des ursprünglichen Os centrale, bleibt zu klären.

Klinik und klinische Diagnostik

Das Beschwerdebild ist meist lokal durch den Schuhdruck geprägt. Große Ossa naviculare externa können durch auftretende Schubkräfte oder aber nach Distorsionen in ihrer Koaleszenz beeinträchtigt werden und zu Reizerscheinungen Anlass geben. Das in den ersten 10 Lebensjahren in der Sehne des M. tibialis posterior gelegene knorpelige Os naviculare externum wächst später aus der Sehne heraus, was zu sog. Wachstumsschmerzen führen kann. Durch die Einlagerung des Os naviculare externum in die Sehne des M. tibialis posterior wirkt der akzessorische Knochen funktionell als Hypomochlion und leitet die Zugrichtung der Sehne um.

Therapie

Zunächst ist unbedingt eine entlastende Einlagenversorgung durchzuführen. Man beachte aber, dass am Os naviculare kein örtlicher Druck entstehen darf. Beim Bestehen eines Reizzustands empfiehlt sich die Cortisoninjektion. Sofern die Beschwerden konservativ nicht zu beheben sind, soll das Os naviculare externum operativ abgetragen werden (s. Abb. 2.71) und die Sehne des Tibialis posterior an der Plantarfläche der Tuberitas navicularis befestigt werden.

Os peroneum

Bereits Andreas Vesal beschrieb das Os peroneum, das auch als Os peronaeale, als Sesamum peroneum und im angloamerikanischen Schrifttum als peroneal bone bezeichnet wird.

Im Gegensatz zu anderen Akzessoria ist das Os peroneum meist nicht hyalinknorpelig vorgebildet. Es entsteht meist durch Verkalkung und Verknöcherung von Bindegewebe in der langen Peroneussehne am Tuberculum ossis cuboidei, wo in einem spitzen Winkel die Peroneussehne von der lateralen Fußseite auf die plantare Seite verläuft. Dabei entstehen Druck-, Zug- und Scherkräfte, die Anlass zur Sehnenverknöcherung geben (Siecke 1964). Es gibt aber auch ein hyalinknorpelig präformiertes Os peronaeale (Trolle 1949). Das Os peroneum wird beim Erwachsenen in etwa 10% gesehen. Die Verknöcherung beginnt selten vor Abschluss der Pubertät. Bei Frauen kann es etwas häufiger gefunden werden. Vermehrt lässt sich das Os peroneum bei Klumpfüßen und Hohlfüßen nachweisen und zwar häufiger beidseitig als einseitig.

Klinik und klinische Diagnostik

Gelegentlich wird über Schmerzen lateral und plantar im Bereich des Würfelbeins geklagt, die bei näherer Betrachtung mit dem Os peroneum in Zusammenhang zu bringen sind. Beschwerden können auch nach einem Distorsionstrauma des Fußes auftreten.

Röntgenbefund

Röntgenologisch lässt sich das Os peroneum beim Jugendlichen als kleines rundliches oder ovales, aber scharf begrenztes Gebilde am Rande des Würfelbeins in Höhe des Kalkaneokuboidgelenks abbilden (s. Abb. 2.71). Das Os peroneum kann zweigeteilt oder auch mehrgeteilt sein. Pfitzner (1896) fand eine Synostosenbildung zwischen dem Os peroneum mit dem Os cuboideum.

Differenzialdiagnose

Differenzialdiagnostisch müssen Abrissfrakturen an der Tuberositas des Metatarsale V abgegrenzt werden. Auch kann ein Ausriss aus dem Würfelbein zu einer Verwechslung Anlass geben, desgleichen posttraumatische Bandverknöcherungen. Zu beachten sind auch Möglichkeiten der Verwechslung mit abgelösten arthrotischen Osteophyten, Gefäßverkalkungen oder metaplastischen Weichteilverkalkungen. Frakturen des Os peroneum gehören zu den Seltenheiten. Zu beachten in diesem Bereich ist das *Os vesalium*, das im Dreieck zwischen Os cuboideum und dem Metatarsale V, also in unmittelbarer Nachbarschaft zum Os peroneum liegt. Johanson (1983) berichtet über einen Patienten, dem das Os vesalium heftige Schmerzen bereitete und bei dem es mit Erfolg operativ entfernt werden konnte.

Therapie

Therapeutisch erreicht man regelmäßig mit konservativen Maßnahmen (Einlagenversorgung, nichtsteroidale Antirheumatika und Salbenpackungen) einen Rückgang der Beschwerden.

Sesambeine

Engl.: sesamoid bones.

Anatomisch gesehen sind regelmäßig 2 Sesambeine des Fußes unterhalb des ersten Metatarsalköpfchens anzutreffen. An den übrigen Mittelfußköpfchen dagegen findet man Sesambeine selten und außerordentlich selten unterhalb der Endgelenke der 1. und 2. Zehe. Die Ossifikation der Sesambeine beginnt bei Mädchen zwischen dem 9. und 10. Lebensjahr und bei Knaben 2 Jahre später. Kewenter (1936) beobachtete an dem meist größeren medialen Sesambein in mehr als 30% eine Teilung, zum Teil eine Dreiteilung. Das laterale Sesambein ist nur in 2% zweigeteilt. Im Verlauf des Lebens treten bei Fußverformungen an den Sesambeinen Deformierungen auf. Sie sind vor allem beim Hallux valgus häufig zu beobachten. Selten finden sich Aufbaustörungen und Verletzungen, desgleichen bakterielle Entzündungen als Ursache einer Veränderung.

Klinik und Diagnostik

Diese Deformierungen sind besonders deutlich im ventrodorsalen Strahlengang und auf der Tangentialaufnahme zu sehen.

Bei der Diagnose von Erkrankungen der Sesambeine und bei Verletzungen zeigt sich beim Betasten der Planta (in Bauchlage) oft ein Druck- und Verschiebeschmerz. Gelegentlich wird ein Bewegungsschmerz bei der Plantarflexion der Großzehe angegeben.

Röntgendiagnostisch ist die Tangentialaufnahme von größter Wichtigkeit. Die Szintigraphie kann wichtige Einblicke vermitteln.

Therapie

Neuerdings wird eine Veränderung der Lage der Sesambeine nach operativen Eingriffen am Großzehengrundgelenk für die Prüfung der Leistungsfähigkeit von Operationsverfahren herangezogen.

Bei Beschwerden, die mit Veränderungen in den Sesambeinen in Zusammenhang gebracht werden können, muss versucht werden, mit konservativen Maßnahmen (entlastende Einlagen und Antiphlogistika) eine Besserung zu erzielen, was häufig der Fall ist. Die Resektion eines Sesambeins ist außerordentlich selten notwendig.

Literatur

Anderson E. Calcaneo-navicula coalition: late results of resection. Acta Orthop Scand. 1943;39:306.
Blauth W. Fehlbildungen der Hand 1981. Handchirurgie 13:307.
Blauth W. Syndaktylie und Rezidiv. Z. Orthop. 1979;117:523.
Blauth W, Borisch NC. Cleft feet. Proposals for a new classification based on roentgenographic morphology. Clin Orthop. 1990;258:41.
Blauth W. Über die Behandlung angeborener Fußfehlbildungen. Z Orthop Ihre Grenzgeb. 1989;127:3.
Blauth W, Olason AT. Classification of polydactylie of the hands and feet. Arch Orthop Trauma Surg. 1988;107:334.
Braus H. Die Anatomie des Menschen. Bd. 1. 3. Aufl. Heidelberg: Springer; 1954.
Crawford AH jr., Bagamery N. Osseous manifestations of neurofibromatose in childhood. J Pediatr Orthop. 1986;6:72.
Cotta H, Rauterberg K. Handbuch für Orthopädie. 2. Aufl. Stuttgart: Thieme; 1982.
Drennan JC. Congenital vertical talus. J Bone Joint Surg Am. 1995;77:1916.
England MA. Farbatlas der Embryologie. Stuttgart: Schattauer; 1985.
Hefti F. Kinderorthopädie in der Praxis. Heidelberg: Springer; 1998.
Helbig B, Scharizer E. In: Jäger H, Wirth CJ. Hrsg. Orthopädische Praxis. 2. Aufl. Stuttgart: Thieme; 1992.
Henkel L, Willert HG. Dismelia: A classification and a pattern of malformation in a group of congenital defects of the limbs. J Bone Joint Surg Br. 1969;51:399.
Idelberger K. Lehrbuch der Orthopädie. Heidelberg: Springer; 1970.
Imhäuser G. Kugelförmige Knöchelgelenke bei angeborenen Fußwurzelsynostosen. Z. Orthop. Ihre Grenzgeb. 1971;108: 247–1970.
Krämer KL, Stock M, Winter M. Klinik-Leitfaden Orthopädie. Neckarsulm, Stuttgart, Jungjohann-Verlagsges. 1992.
Lange M. Lehrbuch der Orthopädie. Stuttgart: Enke; 1971.
Lange M, Hipp E. Lehrbuch der Orthopädie und Traumatologie. Bd. II. Erworbene Erkrankungen. Teil 1: Allgemeiner Teil. 2. Aufl. Stuttgart: Thieme; 1976.
Lange M, Hipp E. Lehrbuch der Orthopädie und Traumatologie. Bd. II. Erworbene Erkrankungen. Teil 2: Spezieller Teil. 2. Aufl. Stuttgart: Thieme; 1981.
Niethardt F. Kinderorthopädie. Stuttgart: Thieme; 1997.
Sadler TW. Medizinische Embryologie. 9. Aufl. Stuttgart: Thieme; 1998.
Schmorl-Junghanns. Die gesunde und die kranke Wirbelsäule in Röntgenbild und Klinik. 5. Aufl. Stuttgart, Thieme; 1968.
Swanson AB, Barsky AJ, Entin MA. Classification of limb malformations on the basis of embryological failours. Surg Clin North Am. 1968;48:1169.
Willert HG, Henkel HL. Experimentelle Medizinische Pathologie und Klinik. Bd. 26. Heidelberg: Springer; 1969.

3 Angeborene Skelettsystemerkrankungen

E. Hipp und R. Burgkart

Definition.
Zu den angeborenen Skelettsystemerkrankungen zählen verschiedene Formen der Bildungs- und Wachstumsstörung des menschlichen Skeletts, die im Verlaufe der Ossifikation im Bereich der langen Röhrenknochen mit Längenwachstumsstörungen und an der Wirbelsäule durch eine Platyspondylie oder Keilwirbelbildung in Erscheinung treten.

Eine notwendige und entsprechende Einteilung der konstitutionellen Systemerkrankungen erfolgte 1969 (Pariser Nomenklatur) nach röntgenmorphologischen Kriterien, wie sie vor allem durch Radiologen und Pädiater unter Berücksichtigung der Erbgänge erarbeitet wurden. Eine Revision der Einteilung erfolgte 1983.

Danach unterscheidet man angeborene Skelettsystemerkrankungen mit noch unbekannter von bekannter Pathogenese (Tab. 3.1).

Konstitutionelle Knochenerkrankungen unklarer Pathogenese

3.1 Osteochondrodysplasie

Als Grundformen der Osteochondrodysplasie gelten eine angeborene Störung der Knorpelverknöcherung (enchondrales Knochenwachstum) mit nachfolgender metaphysärer Dysplasie (Mikromelie; Abb. 3.1 und 3.2) sowie epiphysärer Dysplasie mit einer Störung des Gelenkkörperaufbaus in verschiedenen Formen (Abb. 3.3–3.5). Die Wirbelsäule kann ebenfalls eine Wachstumsbeeinträchtigung erfahren (Keil-, Plattwirbel). Die Krankheitsbilder der Osteochondrodysplasie zeigen zum Teil unterschiedliche Ausbildungen (forme fruste).

3.1.1 Achondroplasie

> Synonym: Chondrodystrophie,
> Chondrodysplasie.
> Erbgang: autosomal dominant.
> Engl.: foetal chondrodystrophy,
> Parrot-Kaufmann-syndrome.

Definition.
Bei der Achondroplasie (Chondrodystrophie) steht eine Mikromelie im Vordergrund des Erscheinungsbilds, hervorgerufen durch eine noch nicht geklärte, vor allem begrenzte meta- und epiphysäre Wachstumsbeeinträchtigung. An der Wirbelsäule finden sich Wachstumsstörungen in Form von Keilbildungen und Wirbelbogenverkürzungen (s. Abb. 3.1 und 3.2).

Historisches. Die Chondrodystrophie (Achondroplasie) war schon vor mehr als 4.000 Jahren im alten Ägypten bekannt. Die Götter Ptha und Bes waren Chondrodystrophe. Besonders eindrucksvoll ist die Darstellung des Schreibers Seneb mit seiner Familie aus der 6. Dynastie (s. Abb. 3.1). Großartige Bilder stammen von Velasques aus dem 16. Jahrhundert, die am Spanischen Hof gemalt wurden. Vielerorts waren die „little people" begehrte Berater und Unterhalter. Im Übrigen war auch Cuvillies Chondrodystrophiker.

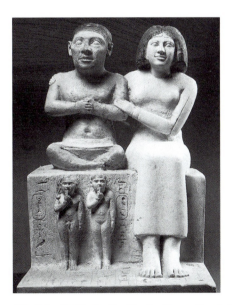

Abb. 3.1 Plastik der Familie des Zwergs Seneb (VI. Dynastie), 23. Jahrhundert v. Chr., welche die Frau und die beiden Kinder mit normal gebildeten Körpern darstellt. Seneb selbst ist ein Sitzriese und Stehzwerg mit verkürzten und verkrümmten Extremitäten, wohingegen die Wirbelsäule keine wesentliche Verkürzung aufweist.

Tabelle 3.1 Skelettsystemerkrankungen

Erkrankung	Beispiele
Unbekannte Pathogenese	
3.1 Osteochondrodysplasien	Achondroplasie (AD) diastrophischer Zwergwuchs (AR) Dysplasia spondyloepiphysaria metatrophischer Zwergwuchs metaphysäre Chondrodysplasie (AR/AD) multiple epiphysäre Dysplasie (AR/AD) Dysplasia spondylepiphysaria tarda (XR)
3.2 Anomalien von Knochendichte, kortikaler Struktur und/oder metaphysäre Modellierungsdefekte	Osteogenesis imperfecta (AD/AR) Osteopetrose (Albers-Schönberg) (AD/AR) Melorheostose Osteopoikilie Osteopathia striata (AD) diaphysäre Dysplasien (Cammurati-Engelmann) (AD)
3.3 Anarchische Entwicklung von Knorpel- und Fasergewebe	multiple kartilaginäre Exostosen (AD) Enchondromatose meist sporadisch fibröse Dysplasie (heterogen AD/AR) Neurofibromatose (AD)
3.4 Dysostosen	Larsson-Syndrom Marfan-Syndrom (AD)
Bekannte Pathogenese	
3.5 Chromosomale Aberrationen	Mongolismus Turner-Syndrom
3.6 Primäre Stoffwechselstörungen	idiopathische Hyperkalzämie
3.7 Mukopolysaccharidosen	Pfaundler-Hurler-Mukopolysaccharidose I–H (XR/AR) Morquio-Syndrom Mukopolysaccharidose IV (AR)
3.8 Mukolipidosen	Mukolipidose I (Spranger-Wiedemann) (AR) Mukolipidose II (LeRoy-Opitz) (AR) Mukolipidose III (Pseudopolydystrophie) (AR) generalisierte Gangliosidose (AR)
3.9 Lipidosen	Niemann-Pick-Erkrankung (AR) Gaucher-Erkrankung (AR)
3.10 Histiocytosis X	eosinophiles Granulom Abt-Letterer-Siwe-Erkrankung Hand-Schüller-Christian-Erkrankung

AD = autosomal dominant
AR = autosomal rezessiv
XR = X-chromosomal rezessiv

3.1 Osteochondrodysplasie

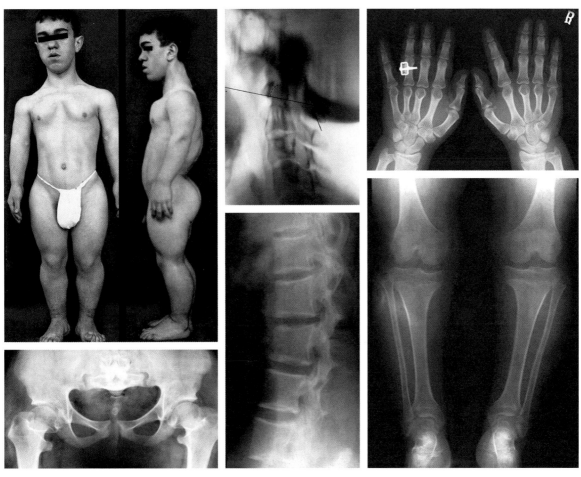

Abb. 3.2 Chondrodystrophie (35 Jahre, männlich) mit typischem Erscheinungsbild (großer Schädel, kurze Extremitäten, insbesondere die Oberarme, Dreizackhand, Hohlkreuz, keilförmige Deformierung des II. Lendenwirbelkörpers, basiläre Impression, Varusdeformität am koxalen Femurende sowie im Unterschenkel mit vorwiegend metaphysärer aber auch epiphysärer Entwicklungsstörung der Kniegelenkskörper.

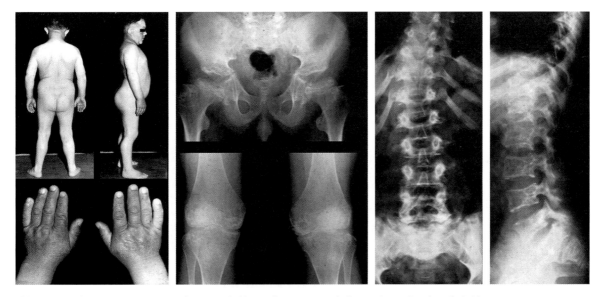

Abb. 3.3 Wachstumsstörungen (36 Jahre, männlich) vor allem im Bereich der Epiphysen (Perthes-ähnlich).

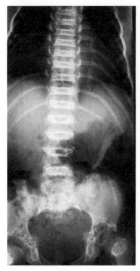 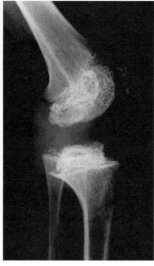 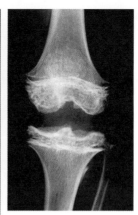

Abb. 3.**4** Epi- und metaphysäre Wachstumsstörungen besonders im Bereich der Hüfte, der Kniegelenke und der Wirbelsäule, mit Flachwirbelbildung!

Epidemiologie

Die Chondrodystrophie findet man bei allen Rassen. Sie tritt in einer Häufigkeit von etwa 1 : 25.000 auf. Der Großteil des disproportionierten Zwergwuchses (Endgröße beim Mann 135 cm und bei der Frau 125 cm) wird durch dominante Neumutationen verursacht, wobei das Alter des Vaters Bedeutung erlangt. Man weiß heute, dass pathogenetisch der Rezeptor für den Wachstumsfaktor 3 fehlt.

Klinik und klinische Diagnostik

Schon beim Neugeborenen sind die typischen Befunde, also der rhizomele Minderwuchs der rumpfnahen Gliedmaßenanteile besonders der Oberarme, ein relativ großer Gehirnschädel mit einer prominenten Stirn und Sattelnase, zu erkennen. Später entwickeln sich Varus-, selten Valgusfehlstellungen, nicht zuletzt bedingt durch das vermehrte Längenwachstum der Fibula. Charakteristische Veränderungen bestehen im Bereich der Finger (Isodaktylie und Dreizackform, „main en trident").

Am thorakolumbalen Übergang findet man eine Kyphose bei hypoplastischen Wirbelkörpern, die sich zur Keilform umgestalten können. Es entstehen Gibbusbildungen von 10–90° im Bereich von Th12–L2. Deformiert ist jedoch meist nur ein Wirbelkörper. Eine ausgeprägte Lendenlordose korrigiert die Kyphose. Diese verstärkte Lendenlordose gilt als Charakteristikum. Selten kommt es zur skoliotischen Verkrümmung.

Schon beim Kleinkind fällt ein verkürzter Wirbelbogen- und Bogenwurzelabstand auf, was auf eine Einengung des Spinalkanals hinweist. An den Lendenwirbelkörpern findet man dorsale Exkavationen als Zeichen einer Raumbeengung. Diese wird bei Bandscheibenverlagerung noch verstärkt und kann zur Wurzel- oder sogar Kaudalähmung führen.

Das Becken ist verengt, der sagittale Durchmesser verkürzt, insgesamt zeigt der Beckeneingang ein nierenförmiges Aussehen (Chondrodystrophiker-Becken; s. Abb. 3.**2**).

Am Kniegelenk zeigt sich eine Verplumpung der Gelenkkörper, wobei die Breitenentwicklung nicht beeinträchtigt wird, anders dagegen die Höhenentwick-

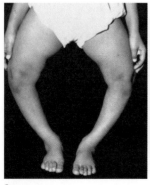 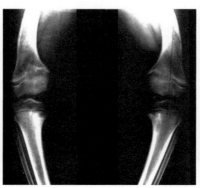 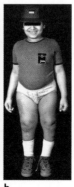

Abb. 3.**5** Hochgradige Varusverbiegung (10 Jahre, männlich) der unteren Extremitäten bei metaphysärer Wachstumsstörung vom Typ McKusik vor (**a**) und nach Osteotomien (**b**).

a   b

lung. Die Wachstumsstörung kann sich verschiedengradig an Epi- und Metaphyse ausbilden, weshalb man von meta- und von epimetaphysären Formen sprechen kann, je nach Gewichtung des Schwerpunkts der Störung.

Am Schädel zeigt der desmale Anteil eine normale Entwicklung auf, wohingegen der enchondrale Anteil, die Schädelbasis, sich verzögert entwickelt. Es kann zur basilären Impression kommen.

Die Intelligenz des Chondrodystrophen ist nicht gestört, im Gegenteil, viele zeichnen sich durch eine rasche Auffassungsgabe und Schlagfertigkeit aus, was bei Hofe vor allem eine begehrte Eigenschaft war. Die Intelligenz kann sogar überdurchschnittlich ausgebildet sein.

Therapie

An den unteren Extremitäten werden oft Umstellungsosteotomien notwendig. An der Wirbelsäule kann beim Entstehen einer Spinalstenose (Störung der Wirbelbogenentwicklung) eine Dekompression und die Entfernung eines Nukleusprolaps erforderlich werden, um einen bleibenden Schaden zu verhindern. Extremitätenverlängerungen können bei entsprechender Indikation angezeigt sein, abhängig von der Körpergröße, der zu erwartenden Größenzunahme sowie von der Knochenbeschaffenheit.

3.1.2 Diastrophischer Zwergwuchs

Erbgang: autosomal rezessiv.

Dieser selten vorkommende disproportionierte Zwergwuchs vom mikromelen Typ (polyepiphysäre Dysplasie) ist mit einer progredienten Skoliose, Kontrakturen der großen Gelenke (Pfannendysplasie, Hüftluxation) und angeborenen Klumpfüßen sowie Zehen- und Fingerdeformitäten vergesellschaftet. Klinisch charakteristisch ist der abgespreizte Daumen (Anhalter-, Hitch-hiker-Daumen). Er entsteht bei wachstumsgestörtem, kurzem und ovoid gestaltetem Metakarpale I. Der Daumen ist hypermobil im Grundgelenk. Eine Abduktionsstellung der Großzehe ist ebenfalls möglich. Die Epiphysenkerne an der Hüfte treten verspätet auf und verformen sich im Laufe des Wachstums. An der Wirbelsäule findet sich eine Kyphosebildung und oft ein enger Spinalkanal.

Therapie

Therapeutisch ist eine zunächst konservative, dann operative Behandlung des Klumpfußes erforderlich. Ggf. kann es notwendig werden, im späteren Leben eine Dekompression bei einer Spinalstenose vorzunehmen.

3.1.3 Dysplasia spondyloepiphysaria congenita

Erbgang: autosomal dominant.

Die spondyloepiphysäre Dysplasie ist bereits bei Geburt zu erkennen und entwickelt sich im Laufe des Lebens zum disproportionierten Zwergwuchs (kurzer Rumpf, Kyphose und Skoliose bei Platyspondylie). Entwicklungsstörungen des Dens können auftreten. Infolge der Störung der Epiphysenentwicklung kommt es im Bereich der Hüft- und Kniegelenke zu Achsenabweichungen (Coxa vara) und nachfolgend zu arthrotischen Veränderungen, die Umstellungsosteotomien bzw. den Gelenkersatz erforderlich machen. Häufig sieht man bei dieser Erkrankung eine Myopie und Netzhautablösungen.

3.1.4 Metatrophischer Zwergwuchs

Erbgang: autosomal rezessiv.

Der außerordentlich selten vorkommende, metatroph verschiedengestaltige Zwergwuchs wurde erstmals von Marotreux et al. 1966 beschrieben und wird mit einer Störung der enchondralen Ossifikation in Zusammenhang gebracht. Zwischenzeitlich zeigte sich, dass eine Beeinträchtigung des longitudinalen Wachstums und die Reifung der Chondrozyten Bedeutung hat.

Der metatrophe „Dwarfism" lässt sich aus dem Griechischen ableiten und bedeutet eine Veränderung, die während des Kindesalters auftritt und zunächst an eine Achondroplasie (kurze Extremitäten, langer Rumpf) und später an das Morquio-Syndrom erinnert, also eine Entwicklung vom kurzgliedrigen zum kurzrumpfigen Zwerg infolge einer Kyphoskoliose. An den Metaphysen fällt eine Vergrößerung auf (trompetenförmige Auftreibung). Auffällig ist eine mangelhafte Entwicklung der Matrix. Am Becken zeigt sich eine mangelhafte Entwicklung der Hüftpfannen mit nachfolgender Luxation des Hüftkopfs. Auch findet man schwere Kyphosen am thorakolumbalen Übergang auf dem Boden einer Anisospondylie (Birnenform der Wirbelkörper) und Platyspondylie.

3.1.5 Chondrodysplasia punctata

Erbgang: autosomal rezessiv/
autosomal dominant.

Die von Conradi und Hünermann beschriebene Chondrodysplasia punctata zeigt im Röntgenbild schon im frühen Kindesalter punktförmige Verkalkungen mit Wachstumsstörungen an verschiedenen Gelenken, die nach 3–4 Jahren verschwinden können. An der

Hüfte können Umbauvorgänge zu Verwechslungen mit einer Perthes-Erkrankung führen.

3.1.6 Metaphysäre Chondrodysplasie

> Erbgang: autosomal rezessiv/
> autosomal dominant.
> Synonym: metaphysäre Dysostose.

Bei der Wachstumsstörung einer metaphysären Chondrodysplasie stehen Beeinträchtigungen des Wachstums an den Metaphysen im Vordergrund und damit Verkürzungen der Extremitäten. Man unterscheidet den Typ Jansen, Schmid und McKusick. Sobald an der Wirbelsäule eine vermehrte Dysplasie mit einer progredienten Skoliose vorliegt, spricht man vom Typ Kozlovski (Beachte: Flachwirbel die nach vorne spitz zulaufen).

Beim Typ Jansen (1934) stehen verkürzte Röhrenknochen mit Varusbildungen der Metaphyse bei intakter Epiphyse im Vordergrund. Es können sich Sklerosierungen an der Schädelbasis entwickeln, oft fehlt eine Pneumatisation der Nebenhöhlen.

Beim Typ Schmid (1949) steht die Varusdeformation der unteren Extremität im Vordergrund. Die Metaphysen sind verbreitert und scharf begrenzt, der Epiphysenspalt ist weit, sodass die Epiphyse „frei schwebend" erscheint.

Beim Typ McKusick findet man häufig eine Varusverbiegung (s. Abb. 3.**5**).

3.1.7 Multiple epiphysäre Dysplasie

> Erbgang: autosomal rezessiv/
> autosomal dominant.

Dabei findet man multiple epiphysäre Wachstumsstörungen oft ohne ausgeprägten Zwergwuchs, wie es beim **Morbus Ribbing** zu sehen ist. Dabei sind die Wirbelsäule und die Hüftköpfe vor allem betroffen und sind als präarthrotische Deformität zu betrachten.

Beim **Morbus Fairbank** bestehen schwere Veränderungen, die klinisch und röntgenologisch in Erscheinung treten (gelegentlich Mikrozephalie und frühkindlicher Diabetes). Die Verknöcherung der Epiphysen ist verzögert und zwar an Hand und Hüfte. An der Hüfte zeigen sich Verformungen, wie sie im Spätstadium einer Perthes-Erkrankung zu sehen sind (Varus- oder Valgusstellung).

Röntgenologisch achte man auf Fragmentation im Hüftkopfbereich (Abgrenzung Perthes!). Insgesamt ist ein Rückstand der Epiphysenentwicklung auffällig.

An der Wirbelsäule ist eine geringe Deformierung im Sinne einer Kyphose möglich.

Therapeutisch ist an der Hüfte beim Vorliegen einer fortgeschrittenen Arthrose die Alloarthroplastik angezeigt.

3.1.8 Dysplasia spondyloepiphysaria tarda

> Erbgang: X-chromosomal rezessiv.

Bei einem disproportionierten Zwergwuchs (kurzer Stamm) finden sich Veränderungen im Sinne einer Dysplasie im Bereich von Schulter und des Hüftgelenks mit später auftretenden arthrotischen Veränderungen. Die Wirbelkörper sind abgeflacht und zeigen frühzeitig degenerative Veränderungen.

3.2 Anomalien von Knochendichte und kortikaler Struktur

3.2.1 Osteogenesis imperfecta

> Abkürzung: OI.
> Erbgang: autosomal dominant/
> autosomal rezessiv.
> Engl.: osteogenesis imperfecta,
> „briddle bone syndrome".

Definition.
Eine erbbedingte Erkrankung des Mesenchyms (Mesenchymaldysplasie), bei der klinisch eine Knochenbrüchigkeit und Osteoporose im Vordergrund steht.

Historisches. Lobstein (1835) beschrieb die Osteopsathyrosis idiopathica sive tarda (schlanke Röhrenknochen, die zur Verbiegung neigen und wegen einer Osteoporose frakturgefährdet sind, zeigen oft eine Besserung nach der Pubertät). 1849 beschrieb Vrolik die Osteogenesis imperfecta letalis, die ante- und perinatal auftritt. 1918 wies van der Hoeve auf die Trias der Fragilitas ossium hereditaria hin mit Schwerhörigkeit (Otosklerose), blauen Skleren (Leptosperie) und Zahndysplasie. 1906 unterscheidet Looser Patienten mit Osteogenesis imperfecta, die mit einer mehr oder weniger ausgeprägten Beeinträchtigung überleben können und solche, die tot geboren werden oder noch in den ersten Tagen sterben, als schwerste Art der Erkrankung. Falvo et al. (1974) weisen diagnostisch bei einer Osteogenesis imperfecta auf blaue Skleren, Dentinogenesis imperfecta und eine generalisierte Osteoporose hin. Sillence et al. (1978) brachten eine Einteilung in 4 Gruppen unter Berücksichtigung der Vererbung, Skleren, Frakturen, Taubheit, Verbiegungen und Prognose.

Klassifikation, Klinik und klinische Diagnostik

Die Kenntnisse über die OI haben sich in den letzten Jahren verändert. Man weiß heute, dass jeder Patient mit einer OI Mutationen für 1 oder 2 Gene trägt, welche für die Kontrolle des Typ I der Kollagensynthese verantwortlich sind. Entsprechend wurde 1996 nachfolgende Klassifikation auf einer internationalen Konferenz für die OI empfohlen (Smith 1997); Tab. 3.**2**.

▶ Typ I:
Bei der günstigsten Form der Erkrankung werden Mutationen der Kollagensynthese bis zu 50 % nachgewiesen. Im Einzelnen ist bei dieser Gruppe ein verschieden ausgeprägter Verlauf der Erkrankung festzustellen, wobei die Kompaktaverdünnung der überschlanken Röhrenknochen mit oft erheblichen Verbiegungen im Vordergrund steht (Abb. 3.**6a, b**). Frakturen treten auf, die nach einer ent-

Tabelle 3.**2** Klassifikation der Osteogenesis imperfecta nach Silence und Rimoin 1978

	Typ I	Typ II	Typ III	Typ IV
Name	van de Hoeve	Vrolik	Lobstein/Vrolik	Lobstein
Vererbung	AD	AR	AR	AD
Skleren	blau		blau	normal
Taubheit	+		−	−
Frakturen	+	+++	++	+
Wachstum	gering		stark reduziert	gering
Wirbelsäule	Kyphoskoliose		Kyphoskoliose	Kyphoskoliose
Vorkommen	1 : 30.000	1 : 62.000	selten	selten
Prognose	gut	letal	ungünstig	gut

AD = autosomal dominant
AR = autosomal rezessiv

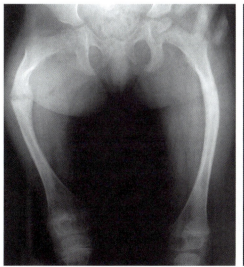 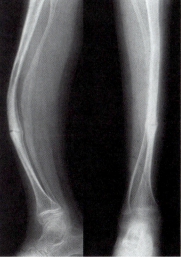

Abb. 3.**6** Osteogenesis imperfecta mit typischer Varusverbiegung von Ober- (**a**) und Unterschenkel (**b**) bei einem 3-jährigen Jungen (bereits Spontanfraktur am Unterschenkel).

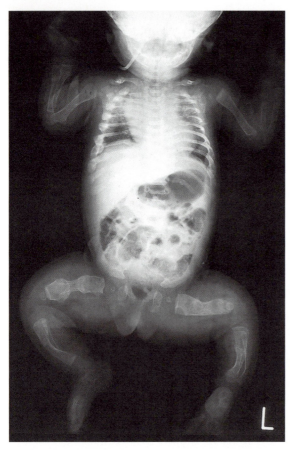

Abb. 3.7 Osteogenesis imperfecta beim Neugeborenen mit multiplen Frakturen (Typ II, letal).

sprechenden Behandlung wieder zur Gehfähigkeit führen.
▶ Typ II:
Schwerste Form der Erkrankung (Typ letalis). Das normale Kollagen beträgt lediglich noch 20%, eine Situation, die mit dem Leben nicht mehr vereinbar ist. Die Kinder werden tot geboren oder sterben meist perinatal. Autopsien zeigten, dass das Schädeldach nicht verknöchert ist (Caput membranaceum) und die Markhöhlen der Röhrenknochen außerordentlich weit sind (Abb. 3.7).
▶ Typ III und IV:
Bei *Typ III* und noch deutlicher bei *Typ IV* ist zu erkennen, dass die Mutationen weniger beeinträchtigend wirken! Bezüglich der Kollagensynthese und Mineralisation. Das Leiden beginnt perinatal. Eine Besserung der Frakturanfälligkeit ist oft nach der Pubertät oder im frühen Erwachsenenalter zu erwarten. Frakturen erfolgen häufig ohne äußeren Anlass, vor allem, wenn die Kinder vermehrt aktiv werden. Als Frakturfolgen sieht man erhebliche Fehlformen, wie kleeblattartige Beckenverformung, eine Protrusio acetabuli, hirtenstabförmige Varusdeformierungen am koxalen Ende und die säbelförmige Tibia.

Hinzuweisen bleibt auf die Rarefikation der Spongiosa, Spongiosadefekte und die Osteoporose (Glasknochen). Auch zeigen sich hochgradige Unterarmverkrümmungen. Der Rumpf ist kurz im Vergleich zu den Extremitäten, hervorgerufen durch schwerste Kyphoskoliosen. Die Wirbelkörper zeigen eine bikonkave Deformität (Keil- und Flachwirbelbildung) sowie eine generalisierte Platyspondylie.

Hinzuweisen bleibt noch auf die Dentogenesis imperfecta. Schon bei den Milchzähnen und auch bei den Ersatzzähnen zeigen sich bläulich transluzente Zähne, die nach dem Durchbruch der Kaubelastung nicht standhalten können und bis zum Zahnfleischrand abgenutzt werden (unempfindlich).

Therapie

Heutzutage besteht die Möglichkeit der pränatalen Diagnostik durch den Nachweis der Kollagensynthesestörung an Chorionzellen.

Die therapeutischen Möglichkeiten sind nach wie vor begrenzt.

Eine nicht entsprechende Behandlung kann, wie Abb. 3.8 zeigt, zu schweren Beeinträchtigungen Anlass geben.

Beim Typ I wird oft die operative Behandlung der verkrümmten Extremitäten notwendig, ggf. mit mehrfachen Osteotomien und Versorgung mit einem verlängerbaren Nagel. Dabei handelt es sich um außerordentlich differenzierte Eingriffe, die den speziellen Zentren vorbehalten bleiben sollten.

Beim Typ III und IV können Versteifungen der Wirbelsäule erforderlich werden, wobei eine Extension im Halogerät vorausgehen muss. Da die Extremitätenverkrümmung hochgradig ist, wird die Benützung von Stockstützen und Rollstuhl notwendig.

Medikamentös wird eine Wachstumshormonbehandlung derzeit getestet (Sillence 1996). Nachdem Fluoride die Osteoblasten stimulieren können, wurden Fluormedikamente getestet, allerdings ohne großen Effekt. Mit der Verordnung von Bisphosphonaten wird der Versuch unternommen, die Knochenresorption zu vermindern.

Eine entscheidende Beeinflussung des Leidens verspricht in Zukunft eine Genbehandlung. Beim Typ I wird man mit einer Stimulation der Typ-I-Kollagensynthese rechnen dürfen, für Typ II, III und IV könnte der Genersatz infrage kommen. Eine Gentherapie ist allerdings derzeit noch nicht möglich.

3.2 Anomalien von Knochendichte und kortikaler Struktur

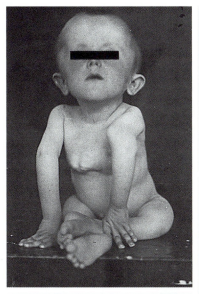
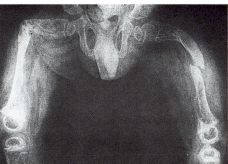
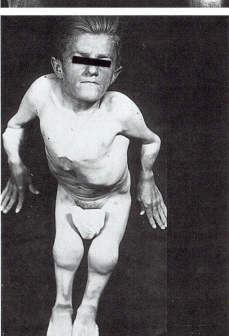

Abb. 3.**8** Verlauf einer Osteogenesis imperfecta mit multiplen Frakturen (nicht entsprechend behandelt). Schließlich Zwergwuchs und nur mit Stockstützen gehfähig (auch heute noch zu beobachten).

3.2.2 Osteopetrose

Synonym: Albers-Schönberg-Erkrankung, Marmorknochenkrankheit.
Erbgang: autosomal dominant/ autosomal rezessiv.
Engl.: marble bones.

Definition.
Bei einer nicht entsprechenden Leistungsfähigkeit der Osteoklasten, den Knochen abzubauen, kommt es bei normalem Verlauf des Knochenaufbaus zur generalisierten Osteosklerose, wobei die Metaphysen besonders betroffen sind und sich keulenartig formen.

Man unterscheidet 2 Formen. Bei der **Osteopetrosis congenita** (maligne Form) gedeihen die Kinder schlecht, bald zeigt sich ein Minderwuchs. Eine Auftreibung der langen Röhrenknochen kann sich entwickeln. Es besteht eine Anämie mit Erythroblastose und einer Thrombozytopenie (Hepato- und Splenomegalie). Es kommt häufig zu Infekten im Bereich des Respirationstrakts.

Neurologisch können Einengungen der Nervenaustrittsstellen Ausfälle hervorrufen. Die Wirbelkörper erscheinen als Rahmenwirbel mit stark sklerosierten Grund- und Deckplatten und zentraler Aufhellung. Im Bereich des Schädels finden sich ausgedehnte Sklerosen und Verdickungen des Os frontale und Os occipitale sowie von Schädelbasis und Gesichtsknochen. Nicht betroffen ist charakteristischerweise die Mandibula.

Bei der **Osteopetrosis tarda** handelt es sich um eine spätmanifeste Osteopetrose, wobei eine abnorme Knochenbrüchigkeit im Vordergrund steht. In etwa nur 20 % wird eine Anämie festgestellt.

Radiologisch kann die Kortikalis der Röhrenknochen noch abgrenzbar sein. Die Markhöhle erfährt oft ausgeprägte Einengungen. Bei der bestehenden Petrose des Knochens kommt es zu Spontanfrakturen im

3 Angeborene Skelettsystemerkrankungen

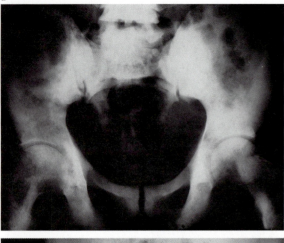

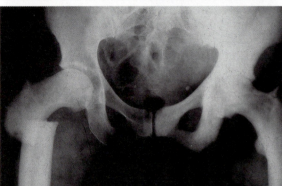

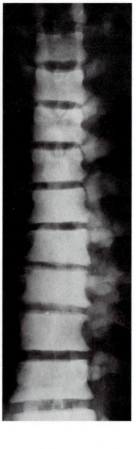

Abb. 3.9 Osteopetrose des Beckens (**a**) und der Wirbelsäule (**b**). Osteopetrose und subtrochantere Querfraktur (**c**; Obliteration der Markhöhle).

Bereich des Schenkelhalses und auch zu Schaftfrakturen (Abb. 3.**9a–c**), die mit einer Plattenosteosynthese versorgt werden müssen (fehlende Markhöhle!).

An der Wirbelsäule zeigt sich zunächst eine diffuse Sklerose (Abb. 3.**9b**) der Wirbelkörper, die mit einer Hartstrahltechnik oder aber im CT eine Differenzierung der Sklerose in Grund- und Deckplattennähe unterscheiden lässt und dann das Bild eines Rahmenwirbels zu erkennen gibt (Sandwichform).

3.2.3 Melorheostose Léri und Joanny

Synonym: Osteosis eburnisans monomelica.
Erbgang: sporadisch.
Engl.: flowing hyperostosis melorheostosis.

Definition.
Eine seltene, mit streifenförmiger Osteosklerose und Hyperostose einhergehende, meist monomel auftretende Knochenverdichtung. Die äußere Form erinnert an herabgeflossenes Kerzenwachs (Abb. 3.**10**).

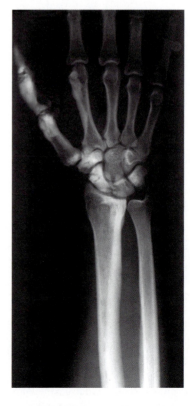

Abb. 3.**10** Typische Melorheostose. Beachte die Knochenverdichtung im Bereich des 1. und 2. Strahls sowie von Navikulare, Trapezoid, Trapezoideum und Verdichtung des Radius auf der Ulnarseite („wachsflussartiger" Streifen).

Die Verknöcherung beginnt enostal, entwickelt sich aber auch außerhalb der Kortikalis. Sie besteht aus einem unregelmäßig angeordneten Havers-Lamellensystem. Die Verknöcherung kann Fugen überschreiten und so zu Bewegungsstörungen der Gelenke führen. Als äußerlich feststellbarer Befund können periostale Verknöcherungen palpiert werden, die ziehende Schmerzen entstehen lassen.

Radiologisch gelingt die Diagnose, wenn in der Längsachse verlaufende streifenförmige Verdichtungen abzugrenzen sind.

3.2.4 Osteopoikilie

Synonym: Osteosclerosis condensans disseminata, Osteosclerosis disseminata familiaris.
Erbgang: autosomal dominant.
Engl.: osteopoicilosis, spotted bone disease.

Definition.
Unter der Osteopoikilie (Knochenfleckkrankheit) versteht man eine klinisch wenig in Erscheinung tretende, fleckförmige oder streifenförmige bzw. gemischt auftretende Systemerkrankung.

Pathologie

Pathologisch anatomisch gesehen schildert Schmorl die Trabekel der Ostopoikilieherde als verstärkt, netz- oder büschelartig verzweigt und ungewöhnlich dicht gelagert, was bei Betrachtung des Knochengeflechts zwangsläufig den Eindruck einer kompakten Beschaffenheit hervorruft. Er führt die Herde auf eine besondere Art der Gewebsmetaplasie zurück. Die typischen Konglomerate sind meist asymmetrisch angeordnet und linsenförmig bis zu 1 cm gestaltet (Berücksichtige: Kompaktainseln als monostotische Osteosklerosen).

Klinik und klinische Diagnostik

Die Osteopoikilie verläuft im Allgemeinen ohne bzw. mit geringfügigen Beschwerden. Bethge und Ridderbusch (1967) erkannten, dass doch etwa 20% der Befallenen an Schmerzen und Funktionsstörungen leiden, die mit den Knochenbefunden in Zusammenhang gebracht werden können (schubweise verlaufende Schmerzen und Funktionsstörungen).

Abbildungsmäßig findet man Strukturveränderungen im Sinne von Verdichtungsherden in der Meta- und Epiphyse (Abb. 3.**11a, b**). Die Knochenherde sind rundlich oval, mitunter auch tropfenförmig gestaltet, meist glatt begrenzt und lassen sich größenmäßig mit einer Erbse vergleichen. Cave: Verwechslung mit formähnlichen Veränderungen im Sinne der Osteolyse bei der Sudeck-Reflexdystrophie (s. Abb. 3.11). Die Verdichtungsherde verleihen dem Knochen ein gesprenkeltes Aussehen. Auch im Becken und im Handskelett können herdförmige Strukturveränderungen vorkommen oder aber die streifige Form der Osteopoikilie. Sie gilt als Skelettveränderung besonderer Art, wobei fleckige Spongiosainseln und streifige Strukturformationen in Erscheinung treten können (s. Abb. 3.**11**).

Differenzialdiagnose

Differenzialdiagnostisch können vor allem im Beckenbereich karzinombedingte Knochenstrukturveränderungen zu Verwechslungen Anlass geben, wie sie beim multiplen Myelom auftreten können oder aber bei leukämischen und granulomatösen Knochenherden.

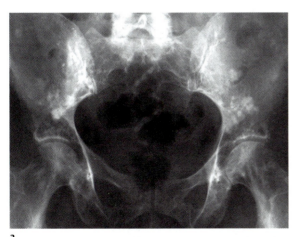
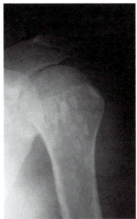
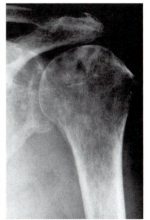

a b

Abb. 3.**11** Osteopoikylose im Beckenskelett (**a**) und in der Oberarmmetaphyse (**b**) mit typischen rundlichen oder ovalen, scharf begrenzten Knochenverdichtungen. Cave: Verwechslung mit einer Reflexdystrophie!

3.2.5 Osteopathia striata

Gelegentlich sind fleckförmige Herde vor allem in den Metaphysen streifenförmig angeordnet, die mit einer Osteopathia striata verwechselt werden können. Lange Zeit wurden sie als Sonderform der Osteopoikilie gedeutet, jetzt aber in charakteristischer Prägung als eigenes Krankheitsbild aufgefasst. Bei der Osteopathia striata finden sich strähnenförmige, axial ausgerichtete Verdichtungen mit dazwischen liegenden Aufhellungszonen z. B. in der distalen Femurepiphyse und gleichzeitig auch im Bereich der proximalen Tibiametaphyse. Im Übrigen können Kombinationen mit verschiedenen Erkrankungen bestehen, wie der partiellen Osteopetrose, der Melorheostose und der Osteopoikilie.

3.2.6 Metaphysäre Dysplasien

Synonym: Pyle-Syndrom.
Erbgang: autosomal rezessiv.

Man findet Genua-valga-Stellungen (Frakturgefährdung), der distale Femur und die proximale Tibia sind aufgetrieben. Der Knochen lässt unregelmäßig angeordnete Trabekelstrukturen vorfinden. Am Schädel zeigt sich ein Stirnwulst, manchmal sieht man Exostosen und fleckförmige Sklerosen an der Kalotte.

3.2.7 Diaphysäre Dysplasien

Synonym: Camurati-Engelmann-Krankheit, Osteopathia hyperostotica.
Erbgang: autosomal dominant.
Engl.: Camurati Engelmann disease, progressive diaphyseal dysplasia.

Die diaphysäre, progressive Hyperostosis (Camurati 1922; Engelmann 1929) wird heute als Allgemeinerkrankung aufgefasst, wobei es generalisiert infolge einer Knochenabbaustörung zu spindelförmigen Diaphysenverdickungen kommen kann.

Die Erkrankung beginnt im Kindesalter mit Schmerzen und Gangstörungen. Die Diaphysenverdickungen können tastbar sein. Die schubweise progressive, symmetrische und spindelförmige Verbreiterung der Diaphysen der langen Röhrenknochen ist charakteristisch. Die Epi- und Metaphysen bleiben meist verschont. Die Verdickung der Kortikalis kann zu Beschwerden Anlass geben, die therapeutisch durch Verordnung von Corticoiden Erleichterung erfahren.

3.3 Anarchische Entwicklung von Knorpel- und Fasergewebe

3.3.1 Dysplasia epiphysialis hemimelica

Synonym: Trevor-Krankheit.
Erbgang: sporadisch.
Engl.: tarso-epiphyseo aclasis.

Eine seltene asymmetrische, exostosenartige Vergrößerung vorwiegend der Epiphysen im Bereich langer Röhrenknochen. Auch an den Fußwurzelknochen kommen verschiedene Wachstumsstörungen vor, die durch Entwicklungsstörungen in der 5. Fetalwoche entstehen sollen. Morphologisch gesehen ist die Trevor-Krankheit vergleichbar mit kartilaginären Exostosen. Klinisch bemerkt man im Kindesalter eine geschwulstartige Vorwölbung in Epiphysennähe. Öfters kommt es zu einer Achsenänderung im Sinne einer Varus- oder Valgusfehlstellung. Meist ist die Wachstumszunahme mit der Pubertät beendet. Therapeutisch ist die operative Entfernung angezeigt, vor allem wenn Störungen eintreten.

3.3.2 Multiple kartilaginäre Exostosen

Erbgang: autosomal dominant.
Engl.: diaphyseal aclasis, external chondromatosis, dyschondroclasis.

Definition.
Man versteht darunter juxtaepiphysäre, im Metaphysenbereich liegende Exostosen, die solitär und multipel symmetrisch auftreten können (Abb. 3.**12**).

Die Häufigkeit wird unterschiedlich angegeben: 0,05 : 1.000 (Murken) bis zu 1 : 1.000 auf Guan (Krooth).

Die Exostosen imponieren als Geschwulstbildung, die von Epiphysennähe ausgehen und sich vorwiegend in Richtung Metaphyse ausdehnen.

Der knöcherne Exostosenstiel ist von einer Knorpelkappe bedeckt. Ferner kann es zur Beweglichkeitseinschränkung des benachbarten Gelenks kommen. Je nach Lage können Sehnen, Gefäße und Nerven, insbesondere am Kniegelenk, seltener am Hüftgelenk komprimiert werden. Örtlich besteht ein Druckschmerz. Im Verlaufe der Exostosenentwicklung kann eine Schädigungen der Wachstumsfugen auftreten (Handgelenksbereich). Das Exostosenwachstum kommt meist nach der Pubertät zum Stillstand. Eine Größenzunahme im Erwachsenen-

3.3 Anarchische Entwicklung von Knorpel- und Fasergewebe

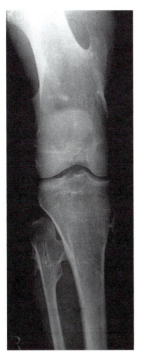

Abb. 3.**12** Typische kartilaginäre Exostosen metaphysär an Femur und Tibia.

alter muss immer den Verdacht einer Entartung zum Chondrosarkom erwecken, deren Häufigkeit unterschiedlich angegeben wird. Sie beträgt unseres Erachtens weniger als 5 %, ist aber gehäuft bei stammnaher Lage zu finden.

Grundsätzlich sollen Exostosen abgetragen werden, unbedingt bei stammnaher Lokalisation sowie bei Beeinträchtigung von Gefäßen und Nerven. Je nach Lage können operationstechnisch Schwierigkeiten auftreten.

3.3.3 Enchondromatose

Synonym: Ollier-Erkrankung, Dyschondroplasie, multiple Enchondromatose.
Erbgang: autosomal rezessiv.
Engl.: Olliers disease.

Definition.
Die Ollier-Erkrankung als Enchondromatose ist als eine oft monomel auftretende und regelhaft eine Körperhälfte betreffende Dyschondroplasie mit mutiplen Enchondromen aufzufassen (Abb. 3.**13a, b**).

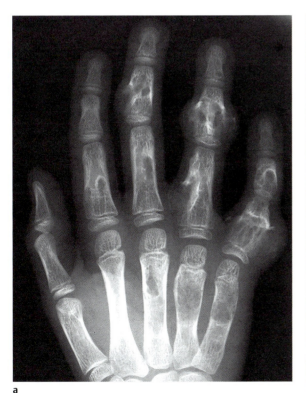
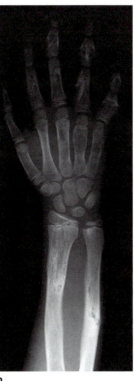

Abb. 3.**13** Enchondromatose der Finger- (**a**) und Unterarmknochen (**b**).

a

b

Ätiopathogenese

Die Ätiologie ist unbekannt, pathogenetisch meint man, dass es sich um Absprengungen aus dem Wachstumsknorpel handelt. Diese Knorpelnester zeigen eine außerordentlich starke Proliferation und lassen erbsen- bis bohnengroße, manchmal auch größere Knorpelmassen erkennen, die durch Septen abgetrennt werden. Histologisch sieht man große Zellen und eine vermehrte Kalkeinlagerung. Man findet sie bevorzugt in der Metaphyse langer Röhrenknochen, selten auch in den flachen Knochen (Skapula und Becken).

Im Verlaufe des Wachstums – man beobachtet die Erkrankung oft schon im frühen Kindesalter – kommt es zur Zerstörung der Metaphyse und auch zur Beeinträchtigung der Wachstumsfuge. Zunächst liegt die Läsion exzentrisch, sie breitet sich schließlich in der gesamten Metaphyse aus und wulstet sich nach außen vor.

Klinik und klinische Diagnostik

Das Leiden beginnt im frühen Kindesalter. Oft bemerkt man schon vor dem 2. Lebensjahr eine örtliche Schwellung, ein Hinken und einen Druckschmerz. Schon bald kommt es zur Verkrümmung einer Extremität. Spontanfrakturen zählen nicht selten zu den frühen Symptomen. Auch im Verlaufe des Wachstumsalters können wiederholte Knochenbrüche auftreten.

Radiologisch stellt sich die Enchondromatose zunächst als eine zystische, meist scharf begrenzte Aufhellungszone dar, die exzentrisch in der Metaphyse gelegen ist. Es lassen sich trabekuläre Unterteilungen vorfinden sowie Knorpelverkalkungen. Schließlich kann die ganze Metaphyse eine Destruktion und ein ballonartiges Erscheinungsbild aufweisen.

Auch nach ausgedehnten Resektionen kommt es häufig zum Rezidiv, das während des Wachstums wiederholte Resektionen notwendig macht. Eine deutliche Größenzunahme erweckt oft schon im Kindesalter den Verdacht einer malignen Entartung, was sich zu diesem Zeitpunkt regelhaft nicht bestätigt. Anders beim Erwachsenen, sofern eine Größenzunahme vorliegt (5%). Exakte MRT-Kontrollen bringen wichtige Hinweise vor allem auch für die Abgrenzung zu den Weichteilen.

Therapie

Ein Enchondromatoseherd soll baldmöglichst entfernt werden, oft ist es während des Wachstums mehrmals notwendig, evtl. mit einer Spongiosaplastik. Nach Wachstumsabschluss sollen Achsenabweichungen und Beinverkürzungen (Verlängerungsosteotomie) ausgeglichen werden.

Ein gleichzeitiges Auftreten von Enchondromen mit Hämangiomen wird als *Maffucci-Syndrom* bezeichnet, sie können doppelseitig vorkommen und zu schwersten Knochenzerstörungen und Weichteilveränderungen Anlass geben.

3.3.4 Fibröse Dysplasie

Synonym: fibröse Dysplasie (Jaffé Lichtenstein), Osteofibrosis deformans juvenilis (Uehlinger), Albright-Syndrom, Osteofibrosa localisata (Paget), Paget-Syndrom.
Erbgang: autosomal dominant/autosomal rezessiv.
Engl.: Paget disease.

Definition.
Unter der fibrösen Dysplasie des Skeletts, einer Mesenchymerkrankung, versteht man eine chronisch progrediente, schmerzhafte Dysplasie einzelner oder auch mehrerer Knochen. Dabei kann es zur Verkrümmung und Auftreibung im Bereich der Meta- und auch Diaphysen kommen. Häufig beobachtet man Spontanfrakturen.

Historisches. Zwischen 1938 und 1942 berichteten Jaffé und Lichtenstein sowie Albright über 2 Syndrome, die damals häufig der Neurofibromatose zugeordnet wurden. Das von Jaffé, Lichtenstein und Uehlinger beschriebene Syndrom ist gekennzeichnet durch Pigmentflecken und eine lokale oder aber polyzystische Form der fibrösen Dysplasie, die monostotisch auftreten kann, monomel und unilateral sowie bilateral (Abb. 3.**14a–c**).

Es wurde festgestellt, dass zwischen der fibrösen Dysplasie und der Neurofibromatose im feingeweblichen Bild Gemeinsamkeiten bestehen und deshalb die fibröse Dysplasie als Sonderform der Neurofibromatose aufzufassen wäre.

1945 haben jedoch Jaffé und 1947 Albright und andere bewiesen, dass diese Auffassung nicht haltbar ist und festgestellt, dass es sich um verschiedene Krankheitsbilder handelt und zwar bei Berücksichtigung morphologischer und klinischer Gegebenheiten.

Eine Variante stellt das McCune-Allbright-Syndrom dar, eine nichterbliche, konstitutionelle Störung (polyostotische Fibrodysplasie). Das weibliche Geschlecht ist bevorzugt betroffen. Charakteristisch sind milchkaffeeartige Hautpigmentationen, Knochenverbiegungen und eine Pubertas praecox mit der Menarche schon im frühen Kindesalter.

Ätiopathogenese

Die Ätiologie der Erkrankung ist unbekannt.

Das feingewebliche Bild ist pathognomonisch. An Stelle der normalen Spongiosa mit dem Knochenmark finden sich Bündel und Strudel von schlanken isomorphen Spindelzellen, die teppichähnlich verflochten sind.

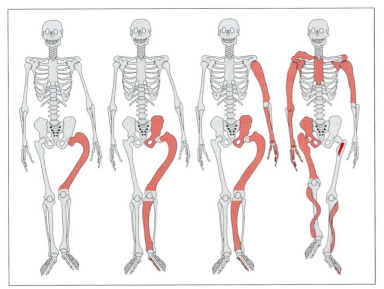

Abb. 3.**14** Fibröse Dysplasie.
a Schematische Darstellung der Lokalisation.
b, c Typische Verformungen im Bereich von Oberarm (**b**) und Oberschenkel (**c**) mit möglicher Spontanfraktur.

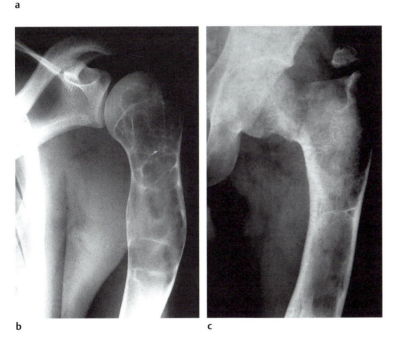

Klinik und klinisches Bild

Das Leiden beginnt schon um das 4. Lebensjahr. Am Anfang klagen die Kinder über Schmerzen. Es besteht eine Gehbehinderung und schon bald fällt eine zunehmende Verbiegung langer Röhrenknochen auf, wobei das koxale Femurende (Hirtenstabdeformität; Abb. 3.**15a–c**) und vor allem die Tibia betroffen ist und zwar hauptsächlich (zystenartige Auftreibungen) in der Diaphyse mit Ausdehnung in die Metaphyse (säbelförmige Verkrümmung).

Man unterscheidet einen monostotischen sowie polyostotischen Befall, wobei bei letzterem eine endokrine Komponente bestehen kann (McCune-Albright-Syndrom). Beim monostotischen Typ entsteht eine ovoide einkammrige Knochenzyste meist in der proximalen Metaphyse, wobei die Kortikalis verdünnt, arodiert und ausgebuchtet sein kann. Periostale Reaktionen sind nicht nachzuweisen. Auch ist das epiphysäre Wachstum zunächst nicht gestört. Beim polyostotischen Befall führen schließlich Belastungs- und Frakturdeformitäten zu ausgedehnten Verformungen.

Differenzialdiagnose

Differenzialdiagnostisch denke man an die Ollier-Erkrankung, wobei Knorpelwucherungen im Zentrum zu erkennen sind, und auch an die Ostitis Paget. Dabei finden sich charakteristische grobsträhnige Strukturveränderungen.

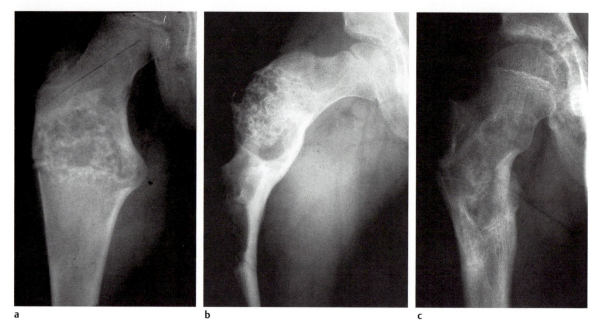

Abb. 3.**15** Fibröse Dysplasie.
a Fibröse Dysplasie im Trochanterbereich (5 Jahre, männlich).
b Mit 12 Jahren hochgradige Varusverbiegung im Bereich des coxalen Femurendes.
c Im Alter von 15 Jahren Zustand nach Rekonstruktion mit Fibula- und Eigenspongiosa.

Therapie

Die radikale operative Entfernung der geschwulstähnlichen Herdbildung ist notwendig sowie die Defektüberbrückung am besten mit Eigenspongiosa und evtl. unter Verwendung z. B. der Fibula. Ggf. sind Osteotomien angezeigt.

Das Auftreten eines Rezidivs ist häufig und verlangt eine erneute umfassende Herdentfernung.

Prognose

Eine maligne Entartung in Form eines Osteo-, Chondro-, Fibroriesenzellsarkom oder eines Histiozytoms kann eintreten. Man schätzt die Häufigkeit um 0,5 %.

3.3.5 Neurofibromatose von Recklinghausen

> Synonym: multiple Neurofibromatosis.
> Erbgang: autosomal dominant.
> Engl.: von Recklinghausen disease.

Definition.
Bei der Neurofibromatose von Recklinghausen (1882) handelt es sich um eine unregelmäßig dominante, erbliche Phakomatose mit tumorähnlichen Eigenheiten, die geprägt ist von multiplen knotigen Neurofibromen des Nervensystems, ausgehend von den peripheren und vegetativen Nerven. Es finden sich Pigmentnävi.

Häufig kommt es zu Skelettveränderungen im Sinne der Osteodysplasie, Zystenbildungen und Malazie. Im Bereich einer Skelettdeformität kann die Spontanfraktur folgen.

Historisches. 1882 berichtete von Recklinghausen in der Festschrift für R. Virchow über den Zusammenhang der Hautgeschwülste mit peripheren Nerven und erkannte eine Erkrankung, die als klinische Kardinalsymptome die Nervengeschwulst, multiple Neurofibrome der Haut und milchkaffeebraune Pigmentflecken aufweist. Dabei handelt es sich um eine genetisch fixierte Fehlbildung ektodermaler und mesodermaler Strukturen zu einem frühen Entwicklungszeitpunkt.

Ätiopathogenese

Da es sich bei der Neurofibromatose um ein Krankheitsgeschehen handelt, das als eine in die Phakomatose eingeordnete Dysplasie des Neuro- und Mesoderms zu betrachten ist, kommt es zu Fehlbildungen von ektodermalen und mesodermalen Strukturen in einer frühen Entwicklungsphase, weshalb sämtliche Organe betroffen sein können.

Klinik und klinisches Bild

Der Skelettbefall bei der von-Recklinghausen-Neurofibromatose beträgt etwa 50 %.
Als charakteristische Befunde gelten:
▶ Im Vordergrund stehen angeborene Verkrümmungen und Pseudarthrosen (angeborene Tibiapseudarthrose; Abb. 3.**16d**).

3.3 Anarchische Entwicklung von Knorpel- und Fasergewebe

- Eine Dysplasie der Wirbelkörper führt häufig zu einer progredienten Kyphoskoliose. Auch Wirbeltumoren kommen vor (dorsale Exkavationen der Wirbelkörper; Abb. 3.**16a, b**).
- Am Schädel kommt es zur Makrokranie und Makrozephalie (Holt 1978), wobei die Dysplasie der Orbita besonders hervorzuheben ist (große „leere" Orbita).
- Wachstumsstörungen findet man bei einer gleichzeitigen Elefantiasis (fokaler Gigantismus).
- Subperiostale Blutungen.
- Druckussuren bei peripheren Tumoren und Tumoren der Wirbelsäule (dorsale Exkavation im Lumbalbereich, die auch bei Megakauda vorkommen).

Bei der **Unterschenkelpseudarthrose** handelt es sich um eine Dysplasie bzw. um eine segmentäre Agenesie am Übergang vom mittleren zum unteren Drittel (Abb. 3.**16d**).

Die Ursache ist nicht geklärt. In der Pseudarthrose findet man neurofibröses oder aber fibröses Gewebe.

Therapeutisch ergeben sich nach wie vor größte Schwierigkeiten bei der operativen Behandlung der Pseudarthrose und zwar auch jetzt noch mit den Möglichkeiten der Osteosynthese und der Knochenverpflanzung.

Die **Kyphoskoliose**, eine progrediente Wirbelsäulenverkrümmung im oberen Brustwirbelsäulenbereich und am thorakolumbalen Übergang, ist meist progressiv, wobei es sogar zu Transversalläsionen kommen kann. Ursache der Skoliose ist das Zusammensintern bzw. die Zerstörung eines Wirbelkörpers durch ein Neurofibrom. Das Neurofibrom kann als Sanduhrgeschwulst (hourglas tumor, s. Abb. 3.**16a**) durchaus zur Ausweitung des Foramen intervertebrale und zur Ausbreitung des Tumors außerhalb des Wirbelkörpers führen. Intrathekal kann an den Wirbelkörpern eine dorsale Exkavation entstehen (Hipp 1958).

Eine **Osteomalazie** (generalisiert), ein sog. Phosphatdiabetes, kann als „renal phosphate leak" bei einer Rückresorption von Phosphaten entstehen.

Hinzuweisen bleibt noch auf das seltene **periostale Neurofibrom**. Sobald das Periost von neurofibromatösem Gewebe durchwachsen ist, kommt es unter Aufrauung des Periosts zu einer mantelförmigen Ausbreitung des periostalen Neurofibroms, wobei die Röhrenknochen bevorzugt befallen werden (s. Abb. 3.**16c**).

Differenzialdiagnostisch denke man an die fibröse Dysplasie, die ebenfalls mit Pseudozysten einhergeht.

Therapie

Es ergeben sich oft bei der operativen Behandlung erhebliche technische Probleme, wenn neben der Sanierung ausgedehnter Herdbildungen Achsenkorrekturen stattfinden müssen (s. Abb. 3.**15**).

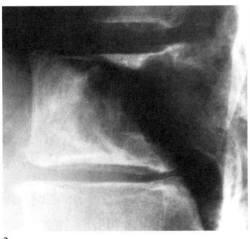
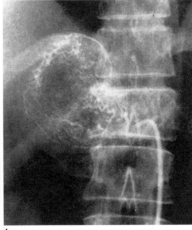
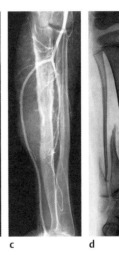

a   b   c   d

Abb. 3.**16** Neurofibromatose.
a u. b Neurinom im Wirbelsäulenbereich (Sanduhrgeschwulst, Wirbelkörperexkavation).
c Periphere Neurinome am Unterarm im Ulnarbereich mit Knochenarrosion.
d Zusätzlich charakteristische, angeborene Unterschenkelpseudarthrose.

3.4 Dysostosen

3.4.1 Otopalatodigitales Syndrom

Es zeigen sich Fehlbildungen an Ohr, Gaumen, Fingern und Zehen (Klinodaktylie, Syndaktylie), vorwiegend ist das männliche Geschlecht betroffen (Zwergwuchs).

3.4.2 Marfan-Syndrom

Synonym: Dolichostenomelie, Dystrophia mesodermalis congenita (Typ Marfan), Arachnodaktylie.
Erbgang: autosomal dominant.
Engl.: Marfan syndrome.

Definition.
Das Marfan-Syndrom erweist sich als heterogen und zeigt klinisch eine ausgesprochene Vielgestaltigkeit, wobei hauptsächlich die Augen, das kardiovaskuläre System und das Skelettsystem befallen sind.

Ätiopathogenese

Das Risiko beim Marfan-Syndrom, das mutierte Gen zu erben, beträgt 50%. In den letzten Jahren konnte erarbeitet werden, dass das entsprechende Gen auf dem Chromosom 15 liegt und den Aufbau der Proteinfibrillen kodiert. Ein Fehlen dieses Proteins, das zusammen mit anderen Glucoproteinen die 10-nm-Mikrofibrillen der extrazellulären Matrix bildet, stellt die Grundlage dieses Leidens dar.

Klinik

Eine allgemeine Dolichomorphie mit „El-Creco"-ähnlichen Proportionen (McCusik) charakterisiert sämtliche Befunde.

Im Bereich des Skeletts steht die Hyperchondroplasie im Vordergrund, wobei neben dem Längenwachstum an den Fingern (Spinnengliedrigkeit, Madonnenhand) auch die Röhrenknochen ein vermehrtes Wachstum aufweisen. Charakteristisch ist das Daumenzeichen nach Steinberg, „thumb sign", wobei das knöcherne Endglied des Daumens bei geschlossener Faust die übrigen Fingern überragt, und zwar ulnar über das V. Metakarpale (Abb. 3.17).

Bei der Dysplasie von Knochen können durch eine verfrühte Skelettreifung grazile und überlange Röhrenknochen entstehen (Hochwuchs, Haltungsfehler).

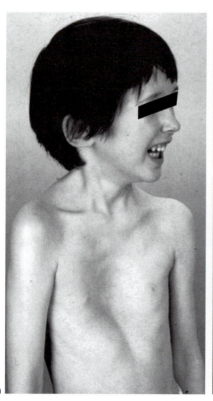
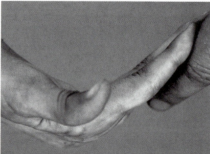
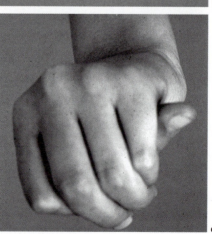

Abb. 3.17 Marfan-Syndrom (aus: von Strempel A. Die Wirbelsäule. Stuttgart: Thieme 2001.
a Trichterbrust.
b Überstreckbarkeit der Hand- und Fingergelenke.
c „Thumb sign" (Steinberg).

Es besteht eine Überstreckbarkeit der Gelenke mit Luxationsneigung. An der Wirbelsäule kommt es zur Ausbildung einer Kyphoskoliose, vorwiegend nach rechts thorakal und links lumbal mit z. T. Scheuermann-ähnlichen Strukturen an den Deckplatten. Ferner sind Thoraxdeformitäten (Trichter- oder Hühnerbrust) zu beobachten. Fußdeformierungen (Pes planovalgus, seltener Klump- und Hakenfuß) kommen häufig vor.

3.4.3 Larsen-Syndrom

Synonym: multiple kongenitale Dislokationen.
Erbgang: autosomal rezessiv/autosomal dominant.
Engl.: Larsen syndrome.

Multiple angeborene Luxationen beherrschen das Krankheitsbild, das bei Geburt schon ausgeprägt ist. Im Vordergrund steht die Dorsalluxation des Femur gegenüber der Tibia. Weiter besteht bei mehr als der Hälfte der Patienten eine Hüft- sowie Ellenbogenluxation. Ferner finden sich Klumphände und Klumpfüße. Radiologisch sieht man neben multiplen Luxationen Fehlbildungen der Wirbelsäule (Hypoplasie der zervikalen Wirbel, Entwicklung einer Kyphose). Charakteristisch ist eine Brachymetakarpie und Brachyphalangie. Die Hand imponiert in rechteckiger Form.

Differenzialdiagnostisch muss die Arthrogrypose mit steifen Gelenken abgegrenzt werden (Abb. 3.**18a, b**).

Therapie

Therapeutisch ist eine konsequente, meist langwierige Behandlung notwendig. Die Korrektur muss mit Redressionen und korrigierenden Gips- oder Kunststoffverbänden an Knie und Ellenbogen beginnen. An der Hüfte ist oft eine offene Reposition nicht zu umgehen.

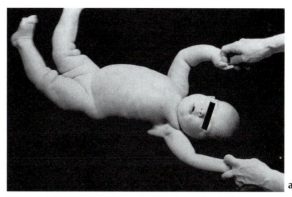
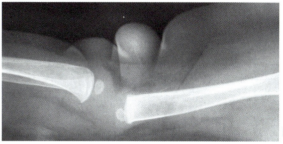

Abb. 3.**18** Larsen-Syndrom mit typischen multiplen Luxationen. Beachte: Kniegelenksluxation beidseits klinisch (**a**) und radiologisch (**b**).

Beachte: Die Nachbehandlung ist außerordentlich wichtig. Die Eltern sind in das Nachbehandlungsprogramm einzubeziehen.

Konstitutionelle Knochenerkrankung mit bekannter Pathogenese

3.5 Chromosomale Aberration

3.5.1 Down-Syndrom, Trisomie 21

Engl.: Down-syndrome, trisomy 21.

Chromosomenaberrationen können zu konstitutionellen Störungen des Skelettsystems führen (Trisomiesyndrome). Wichtig ist zu wissen, dass alle autosomalen Chromosomenanomalien mit einer mehr oder weniger ausgeprägten Wachstumsretardation einhergehen. Dies gilt mit jeweils zunehmenden Ausprägungen für das Turner-Syndrom, das Down-Syndrom und die Trisomie 18. Die Erkrankung kann bei Geburt festgestellt werden (Kopfform, Epikantusfalte an den Augen, flache Nase und vorquellende Zunge). Die Hände zeigen Kurzfinger (Brachymetakarpie).

Differenzialdiagnostisch achte man auf eine Dysplasie der Hüfte sowie auf Muskelanomalien. Im Verlaufe des Wachstums kann eine Skoliose entstehen. Des Weiteren besteht eine atlantookzipitale Instabilität, was vor allem bei Intubationen Berücksichtigung finden muss. Beim Down-Syndrom findet man unterschiedliche Grade der Intelligenzstörung.

3.6 Primäre Stoffwechselstörungen

Synonym: lysosomale Speicherkrankheiten.

Lysosomale Speicherkrankheiten zählen zu Stoffwechselstörungen, die durch einen genetisch bedingten Defekt saurer Hydrolasen hervorgerufen werden. Diese sind für die Degradation hochmolekularer Glucoproteine, Glucosaminoglykane und Ganglioside verantwortlich. Eine hydrolytische Aktivität kann nur im sauren Milieu der Lysosomen stattfinden. Die Speicherung dieser Substanzen führt zunächst zu Funktionsstörungen und später zur Nekrose der Zellen.

3.6.1 Idiopathische Hyperkalzinose

Synonym: Fanconi-Schlesinger-Syndrom.

Die Calciumwerte im Serum sind erhöht (um 3,75 mmol/L). Bald nach der Geburt kommt es, bei einem schlechten Gedeihen des Kinds, zu Erbrechen und Polyurie. Das Kind zeigt ein Zwergengesicht. Röntgenologisch findet man Verbiegungen der langen Röhrenknochen. Die Wirbelkörper zeigen eine sklerotische Streifung. Bandscheiben können verkalken.

3.7 Mukopolysaccharidosen

Hochmolekulare Kohlenhydratketten haben wichtige Funktionen für das Binde- und Stützgewebe. Ist der Abbau gestört, so werden sie im Urin ausgeschieden (wichtig für die Diagnostik).

Man unterscheidet 6 Gruppen mit Untergruppen, wobei einige Gruppen orthopädisch von Bedeutung sind.

3.7.1 Pfaundler-Hurler-Syndrom (Typ I)

Erbgang: autosomal rezessiv.

Es fehlt ein α-Iduronidase-Enzym. Man findet einen proportionierten Minderwuchs und Gelenkkontrakturen. Beachte Hepatosplenomegalie!

3.7.2 Morquio-Brailsford-Syndrom (Typ IV)

Erbgang: autosomal rezessiv.

Beim Morquio-Syndrom Typ A fehlt die N-Acetylgalactosamin-Sulfatase (schwere Form) und beim Morquio-Syndrom Typ B die β-Galactosidase (leichte Form).

In den ersten Jahren verläuft die Entwicklung meist unauffällig, danach zeigt sich ein Entwicklungsrückstand mit einem vorspringenden Sternum.

Die Entwicklung einer Kyphose kann folgen. Es entsteht ein zunehmend disproportionierter Minderwuchs meist mit einer Endkörpergröße um 120 cm. Auffällig werden progrediente X-Beine sowie lockere Bänder. Das Gesicht ist weitgehend unverändert, der Intelligenzgrad durchschnittlich. Radiologisch zeigen sich hypoplastische Wirbelkörper und Flachwirbel. Der Manubriosternalwinkel kann bis zu 90° betragen. Bereits zu Beginn des Schulalters findet sich eine Ossifikationsstörung in den Femurepiphysen mit Abflachung des Hüftkopfs und Subluxation. Des Weiteren kommt es zu Entwicklungsstörungen der Pfanne mit unregelmäßigen Verknöcherungen. Die Metakarpalia können verkürzt sein. Zu achten ist auf Subluxationen am atlantookzipitalen Übergang bei einer Denshypoplasie. Oft entstehen Flachwirbelbildungen am thorakolumbalen Übergang mit Ausbildung einer Kyphose.

Therapie

Therapeutisch sollen Achsenfehlstellungen durch eine Osteotomie korrigiert werden. Im Bereich des Hüftgelenks sind Umstellungsosteotomien und evtl. eine Azetabuloplastik notwendig.

3.8 Mukolipidosen

Es besteht ein Gendefekt mit einer Defizienz einer Phosphotransferase, weshalb das Lysosom nicht in das zugehörige Kompartment aufgenommen, sondern nach extrazellulär sezerniert wird.

3.9 Lipidosen

3.9.1 Morbus Gaucher

Diese relativ häufige Lipidspeicherkrankheit wird durch den genetischen Defekt des Enzyms Glucocerebrosidase ausgelöst. Es kommt zur Ansammlung von Glucocerebrosid (Glykolipid) in den verschiedenen Geweben. Es bilden sich histiozytäre Speicherzellen, die sich in Leber, Milz und anderen Organen nachweisen lassen. Bei der seltenen, letal verlaufenden Gaucher-Erkrankung kommt es zur Infiltration des Gehirns.

Klinik und Diagnostik

Klinisch gesehen wird in der Kindheit oder bei Erwachsenen über Knochenschmerzen geklagt und über eine Beweglichkeitseinschränkung z. B. der Hüftgelenke. Dabei kann es sogar zu akuten entzündungsähnlichen Schmerzen kommen, die zu diagnostischen Problemen Anlass geben. Radiologisch finden sich fleckförmige Aufhellungszonen, bevorzugt im spongiösen Knochen mit Destruktion des Hüftkopfs (Abb. 3.**19**).

Diagnostisch kann das CT und das MRT das Ausmaß der Knochen- und Gelenkbeeinträchtigung im Einzelnen darstellen (Nekrose oder Entzündung).

Therapie

Therapeutisch wurde das Enzym Glucocerebrosidase biochemisch so modifiziert, dass es von den Makrophagen mit hoher Affinität aufgenommen wird und zu einem Abbau der Speichersubstanzen führt (Barton et al. 1990). Es zeigte sich bei der viszeralen Form des Morbus Gaucher in wenigen Monaten eine Rückbildung der vergrößerten Leber und Milz und auch eine Normalisierung des Blutbilds (Parker et al. 1991). Es ist bereits gelungen, die fehlenden Gene in die defekten hämatopoetischen Stammzellen eines Patienten zu übertragen (Fink et al. 1990).

Operativ kann z. B. bei einer auftretenden Hüftkopfnekrose der Ersatz des Gelenks notwendig werden.

3.9.2 Niemann-Pick-Krankheit

Synonym: Sphingomyelie, Speicherkrankheit, Sphingomyelinose.

Die Niemann-Pick-Krankheit, Sphingomyelinose, führt zu einer heterogenen, genetischen Störung des Lipidstoffwechsels, wobei die Aktivität der Sphingomyelinase vermindert ist. Der Nachweis typischer Schaumzellen im Knochenmark und der Vakuolen in den Lympho- und Monozyten kann diagnostisch weiterhelfen. Des Weiteren ist der Enzymdefekt direkt zu ermitteln.

Die Skelettbefunde gleichen denjenigen des Morbus Gaucher. Differenzialdiagnostisch muss ferner eine Histiozytose in Betracht gezogen werden.

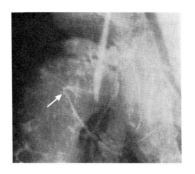

Abb. 3.**19** Morbus Gaucher (Destruktion der Hüftköpfe). Angiographisch typischer Verschluss des R. profundus (aus Lange M, Hipp E. Lehrbuch der Orthopädie und Traumatologie. Band II. Erworbene Erkrankungen. Teil 1: Allgemeiner Teil. 2. Aufl. Stuttgart: Enke; 1976:34).

3.10 Histiocytosis X

Unter der Bezeichnung Histiocytosis X fasste Lichtenstein das eosinophile Granulom, die Hand-Schüller-Christian-Erkrankung und die Abt-Letterer-Siwe-Krankheit zusammen. Sie alle gehen vom Knochenmark aus und zeigen im Röntgenbild morphologische Veränderungen, wie sie als „tumor like lesions" bekannt sind (s. Kapitel 9).

Literatur

Barton NW, Furbish FS, Garfield M, Brady RO. Therapeutic response to intravenous infusions of glucocerebrosidase in a patient with Gaucher disease. Proc Natl Acad Sci USA. 1990;87:913.
Beck M. Lyosomale Speicherkrankheiten. Dtsch Ärztebl. 1993;90:1916.
Bethge J, Ridderbusch KE. Über Osteopoikilie und das neue Krankheitsbild Hyperostose bei Osteopoikilie. Ergeb Chir Orthop. 1967;49:138–182.
Camurati M. Di un raro caso di osteiti symmetrica ereditaria degli arti inferiori. Chir Organi Mov. 1922;6:662.
Engelmann G. Ein Fall von Osteopathia hyperostotica (sclerosans) multiplex infantilis. Fortschr Röntgenstr. 1929;39:1101.
Fairbank HAT. Dysplasia epiphysialis hemimelica (tarso epiphyseal aclasis). J Bone Joint Surg Br. 1956;38:237.
Fairbank KT. Dysplasia epiphysialis multiplex. Br J Surg. 1947;34:225.
Fink JK, Korrell PH, Perry LK, Brady RO, Karlson S. Correction of glucocerebrosidase deficiency after retroviral-mediated genetransfer into hematopoetic progenitor cells from patients with Gaucher disease. Proc Natl Acad Sci USA. 1990; 87:2334.
Hanscom DA, Winter RB, Lutter L, Lonstein JE, Bloom BA, Bradford DS. Osteogenesis imperfecta. J Bone Joint Surg Am. 1992;74:598.
Hipp E. Dorsale Exkavationen der Lendenwirbelkörper. Z Orthop. 1958;90:434.
Hipp E. Gefäß des Hüftkopfes. Stuttgart, Enke; 1958.
Jansen M. Über atypische metaphysäre Dysostosen. Z Orthop Ihre Grenzgeb. 1934;61:253.
Krooth RS, Macklin MT, Hilbish TF. Diaphyseal aclasis (multiple exostosis on guam). Am J Hum Genet. 1961;13:340.

Lange M, Hipp E. Lehrbuch der Orthopädie und Traumatologie. Bd. II. Erworbene Erkrankungen. Teil 1: Allgemeiner Teil. 2. Aufl. Stuttgart: Enke; 1976.

Larsen LJ, Schottstaedt ER, Bost FC. Multiple congenital dislocations associated with characteristic facial abnormality. J Pediatr. 1950;37:574.

Marfan AB. Un cas de dèformation congènital des quartre membres plus prononcèe aux extremitès (dolichostènomèlie). Bull Soc Med Hop Paris. 1896;13:220.

Murken JD. Über multiple kartilaginäre Exostosen. Zur Klinik, Genetik und Mutationsrate des Krankheitsbildes. Z Menschl Vererbungslehre. 1963;36:469.

Ollier M. De la dyschondroplasie. Bull Soc Chir (Lyon). 1881;3:22.

Ribbing S. Studien über hereditär, multiple Epiphysenstörungen. Acta Radiol (Stockh.) 1937; Supl. 34.

Schmid F. Beitrag zur Dysostosis enchondralis metaphysaria. Monatsschr Kinderheilkd. 1949;97:383.

Scott D. Metatropic dwarfism. J Bone Joint Surg Am. 1987;69:174.

Sillence DO, Rimoin DL. Classification of osteogenesis imperfecta. Lancet. 1978;II:1041.

Smith R. Osteogenesis imperfecta. J Bone Joint Surg Br. 1997;79:177.

Spranger J. Internationale Nomenklatur konstitutioneller Knochenerkrankungen. Fortschr Röntgenstr. 1971;115:283.

von Strempel A. Die Wirbelsäule. Stuttgart: Thieme; 2001.

4 Erworbene Skelettsystemerkrankungen

W. Gördes

4.1 Osteoporose

Engl.: osteoporosis.

Definition.
Die derzeitig gültige Definition der Osteoporose lautet: systemische Erkrankung des Skelettsystems mit Verringerung der Knochenmasse und Veränderung der Mikroarchitektur des Knochengewebes sowie einer daraus folgenden Erhöhung der Knochenbrüchigkeit und Zunahme des Frakturrisikos.

Historisches. Eine Arbeitsgruppe unter F. Albright hat vor 60 Jahren die Osteoporose unter den metabolischen Osteopathien als eine Rarefikation des Knochens postuliert, die durch zu geringe Knochenneubildung bei gleichzeitigem Knochenverlust entsteht. Diese Definition ist bis heute mehrfach infolge anderer Einsichten durch moderne Untersuchungsmethoden abgeändert worden, um in der jetzigen Version auch nur einen Kompromiss darzustellen.

Eine exakte Definition der Osteoporose ist nach derzeitigem Wissensstand noch nicht möglich. Auch neueste wissenschaftliche Ergebnisse lassen nur den Schluss zu, dass das klinische Syndrom der manifesten Osteoporose der Endpunkt eines langjährigen *multifaktoriellen Geschehens* ist (Ringe 1989).

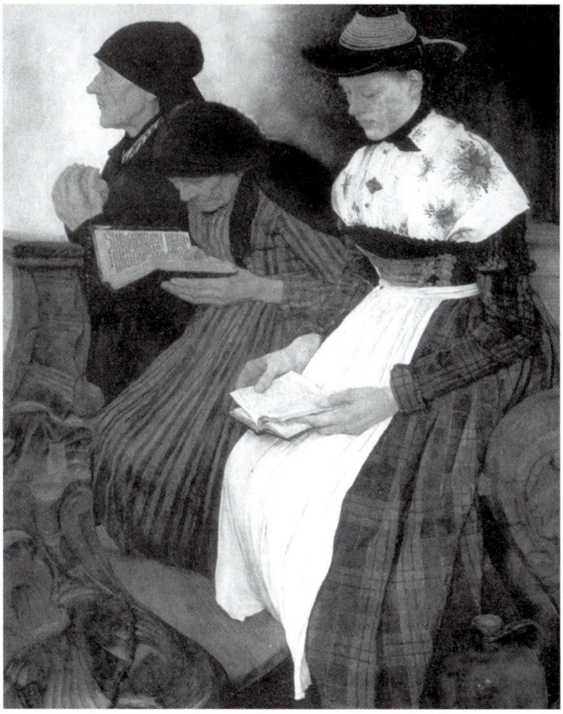

Epidemiologie

Der Grundstein für die Osteoporose kann bereits in der Kindheit gelegt sein. Im Laufe der Jugend und des Heranwachsens kann durch zahlreiche Risikofaktoren (u. a. Calciummangel, Bewegungsmangel, falsche Ernährung, Vererbung, Genussmittel), aber auch durch Noxen für das Skelett (u. a. Corticoide, Heparin, Hyperthyreose, Malabsorption, schwere Erkrankungen* mit Immobilisierung) in einem Summationseffekt eine ungenügende Skelettmasse resultieren (Ringe 1989).

*Anmerkung: Unter den generalisierten Skeletterkrankungen nimmt die Osteoporose (Abb. 4.1) insofern eine besondere Stellung ein, als sie in der primären Form unbekannter Ätiologie ist. Andere Skeletterkrankungen wie die Osteomalazie und die Ostitis fibrosa generalisata lassen sich auf bestimmte Grunderkrankungen oder komplexe Störungen zurückführen. Im Mittelpunkt aller generalisierten Skeletterkrankungen steht der Calcium-Phosphat-Stoffwechsel (Abb. 4.2). Über diesen berühren sich

Abb. 4.1 Wilhelm Leibl (1844–1900), Münchner Schule: 3 Frauen in der Kirche von Berbling. (Copyright: Hamburger Kunsthalle; Fotonachweis: Elke Walford, Hamburg.)
Beachte: Form und Haltung der Wirbelsäule in den verschiedenen Lebensabschnitten, die Frau in der Mitte weist einen hochgradigen Rundrücken auf.

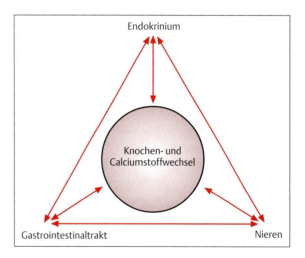

Abb. 4.2 Schematische Darstellung der wesentlichen Beziehungen des Knochen- und Calciumstoffwechsels zum Endokrinium, Gastrointestinaltrakt und Nieren (aus: Kuhlencordt F, Kruse HP. Erkrankungen der Knochen. In: Gross R, Schölmerich P. Hrsg. Lehrbuch der Inneren Medizin. Stuttgart: Schattauer; 1977:943).

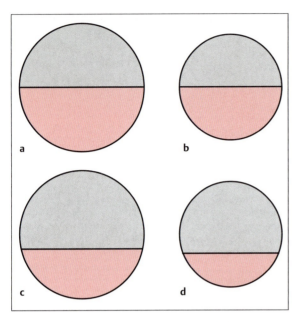

Abb. 4.3 Radiologische Differenzierung der Skelettmasse bei Osteoporose und Osteomalazie.
a Normale Skelettmasse.
b Verminderte Skelettmasse mit normalem Matrix-(Osteoid) und Mineralanteil: Osteoporose.
c Normale Skelettmasse mit starkem Verlust des Mineralanteils: Osteomalazie.
d Verminderte Skelettmasse mit Verlust des Mineralanteils: Osteoporomalazie; graue Flächen: Knochenmatrix mit Osteoid, rote Flächen: mineralisierter Knochen.

die oben genannten Skeletterkrankungen als knochenhistologische Grundtypen. So können bei komplexen Störungen auch Mischbilder entstehen (Abb. 4.3).

Am distalen Radius zeigt sich eine ansteigende Frakturinzidenz mit 50 Jahren, an der Wirbelsäule mit 60 Jahren und am proximalen Femur mit 70 Jahren. Osteoporosefrakturen sind die Folge einer komplexen Interaktion zwischen Knochenfragilität und Trauma, insbesondere durch Sturz. Die wichtigste Determinante der Knochenfragilität ist die Knochenmasse. Diese ist eine Funktion der während der Jugend und frühen Erwachsenenzeit angelegten Knochenmenge (peak-bone-mass) und der im Laufe des Lebens eintretenden Verlustrate. Die Knochenmasse unterliegt innerhalb Europas erheblichen Schwankungen, die außerdem laut multinationaler europäischer Studien (Lunt et al. 1997; O'Neill et al. 1996) zwischen Frauen und Männern signifikante Abweichungen ergeben haben. Möglicherweise ist z. B. der Unterschied in der Knochenmasse des Schenkelhalses die Ursache des zwei- bis dreifach höheren Risikos einer zukünftigen Fraktur bei Frauen.

Gemeinsame epidemiologische Faktoren osteoporoseinduzierter Frakturen sind eine Häufung mit zunehmendem Alter, ein wesentlich häufigeres Vorkommen bei Frauen und eine Bevorzugung trabekulärer Knochenpartien.

Wesentliche und in etwa vergleichbare Daten der häufigsten Frakturen sind in Tab. 4.1 zusammengestellt.

Eine von der WHO (1994) eingesetzte Expertengruppe hat eine auf der Knochenmasse beruhende Arbeitsklassifikation der Erkrankung aufgestellt:
1. Normal: Die Knochendichte liegt nicht mehr als 1 Standardabweichung (SD) unter dem Durchschnittswert junger Erwachsener.
2. Geringe Knochenmasse (Osteopenie): Die Knochendichte liegt 1–2,5 SD unter dem Durchschnittswert junger Erwachsener.
3. Osteoporose: Die Knochendichte liegt mehr als 2,5 SD unter dem Durchschnittswert junger Erwachsener.
4. Schwere Osteoporose (manifeste Osteoporose): Die Knochendichte liegt mehr als 2,5 SD unter dem Durchschnittswert junger Erwachsener und es sind bereits eine oder mehrere pathologische Frakturen eingetreten.

Unter Zugrundelegung dieser Klassifikation ist geschätzt worden, dass 30% der postmenopausalen weißen Frauen in den USA an Osteoporose der Hüfte, der Wirbelsäule und des Radius leiden und weitere 54% eine Osteopenie haben. In der Bundesrepublik wird die Prävalenz der Osteoporose für alle Frauen über 50 Jahre mit 35% eingeschätzt.

Tabelle 4.1 Epidemiologische Daten der häufigsten Frakturen (Johnell et al. 1992; Melton 1997; O'Neill & Ismail 1999)

Frakturen	Inzidenz (%) weiblich	männlich	Alter (Jahre)	Altersabhängige Zunahme
Hüftgelenk	17,5	6	< 50	exponentiell
Handgelenk	16	2	weiblich: 50–65 männlich: 20–60	linear linear ohne weitere Zunahme
Wirbelsäule	16	5	< 50	exponentiell

In der Altersgruppe der 50- bis 70-Jährigen liegt sie mit 20% für Frauen und 3% für Männer, in der Altersgruppe der über 70-Jährigen mit 59% für Frauen und 20% für Männer (Ringe 1989).

Die sozialmedizinische Bedeutung der Osteoporose liegt in der durch die Altersentwicklung steigenden Osteoporoserate mit der Komplikation durch die Schenkelhalsfraktur, die regelmäßig stationärer Behandlung bedarf, sehr häufig nach Entlassung aus dem Krankenhaus weitere und zum Teil dauerhafte stationäre Pflege oder zusätzliche fremde Hilfe erfordert. Ferner werden gerade die Frakturen des proximalen Femur von beträchtlicher Morbidität und Mortalität (10–20%) begleitet, die auf die Immobilisation, den operativen Eingriff und die dem Alter eigenen Begleiterkrankungen zurückzuführen sind.

4.1.1 Primäre Osteoporosen

Engl.: primary osteoporosis.

Ätiologie

Die vielfältigen Erscheinungsformen der Osteoporose unter ätiologischen Gesichtspunkten einzuordnen, ist aufgrund des zumeist multifaktoriellen Geschehens nur zum Teil möglich. So hat sich letztlich auch aus didaktischen Gründen die Einteilung in primäre oder idiopathische und sekundäre Osteoporosen durchgesetzt, wobei nicht ausgeschlossen werden soll, dass im Fall einer idiopathischen Verlaufsform gewisse ätiopathogenetische Einflüsse bekannt sind, z. B. bei der postmenopausalen Osteoporose der Östrogenmangel als endokrine Ursache. Aber nicht alle Frauen in der Menopause erleiden eine klinisch relevante Osteoporose. Die Einteilung der primären Osteoporose nach Lebensabschnitten ist lediglich phänomenologisch, aber nicht als ätiologisch zu verstehen.

Primäre Osteoporosen:
▶ idiopathische Osteoporose (juveniles und frühes Erwachsenenalter),
▶ postmenopausale Osteoporose (Typ I),
▶ senile Osteoporose (Typ II).

Pathogenese

Der postmenopausale Östrogenabfall, aber auch andere Mechanismen können den in dieser Altersphase stattfindenden erhöhten Knochenumsatz forcieren. Das führt zu einer erhöhten Empfindlichkeit des Skeletts gegenüber dem Parathormon mit einer Steigerung des Serumcalciumspiegels. Die Parathormonsekretion wird entsprechend gebremst und überdies die vom Parathormon abhängige Synthese des Vitamin-D-Metaboliten Calcitriol (1,25-Dihydroxycholecalciferol, 1,25-$[OH]_2$-D_3) in der Niere, der als Steroidhormon angesehen wird. Dadurch wird dann die Calciumbindung im Dünndarmepithel eingeschränkt.

Tabelle 4.2 Schema der pathophysiologischen Knochenveränderungen bei Osteoporose

Typ-I-Osteoporose	Typ-II-Osteoporose
Östrogenmangel Androgenmangel Immobilisation	Niere: 1,25-$(OH)_2$-D_3 ↓
Trabekulärer Knochen: Serum-Ca^{2+} ↑	Dünndarm: Ca^{2+}-Absorption ↓
PTH ↓	PTH ↑
Niere: 1,25-$(OH)_2$-D_3 ↓	Kortikaler und trabekulärer Knochen: Serum-Ca^{2+} ↑
Dünndarm: Ca^{2+}-Absorption ↓	

PTH = Parathormon

Nach dieser Periode des mehr oder weniger rapiden Knochenabbaus, besonders bei postmenopausalen Frauen, schließt sich ein Mineralverlust an, der zwar dem normalen Altern entspricht (Typ II oder senile Osteoporose), aber zu einem erheblichen Teil mit einem beträchtlichen Verlust der Knochendichte verbunden ist. Einige Befunde sprechen dafür, dass mit Nachlassen des trabekulären Knochenverlusts ein langsamerer Knochenverlust zu Lasten der Kortikalis einsetzt. Die wesentlichen Faktoren sind wahrscheinlich die eingeschränkte Vitamin-D_3-Produktion der Nieren mit nachlassender Empfindlichkeit des Dünndarmepithels auf 1,25-$(OH)_2$-D_3 zur Calciumbindung und einem leichten sekundären Hyperparathyreoidismus sowie nachlassender altersbedingter Osteoblastenfunktion.

Schließlich sind diese Pathomechanismen der Typ-I- und Typ-II-Osteoporose von vielen Risikofaktoren abhängig und im Einzelfall ein kumulativer, sich beträchtlich überlappender Vorgang (Tab. 4.2).

Die hier dargestellten pathophysiologischen Veränderungen sind nur ein Teil des komplizierten und längst nicht geklärten Skelettumbaus: Calcitonin, ein Antagonist des Parathormons, ist ein Neuropeptid mit u.a. antiosteoklastären und analgetischen Eigenschaften. Der Calcitoninspiegel sinkt mit dem Abfall der Östrogene ebenfalls ab und wird prämenopausal wesentlich niedriger als bei Männern gleichen Alters gefunden. Weiter scheint dem Östrogenmangel ein Anstieg lokaler Produktion von knochenresorbierenden Zytokinen (Interleukin 1, Interleukin 6 und Tumornekrosefaktor α) zu folgen.

Peak-Bone-Mass

Die Osteoporose wird in ihrer Entwicklung einerseits von der in der Jugend angelegten Knochenmasse

4 Erworbene Skelettsystemerkrankungen

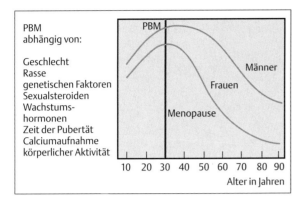

Abb. 4.4 Schema der alters- und geschlechtsabhängigen Änderungen der Skelettmasse und ihrer Determinanten; PBM: „peak bone mass".

(*Peak-Bone-Mass*, PBM) und andererseits dem im Erwachsenenalter folgenden Knochenverlust bestimmt.

Gewöhnlich wird die PBM in Knochendichtewerten erfasst. Sie zeigt zur Zeit der Pubertät infolge der Wirkung der Sexualhormone einen drastischen Anstieg zu einem Maximum um das 30. Lebensjahr und hält sich stabil bis etwa zum 40. Lebensjahr. Zwischen dem 40. und 50. Lebensjahr beträgt die Verlustrate des kortikalen Knochens jährlich etwa 0,3–0,5 % für beide Geschlechter. Die Einbuße des trabekulären Knochens beginnt bei beiden Geschlechtern früher, ist aber bei Frauen wesentlich stärker. Der gesamte Verlust der Knochenmasse kann 20–30 % bei Männern und 40–50 % bei Frauen betragen.

Unter den Determinanten der PBM sind die in der Abb. 4.4 genannten Faktoren zu berücksichtigen. So ist die Knochendichte bei Männern grundsätzlich höher als bei Frauen und wiederum bei der schwarzen Bevölkerung höher als bei der weißen. Dieser Unterschied dürfte ein Grund für die geringere Inzidenz osteoporotischer Frakturen bei Schwarzen gegenüber Weißen sein. Genetische Einflüsse werden ferner zu einem hohen Prozentsatz auf Variationen im Vitamin-D-Rezeptor-Gen bezogen. Die Sexualhormone spielen unzweifelhaft eine sehr große Rolle bezüglich der Knochenbildung. Dabei bestehen enge Zusammenhänge zwischen verzögert erfolgter Pubertät bei Männern und verspäteter Menarche bei Frauen und PBM. Nachdem Östrogene auch die wachstumshormonabhängigen Faktoren wie den insulinähnlichen Faktor IGF1 und den transformierenden Faktor TGF-β für die Knochenbildung unterstützen, wird bei nachlassender Östrogenproduktion der Einfluss dieser Faktoren auf die Knochenbildung geschwächt. Auch die optimale Calciumzufuhr in den ersten 30 Lebensjahren beeinflusst die PBM und scheint bei lebenslanger optimaler Calciumversorgung das Frakturrisiko im Alter zu vermindern. Schließlich ist die körperliche Aktivität ein weiterer wichtiger Faktor in der Knochenbildung.

Risikofaktoren

Ergänzend sei erwähnt, dass die genannten Faktoren in der Gesamtheit der Stoffwechselvorgänge und besonders bezüglich der Entstehung der Osteoporose niemals scharf zu trennen sind von weiteren, u. U. sich negativ auswirkenden Einflüssen auf den Knochenstoffwechsel. Eine gute genetische Disposition mag je nach Intensität negativen Einflüssen, z. B. starkem Rauchen, Alkoholkonsum, Bewegungsmangel oder der Notwendigkeit lang dauernder Medikamenteneinnahme (Corticosteoride, Antiepileptika, Heparin, Zytostatika etc.) unterliegen, sodass angelegte Knochenmasse und Substanzverlust derselben nur einen Teil des Frakturrisikos darstellen. Bei älteren Patienten kommt aufgrund anderer Einflüsse die ohnehin erhöhte Sturzneigung als weiteres Risiko hinzu.

Formen der primären Osteoporose

Die **juvenile Osteoporose** und auch die **Osteoporose des jungen Erwachsenen** ist eine äußerst seltene und nur als Einzelbeobachtung beschriebene Erkrankung. Nach Kuhlencordt (1992) wurde die juvenile Osteoporose erstmals von Schippers 1939 veröffentlicht. Die Erkrankung beginnt gewöhnlich zwischen dem 8. und 15. Lebensjahr, ausgehend von völlig normalen Verhältnissen. Beide Geschlechter sind etwa gleich betroffen. Es wird über Rückenschmerzen infolge von Wirbeldeformierungen geklagt. Im Metaphysenbereich kann es zu Frakturen kommen. Innerhalb von 3–5 Jahren setzt spontan die Rückbildung ein, gelegentlich unter Defektheilung der betroffenen Skelettabschnitte und mit Stammverkürzung.

Klinisch fallen ein disproportionierter Minderwuchs, Genua valga und Ganganomalien auf. Laborchemisch ergibt sich nichts Besonderes, außer einer erhöhten Calciumausscheidung im Harn.

Röntgenologisch ist eine ausgedehnte Osteoporose, vor allem der Wirbelsäule zu sehen, ferner eine Coxa vara und als Eigentümlichkeit der zur Restitution neigende Verlauf. In der älteren Literatur wird die juvenile Osteoporose auch als Fischwirbelkrankheit bezeichnet, da die Wirbelkörper eine auffällige konkave Deformierung von Grund- und Deckplatten auszeichnet.

Differenzialdiagnostisch ist die Abgrenzung zur Osteogenesis imperfecta zu nennen, die im Einzelfall ebenfalls von einer Osteoporose des Stammskeletts begleitet wird, jedoch als hereditäre Erkrankung einen anderen Verlauf nimmt. Eine besondere *Behandlung* ist nicht erforderlich, da schließlich mit spontaner Restitution zu rechnen ist. Im Falle von Frakturen und deren Folgen durch skelettäre Fehlstellung sind orthopädisch-chirurgische Maßnahmen nach der Skelettreife geboten.

Im **frühen Erwachsenenalter**, zwischen dem 20.–50. Lebensjahr, werden besonders bei Männern osteoporotische Wirbelsäulendeformierungen beobachtet. Hier dürfte es sich ebenfalls wie bei der juvenilen Osteoporose um eine in einem bestimmten Lebensabschnitt ablaufende Osteopathie handeln, sofern Hypogonadismus und erhöhter Alkoholkonsum als Ursache sekundärer Osteoporose ausgeschlossen sind. Begleiterscheinungen sind hier Hyperkalzurie und Nephrolithiasis.

Als Sonderform beschreiben Kuhlencordt und Kruse (1987) eine **maligne primäre Osteoporose**, die sich durch ungewöhnlichen

Schweregrad und weitgehende Therapieresistenz an einigen männlichen Patienten auszeichnet. Ein ähnliches Syndrom wird gelegentlich bei Frauen während oder nach Schwangerschaften beobachtet.

Unter dem Begriff der **Involutionsosteoporosen** werden die **postmenopausale und senile Osteoporose** verstanden, auch als **Typ-I- und Typ-II-Osteoporose** bezeichnet. Damit löst man sich vor allem von der strengen Unterstellung und dem zu engen Bezug der Postmenopause zur Osteoporose, denn auch bei Männern gleicher Altersgruppe wird die gleiche Osteoporoseform angetroffen, allerdings 6- bis 7-mal seltener.

Die klinisch relevante Osteoporose ist zunächst ein Schmerzsyndrom auf dem Boden des Knochenverlusts, der unmittelbar einen Zusammenhang zur Frakturinzidenz aufweist. Unabhängig davon ist beim älteren Menschen die Neigung zum Sturz und die verminderte Fähigkeit zur Kompensation des Sturzes gegeben, sodass die herabgesetzte Stabilität des Knochens schon bei scheinbar harmlosen Ereignissen nachgibt. So haben Riggs und Melton die primäre Osteoporose nach dem Muster des Knochenverlusts und der entsprechenden Frakturlokalisation klassifiziert (Tab. 4.3), wobei keine scharfe Trennung, eher fließende Übergänge bestehen.

Die **Typ-I-Osteoporose**, welche besonders die postmenopausalen Frauen betrifft, ist zu etwa einem Drittel durch einen sehr raschen Knochenverlust charakterisiert, der sich vornehmlich am trabekulären Knochen abspielt und deshalb bevorzugt zu Wirbelkörper- und distalen Radiusfrakturen führt.

Eine inzwischen in den Vordergrund gerückte dynamische Betrachtungsweise spricht von High-turnover-Osteoporose oder von Patienten als „fast losers". Bezüglich der Therapie und ihrer Kontrolle durch die moderne Osteodensitometrie mit der Möglichkeit der Differenzierung von Spongiosa und Kompakta ist das von großer klinischer und praktischer Bedeutung (s. Abschnitt Therapie). Der Abfall der Östrogene, welche über Östrogenrezeptoren an den Osteoblasten unmittelbar auf die Aktivierung dieser Zellen einwirken, löst eine Knochenresorption aus, die ihrerseits die daran gekoppelte osteoblastäre Knochenbildung nicht entsprechend aufholen lässt, sodass laufend Knochensubstanz eingebüßt wird. Die Calciumausscheidung steigt im Urin an.

Die Androgene haben ebenfalls direkte Einwirkungen auf die Rezeptoren der Knochenzellen. Der Knochenstoffwechsel unterliegt ihnen wahrscheinlich in gleicher Weise wie den Östrogenen (Lips et al. 1990).

Die **Typ-II-Osteoporose** ist die häufigste Form, da die postmenopausale Osteoporose im höheren Lebensalter, also jenseits des 70. Lebensjahrs, notwendigerweise in die senile Osteoporose übergeht. Unter diesen Patienten finden sich sogar zu drei Viertel „fast loser". Hier erweist sich die Häufigkeit, der Grad und die Ausdehnung des Knochendichteverlusts als besonders auffällig und nachteilig. Grundsätzlich sind auch hier beide Geschlechter betroffen, Frauen jedoch 2- bis 3-mal häufiger als Männer. Nach langjährigem Knochenverlust, z.B. infolge Östrogenmangels, greift dieser auch auf den kortikalen Knochen über.

Der trabekuläre Knochen hat eine weitaus größere Oberfläche im Verhältnis zu seinem Volumen, hingegen der kortikale Knochen eine viel geringere bezogen auf sein Volumen. Der Knochenstoffwechsel ist ein Prozess an der Oberfläche des Knochens, demzufolge büßen spongiöse Partien besonders schnell ihre strukturelle Integrität ein (Lane et al. 1996), ein Prozess, der sich aus Gründen des zu erhaltenden Stoffwechsels im spongiösen Knochen verlangsamt und dann auf den kortikalen Knochen übergeht.

Die senile oder Typ-II-Osteoporose ist besonders mit Frakturen des koxalen Femurendes, des proximalen Humerus, der proximalen Tibia und des Beckens verbunden. Hier sind also Partien sowohl spongiösen als auch kortikalen Knochens betroffen. Dabei wirkt sich die proximale Femurfraktur besonders invalidisierend aus, die trotz Möglichkeit moderner opera-

Tabelle 4.3 Klinische Kriterien für die Typ-I- und Typ-II-Osteoporose (Riggs & Melton 1983; 1986)

	Typ I	Typ II
Alter in Jahren	50–70	>70
Geschlecht weiblich/männlich	~ 8 : 1	~ 3 : 1
Knochenverlust	spongiös > kortikal	spongiös = kortikal
Bevorzugte Frakturen	Wirbelkörper, distaler Radius	Wirbelkörper, proximaler Femur, Humerus
Ätiologische Faktoren	Mangel an Sexualsteroiden und andere Risikofaktoren	Alter, Immobilisation, Sturzneigung u. a.

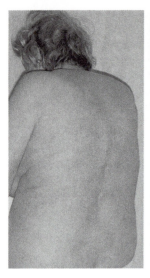 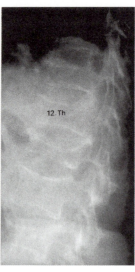 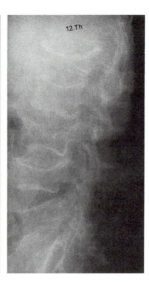

Abb. 4.5 Hochgradiger Rundrücken mit Verkürzung des Rumpfs (76 Jahre, weiblich) und schrägen dorsalen Hautfalten (Tannenbaumphänomen) bei fortgeschrittener Altersosteoporose. Dorsolumbale Röntgenbilder: Keilwirbel Th12, Plattwirbel L1, „Fischwirbel" L3 und 4 als Ausdruck einer Osteoporomalazie.

tiver Versorgung durch Osteosynthese oder Totalendoprothese und nachfolgender Rehabilitation in einem hohen Prozentsatz bleibende Behinderungen, Pflegebedürftigkeit, Einschränkung des sozialen Umfelds etc. nach sich zieht. Nicht zu unterschätzen ist der Einfluss von Multimorbidität des geriatrischen Patienten. Allein die Mortalität dieser Fraktur wird allgemein auf 10–20% eingeschätzt.

Klinik

Das klinische Bild der Typ-I- und Typ-II-Osteoporose zeigt die typische Körperverformung (Abb. 4.5) mit hohem Rundrücken, Rumpfstauchung, Vorneigung des Kopfs und Vorwölbung des Abdomens. Im Alter sind diese Veränderungen nur noch ausgeprägter.

Der Rundrücken, auch als „Witwenbuckel" bezeichnet, neigt im oberen thorakalen Abschnitt zu fast rechtwinkliger Abbiegung. Die dadurch verursachte Verkürzung des Rumpfs führt dann ihrerseits zur Absenkung des Thorax auf den Beckenkamm mit Verziehen der Rückenhaut schräg nach unten (Tannenbaumphänomen) und schlaffem Vorwölben des Abdomens (s. Abb. 4.5). Die subjektiven Beschwernisse äußern sich durch chronische und unter Belastung zunehmende Rückenschmerzen, die im Falle von Wirbelkörpereinbrüchen, auch als Sinterung oder Spontandeformierung bezeichnet, akut verschlechtert werden. Gelegentlich kommt es sogar zu radikulären Symptomen mit nach vorne in Brust und Bauch ausstrahlenden Schmerzen. Derartige Schmerzzustände treten oft nach völlig unwesentlicher Bewegung auf: plötzliche Neigung des Rumpfs, Umdrehen im Bett, Niesen etc.

Die mitunter erhebliche Beschwerlichkeit im Alltag durch Schmerzen, Einschränkungen jeglicher Art, Abhängigkeit von fremder Hilfe und Notwendigkeit von Hilfsmitteln führt zu allmählicher Isolierung solcher Personen, die mit verständlicher Reizbarkeit und Depression reagieren und in dem Bild der Märchenhexe der Gebrüder Grimm ihren dichterischen Ausdruck gefunden haben.

Die Deutsche Arbeitsgemeinschaft Osteoporose (DAGO) hat Osteoporoseleitlinien (1997) herausgegeben, die in der Anamnese und Untersuchung eines auf Osteoporose verdächtigen Patienten eine Orientierung erlaubt. Einige wesentliche Punkte daraus sind in Folgendem zusammengefasst (Tab. 4.4).

Tabelle 4.4 Osteoporoseleitlinien der Deutschen Arbeitsgemeinschaft Osteoporose

Risikofaktoren	Klinische Merkmale
• Östrogenmangel • Familiäres Osteoporoserisiko • Frakturen ohne adäquates Trauma • Abnahme des Körpergröße um mehr als 4 cm • Glucocorticoidtherapie • Sturzanamnese	• Rundrücken • Hohlkreuz • hängende dorsale Hautfalten (Tannenbaumphänomen) • lokale Klopfschmerzen an der Wirbelsäule

Bildgebende Verfahren

Unter den bildgebenden Verfahren wird das konventionelle Röntgenbild weniger zum Nachweis einer Osteoporose (Abb. 4.6–4.8) als vielmehr zum Ausschluss anderer pathologischer Veränderungen (z. B. Metastasen, Spondylitiden, Frakturen etc.) veranlasst. Selbstverständlich kann besonders das seitliche Wirbelsäulenbild bezüglich Haltungsverfall, Abstützreaktionen an den Wirbelkörperkanten nach Frakturen, Höhenminderung der Wirbelkörper Auskunft geben. Bei der Erstuntersuchung empfiehlt es sich, die Brust und Lendenwirbelsäule in 2 Ebenen darzustellen. Man beachte den Schwund der Trabekel unter gleichzeitiger Betonung deren vertikaler Struktur (Rahmenwirbelbildung), schließlich eine keilförmige Verformung vor allem im Bereich der Brustwirbel sowie eine Impression von Grund- und Deckplatten (Spontanverformung) und schließlich eine Kompression des gesamten Wirbelkörpers.

Im Falle eines erkennbaren Osteoporoserisikos durch gehäuft auftretende Frakturen oder bei Patienten unter Glucocorticoidtherapie über 6 Monate und mehr als 7,5 mg Prednisonäquivalent täglich (Schwellendosis) ist zur Bestimmung und Verlaufskontrolle die **Osteodensitometrie** die Methode der Wahl (Spitz 1992).

Derzeit werden wegen der geringeren Strahlenbelastung Dichtemessungen mittels pQCT (= periphere quantitative Computertomographie) und DEXA (= dual X-ray absorptiometry energy) favorisiert.

Das pQCT erlaubt allerdings nur Messungen am distalen Radius oder der Tibia. Dabei kann zwischen Spongiosa und Kompakta unterschieden werden. Besonders vorteilhaft hinsichtlich Scanzeiten und Strahlenbelastung sowie der möglichen Messungen an der Lendenwirbelsäule, dem Schenkelhals und dem Radius hat sich die DEXA erwiesen.

Die Aussage der Osteodensitometrie sollte immer im Rahmen klinischer Diagnostik bewertet werden. Hier ist sie besonders zur Verlaufskontrolle wertvoll (Bernau et al. 1994; Pfeilschifter 1997) und zusammen mit den klinischen Befunden in der Lage, Patienten mit erhöhtem Frakturrisiko zu identifizieren (Abb. 4.**10a, b**).

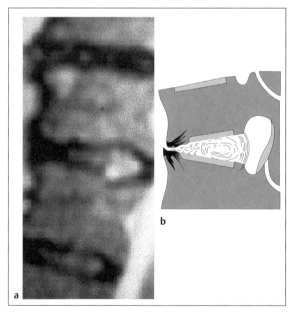

Abb. 4.**6** Entstehung der Alterskyphose.
a Darstellung von 3 Bandscheibenräumen (MRT) im mittleren Anteil einer Alterskyphose mit einer verschieden ausgeprägten Zermürbung der Bandscheiben. Die mittlere Bandscheibe zeigt noch vitales Gewebe im dorsalen Anteil. Reaktive Vorgänge an den vorderen Kanten der Wirbelkörper.
b Schematische Darstellung der morphologischen Veränderungen (nach Schmorl-Junghanns 1968).

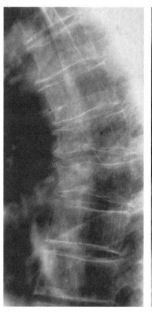 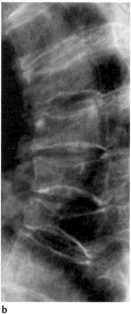

Abb. 4.**7a, b** Fortgeschrittene Osteoporose der Brustwirbelsäule, röntgenologische Darstellung.
Beachte: Brustwirbelkörper 9 und 10 weisen bereits eine erhebliche Keilform auf.

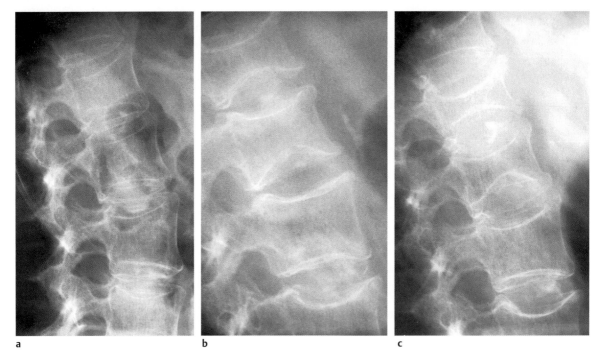

Abb. 4.8 Spontanverformung der Lendenwirbelkörper innerhalb von 2 Jahren bei einer Patientin mit chronischer Polyarthritis, fortgeschrittene Osteoporose.

a Noch gut erhaltene vertikale Spongiosastruktur.
b Nach 1 Jahr zunehmende Transparenz der Wirbelkörper mit ersten Verformungen.
c Nach 2 Jahren Bild der Osteoporomalazie mit Einbuße sowohl der Spongiosa als auch des Minerals mit hochgradiger Wirbelverformung. Beachte: Kalzifikation des Nucleus pulposus.

Laboruntersuchungen

Bei primären Osteoporosen sind die Befunde des Routinelabors normal. Abweichungen weisen auf sekundäre Osteoporosen hin.

An allgemeinen Laborparametern sind zu bestimmen: BKS, Differenzialblutbild, alkalische Phosphatase, Kreatinin, Gamma-GT, Serumelektrophorese.

Spezielle Untersuchungen dienen dem Calcium- und Knochenstoffwechsel: Calcium, Phosphat, alkalische Phosphatase, Osteocalcin und Parathormon.

Im *Urin* können sog. Knochenresorptionsmarker (Pyridinolin-Crosslinks) bestimmt werden, die über den Knochenabbau Auskunft geben. Die Bestimmung des Hydroxylysilpyridinolins und des Desoxypyridinolins als Derivate des Hydroxylysins und der Lysinreste aus dem Knochen ist die derzeit beste Methode zur Erfassung der Knochenabbaurate (Kränzlin 1998).

Die *Biopsie* aus dem Beckenkamm ist besonders bei unklaren Osteopathien, malignen Erkrankungen, Langzeitsteroidtherapie etc. einzusetzen.

Aus der Differenzierung des „high" und „slow bone turnover" resultieren die pharmakotherapeutischen Konzepte (Tab. 4.5) mit Abbauhemmern beim „high turnover" und Anbaustimulatoren beim „slow turnover" (Merlin 1998).

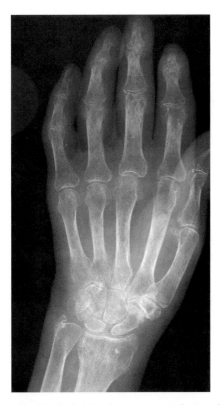

Abb. 4.9 Sudeck-Syndrom im Spätstadium nach knöchern ausgeheilter distaler Radiusbasis- und Ulnafraktur (82 Jahre, weiblich). Zum Teil noch fleckförmige Strukturveränderungen der Spongiosa bei Entmineralisierung des Handskeletts sowie grobsträhniger Struktur an der Radiusbasis.

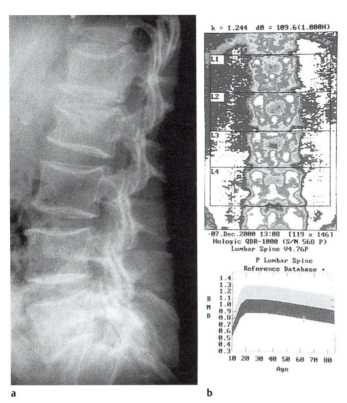

Abb. 4.**10** Osteoporose (Testosteronmangel) mit keilförmiger Deformierung von Lendenwirbelkörper 2 mit Impression der Deckplatte (62 Jahre, männlich), Verlagerung von Bandscheibengewebe in den Wirbelkörper, insgesamt filigrane vertikale Spongiosastruktur, scheinbare Verdichtung der Grund- und Deckplatten (**a**). Entsprechendes DXA-Densitogramm mit Nachweis des hohen Dichteverlusts (**b**).

Therapie

Therapieindikationen der Osteoporose im Überblick

▶ Ernährung.
▶ Analgetische Medikamente.
▶ Physiotherapie, orthopädische Hilfsmittel, Pharmakotherapie (Abbauhemmer, Abbaustimulatoren).

Knochenmasse und Verlustrate sind innerhalb der Bevölkerung so unterschiedlich verteilt, dass eine genaue Differenzierung zwischen gesunden und kranken Personen nicht möglich ist. Deshalb zielen prophylaktische Maßnahmen einerseits auf die Bekämpfung des nach der Menopause möglichen Knochenverlusts, auf die zeitige Erkennung der Erkrankung und eine frühzeitige Intervention bei Immobilisierung ab. Eine generelle Therapie ist bei Einflussnahme verschiedener Risikofaktoren nicht möglich. Die Basistherapie umfasst vor allem die Schmerzbekämpfung und vorsichtige Krankengymnastik mit aktiven und passiven Bewegungsübungen, Haltungsschulung und physikalische Therapie mit lokaler Kälte- oder Wärmeapplikationen, klassische Massage- und Dehntechniken.

Orthesen des Rumpfs finden Anwendung zur Frühmobilisation bei frischen Wirbelfrakturen und zur Stabilisierung und Korrektur von Fehlstatik. Dabei soll das Training der Muskulatur zur Verbesserung der Fehlstatik unterstützt werden (Nitzschke et al. 1992).

An **analgetischer Therapie** werden Antiphlogistika und muskelrelaxierende Medikamente verabreicht. Ferner hat Calcitonin neben einem antiresorptiven auch einen analgetischen Effekt, sodass über diese Maßnahmen auch eine bessere und den Knochenstoffwechsel begünstigende Mobilisierung zu erreichen ist.

Ferner sind die Ernährungsgewohnheiten dahingehend zu überprüfen, dass ausreichend Calcium (800–1.000 mg täglich) gewährleistet ist.

Tabelle 4.**5** Pharmakotherapeutische Konzepte bei Osteoporose

Abbauhemmer	Aufbaustimulatoren
• Calcium	• Fluoride
• Vitamin D	• Anabolikasteroide
• Östrogene	• Vitamin-D-Metaboliten
• Calcitonine	• Kombinationspille
• Bisphosphonat	(Östrogen/Progesteron/Androgen)

Eine **ätiologische Therapie** ist nur in Fällen sekundärer Osteoporosen möglich. Ist das Grundleiden (hormonelle Erkrankung, Gonadeninsuffizienz, Malabsorptionssyndrome etc.) abgeklungen, dann ist eine altersentsprechende Normalisierung des Knochenumbaus zu erwarten.

Die Behandlung der **primären Osteoporosen** orientiert sich heute weniger nach den Typ-I- oder Typ-II-Kriterien, sondern nach der Geschwindigkeit des Knochenverlusts, der als „*high*" oder „*slow turnover*" oder als „*fast*" und „*slow bone loser*" bezeichnet wird. Ein schneller Knochenverlust ist anzunehmen, wenn binnen kurzer Zeit mehrere Frakturen hintereinander ohne adäquates Trauma auftreten oder eine deutliche Größenabnahme festgestellt wird, die Densitometrie den Knochenschwund bestätigt oder entsprechende chemische Abbauprodukte im Urin gefunden werden.

Am Beispiel der **postmenopausalen Osteoporose** hat sich als Regel für die Praxis erwiesen: Je niedriger der Knochendichtewert ist, desto schwerer ist die Osteoporose und umso wahrscheinlicher der Zustand eines „fast bone loser" (Dambacher 1997).

Zur besseren Absicherung der Diagnose ist in Zukunft eine Standardisierung der apparativen Dichtemessung und der Dichtewerte erforderlich. Dazu wird durch die spezifischen Knochenmarker ein besseres Verständnis des Knochenstoffwechsels erwartet. Das medikamentöse Management ließe sich schließlich wirksamer steuern.

4.1.2 Sekundäre Osteoporosen

Definition.
Die sekundären Osteoporosen grenzen sich gegenüber den primären Formen dadurch ab, dass sie als Begleitsymptom einer diagnostisch gesicherten Erkrankung und/oder Störung des Knochenstoffwechsels und nicht als führender Knochenbefund anzusehen sind.

Pathogenese

Die Pathogenese ist nicht in allen Fällen bekannt und nachvollziehbar. Je nach Grunderkrankung und u. U. Beteiligung verschiedener Organsysteme können auch Mischbilder generalisierter Osteopathien entstehen.

Bei den sekundären Osteoporosen findet man:
▶ hormonelle Ursachen (s. Abschnitt 4.4),
▶ gastrointestinale Ursachen,
▶ Knochenmarkerkrankungen,
▶ Rheuma- und Bindegewebserkrankungen,
▶ Sudeck-Dystrophie und transiente Osteoporose.

4.1.2.1 Formen der sekundären Osteoporose

Unter **gastrointestinal bedingten Osteoporosen** sind jene Skelettstörungen zu verstehen, die als Begleiterscheinung z. B. nach Gastrektomie, Malabsorption, chronisch obstruktiver Gelbsucht, primärer biliärer Zirrhose, Lactoseintoleranz auftreten. All diesen intestinal bedingten Osteopathien liegt eine ungenügende Zufuhr von Calcium und/oder Vitamin D zugrunde, sodass in der Folge ein sekundärer Hyperparathyreoidismus entsteht.

Bei **malignen Knochenmarkerkrankungen** (z. B. multiples Myelom, Lymphom, Leukämie, Mastozytose, metastasierende Karzinome) kann die Osteoporose ein Frühsymptom sein, nur lokal auftreten (Metastase) und als pathologische Wirbelfraktur imponieren. Hier ist die Laborchemie (Bence-Jones-Paraprotein), Knochenbiopsie, Sternalpunktion neben den bildgebenden Verfahren gefordert. Eine seltene myelogene Osteoporose kommt bei der Mastzellretikulose vor. Diese ist klinisch durch die sog. Urticaria pigmentosa und den Nachweis einer Mastzellvermehrung im Knochenmark gekennzeichnet (Kanis 1995).

Bei **rheumatischer Erkrankung und Osteoporose** sind die wichtigsten Ursachen die Erkrankung einerseits und die Anwendung von Corticosteroiden andererseits. Die Osteoporose als extraartikuläre Manifestation bei Patienten mit schwerem chronischen Gelenkrheuma ist ein frühes radiologisches Phänomen und gilt als charakteristisches Symptom des chronischen Rheuma. Es wird diskutiert, dass die lokal produzierten Mediatoren der Arthritis (IL-1 und TNF-α) eine Rolle in der Pathogenese spielen. Ursächlich kann sich auch eine Zunahme der Vaskularisierung im Knochen und die direkte Pannusinvasion auswirken (Lems 1999).

Bei der chronischen Polyarthritis wird neben der lokalen, extraartikulären Osteoporose auch eine generalisierte Osteoporose gefunden. Hier scheint sich am ehesten der kausale Zusammenhang über die notwendige Corticoiddosis und bei Frauen über den Eintritt der Menopause herzustellen (s. Abb. 4.**8**).

Die Osteoporose als Begleiterscheinung findet sich ebenfalls bei einer Reihe von Kollagenosen (z. B. systemischer Lupus erythematodes, Panarteriitis nodosa), wobei diese als entzündliche Systemerkrankungen des Gefäßbindegewebes auf den Knochen Einfluss nehmen, der infolge der Behandlung durch Corticosteroide und ggf. Immunsuppressiva weitere Einbuße erfährt.

Unter den sonstigen Ursachen einer sekundären Osteoporose sei erwähnt, dass hoher Alkoholkonsum bei Männern die Knochenbildungsrate herabsetzt. Heparin in hohen Dosen (10.000–15.000 IE täglich) soll unmittelbar die Osteoklastenaktivität steigern und zur generalisierten Osteoporose führen. Eine direkte toxische Wirkung auf den Knochenstoffwechsel wie auch auf andere Gewebe haben Zytostatika.

4.1.2.2 Lokale Osteoporosen

Unter den ausschließlich lokalen Osteoporosen ist das **Sudeck-Syndrom** zu erwähnen (s. Abb. 4.**9**).

Historisches. Erstbeschreibungen dieser Knochenatrophie stammen aus der 1. Hälfte des 19. Jahrhunderts. Durch den Hamburger Chirurgen P. H. Sudeck (1866–1945) wurde die akute Knochenatrophie als Entzündungsvorgang gedeutet, der durch neueste Untersuchungen eine gewisse Bestätigung erfahren hat (van der Laan & Goris 1997).

Die unzähligen Synonyme werden von der International Association for the Study of Pain (ASP) als Complex Regional Pain Syndrom (CRPS) bezeichnet.

Ätiologie

Es sei besonders betont, dass die Erkrankung ein durch Schmerzen, Druckempfindlichkeit, dystrophische Hautveränderungen, Schwellungen, Steifigkeit und vaskuläre Instabilität gekennzeichnetes klinisches Syndrom ist, für das die Röntgenbefunde nur Indizien liefern. Es folgt überwiegend nach Traumen, aber auch nach Myokardinfarkten oder zerebrovaskulären Störungen.

Klinik

Als zweckmäßig, auch bezüglich der Prognose, hat sich eine Einteilung in 3 Stadien bewährt.

Stadium I. Akute Phase, die etwa 2–8 Wochen nach dem Ereignis mit Ruheschmerzen auftritt, verstärkt unter Belastung. Es kommt zur Ödembildung, besonders streckseitig, und zu Gelenkschwellungen ohne Ergussbildung. Die Haut ist glänzend, gerötet, wärmer oder livide und kühler als die Gegenseite. Der sog. „kühle Sudeck" hat eine schlechtere Prognose mit höherer Rezidivrate. Es kommt zu Hyper- oder Parästhesien an der betroffenen Extremität. Es setzt eine Muskelatrophie ein mit Funktionsstörung des Gelenks. Die Laborparameter sind unauffällig.

Stadium II. Die eigentliche dystrophische Phase setzt etwa im 3. Monat ein. Es zeigt sich ein Rückgang der Überwärmung und Rötung der Haut, die aber verdickt und schlecht verschieblich bleibt. Nagelwuchsstörungen, Rückbildung des Ödems, Hyperhidrose mit lokalem Haarverlust oder auch gegenteilig mit lokaler Hypertrichose sowie zunehmender schmerzhafter Funktionseinschränkung kennzeichnen diese Phase.

Stadium III. Die atrophische Phase zeichnet sich nach 6–12 Monaten durch fortgeschrittene Muskelatrophie, Fibrosierung von Kapsel und Bändern, Gelenkkontraktur mit kühler, blasser, atrophischer Haut ab. Infolge verlorener Gelenkfunktion bilden sich auch die Schmerzen zurück.

Bildgebende Diagnostik

Auch hier findet die Orientierung nach den genannten Stadien statt:
- Stadium I: Man erkennt eine diffuse fleckige Entkalkung, 2–4 Wochen nach dem Ereignis beginnend, welche nicht unbedingt von einer Knochenatrophie durch Immobilisierung zu unterscheiden ist. Im 3-Phasen-Szintigramm (Technetium 99) ergibt sich eine Mehranreicherung in der Blutpoolphase und ein verzögerter Abfluss in der Knochenphase. Mit Indium-111-Immunglobulin-G-Szintigraphie ist darüber hinaus der Nachweis der Extravasation von Makromolekülen zu erkennen, ein Befund, der die Entzündungstheorie wesentlich stützt.
- Stadium II: Die fleckige Entmineralisierung des Knochens nimmt zu, ferner die Ausdünnung der Kompakta und Aufweitung des Markraums durch Rarefizierung der Spongiosa.
- Stadium III: Schließlich bleibt eine diffuse Osteoporose mit fortschreitenden Veränderungen wie unter Stadium II zurück.

Ein einmal stattgehabtes Sudeck-Syndrom behält auch nach Ausheilung eine gewisse gelenknahe grobsträhnige Knochenstruktur.

Therapie

Es gibt keine einheitliche Therapieempfehlung, außer prophylaktisch nach Frakturen an den Extremitäten schonende Reposition, Vermeidung von Schmerzen und Gewährung ausreichender Stabilisation. Kommt es dennoch zu Anzeichen eines Sudeck-Syndroms, so sind im Stadium I zur Schmerzbekämpfung und Rückbildung des Ödems Sympathikusblockaden von einigem Erfolg, wobei man dadurch ex juvantibus eine diagnostische Bestätigung der Komplikation erhält. Beim sog. „kühlen Sudeck" sollte zusätzlich mit Vasodilatatoren behandelt werden. Eine Corticosteroidtherapie scheint in Anbetracht der Ossifaktionsstörung mindestens ungewöhnlich, hat sich aber als Stoßtherapie, evtl. unter gleichzeitiger Gabe eines Anabolikums, mit Einfluss auf Ödem und Schmerzen bewährt und stützt seinerseits ebenfalls die Entzündungstheorie.

Als Mittel der Wahl ist sicher Calcitonin in Form des Nasensprays zu sehen (100 IE täglich über 3 Wochen).

Aus der physikalischen Therapie sind im Stadium I u. a. Lagerungstechniken in Funktionsstellung, Lymphdrainagen, Entspannungsübungen empfohlen. In jedem Fall sind Schmerzen zu vermeiden. Im Stadium II kann die Behandlung durch aktive Übungstherapie ergänzt werden.

Entgleitet die Komplikation in das Stadium III, kann man nur versuchen, die entstandene Kontraktur durch aktive und passive Mobilisation, Ergotherapie,

4 Erworbene Skelettsystemerkrankungen

Therapieindikationen der sekundären Osteoporosen im Überblick

Ursachen	Analgetika	fachspezifische Behandlung	Physiotherapie
Hormone	+	+	+
Gastrointestinal	+	+	+
Knochenmarkserkrankung	+	+	+
Rheuma	+	+	+
Sudeck-Syndrom	+	Orthopäde	+

Schienenbehandlung etc. zu halten, um ggf. funktionsverbessernde Eingriffe einzusetzen.

Die Prognose für das Stadium I und II ist unter frühzeitiger und konsequenter Therapie günstig bzw. auch eine völlige Rückbildung möglich. Das Stadium III ist ein irreversibler Zustand.

Die **transitorische Osteoporose** des Hüftgelenks ist wie die vorgenannte Sudeck-Dystrophie eine sich selbst limitierende Veränderung, sie wird für eine besondere Form der Sudeck-Dystrophie gehalten (Guerra & Steinberg 1995) (s. Kapitel 10).

4.1.3 Osteoporose des Mannes

Unter den idiopathischen Osteoporosen wurden bereits einige Besonderheiten hervorgehoben, wenngleich sich das Krankheitsbild der Osteoporose beim Mann klinisch nicht von dem der Frau unterscheidet. Es scheinen sekundäre Ursachen häufiger eine Rolle zu spielen als bei Frauen. Zeigt sich die idiopathische Osteoporose gehäuft zwischen dem 20.–50. Lebensjahr, so werden sekundäre Osteoporosen in allen Lebensphasen beobachtet (s. Abb. 4.**10**).

In der Pathogenese spielen wiederum die angelegte Knochenmasse (PBM) und die sie im Laufe des Lebens treffenden Risikofaktoren und Noxen eine große Rolle. Sie ist bei Männern insgesamt höher als bei Frauen (s. Abb. 4.**4**). Ihr altersentsprechender Abbau verläuft langsamer.

Die diagnostische Abklärung erfolgt wie oben bereits angegeben. Hervorzuheben sind aber 2 pathogenetische Teilfaktoren, Alkoholismus und Hypogonadismus, die wesentlichen Einfluss nehmen können. Dabei wird der Pathomechanismus durch die direkte Hemmung des Ethanols auf die Osteoblasten angenommen. Ferner verursacht Alkoholkonsum bei gesunden jungen Männern ohne Leberzirrhose einen Abfall des Testosteronspiegels und kann nach weiteren Untersuchungen bei einigen Patienten einen erhöhten endogenen Cortisolspiegel (Pseudo-Cushing-Syndrom) bedingen.

Während eindeutiger Hypogonadismus Ursache einer sekundären Osteoporose ist, sind hier primäre Osteoporosen mit grenzwertigen sekundärem Hypogonadismus als Teilursache verstanden. Diese steht außer durch Alkoholismus im Gefolge von Hepatopathien.

Durch den männlichen Hypogonadismus ist der trabekuläre und kortikale Knochen betroffen. Dabei wirkt hier die verminderte enterale Calciumaufnahme durch herabgesetzte Vitamin-D-Synthese einerseits und die ebenfalls von den Androgenen direkt abhängige Osteoblastenstimulation andererseits mit.

4.2 Rachitis und Osteomalazie

Engl.: rachitis, rickets and osteomalacia.

Definition.
Die **Osteomalazie** ist eine systemische Knochenveränderung mit mangelhafter Mineralisation der neugebildeten Knochenmatrix, Entstehen eines statisch minderwertigen Osteoids anstelle eines tragfähigen Knochengewebes und dadurch resultierender fortschreitender Verformbarkeit des Knochens.
Ist das wachsende Skelett betroffen, ist zusätzlich eine Hemmung des Wachstums gegeben, die Folge der defekten Mineralisation der besonders stoffwechselaktiven epiphysären Wachstumszone ist. Beim Säugling und Kleinkind spricht man von **Rachitis**, beim Adoleszenten von Spätrachitis.

Epidemiologie

Klinisch ist die Osteomalazie immer ein Symptom verschiedener Grunderkrankungen mit Störung des Calcium-Phosphat-Stoffwechsels, sodass über Häufigkeit und Vorkommen keine Angaben vorliegen. Das gleiche gilt für die Rachitis.

Beide Verlaufsformen sind bezüglich des Vitamin-D-Mangels in der Hochzivilisation selten geworden. Dennoch tauchen infolge Einwanderung aus Entwicklungsländern nach Europa Kinder und Erwachsene auf, die durch ihre Nahrungs- und Bekleidungsgewohnheiten mit mangelnder Sonnenexposition Zeichen der Rachitis und Osteomalazie aufweisen. Eine hierzulande längst überwunden geglaubte Krankheit durch eine einfache Hypovitaminose gewinnt damit wieder an Bedeutung.

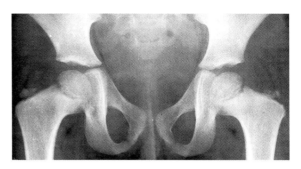

Abb. 4.11 Coxa vara rachitica mit Verbreiterung der metaphysären Zone und leicht konvexer Verformung der Epiphyse.

Ätiologie

Die mannigfachen Ursachen erstrecken sich über verschiedene Störungen der Vitamin-D-Aktivität: tubuläre Nierenerkrankungen bis hin zu genetischen Defekten (Mittal et al. 1999; Miller & Portale 1999). Häufigste Ursache eines Vitamin-D-Mangels beim Erwachsenen sind die vielfältigen Malabsorptions- und Maldigestionssyndrome. Im Einzelnen lässt sich eine Klassifizierung nach klinischen und ätiologischen Gesichtspunkten herstellen (Tab. 4.6, S. 104). Eine derartige Einteilung ist bezüglich Prognose, Verlauf und Therapie sinnvoll und notwendig. Die Veränderungen am Knochen sind indessen kein Kriterium, da sie einheitlich die ungewöhnliche Osteoidvermehrung mit allen Zeichen der gestörten Mineralisation darstellen.

4.2.1 Rachitis
(Säuglings- und Spätrachitis)

Klinik

Mangel an Vitamin D in der Nahrung führt bei Säuglingen zu Misslaunigkeit, Muskelhypotonie, Schwitzen am Hinterkopf, in schweren Fällen durch fortbestehende Hypokalzämie zu einer Störung der nervösen Erregbarkeit bis hin zur Tetanie.

Kinder reagieren mit Antriebsschwäche und Gereiztheit sowie oft mit erheblicher Muskelhypotonie und -schwäche. Schließlich sind diese Kinder unfähig, ohne Hilfsmittel zu laufen.

Es fällt eine abnorme Abflachung der Parietalknochen des Schädels auf mit gleichzeitigem Vorwölben der Frontalknochen bei erweiterten Schädelnähten („Kraniotabes"). Die Knorpel-Knochen-Verbindungen an den Rippen sind aufgetrieben („rachitischer Rosenkranz"). Eine Einziehung der unteren Rippen in Höhe des Zwerchfellansatzes wird als „Harrison-Furche" bezeichnet.

Unbehandelt kommt es zu Verformungen der Extremitätenknochen, Entwicklungsstörungen der Zähne mit Zahnschmelzdefekten. Die varische Deformierung des koxalen Femurendes, die davon abhängige Verkürzung der pelvitrochanteren Muskulatur und die Muskelschwäche erschweren den Einbeinstand (positives Trendelenburg-Zeichen) und verursachen den „Watschelgang".

Bildgebende Diagnostik

Beim Kind ist das Knochenwachstum besonders rasch an den Epiphysen, wo sich auch der Mangel zuerst manifestiert (Abb. 4.11). Der Übergang von der Diaphyse auf die Metaphyse, die sog. präparatorische Verkalkungszone, wird unscharf, die Epiphysenfuge verbreitert. Infolge der mehr enchondral als periostal gestörten Knochenbildung kommt es zu einer „becherartigen" Deformierung an den Knochenenden. Bei schweren Verläufen wird die Knochentransparenz noch stärker, ebenfalls die der Epiphysenkerne mit unscharfer Begrenzung. Das geschwächte Skelett gibt an Stellen stärkerer Beanspruchung nach, manchmal sogar in Form von Looser-Umbauzonen. Hier kommt es dann über die perichondrale und periostale Knochenbildung zur Ummantelung dieser Umbauzonen. Derartige Appositionen entwickeln sich auch an den Konkavseiten der durch die Malazie verbogenen Extremitätenknochen. Letztendlich verbleibt dann der Zustand der Coxa vara oder der Crura vara (Abb. 4.12).

Differenzialdiagnose

Differenzialdiagnostisch erfolgt die Abgrenzung der *nichthypovitaminotischen Rachitis* nach dem klinischen Befund, dem Verlauf und den speziellen laborchemischen Veränderungen. Eine vergleichende Übersicht ist in Tab. 4.7, S. 106 erfolgt und beispielhaft in Abb. 4.13a, b dokumentiert.

Therapie

Der tägliche Bedarf an Vitamin D liegt bei 400 IE. Etwa 80% des Vitamin D_3 entsteht photochemisch durch UV-Bestrahlung aus Vorstufen in der Haut, 20% entstammen der Nahrung.

Die Rachitisprophylaxe (Bishop 1999) ist durch Sonnen- oder Quarzlampenbestrahlung sowie Gabe von 400 IE Vitamin D täglich gewährt.

Tabelle 4.6 Klassifizierung der Osteomalazie nach klinischen und ätiologischen Gesichtspunkten (nach Kruse & Kuhlencordt 1980)

Osteomalazie	Untergruppe
I. Osteomalazie durch Vitamin-D-Mangel	A. mangelhafte oder fehlende UV-Bestrahlung und/oder mangelhafte Vitamin-D-Zufuhr B. Malabsorption und Maldigestion: 1. Osteomalazie nach Magenresektion 2. Osteomalazie bei Leber- und Gallenwegserkrankungen 3. Osteomalazie bei Pankreaserkrankungen 4. Osteomalazie bei Dünndarmerkrankungen
II. Osteomalazie durch Vitamin-D-Stoffwechselstörungen	A. gestörte Bildung von 25-Hydroxycholecalciferol: 1. mediamentöse Ursachen Osteopathia antiepileptica 2. bei Lebererkrankungen B. gestörte Bildung von 1,25-Dihydroxycholecalciferol: 1. bei chronischer Niereninsuffizienz 2. hereditäre Pseudomangelrachitis
III. Osteomalazie bei renalen tubulären Funktionsstörungen	A. Phosphatdiabetes B. Phosphatdiabetes in Kombination mit anderen Erkrankungen: 1. Phosphatdiabetes bei polyostotischer fibröser Knochendysplasie 2. Phosphatdiabetes bei Neurofibromatose 3. Phosphatdiabetes und Tumoren 4. Vitamin-D-resistente Osteomalazie nach Ureterosigmoidostomie C. Phosphatdiabetes in Kombination mit weiteren tubulären Funktionsstörungen: 1. Phosphatdiabetes mit Glukosurie und weiteren proximalen und distalen Tubulusfunktionsstörungen 2. Tubulusfunktionsstörungen und Tumoren 3. Tubulusfunktionsstörungen bei Schwermetallintoxikation und nach Einnahme überalterter Tetracycline 4. Zystinose 5. okulozerebrorenales Syndrom 6. Hyperglycinuriesyndrom D. renale tubuläre Acidose
IV. Osteomalazie durch Phosphatasemangel	
V. Osteomalazie durch Knochenmatrixstörungen (Fibrogenesis imperfecta ossium)	
VI. Osteomalazie durch Knochenumbaustörungen	A. nach operativer Korrektur eines primären Hyperparathyreoidismus B. unter Fluoridtherapie

4.2 Rachitis und Osteomalazie

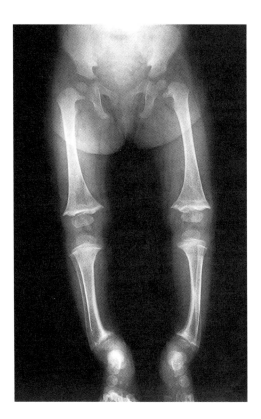

Abb. 4.12 Floride Rachitis, beidseits Coxa vara mit stark verbreiterten Epiphysen, ausladenden Metaphysen, im Bereich der Knie- und Sprunggelenke Crura vara mit typischer periostaler Verbreiterung der medialen Tibiakortikalis und varischer Deformierung der Sprunggelenksachse.

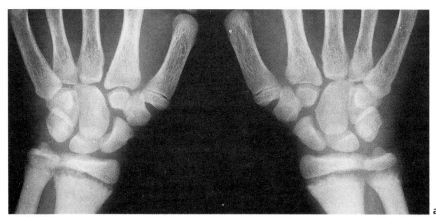
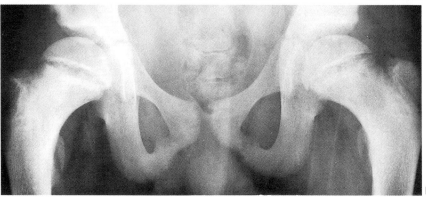

Abb. 4.13 Renale Rachitis (14 Jahre, männlich). Verbreiterte und unregelmäßig begrenzte Epiphysenfugen an Handgelenken (**a**) und Hüften (**b**).

4 Erworbene Skelettsystemerkrankungen

Tabelle 4.7 Krankheitsbilder im Überblick, die ohne Vitamin-D-Mangel zu rachitischen Knochenveränderungen führen

Krankheitsbild	Ursache	Pathophysiologie	Klinik	Radiologie
Vitamin-D-refraktäre Rachitis	genetisch	Störung der tubulären Rückresorption von Phosphat bzw. intestinaler Calciumaufnahme	Minderwuchs Deformierung der Extremitäten	rachitischer Knochenbefund
Debré-DeToni-Fanconi-Syndrom	idiopathisch oder genetisch	Störung der tubulären Rückresorption von Phosphat, Zucker und verschiedenen Aminosäuren	schlechter Allgemeinzustand Minderwuchs Deformierung der Extremitäten	rachitischer Knochenbefund nicht obligat
Renale tubuläre Acidose (meist Teil des Fanconi-Syndroms)	genetisch oder erworben	Störung der proximalen, tubulären Ausscheidung	schlechter Allgemeinzustand Minderwuchs Deformierung der Extremitäten	rachitischer Knochenbefund Nephrolithiasis
Renale Rachitis	unbekannt	chronische glomerulotubuläre (globale) Niereninsuffizienz	schlechter Allgemeinzustand Minderwuchs Infantilismus Genua valga	wechselnd Osteofibrose, -sklerose, -malazie, -porose, multiple Epiphyseolysen
Hereditäre Pseudo-Vitamin-D-Mangelrachitis	genetisch	unklare Störung einer Vitamin-D-Aktivierung	Tetanie Knochenschmerzen Zahnschmelzdefekte Alopezie Wirbelsäulenverkrümmung	rachitischer Knochenbefund

Die Therapie der Rachitis und Osteomalazie infolge Vitamin-D-Mangel besteht in Dosen zwischen 1.000–5.000 IE Vitamin D. Das prompte Ansprechen auf Vitamin D bestätigt die Hypovitaminose.

Trotz der dem Grundleiden entsprechenden Therapie kann es bei der Rachitis zu Deformitäten kommen, die je nach Schwere und Dauer der Mineralisationsstörung Verformungen besonders an den belasteten unteren Extremitäten mit Gelenkfehlstellungen und auch unmittelbaren Fehlentwicklungen von Gelenkkörpern selber hinterlassen, die als präarthrotische Deformität fortwirken und das Leidensbild des Erwachsenen prägen können. Korrigierende Osteotomien, physikalische Therapie und Krankengymnastik sind dann erforderlich, welche aber auch schon in der frühen Kindheit notwendig werden können, um überhaupt eine entwicklungsgemäße Steh- und Gehfähigkeit sowie vorbeugende Achsenkorrektur zu erreichen (Abb. 4.14).

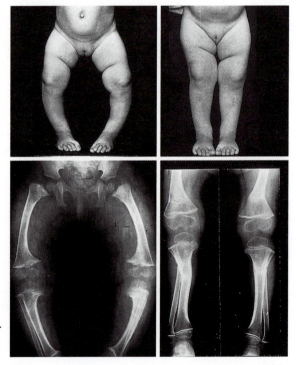

Abb. 4.14 Rachitische Deformität der unteren Extremitäten vor ▶ (links) und nach (rechts) Korrektur durch suprakondyläre und krurale Osteomien. Klinischer und radiologischer Befund.

4.2.2 Osteomalazie

Klinik

Beim Erwachsenen ist das Auftreten einer Osteomalazie häufig durch eine dominierende Grunderkrankung nicht sofort zu erkennen, sodass selbst beim Zustand des Vitamin-D-Mangels bis zur sicheren Diagnose Mineralverluste entstehen, die zur knöchernen Deformierung führen. Die Patienten klagen über diffuse Druckschmerzhaftigkeit der Knochen, z. B. der Tibiakante, der Rippen oder des Beckens. Die varische Verbiegung des malazischen Knochens betrifft auch hier besonders die unteren Extremitäten. Dabei fällt ein sog. „Watschelgang" mit beiderseits positivem Trendelenburg-Zeichen auf. Der Einbeinstand ist wegen der eingetretenen Muskelinsuffizienz nicht möglich (s. unter Abschnitt 4.2.1, S. 103). Allein Skelettschmerzen und Muskelschwäche können zur vollständigen Immobilisierung mit Bettlägerigkeit führen.

Bildgebende Diagnostik

Das *Röntgenbild* der Osteomalazie zeigt anfangs eine diffuse Aufhellung von Skelettstrukturen, die besonders zeitig an Stellen stärkerer mechanischer Beanspruchung deutlich werden. Durch die hier erhöhte Umbauaktivität des Knochens erfolgt die Regeneration durch unterminiertalisierten Knochen (Osteoid), der seinerseits dem mechanischen Anspruch nicht gewachsen ist und eine frakturähnliche Unterbrechung der Knochenstruktur entwickelt. Diese Knochenspalten werden als Looser-Umbauzonen bezeichnet (Abb. 4.15a–c). Gelegentlich sind es nur feine Fissuren, bevorzugt an der Konvexseite der langen Knochen oder sie bieten das Bild atrophischer Pseudarthrosen.

Es sind charakteristische Veränderungen am Skelett, die als Indiz einer Osteomalazie gelten. Beim Erwachsenen sind die Stellen stärkster mechanischer Beanspruchung betroffen, sei es durch den kräftigen Muskelzug der Adduktoren am Schambeinast oder allein die Gewichtsbelastung beim Abrollen des Fußes auf die Mittelfußknochen. Letztlich können alle Skelettpartien betroffen sein. Die Wirbelsäule ist dann nur mit einbezogen, wenn es sich um komplexe metabolische Osteopathien handelt, die am Knochen eine Osteoporomalazie verursachen und dabei die hauptsächlich spongiöse Struktur der Wirbelsäule schwächen. Die typische Keil- oder Fischwirbelform der Wirbelkörper wird man bei der reinen Osteomalazie also vermissen. Bei lang anhaltender Osteomalazie kommt es auch im Bereich der die großen Körperhöhlen begrenzenden Skelettabschnitte (Thorax, Becken) zu typischen Deformierungen in Form des „Glockenthorax" oder des „Kartenherzbeckens" (s. Abb. 4.15b). Aber auch diese auffälligen Veränderungen sind nur als Indiz zu sehen, da sie auch bei Hyperparathyreose oder im Zuge des Morbus Paget vorkommen.

Weniger charakteristisch sind ubiquitäre Umbauvorgänge in den Röhrenknochen mit Einlagerung von

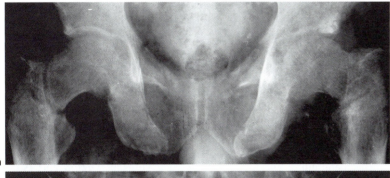

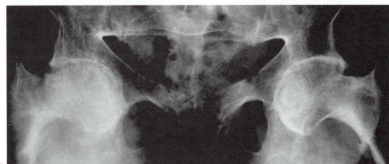

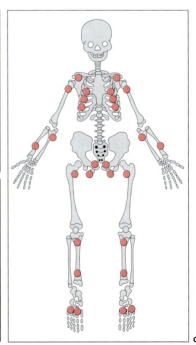

Abb. 4.15 Looser-Umbauzonen.
a Looser-Umbauzonen (Milkman-Zonen) im Bereich des Beckens (Schenkelhals mit Spontanfraktur.
b Fortgeschrittene Beckenverformung bei langjähriger Osteomalazie. Beachte: Kartenherzform.
c Schematische Darstellung der Prädelektionsstellen für die Entwicklung von Umbauzonen.

Osteoid und umschriebenen Unterbrechungen in der Kompakta, die das Bild einer zystoiden Knochenveränderung vermitteln und deshalb nicht ohne Weiteres die Erkrankung richtig erkennen lassen. Der unklare Skelettbefund kann durch eine *Ganzkörperszintigraphie* zur Suche nach weiteren Knochenbefunden ergänzt werden, die hauptsächlich zum Ausschluss eines metastasierenden Prozesses dient.

Die *Osteodensitometrie* ergibt stark erniedrigte Werte, die besonders bei Vitamin-D-Mangel auffallen.

Laborbefunde

Laborbefunde bei der Osteomalazie als generalisierter Osteopathie sind abhängig vom Calcium-Phosphat-Stoffwechsel, der an verschiedensten Stellen Störungen erleiden kann und mit unterschiedlichen biochemischen Markern des Knochenstoffwechsels eine Gewichtung bei verschiedenen Grunderkrankungen erfährt. So ist meistens ein sekundärer Hyperparathyreoidismus im Spiel, der wiederum je nach Krankheitsaktivität eine Erhöhung von Phosphat und Calcium im Urin bedingt, ferner eine Erhöhung des Serumcalciums. Außerdem steigt die alkalische Phosphatase an. Der Vitamin-D-Mangel selbst wird durch die Bestimmung des Serumspiegels von Vitamin D nachgewiesen.

Pathohistologie

Pathohistologisch äußern sich Mineralisationsstörungen am wachsenden Skelett frühzeitig. Die stoffwechselaktiven Zonen, hier der Epiphysenregionen, lassen mikroskopisch die fehlende Verkalkung in der präparatorischen Zone des Knorpels, eine Verdickung der Knorpelplatte infolge fortschreitender Chondrozytenproliferation und die Vermehrung des Osteoids in der unmittelbar anschließenden metaphysären Zone erkennen. Die Metaphyse ist durch die periostale und perichondrale Proliferation verbreitert. Das ergibt das typische Röntgenbild mit der stark verbreiterten Epiphyse. Am erwachsenen Skelett treten Veränderungen erst nach längerem Verlauf auf. Hier kann die feingewebliche Untersuchung (Beckenkammbiopsie) durch den Nachweis eines sehr kalkarmen Osteoids aufschlussreich sein.

Therapie

Patienten mit Osteomalazie infolge Malabsorptionssyndromen, renalen tubulären Funktionsstörungen, chronischer Niereninsuffizienz etc. bedürfen der Behandlung des Grundleidens, welches durch die Pharmakotherapie je nach Art der Erkrankung gelindert oder auch ausgeheilt werden kann. Die eingetretenen knöchernen Deformitäten bleiben davon aber unberührt. Sie müssen durch die orthopädisch-operative Therapie korrigiert werden.

4.3 Möller-Barlow-Krankheit

Synonym: infantiler Skorbut.
Engl.: Möller-Barlow-Scurvy-disease.

4.3.1 Vitamin-C-Mangel

Definition.
Es handelt sich um eine Hypovitaminose des wasserlöslichen Vitamin C, die zu schwerer Allgemeinerkrankung führen kann, u. a. mit Infektschwäche und ausgedehnten Einblutungen in alle Gewebeschichten. Ohne Behandlung führt die Erkrankung zum Tode. Bei Säuglingen und Kindern können sich typische Ossifikations- und Wachstumsstörungen an den Epiphysenfugen bilden.

Historisches. Das Krankheitsbild ist schon aus dem Mittelalter bekannt und wurde ganz besonders in epidemischer Form bei Seeleuten beobachtet. Der englische Marinearzt James Lind (1716–1794) hatte die Wirkung von Zitrusfrüchten bei diesem Mangelsyndrom erkannt und mit kurmäßiger Anwendung von Zitronensaft erfolgreich behandelt, sodass Ende des 18. Jahrhunderts das Mitführen von Zitronen bei der englischen Marine obligat war. Die von Skorbut befreiten Besatzungen trugen u. a. zur Überlegenheit der englischen Marine in den Napoleonischen Kriegen bei (Thomas & Bardoph 1998).

Der Chirurg J. Möller und der englische Arzt Th. Barlow haben Ende des vorigen Jahrhunderts den Skorbut bei Säuglingen beschrieben. Die Ursache wurde 1909 durch Holst und Fröhlich in der Zerstörbarkeit des wasserlöslichen Vitamin C entdeckt. Noch im 1. Weltkrieg hat der Pathologe L. Aschoff ausführliche morphologische Studien zum Skorbut an Soldaten betreiben können.

Epidemiologie

Die C-Hypovitaminose ist heute äußerst selten. Neuere Mitteilungen darüber existieren nur in Ausnahmefällen. So sind Fälle bekannt geworden, die infolge schweren Nicotin- und Alkoholabusus, aus Angst vor schädlichen Ernährungsstoffen oder wegen dementen Zustands und deshalb sozialer Vereinsamung ihre Ernährung vernachlässigt haben. Auch Ernährungsfanatiker können in den Zustand des Vitamin-C-Mangels geraten. Selbst ein Suizidversuch durch Verhungern kann einen Skorbut auszulösen. Die aktuellen Publikationen weisen darauf hin, dass der Skorbut in der Hochzivilisation zwar grundsätzlich als überwunden gilt, aber gelegentlich und dann unter meist ungewöhnlichen Umständen wieder auftaucht. Zu berücksichtigen ist nur, dass in Fällen schwerer kindlicher Ernährungsstörungen auch kombinierte Hypovitaminosen, z. B. C- und D-Mangel, eintreten und ein Mischbild von kindlichem Skorbut und Rachitis verursachen können.

Ätiologie

Das Vitamin C (Ascorbinsäure) ist an fast allen Hydroxylierungsprozessen der Gewebe beteiligt und somit bei ausdrücklichem Mangel ursächlich für die Erkrankung verantwortlich.

Pathogenese

Durch den Mangel wird die Biosynthese des Kollagens, der Fettstoffwechsel, die Leberfunktion, die Nebennierenfunktion und der Eisenstoffwechsel des Bluts in Mitleidenschaft gezogen. Es ist eine Frage der Zeit, bis das Vollbild der Mangelerkrankung ausgebildet ist: beim Erwachsenen etwa 40 Tage bis zu den ersten Gewebeeinblutungen mit typischen Petechien und 180 Tage bis zu einer blutigen Gingivitis.

Klinik und klinische Diagnostik

Beim Säugling und Kind kommt es zu Infektneigung, Misslaunigkeit, Anämie, Gewebeeinblutungen und schmerzhaften Gelenkschwellungen durch subperiostale Einblutungen.

Der Erwachsene leidet unter Müdigkeit, Depression, Schwäche der unteren Extremitäten, blutige und eitrige Gingivitis, Zahnausfall, Blutungen in die inneren Organe und Körperhöhlen, Petechien, Störung in der Eisenresorption und Anämie.

Röntgenbild

Radiologisch gesehen führen sowohl die gestörte Kollagensynthese als auch die subperiostalen Blutungen am wachsenden Knochen zur Verbreiterung der Metaphysen mit Verdichtung der präparatorischen Verkalkungszone und einer ebenfalls zwar verdichteten, aber unregelmäßigen Umrandung des epiphysären Knochenkerns. Eine diffuse Osteoporose lässt diese Röntgenzeichen deutlich hervortreten. Ähnlich der Rachitis bilden sich an den Knorpel-Knochen-Grenzen der Rippen Verdickungen, hier jedoch von auffallender Kalksalzdichte.

Folgezustände nach Hypovitaminose beim Erwachsenen sind hauptsächlich Arthrosen und infolge der subperiostalen Blutungen ausladende Osteophyten. Über den radiologischen Befund florider Mangelzustände des Erwachsenen gibt es kaum Mitteilungen.

Therapie

Der Mangelzustand reagiert eindeutig auf die Gabe des Vitamins: präventiv beim Säugling 20 mg, auch als Orangensaft; bei erkranktem Säugling 4-mal 25 mg Ascorbinsäure täglich und beim Erwachsenen 5- oder 6-mal täglich 100 mg.

Die orthopädischen Maßnahmen richten sich nach dem eingetretenen Folgezustand und bilden keine Ausnahme gegenüber anderen Knochen- und Gelenkkorrekturen.

4.4 Hormonelle Knochenerkrankungen

Das endokrine System ist ein integraler Teil des gesamten Stoffwechsels. Im Knochenstoffwechsel selbst wirkt es sich in der Skelettbildung, -reifung und -regeneration aus (Tab. 4.**8**).

Nur einige hormonelle Erkrankungen haben unmittelbaren Bezug zum orthopädischen Fachgebiet bzw. verursachen Veränderungen, die der orthopädischen Behandlung bedürfen. Unabhängig davon helfen oft schon klinische und radiologische Daten gerade in der Kinderorthopädie weiter, die Diagnose eingrenzen und die Prognose beurteilen zu können. Die sehr umfangreichen Laboruntersuchungen haben dazu in der Hand des Endokrinologen ihr besonderes Gewicht.

4.4.1 Hypo- und Hyperpituitarismus

Zu den auf das Skelett einwirkenden Hormonen des Hypophysenvorderlappens zählen das Somatotropin (STH), die Gonadotropine (FSH u. LH), das adrenocorticotrope Hormon (ACTH) und das thyreotrope Hormon (TSH). Sie unterliegen dem Einfluss des Hypothalamus und zielen auf die jeweiligen hormonproduzierenden Organe in der Peripherie, die wiederum in einem „Feed-back-System" die Hormone des Hypophysenvorderlappens kontrollieren.

Ausgenommen ist das STH, welches nicht auf ein besonderes Drüsenorgan wirkt, sondern in den Fett- und Zuckerstoffwechsel einbezogen ist, seinen Haupteffekt aber im Längenwachstum entfaltet und durch den im Serum vorhandenen insulinähnlichen Wachstumsfaktor (IGF-1) gesteuert wird. Pränatal ist die Längenzunahme des Fetus vom STH unabhängig, sodass das Neugeborene eine normale Körperlänge hat. Erst jetzt setzt die vom STH abhängige Stimulation des Längenwuchses ein, die zur Zeit der Pubertät besonders akzeleriert. Gleichzeitig steigern die Sexualsteroide das STH und IGF-1 im Serum.

Ätiologie und Pathogenese

Der **Hypopituitarismus** betrifft die Minderproduktion eines oder mehrerer Hormone und kann bis zum Panhypopituitarismus reichen, sodass sich ein Komplex aus hypophysärer Wachstumshemmung, Hypogonadismus, Hypokortizismus und Hypothyreose ergibt. Des Weiteren ist zu eruieren, in welcher Ebene die Störung ausgelöst wird: Hypothalamus oder Hypophyse. Die Ursachen sind vielfältig und zwischen angeborenen Defekten bis zu Neoplasien zu suchen (Vance 1994).

Der *selektive Hormonmangel des STH* wirkt sich besonders vor der Pubertät aus, indem die Kinder viel langsamer als altersentsprechend wachsen. Sie

Tabelle 4.8 Hormonelle Osteopathien im Überblick

Organ	Hormon	Funktion	Wachsendes Skelett	Erwachsenes Skelett
Hypophysenvorderlappen				
Somatotropin (STH)	STH	Unterfunktion	Wachstumshemmung	Osteoporose
		Überfunktion	Riesenwuchs	Akromegalie
Gonadotropine (FSH/LH): Gonaden	Sexualsteroide	Unterfunktion	eunuchoider Hochwuchs	Osteoporose
		Überfunktion	Kleinwuchs	
adrenocorticotropes Hormon (ACTH): Nebennierenrinde	Corticosteroide (und Corticoidtherapie)	Unterfunktion (M. Addison)	(Wachstumshemmung)	(Osteoporose)
		Überfunktion	Osteoporose, Morbus Cushing mit Kleinwuchs	Osteoporose Morbus Cushing
thyreotropes Hormon (TSH): Thyreoidea	Thyroxin	Unterfunktion	Kretinismus mit Wachstumshemmung	
		Überfunktion	Wachstumsschub	Osteoporose, Osteomalazie
Parathyeoidea	Parathormon	Unterfunktion Pseudounterfunktion	Minderwuchs hereditärer bradymetakarpaler Kleinwuchs (Albright)	
		Überfunktion		Osteodystrophia fibrosa generalisata (Morbus Recklinghausen)

haben normale Körperproportionen, behalten ein dickliches und kindliches Aussehen wegen des gleichzeitig herabgesetzten Fettabbaus. Sie behalten eine helle Haut und entwickeln keine Schambehaarung.

Im *Röntgenbefund* ist das Auftreten der Knochenkerne verzögert. Die Epiphysenfugen bleiben unbehandelt bis ins Erwachsenenalter bestehen und dokumentieren einen dem Alter nicht entsprechenden Reifegrad. Der nach der Pubertät einsetzende Hormonmangel des STH führt langfristig zur Osteoporose, die zunächst das Stammskelett, dann den übrigen Knochen befällt.

Gewöhnlich handelt es sich – wie auch bei den Kindern – um einen mehr oder weniger stärkeren Einfluss weiterer Hormonstörungen durch Sexual- und Nebennierensteroide.

Der **Hyperpituitarismus** beruht meistens auf einem Adenom der Hypophyse. Die STH-produzierenden Adenome sind häufig gemischte Tumoren, die mehrere Hormone produzieren (Larry Jameson 1996). Vor der Pubertät verursacht die Überproduktion des STH einen disproportionierten *Riesenwuchs*. Der durch das Adenom bedingte Hypogonadismus lässt keinen zeitigen Epiphysenschluss zu, sodass das STH den Längenwuchs an den noch erhaltenen Stellen weitertreibt.

Klinik

Die betroffenen Jugendlichen haben einen normalen Kopf, der im Vergleich zu den langen Extremitäten mit besonders großen Händen und Füßen zu klein erscheint.

Am Erwachsenen führt der Hormonexzess u. U. über Jahre zu dem Syndrom der *Akromegalie*. Besonders betroffen sind das Gesicht, die Hände und Füße. Der erhöhte Wachstumsreiz vermag periostale Knochenbildung an der Schädeldecke auszulösen, Appositionen an Knorpel-Knochen-Grenzen zu setzen und vor allem eine enchondrale Knochenbildung an den Gelenken der Finger- und Zehenphalangen sowie am Gelenkfortsatz der Mandibula zu stimulieren, die jene für das Krankheitsbild so typische Prognathie mit Malokklusion verursacht. Verdickte Haut an der Stirn, wulstige Lippen, vergrößerte Zunge sind weitere Zeichen. Durch die gelenknahen Veränderungen kommt es zu Arthrosen.

Bildgebende Diagnostik

Beim Riesenwuchs weisen die Unreife des Skeletts und eine markante Ausweitung der Sella turcica auf die Diagnose hin.

Auch beim Erwachsenen sind die in Folge des Adenoms ausgeweitete Sella turcica, die periostalen Verknöcherungen am Schädel, die vergrößerten Gelenkfortsätze der Mandibula, die ausgeweiteten Sinus im Gesichtsschädel und die Atrophie der Processus alveolares mit Zahnverlust auffällig. Darüber hinaus werden sogar innere Organe vergrößert vorgefunden, was sich heutzutage sehr gut durch Kernspintomographie, Computertomographie und Ultraschall nachweisen lässt.

Therapie

Die verminderte Sekretion von STH lässt sich durch eine Kombination niedriger Dosen von Sexualsteroiden in Verbindung mit Wachstumshormon anregen und das Wachstum fördern, während bei Kindern mit regelrecht und zeitig erreichter Pubertät die Behandlung mit STH und der neurohumoralen Anregung durch den sog. GRF (gonadotropin-releasing factor) keinen Erfolg zeigen Beim Erwachsenen bewirkt STH einen leichten Anstieg der Knochendichte, sodass hier auch neue Ansätze in der Therapie der Osteoporose gesehen werden (Chapurlat & Delmas 1999).

Der Hyperpituitarismus infolge eines Adenoms wird entweder neurochirurgisch angegangen (Raumforderung) oder mit dem aus der Hypothalamus-Hypophysen-Achse stammenden Hemmfaktor Somatostasin der STH-IGF-1-Spiegel wieder normalisiert. Dadurch können die Beschwerden schnell gebessert werden.

4.4.2 Hypo- und Hypergonadismus

Männliche und weibliche Hormone üben gleichermaßen ihre Wirkung auf das Skelett zunächst in Form des Wachstums, dann in Form der Skelettreifung und schließlich des Wachstumsabschlusses aus. Besonders in der Reifung und dem Wachstumsabschluss sind die androgenen Hormone unabhängig vom Geschlecht wirksam.

Ätiologie und klinisches Bild

Die Ursachen des präpuberalen **Hypogonadismus** liegen in angeborenen oder erworbenen Störungen der Testes oder in übergeordneten Störungen des hypothalamisch-hypophysären Systems. Der erwachsene Organismus ist davon weniger, insbesondere bezüglich des Skeletts, betroffen. Jedoch kann sich eine sekundäre Osteopenie oder Osteoporose entwickeln (s. Abschnitt 4.1.3).

Gonadotropinproduzierende Tumoren sind gewöhnlich große adenomatöse Wucherungen, die vor allem raumfordernd, aber ohne wesentliche Aktivität sind. Indessen ist eine kongenitale Störung mit hypogonadotropem Hypogonadismus und allen Zeichen der eunuchoidalen Körperveränderungen als *Kallmann-Syndrom* bekannt.

Vom Hypogonadismus vor der Pubertät sind besonders Jungen betroffen. Sie zeigen eine Unterentwicklung der sekundären Geschlechtsmerkmale bis hin zum eunuchoiden Hochwuchs mit Gynäkomastie. Eine chromosomale Störung dieser Art ist das *Klinefelter-Syndrom*. Es fallen die langen Extremitäten und großen Hände und Füße auf, die über die noch offen Epiphysenfugen zustande kommen, welche erst allmählich über den Einfluss der Nebennierenrindenandrogene geschlossen werden (Plymate 1994).

Eine sehr viel seltenere chromosomale Störung bei Mädchen ist das *Turner-Syndrom*, welches mit einem skelettären Minderwuchs und weiteren Anomalien (s. Kapitel 3) verbunden ist (Rubin 1998).

Der **Hypergonadismus** betrifft wiederum bevorzugt das männliche Geschlecht. Hier entsteht einmal durch eine vorzeitige Gonadotropinsekretion eine Pubertas praecox mit verfrühter Entwicklung sekundärer Geschlechtsmerkmale, beschleunigtem Längenwachstum und trotzdem durch die Sexualhormone raschem Verschluss der Epiphysenfugen, sodass diese Jungen letztendlich unter dem Körpermaß Gleichaltriger bleiben. Ausgang der Störung ist entweder eine idiopathische hypergonadotrope Hormonsekretion oder eine Erkrankung der Hypothalamusregion.

Eine *Pseudopubertas praecox* wird über eine adrenokortikale Überfunktion (kongenitale Hyperplasie der Nebennierenrinde oder Tumor derselben) ausgelöst.

4.4.3 Morbus Cushing

Definition.
Inzwischen wird das Cushing-Syndrom als eine exzessive Glucocorticoidaktivität der Nebennierenrinde entweder durch hypophysäre oder ektopisch-neoplastische Hypersekretion von ACTH (kleinzelliges Lungenkarzinom, Phäochromozytom etc.) oder unmittelbar durch die Nebennierenrinde (Adenome, Karzinome) oder durch medikamentöse Therapie (Glucocorticoide) verstanden.

Historisches. H. Cushing (1869–1939), ein amerikanischer Chirurg, hat das Krankheitsbild beschrieben und konnte es auf ein basophiles Adenom der Hypophyse zurückführen.

Ätiopathogenese

Unter den 4 Nebennierenrindenhormonen (Aldosteron, Cortisol, Androgen und Östrogen) steht einzig das Cortisol im „feed-back" mit dem ACTH. Die adrenalen Androgene sind Vorstadien von androgenen und östrogenen Steroiden, die bei gestörter Steroidbiosynthese mehr oder weniger männliche oder weibliche Veränderungen auslösen. Sie unterliegen keiner Rückkoppelung zum ACTH. Cortisol und das ihm entstammende Glucocorticoid sind Corticosteroide, die auf das Binde- und Stützgewebe katabolen Einfluss nehmen, also sowohl seine Qualität als auch Quantität mindern. Es entsteht neben dem Schwund der Knochenmasse auch eine Neigung zu Frakturen (Steroidosteopsathyrose). Bei Kindern, die vor allem wegen rheumatischer Erkrankungen behandelt werden müssen, wird eine echte Osteoporose mit Wachstumshemmung ausgelöst, Letztere mit Höhenminderung der Wirbelkörper und Hemmung der Proliferation der Wachstumsfugen.

Klinik

Das Cushing-Syndrom ist zunächst als klinische Diagnose durch einige typische Zeichen charakterisiert: Gewichtszunahme durch Stammfettsucht, „Mondgesicht" mit Plethora, Striae, Hirsutismus, Schwäche der Oberschenkelmuskulatur. Ferner bestehen Hypertonus, Akne und Neigung zu blauen Flecken, gelegentlich Überpigmentierung (melanotrope Wirkung des ACTH) und stellenweise Ödeme.

Röntgenbild

Röntgenologisch lässt sich die Osteopenie bzw. Osteoporose nachweisen, gelegentlich erst durch die Sinterung von Wirbelkörpern angedeutet (Abb. 4.16).

Frakturen an den Metakarpalia, den Sitz- und Schambeinästen, Rippen- und Schenkelhälsen ohne entsprechendes Trauma und vor allen Dingen die ischämischen Nekrosen, bevorzugt an Hüft- und Kniegelenken, sind ein wesentliches Indiz eines Cortison-

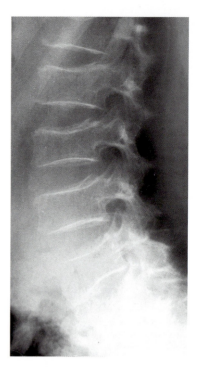

Abb. 4.**16** Generalisierte Osteoporose (16 Jahre, männlich). Hypophysäres Cushing-Syndrom. Höhengeminderte, sehr transparente Lendenwirbelkörper.

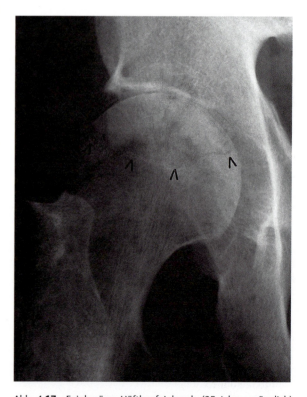

Abb. 4.**17** Epiphysärer Hüftkopfeinbruch (35 Jahre, männlich) nach langjähriger Corticoidtherapie wegen Morbus Crohn.

schadens (Abb. 4.17), woher er auch verursacht worden ist. Diese Veränderungen können vor einer im Röntgenbild manifesten Osteoporose als Ausdruck der verminderten Knochenqualität erscheinen. Die Ausheilung der Frakturen verläuft mit exzessiver Kallusbildung. Offensichtlich werden auch Hämatombildungen durch eine ungewöhnliche Knochenbildung als heterotope Ossifikationen organisiert. Ebenfalls kommt es zu abnormen Gefäßverkalkungen. Schließlich ist darauf hinzuweisen, dass auch nach häufigen intraartikulären Gelenkinjektionen mit Glucocorticoiden lokale Osteolysen an den Gelenkkörpern erscheinen.

Therapie

Beim ACTH-abhängigen Cushing-Syndrom muss zunächst der Ort der Hypersekretion, ob Hypophyse oder ektopische Quelle, eruiert und in der Regel chirurgisch angegangen werden. Bei adrenalen Überfunktionen durch Adenome, Karzinome etc. ist ebenfalls chirurgische Behandlung erforderlich.

4.4.4 Hypo- und Hyperthyreoidismus

Die Schilddrüsenhormone (Thyroxin, Trijodthyronin) sind außerordentlich vielfältig im Stoffwechsel wirksam, u. a. auch im Knochenan- und -abbau. Die Hyperthyreose führt beim Erwachsenen zur Osteoporose oder auch Osteomalazie mit allen typischen Veränderungen und verstärkt in der Postmenopause den Knochenverlust. Schon die hormonelle Behandlung der Hyperthyreose hat eine Abnahme der Knochendichte zur Folge und ist Zeichen des aktivierten Knochenumbaus.

Ätiopathogenese

Die **Hypothyreose** im Wachstumsalter, meist ausgelöst von der Schilddrüse selbst oder auch aus der hypothalamisch-hypophysären Region (kongenitale Enzymdefekte, Tumoren etc.), bedingt eine Verlangsamung des Metabolismus (Gruters et al. 1999). Hier zeigt sich besonders eine mangelhafte Ausbildung der Knochenkerne sowie in den Wachstumsfugen eine verzögerte Umwandlung von Knorpel in Knochen. Damit ist eine allgemeine Wachstumshemmung verbunden, die dann auf Gaben von Schilddrüsenhormon zurückgeht.

Eine besondere Form der Hypothyreose in utero ist die Athyreose, welche das klinische Syndrom des *Kretinismus* auslöst. Hier liegen intellektuelle und physische Fehlentwicklungen vor.

Klinik

Das äußere Erscheinungsbild des an Athyreose Erkrankten zeigt sich in plumper Körperform mit kurzen Händen, Myxödemen an verschiedenen Körperpartien, breitem, flachem Gesicht und durch die Hüftveränderung mit auffälligem Gangbild. Die Kombination mit weiteren Fehlbildungen ist nicht ausgeschlossen.

Röntgenbild

Röntgenologisch sind die Knochenkerne unregelmäßig angelegt und verkalkt, besonders auffällig an Humerus- und Femurkopf. Die Epiphysenfugen und Apophysenknorpel persistieren, gelegentlich noch im Erwachsenenalter. Es finden sich Knochenverdichtungen an den Abschlusszonen der Epiphyse zur Diaphyse hin. Der Schädel ist durch Verdickung der Kalotte, kurzes, eingesunkenes Nasenbein, evtl. Ausweitung der Sella turcica, offene Fontanelle, Hypo- oder Aplasie der Nebenhöhlen und basale Impression deformiert. Die Wirbelsäule ist durch flache Wirbelkörper gekennzeichnet, die sich wegen des gehemmten apophysären Wuchses nicht regelrecht aufbauen können und im Bereich des dorsolumbalen Übergangs zu einer typischen Kyphose führen. Auch das Becken wird durch unregelmäßigen Wuchs deformiert. Die langen Extremitätenknochen, besonders das koxale Femurende, verformen sich durch Belastung und Minderwertigkeit der Gelenkanlage zur Arthrose. Man spricht hier sogar von einer „Kretinhüfte".

Der Kretinismus ist heute selten, da durch hormonelle Substitution wesentlich Verbesserung geschaffen werden kann und leichtere Formen der Hypothyreose insgesamt eine gute Prognose haben.

Beim **Hyperthyreoidismus** wird am wachsenden Skelett zunächst ein Wachstumsschub ausgelöst, der jedoch durch die Wirkung der Nebennierenrinden- und Sexualsteroide gebremst wird, während am erwachsenen Skelett Zeichen der Osteoporose oder Osteomalazie erscheinen.

4.4.5 Hypoparathyreoidismus, Pseudohypoparathyreoidismus, Hyperparathyreoidismus

Definition.
Unter Hypoparathyreoidismus wird der Mangel an Sekretion und/oder an Wirkung des Parathormons verstanden, welcher sich in Form der Hypokalzämie und Hyperphosphatämie sowie in davon abhängiger Symptomatik zeigt.
Verlaufsformen infolge Resistenz auf das Parathormon werden dem Pseudohypoparathyreoidismus, auch hereditäre Osteodystrophie Albright genannt, zugeordnet (Shapira et al. 1996).

Das **Parathormon** ist mit dem Vitamin D (s. Abschnitt 4.2.2, S. 107) der Hauptregulator des ionisierten Calciums in der extrazellulären Flüssigkeit. Die Sekretion des Parathormons wird hauptsächlich durch ionisiertes Calcium gesteuert und ist nicht von einem übergeordneten System abhängig. Der aktive Vitamin-D-Metabolit (1,25-Dihydroxycholcalciferol) hemmt seinerseits sowohl die Bildung als auch die Sekretion des Parathormons. Der Vitamin-D-Metabolit gilt wegen seiner im Grunde hormonellen Aktivität auch als D-Hormon. Die mit der Parathyreoidea zusammenhängenden Stoffwechselaktionen sind also einem zweifachen System unterworfen. Das Parathormon wirkt direkt auf die Niere und das Skelett, indirekt auf den Darm, um die normale Konzentration des Calciums im Serum zu gewähren (s. Tab. 4.**2**).

4.4.5.1 Hypo- und Pseudohypoparathyreoidismus

Ätiopathogenese

Der **Hypoparathyreoidismus** ist verhältnismäßig selten. Seine Ursachen sind Mangelsyndrome angeborener und erworbener Art.

Neben postoperativer Parathyreoideainsuffizienz wird die Störung im Calciummetabolismus durch eine erbliche Mutation des Parathormongens ausgelöst, das die Synthese und Sekretion des Hormons verhindert (idiopathische Form).

Ein genetisch-enzymatischer Defekt ist für den **Pseudohypoparathyreoidismus** verantwortlich, der als Typ Ia und Ib unterschieden wird, wobei es sich um graduelle enzymatische Fehlbildungen handelt. Der Typ Ia hat durch seinen generalisiert wirkenden Enzymdefekt auch Einfluss auf andere Hormonsysteme (Hypothyreoidismus, Hypogonadismus).

Klinik

Die erworbenen Formen des Hormonmangels zeigen nur nach längerem Verlauf durch die Hypokalzämie ausgelöste Zeichen gesteigerter neuromuskulärer Erregbarkeit, Parästhesien an Fingern, Zehen und um den Mund herum (positives Chvostek-Zeichen). Die Situation kann sich zu Muskelkrämpfen und Krampfanfällen steigern, Katarakte, Herzrhythmusstörungen und Verkalkungen von Basalganglien verursachen.

Angeborener Hormonmangel hat seine Charakteristika in einer Wachstumsverzögerung mit Minderwuchs, verzögerter Zahnentwicklung und radiologisch erkennbaren, teils konfluierenden, teils diffusen kalksalzhaltigen Knochenverdichtungen sowie osteophytären Anlagerungen an den großen Gelenken.

Pseudohypoparathyreoidismus **Typ Ia** hat eine eigene Konstellation ungewöhnlicher Befunde: Adipositas, Minderwuchs, auffallend rundes Gesicht, kurzer Hals, verkürzter 4. oder auch 5. Finger bzw. Zehe. Sehr häufig sind damit eine gewisse geistige Retardierung sowie andere Hormonmangelsyndrome verbunden. Die Erkrankung ist autosomal dominant vererblich. Verwandte ersten Grades dieser Betroffenen zeigen die gleichen physischen Merkmale, aber ohne Resistenz auf Parathormon. Diese Form wird deshalb *Pseudopseudohypoparathyreoidismus* genannt.

Typ Ib ist im äußeren Erscheinungsbild normal und kann nur durch seine Parathormonresistenz, die möglicherweise selektiv renaler Natur ist, differenziert werden.

Röntgenbild

Der Pseudohypoparathyreoidismus bzw. die hereditäre Osteodystrophie Albright ergibt radiologische Befunde mit Verkrümmungen der Radii, Hüftgelenksdysplasien und auffälliger Verkürzung der Metakarpalia und Metatarsalia im 4. und/oder 5. Strahl. Zusammen mit dem klinischen Bild spricht man deshalb auch von einem hereditären bradymetakarpalen Kleinwuchs. Ferner werden gelegentlich auch ektopische Weichteilverkalkungen und Knochenneubildungen beobachtet.

Labordiagnose

Labordiagnostisch werden die verschiedenen Verlaufsformen durch die Bestimmung von Calcium, Phosphat und Parathormon im Serum und ggf. zusätzliche Tests bezüglich begleitender Hormonmangelsymptomatik differenziert. Dazu gehört ebenfalls die Nierenfunktionsprüfung.

Therapie

Das Behandlungsziel ist die Regulierung des Calcium-Phosphat-Spiegels im Serum. Im Falle des Pseudohypoparathyreoidismus wird eine lebenslange Gabe von Vitamin D erforderlich, wobei unter medikamentöser Therapie die erhöhte Calciumausscheidung im Urin und die Möglichkeit der Nephrolithiasis zu berücksichtigen sind. Die orthopädische Hilfe bleibt nur den entstandenen Fehlbildungen vorbehalten.

4.4.5.2 Hyperparathyreoidismus

Definiton.
Es werden 3 Überfunktionsmechanismen unterschieden: Der primäre Hyperparathyreoidismus ist eine Erkrankung mit Hyperkalzämie durch Überfunktion der Parathyroidea. Die sekundäre Form umfasst alle nicht primär von der Parathyreoidea ausgehenden Störungen mit Hyperkalzämie, die gelegentlich nach langer Dauer eine autonome Hypersekretion des Hormons auslösen können; sog. tertiärer Hyperparathyreoidismus.

Ätiopathogenese

In den meisten Fällen liegt der Erkrankung ein solitäres Adenom zugrunde. Die Hyperplasie aller 4 Drüsen ist selten, ebenfalls eine maligne Entartung einer Drüse.

Die trotz des erhöhten Calciumspiegels unangemessene Parathormonsekretion liegt entweder an dem Unvermögen der meisten Adenome, die Sekretion bei einem hohen Calciumspiegel zu drosseln oder einen veränderten Sättigungsgrad zur Regulierung des Calciumspiegels zu beanspruchen. Das lediglich hyperplastische Organ scheint wegen der vergrößerten Zellmasse unfähig zu sein, die Hypersekretion zu steuern.

Durch die Hypersekretion kommt es am Knochen zu spezifischen Veränderungen, nämlich über die Umwandlung des Knochenmarks in ein Fasermark. Darin entstehen reichlich mehrkernige Osteoblasten, die bevorzugt die Kortikalis auflösen. Ferner bildet sich unregelmäßig neuer Knochen im Markraum, an anderen Stellen entstehen zystenartige Erweiterungen bis in die Kortikalis, die mit gefäßreichem Fasermark ausgefüllt sind und durch die osteoklastäre Knochenumbildung zu Einblutungen neigen. Sie ergeben das Bild des „braunen Tumors" (Abb. 4.**18a, b**). Gehen diese Veränderungen weiter, so können praktisch alle knöchernen Partien erfasst werden. Man spricht dann von einer *Osteodystrophia fibrosa generalisata* oder einem *Morbus Recklinghausen*.

Klinik

Vorwiegend betroffen sind Patienten über 40 Jahre. Der Hyperparathyreoidismus lässt zunächst keine besonderen physischen Merkmale erkennen, wobei ein tastbarer Knoten in der Schilddrüse, eine Nephrolithiasis, neuromuskuläre Veränderungen, besonders mit Schwäche der Oberschenkelmuskulatur Hinweise sein können.

Die Osteodystrophia fibrosa generalisata ist dank der diagnostischen Möglichkeiten heute ein seltenes Krankheitsbild geworden und letztendlich besonders eindrucksvoll in der bildgebenden Diagnostik zu sehen.

Bildgebende Verfahren

Bei der Bildgebung kann man im Verdachtsfalle die Szintigraphie einsetzen, um monostotischen oder polyostotischen Skelettbefall zu erkennen. *Radiologisch* sind Frühzeichen wichtig: unregelmäßige, vom Markraum her aufgesplitterte und verwaschene Struktur der Kortikalis, teilweise ohne klare kalksalzdichte endostale Abgrenzung, teilweise bis unter das Periost reichend. Weiter wird ein Schwund der Kompakta um die Zahnwurzeln auffällig. Die Zähne selbst bleiben intakt. Hinzu gesellen sich sog. Akroosteolysen an den Fingern und Zehen sowie Destruktionen am Humeruskopf. Auch Kalksalzablagerungen in den ableitenden Harnwegen geben einen Hinweis.

Das Vollbild der Osteodystrophie bietet indessen erhebliche Knochendestruktionen: am Schädelskelett mit einer Vergrößerung und schließlich Auflösung der Tabula interna und externa, Ausweitung der

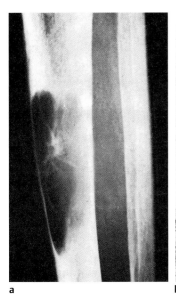
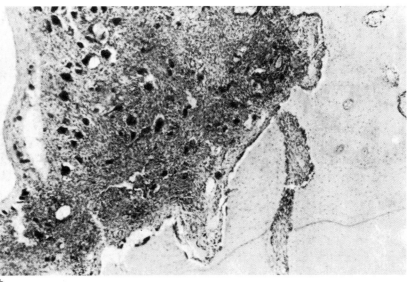

a b

Abb. 4.**18** Primärer Hyperparathyreoidismus.
a 72-jähriger Patient mit ausgeprägten zystischen Veränderungen in der Tibia sowie an Scham- und Sitzbeinen durch Osteolyse.

b Histologisches Bild der Tibiazyste mit plumpen, spindligen mesenchymalen Zellen und osteoklastenartigen Riesenzellen (aus: Radke J. Ein Beitrag zum primären Hyperparathyreoidismus. Z Orthop Ihre Grenzgeb. 1971;109:849–50).

Nebenhöhlen fast bis zur Auflösung der Parietalknochen. Die Wirbelsäule zeigt infolge Vergrößerung der Wirbelstruktur mit Auflösung bis unter die Deckplatten eine verminderte Stabilität, die zur Kyphose führt. Am Becken werden groteske Verformungen durch den gleichen Prozess möglich (Kartenherzbecken).

Klinische Diagnostik

Laboruntersuchungen zur Unterscheidung des primären von allen anderen Formen des nicht primär vom Parathormon abhängigen Hyperparathyreoidismus sind notwendig. Hier gilt der Parathormonradioimmuntest als definitive Möglichkeit.

Die *Knochenbiopsie* kann gerade hinsichtlich Osteopathien anderer Genese zur Diagnose beitragen. Jedwede hyperparathyreotische Wirkung ergibt ein histologisches Bild mit disseziierender Fibroosteoklasie, fibröser Markumwandlung und reaktiver Neubildung primitiven Knochengewebes.

Therapie

Der primäre Hyperparathyreoidismus wird mit der Parathyreoidektomie angegangen. Jedoch ist auch die konservative, medikamentöse Behandlung in der Diskussion (Phosphatmedikation), ihr Langzeiterfolg allerdings fraglich und letztendlich von der Schwere der Erkrankung abhängig.

Eine orthopädische Therapie kann nur bei allfälligen Knochen- und Gelenkdeformitäten, Frakturen etc. infrage kommen.

4.4.6 Renale Osteodystrophie

Definition.
Eine exakte Definition dieses sehr variablen Krankheitsbilds ist nicht möglich, da es sich grundsätzlich um eine globale, glomerulotubuläre Niereninsuffizienz handelt, die mit mehr oder weniger ausgedehnten Skelettveränderungen einhergeht, hauptsächlich als fibröse Osteodystrophie oder Osteomalazie auftritt und weniger als Osteoporose oder Osteosklerose, je nach Störung des Metabolismus.

Ätiopathogenese

Die Niereninsuffizienz hat auf der einen Seite eine Phosphatretention, auf der anderen eine gestörte Bildung des Vitamin-D-Metaboliten zur Folge. Das bedeutet einerseits Hyperphosphatämie und Hypokalzämie mit Stimulierung des Parathormons (sekundärer Hyperparathyreoidismus), andererseits eine gestörte Bildung von Vitamin D in der Niere mit Unterstützung dieses Pathomechanismus. Je nach Überwiegen der einen oder anderen Komponente findet sich dann der Befund einer fibrösen Osteodystrophie oder Osteomalazie, ggf. natürlich auch ein Mischbild. Osteoporotische und osteosklerotische Befunde sind eher selten.

Durch die Hämodialyse leben die Patienten länger. Damit erleben sie allerdings auch Nebenwirkungen der Behandlung mit Verkalkungen intra- und paraartikulär, an den Arterien mittlerer Größe und an inneren Organen.

Klinik

Die Klinik richtet sich neben den klinischen und laborchemischen Anzeichen nach den Skelettalterationen. Ihre Diagnostik, besonders durch bildgebende Verfahren bietet die oben beschriebenen Osteopathien. Sind azotämische Kinder betroffen, so kommt es zu Deformitäten an den langen Knochen der unteren Extremitäten, einschließlich Epiphyseolysen am koxalen Femurende. Überwiegt mehr der Vitamin-D-Mangel, sind der Rachitis entsprechende Befunde zu erwarten. Ganz junge Kinder vor und während der Dialyse neigen zu Wachstumshemmungen.

Erwachsene, vornehmlich solche mit Überwiegen der malazischen Komponente, neigen zu typischen Deformitäten (lumbale Skoliose, thorakale Kyphose, Glockenthorax etc.).

Durch eine *Biopsie* lässt sich häufig erst der Charakter der Osteopathie erkennen, was aber für die Therapie wichtig sein kann.

Therapie

Die wichtigsten Behandlungsziele liegen in der Normalisierung des Calcium-Phosphat-Spiegels, dem Ausgleich des sekundären Hyperparathyreoidismus und der Wiederherstellung der Skelettveränderungen soweit als möglich. Die Mittel liegen zwischen pharmakotherapeutischen Maßnahmen, fallweise Parathyreoidektomie und Nierentransplantation.

Lassen es Verlauf und Allgemeinzustand zu, sind orthopädisch-chirurgische Maßnahmen möglich.

4.4.7 Diabetischer Fuß

Eine Reihe von Faktoren können im Rahmen eines lang bestehenden Diabetes mellitus auf dem Wege über eine chronisch-sensomotorische Neuropathie und gleichzeitig schlechte Durchblutung (diabetische Angiopathie) die Gewebeschichten des Fußes in Mitleidenschaft ziehen. Der Verlust des vollen Gefühls an der Fußsohle lässt leichter Verletzungen zu oder eine abnorme Gewichtsbelastung durch Schuhdruck, die zu Klavusbildung über den exponierten Belastungszonen der Zehengrundgelenke und Schwielenbildung an der Ferse führt und hier über eine nicht bemerkte Ulzeration der Haut die Gangrän des Fußes einleitet. Ferner können unbemerkt über die Fehlbelastung Metakarpal- oder Fersenbeinfrakturen zustande kommen und regelrechte „Charcot-Gelenke" entstehen.

Therapie

Die Vorbeugung geschieht durch gut angepasstes Schuhwerk und regelmäßige Kontrolle.

Ulzera bedürfen der operativen Behandlung mit Debridement unter antibiotischem Schutz. In fortgeschrittenen Fällen ist eine Amputation nicht zu umgehen.

4.4.8 Komplexe hormonelle Osteopathien

Die Tabelle 4.**8** (s. dort) gibt eine Übersicht, welche die Abhängigkeit einzelner hormoneller Wirkungen aufzeigt, wobei zwangsläufig Interaktionen bestehen. Dafür gibt bereits die renale Osteodystrophie ein gutes Beispiel.

Eine Sonderform der polyostotischen fibrösen Dysplasie (Jaffé-Lichtenstein), das McCune-Albright-Syndrom, welches überwiegend bei Frauen auftritt, ist ebenfalls mit einer komplexen Endokrinopathie vergesellschaftet. Diese löst eine Pubertas praecox mit zunächst beschleunigtem Längenwuchs, aber dann vorzeitigem Schluss der Wachstumsfugen aus, was zur Kleinwüchsigkeit führt. Auch andere Endokrinopathien können im Verbund mit der polyostotischen Dysplasie vorkommen: Hyperthyreoidismus, Hochwuchs, Akromegalie, Morbus Cushing, Diabetes mellitus und Hyperparathyreoidismus (Enderle 1992).

Das Ziel muss also sein, die Grundstörungen zu diagnostizieren, wobei manchmal schon die Analyse der Vorgeschichte ausreichend Einblick gibt, manchmal auch ein Röntgenbild hilfreich ist, um in der richtigen Richtung weiter diagnostisch abzusichern.

4.5 Osteodystrophia deformans Paget

Synonym: Ostitis deformans.
Engl.: Paget's disease.

Definition.
Der Morbus Paget ist eine lokal begrenzte Störung des Skelettstoffwechsels mit gesteigerter Knochenresorption, -neubildung und -mineralisation. Daraus resultiert eine unregelmäßige Knochenbildung mit desorganisiertem Kollagengewebe, die einen erweiterten und deformierten Knochen verursacht.
Die Bezeichnung geht auf Sir James Paget (1877) zurück. Die Krankheit wurde aber u.a. schon von V. Czerny (1873) beschrieben (Abb. 4.**19**).

Epidemiologie

Die Erkrankung tritt überwiegend in der 5. Lebensdekade auf. Männer sind bis zu dreimal häufiger betroffen. Nach der klinischen Manifestation scheinen aber beide Geschlechter gleich symptomatisch zu werden.

Der Knochenbefall verläuft monostotisch, oligoostotisch und polyostotisch, wobei Letzterer mit Herden in asymmetrischer Verteilung auftritt, hauptsächlich Becken, Lumbalregion und Femur in etwa 75 % der Patienten.

Ätiologie

Die Ätiologie ist unbekannt. In 10 % der Fälle scheint eine positive Familienanamnese vorzuliegen, sodass ein dominanter Vererbungsmodus angenommen wird.

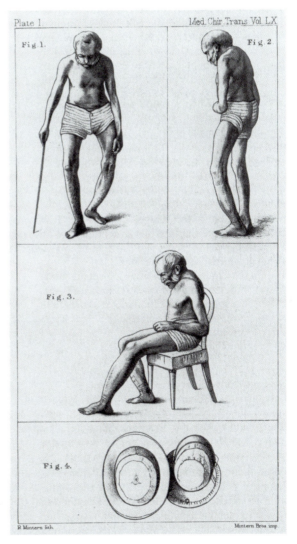

Abb. 4.**19** Ostitis deformans.
Polyostotischer Befall des Skeletts, Zunahme der Hutgröße (aus: Paget J. On a form of chronic inflammation of bones [osteitis deformans]. Med Chir Trans. 1877;60:37).

Ferner wird eine Virusätiologie diskutiert, die auf einer „slow virus infection" beruhen soll (Rebel et al. 1974).

Pathogenese

In der **1. Phase** (exzessive Osteolyse) zeigt sich eine erhöhte metabolische Aktivität durch massives Auftreten von vielkernigen (bis zu 100 Nuklei) vergrößerten Osteoklasten: Obwohl die osteoklastische Aktivität geschwächt ist, bewirkt die Masse der Zellen eine gesteigerte Resorption.

Die **2. Phase** (überkompensatorische oder reaktive Knochenneubildung) führt durch die nachfolgende Osteoblastenaktivität zu einer verstärkten reaktiven Knochenneubildung, wobei die restlichen Knochenbälkchen von osteoiden Bändern zusammengehalten und gegen weiteren osteoklastären Abbau geschützt werden.

In der **3. Phase** (osteoplastische oder osteosklerotische Aktivität) werden die Osteonenfragmente zu Mosaiken verkittet. Es entsteht eine hypotrophe Spongiosa mit ausgeweiteten Havers-Systemen, Markraumfibrose und Hypervaskularität. Das neue Gewebe entspricht eher einem primitiven Geflechtknochen als einem Lamellenknochen, wenig kompakt, aber verdickt. Seine Mineralisation ist zwar normal, aber auf eine größere Knochenmasse verteilt. Die vergrößerte Knochenoberfläche ist von unmineralisiertem Knochen bedeckt. Der so veränderte Knochenstoffwechsel resultiert in einer fokalen Porose, sodass der Unterschied zwischen kortikalem und spongiösen Knochen verwischt ist. Die 3 Phasen können über Jahre den Umbauprozess hinziehen. Pathognomonisch ist das Mosaikmuster der Osteonenfragmente in der 3. Phase, also bioptisch nur dann als Ostitis deformans Paget sicher nachzuweisen.

Klinik

Die Osteodystrophia kann lange Zeit ohne Symptome bleiben, nicht zuletzt abhängig vom Ausmaß der Knochen- und Gelenkveränderungen. Im frühen Stadium der Erkrankung bestehen oft „rheumaähnliche", ziehende Beschwerden im Becken, der Hüfte sowie im Bereich der Wirbelsäule und der Kniegelenke. Erst später können Knochenverbiegungen vor allem am Oberschenkel (Varus) und Unterschenkel (Antekurvation und Varus) auftreten, die zu extremen Verformungen vor allem der Extremitäten führen (s. Abb. **4.22**). Eine Spontanfraktur kann auch ein erstes Zeichen der Erkrankung sein.

Bei dem monostotischen, oligoostotischen und polyostotischen Knochenbefall ist das Becken am häufigsten betroffen. Dabei kann es zur Spontanfrakturen, Protrusio acetabuli und Koxarthrose kommen. Im Bereich der unteren Extremitäten folgen der Achsendeformität ebenfalls Spontanfrakturen. An der Wirbelsäule stehen Kyphosen und Spinalstenosen mit neurologischen Störungen bis zur Querschnittssymptomatik im Vordergrund. Ossäre Veränderungen am Schädel geben Anlass zu Kopfschmerzen, Tinitus, Schwindel und Schwerhörigkeit.

Hinzuweisen bleibt auf chronisch kardiale Volumenüberbelastungen durch Gefäßveränderungen (ausgedehnte arteriovenöse Anastomosenbildungen) innerhalb des umgebauten Knochens.

Röntgenbild

Im Röntgenbild (Abb. **4.20**–**4.22**, Tab. **4.9**, S. 120) zeigen sich zunächst spindelförmige, vermehrt strahlendurchlässige Herdbildungen, die an Größe zunehmen, während die Kortikalis verdickt in Erscheinung tritt. Auch findet man blasenförmige Aufhellungen, wenn die endostale Absorption die periostale Reaktion des Knochens übertrifft. Später treten Sklerosen und eine Verbreiterung des Knochens in den Vordergrund. Der Markraum kann nur begrenzt unterschieden werden. Im Bereich der Wirbelsäule kann die Abgrenzung zwischen einem Paget- und einem Hämangiomwirbel erschwert sein. Bei Ersterem zeigt sich eine kräftige Rahmenstruktur im Bereich der Grund- und Deckplatten mit vermehrter strähniger Längszeichnung.

Laboruntersuchungen

Bei den Laboruntersuchungen gilt die alkalische Phosphatase im Serum als Index der Osteoblastenaktivität, die in der osteoklastären Phase besonders gesteigert ist. Die osteoklastische Resorption wird im 24-Stunden-Urin durch Hydroxypolinausscheidung gemessen und ist auch ein Maß der Zerstörung des Kollagens. Es gibt eine enge Beziehung zwischen der alkalischen Phosphatase im Serum und der Hydroxypolinausscheidung im Urin in Abhängigkeit von der Ausdehnung der Erkrankung. Nachdem bis 10 % der symptomatischen Patienten Werte der alkalischen Phosphatase noch im Referenzbereich haben, verschiebt sich das Verhältnis zugunsten des Hydroxyprolins.

Die im Röntgenbefund ähnlich aussehende Erkrankung der Ostitis fibrosa generalisata cystica (Morbus Recklinghausen) lässt sich durch die Parathormonbestimmung im Serum abgrenzen.

Medikamentöse Therapie

Sie besteht in der Reduktion des gesteigerten Knochenumbaus und wird heute in der Kombination von Calcitonin und Bisphosphonat empfohlen (s. unten). Calcitonin hemmt die Osteoklasten, während Bisphosphonate dem Pyrophosphat in der Struktur verwandt sind. Sie werden an das Hydroxylapatit angelagert, besonders in Bereichen der Resorption und können nicht enzymatisch gespalten werden. Sie hemmen ebenfalls die osteoklastische Aktivität.

4.5 Osteodystrophia deformans Paget

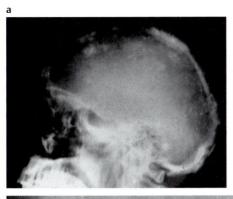
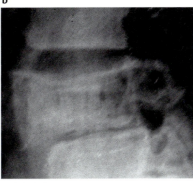
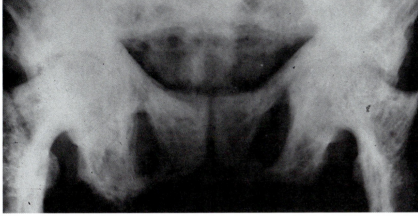

Abb. 4.20 Polyostotischer Morbus Paget (68 Jahre, männlich) mit typischen radiologischen Veränderungen.
a Knochenverdichtung und Schädelverformung.
b Dreischichtwirbel mit stark verdichteten Grund- und Deckplatten am 3. Lendenwirbelkörper.
c Abflachung und horizontale Verbreiterung, hochgradige Verdichtung und Verformung des gesamten Beckens, Koxarthrose.

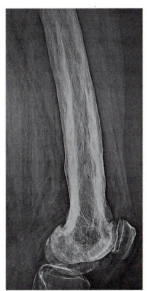
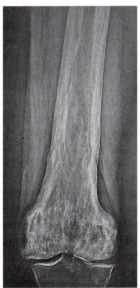

Abb. 4.21 Ostitis deformans Paget (64 Jahre, weiblich), xeroradiologisch zeigen sich typische Strukturen mit Zystenbildungen und ausgedehnten Sklerosierungen am Femurschaft.

Operative Therapie

Operative Maßnahmen sind einzig auf Komplikationen ausgerichtet: Frakturstabilisation, Korrekturen bei Deformitäten durch Osteotomien, Gelenkersatz (s. Abb. 4.**23b, c**) im Falle von arthrotischer Deformität und Dekompression bei neurologischen Ausfällen.

Prognose

Die Prognose der Erkrankung hängt von Komplikationen ab und ist infaust beim Auftreten einer sarkomatösen Entartung. Insgesamt gibt es keinen Hinweis, dass die medikamentöse Therapie dieses Risiko tatsächlich verändert.

Hinzuweisen bleibt auf das Paget-Sarkom, das sich als Osteo- und Fibrosarkom, als fibröses Histiozytom, Lymphom oder Riesenzelltumor entwickeln kann, wobei sich gezeigt hat, dass sich beim Tumor-Staging bei mehr als 80% der Patienten eine Stadium IIB und beim Rest ein Stadium III ergab (Sim et al. 1994); s. auch Kapitel 9.

Nota bene
> Beim polyostotischen Befall werden Sarkome in 5–20% der Fälle, bei asymptomatischen Patienten mit geringem Befall nur in etwa 0,15–2% der Fälle beobachtet.

Tabelle 4.9 Radiologische Befunde beim Morbus Paget im Überblick

Organ	Befund
Schädel (überwiegend bei Polyostose)	diffuse Hyperostose (s. Abb. 4.20a): • Tabula interna verdichtet • Tabula externa verdünnt • konfluierende Höcker • Schädelumfang vergrößert Osteoporosis circumscripta
Wirbelsäule (bei Poly- und Monostose)	Rahmenwirbel mit grober axialer Trabekelstruktur Dreischichtwirbel mit stark verdichteten Grund- und Deckplatten sowie wenigen axialen Trabekeln (s. Abb. 4.20b) Elfenbeinwirbel mit Verdichtung der ganzen Spongiosa (Monostose) Gibbusbildung
Kreuzbein (bei Poly- und Monostose, häufigster Befall)	vergröberte Spongiosa rechtwinklige Abknickung
Becken (überwiegend bei Polyostose)	trabekuläre Spongiosasklerose (s. Abb. 4.20c) Verdichtung im Ilium und um den Pfannenboden Koxarthrose
Lange Röhrenknochen (bei Poly- und Monostose)	grobsträngige Spongiosa (s. Abb. 4.21) Hyperostosen antekurvierende Deformierung (Abb. 4.22) Osteoporosis circumscripta (selten), Frühform der Erkrankung

Medikamentöse Therapie beim Morbus Paget im Überblick

Medikament	Dosierung/Kontrolle	Dauer
Calcitonin	100 IE täglich danach 100 IE 1- bis 3-mal wöchentlich Kontrolle: alkalische Phosphatase	2–3 Monate 6–12 Monate
Bisphosphonat	5 mg/kg Körpergewicht maximal 20 mg/kg Körpergewicht Kontrolle: alkalische Phosphatase, Calcium, Phosphat im Serum	6 Monate höchstens 3 Monate
Mithramycin[1]	i.v. 0,010–0,025 mg/kg Körpergewicht ggf. Wiederholung nach 1 Woche Kontrolle: alkalische Phosphatase, Hydroxyprolin, Szintigraphie	täglich, 3–4 Tage

[1] Zytostatikum nur in Ausnahmefällen, z. B. bei progressiver Paraplegie oder konventionell nicht beherrschbarer Hyperkalzämie oder Hyperkalzurie.

4.5 Osteodystrophia deformans Paget

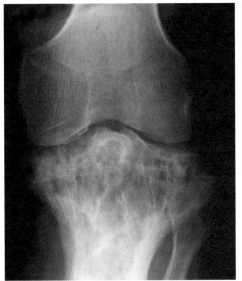
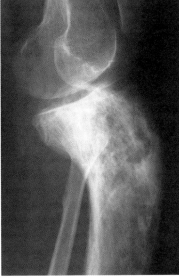

Abb. 4.**22** Ostitis deformans Paget (65 Jahre, männlich) mit charakteristischer Verformung und Antekurvation des proximalen Schienbeinanteils. Arthrosis deformans im Kniegelenk.

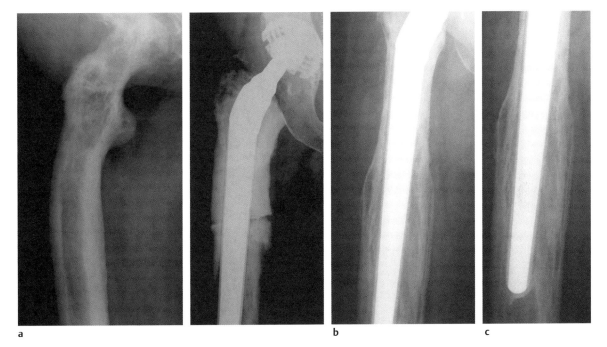

Abb. 4.**23** Ostitis deformans Paget (76 Jahre, männlich).
a Monostotische Deformität des rechten Femur und Coxarthrose, Coxa vara.
b, c Totalendoprothesenimplantation mit gleichzeitiger subtrochantärer Osteotomie, 4-jähriger Verlauf.

Literatur

Albright F, Bloomberg F, Smith PH. Postmenopausal osteoporosis. Trans Assoc Am Physicians. 1940;55:298–305.

Bernau A, Fischer M, Münzenberg KJ, Reiners C, Ringe JD, Spitz J. Diagnostik der Osteoporose. Osteologie. 1994;3:179–86.

Bishop N. Rickets today-children still need milk and sunshine. N Engl J Med. 1999;8:602–4.

Chapurlat RD, Dalmas PD. Os et hormones. Action de l'hormone de croissance sur le tissu osseux de l'adulte. Presse Med. 1999;28:559–62.

Coukell AJ, Markham A. Pamidronate. A review of its use in the management of osteolytic bone metastases, tumor-induced hypercalcaemia and Paget's disease of bone. Drugs Aging. 1998;12:149–68.

Dambacher MA, Radspieler H, Neff M. Unkonventionelle Überlegungen zur Behandlung der Osteoprose. Klinikarzt. 1997; 5:122–30.

Dambacher MA. Maßgeschneiderte Therapie der Osteoporose. Fortschr Med. 1997;115:7.

Enderle A. Fibröse Dysplasie – eine klassische Knochenerkrankung aktualisiert. Ostelogie. 1992;1:64–8.

Firooznia H, Golimbu C, Rafii M, Schwartz MS, Alterman ER. Quantitative computed tomography assessment of spinal trabecular bone. I. Age-related regression in normal men and women. J Comput Tomogr. 1984;8:91–7.

Gruters A, Krude H, Biebermann H, Liesenkotter KP, Schoneberg T, Gudermann T. Alterations of neonatal thyroid function. Acta Paediatr. 1999;Suppl. 88:17–22.

Guerra JJ, Steinberg ME. Distinguishing Transient Osteoporosis from Avascular Necrosis of the Hip. J Bone Joint Surg Am. 1995;77:616–24.

Johnell O, Gullberg B, Allander E, Kanis JA and the MEDOS Study Group. The apparent incidence of hipfracture in Europe: A study of national register sources. Osteoporosis Int. 1992; 2:298–302.

Kanis JA. Osteoporose. Berlin: Blackwell-Wissenschaftsverlag; 1995.

Kanis JA. Paget's disease of bone (Osteitis deformans). In: Bennet JC, Plum F.eds. Cecil Textbook of Medicine. Philadelphia: W. B. Saunders Company; 1996:1384–7.

Kränzlin, M. Labordiagnostik. In: Claude Merlin. Hrsg. Osteoporose. Leitfaden für die Praxis. Stuttgart: Hippokrates; 1998:37–53.

Kruse HP. Osteomalazie. In: Hornbostel H, Kaufmann W, Siegenthaler W. Hrsg. Innere Medizin in Praxis und Klinik. 4. Aufl. Bd. II. Stuttgart: Thieme; 1992:9.38–9.48.

Kruse HP, Kuhlencordt F, Osteomalazie. In: Bartelheimer H, Kuhlencordt F. Hrsg. Handbuch der inneren Medizin. 5. Aufl. Bd. 6, Teil 1B, Berlin: Springer; 1980:750–820.

Kuhlencordt F, Kruse HP. Malignant primary osteoporosis. Skeletal Radiol. 1987;16:407–11.

Kuhlencordt F. Osteoporose. In: Hornbostel H, Kaufmann W, Siegenthaler W. Hrsg. Innere Medizin in Praxis und Klinik. 4. Aufl. Bd. II. Stuttgart: Thieme; 1992:9.25–9.37.

van der Laan L, Goris RJ. Sudeck Syndrom. Hatte Sudeck recht? Unfallchirurg 1997;100:90–9.

Lane JM, Riley EH, Wirganowicz PZ. Osteoporosis: diagnosis and treatment. J Bone Joint Surg Am. 1996;78:618–32.

Lanes R, Gunczler P. Final heigth after combined growth hormone and gonadotropin-releasing hormone analogue therapy in short healthy children entering into normally timed puberty. Clin Endocrinol. (Oxf.) 1998;49:197–202.

Larry Jameson J. Anterior Pituitary. In: Bennet JC, Plum F. eds. Cecil Textbook of Medicine. 20th ed.Philadelphia: W. B. Saunders Comp. 1996:1205–21.

Lems WF. Osteoporose und rheumatische Erkrankungen. Rheumatol Eur. 1999;28:99–101.

Lips P, Ginkel FC, Netelenbos JC, Wiersinga A, van der Vijgh WJ. Lower mobility and markers of bone resorption in the elderly. Bone Miner. 1990;9:45–57.

Lunt M, Felsenberg D, Adams J, Benevolenskaya L, Cannata J, Dequeker J, Dodenhof C, Falch JA, Johnell O, Khaw KT, Masaryk P, Pols H, Poor G, Reid D, Scheidt-Nave C, Weber K, Silman AJ, Reeve J. Population based geographic variations in DXA bone density in Europe: the EVOS study. Osteoporosis Int. 1997;7:175–189.

Melton LJ III. Epidemiology of hip fractures; implications of the exponential increase with age. Bone. 1996;18 (Suppl. 3): 121–5.

Melton LJ III. Epidemiology of spinal osteoporosis Spine. 1997; 22:2–11.

Merlin C. Übersicht der Arzneimittel zur Osteoporose-Therapie. In: Claude Merlin. Hrsg. Osteoporose; Leitfaden für die Praxis. Stuttgart Hippokrates; 1998:129–37.

Miller WL, Portale AA. Genetic causes of rickets. Curr Opin Pediatr. 1999;11:333–9.

Mittal SK, Dash SC, Tiwai SC, Agarwal SK, Saxena S, Fishbane S. Bone histology in patients with nephrotic syndrome and normal renal function. Kidney Int. 1999;55:1912–9.

Nitzschke F, Krämer J, Pruchhorst C. Orthesen bei Osteoporose. Med Orthop Tech. 1992;112:162–5.

O'Neill TW, Felsenberg D, Varlow J, Cooper C, Kanis JA, Silman AJ. and the European Vertebral Osteoporosis Study Group. The Prevalence of vertebral deformity in European men and women: The European vertebral osteoporosis study. J Bone Miner Res. 1996;11:1010–8.

O'Neill TW, Ismail AA. Epidemiologie der Osteoporose in Europa. Rheumatol. in Europa 1999;28:86–8.

Pfeilschifter J. Diagnostik der Osteoporose. Klinikarzt. 1997; 5:115–21.

Plymate SR. Hypogonadism. Endocrinol Metab Clin North Am. 1994;23:749–72.

Rebel A, Malkani K, Baslè M. Anomalies nucléaires des ostéoclastes de la maladie osseuse de Paget. Nouv Presse Med. 1974;3:1299–301.

Riggs BL, Melton LJ III. Evidence for two distinct syndroms of involutional osteoporosis. Am. J. Med. 1983;75:899–901.

Riggs BL, Melton LJ III. Involutional osteoporosis. N. Engl. J. Med. 1986;314:1676–86.

Ringe D. Zur Epidemiologie der senilen Osteoporose (Typ II). Z Geriatr. 1989;2:5–9.

Rubin K. Turner syndrome and osteoporosis: mechanisms and prognosis. Pediatrics 1998;102:481–5.

Schmorl G, Junghanns H. Die gesunde und die kranke Wirbelsäule in Röntgenbild und Klinik. 5. Aufl. Stuttgart: Thieme; 1968.

Shapira H, Friedman E, Mouallem M, Farfel Z. Familial Albrights hereditary osteodystrophy with hypoparathyroidism: normal structural Gs alphagene. J Clin Endocrinol Metab. 1996;81:1660–2.

Sim FH, Frassica FJ, Tiegs R, Unni KK. Sarcomas in Paget's disease: Clinico-pathologic features and treatment in 59 cases. J Bone Joint Surg Br. 1994;76 (Suppl. I):26.

Spitz J. Technische Aspekte und klinische Relevanz der Mineralometrie unter besonderer Berücksichtigung von DPA/DXA. Osteologie. 1992;1:42–53.

Thomas DP, Bardoph EM. Prevention of scurvy in the Royal Navy. J R Nav Med Serv. 1998;84:107–9.

Vance JL. Hypopituitarism. N Engl J Med. 1994;330:1651–62.

5 Erkrankungen der Gelenke

E. Hipp

5.1 Arthrosis deformans

Synonym: Arthritis deformans
(Pommer 1913),
Arthropathia deformans
(F. von Müller 1913).
Engl.: arthritis.

Definition.
Als Arthrosis deformans bezeichnet man eine nichtentzündliche, degenerative Erkrankung der Gelenke. Man unterscheidet primäre und sekundäre Arthrosen auf dem Boden einer präarthrotischen Deformität (Hackenbroch).

Epidemiologie

Die Arthrosis deformans gehört zu den häufigsten Gelenkleiden und betrifft zu mehr als 90 % die unteren Extremitäten, bevorzugt das Hüft-, das Knie- und das Sprunggelenk sowie das Schultergelenk und besonders häufig die Wirbelgelenke. In Deutschland sollen mehr als 10 Mio. Menschen an einer Arthrose leiden. Davon sind etwa 5 % in dauernder Behandlung. Häufiger ist das weibliche Geschlecht betroffen. Bei beiden Geschlechtern finden sich degenerative Veränderungen bevorzugt beim älteren Menschen.

Ätiologie

Die Arthrosis deformans als degenerative Erkrankung wurde von Burckhardt 1932 als Verbrauchs- und Verschleißerscheinung aufgefasst, die auf ein über längere Zeit bestehendes Missverhältnis der Leistungsfähigkeit des Knorpels und der subchondralen Knochenschichten sowie deren Beanspruchung bei Gelenkbewegungen zurückzuführen ist.

Die Arthrosis deformans als Ausdruck des Verbrauchs hängt neben der Beanspruchung des Gelenks und der Art und Qualität des Knorpels vor allem von der Form der Gelenkkörper ab. Bei der Analyse der Entstehung der Arthrosis deformans müssen statisch-mechanische und weiter biologische Faktoren eine Berücksichtigung finden.

Die Ursache der *primären, auch idiopathischen Arthrose* ist auch heute noch bei Berücksichtigung von zellulären und molekularen Befunden nicht endgültig geklärt. Es ist jedoch zu erwarten, dass Fortschritte von biochemischen und molekularbiologischen Techniken neue Erkenntnisse bringen (Puhl 1996).

Sekundäre Arthrosen werden entscheidend durch eine Inkongruenz der Gelenkkörper beeinflusst. Gelenkkörperdeformierungen (präarthrotische Deformität nach Hackenbroch) beobachtet man am häufigsten bei der Dysplasie der Gelenke und bei Aufbaustörungen der Gelenkkörper während des Wachstums (avaskuläre Nekrosen). Weiter entsteht eine Arhrosis deformans nach traumatischen Gelenkkörperschädigungen mit ausgedehnten Knorpelläsionen als posttraumatische Arthrose. Eine bakterielle Entzündung eines Gelenks kann zur Knorpelschädigung und nachfolgend zur postarthritischen Arthrose führen. Eine postarthritische Arthrose sehen wir auch im Spätstadium einer chronischen Polyarthritis (Abb. 5.1). So zeigt z. B. eine eigene Studie bei 277 Patienten, die sich wegen einer fortgeschrittenen Koxarthrose einer Hüftgelenktotalplastik unterziehen mussten, dass nur 8 % eine primäre Arthrosis deformans aufwiesen. Mehr als 27 % der Patienten zeigten eine Coxa vara epiphysarea, 25 % zeigten Folgen einer Hüftgelenksdysplasie, mehr als 12 % eine posttraumatische bzw. postnekrotische Arthrose, 8 % eine Protrusio acetabuli, 7 % eine postarthritische Arthrose und 1 % eine Arthrose nach einer Perthes-Erkrankung.

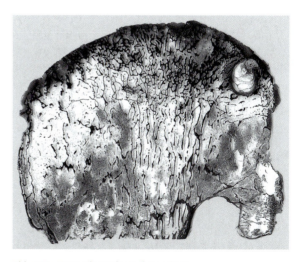

Abb. 5.1 Postarthritische Arthrose (CP).
Schnittbild im fortgeschrittenen Stadium.
Beachte: weitgehender Knorpelabschliff, subchondrale Zystenbildung, reaktive Zackenbildung am Kopf-Hals-Übergang, fortgeschrittene Osteoporose.

Pathogenese

Die Degeneration des Knorpels wird mit einer qualitativen und quantitativen Insuffizienz des Gewebestoffwechsels in Zusammenhang gebracht und zwar im Sinne einer nicht entsprechenden Syntheseleistung der Zellen. In einem Gelenk, das von einer Arthrosis deformans befallen ist, können irreparable Zell- und Strukturschäden, wenn überhaupt, nur durch regenerative Erneuerungen ersetzt werden. Die Gefäßversorgung des Gelenkknorpels und eine altersparallele Verminderung biologisch potenter Chondrozyten begrenzen jedoch die Regenerationsfähigkeit.

Anders, wenn der Defekt über die Basalschicht des Knorpels hinausgeht und eine Kommunikation mit der Markhöhle besteht. Gefäßbindegewebe kann dann den Defekt ausfüllen und zur metaplastischen Knorpelbildung Anlass geben. Ähnliche Bedingungen liegen beim randständigen Defekt vor, sofern das Gefäßnetz der synovialen Umschlagfalte als throphische Basis für das einsprossende pluripotente Bindegewebe fungieren kann.

Pathogenetisch steht bei der Arthrose eine Störung des Gleichgewichts zwischen anabolen und katabolen Leistungen im Vordergrund. Davon abhängig ist der Verlust an Knorpelgewebe (vermehrter Abbau vom Typ-II-Kollagen und der Proteoglykane) sowie eine proteolytische Zerstörung anderer Moleküle (Pelletier 1993; Menkin 1997). Metabolische Faktoren scheinen weiter für einen erhöhten Gehalt von proteolytischen Enzymen, die von den Chondrozyten produziert werden, verantwortlich zu sein. Sie führen hauptsächlich zur fortschreitenden Zerstörung des Gelenkknorpels. Fragmente des Kollagens, der Proteoglykane und Matrixbestandteile gelangen in die Gelenkflüssigkeit. Von dort aus folgen dann entzündliche Reaktionen, die schließlich zu einer vermehrten Bildung an Interleukin 1 führen. Eine Folge davon ist die Reduktion von Kollagen und Proteoglykanen.

Mit neuen biochemischen und molekularbiologischen Techniken wird es wohl möglich werden Regulationsmechanismen darzulegen, die zur Klärung der Ursachen der Arthrosis deformans beitragen (Puhl 1998).

Klinik und klinische Diagnostik

Das klinische Bild einer Arthrosis wird durch den Gelenkschmerz und eine schmerzhafte Bewegungsbehinderung geprägt und zwar als Initialschmerz oder Belastungsschmerz und schließlich als Dauerschmerz. Hinzuweisen bleibt auf einen Fernschmerz, wie er gelegentlich bei einer Coxarthrose ins Kniegelenk projiziert werden kann (man beachte stets bei Knieschmerzen die Beweglichkeitssituation des Hüftgelenks).

Bei Gelenken mit einem dünnen Weichteilmantel treten Zeichen der entzündlichen (nichtbakteriellen) Reizerscheinung in den Vordergrund: Erhöhung der Hauttemperatur (sie kann exakt mit der Thermographie objektiviert werden), Gelenkerguss (wichtig – zytologische Differenzierung).

Sehr früh stellt sich eine Muskelatrophie infolge Schonung ein, nachfolgend kommt es vor allem im Bereich der unteren Extremitäten (Hüfte und Knie) zur Kontraktur.

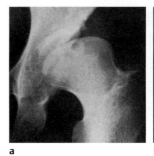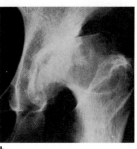

Abb. 5.**2** Beginnende Arthrose bei Dysplasie des Hüftgelenks (Punktbelastung, **a**), bereits subchondrale Zystenbildung. 15 Jahre später fortgeschrittene arthrotische Veränderungen (Gelenkspaltverschmälerung, Kopfverformung, **b**).

Bildgebende Diagnostik

Radiologisch berücksichtige man regressive Veränderungen am Knorpel und reaktive Umbauerscheinungen vor allem an der Knorpel-Knochen-Grenze. Schon bald finden sich Verschmälerungen des Gelenkspalts, was anhand einer Vergleichsaufnahme mit der gesunden Seite objektiviert werden kann. Abhängig von dem Ausmaß der Knorpelzerstörung folgen reaktive Vorgänge der subchondralen Zone mit Verdichtung des gelenkspaltnahen Knochens sowie Umbau der epiphysären Spongiosa und eine Entwicklung von Randwülsten, die am Gelenkrand in Erscheinung treten. Im Verlaufe eines Knorpelabschliffs, wobei rinnenförmige Schlifffurchen auftreten können, wird die Verschmälerung des Gelenkspalts deutlicher. Es kommt zur Entwicklung von perlförmigen oder aber zackenförmigen, verknöcherten Knorpelauswüchsen. Subchondral erfolgt häufig eine Rarefizierung der epiphysären Spongiosa und eine Ausbildung von Geröllzysten (Abb. 5.**2a, b** und 5.**3a–c**). Es handelt sich dabei um verschieden große ein- und mehrkammrige Zysten (Detritus- oder Trümmerzysten). Hackenbroch sprach von einer Insuffizienzzyste. Trueta führt diese Zysten auf eine durch Stase bedingte Stoffwechselstörung zurück. Beim Fortschreiten der Arthrose kann die Gelenkkörperdeformierung (Abflachung und Entrundung) zunehmen. Hinzuweisen bleibt auf eine sozusagen akut verlaufende Arthrose mit schnell zunehmender Zerstörung des Gelenkkörpers, wie es am Hüftgelenk nicht selten als ulzeröse Form (Abb. 5.**4a, b**) der arthrotischen Zerstörung von Knorpel und auch Knochen zu beobachten ist.

5.1 Arthrosis deformans

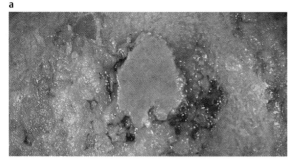
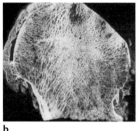
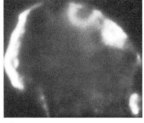

Abb. 5.**3** Arthrosis deformans.
a Oberflächenbild bei Punktbelastung.
b Die Kontaktautoradiographie zeigt vermehrte reaktive Vorgänge in der Belastungszone sowie am Hüftkopf medial.
c Röntgenstrukturaufnahme des Präparats mit belastungsabhängigen, degenerativen Veränderungen (Zyste).

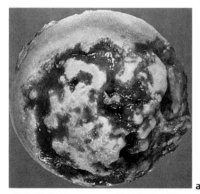
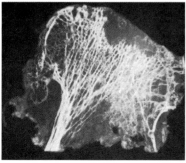

Abb. 5.**4** Akut verlaufende Koxarthrose.
a Oberflächenbild mit Ulzeration der Gelenkoberfläche innerhalb von 2 Jahren.
b Das Strukturbild des Hüftkopfpräparats zeigt Destruktionen der Trabekel, die blind im Gelenkraum enden.

Differenzialdiagnose

Bakterielle Entzündungen sind meist durch einen akuten Verlauf mit heftigen Schmerzen und schnell fortschreitender Entzündung zu erkennen. Sehr früh zeigen sich im MRT Veränderungen im Knochen und auch in der Kapsel.

Maligne und seltener gutartige Tumoren können im Frühstadium verschiedentlich diagnostische Schwierigkeiten bereiten. Unerlässlich ist ggf. das Kernspinbild (Synovialiom und gelenkflächennahe Riesenzelltumoren). Hinzuweisen bleibt auch auf die selten zu beobachtenden Arthropathien sowie auf eine Chondromatose als Metaplasie der Gelenkkapsel.

Konservative Therapie

Eine kausale Therapie ist derzeit nicht möglich. Verschiedene Versuche, in das Stoffwechselgeschehen einzugreifen, d. h. einen Knorpeldefekt wiederherzustellen, konnte bis jetzt nicht erreicht werden. Nach erfolgter Diagnose müssen operativ rekonstruktive Möglichkeiten Erörterung finden, wie Umstellungsosteotomien vor allem an Hüft-, Knie- und Sprunggelenk. Sofern rekonstruktive Verfahren sich als nicht erfolgversprechend erweisen, muss eine *konservative Behandlung* stattfinden, einmal medikamentös und zum anderen durch physiotherapeutische Maßnahmen.

Die medikamentöse Behandlung kann derzeit nur die Symptome wie Schmerz, Bewegungseinschränkung sowie die Geh- und Stehleistung beeinflussen und zwar durch nichtsteroidale Arzneimittel wie Diclofenac und Paracetamol. Auch zeigen weitere „symptomatic slow acting drugs" (SYSAD), wie D-Glucosaminsulfat (Dona 200 S), Ademetionin (Gumbaral), Oxaceprol (AHP 200) und Hyaluronsäure (Hyalart) eine gewisse Beeinflussung der Symptome. Bei Letzterem erweist sich die Notwendigkeit zur intraartikulären Einbringung nachteilig (Infektionsgefahr).

Hinzuweisen bleibt schließlich auf verschiedene Studien, welche die Wirksamkeit dieser Medikamente prüfen sollten. Das Fehlen entsprechend standardisierter Parameter bringt Probleme mit sich. Mithilfe des Lequesne-Index kann ja nur die analgetische und antiphlogistische Wirkung erfasst werden. Mit den SYSAD konnte ein Rückgang von Schmerzen und eine Zunahme der Mobilität erreicht werden.

Intraartikuläre Injektionen z. B. von Cortison können Erleichterungen oft für Monate und Jahre bringen; z. B. bei der Arthrose des Kniegelenks. Dabei ist allerdings eine Gelenkinfektion unter allen Umständen zu verhindern (mangelhafte Asepsis).

Als symptomatische Behandlung der Arthrosis deformans steht die Wärmeapplikation in verschiedener Form im Vordergrund. Die äußerlich applizierte Wärme steigert den Zellstoffwechsel und hyperämisiert das Gewebe. Von Bedeutung ist die Entspannung der Muskulatur, was durch verschiedenen Arten der Massage zur Herabsetzung des Muskeltonus erwirkt werden kann. Von größter Bedeutung erweist sich die Bewegungstherapie im Wasser unter Ausschaltung der Schwerkraft (Lockerung von Kontrakturen). Erleichterungen bringt auch die Übungsbehandlung im Thermalwasser.

Operative Therapie

Bei einer entsprechenden Schmerzsymptomatik und Gelenkdestruktion kann man derzeit schon einen Großteil der Gelenke alloarthroplastisch ersetzen. Bewährt hat sich der alloarthroplastische Gelenkersatz vor allem im Bereich der Hüfte und jetzt auch des Kniegelenks, desgleichen der hemialloarthroplastische Ersatz am Oberarmkopf. Es hat sich als notwendig erwiesen, die Einbringung von Kunstgelenken in Operationsräumen durchzuführen, die eine nur geringgradige Keimzahl der Luft aufweisen, am besten unter Reinraumbedingungen, um eine Infektion zu verhindern. Weiterhin ist eine gewebeschonende Operationstechnik und Beachtung der Asepsis durch das Operationsteam entscheidend.

Bei einer Arthrose z. B. am Großzehengrundgelenk (Hallux-valgus- oder Hallux-rigidus-Arthrose) kann die Basisresektion als eine Sine-sine-Plastik erfolgreich sein.

Auch die Arthrodese, die heute nur noch selten durchgeführt wird, hat eine Indikation bei der Arthrose des oberen Sprunggelenks, des subtalaren Gelenks und auch der Mittelfußgelenke sowie gelegentlich des Großzehengrundgelenks und des Ellenbogengelenks, des Handgelenks und der Fingergelenke. Nach wie vor ist die Sine-sine-Plastik am Großzehengrundgelenk von größter Bedeutung (Keller-Brandes-Operation), aber auch am Ellenbogen ist sie zu erwägen. An der Hüfte findet sie als ultima ratio nach vorausgegangenen Alloarthroplastiken Anwendung.

5.2 Neurogene Arthropathien

5.2.1 Arthropathie bei Syringomyelie

Engl.: syringomielia.

Definition.
Bei der Syringomyelie, einer Fehlbildungskrankheit des Rückenmarks auf der Basis einer Dysrhaphie (Störung der Morphogenese des Neuralrohrs), mit einer Höhlenbildung meist in der grauen Substanz des Halsmarks, kann es, bedingt durch eine Beeinträchtigung der Schmerz- und Temperaturempfindung, zur Ausbildung einer Arthropathie, am häufigsten im Schulter- und auch Ellenbogengelenk, seltener der Fingergelenke kommen.

Bevorzugt werden Männer (2 : 1) zwischen dem 20. und 40. Lebensjahr, seltener auch in jungen Jahren von dem Leiden befallen, wobei es zu einer Zerstörung des Rückenmarks mit Höhlen- und Spaltbildungen kommt. Der Defekt ist in der grauen Substanz des Hals- und Brustmarks gelegen. Später kann auch ein Übergreifen auf das Hinterhorn sowie auf Seiten- und Vorderhorn folgen. Selten ist der Hirnstamm befallen (Syringobulbie). Zu den zunächst dissoziierten Empfindungsstörungen – Tast- und Tiefensensibilität ist erhalten – kommen später auch motorische Störungen.

Die Entwicklung einer Arthropathie wird bei etwa 20–30 % der an Syringomyelie leidenden Patienten gefunden. Die Krankheit entwickelt sich langsam. Schwellungen und Gelenkergüsse bei fehlender Schmerzhaftigkeit folgen.

Röntgenbild

Röntgenologisch findet man Gelenkdeformierungen, Osteolysen, weiter kommt es zur vollkommenen Zerstörung der Gelenkkörper (Abb. 5.**5a, b**).

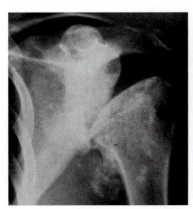
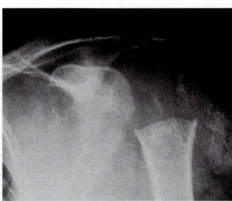

a b

Abb. 5.**5a, b** Arthropathie bei Syringomyelie. Beachte: fortgeschrittene Osteodestruktion des Schultergelenks mit ausgedehnten Kalkablagerungen im Gelenk.

Selten sind die Hand- und Fingergelenke befallen, was zu throphischen Störungen führt und Anlass zu Verbrennungen der Finger geben kann.

Therapie

Therapeutisch ist das Leiden nur begrenzt zu beeinflussen z. B. durch Punktion von Gelenkergüssen. Schließlich ist der Ersatz der zerstörten Gelenkkörper durch eine Alloarthroplastik möglich, wobei allerdings Beachtung finden muss, dass dabei eine weitere Osteolyse folgen kann, die einen Prothesenwechsel notwendig macht.

5.2.2 Arthropathie bei Tabes dorsalis

Engl.: Charcot's disease.

Definition.
Bei der Arthropathia tabica handelt es sich um eine Gelenkzerstörung im Spätstadium nach einer Infektion mit dem Treponema pallidum oder bei kongenitaler Infektion. Auf die Metalues also, das Stadium IV mit einer Störung der Tiefensensibilität und auch des Vibrationsempfindens, folgt das Gelenkleiden, das gelegentlich auch polyartikulär auftritt.

Charcot beschrieb die Arthropathie bei der Tabes dorsalis bereits 1868 und machte auf die Deformierung der Gelenke, bevorzugt sind die unteren Extremitäten betroffen, aufmerksam. Im angloamerikanischen Schrifttum wird die Erkrankung jetzt noch als „Charcot's disease" bezeichnet.

Männer nach dem 40. Lebensjahr sind bevorzugt betroffen, gelegentlich auch doppelseitig. Im Stadium IV, meist 10–20 Jahre nach der Infektion, kann die Tabes dorsalis mit einer Störung der Hinterstrangfunktionen (spinale Ataxie) einhergehen. Dabei klagen die Patienten über oft quälende Parästhesien und lanzinierende Schmerzen. Es folgt eine Kältehyperpathie und eine Störung des Oberflächenempfindens und auch der Tiefensensibilität. Gestört ist auch die Schmerzempfindung.

Man beachte weiter die Pupillenstarre, sie kann reflektorisch oder absolut sein, und eine Fehlen von PSR und ASR. Im Bereich der befallenen Gelenke finden sich Schwellungen und Ergussbildungen, die zu einer Beeinträchtigung der Funktion Anlass geben.

Röntgenbild

Röntgenologisch findet sich bald eine Gelenkspaltverschmälerung und Osteophytenanlagerungen am Knochen-Knorpel-Übergang sowie Kapselverkalkungen. Später folgen Osteolysen oft in erheblichem Ausmaß, ganz besonders am Hüftgelenk (Abb. 5.**6a–c**). Dabei lässt sich angiographisch ein Verschluss des R. profundus abbilden (Abb. 5.**7a–c**), der mit einer Endangitis luetica in Zusammenhang zu bringen ist. Im Bereich des Kniegelenks kann es zu ausgedehnten Knochendestruktionen kommen mit Achsenabweichungen (X-Beinstellung (s. Abb. 5.**6**). Weiter folgt im Verlauf einer Verformung der Gelenkkörper eine Kapselausweitung, sodass eine Überstreckung des Kniegelenks von mehr als 30 und 40° entstehen kann und zum

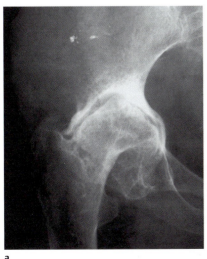
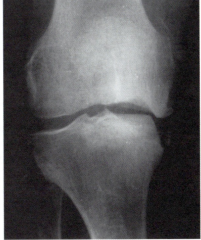
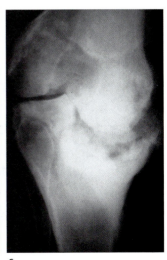

a b c

Abb. 5.**6** Arthropathia tabica.
a Arthropathia tabica des Hüftgelenks im fortgeschrittenen Stadium mit erheblicher Verformung der Gelenkkörper. Beachte: metalldichte Schatten in der Gluteamuskulatur (Salvarsan).
b Arthropathia tabica, fortgeschrittene Destruktion des Kniegelenks.
c Vollkommene Zerstörung des medialen Schienbeinkopfes.

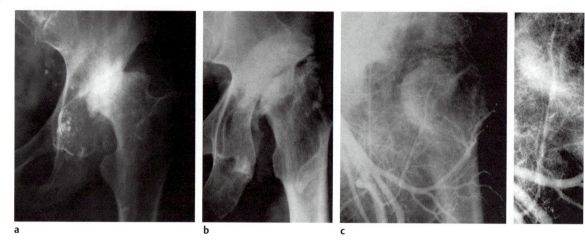

Abb. 5.**7a–c** Arthropathia tabica. Verschiedene Stadien der Osteodestruktion der Hüfte. Beachte: Endangitis luetica im R. profundus der A. circumflexa femoris medialis.

Symptom des „Dreschflegelgangs" Anlass gibt. Ausgeprägt sind Fußdeformierungen. Gelegentlich kommt es auch im Daumengrundgelenk zur Arthopathie.

Therapie

Therapeutisch kann das Leiden gelegentlich mit Führungsapparaten erträglicher gestaltet werden. Im Bereich des Hüft- und Kniegelenks will man heute endoprothetisch weiterhelfen. Man beachte aber das Problem der Einheilung der Alloarthroplastik. Im Bereich der Fußgelenke kann mit orthopädischem Schuhwerk oder aber mit einem Unterschenkelapparat die Gehfähigkeit verbessert werden. Wegen der Probleme der Knochenheilung bei der Tabes dorsalis ist man mit den Arthrodesen zurückhaltend.

Anzuführen bleibt noch die Arthropathie bei einem Diabetes mellitus: Neuropathische Veränderungen im Rahmen einer Polyneuropathie sind es wohl, die zu einer trophischen Störung vor allem im Metatarsalbereich und auch an den Phalangen führen.

5.3 Arthropathie bei mikrokristallinen Ablagerungen

5.3.1 Gicht

Synonym: Arthritis urica.
Engl.: gouty diasthesis, articular gout.

Definition.
Die Harnsäuregicht, eine hereditäre, konstitutionelle Störung des Purinstoffwechsels, ist geprägt durch eine akute, außerordentlich schmerzhafte Arthritis (häufig Podagra, seltener Gonagra und Chirogra). Der Verlauf der Gicht ist gekennzeichnet durch Mono-natriumuratablagerungen, die nicht nur auf Gelenke und die gelenknahen Knochen beschränkt bleiben, sondern auch in Sehnenscheiden und Schleimbeuteln zu finden sind (Tophi).

Epidemiologie

Die Gicht, hervorgerufen durch die Ausfällung von Harnsäurekristallen, zählt zu den häufigsten mikrokristallinen Gelenkerkrankungen. Das männliche Geschlecht ist häufiger betroffen (nach dem 40. Lebensjahr) als das weibliche (nach dem 60. Lebensjahr). Erkrankungen vor dem 40. Lebensjahr sind selten.

Ätiologie

Grundsätzlich folgt die Gicht einer Urikämie. Die Hyperurikämie kann auch sekundär sein, wie u. a. bei einer Polyzythämie, bei Leukämien nach zytostatischer Therapie sowie bei chronischer Nephropathie.

Pathogenese

Kristalle bestehen aus Partikeln, deren raumgittermäßig angeordnete Strukturen aus vielen gleichen Einheiten bestehen. Eine besondere Eigenschaft ist die Beugung einfallender Strahlen. Letzteres wird diagnostisch verwertet. Mikrokristalle können mit den Synoviozyten und Phagozyten in der Gelenkflüssigkeit mit verschiedenen Proteinsystemen in Wechselwirkung treten und Anlass für eine akute Entzündung sein (akuter Gichtanfall).

Klinik und klinische Diagnostik

Der klassische Gichtanfall verläuft in etwa 80 % der Patienten monoartikulär und zwar im Bereich der unteren Extremitäten, bevorzugt im Großzehengrund-

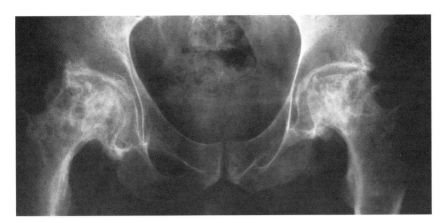

Abb. 5.8 Arthropathia urica (65 Jahre, männlich), fortgeschrittene Hüftkopfdestruktion.

gelenk. Er erfolgt nicht selten nach einer üppigen Mahlzeit in der Nacht danach und ist geprägt durch die Zeichen der akuten Entzündung: Schmerz, Rötung, Schwellung und Bewegungseinschränkung. Oft kann der Patient nicht mehr belasten. Bereits die Medizin des Mittelalters erkannte: Vinum der Vater, Coena die Mutter und Venus die Hebamme machen das Podagra. Es besteht eine Temperaturerhöhung, ein Anstieg der Blutsenkung, das CRP ist positiv. Weiter findet sich eine Leukozytose sowie eine Vermehrung der α-2-Globuline in der Elektrophorese. Der Harnsäurespiegel liegt über den Normalwerten (7,0 mg% beim Mann und 6,0 mg% bei der Frau).

Bildgebende Diagnostik

Nicht selten ist auf der Röntgenübersichtsaufnahme beim ersten Anfall kein krankhafter Befund zu erheben. Später erfolgt eine Knochenatrophie mit zystischen Aufhellungen und Usuren am Knorpel-Knochen-Übergang. Schließlich können Mutilationen der Gelenkkörper entstehen (Abb. 5.8). Hinzuweisen bleibt auf das Symptom des überhängenden Knochenrands, worunter man eine Umfassung eines die Kortikalis arrodierenden Tophus durch periostale Osteophyten versteht. Bei der chronischen Gicht folgen vor allem im Bereich des Hüftgelenks schwerste Osteodestruktionen des Hüftkopfs (Hüftkopfnekrose).

Verlauf

Die chronische Gicht ist gekennzeichnet durch Gichtknoten (tophöse Gicht). Tophi sind herdförmige, paraartikuläre oder auch subkutan gelegene Uratablagerungen, die bevorzugt auch im Schleimbeutel zu finden sind (Abb. 5.9).

Differenzialdiagnose

Differenzialdiagnostisch sind bakterielle Entzündungen nach vorausgegangenen Gelenkinjektionen abzugrenzen. Bei der Abgrenzung HLA-B-27-positiver Arthritiden empfiehlt sich die Verwertung der HLA-B-27-Serologie. Des Weiteren können Schwierigkeiten

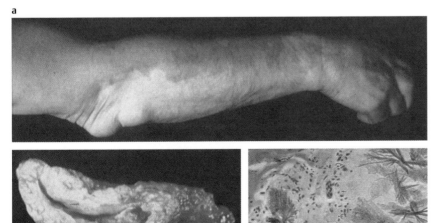

Abb. 5.9 Bursitis urica (Tophus).
a Klinisches Bild.
b Makroskopisches Präparat.
c Mikroskopischer Schnitt.
Beachte: Kristallablagerung im Gewebe.

5 Erkrankungen der Gelenke

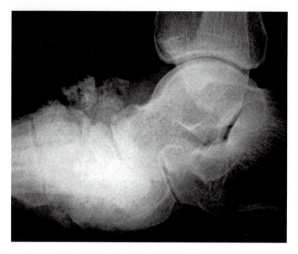

Abb. 5.**10** Arthropathie bei Diabetes mellitus mit charakteristischer Destruktion der Mittelfußgelenke.

bei der Abgrenzung z. B. bei einer Arthropathia diabetica entstehen (Abb. 5.**10**).

Therapie

Colchicin gilt nach wie vor als einziges spezifisches Mittel bei Gichtanfall und ist dabei auch diagnostisch entscheidend, vor allem bei nicht endgültiger Diagnose. Bei Verordnung des Colchicins im akuten Anfall muss zunächst im Abstand von 3–4 Stunden Colchicinum purissimum 0,5 mg verabreicht werden. Als Höchstdosis am 1. Tag gelten 8 mg. Eine Dosisreduktion erfolgt bereits am 2. und 3. Tag.

Als Mittel der Wahl gelten heute die nichtsteroidalen Antirheumatika, wobei u. a. das Indometacin und ganz besonders sein Glykolsäureester *Acemetacin* besondere Bedeutung erlangen (Acemetacin forte, 2–3 Kapseln pro Tag und nachfolgend Acemetacin retard regelmäßig für mehrere Wochen).

Dauerbehandlung. Sie beabsichtigt die Verhütung weiterer Gichtanfälle und eine Verhütung oder Rückbildung von Komplikationen. Patienten mit einer Gicht sowie mit familiärer Hyperurikämie bedürfen der Behandlung, wobei die Serumharnsäurewerte um 5,5 mg/dl anzustreben sind.

Die Harnsäurebildung kann diätetisch durch Einschränkung der Purinzufuhr oder aber durch Hemmung der Harnsäuresynthese verringert werden.

Allopurinol und das Stoffwechselprodukt Oxipurinol hemmen die Oxidation der Purine Hypoxanthin und Xanthin zu Harnsäure, sodass der Serumharnsäurespiegel abfällt und im Harn neben der Harnsäure Hypoxanthin und Xanthin in vermehrtem Maße ausgeschieden wird.

Urikosurika hemmen die tubuläre Harnsäurerückresorption. Es kommt bis zur Einstellung eines niedrigen Plasmaspiegels und Ausschwemmung der Harnsäureablagerungen zu einer vermehrten renalen Harnsäureausscheidung. Man beachte die Nebenwirkungen von harnsäuresenkenden Arzneimitteln (Durchfälle, Kopfschmerzen).

Operativ ist sehr oft die Entfernung der Tophi notwendig und bei Gelenkkörperdestruktion eine Alloarthroplastik.

5.3.2 Arthropathie bei Chondrokalzinose

Engl.: pyrophosphate arthropathy, calcium pyrophosphate dehydrate (CPPD) deposition.

Definition.
Man versteht darunter die Anlagerung von Mikrokristallen des Calciumpyrophosphatdehydrats (CPPD) im Faserknorpel und zwar im mittleren und oberflächlichen Drittel der Gelenkknorpel und in den Menisken, was röntgenologisch dargestellt werden kann.

Die Chondrokalzinose beobachtet man vorwiegend beim älteren Menschen (manchmal familiär bedingt). Patienten zwischen dem 60. und 70. Lebensjahr weisen ungefähr in 2 %, zwischen dem 70. und 80. Lebensjahr in mehr als 5 % und nach dem 80. Jahr um 25 % eine Chondrokalzinose auf. Sie erweist sich sehr häufig als asymptomatisch. Bei einer akuten Entzündung (Pseudogichtanfall), wobei das Kniegelenk am häufigsten betroffen ist, können die Veränderungen an eine rheumatoide Polyarthritis erinnern. Die Chondrokalzinose kann schließlich zu einer Osteochondrodestruktion vor allem im Knie- und Hüftgelenk führen (Abb. 5.**11a, b**). Ablagerungen von Calciumpyrophosphatdehydrat können auch im Faserring der Bandscheibe erfolgen, selten auch in den Sehnen.

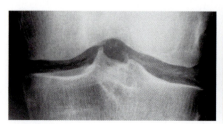
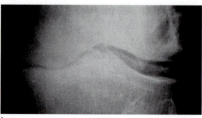

Abb. 5.**11** Chondrokalzinose.
a Verkalkungen in den Menisken.
b Bereits Varusarthrose.

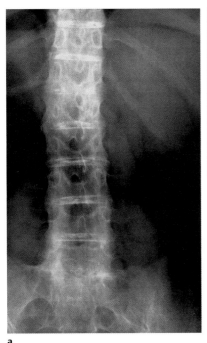
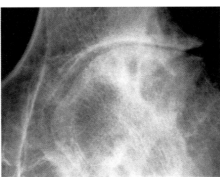

Abb. 5.**12** Ochronose.
a Typisches Röntgenbild. Beachte: Verkalkungen der Bandscheibe.
b Fortgeschrittene Arthrose des Hüftgelenks.

Therapie

Die Behandlung der Chondrokalzinose erfolgt symptomatisch mit NSAR-Medikamenten, evtl. kann die Punktion eines Kniegelenkergusses und Cortisoninjektion notwendig werden.

Hinzuweisen bleibt noch auf **Stoffwechselstörungen** wie die Hämochromatose und die Alkaptonurie, die zu Gelenkschmerzen wie auch zur Osteoporose und Chondrokalzinose sowie zur Einlagerung von CPPD führen können.

Die **Hämochromatose**, eine Eisenspeicherungskrankheit, die autosomal rezessiv vererblich ist, gilt als Anomalie des Eisenstoffwechsels und weist Verbindungen zum HLA-Genkomplex auf. Das Krankheitsbild ist mit den Merkmalen HLA A3 assoziiert. Das Hämochromatomgen ist offensichtlich am Sublocus des Chromosom 6 lokalisiert.

Gelenkerkrankungen als spezifische Arthropathie erfolgen bei 20–50 % der Patienten in Form einer Ablagerung von Calciumpyrophosphatkristallen im Gelenkknorpel. Am häufigsten betroffen ist das 2. und 3. Metakarpophlangealgelenk, seltener das Knie- und das Hüftgelenk.

Diagnostisch ist die Eisenerhöhung (normal 60–100 Mikrogramm) ein entscheidender Parameter.

Röntgenologisch zeigt sich eine Chondrokalzinosis und eine destruktive Arthropathie.

Therapeutisch kommt dem Aderlass Bedeutung zu.

Die **Alkaptonurie** ist eine seltene, metabolische, rezessiv vererbliche Erkrankung mit nachfolgendem Auftreten der Homogentisinsäure im Urin, Pigmentation des Bindegewebes (Ochronose) und einer Verkalkung des hyalinen und des fibrösen Knorpels aufgrund einer Phenylalanin-Tyrosin-Stoffwechselstörung. Es fehlt die Homogentisat-1,2-Dioxygenase.

Homogentisinsäureablagerungen finden sich in verschiedenen bradytrophen Geweben und im Gelenk, was zu gichtähnlichen Schmerzanfällen Anlass geben kann. Charakteristisch ist die Verkalkung der Bandscheiben (Abb. 5.**12**), Einlagerungen können aber auch in den Sehnen entstehen.

5.3.3 Apatitarthropathie

Eine periartikuläre oder auch eine intraartikuläre Apatitablagerung (kristallines Hydroxylapatit) kann Anlass einer Gelenkdestruktion sein. Auch kann Apatit z. B. in der Rotatorenmanschette abgelagert sein, seltener in Humerus und Femur. Der Nachweis der Apatitkristalle kann im Punktat gesichert werden.

Therapeutisch ist eine Medikation mit NSAR-Medikamenten notwendig, evtl. eine Gelenkpunktion mit Cortisoninfiltration und bei fortgeschrittener Gelenkdestruktion operativ der Gelenkersatz.

5.3.4 Oxalatarthropathie

Synonym: Oxalatgicht.

Eine artikuläre oder parartikuläre Calciumoxalatablagerung als ebenfalls seltene Erkrankung kann bei einer primären Oxalose (genetisch determiniert) oder aber sekundär z. B. bei einer Niereninsuffizienz erfolgen. Die Oxalatgicht durch akute mikrokristalline Krisen kann bei Gelenkkapselverdickungen und Ergussbildungen auftreten.

5.4 Chronische Polyarthritis (CP)

Früher: primär chronische Polyarthritis (PCP).
Synonym: rheumatoide Arthritis (RA), Polyarthritis chronica progressiva, chronisch entzündlicher Gelenkrheumatismus.
Engl.: rheumatoid arthritis, rheumatoid disease, Charcot's disease.

Definition.
Die rheumatoide Arthritis bzw. die CP zählt zu den außerordentlich folgenschweren, destruktiven, entzündlichen Gelenkerkrankungen, in deren klinischem Verlauf die kleinen Gelenke an Händen und Füßen, schließlich auch die großen Gelenke (Knie, Ellenbogen, Hüfte und Schulter) und weiter auch die Halswirbelsäule betroffen werden können. Es entstehen extraartikulär Rheumaknoten, eine Vaskulitis, eine Serositis und auch Lungenfibrosen.

Epidemiologie

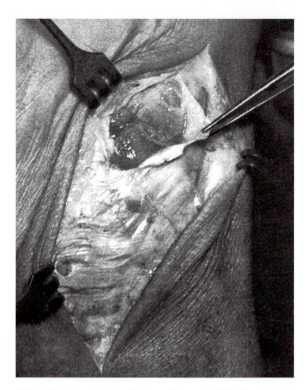

Abb. 5.**13** Ausgedehnte CP-Synovitis um die Tibialis-posterior-Sehne. Operationssitus.

Die CP ist in nahezu in 1 % der Gesamtbevölkerung zu beobachten, wobei Frauen dreimal häufiger erkranken als Männer. Die Erkrankung tritt häufig familiär auf. Der Beginn des Leidens erfolgt bei den Frauen in einem postpartalen Abschnitt (25.–35. Lebensjahr) und in einer postmenopausischen Phase (nach dem 50. Lebensjahr). Man nimmt an, dass nach dem 50. Lebensjahr nahezu 5 % aller Frauen an einer CP leiden. Beim Mann beginnt die Erkrankung zwischen dem 45. und 65. Lebensjahr.

Ätiologie

Die Ursache der rheumatoiden Arthritis ist nach wie vor unbekannt. Man weiß jedoch, dass Merkmale dieser Erkrankung wie Rheumafaktoren, die genetische Situation und die Anhäufung einer Vielzahl von Immunzellen in den Gelenken, den Sehnen und Sehnenscheiden auf Autoimmunprozesse hinweisen (Abb. 5.**13**).

Pathogenese

Pathogenetisch gesehen gibt es, wie Schattenkirchner (2000) anführt, eine auf immunologische Erkenntnis beruhende Hypothese, wonach die T-Zelle im Zentrum des Geschehens steht. Die T-Zelle wird von Makrophagen als antigenpräsentierende Zelle (Makrophage) betrachtet, die ein derzeit noch unbekanntes Antigen, wahrscheinlich eine virale Substanz anbietet. Schließlich wird ein Zusammenwirken des T-Zellrezeptors und der Klasse-II-Moleküle des HLA-Systems bedeutungsvoll. In Gang gebracht werden dann pathologische Vorgänge durch die T-Zelle und zwar im Sinne von Entzündung und Destruktion eines Gelenks. Zytokine zusammen mit den Immunozyten beeinflussen Fibrozyten und Chondrozyten sowie Osteoblasten, sodass pathophysiologische Prozesse, wie Entzündung, Proliferation und Destruktion folgen können. Von Bedeutung scheinen die von TNF-α ausgehenden Zytokinkaskaden zu sein (Schattenkirchner 2000).

Klinik und klinische Diagnostik

Anamnestisch achte man auf Prodromalsymptome wie vermehrtes Schwitzen, Ermüdbarkeit, Appetitlosigkeit und Gewichtsabnahme und depressive Verstimmungen. Die Schmerzen entstehen schleichend. Als frühe Zeichen der rheumatoiden Arthritis gelten eine Morgensteifigkeit in den Gelenken, ein Bewegungsschmerz eines oder mehrerer Gelenke sowie Schwellungen in den Metakarpophalangealgelenken (Gaenslen-Zeichen), wobei es zu Schmerzausstrahlungen bei einem kräftigen Händedruck kommt. Zu achten ist auf Parästhesien, schmerzhafte Empfindungen im kalten Wasser und evtl. Heiserkeit als Zeichen einer Entzündung der Stellgelenke. Prodromalsymptome können gelegentlich Monate, ja sogar Jahre dem eigentlichen Krankheitsbeginn vorausgehen. Grundsätzlich gesehen stehen bei der rheumatoiden Arthritis Gelenksymptome im Vordergrund. Viszerale Symptome sind selten.

Die rheumatoide Arthritis kann aber auch akut beginnen. Infolge der Synovialitis kommt es zu schmerz-

5.4 Chronische Polyarthritis (CP)

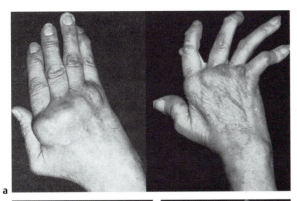
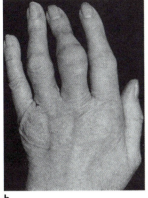
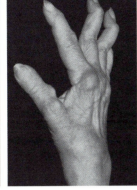

haften Ergussbildung im Gelenk. Bei mehr als 90 % der Patienten zeigt sich eine diffuse Gelenkschwellung im Bereich der Fingergrund- und Mittelgelenke. Der Häufigkeit nach folgen Schwellungen der Hand, der Sprung- und der Zehengelenke und dann erst Hüft-, Knie- und Schultergelenke. Bei Beteiligung der Fingergrundgelenke kann sich bald eine ulnare Deviation einstellen (coup de vent, Abb. 5.**14a–c**).

Gelenkschwellungen können anfangs nur über Stunden und Tage anhalten. Im späteren Stadium jedoch bleiben die Schmerzen bestehen. Das entzündliche Gelenk ist schmerzhaft und überwärmt. Es besteht eine Rötung und teigige Schwellung, was insbesondere beim Befall der Sehnenscheiden am Handrücken zu beobachten ist (Abb. 5.**15a, b**).

Bei mehr als 60 % der Erkrankten zeigt sich ein *typisch symmetrischer Verlauf*, wobei zunächst bilateral die Fingergrundgelenke II und III und die Fingermittel-

◀ Abb. 5.**14** Polyarthritische Veränderungen an der Hand, verschiedene Formen.
a Entwicklung der Ulnardeviation bei einer Synovitis der Grundgelenke (Rheumaknoten).
b Knopflochdeformität im Mittelfingermittelgelenk.
c Schwanenhalsdeformität vor allem der Finger 3 und 4.

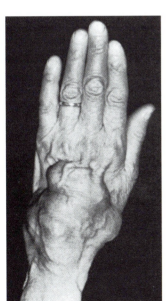
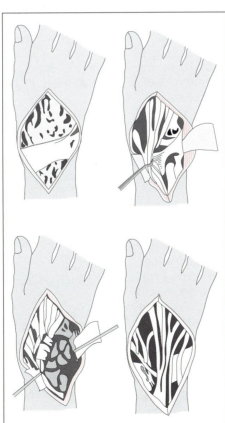

Abb. 5.**15** Chronische Polyarthritis.
a Ausgedehnte rheumatische Tendovaginitis dorsal.
b Synovektomie an den Strecksehnen, schematische Darstellung.

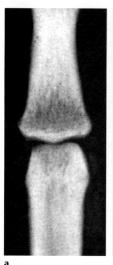 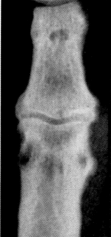 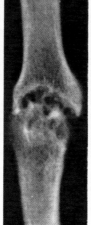 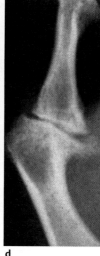

Abb. 5.**16** CP an den Fingergelenken, verschiedene Formveränderungen.
a Gelenkkapselverdickung.
b Gelenkspaltverschmälerungen und metaphysäre ossäre Destruktionen.
c Vollkommene Zerstörung der Gelenkkörper.
d Postarthritische Arthrose als Spätstadium.

gelenke befallen sind (spindelförmige Verdickung). Bei etwa 40 % der Patienten setzt die rheumatische Arthritis *atypisch* ein, nämlich asymmetrisch, monoartikulär bzw. oligoartikulär, was vor allem bei Männern der Fall ist.

Rheumaknoten sind bei etwa 10 % der Patienten zu beobachten. Man versteht darunter erbsengroße, meist auf der Unterfläche verwachsene, subkutane Knotenbildungen, die am häufigsten an der Streckseite des Ellenbogens oder aber am Unterarm und an den Fingern zu finden sind (s. Abb. 5.**14a**).

Der Verlauf der rheumatoiden Arthritis ist unterschiedlich, eine Heilung ist möglich. Früher kam es beim Fortschreiten der Erkrankung oft zu schwersten Verformungen vor allem der Hände, der Füße sowie der großen Gelenke und schließlich zur vollständigen Hilfs- und Pflegebedürftigkeit (Abb. 5.**16a–d** und 5.**17a, b**). Im späten Stadium folgt bei einem „Ausgebranntsein" der Entzündung ein gewisser Rückgang der Schmerzhaftigkeit.

Anzuführen bleibt als typische Deformation im chronischen Stadium eine Gelenkluxation, Sehnenluxationen und Sehnenrupturen, so das Caput-ulna-Syndrom, bei dem die M.-extensor-carpi-ulnaris-Sehne nach volar luxieren kann. Die Sehnenruptur entsteht durch Invasion von Granulationsgewebe in die Sehne oder aber durch knöcherne Vorsprünge. Im Bereich der Hand kommt es an den Strecksehnen des 4. und 5. Fingers sowie der Strecksehne des Daumens zur Ruptur. Beugeseitig kann die Flexor-pollicis-longus-Sehne durch eine Zackenbildung am Os scaphoideum Beeinträchtigung finden.

Im Spätzustand der Polyarthritis kommt es durch Irritation der Mm. interossei zu einer Überstreckung der proximalen Interphalangealgelenke, weshalb sekundär durch die Wirkung des M. flexor digitorum profundus eine Beugestellung der distalen Interphalangealgelenke entsteht, die als *Schwanenhalsdeformität* bezeichnet wird (s. Abb. 5.**14c**).

Des Weiteren kann sich infolge der Überstreckung im distalen Interphalangealgelenk und Beugestellung im proximalen Interphalangealgelenk durch Veränderungen im Strecksehnenapparat in Höhe des Mittelgelenks eine *Knopflochdeformität* entwickeln (s. Abb. 5.**14b**).

Am Fuß gilt als charakteristische polyarthritische Verformung der kontrakte Spreizfuß mit Luxation der Grundgelenke der Zehen.

Insgesamt gesehen ergeben sich aber bei der Diagnose der rheumatoiden Arthritis im Frühstadium gelegentlich erhebliche diagnostische Probleme.

Eine Klassifikation der rheumatoiden Arthritis, wie sie die Amerikanische Rheumaassoziation 1987 brachte, erleichtert die Einordnung der Symptome (Tab. 5.**1**).

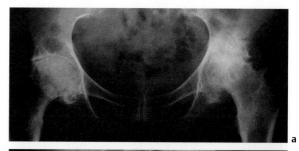
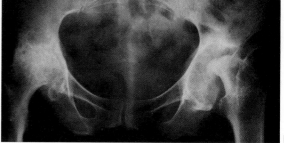

Abb. 5.**17a, b** Verlauf einer Hüftgelenksdestruktion bei einer CP innerhalb von 2 Jahren.
Beachte: ausgeprägte Destruktion des Hüftkopfs und der Pfanne.

5.4 Chronische Polyarthritis (CP)

Tabelle 5.1 Klassifikation der rheumatoiden Arthritis (ARA 1987) im Überblick

Kriterien	Erläuterung
Morgensteifigkeit	mindestens 1 Stunde
Arthritis von 3 oder mehr Gelenkregionen	Weichteilschwellung und Erguss
Arthritis der Hand	mindestens eine Gelenkregion geschwollen
Symmetrische Arthritis	gleichzeitige Beteiligung der gleichen Gelenkregionen auf beiden Körperseiten
Rheumaknoten	subkutane Knoten über Knochenvorsprüngen
Rheumafaktor im Serum nachweisbar	Befund: abnormer Titer des Serumrheumafaktors mit einer Methode von nicht mehr als 5 % Unspezifität
Radiologie	typischer Röntgenbefund auf einer a.-p. Hand- und Handgelenksaufnahme

Schließlich achte man bei Halswirbelsäulenbeschwerden auf osteodestruktive Vorgänge im Bereich der Intervertebralräume und vor allem der Wirbelgelenke.

Bei der klinischen Orientierung kann nach wie vor die Einteilung nach Steinbrocker behilflich sein:
▶ Stadium 1 (Frühstadium):
- Gelenkschwellung bei voller Gelenkfunktion,
- röntgenologisch lässt sich eine Weichteilschwellung unterscheiden (Abb. 5.**16a**).

▶ Stadium 2 (fortgeschrittenes Stadium):
- Gelenkschwellung mit Bewegungsbehinderung sowie beginnende Muskelatrophie (Mm. interossei),
- chronische Tendovaginitiden (Karpaltunnelsyndrom, Rheumaknoten),
- röntgenologisch zeigt sich eine gelenknahe Osteoporose mit beginnender Knorpel- und Gelenkdestruktion (Abb. 5.**16b**).

▶ Stadium 3 (Spätstadium):
- Gelenkdeformation mit Subluxation bei Muskelatrophie sowie Weichteilschädigungen (Sehnenrupturen),
- röntgenologisch finden sich Knorpel- und Gelenkdestruktionen (Abb. 5.**16c**).

▶ Stadium 4 (Endstadium):
- fortgeschrittene Gelenkdeformation mit fibröser und selten knöcherner Einsteifung,
- radiologisch erkennbar sind Gelenkdestruktionen und postarthritische Arthrose (Abb. 5.**16d**).

Die Kriterien 1–4 müssen mindestens 6 Wochen bestanden haben und gelten beim Vorhandensein bei mindesten 4 der 7 Symptomen als erfüllt. Die diagnostische Spezifität und Empfindlichkeit beträgt um 90 %, wenn die wichtigsten Ausschlussdiagnosen der rheumatischen Arthritis, der Psoriasisarthritis und der systemische Lupus erythematoides berücksichtigt werden.

Bildgebende Verfahren

Im frühen Stadium der rheumatoiden Arthritis fällt radiologisch ein veränderter Weichteilschatten im Bereich des Gelenks auf, was besonders deutlich an den Fingergelenken zu sehen ist. Auch kann zu diesem Zeitpunkt bereits eine bandförmige, gelenknahe Knochenatrophie zu erkennen sein. Sobald die Zerstörung des Gelenkknorpels fortgeschritten ist, folgt die Gelenkspaltverschmälerung (Abb. 5.**18a, b**) und Ausbildung randständiger Usuren und schließlich Zystenbildungen im Bereich der Epiphyse und auch metaphysär. Kleinzystische Knochendestruktionen sind auch charakteristisch in den Handwurzelknochen zu unterscheiden. Beim Fortschreiten der rheumatoiden Arthritis kommt es zu ausgeprägten Osteolysen, wie sie auch an den großen Gelenken zu beobachten sind (rheumatische Kopfnekrose, rheumatische Protrusio acetabuli; s. Abb. 5.**17**).

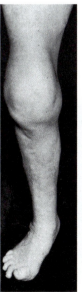 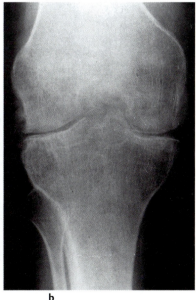

a b

Abb. 5.**18** Polyarthritis am Kniegelenk mit ausgeprägter Kapselverdickung, Muskelatrophie und beginnender Osteodestruktion (Gelenkusur lateral am Schienbeinkopf).
a Klinisches Bild.
b Röntgenaufnahme.

Laborbefunde

Das Blutbild zeigt anfangs wenig Veränderungen (Leukozytenerhöhung, hypochrome Anämie). Die *Blutkörperchensenkungsgeschwindigkeit (BKS)* ist bei einer Dysproteinämie (Fibrogenveränderung, Vermehrung des Haptoglobins und der Gammaglobuline) immer erhöht (bis zu 60 in der 1. Stunde). Das *C-reaktive Protein (CRP)* als unspezifische Reaktion auf eine akute Entzündung im Organismus ist früher nachweisbar als die Erhöhung der Blutkörperchensenkungsgeschwindigkeit.

Das CRP ist ein unspezifisches Lipoprotein. Es wandert im Elektropherogramm zwischen der β- und γ-Globulinfraktion.

In der *Elektrophorese* ist eine Erhöhung der α-2-Globulinfraktion, manchmal auch der α-1-Globulinfraktion und der Gammaglobuline festzustellen. Letztere wird im chronischen Stadium der Erkrankung ausgeprägt, wohl als Zeichen einer vermehrten Antikörperproduktion.

Mit der *Immunelektrophorese* ist eine Analyse quantitativer Veränderungen von Serumeinweißkörpern möglich. Bei der rheumatoiden Arthritis findet man eine Zunahme der Konzentration der Immunglobuline IgA und IgM. *Rheumafaktoren* sind γ-M-Globuline (IgM vom Typ eines gegen IgG gerichteten Antikörpers). Im Gegensatz dazu repräsentieren Streptokokkenantikörper β-G-Globuline als Zeichen eines rheumatischen Fiebers. Große diagnostische Bedeutung erlangt der Nachweis der Rheumafaktoren, die den Immunglobulinen der Gruppe IgM zuzuordnen sind. Es gibt aber auch IgG-Rheumafaktoren. Der *Waaler-Rose-Test* erfasst einen anderen Rheumafaktor als der *Latextest*, sodass ein positiver Waaler-Rose-Test bei einem negativen Ausfall des Latextests eine seropositive rheumatische Arthritis beweisen kann.

Untersuchung der Gelenkflüssigkeit

Die normale Gelenkflüssigkeit setzt sich aus Sekreten der Synovialzellen und Bestandteilen des Blutserums zusammen. Sie übernimmt eine wichtige Ernährungsfunktion (Glucose und Elektrolyte) und weiter hat sie als Gelenkschmiere eine Gleitschutzfunktion für die Gelenkknorpeloberfläche. Die hydrodynamische Lubrikation ist an die Unversehrtheit des normalen Hyaluronat-Protein-Komplexes der Synovia gebunden. Im Erguss zeigt sich bei der rheumatoiden Arthritis eine Vermehrung der Immunglobuline (γ-M-Globulin). Mithilfe serologischer Untersuchungen gelingt der Nachweis der Rheumafaktoren im Gelenkerguss, was klinisch vor allem bei monartikulären Formen der rheumatoiden Arthritis Bedeutung erlangt.

Differenzialdiagnose

Es muss vor allem im frühen Stadium an verschiedene Erkrankungen gedacht werden, deren gemeinsames Symptom eine Polyarthritis sein kann. Anders dagegen im späten Stadium der rheumatoiden Arthritis mit den charakteristischen Veränderungen an Gelenken und Sehnen (Caput-ulnae-Syndrom, Schwanenhals- und Knopflochdeformität).

Zu beachten sind bei einem monartikulären Befall die unspezifische Synovitis, selten eine Gicht oder eine Tuberkulose.

Abzugrenzen ist der Gelenkbefall bei einer Polyarthrose, als einer primären Arthrosis deformans, wie sie am häufigsten an den Fingerend- und an den Fingermittelgelenken auftritt (Abb. 5.19a–d).

Wichtige Hinweise geben Heberden-Knoten, die in etwa 50 % der Fälle mehr oder weniger ausgeprägt parartikulär dorsolateral bestehen (Heberden 1802).

Als Heberden-Arthrose wird die degenerative Veränderung im Endgelenk bezeichnet und als Bouchard-Arthrose die im Bereich der Mittelgelenke.

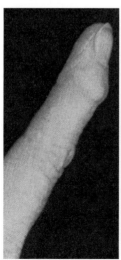
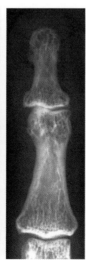
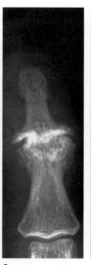
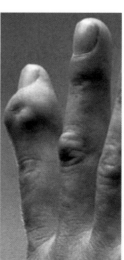

Abb. 5.**19** Polyarthrose an den Fingerendgelenken.
a Klinisches Bild.
b, c Radiologische Darstellung im Früh- (**b**) und Spätstadium (**c**).
d Gichtknoten im Endgelenksbereich.

a   b   c   d

Konservative Therapie

Bei der Behandlung der rheumatoiden Arthritis haben analgetisch und antiphlogistisch wirkende Medikamente nach wie vor eine große Bedeutung (nichtsteroidale Medikamente, NSA). Hinsichtlich der Magenverträglichkeit konnte eine wesentliche Verbesserung erreicht werden. Bei einem akuten Schub der Entzündung kann eine hochdosierte Cortisontherapie Hilfe bringen (zunächst 30 mg und absteigend bis zu 3 mg).

Im chronischen Stadium der Erkrankung lässt sich mit einer niedrigen Tagesdosis von 2,5–7,5 mg eine antiphlogistische Wirkung erreichen sowie ein destruktionshemmender Effekt.

Eine Kombinationsbehandlung mit Basistherapeutika und Immunsuppressiva (disease modifying-antirheumatic drugs = DMAD) kann unmittelbar in den immunpathogenetischen Mechanismus der Erkrankung eingreifen (Schattenkirchner 2000) und zwar kann die T-Zelle wirksam mit Methotrexat oder Leflunomid beeinflusst werden sowie das Zytokin α mit THF-α-blockierenden Medikamenten. Unter den Immunsuppressiva spielt das niedrig dosierte Methotrexat (MTX) in einer Dosis von 7,5–20 mg in der Woche eine entscheidende Rolle. Komplikationen treten dabei selten auf. Anzuführen ist noch Cyclosporin A (CyA).

Zu den etablierten Substanzen hat sich Sulfasalazin in den letzten Jahren zunehmend auch bei Erkrankungen aus dem Formenkreis der HLA-B27-assoziierten Spondylarthropathien bewährt, ferner bei der Arthritis psoriatica, nicht dagegen bei der Spondylitis ankylosans.

Antibiotika haben, abgesehen von einer septischen Arthritis und der Lyme-Borreliose, beim Krankheitsbild der reaktiven Arthritis keine Bedeutung. Möglichkeiten ergeben sich bei der reaktiven Arthritis durch Chlamydien mit der Tetracyclinbehandlung.

Operative Therapie

Synovektomie. Die Synovektomie im Anfangs- und auch im Spätstadium wird im Bereich der großen Gelenke heute arthroskopisch vorgenommen. Auch im Handgelenksbereich, das am häufigsten befallene Gelenk der oberen Extremität, ist das schon möglich.

Im Bereich der Finger- und Zehengelenke bedient man sich heute noch mit großer Regelmäßigkeit der offenen Synovektomie. Anwendung finden kann die arthroskopische Synovektomie begrenzt schon im Bereich der langen Finger (Kerschbaumer et al. 1999).

Beim Befall der Sehnen soll die Tenosynovektomie frühzeitig vorgenommen werden (Handbereich; s. Abb. 5.15) was im Allgemeinen offen erfolgen muss, bevor irreparable Sehnenschäden eingetreten sind.

Medikamentöse Therapie im Überblick
(nach Schattenkirchner 2000)

Analgetika und Antiphlogistika	Basistherapeutika
Analgetika (Paracetamol)	klassische Basistherapie (Chloroquin, Sulfasalazin, Gold)
Nichtsteroidale Antirheumatika	Immunsuppressiva (Methotrexat, Azathioprin, Zyklopporin A, Cyclophosphamid) Kombination: klassische Basismedikamente und Immunsuppressiva
Selektive Cyclooxygenase-Hemmer (Celecoxib, Refecoxib)	Antizytokintherapie (TNF-α-blockierende Substanzen)
Corticosteroide (niedrig- bzw. hochdosiert)	

Rekonstruktion an den Sehnen. Die Behandlung von Sehnenrupturen ist abhängig von der Beschaffenheit der Sehne. Bei der Ruptur der langen Daumenstrecksehne empfiehlt sich die Indicis-proprius-Plastik. Bei den Strecksehnenrupturen erfolgt eine Sehnenkoppelung mit einer benachbarten intakten Sehne. Probleme bringen Beugesehnenrupturen, die allerdings selten vorkommen, wobei eine End-zu-End-Naht nur selten möglich ist. Ein Sehnenersatz mit der Palmarissehne ist dann erforderlich.

Osteotomien. Bei Achsenfehlstellungen der unteren Extremität sind gelegentlich Osteotomien z. B. im Kniegelenksbereich angezeigt, die mit einer entsprechenden Osteosynthese übungsstabil erfolgen.

Gelenkersatz. Sofern eine Destruktion eines rheumatisch befallenen Gelenks sich irreparabel zeigt, soll eine Arthroplastik durchgeführt werden. Sie kann als Resektionsarthroplastik ohne Einbringung einer Endoprothese stattfinden, z. B. im Bereich der Grundgelenke an den Zehen oder am Radius durch Resektion des Radiusköpfchens.

Nahezu alle Gelenke des menschlichen Körpers können durch eine Alloarthroplastik versorgt werden. Damit ist eine Wiederherstellung der Beweglichkeit des operierten Gelenks möglich. Die größte Erfahrung hat man mit der Alloarthroplastik des Hüftgelenks, zunehmende Langzeiterfahrungen mit dem Kniegelenk als Schlitten- oder Achsenprothese sowie der Handgelenksprothese. Begrenzt sind die Erfahrungen noch mit der Schulterprothese und der Ellenbogengelenksprothese. Im Bereich der Fingergelenke kommen Spaceholder infrage.

Arthrodesen sind im Bereich des oberen Sprunggelenks und auch der Mittelfußgelenke nach wie vor von größter Bedeutung.

Prognose

Die Prognose der rheumatoiden Arthritis hat in den letzten Jahren eine günstige Veränderung erfahren. Sie ist abhängig von:
▶ der frühen Diagnose,
▶ dem frühen Beginn der medikamentösen Therapie (interdisziplinär*), dem operativen Vorgehen (Synovektomie und später rekonstruktive Eingriffe),
▶ gezielter und konsequenter Physiotherapie und Verordnung von orthopädischen Behelfen.

*Eine interdisziplinäre Zusammenarbeit mit dem Rheumatologen hat sich bei uns seit Jahrzehnten bewährt und zwar sogar interuniversitär zwischen der LMU und der TU München in der ehemaligen Orthopädischen Klinik Harlaching unter besonderer Berücksichtigung des Salus aegroti prima lex esto.

Trotzdem gibt es noch fortschreitende destruktive Veränderungen, die eine erhebliche Beeinträchtigung bedeuten und schließlich zur Invalidität führen.

Seltene Formen des Rheumatismus

Felty-Syndrom. Man versteht darunter eine chronische Polyarthritis vergesellschaftet mit einem Milztumor und einer Leuko- bzw. einer Granulozytopenie sowie einer Thrombozytopenie.

Sjögren-Syndrom. Im Verlauf der chronischen Polyarthritis kann eine Keratoconjunctivitis sicca mit Tränendrüsenschwellung auftreten.

Caplan-Syndrom. Man versteht darunter eine Zusammentreffen einer Silikose mit der rheumatoiden Arthritis. Charakteristisch sind multiple Rundherde in der Lunge von 0,5–5 cm Durchmesser.

5.5 Reaktive Arthritis

Definition.
Als reaktive, meist postenteritische Arthritis und Spondylarthritis werden periphere Gelenkentzündungen bezeichnet, die durch eine gastrointestinale oder urogenitale Infektion verursacht werden, wobei der auslösende Mikroorganismus aus der Synovialflüssigkeit nicht gezüchtet werden kann (aseptische Synovialitis).

Zur Gruppe der reaktiven Arthritiden zählt man neben den postenteritischen und posturethritischen reaktiven Formen (Chlamydien) die Arthritis nach Streptokokkeninfektionen mit nachfolgendem rheumatischen Fieber (heute selten zu beobachten). Das Reiter-Syndrom als Trias aus Gelenkentzündung, Bindehautentzündung und Urethritis stellt eine Sonderform dar.

Im Übrigen wurde das Auftreten einer Gelenkentzündung nach gastrointestinalen Entzündungen schon vor mehr als 200 Jahren beobachtet.

Epidemiologie

Nur ein kleiner Teil der Patienten mit einer bakteriell bedingten gastrointestinalen Entzündung weist eine reaktive Arthritis auf. Die Häufigkeit einer reaktiven Arthritis nach einer Gastroenteritis wird mit 1–4% angegeben.

Ätiologie

Zu den häufigsten Erregern, die zur Auslösung einer reaktiven Arthritis führen, zählen Yersinien, Salmonellen, Campylobacter und auch Shigellen. Letztere sind hierzulande selten zu beobachten.

Pathogenese

Entscheidend für die Entwicklung einer reaktiven Arthritis ist eine vorausgehende Infektion, die abseits vom Gelenk stattfindet (gastrointestinal, urogenital) und zwar Tage und oft Wochen vor dem Auftreten der Entzündung. Bei dieser reaktiven Arthritis kann der Erreger mit kulturellen Methoden nicht im Gelenk nachgewiesen werden. Sowohl bei der Yersinien als auch bei der von Salmonellen und Shigellen induzierten Arthritis konnten allerdings bakterienspezifische Antigene (Membranporteine, Lipopolysaccharide) in Synoviaphagozyten gefunden werden. Man weiß, dass die reaktive Arthritis in 60–80% bei HLA-B27-positiven Patienten vorkommt. HLA-B27-positive Patienten haben ein etwa 50- bis 100fach höheres Risiko, eine reaktive Arthritis nach einer Infektion zu bekommen, als HLA-B27-negative Menschen. Man weiß auch, dass HLA-B27-positive Patienten häufiger einen Achsenskelettbefall (Sakroilitis) sowie schwere und chronische Arthritiden mit extraartikulären Komplikationen aufweisen. Über die pathogenetische Bedeutung für die Auslösung und den Verlauf der reaktiven Gelenkentzündung herrscht noch Unklarheit.

Klinik und klinische Diagnostik

Im Vordergrund der Symptome stehen Gelenkentzündungen (asymmetrisch, vorwiegend im Bereich der unteren Extremität), wobei es sich in nahezu 20 % der Fälle um eine Monarthritis des Kniegelenks handelt. Auch kommt es zum polyartikulären Befall der Finger- und Zehengelenke. Anzuführen bleibt, dass ein Reiter-Syndrom bei mehr als 10 % der Patienten mit Yersinien-, Campylobacter- und Salmoneninfektionen Gelenkentzündungen hervorruft. Bei der Shigelleninfektion sind sie noch häufiger. Hinzuweisen bleibt auch, dass Tendoperiostosen (Kalkaneus) bei etwa 10 % der Patienten zu beobachten sind. Rückenschmerzen weisen auf spondylarthritische Veränderungen hin.

Die Gelenkbeschwerden können bis zu einem halben Jahr bestehen. Es kann sich auch eine erosive Polyarthritis entwickeln (selten).

Diagnostisch ist eine eingehende Anamnese von größter Bedeutung. Die betroffenen Gelenke zeigen eine Rötung, Schwellung und Überwärmung.

Laborchemisch weisen reaktive Arthritiden in der akuten Phase eine deutlich erhöhte BKS und CRP-Reaktion sowie eine Erhöhung der α- und β-Globulinfraktion auf. Rheumafaktoren und andere Autoantikörper (antinukleäre Faktoren, DNA-Antikörper und Anti-ENA-Antikörper) sind nicht zu finden. Hinzuweisen bleibt, dass 60–80 % der Patienten mit einer rheumatoiden Arthritis HLA-B27-positiv sind, im Vergleich zu weniger als 10 % bei der Normalbevölkerung. Die Diagnosestellung einer reaktiven Arthritis fußt häufig auf indirekten Zeichen, wie dem Nachweis erregerspezifischer Antikörper in Kombination mit anamnestischen Daten und klinischen Befunden.

Therapie

Bei der Behandlung der reaktiven Arthritis stehen nichtsteroidale Medikamente im Vordergrund. Im Falle eines chronischen Verlaufs kommen Verordnungen von Basistherapeutika mit Sulfasalazin zum Einsatz und in besonderen Situationen Methotrexat. Von großer Bedeutung ist weiter die krankengymnastische Betreuung und Beübung zur Verhinderung von Kontrakturen.

Grundsätzlich ist die Behandlung mit Antibiotika überlegenswert, genaue Daten über deren Leistungsfähigkeit gibt es nicht.

5.6 Spondylitis ankylosans

Synonym: Spondylarthritis ankylopoetica, Bechterew-Erkrankung, Strümpell-Pierre-Marie-Erkrankung.
Engl.: rheumatoid spondylitis, ankylosing spondylitis.

Definition.
Bei der Spondylitis ankylosans handelt es sich um eine HLA-B27-assoziierte Spondylarthritis (Spondylarthropathie). In diese Gruppe gehört auch die Psoriasisarthritis und das Reiter-Syndrom. Vervollständigt wird diese Erkrankung durch eine entzündliche Gastroenteritis und bei der Reiter-Erkrankung durch eine Urethritis. Gemeinsam für diese Erkrankungen ist, dass das B27-Molekül dazu beiträgt – unterschiedlich ausgeprägt –, zu entzündlichen Veränderungen an den Kreuz-Darmbein-Gelenken, an Wirbelsäule und Wirbelgelenken sowie an den Sehnen und Bänderansätzen zu führen. Betroffen werden können extraskelettal die Augen, das Herz sowie Haut und Schleimhäute. Zum typischen Bild der Spondylarthritis ankylosans zählt die Arthritis der Wirbelsäule, einschließlich dem Befallensein vor allem des Bandapparats der Wirbelsäule und der Kreuz-Darmbein-Gelenke.

Historisches. Bereits im alten Ägypten war die Spondylarthritis ankylopoetica, wie Skelettfunde zeigen, bekannt. Strümpel beschrieb 1884 erstmals das Krankheitsbild. 1894 folgte von Pierre Marie eine umfassende Darstellung der Spondylose rhizomèlique. Bechterew stellte bei seinen ersten Beschreibungen mehr die Reizerscheinungen an den spinalen Nerven in den Vordergrund. Es zeigte sich aber, dass bei seinen Beobachtungen auch andersartige Erkrankungen Berücksichtigung fanden. Er kommt deshalb für die Namengebung eigentlich nicht in Betracht.

Epidemiologie

Es steht fest, obwohl das B27-Molekül beim Männern und Frauen gleich häufig vorkommt, dass die HLA-27B-assoziierten Spondylarthropathien vorwiegend beim männlichen Geschlecht zu finden sind. Bei der Frau nimmt die Erkrankung meist einen gutartigeren Verlauf.

Männer erkranken viermal häufiger als Frauen. Das Erkrankungsalter liegt im Allgemeinen zwischen 15 und 35 Jahren. Es wurden aber auch Patienten im Alter von 19 und über 60 Jahren beobachtet. Die Spondylarthritis ankylosans ist bei der schwarzen Rasse nicht bekannt.

Ätiopathogenese

Bei der Entstehungsursache steht fest, dass das HLA-B27-Molekül von besonderer Bedeutung ist, des Weiteren sind es Infektionserreger und die Darmschleim-

5 Erkrankungen der Gelenke

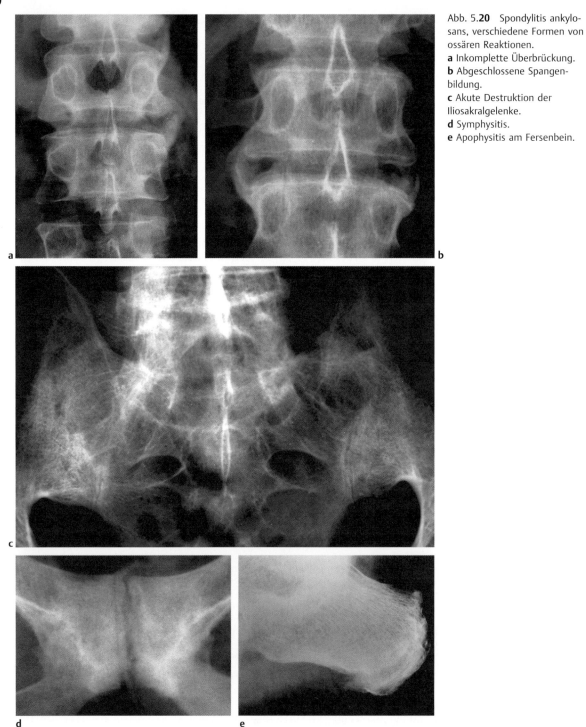

Abb. 5.**20** Spondylitis ankylosans, verschiedene Formen von ossären Reaktionen.
a Inkomplette Überbrückung.
b Abgeschlossene Spangenbildung.
c Akute Destruktion der Iliosakralgelenke.
d Symphysitis.
e Apophysitis am Fersenbein.

haut als wichtige Durchtrittspforte von Bakterien und Antigenen. Die reaktive Arthritis als Folge einer Infektion wird durch verschiedene Erreger (Shigellen, Salmonellen, Yersinia, Campylobacter, Klebsiellen, Chlamydien und Borrellien) verursacht, die Tage bis 3 Wochen nach der Infektion erfolgt.

Klinik und klinische Diagnostik

Der Schmerz als Ausdruck des entzündlichen Geschehens gehört zum Frühsymptom. Der Beginn ist meist schleichend mit einem tiefsitzenden Kreuzschmerz. Es besteht bald eine morgendliche Steife. Die Schmerzen können schon früh in den Oberschenkel ausstrahlen (ischialgieforme Schmerzen). Oft klagen die Patienten über Schmerzen im Bereich des Sternoklavikulargelenks, über Schmerzen in der Ferse (Tendoperiostitis), am Trochanter sowie in der Symphyse. Bei etwa 50 % der Patienten kommt es bevorzugt zur Beteiligung stammnaher Gelenke (Hüfte und Knie), meist als asymmetrischer Gelenkbefall. Sehr früh schon lässt sich die Bewegungseinschränkung im Bereich der Lendenwirbelsäule feststellen. Die Halswirbelsäule ist lange wenig beeinträchtigt. Charakteristisch ist im späten Stadium eine typische Einsteifung der Wirbelsäule in Kyphosestellung. Im Extremfall ist dem Patienten ein „Aufblicken" nicht mehr möglich.

Extraartikulär findet man bei der Spondylitis ankylosans eine Uveitis anterior oder eine Iritis, die akut beginnen können. Nahezu die Hälfte der Patienten sind davon befallen. Weiter kann es zu einer Karditis mit nachfolgender Aorteninsuffizienz und AV-Block kommen.

Bildgebende Verfahren

Im MRT sind entzündliche Veränderungen im Kreuz-Darmbein-Gelenk als Sakroiliitis schon früher als im Röntgenbild zu erkennen, desgleichen die entzündlichen Vorgänge zunächst lumbal an den Wirbelgelenken. Charakteristischerweise kommt es oft sehr bald schon zur Ausbildung von Syndesmophyten zwischen den Wirbelkörpern (Abb. 5.**20a–e**) und evtl. im späteren Stadium zur völligen Überbrückung der Wirbelsegmente und zur Ausbildung einer „Bambuswirbelsäule" (Abb. 5.**21** und 5.**22a, b**).

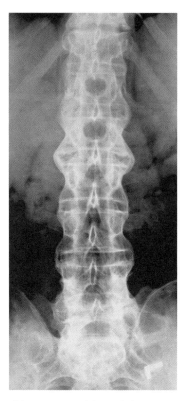

Abb. 5.**21** Spondylitis ankylosans (Bechterew-Erkrankung). Typische Einsteifung der Lendenwirbelsäule mit bambusstabähnlicher Verformung der Wirbelsäule sowie Versteifung der Iliosakralgelenke im fortgeschrittenen Stadium.

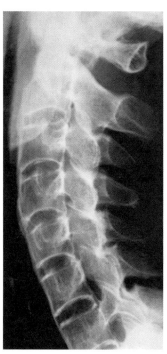
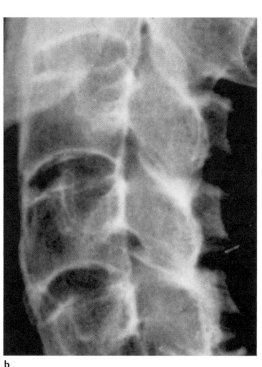

Abb. 5.**22a, b** Spondylitis ankylosans.
Einsteifung der Halswirbelsäule mit übersichtlicher Darstellung der Wirbelgelenksverödung.

a b

5 Erkrankungen der Gelenke

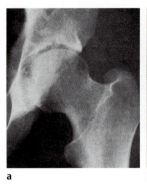 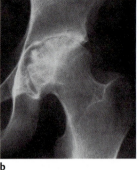

Abb. 5.**23a, b** Spondylitis ankylosans (Typ Strümpell-Pierre-Marie). Akut verlaufende Hüftgelenkdestruktion innerhalb von Monaten.

Laborbefunde

BKS und CRP als Zeichen einer Entzündung sowie der Antistreptolysintiter sind erhöht.

Therapie

Die medikamentöse Beeinflussung soll mit nichtsteroidalen Antirheumatika erfolgen (Acemetacin und Diclofenac). Corticosteroide sind nur ausnahmsweise angezeigt, desgleichen Basistherapeutika wie Sulfasalazin.

Entscheidend ist eine kombinierte Behandlung mit Krankengymnastik und Massagen und zwar lebenslang, um den Patienten die Restbeweglichkeit zu erhalten. Zu empfehlen sind Maßnahmen im Thermalbad.

Operativ bleibt beim Befall der großen Gelenke dann nur der alloarthroplastische Gelenkersatz (Abb. 5.**23a, b**). Eine Synovektomie an Hüfte oder Knie bringt keine nennenswerten Erfolge.

Bei hochgradigen Totalkyphosen der Wirbelsäule ist die Kolumnotomie im Lendenwirbelsäulenbereich (Abb. 5.**24a–c**) oder an der Halswirbelsäule angezeigt. Sie soll im Bereich der mittleren Lendenwirbelsäule durchgeführt werden, wie sie sich in den letzten 35 Jahren bewährt hat.

5.7 Reiter-Syndrom

Definition.
Zum klassischen Reiter-Syndrom zählt die Trias Arthritis, Urethritis und Konjunktivitis. Dazu kommen die charakteristischen Hautveränderungen in Form der Keratoderma plenorrhagicum (psoriasisähnlich) sowie Schleimhautgeschwüre und eine Balanitis circinata.

Die Gelenke der unteren Extremitäten werden asymmetrisch befallen. Beim Befallensein der Zehengelenke können wurstähnlich aussehende Zehen in Form einer diffusen Schwellung festzustellen sein. Man findet Tendoperiostosen und auch eine beidseitige Sakroiliitis. Die reaktive Arthritis entwickelt sich nach Urogenitalinfektionen (Chlamydien) sowie nach gastrointestinalen Infekten mit Yersinien.

Die Erkrankung heilt meist mithilfe nichtsteroidaler Medikamente innerhalb von Monaten aus. Anders dagegen bei Verlaufsformen mit einer Sakroiliitis und Spondylitis, die zu einer lebenslangen Beeinträchtigung Anlass geben können.

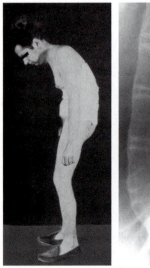 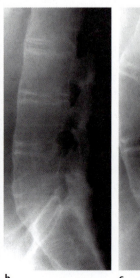 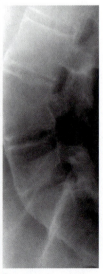

Abb. 5.**24** Spondylitis ankylosans.
a Typische Einsteifung der Wirbelsäule (Kyphose der Brustwirbelsäule), klinisches Bild. Im Extremfall ist ein Aufblicken nicht mehr möglich.
b, c Vor (**b**) und nach Kolumnotomie (**c**) im Lendenwirbelsäulenbereich mit Ausgleich der Kyphosestellung um 30° in Höhe von Lendenwirbelkörper III und IV.

5.8 Psoriasisarthritis und -arthropathie

Synonym: Arthritis psoriatica.
Engl.: psoriasis arthritis.

Definition.
Moll und Wright (1973) definierten die Psoriasisarthropathie als eine mit der Psoriasis zusammen vorkommende, nicht mit dem Rheumafaktor vergesellschaftete entzündliche Arthritis, die als seronegative Spondylarthropathie aufzufassen ist.

Epidemiologie

Es sind etwas mehr als 20 % der Psoriatiker, die an einer Psoriasisarthritis und Arthropathie erkranken. Das Haupterkrankungsalter liegt zwischen der 2. und 6. Dekade, wobei Männer und Frauen annähernd gleich häufig erkranken.

Ätiopathogenese

Die Entstehung der Psoriasis und der Poriasisarthropathie bedarf noch weiterer Klärung. Es ist ein Zusammenhang bekannt zwischen genetischen, immunologischen und Umweltfaktoren sowie Infektionen (Streptokokken). Den Erbmerkmalen HLA-B27, HLA-B17 sowie HLA-Cw6 ist eine Bedeutung zuzuordnen, wonach eine Vererbungsmöglichkeit als gegeben erscheint. Der Vererbungsmodus allerdings muss noch erarbeitet werden.

Bekannt ist ebenso, dass die Psoriasis und die Psoriasisarthropathie mit MHC-Molekülen (HLA) im Wesentlichen mit der Klasse-I-HLA-Antigenen assoziert sind, also mit Membranproteinen, deren Funktion eine Präsentation von Proteinfragmenten an T-Lymphozyten beinhalten.

Pathologisch anatomisch findet man im Bereich der Synovialis einen unspezifischen, chronisch entzündlichen Prozess, der sich auf den Knorpelübergang erstreckt und zu Usuren der Gelenkfläche Anlass gibt.

Klinik und klinische Diagnostik

Der Beginn der Arthritis psoriatica ist meist schleichend und verläuft mit unterschiedlicher Progredienz. Der Gelenkbefall ist asymmetrisch und oft oligoartikulär.

Moll und Wright fanden, dass nahezu zwei Drittel der Patienten mit einer Arthropathie eine Spondylitis und eine peripher gelegene Arthritis zeigen, wobei im Bereich der Wirbelsäule Veränderungen im Sinne der Spondylitis vorzufinden sind sowie entzündliche Veränderung der Iliosakralgelenke. Die zweithäufigste Gruppe zeigt polyarthritische Befunde (DIP-Gelenke) einschließlich reaktiver Vorgänge an den Sehnenansätzen, daneben gibt es eine Gruppe mit einer Oligoarthropathie mit einem asymmetrischen Befall der DIP- und PIP-Gelenke (Würstlfinger; Abb. 5.**25a, b**) sowie der Knie-, Sprung- und Handgelenke.

Zu einer ganz seltenen Gruppe gehören die Patienten mit einer Arthritis mutilans der Phalangen- und Metakarpalgelenke, die zu typischen Gelenkläsionen führten (Opernglasfinger bzw. doigt en lorgnette).

Der Beginn der Erkrankung wird häufig durch Prodromalerscheinungen angekündigt (Parästhesien). Sehr früh klagen die Patienten über Schmerzen, zunächst oft nur in einem Gelenk, sodass man an einen

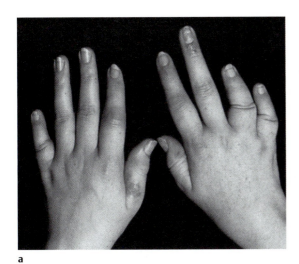

a

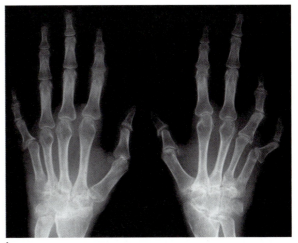

b

Abb. 5.**25** Arthropathia psoriatica.
Verschiedene Stadien der Gelenkdestruktionen.
a Klinisches Bild.
b Röntgenaufnahme.
Beachte: beginnende Verformung im proximalen Interphalangealgelenk des Zeigefingers (Gelenkspaltverschmälerung), während im Bereich des Daumens und des Ring- und Zeigefingers bereits fortgeschrittene Gelenkdestruktionen vorliegen (Würstelfinger).
Hinzuweisen bleibt auf die psoriatische Hautveränderung dorsoulnar am Daumen.

Gichtanfall denken kann, schließlich folgt die Schwellung und Rötung. Beschwerden von Seiten der Wirbelsäule treten in Form von Kreuzschmerzen und Schmerzen im Iliosakralbereich in Erscheinung.

Bildgebende Diagnostik

Radiologisch finden sich im frühen Stadium eine marginale Arrosion und später eine laterale Resorption der Phalangenenden (s. Abb. 5.**25**). Gleichzeitig erfolgt die Ausbildung von Osteophyten. Auffällig sind Strukturveränderungen der Epiphysen mit Zonen einer verdichteten Osteitis. Es folgen Gelenkspaltverschmälerungen und im späten Stadium ausgedehnte distale Osteolysen im Sinne einer usurierenden, mutilierenden Akropathie.

Therapie

Die Behandlung bezieht sich zunächst symptomatisch auf die Reizerscheinungen im Bereich der betroffenen Gelenke, wobei nichtsteroidale Antirheumatika und Analgetika im Vordergrund stehen (Acemetacin) und COX-2-Hemmer (Meloxicam, Endolac).

Die Indikation zur Basistherapie wird beim Fehlen eines klinischen Ansprechens der NSAR oder aber bei polyartikulärem chronischen Gelenkbefall gestellt und beabsichtigt, Gelenkschäden und Deformationen zu verhindern.

Sulfasalazin hat sich dabei auch bei der Langzeitverträglichkeit bewährt. Die Dosis beträgt gewöhnlich 2 g täglich.

Methotrexat ist vor allem bei gleichzeitig bestehender schwerer Psoriasis der Vorzug zu geben.

Auch bei der akuten Psoriasisarthropathie können Gaben von Steroiden zur Besserung der Beschwerden eingesetzt werden.

Bei der Behandlung bedarf die Erhaltung und Besserung der Funktionsfähigkeit einer besonderen Beachtung (Applikation von Eispackungen im akuten Stadium, gezielte krankengymnastische Übungsbehandlung und evtl. die Verordnung von orthopädischen Behelfen wie z. B. Handgelenksschienen). Hilfe bei der Krankheitsverarbeitung und -bewältigung sind ärztlich von großer Wichtigkeit.

Operativ hat die Synovektomie in einem frühen Stadium nach wie vor am Knie- und Spunggelenk Bedeutung (arthroskopisch). Bei Gelenkdestruktionen, wie sie vor allem im Bereich des Hüftgelenks besondere Bedeutung erlangen, soll die Alloarthroplastik Anwendung finden, wobei auf ein erhöhtes Risiko einer Infektion durch kontaminierte Plaques hingewiesen werden muss und präoperativ deshalb eine vorherige Sanierung der Hautveränderungen unbedingt notwendig ist.

5.9 Arthritis bei der Lyme-Borreliose

Definition.
Man versteht darunter eine reaktive Arthritis im Anschluss an eine Infektion mit Borrelien nach einem Zeckenstich, der Monate zurückliegen kann.

Am häufigsten kommt es zu Mono- oder Oligoarthritiden, wobei das Kniegelenk am häufigsten betroffen ist, seltener Hand-, Finger- und Zehengelenke.

Klinisch ist die Berücksichtigung der Anamnese von außerordentlicher Bedeutung (Zeckenstich und nachfolgende Entzündung mit einem Erythem).

Therapeutisch wird die Verordnung von Antibiotika (Doxycyclin, Penicillin, Ceftriaxon) empfohlen.

5.10 Juvenile, chronische Arthritis

Engl.: juvenile rheumatoid arthritis.

Definition.
Bei den Gelenkentzündungen im Kindesalter handelt es sich überwiegend um akute Formen der Gelenkentzündung, die infektiös oder reaktiv entstehen können.

Seltener sind chronische Entzündungen (JCA) beim Kind und Jugendlichen mit dem gemeinsamen Symptom einer lang anhaltenden Arthritis. Die Gefahr der Knorpel- und Knochenschädigung mit nachfolgender Gelenkzerstörung ist gegeben.

Die juvenile chronische Arthritis stellt kein einheitliches Krankheitsbild dar, weshalb eine Einteilung in 5 Gruppen vorgenommen wird (Häfner u. Truckenbrodt, 1991). Ausschlaggebend für die Klassifikation ist die Symptomatik und das klinische Bild sowie die Berücksichtigung von Laborbefunden (Rheumafaktor, antinukleäre Faktoren, B27). Man unterscheidet eine systemische Verlaufsform, eine seronegative und eine seropositive Arthritis, eine frühkindliche Oligoarthritis (Typ I) sowie eine erst im Schulalter beginnende Oligoarthritis (Typ II).

Systemische, juvenile, chronische Arthritis (SJCA). Synonym: Morbus Still, Still-Syndrom. Sie beginnt meist im Kleinkindalter mit hohem, intermittierendem Fieber, das über Wochen und Monate anhalten kann. Jungen und Mädchen sind nahezu gleich oft befallen. Meist lässt sich ein kleinfleckiges Exanthem nachweisen. Eine systemische Beteiligung findet man in 60–80 % der Fälle (Hepatosplenomegalie, generalisierte Lymphadenopathie sowie eine Polyserositis,

Perikarditis und Myokarditis). Die Arthritis entwickelt sich meist erst Wochen, ja oft Monate nach dem Beginn der Erkrankung. Untersuchungen von Häfner und Tuckenbrodt (1991) fanden bei 187 Kindern Gelenksymptome, bei 37% erst nach 6 Monaten. Bei 40% lag zunächst ein oligoartikulärer Befall vor. Im weiteren Verlauf fanden sich vermehrt Patienten mit einer Polyarthritis mit symmetrischem Befall großer und kleiner Gelenke einschließlich der Halswirbelsäule. 90% wiesen einen Handgelenksbefall auf. Ähnlich hoch ist der Befall der Hüftgelenke, vor allem in einer späteren Phase der Erkrankung. Insgesamt gesehen handelt es sich bei dieser Form der chronischen Arthritis, vor allem durch die Herzbeteiligung, um eine schwerwiegende Erkrankung (Neigung zu Infektionen und schließlich Amyoidose der Nieren).

Seronegative Polyarthritis. Es handelt sich um die typische kindliche Form der Polyarthritis mit symmetrischer polyarthritischer Beteiligung großer und kleiner Gelenke, wobei Mädchen etwas häufiger betroffen sind. Man achte auf eine Mitbeteiligung der Halswirbelsäule und der Kiefergelenke. Sie verläuft meist langsam progredient hinsichtlich destruktiver Veränderungen. Eine intensive krankengymnastische Übungsbehandlung ist notwendig.

Seropositive Polyarthritis. Bevorzugt erkranken Mädchen um die Pubertät. Symptomatik und Verlauf ähneln der chronischen Polyarthritis, wie sie beim Erwachsenen zu beobachten sind. Der IgM-Rheumafaktor ist nachzuweisen. Bei mehr als zwei Drittel der Patienten findet man weiter antinukleare Antikörper. Betroffen werden große und kleine Gelenke, bevorzugt Hand und Fingergelenke (Entwicklung einer Handfehlstellung mit Handskoliose und Ulnadeviation in den Fingergrundgelenken). Auch Rheumaknötchen sind anzutreffen. Die seropositive Polyarthritis verläuft progredient und kann rasch zu erheblichen ossären Destruktionen Anlass geben.

Frühkindliche Oligoarthritis (Typ I). Befallen werden Kinder vor dem 6. Lebensjahr. Zu Beginn findet sich oft eine Monarthritis (Kniegelenk), nachfolgend werden die großen und kleinen Gelenke betroffen, meist nicht mehr als vier Gelenke (asymmetrisch). Der Übergang zur symmetrischen Entwicklung ist möglich. Die Hälfte der Kinder weist eine Iridozyklitis auf (Komplikation: Synechien mit bleibender Schädigung). Diagnostisch ist der Nachweis antinuklearer Antikörper hilfreich. Sie deuten auf ein erhöhtes Risiko für das Auftreten der Iridozyklitis hin.

HLA-B27-assoziierte Oligoarthritis (Typ II). Man findet diese Erkrankung im Schulalter, wobei zu mehr als 80% die Jungen betroffen sind. Etwa 80% der Patienten weisen den Erbfaktor HLA-B27 auf. Mit großer Regelmäßigkeit findet man eine positive Familienanamnese. Zu Beginn wird über Knie- und Sprunggelenksbeschwerden geklagt, auch die Zehengelenke können erkranken, die Hüftgelenke meist erst im späteren Verlauf. Destruktionen der Hüften finden sich ebenfalls im späteren Stadium. Sehnenansatzbeschwerden im Bereich der Ferse geben mehr als die Hälfte der Patienten an. Eine Wirbelsäulenbeteiligung im Sinne einer juvenilen Spondylarthritis ist möglich. Eine Iridozyklitis kann therapeutisch günstig beeinflusst werden. Die juvenile Spondylarthritis geht fast immer aus einer Oligoarthritis Typ II hervor, wobei die Sakroiliitis ein wichtiges Kriterium darstellt. Sie beginnt meist einseitig mit einer Erweiterung im unteren Gelenkanteil mit nachfolgender Sklerosierung. Das MRT zeigt wichtige Einblicke in die Entwicklung der Kreuz-Darmbein-Gelenke. Die Erkrankung kann zum Stillstand kommen oder aber in eine Spondylitis deformans übergehen.

Therapie

Die Behandlung der verschiedenen Formen der juvenile chronischen Arthritis wird ähnlich wie beim Erwachsenen vorgenommen (nichtsteroidale Medikamente, evtl. Basistherapie und bei akuten Situationen Cortison). Die Betreuung der Kinder mit einer juvenilen Arthritis ist aufwendig und muss mithilfe einer gezielten krankengymnastischen Übungsbehandlung über Jahre hinweg durchgeführt werden.

Operativ sind Synovektomien angezeigt, evtl. Umstellungsosteotomien, sofern Kontrakturen entstanden und mit konservativen Maßnahmen nicht zu beeinflussen sind. Im späteren Alter sind Alloarthroplastiken möglich (Abb. 5.**26**).

Progressive pseudorheumatoide Arthritis im Kindesalter (PPAC). Unter der spondyloepiphysären Dysplasie mit einer progressiven Arthropathie versteht man eine angeborene Dysplasie des Skeletts und eine pseudorheumatische Arthropathie mit radiologischen Veränderungen an den Wirbelkörpern die eine Ähnlichkeit mit der spondyloepiphysären Dysplasie aufweisen. Das hauptsächliche Kennzeichen dieser seltenen Erkrankung sind Bewegungseinschränkungen der Gelenke, knöcherne Veränderungen an den Gelenkköpfchen und auch an den großen Gelenken sowie eine Platyspondylie. Sehr oft wird diese Erkrankung als chronische Polyarthritis fehlgedeutet. Sie unterscheidet sich von den rheumafaktornegativen, polyarthritischen Formen der rheumatoiden Arthritis und anderen Spondylarthropathien durch ein Fehlen von entzündlichen Veränderungen und radiologisch durch ein Fehlen von Destruktionen. Histologisch zeigen sich meist Chondrozytencluster, welche pathogenetisch auf eine Störung des Gelenkknorpels hinweisen.

Die Beschwerden und die Krankheit spricht auf nichtsteroidale rheumatische Medikamente nicht an, desgleichen auf Corticoide.

5 Erkrankungen der Gelenke

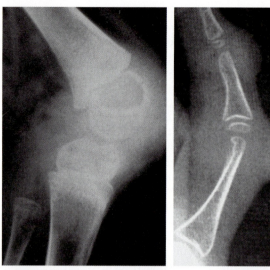

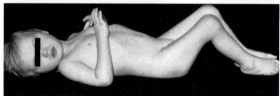

Abb. 5.26 Juvenile, rheumatoide Arthritis. Beugekontraktur des Kniegelenks mit ausgedehnter Synovialitis. Im späteren Stadium, kurz vor Wachstumsabschluss bereits ausgedehnte ossäre Gelenkdestruktionen. Ausgedehnter Gelenkbefall des Daumengelenke.

5.11 Lupus erythematodes

Definition.
Der Lupus erythomatodes zählt zu den seltenen entzündlichen Systemkrankheiten des Bindegewebes in Sinne der Autoaggressionskrankheit.

Vorwiegend werden Frauen vor dem 45 Lebensjahr befallen. Es kommt zu Gelenkentzündungen, Fieber und Hauterscheinungen. Die Gelenkentzündungen sind häufig polyartikulär und symmetrisch an den Fingergelenken und am Handgelenk. Es kann aber auch zunächst nur zu einer Monarthritis des Kniegelenks kommen. Im Vordergrund steht dann die Synovialitis mit Gelenkergüssen, ossäre Destruktionen folgen nicht. Extraskelettär achte man auf eine Nierenbeteiligung, eine Vaskulitis und eine Pleuritis mit interstitiellen Lungenfibrosen. Labormäßig finden sich die Zeichen der Entzündung, BSG-Erhöhung sowie CRP, beweisend ist der Nachweis von Antikörpern im Radioimmunassay.

Differenzialdiagnose

Differenzialdiagnostisch muss die Sklerodermie abgegrenzt werden, dabei finden sich früh schon Fingerschwellungen und Gelenkschmerzen, desgleichen die rheumatoide Arthritis. Im Spätstadium kann eine Arthropathie folgen. Des Weiteren muss die Dermatomyositis als seltenes Krankheitsbild in Betracht gezogen werden und auch die Polyneuritis nodosa und eine Mischkollagenose, die klinisch aus einer Kombination aus rheumatischer Arthritis, Lupus erythematodes, Sklerodermie und Dermatomyositis besteht. Im Serum findet man Antikörper gegen Ribonukleoprotein sowie erhöhte Muskelenzymwerte.

Therapie

Therapeutisch kommen nichsteroidale Antirheumatika zum Einsatz und bei einer hohen immunologischen Aktivität Basistherapeutika und auch Corticoide, z. B. bei der Mischkollagenose.

5.12 Hämophile Arthropathie

Definition.
Die hämophile Arthropathie ist geprägt durch den bei der Hämophilie bestehenden Mangel an Gerinnungsfaktoren VIII (Hämophilie A) oder IX oder B (Hämophilie B).

Epidemiologie

Die Erkrankung tritt mit einer Häufigkeit von 1 : 10 000 auf.

Ätiologie

Die Hämophilie wird geschlechtsgebunden rezessiv vererbt. Frauen übertragen als Konduktoren das Leiden auf männliche Nachkommen. Der Schweregrad der Erkrankung ist abhängig von der dem Patienten verbliebenen Restaktivität an Faktor VIII oder IX. Von einer Subhämophilie wird bei einer Restaktivität von 15–35 % gesprochen.

Pathogenese

Der Bluterguss erlangt große Bedeutung für die Entwicklung einer Arthropathie. Histologisch findet man zunächst eine chronisch villös-hypertrophe Synovitis und trophische Störungen bei rezidivierenden Hämatomen. Es entsteht das typische Blutergelenk mit Kapselfibrose und Zerstörung des Knorpels und nachfolgenden Kontrakturen mit erheblichen Deformierungen der Gelenkkörper. Durch massive Blutungen in die Muskulatur, z. B. in die Wade, kann es zu einem riesigen Hämatom (hämophiler Pseudotumor) kommen.

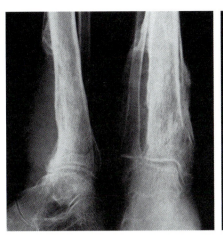
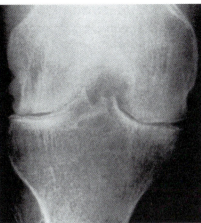

Abb. 5.27 Hämophile Arthropathie.
Destruktive Veränderungen am Knie- und Sprunggelenk, ausgedehnte Zystenbildung prätibial.
Beachte: Pseudo-Codman-Triangle an der Schienbeinvorderfläche.

Klinik und klinische Diagnostik

Gelenkblutungen treten schon im Kindesalter auf und zwar meist an Sprung-, Knie- und Ellenbogengelenken. Auch Hüft- und Schultergelenke werden betroffen. Die Blutung führt zu einer außerordentlich schmerzhaften, ballonartigen Auftreibung mit einer ausgeprägten Beweglichkeitseinschränkung. Blutungen in die Muskulatur erfolgen bevorzugt in die Wade, den Oberschenkel, Unterarm und auch in den M. iliacus. Sie geben Anlass zu Kontrakturen, Nervenbeeinträchtigungen und Gefäßläsionen.

Bildgebende Verfahren

Im Bereich des Kniegelenks kommt es abhängig von der medikamentösen Substitution zur Arthrose bzw. zur Arthropathie mit Destruktionen und nachfolgenden Deformierungen der Gelenkkörper, was abbildungsmäßig im Röntgenbild gesehen werden kann (Abb. 5.27). Die Beurteilung der Gelenkkapsel und die Beschaffenheit der Muskeln und der Hämatome kann im Einzelnen mit dem MRT erfasst werden.

Therapie

Therapeutisch ist die Substitutionstherapie von größter Bedeutung. Es stehen Faktor-VIII-Konzentrate als antihämophiles Globulin und Faktor-IX-Konzentrate zur Verfügung. Akute Gelenkblutungen machen eine sofortige Substitution erforderlich.

Prognostisch gesehen hängt das spätere Schicksal eines Hämophilen von der Schwere der Erkrankung ab und von einer Verhinderung von Blutungen mit nachfolgender Gelenkdestruktion, weshalb das frühe Erkennen und die gezielte Behandlung entscheidend ist.

Operative Eingriffe können heute mithilfe einer Substitutionstherapie vorgenommen werden, was notwendig werden kann als Sehneneingriff im Bereich der Achillessehne oder in Form von Osteotomien und Gelenkversteifungen insbesondere der Fußgelenke. Desgleichen können bei einer chronischen Synovialitis Synovektomien notwendig werden.

5.13 Bakterielle Entzündungen der Gelenke

Definition.
Das Gelenkempyem als Folge einer bakteriellen Gelenkerkrankung (Staphylokokken, seltener Streptokokken, Gonokokken, Meningokokken oder andere Eitererreger) erfolgt durch die Streuung von Bakterien anlässlich einer Mandelentzündung, einer Furunkulose oder anderen Herdbildungen. Eine Gelenkentzündung kann als Komplikation nach offenen Verletzungen eintreten und im Anschluss an intraartikuläre Injektionen bei Nichtbeachtung der Sterilität.

Das Ausmaß der pathologischen Veränderungen ist abhängig von der Virulenz der Keime und der Reaktionslage des Patienten. Innerhalb weniger Tage kann es zur Zerstörung des Knorpels kommen.

Das klinische Bild ist geprägt durch den akuten Schmerz. Die Infektion kann sich innerhalb von Stunden nach einer Gelenkinjektion einstellen. Die Beweglichkeit ist hochgradig eingeschränkt und schmerzhaft. Es folgen allgemeine Symptome wie Schüttelfrost und septische Temperaturen. Selten bereitet das Erkennen der bakteriellen Gelenkentzündung Schwierigkeiten, manchmal im Bereich des Hüftgelenks. Zur Sicherung der Diagnose muss eine sofortige Gelenkpunktion unter aseptischen Kautelen und die anschließende Erregerbestimmung sowie die Empfindlichkeitstestung erfolgen. Die sofortige Injektion von Antibiotika in das Gelenk und eine gleichzeitige parenterale Gabe von Antibiotika ist erforderlich. Intraartikuläre Antibiotikagaben sind über Tage hinweg notwendig. Neuerdings wird die arthroskopische Behandlung mit Lavage und Einbringung von Antibiotika und ggf. die Synovektomie in Anwendung gebracht.

Die Prognose der bakteriellen Gelenkentzündung ist abhängig von dem frühzeitigen Erkennen der Komplikation und der gezielten Behandlung. Früher kam es regelmäßig zur Destruktion des Gelenks mit nachfolgender Versteifung, wohingegen jetzt mithilfe der antibiotischen Behandlung das Gelenk erhalten werden kann, wenn auch mit einem mehr oder weniger ausgeprägten Knorpelschaden.

5.14 Chondromatose

Engl.: chondromatosis of the joint.

Definition.
Als Chondromatose bezeichnet man eine Metaplasie der Gelenkkapsel und selten der Sehnenscheiden, deren Eigenart die Bildung von knorpeligen und knöchernen freien Körpern darstellt.

Die Ätiologie ist unbekannt.

Hinsichtlich der Entwicklung der Chondromatose brachte Milgram (1977) eine Einteilung in:
- Phase I: aktive intrasynoviale Chondromatose, jedoch ohne freie Körper.
- Phase II: Übergang der intrasynovialen Chondromatose zu freien Körpern, wobei schon eine Kalzifizierung der Knorpelknoten vorzufinden ist.
- Phase III: meist multiple freie Körper bei zum Teil noch produktiver Gelenkinnenhaut.

Die Chondromatose beobachtet man bevorzugt beim männlichen Geschlecht im Knie- und Ellenbogengelenk, seltener ist das Sprung-, das Hüft- und Schultergelenk sowie das Handgelenk befallen.

Klinisch können Einklemmungen von Anfang an das Krankheitsbild beherrschen. Die Chondromatose verläuft oft lange symptomarm.

Radiologisch lassen sich die freien Gelenkkörper darstellen, sobald sie Verknöcherungen aufweisen. Einen entscheidenden Einblick bringt jedoch die MRT, wobei die Knotenbildungen und auch die kapsuläre Situation zu beurteilen sind (s. Kap. 9).

Die operative Entfernung eines freien Gelenkkörpers oder einer Chondromatose muss baldmöglichst erfolgen um eine Schädigung des Gelenkknorpels zu verhindern. Unbehandelt kann eine Chondromatose z. B. im Hüftgelenk zur Ausbildung einer schweren Arthrosis deformans Anlass geben. Eine radikale Synovektomie, die heute vielfach arthroskopisch erfolgt, muss baldmöglichst stattfinden.

Literatur

Bardin T, Fritz P, Lioté F. Mikrokristalline Arthritiden. Rheumatologie. 1994;23:49.
Burmester GR, Kalden JR. Moncytes in rheumatoid arthritis. In: Zembala M, Asherson GL. eds. Human moncytes. London: Academic Press; 1989:501.
Gross WL. Neue Formen der Rheumatherapie. Dtsch Ärztebl. 2000;97:1815.
Hackenbroch M. Die Arthrosis deformans der Hüfte. Leipzig: Thieme; 1943.
Häfner R, Truckenbrodt H. Juvenile chronische Arthritis. Dtsch Ärztebl. 1991;88:1958.
Hammer M, Wollenhaupt J. Postenteritische reaktive Arthritiden und Spondylarthropathien. Dtsch Ärztebl. 1992;92:1804.
Kerschbaumer F, Rehart S, Starker M, Kandziora F. Stadienbezogene operative Therapie der Rheumahand. Dtsch Ärztebl. 1999;96:121.
Menkin HJ, Brand KD. Pathogenesis of osteoarthritis. Textbook of rheumatology. Philadelphia: WB Saunders; 1997:1369.
Milgram JW. Synovial osteochondromatosis. A histopathological study of 30 cases. J Bone Joint Surg Am. 1977;59:792.
Moll JMH, Wreight V. Familiar occurence of psoriatric arthritis. Ann Rheum Dis. 1973;32:1981.
Otte P. Existenzbedingungen des Gelenkkörpers. Arch Orthop Unfallchir. 1956;48:2.
Pelletier JP, Howell DS. Etiopathogenensis of osteoarthritis. Philadelphia: Lea and Febinger; 1993:1723.
Puhl W. Coxarthrose. Z Orthop Ihre Grenzgeb. 1998;136:A22.
Schattenkirchner M, Krüger K. Fortschritte medikamentöser Therapie in der Rheumatologie. MMW 1992;134:427.
Schattenkirchner M. Neue pathophysiologische Erkenntnisse und therapeutische Optionen bei rheumatischen Erkrankungen. Münchner Ärztl Anz. 2000;88:3.
Spranger J, Albert C, Schilling F, Bartsocas C, Stöss H. Progressiv pseudorheumatoid arthritis in childhood (PPAC) Eur Pediatrics. 1983;140:34.
Toivanen A, Toivanen P. Ätiopathogenese der reaktiven Arthritis. Rheumatologie. 1995;24:5.
Torre-Alfonso JC, Rodriges-Perez A, Arribas-Castillo JM. Psoriatic arthritis (PA) a clinical immunical and radiological study. Br. J Rheumatol. 1991;30:245.
Wynne-Davis R, Hall C, Ansell MB. Spondylo-epiphyseal dispalsia with progressiv arthropathia. J Bone Joint Surg Br. 1982;64:442.
Zöllner N. Klinik und Therapie der Gicht. Dtsch Ärztebl. 1994;91:1462.

6 Neuromuskuläre Erkrankungen

6.1 Erkrankungen des Gehirns

I. Schittich

6.1.1 Infantile Zerebralparese

Synonym: Morbus Little.
Engl.: cerebral palsy.

Definition.
Die infantile Zerebralparese ist eine bleibende, aber nicht unveränderbare Haltungs- und Bewegungsstörung infolge einer prä-, peri- oder postnatalen zerebralen Funktionsstörung, die eingetreten ist, bevor das Gehirn seine Reifung und Entwicklung abgeschlossen hat. Die Schädigung ist nicht fortschreitend. Die vorherrschende Komponente ist die motorische Störung, die nach Art und Schweregrad variiert.

Historisches. Von José de Ribera (1588–1656) stammt das berühmte Gemälde von einem Patienten mit einem spastischen Klumpfuß und einer Flexionskontraktur der Hand (Abb. 6.1).

Die infantile Zerebralparese wurde erstmals 1861 von dem englischen Orthopäden Sir J. Little beschrieben. Er beobachtete bereits die Abhängigkeit der Spastik von Schwangerschafts- oder Geburtsstörungen und nahm als Ursache eine Hirnblutung oder Asphyxie an. Therapeutisch befasste er sich hauptsächlich mit den Fußdeformitäten. Weitere Untersuchungen wurden anschließend von Sir W. Osler (1889) und S. Freud (1897) durchgeführt. Osler beschrieb das klinische Erscheinungsbild bei 150 Kindern mit infantiler Zerebralparese und kategorisierte sie nach ihrer vermuteten Entstehungsgeschichte. Freud versuchte, das klinische Bild anatomischen Hirnstörungen zuzuordnen und sie danach zu klassifizieren.

Frühe Arbeiten hinsichtlich der Therapie erschienen von Stoffel 1913 (Neurotomie), Colby 1915 (Massage) und Phelps 1940, der eine Krankengymnastikmethode beschrieb, die die einzelnen Entwicklungsstufen der normalen Entwicklung eines Kindes als Grundlage nimmt und diese eine nach der anderen aufbauend beübt, bis sie beherrscht werden. Zudem propagierte er bereits eine enge interdisziplinäre Zusammenarbeit.

Epidemiologie

Etwa 2 % der Bevölkerung leiden unter einer Zerebralparese.
Perinatal spielen heute Geburtstraumen bei Zangen- oder Saugglockengeburt durch die verbesserte Geburtsmedizin und die vermehrt durchgeführten Kaiserschnitte eine deutlich geringere Rolle. Trotzdem nimmt die Gesamtzahl der Zerebralparesen nicht ab. Wir beobachten eine Zunahme der Tetraparesen bei Frühgeburten, da Kinder mit immer geringerem Geburtsgewicht überleben können. Das Risiko für eine Zerebralparese steigt mit Abnahme des Geburtsgewichts und liegt z. B. bei einem im 7. Monat geborenen Säugling im Vergleich zu einem reifen bei 10 : 1 (Feldkamp et al. 1989).

Ätiologie

Bei der infantilen Zerebralparese handelt es sich nicht um ein einheitliches Krankheitsbild, sondern um einen Symptomenkomplex. Zugrunde liegt eine prä-, peri- oder postnatale Hirnschädigung. Durch die Schädigung ist in erster Linie das muskuloskelettale System betroffen. Weitere häufige Störungen betreffen Intelligenzdefekte (65–70 %), Gefühlsstörungen (60–70 %), Sehstörungen (ca. 50 %), Sprachstörungen (ca. 50 %), Anfallsleiden (20–25 %), Hörstörungen (2–3 %), Verhaltensstörungen und vegetative Störungen (Feldkamp 1988, 1989).

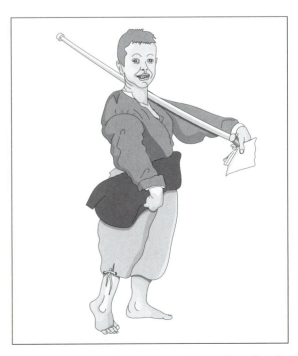

Abb. 6.1 Spastischer Klumpspitzfuß und Flexionskontraktur der Hand (nach José de Ribera, 1588–1656: Le pied bot).

Pränatal kommen Infektionskrankheiten oder Stoffwechselkrankheiten der Mutter als Ursache in Betracht, O_2-Mangel z. B. durch Placenta praevia oder Nabelschnurtorsion, Präeklampsie und Blutgruppenunverträglichkeiten.

Perinatale Ursachen liegen in Geburtstraumen bei Zangen- oder Saugglockengeburten. Unreife Frühgeborene vor allem mit einem sehr geringen Geburtsgewicht zeigen ein sehr hohes Risiko für zerebrale Schädigungen. Frühgeburten neigen zu intrazerebralen Blutungen aufgrund vermehrter Durchlässigkeit der Gefäße, O_2-Mangel oder Acidose. Hierbei kommt es zu multiplen kleinen Blutungsherden, die miteinander konfluieren und in die Ventrikel einbrechen können. Zudem kann es zu Thrombosierungen der Gefäße oder Ödembildungen im Gehirn kommen. Bevorzugt betroffen sind ontogenetisch junge Gehirnbereiche, die kernspintomographisch als leukomalazische Herde nachgewiesen werden können. Da das Stammhirn nicht betroffen ist, sind die Kinder überlebensfähig.

Postnatal sind Infektionskrankheiten mit Enzephalitis oder Meningitis oder frühkindliche Schädelhirntraumen mögliche Ursachen.

Pathogenese

Die neurologische Ursache bei Vorliegen einer Zerebralparese mit spastischer Lähmung ist eine Läsion des zentralen motorischen Neurons, also der Pyramidenbahn. Die Spastik tritt hauptsächlich infolge eines Wegfalls hemmender Einflüsse auf die Formatio reticularis auf, sodass die enthemmten spinalen Reflexe sich in verstärkter Gammaaktivität auswirken können. Die Dehnungswiderstände sind vergrößert, bei passiven Gelenkbewegungen muss ein Widerstand überwunden werden. Der Globus pallidus spielt für die Aufrechterhaltung eines Haltetonus eine entscheidende Rolle und ist bei Athetosen geschädigt (Feldkamp et al. 1989).

Die Fehlleistungen des geschädigten Gehirns sind unterschiedlicher Art. Es kommt zu Ausfällen von Funktionen mit Entwicklungsdefiziten, Enthemmung und Dysregulation von Funktionen. Die gesamte motorische Entwicklung ist gestört. Die Funktionsstörungen äußern sich in einer Minderung der Muskelkraft, der Bewegungsgeschwindigkeit, des Bewegungsausmaßes und der Beschleunigung.

Die Spastik eines Muskels bedeutet ein Enthemmungssymptom. Die Tätigkeit der motorischen Vorderhornzellen im Rückenmark ist übermäßig und die natürliche Erschlaffung des Muskels ist erschwert. Zeichen der Enthemmung sind die persistierenden primitiven Reflexmuster, wie z. B. der asymmetrische tonische Nackenreflex. Die Dysregulation findet in einer gestörten reziproken Innervation von Agonist und Antagonist Ausdruck.

In erster Linie sind von der Spastik die phasischen Muskeln betroffen. Dies sind oberflächliche lange zweigelenkige Muskeln. An der oberen Extremität sind bevorzugt betroffen: M. pectoralis major, M. biceps humeri, M. brachioradialis, Unterarm- bzw. Handflexoren, M. adductor pollicis. An der unteren Extremität neigen besonders zur Spastik: M. iliopsoas, M. rectus femoris, M. adductor longus, M. gracilis, M. semitendinosus, M. semimembranosus, M. tensor fasciae latae, M. gastrocnemius, M. tibialis posterior, M. peroneus longus, M. flexor hallucis longus.

Die tiefen kurzen Haltemuskeln neigen zur Inaktivität, die so weit gehen kann, dass die Schwäche bestimmter Muskeln einer Parese entspricht, z. B. bei den kleinen Glutäen.

Klinik und klinische Diagnostik

Das klinische Erscheinungsbild zeigt sich beim Säugling zunächst in Bewegungsarmut und fehlenden Abwehrreaktionen, Trinkschwäche, Saug- und Schluckstörung, Kontaktlosigkeit, Persistieren von primitiven Reflexen wie Saugreflex, Suchreflex, asymmetrisch tonischer Nackenreflex, symmetrisch tonischer Nackenreflex, Moro-Reflex, tonischer Labyrinthreflex. Höhere Reflexe können nicht im dafür typischen Alter ausgelöst werden.

Die Frühdiagnose erfolgt bei pathologischem Reflexverhalten. Die Reflexentwicklung zeigt Abb. 6.**2**.

Die Meilensteine der Entwicklung werden später als normal erreicht. Im Vergleich mit der normalen motorischen Entwicklung wird die Störung verifiziert. Die normale motorische Entwicklung des Säuglings zeigt Abb. 6.**3**.

Die Manifestation der Spastik erfolgt schrittweise. Bei Geburt herrscht zunächst noch eine Schlaffheit der Muskulatur mit Bewegungsarmut vor. Das Ausmaß der Schädigung kann deshalb erst viel später genau bestimmt werden. Vor allem bei leichteren Formen kann die Diagnose erst verzögert gestellt werden.

Die Spastik ist gekennzeichnet durch eine erhöhte Spannung der Muskulatur und einen erhöhten Dehnungswiderstand. Es liegt eine motorische Verarmung vor. Haltung und Bewegung sind meist asymmetrisch, es finden Globalbewegungen statt. Der Muskeltonus unterliegt Schwankungen und ist durch Temperatur, Position, Emotion oder Müdigkeit zu beeinflussen. Die Muskeleigenreflexe sind gesteigert, die Reflexzonen deutlich verbreitert, die Dehnung der Muskulatur führt zu Klonusbildungen.

Bei lange bestehender Spastik kommt es zur bindegewebig fixierten Verkürzung der Muskulatur, Ausbildung von Kontrakturen und Fehlstellungen der Gelenke. Durch frühzeitig einsetzende Therapie gilt es, diese so gering wie möglich zu halten.

6.1 Erkrankungen des Gehirns

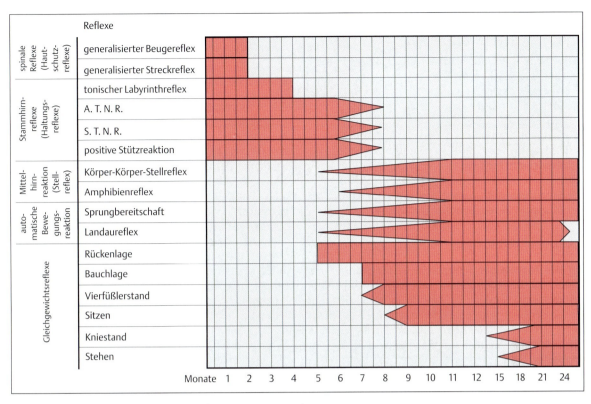

Abb. 6.2 Reflexentwicklung des Kindes (nach Lange & Hipp 1976).

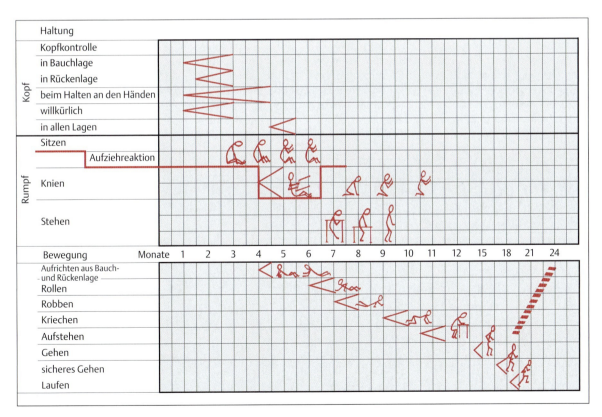

Abb. 6.3 Motorische Entwicklung des Kindes (nach Milani 1967).

6 Neuromuskuläre Erkrankungen

Klassifikation

Die Klassifikation der Zerebralparese, die wir heute verwenden, geht auf Ingram und Hagberg zurück (Michaelis 1999; Abb. 6.**4a–d**):

- spastische Tetraparese,
- spastische Diplegie,
- spastische Hemiplegie,
- ataktische Formen,
- dystone Formen,
- athetotische Formen.

Die Bezeichnungen „-parese" und „-plegie" werden bei der infantilen Zerebralparese synonym verwendet.

Spastische Tetraparese

Bei den Formen der Tetraparese ist die Störung von Tonus und Bewegung meist sehr schwer und selten symmetrisch verteilt. Sie betrifft in gleichem Maß die oberen und unteren Extremitäten und ist in der Regel sofort nach der Geburt erkennbar. Die Prognose für autonomes Gehen und Handgeschicklichkeit ist ungünstig. Häufig sind Sehstörungen und nicht selten Hörstörungen vorhanden. Intelligenzdefekte sind häufig. Sehr oft finden wir auch eine Epilepsie. Nach Ingram (1964) werden in zeitlicher Reihenfolge 3 Stadien unterschieden: ein hypotones, ein dystones und ein rigid-spastisches Stadium.

Typischerweise sind Hüften und Kniegelenke gestreckt, die Hüften zudem adduziert und innenrotiert, die Füße plantarflektiert, die Beine überkreuzt.

An den oberen Extremitäten befinden sich die Schultern in Flexion, Adduktion und Innenrotation, die Ellbogen sind gestreckt, die Hand- und Fingergelenke flektiert und die Daumen adduziert. Die Rumpf- und Halsmuskulatur ist hypoton, die Schluck- und mimische Muskulatur sind mitbetroffen (Speichelfluss). Temperaturregulation und Atmung können ebenfalls mitbetroffen sein.

Spastische Diplegie

Alle 4 Extremitäten sind von der Tonus- und Bewegungsstörung betroffen, jedoch in deutlich größerem Ausmaß die unteren Extremitäten. Es handelt sich hier um das typische Bild nach einer Frühgeburt. Die bevorzugt betroffenen Muskelgruppen sind die Kniebeuger (medial > lateral), der M. iliopsoas, der M. rectus femoris, der M. triceps surae, der M. tibialis posterior, die Zehenbeuger, der M. peroneus longus und die Hüftadduktoren. Zudem besteht eine Insuffizienz der Bauch- und Glutäalmuskulatur sowie des M. erector trunci. Die Beweglichkeit der oberen Extremitäten ist ausreichend erhalten und meist nur für die Feinmotorik von Fingern und Daumen gestört. Die Prognose für das Gehen ist mit 80 % frei Gehenden sehr gut, etwa 18 % benötigen Hilfsmittel zum Gehen, 2 % kommen nicht zum Laufen (Tachdjian 1990). Der Gehbeginn ist jedoch deutlich verzögert, er erfolgt in der Regel erst mit 4 Jahren. Die Entwicklung der Intelligenz und der Sprache ist meist nicht beeinträchtigt. Eine Epilepsie kommt selten vor.

Spastische Hemiplegie

Die Störung des Muskeltonus und der willkürlichen Bewegung betrifft nur eine Körperhälfte. Meist ist die obere Extremität stärker betroffen und die Ausprägung distal betont. Die typische Haltung zeigt sich an der oberen Extremität in einer Beugestellung der Ellbogen-, Hand- und Fingergelenke. Der Daumen ist adduziert. Die betroffene Beckenhälfte ist hoch- und zurückgezogen, es besteht ein Spitzfuß. Knickfuß-

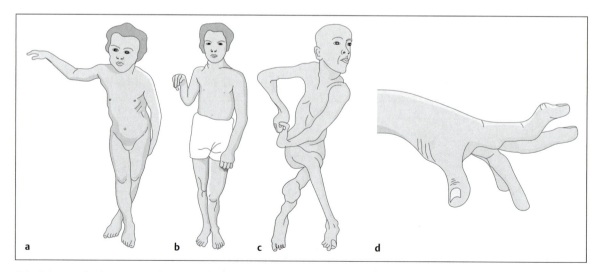

Abb. 6.**4** Verschiedene Formen der spastischen Lähmung. Klinisches Bild (nach Lange & Hipp 1976).
a Spastische Diplegie mit überkreuzten Beinen.
b Spastische Hemiplegie, typische Haltung.
c, d Spastische Tetraparese (Athetotiker), meist nicht stehfähig.

oder Klumpfußdeformitäten sind etwa gleich häufig. Es bestehen Längendefizite der betroffenen oberen und unteren Extremität. Die rechte Körperseite ist häufiger betroffen. Die Prognose für ein selbstständiges Gehen ist gut. Der Gehbeginn liegt bei 2 Jahren. Häufig treten Krampfanfälle auf, die von Perlstein und Hood in 43 % angegeben werden (Tachdjian 1990). Dies können generalisierte Grand-mal-Anfälle, fokale oder Jackson-Anfälle sein. Meist sind sensorische Störungen und Orientierungsstörungen mit vorhanden. Die geistige Entwicklung kann leicht bis sehr schwer gestört sein.

Triparesen oder Monoparesen werden nicht mehr als eigenständige Formen klassifiziert, sondern lassen sich einer der 3 oben genannten Formen zuordnen.

Ataxie

Eine Ataxie in Begleitung mit der Zerebralparese liegt bei Kleinhirnblutung vor.

Hier ist die Störung der Bewegungskoordination vorherrschend. Zudem liegen Gleichgewichtsstörungen vor. Der Grundtonus ist schlaff mit unregelmäßigen Schwankungen der Muskelspannung. Die Bewegungen sind überschießend, Intentionstremor, Verfehlen des Zielpunkts.

Dystone Form

Die motorische Störung wird durch eine Dysfunktion des extrapyramidalen Systems hervorgerufen, die eine Störung der Tonusregulation mit sich bringt.

Hastige, fast unverständliche Sprache, geistige Entwicklung nur selten beeinträchtigt.

Athetotische Form

Dysfunktion des extrapyramidalen Systems, vor allem des Nucleus caudatus und des Putamen.

Das klinische Bild ist gekennzeichnet von der Hypotonie und den langsamen, arhythmischen, polypenartigen Bewegungen, die bereits in den ersten Lebensmonaten auftreten. Die Sprachentwicklung ist dysarthrisch, die geistige Entwicklung ist meist nicht beeinträchtigt. Bevorzugt ist die obere Körperhälfte einschließlich der Gesichts- und Mundmotorik betroffen. Der Grundtonus ist niedrig. Deshalb ist die Rumpf- und Kopfkontrolle erschwert. Es finden bizarre, weit ausholende Bewegungen statt, rumpfnahe Gelenke werden mitbewegt, die Zielfähigkeit ist schlecht. Es besteht eine Überstrecktendenz, asymmetrische Haltungen. Häufig werden schnelle Wechsel von extremer Starre zu vollständigem Haltungsverfall beobachtet.

Athetosen verändern sich in den ersten Lebensjahren sehr stark. Zunächst herrscht eine schlaffe Haltung vor, später kommt es zur tonischen Zwangshaltung. Das Vollbild ist im Schulalter erreicht.

Lagereaktionen nach Vojta

Die Lagereaktionen nach Vojta stellen provozierte Reflexhaltungen und Reflexbewegungen auf eine bestimmte Änderung der Körperlage dar. Sie modifizieren sich je nach der erreichten Entwicklungsstufe, d. h. sie verlaufen in verschiedenen Phasen. Diese Phasen stellen Meilensteine in der Entwicklung dar (Vojta 1988). Die Lagereaktionen können schon beim Neugeborenen anomal sein und eignen sich deshalb zur schnellen Überprüfung des Entwicklungsstands eines Kindes bzw. zur Frühdiagnostik einer Zerebralparese.

7 Lagereaktionen kommen routinemäßig zur Anwendung: Axillarhängeversuch, Traktionsversuch, Seitkipppreaktion, Landau-Reaktion, horizontale Seithängereaktion nach Collis, vertikale Hängereaktion nach Collis, vertikale Hängereaktion nach Peiper und Isbert (Abb. 6.**5**).

Bei älteren Kindern empfiehlt es sich, diese erst beim Spielen zu beobachten. Anschließend kann gezielt der Entwicklungsstand der Motorik, verbliebene primitivmotorische Reflexmuster, die passive Gelenkbeweglichkeit und soweit möglich das Gangbild überprüft werden.

Bildgebende Diagnostik

Bei jedem Kind sollte bei Diagnosestellung eine Beckenübersichtsaufnahme angefertigt werden. Bei nicht gehfähigen Tetraspastikern empfiehlt sich dies im Verlauf des gesamten Wachstums weiterhin einmal jährlich.

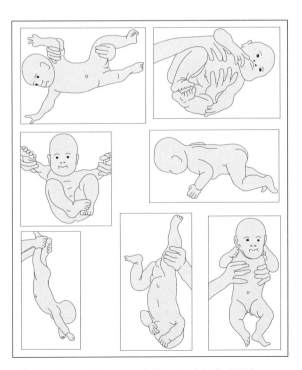

Abb. 6.**5** Lagereaktionen nach Vojta (nach Vojta 1988).

Röntgenaufnahmen anderer Gelenke oder der Wirbelsäule sind nur bei Gelenkfehlstellungen, Skoliosen oder vor operativen Eingriffen erforderlich.

Natürlicher Verlauf

Die Hirnschädigung zeigt keine Progredienz. Der frühkindliche Hirnschaden äußert sich beim Säugling und Kleinkind in einem körperlichen und geistigen Entwicklungsrückstand, durch das Erhaltenbleiben der primitiven Reflexe und das Nichteintreten höherer Reflexe und Entwicklung der Spastik, Athetose und Ataxie. Bei allen spastischen Lähmungen kommt es infolge Schädigung der Pyramidenbahn auch zur Abschwächung und zum Ausfall der Willkürmotorik.

Die Spastik ist je nach Schweregrad der Ausprägung im Säuglingsalter unterschiedlich stark und nimmt in den ersten Lebensjahren zu. Da der spastische Muskel auf Dehnung mit einer Kontraktion reagiert, fehlt der Wachstumsreiz für den Muskel. Hierdurch kommt es im Verlauf des Wachstums zur Verkürzung der Muskulatur und damit zu Kontrakturen und Fehlstellungen der Gelenke.

Unbehandelt können dann als Sekundärfolgen Beuge- und Adduktionskontrakturen am Hüftgelenk und in der weiteren Folge eine Hüftluxation beobachtet werden. Am Kniegelenk kommt es ebenfalls zu Flexionskontrakturen. Am Fuß entwickelt sich zunächst ein Spitzfuß, der sich im Weiteren, abhängig von der vorherrschend spastischen Muskulatur, in einen Plattfuß oder Klumpfuß deformiert.

An der oberen Extremität herrschen Flexionskontrakturen im Ellbogengelenk, Handgelenk und an den Fingern vor. Der Daumen ist eingeschlagen.

Die Wirbelsäule weicht in eine mehr oder weniger ausgeprägte Skoliose ab. Diese kann einen vorher gehfähigen Patienten in den Rollstuhl zwingen oder einem nur sitzfähigen Patienten mitunter das Sitzen unmöglich machen.

Therapie

Die Therapie ist umfassend und interdisziplinär.

Das Kind mit dem frühkindlichen Hirnschaden kann aufgrund noch vorhandener Reifungsmöglichkeiten bis zum Alter von 5–6 Jahren Bewegungsmuster ausbauen und vielgestaltige Synergien ausbilden und auch entsprechend vorhandene Koppelungen wieder trennen, um Einzelbewegungen und Feinbewegungen auszuführen. Diese Möglichkeiten gehen nach dem 6. Lebensjahr verloren. Dies macht es erforderlich, möglichst frühzeitig mit der Therapie zu beginnen.

Jede Therapie sollte unter dem Gesichtspunkt der Funktionsverbesserung und Verbesserung der Symptome durchgeführt werden. Das Ziel der konservativen Therapie ist zudem die Vermeidung von Kontrakturen. Dieses Ziel kann durch Förderung einer Ersatzmotorik erreicht werden. Die operative Therapie erfolgt zur Beseitigung von Kontrakturen, um Sekundärschäden zu vermeiden, oder zur Korrektur sekundär aufgetretener Fehlstellungen. Beim schwer betroffenen Tetraplegiker kann auch die Verbesserung der Pflege die Indikation zur operativen Therapie darstellen. Aufgrund der Ganzheitstherapie empfiehlt sich die Betreuung in speziellen Zentren. Ein weiteres Ziel ist die pädagogisch-psychologische Förderung und die Eingliederung in die Gesellschaft.

Konservative Therapie

Im Vordergrund steht die langfristige, umfassende konservative Therapie, die in jedem Fall folgende Behandlungsmethoden umfasst: Krankengymnastik, Ergotherapie, Sprachtherapie, Hilfsmittelversorgung, pädagogisch-psychologische Förderung.

Krankengymnastik

Die Krankengymnastik erfolgt auf neurophysiologischer Grundlage. Hierfür kommen verschiedene Behandlungskonzepte in Betracht.

Entwicklungskinesiologische Behandlung nach Vojta. Das aus der Phylogenese stammende Reflexkriechen und Reflexdrehen wird zur Stabilisation gegen die Schwerkraft und der phasischen Fortbewegung eingesetzt. Aus bestimmten Ausgangsstellungen wird durch Druck auf definierte Zonen ein reziprokes Bewegungs- und Muskelmuster ausgelöst, das der Fortbewegung dient. Bei diesen Reflexlokomotionsmustern handelt es sich um bereits im ZNS angelegte Muster, die beliebig oft wiederholt werden können. Bei immer wieder ausgelöster Reflexlokomotion werden Muster aus dem Repertoire in die Spontanmotorik übernommen. Insgesamt gibt es 9 von Vojta beschriebene Zonen am Rumpf und an den Extremitäten. Bei den Reizen handelt es sich um propriozeptive Muskeldehnungs- oder Periostreize. Jeder Reiz kann mit den übrigen Reizen der anderen Zonen kombiniert werden. Hierdurch werden physiologische Bewegungsmuster in Gang gesetzt, die ein stufenweises Fortschreiten der Entwicklung ermöglichen.

Entwicklungsneurologische Behandlung nach Bobath (1983). Das Ziel dieser Therapie ist es, durch sensorische Stimulation abnorme Bewegungsmuster zu hemmen und normale Bewegungsmuster zu fördern, indem Stellreflexe und Gleichgewichtsreaktionen angebahnt werden. Die Hemmung der pathologischen Bewegungsmuster erfolgt durch bestimmte Ausgangspositionen, die die pathologischen Muster vermeiden. Aus diesen Ausgangsstellungen werden Bewegungen erarbeitet, die im Alltag umgesetzt werden können und dadurch zu mehr Selbstständigkeit führen.

Propriozeptive neuromuskuläre Fazilitation (PNF) nach Kabat. Durch bestimmte Übungen sollen möglichst viele Propriozeptoren gezielt stimuliert werden, um eine größtmögliche Zahl von Neuronen zu erregen. Hierdurch sollen einerseits Reflexe ausgelöst werden, andererseits aber die Willkürmotorik beeinflusst werden. Geschädigte Neurone sollen durch Reizsummation zur Aussendung motorischer Impulse gebracht werden.

Bewegungsabläufe werden in Diagonalen geübt und zudem werden Dehnungen und Widerstandsübungen eingesetzt. Die Kontraktion der Agonisten soll die Entspannung der Antagonisten herbeiführen und dadurch die Spastik herabsetzen.

Konduktive Erziehung nach Petö

Diese Methode der konduktiven Erziehung erfolgt internatsmäßig in Gruppentherapie. Ein gewisses Mindestmaß an motorischen Fähigkeiten ist dafür Voraussetzung. Kinder gleichen Leistungsvermögens werden in einer Gruppe von einem Konduktor betreut. Der Konduktor, der gleichzeitig medizinische und pädagogische Maßnahmen durchführt, schult das Lernen und Lernvermögen der Kinder. Durch ständige Wiederholungen und gleichzeitige Sprechübungen werden Automatismen eingeschliffen. In erster Linie wird die Selbstständigkeit trainiert. Das Ziel ist die Integration der Kinder in die Gesellschaft Gesunder.

Methode nach Kozjawkin

Es handelt sich um eine ganzheitliche Methode, bei der zusätzlich manualtherapeutische Handgriffe in Kombination mit Krankengymnastik und Akupunktur zur Anwendung kommen. Manualtherapeutisch können durch Weichteilgriffe und Fasziengriffe vorübergehende Tonusminderungen hervorgerufen werden.

Ergotherapie

Die Ergotherapie trainiert die Arm-Hand-Funktion und fördert die Feinkoordination. Zusätzlich wird die Selbständigkeit im Alltag mit Aktivitäten des täglichen Lebens (z. B. Anziehtraining, Esstherapie) beübt.

Sprachtherapie

Beübt werden feinkoordinierte Bewegungen von Lippen, Zunge und Kiefer (z. B. nach Castillo-Morales) zur Behandlung der Dysarthrie, Beseitigung von Schluckstörungen und Verminderung von Speichelfluss. Einer unterschiedlichen Therapie bedarf es bei sprachlicher Retardierung.

Hippotherapie

Therapeutisches Reiten eignet sich für Athetotiker, Ataktiker oder hypoton retardierte Kinder. Bei Vorherrschen der Spastik an den unteren Extremitäten ist therapeutisches Reiten weniger geeignet.

Hilfsmittelversorgung

Einlagen und Schuhzurichtungen. Abhängig von der jeweiligen Fußdeformierung kommen Einlagen mit Pro- oder Supinationskeil in Betracht. Die Schuhe sollten knöchelhoch sein, um den Rückfuß zu stabilisieren, nach Bedarf finden eine verstärkte Fersenkappe, Absatzerhöhung oder ein Flügelabsatz Verwendung. Bei Instabilität des oberen Sprunggelenks bevorzugen wir Innenschuhe. Alternativ könnten Schuhschienenbügel (Perlsteinapparat) eingesetzt werden. Bei Kontrakturen mit Fehlstellungen muss ein orthopädischer Schuh angefertigt werden.

Lagerungsorthesen. Sie können an der unteren und an der oberen Extremität zum Einsatz kommen und dienen zur sanften Dehnung der Muskulatur und damit zur Kontrakturprophylaxe. Postoperativ nach Sehnenverlängerungen soll die normale Muskellänge damit erhalten und ein Rezidiv vermieden werden. Meist werden sie nur vorübergehend eingesetzt. Der Tonus der Muskulatur kann hierdurch auch verringert werden. Prophylaktische Wirkung haben sie in Perioden starker Wachstumsgeschwindigkeit.

Lagerungsorthesen für Handgelenk und Finger haben sich zur Lockerung und Verbesserung der Funktionsfähigkeit bewährt und werden oft langfristig getragen. Vor allem die Lagerung des Daumens in abduzierter und opponierter Stellung ist wichtig.

Zur Korrektur von Fehlstellungen sind Orthesen nicht geeignet.

Funktionelle Orthesen. Diese kommen zur Stabilisation vor allem beim Spitzfuß oder Hackenfuß zur Anwendung und stellen Alternativen zu den Innenschuhen dar.

Gipsverbände. Das temporäre Anlegen von Gipsverbänden über einen Zeitraum von 4–6 Wochen eignet sich zur Tonusminderung, z. B. kann durch einen Unterschenkelgips ein Spitzfuß vorübergehend verbessert werden.

Nach operativen Eingriffen erfolgt generell die Ruhigstellung im Gipsverband.

Korsett. Bei unzureichender Rumpfstabilisierung wird das aufrechte Sitzen damit nach dem Dreipunktprinzip ermöglicht. Zur Therapie einer Skoliose kann das Cheneau-Korsett auch beim Spastiker eingesetzt werden.

Rollstuhl, Sitzschale. Die Anpassung erfolgt individuell. Das aufrechte Sitzen muss damit ermöglicht werden. Entscheidend dafür ist die Beckenausrichtung in frontaler, horizontaler und sagittaler Ebene. Die Sitzbeine und Oberschenkel müssen beidseits gleichmäßig belastet werden. Ggf. muss zusätzlich eine spezielle Führung für die Oberschenkel, Füße, Schultern oder eine Kopfstütze mit angebracht sein.

Therapiefahrrad. Dieses dient zur Förderung der Koordination und reziproken Bewegung der Beine. Zudem können Rumpfkontrolle, Kopfkontrolle und Handschluss trainiert werden.

Stehbrett, Bauchliegebrett. Stehhilfen und Schrägliegebretter ermöglichen es nicht steh- und gehfähigen Kindern, eine vertikale Position einzunehmen und durch einen anderen Gesichtswinkel neue Erfahrungen zu sammeln. Zudem ist die Unterbrechung der ständig sitzenden Position auch als Kontrakturprophylaxe und Prophylaxe gegen Wirbelsäulenverkrümmungen günstig.

Medikamentöse Therapie

Antispastika. Das Ziel ist die Reduktion des spastischen Tonus und Verminderung von Beuge- und Streckspasmen sowie die Linderung von spontanen Kloni, ohne dass eine Parese nichtspastischer Muskeln herbeigeführt wird und ohne dadurch eine zu starke Sedierung zu bewirken.

Folgende Wirkstoffe kommen in Betracht: Diazepam, Baclofen, Tizanidin, Dantrolen, Memantin, Tetrazepam. Als Nebenwirkungen müssen vor allem Müdigkeit, Sedierung und Schwindel in Kauf genommen werden. Aus diesem Grund werden Antispastika allenfalls vorübergehend eingesetzt. Die Indikation dafür stellt lediglich der Leidensdruck des Patienten dar.

Botulinustoxin. Die Injektion erfolgt direkt in den spastischen Muskel. Erreicht werden soll eine Tonussenkung und damit eine Verbesserung der motorischen Funktion bzw. die Beseitigung von noch nicht fixierten Kontrakturen. Die Wirkung liegt in der Ausschaltung der motorischen Endplatte, ist temporär und kann 3–6 Monate anhalten. Die Injektionen können anschließend wiederholt werden. Das aktive Bewegungsausmaß und das Gangbild konnten dadurch verbessert werden. Auch kann die antagonistische Muskulatur durch die reduzierte Spastik in den Agonisten besser gekräftigt werden (Massin & Allington 1999). Eine operative Sehnenverlängerung kann hierdurch hinausgeschoben werden. Koman et al. (2000) konnten dadurch geplante Spitzfußoperationen im Durchschnitt 2 Jahre, in Einzelfällen sogar über 5 Jahre hinausschieben. Nachteil ist der hohe Preis.

Operative Therapie

Unabhängig vom Befund erfolgt bei jedem Patienten langfristig Krankengymnastik, Ergotherapie, Hilfsmittelversorgung, Sprachtherapie, pädagogisch-psychologische Therapie.

Bei der operativen Therapie unterscheiden wir **Weichteileingriffe** (Sehnenverlängerungen, Sehnenverlagerungen, partielle Einkerbungen der Muskulatur) und **knöcherne Eingriffe** (Osteotomien oder Arthrodesen). Diese können jeweils isoliert oder in Kombination miteinander durchgeführt werden. Die Weichteileingriffe zielen darauf ab, durch Schwächung der hyper-

Operative Therapie im Überblick

Befund	Empfohlenes therapeutisches Vorgehen
Kontraktur ohne Gelenkfehlstellung	Muskelverlängerung durch Einkerbung am Übergang Sehne-Muskel oder Sehnenverlängerung bei stärkeren Kontrakturen Ablösen der Muskulatur am Ursprung und Distalverlagerung hauptsächlich betroffene Gelenke: Hüfte, Fuß, Knie, seltener Hand und Finger, sehr selten Ellbogen
Kontraktur mit Gelenkfehlstellung Kindesalter	knöcherne Korrektur der Fehlstellung und zusätzlich Muskel- oder Sehnenverlängerung hauptsächlich betroffene Gelenke: Hüfte, Fuß, selten Knie
Kontraktur mit Gelenkfehlstellung Erwachsener	Arthrodese Daumen Fuß, Handgelenk
Fehlhaltung bzw. Funktionsdefizit Ohne Kontraktur	Erstellen eines muskulären Gleichgewichts durch Sehnenverpflanzung bevorzugt betroffene Gelenke: Handgelenk, Daumen, Finger konservative Therapie mit Lagerungsorthesen bevorzugt betroffene Gelenke: Hüfte, Fuß

6.1 Erkrankungen des Gehirns

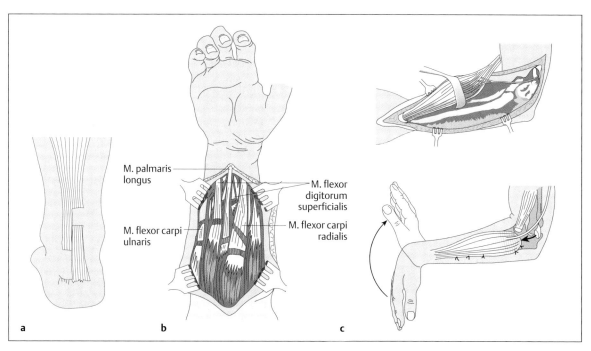

Abb. 6.6 Operationsmöglichkeiten zur Schwächung der hypertonen spastischen Muskulatur.
a Z-förmige Sehnenverlängerung der Achillessehne bzw. Vulpius-Operation.
b Einkerbung am Übergang Sehne-Muskelbauch am distalen Unterarm (nach Tachdjian 1990).
c Ursprungsablösung der Muskulatur am Unterarm (Operation nach Scaglietti) (nach Lange & Hipp 1976).

tonen Muskulatur nach Möglichkeit ein muskuläres Gleichgewicht herzustellen (Abb. 6.6a–c). Hierdurch kommt es auch zur Korrektur von Fehlhaltungen. Die Dosierung der Weichteileingriffe ist schwierig, da es bei zu starker Schwächung der Agonisten zur Überkorrektur mit entgegengesetzter Fehlstellung kommt, die eine Funktionsverschlechterung im Vergleich zum präoperativen Befund hervorruft.

Knöcherne Eingriffe sind bei Fehlstellungen der Gelenke notwendig. Auch die Wahl des Zeitpunkts eines operativen Eingriffs muss genau überlegt sein. Das Kind sollte nicht zu jung sein, damit es nicht zu raschen Rezidiven kommt und auf der anderen Seite eine ausreichende Kooperation in der postoperativen Nachbehandlung besteht. Auch muss die momentane motorische Entwicklung mit berücksichtigt werden, da aufgrund eines operativen Eingriffs die motorische Entwicklung zunächst stagniert bzw. vorübergehend sogar verschlechtert wird.

Aus diesem Grund ist es zu überlegen, alle zu korrigierenden Kontrakturen in einem Operationsgang zu beseitigen. Dies bedarf jedoch einer sehr großen Erfahrung des Operateurs.

Beachte: Neben dem allgemeinen Operationsrisiko sollten die Patienten bzw. die Eltern der Kinder über folgende Punkte informiert werden:
1. Durch den operativen Eingriff können keine normalen Bewegungsmuster erzielt werden, allenfalls eine Funktionsverbesserung.
2. Die Erwartungen an die Funktionsverbesserung sollten nicht zu hoch sein, vor allem bei Operationen an der Hand.
3. Bei Weichteileingriffen besteht das Risiko der Überkorrektur, vor allem wenn an mehreren Gelenken gleichzeitig operiert wird, es besteht evtl. die Notwendigkeit zu zweizeitigen Eingriffen sowie die Möglichkeit eines Rezidivs.
4. Postoperativ sind eine Gipsfixation mit Einsteifen der Gelenke und das anschließende Tragen von Lagerungsorthesen notwendig.
5. Eine vorübergehende Verschlechterung der motorischen Fähigkeiten ist möglich.
6. Die Frakturneigung nach Gipsruhigstellung ist erhöht.

Operative Eingriffe untere Extremität

Hüfte

An den Hüftgelenken besteht die Gefahr, dass sich eine Flexions-Adduktions-Innenrotations-Kontraktur ausbildet. Die von der Spastik stärker betroffene Seite ist vermehrt gefährdet, sodass sich aufgrund des ungünstigen Muskelzugs eine Hüftluxation entwickelt. Luxationen beobachten wir im Alter von 3 Jahren, die bis zum Alter von 7 Jahren bis zur hohen Hüftluxation voranschreiten. Die Gefahr der Hüftluxation liegt je nach Schwere der Spastik zwischen 4 und 50% und ist bei Kindern mit Tetraparese, die nicht gehen kön-

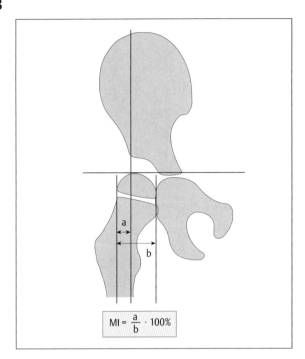

Abb. 6.7 Migrationsindex (MI) nach Reimers.

nen und zusätzlich einen schlaffen Grundtonus aufweisen, am höchsten. Bei einer Hemiparese sind Hüftluxationen selten.

Der Grad der Lateralisierung eines Hüftgelenks wird auf der Röntgenbeckenübersichtsaufnahme durch den Migrationsindex nach Reimers bestimmt (Abb. 6.7). Eine Pfannendysplasie liegt primär nicht vor, sodass bei frühzeitiger Operation Weichteileingriffe ausreichend sind. Die Indikation zur operativen Intervention liegt bei einem Migrationsindex > 33 % und einer Abduktionsfähigkeit unter 40° vor.

Beugekontraktur bei stabiler Hüfte. Beugekontrakturen ab 25° werden operativ angegangen. Es erfolgt die Ablösung des M. iliopsoas und der ventralen Adduktoren, bei stärkerer Kontraktur zusätzlich die Verlängerung des M. rectus femoris. Nach Göb (1959) kann der Rektus anschließend mit der Iliopsoassehne verbunden werden. Bei Bedarf wird zusätzlich noch der Ursprung des Sartorius nach distal verlagert.

Subluxation der Hüfte. Subkutane Tenotomie der Adduktoren und medialen Kniebeuger.

Indikation: beginnende Dezentralisierung des Hüftgelenks bei Flexions- und Adduktionskontraktur im Kleinkindesalter. Die reine Weichteiloperation ist nur bis zum 5. Lebensjahr erfolgreich.

Bei älteren Kindern erfolgt zusätzlich die knöcherne Pfannenkorrektur mit oder ohne gleichzeitiger Derotationsvarisierungsosteotomie.

Hüftluxation. Beim gehfähigen Patienten sollte eine luxierte Hüfte unbedingt reponiert werden. Beim nicht Gehfähigen besteht die Indikation, wenn aufgrund der luxierten Hüfte Schmerzen vorliegen, die Sitzfähigkeit dadurch verloren gegangen ist oder die Pflegefähigkeit erheblich erschwert ist.

Ein umfangreicher operativer Eingriff ist erforderlich. Dieser umfasst die offene Reposition, Ablösung des M. iliopsoas und der Adduktoren, Verlängerung des M. rectus femoris, Derotationsvarisierungsosteotomie bzw. Verkürzungsosteotomie und die knöcherne Pfannenkorrektur. Die Pfannenkorrektur kann durch Acetabuloplastik, Operation nach Salter oder Beckendreifachosteotomie erfolgen.

In seltenen Fällen kann die Schanz-Osteotomie oder Girdlestone-Hüfte bei einer hohen Hüftluxation indiziert sein.

Ergebnisse. Bei der M.-rectus-iliopsoas-Verbundoperation berichtet Stotz (1997) über funktionelle Verbesserungen in 71 % der Fälle. Carstens et al. (1992) operierten Hüftluxationen Grad 1–4 nach Tönnis mit der Operation nach Salter, Derotationsvarisierungsosteotomie und Weichteilrelease und berichten postoperativ über 10 % Reluxationen. Auch Pope et al. (1994) fanden in 17 % der Fälle nach Beckenosteotomie Reluxationen. 75 % ihrer Patienten waren jedoch im Vergleich zur präoperativen Situation funktionell gleich oder gebessert und zeigten radiologisch stabile Hüftgelenke.

Kniegelenk

Die Flexionsstellung im Kniegelenk ist häufig kombiniert mit einer Beugekontraktur der Hüfte und Spitzfüßen. Aus diesem Grund sollten zuerst die Hüfte und der Fuß korrigiert werden. Mitunter erübrigt sich dadurch der operative Eingriff am Kniegelenk. Resultiert jedoch weiterhin noch eine Kontraktur der Kniebeuger, dann erfolgt auch am Knie die Beugesehnenverlängerung.

Vor allem die medialen Kniebeuger verursachen die Kontraktur. Häufig reicht deshalb die Verlängerung von M. semitendinosus, M. semimembranosus und M. gracilis aus. Stotz (1978) konnte nachweisen, dass durch die Verlängerung der medialen Kniebeuger auch die Innenrotationsfehlstellung des Hüftgelenks korrigiert wird. Bei stärkeren Beugekontrakturen wird zusätzlich noch der M. biceps femoris verlängert.

Kann durch die Weichteiloperation keine ausreichende Verlängerung erzielt werden, so wird sekundär die suprakondyläre Osteotomie durchgeführt.

Häufig finden wir einen Patellahochstand als Folge der Spastik im M. rectus femoris. Eine operative Distalisierung der Patella ist jedoch nicht sinnvoll.

Ergebnisse. Feldkamp (1996) berichtet über gute Ergebnisse bei einem Operationsalter bis 7 Jahren. Kinder, die vorher nur im Kniestand mobilisiert waren, konnten durch die Beugesehnenverlängerung das Laufen noch erlernen. Bei einem Operationsalter ab 10 Jahren ist jedoch postoperativ regelmäßig mit einer funktionellen Verschlechterung zu rechnen, d. h. Kinder, die vorher frei gehen konnten, benötigen postoperativ Hilfsmittel oder werden mitunter gehunfähig. Ein operativer Eingriff ist jedoch erforderlich, da die Kniebeugekontraktur progredient ist und jährlich etwa um 10° zunimmt. Auch dies würde im weiteren Verlauf zur Gehunfähigkeit führen.

Fuß

Fußprobleme findet man beim Spastiker sehr häufig. O'Connell et al. (1998) beobachteten in einem Krankengut von 200 Patienten mit Zerebralparese bei 76 % Fußdeformitäten, wobei die häufigste Deformität ein Pes planovalgus war.

Im Vordergrund steht die Spastik des M. gastrocnemius und M. soleus. Hieraus resultiert zunächst ein Spitzfuß.

Die operative Therapie am Fuß ist nur bei steh- und gehfähigen Patienten indiziert. Beim Spitzfuß wird frühestens im Alter von 3 Jahren operiert, wenn die Ferse beim Gehen nicht mehr oder retrograd belastet wird. Die Schwächung des M. triceps surae kann durch unterschiedliche Operationstechniken erfolgen. Am häufigsten erfolgt dies distal durch die Achillessehnenverlängerung. Vulpius empfahl 1913 die Einkerbung der Sehnenfasern am Übergang zum Muskelbauch. Die Technik nach Silfverskiöld sieht die Ablösung der proximalen Gastrocnemiusbäuche vor. Bei zu starker Schwächung des M. triceps surae besteht die Gefahr eines iatrogen erzeugten Hackenfußes. Dieser behindert die Kinder wesentlich stärker beim Gehen als der ursprüngliche Spitzfuß.

Häufig ist der Spitzfuß mit einer Rückfußvalgusstellung kombiniert, die noch verstärkt wird, wenn zusätzlich eine Spastik der Peronealmuskulatur vorliegt. Die Weichteiloperation mit Verlängerung des M. peroneus brevis bringt wenig Erfolg. Vorzuziehen sind knöcherne Eingriffe, wie die mediale Kalkaneusosteotomie, die laterale aufklappende Dwyer-Osteotomie oder die extraartikuläre Spanarthrodese nach Grice in Kombination mit gleichzeitiger Achillessehnenverlängerung. Beim ausgewachsenen Fuß ist die Arthrodese des unteren Sprunggelenks und Chopart-Gelenks die Methode der Wahl.

Liegt neben der Hypertonie des M. triceps surae gleichzeitig eine Spastik des M. tibialis posterior und der Zehenbeuger vor, so kippt der Fuß in Varusstellung mit nachfolgendem Einwärtsgang und Zehenkontrakturen. Die Verlängerung der M.-tibialis-posterior-Sehne hat beim flexiblen Fuß guten Erfolg und kann gleichzeitig mit der Achillessehnenverlängerung ohne zusätzlichen Hautschnitt am Übergang zum Muskelbauch erfolgen. Bei älteren Kindern erfolgt die knöcherne Korrektur nach Dwyer mit lateraler Keilentnahme am Kalkaneus. Wir ziehen jedoch die Triplearthrodese vor, die aber erst beim ausgewachsenen Fuß, d. h. frühestens im Alter von 13 Jahren durchgeführt werden kann.

Ergebnisse. Mit der subtalaren Arthrodese zur Korrektur des spastischen Knicksenkfußes werden allgemein gute Ergebnisse berichtet (Alman et al. 1993, Jeray et al. 1998). Für den leichten Knicksenkfuß empfehlen Andreacchio et al. (2000) die laterale aufklappende Osteotomie am Kalkaneus, mit der sie in 75 % der Fälle gute Ergebnisse erzielen konnten. Die 25 % schlechten Ergebnisse wiesen ein Rezidiv der Planovalgusdeformität auf.

Operative Eingriffe obere Extremität

Der operative Erfolg der Funktionsverbesserung der Hand und Finger ist nur dann gegeben, wenn ausreichende Sensibilität und Auge-Hand-Koordination, eine gute Propriozeption und Stereognosie vorhanden sind. Kloni, Athetose und Muskelrigidität sind ungünstige Voraussetzungen. Mitunter kann auch nur die Verbesserung der Kosmetik und die damit verbundene Verbesserung des Selbstwertgefühls die Indikation für einen operativen Eingriff darstellen.

Vorherrschend sind Beugekontrakturen des Handgelenks und der Finger sowie ein adduzierter, eingeschlagener Daumen. Kontrakturen an der oberen Extremität treten hauptsächlich bei einer Hemiparese auf.

Kontrakturen am Ellbogengelenk sind wesentlich seltener, meist nur bei schwerster Tetraparese.

Sehnentransplantationen kommen bei Patienten mit leichterer Ausprägung der Zerebralparese in Betracht. Beim Athetotiker ist die Arthrodese die Methode der Wahl.

Handgelenksarthrodese

Die Arthrodese wird nach Wachstumsabschluss durchgeführt. Sie kommt bei ausreichender Greiffunktion, aber instabiler Handgelenksposition in Betracht. Die proximale Handwurzelreihe wird entfernt. Dies bewirkt in aller Regel eine ausreichende Verlängerung der Beugesehnen.

Arthrodese des Daumengrundgelenks bei Instabilität des Daumengrundgelenks oder bei eingeschlagenem Daumen

Sehnenverlängerungen

Ursprungsverlagerung der Hand- und Fingerbeuger nach Scaglietti vom Epicondylus humeri ulnaris nach distal. Da die Verlängerung manchmal sehr erheblich sein muss, muss die Muskulatur nicht nur vom Epikondylus, sondern auch von der Ulna bis zum Radius abgelöst werden. Der N. ulnaris wird gleichzeitig nach ventral verlagert.

Verlängerung der Finger- und Handgelenksbeuger am Unterarm durch Einkerbung am Übergang Sehne-Muskelbauch. Bei schwersten Beugekontrakturen kommt auch die Z-förmige Beugesehnenverlängerung am distalen Unterarm in Betracht.

Verlängerung des M. biceps brachii in seltenen Fällen zur Verbesserung der Pflegefähigkeit bei schwerster Beugekontraktur im Ellbogengelenk.

Sehnenverlagerungen

Sehnenverlagerungen zur Verbesserung der Streckfähigkeit. Zur Verpflanzung eignen sich der M. extensor carpi radialis longus oder der M. flexor carpi ulnaris.

Abhängig von der Funktionsstörung wird der M. extensor carpi radialis longus auf den M. extensor digitorum communis bei schwacher Streckfähigkeit der Finger und kräftiger Streckfähigkeit des Handgelenks oder auf den M. extensor pollicis longus bei schwachem Daumenstrecker und kräftiger Dorsalextension im Handgelenk versetzt.

Der M. flexor carpi ulnaris kann durch die Membrana interossea auf die Handgelenksstrecker oder Fingerstrecker transferiert werden oder um die Ulna geführt und zur Verstärkung des M. extensor carpi radialis brevis herangezogen werden. Hierdurch wirkt er gleichzeitig supinatorisch.

Korrektur des eingeschlagenen Daumens

Unterschiedliche Methoden kommen in Betracht:
- Operation nach Matev: Ablösen des M. adductor pollicis am Metakarpale III, Inzision des M. flexor pollicis brevis und des M. abductor pollicis brevis, Inzision des Lig. carpi transversum und Verlagerung der Sehne des M. flexor pollicis longus aus dem Gleitfach bzw. in Variation nach Göb die proximale Ablösung des M. flexor pollicis longus. Zusätzlich Verstärkung des M. abductor pollicis longus durch den M. extensor carpi radialis longus.
- Goldner (1994) führt routinemäßig die Arthrodese des Daumengrundgelenks durch. Zusätzlich erfolgt durch die gleiche Schnittführung die Verstärkung des M. extensor pollicis longus, Ablösung des M. adductor pollicis und des 1. M. interosseus und die Verlängerung des M. flexor pollicis longus.
- Tachdjian (1990) empfiehlt, die Myotomie des M. adductor pollicis und den Sehnentransfer des M. brachioradialis auf den M. abductor pollicis longus und den M. extensor pollicis longus zweizeitig durchzuführen. Voraussetzung für den Sehnentransfer ist ein stabiles Daumengrundgelenk.

Korrektur einer Unterarmpronationskontraktur

Indikation zur Operation besteht, wenn der Unterarm nicht mindestens 30–45° supiniert werden kann und erfolgt durch Ablösen des M. pronator teres am Epicondylus humeri ulnaris, evtl. zusätzlich mit einer Derotationsosteotomie des Radius.

Ergebnisse

Goldner (1994) berichtet über eine verbesserte Greiffunktion und Fingeröffnung nach Handgelenk- und Fingeroperationen, wenn präoperativ nur eine geringe Spastik vorlag. Nach Arthrodesen berichtet er über eine verbesserte kosmetische Stellung der Hand ohne funktionellen Gewinn. Alexander et al. (2000) berichten jedoch über subjektiv und objektiv festgestellte Funktionsgewinne bei 78 % ihrer Patienten nach Handgelenksarthrodese. Hinsichtlich einer Überkorrektur sind Patienten mit Athetose gefährdet. In Zeiten eines vermehrten Wachstumsschubs kann es erneut zur Verschlechterung bzw. zum Rezidiv kommen.

Operative Eingriffe Wirbelsäule

25–30 % der Patienten mit Zerebralparese weisen eine Wirbelsäulendeformität hauptsächlich in Form einer Skoliose auf. Bei schweren Tetraparesen beobachten wir bei 50 % (Dubousset 1994, Feldkamp 1996) der Patienten Skoliosen. Beim Athetotiker besteht eine deutlich geringere Gefahr. Skoliosen sind vor allem in der Zeit des präpubertären Wachstumsschubs rasch progredient. Bei der Zerebralparese kommt es vor allem zu tiefsitzenden Skoliosen im thorakolumbalen Übergangsbereich oder zu rein lumbalen Skoliosen. Die Brustwirbelsäule ist wesentlich weniger betroffen, sodass Beeinträchtigungen der Atmung keine wesentliche Rolle spielen. Die Indikation zur Operation ist bei der Zerebralparese sehr streng zu stellen und besteht in der Verbesserung der Rumpfstabilität im Sitzen. Postoperativ kommt es meist zu einer Steigerung der Spastik. Im Wachstumsalter muss die ventrale und dorsale Fusion erfolgen, da es sonst zum Crankshaft-Phänomen kommt, nach Wachstumsabschluss ist die alleinige dorsale Stabilisierung ausreichend. Operationstechnisch kommen die gleichen Verfahren wie bei der idiopathischen Skoliose zur Anwendung. Bei Beckenschiefstand erfolgt zusätzlich die sakrale Fixation.

Ergebnisse. Postoperativ besteht vor allem eine erhebliche Rigidität der Wirbelsäule. Dubousset (1994) berichtet bei allen Patienten über verbesserte Sitzfähigkeit und bei Gehfähigen über verbesserte Gehfähigkeit. An zusätzlichen Komplikationen ist eine verlängerte postoperative Beatmung nicht auszuschließen.

Nachbehandlung

Postoperativ erfolgt nach allen Operationen die vorübergehende Gipsfixation für 6 Wochen. Nach Weichteileingriffen können Stehübungen 14 Tage postoperativ durchgeführt werden. Nach Operationen an der unteren Extremität ist Sitzen im Rollstuhl mit Gipsverband nicht sinnvoll, da dies zu einer Überdehnung der ischiokruralen Muskeln führt. Nach Entfernung des Gipsverbands sind die ruhig gestellten Gelenke hochgradig eingesteift und bedürfen einer intensiven krankengymnastischen Nachbehandlung. Zudem erfolgt zur Sicherung des Operationsergebnisses die Lagerung der Extremität in Orthesen, zunächst für einige Wochen ganztägig, anschließend für mehrere Monate nur noch nachts. Am langfristigsten, d. h. für etwa 1 Jahr, werden sie nach Operationen an der Hand verwendet. In der Krankengymnastik müssen vor allem Alltagsfunktionen beübt werden.

Schulfähigkeit ist bei den Kindern, die in betreuten Einrichtungen gefördert werden, bereits nach Entlassung aus dem Krankenhaus gegeben, da im Rahmen der ganztägigen Betreuung auch regelmäßig Krankengymnastik erfolgt. Nach größeren Operationen am Hüftgelenk, bei sehr eingesteiften Gelenken oder nach Operationen zur Verbesserung der Handfunktion ist jedoch nach Gipsentfernung eine intensive stationäre Nachbehandlung erforderlich, um den Operationserfolg zu sichern und um die motorischen Fähigkeiten schneller wieder zu erreichen.

Der Erfolg der Operation kann bei Weichteiloperationen nach Mitteilung von Feldkamp (1996) in der Regel 7 Monate postoperativ endgültig beurteilt werden, bei knöchernen Operationen nach 9 Monaten.

6.1.2 Multiple Sklerose

Synonym: Encephalomyelitis disseminata (ED), Polysklerose, Morbus Charcot (MS).
Engl.: myelitis disseminata.

Definition.
Es handelt sich um einen herdförmigen, diskontinuierlichen Markscheidenzerfall in allen Abschnitten des ZNS (Autoimmunerkrankung, genetische Disposition), die zu einer schubweisen, meist multifokalen und chronisch progredient verlaufenden Enzephalitis führt, mit nachfolgenden Hirnnervenausfällen, spastischen Paresen sowie Blasen- und Mastdarmstörungen (Entmarkungsenzephalitis; R. Carswell 1838).

Epidemiologie

Zwischen dem 20. und 50. Lebensjahr beginnt das Leiden, jenseits des 50. Lebensjahrs nur selten eine ED. Für eine Erblichkeit besteht kein Hinweis. Die Inzidenz nördlich des 38. Breitengrades beträgt 30–60 : 100 000 und südlich des 38. Breitengrades 5–15 : 100 000.

Pathogenese

Herdförmiger Markscheidenzerfall in allen Abschnitten des ZNS mit entzündlichen Infiltraten und gliösen Narbenbildungen in Ventrikelnähe zwischen Balken und Nucleus caudatus, Hirnstamm, Medulla oblongata sowie häufig im lumbalen Bereich des Rückenmarks.

Klinisches Bild

Parästhesien und spastische Lähmungen mit sensiblen und vegetativen Ausfällen, Hirnnervenausfälle (retrobulbäre Neuritis, Augenmuskellähmung, skandierende Sprache) sowie Blasen- und Mastdarmstörungen. Der Verlauf der Erkrankung gestaltet sich oft schubweise.

Therapie

Orthopädischerseits ist die krankengymnastische Übungsbehandlung von entscheidender Bedeutung, und zwar zur Beeinflussung von Kontrakturen, sowie Gehschulung, und Verordnung von orthopädischen Behelfen. Gelegentlich ist eine operative Behandlung der Kontrakturen wie z. B. bei der Adduktionskontraktur des Hüftgelenks notwendig (Seelig-Operation). Medikamentös empfiehlt man Cortison und Zytostatika.

6.1.3 Luetische Erkrankung

Synonym: Neurolues, Neurosyphilis, Lues cerebrospinalis.
Engl.: neurosyphilis.

Definition.
In Stadium II und III der Lues cerebrospinalis kommt es zu entzündlichen Veränderungen an den Gefäßen und an der Hirnhaut, wobei eine meningitische, vaskuläre und gummöse Form unterschieden werden kann.
Im Stadium IV kann eine metaluische Erkrankung in Form einer Paralyse und Tabes (Duchenne-Romberg-Syndrom) folgen und zwar erst 10–20 Jahre nach der Infektion.

Klinik

Klinisch gelten als Frühsymptome lanzinierende Schmerzen, Kältehyperpathie, Verlust der Eigenreflexe zunächst an den unteren Extremitäten und Störungen der Tiefensensibilität sowie des Vibrationsempfindens (Spinalataxie, sog. Hinterstrangsyndrom). Weiter ist eine reflektorische und absolute Pupillenstarre sowie eine Optikusatrophie festzustellen. Die Sehnenreflexe fehlen, Blasenstörungen sind häufig.

Orthopädischerseits stehen arthropathische Veränderungen der Hüft- und Kniegelenke sowie der Fußgelenke (Tabikerfuß) im Vordergrund. Destruktionen der Gelenkkörper führen zu Subluxationen der Gelenke (s. Kapitel 5). Eine tabische Arthropathie kann sich auch an der Wirbelsäule entwickeln.

Therapie

Therapeutisch kommt, je nach dem Ausmaß der Gelenkverformung, die Versorgung mit orthopädischen Hilfsmitteln (orthopädische Schuhe, Gehapparat) oder aber die Versteifung der Fußgelenke infrage (Beachte eine oft nur verzögerte Knochenheilung). Im Bereich des Hüft- und Kniegelenks ist die Alloarthroplastik angezeigt, wenngleich auch dann Einheilungsstörungen zu erwarten sind.

6.1.4 Parkinson-Krankheit, Paralysis agitans

Engl.: Parkinson's disease.

Definition.
Es handelt sich dabei um eine erbliche, primäre Degeneration der Substantia nigra mit einer Verminderung der Transmittersubstanz Dopamin.

Klinik

Klinisch beginnt das Leiden im mittleren Lebensalter langsam progredient, vor allem mit motorischen Ausfällen (Pallidum-Syndrom).

Insgesamt wird das Krankheitsbild charakterisiert durch die Trias: Hypo- bzw. Akinese, Rigor und Tremor sowie durch einen Bewegungszerfall infolge eines gestörten Wechselspiels unwillkürlicher Koordination einzelner Bewegungsmuster.

Therapie

Orthopädisch ist vor allem die krankengymnastische Betreuung von größter Bedeutung und die Wahrnehmung von ergotherapeutischen Möglichkeiten. Hinzuweisen bleibt noch auf eine verschiedentlich notwendige Verordnung von orthopädischen Behelfen.

6.2 Erkrankungen des Rückenmarks

R. Burgkart

6.2.1 Poliomyelitis

Synonym: Poliomyelitis anterior acuta,
spinale Kinderlähmung,
Heine- (1840)
Medin-Erkrankung (1887).
Engl.: poliomyelitis.

Definition.
Bei der Heine-Medin-Erkrankung handelt es sich um eine sporadisch und epidemisch auftretende – vor allem im Sommer und Herbst –, außerordentlich kontagiöse Viruserkrankung.

Historisches. Die Krankheit war schon im alten Ägypten bekannt (Abb. 6.8a). Eine charakteristische Darstellung einer Lähmung der Beinmuskulatur mit einem typischen Spitzklumpfuß zeigt

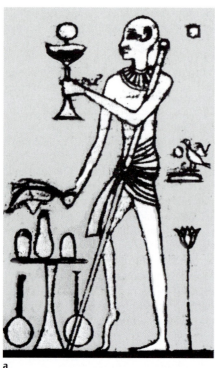 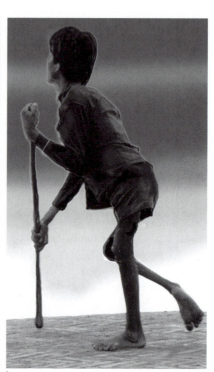

Abb. 6.8 Poliomyelitis.
a Poliomyelitiskranker auf einem Relief in Ägypten aus der 18. Dynastie um 1580 v. Chr. mit einem hohen Gehstock, der zur Stabilisierung u. a. unter der Achsel platziert ist. Beachte: Beugekontraktur des Hüft- und Kniegelenks, Spitzfuß und Verschmächtigung des ganzen rechten Beins.
b Poliomyelitiskranker Junge mit ähnlichem Funktionsausfall. Typische Fortbewegung auch heute noch in Indien mit einem langen Stock.

a   b

die Darstellung eines Priesters und Tempelhüters der Astarte in Memphis mehr als 2000 Jahre v. Christus. Des Weiteren sieht man eine Knie- und Hüftbeugekontraktur. Die Fortbewegung mit einem langen Stock ist auch heute noch z. B. in Indien zu sehen (Abb. 6.**8b**).

Bis vor 40 Jahren war die Poliomyelitis eine Geißel der Menschheit. Biesalski, ein bekannter deutscher Orthopäde, brachte zum Ausdruck, dass sie nicht Halt macht vor der Hütte des Armen und dem Palast des Reichen. Die Salk-Schutzimpfung brachte den großen Fortschritt. Prophylaktisch konnte die Heine-Medin-Erkrankung durch eine aktive Immunisierung gegen den Typ I–III mit einer parenteralen Applikation inaktivierter Viren oder als Schluckimpfung (aktiv noch bewegungsfähige Virusstämme) entscheidend angegangen werden.

Dennoch erkranken auch heute noch weltweit in den unterentwickelten Ländern an die 100.000 Kinder pro Jahr.

Epidemiologie

Sie befällt vorwiegend Kleinkinder und Kinder im Schulalter, aber auch Erwachsene, weshalb die Bezeichnung spinale Kinderlähmung eigentlich nicht zu Recht besteht. Die Folge sind schwerste schlaffe Lähmungen an den Extremitäten, beim Befall der Medulla oblongata Atem- und Kreislaufstörungen (bulbopontine Form) und Lähmungen der Hirnnerven.

Ätiopathogenese

Die Poliomyelitis wird durch eine Infektion mit einem Enterovirus der Picornagruppe (Typ Brunhilde I, Typ Lansing II und Typ Leon III) hervorgerufen, wobei der Typ I am häufigsten vorkommt. Die Infektion erfolgt über den Verdauungstrakt und seltener über eine Tröpfcheninfektion.

Der Poliomyelitisvirus wird direkt übertragen. Erkrankte Patienten können über lange Zeit sozusagen als Dauerausscheider wirken. Die Infektion kann oft abortiv verlaufen. Die Inkubation der Erkrankung dauert bis zu 6 Tagen.

In den motorischen Vorderhornzellen des Rückenmarks zeigen sich ödematöse Schwellungen sowie Degenerationen, die schließlich zur Nekrose führen. Ein Rückgang der Schwellungen kann jedoch zu einer Restitutio beitragen und gleichzeitig den Rückgang der Lähmung bedingen.

Makroskopisch gesehen erkennt man bei einer vollkommenen Lähmung des Muskel ein blasses „fischfleischfarbiges" Aussehen des Muskels. Besteht nur eine teilweise Lähmung, so zeigen sich noch normale Muskelpartien.

Klinik und klinische Diagnostik

Die Poliomyelitis führt zur schlaffen, asymmetrischen Lähmungen ohne Sensibilitätsstörungen, aber mit vasomotorischen Störungen. Das Ausmaß der Reflexausfälle hängt von dem Grad der Lähmung ab. Die unteren Gliedmaßen sind häufiger befallen, während Rücken- und Bauchmuskulatur seltener betroffen sind. Auch die Halsmuskulatur kann betroffen sein. Besondere Probleme verursacht die Lähmung der Atemmuskulatur (eiserne Lunge). Treten Lähmungen im Kindesalter ein, so folgen trophische Störungen sowie eine Wachstumsbeeinträchtigung. Die betroffenen Extremitäten sind blass, oft blaurot verfärbt und fühlen sich kalt an. Es besteht eine Neigung zu ödematösen Schwellungen. Vasomotorische Störungen können vor allem im Winter zu hartnäckigen Ulzerationen Anlass geben. Paralytische Kontrakturen der Gelenke sind von verschiedenen Deformitäten gefolgt. Bei einer vollkommenen Lähmung kann es zur Ausbildung von Schlottergelenken kommen. Die Skoliose ist bei der Heine-Medin-Erkrankung besonders folgenschwer, wenn gleichzeitig eine Bauchmuskellähmung und ein Beckenschiefstand mit einer Kontraktur des Hüftgelenks vorliegt.

Die Wachstumsstörungen an den Gliedmaßen können ein erhebliches Ausmaß erreichen, wobei Umfang und Länge der Gliedmaßen beeinträchtigt sind.

Die klinische Untersuchung verlangt eine exakte Bewegungsprüfung der gesamten Muskulatur.

Insgesamt unterscheidet man 3 Stadien:
1. akutes Stadium,
2. Regenerationsstadium,
3. Stadium der irreparablen Lähmung.

Beim Stadium 1 ist zunächst ein meningitisches Vorstadium mit Temperaturen bis zu 39°C zu beobachten. Der Patient zeigt ein ausgeprägtes Krankheitsgefühl mit Kopf- und Nackenschmerzen sowie vegetativen Störungen. Nach wenigen Tagen folgt das paralysierende Hauptstadium mit den nachfolgenden schlaffen Paresen. Selten beobachtet man Blasenstörungen. Nach Normalisierung der Körpertemperatur beginnt das Regenerationsstadium.

Die Diagnose der Infektion kann durch den Virusnachweis (Liquor und Stuhl) oder serologisch erfolgen.

Therapie

Schon im frühen Stadium muss eine interdisziplinäre Behandlung stattfinden, wobei der Orthopäde die Verhinderung von Kontrakturen beeinflussen soll. Im Stadium der Reparation müssen Maßnahmen zur Förderung der Muskelregeneration stattfinden. Hilfreich sind Bewegungsübungen, wenn möglich im Wasser, und auch Massagen. Baldmöglichst soll mit orthopädischen Behelfen (Schienen und leichte Apparate) das Stehen und Gehen ermöglicht werden.

Diagnostisch sind die einzelnen Muskellähmungen klinisch und im CT bzw. MRT festzulegen. Unerlässlich sind diese objektiven Muskelbefunde vor einer operativen Wiederherstellung (Abb. 6.**9** und 6.**10**).

Im späten Stadium, oft erst nach 2 Jahren, sollen operative Korrekturen eingeplant werden wie Sehnenverlängerungen und Verpflanzungen sowie Osteotomien. Nach Abschluss des Wachstums können sich

6 Neuromuskuläre Erkrankungen

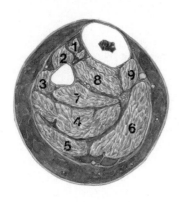
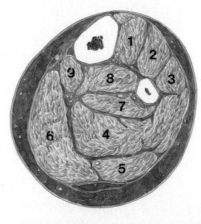
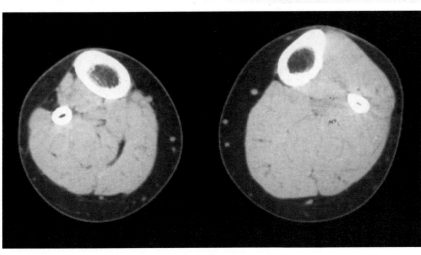

Abb. 6.**9** Muskeldiagnostik im CT in den verschiedenen Schnittebenen. Betroffen ist vor allem die M.-peroneus-Gruppe
1 M. tibialis anterior
2 M. extensor digitorum longus
3 M. peroneus longus et brevis
4 M. soleus
5 M. gastrocnemius (Caput laterale)
6 M. gastrocnemius (Caput mediale)
7 M. flexor hallucis longus
8 M. tibialis posterior
9 M. flexor digitorum longus

Indikationen zu Versteifungsoperationen vor allem im Fußbereich ergeben (M.-peroneus-Ersatzoperation mit subtalarer Arthrodese, Mittelfußarthrodese und evtl. Verpflanzung des M. tibialis posterior auf den Fußrücken durch die Membrana interossea.

Postpoliosyndrom. Oft Jahrzehnte nach abgelaufener Poliomyelitislähmung konnte eine Abnahme der Muskelkraft beobachtet werden, was zur Minderung der Leistungsfähigkeit z. B. beim Gehen führt. In diesem Zusammenhang wurde der Begriff der „chronischen Poliomyelitis" geprägt. Halstedt, selbst Poliomyelitisbetroffener, bemerkte 30 Jahre nach Auftreten der Infektion erneut eine zunehmende Schwäche vor allem im Bereich der unteren Extremitäten, die ihn schließlich an den Rollstuhl fesselte. Er prägte den Begriff „Postpoliosyndrom".

Die Ätiopathogenese dieser Spätmanifestation ist unklar.

Therapeutisch empfiehlt sich eine konsequente Physiotherapie mit gezieltem Krafttraining.

6.2.2 Systemerkrankungen

Charakteristisch für die Systemerkrankungen des Rückenmarks sind häufig das Vorliegen einer Erblichkeit, ein bilateraler Befall morphologischer und funktioneller Systeme mit progredientem Verlauf auf degenerativer Basis.

6.2.2.1 Spinale Heredoataxie

Bei der spinalen Heredoataxie (Friedreich-Erkrankung) steht die Degeneration der Hinterstränge im Vordergrund, auch können die Pyramidenbahnen des Rückenmarks und der Medulla oblongata sowie selten die Vorderhornzellen beteiligt sein. Diese erbliche Krankheit tritt meist erst zwischen dem 8. und 14. Lebensjahr auf und verläuft langsam progredient bei einer Inzidenz von 2 : 100.000. Orthopädisch stehen der „Friedreich-Fuß", ein Hohlfuß mit Hammerzehen, im Vordergrund, es kann sich auch eine Kyphoskoliose entwickeln. Bei der Untersuchung zeigt sich eine spinale Ataxie mit einer Störung der Tiefensensibilität (Lagesinn, Zahlenerkennen, Fibrationsempfinden). Möglich sind weiter eine Herabsetzung der Oberflächenempfindung sowie der Verlust der Eigenreflexe. Man achte weiter auf zerebelläre Symptome, (Ataxie, Nystagmus).

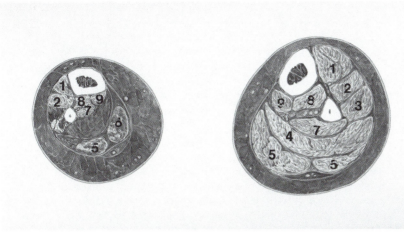
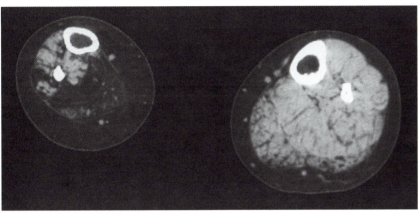

Abb. 6.**10** Muskeldiagnostik im CT. Betroffen ist vorwiegend die M.-tibialis-Gruppe. Beachte allgemeine Verschmälerung des Beins
1 M. tibialis anterior
2 M. extensor digitorum longus
3 M. peroneus longus et brevis
4 M. soleus
5 M. gastrocnemius (Caput laterale)
6 M. gastrocnemius (Caput mediale)
7 M. flexor hallucis longus
8 M. tibialis posterior
9 M. flexor digitorum longus

Therapie

Therapeutisch ist die operative Fußkorrektur spätestens nach Abschluss des Wachstums erforderlich (subtalare Korrekturarthrodese sowie Mittelfußarthrodese). Beim Bestehen einer Skoliose ist die operative Korrektur und Stabilisierung meist angezeigt.

6.2.2.2 Spastische Spinalparalyse

Aufgrund einer Degeneration der Pyramidenbahnen, die im Kindesalter beginnt und meist vom Lumbalbereich aus nach kranial aufsteigt, fällt ein spastisches Gangbild auf sowie Reflexsteigerungen und das Auftreten von pathologischen Reflexen.

6.2.2.3 Spinale Muskelatrophie

Definition.
Die spinale Muskelatrophie (SMA) stellt eine klinisch und genetisch heterogene Krankheitsgruppe dar (autosomal rezessiv vererbbar). Gemeinsam ist die pathogenetische Basis hinsichtlich des selektiven Untergangs motorischer Vorderhornzellen des Rückenmarks (Zerres et al. 1998).

Epidemiologie

Die autosomal rezessive vererbliche Erkrankung der Spinalmuskelatrophie zeigt eine Inzidenz von 1:10.000 und gilt so nach der zystischen Fibrose als die zweithäufigste autosomal erbliche Erkrankung.

Bei der Genanalyse konnten eng benachbarte Gene, das „survival motoneuron (SMN) gene" und das „neuronal apoptosis inhibitor protein (NAIP) gene" identifiziert werden.

Klinik und klinische Diagnostik

Eine Klassifikation, wie sie von Zerres 1995 vorgeschlagen wurde, erfolgte vor allem unter Berücksichtigung der erreichten Funktionen (freies Sitzen und Gehen). Es finden sich folgende Einordnungen:
- Typ I: Sitzen nicht möglich, nur Wenige erleben das 10. Lebensjahr.
- Typ II: Sitzen erlernt, freies Gehen nicht möglich, mehr als 75% der Patienten erleben das 20. Lebensjahr.
- Typ IIIa: Gehen möglich, Beginn der Erkrankung um das 3. Lebensjahr, 1/3 der Patienten erleben das 40. Lebensjahr.

- Typ IIIb: normale Entwicklung, Beginn zwischen dem 3. und 30. Lebensjahr, 2/3 der Patienten erleben das 40 Lebensjahr.
- Typ IV: normale Entwicklung, Beginn nach dem 30. Lebensjahr. Diese proximale, spinale Muskelatrophie (SMA IV) wird gegenüber der SMA des Kindes- und Jugendalters SMA I–III als eigene Einheit eingestuft.

Das klinische Bild ist variabel und weist in der schwersten Form bei Neugeborenen und Kleinkindern eine ganz begrenzte Lebenserwartung auf. Bei der akuten infantilen Form (z. B. Werdnig-Hoffmann) zeigt sich eine generalisierte Muskelhypotonie mit schlaffen Paresen, „floppy infant" mit Zungenfibrillationen und einem Handtremor. Die Muskelschwäche entwickelt sich symmetrisch und von proximal nach distal mit Rumpfmuskel- und Interkostalmuskelbeteiligung.

Beim Typ III findet man Gelenkkontrakturen, die ggf. später eine operative Behandlung notwendig machen, um das Stehen und Gehen zu erleichtern.

Die Kreatinphosphokinase und die Nervenleitgeschwindigkeit sind in der Regel normal. Das EMG zeigt Denervierungszeichen.

Der Nachweis der homozygoten Deletion der Exon 7 bzw. VII und VIII der telemetrischen Kopie des SMN-Gens (SMN-Deletion) beweist beim klinischen Verdacht die Diagnose einer proximalen, spinalen Muskelatrophie (SMA).

Differenzialdiagnose

Differenzialdiagnostisch müssen im Kindes- und Jugendalter die Muskeldystrophie vom Typ Becker oder Gliedergürtelmuskeldystrophien berücksichtigt werden, des Weiteren die Muskelatrophie vom Typ Vulpian-Bernhardt, eine neurogene Atrophie mit bevorzugter Beteiligung des Schultergürtels sowie der Typ Duchenne-Aran, der sich vor allem durch die Beeinträchtigung der Handmuskulatur zeigt.

Therapie

Therapeutisch ist neben der pädiatrischen Betreuung eine gezielte Physiotherapie zur Verbesserung von Mobilität und Koordination ratsam. Orthopädischerseits sind Rollstühle mit Hebefunktion hilfreich. Ggf. müssen Kontrakturen durch passive Dehnung und Streckung behandelt werden und evtl. Lagerungen in Schienen erfolgen. Zum Problem kann im Verlaufe der Wachstumsphase die Entwicklung einer Skoliose werden. Eine operative Korrektur und Stabilisierung kann notwendig werden. Im Rahmen der Abklärung der Operationsfähigkeit ist es ratsam, eine respiratorische Funktionsprüfung durchzuführen.

6.2.2.4 Amyotrophische Lateralsklerose

Als Synonyme gelten die amyotrophe Lateralsklerose und Charcot-Krankheit. Man versteht darunter eine Kombination aus Degeneration der Pyramidenbahnen und der Vorderhornzellen des Rückenmarks sowie motorischer Kerne der kaudalen Hirnnerven, deren Ätiologie nicht bekannt ist.

Insgesamt gesehen zeigt sich klinisch eine Mischsymptomatik von spastischer Spinalparalyse und progressiver, spinaler Muskelatrophie. Diese Erkrankung nimmt oft einen rasch progredienten Verlauf. Die Patienten erliegen nicht selten infolge von Komplikationen bulbärparalytischer Art, Harnwegsinfektionen und Schluckpneumonien der Krankheit.

6.2.2.5 Syringomyelie, Syringobulbie

Bei der **Syringomyelie** handelt es sich um eine Fehlbildung (Höhlenbildung) meist in der grauen Substanz des Halsmarks, die sich nach kaudal und kranial ausdehnen kann **(Syringobulbie)**. Die anlagebedingte Krankheit verläuft oft schubweise und nimmt einen chronisch progredienten Verlauf.

Klinisch stehen am Beginn des Leidens, das bevorzugt zwischen dem 20. und 40. Lebensjahr den Anfang nimmt, Schmerzen im Schulter-Nacken-Bereich, die ein radikuläres Bild aufweisen können. Zu achten ist auf dissoziierte Sensibilitätsstörungen wie der Verlust von Temperatur- und Schmerzempfindung (Schädigung des Vorderseitenstrangs). Trophische Störungen finden sich an den oberen Extremitäten. Relativ häufig kommt es zur Ausbildung einer neurogenen Arthropathie, die vorwiegend Schulter- und Ellenbogengelenke betreffen. Schon früh treten ausgedehnte Gelenkergüsse auf, ferner lassen sich radiologisch Osteolysen und auch Knochenauftreibungen nachweisen. Es finden sich Kyphoskoliosen im oberen Brustwirbelsäulenbereich und an der Halswirbelsäule bei einem Status dysraphicus. Die genaue Differenzierung der Morphologie ist im Kernspintomogramm möglich (Differenzierung von Tumor und Zyste). Dabei ist auf eine Ausweitung des Spinalkanals und eine evtl. basiläre Impression zu achten.

Therapeutisch kann sich die Indikation zur Alloarthroplastik des Schultergelenks ergeben, bei hohem Risiko der vorzeitigen aseptischen Prothesenlockerung und entsprechend notwendigen Revisionseingriffen.

6.3 Nervenläsionen und Muskelersatzoperationen

W. Plötz

Anatomie. Die Nerven bestehen aus Achsenzylindern (Axone), die häufig von Myelin umgeben sind, und Hüllstrukturen. Die Axone, in denen die Nervenleitung stattfindet, ordnen sich in Faszikeln. Das Endoneurium ist das Bindegewebe zwischen den

6.3 Nervenläsionen und Muskelersatzoperationen

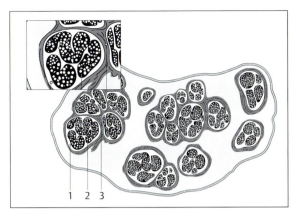

Abb. 6.11 Nervenquerschnitt in anatomischer Darstellung. Die Nervenfasern (Axon mit Hüllstruktur) liegen in Faszikeln geordnet, die vom Perineurium (1) umgeben sind. Endneurale Septen (2) strukturieren dieses Faszikel. Das epineurale Bindegewebe (3) umgibt Faszikelgruppen und fasst sie zu einem Nerv zusammen (nach Lange & Hipp 1986).

Nervenfasern innerhalb des Faszikels. Das Perineurium umgibt einzelne Faszikel. Mehrere Faszikel werden durch das Epineurium zu einem Nerv zusammengefasst. Zwischen den Faszikeln findet ein ständiger Faseraustausch statt, sodass sich die einzelnen Nervenfasern im Verlauf eines Nervs zu immer neuen Faszikeln ordnen (Abb. 6.11).

6.3.1 Nervenläsionen

Klassifikation

In Abhängigkeit von den geschädigten Strukturen und auch der Prognose wurden von Seddon bereits 1943 **Neuropraxie**, **Axonotmesis** und **Neurotmesis** unterschieden.

Nach Sunderland (1978) werden folgende Schweregrade untergliedert:
1. Neuropraxie (Schweregrad I): Das Axon ist intakt. Es besteht eine Schädigung des Myelins. Klinisch besteht für Tage oder Wochen ein Funktionsverlust. Die Läsion ist spontan voll reversibel.
2. Axonotmesis (Schweregrad II): Das Axon ist unterbrochen. Das Endoneurium ist als perfekte Leitschiene für die Regeneration, die mit etwa 1 mm pro Tag fortschreitet, erhalten. Klinisch besteht initial ein kompletter Ausfall der Nervenfunktion. Meist tritt spontan eine gute Wiederherstellung der Funktion ein.
3. Axonotmesis (Schweregrad III): Das Endoneurium ist durchtrennt, das Perineurium erhalten. Im Vergleich zum Schweregrad II dauert die Regeneration länger und sie ist inkomplett.
4. Axonotmesis (Schweregrad IV): Endoneurium und Perineurium sind durchtrennt, das Epineurium ist intakt. Bei der Heilung erfolgt die Verbindung zwischen den Nervenenden nur durch Narbengewebe. Es resultiert ein erheblicher Funktionsverlust. Ein wanderndes Tinel-Zeichen (s. unten) ist nicht nachweisbar.
5. Neurotmesis (Schweregrad V): Komplette Nervdurchtrennung, zu einer Spontanheilung kommt es nicht.

Ätiologie

Grundsätzlich kann zwischen direkten Nervenverletzungen, indirekten traumatischen Schäden und iatrogenen Schädigungen unterschieden werden.

Bei den *direkten Nervenschädigungen* handelt es sich gewöhnlich um begleitende Schädigungen bei Weichteil- oder Knochentraumata. Ein typisches Beispiel ist die Schädigung des N. radialis bei der Humerusschaftfraktur.

Zu den *indirekten traumatischen Schäden* zählen die *Druckschäden durch Dauerbelastung*. Sie entstehen entweder aufgrund von Skelettanomalien oder auch fehlverheilter Frakturen und Narbenbildungen. Auch durch Druckbelastung von außen, z. B. durch eine Dauerbelastung bei der beruflichen Tätigkeit oder aber durch Fehllagerung bei Alkohol- oder Medikamentenabusus, kann es zur Nervenschädigung kommen.

Iatrogene Nervenschäden treten auf durch Nervenverletzung bei Operationen oder Injektionen. Operationsbedingt handelt es sich häufig um einen Überdehnungsschaden oder um einen hakenbedingten Druckschaden. Nicht selten kommt es auch zu Lagerungsschäden. Betroffen ist z. B. der N. ulnaris am Ellenbogen oder der N. peroneus am Fibulaköpfchen durch schlechte Lagerung bei Narkosen oder einen unsachgemäßen Gipsverband.

Klinik und klinische Diagnostik

Untersucht wird vor allem die Sensibilität und die Motorik. Ein genaues Wissen um die Versorgungsgebiete der Nerven ist unabdingbare Voraussetzung für eine adäquate klinische Untersuchung und die Zuordnung der Ausfälle zu den betroffenen anatomischen Strukturen.

Das Ausmaß der Schädigung der groben Kraft wird klinisch in **Kraftgraden**, d. h. als Bruchteil der normalen Kraftentfaltung eines Muskels angegeben:
- Kraftgrad 0/5: keine nachweisbare Muskelfunktion,
- Kraftgrad 1/5: Faszikulieren der Muskulatur erkennbar,
- Kraftgrad 2/5: minimale Bewegung erkennbar,
- Kraftgrad 3/5: Bewegung gegen den Widerstand der Schwerkraft möglich,
- Kraftgrad 4/5: Bewegung gegen die Schwerkraft und zusätzlichen Widerstand möglich,
- Kraftgrad 5/5: normale Kraftentwicklung.

Die Untersuchung der Sensibilität erfolgt zunächst im Seitenvergleich durch Berühren verschiedener Hautareale. Zusätzlich kann die 2-Punkt-Diskriminierung, die Temperaturempfindung und auch die Tiefensensibilität geprüft werden.

Wichtig ist auch das **Tinel-Zeichen**: Das Tinel-Zeichen wird ausgelöst durch leichte Perkussion mit dem Finger oder einem Perkussionshammer im Verlauf eines Nervs. Ist das Tinel-Zeichen positiv, so spürt der Patient ein vorübergehendes Elektrisieren im Verlauf des Nervs. Es tritt auf bei Nerven, die sich regenerieren, vermutlich dann, wenn die Myelinisierung noch nicht vollständig abgeschlossen ist. Bei fortschreitender Regeneration eines peripheren Nervs wandert des Tinel-Zeichen von proximal nach distal.

Zu achten ist bei der klinischen Untersuchung bei akut aufgetretenen Nervenschäden auf behebbare Ursachen, wie einen zu eng angelegten Gips, drückende Orthesen oder Verbände und auch auf ausgedehnte Hämatome.

Apparative Diagnostik

Die Funktion der autonomen Nervenfasern kann durch einen Schweißtest und durch Testen des elektrischen Hautwiderstands geprüft werden. Von großer Bedeutung ist die *elektrophysiologische Untersuchung*. Unmittelbar nach Durchtrennung eines peripheren Nervs ist noch eine normale Spontanaktivität des abhängigen Muskels nachweisbar, aber keine Muskelfunktion nach proximaler Nervenstimulierung. Bei Nervenstimulation peripher der Läsion sind kurz nach der Verletzung normale Aktionspotenziale nachweisbar. Im Zuge der sog. Waller-Degeneration, die nach Durchtrennung des Axons auftritt, ist diese Stimulation ab dem 3. Tage nach der Verletzung nicht mehr möglich, es sei denn, es liegt nur eine Neuropraxie vor. 5–14 Tage nach der Verletzung sind frühe Denervationszeichen zu sehen. Eine verbliebene Willkürinnervation in den ersten Tagen nach der Verletzung weist auf einen inkompletten Nervenschaden mit guter Prognose hin. Sind Denervationszeichen 2 Wochen nach der Verletzung nicht zu sehen, so ist dies ebenfalls als prognostisch günstiges Zeichen zu werten. Einmal entstandene Denervationszeichen bleiben erhalten, entweder bis der Muskel fibrotisch wird oder bis eine Reinnervation erfolgt. Diese Reinnervation ist elektrophysiologisch erkennbar an hochgradig polymorphen Reinnervationspotenzialen, die zunächst in den Muskeln nachweisbar sind, die der Verletzungsstelle am nächsten liegen.

Wichtig ist die Suche nach der Ursache der Nervenläsion. Eine bildgebende Diagnostik mit Röntgenbildern und Computertomographie ist sinnvoll bei der Suche nach mechanischen Ursachen von Nervenläsionen durch Knochenvorsprünge oder Osteosynthesematerial. Nach Trauma oder postoperativ sollte auch ein Hämatomdruck als Ursache einer Nervenläsion mittels Sonographie oder Computertomographie ausgeschlossen werden.

Therapie

Bei kompletten Durchtrennungen von Nerven bei offenen Verletzungen ist die **Sofort- oder Frühnaht** indiziert bei glatten Schnitten und sauberen Wunden. Die **frühe Sekundärnaht** (nach 2–3 Wochen) ist angebracht bei offener Verletzung bei kontaminierten Wunden nach Wundheilung oder bei geschlossenen Verletzungen, wenn eine Operation aus anderen Gründen (Osteosynthese, Sehnennaht) erforderlich ist.

Die **Spätnaht** (2 Monate bis 3 Jahre nach dem Unfall) ist indiziert nach endgültiger Wundheilung bei Infektionen oder auch bei fehlender oder unzureichender Regeneration der Nervenfunktion nach eingehender Untersuchung. Eine Versorgung innerhalb der ersten 3 Monate ist anzustreben, da später die Chancen für eine befriedigende Wiederherstellung der Funktion abnehmen.

Tritt das neurologische Defizit nach stumpfer Verletzung oder bei einer geschlossenen Fraktur auf, so sollte zunächst abgewartet werden. Wenn sich unter klinischer und neurophysiologischer Überwachung keine Reinnervation nachweisen lässt, so ist die operative Exploration des Nervs indiziert. Die Zeit, die abgewartet werden kann, hängt vom jeweiligen Nerv ab.

In gleicher Weise ist zu verfahren bei intraoperativ eingetretenem Nervenschaden, wenn kein Hinweis auf eine scharfe Nervendurchtrennung besteht. In dieser Situation müssen aber alle anderen behandelbaren Ursachen der Nervenläsion, wie Druck durch Hämatome oder fehlplatzierte Implantate, ausgeschlossen werden.

Eine Operation ist nicht indiziert, wenn eine zunehmende Regeneration der Nervenfunktion klinisch durch eine Verbesserung von Kraft und Gefühl vorhanden ist, das Tinel-Zeichen im Zeitverlauf nach distal wandert oder elektrophysiologische Zeichen einer Reinnervation bestehen.

Bei längerstreckigen Nervenverletzungen ist schließlich auch die **Nerventransplantation** unter Verwendung des N. cutaneus antebrachii medialis oder des N. suralis möglich. Wegen des komplizierten Faszikelaufbaus ist mit solchen Nerventransplantationen allerdings fast nie eine annähernd normale Nervenfunktion zu erreichen.

Die Indikation für die **Muskelersatzoperationen** (s. 6.3.2) ergibt sich bei irreparablen peripheren Nervenschädigungen. 2 Jahre nach einer Nervenläsion ist spontan mit keiner Verbesserung der Nervenfunktion mehr zu rechnen. Auch nach fehlgeschlagenen Nerventransplantationen sollte bei geeigneten Patienten eine Muskelersatzoperation durchgeführt werden. Eine Indikation besteht selbstverständlich auch beim Ausfall bestimmter Muskeln aus anderen Ursachen, z. B. nach Kompartimentsyndrom am Unterschenkel, bei einer Poliomyelitis oder auch nach der operativen Entfernung von Muskeln, wie sie bei Tumoroperationen notwendig sein kann.

Beachte: Dem Patienten muss dargelegt werden, dass abhängig vom Befund eine Wiederherstellung nur begrenzt möglich ist, aber regelmäßig mit einer wesentlichen Besserung der Funktion gerechnet werden kann.

6.3.2 Ersatzoperationen bei irreparablen peripheren Nervenlähmungen

6.3.2.1 Läsion des N. accessorius

Die Schädigung des N. accessorius (XI. Hirnnerv) erfolgt meist im seitlichen Halsdreieck im Zuge einer Lymphknotenentfernung. Beim Ausfall des oberen Drittels des M. trapezius gelingt die Abduktion im Schultergelenk nur bis 90°. Des Weiteren kommt es zu einer Instabilität des Schulterblatts. Meist ist durch die Naht des Nervs oder durch eine Interpositionsplastik ein gutes Ergebnis zu erzielen.

Operationstechnik. Bleibt die Rekonstruktion des Nervs erfolglos, so empfiehlt sich die Ersatzoperation, wie sie Eden (1924) angegeben und M. Lange (1951) modifiziert hat. Die Hebeschwäche der Schulter wird durch Verlagerung des Ansatzes des M. levator scapulae auf das Akromion und der Mm. rhomboidei auf den lateralen Rand des Schulterblatts gebessert (Abb. 6.12).

6.3.2.2 Läsion des N. thoracicus longus

Die Lähmung des N. thoracicus longus führt zum Ausfall des M. serratus anterior. Die Skapula und insbesondere der Angulus inferior verschieben sich nach medial und es kommt zum Abheben der Skapula von der Thoraxwand. Der Patient klagt über eine schmerzhafte Einschränkung der Beweglichkeit des Schultergelenks (Wiater 1999) mit der Unfähigkeit, den Arm über die Horizontale nach vorne heben. Der Nerv wird meist bei Verletzungen im Bereich der Brustwand oder durch einen supraklavikulären Druck, z. B. durch Schulterstützen auf dem Operationstisch, geschädigt. Liegt keine Durchtrennung des Nervs vor, so kommt es innerhalb von 2 Jahren meist zur spontanen Wiederkehr der Funktion des M. serratus.

Operationstechnik. Bei der irreparablen N.-thoracicus-longus-Schädigung bietet die Versetzung der Sehne des M. pectoralis major auf den Angulus inferior scapulae mit Interposition eines Faszienstreifens gute Ergebnisse (Perlmutter 1999). Zusätzlich kann der humerale Ansatz des M. teres major auf die 6. und 7. Rippe verpflanzt werden.

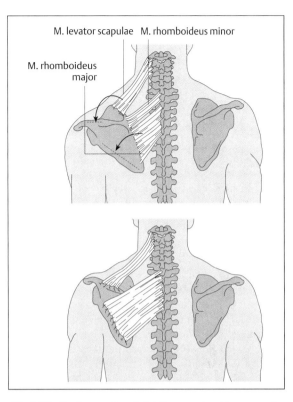

Abb. 6.**12** Ersatzoperation bei Lähmung des N. accessorius nach Eden.
Der M. levator scapulae wird nach lateral auf die Spina scapulae, der M. rhomboideus major und minor auf den lateralen Rand des Schulterblatts verpflanzt (nach Lange & Hipp 1986).

6.3.2.3 Läsion des N. axillaris

Die Lähmung des N. axillaris wird bei etwa 4–5 % der Patienten beobachtet, die eine Schulterluxation erlitten haben. Der Nerv kann sich selbst nach 10–12 Monaten wieder erholen. Weiter finden wir die Lähmung des Deltamuskels bei der Verletzung des Plexus brachialis und als Operationsfolge bei Eingriffen an den kaudalen Anteilen des Schultergelenks. Diagnostisch ist die Verwertung des Sensibilitätsdefekts über dem mittleren Bereich des M. deltoideus und der Ausfall der aktiven Abduktion im Schultergelenk zu beachten.

Operationstechnik. Liegt eine irreversible komplette Lähmung des M. deltoideus vor, so bleibt of nichts anderes übrig, als eine Arthrodese im Schultergelenk vorzunehmen. Manchmal erfolgt durch eine Muskelkräftigung ein gewisser Ausgleich durch die Spinamuskulatur.

Bei Teillähmungen des Deltamuskel stehen verschiedene Ersatzoperationen zur Verfügung. Beim Ausfall des ventralen Anteils des M. deltoideus kann der klavikuläre Teil des M. pectoralis major versetzt werden. Bei Lähmung des mittleren Anteils kann der M. trapezius versetzt werden. Yadav und Fica haben hier 1978 über günstigen Erfahrungen berichtet. Die dorsalen Teile des M. deltoideus können durch einen Transfer des M. teres major oder des M. latissimus dorsi ersetzt werden.

6.3.2.4 Läsion des N. radialis

Die Schädigung des N. radialis erfolgt hauptsächlich durch Frakturen oder Druckläsionen. Man unterscheidet eine obere und eine untere Radialislähmung.

Anatomie. Der N. radialis versorgt die Streckmuskeln am Oberarm, Unterarm, den M. brachioradialis sowie den M. supinator. Der Nerv verläuft in unmittelbarer Nähe des Humerusschafts dorsal in einer Schraubentour zwischen radialem und ulnarem Kopf des M. triceps im Sulcus n. radialis dorsal um den Humerus. Lateral am distalen Oberarm durchbricht er das Septum intermusculare nach vorne und kann zwischen M. brachioradialis und M. brachialis aufgesucht werden. Vor dem Radiusköpfchen spaltet er sich in die Endäste – den sensiblen R. superficialis und den vorwiegend motorischen R. profundus.

Klinik

Bei der *tiefen Radialislähmung* liegt der Schaden meist in Höhe des Durchtritts des R. profundus durch den M. supinator. Gelähmt sind die Mm. extensor digitorum communis, extensor digitus V proprius und extensor carpi ulnaris sowie der M. abductor pollicis longus und der M. extensor indicis proprius. Die Extension der Finger ist vollständig, die des Handgelenks teilweise ausgefallen.

Bei der *hohen Radialislähmung* durch die Nervenverletzung am Oberarm sind zusätzlich der M. brachioradialis und die Mm. carpi radialis longus und brevis ausgefallen. Es entsteht das klinische Bild der „Fallhand". Bei einer noch weiter proximal liegenden Schädigung des N. radialis kommt es auch zur Lähmung des M. triceps mit dem Verlust der aktiven Streckung im Ellenbogengelenk.

Operationstechnik. Bei *der tiefen Radialisparese* wird die Streckung von Finger und Daumen durch Versetzung des M. flexor carpi ulnaris auf die langen Fingerstrecker und des M. palmaris longus auf die Sehne des M. extensor pollicis longus erreicht. Beim Fehlen des M. palmaris longus kann auch die Sehne des M. brachioradialis verwendet werden. Die Abduktion des Daumens kann durch Verpflanzung des M. pronator teres auf die Sehne des M. abductor pollicis longus wiederhergestellt werden (s. Abb. 6.**13**). Für die Funktion der Fingermuskeln ist eine ausreichende Stabilisierung des Handgelenks entscheidend. Die Mm. extensor radialis longus und brevis und auch der M. flexor carpi radialis sollten daher immer belassen werden.

Postoperativ ist bei den Sehnenverpflanzungen eine Ruhigstellung in Handgelenksstreckung und Abduktion und Extension des Daumens für 3–4 Wochen angezeigt. Anschließend genügt meistens die Verordnung einer Unterarm-Hand-Schiene.

Bei der *hohen Radialisparese* wird der M. pronator teres auf die Sehne des M. extensor carpi radialis brevis versetzt, um eine Stabilisierung des Handgelenks zu erreichen. Von Deiler et al. (1997) wird zur weiteren Verbesserung der Handgelenksextension die zusätzliche Verpflanzung der Sehnen des M. flexor digitorum superficialis II und III auf die radialen Handgelenksextensoren empfohlen. Eine Alternative zur Stabilisierung des Handgelenks ist die transossäre Tenodese der Mm. extensor carpi radialis (Lange 1953; Witt 1953). Da der M. pronator teres nicht mehr als möglicher Abduktor des Daumens zur Verfügung steht,

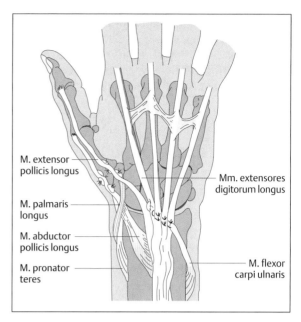

Abb. 6.**13** Ersatzoperation bei Lähmung des N. radialis. Verpflanzung der Sehne des M. palmaris longus auf die Sehne des M. extensor pollicis longus, der Sehne des M. pronator teres auf die Sehne des M. abductor pollicis longus sowie der Sehne des M. flexor carpi ulnaris auf die langen Fingerstrecksehnen (nach Lange & Hipp 1986).

muss die M.-extensor-pollicis-longus-Sehne distal radiovolar in die Zugrichtung des M. palmaris longus verlagert werden, um neben der Streckung auch eine Abduktion sicherzustellen. Im Übrigen erfolgt die Operation wie bei der tiefen Radialisparese.

Bei einer irreversiblen Trizepslähmung empfiehlt sich die Verpflanzung des dorsalen Anteils des M. deltoideus, wie sie Moberg (1975) angegeben hat. Anzuführen ist noch die Verlagerung des Ursprungs des M. latissimus dorsi auf den M. triceps brachii und das Olekranon (Lange 1930; Hovnanian 1956).

6.3.2.5 Läsion des N. musculocutaneus (Bizepslähmung)

Klinisch besteht eine starke Schwächung der aktiven Ellenbogenbeugung durch den Ausfall des M. biceps brachii und die Teillähmung des M. brachialis.

Operationstechnik. Die Wiederherstellung der aktiven Beugefähigkeit des Ellenbogengelenks bei einer Lähmung des N. musculocutaneus kann auf 2 ganz verschiedenen Wegen erreicht werden, entweder durch die Versetzung des Ursprungs der Handstrecker oder -beuger nach zentral mit Zwischenschaltung eines Faszienstreifens oder durch Transplantation des abgelösten peripheren Endes des M. pectoralis major auf den M. biceps (Abb. 6.**14a, b**).

Zu erwähnen ist ferner die Clark-Technik. Er verlagert das untere Drittel des M. pectoralis. Es wird der Ursprung der Pars abdominalis des M. pectoralis bis zu seinem Ansatz am Oberarm unter Erhaltung des Gefäß-Nerven-Bündels freipräpariert und dann der abgelöste Teil der Pars abdominalis mit einem kleineren Anteil der Rektusfaszie auf die Bizepssehne gepflanzt (Abb. 6.**14c**).

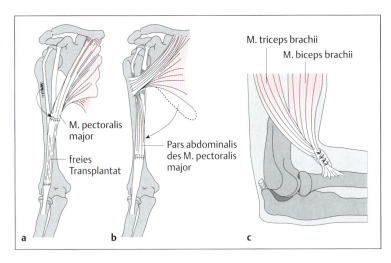

Abb. 6.14 Ersatzoperation bei einer Bizepslähmung.
a Verpflanzung der Sehne des M. pectoralis major über ein freies Interponat oder direkt auf den M. biceps.
b Versetzung der Pars abdominalis des M. pectoralis major einschließlich der Gefäß- und Nervenversorgung auf den M. biceps (nach Lange & Hipp 1986).
c Verpflanzung der Bizepssehne auf die Trizepssehne (nach Wirth 2001).

6.3.2.6 Läsion des N. medianus

Der N. medianus kann geschädigt werden bei suprakondylären Humerusfrakturen, aber auch bei Knochen- und Weichteilverletzungen am Oberarm und Unterarm. Sehr häufig ist auch das Karpaltunnelsyndrom, die Kompression des N. medianus unter dem Retinaculum flexorum des Handgelenks nach Frakturen, Luxationen, im Rahmen der rheumatoiden Arthritis oder idiopathisch.

Klinik

Klinisch imponiert die aufgehobene Beugung und Pronation der Hand und die fehlende Beugefähigkeit der Mittel- und Endglieder des I.–III. Fingers. Der Daumen liegt der Hand an. Beim Versuch, die Finger zu beugen, entsteht die „Schwurhand".

Therapie

Bei kompletten Durchtrennungen des N. medianus sollte, wenn keine primäre Naht erfolgen kann, immer der Versuch einer faszikulären Nerventransplantation unternommen werden. Millesi (1977) berichtet bei 48 distalen Medianusverletzungen, die mit dieser Technik versorgt wurden, bei 80 % der Patienten über eine zufriedenstellende Muskelkraft. Wenn diese Therapiemaßnahmen fehlschlagen, ist die Muskelersatzoperation indiziert.

Operationstechnik. Je nach dem Ort der Läsion und den ausgefallen Muskeln sind folgende Operationsverfahren sinnvoll:

Eine Fingerbeugung lässt sich zuverlässig durch die Omer-Plastik (Omer 1968), durch die Seit-zu-Seit-Vernähung der Sehnen des M. flexor digitorum profundus (Abb. 6.15) wiederherstellen. Die vom N. ulnaris versorgten Fingerbeuger übernehmen dadurch die Beugung von Zeige- und Ringfinger. Für den langen Daumenbeuger kommt der M. brachioradialis als Kraftüberträger infrage. Alternativ bietet sich das Verfahren nach Brand (1970) zur Wiederherstellung der Beugefähigkeit und der Opposition des Daumens durch die Verlagerung des M. flexor digiti superficialis IV in Form der Umlenktechnik an. Als Opponensplastik bewährte sich das Verfahren nach Burkhalter (1973), bei dem die Sehne des M. extensor indicis proprius von der Streckaponeurose abgelöst wird und über den M. extensor carpi ulnaris nach volar um das Os pisiforme subkutan durch die Hohlhand zum MCP-Gelenk (Metakarpophalangealgelenk) des Daumens geführt wird und an den Sehnen des M. abductor pollicis brevis und M. extensor pollicis longus befestigt wird.

Hinzuweisen bleibt noch auf die Bolzungsarthrodese im Karpometakarpalgelenk, um den Daumen sicher in Oppositionsstellung zu halten. Nach Witt (1953) wird ein Knochenblock aus dem Darmbeinkamm unmittelbar an die Basis von Metakarpale I und II eingeklemmt, wodurch sich eine zuverlässige Stabilisierung ergibt.

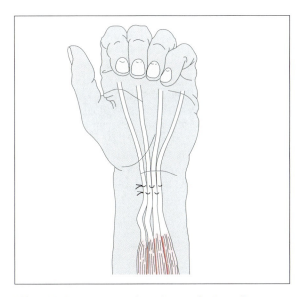

Abb. 6.15 Ersatzoperation bei Lähmung des N. medianus. Koppelung der Sehnen der gelähmten tiefen Fingerbeuger II und III mit den Sehnen der funktionstüchtigen tiefen Fingerbeugern IV und V (Verfahren nach Omer; nach Lange & Hipp 1986).

6.3.2.7 Läsion des N. ulnaris

Verletzungen des N. ulnaris finden sich bei Oberarmschaftbrüchen und häufiger auch bei suprakondylären Humerusfrakturen. Dies trifft auch im Spätstadium zu, wenn ein Cubitus valgus entstanden und es zu einer Überdehnung des Nervs gekommen ist. Klinisch fällt im Spätstadium die Krallenhandbildung auf.

Operationstechnik. Die Adduktionsfähigkeit des Daumens kann recht zuverlässig durch die Verlagerung der Sehne des M. flexor digitorum superficialis IV erreicht werden. Dazu wird die Sehne des M. flexor digitorum superficialis auf Höhe der Grundphalanx des Ringfingers abgetrennt und um das Lig. carpi transversum umgelenkt und schließlich zum dorsoradialen Bereich des Daumens geführt. Die Sehne wird in 2 Bündel gespalten und nach Brand (1966) das eine Ende mit dem M. extensor pollicis longus distal des MCP-Gelenks verbunden und der andere Anteil dann über das Metakarpale geführt und auf der ulnaren Seite des Daumens in die Endsehne des M. abductor pollicis geflochten. Damit kann zusätzlich neben der Adduktion die Opposition des Daumens erreicht werden (Abb. 6.**16**).

Nur selten ist die Korrektur der Krallenstellung von Ring- und Kleinfinger notwendig. White gab 1960 eine Sehnenverlagerung auf die lateralen Bänder der Streckaponeurose an. Als Träger eignet sich der M. extensor carpi radialis brevis. Für die Kraftübertragung wird ein zweigeteiltes freies Sehnentransplantat verwendet. Dadurch wird das MCP-Gelenk von Ring- und Kleinfinger an der Überstreckung gehindert und der Zug der langen Fingerstrecker wieder regelrecht auf die Fingerglieder übertragen.

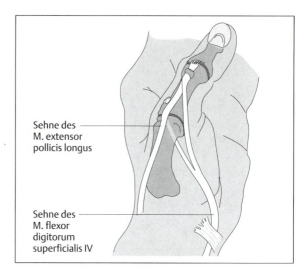

Abb. 6.**16** Ersatzoperation bei Lähmung des N. ulnaris. Verpflanzung der zweigeteilten oberflächlichen Beugesehne IV auf die M.-extensor-pollicis-Sehne (nach Lange & Hipp 1986).

6.3.2.8 Läsion des N. femoralis

Läsionen des N. femoralis entstehen vor allem im Rahmen von Gelenkeingriffen an der Hüfte durch Überdehnung oder Hakendruck. Es kommt meist zu einer Axonotmesis (Schweregrad II und III nach Sunderland). Im Verlauf von 12–16 Wochen erholt sich im Allgemeinen der motorische Anteil des N. femoralis. Zurück bleibt häufig ein sensibler Defekt im Bereich des Kniegelenks.

Bei der hohen Femoralisläsion ist neben dem M. quadriceps femoris auch der M. iliopsoas gelähmt. Die Hüfte kann nicht aktiv gebeugt und das Knie nicht aktiv gestreckt werden. Bei der Läsion des N. femoralis unterhalb des Leistenbands besteht lediglich der Ausfall der aktiven Kniestreckung. Beim Belasten sackt des Knie durch, d. h. es kann nicht stabilisiert werden.

Operationstechnik. Die besten Ergebnisse bei einer Muskelersatzoperation bekommt man mit einer Verpflanzung des M. biceps femoris lateral und des M. semitendinosus bzw. gracilis medial auf das Lig. patellae bzw. auf die Patella, wie von F. Lange bereits 1930 angegeben. Verpflanzt man nur eine Sehne, so eignet sich am besten der M. semitendinosus. Bei dieser typischen Nervenersatzoperation behalten die Patienten ihre volle Kniebeugefähigkeit (Abb. 6.**17**).

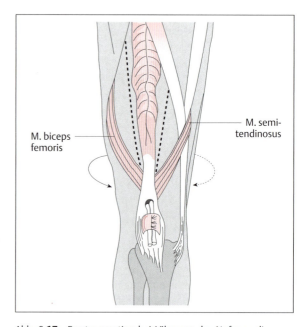

Abb. 6.**17** Ersatzoperation bei Lähmung des N. femoralis. Transposition des M. semitendinosus und M. biceps femoris (nach Wirth 2001).
a Ansicht von hinten.
b Ansicht von vorn.

6.3.2.9 Läsion des N. gluteus superior und inferior

Beim Funktionsverlust der Glutealmuskulatur ist durch die Operationsmethode nach Sharrard eine Verbesserung der Gehfähigkeit möglich. Dieses Operationsverfahren kommt vor allem bei kindlichen Lähmungen zum Einsatz. Wegen einer oft zusätzlich bestehenden lähmungsbedingten Verformung des Hüftgelenks müssen zum Teil auch knöcherne Eingriffe durchgeführt werden.

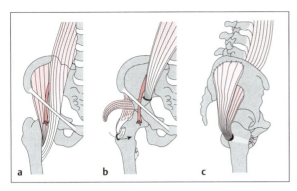

Abb. 6.**18a–c** Ersatzoperation der Glutealmuskulatur. Operation nach Sharrard. Der M. iliopsoas wird am Trochanter minor abgesetzt. Die Sehnen werden auf den Trochanter major versetzt. Beachte ausreichende Öffnung in der Darmbeinschaufel (nach Wirth 2001).

Operationstechnik. Die Sehne des M. iliopspas wird am Trochanter abgesetzt. Der M. iliacus wird unter Erhalt der Nerven- und Gefäßversorgung auf die Außenseite des Darmbeins versetzt. Der M. psoas wird durch ein Loch im Darmbein nach lateral geführt. Die Sehnen werden transossär am Trochanter major befestigt (Abb. 6.**18a–c**).

6.3.2.10 Läsion des N. ischiadicus

Eine Verletzung des N. ischiadicus erfolgt am häufigsten im Bereich des Austrittspunkts aus dem Becken bei traumatischen Hüftluxationen und Beckenfrakturen. Hinzuweisen ist auch auf den Überdehnungs- oder Druckschaden als Komplikation operativer Eingriffe an der Hüfte. Die Regeneration nach inkompletten Läsionen des N. ischiadicus dauert wegen der langen Verlaufsstrecke bis zu 2 Jahren, wobei sich der N. peroneus meist besser erholt als der N. tibialis. Bei einer chronischen, kompletten Ischiadikusparese, wenn eine Interpositionsplastik bzw. Nervennaht zu keinem Erfolg geführt hat, sind die Möglichkeiten begrenzt. Neben dem Ausfall der Motorik und Sensibilität findet man regelmäßig auch trophische Störungen, die besondere therapeutische Probleme bringen. Das betroffene Bein bleibt erheblich beeinträchtigt.

Therapie

Der mechanische Druck durch knöcherne Fragmente bei einer Beckenfraktur oder durch Zement bzw. Implantate bei einer Hüftendoprothese muss frühestmöglich operativ behoben werden. Bei einer chronischen kompletten Ischiadikusparese entschließt man sich gelegentlich zur Arthrodese im oberen und unteren Sprunggelenk, womit eine Stabilisierung des Fußes ohne Orthese gelingt. Der Schuh muss rollenförmig gearbeitet werden. Die Gehfähigkeit dieser Patienten bleibt trotzdem erheblich eingeschränkt.

Operative Rekonstruktionsmöglichkeiten

Operative Rekonstruktionsmöglichkeiten bei einem *isolierten Schaden des N. tibialis* sind mit einer Verpflanzung der Peronealmuskulatur auf die Achillessehne gegeben. Werden beide Peronealmuskeln verpflanzt, so muss im subtalaren Gelenk eine Arthrodese erfolgen. Beeinträchtigend erweisen sich trophische Störungen!

Operative Rekonstruktionsmöglichkeiten bei *Lähmung des N. peroneus*: Grundsätzlich muss die Wadenmuskulatur im Verlauf der Lähmung klinisch und bildgebend (CT und MRT) geprüft werden. Lassen die Befunde nach 2 Jahren keine entsprechende Rückkehr der Leistungsfähigkeit erwarten, so muss eine Peroneusersatzoperation durchgeführt werden. Dabei ist die Funktionstüchtigkeit des M. tibialis posterior von größter Wichtigkeit. Die alleinige Verpflanzung des M. tibialis posterior auf den Fußrücken bringt unseres Erachtens keine befriedigende Wiederherstellung.

Operationstechnik. Zunächst erfolgt die subtalare Arthrodese, evtl. mit Versteifung des Chopard-Gelenks in Korrekturstellung und nachfolgend die Durchtrennung der M.-tibialis-posterior-Sehne am Ansatz und Verlagerung der Sehne durch die Membrana interossea auf den Fußrücken in Höhe des Os cuneiforme bzw. Os naviculare mit einer transossären Fixation. Beachte: Die Öffnung in der Membrana interossea muss ausreichend groß sein, um eine entsprechende Gleitfähigkeit zu erreichen. Je nach Art der Osteosynthese muss ein Gips- oder Kunststoffverband angelegt werden. Postoperativ muss sofort eine aktive Anspannung erfolgen, um Verwachsungen zu verhindern (Abb. 6.**19**).

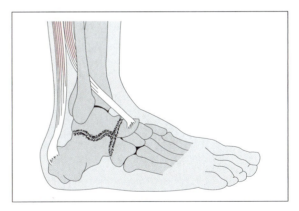

Abb. 6.**19** Ersatzoperationen des N. tibialis und N. peroneus. Bei der Tibialislähmung werden die Peronealsehnen auf die Achillessehne gepflanzt bei gleichzeitiger subtalarer Korrekturarthrodese.
Bei der Peroneusersatzoperation wird die Sehne der M. tibialis posterior durch die Membrana interossea (weite Öffnung der Membran) auf den Fußrücken verpflanzt in Höhe des Os cuneiforme bzw. auf das Os naviculare.

Literatur

Alexander RD, Davids JR, Crowder Peace L, Gidewall Wrist MA. Arthrodesis in children with cerebral palsy. J Pediatr Orthop. 2000;20:490.

Alman BA, Craig CL, Zimbler S. Subtalar arthrodesis for stabilization of valgus hindfoot in patients with cerebral palsy. J Pediatr Orthop. 1993;13:634.

Andreacchio A, Orellana CA, Miller F, Bowen TR. Lateral column lengthening as treatment for planovalgus foot deformity in ambulatory children with spastic cerebral plasy. J Pediatr Orthop. 2000;20:501.

Bobath B, Bobath K. Die motorische Entwicklung bei Zerebralparesen. Stuttgart: Thieme; 1983.

Brand PW. Tendon transfers for median and ulnar nerve paralysis. Orthop Clin North Am. 1970;2:447.

Brand PW. The hand in leprosy. In: Pulvertaft RG. Clinical surgery – the hand. London: Butterworth; 1966.

Burkhalter WE. Tendon transfers in median nerve palsy. Orthop Clin North Am. 1974;2:271.

Carstens C, Niethard FU, Schwinning M. Die operative Behandlung der Hüftluxation bei Patienten mit infantiler Zerebralparese. Z Orthop Ihre Grenzgeb. 1992;130:419.

Deiler S, Wiedemann E, Stock W, Wilhelm K, Schweiberer L. Klinische Erfahrungen mit einer neuen Methode der Radialisersatzoperation nach Wiedemann. Orthopäde. 1997;26:684–9.

Dubousset J. Behandlung von Wirbelsäulendeformitäten bei der Zerebralparese. In: Niethard FU. Hrsg. Die Behandlung der infantilen Zerebralparese. Stuttgart: Thieme; 1994.

Eden R. Zur Behandlung der Trapeziuslähmung mittels Muskelplastik. Dtsch Z Chir. 1924;183:387.

Feldkamp M. Das zerebralparetische Kind. München: Pflaum; 1996.

Feldkamp M, von Aufschnaiter D, Baumann JU, Danielcik I, Goyke M. Krankengymnastische Behandlung der infantilen Zerebralparese. München: Pflaum; 1989.

Feldkamp M, Matthiaß HH. Diagnose der infantilen Zerebralparese im Säuglings- und Kindesalter. Stuttgart: Thieme; 1988.

Flehmig I. Normale Entwicklung des Säuglings und ihre Abweichungen. Stuttgart: Thieme; 1987.

Göb A. Die operative Behandlung der spastischen Hüftluxation. Verh Dtsch Orthop Ges. 1959;47(Kongr.):468.

Goldner JL. Orthopädische Behandlung der oberen Extremität bei der infantilen Zerebralparese. In: Niethard FU. Hrsg. Die Behandlung der infantilen Zerebralparese. Stuttgart: Thieme; 1994.

Hovnanian AP. Latissimus dorsi transplantation for loss of flexion or extension at the elbow: a preliminary report on technic. Ann Surg. 1956;143:493.

Ingram TTS. Pediatric aspects of cerebral palsy. Baltimore: Williams and Wilkins; 1964.

Jeray KJ, Rentz J, Ferguson RL. Local bone-graft technique for subtalar extraarticular arthrodesis in cerebral palsy. J Pediatr Orthop. 1998;18:75.

Koman LA, Mooney JF, Paterson Smith B, Walker F, Leon JM and the BOTOX study group. Botulinum toxin type A neuromuscular blockade in the treatment of lower extremity spasticity in cerebral palsy: a randomized, double-blind, placebo-controlled trial. J Pediatr Orthop. 2000;20:108.

Lange F. Die epidemische Kinderlähmung. München: Lehmann; 1930.

Lange M, Hipp E. Lehrbuch der Orthopädie und Traumatologie. Bd. II. Erworbene Erkrankungen. Teil 1: Allgemeiner Teil. 2. Aufl. Stuttgart: Enke; 1976.

Lange M, Hipp E. Lehrbuch der Orthopädie und Traumatologie. Bd. III. Traumatologie. 2. Aufl. Stuttgart: Enke; 1986.

Lange M. Die Behandlung der irreparablen peripheren Nervenverletzungen. Wiederherstellungschir Traum. 1953;1:15.

Little WJ. On the influence of abnormal parturition, difficult labours, premature birth, and asphyxia neonatorum on the mental and physical condition of the child, especially in relation to deformities. Trans Obstet Soc London. 1861;3:293.

Massin M, Allington N. Role of exercise testing in the functional assessment of cerebral palsy children after Botulinum A toxin injection. J Pediatr Orthop. 1999;19:362.

Meyer R. Postpoliosyndrom. Dtsch Ärztebl. 2000;97:357.

Michaelis R, Niemann G. Entwicklungsneurologie und Neuropädiatrie. Stuttgart: Thieme; 1999.

Millesi H. Surgical management of brachial plexus injuries. J Hand Surg Am. 1977;2:367.

Moberg E. Surgical treatment for absent single hand grip and elbow extension quadriplegia. J Bone Joint Surg Am. 1975;57:196.

O'Connell PA, D'Souza L, Dudeney S, Stephens M. Foot deformities in children with cerebral plasy. J Pediatr Orthop. 1998;18:743.

Omer jr GE. Evaluation and reconstruction of the forearm and hand after acute traumatic peripheral nerve injuries. J Bone Joint Surg Am. 1968;50:1454.

Perlmutter GS, Leffert RD. Results of transfer of the pectoralis major tendon to treat paralysis of the serratus anterior muscle. J Bone Joint Surg Am. 1999;81:377–84.

Pope DF, Bueff HU, DeLuca PA. Pelvic osteotomies for subluxation of the hip in cerebral palsy. J Pediatr Orthop. 1994;14:724.

Seddon HJ. Three types of nerve injury. Brain. 1943;66:237.

Stoffel A. The treatment of spastic contractures. Am J Orthop Surg. 1913;10:611.

Stotz S. Quantitative elektromyographische Untersuchungen zur Indikation und Beurteilung muskelentspannender Operationen bei der infantilen Zerebralparese. Uelzen: Medizinische Literarische Verlagsgesellschaft; 1978.

Stotz S. Therapie und Prophylaxe von Funktions- und Entwicklungsstörungen bei infantiler Cerebralparese. In: Tschauner C. Hrsg. Die Hüfte. Stuttgart.: Enke; 1997.

Sunderland S. Nerves and nerve Injuries. 2nd ed. Edinburgh: Churchill Livingstone, 1978.

Tachdjian MO. Pediatric orthopedics. Philadelphia: W. B. Saunders; 1990.

Vojta V. Die cerebralen Bewegungsstörungen im Säuglingsalter. Stuttgart Enke; 1976.

Wiater JM, Flatow EL. Long thoracic nerve injury. Clin Orthop. 1999;368:17–27.

Witt AN. Sehnenverletzungen und Sehnenmuskeltransplantationen. München: Bergmann; 1953.

Yadav SS, Ficat MS. Muscle transfer for abduction paralysis of the shoulder in poliomyelitis. Clin Orthop. 1978;135:121.

Zerres K, Rudnik-Schöneborn S, Wirth BR. Proximale, spinale Muskelatrophie. Dtsch Ärztebl. 1998;95A:1667.

7 Muskel-, Sehnen- und Bindegewebserkrankungen

R. Burgkart und E. Hipp

7.1 Arthrogryposis multiplex congenita (Stern)

Abkürzung: AMC.
Synonym: multiple, angeborene Gelenkstarre, Arthromyodysplasia congenita, kongenitales, arthromyoplastisches Syndrom (Guérin-Stern-Syndrom).
Engl.: mutiple congenital arthrogryposis.

Definition.
Dazu zählt man einen angeborenen, uneinheitlichen Symptomenkomplex mit meist sich symmetrisch ausbildender Muskelhypo- oder -aplasie mit Ankylose in Flexions- oder Extensionsstellung. Kombinationen mit weiteren Fehlbildungen kommen vor.

Epidemiologie

Man schätzt die Häufigkeit des Auftretens der AMC auf 2 : 100.000. Auffällig ist ein überdurchschnittliches Alter der Mutter.

Ätiologie

Die Ätiologie ist unbekannt. Dem Krankheitsbild liegt eine frühembryonale Entwicklungsstörung zentralnervöser Strukturen zur Muskelsteuerung oder der Muskulatur selbst (motorische Endplatten) zugrunde.

Klinik und klinische Diagnostik

Bevorzugt betroffen sind Arme und Beine, also eine tetramele Ausbildung (Abb. 7.1). Es kommen aber auch bimele, kraniale und kaudale Formen vor. Die Gliedmaßenstarre, die Grypose, ist geprägt von einer Einsteifung in Streckstellung der Knie- und Hüftgelenke mit teratologischen Hüftluxationen. Die Füße weisen regelhaft eine Klumpfußstellung auf. Bei der kranialen, bimelen Gryposis steht das Schultergelenk in Adduktionsstellung und der Ellbogen in Streckstellung, die Hand zeigt eine geringe Flexionsstellung. Man findet weiter Skoliosen sowie Spaltbildungen im Kiefer.
Radiologisch konzentriert sich die Aufmerksamkeit auf die Gelenkluxationen.

Therapie

Eine umfassende, gezielte Therapie der Gelenkeinsteifung soll frühzeitig beginnen. Die Behandlung ist mühsam und bedarf eines gemeinsamen Vorgehens, also nach Geburt sollen die Finger beübt werden, das Ellbogengelenk und ganz besonders die Füße. Regelmäßige Redressionen mit Korrektur der Varus- und Adduktusstellung mit nachfolgender Ruhigstellung im Gipsverband und später in einer Gipsschale sind hilfreich. Nach einem halben Jahr kann im Allgemeinen die Achillessehnenverlängerung erfolgen und Kapsulotomien der Sprunggelenke sowie auch Arthrolysen der Mittelfußgelenke. Baldmöglichst muss die Luxation des Hüftgelenks reponiert werden, was meist nur durch die offene Reposition gelingt. Zu beachten ist in der postoperativen Phase die große Gefahr der Reluxation. Entsprechende Lagerungen zunächst im ruhigstellenden Gips- oder Kunststoffverband sind erforderlich und nachfolgend das Anlegen von Schienen, die eine regelmäßige Korrektur erforderlich machen. Eine enge Zusammenarbeit mit dem

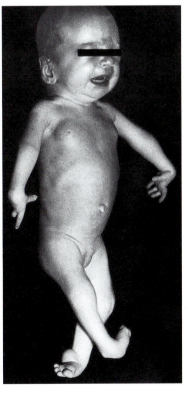

Abb. 7.**1** Arthrogryposis.

Orthopädietechniker ist notwendig. Die krankengymnastische Übungsbehandlung muss in stetigem Kontakt mit dem Operateur erfolgen.

Im Vordergrund steht weiter die Beeinflussung der Ellbogengelenkeinsteifung, da die Streckposition besonders hinderlich ist. Passive Bewegungsübungen, evtl. sogar Quengelschienen sollten Verwendung finden. Meist ist die operative Arthrolyse des Ellbogengelenks nicht zu umgehen. Ziel der Behandlung ist es, dem Kind nach dem 1. Lebensjahr die Möglichkeit zumindest zum Stehen zu geben.

7.2 Dystrophia musculorum progressiva

Synonym: progressive Muskeldystrophie, Dystrophia musculorum progressiva myopathica.
Engl.: progressive muscular dystrophy.

Definition.
Bei den Muskeldystrophien handelt es sich um chronische Myopathien als heredodegenerative Erkrankungen, die durch den fortschreitenden Befall der rumpfnahen Muskeln gekennzeichnet sind.

Ätiologie

Ätiologisch sind für einen Großteil der Muskeldystrophien mittlerweile spezifische Gendefekte bekannt. Zumeist liegt das Fehlen eines Strukturproteins der Muskelzellmembran oder eines Enzyms mit entsprechender Enzymopathie im Sinne eines „inborn error of metabolism" vor.

Klinik und klinische Diagnostik

Es ist das große Verdienst von Erb, dass er die Muskeldystrophie unter der Bezeichnung „Dystrophia musculorum progressiva" als eine Gruppe von primären Myopathien zusammenfasste und zwar als eine genetisch nicht zusammenhängende Erkrankung, die allein durch das Symptom des Muskelschwunds gekennzeichnet ist. Es entwickelt sich ein watschelnder Gang, das Treppensteigen ist erschwert. Das Aufstehen erfolgt durch ein Emporklettern am eigenen Körper. Der Muskelschwund entwickelt sich symmetrisch besonders im Bereich der Rumpfmuskulatur und der rumpfnahen Extremitätenmuskulatur (Abb. 7.**2**).

Das klinische Bild ist weiter von einer Pseudohypertrophie der Muskulatur infolge einer Vermehrung von Fett- und Bindegewebe in der Muskulatur geprägt. Man spricht von einer Lipomatosis luxurians muscularis progressiva, was besonders auffällig wird durch die Gnomenwaden (Abb. 7.**3**).

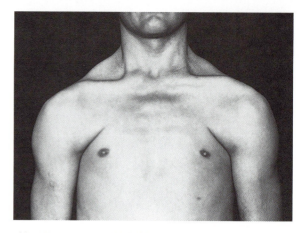

Abb. 7.**2** Progressive Muskeldystrophie. Skapulohumerale Form.

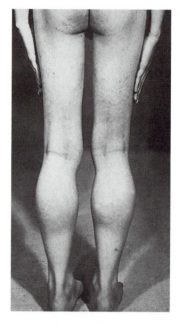

Abb. 7.**3** Progressive Muskeldystrophie. Typische Pseudohypertrophie beider Waden (Gnomenwaden).

Reflexanomalien sowie eine Herabsetzung der elektrischen Erregbarkeit und die Kreatinurie zählen zu den weiteren Befunden.

Nicht dagegen beeinträchtigt ist die Sensibilität, ebenso fehlen Blasen- und Mastdarmstörungen.

Die verschiedenen Formen der progressiven Muskeldystrophie sind klinisch, laborchemisch und genetisch zu unterscheiden.

7.2.1 Benigne Beckengürtelmuskeldystrophie (Becker-Kiener)

Die gutartige Becker-Kiener-Beckengürtelmuskeldystrophie entwickelt sich meist zwischen dem 5. und 15. Lebensjahr als rezessiv X-chromosomale Muskeldystrophie und zwar vom Beckengürtel ausgehend, sich nach kranial ausdehnend zum Schultergürtel.

Die Erkrankung zählt zu den häufigen Krankheiten im Kindesalter und äußert sich zunächst beim Aufrichten aus der Sitzstellung. Schließlich kann später ein Fortschreiten der muskulären Beeinträchtigung zur Steh- und Gehunfähigkeit führen.

7.2.2 Maligne Beckengürtelmuskeldystrophie (Duchenne)

Die bösartige Form der Beckengürtelmuskeldystrophie Typ Duchenne zeigt sich im frühen Kindesalter bis spätestens zum 6. Lebensjahr. Der Erbgang ist rezessiv X-chromosomal.

Die *Ursache* der Erkrankung ist ein Fehlen von Dystrophin, einem Protein der Muskelzellmembran (Hoffman et al. 1987). Betroffen ist das männliche Geschlecht. Die Erkrankung kann bereits 4–6 Wochen nach Geburt durch den Kreatinkinasetest (CK-Test) festgestellt werden. Die Dystrophie beginnt im Bereich des Beckengürtels und schreitet unaufhaltsam nach kaudal und kranial fort. Schon früh zeigen sich Kontrakturen im Bereich von Hüft-, Knie- und Sprunggelenk. Es findet sich eine hochgradige Lendenlordose (Abb. 7.**4**). Das Abdomen zeigt sich vorgestreckt. Auffällig ist weiter die Pseudohyperthrophie der Waden.

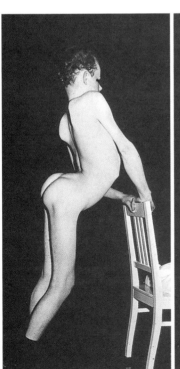
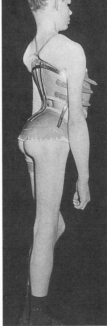

Abb. 7.**4** Progressive Muskeldystrophie (Typ Duchenne). Beachte: schwerste Hyperlordose. Patient kann nicht mehr frei stehen, was jedoch nach Korsettversorgung wieder möglich ist.

Sehr oft werden die Muskeldystrophiker in der Adoleszenz gehunfähig und sind an den Rollstuhl gebunden. Es entwickeln sich schwere Skoliosen sowie eine fortschreitende respiratorische Insuffizienz. Infolge einer Störung der Herzmuskulatur erliegen die Patienten meist um das 20. Lebensjahr der Erkrankung.

Therapie

Eine kausale Therapie ist nicht bekannt. Orthopädischerseits war man lange Zeit der Meinung, die Kontraktur erst operativ anzugehen, wenn der Patient nicht mehr gehfähig war. Im Gegensatz dazu empfahlen Rideau und Glorion (1984) operative Eingriffe im frühen Stadium bei beginnenden Kontrakturen und konnten damit ein Gehen und Stehen länger ermöglichen, also die Rollstuhlphase hinausschieben.

Ein operatives Vorgehen, wie es auch Forst et al. (1991) beschrieb, erstreckt sich auf eine vollständige Ablösung der Spinamuskeln und eine Querdurchtrennung des Tractus iliotibialis in Höhe des Trochanter major sowie eine Entfernung der Aponeurose des Tractus iliotibialis und des Septum intermusculare. Die Sehne des M. biceps femoris wird Z-förmig verlängert, medial erfolgt die subkutane Tenotomie des M. semimembranosus. Abschließend erfolgt eine offene Z-förmige Verlängerung der Achillessehne. Der operative Eingriff wird gleichzeitig von 2 Operationsteams durchgeführt.

Die Ergebnisse von Forst (1995) zeigen bei einer frühen Durchführung der Kontrakturbeseitigung hinsichtlich der Steh- und Gehfähigkeit eine deutliche Überlegenheit.

7.2.3 Weitere Formen der progressiven Muskeldystrophie

Entsprechend des Vererbungsmodus lassen sich weitere Dystrophien unterscheiden. Es sind 10 Gruppen nach der Klassifizierung von Becker 1972. Davon sind 5 X-chromosale Formen, wie die Becker-Kiener-Erkrankung, weiter eine gutartige Beckengürtelfrühform mit Kontrakturen (Typ Emmery-Dreifuss) und ein später Typ (Heyck-Laudan) sowie der hemizygot letale Typ (Henson-Muller-De Myen).

Unter den dominant autosomal vererbbaren Erkrankungen soll die fazioskapulohumerale Form (Erb-Landuzy-Déjérine) genannt werden. Sie kann beide Geschlechter treffen und neben der Schultergürtel-Oberarm-Muskulatur auch die Gesichtsmuskulatur befallen.

Charakteristisch zeigt sich der Befall des M. orbicularis oris (Tapirmund). Autosomal dominant zeigt sich weiter eine *okuläre Muskeldystrophie* und eine *okulopharyngeale* sowie eine autosomal dominante *Myopathia tarda hereditaria* sowie eine autosomal dominante *Myopathia distalis juvenilis hereditaria*. Letztere kommen bei beiden Geschlechtern vor und zeigen keine veränderte Lebenserwartung.

Therapie

Therapeutisch wird eine Beeinflussung des Stoffwechsels versucht (ATP). Orthopädischerseits ist die krankengymnastische Betreuung von größter Wichtigkeit zur Verhinderung von Kontrakturen und zur Verbesserung der Muskelkraft.

Eine Versorgung mit Orthesen in Leichtbauart kann hilfreich sein. Operative Maßnahmen in Form von Tenotomien sind bei der Behandlung von Kontrakturen manchmal notwendig, wobei präoperativ jeweils eine umfassende Beurteilung der Muskelsituation im Hinblick auf Geh- und Stehfähigkeit vorgenommen werden muss, um Fehlindikationen zu vermeiden. Man beachte, dass eine geringe Spitzfußkontraktur sogar erhalten werden muss, desgleichen z. B. eine Hüftbeugekontraktur, sofern eine Rollstuhlabhängigkeit bestehen bleibt. Probleme bereitet die Behandlung der Skoliose bei der Muskeldystrophie nicht zuletzt wegen anästhesiologischer Schwierigkeiten in Hinblick auf Atmungsbeeinträchtigungen und auch einer erhöhten Inzidenz der malignen Hyperthermie. Bei gegebener Indikation ist die Begradigung und Versteifung der Wirbelsäule angezeigt und weiter bei den Hüft- und Kniegelenkskontrakturen die operative Muskelablösung am Becken und Oberschenkel. Diese Eingriffe führen, unter optimalen Bedingungen durchgeführt, zu relevanten Verbesserungen der Patientenversorgung (Forst 1998).

7.3 Myatonia congenita Oppenheim-Tobler

Engl.: myatonia congenita.

Im Säuglingsalter fällt ein verringerter Tonus der Muskulatur auf. Bereits intrauterin soll eine Bewegungsarmut bestehen. Nach der Geburt zeigen sich infolge der Hypotonie eine symmetrische Muskelschlaffheit vor allem der Beine (Hampelmanngliedmaßen).

Anzuführen bleibt noch die myotone Dystrophie (Curshmann-Steinert), wie sie sich zunächst beim Erwachsenen durch eine Muskelschwäche äußert, und schließlich die Gesichtsmuskulatur und auch die Zunge befallen kann.

7.4 Myasthenia gravis, myasthenisches Syndrom

Abkürzung: MA.
Engl.: myasthenia gravis.

Definition.
Die Myasthenia gravis, eine Autoimmunerkrankung, ist geprägt durch eine abnorme Ermüdbarkeit und Schwäche der quer gestreiften Muskulatur der Extremitäten, Gesichts-, Mund- und Rachen- sowie der Augen- und Lidmuskulatur. Betroffen sind beide Geschlechter meist nach dem 30. Lebensjahr.

Ätiologie

Ursache der MA ist eine Produktion von Antikörpern gegen das Acetylcholinrezeptorprotein an der postsynaptischen Membran mit Störung der Rezeptorfunktion bzw. einer Zerstörung des Rezeptors.

Pathogenese

Die Muskelschwäche beruht auf einer Störung der neuromuskulären Erregungsübertragung an der nikotinergen Synapse. Der myasthenische Effekt beruht auf einem beschleunigten Abbau des Acetylcholinrezeptors. Man vermutet, dass im Thymus eine immunologische Erstinduktion stattfindet.

Das myasthene Syndrom (Lambert-Eaton-Syndrom, LES) beruht ebenfalls auf einer Störung der neuromuskulären Übertragung als Folge von Antikörpern präsynaptischer Ionenkanäle. Besondere Bedeutung erlangt das LES als paraneoplastisches Syndrom (kleinzelliges Brochialkarzinom, Non-Hodgkin-Lymphom und Nierentumoren).

Klinik und klinische Diagnostik

Nach Ossermann werden verschiedene Typen der MA unterschieden:
▶ Typ I: okuläre Myasthenie,
▶ Typ IIa: leichte generalisierte Form,
▶ Typ IIb: schwere generalisierte Form mit Beteiligung der faziopharyngealen und der Atemmuskulatur,
▶ Typ III: rasch progrediente, generalisierte Form mit Beteiligung der Atemmuskulatur,
▶ Typ IV: Spätform mit generalisierter Symptomatik,
▶ Typ V: Defektmyastenie.

Klinisch beginnt die Erkrankung meist schleichend und zwar mit leichter Muskelschwäche, z. B. mit dem Befall der äußeren Augenmuskeln (Doppelbilder). Es folgen weitere Paresen im Augenbereich, der Gesichts- sowie der Skelettmuskulatur.

Labormäßig ist der Autoantikörper gegen Acetylcholinrezeptoren von entscheidender diagnostischer Bedeutung (erhöhter Titer bei generalisierter MA), des Weiteren der Tensilon-Test. Dabei wird 10 mg Edrophoniumchlorid i. v. gegeben. Beim positiven Ausfall erfolgt eine rasche Rückbildung der Muskelschwäche, die über wenige Minuten anhält.

Bei der LES ist die proximale Extremitätenmuskulatur am Beckengürtel und Oberschenkel am stärksten betroffen. Auch treten vegetative Symptome auf, die Muskeleigenreflexe sind abgeschwächt oder fehlen sogar. Der Tensilon-Test ist bei der LES negativ.

Therapie

Ziel der Behandlung ist eine symptomatische Verbesserung der Muskelschwäche mit Cholinesteraseinhibitoren und schließlich ätiologisch eine Hemmung des zugrunde liegenden Autoimmunprozesses.

Bei einem *leichten Verlauf* der Erkrankung kann die Einnahme eines Cholinesterasehemmers ausreichen (Pyridostigminpromid).

Beim *Bestehen einer Progredienz* ist eine immunsuppressive Behandlung angezeigt und zwar mit Steroiden, Azathioprin und evtl. bei jüngeren Patienten eine Thymektomie.

Beim Auftreten einer *krisenhaften Verschlimmerung* (Atemstörungen, Störungen der Pharyngealmuskulatur, Verschlucken und generalisierte Muskelschwäche) empfiehlt sich die klinische Behandlung (Gabe von Immunglobulinen, Kaliumsubstitution, Immunsuppressiva sowie bei Pneumonien Antibiotika).

Beachte: Bei Lokalanästhesien sollen Anästhetika vom Amidtyp Verwendung finden, bei der Allgemeinanästhesie sollten Muskelrelaxanzien vermieden werden.

7.5 Muskelerkrankungen

7.5.1 Muskelatrophie

Ein Substanzverlust ohne nachweisbare degenerative Veränderungen wird als Muskelatrophie bezeichnet (Inaktivitätsatrophie und arthrogene Muskelatrophie).

Bei der Inaktivitätsatrophie steht der Substanzverlust der Muskelfasern im Vordergrund, diese Form ist reversibel.

7.5.2 Muskelhypertrophie

Eine volumenmäßige Zunahme von Muskelgewebe wird als Hypertrophie bezeichnet, so z.B. die Hypertrophie bei vermehrter Betätigung und beim Training. Abzugrenzen ist die Pseudohypertrophie bei der Muskeldystrophie. Dabei zeigen sich dann im feingeweblichen Bild lipomatöse Veränderungen, Veränderungen der Querstreifung noch vorhandener Fibrillen sowie eine Bindegewebsvermehrung.

7.5.3 Entzündungen der Muskulatur

Bakterielle Entzündungen können zur Polymyositis serosa oder purulenta führen (Muskelabszess). Bei der Myositis acuta epidemica (Bornholm-Erkrankung), deren Erreger das Coxsackie-Virus ist, kommt es zu heftigen Muskelschmerzen der Bauch-, Rücken- und Zwischenrippenmuskeln. Gleichzeitig kann eine Meningitis serosa auftreten.

Hinzuweisen bleibt noch auf die selten vorkommende Entzündung bei Tuberkulose, Syphilis und Aktinomykose.

7.5.4 Muskelhärten

Das Krankheitsbild der Muskelhärten wurde von Schede und F. Lange beschrieben und als Myogelose bezeichnet. Muskelhärten bleiben in Narkose bestehen. Myogelosen sind reversibel. Bleibt die Muskelhärte länger bestehen, so können histologische Veränderungen eintreten (Zerfall von Muskelfibrillen, Kernvermehrungen), wie es Glogowski und Wallraff nachweisen konnten.

Für die Muskelhärte ist charakteristisch, dass ihre Ausdehnung im Faserverlauf des Muskels angeordnet ist und sie auf Berührung schmerzempfindlich und durch Massage zu beseitigen ist.

Muskelhärten können bei einmaliger Überbeanspruchung, bei sich oft wiederholenden Anstrengungen (Berufsarbeit oder Sport) oder aber bei statischen Veränderungen (Haltungsfehler der Wirbelsäule wie Hohlkreuz und flacher Rücken) und bei Fußveränderungen (Platt- und Knick-Senk-Fuß) durch eine muskuläre Überbelastung entstehen.

Abzugrenzen bleibt der *Muskelkater*, der nach einer vermehrten, ungewohnten Belastung auftritt und als Verkrampfung der Beinmuskulatur z.B. nach einer größeren Wanderung in Erscheinung tritt. Es besteht eine Druckschmerzhaftigkeit und eine gewisse Berührungsempfindlichkeit der betroffenen Muskeln.

7.5.5 Thyreotoxische Myopathie

Eine akute thyreotoxische Myopathie kommt ausschließlich während einer thyreotoxischen Krise vor und verläuft gewöhnlich wie eine bulbäre Paralyse mit Schluck- und Sprachstörungen. Sie wurde von Waldenström auf einen Iodmangel bei akuter Exazerbation der Thyreotoxikose zurückgeführt. Sie lässt sich durch entsprechende Iodzufuhr beheben.

Eine weitere, sehr seltene Komplikation bei der Hyperthyreose stellt die familiäre hypokalämische, periodisch auftretende Muskellähmung dar. Diese Anfälle treten nach kohlehydratreichen Mahlzeiten, Kälteeinfluss und psychischen Belastungen auf. Vorwiegend sind die unteren Extremitäten betroffen. Hättinger ist der Meinung, dass die früher beschriebene Paraplegie beim Morbus Basedow wohl mit der paroxysmalen Muskellähmung gleichzusetzen ist.

7.5.6 Myositis ossificans localisata

Diese lokalisierte, außerhalb des Knochens gelegene und nicht neoplastische Knochenneubildung entsteht nach Verletzungen, operativen Eingriffen und als trophische Störung bei Lähmungen, deren Entstehung nicht endgültig geklärt ist.

L. Böhler und Watson-Jones bringen die Verknöcherungen mit subperiostal gelegenen Hämatomen in Verbindung.

Die extraossären Verknöcherungen findet man bevorzugt bei jungen, Sport treibenden Menschen und nach Hüftgelenksplastiken. So kann z. B. eine Quetschung (M. brachialis, M. quadriceps, Glutealmuskulatur) zur Knochenmetaplasie Anlass geben. Auch nach Gelenkverrenkungen und Knochenbrüchen kann es schon 3–4 Wochen nach dem Unfallereignis zur wolkenartig geformten Knochenneubildung kommen. Die Knochenneubildung kann von einer gallertigen und fibrösen Kapsel umgeben sein. Im Bereich eines verknöcherten Muskels kann Muskulatur noch erhalten sein. Man findet auch hyalinen Knorpel sowie Faserknorpel.

Klinik und klinische Diagnostik

Wenige Wochen nach einer äußeren Einwirkung lässt sich z. B. im M.-brachialis-Bereich eine Gewebeverdickung tasten, die derb und druckempfindlich ist. Sie kann im Laufe von Tagen größer werden und nach Monaten eine knochenähnliche Härte zeigen. Selten ist eine spontane Rückbildung zu beobachten. Zunächst sind die außerhalb des Knochens gelegenen Knochenneubildungen schmerzhaft. Später lässt oft der Schmerz nach. Ausgeprägt kann eine Bewegungsbehinderung in Erscheinung treten.

Röntgenologisch findet man anfangs nur eine Veränderung des Weichteilschattens. Nach Wochen lassen sich schleierartige Kalkeinlagerungen nachweisen (Stadium der Osteoidbildung). Nach Monaten sieht man die Bildung von normalem Knochen. Im Extremfall kann ein ganzer Muskelbauch verknöchert sein. Im Hüftgelenksbereich kann nach einer Totalplastik die Ossifikation rund um die Gelenkhöhle eine hochgradige Bewegungsbehinderung verursachen.

Therapie

Wichtig ist es, bei frischen Verletzungen eine Massage- oder passive Übungsbehandlung zu unterlassen. Kälteapplikationen sind wichtig sowie Anspannungsübungen und die Applikation von resorptionsfördernden Salben bzw. Gel. Bisphosphonate sollen eine Wirkung haben. Immer wieder wird auf die Bedeutung von Röntgenbestrahlungen hingewiesen.

Eine operative Behandlung der Myositis wird unumgänglich, sobald die Verknöcherung zu Einschränkungen oder fast vollständigen Einsteifung von Gelen-

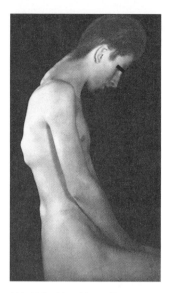

Abb. 7.5 Myositis ossificans progressiva generalisata.

ken geführt hat. Die operative Entfernung der Myositis ossificans soll erst nach abgeschlossener Knochenreifung erfolgen, was regelmäßig nach 1 bis spätestens 2 Jahren erfolgt ist (knochenszintigraphische Kontrolle). Wichtig ist eine sorgfältige Freilegung bei schonender Operationstechnik.

7.5.7 Myositis ossificans progressiva generalisata

Die Erkrankung beruht auf einer Infiltration von Knochengewebe in verschiedene Muskeln. Die Ursache der Erkrankung ist nicht bekannt. Sie tritt schon im Kindesalter (Knaben sind häufiger betroffen) auf, oft mit in Schüben verlaufenden Verknöcherungen im Bereich von Nacken und Rückenmuskulatur (Abb. 7.5). Später schließlich wird die Extremitätenmuskulatur befallen. Eine operative Behandlung ist meist nur begrenzt möglich und führt regelhaft zu Rezidiven.

7.5.8 Neuropathische Muskelverknöcherung

Bei Querschnittlähmungen kann es unterhalb der Höhe der Lähmung und meistens nur bis zum Kniegelenk zu sich ausdehnenden Verknöcherungen kommen. Die Ursache der neuropathischen Weichteilverknöcherung ist nicht endgültig geklärt. Armstrong et al. sind der Meinung, dass eine verminderte CO_2-Spannung, die durch den herabgesetzten Stoffwechsel in dem gelähmten Muskel bedingt ist, günstige Voraussetzungen für die Ablagerung von Kalksalzen bietet. Eine Bedeutung wird weiter der Phosphatase zugeordnet.

Klinik

Klinisch findet man Weichteilverkalkungen bevorzugt in Hüftgelenksnähe, wobei es zur Ausbildung eines normal geformten Knochens mit Havers-Kanälen, Blutgefäßen und Knochenmark kommt.

Therapie

Therapeutisch ist neben einer umfassenden Allgemeinbehandlung auf die Verhinderung von Baseninfektionen zu achten. Zur operativen Behandlung entschließt man sich nur, wenn Versteifungen und Fehlstellungen eingetreten sind und dann erst nachdem der Verknöcherungsprozess zum Stillstand gekommen ist.

7.5.9 Parasitäre Muskelerkrankungen

Parasitäre Erkrankungen der Muskulatur, wie sie bei einer Trichinose, Zystizerkose oder anderen Parasiteninfektionen zu beobachten sind, zeigen das Bild einer Myositis. Beim Eintritt der Parasiten in die Muskulatur entstehen Schmerzen und Bewegungseinschränkungen. Trichinen und Zystizerken können in der Muskulatur verkalken und zeigen im Röntgenbild oft zentimeterlange und spindelförmige, kalkdichte Schatten.

7.6 Muskel- und Sehnenverletzungen

Muskeln und Sehnen bilden eine Funktionseinheit. Zu Verletzungen kann es am Ursprung der Muskeln, dem Muskelbauch und am muskulotendinösen Übergang kommen. An der Sehne selbst kann die Verletzung am Übergang in den Knochen und das Periost erfolgen. Man nimmt an, dass mehr als ein Drittel der Muskel-Sehnen-Verletzungen sportbedingt sind.

7.6.1 Muskelverletzungen

Besonders gefährdet sind die ischiokrurale Muskulatur, der M. gastrocnemius und der M. rectus femoris.
Ursachen der Muskelverletzungen:
- abrupte Beschleunigung sowie explosive Kraftentfaltung,
- gleichzeitige Kontraktion der Antagonisten,
- heftiges Dehnen eines kontrahierten Muskels,
- ermüdeter und überdehnter Muskel,
- mangelhaftes Aufwärmen sowie nicht ausgeheilte Verletzungen (Narben).

Muskelfaserriss (Muskelzerrung). Der Muskelfaserriss erfolgt meist am Muskel-Sehnen-Übergang, wobei histologisch gesehen 24 Stunden nach der Verletzung ein intramuskuläres Hämatom mit ausgeprägtem Ödem und zahlreichen Leukozyten sowie eine Muskelfasernekrose sich nachweisen lassen. Bereits weitere 24 Stunden später ist die Muskelfaser weitgehend der Nekrose anheim gefallen und bereits eine Proliferation eingetreten. 1 Woche nach dem Unfall zeigt sich eine fortschreitende Kollagenfibrose. Dies spricht für den Beginn der *Reparationsphase*. Zu diesem Zeitpunkt kann erneut eine Verletzung stattfinden. In der Reparationsphase bilden sich neue Muskelfasern. Dies ist beim Muskel in erhöhtem Ausmaß möglich. Gleichzeitig erfolgt die Bildung eines elastischen Narbengewebes. Bei ausgedehnten Narbenbildungen kann die Muskelfunktion beeinträchtigt werden. Wiederholte Muskelverletzungen können Schwellneigungen und eine Beeinträchtigung der Blutversorgung zur Folge haben.

Muskelrisse. Man unterscheidet die partielle von der kompletten Muskelruptur.

Partielle Muskelrisse ereignen sich vorwiegend beim ermüdeten Muskel und exzentrischer Belastung. Dabei erfolgt eine intramuskuläre Blutung. Beim kompletten Muskelriss erfolgt eine ausgedehnte Blutung.

Klinik und klinische Diagnostik

Beim Muskelfaserriss kommt es zu krampfähnlichen Schmerzen und zur Muskeltonussteigerung. Eine entlastende Beugehaltung (Kniegelenk und Fußgelenke) kann beispielsweise beim Gastroknemiusriss sofortige Erleichterung bringen. Bei vorsichtiger Palpation lässt sich oft die Rissstelle feststellen, die besonders schmerzhaft ist. Der Schmerz wird bei vorsichtiger Dehnung der betroffenen Muskeln noch verstärkt. Der intramuskuläre Bluterguss verteilt sich in kraniokaudaler Richtung.

Bei einer kompletten Muskelruptur kommt es zu einem stechenden, scharfen Schmerz bei Eintritt der Verletzung. Bei der Untersuchung ist der Defekt über dem Muskelbauch tastbar, es kann zur Vorwölbung des Muskelbauchs nicht zuletzt durch eine ausgedehnte Blutung kommen.

Neben der entscheidenden klinischen Untersuchung erlangt der Ultraschall diagnostische Bedeutung. Es lassen sich Kontinuitätsunterbrechungen des Muskels und das entstandene Hämatom darstellen. Entscheidende Einblicke erlaubt die MRT. T-2-gewichtete Bilder zeigen sehr deutlich das Ausmaß der Einblutung und in Kombination mit T-1-gewichteten Bildern die exakte anatomische Lokalisation des Risses sowie das Ausmaß der Muskelretraktion.

Therapie

Die Erstversorgung nach einer Muskelverletzung besteht in Kühlung (Eiswasser) und Alkoholumschlägen sowie Schonung der betroffenen Extremität. Massagen an der Stelle der Ruptur müssen unterbleiben, da sie nach einer Verletzung weitere Beeinträchtigungen hervorrufen können. Die Extremität soll in Entlastungsstellung gelagert werden. Schienen oder vollkommene Ruhigstellung im Kunststoffverband, d. h. beim Wadenmuskelriss erfolgt die Entlastung in Kniebeugung und Spitzfußstellung für mindestens 2 Tage, besser 5–7 Tage. In der Frühphase nach einer Muskelverletzung sind lediglich Massagen mit Quer- und Längsverschiebung proximal und distal des Faserrisses zum Zwecke der Detonisierung erlaubt. Nach dem 7. Tag sind Dehnungsübungen und aktive Muskelübungen möglich und zwar im Wasser und nachfolgend z. B. auf dem Fahrrad. Die Heilung einer Muskelruptur ist je nach Ort und Ausmaß der Verletzung frühestens nach 3 bzw. endgültig nach 12 Wochen erfolgt.

Gleich nach der Verletzung ist die Verordnung von nichtsteroidalen Antiphlogistika angezeigt (Schmerzlinderung).

Die operative Behandlung kommt nur bei ausgedehnten, kompletten Muskelrissen infrage. Eine Detailanalyse des Muskelquerschnitts im MRT ist notwendig. Nach einer Naht der Muskelruptur ist eine Immobilisierung für 4–6 Wochen erforderlich (Ausreißen der Nähte).

Komplikationen nach Muskelverletzungen

Grundsätzlich kann es zum **Kompartementsyndrom** kommen, sobald ein massiver Bluterguss eine Raumbeengung hervorruft. Beachte: heftiger Schmerz, Schwellung und Aufhebung der Muskelfunktionen!

Narbenbildungen entstehen am Ort der Einblutung. Sie können je nach Ausmaß der Narbe zu einem Elastizitätsverlust Anlass geben und auch eine gesteigerte Verletzungsanfälligkeit verursachen.

Heterotope Ossifikationen (Myositis ossificans) können im Bereich des Hämatoms erfolgen (s. 7.5.6), in Abhängigkeit nicht zuletzt von Behandlungsmaßnahmen! Ggf. muss die Ossifikation nach eingetretener Knochenreifung operativ entfernt werden.

7.6.2 Sehnenverletzungen

Ursachen

Durch die Sehne wird die Kraftentwicklung des Muskels auf den Knochen fortgeleitet. Die Struktur einer Sehne ändert sich abhängig vom Alter und von der Gefäßversorgung der Sehne. Dabei lassen sich im Paratendinium degenerative Veränderungen der Endgefäße nachweisen. Bei einer Ermüdung der Muskel-Sehnen-Einheit kann der Muskel nicht länger eine Schock absorbierende Funktion gewährleisten, weshalb ein beachtlicher Anteil der Stresseinwirkung von der Sehne abgefangen werden muss und zu partiellen Rissen führen kann. Die Ursache für eine Sehnenzerreißung sind sehr oft Spontanrupturen, die als Folge von wiederholten Mikrotraumen und vermehrter mechanischer Belastung in einer Zone mit grenzwertiger Blutversorgung auftreten (z. B. mittlerer Anteil der Achillessehne). Es gibt aber auch den traumatisch bedingten Sehneneinriss durch plötzlich eintretende Spannungszunahme der Sehne bei gleichzeitig ungenügendem Aufwärmen der Extremität.

Bei **partiellen Sehnenrupturen** ist die Sehne nur teilweise gerissen, wie es bei der M.-adductor-longus-Sehne, bei der Rotatorenmanschette und seltener bei der Patella- und der Achillessehne vorkommt. Der Schmerz an der Verletzungsstelle steht dabei im Vordergrund und wird verstärkt bei weiterer Anspannung und Bewegungen gegen Widerstand. Wichtig ist weiter der Tastbefund, der auf die verletzte Stelle der Sehne hinweist, sowie das baldige Auftreten eines Blutergusses und die Schwellung. Die Teilruptur kann auch mit dem Ultraschall festgestellt werden.

Die Behandlung einer Teilruptur verlangt die Anwendung von Eis sowie Ruhe und Hochlagerung. Die Belastung soll anfangs unterbleiben (Benützung von Stockstützen). Des Weiteren erweist sich die Verordnung von Antiphlogistika als nützlich. Abhängig vom örtlichen Befund kann im Allgemeinen nach 1 Woche eine Übungsbehandlung begonnen werden.

Komplette Sehnenrupturen treten überwiegend bei degenerativen Veränderungen und bevorzugt bei älteren Sportlern auf. Bei der Ruptur verspürt man das Reißen der Sehne und den plötzlichen Funktionsverlust der Muskel-Sehnen-Einheit. Sofort kann der Sehnendefekt durch Palpation festgestellt werden. Die komplette Ruptur beobachtet man am häufigsten an der Achillessehne, seltener an der Supraspinatus-, der Bizeps-, Quadrizeps- und Patellasehne. Für die erweiterte Diagnostik und Nachweis der Art der Strukturunterbrechung ist die Sonographie wichtig und vor allem das MRT längs des Sehnenverlaufs. Außerdem kann mittels MRT bei speziellen Fragestellungen exakt kontrolliert werden.

7.6.2.1 Ruptur der langen Bizepssehne

Die lange Bizepssehne reißt in der Regel in Höhe des Schultergelenks. Im Vordergrund steht die äußerlich sichtbare Vorwölbung („Knödel"), die ästhetisch störend wirken kann (Abb. 7.**6**). Der Funktionsausfall ist nur geringfügig.

Therapie

Die operative Behandlung soll bei Schwerstarbeitern und Sportlern vorgenommen werden. Im Übrigen entscheidet der Patient bei einer ausreichenden Beratung über das therapeutische Vorgehen. Als klassisches Verfahren gilt nach wie vor eine Refixation der langen

7.6 Muskel- und Sehnenverletzungen

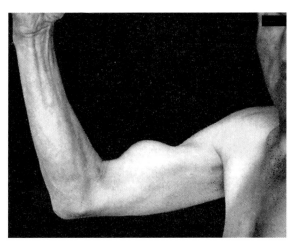

Abb. 7.6 Oberer Bizepssehnenriss.

Bizepssehne am Rabenschnabelfortsatz. Postoperativ empfiehlt sich das Anlegen einer Schiene in 90°-Ellbogenbeugung.

7.6.2.2 Ruptur der distalen Bizepssehne

Die Behandlung einer Ruptur der distalen Bizepssehne muss operativ erfolgen, da der Funktionsausfall den Patienten erheblich beeinträchtigt. Die Sehne soll transossär mit nicht resorbierbarem Nahtmaterial fixiert und postoperativ ein Unterarm-Oberarm-Kunststoffverband zunächst in 110°-Ellbogenflexionsstellung, danach in 90°-Flexion für insgesamt 6 Wochen angelegt werden. Außer Physiotherapie ist eine spezielle Nachbehandlung nicht notwendig.

7.6.2.3 Ruptur der Quadrizeps- und Patellasehne

Diese Rupturen erfolgen am oberen bzw. unteren Patellapol, es kann eine Knochenschuppe mit abreißen. Die Refixation erfolgt über transossäre Bohrkanäle. Bei größeren Substanzdefekten kann die Grazilis- oder Semitendinosussehne zur Verstärkung der rupturierten Sehne verlagert werden. Postoperativ empfiehlt sich ein Kunststofftutor in 0°-Stellung, der Schmerzbeseitigung bedingt und eine volle Belastung erlaubt. Nach Verbandabnahme ist eine kurzfristige Physiotherapie sinnvoll, vermehrte sportliche Belastungen sollten nicht vor der 12. Woche erfolgen.

7.6.2.4 Ruptur der Achillessehne

Die Achillessehne, die kräftigste Sehne des menschlichen Körpers, reißt bevorzugt zwischen 3 und 7 cm proximal der Sehnenansatzstelle (loco classico). In diesem Bereich findet sich eine labile Gefäßversorgung (Lang 1962).

80 % der Achillessehnenrupturen finden zwischen dem 3. und 5. Lebensjahrzehnt statt, selten sind sie vor dem 20. und auch nach dem 60. Lebensjahr anzutreffen. Neben den degenerativen Veränderungen kann ursächlich ein Trauma im Vordergrund stehen (Skilauf, Fußball, Leichtathletik), so beim schnellen Antritt oder aber bei einem Ab- bzw. Aufsprung.

Klinik und klinische Diagnostik

Die Dellenbildung (sicht- und tastbar) ist ein charakteristisches Zeichen der Ruptur. Der Zehenstand ist nicht mehr möglich. Sonographisch lässt sich die Ruptur objektivieren. Es können Unterscheidungen getroffen werden, inwieweit im Rupturbereich noch Sehnenfaserverbindungen bestehen.

Therapie

Die klassische Behandlung ist nach wie vor die operative Sehnennaht (Abb. 7.7), wobei über einen dorsolateralen Hautschnitt die Sehne dargestellt werden soll. Das Paratendineum, häufig ist es im Bereich der Ruptur schon eingerissen, soll nach proximal und distal vorsichtig gespalten und nach Sehnennaht wieder geschlossen werden. Postoperativ empfiehlt sich das Anlegen eines gepolsterten Kunststoffverbands in Spitzfuß- und Kniebeugestellung. Nach 2 Wochen kann ein Unterschenkelkunststoffgehgips in leichter Spitzfußstellung angelegt werden oder aber die Versorgung mit einem hohen Spezialschuh erfolgen. Beachte Spitzfußstellung! Nach 6 Wochen ist die Sehne regelmäßig verheilt. Der Nachweis kann mittels MRT erfolgen. Bis zur 12. Woche empfiehlt sich eine Absatzerhöhung um etwa 2 cm und Sportverbot (je nach Sportart bis zu 6 Monate)!

Komplikationen

Wundheilungsstörungen können auftreten (Bedeutung einer gewebeschonenden Operationstechnik). Re-Rupturen sind vor allem bis zur 12. Woche möglich.

Insgesamt wurden in den letzten Jahren mehr als 30 verschiedene Methoden zur Achillessehnennaht angegeben, wohl ein Zeichen dafür, dass die Sehnennaht nach wie vor Probleme bringt. Neuerdings wird die perkutane Naht empfohlen.

In der ersten Hälfte des 20. Jahrhunderts wurden Achillessehnen regelmäßig konservativ behandelt. Eine konservative Behandlung wurde von Lea und Smith 1972 erneut vermehrt in Anwendung gebracht, die im letzten Jahrzehnt vor allem von Zwipp ausgearbeitet wurde (unter Verwendung eines Schienenschuhs). Auch wir haben immer wieder eine konservative Behandlung durchgeführt, vor allem bei älteren Patienten. Abhängig von der Rupturform kommt es aber doch nicht selten zur Sehnenverlängerung und Kraftverminderung.

7 Muskel-, Sehnen- und Bindegewebserkrankungen

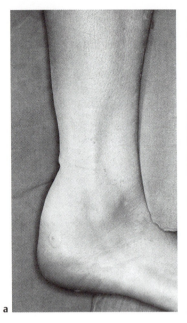
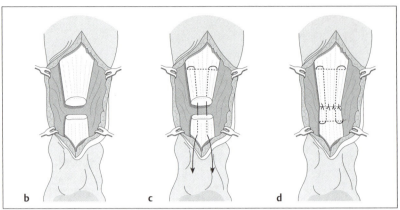

Abb. 7.7 Achillessehnenruptur.
a Typisches klinisches Bild mit Dellenbildung im Rupturbereich (tastbar).
b–d Schematische Darstellung der klassischen Achillessehnennaht.

Besondere Beachtung bedürfen veraltete Rupturen der Sehne, dabei kann eine Griffelschachtelplastik nach M. Lange oder aber eine Umkippplastik nach Silfverskiöld oder aber eine V-förmige Verkürzung empfohlen werden.

Nota bene
> Vor allem bei älteren Patienten soll die Art der Ruptur mit den verschiedenen Möglichkeiten der bildgebenden Verfahren (Sonographie und MRT) geprüft werden, ob sich eine konservative Behandlung im Schienenschuh anbietet (Zwischenraum der Sehnenenden und Durchgängigkeit von Sehnenfasern). Zu beachten ist weiter die Kooperation des Patienten! Ggf. empfiehlt sich eine Versorgung mit einem Kunststoffverband in Spitzfußstellung.

7.6.2.5 Ruptur der M.-tibialis-anterior-Sehne

Die Sehne dieses Muskels reißt selten und dann in Ansatznähe. Der Patient bemerkt einen plötzlichen, ruckartigen Schmerz und eine Schwächung der Fußhebung. Die Ruptur wird allerdings oft nicht beachtet (Abb. 7.**8**).

Therapie

Therapeutisch ist die Reinsertion der Sehne angezeigt oder aber bei einer Spätversorgung eine Umkippplastik indiziert. Eine Ruhigstellung im Unterschenkelkunststoffverband in leichter Hackenfußstellung ist postoperativ notwendig.

7.6.2.6 Ruptur der M.-tibialis-posterior-Sehne

Auch diese Ruptur ist selten und wird häufig nicht erkannt. Klinisch steht der Schmerz vor allem im Ansatzpunkt medial am Os naviculare und später die zunehmende Plattfußbildung im Vordergrund. Anschließend für 6 Wochen Ruhigstellung im Unterschenkelkunststoffverband.

Beim Vorliegen erheblicher degenerativer Veränderungen im Bereich der M.-tibialis-posterior-Sehne sollte eine Kopplungsoperation mit der M.-flexor-digitorum-longus-Sehne vorgenommen werden (Johnson 1983) oder aber die Arthrodese des Talonavikulargelenks.

Zur **Rotatorenmanschettenruptur** s. Kapitel 16.

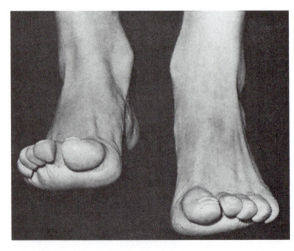

Abb. 7.**8** Ruptur der M.-tibialis-anterior-Sehne.

7.7 Sehnen- und Bindegewebserkrankungen

H. Rechl

7.7.1 Tendopathien und Enthesiopathien

Definition.
Schmerzhaft, entzündliche Reaktion einer Sehne (Tendopathie) des Sehnengleitgewebes (Paratenonitis) und der Sehneninsertion (Insertionstendopathie = Enthesiopathie).

Ätiologie

Häufig lokale Ischämie bei degenerativen Veränderungen und anderen zusätzlichen Faktoren wie Überlastung oder Unterkühlung. Andere Ursachen sind primäre Entzündungsreaktionen bei Erkrankung des rheumatischen Formenkreises, wie seronegative Spondarthritiden oder metabolisch endokrine Ursachen wie bei Hyper- oder Hypothyreosen, Hyperparathyreodismus, Ochronosen oder bei Chondrokalzinosen.

Häufige Lokalisationen:
- Tuber calcanei dorsal (M. triceps surae) und plantar (Plantarfaszie),
- Tuber ischiadicum (Ischiokruralmuskulatur),
- Trochanter major (Glutealmuskulatur, M. piriformis),
- Patella (M. quadriceps femoris, Lig. patellae),
- Spina iliaca anterior inferior (M. rectus femoris),
- Tuberculum majus humeri (M. supraspinatus),
- Epicondylus lateralis humeri (Finger- und Handextensoren).

Klinik und klinische Diagnostik

Klinisch besteht häufig ein bewegungsabhängiger Schmerz der Sehne oder der Sehneninsertion, die sich auch als akute Sehnenentzündung mit Schwellung, Rötung, Überwärmung und Funktionsverlust zeigen kann. Es besteht ein lokaler Druck- und Sehnenschmerz, welcher durch Bewegungen gegen Widerstand provoziert werden kann. Bei Paratenonitis ist häufig eine Krepitation bei Bewegung („Schneeballknirschen") zu palpieren. Reflektorisch kommt es häufig zur Muskelverkürzung.

Bildgebende Diagnostik

Röntgenologisch zeigt sich bei der Fibroostose (degenerativ) eine Kortikalisreaktion mit glatten Konturen und regelmäßiger Spongiosastruktur. Entzündliche Fibroostitiden zeigen sich periostal als „ausgefranste" Konturen von unregelmäßiger Dichte bei produktiver Fibroostitis oder als unscharf konturierte, am Rand verdichtete Ansatzdefekte bei rarefizierender Fibroostitis. Differenzialdiagnostisch ist im Bereich der Ferse die Haglund-Exostose zu berücksichtigen. Sonographisch zeigt diese Ossifikation am Sehnenansatz eine Schallauslöschung. Bei Paratenonitis und Begleitbursitis ist ein echoarmer Saum mit Sehneninhomogenitäten zu erkennen. Als Beispiel hierfür sei die Achillobursitis genannt. Örtlich sind echoarme Bezirke in der Sehne zu erkennen. Dies zeigt sich insbesondere bei der fokalen Tendinitis mit erhöhtem Rupturrisiko bei der Achillodynie.

Differenzialdiagnostisch ist immer ein Tumor zu berücksichtigen.

Konservative Therapie

In der akuten Phase Immobilisierung der Sehne, Sehnenscheide oder Insertionsstelle. Gips- bzw. funktionelle Verbände für kurze Zeit (Kontrakturgefahr). Zusätzlich lokale Kryotherapie, antiphlogistische Salben, Infiltrationen mit Lokalanästhetikum und/oder Steroid (Ruptur bei wiederholten Injektionen).

In der subakuten Phase physikalische Therapie in Form von Ultraschall, Interferenzstrom sowie Krankengymnastik mit dosierter Querfriktion und Dehnung.

In der chronischen Phase sollten alle Fehlbelastungen beseitigt werden. Es können Absatzerhöhungen, spezielle Schuhversorgungen bzw. Arbeitsplatzkorrekturen zur Anwendung kommen. Funktionelle Verbände, physikalische Therapie mit Wärme (Fango, Diathermie), Ultraschall, Lokalinfiltrationen, Neuraltherapie und Akupunktur sind häufig hilfreich. Vor Fehlinjektionen von Corticoiden in Sehnengewebe ist zu warnen.

Operative Therapie

Bei Therapieresistenz unter konservativer Behandlung kann der Sehnenansatz entlastet werden bzw. nekrotische Sehnenanteile reseziert werden.

7.7.2 Ganglien

Definition.
Ganglien sind einzeln oder multipel vorkommende, geschwulstähnliche Bildungen im Bereich der Gelenkkapsel oder des Sehnengleitgewebes.

Ätiologie

Tumorähnliche Veränderungen in Form mukoider Zystenbildungen, die bei mukoider Degeneration oder als myxomatöse Neubildungen entstehen.

Häufige Lokalisation: Hier sind der Handrücken, die Volarseite des Handgelenkes oder auch der Fingerbereich zu nennen. Seltener sind die Dorsalseite des Fußes, die Zehen oder die Kniegelenksregion betroffen.

Klinik und klinische Diagnostik

Palpatorisch pralles, unter der Haut verschiebliches, auf der Unterlage jedoch fest aufsitzendes, gut abgrenzbares Gebilde. Die Untersuchung kann, muss jedoch nicht schmerzhaft sein. Pathologisch anatomisch geht das Ganglion von der Sehnenscheide oder der Gelenkkapsel aus, selten sogar von der Sehne. Die Kapsel der Pseudozyste ist häufig dünnwandig. Histologisch sind proliferative Degenerationsprozesse des Bindegewebes zu sehen. Differenzialdiagnostisch sind Weichteiltumoren abzugrenzen.

Therapie

Konservativ: manuelles Zerdrücken. Aspiration des Ganglioninhalts und Injektion eines Corticoids.

Operativ: sorgfältige, operative Entfernung des Ganglions mit Aufsuchen des Ganglionstiels und Resektion desselben im Ursprungsgebiet.

7.7.3 Bursitiden

Definition.
Schleimbeutel sind sackartige Hohlräume mit bindegewebiger Wand, die mit Endothel ausgekleidet und an Stellen lokalisiert sind, an denen sich Weichteile über vorspringende Skelettteile bewegen. Sie können mit dem zugehörigen Gelenk kommunizieren und bilden beispielsweise an der Schulter einen Gelenkanteil. Anatomisch und physiologisch bieten sie ein ähnliches Verhalten wie Sehnenscheiden und synoviale Gelenkmembranen.

Klinik und klinische Diagnostik

Wiederholte mechanische Reize oder einmaliges Trauma können zur Schleimbeutelentzündung (Bursitis), akut oder chronisch, führen (Blutung oder Irritation der Wand mit reaktivem Erguss). Der Schleimbeutelinhalt kann dünnflüssig und klar (Bursitis serosa, Hygrom), bernsteinfarben oder blutig, aber auch dickflüssig gallertig sein. Bei chronischer Irritation bilden sich Fibrinniederschläge (Bursitis proliferans, Reiskörnerhygrom), welche gelegentlich röntgenologisch nachweisbare Kalkeinlagerungen aufweisen können (Bursitis calcarea). Verletzungen dieser Schleimbeutel können zur Infektion mit Ausbildung einer Bursitis purulenta oder phlegmonosa führen. Die Bursitis tuberculosa (Bursitis trochanterica profunda) ist selten, wenngleich die Häufigkeit der Tuberkulose in den letzten Jahren wieder zugenommen hat. Sie kann zu größeren Usurierungen bzw. Defektbildungen des benachbarten Knochens führen. Die sehr schmerzhafte Bursitis rheumatica ist vor allem im Bereich des Rückfußes und der Schulter zu finden. Die akute und sehr schmerzhafte Bursitis urica führt zur lokalen Temperaturerhöhung und Rötung der Haut.

Lokalisation: gehäuftes Vorkommen im Bereich der Gelenke, jedoch nicht konstant. An Stellen mit pathologisch erhöhtem Dauerdruck Entwicklung sekundärer Schleimbeutel (z. B. Exostose beim Hallux valgus, Haglund-Exostose (s. Kap. 22).

Oberflächlich gelegene Bursitiden (z. B. Bursitis olecrani, praepatellaris) zeigen eine Schwellung und mehr oder weniger deutliche Fluktuation bei normaler bzw. leicht erhöhter Hauttemperatur. Palpatorisch kann eine Krepitation feststellbar sein. Weitere Lokalisationen sind die Bursitis semimembranacea im medialen Teil der Fossa poplitea und die Bursitis subacromialis im Schulterdach. Bei der Bursitis bicipitoradialis im Bereich des Sehnenansatzes in der Ellenbeuge ist die Pronation des Unterarms behindert – der N. medianus und der N. interosseus können irritiert sein. Im Hüftbereich kann die Bursitis trochanterica (auch Periarthrosis coxae genannt) diagnostiziert werden. Auch bei der Haglund-Ferse sind sekundäre Schleimbeutelbildungen zu finden, bei denen erhebliche Knochenusuren auftreten können.

Differenzialdiagnostisch muss immer an einen Weichteiltumor gedacht werden.

Konservative Therapie

Wichtig ist die zweckmäßige Prophylaxe (Knieschoner, Entlastung). Die Punktion mit anschließender Installation eines Steroids mit Lokalanästhetikum und Druckverband für 24–48 Stunden hat sich bei chronischen Bursitiden bewährt. Bei akuter Symptomatik zunächst symptomatisch Kühlen, Ruhigstellung, NSAR.

Operative Therapie

Die operative Therapie ist selten, und wenn, vor allem bei Rezidiven erforderlich. Der Schleimbeutel muss hierbei total entfernt werden und ggf. sind darunter liegende Knochenvorsprünge (Exostose bei Hallux valgus, Haglund-Ferse etc.) mit abzutragen. Bei infektiöser, tuberkulöser, rheumatischer Bursitis ebenso wie beim Reiskörnerhygrom ist die Exzision die Methode der Wahl.

Literatur

Becker PE. Neues zur Genetik und Klassifikation der Muskeldystrophien. Hum Genet. 1972;17:1.

Bulke JAL, Herpels V. Diagnostic value of CT-scanning in neuromuscular diseases. Radiology. 1983;23(5):23.

Erb WH. Über die juvenile Form der progressiven Muskeldystrophie und ihre Beziehungen zur sog. Pseudohypertrophie der Muskeln. Dtsch Arch Klin Med. 1984;34:367.

Forst R, Forst J, Heller KD, Hengstler K. Besonderheiten in der Behandlung von Skoliosen bei Muskelsystemerkrankungen. Z. Orthop 1997;135:95.

Forst R, Forst J. Importance of lower limb surgery in Duchenne muscular surgery Arch. orthop Trauma Surg 1995;114:10b.

Forst R. Earler lower limb surgery in Duchenne muscular dystrophie. Acta Cardiol Myologica. 1991;3:133.

Glogowski G, Wallraff J. Ein Beitrag zur Klinik und Histologie der Muskelhärten. Z. Orthop Ihre Grenzgeb. 1951;80:273-7.

Haas J. Myasthenia gravis. Dtsch Ärztebl. 1988;85:126.

Kvist M, Hume T, Kannus P, Jarvinen T, Maunu VM, Jozza L, et al. Vacular density at the myotendinous junction of the rat gastrocnemius muscle after immobilization and remobilization. Am J Sports Med. 1995;23:359-64.

Lang J, Viernstein K. Degeneration, Riss und Regeneration der Achillessehnen. Z. Orthop Ihre Grenzgeb. 1966;101:160.

Lange M, Hipp E. Lehrbuch der Orthopädie und Traumatologie. Bd. II. Erworbene Erkrankungen. Teil 1: Allgemeiner Teil. 2. Aufl. Stuttgart: Enke; 1976.

Lange M, Hipp E. Lehrbuch der Orthopädie und Traumatologie. Bd. III. Traumatologie. 2. Aufl. Stuttgart: Enke; 1986.

Lea RB, Shmith L. Non-surgical treatment of tendo achilles rupture. J Bone Joint Surg Am. 1972;54:1398-407.

Ridauy Y, Glorion N. La chirurgia orthopedique prelanedans le distrophie de Duchenne. Ann Pediatr (Paris). 1984;31:154.

Rodiek SO, Güther G. Computertomographie der Skelettmuskulatur bei neuromuskulären Erkrankungen. Fortschr Röntgenstr. 1985;143:24.

Thiemel G. Achillessehnenruptur. Skitraumatologie. Gauting: Schwappach; 1967.

Viernstein K, Galli H. Achillessehnenrupturen. Wiederherstellungschir Traumatol. 1964;8:186-94.

Thermann H. Die Behandlung der Achillessehnenruptur. Unfallchirurg. 1998;101:299-314.

8 Besonderheiten der Sportorthopädie und Sporttraumatologie

E. Hipp, A. Gröger und G. Thiemel

Aktiv oder auch passiv beherrscht der Sport in seinen verschiedenen Erscheinungsformen heute mehr denn je sehr viele von uns. Denkt man an die alte Erkenntnis „mens sana in corpore sano" soll der Sport ein Gleichgewicht zwischen Körper und Geist herstellen und somit Entspannung, Ablenkung und Befreiung gleich dem Wortstamm deportare (wegtragen, zerstreuen) hervorbringen.

Historisches zum Sport. Rudern und Ringen begeisterte schon die Menschen im alten Ägypten 2.000 Jahre v. Chr. (Abb. 8.**1**). Viele kultische Wurzeln des Sports sind überliefert. Homer erzählt in der Odyssee, wie Achill zu Ehren seines gefallenen Freundes Patroklus Leichenspiele veranstaltete, die aus Wagenrennen, Faustkampf, Ringen, Laufen, Kugelstoßen, Speerwurf und Bogenschießen bestanden. Gaius Julius Caesar ließ zu Ehren seines verstorbenen Vaters Gladiatorenkämpfe stattfinden. Des Weiteren sind vor allem aus Mexiko kultische Ballspiele bekannt. Die harmonische Zusammenführung geistiger, seelischer und körperlicher Kräfte hatte dann bereits bei den Griechen eine erstaunliche Vollkommenheit erlangt und gehörte dort zur Ausbildung. Ein überzeugendes Beispiel finden wir in dem Philosophen Milon von Kroton, einem der Größten der hellenischen Athleten sowie Freund und Schüler von Pythagoras (500 v. Chr.). Dagegen meinte Xenophanes, dass besser als Männer- und Rossekraft doch unser Wissen wäre und Milon vor einer Überschätzung der körperlichen Tüchtigkeit warnte. Die Sophisten gingen so weit zu sagen, dass nur allein die geistige Schulung zur Lebenstüchtigkeit führen würde und die extremen Körperleistungen man besser professionellen Athleten überlassen sollte. Der bedeutende Dogmatiker des Mittelalters Thomas von Aquin stellte dagegen fest: „Es ist offenbar, je besser der Leib bereitet ist, ihm eine um so bessere Seele bereitet wird." In der zeitlich folgenden Turnbewegung von Jahn (1778–1852) gilt, wie Coubertain es formulierte: „Von neuem, die von alters her Geschiedenen in einer rechtmäßigen Ehe zu vereinen, nämlich die Muskeln und den Geist."

Der **Sport**, so meinen wir heute, soll individuell verschieden zur Anwendung kommen, der maßvollen Körperertüchtigung dienen und somit den zunehmenden Fehlhaltungen, der Bewegungsarmut und Haltungsschäden entgegen wirken. Die durch den Sport ausgelöste Begeisterung führt zudem zur Lebensfreude und setzt Energien frei. Sportliche Erfahrungen aus zweiter Hand werden lediglich konsumiert und fördern eine zunehmend sportlich passiv ausgerichtete Gesellschaft. Auch ist der aktive Sport für viele Jugendliche mit hohen Leistungsansprüchen die einzige, dazu noch friedfertige Herausforderung zur Erkundung der persönlichen Leistungsgrenze. Sportlich spielerisch werden bereits in jungen Jahren der Umgang mit Angst vor Versagen, Imageverlust, Durchsetzen, Scheitern, Erfolg und Misserfolg, Zielsetzung, Planung und Umsetzung mit fairen Regeln und Respekt gegenüber dem Konkurrenten gelehrt. Selbstverständlich ist der Leistungssport mit Maximalanforderungen an den Bewegungsapparat, die menschliche Physiologie und Psyche ein Grenzgang, indem die Selbstverantwortung des Athleten, die Sportmedizin, die Sportpolitik, die Industrie und die Medien besonders aufgefordert sind, Fehlentwicklungen frühzeitig entgegenzuwirken.

Vom Standpunkt der Ethik im Sport bleibt festzustellen, dass Sport und Fairplay in enger Verbindung stehen, was vor allem im Leistungssport nicht immer zur Kenntnis genommen wird. Man bedenke, dass ein Foul oft zu schweren Verletzungen eines Spielers führen kann. Als Foul wird ein Verstoß gegen die Regeln im Sport betrachtet, der geahndet werden muss. Härte dagegen beinhaltet den Körpereinsatz im Rahmen der erlaubten Regeln.

8.1 Arbeitsgebiet der Sportorthopädie

Dem Orthopäden obliegt seit jeher die besondere Aufgabe, die Beeinträchtigungen des Halte- und Bewegungsapparats zu beurteilen und im Sinne der Beratung, Diagnose und Therapie behilflich zu sein. Die Orthopädie und Sportorthopädie soll schon im Schul-

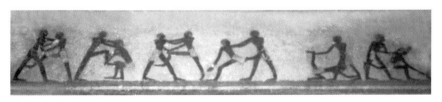

Abb. 8.**1** Ringerszenen in den verschiedenen Phasen; Wandmalereien in den Gaufürstengräbern in Beni Hassan aus der Zeit des mittleren Reichs (2010–1750 v. Chr.) in Ägypten.

alter beraten und betreuen sowie beim Auftreten von Schädigungen diagnostisch und therapeutisch ein kompetenter Ratgeber sein. In der Gründungszeit der Orthopädie wurde von F. Lange und anderen auf die Wichtigkeit der körperlichen Erziehung hingewiesen und z. B. in der Schule 1 „tägliche Turnstunde" gefordert.

Vielfach noch unbekannt sind die Auswirkungen einer vermehrten bzw. maximalen körperlichen Beanspruchung im Wachstumsalter. Beim Hochleistungssport im Wachstumsalter muss unbedingt zu Beginn des Trainings eine ärztliche Begutachtung stattfinden, inwieweit Beeinträchtigungen des Halte- und Bewegungsapparats im Sinne von Variationen und Aufbaustörungen vorliegen. Zweckmäßig wäre eine Objektivierung von Befunden mittels MRT, ggf. müssen die Eltern Nachricht erhalten. Wir wissen, dass durch ein gezieltes Training der Muskulatur die normale Entwicklung günstig beeinflusst wird und Störungen wie Flachrückenbildung, Seitverbiegung der Wirbelsäule und Fußveränderungen wie Senk- und Spreizfuß eine Verbesserung erfahren.

Beim Sport, Breitensport und Spitzensport kann die Frage immer wieder auftauchen, ob und welche Sportart betrieben werden darf, wenn ein orthopädisches Leiden vorliegt.

Man weiß, dass bei der **Schulterluxation**, meist auf der Basis einer Dysplasie des Schultergelenks selbst, ein Leistungssport möglich wird, nachdem entsprechende operative Rekonstruktionen weichteilmäßig (Bankart), mit Knochenblock (M. Lange) oder Osteotomie (B.G. Weber) erfolgt sind. Im Stadium der klinischen Prüfung befinden sich verschiedene arthroskopische Verfahren, wobei eine Beurteilung der Leistungsfähigkeit dieser Methoden noch aussteht.

Entwicklungsstörungen im Handgelenkbereich (Madelung-Dysplasie, Hulten-Varianten) sind bedeutungsvoll und verlangen meist eine operative Rekonstruktion.

Bei der **Entwicklungsstörung der Hüfte** (Dysplasie) können Formveränderungen der Gelenkkörper selbst nach Frühbehandlung und operativen Rekonstruktionen zurückbleiben, die dem Leistungssport abträglich sind. Im Einzelnen ist zu prüfen, inwieweit die Form und Funktion eine entsprechende Leistungsfähigkeit erwarten lässt.

Bei der **Dysplasie im Bereich des Kniegelenks** – beim häufigen Befallensein des Femuropatellargelenks – sind Rekonstruktionen am Bandapparat und ossär z. B. mit der Methode nach Blauth erfolgreich zu behandeln, sodass eine sportliche Betätigung ausgeübt werden kann.

Auf- und Umbaustörungen an Knochen, meist vaskulärer Art, bedürfen einer Sportpause, bis der Wiederaufbau erfolgt ist (Morbus Panner, Morbus Schlatter, Morbus Köhler).

Bei der **Ossifikationsstörung im Bereich der Epiphysenfuge** im Sinne der Epiphyseolysis capitis femoris kann es jederzeit zum Abrutschen der Kopfkappe kommen, weshalb bei der geringsten Symptomatik (MRT) die Ausdehnung eines Lösungsprozesses objektiviert werden muss und ein absolutes Sportverbot anzuordnen ist. Später kann eine Arthrose abhängig vom Ausmaß der stattgehabten Epiphysenverschiebung auftreten. Es hat sich gezeigt, dass es im Alter auch bei vorausgegangenem geringem Abrutschen der Hüftkopfkappe zu einer fortschreitenden Destruktion des Gelenks kommen kann, was die Einbringung einer Totalprothese erforderlich macht. Im eigenen Krankengut sind es bei 100 durchgeführten Totalplastiken bereits 25 %.

Bei der **Perthes-Erkrankung** dauert die Ausheilung oft mehrere Jahre. Eine sportliche Betätigung ist danach abhängig vom Ausmaß der Verformung der Gelenkkörper im Sinne einer präarthrotischen Deformität möglich. Im Kernspintomogramm ist die juvenile Epiphyseonekrose schon im Anfangsstadium nachzuweisen.

Beim **Morbus Scheuermann**, einer Aufbaustörung der Wirbelkörper, häufig dorsal, selten lumbal, weiß man, dass eine sportliche Betätigung nicht Ursache der Krankheit ist. Bei einem Kyphosewinkel von weniger als 45° sind Wirbel belastende Sportarten erlaubt, wie z. B. Handball, Volleyball. Im floriden Stadium ist Leistungssport kontraindiziert, Schulsport bei mäßiger Ausprägung der Befunde möglich und sinnvoll. Gegenüber Stauchungen der Wirbelsäule und Übungen im Sinne einer forcierten Kyphosierung oder Lordosierung ist Zurückhaltung geboten.

Als besonders belastende Sportarten gelten Turnen und Trampolinspringen.

Bei **Haltungsschwächen** besteht eine Tauglichkeit für Leistungssport, sofern gleichzeitig eine gezielte krankengymnastische Behandlung stattfindet.

Patienten mit **idiopathischen Skoliosen** von weniger als 15° sind ebenfalls als sporttauglich zu erachten, sofern eine intensive muskuläre Kräftigung erfolgt, anders bei höheren Graden der Verkrümmung.

Bei der **Spondylolyse** und **Spondylolisthese** kann es als erwiesen gelten, dass der Vorgang aufgrund einer Dysplasie des Wirbelbogens (Bildungsstörung des Isthmus) entsteht. Es gibt aber auch die Ermüdungsfraktur bzw. den Überlastungsschaden im Zwischengelenkstück als Folge eines langjährigen intensiven sportlichen Trainings, vor allem bei ruckartiger Hyperlordosierung im Lendenbereich. Man hat angenommen, dass eine Zunahme des Wirbelgleitens durch intensives Training nicht möglich ist. Die zwischenzeitlichen Erfahrungen sprechen dagegen. Beim *Wirbelgleiten* besteht im Allgemeinen Sportfähigkeit (regelmäßige Kontrollen mittels MRT sind notwendig). Beim Auftreten von Symptomen ist die Spondylodese angezeigt.

Immer wieder wird der Hinweis gebracht, dass eine gleichmäßige körperliche Betätigung im Sport möglicherweise den **Alterungsprozess** günstig beeinflussen kann, was für die heutige Gesellschaft bei der vorwiegend sitzenden Lebensweise von Interesse wäre. Es ist anzustreben, sportliche Betätigungen schon in der Kindheit zu beginnen und zwar unter Berücksichtigung der individuellen Konstitution, d. h. der Gesamtbeschaffenheit des jeweiligen Körpers angepasst, und auch im Erwachsenenalter fortzusetzen. Für den Menschen höheren und hohen Alters erweist sich der Sport (z. B. Schwimmen), der eine Bewegung ohne Belastung gewährleistet und gleichzeitig eine vorteilhafte Beeinflussung der Muskulatur ermöglicht, als besonders günstig.

Sinnvoll erweist sich Golf als sportliche Belastung im Alter.

Inwieweit sportliche Betätigungen wie z. B. Bergsteigen und Skifahren sowie Golf und Tennis bei Patienten mit einer Totalendoprothese erlaubt sind, ist von der psychischen Einstellung der Patienten überhaupt abhängig und unter Berücksichtigung der objektiven Befunde zu entscheiden. Die vermehrte sportliche Belastung sollte frühestens ein halbes Jahr nach Einheilung der Prothese vorgenommen werden, selbstverständlich abhängig von einer optimalen Beweglichkeit und der muskulären Situation sowie biomechanisch von einem exakten Einbau der Gelenkkörper.

Die **interdisziplinäre Zusammenarbeit** aller an einer Problemstellung beteiligter Bereiche ist anzustreben und entscheidet über Erfolg oder Misserfolg. Gleiches gilt uneingeschränkt für die sportorthopädisch-traumatologische Betreuung im Leistungssport.

Die enge Zusammenarbeit mit dem Internisten und insbesondere dem Kardiologen und Leistungsphysiologen ist in einer interdisziplinären Sportlerbetreuung unter sportorthopädischer Führung heutzutage der Grundstein für die meist konservative Behandlung von Sportverletzungen. Bei unumgänglicher operativer Behandlung wird dies jetzt schon gemeinsam mit dem Traumatologen erfolgen. Diese Zusammenarbeit kann sich in Zukunft bei dem Zusammengehen des Fachgebiets Orthopädie und Traumatologie fruchtbar gestalten. Der Sportler muss im Mittelpunkt einer ganzheitlichen Betreuung stehen, deren höchste Qualitätsansprüche nur durch Spezialisierung und fachübergreifende Zusammenarbeit erreicht werden können. Augenmerk wird besonders auf den Zeitraum ab der Verletzung bis zur vollständigen Wiedereingliederung in den Spielbetrieb bzw. Wettkampf gelegt, da der Sportler in dieser Zeit die größte Unterstützung benötigt. Die Leistungsdichte und das Leistungsniveau auf nationaler und internationaler Ebene nehmen kontinuierlich zu und „big player" bleibt nur, wer dieser Herausforderung am besten gerecht wird. Trainingsintensität, Spiel- und Wettkampfhäufigkeit ist für den Athleten wie den Mediziner eine zunehmende Gratwanderung auf Kosten der Ruhe-, Regenerations- und Rekonvaleszenzphasen. Diese Entwicklung unterstreicht die Bedeutung einer engen Zusammenarbeit der betreuenden Ärzte mit den verantwortlichen Trainern, Sportfunktionären und schließlich der Ausrüstungsindustrie.

Generell hat sich die Sportorthopädie die Aufgabe gestellt, neben der operativen und konservativen Wiederherstellung von Verletzungsfolgen, die Aufklärung bezüglich Doping und Ernährung, die Regenerations- und Rehabilitationsplanung Verletzungsgefahren im Sport zu erkennen, zu erforschen und vorbeugend tätig zu werden.

8.2 Versehrtensport

Eine besondere Aufgabe der Orthopädie und Sportorthopädie ist die umfassende Betreuung von Versehrtensportlern. Dabei ist grundsätzlich die Auswahl der Sportart unter besonderer Berücksichtigung der vorliegenden Beeinträchtigung von größter Wichtigkeit. So kann z. B. der Unterschenkelamputierte mit einer entsprechenden Prothese Ski laufen, wohingegen der Oberschenkelamputierte bei entsprechendem Training besser ohne Prothese eine oft erstaunliche Leistungsfähigkeit erbringen kann. Der betreuende Arzt muss mit den Möglichkeiten einer modernen Orthetik und Prothetik vertraut sein, so z. B. mit Spezialanfertigungen für den unterschenkelamputierten Sportler (Kurzprothese mit abnehmbarer Oberhülse).

Es hat sich gezeigt, dass Basketball und Tennis bei der Rehabilitation von Rollstuhlfahrern sinnvoll ist, um in Beruf und Privatleben eine physische und psychische Integration zu erreichen.

8.3 Sportschaden

Ein Sportschaden am Bewegungsapparat ist meist die Folge einer Überbelastung. Diese ist gegeben, wenn über längere Zeit ein Missverhältnis zwischen Belastung und Belastbarkeit der einzelnen Gewebestrukturen stattfindet. Im Vergleich zu Sportverletzungen sind Sportschäden weniger spektakulär und zuweilen irreparabel. Der Sportschaden tritt oft erst auf, wenn die aktive Laufbahn beendet ist. Hinzuweisen bleibt auf Sportschädigungen nach Schädel-Hirn-Traumen und auch peripheren Nervenschädigungen. Besonders gefährdet ist der Boxsport durch wiederholte Mikrotraumen. Bei einer Anzahl von Boxern kommt es im Laufe des Lebens zum demenziellen Abbau (Gang-, Sprach- und Sehstörungen). Eine gewisse Gefährdung besteht beim Fußball (Kopfball) und auch beim Eishockey.

Stressfrakturen im Wachstumsalter, hervorgerufen durch besondere Belastung, sind seltener bei Erwachsenen und kommen häufiger wieder im Alter bei vermehrtem Knochenabbau (Osteoporose) vor. Die hauptsächlichen Lokalisationen der Stressfrakturen sind die Metaphysen der Metatarsalien, die proximale Tibia und auch der Schenkelhals, wobei Letztere besonders folgenschwer sein kann, sofern die Fraktur nicht frühzeitig erkannt wird und eine Dislokation eintritt (Hüftkopfnekrose). Stressfrakturen sind an verschiedenen Knochen am Fuß (Talus, Kalkaneus und Sprunggelenkbereich) sowie im Bereich der oberen Extremität im Bereich des Ellbogens vor allem am Olekranon zu finden. Entsprechende örtliche Beschwerden, vor allem unter Belastung, gelten als erste Symptome. Die primäre Erkennung der ossären Veränderungen im Röntgenbild bereitet Schwierigkeiten. Eine besondere diagnostische Hilfe bringt die MRT und PET.

Ein **Überlastungsschaden** kann sich auch am Sehnen-Knochen-Übergang (Tendoperiostose) einstellen, wie es beim Tennisellbogen oder Werferellbogen der Fall ist. Nur selten sind dabei ossäre Veränderungen zu finden. Bei der Untersuchung imponiert der Druck- und Bewegungsschmerz. Besondere Beachtung muss das funktionelle **Kompartmentsyndrom** erhalten, als ein Zustand eines erhöhten Gewebedrucks z. B. in der Fibularisloge mit Mikrozirkulationsstörungen und nachfolgender Funktionsbeeinträchtigung sowie Schmerzen in der Muskulatur. Es kann spontan auftreten und reversibel sein, im Unterschied zum traumatischen Kompartmentsyndrom bei Frakturen und im Anschluss an Operationen.

Diagnostisch beachte man vor allem die Schmerzangabe des Patienten.

Als **Anpassungsvorgänge am Knochen** sind Spornbildungen als eine verstärkte Ausprägung von Knochenvorsprüngen an Muskel-, Sehnen- und Gelenkkapselansätzen infolge sportlicher Betätigung (Olekranonsporn, Talusnase, Kalkaneussporn) zu nennen.

Unter den Sportschäden ist die **Arthrosis deformans** der *Extremitäten* (Hüfte, Knie, Sprunggelenk) und *Wirbelgelenke* besonders gravierend. Sie zeichnet sich durch eine **Progredienz** aus und führt zum Knorpelverschleiß an besonders beanspruchten Gelenkanteilen (Fehlformen). Der Verschleiß ist bis jetzt

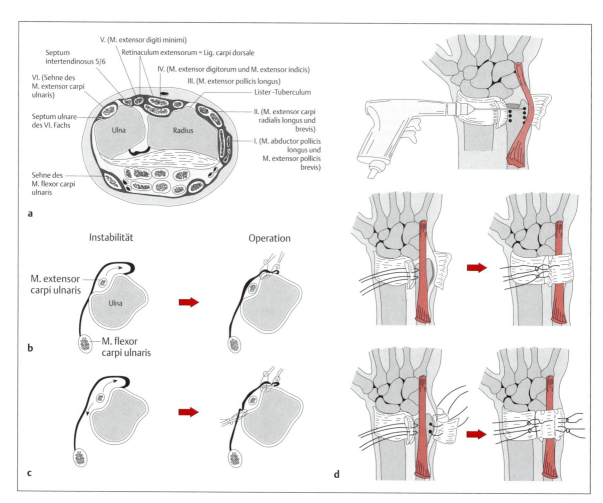

Abb. 8.2 M.-extensor-carpi-ulnaris-Sehnenluxation. Schematische Darstellung der operativen Rekonstruktion.
a Anatomischer Querschnitt in Handgelenknähe.
b Nahttechnik bei radialer Ausweitung.
c Nahttechnik bei ulnarer Ausweitung der Bandstrukturen.
d Nahttechnik von dorsal gesehen.

nicht heilbar. Umstellungsosteotomien können jahrelang hilfreich sein. Schließlich bleibt oft nur der Gelenkersatz. Bei entsprechend eingebrachten und eingeheilten Hüft- und Knieprothesen können sportliche Betätigungen in Maßen erlaubt werden.

8.4 Sportverletzungen

Die typische Sportverletzung ist eine bei bestimmten Sportarten gehäuft vorkommende charakteristische Verletzung, gebunden an Eigenheiten der Technik oder des Sportgeräts. Hervorgerufen wird sie meist durch eine plötzliche Gewalteinwirkung oder eine Fehlfunktion des Muskelspiels. Sie kann alle Strukturen des aktiven und passiven Bewegungsapparats betreffen. Insgesamt gesehen machen Knochen- und Gelenkverletzungen bereits mehr als 10 % der Verletzungen überhaupt aus.

Als typisch zu bezeichnen sind der Skidaumen, die Luxation der Sehne des M. extensor carpi ulnaris (Eishockey; Abb. 8.**2a–d**) und Aponeuroseausrisse am Tuber ossis ischii sowie an der Spina ossis ilii superior und inferior (Leichtathletik; Abb. 8.**3**).

Muskelverletzungen sind als häufige und am wenigsten verstandene Schädigungen zu nennen. Sie entstehen als direkte oder indirekte Gewalteinwirkung oder Überlastung. Meist wirken bei der Entstehung mehrere Faktoren zusammen (gestörte Muskelkoordination, Unterkühlung und fehlendes Aufwärmen).

Bei der *Muskelzerrung* werden einzelne Fasern ohne Kontinuitätstrennung überdehnt.

Beim *Muskelfaserriss*, er kann inkomplett oder komplett sein, tastet man eine Delle im Muskelbauch z. B. des M. gastrocnemius (diagnostisch ist der Palpationsbefund von größter Bedeutung).

Bevorzugt findet man die Muskelrisse im Bereich:
▶ des M. biceps brachii,
▶ des M. rectus femoris,
▶ der ischiokruralen Muskelgruppe,
▶ des M. gastrocnemius,
▶ der breiten Rückenmuskeln.

Nota bene
Regenerationsfähigkeit und Narbenbildung nach einem Muskelfaserriss sind begrenzt. Die neugebildeten Fasern sind kürzer und haben somit eine verminderte Kontraktionsfähigkeit, d. h. Funktionseinbuße. Außerdem besteht das Risiko einer erneuten Muskelruptur.

Die Ursache der geringen Regenerationsfähigkeit besteht darin, dass die reife Skelettmuskulatur nur geringe Mengen granuläres sarkoplasmatisches Retikulum und Ribosomen, die der Eiweißsynthese dienen, enthält.

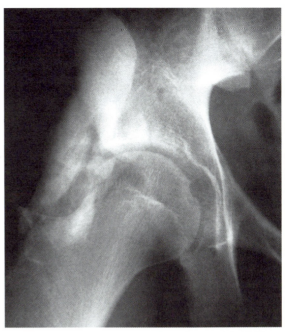

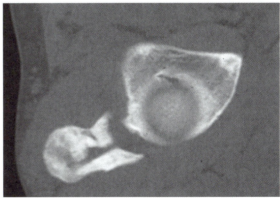

Abb. 8.**3** Apophysenausriss, Spina iliaca anterior inferior (16-jähriger Patient). Plötzlich einschießender Schmerz in der Leistengegend während eines Sprints beim Fußballspiel. 4 Monate später knochendichte, glattbegrenzte Verschattung in der Loge des M. rectus femoris. Beachte: Im Tomogramm gelingt die genaue Lokalisation der Verknöcherung (kleines Bild)!

Bei der **Sehnenruptur** kann bereits ein degenerativer Schaden vorliegen. Dies kann vor allem die feingewebliche Untersuchung objektivieren (Spontanruptur oder Unfallruptur).

Sportrelevante Sehnenrupturen:
▶ Ruptur der Sehne des M. supraspinatus bei Wurfdisziplinen,
▶ Ruptur der langen Fingerstrecksehne (axialer Aufprall des Balls),
▶ Ruptur der Quadrizepssehne (Sprungdisziplin),
▶ Ruptur der Achillessehne (Laufdisziplinen, Turnen).

8 Besonderheiten der Sportorthopädie und Sporttraumatologie

Nota bene
Eine rein traumabedingte Verletzung kann bei folgendem Unfallhergang entstehen: Auffahren mit dem Ski mit Frontalsturz, wobei erhebliche Kräfte sowie ein langer Hebel auf den in der Bindung fixierten Fuß einwirken, sodass die Bruchlast einer gesunden Sehne überschritten werden kann.

Bandrupturen, **Kapsel-Band-Verletzungen** und **Meniskusverletzungen** können an fast allen Gelenken auftreten (Halswirbelsäule, Schultereckgelenk).

Besonders häufig sind Kapsel-Band- und Meniskusverletzungen am Kniegelenk (Fußball, Skilauf, Eishockey). Nach wie vor ergeben sich dabei erhebliche Probleme bei der Wiederherstellung, da ja das Kreuzband nur bedingt ersetzbar ist (Vaskularisation). Eine zusätzliche, extrakapsuläre Stabilisierung nach James kann hilfreich sein und ein Pivotieren verhindern.

Nota bene
Im Übrigen kann das verletzte Kreuzband bei konservativer Behandlung heilen. Die Kernspintomographie in moderner Technik zeigt bei einer umfassenden Strukturanalyse, dass Teilrupturen, ansatznahe Rupturen ohne wesentliche Dislokation des Stumpfes und Rupturen mit intaktem Synovialschlauch heilen können (Abb. 8.**4a, b**). Nach einer operativen Rekonstruktion kann es zur Einheilung z. B. des Patellasehnentransplantats oder bei gedoppelter Semitendinosusplastik zur Bandheilung kommen (Abb. 8.**5a, b**), wobei sich bei der Strukturanalyse des Transplantats zeigt, dass im intraartikulären Verlauf Ausdünnungen ein deutliches narbiges Band objektivieren lassen, oft ohne durchgängige Bandstrukturen.

Im Kernspintomogramm können Meniskusverletzungen mit hoher Wahrscheinlichkeit abgebildet werden, sodass oft eine diagnostische Arthroskopie nicht erforderlich ist.

Bei der besonders häufigen **Distorsion der Sprunggelenke** mit Verletzung des Lig. fibulotalare anterior, Lig. fibulocalcanerare und selten des Lig. fibulotalare posterior empfiehlt sich bei einer entsprechenden Aufklappbarkeit des Gelenks die operative Rekonstruktion.

Als Besonderheit sind **Sehnenluxationen** zu nennen, wie die Luxation der Sehne des M. peroneus und des M. extensor carpi ulnaris (s. Abb. 8.**2**).

Frakturen und Luxationen, die beim Sport bevorzugt entstehen:
- Schlüsselbeinfraktur beim Sturz auf den ausgestreckten Arm oder direkt auf die Schulter (Reiten, Eis-, Skilauf, Radfahren),
- suprakondyläre Humerusfraktur (Rollschuh-, Skateboardfahren),
- Abrissfraktur des Olekranon (Fechten, Werfen, Kugelstoßen),
- Radiusfraktur (Eishockey, Geräteturnen, Radsport),
- Benett-Fraktur (Boxerdaumen),
- Unterschenkelfraktur (früher häufig als Skiunfall),
- Knöchelfraktur (Supinationstrauma),

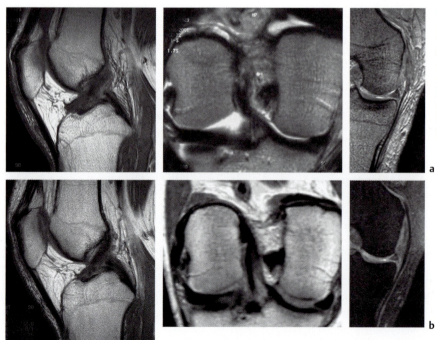

Abb. 8.**4** Frische Verletzung des vorderen Kreuzbands und femurnahe Innenbandruptur (60-jähriger Patient; **a**). Kontrolle nach 1 Jahr (**b**) zeigt durchgehende Bandstrukturen im vorderen Kreuzband und eine regelrechte Heilung des Innenbands nach einer konservativen Behandlung.

8.4 Sportverletzungen

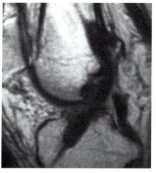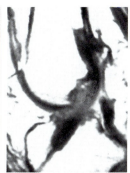
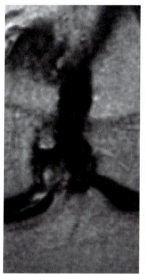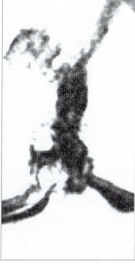

Abb. 8.5 Kreuzbandplastik bei einem 49-jährigen Patienten mit Semitendinosussehne (gedoppelt; **a**). 18 Monate später Einheilung des Transplantats mit partieller Ausdünnung der Strukturen (**b**). Strukturanalytisch zeigt sich eine Bandnarbe ohne durchgehende Sehnenstruktur.

- Wirbelfrakturen Hals-, Brust-, Lendenwirbelsäule (Skifahren, Reiten, Kopfsprung in seichtes Wasser),
- Dornfortsatzabrisse (Rudern, Fechten, Ringen, Hammerwerfen, Gewichtheben, Kugelstoßen, Geräteturnen).
- Hinzuweisen bleibt auf die Gelenkluxationen (große und kleine Gelenke).

Klinisch achte man auf die Schmerzangabe und Lokalisation durch den Patienten sowie dessen genaue Angabe über den Verletzungshergang (Rotations-, Hyperextensionstrauma).

Insgesamt gesehen berücksichtigt man bei Verletzungen im Sport das Ausmaß der Schädigung, wobei die frühere Einteilung von Groh hilfreich sein kann, ohne allerdings zur Vergleichbarkeit von Verletzungsstudien wesentlich beizutragen.
Er unterscheidet grundsätzlich:
- **leichte** Verletzungen mit nur kurz dauernder Beeinträchtigung, ohne die Sport- und Berufsfähigkeit wesentlich zu beeinflussen,
- **mittelschwere** Verletzungen mit länger dauernder Sport- und Berufsunfähigkeit,
- **schwere** Verletzungen mit bleibender Beeinträchtigung,
- **schwerste** Verletzungen mit Todesfolge.

Die Orthopädie und Sportorthopädie und Traumatologie der Zukunft wird sich gleichermaßen mit dem Leistungs-, Breiten- und Behindertensport intensiv befassen und sich insbesondere mit den medizinischen Eigenheiten der verschiedenen Sportarten auseinandersetzen müssen um bei der Betreuung und Behandlung nützliche und glaubwürdige Auskunft geben zu können. Dazu gehört auch die Betreuung der Sportler und Mannschaften am Ort des Geschehens (Arena, Spielfeld). Man beachte, dass die erste Entscheidung am Spielfeld oft entscheidend ist für eine Heilung der verletzten Strukturen.

Der betreuende Sportorthopäde muss sämtliche Möglichkeiten der **Physiotherapie** einschätzen können und neben Bewährtem auch neue Entwicklungen kritisch berücksichtigen. Dies gilt schon bei der Einleitung von Maßnahmen vor Ort und für die Entscheidung zum Wohle des Betroffen (darf er z.B. weiter spielen). Er muss vertraut sein mit den **Schutzmaßnahmen**, wie z.B. Helm beim Radfahren und Bergsteigen. Beim Eishockey gehört der Helm mit Gesichtsschutz zur Pflicht, um die früher häufigen schweren Verletzungen am Kiefer und ganz besonders am Auge zu vermeiden. Gerade einige der Schutzmaßnahmen sind bei den Spielern, wie der Helm mit Gesichtsschutz, nicht sehr beliebt. Der betreuende Mannschaftsarzt muss deshalb immer wieder auf die Bedeutung hinweisen und regelmäßig entsprechende Kontrollen durchführen.

Auch die Leistungsfähigkeit und Bedeutung von **orthopädischen Behelfen**, wie dem „brace" für verschiedene Indikationen (postoperativ und gelegentlich sogar prophylaktisch; Abb. 8.**6**), sollten dem Sportorthopäden bekannt sein.

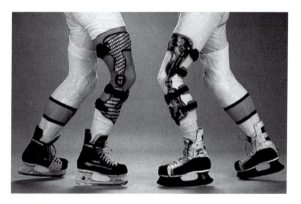

Abb. 8.6 Knie-Brace prophylaktisch und therapeutisch. Konstruktion Orthopädische Klinik r. d. I. München.

8.5 Grundsätzliches zur Rehabilitation

Das Wort Rehabilitation kommt aus dem Lateinischen: habilitas = körperliche Geschicklichkeit, geistige Befähigung und Einfügsamkeit; re = erneut wieder.

Die Rehabilitation eines Patienten bereitet auch derzeit noch zahlreiche Schwierigkeiten. Sei es nun, dass er durch einen anlagebedingten, körperlichen oder auch zusätzlich geistigen Schaden beeinträchtigt oder durch eine Krankheit des Halte- und Bewegungsapparats getroffen und neuerdings immer häufiger durch Verletzungen zu Schaden gekommen ist.

Die Rehabilitation der beeinträchtigten Patienten oblag früher vorwiegend den karitativen Institutionen, Ordensgemeinschaften und deren Mitarbeitern.

Wir lesen in einem Buch aus dem Jahre 1844, dass der Badische Staatsrechtler Hofrat Franz Ritter von Buss über das System der gesamten Krankenpflege nach den Werken des R. von Girardo und nach seinen eigenen Ansichten schrieb: „Vielmehr soll der Kranke vollkommen rehabilitiert werden, er soll sich wieder zu der Stellung erheben, von welcher er herabgestiegen war; er soll das Gefühl seiner persönlichen Würde wieder erlangen und mit ihr eine neues Leben." Er arbeitete also bereits vor 150 Jahren mit einem Begriff der „Rehabilitation", der auch zum Teil wenigstens das abgrenzt, was wir heute noch darunter verstehen.

Unter Rehabilitation versteht man heute die Summe aller Maßnahmen bei Patienten, die der medizinischen, beruflichen oder sozialen Hilfe bedürfen, damit sie ihre körperlichen und geistigen Beeinträchtigungen weitmöglichst überwinden können und einen angemessenen Platz in der Gemeinschaft, sei es im Arbeitsleben oder in der häuslichen Gemeinschaft, wieder einnehmen können.

Eine besondere Beachtung bedarf die psychische Situation des Patienten auch heute noch wegen des „an den Rande gedrängt sein" von der Gesellschaft. Diese Gegebenheit ist nicht neu, wenn wir bei Moses im Kapitel 21 Vers 21 lesen: „Ein Leibesfehler ist an ihm, das Opfer seines Gottes darzubringen, darf er nicht hintreten."

Entscheidende Erfolge der Rehabilitation können heute erzielt werden, wenn die verschiedenen Maßnahmen der Rehabilitation als Einheit eines individuellen, koordinierten und kontinuierlichen Rehabilitationsprozesses gesehen werden.

Die Rehabilitation umfasst also die:
- medizinische Wiederherstellung (*medizinische Rehabilitation*),
- berufliche Wiederertüchtigung (*berufliche Rehabilitation*),
- soziale Wiedereingliederung (*soziale Rehabilitation*).

Die Leistungsträger für die medizinische Rehabilitation sind heute die gesetzlichen Krankenversicherungen, Rentenversicherungen sowie Träger der gesetzlichen Unfallversicherungen und die Sozialhilfe.

Für die berufliche Rehabilitation sorgen die Versorgungsämter. Die Rehabilitation obliegt also den staatlichen Einrichtungen. Institutionen, wie die verschiedenen karitativen Einrichtungen, die früher die Hauptlast trugen, sind jetzt nur noch indirekt mit ihren Mitarbeitern beteiligt.

Der in der Rehabilitation tätige Arzt muss eine umfassende Ausbildung absolviert haben. Voraussetzung ist eine Spezialausbildung, am besten im Fachgebiet der Orthopädie und Traumatologie (Unfallheilkunde).

Er muss mit den verschiedenen operativen Rekonstruktionsmaßnahmen vertraut sein und in engem Kontakt mit dem Operateur stehen.

Wichtig ist für ihn, die Wirkungsweise bei der Anwendung von Medikamenten, Salben, Wasser, Eis und Wärme zu kennen, insbesondere die Möglichkeiten, der Krankengymnastik und Bewegungstherapie. Er muss sich um die Durchführung ggf. einer gezielten Beschäftigungstherapie auch unter Berücksichtigung des Berufs des Patienten sorgen.

Er muss die technischen Möglichkeiten der Orthesen- und Prothesenversorgung beherrschen, besonders auch die Versorgung mit Einlagen, Schienen sowie Schuhzurichtungen und heute nur noch seltener mit dem orthopädischen Schuh.

Er darf aber nicht zu mechanistisch denken, er muss stets den Patienten als Ganzes betrachten. Nur in der Zusammenwirkung zwischen kurativer und rehabilitierender Medizin lassen sich die Auswirkungen der verschiedenen Schädigungen an Gliedmaßen und Wirbelsäule und auch der Psyche auf das Arbeits- und Lebensschicksals des Patienten entscheidend beeinflussen.

Literatur

Bankart ASB. Discussion on recurrent oft the shoulder. J Bone Joint Surg Br. 1948;30:46.

Burgkart R, Grünzinger W, Hof N, Gradinger R, Feagin JA, Hipp E. Conservative treatment of anterior cruciate ligament ruptures: Prognostic criteria in MRI. Z Sportorthop Sporttraumatol. 1998;14:113.

Burgkart R, Schelter R, Eckstein F, Rechl H, Träger J. Schnittanatomie des Kniegelenkes. Korrelation von anatomischem Präparat, CT und MRT: Vorderes Kreuzband. Z Sportorthop Sporttraumatol. 1995;11:112.

Feagin JA Jr, Curl WW. Isolated tear of the anterior cruciate ligament: 5-year follow up-study. Clin Orthop. 1996;325:4–9.

Gröger A, Fronauer G, Eichbichler A, Hipp E. Das „prophylaktische Knie-brace" im schnellsten Mannschaftssport der Welt. Z Sportorthop Sporttraumatol. 1998;14:137.

Groh H. Sportmedizin. Stuttgart: Enke; 1962.

Hipp E. Skitraumatologie. München: Schwappach; 1967.

Hipp E. Sport und Orthopädie. Fortschr Med. 1977;95:1561.

Hipp E, Gröger A, Schier M, Rechl H, Plötz W, Weinart H, Burgkart R, Träger J. Verletzungsstatistik der Deutschen Eishokey-Nationalmannschaft – Prospektive 10-Jahresstudie. Sportorthop. Sporttraumatol. 1995;11:220.

Hipp E, Burgkart R , Schittich I, Hipp R. Ringergruppen von Beni Hassan. Sportorthop Sporttraumatol. 1995;11:53.

Träger J, Grünzinger W, Weinhart H, Hof N, Hipp E. Gibt es eine Spontanheilung bei konservativer Behandlung der vorderen Kreuzbandruptur. Kreuzband. Sportorthop Sporttraumatol. 1997;13:17.

9 Knochen- und Weichteiltumoren

E. Hipp, R. Burgkart, W. Plötz und R. Schelter

9.1 Grundsätzliches zur Diagnose und Therapie

Definition.
Von einer Geschwulst, einem Tumor oder besser von einem Neoplasma spricht man, wenn autonome Gewebeneubildungen, die sich aus den verschiedensten Zelltypen entwickeln können, als gutartige oder bösartige Gewächse auftreten. Dabei kommt es zum irreversiblen Wachstum körpereigener Zellen, die mit einer oft erheblichen Enddifferenzierung einhergehen (Büchner 1956).

Historisches. Funde aus frühen Zivilisationen zeigen, dass Menschen an Knochentumoren bereits vor Jahrtausenden erkrankt sind. Ägyptische Knochenfunde eines Osteosarkoms am menschlichen Femur (2.500 v. Chr.) und am Becken (250 v. Chr.) belegen dies beispielhaft.

Systematischere medizinische Kenntnisse über Knochentumoren wurden aber erst Mitte des 19. Jahrhunderts gewonnen (Cooper, Nelaton, Virchow). Entscheidende Fortschritte brachte die Zeit nach der Entdeckung der Röntgenstrahlen mit der Möglichkeit einer bildgebenden Analyse und schließlich mit den Fortschritten differenzierter feingeweblicher Untersuchungen der Gewebeneubildungen. Eine erste Klassifikation der Knochentumoren erfolgte 1938 durch Ewing. In der letzten Hälfte des 20. Jahrhunderts fand dann eine intensive weltumfassende Bearbeitung der Tumoren statt, nicht zuletzt auf dem Boden neuer Möglichkeiten der Strukturanalyse mithilfe moderner bildgebender Verfahren, wie sie zunächst die Angiographie und später die Computertomographie und Magnetresonanztomographie boten.

Schließlich ergaben sich auch wesentliche neue therapeutische Möglichkeiten der Lebensverlängerung bzw. Heilung durch moderne neoadjuvante Chemotherapien sowie Verbesserungen strahlentherapeutischer Interventionen. Systematisch entwickelt wurden operative Verfahren der Tumorresektion mit konsequentem Erhalt der Extremitäten mithilfe alloarthroplastischem bzw. autogenem Ersatz und entsprechender Minimierung der früher einzig möglichen Amputation.

Epidemiologie

Verglichen mit anderen Gewebsneubildungen sind Knochentumoren mit einer Inzidenz von 1:200.000 pro Jahr relativ selten. Maligne Knochentumoren finden wir nur in etwa 1% aller primären Malignome (Campanacci 1990). Entsprechend dieser geringen Häufigkeit verfügen nur wenige spezialisierte Zentren

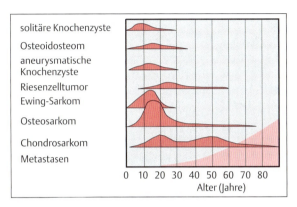

Abb. 9.1 Altersprädilektion von primären und sekundären Knochentumoren sowie „tumor-like lesions" (nach Burgkart et al. 1998a).

über umfangreiche Erfahrungen mit diesen Geschwülsten.

Epidemiologisch ist das Alter des Patienten von Bedeutung. Der Großteil der primären Knochengeschwülste mit Ausnahme des Chondrosarkoms entwickelt sich innerhalb der ersten 3 Dezennien (Abb. 9.1).

Von Bedeutung ist weiter die anatomische Lage der Geschwulst, da für die meisten Knochenläsionen hinsichtlich der Lokalisation im Gesamtskelett sowie der Lokalisation im jeweiligen Knochen eine typische Häufigkeitsverteilung besteht (Abb. 9.2a, b). So findet man das Osteosarkom vorwiegend kniegelenksnah und das Chondrosarkom im Bereich des Beckens und des proximalen Femurs. Für Metastasen und auch das multiple Myelom ist der Befall der Wirbelsäule und der Beckenschaufeln typisch. Dagegen findet man distal der Knie- und Ellbogengelenke selten sekundäre Knochenmalignome.

Wichtige diagnostische Hinweise ergeben sich bei der Beurteilung der Lokalisation innerhalb des Knochens. Bei einem Tumor, der überwiegend in der Epiphyse lokalisiert ist, handelt es sich beispielsweise mit großer Wahrscheinlichkeit um einen Riesenzelltumor, sofern die Epiphysenfuge geschlossen ist, und um ein Chondroblastom, sofern die Wachstumsfuge noch offen ist. Diaphysär wächst bei Kindern und Jugendlichen das Ewing-Sarkom, desgleichen die fibröse Dysplasie und das eosinophile Granulom. Bei Erwachsenen dagegen findet man das Myelom und auch Metastasen im Bereich der Diaphyse. Eine metaphysäre Lage lässt dagegen weniger diagnostische

9 Knochen- und Weichteiltumoren

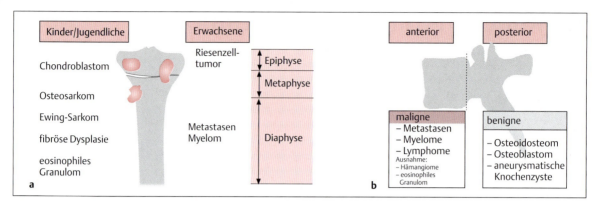

Abb. 9.2 Prädilektionsorte von primären und sekundären Knochentumoren sowie „tumor-like lesions".
a In Bezug auf epi-, meta- und diaphysäre Lokalisationen am Beispiel des proximalen Schienbeinanteils.
b Im Bereich der Wirbelsäule.

Rückschlüsse zu, da in diesem Bereich viele knöcherne Läsionen gelegen sein können. Schließlich findet man eine typische Verteilung der Knochengeschwülste an der Wirbelsäule. Es zeigt sich, dass sich gutartige Neubildungen (Osteoidosteom, Osteoblastom, aneurysmatische Knochenzyste) überwiegend in den posterioren Anteilen des Wirbels entwickeln, während man anterior – mit Ausnahme des Hämangioms und eosinophilen Granuloms – vorwiegend Myelome, Lymphome und Metastasen findet (s. Abb. 9.2).

Ätiopathogenese

Über die Ursache von Tumoren weiß man, wie Zwillingsforschungen zeigen, dass *genetische Faktoren* eine Rolle spielen (Hamon und Morter, Schajowicz, Epstein, Miller).

Aber auch *exogene Faktoren* können maligne Knochengeschwülste induzieren. Bereits 1922 berichtete Beck über die Entwicklung eines Sarkoms nach vorausgegangener Röntgentherapie. Zwischenzeitlich erschienen zahlreiche Berichte über maligne Gewebeentartungen durch ionisierende Strahlen, wobei es sich häufig um wenig differenzierte Fibrosarkome handelte (Sabanas, Edgar, Hatfield, Chahan).

Nach Chahan muss ein bestrahlungsinduziertes Sarkom angenommen werden, wenn die ursprüngliche Grunderkrankung als benigne anzusprechen war, wenn nach einer asymptomatischen Phase im Anschluss an die Bestrahlung die Neubildung im Bereich der Lokalisation der Bestrahlung liegt und eine Sarkombildung histologisch gesichert ist.

Auch die Paget-Erkrankung und die Neurofibromatose können präsarkomatöse Veränderungen darstellen und später zur Entwicklung eines Knochentumors meist als Osteo- oder Fibrosarkom führen. Außerdem sind Sarkome und Karzinome als pathologische Fehlregenerate bekannt (Fistelkarzinom).

Bei den Knochentumoren (bevorzugt im Wachstumsalter) ist ein Liegenbleiben von Zellmaterial und die Bildung heterotoper Wachstumszentren denkbar, des Weiteren eine pathologische Transformation der Stammzellen (Johnson).

Auch können lokal angewandte chemische Stoffe zur Minderung der Differenzierungsfähigkeit und zur Auslösung eines bösartigen Wachstums führen. Es ist beispielsweise bekannt, dass die Einbringung von Mesotorium, wie es einige Zeit zur Behandlung von rheumatischen Krankheiten Verwendung fand, Knochentumoren hervorgerufen hat (Abb. 9.3a, b).

Des Weiteren kann die Applikation von Methylcholanthren, Beryllium und von Radionukliden zur Tumorbildung führen, desgleichen radioaktive Partikel des Radiums 226, wie es bei Ziffernblattmalern der Fall war.

Inwieweit verschiedene Viren zur Auslösung von Knochengeschwülsten Anlass geben können, ist derzeit unklar. Trotz intensiver Forschungsarbeiten in den letzten 50 Jahren – allen voran die Virusforschung – bleibt die Ätiologie der Knochentumoren vielfach ungeklärt.

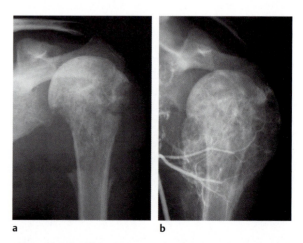

Abb. 9.3 Sekundäres Osteosarkom (23-jähriger Patient) nach Thorium-X-Verabreichung vor 10 Jahren. Beachte: Tumorausdehnung ist im Angiogramm deutlich abzugrenzen. Der Tumor wird von den Oberarmkopfgefäßen versorgt.
a Röntgenbefund.
b Angiogramm.

Einteilung

Eine einheitliche Einteilung der Tumoren und der „tumor-like lesions" ist Voraussetzung für eine gezielte Diagnostik und nachfolgende Therapie. In der Zwischenzeit wurden zahlreiche Einteilungsversuche vorgenommen (Ewing, Codman, Coley, Lichtenstein), zuletzt von der WHO 1972 (Schajowicz) und ergänzt 1992 ebenfalls von Schajowicz (Tab. 9.**1**). Die Einteilung der Tumoren erfolgt nach histologischen Kriterien.

Davon abzugrenzen sind die „tumor-like lesions", die häufig klinisch und histologisch Ähnlichkeiten mit Knochentumoren aufweisen und nicht selten entsprechende differenzialdiagnostische Probleme aufwerfen können.

In der Zwischenzeit brachte die Einteilung einiger Tumoren eine ergänzende Neuorientierung (Gössner 1998).

Knochen- und Weichteiltumoren wachsen meist lange Zeit innerhalb des Kompartiments, in dem sie entstanden sind. In longitudinaler Richtung erfolgt im Kompartiment vielfach ein rasches Wachstum, während die Faszie oder das Periost, das ein Kompartiment begrenzt, üblicherweise erst spät überschritten wird. Innerhalb eines Kompartiments können diskontinuierlich Metastasen, die sog. „skip lesions", entstehen (s. Abb. 9.**12**). Fernmetastasen entstehen typischerweise hämatogen. Die lymphogene Metastasierung hat nur bei wenigen Weichteilsarkomen Bedeutung.

Große Bedeutung für Therapie und Prognose hat die Einstufung (Staging) des Tumors. Es erfolgt bei den Knochen- und Weichteilsarkomen nach den Richtlinien von Enneking (Tab. 9.**2**). Er unterscheidet bezüglich der Tumorausdehnung Tumoren, die innerhalb eines Kompartiments liegen, von Tumoren, welche die Kompartimentgrenzen überschritten haben. Bezüglich der histologischen Dignität werden hochmaligne von niedrigmalignen Tumoren unterschieden.

Klinik und klinische Diagnostik

Zur empfohlenen diagnostischen Strategie gehören neben der klinischen Untersuchung und der Erhebung von Laborbefunden unabdingbar die Anfertigung von Nativröntgenaufnahmen. Moderne Schnittbildverfahren sind im Rahmen der erweiterten Diagnostik inklusive Staging von Bedeutung (Abb. 9.**4**; Algorithmus nach Burgkart).

Die ersten Beschwerden bei einer Tumorbildung sind meist uncharakteristisch. Gelegentlich liegt eine Schwellung vor oder es kommt zu einer Bewegungsbehinderung bei gelenknahem Tumorsitz. Der Schmerz wird zunächst als diffus angegeben, manchmal als Spannungsschmerz oder aber im fortgeschrittenen Stadium als Belastungs- und Bewegungsschmerz. Die Anamnese ist meist unspezifisch, macht aber ein genaues Nachfragen erforderlich und zwar hinsichtlich des *Schmerzes* (Ruheschmerz und/oder Nachtschmerz, letzterer kann ein Hinweis auf ein Osteoidosteom sein). Weitere Hinweise bringt die *subjektive Einschätzung einer Größenzunahme* beim Vorliegen einer Weichteilschwellung und die Angabe einer *Verletzung*, wobei man beachten sollte, dass der Patient aufgrund eines Kausalitätsbedürfnisses gerne einen Zusammenhang der Beschwerden mit einem Trauma herstellt. Man muss deshalb kritisch fragen, ob es sich um ein adäquates Trauma für eine Stressfraktur bzw. traumatisch bedingte Myositis ossificans gehandelt hat. Schließlich muss kürzlich zurückliegendes *Fieber* und *Gewichtsveränderungen* in die Beurteilung miteinbezogen werden.

Bei der **körperlichen Untersuchung** achte man zunächst auf Oberflächenveränderungen im Sinne einer Schwellung und auf Hautveränderungen (Café-au-lait-Flecken) sowie auf Kontrakturen (Streckhemmung vor allem bei kniegelenksnah gelegenen Tumoren). Eine lokale Überwärmung und Rötung kann eine Unterscheidung zu einem entzündlichen Prozess schwierig machen. Bei der Palpation kann die Randzone der Geschwulst vor allem im Bereich der Extremitäten als glatt oder höckerig unterschieden und eine Verschieblichkeit nachgewiesen werden. Anders bei Tumoren im proximalen Oberschenkelanteil und im Bereich des Beckens. An diesen Stellen sind Neubildungen oft erst im fortgeschrittenen Stadium aufgrund des großen Weichteilmantels zu palpieren. Untersucht werden sollen insbesondere bei Weichteilsarkomen auch die regionären Lymphknotenstationen.

Laboruntersuchungen

Erhöhte Entzündungsparameter wie BKS, CRP und eine Leukozytose findet man bei Entzündungen, aber auch beim Ewing-Sarkom, Lymphom, multiplen Myelom und leukämischen Erkrankungen. Meist jedoch liegen bei benignen und malignen Knochentumoren die Entzündungsparameter im Bereich der Norm. Die alkalische Phosphatase kann bei Knochentumoren wie dem Osteosarkom erhöht sein. Die diagnostische Bedeutung wird eingeschränkt, da bei dem häufig in der Adoleszenz erkrankten Patienten während der Wachstumsphase erhöhte Werte zur Norm gehören. Die saure Serumphosphatase ist etwa bei 30 % der Prostatakarzinome erhöht.

Diagnostisch spezifische Hinweise ergibt dagegen der Nachweis krankhaft vermehrter Immunglobuline im Serum oder Bence-Jones-Proteine im Urin für das Vorliegen eines Myeloms. An humoralen Tumormarkern haben derzeit nur das prostataspezifische Antigen PSA, die neuronenspezifische Enolase NSE als möglicher Hinweis auf ein kleinzelliges Bronchialkarzinom bzw. auf einen neuroendokrinen Tumor sowie das α-Fetoprotein AFP für die Verdachtsdiagnose eines hepatozellulären Karzinoms diagnostische Bedeutung (Wolter).

Tabelle 9.1 Einteilung der Knochen- und Weichteiltumoren (WHO 1992) und Ergänzung (Schajowicz) sowie eigene Ergänzung

Tumor	Untergruppen/Beispiele
Knochentumoren	
I. Knochenbildende Geschwülste	A. gutartig: 1. Osteom 2. Osteoidosteom, Osteoblastom B. semimaligne: 1. aggressives (malignes) Osteoblastom C. bösartig: 1. Osteosarkom • a. zentral (medullär) • b. peripher (oberflächlich) – parostal, periostal, oberflächlich
II. Knorpelbildende Geschwülste	A. gutartig: 1. Chondrom • a. Enchondrom • b. periostal (juxtakortikal) 2. Osteochondrom (Exostosen) – solitär, multiple, hereditär 3. Chondroblastom (epiphysär) 4. chondromyxoides Fibrom C. bösartig: 1. Chondrosarkom, primär und sekundär 2. entdifferenziertes Chondrosarkom 3. juxtakortikales (periostales) Chondrosarkom 4. mesenchymales Chondrosarkom 5. Klarzellenchondrosarkom
III. Riesenzellgeschwulst	Osteoklastom
IV. Knochenmarkgeschwülste	1. Ewing-Sarkom 2. neuroektodermale Knochengeschwulst 3. malignes Lymphom des Knochens (Retikulumzellsarkom) 4. Myelom
V. Geschwülste der Gefäße	A. gutartig: 1. Hämangiom 2. Lymphangiom 3. Glomustumor B. semimaligne: 1. Hämangioendotheliom 2. Hämangioperizytom C. bösartig: 1. Angiosarkom 2. Hämangioperizytom bösartig

Tabelle 9.1 (Fortsetzung)

Tumor	Untergruppen/Beispiele
VI. Andere Bindegewebstumoren	A. gutartig: 1. benignes, fibröses Histozytom 2. Lipom B. semimaligne: desmoplastisches Fibrom C. bösartig: 1. Fibrosarkom 2. malignes, fibröses Histiozytom 3. Liposarkom 4. malignes Mesenchymom 5. Leiomyosarkom 6. undifferenzierte Sarkome
VII. Andere Tumoren	A gutartig: Neurilemom, Neurofibrom C. bösartig: 1. Chordom 2. Adamantinom
VIII. Knochentumoren bei präsarkomatösen Veränderungen	Paget-Tumor, Tumoren nach Röntgenbestrahlungen
IX. „tumor-like lesions"	solitäre, aneurysmatische, juxtaartikuläre Knochenzysten metaphysärer fibröser Defekt, Osteofibrom eosinophiles Granulom fibröse Dysplasie, Myositis ossificans, brauner Tumor (Hyperparathyreoidismus) intraossäre Epidermoidzyste Riesenzellgranulom
X. Metastasen	
Weichteiltumoren (gutartig, bösartig)	

Tabelle 9.2 Stadieneinteilung maligner Knochen- und Weichteiltumoren nach Enneking

Tumorstadium	Histologisches Grading	Anatomische Lage	Metastasen
IA	niedrig maligne	intrakompartimentär T1	M0
IB	niedrig maligne	extrakompartimentär T2	M0
IIA	hochmaligne	intrakompartimentär T1	M0
IIB	hochmaligne	extrakompartimentär T2	M0
IIIA	niedrig-/hochmaligne	intrakompartimentär T1	M1
IIIB	niedrig-/hochmaligne	extrakompartimentär T2	M1

9 Knochen- und Weichteiltumoren

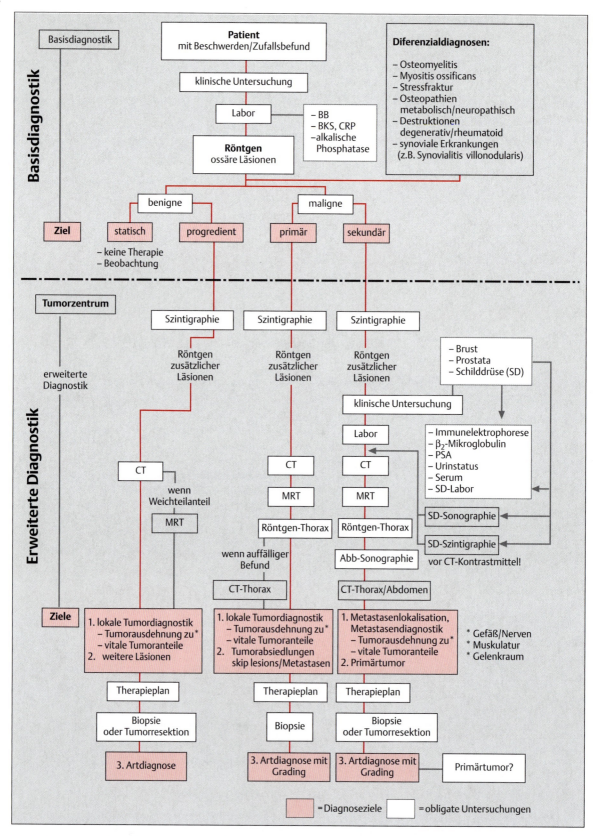

Abb. 9.4 Diagnostischer Algorithmus bei der Abklärung von primären und sekundären Knochentumoren und „tumor-like lesions" (aus Burgkart 1998a).

Bildgebende Verfahren

Das Nativröntgenbild in 2 Ebenen stellt derzeit im Rahmen der Basisdiagnostik das wichtigste Hilfsmittel für die Artdiagnose eines Knochentumors dar (Abb. 9.**5a, b**). Bei der Bildanfertigung ist die Verwendung eines ausreichend großen Formats mit sicherem Einschluss der symptomatischen Knochenanteile notwendig. Bei Kindern achte man in diesem Zusammenhang auf eine häufige Schmerzdistalisierung.

Bei der Auswertung der Nativröntgenbilder sollte besonderes Augenmerk gerichtet werden auf:
▶ die anatomische Lokalisation,
▶ die Übergangzone zwischen der Läsion und dem gesunden Knochengewebe (s. Abb. 9.**5**),
▶ die radiologischen Charakteristika der Tumormatrix,
▶ das periostale Reaktionsmuster mit möglichem Hinweis auf eine Weichteilinfiltration.

Die Übergangzone zwischen Läsion und umgebendem Gewebe gibt den entscheidenden Aufschluss über das biologische Verhalten der Neubildung. Wenn die Tumorgrenze scharf begrenzt ist und der umgebende Knochen genug Zeit hatte, um mit einer Knochenneubildung im Sinne eines reaktiven Sklerosesaums zu reagieren, handelt es sich mit großer Wahrscheinlichkeit um einen langsam wachsenden, benignen Prozess (s. Abb. 9.**5a**). Dagegen spricht eine unscharf begrenzte Läsion ohne sichtbare Reaktion des umgebenden Knochens für einen schnell wachsenden, aggressiven Prozess (Abb. 9.**5b**, 9.**6**). Bei röntgendichten Matrixveränderungen im Tumor ist von diagnostischer Relevanz die Unterscheidung von strukturierter, mineralisierter Osteoidmatrix (Abb. 9.**7a–c**) im Sinne einer Ossifikation gegenüber unstrukturierten und unregelmäßig begrenzten Mineralisationen mit deutlich dichterem Erscheinungsbild im Sinne von Kalzifikationen. Die letztgenannte Art von Matrixverkalkungen ist typisch für knorpelbildende Tumoren, wie Enchondrome bzw. Chondrosarkome.

Schließlich ergeben sich weitere diagnostische Informationen aus der Periostreaktion des Knochens. Findet man eine kortikale Ausdehnung ohne Destruktion mit Ballonierung, spricht dies am ehesten für einen benignen Tumor (solitäre Knochenzyste, aneurysmatische Knochenzyste, Enchondrom). Bei kortikaler Destruktion und reaktiver periostaler Knochenneubildung beispielsweise eines Codman-Dreiecks (s. Abb. 9.**8b**) liegt ein maligner Prozess vor. Bestimmte periostale Reaktionsmuster wie zwiebelschalenartige Auflagerungen finden sich gehäuft beim Ewing-Sarkom, aber auch bei der Osteomyelitis und dem eosinophilen Granulom. Nach wie vor bringt die Darstellung

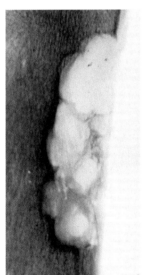
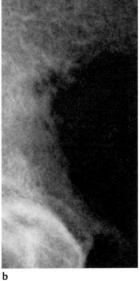

a b

Abb. 9.**5**
a Osteofibrom. Eine rund-ovale, girlandenförmig begrenzte, zum Teil traubenförmig gestaltete Knochenveränderung sowie eine scharf begrenzte Sklerosierungszone, entspricht dem charakteristischen Röntgenbefund eines langsam wachsenden, gutartigen Knochentumors oder einer „tumor-like lesion".
b Im Gegensatz dazu spricht eine unscharf begrenzte, mottenfraßähnliche, osteolytische Läsion für einen schnell wachsenden, aggressiv destruierenden, malignen Knochentumor (hochmalignes Osteosarkom G III). Beachte eine zentrale und marginale Osteodestruktion.

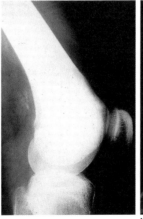
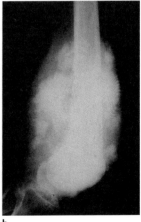

a b

Abb. 9.**6** Osteosarkom.
Entwicklung bei einer 14-jährigen Patientin im Verlauf von 4 Monaten (schnelles Wachstum). Die Patientin klagte seit Wochen über rezidivierende Schmerzen im Bereich des distalen Femur. Eine Röntgenaufnahme (**a**) wurde als normal befundet und schließlich eine Arthroskopie durchgeführt. Die Patientin wurde mit der Diagnose „Wachstumsschmerzen" beruhigt. Die Röntgenaufnahme mit mangelhafter Qualität ließ damals schon eine Weichteilverkalkung dorsal der Femurmetaphyse erkennen. 4 Monate später (**b**) zeigte sich bei anhaltenden Beschwerden und zunehmender Weichteilschwellung eine ausgedehnte Knochenneubildung metaphysär im Bereich des distalen Oberschenkels (hochmalignes Osteosarkom G III).
Nota bene: Erst nach 8 Monaten anhaltender Symptomatik wurde die Patientin in ein spezialisiertes Tumorzentrum überwiesen (aus Burgkart 1998a).

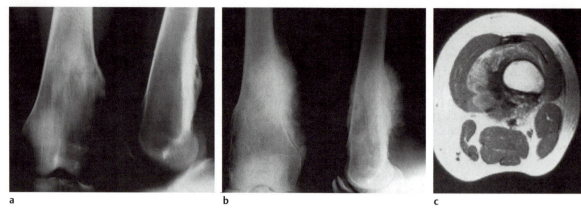

Abb. 9.**7a–c** Parossales Osteosarkom (35-jähriger Patient). Entwicklung im Verlaufe von 10 Jahren (langsames Wachstum).

ossärer Veränderungen wie Osteoplasie und Osteodestruktion nach Schinz eine hilfreiche Orientierung (Abb. 9.**8a–e**).

Entsprechend dem diagnostischen Stufenschema sollte zu diesem Zeitpunkt der Abklärung der behandelnde Orthopäde – nach Ausschluss der angegebenen Differenzialdiagnosen – festlegen, um welchen Tumor es sich handelt:

▶ um einen statischen, benignen Knochentumor ohne wesentliche Wachstumstendenz,
▶ um einen progredient lokal agressiven benignen Tumor,
▶ um einen primär malignen Tumor oder
▶ um einen sekundär malignen Tumor.

Ist die Knochenveränderung einer der 4 Kategorien zugeordnet, so wird bei nicht progredienten, gutartigen Veränderungen, bei denen die Gefahr einer pathologischen Fraktur weitgehend ausgeschlossen werden kann, häufig die Beobachtung mit einer Kontrolluntersuchung spätestens nach 12 Wochen indiziert sein.

Bei den progredienten benignen sowie primär und sekundär malignen Knochentumoren ist jedoch für die weitere differenzierte Stufendiagnostik (s. Algorithmus nach Burgkart in Abb. 9.**4**) die umgehende Überweisung des Patienten in ein Tumorzentrum dringend zu empfehlen. Dies soll auch bei unklarer Diagnose erfolgen. Dort kann von einem erfahrenen Arzt in enger Zusammenarbeit mit dem Radiologen, Nuklearmediziner und Pathologen zielgerichtet und innerhalb kurzer Zeit die Diagnose gestellt werden und unmittelbar anschließend die adäquate Therapie erfolgen.

Erweiterte Diagnostik und Staging bei primären Knochentumoren

Ziel der erweiterten Diagnostik ist eine möglichst **präzise Diagnoseeingrenzung** zur Erstellung eines vorläufigen Therapieplans und eines daran angepassten Vorgehens bezüglich der Biopsie. Zum anderen sollte die biologische Aktivität bzw. die lokale Ausdehnung des Tumors mithilfe der CT bzw. MRT und ggf. einer Szintigraphie vor der Biopsie erfasst werden, um die Ergebnisse nicht durch operationsbedingte Veränderungen zu verfälschen.

Im Rahmen des weiteren diagnostischen Vorgehens müssen die lokale Tumorausdehnung, Tumorabsiedlungen (skip lesions und Metastasen) und nach durchgeführter Biopsie die pathohistologische Art-

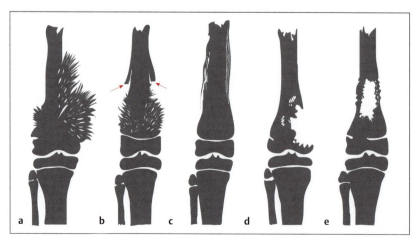

Abb. 9.**8** Graphische Darstellung der Möglichkeiten einer Knochenneubildung.
a Spiculae.
b Codman-Triangle (Pfeile).
c Zwiebelschalenförmige Knochenanlagerung.
Schematische Darstellung der Osteodestruktion bei Knochengeschwülsten: marginale (**d**) und zentrale Destruktion (**e**) des Knochens (nach Schinz 1989).

diagnose mit Grading geklärt werden. Für die Biopsie ist auch die Unterscheidung vitaler bzw. avitaler Tumoranteile wichtig.

Die **Skelettszintigraphie** mit Technetium-99m-methylendiphosphonat lässt Rückschlüsse über die Knochenstoffwechselaktivität zu und zeigt ggf. weitere Prozesse bei benignen Läsionen mit multiplem Vorkommen bzw. metastatische Absiedlungen bei Malignomen. Dabei handelt es sich um ein wenig spezifisches, aber sehr sensitives diagnostisches Verfahren. Eingeschränkt ist die Sensitivität bei Patienten mit eosinophilen Granulomen oder beim multiplen Myelom, bei denen das Szintigramm stumm bleiben kann. Mit der Single-Photonen-Emissions-Computertomographie (SPECT) besteht heutzutage die Möglichkeit, bei gleicher Isotopenapplikation eine schichtweise Darstellung der Knochenszintigraphie durchzuführen und damit innerhalb des Tumors das Aktivitätsmuster genauer zu analysieren (English).

Zur Bestimmung der Tumorausdehnung sind moderne Schnittbildverfahren wie die CT und das MRT die entscheidenden diagnostischen Hilfsmittel.

Die **Computertomographie** (CT) ist insbesondere bei der Beurteilung kortikaler Veränderungen, z. B. ob ein Tumor in einen Gelenkbinnenraum eingebrochen ist, oder bei der Analyse von intratumoraler Matrixkalzifikation bzw. Ossifikation das Verfahren der Wahl (Abb. 9.**9**). Außerdem stellt das CT eine kostengünstige und sehr sensitive Möglichkeit der Abklärung von Tumorabsiedelungen in Lymphknoten und Organen des Abdomens sowie des Thorax dar. Dabei ist die Untersuchung der Lunge als häufigster Metastasierungsort bei malignen Knochentumoren von allergrößter Bedeutung.

Für die Festlegung der Tumorgrenzen im Bereich der Weichteile, insbesondere gegenüber den Gefäßen und Nerven, sowie die intramedulläre Ausdehnung und die Erfassung von „skip lesions" stellt heutzutage die **Magnetresonanztomographie** (MRT) das Verfahren der Wahl dar (Abb. 9.**10**). Beim wachsenden Skelett besteht durch die multiplanaren Darstellungsmöglichkeiten zusätzlich der Vorteil, ein Tumorüberschreiten der Epiphysenfuge exakt zu erfassen. Außerdem besteht gegenüber dem CT eine bessere Gewebedifferenzierung und schließlich nach Kontrastmittelgabe eine sehr präzise Lokalisierung von vitalen und nekrotischen Tumoranteilen, die bei der Biopsieplanung von größter Bedeutung ist. Standardmäßig ist dabei für das MRT eine axiale Schichtführung in T-1-, T-1-Wichtung mit Gadolinium und T2-Wichtung mit Abbildung eines angrenzenden Gelenkspalts zur anatomischen Orientierung anzufertigen. Zur sicheren Erfassung von „skip lesions" ist außerdem eine koronare Schichtführung in T-1-Wichtung mit dem gesamten betroffenen Kompartiment zu fordern.

Die MRT kann bei der differenzialdiagnostischen Abgrenzung maligner Läsionen von entzündlichen Veränderungen wichtige Hinweise liefern (Lehner et al. 1993). Dabei gelingt die Artdiagnose des Tumors bisher nur annäherungsweise.

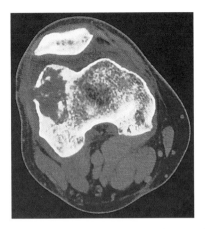

Abb. 9.**9** Die Computertomographie (CT) lässt im Gegensatz zum Nativröntgenbild relativ kleine, kortikale Arrosion im Bereich des lateralen Femurkondylus erkennen. Bei der klinisch relevanten Frage, ob beim vorliegenden Sarkom bereits ein Gelenkeinbruch wahrscheinlich ist, ist das CT bei der Beurteilung der kortikalen Strukturen der Magnetresonanztomographie (MRT) überlegen.
Beachte: charakteristische, typische unregelmäßige Matrixkalzifikationen in dem abgebildeten Chondrosarkom.

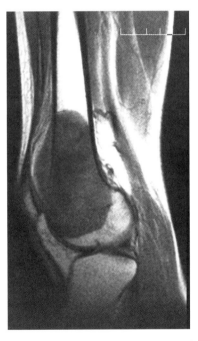

Abb. 9.**10** Meduläres zentrales Osteosarkom (20-jähriger Patient).
MRT: Die Tumorausdehnung im Markraum ist im T-1-gewichteten Bild scharf begrenzt. Ventral ist der Tumor in die Weichteile durchgebrochen.

Aufgrund von CT und MRT ist die Angiographie nur noch in Ausnahmefällen indiziert. Das Verfahren kann hilfreich sein bei der Darstellung von Aneurysmen oder arteriovenösen Fehlbildungen, der Analyse der den Tumor versorgenden Gefäße, bei der Fragestellung, ob ein ausreichender Kollateralkreislauf besteht und im Rahmen der Rezidivdiagnostik beim Vorhandensein von Implantaten (Hipp 1976; Simon & Finn 1993).

Vor der Ära moderner Schnittbildverfahren ermöglichte die Abbildung der Gefäße im Tumor lange Zeit wichtige Einblicke in die Lage, Ausdehnung und – wenn auch begrenzt – über das Wachstumsmuster der Läsion.

Schon 1903 ergaben morphologische Untersuchungen von Ribbert, dass das Gefäßsystem einer Geschwulst morphologische Besonderheiten aufweisen kann. Häufig fehlt bei Geschwulstgefäßen die normalerweise vorzufindende Einteilung in Arterien, Kapillaren und Venen. Die Tumorgefäße zeigen dann ein röhrenförmiges Aussehen. Die Gefäßwände entbehren – gerade bei schnell wachsenden Tumoren – einen normalen Gefäßwandaufbau, weshalb es zu Ausbuchtungen, den sog. „blood pools" kommt. Aber erst seit 50 Jahren ist es möglich, die Gefäße beim Lebenden mit Kontrastmittel zu füllen und den Kontrastmittelfluss in den Gefäßen serienangiographisch zu erfassen. Die Subtraktion des Knochengewebes brachte schließlich bei der Analyse der Knochenangiogramme erhebliche Vorteile, da dadurch Überlagerungen wegfielen. Im Einzelnen gaben neugebildete Tumorgefäße Einblicke in die Tumorabgrenzung und das biologische Verhalten des Wachstums in der Neubildung (s. Abb. 9.**3**), wobei Regionen aggressiven Wachstums der Geschwulst von Bezirken der Nekrose unterschieden werden konnten.

Sonographische Untersuchungsmethoden können zu Beginn der diagnostischen Maßnahmen bei ausgedehnten Weichteilanteilen zur Bestimmung der Größe und zur Unterscheidung solider gegenüber zystischer Geschwülste Anwendung finden. Sie haben aber keinerlei Bedeutung bei der lokalen Abklärung ossärer Befunde.

Erweiterte Diagnostik und Staging bei Metastasen

Beim Verdacht einer Knochenmetastase eines unbekannten Primärtumors ist ein **modifiziertes stufendiagnostisches Vorgehen** angezeigt (s. Abb. 9.**4**). Ziel der Abklärung ist es, weitere metastatische Absiedelungen zu finden, die lokale Tumorausdehnung festzulegen und die Bestimmung der vitalen Tumoranteile vorzunehmen und möglichst den Primärherd zu erfassen, mit Festlegung der Artdiagnose inklusive Grading.

Zur Diagnostik weiterer ossärer Metastasen steht die Knochenszintigraphie als Verfahren der Wahl im Vordergrund. Bei der Primärtumorsuche erfolgt zunächst die Suche nach den am häufigsten ossär metastasierenden Malignomen: Brustdrüse, Prostata, Lunge, Niere und Schilddrüse. Zusätzlich muss bei Verdacht regelhaft das Vorliegen eines Myeloms mithilfe der Serum- und Urinimmunelektrophorese und der Bestimmung von β_2-Mikroglobulin ausgeschlossen werden, um eine unnötige Biopsie zur Artdiagnose zu vermeiden. Hilfreich ist es auch, ob eine osteolytische oder eine osteoblastische Metastase vorliegt. Metastasen von Lungen-, Nieren- und Schilddrüsenkarzinomen sind ganz überwiegend osteolytisch. Das Mammakarzinom kann osteolytische oder osteoblastische Metastasen verursachen, während Prostatakarzinommetastasen überwiegend osteoblastisch sind. Neben der klinischen Untersuchung der Brust- und Schilddrüse ist die Zuhilfenahme von Laboruntersuchungen einschließlich der Serumwerte angezeigt, beispielsweise zum Ausschluss einer Hyperkalzämie metastatischen Ursprungs. Sofern der Verdacht einer Schilddrüsengeschwulst besteht, ist es wichtig, das Schilddrüsenszintigramm vor Einsatz von jodhaltigen CT-Kontrastmitteln durchzuführen, um sowohl die diagnostischen als auch therapeutischen Möglichkeiten (Radiotherapie) nicht zu beeinflussen.

Im Rahmen der Hypernephromabklärung stellt die Oberbauchsonographie neben dem CT-Abdomen ein wichtiges Verfahren dar. Die Mammographie sollte als zusätzliches Verfahren bei Frauen erst eingesetzt werden, wenn die übrige Suche nach dem Primärtumor ohne Ergebnis blieb (Simon & Finn 1993).

Eine entsprechend gründliche Abklärung bei Verdacht auf einen ossär metastasierenden Tumor hat folgende Vorteile:

▶ Bei genauer Kenntnis sämtlicher Metastasenlokalisationen besteht die Möglichkeit, den technisch einfachsten und sichersten Ort für die Biopsie zu wählen.
▶ Gleichzeitig kann dieses Wissen entscheidend für das operative Vorgehen im Sinne einer palliativen Maßnahme bei multiplem Befall bzw. kurativer Therapie bei einem solitären Herd sein.
▶ Bei Kenntnis des Primärtumors kann ein entsprechender Plan für die zeitliche Abfolge der operativen Maßnahmen festgelegt werden (beispielsweise kann eine Nephrektomie bei hypernephroidem Nierenkarzinom und eine gleichzeitige Versorgung der Metastasen stattfinden).
▶ Insgesamt gesehen erhöht sich die klinisch diagnostische Sicherheit eines metastasierenden Grundleidens mit der Möglichkeit, die symptomatische Metastase ohne vorherige Biopsie direkt operativ anzugehen und zwar im Sinne einer En-bloc-Resektion mit Spaceholder-Implantation zu versorgen, wodurch eine Zweitoperation vermieden werden kann.

Neue diagnostische, bildgebende Verfahren, die auch bei der Abklärung von Knochentumoren Vorteile bringen können, befinden sich in der klinischen Erprobung. Dazu zählt beispielsweise die Positronenemissionstomographie (PET), die als ergänzendes nuklearmedizinisches Verfahren Einblick in veränderte Stoffwechselsituationen von Geschwülsten geben und evtl. zukünftig eine Entscheidungshilfe bei der Dignitätszuordnung darstellen kann. Bedeutung erlangt die PET jetzt schon bei der Rezidivdiagnostik vor allem bei liegenden Metallimplantaten (Strauss; Hipp et al. 1998).

Die Positronenemissionstomographie (PET) stellt ein neues nuklearmedizinisches Verfahren dar, das Parallelen zur klassischen Szintigraphie hat und wie diese den Nachweis radioaktiver Tracerverteilungen im Körper ermöglicht. Es lassen sich nun die chemischen Elemente, aus denen biologisches Gewebe aufgebaut ist, als Radiotracer herstellen, so z. B. 18-Fluor (Halbwertszeit 109,7 Minuten). Diese Radioisotope können in biologisch aktive Verbindungen eingebracht und in den Stoffwechsel eingeschleust werden. So bewähren sich Isotope mit extrem kurzen Halbwertszeiten insbesondere zur Erfassung rascher Änderungen in biologischen Abläufen. Die Tracerverteilung kann mit verbesserter Auflösung bildlich mehrdimensional dargestellt werden. Eine Besonderheit ist die durch eine separate Absorptionsmessung (Transmissionsscan) erzielbare Korrektur des im Körper absorbierten Strahlenanteils. Damit ist mit dem PET erstmals nichtinvasiv die Aktivitätsverteilung eines Radiotracers im Körper messbar.

Für die **Rezidivdiagnostik** kommt die gegenwärtig geläufigste Tracerverbindung, eine mit dem Positronenstrahler ^{18}Fluor markierte Fluordeoxyglucose, die ^{18}F-22-Fluordeoxy-D-glucose (F18-FDG) zum Einsatz. Mit FDG ist die Aktivität der Glykolyse im Gewebe quantitativ bestimmbar, da Deoxyglucose analog zur D-Glucose zwar von den Zellen aufgenommen und durch die Hexokinase phosphoryliert, jedoch nicht wie diese weiter verstoffwechselt werden kann und – da sie im phosphorylierten Zustand die Zellen auch nicht mehr verlässt – besonders in den Geweben akkumuliert wird, in denen die Hexokinaseaktivität hoch und die Phosphatasereaktion gering ist. Eigene Untersuchungen (Hipp et al. 1998) haben ergeben, dass Sarkome einen im Vergleich zum gesunden Gewebe signifikant höheren FDG-Uptake aufweisen. Es ist also unter Anwendung des Radiotracer FDG mit der Positronenemissionstomographie als derzeit einziges Verfahren möglich, bei liegenden metallischen Tumorprothesen eine bildgebende quantifizierbare Rezidivdiagnostik durchzuführen.

Ein weiteres neues Verfahren stellt die **Magnetresonanzangiographie** dar, die bereits heute die Gefäßdarstellung mittlerer bis großer Gefäßdurchmesser inklusive Nachweis von Tumorgefäßen möglich macht, sodass die Indikationen zur konventionellen Angiographie zukünftig noch eine weitere Einschränkung erfahren werden (Swan et al. 1993).

Im Rahmen einer nichtinvasiven spezifischen Tumorklassifikation sind schließlich erste Versuche mit der **MR-Spektroskopie** bei primären Knochentumoren durchgeführt worden (Schick et al. 1993). Bisher konnte das Signalmuster in den Spektren aber nicht spezifisch für die histologische Tumoreinteilung verwendet werden.

Bestimmung der Tumorgrenzen

Für extremitätenerhaltendes operatives Vorgehen ist die exakte präoperative Festlegung der Tumorgrenzen mithilfe moderner Schnittbildverfahren von herausragender Bedeutung, da beim Gliedmaßenerhalt (Limb-Salvage) stets eine Risikoabwägung gegenüber ablativen Verfahren im Sinne der Radikalität vorzunehmen ist. Während das CT auch minimale Veränderungen im Bereich der Kortikalis sowie intratumorale Matrixkalzifikationen ausgezeichnet zur Darstellung bringt, ist die Kernspintomographie das Verfahren der Wahl zur Festlegung der Tumorausdehnung im Bereich des Markraums und der Weichteile. Es stellen sich immer wieder **Fragen zur Abgrenzung des Tumors** gegenüber funktionell wichtigen Gefäß- und Nervenstrukturen. Auch die Frage, ob ein Tumor bereits in den Gelenkbinnenraum eingedrungen ist, kann am besten mit der MRT beantwortet werden. Eine entscheidende Voraussetzung ist dabei eine korrekte Interpretation der Signalveränderungen der zugrunde gelegten Abbildungsverfahren. Trotz ausgezeichneter Ortsauflösung moderner MRT-Verfahren besteht aber beispielsweise bei der Interpretation T-2-gewichteter MR-Schichten ein methodisches Problem bezüglich der exakten Tumorgrenzbestimmung, da häufig das **perifokale Tumorödem** nicht vom eigentlichen Tumorgewebe unterscheidbar ist (Kroon et al. 1994). Ein weiteres Problem der konventionellen MRT besteht in der potenziellen Gefahr, kleine invasive Tumorsatelliten jenseits der Haupttumorgrenze nicht abgrenzen zu können (Iwasawa). Das Ziel einer Studie (Burgkart et al. 1998c) war der Vergleich der histologisch festgelegten Tumorgrenzen mit Signalveränderungen in analogen CT- und MRT-Abbildungen. Dabei wurde neben der Evaluierung konventionell üblicher CT- und MRT-Verfahren mit entsprechenden statischen Kontrastmittelgaben auch die Beurteilung neuerer MRT-Verfahren im Sinne der dynamischen Gadoliniumgabe durchgeführt. Die Erfahrungen zeigen, dass sich die Computertomographie bei der Beurteilung kleiner, gut differenzierter, verknöcherter Tumoranteile gegenüber den untersuchten MRT-Sequenzen überlegen zeigte. Andererseits lassen sich extraossäre Tumorgrenzen besser mit der Kernspintomographie ansprechen. Mithilfe der dynamischen Gadoliniumuntersuchung lässt sich der Vaskularisationsgrad bzw. die pathologische Kapillarpermeabilität ermitteln. Dabei entsprechen Regionen mit schnellem Gadolinium-Enhancement sehr exakt proliferierenden vitalen Tumoranteilen. Im eigenen Patientengut hat sich die Festlegung der Tumorgrenzen unter Benutzung der MRT in Kombination mit einem CT gut bewährt.

Probeexzision

Die Probeexzision dient als letzte und wichtigste diagnostische Maßnahme zur Abklärung von Knochen- und Weichteiltumoren (Schajowicz 1993). Sie kann geschlossen oder offen vorgenommen werden. Neben der Gewinnung einer verwertbaren Gewebeprobe ist es bei der Biopsie entscheidend, dass bei der definitiven Tumorentfernung alles bei der Biopsie potenziell tumorkontaminierte Gewebe entfernt werden kann.

Das Gewebetrauma soll dabei minimal sein und die Narbe bei der definitiven Resektion mit dem Tumor en bloc resezierbar sein. Bei der Festlegung eines Behandlungskonzepts ist der günstigste Zugang für die endgültige Resektion zu bestimmen.

Geschlossene Gewebeentnahmen werden durch Feinnadelaspiration oder die Entnahme von Stanzzylindern mit Trokar evtl. unter CT-Steuerung vorgenommen. Sie sind minimalinvasiv und beinhalten weniger perioperative Risiken als die offene Gewebeentnahme, bei der eine Inzision notwendig ist. Unter günstigen Bedingungen kann damit die Dignität zu etwa 90 % angegeben werden (Akerman et al. 1985). Die Festlegung der Artdiagnose mit histologischem Grading gelingt allerdings nur zwischen 70 und 80 % (Kreicbergs et al. 1996). Der Stichkanal muss – wie bei der geschlossenen Biopsie – immer als kontaminiert betrachtet und zur Vermeidung von Stichkanalmetastasen en bloc mit dem Tumor reseziert werden (Davies et al. 1993). Da jedoch die *Lokalisation des Stichkanals* nach Abschluss der Wundheilung regelmäßig Schwierigkeiten bereitet, muss die geschlossene Biopsie im *Beisein des Operateurs* durchgeführt werden, der auch für das weitere Procedere verantwortlich ist. Bei Verwendung eines Trokars ist die gewonnene Gewebemenge größer (2- bis 3-mm-Stanzzylinder). Die Festlegung der Dignität gelingt dabei bis zu 98 % und bezüglich der Artdiagnose zu 85 % (Ball et al. 1990).

Bei der **offenen Biopsie** zeigte sich bei einer prospektiv vergleichenden Studie zwischen Stanz- und Inzisionsbiopsie (Skryczinski et al. 1996) hinsichtlich der Artdiagnose eine deutlich höhere Treffsicherheit der offenen Gewebeentnahme. Die offene Biopsie kann in Form einer Exzision als radikale Biopsie oder als Inzisionsbiopsie mit *intraoperativem Schnellschnitt* durchgeführt werden.

Der Vorteil der offenen Biopsie liegt in der Gewinnung von ausreichendem und repräsentativem Gewebe, von einer Größe zwischen 1–2 cm mit glatten Schnitträndern. Wichtig ist, die Gewebeprobe auch aus der Pseudokapsel zu entnehmen, um den Tumor hinsichtlich seines Infiltrationsverhaltens beurteilen zu können. Die Peripherie eines malignen Tumors zeigt meist den aktiven und repräsentativen Teil der Geschwulst und somit den diagnostisch wichtigsten Teil des Tumors für die feingewebliche Beurteilung, während die mehr zentralen Areale bei aggressiv wachsenden Tumoren oft eine Nekrose aufweisen. Diese aktiven Tumoranteile, welche meist eine geringe Gewebsdifferenzierung und Mineralisation aufweisen, müssen präoperativ mit einer adäquaten bildgebenden Diagnostik lokalisiert werden. Wird ausreichend Gewebe aus diesem Bereich gewonnen, so lässt sich gelegentlich eine Knochenbiopsie vermeiden. Die Knochenbiopsie muss zur Vermeidung einer mechanischen Schwächung am besten in der Neutralachse des Knochens mittels einer zirkulären Stanze geringen Durchmessers durchgeführt werden. Eine größere Kortikalisfensterung kann, wenn nötig, durch die Verbindung zweier separater Stanzlöcher erreicht werden. Die pathologische Fraktur nach einer Probebiopsie kann, da der Ausdehnungsbereich eines Hämatoms als kontaminiert zu betrachten ist, die Amputation einer Extremität notwendig machen, welche ohne Fraktur zu erhalten gewesen wäre.

Perioperative Komplikationen, wie die falsche Platzierung des Zugangs als schwerste Komplikation und postoperative Hämatome mit einer Tumorzellenkontamination oder aber sogar pathologische Frakturen müssen verhindert werden. Strengste Asepsis bei einer Probeexzision ist erforderlich, ganz besonders bei nachfolgender Alloarthroplastik. Eine falsch platzierte Biopsie kann zur Folge haben, dass zur En-bloc-Resektion des Tumors mit Biopsienarbe ein atypischer Zugang gewählt werden muss. Dies kann technisch erhebliche Schwierigkeiten bei der Endversorgung bereiten und erhöht das Risiko postoperativer Haut- und Muskelnekrosen. Belässt man dagegen eine ungünstig gelegene Biopsienarbe und wählt den für die geplante Rekonstruktion günstigsten Zugang, so verbleibt das Risiko des Lokalrezidivs (Mankin et al. 1996; Rechl et al. 1998).

Mankin fand in einer Studie, dass 17,5 % der Patienten biopsiebezogene Komplikationen aufwiesen, davon 8,5 % mit negativer Auswirkung auf das Behandlungsergebnis und die Prognose. 77,2 % dieser Behandlungen waren in einem nichtonkologischen Zentrum durchgeführt worden.

Da fast alle malignen Knochentumoren *nichtmineralisierte Knochenbezirke* aufweisen, sollte grundsätzlich ein *intraoperativer Schnellschnitt* durchgeführt werden. Selbst wenn keine sichere Diagnose möglich ist, so lässt sich zumindest feststellen, ob genügend vitales und repräsentatives Gewebe gewonnen wurde. Kann bei weitgehend charakteristischem Aussehen eines Befunds im Schnellschnitt bereits die Diagnose gestellt werden, so ist in gleicher Narkose nicht selten die definitive operative Versorgung möglich. Bei einer Diskrepanz zwischen präoperativer Diagnose und Schnellschnitt sollte soviel Gewebe wie möglich gewonnen werden. Die definitive Versorgung wird dann aufgeschoben bis zur Diagnosesicherung.

Durch die *präoperative umfassende Befundung* unter Einschluss sämtlicher moderner bildgebender Verfahren und der Erörterung der Differenzialdiagnose kann dem Pathologen die Interpretation des Schnellschnitts erleichtert werden. Zur besseren Differenzierung können immunhistochemische Färbungen hilfreich sein. Als weitere Untersuchungen stehen Zytologie, Gewebekulturen, Rezeptoruntersuchungen und die Flowzytometrie zur Verfügung, die zum Teil eine spezifische Gewebspräparation erfordern. Diese speziellen diagnostischen Möglichkeiten müssen präoperativ mit dem Pathologen abgesprochen werden. Es müssen entsprechende klinische Befunde, wie Alter und Geschlecht und vor allem die Lage des Tumors sowie eine Röntgenbild, ggf. auch CT, MRT oder Szintigraphie zur Verfügung gestellt werden.

Bei der Wahl des **operativen Zugangs zur Biopsie** müssen die infrage kommenden rekonstruktiven Möglichkeiten berücksichtigt werden (Mankin). Die standardmäßig vorgenommenen operativen Zugänge sind hierzu häufig ungeeignet.

Entscheidend für die möglichen Alternativen sind die Differenzialdiagnose, die Tumorausdehnung und die Beziehung des Tumors zu den umliegenden Strukturen.

Nota bene

> Grundsätzlich ist also die Biopsie ein außerordentlich differenzierter Eingriff, der immer individuell geplant und präzise von einem orientierten Arzt durchgeführt werden muss. Nach wie vor ist nicht endgültig geklärt, ob mit einer Probepunktion bzw. Stanzzylinderentnahme eine ausreichende Auskunft über den feingeweblichen Befund erhalten werden kann oder aber besser durch eine Probeexzision. Der Patient ist davon ebenfalls zu informieren, damit auch er mit in die Entscheidung einbezogen werden kann. Man beachte, dass bei der Punktion eine Verschleppung von Tumorzellen diffuser Art im Punktionskanal erfolgen kann!

Resektionsgrenzen und klassisches Staging

Bildgebende Diagnostik und feingewebliche Untersuchungen bringen die Informationen für das Staging, nämlich Diagnose und Grading, anatomische Ausdehnung in die Kompartimente und das Vorhandensein von Metastasen.

Stagingsysteme dienen dem Kliniker primär dazu, die Prognose von Tumorstadien einzuschätzen. Patienten gleicher Prognose werden in eine gemeinsame Gruppe eingestuft (Finn). Verbesserte Kommunikationsmöglichkeiten zwischen den behandelnden Ärzten sowie die Durchführung kontrollierter Therapiestudien zählen zu den weiteren Vorteilen.

In den metastasenfreien Stadien ist die histologische Einstufung (Grading = G) der zentrale Punkt aller muskuloskelettalen Stagingsysteme (Broders et al. 1939). An zweiter Stelle steht hinsichtlich der Prognose die lokale Tumorausdehnung, da eine positive Korrelation von Tumorgröße und Metastasierungswahrscheinlichkeit besteht. Tumoren mit einem Durchmesser von mehr als 5 cm metastasieren mit größerer Wahrscheinlichkeit.

Bei den muskuloskelettalen Tumoren hat sich das System von Enneking bewährt. Dieses System unterteilt die Tumoren histologisch nach Low- und High-grade-Tumoren (G1, G2), intra- und extrakompartimentärer Lage (T1, T2) und dem Metastasierungsgrad (M0, M1 (Tab. 9.**2**)). Dabei richtet sich das Grading sowohl nach der histologischen Klassifikation als auch nach Faktoren wie Symptomatik, Wachstumsrate und radiologische Charakteristika.

Low-grade-G1-Sarkome zeigen histologisch eine geringe Mitosezahl, wenig zelluläre Atypien, sind gut differenziert und produzieren einen hohen Grad an

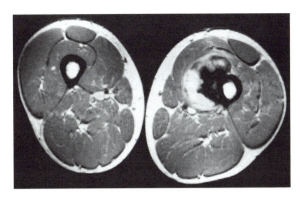

Abb. 9.**11** Zur Festlegung der Tumorausdehnung im Bereich des Markraums und der Weichteile, insbesondere der Abgrenzung gegenüber den Gefäß- und Nervenstrukturen, ist die MRT das Verfahren der Wahl. Das Osteosarkom im Bereich der linken Femurdiaphyse mit einem ausgedehnten Weichteilanteil lässt sich deutlich gegenüber der Quadrizepsmuskulatur und dem femuralen Gefäßnervenbündel abgrenzen.

Matrixanteilen. Diese Neubildungen weisen ein geringes Metastasierungsrisiko auf sowie eine relativ hohe Wahrscheinlichkeit der Heilung. High-grade-Sarkome sind schlecht differenziert, zeigen einen hohen Anteil zellulärer Atypien sowie Pleomorphien und zahlreiche Mitosen.

Bezüglich der **lokalen Ausdehnung** (Abb. 9.**11**) wird nicht nach Tumorgröße, sondern anatomisch eine intra- oder extrakompartimentäre Lokalisation unterschieden (T1, T2). Kompartimente gelten als natürliche Barrieren der Tumorausdehnung.

Als Kompartiment wird beispielsweise ein einzelner Knochen oder eine von einer Faszienhülle umgebende Muskelgruppe wie das vordere Kompartiment des Unter- oder Oberschenkels (Extensorenloge oder M. quadriceps) definiert.

Intrakompartimentäre Läsionen (T1) liegen innerhalb dieser Kompartimente z. B. in der Markhöhle eines Knochens, wo sie durch die knöcherne Kortikalis oder den Gelenkknorpel zur Umgebung abgegrenzt sind. Extrakompartimentäre Läsionen überschreiten diese Begrenzungen und betreffen dadurch mehr als ein anatomisches Kompartiment. Manche Lokalisationen wie die Fossa poplitea sind definitionsgemäß extrakompartimentär (T2), da die neurovaskulären Strukturen dort im interfazialen Gewebe liegen.

Ein weiterer ungünstiger prognostischer Faktor ist die **Metastasierung** (M), wobei die Lunge der häufigste Ort der Aussaat bei primären Knochentumoren ist. Auch das Auftreten von „skip lesions" ist prognostisch ungünstig. Als „skip lesions" werden diskontinuierliche Tumorabsiedlungen innerhalb des Kompartiments bezeichnet, in dem auch der Primärtumor liegt (Abb. 9.**12**).

Zur besseren Standardisierung der operativen Behandlung wurden von Enneking (1980) auch die **Resektionsgrenzen der Tumoren** definiert (Tab. 9.**3**).

Intraläsional wird eine Tumorresektion bezeichnet, bei welcher der Tumor eröffnet wird. Typisches Beispiel ist die Kürettage eines benignen Knochentumors. Regelmäßig bleiben makroskopische oder mikroskopische Tumorreste zurück.

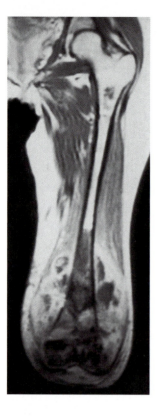

Abb. 9.12 Auch bei der Beurteilung der Markraumausdehnung von Knochentumoren ist die MRT der CT als bildgebendes Verfahren überlegen. Grundsätzlich ist ein koronares T-1-gewichtetes MR-Tomogramm des gesamten Knochenkompartiments, in dem sich der Primärtumor befindet, zum Ausschluss von „skip lesions" zu empfehlen. Bei dem vorliegenden Osteosarkom G III im Bereich des distalen linken Femurs mit ausgedehntem Weichteilanteil zeigt sich in der entsprechenden MRT-Darstellung eine „skip lesion" im Bereich des proximalen Femurs links.

Tabelle 9.3 Resektionsgrenzen von Tumoren

Abtragungsrand	Resektionsart
Intraläsional	Kürettage/Tumorverkleinerung
Marginal in reaktiver Zone	Resektion durch Pseudokapsel
Weit	Resektion mit tumorfreiem Abtragungsrand
Radikal	Kompartimentresektion/Amputation

Marginal bedeutet die Resektion entlang der Pseudokapsel des Tumors. Häufig verbleiben mikroskopische Tumoranteile im Gewebe. Bei der **weiten Resektion** verbleibt um den Tumor eine Manschette gesunden Gewebes. Sie wird auch En-bloc-Resektion genannt und ist ausreichend für die lokale Sanierung der meisten Sarkome. Hierdurch werden alle Tumorzellen mit Ausnahme die „skip lesions" entfernt.

Bei der **radikalen** Resektion wird definitionsgemäß das gesamte Kompartiment entfernt.

Es hat sich gezeigt, dass weite Resektionen häufig für die lokale Kontrolle des Tumors als ausreichend zu bezeichnen sind.

Grundlagen der operativen Behandlung

Bei der Therapie der **gutartigen Knochentumoren** und der „tumor-like lesions" ist die Kürettage und der Ersatz des Defekts mit eigenem Knochen als Methode der Wahl zu bezeichnen. Bei bestimmten benignen Tumorentitäten mit hoher Rezidivrate (Riesenzelltumor) ist auch die En-bloc-Resektion zu erwägen. Probleme können bei großen Knochendefekten – insbesondere im Kindesalter –, bei großen Knochenzysten, bei der fibrösen Dysplasie und auch bei Riesenzelltumoren entstehen, sofern kein fremder Knochen verwendet werden soll, was anzustreben ist. Die Verwendung von „Knochenersatzprodukten" wird derzeit erprobt. Benigne Weichteiltumoren werden durch eine marginale Resektion entfernt.

Bei der Behandlung der **bösartigen Knochengeschwülste** galt noch bis vor 25 Jahren die **Amputation** als Standardoperationsverfahren. Seit Einführung adjuvanter und neoadjuvanter Therapieverfahren haben sich die Überlebenschancen entscheidend verbessert. Weitere Fortschritte brachten moderne hochauflösende Schnittbildverfahren und dann vor allem neue operative Möglichkeiten mit individuellem Ersatz von Knochen und Gelenken nach einer weiten Resektion des Tumors. So liegt heute die Zahl der tumorfrei langzeitüberlebenden Patienten bei Erhalt der Extremität (limb salvage) bei 60–80 % (Bieling et al. 1991; Winkler et al. 1993).

Die Voraussetzung für niedrige Lokalrezidivraten beim **Limb-Salvage** besteht in einem entsprechenden operativen Vorgehen. Nach Resektion des Tumors weit im Gesunden muss die Geschwulst von einer Manschette gesunden Gewebes umgeben sein. Das Eröffnen des Tumors oder aber auch das Präparieren des Tumors entlang der Pseudokapsel muss vermieden werden. Bei einer intraläsionalen oder marginalen Resektion wird die Häufigkeit des Lokalrezidivs mit 43–100 % angegeben (Simon; Ward et al. 1994). Als Sicherheitsabstand zwischen Tumor und Resektionslinie werden für die „weite" Resektion in horizontaler Richtung 2 cm und in Longitudinalrichtung 5 cm gefordert. Eine Bindegewebsschicht (Faszie, Periost) über einen möglichst langstreckigen Bereich zwischen Tumor und Resektionslinie ist anzustreben. Ein Sicherheitsabstand von 2 cm ist nahe der Nerven und Gefäße oft nicht einzuhalten. Da aber große Gefäße und vor allem Nerven oft erst spät vom Tumor durchbrochen werden, erscheint bei sorgfältiger OP-Technik (z. B. Epineurektomie) ein geringerer Sicherheitsabstand ausreichend. Weitere Gegebenheiten müssen Beachtung finden, wie eine rasche und sichere primäre Wundheilung, damit postoperativ möglichst verzögerungsfrei eine notwendige systemische Therapie bzw. ggf. Radiatio fortgeführt werden kann.

Nach Resektion des Tumors ist der zweite wichtige Schritt der Operation die form- und funktionserhaltende Überbrückung des entstandenen Defekts, wenn ein extremitätenerhaltendes Vorgehen geplant ist. Dies kann durch biologisches Material oder durch Endoprothesen geschehen. Die biologischen Rekonstruktionen können wiederum mit Eigen- oder Fremdknochen durchgeführt werden. Als Zwischenlösung zwischen der Amptuation und dem eigentlichen Limb-Salvage stehen schließlich auch die Umdrehplastiken mit ihren verschiedenen Modifikationen zur Verfügung. Komplikationen durch Tumorrezidive und Weichteil- und Wundheilungsprobleme treten weitgehend unabhängig von der Art der Defektversorgung auf, während andere Komplikationen spezifisch sind für die unterschiedlichen Verfahren.

Amputationen sind auch heute noch unter bestimmten Umständen indiziert. Bei 71 kniegelenksnahen Osteosarkomen wurde im eigenen Krankengut bei 26 % der Patienten eine Oberschenkelamputation durchgeführt, während 15 % der Patienten mit Umdrehplastiken und 59 % mit Endoprothesen versorgt wurden. Die Indikation zur Amputation ist gegeben, wenn nach der Tumorresektion nicht mehr genügend Gewebe für den Erhalt einer funktionstüchtigen Extremität zur Verfügung steht (Abb. 9.**13a, b**). Das kann der Fall sein nach Resektion großer Nerven an der unteren Extremität, z. B. nach Entfernung des N. ischiadicus oder des N. tibialis. Auch ausgedehnte Tumorinfiltrationen in Muskulatur und Haut, eine weitreichende Gewebskontamination mit Tumorzellen nach pathologischen Frakturen, inadäquater Vortherapie oder falsch platzierter Biopsie können Amputationen notwendig machen. Auch Tumorrezidive vor allem bei gleichzeitiger Weichteilschädigung z. B. durch eine vorangegangene Strahlentherapie machen ein Limb-Salvage zum Teil unmöglich. Auch bei Sarkomen an der Hand oder am Fuß sind Amputationen meist nicht zu umgehen.

Die Defektüberbrückung mit **Endoprothesen** ermöglicht zuverlässig frühzeitig eine gute Funktion und Stabilität der betroffenen Extremität (Abb. 9.**14a–c**). Hauptnachteil sind mechanische Langzeitprobleme durch Prothesenbruch, aseptische Lockerung und Abrieb der Gleitflächen. Die Überlebensraten der Tumorspezialprothesen sind schlechter als die von Standardprothesen. Am Kniegelenk werden 5- bis 8-Jahres-Überlebensraten der Kunstgelenke von 70 % angegeben (Eckardt; Cobb et al. 1991). Die prothesenbedingten mechanischen Komplikationen sind meist ohne Funktionsverlust durch den Wechsel von Prothesenteilen therapierbar (Plötz et al. 1998d). Die funktionell besten Ergebnisse mit Tumorendo-

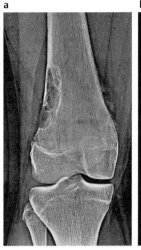
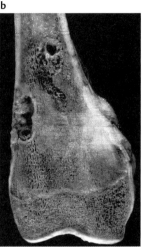
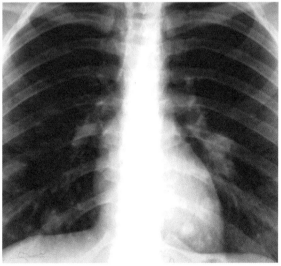

Abb. 9.**14** Osteofibrom (20-jähriger Patient). Gutartiger, typischer metaphysärer Defekt lateral (**a**), bei gleichzeitiger medial gelegener Entwicklung eines Osteosarkoms (**b**) mit schon extraossärer Ausbildung suprakondylär. Versorgung mit einer Tumorspezialprothese (Präparat).
Beachte: Die Wachstumseigenheiten der gutartigen „tumor-like lesion" lateral und das sarkomatöse Wachstum im medialen Bereich!
c Röntgen-Thorax mit Metastasen des Osteosarkoms.

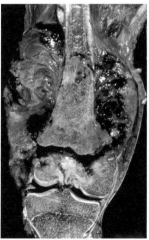
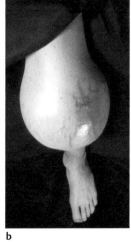

Abb. 9.**13** Osteosarkom (16-jähriger Patient). Außergewöhnlich fortgeschrittene Tumorbildung suprakondylär mit hochgradiger Osteodestruktion (**a**) und großem Weichteiltumor (**b**). Therapeutisch ist nur eine Amputation sinnvoll.

prothesen sind am Hüftgelenk zu erreichen (Plötz et al. 1998d + e).

In der Anfangszeit der Spezialendoprothetik bei Tumoren wurden die Prothesen individuell hergestellt. Mittlerweile bieten verschiedene Hersteller Modularsysteme an. Damit können Spezialimplantate aus Einzelbauteilen zusammengesetzt werden. Dies hat den Vorteil der schnelleren Verfügbarkeit und größeren intraoperativen Flexibilität. Zusätzlich muss beim Versagen von Endoprothesen nur mehr ein Einzelteil und nicht mehr die gesamte Prothese inklusive Verankerung im Knochen gewechselt werden.

Besondere operative Probleme bieten Tumoren, die in ein Gelenk eingebrochen sind (Plötz et al. 1998a). Um eine weite Resektion des Tumors zu erreichen, ist hier die geschlossene Resektion des Gelenks notwendig, wonach z. B. am Kniegelenk nur ein sehr dünner Weichteilmantel über dem Defekt übrig bleibt.

Kleine Defekte ohne Kontinuitätsunterbrechung des Knochens, wie sie vor allem nach Resektion benigner Tumoren entstehen, können mit autologen Knochenplastiken, wie z. B. mit kortikospongiösen Chips aus dem Beckenkamm aufgefüllt werden. Erheblich schwieriger ist die Überbrückung von Defekten, wenn die Kontinuität des Knochens unterbrochen ist. Ein häufig durchgeführtes Verfahren ist hier die Versorgung mit einem autologen Fibulainterponat. Geeignet ist die Fibulainterposition bei dia- oder metaphysären Defekten oder bei Überbrückungsarthrodesen, wenn eine kurative Chance bei der Tumorbehandlung besteht. Vorteil des Fibulatransfers ist die nach Einheilung dauerhaft gute Funktion. Probleme liegen in der mechanischen Schwäche der Fibula und in der langen Einheilungszeit. Befriedigende mittelfristige Ergebnisse werden bei ca. 2/3 der Patienten angegeben. Komplikationen durch Pseudarthrosen, Frakturen und Infektionen liegen um die 50%.

Für die Überbrückungsarthrodese am Kniegelenk kommt auch die Verwendung lokaler Knochensegmente aus der Tibia- oder Femurdiaphyse infrage, wie sie von Enneking bereits 1977 angegeben wurden.

Von Winkelmann wurde in jüngerer Zeit der Ersatz des proximalen Humerus durch die geschwenkte Klavikula mit guten Ergebnissen angegeben, ein Verfahren, das sich vor allem für Kinder bei noch nicht abgeschlossenem Wachstum eignet.

Weitere, derzeit noch experimentelle Verfahren sind die Überbrückung diaphysärer oder metaphysärer Defekte mit Eigenknochen durch die Replantation des durch Strahlen oder Hitze devitalisierten tumortragenden Knochens. Diaphysäre Defekte beim Patienten mit Knochenmetastasen lassen sich vorteilhaft mit künstlichen Platzhaltern (Spaceholder) überbrücken. Neben der Möglichkeit den Tumor en bloc zu resezieren und so die Lokalrezidivrate im Vergleich zur Osteosynthese niedrig zu halten, ergibt sich dabei eine frühzeitige Vollbelastbarkeit (Plötz et al. 1998c).

Erste Untersuchungen zur Überbrückung segmentaler Knochen- und Gelenkdefekte mit Fremdknochen (Allografts) gehen bereits auf Lexer et al. (1916) zurück. Die Idee dieser Methode liegt in der Hoffnung, nach Einheilung der Transplantate auf Dauer wieder eine normale Gliedmaßenfunktion zu erhalten und die mechanischen Langzeitprobleme von Endoprothesen zu umgehen. Leider haben sich diese Erwartungen bisher nicht in der gewünschten Weise erfüllt; es treten viele für Allografts spezifischen Komplikationen auf, sodass die 5-Jahres-Überlebensrate der Allografts von Vlasak et al. (1995) nur mit 59% angegeben wurde. Mechanische Komplikationen können in Form von Pseudarthrosen an der Verbindungsstelle Fremdknochen-Eigenknochen und als Frakturen der Allografts selbst auftreten. Infektionen treten ebenfalls häufig auf. Ein besonderes Problem der osteochondralen Allografts, d. h. beim Ersatz von Gelenken durch das Gelenk eines Toten, ist die bei über der Hälfte der Patienten innerhalb von 5 Jahren auftretende Arthrose.

Als Ursache für die hohe Arthroserate sind biologische Probleme der Ernährung des Fremdknorpels und mechanische Probleme infolge einer unphysiologischen Bandführung und einer erhöhten Belastung der Gelenke wegen der fehlenden Propriozeption zu diskutieren. Dies führt zu Veränderungen, wie wir sie von neuropathischen Gelenken kennen. Am besten geeignet sind nach Mankin et al. (1996) Allografts bei dia- und metaphysären Defekten, während die Überlebensraten der Allografts beim Gelenk-

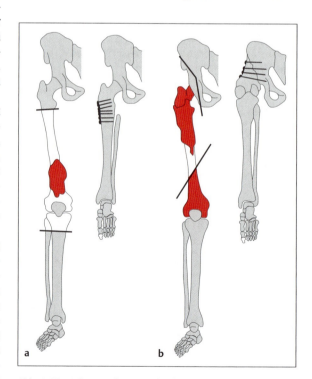

Abb. 9.15 Schema der verschiedenen Arten der Umdrehplastiken nach Borggreve (**a**; Kniegelenk) und Winkelmann (**b**; Hüfte).

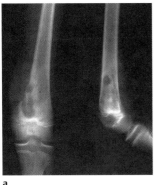 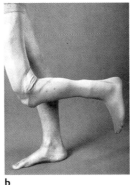 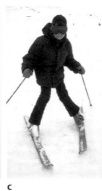

Abb. 9.**16** Osteosarkom.
a Befund bei 12-jährigem Patienten.
b Umdrehplastik nach Borggreve.
c Beachte: Der Patient kann mit der Prothese Skilaufen.

ersatz und bei der Überbrückungsarthrodese deutlich geringer sind.

Die klassische **Umdrehplastik** (Abb. 9.**15a**) am Kniegelenk wurde 1927 von Borggreve angegeben. Das Prinzip besteht in einer Segmentresektion des Kniegelenks mit proximalem Unterschenkel und distalem Oberschenkel. In Kontinuität bleibt nur der N. ischiadicus mit seiner Aufteilung in N. tibialis und N. peroneus erhalten. Der Unterschenkel wird anschließend um 180° gedreht und der Unterschenkel an den Restoberschenkel replantiert. Das Sprunggelenk des Patienten wird funktionell zum Kniegelenk. Im Vergleich zur sonst notwendigen, funktionell ungünstigen hohen Oberschenkelamputation entspricht der Zustand nach Umdrehplastik einer Unterschenkelamputation mit endbelastbarem Stumpf. Neben der onkologischen Radikalität bietet dieser Eingriff verschiedene weitere Vorteile: Das Wachstum der Extremität kann auch bei kleineren Kindern mit einberechnet werden, sodass auch ohne weitere Eingriffe nach Wachstumsabschluss die Restextremität die erwünschte Länge erreicht. Der Patient verfügt über eine biologische Rekonstruktion aus eigenem Gewebe (Abb. 9.**16a–c**), die eine problemlose dauerhafte Funktion in Aussicht stellt (Kotz & Salzer 1982).

Die Hauptkomplikation bei diesem Verfahren besteht in einer postoperativen Myonekrose, die eine frühe postoperative Amputation bei ca. 10 % der Patienten notwendig macht. Diese Art der Versorgung hat aber auch den großen Nachteil, dass es sich um einen verstümmelnden Eingriff handelt. Wie neuere Studien gezeigt haben, können sich die Patienten jedoch im Allgemeinen psychisch gut an den neuen Zustand adaptieren (Knahr & Kryspin-Exner 1992).

Von Winkelmann wurden mehrere Modifikationen der Umdrehplastiken auch für das Hüftgelenk angegeben. Hier wird die Restextremität nach 180°-Drehung am Becken replantiert, sodass das Kniegelenk zur Hüfte und das Sprunggelenk zum Kniegelenk wird (Abb. 9.**15b** + 9.**17a–e**).

Die Umdrehplastik ist somit eine wichtige Alternative zur Amputation, wenn eine onkologisch weite Extremitäten erhaltende Operation nicht möglich oder sinnvoll ist, der N. ischiadicus aber erhalten werden kann.

Die palliative operative Behandlung von **Skelettmetastasen** unterscheidet sich wesentlich von der kurativen Therapie bei primären Sarkomen. Das Ziele der Metastasenchirurgie ist eine sofortige, schmerzfreie Gebrauchsfähigkeit der Extremität und die Reduktion der Tumormasse, um bei größtmöglicher Lebensqualität ein symptomatisches Lokalrezidiv zu vermeiden.

Das klassische Operationsverfahren bei sekundären Knochentumoren ist die Osteosynthese, wobei verschiedene Verfahren zur Anwendung kommen können. Eine Stabilisierungsmöglichkeit von pathologischen Frakturen, die vor allem bei sehr geringer Lebenserwartung infrage kommen kann, ist die Verriegelungsnagelung. Nachteil der geschlossenen Nagelung ist die Tatsache, dass die Tumormasse nicht reduziert wird und intramedullär Tumorzellen verschleppt werden, sodass sie abgelehnt werden muss. Eine noch häufig angewendete Methode ist auch die Verbundosteosynthese, bei der meist Platten und Knochenzement gemeinsam verwendet werden. Hier ist eine intraläsionale Tumorreduktion möglich. Wegen der hohen Zahl von Lokalrezidiven bei diesem Vorgehen gewinnt auch bei Knochenmetastasen die En-bloc-Resektion des Tumors und der Ersatz mit Tumorprothesen zunehmend Bedeutung.

Chemotherapie

Für die chemosensiblen Knochentumoren mit der höchsten Inzidenz – Osteosarkom und Ewing-Sarkom – erfolgt die Chemotherapie nach exakt vorgegebenem Protokoll, der jeweils zuständigen Studiengruppe. So erfolgt die Behandlung der Osteosarkome nach dem COSS-Schema (Cooperative Osteosarcoma Study), während die Therapie des Ewing-Sarkoms im Euro-Ewing-Protokoll festgelegt ist. Bei den meisten anderen Knochen- und Weichteiltumoren sind jeweils Einzelentscheidungen notwendig.

Erschwerend ist, dass es sich beim *Osteosarkom* bereits frühzeitig um eine systemische Erkrankung handelt. Bei der Erstdiagnose kann bereits bei 20 % der Patienten eine Metastasierung nachgewiesen werden. Okkulte Fernmetastasen müssen sogar bei 80 % angenommen werden. Erstmanifestationsort der Fernmetastasen ist die Lunge (85 %). Entsprechend dem

9 Knochen- und Weichteiltumoren

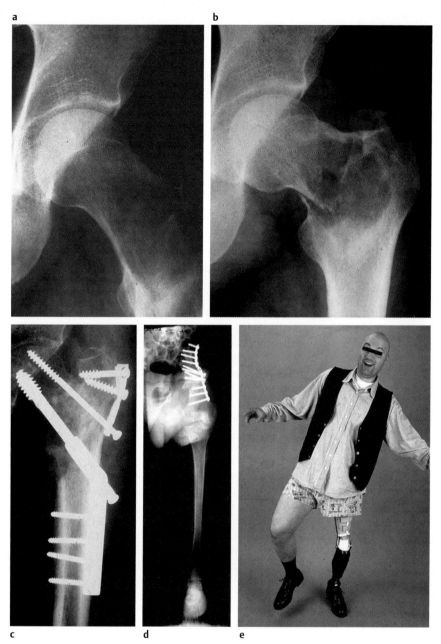

Abb. 9.**17** Fehldeutung einer Osteodestruktion (36-jähriger Patient) im Bereich des Schenkelhalses und der Trochanterregion (osteolytisches Osteosarkom **a**) mit anschließender Spontanfraktur (**b**). Alio in loco wurde eine Osteosynthese durchgeführt (**c**), wobei eine Kontamination im gesamten Hüftbereich stattgefunden hat. Zudem wurden die Redon-Schläuche atypisch gelegt, weshalb eine Oberschenkelumdrehplastik (**d**) mit Hüftarthrodese als einzige Möglichkeit eines Limb-Salvage übrig blieb. Der Patient überlebt seit 7 Jahren und ist leistungsfähig (**e**). Spaziergänge von 2 Stunden sind ihm ohne Stockbenützung möglich. Er ist metastasenfrei.

COSS-Schema erfolgt nach der Probeexzision eine **neoadjuvante Chemotherapie**, gefolgt von der operativen Lokaltherapie mit dem Ziel des **Limb-Salvage** und nach Wundheilung die **adjuvante Chemotherapie**. Es hat sich gezeigt, dass eine primäre (neoadjuvante) und eine postoperative (adjuvante) Chemotherapie bisher die erfolgversprechendste Therapiemodalität darstellt. Die wichtigsten Zytostatika sind Doxorubicin, Ifosfamid, Cisplatin und Methotrexat.

Wie auch bei anderen Knochentumoren wird versucht, eine risikoadaptierte Chemotherapie durchzuführen, mit dem Ziel bei Patienten mit hoher Heilungsrate möglichst viel der toxischen Chemotherapeutika einzusparen und andererseits Hochrisikogruppen besonders aggressiv zu behandeln. Prognostisch ungünstige Faktoren, die zur Einordnung in eine Hochrisikogruppe führen, sind meist ein großes initiales Tumorvolumen, ein fehlendes Ansprechen auf die präoperative Chemotherapie und das Vorhandensein von Metastasen.

Die Vorteile, die sich aus den neoadjuvanten Chemotherapien ergeben, liegen in der verbesserten systemischen Tumorkontrolle und in der In-vivo-Chemosensibilitätsevaluierung.

So kann nach der neoadjuvanten Chemotherapie und operativen Resektion ein Responding auf die Chemotherapie histologisch verifiziert werden. Bereits während der neoadjuvanten Chemotherapie geben Bildgebungen Hinweise für einen Wachstumsstillstand bzw. eine Zunahme des Tumorvolumens.

Als gesicherte Prognosefaktoren sind das Tumoransprechen auf neoadjuvante Chemotherapie anzusehen und das vor Behandlungsbeginn festgestellte Tumorvolumen.

Wichtig ist die Bestimmung des morphologischen Regressionsgrades nach erfolgter präoperativer Chemotherapie. Je nach Ansprechen der Geschwulst auf die Chemotherapie findet man vitales, nekrotisches oder durch Granulations- bzw. Bindegewebe ersetztes Tumorgewebe (Abb. 9.**18a, b**). Bei der Bestimmung des morphologische Regressionsgrades wird der prozentuale Anteil des vitalen Tumorgewebes semiquantitativ bestimmt und nach Salzer-Kuntschik et al. die Einteilung in 6 Regressionsgrade vorgenommen, wobei der Grad 1 bei einer vollkommenen Devitalisierung und Regression des Tumors vorliegt, während sich beim Grad 6 keinerlei Effekt der Chemotherapie nachweisen lässt. Man spricht bei den Regressionsgraden 1–3 von einem Responder (weniger als 10 % vitale Tumorzellen), bei Regressionsgraden 4–6 von einem Nonresponder.

Bei Nichtansprechen auf die Chemotherapie oder auch beim Rezidiv lässt sich durch eine „Salvage-Therapie" mittels Carboplatin/Etoposit bei einem Teil der Patienten noch ein Erfolg erreichen.

Als Nebenwirkungen der Chemotherapie besteht eine Kardiotoxizität durch die Anthracycline, beim Cisplatin eine Oto- und Nephrotoxizität und Letzteres wird auch beim Ifosfamid beobachtet.

Beim *Ewing-Sarkom* konnte man feststellen, dass durch eine Chemotherapie mit alkylierenden Substanzen und Anthracyclinen eine Verbesserung des 5-Jahres-Überlebens auf etwa 50 % erreicht werden konnte. Gesicherte Prognosefaktoren sind das initiale Tumorvolumen, die Bildung von Metastasen und das Tumoransprechen auf die neoadjuvante Chemotherapie. In die Hochrisikogruppe werden Patienten mit Tumorvolumen von mehr als 100 ml sowie Fernmetastasen und „skip lesions" eingeordnet. Ein Tumorvolumen von 100 ml oder weniger werden als Standardgruppe in das Therapiekonzept einbezogen. Anders als beim Osteosarkom sind Ewing-Sarkome in der Regel strahlensensibel, sodass die Strahlentherapie je nach Tumorlage und operativem Sicherheitsabstand der Resektionsgrenzen als zusätzliche Behandlungsoption besteht.

Besondere Probleme der Chemotherapie bringen nach wie vor die Weichteilsarkome. Radikale operative Eingriffe oder die Radiotherapie stehen dabei immer noch im Zentrum. Für bestimmte Hochrisikogruppen (große, hochmaligne Tumoren) laufen Studien, bei denen eine adjuvante Chemotherapie erprobt wird.

Strahlentherapie

Osteosarkome weisen nur eine begrenzte Strahlenempfindlichkeit auf. Für die primäre Therapie mit kurativer Zielsetzung stehen Operation und Chemotherapie im Vordergrund. Die Strahlentherapie kommt daher nur im Rahmen palliativer Konzepte zur Anwendung, bei pulmonaler oder auch extrapulmonaler Metastasierung. Sofern eine Chemotherapie aus internistischen Gründen nicht möglich ist, kann die Strahlentherapie ebenfalls eine Alternative darstellen.

Die *Ewing-Sarkome* dagegen sind strahlenempfindlich, sodass der Radiotherapie als Primärtherapie eine

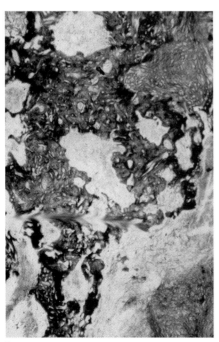
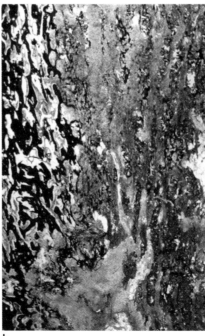

Abb. 9.**18** Osteosarkom.
a Zustand vor Chemotherapie.
b Regression nach Chemotherapie im feingeweblichen Bild (Archiv pathologisches Institut – Prof. Dr. Gössner).

Bedeutung zukommt. Eine Strahlentherapie ist auch bei einem lokalen Rezidiv gelegentlich angezeigt.

Die Indikation zur Bestrahlung besteht bei einer primären Inoperabilität bei Nonrespondern auf die Chemotherapie oder sofern die Resektion nur unvollständig oder mit unzureichendem Sicherheitsabstand stattfinden konnte. Die Gesamtdosis beträgt im Allgemeinen 45 Gy.

Bei pulmonaler Metastasierung empfehlen Dunst und Sauer (1993) eine Ganzbestrahlung der Lunge.

Zu den strahlenbedingten Komplikationen im Bereich der Extremitäten gehören Wachstumsstörungen (sämtliche nichtbetroffenen, noch offenen Wachstumsfugen sollen aus dem Bestrahlungsfeld ausgespart werden), Weichteilnekrosen, Fibrosen, Ödeme und pathologische Frakturen aufgrund von Knochennekrosen.

Plasmozytome sind ebenfalls strahlenempfindlich. Gesamtdosen von 10–20 Gy konnten, wie Leigh et al. (1993) angab, eine deutliche Schmerzlinderung bringen. Im Allgemeinen werden aber Gesamtdosen von 30 oder 40 Gy angewandt, um neben dem analgetischen Effekt auch eine Stabilisierung des Knochens zu erhalten.

Beim solitären Plasmozytom bietet die primäre Strahlentherapie Aussicht auf Heilung. Hierzu ist eine Gesamtdosis von 50 Gy notwendig.

Die Strahlentherapie kann bei Metastasen in den Knochen eine Schmerzlinderung bewirken, zudem ist eine Rekalzifizierung osteolytischer Metastasen und dadurch eine Stabilisierung des Knochens möglich. Die Rekalzifizierung ossärer Metastasen kann nach konventioneller Bestrahlung mit 40–50 Gy 3 Monate nach Abschluss der Strahlentherapie beobachtet werden. Die Remineralisierung kann bei Mammakarzinomen und Prostatakarzinomen mehr als 1 Jahr andauern, weniger lang bei Nierenzellkarzinomen und dem Bronchialkarzinom. Eine Schmerzlinderung lässt sich bei Bestrahlung von Osteodestruktionen in 70–90 % der Fälle erreichen (Kretzler und Moll). Es hat sich gezeigt, dass bei Mamma- und Prostatakarzinomen häufig eine komplette Schmerzfreiheit zu erzielen ist.

Durch die Nekrose von Tumorzellen und der damit verbundenen Tumorschrumpfung kann mit der Bestrahlung im Bereich der Wirbelsäule eine Kompression des Rückenmarks manchmal verhindert werden.

Entscheidend für die Behandlung von Patienten mit Metastasen ist die gründliche interdisziplinäre Abwägung des therapeutischen Vorgehens. Insgesamt gesehen werden heute, in Abhängigkeit von Lokalisation und Belastung des betroffenen Skelettabschnitts, Anzahl der Metastasen, Frakturgefährdung und Schmerzhaftigkeit, häufig operative Maßnahmen empfohlen, um möglichst lang anhaltende Schmerzfreiheit und funktionelle Knochenstabilität mit entsprechender Sicherung der Lebensqualität für den Patienten zu gewährleisten (Schelter et al. 1998).

9.2 Knochentumoren

9.2.1 Knochenbildende Tumoren

Engl.: bone-forming tumors.

9.2.1.1 Grundsätzliches zum Osteoidosteom und Osteoblastom

Der Herkunft nach leiten sich das Osteoidosteom und das Osteoblastom von Osteoblasten ab und zeigen im feingeweblichen Bild Gemeinsamkeiten.

Beim **Osteoidosteom** (Jaffe 1935) ist der Nidus bis zu 1,5 cm groß und die häufig ausgedehnte Knochenveränderung im Sinne einer Randsklerose lediglich als Reaktion auf den Tumor zu bezeichnen. Morphologisch gesehen findet man im Nidus ein Geflecht von zell- und gefäßreichem Stroma und einem Netzwerk von Osteoid und neugebildetem Knochen mit einer umgebenden sklerotischen Zone. Diese abgrenzende Zone ist weniger ausgeprägt, wenn sich das Osteoidosteom im spongiösen Knochen entwickelt.

Vom **Osteoblastom** (Jaffe und Lichtenstein) spricht man bei einer Geschwulst, die 2 cm oder mehr im Durchmesser misst. Im Gegensatz zum Osteoidosteom bildet das Osteoblastom eine größere Tumormasse und weniger Randsklerose.

Das Osteoblastom ist reichlich vaskularisiert und zeigt eine große Anzahl aktiver Osteoblasten. Beide Tumoren können histologisch ähnliche Bilder zeigen. Osteoblastome weisen allerdings etwas breitere Osteoidbälkchen mit weniger Kittlinien auf. Klinisch ist der Schmerz beim Osteoidosteom stärker (Nachtschmerz). Nicht zuletzt aus klinischen und radiologischen Gründen blieb man bei der Unterscheidung Osteoidosteom (kleiner Tumor, Schmerzbild und geringes Wachstum) und Osteoblastom (großer Tumor, bevorzugt in der Wirbelsäule) (Jaffe 1956; Lichtenstein 1977). Schließlich wurden trotz ähnlicher histologischer Strukturen beide Bezeichnungen von der WHO aufgenommen.

9.2.1.2 Osteoidosteom

Engl.: osteoid osteoma.

Definition.
Zum Osteoidosteom zählt man den bis zu 1,5 cm großen, von einer Sklerosezone abgegrenzten gutartigen Knochentumor, der histologisch aus zell- und gefäßreichem Gewebe besteht und zusätzlich Osteoid und unreifen Knochen unterscheiden lässt.

Epidemiologie

Das Osteoidosteom zählt zu den häufig vorkommenden Knochentumoren (10%) und weist eine Bevorzugung des männlichen Geschlechts auf (2 : 1).

50% der betroffenen Patienten sind zwischen 10 und 20 Jahre alt. Diesen Tumor findet man aber auch bei Kleinkindern und sogar Säuglingen.

Vor allem die langen Röhrenknochen sind befallen. Femur (überwiegend proximal) und Tibia stehen mit 50–65% an erster Stelle. Häufig betroffen sind auch die Phalangen, gefolgt von den Karpal- und Mittelfußknochen. Seltener findet man das Osteoidosteom im Bereich der dorsalen Anteile der Wirbelsäule (Wirbelbögen, Gelenkfacetten). Als besondere Lokalisation wird die Klavikula, das Kreuzbein, das Schambein und das Schulterblatt (Burgkart et al. 1998b) angegeben.

Ätiopathogenese

Der Nidus besteht aus Osteoid mit Übergängen in Knochen mit fibrillärer Matrix, die vorwiegend spongiös vorliegt und zwar in sehr unruhigen puzzleartigen Formen. Die Bälkchen sind mit aktiven Osteoblastensäumen besetzt, die von Osteoklasten unterbrochen werden können. Zwischen den Knochenbälkchen liegt lockeres Stroma mit vielen Kapillaren und sinoidalen Blutgefäßen. Die Stromazellen sind rund, selten spindelig und nur in der Versilberung wird eine Faserdarstellung sichtbar, die eine sehr enge Vernetzung mit dem Bälkchensystem zeigt. Vereinzelt findet man auch Lymphozyten und Plasmazellen. Um das Zentrum des Nidus liegt häufig eine Sklerosezone mit flächiger Ausbildung von zellreichem Osteoid oder Faserknochen. Die Übergänge zwischen beiden Abschnitten können fließend sein, sodass manchmal Bilder entstehen, die eine Ähnlichkeit mit der Struktur eines Osteosarkoms aufweisen (s. Abb. 9.**24**).

Der Nidus steht nur über wenige Knochenbälkchen mit der umgebenden Sklerose in Verbindung. Meist ist der Knochen des Nidus von der Sklerose durch einen Stromasaum getrennt, der wenig oder keinen Knochen enthält. Im Nidus sind weder Knorpel, noch Fettgewebe oder Hämatopoeseinseln zu finden.

Klinik und klinische Diagnostik

Der Schmerz steht im Vordergrund der Symptome und zwar der Nachtschmerz, der von etwa 90% der Patienten angegeben wird. Der Schmerz wird oft monatelang ertragen, gelegentlich sogar 1–2 Jahre. Für die Schmerzauslösung werden Prostaglandine, die im Herd erzeugt werden, angeführt und die Schmerzrezeption erfolgt über Geflechte von Nervenfasern im Nidusgewebe. Eine Schmerzlinderung tritt regelmäßig bei Einnahme von Salicylaten – als Prostaglandinhemmer – auf. Bei oberflächlicher Lage kann eine Knochenprominenz und Druckempfindlichkeit vorliegen.

Liegt das Osteoidosteom in Gelenknähe (Hüfte oder Knie), so kann es zu Reizerscheinungen und zu Ergussbildungen im Gelenk kommen.

Bildgebende Verfahren

Man unterscheidet je nach Lage des Nidus im Knochen ein kortikales (56%), ein spongiöses (37%) und ein subperiostales Osteoidosteom (7%).

Radiologisch zeigt sich beim **kortikalen Osteoidosteom** eine besonders ausgeprägte Osteosklerosebildung, wobei der befallene Knochen eine spindelige Auftreibung zeigen kann (Abb. 9.**19a–c**). Die Darstellung des Nidus kann oft Schwierigkeiten bereiten.

Beim **spongiösen Osteoidosteom** ist eine perifokale Sklerosierung weniger ausgeprägt oder kann fehlen (Abb. 9.**20a, b**). Das Zentrum zeigt sich oft knochendicht als kreisrunder sklerotischer Nidus, wie es beispielsweise an den Metakarpalknochen zu beobachten ist.

Beim **subperiostalen Osteoidosteom** findet sich im Röntgenbild eine umschriebene Periostvorwölbung mit meist nur geringfügiger Abgrenzung zum Knochen (Abb. 9.**21a–e**).

Hinzuweisen bleibt auf die etwaige Notwendigkeit von Röntgenzielaufnahmen und auf die Möglichkeiten der Darstellung des Osteoidosteoms mit der Angiographie, wobei sich eine ausgedehnte Vaskularisation des Nidus objektivieren lässt. Bei der Knochenszintigraphie wird das Radiopharmakon spotförmig im Nidus angereichert.

Mit der Computertomographie kann der Nachweis des Osteoidosteom und seine präzise anatomische Lokalisation erbracht werden. Die osteolytische Reaktion, die Verkalkung des Nidus sowie auch perifokale Sklerosierungen werden durch die CT verifiziert. Dies ist besonders bei der Abbildung der dorsalen Anteile der Wirbelsäule außerordentlich wichtig und auch entscheidend für die Planung des operativen Zugangs.

Die *Kernspintomographie* ermöglicht beim Osteoidosteom in der Regel den sicheren Tumornachweis. Multiplane Schichtungen in sagittaler, koronarer und axialer Ebene verbessern die räumliche Orientierung und die topographische Zuordnung zu anatomischen Strukturen. Nidusverkalkungen stellen sich signalarm dar, wobei diskrete Verkalkungen oft nicht nachweisbar sind. Bei Einsatz von Kontrastmitteln lässt sich der Nidus aber in der Regel sehr gut abgrenzen und auch kleine Läsion werden durch das regelhaft sehr ausgeprägte perifokale Ödem in der T-2-Wichtung einfach aufgefunden. Deshalb gilt das MRT für die Diagnose als wichtiges diagnostisches Verfahren und soll im Hinblick auf die Strahlenbelastung anderer bildgebender Verfahren frühzeitig eingesetzt werden.

Differenzialdiagnose

Abzugrenzen ist vor allem die Entzündung des Knochens (akuter Verlauf), das Osteofibrom (geringe Be-

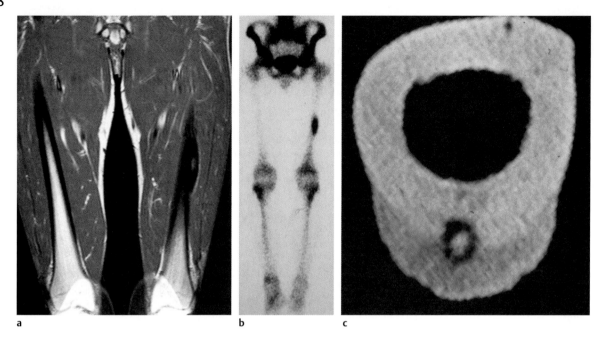

Abb. 9.19 Osteoidosteom kortikal (23-jähriger Patient) ventrolateral diaphysär am linken Oberschenkel.
Seit 9 Monaten zunehmende Schmerzen vor allem auch nachts, die auf Gabe von Aspirin schließlich zur Beschwerdefreiheit führte. Der fast ovale Nidus und die benachbarte kortikale Knochenapposition sind besonders deutlich im MRT-Bild (**a**) zu erkennen. Im CT (**c**) zeigt sich im Schaftbereich die kreisrunde Osteodestruktion mit zentraler Nidusbildung. Beachte bei der operativen Behandlung die Herdlage, sie reicht nur bis zur Hälfte der Femurkortikalis. Die operative Entfernung der Randsklerose ist nicht notwendig.
b In der Knochenszintigraphie zeigt sich eine typische intensive, spotförmige Anreicherung im Bereich der linken Femurdiaphyse.

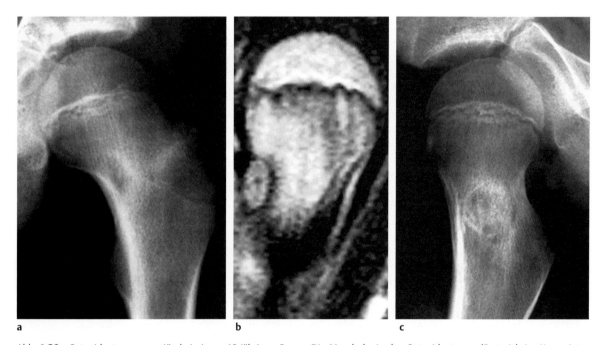

Abb. 9.20 Osteoidosteom spongiös bei einem 13-jährigen Patienten intertrochantär. Seit 4 Monaten Schmerzen im linken Oberschenkel und zwar hüftgelenksnah. Auf Aspirin ergab sich Schmerzlinderung. Im Röntgenbild (**a**) zeigt sich dorsokaudal im Kapselansatzbereich eine ovale 1 cm große Osteodestruktion, die nur wenig sklerotisch begrenzt ist. Die Morphologie des Osteoidosteoms lässt sich im Kernspintomogramm sicher beurteilen (**b**). Bei der besonders gefährdeten Stelle (Hüftkopfgefäße) wird die operative Entfernung von ventral her durchgeführt und der Defekt mit einem entsprechenden, runden Implantat aus dem Beckenkamm ersetzt. Schon 6 Monate später vollkommene Einheilung (**c**).

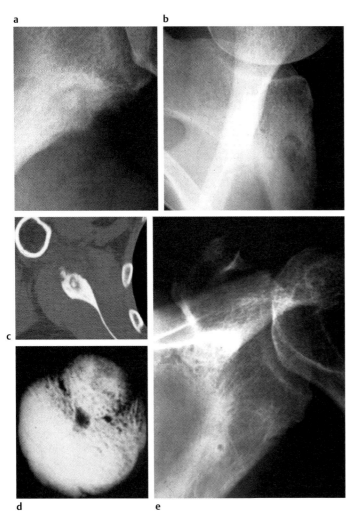

Abb. 9.**21a–e** Osteoidosteom subperiostal (26-jährige Patientin) ventrokaudal am Skapulahals knapp 1 cm von der Pfanne entfernt mit einer nahezu kreisrunden Osteodestruktion, die von einer massiven Knochenanlagerung umgeben ist (**a, b**). Im Zentrum des Herds findet sich eine runde 5 mm große Knochenverdichtung, die im CT übersichtlich zur Darstellung kommt (**c**). Die Patientin litt eineinhalb Jahre an heftigen Schmerzen im Schultergelenk mit Bewegungseinschränkung. Operative Osteoidentfernung (offen) über den klassischen ventralen Zugang mit Überbohrung mittels einer 11-mm-Diamanthohlfräse und Extraktion des Knochenzylinders, der den Nidus eindrucksvoll zeigt (**d**; Kontaktradiographie des resezierten Knochenzylinders). Schmerzfrei sofort nach dem Eingriff. 1 Jahr später Ausheilungsergebnis (**e**).

schwerden), das chondromyxoide Fibrom, desgleichen das eosinophile Granulom (evtl. multifokal) und bei ausgeprägten Periostreaktionen das Osteosarkom.

Therapie

Therapeutisch ist nach wie vor die Entfernung des Nidus, wie sie bereits Jaffe 1935 empfohlen hat, notwendig und zwar muss aufgrund eigener Erfahrungen bei mehr als 100 Patienten der Nidus in toto entfernt werden. Das Vorgehen (nach verschiedenen Empfehlungen), den Nidus nur anzubohren, reicht nicht aus. Die im Schaftbereich benachbarte Hyperostose muss, wie die Erfahrungen gezeigt haben, nicht abgetragen werden. Eine Minimalresektion des Knochens ist unbedingt anzustreben, um das Risiko von Spontanfrakturen zu verhindern und evtl. notwendige Knochentransplantationen zu erübrigen. Dies gelingt bei entsprechender Technik sogar schon minimalinvasiv je nach Lage des Osteoidosteoms. Unter Verwendung einer Diamanthohlfräse kann oft sogar der innere Anteil des Röhrenknochens erhalten bleiben (s. Abb. 9.**20** und 9.**21**).

Schwierig anzugehende Lokalisationen können nach gezielter Freilegung bis zum Knochen mithilfe des Bildwandlers markiert werden und anschließend unter Verwendung eines entsprechenden Hohlbohrers überbohrt und entfernt werden. Somit wird die Stabilität des Knochens kaum verändert und postoperativ kann eine Belastung bald erlaubt werden. Bei Osteoidosteom im posterioren Bereich des Schenkelhalses besteht beim Zugang von dorsal die Gefahr einer kritischen Hüftgefäßbeeinträchtigung, weshalb wir je nach Lage beispielsweise über einen ventralen Zugang transmetaphysär den Nidus angehen.

Markierungen mit radioaktiven Substanzen sollten vermieden werden. Auch bringt die Behandlung mit Elektrosonden und nachfolgender Koagulation des Nidus keinen wesentlichen Vorteil und den Nachteil, kein Gewebe zur histologischen Untersuchung gewinnen zu können. Zudem ist die Bestimmung der Ausdehnung der Nekrose eigentlich nicht möglich. Auch die Nekrotisierung des Nidus mit Injektion von Ethanol ist nicht empfehlenswert.

Insgesamt muss mit Bedacht die operative Behandlung jeweils geplant werden, um mit der notwendigen Sicherheit den Nidus in toto entfernen zu können. Als Methode der Wahl gilt nach einer exakten diagnostischen Klärung der operative Eingriff, wenn möglich minimalinvasiv, wobei der Nidus ohne großen Knochenverlust gezielt in toto entfernt werden muss (s. Abb. 9.**19**). Dabei werden in Zukunft computerassistierte Navigationssysteme einen wesentlichen Fortschritt bringen können, um die Patienten von dieser zwar gutartigen, aber äußerst schmerzhaften Knochengeschwulst minimalinvasiv zu befreien.

9.2.1.3 Osteoblastom

Engl.: osteoblastoma.

Definition.
Es handelt sich beim benignen, lokal agressiv wachsenden Osteoblastom um eine Geschwulst mit einem Durchmesser von 2 cm und mehr mit einer feingeweblichen Struktur ähnlich dem Osteoidosteom, allerdings ohne eine deutlich sichtbare Randsklerose durch eine reaktive Knochenbildung (WHO). Man empfiehlt die Unterteilung in medulläres, kortikales und periostales Osteoblastom.

Epidemiologie

Das Osteoblastom ist seltener als das Osteoidosteom zu beobachten und ebenfalls bevorzugt beim männlichen Geschlecht anzutreffen (2 : 1). Die Geschwulst findet man hauptsächlich in den ersten 3 Dezennien, wobei die Wirbelsäule häufig betroffen ist und zwar einschließlich des Kreuzbeins, seltener das Steißbein (Abb. 9.**22a–c**). Es können aber Femur, Tibia und auch die Rippen betroffen sein.

Pathohistologie

Das Osteoblastom besitzt eine osteolytische Zone von 2 cm oder mehr und liegt gewöhnlich zentral im spongiösen Knochen. Es zeigt histologisch und radiologisch wenig oder gar keine perifokale Sklerose.

Lichtenstein hat für diese Geschwulst den Begriff des „osteoid osteoma of unusual size" geprägt. Mikroskopisch findet man Neubildungen von retikulärem oder geflechtartigem Knochen und Osteoidtrabekeln mit reichhaltig vaskularisiertem Stroma, wobei das Ausmaß der Osteoblasten, Osteoklasten, der Fibroblasten, der Osteoidentwicklung und Knochenbildung variiert. Eine Beurteilung der Zellen insbesondere in Hinblick auf sog. hypertrophierte Osteoblasten ist von Bedeutung. Mitosen sind selten und können aber Anlass zur Diagnose eines Osteosarkoms geben. Es fehlt jedoch der typische Pleomorphismus der Zellen und atypische Mitosen.

Klinik und klinische Diagnostik

Der Schmerz gilt auch beim Osteoblastom als Hauptsymptom und kann ebenfalls sehr heftig sein. Je nach Lage des Tumors, wie es beim periostalen Osteoblastom der Fall sein kann, ist die Geschwulst zu tasten und druckempfindlich. Bei Osteoblastomen im Bereich der Wirbelsäule (meist dorsale Anteile) steht an der Halswirbelsäule eine Schmerzkontraktur im Vordergrund (Tortikollis) und im Bereich der Brust- und Lendenwirbelsäule die Schmerzskoliose. Diese Symptome werden oft lange diagnostisch nicht entsprechend verwertet (Schelter 1998). Besondere diagnostische Probleme bringt immer wieder das Osteoblastom im Kreuz- und Steißbeinbereich (Rechl 1992).

Bildgebende Verfahren

Bei den Strukturveränderungen steht die zentrale Osteolyse meist im Vordergrund. Im Bereich der Wirbelsäule findet man ausgedehnte Lysezonen mit oft nur wenig Randbegrenzung. Beim periostalen Osteoblastom, das dia- oder metaphysär gelegen sein kann, zeigt sich eine schalenförmige Abhebung der Geschwulst.

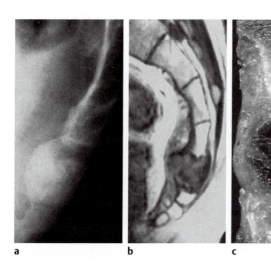

Abb. 9.**22a–c** Osteoblastom im Bereich des Steißbeins bei 23-jährigem Patienten, der 7 Jahre lang über heftige Schmerzen vor allem beim Sitzen klagte. Radiologisch (**a**) und im MRT (**b**) zeigt sich eine kleinwalnussgroße, runde Knochenneubildung mit Zonen einer Osteolyse im Zentrum. Operativ wurde eine weite Resektion des Tumors durchgeführt (Kokzyektomie) (**c**) (nach Rechl 1992).

Differenzialdiagnose

Vor allem das subperiostal gelegene Osteoblastom ist oft erst im histologischen Bild endgültig zu klären. Grundsätzlich ist an das Osteofibrom zu denken (typische kleeblattförmige Abgrenzung in der Kortikalis) sowie an das Osteosarkom (Spiculae), die oft nur bei gezielten Röntgenaufnahmen unterscheidbar sind. Hinzuweisen bleibt noch auf die Abgrenzung des Brodie-Abszesses, der meist zentral in der Metaphyse gelegen ist und als strahlendurchlässige, rundlich ovale Zone mit einer zarten Randsklerose in Erscheinung tritt.

Therapie

Das Osteoblastom muss operativ in toto entfernt werden, um ein Rezidiv evtl. mit nachfolgender lokal aggressiver Entartung zu verhindern.

Multifokales Osteoidosteom bzw. Osteoblastom. Selten findet man es zentral oder endostal, wobei dann im Röntgenbild in einem Sklerosebezirk mehrere umschriebene Nidusherde abzubilden sind.

Aggressives (malignes) Osteoblastom. Es zeigt sich, dass nach einer Entfernung eines Osteoblastoms (intraläsional) in 15 % der Fälle ein Rezidiv auftritt (Schajowicz), wobei histologisch stark vermehrte und hypertrophierte Osteoblasten mit plumpen oder bizarren hyperchromatischen Zellkernen und Riesenzellen vom osteoklastischen Typ gefunden werden können. Des Weiteren zeigen sich gelegentlich Bezirke von Blue-spiculated-Knochenbälkchen unregelmäßiger Beschaffenheit, wie sie beim Osteosarkom zu sehen sind und beim Osteoblastom sonst nicht vorkommen.

Prognostisch gesehen ist das aggressive Osteoblastom als relativ gutartig einzustufen. Des Weiteren sind Metastasen nicht bekannt.

Das aggressive Osteoblastom findet man in den langen Röhrenknochen (intrakortikal oder subperiostal) und es kann unregelmäßige Kalkeinlagerungen im Zentrum aufweisen. Die Kortikalis ist oft ausgedünnt. Dorfmann und Weiss (1984) brachte eine Einteilung in 4 Gruppen, nämlich das Osteosarkom (low grad), das Ähnlichkeiten mit dem Osteoblastom aufweist, das Osteoblastom mit verschiedenen degenerativen Veränderungen der Osteoblasten (Mirra et al. 1976), die Entartung des osteoblastischen Tumors in ein typisches Osteosarkom und Tumoren mit Eigenheiten, die zwischen dem Osteoblastom und dem Osteosarkom liegen (aggressives Osteoblastom nach Dorfmann).

Derzeit empfiehlt es sich – auch nach Meinung von Schajowicz –, besser vom aggressiven Osteoblastom als vom malignen Osteoblastom zu sprechen, nicht zuletzt deshalb, weil Metastasenbildungen bis jetzt nicht beobachtet wurden.

9.2.1.4 Osteom

Das Osteom zählt zu den seltenen knochenbildenden Tumoren, die aus differenziertem reifen Knochen bestehen und ein langsames Wachstum erkennen lassen (WHO).

3 verschiedene Formen des Osteoms können unterschieden werden:
▶ das medulläre Osteom (Enostom; Jaffe 1935),
▶ das parossale Osteom (juxtakortikal),
▶ die elfenbeinartige Exostose.

Das **medulläre Osteom** liegt bevorzugt im Bereich der Metaphyse im Femur, Humerus sowie in der Tibia. Es zeigt eine besonders dicht angelegte Kompakta aus reifem Knochen und ist rundherum von normaler Spongiosa umgeben. Das medulläre Enostom präsentiert sich somit als Kompaktainsel. Das Enostom zeigt ein außerordentlich langsames Wachstum und macht im Allgemeinen keine Beschwerden.

Das **parossale Osteom** (juxtakortikal) liegt an der Außenseite der Kortikalis. Es tritt bevorzugt im 3. und 4. Lebensjahrzehnt an der Tibia, am Femur, Humerus und auch am Schlüsselbein auf und zeigt regelmäßig eine dichte Knochenstruktur. Die Oberfläche ist von wulstartiger Beschaffenheit. Abhängig von der Lage können parossale Osteome getastet werden (Abb. 9.**23a–c**).

Das sog. **elfenbeinartige Osteom** findet sich bevorzugt im Bereich der Tabula externa der Schädelkalotte sowie in den paranasalen Sinus und selten im Bereich der Kieferknochen. Klinisch kann die Geschwulst zu Verlegungen der Sinus führen.

Hinzuweisen bleibt noch auf multiple Osteome, wie sie beim *Gartner-Syndrom* vorkommen. Es handelt sich dabei um eine autosomal dominant vererbbare Erkrankung (Polyposis im Kolon, Weichteiltumoren und multiple Osteome). Dabei können sämtliche Knochen betroffen werden.

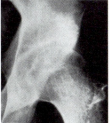
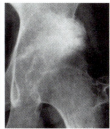
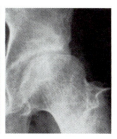

Abb. 9.**23** Osteom am Pfannendach (21-jähriger Patient).
Entwicklung (**a, b**) und 2 Jahre nach Resektion (**c**).

a b c

9.2.1.5 Osteosarkom

Engl.: osteosarcoma.

Definition.
Das Osteosarkom ist eine bösartige Geschwulst des Knochens. Proliferierende Tumorzellen bilden Osteoid und Knochen. Selbst wenn sich nur kleine Bezirke von Tumorknochen identifizieren lassen und knorpeliges, fibröses oder fibrohistiozytäres Gewebe (Mirra 1980) vorherrschen, ist der Tumor als Osteosarkom zu klassifizieren. Am häufigsten findet man das zentrale Osteosarkom *medullär* (Abb. 9.**24a–d**; 9.**25a–d**; 9.**26**; 9.**27a–d**), seltener als oberflächlich gelegene Knochengeschwulst *peripher* und sehr selten das *intrakortikale* Sarkom.

Epidemiologie

Das Osteosarkom ist der häufigste primär maligne Knochentumor. Umfangreiche epidemiologische Erhebungen der Mayo-Klinik über 70 Jahre hinweg zeigen, dass von über 2.500 dokumentierten malignen Knochentumoren mehr als 50% Osteosarkome, 25% Chondrosarkome, 15% Ewing-Sarkome und 10% Fibrosarkome sind (Dahlin).

Bevorzugt ist das männliche Geschlecht.

Es wird festgestellt, dass sich nahezu 2 Drittel der Patienten im 2. Dezennium befinden (13% im 1. und 12% im 3. Dezennium). Nach dem 40. Lebensjahr ist das Osteosarkom selten zu beobachten und findet sich dann oft in Verbindung mit stattgehabten Röntgenbestrahlungen, einer Paget-Erkrankung oder einer fibrösen Dysplasie (sekundäre Entartung oder aber auf dem Boden einer präsarkomatösen Veränderung).

Als Prädilektionsstellen gelten nach Schajowicz (1992) bei 75% der Patienten die distale Metaphyse des Femurs, die proximale Metaphyse an der Tibia, gefolgt von der proximalen Metaphyse des Femurs und des Humerus. Sonstige Lokalisationen sind die Fibula, die distale Metaphyse der Tibia und das Becken, wohingegen die Wirbelsäule nur in 1,5% der Fälle befallen ist.

Pathohistologie unter Berücksichtigung der Prognose

Man unterscheidet das osteoblastische Osteosarkom mit vorherrschend knöcherner Differenzierung, das chondroblastische Sarkom mit knorpeliger Differenzierung und das fibroblastische bzw. fibrohistiozytäre Osteosarkom mit überwiegend fibrösen, spindelzelligen Strukturen. Bei mehr als 85% der zentralen Osteosarkome besteht ein hoher Malignitätsgrad. Diese zentralen Osteosarkome unterscheiden sich durch verschiedene Formen im feingeweblichen Bild und im biologischen Verhalten. Das teleangiektatische Osteosarkom und das kleinzellige (rundzellige) Osteosarkom zeichnen sich durch einen besonders hohen Malignitätsgrad aus. Einen niedrigen Malignitätsgrad dagegen finden wir bei den seltenen, hochdifferenzier-

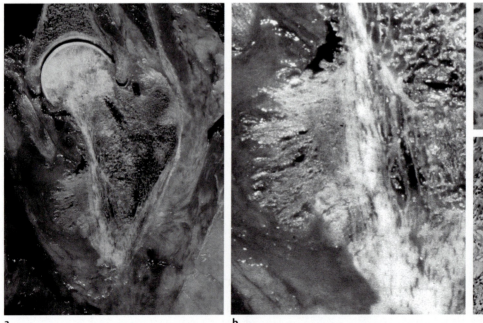

Abb. 9.**24a–d** Typisches morphologisches Erscheinungsbild eines Osteosarkoms (40-jährige Patientin) im intertrochantären Bereich.
Beachte Spiculaebildung (**a, b**).

c, d Typisches feingewebliches Bild des Osteosarkoms in verschiedenen Vergrößerungen (Pathologisches Institut, Prof. Dr. Höfler).

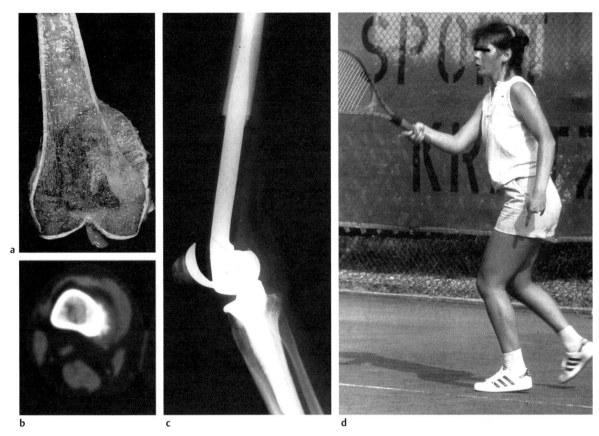

Abb. 9.25 Intramedulläres Osteosarkom (24-jährige Patientin), suprakondylär in der Metaphyse bis in die Epiphyse sich ausbreitend, des Weiteren Expansion des Tumors nach Destruktion der medialen Kortikalis, jedoch kein Einwachsen in die Muskulatur (a). Diese lokale Ausdehnung ist im Computertomogramm deutlich sichtbar (b). Patientin lebt jetzt 22 Jahre nach dem Eingriff (Tumorspezialprothese der ersten Generation; c) ohne Metastasen und betreibt gegen ärztlichen Rat Tennissport (d). Reparaturen der Prothese mussten durchgeführt werden.

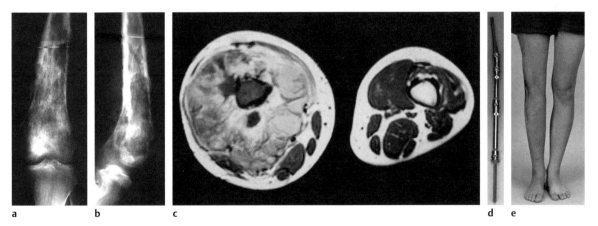

Abb. 9.26 Osteosarkom G III (15-jährige Patientin) des distalen Femur mit ausgedehnter Muskelinfiltration. Im Röntgen sieht man einen langstreckigen Befall des Markraums (a, b). Im axialen Kernspintomogramm ist die Infiltration im rechten M. quadriceps femoris zu erkennen. Große Tumormassen führten zur Ummauerung der A. und V. poplitea (c). Therapeutisch konnte ein Limb-Salvage nur durch ausgedehnte Resektion mit Ersatz der distalen A. femoralis und Einbringen eines „space holders" erreicht werden (d, e).

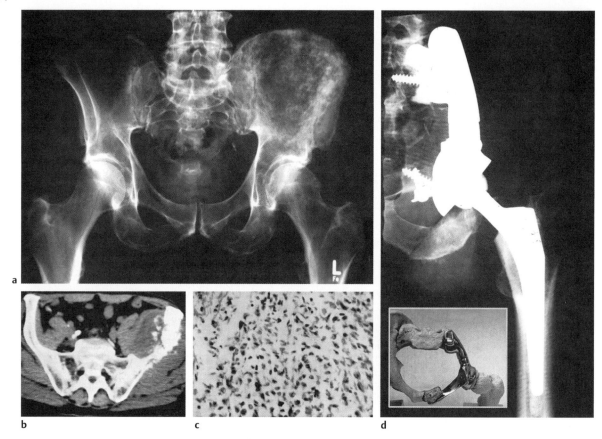

Abb. 9.27 Osteosarkom (60-jähriger Patient) im Becken mit großem intrapelvinem Weichteilanteil (a–c). Die Verankerung der Prothese erfolgte im Sakrum und im R. pubis (d), wobei ein Rekonstruktionsbild bei der Herstellung der Spezialprothese von größter Bedeutung war (kleines Bild).

Beachte: Solange die Verankerung der Beckenspezialprothese im Bereich der Beckenschaufel möglich ist, ist eine Verankerung zur Symphyse nicht notwendig, vor allem bei Patienten mit einer begrenzten Lebenserwartung.

ten intraossären (intramedullären) Osteosarkomen. Abzugrenzen ist das sog. aggressive (maligne) Osteoblastom, das von einem hochdifferenzierten Osteosarkom zu unterscheiden ist.

In der Gruppe der an der Oberfläche gelegenen Osteosarkome weist das hochdifferenzierte parostale Osteosarkom (juxtakortikal) meist einen niedrigen Malignitätsgrad auf, während das durch seinen breitbasigen Kontakt mit der Kortikalis charakterisierte periostale Osteosarkom meist eine niedrige Differenzierung aufweist und eine ungünstige Prognose hat. Bei der Heterogenität der Osteosarkome muss bedacht werden, dass unzureichende Biopsien eine Bestimmung des Osteosarkomtyps und vor allem auch des Malignitätsgrades nicht selten erschweren (Gössner 1998a).

Histopathologisch gesehen ergibt sich ein weites Spektrum hinsichtlich der verschiedenen Stufen der Differenzierung der multipotenzialen Mesenchymzellen. Der zelluläre Pleomorphismus ist charakteristisch bei osteolytischen Formen. Bei diesen Patienten findet man reichlich vaskularisierte Ansammlungen von Zellen mit hyperchromatischen bizarren Zellkernen, auffälligen Nukleoli und häufigen typischen und atypischen Mitosen. Diese Zelldifferenzierung muss von mehrkernigen Riesenzellen vom osteoklastischen Typ unterschieden werden und zwar durch das Vorkommen von zahlreichen typischen Kernen (giant-cell rich osteosarcoma), wie es Bathurst et al. (1986) angeführt haben. Beim osteoblastischen Typ steht die Knochenneubildung großen Ausmaßes im Vordergrund, wobei die atypischen Osteoblasten irreguläres, dichtes Osteoidgewebe und unreife Knochentrabekeln bilden.

Der histochemische Nachweis von alkalischer Phosphatase erlaubt die Abgrenzung von Tumorosteoid gegenüber Knochenbezirken mit hyalinfibrösem Gewebe und Knorpel. Immunhistochemisch konnten durch die Entwicklung von monoklonalen Antikörpern die Möglichkeiten der Differenzialdiagnose der Tumoren erweitert werden.

Zytogenetisch lassen sich keine chromosomalen Besonderheiten erkennen. Das **teleangiektatische Osteosarkom** – 1–2 % der zentralen Osteosarkome nach Dahlin – gehört zu den hochmalignen Tumoren. Es liegt vorwiegend in der Metaphyse. Auf dem Präparat und im Röntgenbild ist die Geschwulst unregelmäßig abgegrenzt und lässt zystische Gebilde mit Bindegewebssepten unterscheiden. Im Tumor finden sich Bezirke von zellulärer Anaplasie mit vielkernigen und zum Teil atypischen Riesenzellen. Eine Osteoid- und Knochenbildung kann nur spärlich in Erscheinung treten, Verwechslungen mit aneurysmatischen Knochenzysten können vorkommen.

Die Abgrenzung des **intraossären Osteosarkom** (low grade) geht auf Unni et al. (1977) zurück. Es handelt sich um eine Tumorentität, die eine vergleichsweise gute Prognose hat. Sie macht lediglich 1 % der Osteosarkome aus (Dahlin). Im histologischen Bild findet sich fibröses und knöchernes Gewebe mit wenig Zellatypien und geringer mitotischer Aktivität. Es bestehen gewisse Ähnlichkeiten mit dem parostalen Osteosarkom. Schwierigkeiten können Abgrenzungen zur fibrösen Dysplasie und dem aggressiven Osteoblastom bereiten.

Das **kleinzellige Osteosarkom**, von Sim 1979 als „small-cell osteosarcoma simulating Ewing tumor" bezeichnet, findet man ebenfalls sehr selten. Histologisch ist die Läsion charakterisiert durch zahlreiche kleine Zellen mit rundem oder ovalem Kern und indistinkten zytoplasmatischen Grenzen. Im Tumor wird ein unterschiedliches Ausmaß von Osteoid und manchmal auch knorpeliges Gewebe gebildet.

Das **multifokale (multizentrische) Osteosarkom** (s. Abb. 9.32) ist ebenfalls selten anzutreffen (weniger als 1 %). Es wurde von Silverman 1936 beschrieben, der auf das synchrone multifokale Wachsen von Geschwülsten gleicher morphologischer Gestalt hinwies. Es handelt sich dabei um dicht ossifizierte, osteoblastische Osteosarkome, die bevorzugt in der Metaphyse zu beobachten sind (Cave mit osteoblastischen Metastasen!). Die Prognose dieser multizentrisch gleichzeitig auftretenden Osteosarkome ist äußerst ungünstig (Schnitzler).

Peripheres Osteosarkom

Engl.: peripheral osteosarcoma.

Diese, von der Knochenoberfläche ausgehenden Sarkome zeigen klinisch und bildgebend relativ einheitliche Charakteristika, wohingegen das histologische Erscheinungsbild vielgestaltig sein kann. Im Einzelnen unterscheidet man das parostale (juxtakortikale) Osteosarkom, das periostale und das „high grade surface osteosarcoma". Innerhalb dieser Gruppe weist das parostale Osteosarkom (juxtakortikales Osteosarkom) – wie es Jaffe 1958 bezeichnet hat – die höchste Inzidenz auf.

Unter dem **parostalen (juxtakortikalen) Osteosarkom** (Abb. 9.28 und 9.29a–d) versteht man einen Tumor, der von der Außenfläche des Knochens seinen Ausgang nimmt und einen hohen Grad der strukturellen Differenzierung aufweist. Dieser Tumor wächst langsam und hat eine bessere Prognose als das zentrale Osteosarkom (WHO).

Die Häufigkeit beträgt etwa 2,5 % der Osteosarkome. Das parostale Osteoarkom liegt bevorzugt am distalen Femur und proximal am Humerus und zwar meist metaphysär und nur ausnahmsweise diaphysär.

Das radiologische Erscheinungsbild ist durch eine dichte, ossifizierte, juxtakortikale Tumorbildung geprägt.

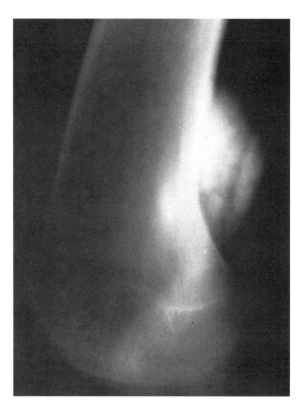

Abb. 9.**28** Typisches parostales Osteosarkom juxtakortikal (22-jähriger Patient) dorsal am epimetaphysären Übergang des Oberschenkels.
Nach Einbringung einer Spezialprothese (1980) betrieb der Patient gegen ärztlichen Rat den Fechtsport weiter und gewann mit der Prothese sogar Meisterschaften. Der Patient starb 15 Jahre später an multiplen Metastasen.

Histologisch weist das parostale Osteosarkom fibröse Strukturen auf. Diese Spindelzellen zeigen wenig Pleomorphien und Mitosen und bilden Kollagenfasern wie ein Fibrosarkom. Bei der umfangreichen Knochenbildung handelt es sich um unreife ossäre Formationen in den verschiedenen Reifungsstadien bis hin zu lamellären Trabekeln. Die Osteoblasten sind spindelförmig konfiguriert und gelegentlich hypertrophisch.

Das **periostale Osteosarkom** wurde von Ewing 1939 beschrieben und zwar bei Kindern zwischen dem 15. und 18. Lebensjahr. Es liegt bevorzugt im Femur und in der Tibia. Die Häufigkeit wird mit 1 % angegeben.

Histologisch zeigt sich eine Bildung von malignem Osteoid bzw. Knochen.

Diagnostisch ergeben sich oft Schwierigkeiten bei der Abgrenzung, sofern nicht ausreichend Gewebe zur Beurteilung zur Verfügung steht. Cave: Verwechslung mit dem periostalen Osteochondrom!

Zu den seltenen Osteosarkomen zählt auch das **„high grade surface osteosarcoma"**. Schajowicz et al. (1983) empfehlen die Bezeichnung „peripheral conventional osteosarcoma" und stellen fest, dass – sobald eine Oberflächengeschwulst histologisch ausgeprägte Zeichen der Malignität trägt – diese eine ähnlich

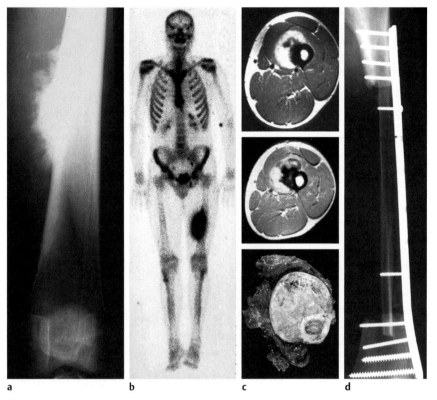

Abb. 9.**29** Periostales Osteosarkom (22-jähriger Patient) medial an der Oberschenkeldiaphyse (breitflächiges Wachstum; **a, b**) mit ausgedehntem, medullär nicht infiltrierendem Tumorwachstum. Der Weichteiltumor umfasst nahezu die Hälfte des Diaphysenumfangs (**c**). Defektüberbrückung mit einer gefäßgestielten Fibula und Plattenosteosynthese (**d**).

ungünstige Dignität aufweist, wie das zentrale Osteosarkom. Auch kann es im Verlauf des Wachstums zu einem intramedullären Wachstum kommen.

Histologisch zeigt sich eine vorwiegend osteoblastische Geschwulst – bevorzugt im Bereich der Diaphysen gelegen – die differenzialdiagnostische Schwierigkeiten gegenüber dem periostalen Osteosarkom aufweist.

Klinisches Bild bei Osteosarkomen

Der Schmerz stellt meist das erste und auffälligste Symptom dar (Ruhe-, Belastungs-, Nachtschmerz). Es sind ausstrahlende Schmerzen in die benachbarten Gelenke, am häufigsten in das Kniegelenk, weshalb als erste „diagnostische" Maßnahme dann oft die Arthroskopie steht! Wertvolle Zeit für die notwendige Frühdiagnose der kniegelenksnahen Osteosarkome geht verloren. Oft ist auch der Tumor schon zu tasten und mit zunehmendem Tumorvolumen führt die Läsion schließlich zu einer Beweglichkeitseinschränkung des betroffenen Gelenks.

Bildgebende Verfahren

Das Röntgenbild zeigt bereits die Vielgestaltigkeit der verschiedenen Osteosarkomformen. Es kann die Knochenneubildung oder aber die Destruktion des Knochens im Vordergrund stehen. Beim Letzteren sind vor allem unscharfe Begrenzungen der Lysezonen auffällig. Sehr oft finden wir aber beide Erscheinungsbilder nebeneinander, nämlich Knochendestruktion und Knochenneubildung. Besonders charakteristische Merkmale finden sich im Fall der Kortikalisarrosion und Ausdehnung des Tumors in die Weichteile. Es kommt zur Bildung von langen, meist sehr dünnen **Spiculae**, die radiär vom Tumorzentrum ausgehen können oder aber kammartig verlaufen (s. Abb. 9.24). Selten sind zwiebelschalenförmige Knochenneubildungen beim Osteosarkom zu beobachten, im Gegensatz zum Ewing-Sarkom. Charakteristisch ist weiter das Codman-Dreick, das allerdings nicht pathognomonisch für ein Osteosarkom ist. Diese Knochenformation ist auch bei verschiedenen anderen aggressiven Tumorprozessen, sogar benignen Neubildungen (eosinophiles Granulom) sowie bei der Osteomyelitis vorzufinden. Zur Ausbildung des Codman-Dreiecks kommt es durch Abheben des normalen Periosts im Bereich der Tumorpenetration in die Weichteile (s. Abb. 9.8b). Ein wichtiges radiologisches Zeichen ist auch die Entwicklung einer amorphen Kalzifikation oder irregulären Ossifikation des extraossären Tumoranteils.

Während das konventionelle Röntgenbild wichtige Informationen zur Artdiagnose des Tumors ergibt, ist mit CT und MRT die Ausdehnung sehr gut zu erfassen. Mit der CT können die Osteodestruktionen vor allem im Becken genau abgegrenzt werden und im Kernspintomogramm kann zusätzlich eine exakte Analyse der Weichteile vorgenommen werden mit Beurteilung nekrotischer Areale, insbesondere nach Verabreichung von Gadolinium. Entscheidend im Kernspintomogramm ist weiter die Erkennung von „skip lesions",

9.2 Knochentumoren

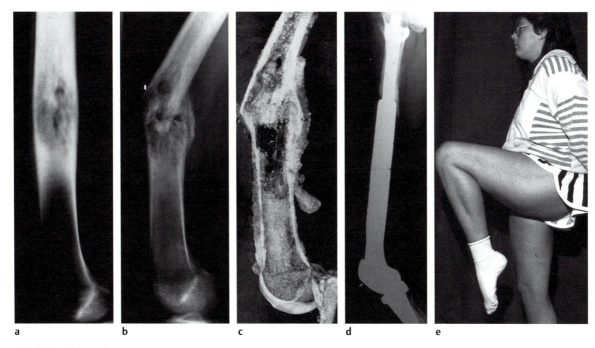

Abb. 9.**30** Osteosarkom.
a Intramedulläres Osteosarkom in der Femurdiaphyse (16-jährige Patientin).
b Während der neoadjuvanten Chemotherapie kam es zur Spontanfraktur mit Tumorkontamination durch das Frakturhämatom.
c Während der 12 Wochen dauernden Chemotherapie erfolgte sogar eine Fakturheilung.
d Operative Rekonstruktion mit einer langen Tumorprothese.
e Postoperativ konnte eine weitgehende Streckung und Kniegelenksbeugung von mehr als 120° erreicht werden.
Beachte: Frakturgefährdete große Tumorläsionen vor allem im Schaftbereich müssen während der Chemotherapie unbedingt durch einen Schienen-Hülsen-Apparat gesichert werden.

was zur Operationsplanung unumgänglich notwendig ist (Abb. 9.**12** + 9.**30a–e**). Zur Darstellung von Metastasen erweist sich die Szintigraphie als großflächige Screeningmethode nach wie vor von größter Wichtigkeit. Nur selten wird heutzutage noch eine konventionelle Angiographie erforderlich, wenngleich damit exakte und für die operative Planung wichtige Gegebenheiten entnommen werden können.

Neue Möglichkeiten bietet diesbezüglich die MR-Angiographie.

Therapie

Allgemein ist man derzeit der Meinung, dass die **präoperative** (neoadjuvante) und die **postoperative** (adjuvante) **Chemotherapie** die günstigsten Aussichten

Therapieindikationen im Überblick

Tumorart	Chemotherapie	Operative Behandlung	Defektüberbrückung
Medullär	neoadjuvant	radikale Resektion	Tumorspezialprothese
Teleangiektatisches kleinzelliges Osteosarkom	risikoadaptiert	radikale Operation	Tumorspezialprothese
Periostales Sarkom	neoadjuvant	radikale Operation	Tumorspezialprothese
Parostales Sarkom	evtl. Chemotherapie	radikale Operation	Tumorspezialprothese
Osteosarkom im Spätstadium mit großem Weichteilanteil	neoadjuvant bzw. adjuvant	oft Amputation	Defektüberbrückung (wenn noch möglich) Spaceholder bzw. konventionelle Prothese

für eine verbesserte Osteosarkomtherapie bieten. Die 5-Jahres-Überlebensraten werden derzeit mit 60–75% angegeben (Bieling et al. 1996). Eine Studie von Avella (Rizoli Institut) zeigt, dass sich bei Vergleichsuntersuchungen von neoadjuvanter und adjuvanter Therapie angeblich keine wesentlichen Unterschiede feststellen ließen. Wir bevorzugen seit Jahren eine neoadjuvante Chemotherapie um Aussagen über den histologischen Response zu erhalten. Ein Nachteil bei der neoadjuvanten Therapie ist die verzögerte operative Behandlung des Tumors bei Nonrespondern. Hinzuweisen bleibt auch auf eine mögliche Risikoerhöhung postoperativer Wundheilungsstörungen oder Infektionen. Gelegentlich wird es notwendig, die Chemotherapie abzubrechen (bei Nonrespondern und Vergrößerung des Tumors) und sofort die operative Versorgung durchzuführen.

Von größter Wichtigkeit ist die Erkenntnis, dass es sich beim Osteosarkom bereits zum Zeitpunkt der Diagnosestellung oft um eine systemische Erkrankung handelt (Rimondi et al. 1996). Zu diesem Zeitpunkt können bereits Fernmetastasen in der Lunge bestehen.

Operative Therapie

Im eigenen Krankengut war bei mehr als 60% der Patienten mit **kniegelenksnahem Osteosarkom** ein Limb-Salvage mit einer Tumorspezialprothese möglich (Abb. 9.**31a–e**). Nur bei 10% der Patienten war eine Umdrehplastik indiziert und 25% mussten wegen der großen Tumorausdehnung amputiert werden (Abb. 9.**32a, b**). Weitere Therapiemöglichkeiten sind bei nicht rekonstruierbarem Kniestreckapparat spezielle Arthrodesetechniken oder als Alternative zur Tumorspezialprothese die Einbringung eines osteochondralen Allografts.

Mankin berichtet über umfangreiche Erfahrungen mit dem Allograft. Nachteile des osteoartikulären Allograft bereitet eine lange dauernde Einheilungsphase und Komplikationen, die etwa bei 20–30% der Patienten eintreten.

Im Bereich des **proximalen Femurendes** und des **Hüftgelenks** verfolgen wir eine ähnliche Strategie, nämlich die onkologisch radikale Resektion und wenn möglich die Einbringung von Hüftgelenksspezialprothesen, selten die Umdrehplastik nach Winkelmann. Besondere Probleme bringt die Alloarthroplastik im Bereich des Beckens beim Typ II nach Enneking und Kagan (1978). Dabei haben sich eigene Entwicklungen von Beckenspezialprothesen bewährt, die eine stabile Verankerung der Prothese im Bereich der Beckenschaufel und weiter die Einbringung einer Hüftprothese (zementiert oder nichtzementiert) gewährleisten. Die Verankerung der Beckenprothese zur Sym-

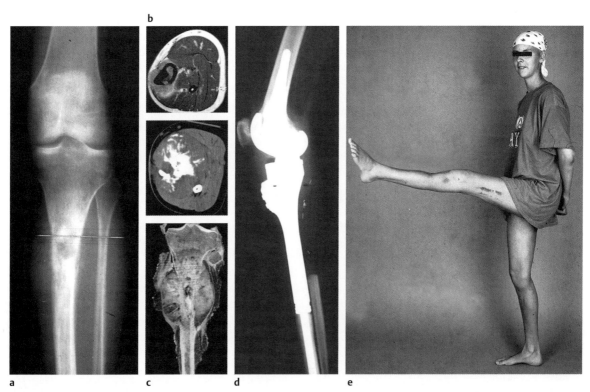

Abb. 9.**31** Osteosarkom.
a, b Fortgeschrittenes intramedulläres Osteosarkom in der Tibiametaphyse (17-jährige Patientin). Der Tumor ist sicht- und tastbar!
c Das Präparat zeigt das expansive Wachstum.
d Ein Limb-Salvage konnte durch eine Kompartimentresektion und Einbringung einer Spezialprothese erreicht werden, wobei vor allem die Rekonstruktion der Streckfunktion Probleme bereitete (Spezialkonstruktion an der Prothese sowie Sehnentransfer).
e Postoperativ konnte eine volle Kniegelenksstreckung erreicht werden.

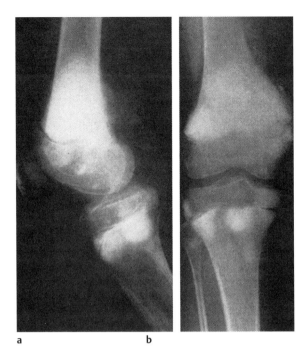

Abb. 9.**32a, b** Primär multiples osteoplastisches Sarkom (12-jährige Patientin) im Bereich der Metaphysen an Oberschenkel und Tibia.

physe hin ist, wie die Erfahrungen zeigen, solange eine ausreichende Fixierung im Os ileum möglich ist, nicht unbedingt nötig (s. Abb. 9.**27**). Selten sind auch heute noch Hüftexartikulationen oder Hemipelvektomien erforderlich.

Auch beim Osteosarkom im Bereich der **Schulter** – die proximale Metaphyse des Oberarms ist am häufigsten betroffen – bewährt sich die Alloarthroplastik, wenngleich die Transplantation der proximalen Fibula mit Fibulaköpfchen grundsätzlich möglich ist und befriedigende Ergebnisse bringen kann.

Beim seltenen Befall der **Diaphysen** ist die Einbringung eines Spaceholders (Metall oder Faserverbundwerkstoff) bzw. ein Autograft in Form der Fibula angezeigt. Die Einbringung von Spezialprothesen im Ellbogen- und Handgelenksbereich und ausnahmsweise im Sprunggelenksbereich sind möglich und gewähren Alltagsfunktionen.

Beim Vorliegen eines Osteosarkoms im Bereich der **Wirbelsäule** kann der Wirbelkörperersatz auch über mehrere Segmente erfolgen.

Besondere Probleme bringt ein Limb-Salvage bei kleinen **Kindern**. Die sog. Wachstumsprothesen haben sich bis jetzt nur begrenzt bewährt, sodass man öfter zur Umdrehplastik bzw. Amputation genötigt wird. Im Einzelnen muss aber jeweils eine umfassende Abwägung erfolgen, inwieweit die Alloarthroplastik auch unter Berücksichtigung notwendig werdender späterer operativer Eingriffe zu rechtfertigen ist.

Prognose

Hinsichtlich der Prognose hat beim Osteosarkom die Größe des Tumors, die Lokalisation (Becken!), die Lactat-Dehydrogenase, das Ansprechen auf Chemotherapie und das Vorliegen von Metastasen besondere Bedeutung. Es wird allgemein angenommen, dass beim Vorliegen von Metastasen die Erfolgsaussichten unter 40 % sinken.

Extraskelettäre Osteosarkome sind außerordentlich selten und finden sich im Gewebe ohne Zusammenhang mit dem Skelett und dem Periost. Am häufigsten ist die untere Extremität betroffen (Oberschenkel), aber auch das Becken und die Schulter. Sehr selten ist die Hand betroffen (Sordillo; Cook).

Histologisch zeigen sich Tumorzellen, die Osteoid und/oder Knorpel enthalten. Extraskelettäre Osteosarkome beobachtet man meist erst nach dem 50. Lebensjahr. Insgesamt gesehen ist die Prognose ungünstig, ähnlich dem malignen fibrösen Histiozytom.

Therapeutisch steht die neoadjuvante Chemotherapie und nachfolgende radikale Tumorentfernung (intrakompartimental) im Vordergrund, wenngleich die Ergebnisse nicht so günstig sind wie beim intraskelettalen Osteosarkom.

9.2.2 Knorpelbildende Tumoren

Engl.: cartilage-forming tumors.

9.2.2.1 Grundsätzliches zu knorpelbildenden Tumoren

Knorpelbildende Tumore gehören zu den am häufigsten vorkommenden Neubildungen im Skelettbereich. Sie zeigen eine Vielfalt von Erscheinungsformen und sind intramedullär (Enchondrom) oder extrakortikal (Ekchondrom) gelegen. Das biologische Verhalten einzelner Knorpelgeschwülste zeigt in Abhängigkeit von Lage und Alter des Patienten Besonderheiten und muss bei der Beurteilung der feingeweblichen Bilder Berücksichtigung finden. Probleme ergeben sich oft bereits bei der histologischen Differenzierung der Dignität und weiter bei der Einstufung des Malignitätsgrades z. B. der „low grade chondrosarcoma".

Es empfiehlt sich, die Einteilung der Chondrome von Schajowicz (1994) zu übernehmen, wobei Osteochondrome und kartilaginäre Exostosen wegen morphologischer Gemeinsamkeiten zusammen abgehandelt werden.

9.2.2.2 Osteochondrom (osteokartilaginäre Exostose)

Engl.: osteochondroma.

Epidemiologie

Das Osteochondrom ist der am häufigsten vorkommende gutartige Knochentumor. Man findet das Osteochondrom meist im 2. Lebensjahrzehnt und nur selten nach dem 4. Lebensjahrzehnt an Stellen, die knorpelig vorgebildet sind, am häufigsten metaphysär an den Extremitäten und seltener an den Phalangen, im Bereich des Beckens, des Schulterblatts und an der Wirbelsäule. Osteochondrome können sich beim Erwachsenen auch an der Diaphyse der langen Röhrenknochen entwickeln.

Histopathologie

Charakteristisch ist ein Knochenauswuchs, der von einer Knorpelkappe bedeckt ist. Aegerter und Kikpatrick (1975) und auch andere Autoren meinen, dass es sich dabei um eine angeborene Anomalie oder um ein Hämartom handelt.

Virchow (1891) stellte die Hypothese auf, dass ein verlagerter Teil des Wachstumsknorpels unter dem Periost transversal nach außen wächst, eine Auslegung die auch heute noch diskutiert wird (D'Ambrosia & Ferguson 1968).

Histologisch lässt sich ein normales Knochenmark erkennen. Im Bereich der Knorpelkappe – bei Erwachsenen kann diese sehr dünn sein – zeigt sich normales Knorpelgewebe mit einzelnen kleinen dunklen Kernen. Nur selten lassen sich zweigeteilte Knorpelzellen erkennen.

Klinik und klinische Diagnostik

Der Schmerz als häufigstes Symptom beim Osteochondrom findet sich schon früh, wenn sich die Geschwulst distal an den Extremitäten entwickelt, beispielsweise im Kniegelenksbereich. An dieser Stelle sind ein Drittel aller Osteochondrome gelegen. Der Schmerz wird durch die raumfordernde und verdrängend wachsende Geschwulst hervorgerufen und kann als nicht verschieblicher Tumor getastet werden. Am prominenten Ende des Osteochondroms kann es zur Ausbildung eines Schleimbeutels kommen, lateral im Bereich des Kniegelenks zu einer Nervenkompression (N.-peroneus-Lähmung) und selten zur Gefäßbeeinträchtigung.

Gelegentlich kommt es zu einer Einschränkung der Gelenkbeweglichkeit durch den Tumor. Osteochondrome können abhängig von Lage und Größe oft lange Zeit asymptomatisch bleiben und nur zufällig entdeckt werden. Besondere Aufmerksamkeit ist geboten, wenn eine Größenzunahme der Geschwulst nach Wachstumsabschluss auffällt, da dies ein Anzeichen einer malignen Entartung sein kann und eine umfassende bildgebende Analyse notwendig macht!

Bildgebende Verfahren

Man unterscheidet gestielte oder breitbasig wachsende Osteochondrome (Abb. 9.33). Der distale Anteil ist verbreitert und kann ein blumenkohlartiges Erscheinungsbild aufweisen. Subchondral zeigen sich regelmäßig Zonen der Knochenverdichtung, wohingegen der übrige ossäre Anteil meist normale Knochenstrukturen erkennen lässt. Strukturveränderungen müssen Beachtung finden (maligne Entartung bei Osteochondromen 1–5 %).

Therapie

Sobald das Osteochondrom Symptome zeigt wie Schmerzen, Einschränkung der Gelenkbeweglichkeit sowie Drucksymptome auf Nerven und Gefäße, muss die Neubildung abgetragen werden. Wichtig ist auch die Verwertung der Angabe einer Größenzunahme des Osteochondroms. Bei der Resektion muss die Knorpel-Knochen-Geschwulst exakt an der Basis abgetragen werden, um Rezidive zu verhindern. Die Abtragung kann bei bestimmten Lokalisationen wie koxales Femurende oder auch kniegelenksnah lateral technisch schwierig sein.

Eine Besonderheit stellt das **subunguale Osteochondrom** dar, das bevorzugt an der Großzehe wächst und durch Druck auf den Nagel äußerst schmerzhaft werden kann.

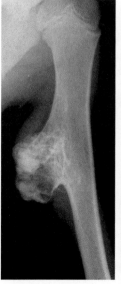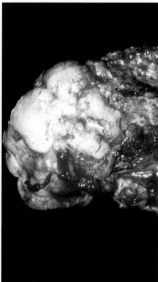

Abb. 9.**33** Osteochondrom am Humerus im Röntgenbild (breitbasig) (**a**) und Präparat (**b**).

9.2.2.3 Multiple hereditäre kartilaginäre Exostosen oder Osteochondrome

Synonym: hereditäre Osteochondromatosis.
Engl.: metaphyseal aclasis (Schajowicz), diaphyseal aclasis (Keith).

Bei den multiplen Osteochondromen oder Exostosen (Abb. 9.34) handelt es sich um autosomal dominant vererbliche Störungen, die von beiden Eltern weitergegeben werden können.

Multiple Osteochondrome werden meist schon vor dem 10. Lebensjahr erkannt und zwar durch Wachstumsstörungen wie Verkürzungen und Formabweichungen. Bei einer Verkürzung der Ulna z. B. kann es zur Pseudo-Madelung-Deformität kommen. Am häufigsten jedoch finden sich multiple erbliche Exostosen im Kniegelenksbereich, an der Hüfte und im Schulterbereich.

Das radiologische Erscheinungsbild ähnelt morphologisch gesehen den Osteochondromen.

Bei einer Wachstumszunahme beachte man Strukturveränderungen, die dann zur vollkommenen Entfernung der Neubildung zwingen. Grundsätzlich muss man raumfordernde Exostosen mit Nerven- (N. peroneus) oder Gefäßirritationen operativ entfernen.

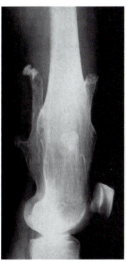 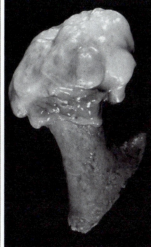

Abb. 9.**34** Multiple kartilaginäre Exostosen am Oberschenkel. Schmalstielige Exostose (Präparat; kleines Bild).

9.2.2.4 Trevor-Erkrankung

Synonym: Dysplasia epiphysealis hemimelica.
Engl.: epiphyseal osteochondroma.

Diese nichterblich auftretende Entwicklungsstörung zeigt eine asymmetrische Wachstumszunahme einer oder mehrerer Epiphysen meist nur an einer Extremität, so am Talus, distal an der Tibia und Femurepiphyse.

Klinisch stehen Exostosenbildungen mit Beeinträchtigung der Gelenkbeweglichkeit und radiologisch osteochondromähnliche Knochenformationen im Vordergrund.

9.2.2.5 Chondrom

Engl.: chondroma.

Definition.

Das Chondrom – eine gutartige Knorpelgeschwulst – ist geprägt durch die Bildung von reifem Knorpel mit niedriger Zellzahl. Es bestehen weder einer Zellpleomorphie noch große Zellen mit Doppelkernen und Mitosen.

Bei der Unterscheidung der einzelnen Knorpelgeschwülste ergeben sich oft Schwierigkeiten bei der Auslegung des feingeweblichen Bilds und dem biologischen Verhalten der Geschwulst. Es muss die Lage der Geschwulst sowie das Vorliegen evtl. mehrerer Herdbildungen und auch die klinische Symptomatik Berücksichtigung finden. Die Differenzierung der Dignität im histologischen Bild bringt Probleme bei der Differenzialdiagnose zwischen einem gutartigen Wachstums der Knorpelgeschwulst und einem malignen „Low-grade-Chondrosarkom". Hilfreich zeigen sich dabei neue Möglichkeiten der Bestimmung von Proliferationsraten z. B. mithilfe des MIB-1 (Hillemanns et al. 1996).

Epidemiologie

Das Chondrom liegt regelmäßig zentral im Schaft der Markhöhle und nur selten in der Kortikalis, wie es von Jaffe beschrieben wurde (periostales Chondrom). Bei Auftreten in mehreren Knochen spricht man beim einseitigen Befall einer Körperhälfte von der Ollier-Erkrankung. Beobachtet man gleichzeitig Angiome und Phlebolithen, so handelt es sich um ein Maffucci-Syndrom.

Chondrome werden im Gegensatz zu Osteochondromen oft erst nach dem 20. Lebensjahr beobachtet. Sie liegen in etwa 60 % der Fälle in der Diaphyse der Hand und des Fußes, aber auch im Femur, Humerus, Radius, Ulna (Abb. 9.**35a, b**) und Fibula sind sie zu beobachten. Weniger häufig finden sich Chondrome in den Rippen, im Bereich der Wirbelsäule (Abb. 9.36), im Becken, Ilium oder Skapula. Besondere Beachtung muss auch dem Enchondrom im Bereich der Finger (Spontanfrakturen) geschenkt werden (Abb. 9.**37a, b**).

9 Knochen- und Weichteiltumoren

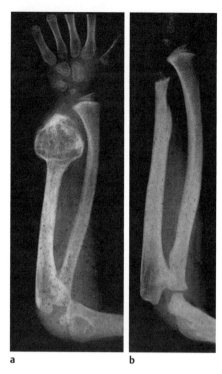

Abb. 9.**35** Chondrom distal an der Ulna mit charakteristischer Formation.
a Beachte Ausbiegung des Radius als Zeichen eines langsamen Wachstums des Chondroms.
b Zustand 2 Jahre nach Verpflanzung der proximalen Metaphyse und der Epiphyse der Fibula.

Histopathologie

Das Präparat zeigt regelmäßig grießähnliches, feinlappiges Knorpelgewebe. Im histologischen Bild bedarf die Analyse der Knorpelzellen einer besonderen Aufmerksamkeit. Die Knorpelzellen sind klein und von einheitlicher Form mit 1 oder auch 2 kleinen dunklen Kernen. Umfangreiche hyaline Grundsubstanz ist läppchenförmig angeordnet. Diese ist zudem von Bindegewebssepten umgeben. Im jugendlichen Alter findet sich gelegentlich myxoides Gewebe, das aber im Fingerbereich nicht als Dignitätskriterium verwertet werden darf. Entscheidend ist hierbei die Erfahrung, dass diese zentralen Chondrome nur selten maligne entarten.

Es bleibt darauf hinzuweisen, dass regressive Veränderungen wie Nekrosen und Degenerationen bei gutartigen und bösartigen Knorpeltumoren vorzufinden sind. Man beachte aber, dass Zellreaktionen mit zellulärem Pleomorphismus und ein vermehrtes Vorkommen von 2 Zellkernen in den kleinen Röhrenknochen anders zu bewerten sind als beim Chondrom im Bereich der langen Röhrenknochen und am Becken.

Klinik

Chondrome sind oft lange asymptomatisch, nicht selten ist eine Spontanfraktur das erste Zeichen der Neubildung. Eine Schwellung und Verdickung der Diaphyse am Finger kann sicht- und tastbar werden. Über längere Zeit können auch Enchondrome, wie sie bevorzugt im Bereich des proximalen Femurendes und im Becken gefunden werden, nur geringe Symptome aufweisen. Sie müssen aber eine besondere Beachtung erfahren, da bei diesen Geschwülsten atypische Wachstumseigenheiten in Erscheinung treten können (maligne Entartung).

Bildgebende Verfahren

Charakteristisch ist eine scharf abgegrenzte Osteolyse mit einer Auftreibung und Ausdünnung der Kortikalis z. B. in der Diaphyse der Fingerknochen. Bevorzugt betroffen werden die Endphalangen.

Bei den Enchondromen im Bereich der Metaphysen langer Röhrenknochen und des Beckens lassen sich zystenähnliche Osteolysen oft mit Randverstärkungen abbilden. Des Weiteren sind intramedulläre Verkalkungen möglich. Beachtung finden müssen Ausbuchtungen der Kortikalis, wie sie dann als Zeichen

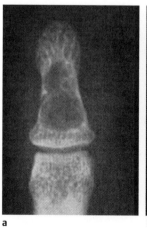 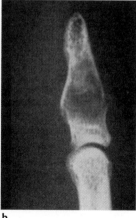

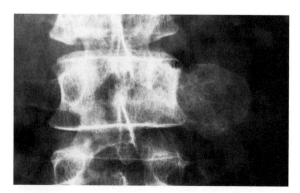

Abb. 9.**36** Chondrom am Querfortsatz des III. Lendenwirbelkörpers.

Abb. 9.**37** Enchondrom.
a Am Endglied des Zeigefingers als gutartige Geschwulst.
b Spontanfraktur.
Kürettage und Plombage mit Eigenspongiosa.

9.2 Knochentumoren

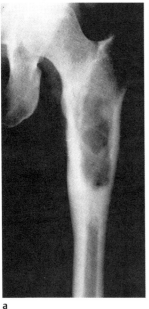
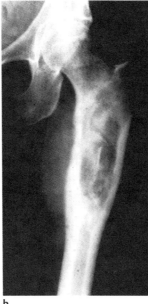
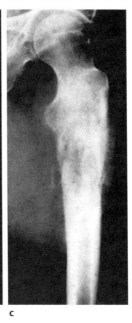

Abb. 9.**38** Enchondrom.
a Am proximalen Oberschenkel (38-jähriger Patient) mit dorsal gelegenen Kortikalisausbuchtungen (histologisch als gutartig befundet).
b, c Rezidiv 2 Jahre nach marginaler Ausräumung und Eigenknochenimplantation. Jetzt histologisch als Chondrosakom befundet.

a　　　　　　　b　　　　　　　c

eines aggressiven Wachstums zu werten sind (Abb. 9.**38a–c** und 9.**39**).

Therapie

Therapeutisch ist eine sorgfältige Kürettage von großer Bedeutung und das Auffüllen des Defekts mit Eigenspongiosa. Nur selten ist eine En-bloc-Resektion mit Defektüberbrückung angezeigt.

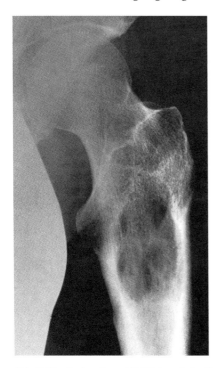

Abb. 9.**39** Enchondrom (42-jähriger Patient) mit relativ scharf abgegrenzter zystischer Läsion mit feinkörnigen Kalkeinlagerungen (histologisch als gutartig bezeichnet). Rezidiv 3 Jahre später mit intra- und extraossärer Geschwulstbildung (Chondrosarkom).

Periostales Chondrom

Dabei handelt es sich um eine langsam wachsende Geschwulst, die sich im Periostbereich entwickelt und bei Größenzunahme zu einer halbmondförmigen Druckusur führt. Die Wand der Usur ist verdickt, sodass Spontanfrakturen nicht zu befürchten sind. Differenzialdiagnostisch hinzuweisen ist vor allem auf das periostale Chondrosarkom, weshalb diesem Tumor besondere Beachtung geschenkt werden sollte und evtl. eine Segmentresektion erfolgen muss.

Kalzifiziertes und ossifiziertes Enchondrom

Man findet dieses Enchondrom in der Metaphyse langer Röhrenknochen bevorzugt am distalen Femur und proximal am Humerus meist bei Patienten nach dem 30. Lebensjahr.

Hinsichtlich der Entstehung wird auf eine Entwicklungsanomalie von verlagertem Wachstumsknorpel in Erwägung gezogen (Hamartome). Schwierigkeiten ergeben sich bei der Abgrenzung der Verknöcherungsstörung vom Knocheninfarkt. Dies ist allerdings histologisch durch das Vorfinden von nekrotischem Knochen und Fehlen von Knorpel möglich.

Röntgenologisch zeigt sich dabei meist eine ausgedehnte Zone von einheitlichen oder aber unregelmäßigen Kalzifikationen oder Ossifikationen im Knochen. Diese Neubildung ist oft asymptomatisch. Evtl. werden Kniegelenksymptome angegeben.

Bei einer entsprechenden Größe und unruhigen Knochenstrukturen sollen diese Enchondrome entfernt und der Defekt mit Eigenspogiosa aufgefüllt

9 Knochen- und Weichteiltumoren

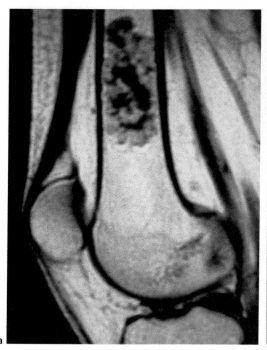
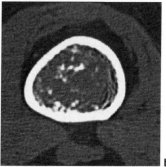
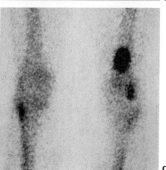

Abb. 9.**40** Enchondrom (23-jährige Patientin) in der Femurmetaphyse im Kernspintomogramm sagittal (**a**) und axial (**b**). Im Szintigramm (**c**) eine deutliche Anreicherung des Radionukleids. Therapeutisch empfiehlt sich eine exakte Ausräumung bzw. eine Resektion.

werden (Abb. 9.**40a–c**). Nachfolgend ist eine eingehende histologische Untersuchung des Tumorgewebes notwendig. Wünschenswert ist eine Schnellschnittdiagnose! Maligne Entartungen sind möglich.

Multiple Enchondromatose

Synonym: Ollier-Erkrankung.

Multiple intraossäre Enchondrome liegen bevorzugt im Bereich der Hände und Füße als Anomalie der Skelettentwicklung und werden mit einer heterotopen Proliferation von Chondroblasten in Zusammenhang gebracht (Aegerter & Kirkpatrick 1975), ohne eine entsprechende nachfolgende enchondrale Ossifikation.

Histologie

Das histologische Bild zeigt ähnliche Veränderungen wie beim solitären Chondrom, allerdings oft mit myxoiden Veränderungen, Zellreichtum und häufig auftretender doppelter Zellkernbildung. Dies muss bei der Beurteilung der Dignität zur Kenntnis genommen werden. Es zeigt sich, dass eine maligne Entartung der Enchondromatose relativ häufig vorkommt (Jaffe fand sie bei 50 %, Dahlin bei 32 % und Schajowicz bei 20 % der Patienten). Die Gefahr der malignen Entartung beim Maffuci-Syndrom liegt bei 15 %.

Klinik und klinische Diagnostik

Klinisch steht die Verkürzung und Deformierung der Röhrenknochen im Vordergrund.

Radiologisch finden sich strahlendichte und strahlendurchlässige Zonen verschiedener Größe, die sich traubenartig asymmetrisch abgrenzen (Abb. 9.**41**). Der Knochen zwischen den Bezirken der Enchondromatose weist strähnenförmige Strukturen auf, die sich auch exzentrisch entwickeln können. Wichtige strukturanalytische Einblicke ergeben sich bei der Ollier-Erkrankung im MRT.

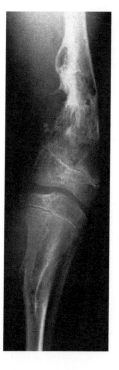

Abb. 9.**41** Enchondromatose (Morbus Ollier) (8-jährige Patientin). Beachte: ausgeprägte Destruktion metaphysär am Oberschenkel mit Spontanfraktur. Tumorentfernung und Achsenkorrektur erforderlich.

Therapie

Bei der Behandlung der Fehlformen kommen Umstellungsosteotomien infrage. Bei einer malignen Entartung ist oft eine Amputation nicht zu umgehen.

9.2.2.6 Chondroblastom

> Engl.: calcifying giant cell tumor (Ewing 1928), epiphyseal chondromatous giant-cell tumor (Codman 1931), benign chondroblastoma (Jaffe & Lichtenstein 1942), epiphyseal chondroblastoma (Schajowicz 1947).

Definition.
Das Chondroblastom als gutartiger Tumor ist gekennzeichnet durch runde oder polygonale chondroblastenähnliche Zellen gemeinsam mit vielkernigen Riesenzellen vom osteoklastischen Typ, die einzeln oder in Gruppen angeordnet sind. Typisch für den gutartigen Tumor ist weiter das Vorhandensein von kartilaginärer interzellulärer Grundsubstanz und von Verkalkungsherden.

Epidemiologie

Als charakteristische Eigenheiten gelten das Auftreten der Geschwulst bevorzugt im 2. Dezennium (85 %) und die Entwicklung einer Osteolyse in den Epiphysen langer Röhrenknochen. Ansonsten häufig betroffen ist der Talus und Kalkaneus, selten die Röhrenknochen an Hand und Fuß sowie ausnahmsweise die Wirbelsäule. Das Verhältnis von männlich zu weiblich beträgt 2 : 1.

Pathogenese

Sie weist nach wie vor zahlreiche offene Fragen auf. Man nimmt an, dass es sich beim Chondroblastom um eine knorpelbildende Geschwulst handelt, die sich in Zusammenhang mit dem Knorpelwachstum entwickelt und wahrscheinlich zelluläre Anteile der epiphysären Seite des Knorpels enthält. Diskutiert wird die Möglichkeit, dass Knorpelzellen aus retikulohystiozytären Elementen über die Entwicklung zunächst wenig differenzierten, chondroblastischen Gewebes später in reiferes Knorpelgewebe übergehen (Levine & Bensch 1972).

Pathohistologisch finden sich häufig Zellen mit relativ großem Kern. Diese Kerne sind rund, oval, bohnenförmig oder zweigeteilt. Gelegentlich gleichen sie histiozytischen Zellen, die ein malignes Wachstum vortäuschen können. Die Tumorzellen weisen manchmal 2 oder 3 Kerne auf, allerdings ohne atypische Mitosen. Das Zytoplasma färbt sich eosinophil. Die Zellgrenzen sind scharf begrenzt und unterscheiden sich von den Spindelzellen des fibroblastischen Typs des Riesenzelltumors. Als weiteres charakteristisches Zeichen gelten vielkernige Riesenzellen von kleiner oder mittlerer Größe, die weniger als 20 Kerne aufweisen. Man sieht aber auch Riesenzellen größeren Ausmaßes und mit mehr Kernen, ähnlich wie sie beim Riesenzelltumor zu beobachten sind. Zystische Läsionen sind selten (zystisches Chondroblastom, aneurysmatische Knochenzyste). Es finden sich aber auch, allerdings selten, Tumoren, die ein myxoides Erscheinungsbild ähnlich dem chondromyxoiden Fibrom zu erkennen geben. Histochemisch zeigen sich Glykogengranula in den Tumorzellen.

Klinik

Das Beschwerdebild ist uncharakteristisch, wobei der Schmerz in Gelenknähe relativ häufig zu verwerten ist (Ergussbildung) und eine Bewegungseinschränkung des betroffenen Gelenks auftreten kann.

Bildgebende Verfahren

Das Röntgenbild zeigt eine exzentrisch gelegene runde oder ovale, osteolytische Zone in der Epiphyse (Abb. 9.42a–d). Der Tumorrand ist meist scharf abgegrenzt. Im Inneren der Osteolyse erkennt man häufig Spongiosareste und Kalzifikationen. Das Chondroblastom liegt regelmäßig im Bereich des epiphysären Anteils des Knochens und weist immer Beziehungen zum Wachstumsknorpel auf. Das Chondroblastom kann sich gelegentlich nach distal in die Metaphyse ausdehnen.

Therapie

Das Chondroblastom muss **exakt** ausgeräumt und am besten mit Eigenspongiosa aufgefüllt werden, ein Vorgehen das fast immer ausreichend ist, um das Geschwulstwachstum zu beherrschen.

Eine Radiotherapie sollte heute nicht mehr Anwendung finden.

Differenzialdiagnose

Probleme bringt die Abgrenzung zu malignen Tumoren. Schajowicz weist darauf hin, dass grundsätzlich zu überprüfen ist, ob nicht primär ein „chondroblastom-like chondrosarcoma" oder ein „chondroblastisches Osteosarkom" vorliegt. Differenzialdiagnostisch muss auch das „clear-cell chondrosarcoma" Berücksichtigung finden.

9.2.2.7 Chondromyxoides Fibrom

> Synonym: fibromyxoides Chondrom.
> Engl.: chondromyxoid fibroma, fibromyxoid chondroma.

Definition.
Beim chondromyxoiden Fibrom handelt es sich um eine seltene Neubildung, die in lappenförmiger Anordnung von spindel- und sternförmigen Zellen aus überwiegend myxoidem oder chondroidem interzellulären Gewebe besteht und abgegrenzt wird durch zell-

9 Knochen- und Weichteiltumoren

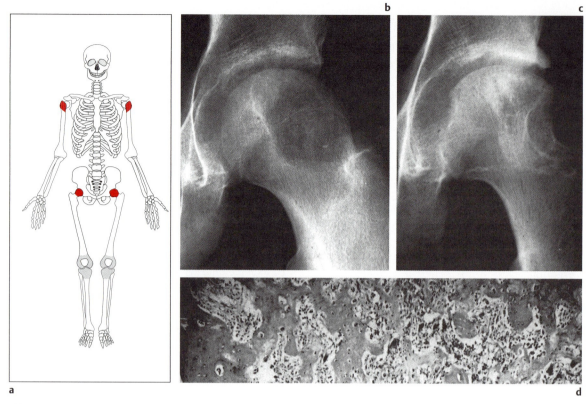

Abb. 9.**42** Chondroblastom epimetaphysär im Hüftkopf (25-jähriger Patient) mit scharfer Begrenzung der Neubildung, ohne Bildung eines Sklerosesaums.
a Prädilektionsstellen.
b Präoperativer Röntgenbefund.
c Postoperative Verlaufskontrolle.
d Histologisches Bild.
Beachte: 3 Jahre nach Kürettage und Plombage mit Eigenknochen Heilung des Defekts (keine Hüftkopfnekrose). Operativ wurde auf ein gefäßschonendes Vorgehen geachtet.

reiches Gewebe aus Spindelzellen, runden Zellen und vielkernigen Riesenzellen verschiedener Größe. Große pleomorphe Zellen können Anlass zu Verwechslungen mit einem Chondrosarkom geben, wenngleich atypische Mitosen fehlen (WHO).

Historisches. Noch 1924 wurde diese seltene Geschwulst von Bloodgood als Myxoma oder als myxomatöse Variante des Riesenzelltumors beschrieben oder aber als Chondrosarkom gedeutet bzw. als Chondromyxosarkom oder Myxosarkom (Ottolenghi & Petracchi 1953). Bezirke chondroider Differenzierung und ein ähnliches histochemisches Verhalten unter Berücksichtigung von metachromatischen Substanzen in den myxoiden und chondroiden Abschnitten weisen auf die kartilaginäre Herkunft dieser Geschwulst hin.

Epidemiologie

Beide Geschlechter sind gleich häufig betroffen und mehr als 70 % der Fälle treten zwischen dem 5. und 30. Lebensjahr auf. Die Neubildung liegt bevorzugt in der proximalen Metaphyse des Schienbeins, seltener im Wadenbein und im Fuß. Das Fibrom liegt außerordentlich selten im Bereich der Wirbelsäule.

Pathohistologie

Der Tumor besteht meist aus lobulär angeordneten Bezirken von spindel- oder sternförmigen Zellen ohne Abgrenzung des Zytoplasmas und mit reichlich myxoider oder chondroider Substanz sowie Riesenzellen in unterschiedlicher Dichte.

Histochemisch lassen sich Glykogengranula nachweisen.

Klinik

Die Symptome sind uncharakteristisch, oft ist ein hinkender Gang ein frühes Zeichen der Erkrankung. Gelenksymptome fehlen im Allgemeinen, da der Tumor gelenkfern liegt. Im fortgeschrittenen Stadium kann die Vorwölbung der Geschwulst getastet werden.

Bildgebende Verfahren

Es zeigt sich ein exzentrisch gelegener osteolytischer Bezirk in der Metaphyse, mit einer Ausdünnung und Auftreibung der Kortikalis (Abb. 9.**43**), wie sie bei der aneurysmatischen Knochenzyste zu sehen ist. Die Begrenzung dieses Tumors ist scharf, allerdings nicht immer Randsklerose. Hinzuweisen bleibt noch auf septenartige Unterteilungen in den Randbezirken, ähnlich wie sie bei der jugendlichen Knochenzyste zu sehen sind (Pseudotrabekel). Es kann im Bereich der Wirbelsäule zu zystischen Auftreibungen z. B. des Dornfortsatzes kommen (Abb. 9.**44a–c**).

Therapie

Die Entfernung des chondromyxoiden Fibroms muss im Sinne einer gründlichen Kürettage vorgenommen werden, um ein Rezidiv zu verhindern.

Eine maligne Entartung des chondromyxoiden Fibroms wird als außerordentlich selten angegeben (Dahlin).

9.2.2.8 Chondrosarkom

Engl.: chondrosarcoma.

Definition.
Bei dieser malignen Knorpelgeschwulst bilden Tumorzellen Knorpel, jedoch keinen Knochen. Beim Vergleich mit dem Chondrom findet sich eine hohe Zellzahl, eine größere Pleomorphie mit einer beachtlichen Anzahl von plumpen Zellen mit einem großen, oft doppelten Kern. Nicht regelmäßig beobachtet man Mitosen.

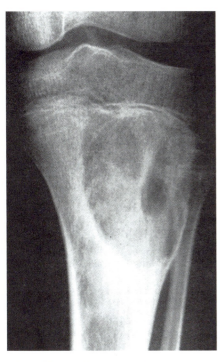

Abb. 9.**43** Chondromyxoides Fibrom in der proximalen Schienbeinmetaphyse (15-jähriger Patient).
Beachte: exzentrische Lage, sklerotische Randbegrenzung als Zeichen eines gutartigen Wachstums und intratumorale Knochenseptenbildung.

Historisches. Phemister unterschied 1930 erstmals das Osteosarkom vom Chondrosarkom und fand beim Chondrosarkom ein langsameres Wachstum. Diese Differenzierung wurde dann 1939 von Ewing in das Tumorregister aufgenommen. Lichtenstein und Jaffe (1943) trafen eine klare Abgrenzung dieser beiden Tumorentitäten und stellten fest, dass das Chondrosarkom sich aus einem Knorpel entwickelt, sowohl verkalken als auch verknöchern kann, wohingegen das Osteosarkom neugebildetes Osteoid und Knochen erkennen lässt, der direkt aus dem sarkomatösen Stroma hervorgeht, welches von Tumorzellen gebildet wird.

Entsprechend dem Ursprung werden Chondrosarkome in *primäre* und *sekundäre* und entsprechend der Lage des Chondrosarkoms in *zentrale*, *periphere* und *exostotische* Tumoren eingeteilt. Zu den sekundären Chondrosarkomen zählen Tumoren, die sich bei einer Paget-Krankheit oder fibrösen Dysplasie entwickeln, und Tumoren nach Strahlenbehandlung gutartiger Knorpeltumoren sowie nach Behandlung mit Thorotrast.

Schajowicz (1992) empfiehlt anhand von 387 Chondrosarkomen folgende Einteilung der Knorpeltumoren: **primäre Chondrosarkome**, wovon mehr als 70% als *zentrale* und *dedifferenzierte Sarkome* zu bezeichnen sind, seltener sind *juxtakortikale, periostale und mesenchymale Chondrosarkome* sowie *Klarzellsarkome und maligne Chondroblastome* zu beobachten. Bei den **sekundären zentralen Chondrosarkomen** findet man das *Chondrom* (Enchondrom) und *multiple Enchondrome* (Ollier-Erkrankung) nur in weniger als

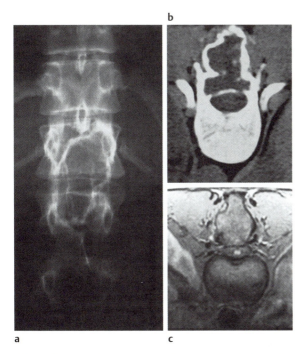

Abb. 9.**44a–c** Chondromyxoides Fibrom im Dornfortsatz des 3. Lendenwirbelkörpers.
Beachte: Auftreibung des Dornfortsatzes, scharfe Randbegrenzung.

10% der Erkrankten. Desgleichen weisen **sekundäre Chondrosarkome** eine ähnliche Häufigkeit auf, wobei die Entartung des Osteochondroms häufiger ist als die der *mutiplen Osteochondrome* und *juxtakortkalen* (periostalen) *Chondrome*.

Primäre Chondrosarkome

Engl.: primary chondrosarcoma.

Zentrales Chondrosarkom

Engl.: central chondrosarcoma.

Epidemiologie

Chondrosarkome wurden im Krankengut von Schajowicz in 14,5 % der bösartigen Knochentumoren beobachtet und machen 6,4 % aller Knochentumoren aus. Ähnliche Beobachtungen stammen von Jaffe (1958), Barnes und Catto (1966) und Lichtenstein (1977).

Das zentrale primäre Chondrosarkom – etwa 80 % aller Chondrosarkome – wird häufiger beim männlichen Geschlecht beobachtet (2 : 1). Bezüglich der Altersverteilung treten mehr als 70 % der Chondrosarkome im Erwachsenenalter auf. Kinder unter 10 sind selten betroffen. Bevorzugt betroffen sind Knochen mit knorpeliger Anlage, wobei mehr als 25 % der Tumoren im proximalen Femur und 20 % in den Gliedmaßengürteln, also im Becken (Abb. 9.**45a–d**) und Skapula liegen. Die Wirbelsäule und auch das Sternum sind selten befallen.

Ätiopathologie

Bei der Beurteilung des Geschwulstwachstums ergeben sich vor allem Probleme bei der Abgrenzung eines Low-grade-Malignoms, insbesondere wenn dem Pathologen klinische Daten fehlen. Schon 1943 weisen Jaffe und Lichtenstein darauf hin, dass der Knorpeltumor als maligne bezeichnet werden soll, wenn sich nichtkalzifizierte Bezirke, vermehrt Doppelkerne oder große Knorpelzellen mit multiplen Kernen bzw. Klumpen von Chromatin nachweisen lassen.

O'Neal und Ackerman (1952) unterscheiden aufgrund der Zellkriterien, wie sie von Jaffe und Lichtenstein erarbeitet wurden, Dignitätskriterien, wonach von einem „low grade", einem „moderately malignant" und „highly malignant" Chondrosarkom gesprochen werden sollte. Heute unterscheidet man lediglich niedrig- von hochmalignen Chondrosarkomen.

Die Kriterien für den Malignitätsgrad liegen beim Chondrosarkom weitgehend im zytologischen Bereich. Abgesehen von einem vermehrten Zellgehalt sind vor allem die Kerngröße und Struktur sowie Kernpolymorphie und Atypie von Bedeutung (Abb. 9.**46a, b**). Das Fehlen einer läppchenartigen Struktur, das Vorhandensein von spindelzelligen, fibrosarkomatösen und myxoiden Abschnitten sind für eine hohe Malignität charakteristisch (Gössner 1998a).

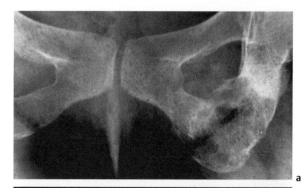
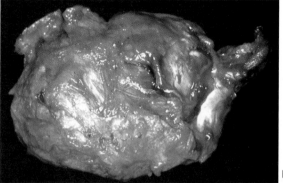
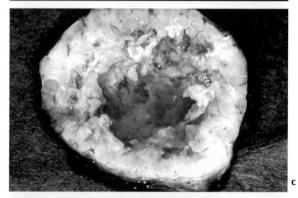
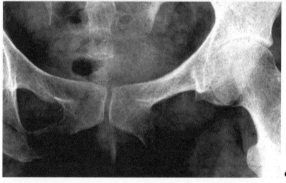

Abb. 9.**45a–d** Chondrom im Sitzbein mit wabiger Knochenstrukturierung (**a–c**) (37-jährige Patientin; Präparat) zunächst feingeweblich als Chondrom diagnostiziert. Postoperative Röntgenkontrolle (**d**).
2 Jahre später nach erfolgter marginaler Resektion Rezidiv. 6 Jahre danach multiple Metastasenbildung in der Lunge, die nicht mehr beeinflusst werden konnten.

9.2 Knochentumoren

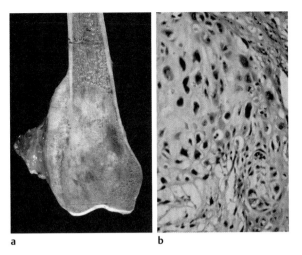

Abb. 9.46 Chondrosarkom.
a 20-jährige Patientin. Intraossär gelegen, in der Femurmetaphyse und Epiphyse mit ventraler Ausbuchtung (kapsuläre Begrenzung, kein Hinweis für Infiltration, kein Gelenkeinbruch). Radikale Resektion und Ersatz mit einer Tumorprothese.
b Histologisches Bild eines Chondrosarkoms (Archiv Gössner).

Klinik

Der Schmerz ist meist das erste Symptom beim zentralen Chondrosarkom und entsteht, sobald die Kortikalis Destruktionen aufweist. Beim Chondrosarkom, besonders bei peripherer Lage, kann der Tumor tastbar sein und die oft ausgedehnte Geschwulst schmerzhaft werden.

Bildgebende Verfahren

Das zentrale Chondrosarkom entwickelt sich in der Epiphyse (Abb. 9.**47a, b** und s. Abb. 9.**46a, b**), auch in Richtung Diaphyse wachsend, selten primär in der Diaphyse (Abb. 9.**48a–d**). Besonders ausgeprägt ist häufig die Ausweitung der Markhöhle mit Ausbuchtungen und Verbreiterung des Knochendurchmessers. Die Kortikalis ist an verschiedenen Stellen durch angelagerten Knochen verdickt. Zentral findet man sehr oft Verkalkungsherde (Abb. 9.**49a, b**). Besondere Vorteile bei der Abbildung der Geschwulst bringt das Computertomogramm hinsichtlich der Osteodestruktion, das Kernspintomogramm bei der Bestimmung der Ausdehnung des Tumors intra- und extrakortikal (Abb. 9.**50a, b**; 9.**51a–c**). Besondere Bedeutung erlangt das MR-Tomogramm bei Tumoren im Bereich des Beckens, womit eine genaue Lokalisation der Tumorausbreitung und auch Strukturanalysen in den verschiedenen Bereichen der Geschwulst möglich wird. Wichtig ist auch die Abgrenzung gegenüber Gefäßen und Nerven.

Therapie

Bei der Behandlung des Chondrosarkoms steht die operative Therapie mit einer weiten Entfernung der Geschwulst im Vordergrund, was im Beckenbereich eine operationstechnische Herausforderung sein kann. Bei einer vorausgegangenen Probeexzision und selbst bei einer Punktion sind lokale Metastasenbildungen im Narbenbereich möglich.

Bei den Knochen- und Gelenkdefekten bewähren sich in unserem Krankengut Alloarthroplastiken (Beckenspezialprothesen). Autografts sind grundsätzlich möglich, sind aber derzeit noch mit einer hohen Komplikationsrate behaftet (Infektionen). Im Falle der Rezidivbildung sind Hemipelvektomien nicht zu umgehen.

Das Chondrosarkom gilt weiterhin als nicht chemotherapie- oder strahlensensibel. Für Hochrisikopatienten mit ungünstiger Prognose bei alleiniger operativer Therapie (große, hochmaligne Tumoren) ist eine (neo-)adjuvante Chemotherapie in Anlehnung an Behandlungsschemata bei Weichteilsarkomen zu diskutieren.

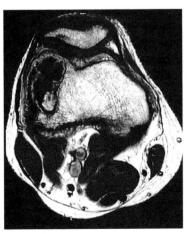 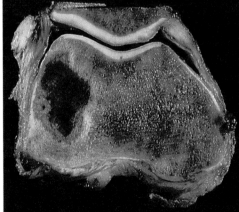 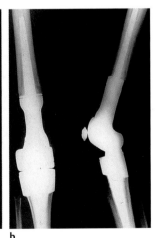

Abb. 9.47 Chondrosarkom.
a Bei 64-jährigem Patienten, epiphysär distal am Femur im lateralen Kondylus mit lateraler Perforation, sodass eine potenzielle Kontamination des Gelenkraums bestand.
b Es wurde eine geschlossene Kniegelenksresektion mit Einbringung einer Spezialprothese vorgenommen. Beachte: Sonderkonstruktion des Schienbeinkopfanteils der Prothese.

9 Knochen- und Weichteiltumoren

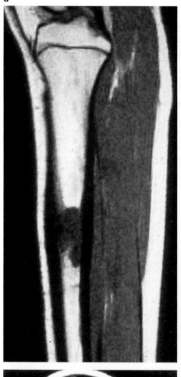
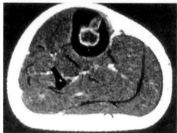
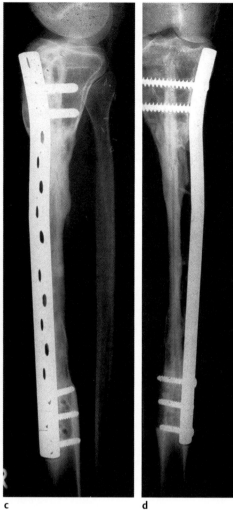

Abb. 9.**48** Chondrosarkom.
a Chondrosarkom in der Tibiadiaphyse (13-jährige Patientin). Beachte: Tumorinfiltration im Markraum ohne Überschreiten der Kompartimentgrenze.
b Axial im Kernspintomogramm ist eine Tumordestruktion der ventralen Kortikalis erkennbar. En-bloc-Resektion, Überbrückung mit einem gefäßgestielten Fibulainterponat und Stabilisierung mit einer Doppelplattenosteosynthese. Bereits belastungsstabile Rekonstruktion 6 Monate nach Entfernung einer Platte. Die Remodellierung der Fibula ist zu diesem Zeitpunkt noch nicht vollständig erfolgt (**c, d**).

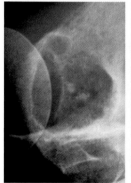
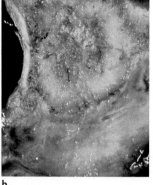

Abb. 9.**49** Chondrosarkom.
a Chondrosarkom (50-jährige Patientin) im Bereich der Schultergelenkspfanne mit typischen kalkspritzerähnlichen Knocheneinlagerungen im Destruktionsbereich.
b Das Präparat lässt die typischen Formationen des Chondrosarkoms erkennen.

Prognose

Das Chondrosarkom rezidiviert mit großer Wahrscheinlichkeit, wenn eine marginale Entfernung erfolgt, was besonders im Bereich des Beckens nicht selten ein Problem sein kann. Die Geschwulst wächst zunächst langsam, nimmt aber häufig erheblich an Volumen zu, bevor es diagnostiziert wird. Chondrosarkome mit einem aggressiven Wachstum können schließlich in die Gefäße einbrechen und zu Metastasen in der Lunge und im Gehirn, aber auch in Leber, Lymphknoten und Niere führen.

Die Prognose ist bei hochmalignen Tumoren ungünstig. Untersuchungen von Evans et al. (1977) ergaben eine 5-Jahres-Überlebensrate beim Grad I von 90 %, bei Grad II von 81 % und bei Grad III von 29 %. Die 10-Jahres-Überlebensrate wird im Allgemeinen mit 40 % angegeben.

Wegen des langsamen Wachstums von Lokalrezidiven bei niedrigmalignen Chondrosarkomen sollten Kontrolluntersuchungen mindestens bis zum 10. Jahr nach Tumorresektion erfolgen.

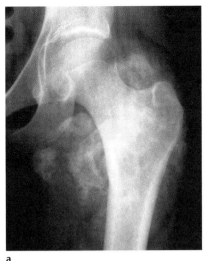 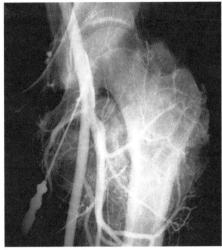

Abb. 9.**50** Chondrosarkom (knotenförmig) im Bereich der Regio trochanterica (25-jährige Patientin; **a**). Beachte: unregelmäßige Knochendestruktionen und Knochenkalzifikationen. Angiographisch (**b**) ließ sich eine massive Tumorgefäßneubildung als sicheres Zeichen einer Malignität darstellen.

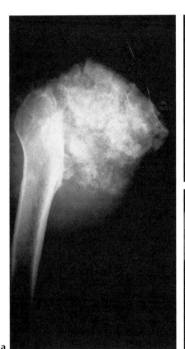 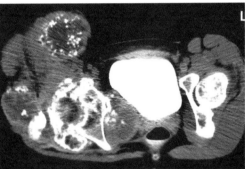 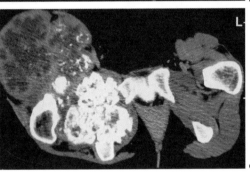

Abb. 9.**51a–c** Großes Chondrosarkom, ausgehend vom Schenkelhalsbereich und übergreifend auf das Becken (23-jährige Patientin). Es musste eine Hemipelvektomie durchgeführt werden.

Dedifferenziertes Chondrosarkom

Engl.: dedifferentiated chondrosarcoma.

Die Dedifferenzierung eines histologisch sozusagen „borderline" oder Low-grade-Chondrosarkoms wurde von Dahlin und Beabout 1971 beschrieben. Diese Dedifferenzierung wurde auch von anderen Autoren beobachtet und insgesamt bei etwa 10 % der zentralen Chondrosarkome gefunden. Die Prognose ist außerordentlich ungünstig, nur etwa 25 % der Patienten überleben 5 Jahre.

Ätiopathogenese

Im Gegensatz zum Rezidiv des Chondrosarkoms, das sich ohne wesentliche Veränderung des ursprünglichen Zellbefunds zeigt, finden wir beim dedifferenzierten Chondrosarkom eine außerordentlich deutliche Anaplasie und zwar in Form eines Spindelzellkarzinoms (Fibrosarkom), eines Osteosarkoms, eines malignen fibrösen Histiozytoms oder eines undifferenzierten Sarkoms.

Hinsichtlich der Dedifferenzierung von Knorpelzellen ergeben sich nach wie vor Erklärungsprobleme, weshalb verschiedentlich angenommen wurde, ob nicht das Vorhandensein eines primären Zellklonus

9 Knochen- und Weichteiltumoren

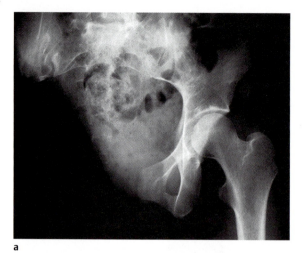

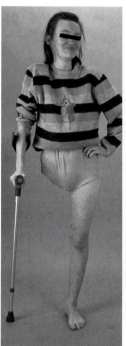
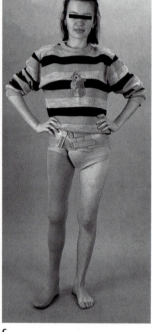

Abb. 9.**52** Röntgenbild nach subtotaler Hemipelvektomie (**a**) und Prothesenversorgung (**b, c**) bei gleicher Patientin wie in Abb. 9.**51**.

van Rijssel (1973) auch bei anderen malignen Knochentumoren finden. Er meint, dass dieser Vorgang von immunologischen Faktoren des Patienten abhängt.

Klinik

Dedifferenzierte Chondrosarkome entstehen vor allem bei Geschwülsten, die im Becken und gelenknah am Oberschenkel sowie an der Schulter gelegen sind (s. Abb. 9.**51**). Meist sind Patienten zwischen dem 40. und 50. Lebensjahr betroffen.

Bildgebende Verfahren

Ausgedehnte Kortikalisdestruktionen weisen zusammen mit einem großen Anteil nichtkalzifizierter Knorpelmatrix auf eine aggressive Läsion hin.

Therapie

Therapeutisch ergeben sich besondere Probleme, da gerade im Beckenbereich eine onkologisch radikale Operation oft nicht möglich ist, vor allem bei fortgeschrittenen Geschwülsten. Eine Extremitäten erhaltende Versorgung ist, je nach Tumorausdehnung, mit Spezialprothesen möglich (Abb. 9.**52a–c**).

Juxtakortikales Chondrosarkom

Synonym: periostales Chondrosarkom
(Lichtenstein 1955).
Engl.: juxtacortical chondrosarcoma.

Definition.
Man versteht darunter eine seltene maligne Knorpelneubildung, die von der Oberfläche eines Röhrenknochens ausgeht (Femur, Humerus, Tibia, Fibula), ähnlich wie das juxtakortikale Chondrom.

Klinik

Die Knorpelgeschwulst kann vor allem distal am Oberschenkel bzw. am Oberarm und Unterarm Schmerzen bereiten und als Tumor tastbar sein.
   Am Präparat sieht man knorpelige Bezirke und auch Zystenbildungen.

Bildgebende Verfahren

Schon im Röntgenbild zeigen sich im lobulär strukturierten knorpeligen Tumor unregelmäßige, fleckenförmige Kalkeinlagerungen. Wichtige Einblicke vermitteln CT und MRT über die Unversehrtheit der Kortikalis oder ob es bereits zu einer Infiltration des Markraums gekommen ist. Selten finden sich im Tumor spiculaeähnliche Formationen.

für die Überleitung in ein Fibrosarkom, Osteosarkom, malignes fibröses Histiozytom oder gar in ein Rabdomyosarkom verantwortlich gemacht werden muss. Diese Hypothese wird erhärtet durch immunhistochemische und biochemische Studien von Giteles et al. (1989) an Kulturen menschlicher Chondrosarkome, welche die Existenz von 4 verschiedenen Zellklonen erkennen ließ. Schajowicz (1974) und Evans et al. (1977) vertreten die Ansicht, dass das Vorkommen von undifferenzierten Spindelzellverbänden, wie sie zwischen den lobulären Abgrenzungen zu finden sind, zu einer Zunahme des Malignitätsgrades führen können. Derartige Dignitätsveränderungen konnte

Differenzialdiagnose

Differenzialdiagnostisch kann die Abgrenzung zum juxtakortikalen Osteosarkom Schwierigkeiten bereiten (Beachte: Verknöcherungen im Tumor) sowie die Unterscheidung des sekundären Chondrosarkoms auf dem Boden einer Exostose. Lichtenstein empfahl dafür die Bezeichnung „exostotisches Sarkom".

Therapie

Therapeutisch muss eine onkologisch radikale Entfernung der Geschwulst erfolgen im Sinne einer En-bloc-Resektion.

Prognose

Die Prognose des juxtakortikalen Sarkoms ist günstiger als beim zentralen Chondrosarkom.

Mesenchymales Chondrosarkom

Engl.: meschensymal chondrosarcoma.

Bevorzugt betroffen sind Patienten im 2. und 3. Dezennium. Häufig befallen sind der Oberschenkel und die Kiefer, aber auch an der Wirbelsäule kann die Geschwulst gelegen sein. Das mesenchymale Chondrosarkom findet sich auch extraossär z. B. in den Weichteilen des Oberschenkels.

Histologie

Das histologische Bild dieser außerordentlich seltenen malignen Knorpelgeschwulst ist geprägt durch unterschiedlich reife Knorpelbezirke, abwechselnd mit vermehrt vaskularisiertem, spindelzellförmigem oder rundzelligem, mesenchymalem Gewebe, das bis zu einem gewissen Grad hämangioperizytomatöse Gewebestrukturen erkennen lässt.

Die Symptome sind uncharakteristisch. Schmerzen und Schwellung stehen im Vordergrund.

Bildgebende Verfahren

Die bildgebenden Verfahren zeigen große extraossäre Knorpeltumoren. Im Innern der Geschwulst zeigen sich oft Zysten und Nekrosen, was im Kernspintomogramm deutlich zu erkennen ist. Bei einer Lage des mesenchymalen Chondrosarkoms im Knochen erkennt man große osteodestruktive Tumorbildungen mit einer weitgehenden Zerstörung der Knochentrabekel.

Differenzialdiagnose

Differenzialdiagnostisch ergeben sich im feingeweblichen Bild vor allem beim Vorliegen undifferenzierter Zellbezirke, wie sie in Rundzellensarkomen wie dem Ewing-Sarkom oder dem Retikulumzellsarkom (malignes Lymphom) zu beobachten sind, Schwierigkeiten bei der Abgrenzung.

Therapie

Therapeutisch ist eine onkologisch radikale Tumorentfernung notwendig und evtl. eine zusätzliche Radiatio überlegenswert sowie – abhängig vom Zellbild (ähnlich wie beim Rundzellensarkom) – eine Chemotherapie.

Klarzellenchondrosarkom

Engl.: clear-cell chondrosarcoma.

Als Klarzellenchondrosarkom betrachtet man eine ebenfalls selten zu beobachtende rundzellige Knorpelgeschwulst von geringerer Malignität. Die Rundzellen weisen ein auffällig klares oder vakuolenförmiges Zytoplasma auf. Man findet den Tumor, der sich oft wie ein atypisches Chondroblastom zeigt, in der proximalen Epiphyse des Femurs bzw. der Tibia. Huvos et al. (1977) sprachen von einer malignen Entartung eines Chondroblastoms und Schajowicz und Lemos von dem „malignant agressive chondroblastoma".

Sekundäre Chondrosarkome

Engl.: secondary chondrosarcoma.

Die maligne Entartung eines Chondroms ist selten (Dahlin). Grundsätzlich soll beim Verdacht einer Entartung geklärt werden, ob nicht primär schon eine Wachstumsstörung (Osteochondrom; Abb. 9.**53a, b** und 9.**54**) oder aber z. B. ein kalzifiziertes Enchondrom (Abb. 9.**55a, b**) bestand.

Häufiger ist die Entwicklung einer malignen Entartung bei multiplen Enchondromen, dem Mafucci-Syndrom und bei der Ollier-Erkrankung zu beobachten (20%).

Die Entartung eines primären Osteochondroms (1% der Fälle) ist seltener als bei multiplen Osteochondromen (10% der Fälle). Zwischen dem 20. und 40. Lebensjahr kommt es in etwa 10% der Fälle vor allem im Bereich des Becken- und Schultergürtels sowie am Humerus und Femur zur Entwicklung einer bösartigen Geschwulst. Zu beachten ist, dass die Basis des Osteochondroms zu Beginn der Entartung noch regelrechte Strukturformen zeigt, wohingegen in der Peripherie der Läsion bereits Strukturveränderungen im CT und MRT erkennbar sein können. Treten jedoch nach Wachstumsabschluss klinische Beschwerden, eine Größenzunahme der Knorpelkappe und unregelmäßige Verkalkungen auf, so weisen diese Befunde auf eine mögliche Entartung hin. Diese entarteten Osteochondrome können gewaltige Ausmaße annehmen und große Verkalkungsareale zeigen. Bei diesen Tumoren besteht meist ein mäßiger Malignitätsgrad.

9 Knochen- und Weichteiltumoren

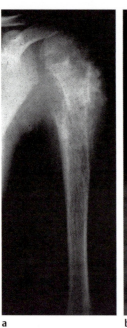 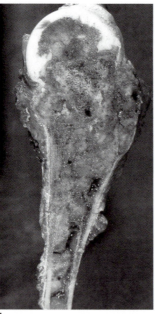 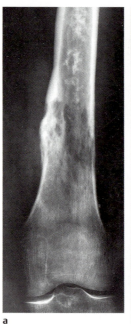 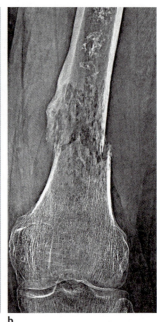

Abb. 9.**53** Primäres Chondrosarkom (7-jähriger Patient). Kein Hinweis für voraus bestehende Wachstumsstörung. Befallen ist die Oberarmmetaphyse (**a**), jetzt Einbruch in die Epiphyse (**b**).

Abb. 9.**55** Sekundäres Chondrosarkom (64-jähriger Patient) in der Meta- und Diaphyse vor (**a**) und nach (**b**) Spontanfraktur. Beachte typische intramedulläre Kalzifikation.
Operative Versorgung mit einer Tumorspezialprothese.

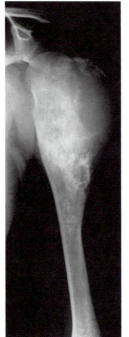

Abb. 9.**54** Sekundäres Chondrosarkom (18-jähriger Patient) mit den charakteristischen ossären Veränderungen auf dem Boden eines Osteochondroms.

9.2.3 Riesenzelltumor

Synonym: Osteoklastom.
Engl.: giant cell tumor, osteoclastoma.

Definition.
Beim Riesenzelltumor handelt es sich um eine lokal aggressiv wachsende Geschwulst – auch als Osteoklastom bezeichnet (Stewart) –, die aus einem hochgradig vaskularisierten Gewebe aus spindelförmigen oder ovalen Zellen besteht. Zahlreiche Riesenzellen vom osteoklastischen Typ sind über den ganzen Tumor verteilt. Es findet sich wenig Kollagen. Bei besonders großen Tumoren kommt es zu Einblutungen und Nekrosen mit nachfolgender Fibrose und fibrohystiozytärer Reaktion.

Historisches. Der Riesenzelltumor gehört nach wie vor zu den besonderen Knochengeschwülsten, nicht nur hinsichtlich der Ursache und Entstehung, sondern auch hinsichtlich der Art des Wachstums. Während Nelaton 1860 und Bloodgood noch 1923 der Meinung war, dass es sich bei der Riesenzellgeschwulst um eine gutartige Geschwulst handelt, weiß man, dass es sich um eine Neubildung handelt, die auch eine maligne Entwicklung nehmen kann. Uehlinger (1976) sprach von der Möglichkeit eines semimalignen Wachstums. Mirra (1980) empfahl die Bezeichnung des „low grade malignant neoplastic giant cell tumor".

Verwirrung brachten zudem die Riesenzellen, wie sie in verschiedenen anderen Knochentumoren anzutreffen sind: chondromatöse Tumoren: Chondroblastom; myxomatöse Tumoren:

Therapie

Eine onkologisch radikale operative Behandlung ist unumgänglich. Dabei können vor allem bei großen Tumoren im Wirbelsäulen- und Beckenbereich technische Probleme auftreten.

9.2 Knochentumoren

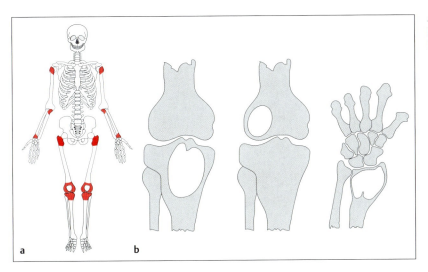

Abb. 9.**56** Riesenzellgeschwulst. Prädelektionsstellen (**a**) und häufige Lokalisation (**b**).

chondromyxoides und fibromyxoides Chondrom; xanthomatöse Tumoren: benignes fibröses Histozytom, nichtossifizierendes Fibrom; aneurysmatische Knochenzyste.

Epidemiologie

Die Riesenzellgeschwulst zählt zu den häufigen Neubildungen des Knochens (mehr als 5 %). Bevorzugt betroffen ist das weibliche Geschlecht, meist erst nach dem Wachstumsabschluss. Mehr als 70 % der Patienten sind zwischen 20–50 Jahre alt. Der Riesenzelltumor findet sich meist in den Epiphysen der langen Röhrenknochen (Abb. 9.**56a, b**). Der Tumor wächst oft bis an den Gelenkknorpel heran und breitet sich nicht selten nach distal in die Metaphyse aus, sehr selten jedoch bis zur Diaphyse. Am häufigsten findet sich die Geschwulst jeweils kniegelenksnah am distalen Femur und der proximalen Tibia bzw. Fibula. Es sind etwa 50 % der Riesenzelltumoren im Kniegelenksbereich anzutreffen (Abb. 9.**57a, b**). Weitere Lokalisationen sind distal am Radius und proximal am Oberarm sowie seltener distal an der Tibia sowie in den Phalangen von Hand und Fuß, in Becken, Wirbelsäule, Patella und Skapula. Schajowicz (1994) berichtet über ein multifokales Auftreten von Riesenzelltumoren.

Ätiopathogenese

Man nimmt an, dass die **mononukleären Stromazellen** beim Riesenzelltumor sich von undifferenzierten Mesenchymzellen ableiten oder aber von den Bindegewebszellen des Knochenmarks (Goldring et al. 1986), die von Huvos 1979 als retikulohistiozytäre Elemente bezeichnet wurden.

Die **vielkernigen Riesenzellen** entstehen aus den undifferenzierten mesenchymalen Zellen des Knochenmarks. Histochemische und ultramikroskopische Untersuchungen weisen darauf hin, dass die Riesenzellen als morphologische „Deviation" der Osteoklasten anzusehen sind und zwar mit morphologischen Eigenheiten wie der Zellgröße und der Zellkerne, die im Riesenzelltumor in einer Vielzahl vorhanden sind.

Histologie

Das histologische Bild ist geprägt von der Riesenzelle (Abb. 9.**58**), die reichlich eosinophiles Zytoplasma erkennen lässt und zwar mit granulären Einlagerungen und Vakuolen. Die Zahl der Kerne schwankt zwischen 15 und mehr als 100. Die mononuklearen Stromazellen zeigen ein plumpes, ovales oder spindelförmiges Aussehen mit großen Zellen und wenig Chromatin, mit 1 oder 2 unauffälligen Nukleolen. Mitosen sind selten zu sehen. Erst mit der Silberfärbung zeigt sich die Ausbildung eines Netzwerks von Retikulinfasern. Im feingeweblichen Bild erkennt man eine ausgedehnte Vaskularisation mit neugebildeten „pathologischen" Gefäßen, die über viele Jahre hinweg im angiographischen Bild zur Tumorabgrenzung dienten, allerdings keine sicheren Aussagen zur Dignität zuließen. Hinzuweisen bleibt noch auf das Vorkommen von

Abb. 9.**57a, b** Riesenzellgeschwulst in der distalen Femurepi- und Metaphyse (44-jährige Patientin).

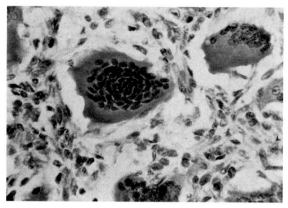

Abb. 9.**58** Riesenzellgeschwulst.
Histologisches Bild einer Riesenzellgeschwulst. Es zeigt sich neben einer großen Anzahl von Riesenzellen reichlich fibröses Gewebe.

fibroxanthomatösen Befunden in Riesenzelltumoren sowie nekrotischen Arealen. Es finden sich dann nur wenig Riesenzellen. Die histologischen Merkmale zeigen Ähnlichkeiten mit dem histiozytischen Xanthogranulom, dem nichtossifizierenden Fibrom und dem benignen fibrösen Histiozytom. Johnston (1977) beobachtete Lymphozyteninfiltrationen besonders in Gebieten erhöhter Riesenzellaktivität, was er immunologisch gesehen als prognostisch günstig beurteilte.

Klinik

Relativ früh klagen Patienten beim Wachstum der Geschwulst im Kniegelenksbereich (50% der Fälle) über diffuse Schmerzen – vor allem beim Belasten – sowie über Bewegungseinschränkungen. Gelegentlich besteht bereits ein Druckschmerz und eine Schwellung, sofern eine Ausbreitung des Tumors bereits extrakortikal erfolgt ist. Die Anamnese geht oft über mehrere Monate. Pathologische Frakturen als erstes Symptom sind selten.

Bildgebende Verfahren

Röntgenologisch lassen Übersichtsaufnahmen eine meist scharf und regelmäßig begrenzte Osteolyse randständig in der Epiphyse langer Röhrenknochen erkennen. Der osteolytische Bezirk kann sich zur Metaphyse hin ausdehnen. Eine sklerotische Randzone ist selten. Die Knochendestruktion kann sich bis zum Gelenkknorpel erstrecken (Abb. 9.**59a–c**). Die Knorpellamelle wird nur ganz selten durchbrochen. Besonders beim aktiven Tumorwachstum kann der Übergang auch unscharf sein und ein mottenfraßähnliches Bild zeigen (Abb. 9.**60**).

Auch im Bereich der platten Knochen steht die Osteolyse im Vordergrund, Verkalkungen oder Verknöcherungen der Tumormatrix fehlen.

Die Kortikalis wird im Laufe der Entwicklung des Riesenzelltumors dünn, sie weitet sich aus – besonders im Bereich kleinerer Knochen wie Radius und Ulna.

Diese ossären Veränderungen können im Computertomogramm im Detail gesehen werden. Besonders deutlich zeigt sich die Geschwulstausdehnung auch extraossär im Kernspintomogramm, wobei vor allem die Tumorausdehnung gegenüber Gefäßen und Nerven lokalisiert werden kann. Daraus sind – abhängig von der Art der Knochenzerstörung und der Geschwulstausdehnung – Aussagen über die Aggressivität des Wachstums abzuleiten. Die MRT zeigt zudem wichtige Strukturveränderungen im Tumor, wie Einblutungen und nachfolgende Nekrosen. Strukturanalysen im Tumorinneren werden in Zukunft beim Grading gemeinsam mit der Verwertung des klinischen Befunds und mit dem Ergebnis der feingeweblichen Untersuchung zusätzliche Erkenntnisse bringen.

Im Bereich der Wirbelsäule ist die Neubildung im Wirbelkörper ebenfalls exzentrisch gelegen und kann ein blasiges Bild ergeben. Selten dehnt sich die Geschwulst in die Wirbelbogenwurzeln aus.

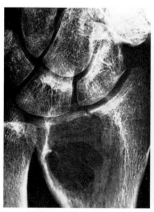
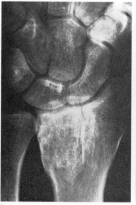
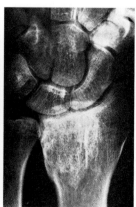

a   b   c

Abb. 9.**59** Riesenzellgeschwulst.
a Riesenzellgeschwulst im Bereich der Radiusbasis bei einem 28-jährigen Patienten. Zum Gelenk hin ist lediglich noch die Knorpellamelle erhalten. Cave: Verwechslung mit einem Osteosarkom.
b Die Wiederherstellung ist 2 Jahre nach Einbringung von Eigenspongiosa abgeschlossen.
c Eine Kontrolle nach 20 Jahren zeigt unauffällige Knochenstrukturen im Bereich des Knochentransplantats.

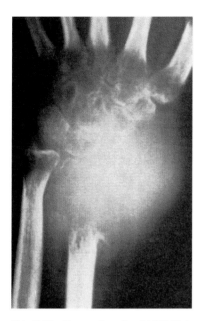

Abb. 9.**60** Riesenzellgeschwulst (20-jähriger Patient) im Bereich der Radiusbasis mit Zerstörung der Epi- und Metaphyse (mottenfraßähnlich) sowie ausgedehnte Weichteilgeschwulst als Zeichen eines aggressiven Wachstums.

Differenzialdiagnose

Differenzialdiagnostisch ist es wichtig, Befunde der Bildgebung, vor allem die Röntgendarstellung zu berücksichtigen (exzentrisch gelegene Geschwulst in der Epiphyse, keine Knochenbildung sowie Fehlen der Matrixossifikation).

Abzugrenzen ist die *juvenile Knochenzyste*, die im 1. und 2. Dezennium auftritt, wohingegen der Riesenzelltumor sich am häufigsten nach dem 20. Lebensjahr manifestiert. Die einkammerige Knochenzyste kann nach Wachstumsabschluss in der Diaphyse gelegen sein.

Die *aneurysmatische Knochenzyste* (bis zum 25. Lebensjahr) zeigt blasenförmige Auftreibungen des Knochens und kann sich in die Umgebung ausdehnen.

Beim *eosinophilen Granulom* findet sich eine unregelmäßige Abgrenzung der Osteodestruktion. Es kann multipel vorkommen.

Das *Chondroblastom* als gutartige Geschwulst (zwischen dem 5. und 25. Lebensjahr) liegt ebenfalls oft asymmetrisch in der Epiphyse und lässt meist Kalzifikationen der Matrix nachweisen.

Anlass zur Fehldeutung kann das *chondromyxoide Fibrom* geben, es ist selten. Im Inneren der umrandeten Osteolyse können sich Septenbildungen darstellen lassen.

Bei den bösartigen Tumoren ist das *Osteosarkom* (osteolytisch), das *Plasmozytom* und bei den *Metastasen* der Nierenzelltumor zu nennen. Zur diagnostischen Klärung tragen dabei die CT und die MRT wichtige Befunde bei Infiltration in die Weichteile, Abgrenzung von Gefäßen und Nerven sowie eine Strukturanalyse im Inneren der Geschwulst bei.

Abzugrenzen bleibt schließlich auch der braune Tumor beim *Hyperparathyreoidismus*. Dabei ist ein strähniges Erscheinungsbild der Spongiosa hinweisend, des Weiteren die Calciumerhöhung und die Erhöhung der alkalischen Phosphatase im Blut.

Therapie

Nach wie vor ist man bestrebt, ein Grading zu erreichen, was vor allem für die operative Therapie große Vorteile bringen würde.

Lichtenstein (1977) empfahl zuletzt die Einteilung in 3 Gruppen, wonach in der Gruppe I Riesenzellgeschwülste zusammengefasst werden, die keine Atypismen der Bindegewebszellen zu erkennen geben. Es sind dies etwa die Hälfte aller Riesenzelltumoren. Bei dieser Gruppe kommt es bei konsequenter Behandlung zu keinem Rezidiv.

Die Gruppe II umfasst Riesenzelltumoren, die im feingeweblichen Bild eine Anhäufung von Bindegewebszellen erkennen lassen; die Zellen sind verplumpt, die Kerne vergrößert, die Zellteilung kann vermehrt und teilweise anormal vor sich gehen. Diese Gruppe macht etwa ein Drittel der Knochengeschwülste aus. Rezidive in dieser Gruppe sind trotz konsequenter Therapie häufig.

Die kleinste Gruppe III weist bereits eindeutig auf ein sarkomatöses Wachstum hin, die Bindegewebszellen sind nahe zusammengedrängt und unregelmäßig angeordnet. Die Zellkerne sind groß und zeigen eine anomale Kernteilung.

Diese Einteilung konnte sich jedoch nicht durchsetzen.

McInerney und Middlemis (1978) vertreten die Ansicht, dass Riesenzelltumoren, die aggressiv und maligne werden, nicht von Anfang an zu unterscheiden sind von Riesenzelltumoren, die ein benignes Wachstum aufweisen.

Schajowicz (1992) ist der Meinung, dass derzeit noch keine Voraussagen über die Prognose der Neubildung aufgrund histologischer Merkmale möglich sind.

Die *operative Behandlung* sollte nach der Schnellschnittuntersuchung in der gleichen Sitzung umfassend durchgeführt werden. Für den Pathologen ist es im Allgemeinen bei der Art des Geschwulstgewebes möglich, den Tumor zu erkennen und zu beurteilen. Die Entfernung der Geschwulst muss durch gründliche Kürettage oder als En-bloc-Resektion stattfinden. Die Defektauffüllung nehmen wir mit Eigenknochen vor und konnten entsprechende Einheilungsvorgänge über Jahre hinweg dokumentieren (s. Abb. 9.**59**). Neuerdings wird die Plombage mit Knochenzement empfohlen und anschließend, sofern das Tumorwachstum nicht weiter fortschreitet, sekundär die Eigenknochenimplantation.

Nur ausnahmsweise wird man sich zur Alloarthroplastik oder aber zu einer Amputation entschließen müssen.

Prognose

Mehr als 75 % der Riesenzelltumoren zeigen nach einer entsprechenden vollständigen Behandlung eine Ausheilung. Bei etwa 20 % kann es zum Rezidiv kommen.

Bei etwa 5 % der Riesenzelltumoren kommt es zu einem (semi-)malignen Wachstum. Lungenmetastasen sind möglich, selbst bei einem nicht nachweisbaren malignen Wachstum in der ursprünglichen Geschwulst (Abb. 9.**61a–c**).

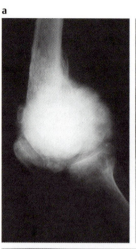
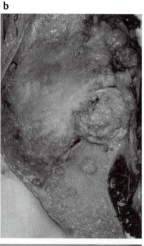
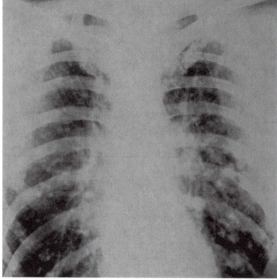

Abb. 9.61 Maligne Entartung einer Riesenzellgeschwulst (48-jähriger Patient; **a**). 16 Jahren zuvor erfolgte die Entfernung eines „braunen Tumors". Jetzt ausgedehnte osteoblastische Tumorbildung im Bereich der Femurepi- und -metaphyse mit Spiculaebildung.
Beachte: Im Präparat zeigt sich ein diffuser Einbruch des Tumors in das Kniegelenk und auch schon eine runde Knochenmetastase juxtaepiphysär im Schienbeinkopf (**b**). 1 Jahr später erfolgte eine diffuse Metastasenbildung in der Lunge (**c**).

> *Nota bene*
> Schon nach erfolgter Diagnose oder aber spätestens bei einem Rezidiv muss der Patient über die prognostischen Gegebenheiten informiert werden und über die nach wie vor bestehenden diagnostischen Probleme bei der histologischen Beurteilung.

9.2.4 Knochenmarktumoren

Engl.: bone marrow tumors (round-cell tumors).

9.2.4.1 Ewing-Sarkom

Engl.: Ewing-sarcoma.

Definition.
Als Ewing-Sarkom bezeichnet man eine bösartige Geschwulstbildung mit dicht beieinanderliegenden kleinen Zellen, die runde Kerne besitzen, ohne zytoplasmatische Abgrenzung oder hervorstechende Nukleoli. Das Tumorgewebe ist durch Bindegewebssepten strang- oder läppchenförmig unterteilt.

Historisches. Ewing beschreibt 1921 die Neubildung als „diffuse endothelioma of bone" und nimmt einen vaskulären Ursprung an. Parker und Jackson beschreiben 1939 das Retikulumzellsarkom und Willis ist 1940 der Meinung, dass es sich oft um Metastasen eines Neuroblastoms handle.

Die Gruppe der Rundzellsarkome, wie das Ewing-Sarkom, das maligne Lymphom (Retikulumzellsarkom), das metastasierende Neuroblastom (Sympathikoblastom) und kleinzellige Karzinome, stehen seit Jahrzehnten im besonderen Interesse der Tumorforschung.

1984 unterschieden Jaffe et al. eine neue Einheit, nämlich die primär neuroektodermale Tumorbildung (PNET), welche dem feingeweblichen Bild nach dem peripheren Neuroektotheliom der Weichteile ähnelt. Dies erbrachte eine histochemische Färbung mit der neurospezifischen Enolase (NSE), eine Technik, welche für Tumoren neuralen Ursprungs, speziell für das Neuroblastom, diagnostisch entscheidend ist (Triche und Askin).

Epidemiologie

Das Ewing-Sarkom zählt zu den häufig vorkommenden Knochentumoren. Bevorzugt betroffen ist das Kindes- und Jugendalter, vermehrt das männliche Geschlecht. Nahezu 90 % der Ewing-Sarkome sind bei Patienten unter dem 20. Lebensjahr anzutreffen. Die Geschwulst liegt meist in der Dia- und Metaphyse langer Röhrenknochen, Femur mehr als 30 %, Tibia, Oberarm und Fibula ebenfalls um 30 %. Die Beckenschaufel ist in etwa 10 % der Fälle ebenfalls eine häufige Lokalisation. 5 % der Tumoren liegen in den Rippen. Den restlichen Anteil findet man in den platten Knochen, selten in den Wirbelkörpern (Abb. 9.**62a, b**).

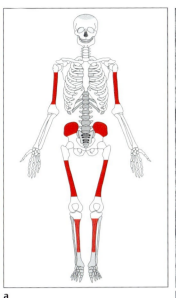 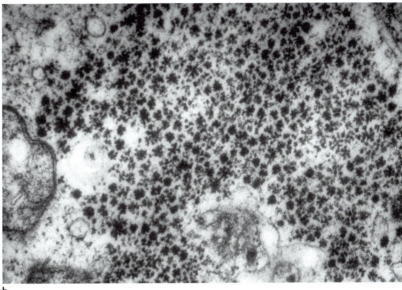

Abb. 9.**62** Ewing-Sarkom. Prädelektionsstellen (**a**) und histologisches Bild (Archiv Prof. Gössner) (**b**). Im feingeweblichen Bild zeigt sich das typische Rundzellensarkom. Beachte: elektronenmikroskopisch erkennbar Glykogengranula.

Ätiopathogenese

Das feingewebliche Erscheinungsbild wird von dicht aneinander gelegenen Rundzellen von einheitlicher Größe beherrscht. Diese Zellen sind etwa zwei- bis dreimal so groß wie Lymphozytenkerne und ohne deutliche Konturierung des Zytoplasmas. Die Nukleoli treten nicht besonders hervor. Die Geschwulst lässt keine Knorpelbildung erkennen. Die Silberfärbung zeigt Retikulinfasern, die größere Zellbezirke umgeben, aber nur ganz begrenzt in die Zellen eindringen. Mitosen sind selten. In nekrotischen Zonen sind die Tumorzellen oft klein und pyknotisch und weisen eine Größe ähnlich wie Lymphozyten auf, was zu Fehldeutungen mit dem Lymphoblastom Anlass geben kann. Bezirke mit großen Zellen mit alveolar- oder ganglienähnlicher Anordnung sowie rosettenartiger Formation ähneln dem Neuroblastom (Sympathikoblastom).

Bei der Entstehung des Ewing-Sarkoms wurden lange Zeit Stammzellen, unreife Retikulumzellen, myogene Zellen und undifferenzierte Mesenchymzellen vermutet. Auch wurde eine Hämangiogenese des Tumors diskutiert und immer wieder auf eine neuroektodermale Genese hingewiesen. Letztere konnte durch zahlreiche immunhistochemische, zytogenetische und molekularbiologische Befunde erhärtet werden. Entscheidend war dabei die Entdeckung zytogenetischer Gemeinsamkeiten mit dem peripheren malignen neuroektodermalen Tumor (PNET), dem Lymphom und dem kleinzelligen sog. Askin-Tumor der Brustwand und zwar in Form einer reziproken Translokation in den Chromosomen 11 und 22.

Zellen des Ewing-Sarkoms und des primitiven neuroepithelialen Tumors bilden das p30-/32-MIC2-Antigen, das als Glykoprotein an der Zelloberfläche am MIC2-Gen verschlüsselt ist (West). Dieses Glykoprotein kann durch monoklonale Antikörper in mehr als 90 % der Fälle gesichert werden und so bei der Abgrenzung des Ewing-Sarkoms und des primären malignen neuroektodermalen Tumors vom Lymphom und Rhabdomyosarkom hilfreich sein.

Das Ewing-Sarkom wird aufgrund dieser Befunde heute als die am wenigsten differenzierte Form einer Gruppe kleinzelliger Tumoren mit unterschiedlich ausgeprägter neuroektodermaler Differenzierung angesehen (Gössner 1998).

Klinik und klinische Diagnostik

Der Schmerz und eine Druckempfindlichkeit, später kombiniert mit einer Schwellung, gehören zu den Leitsymptomen dieser Geschwulst. Schließlich ist auch der Allgemeinzustand beeinträchtigt, es kann zu Fieber, Anämie und BKS-Erhöhung kommen. Klinisch können ähnliche Symptome wie bei einer bakteriellen Infektion in Erscheinung treten, die sich allerdings durch eine ausgeprägte Schmerzentwicklung im weiteren Verlauf gegenüber dem Ewing-Sarkom unterscheidet.

Bildgebende Verfahren

Eine Verdickung der Kortikalis gemeinsam mit einer zentralen Osteolyse gehören im Schaftbereich zu den frühen Röntgensymptomen. Die Kortikalis wird ausgeweitet und später unterbrochen. Lamellenartige, zwiebelschalenförmige Knochenanlagerungen sind häufig anzutreffen (Abb. 9.**63a–c** und 9.**64a, b**). Diese zwiebelschalenförmigen Knochenneubildungen kön-

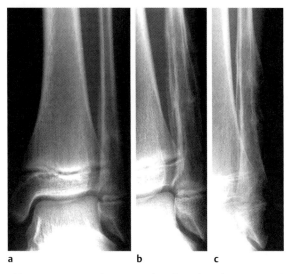

Abb. 9.**63** Ewing-Sarkom im Frühstadium (14-jähriger Patient) in der distalen Fibuladia- und Metaphyse. Es findet sich lediglich eine kleinbohnengroße Aufhellungszone in der Metaphyse und eine angedeutete Lamellierung der Kortikalis in Richtung Diaphyse (**a**). 6 Monate später hat die Lamellierung zugenommen. Eine alio loco durchgeführte Probeexzision (**b**) konnte die Diagnose nicht sichern. Weitere 2 Monaten später zeigte sich die Läsion fast bis zur Mitte der Fibuladiaphyse (**c**).

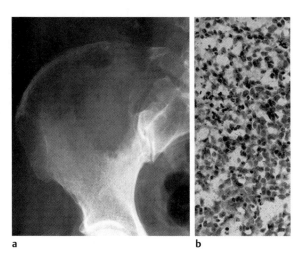

Abb. 9.**65** Ewing-Sarkom.
a Entwicklung an bevorzugter Stelle in der Darmbeinschaufel (52-jährige Patientin). Anfangs zeigte sich nur eine unscharf begrenzte Osteodestruktion an der Darmbeinschaufel zum Iliosakralgelenk hin. 2 Jahre später war die Destruktion ausgedehnt mit mottenfraßähnlichen Randbegrenzungen.
b Histologisches Bild (Archiv Prof. Gössner).

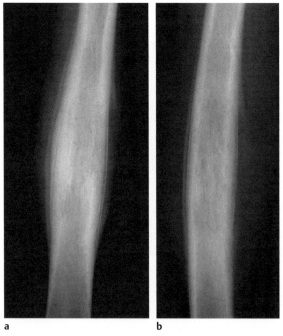

Abb. 9.**64a, b** Ewing-Sarkom in der Femurdiaphyse im Frühstadium (12-jährige Patientin) mit einer zentralen Aufhellung und schon beginnender Osteodestruktion sowie deutlicher Zwiebelschalenbildung.

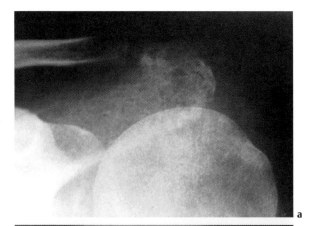

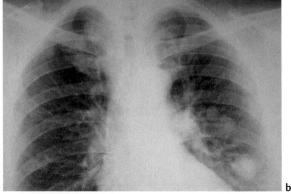

Abb. 9.**66** Ewing-Sarkom im Akromion (35-jährige Patientin; **a**) mit uncharakteristischer feinwabiger Strukturveränderung. Es bestanden bereits multiple Lungenmetastasen (**b**).

9.2 Knochentumoren

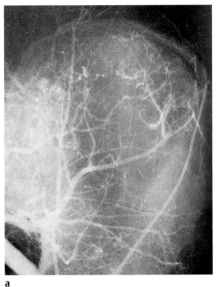 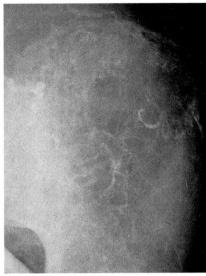

Abb. 9.67 Fortgeschrittene Osteodestruktion bei einem Ewing-Sarkom an der Beckenschaufel (typische Lokalisation; **a**). Beachte: zum Großteil unscharfe Begrenzung der Geschwulst und pathologische Anfärbung von Tumorgefäßen, vor allem in einer späten Durchblutungsphase (**b**).

nen aber auch bei der Osteomyelitis und beim eosinophilen Granulom im Schaftbereich zu beobachten sein. Selten dagegen sind Spiculaebildungen sowie ein Codman-Dreieck nachweisbar. Im Beckenbereich gilt oft eine oval aussehende Osteodestruktion der Beckenschaufel als Hinweis für ein Ewing-Sarkom. Die Randbegrenzung ist unscharf und kann ein mottenfraßähnliches Aussehen zu erkennen geben (Abb. 9.**65a, b** und 9.**67**). Nicht selten kommt es in den Plattenknochen zu einer uncharakteristischen Knochenstrukturveränderung (Abb. 9.**66a, b**). Im Kernspintomogramm zeichnen sich das Ewing-Sarkom wie auch andere Sarkome durch eine scharfe Grenze im Markraum gegenüber dem gesunden Gewebe aus. Dies erleichtert die Differenzialdiagnose zur Osteomyelitis (Lehner et al.).

Differenzialdiagnose

Klinisch ist die Abgrenzung des Rundzellensarkoms problematisch, ganz besonders wenn die Neubildung in der Diaphyse gelegen ist, sodass die histologische Diagnose entscheidend ist.

Schwierigkeiten können auch bei der Differenzierung des eosinophilen Granuloms entstehen, da wir auch bei dieser „tumor-like lesion" eine lamellenartige Knochenanlagerung und Zwiebelschalenkonfigurationen oft antreffen können.

Klinisch einfacher ist es, die Osteomyelitis abzugrenzen, insbesondere wenn – wie es bei verschiedenen Bakterien der Fall ist – klinisch ein hochakutes Krankheitsbild sich entwickelt hat (septisches Fieber sowie hochgradige Schmerzhaftigkeit).

Im histologischen Bild sind das kleinzellige (rundzellige) Osteosarkom, das maligne Lymphom, das Neuroblastom und auch Metastasen eines undifferenzierten kleinzelligen Karzinoms in Betracht zu ziehen. Lange Zeit galt der Nachweis von Glykogen als Kriterium zur Differenzialdiagnose zwischen Ewing-Sarkom und malignem Lymphom. Inzwischen gilt es nicht mehr als sicheres Zeichen, da manche Ewing-Sarkome kein Glykogen enthalten.

Therapie

Bei der Behandlung des Ewing-Sarkoms hat die Chemotherapie große Bedeutung, daneben die Strahlentherapie sowie die operative Resektion der Geschwulst bei ersetzbaren Knochen.

Die operative Entfernung des Ewing-Sarkoms nach einer Chemotherapie und Strahlenbehandlung bringt die größte Sicherheit. Untersuchungen von Horowitz zeigten, dass 92 % der Patienten nach operativer Entfernung des Tumors nach 5 Jahren noch am Leben waren, wohingegen ohne operative Resektion nur 37 % 5 Jahre überlebten.

Bei der operativen Behandlung wird der orthopädische Chirurg immer wieder mit der operativen Rekonstruktion konfrontiert. Rekonstruktionen diaphysärer Defekte können z. B. mit autologer Fibula und Gefäßanschluss erfolgen. Ausnahmsweise wird ein Allografts im Sinne eines Intercalary-Graft verwendet.

Chemotherapie

In Deutschland wurde 1981 im Rahmen der Gesellschaft für pädiatrische Onkologie und Hämatologie eine kooperative multizentrische Ewing-Sarkom-Studie (CESS 81) gegründet. Nach zunehmender Optimierung des Behandlungsprotokolls wurden schließlich im Rahmen der EICESS-92-Studie als prognostisch wichtigste Parameter das **Tumorvolumen** (> 100 ml), das **Ansprechen auf die präoperative Chemotherapie** (10 % vitale Tumorzellen) und die **initiale Metastasierung** mit der Unterscheidung zwischen pulmonalen (prognostisch günstiger) und extrapulmonalen Metastasen erkannt. Nach diesen Parametern wurde die

EURO-Ewing-99-Studie geändert und entsprechend eine risikoadaptierte Chemotherapie festgelegt. Im Rahmen dieser Studie wird als Standardtherapie die VIDE-Kombination (Vincristin + Ifosfamid + Doxorubicin + Etoposid) durchgeführt. Im Anschluss an 6 Zyklen VIDE erfolgt eine Überprüfung und zwar in Abhängigkeit von den oben dargestellten Parametern. Im Rahmen dieser Studie wird für die Hochrisikopatientengruppe auch der Stellenwert der autologen Knochenmarktransplantation überprüft.

Radiotherapie

Auch die jeweilige Strahlentherapie ist im Rahmen des EURO-Ewing-99-Studienprotokolls festgelegt. Regelmäßig erfolgt bei chemosensiblen und nicht vollständig resezierten Tumoren nach abgeschlossener Wundheilung die postoperative Radiatio. Eine präoperative Bestrahlung bleibt den nur bedingt resektablen Tumoren und Nonrespondern auf die Chemotherapie vorbehalten. Eine ausschließliche Strahlentherapie wird bei Tumoren durchgeführt, die wegen der Lokalisation (z. B. Sakrum) nicht ohne wesentliche Funktionsverluste operabel sind.

Bei alleiniger Radiatio ist das gesamte tumorbefallene Kompartiment mit mindestens 45 Gy zu bestrahlen. Zusätzlich wird auf den Bereich der primären Tumorausdehnung mit einem Sicherheitsabstand von 2 cm ein Boost von 10 Gy appliziert. Strahlendosen jenseits von 55 Gy gelten dabei als kurativ.

Bei mikroskopischen Tumorresten nach Resektion und gutem Response wird eine Gesamtdosis postoperativ von 45 Gy appliziert.

Ganzlungenbestrahlungen werden bei Patienten mit initialen Lungenmetastasen durchgeführt, wenn nach Chemotherapie bildgebend eine komplette Remission vorliegt. Die Dosis liegt bei 15 Gy für Kinder < 14 Jahre (bzw. 18 Gy > 14 Jahre).

Der Nachteil der alleinigen Bestrahlung im Vergleich zur operativen Therapie liegt darin, dass bei einigen Patienten noch kleine vitale Tumorzellinseln im Bestrahlungsgebiet verbleiben können, weshalb die operative Entfernung sinnvoll ist.

Prognose

Mit alleiniger Operation oder Strahlentherapie betragen die 5-Jahresüberlebensraten aller Patienten mit Ewing-Sarkom wegen der häufigen späteren Manifestation pulmonaler und extrapulmonaler Metastasen nur 5–10 % (Abb. 9.**68**).

Seit konsequentem Einsatz der frühzeitigen systemischen Kombinationschemotherapie überleben heutzutage 50–60 % der Patienten mit klinisch lokal begrenztem Ewing-Sarkom langfristig ohne Rezidiv.

9.2.4.2 Primärer neuroektodermaler Tumor

Engl.: primary neuroectodermal tumor of bone (PNET).

Definition.
Der PNET zählt zu den seltenen hochmalignen Knochentumoren, die morphologisch gesehen dem peripheren Neuroepitheliom nahe stehen. Die Abgrenzung zum Ewing-Sarkom bereitet histologisch Schwierigkeiten.

Historisches. Jaffe et al. beschrieb 1984 das PNET bei 4 Patienten mit Rundzellensarkomen im Knochen, die histologisch Ähnlichkeiten mit dem Neuroepitheliom der Weichteile zeigen, wobei der Nachweis des lobulären Musters sowie der Rosetten und des NSE auf Gewebeschnitten und Ergebnisse einer Langzeitgewebezüchtung ausschlaggebend waren.

1988 beschrieben Llombart-Bosch et al. 14 Patienten, deren klinische und pathologische Befunde diagnostische Kriterien erarbeiten ließen, wobei auf den klinisch hochmalignen Verlauf hingewiesen wurde, der Ähnlichkeiten mit den Eigenheiten des peripheren Neuroepithelioms (Miser) erkennen ließ.

Histologie

Histologisch unterscheidet sich das PNET:
▶ durch zahlreiche Homer-Wright-Rosetten oder Pseudorosetten, in haufenförmiger Anordnung willkürlich verteilt,
▶ durch Zell- und Kernvariationen, aber mit ähnlichen Glykogendepots bei mehr als der Hälfte der Patienten,
▶ durch eine läppchenförmige Anordnung mit kaum sichtbaren Fibrillen im interstitiellen Gewebe.

Im Elektronenmikroskop zeigen sich neurosekretorische Granula. Wichtig ist, dass die Ausscheidung von Catecholamin im Urin normal ist, was für die

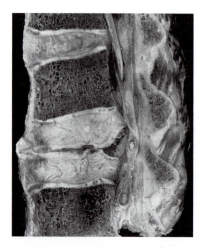

Abb. 9.68 Ewing-Sarkom.
Weitgehende Destruktion eines Lendenwirbelkörpers und Metastase im darunter gelegenen Wirbelkörper (Präparat).

Abgrenzung des metastasierenden Neuroblastoms von Wichtigkeit ist.

Das therapeutische Vorgehen erfolgt wie beim Ewing-Sarkom.

9.2.4.3 Primäres malignes Lymphom des Knochens

Synonym: Retikulumzellsarkom.
Engl.: malignant lymphoma of bone (non-Hodgkin lymphoma).

Definition.
Das Lymphom des Knochens, früher als Retikulumzellsarkom benannt, wird als maligner lymphoider Knochentumor bezeichnet, mit histologisch unterschiedlicher Struktur. Die Neubildung besteht aus runden und auch pleomorphen Zellen mit unterscheidbaren Zytoplasmagrenzen. Die Zellkerne weisen häufig Einbuchtungen auf sowie pferdehufartige Formen. Es finden sich herausragende Nukleoli. Beim Großteil der Geschwülste finden sich zahlreiche Retikulumfasern, die sich im Gegensatz zum Ewing-Sarkom einheitlich zwischen den Tumorzellen ausbreiten.

Historisches. Die Non-Hodgkin-Lymphome stellen eine große Gruppe von Geschwülsten dar, deren Klassifikation auch heute noch kontrovers diskutiert wird. Rappaport brachte 1966 eine Klassifikation die dann 1975 von Lukas und Colins sowie Lennert aufgrund neuer Erkenntnisse des Immunsystems und der Lymphomphysiologie revidiert wurde. Es wurde eine Einteilung in 10 Gruppen empfohlen. Folgt man den Empfehlungen von Parker und Jackson (1939), dann findet sich eine Abgrenzung des Retikulumzellsarkoms vom Ewing-Sarkom bei Berücksichtigung klinischer und pathologischer Befunde, wobei festzustellen bleibt, dass das Retikulumzellsarkom eine bessere Prognose aufweist. Weiter bleibt festzustellen, dass das Retikulumzellsarkom aus Zellen histiozytären Ursprungs (monocytic macrophage) aufgebaut ist, die Retikulinfasern produzieren.

In der neuen Klassifikation (Isaacson et al.) wird festgestellt, dass der Großteil der Non-Hodgkin-Lymphome B- oder T-Zelllymphome sind und dass histiozytäre oder retikulohistiozytäre Lymphome selten sind. Die WHO unterscheidet derzeit primäre und sekundäre Lymphosarkome.

Epidemiologie

Das primäre Lymphom (Retikulumzellsarkom) kommt häufiger beim weiblichen Geschlecht vor und zwar bevorzugt im 3. Dezennium und bis zum 70. Lebensjahr. Selten findet man das Retikulumzellsarkom jedoch vor dem 10. Lebensjahr. Sämtliche Knochen können befallen sein. Am häufigsten jedoch die Meta- und Diaphyse langer Röhrenknochen und das Becken.

Histopathologie

Die feingewebliche Struktur ist verschiedengestaltig. Die Tumorzellen sind als große Zellen zu erkennen und zeigen eine Pleomorphie und Anaplasie. Die Zellen sind rund bis oval mit basophilem Zytoplasma. Beim Vergleich mit dem Ewing-Sarkom sind die Zellen beim malignen Lymphom größer. Es zeigt sich, dass Zellen mit vorwiegend histiozytärer Herkunft selten sind. Es lassen sich weniger und differenzierte Lymphozyten unterscheiden. Um die eigentlichen histiozytischen Tumoren zu klassifizieren, sind immunhistochemische Untersuchungen von Bedeutung. Isaacson et al. fanden, dass α_1-Antitrypsin ein zuverlässiger Marker für maligne Histiozyten darstellt.

Ultrastrukturelle Untersuchungen sind bei der Unterscheidung von Ewing-Sarkom und Retikulumzellsarkom hilfreich. Untersuchungen von Friedman und Hanaoka und Rice et al. zeigten, dass der „Retikulumzelltyp" des malignen Lymphoms beachtliche Variationen hinsichtlich der Größe und Gestalt der Zellen aufweist. Die Kerne sind irregulär und zeigen marginal eine Konzentration an Chromatin. Auch finden sich eine Anzahl von Mitochondrien und Ribosomen sowie Hinweise auf Golgi-Apparate.

Zwischen den Zellen lassen sich 2 verschiedene Fibrillen unterscheiden, die aus Retikulin oder Kollagen bestehen.

Klinik und klinische Diagnostik

Auffallend ist beim primären malignen Lymphom eine relative Symptomarmut selbst noch bei größeren ossären Defekten. Früher oder später kommt es zu Schwellungen und Schmerzen. Spontanfrakturen können ein Frühsymptom darstellen. Neurologische Ausfälle entstehen in der Initialphase bei Wirbelsäulenherden mit extraossären Beeinträchtigungen der Nervenwurzeln.

Bildgebende Verfahren

Eine Osteolyse in der Meta- oder Diaphyse gilt als frühes radiologisches Zeichen (Abb. 9.**69a, b**). Die Knochendestruktion kann zu einem fleckenförmigen Er-

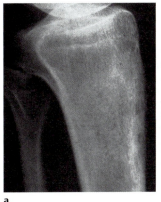
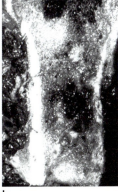

a   b

Abb. 9.**69** Malignes Lymphom (Retikulumzellsarkom) in der Epi- und Metaphyse der proximalen Tibia (25-jährige Patientin) mit unregelmäßigen Aufhellungszonen (**a**), die sich im Präparat (**b**) als Osteodestruktion zeigen.

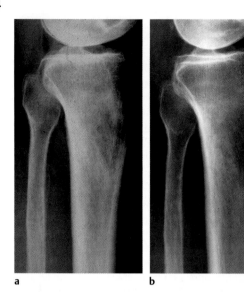
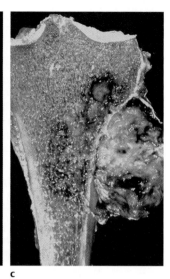

Abb. 9.**70** Entwicklung eines malignen Lymphoms (Retikulumzellsarkom) in der Schienbeinmetaphyse (64-jähriger Patient) innerhalb von 4 Monaten (**a, b**). Weitere 2 Monate später ausgedehnte Osteodestruktion und Bildung einer großen Weichteilgeschwulst, die sich im Kernspintomogramm und im Präparat (**c**) übersichtlich darstellen lässt.

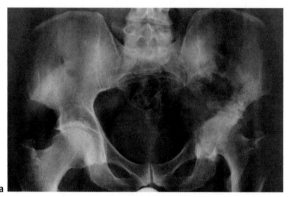
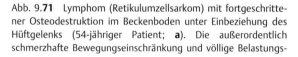
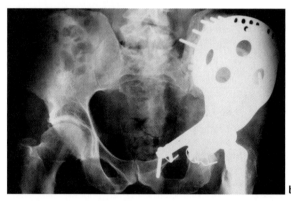

Abb. 9.**71** Lymphom (Retikulumzellsarkom) mit fortgeschrittener Osteodestruktion im Beckenboden unter Einbeziehung des Hüftgelenks (54-jähriger Patient; **a**). Die außerordentlich schmerzhafte Bewegungseinschränkung und völlige Belastungsunfähigkeit veranlassten, um eine Hemipelvektomie zu umgehen, den Einbau einer Beckenspezialprothese mit Hüftalloarthroplastik (1974) (**b**), die 12 Jahre lang belastungsfähig war.

scheinungsbild führen. Die Destruktion der Kortikalis nimmt zu und zeigt zystenähnliche Formationen, die dem Knochen ein gesprenkeltes Aussehen verleihen. Im Verlaufe der weiteren Arrosion folgt die Ausdehnung der Geschwulst in die Weichteile (Abb. 9.**70a–c** und 9.**71a, b**). Das Ausmaß der Osteodestruktion und auch die Form lässt sich besonders deutlich im Computertomogramm objektivieren und die Markraumsowie die Weichteilausdehnung mit deren Bezug zu den Gefäßen und Nerven im Kernspintomogramm (Abb. 9.**72a, b**).

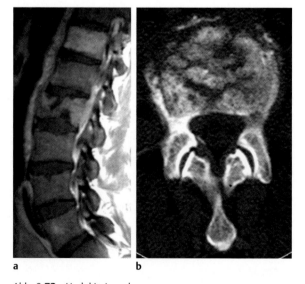

Abb. 9.**72** Hodgkin-Lymphom. Weitgehende Osteodestruktion des 2. Lendenwirbelkörpers (40-jähriger Patient) im Kernspintomogramm (**a**) und Computertomogramm (**b**). Beachte: Befall einer Wirbelbogenwurzel.

Differenzialdiagnose

Für die endgültige Diagnose des primären malignen Lymphoms ergeben sich Schwierigkeiten bei der Differenzierung gegenüber einer Metastase eines undifferenzierten Karzinoms sowie wenig differenzierten Myelomen. Dabei sind dann Urinbefunde und Serumproteine hilfreich bei der Diagnose.

Therapie und Prognose

Das maligne Lymphom gilt nach wie vor als strahlensensibel. Jedoch auch nach Dosen von 45–60 Gy kann es zum Rezidiv kommen.

Es empfiehlt sich, nach einer genauen Analyse mit moderner Bildgebung, die onkologisch radikale Resektion mit nachfolgender Defektüberbrückung mit einer Spezialprothese (s. Abb. 9.71) oder aber die Resektion z. B. einer Rippe.

9.2.4.4 Plasmozytom, multiples Myelom

Synonyma: Morbus Kahler,
Myelomatosis,
Plasmazellmyelom.
Engl.: plasmocytoma, multiple myeloma.

Definition.
Dem multiplen Myelom liegt als ursächliche pathologische Veränderung eine hochgradige Vermehrung eines B-Lymphozytenstamms zugrunde, der sich durch Produktion und Sekretion einer der Zellzahl proportionalen Menge eines Immunglobulins auszeichnet. Dieses Immunglobulin wird als „Paraprotein" bezeichnet. Die Diagnose wird anhand typischer klinischer, histologischer und laborchemischer Kriterien gestellt, das Vollbild des multiplen Myeloms setzt dabei das Vorhandensein folgender Befunde („Minimalkriterien") voraus (Kyle 1992): myelomtypische histologische Veränderungen und mehr als 10 % atypische Plasmazellen in der Knochenmarkbiopsie, Knochenschmerzen, Anämie, Niereninsuffizienz oder Hyperkalzämie, Osteolysen, Paraprotein im Serum > 3 g/dl oder Paraproteinnachweis im Urin.

Epidemiologie

Mit einer Inzidenz von 4 : 100.000 Einwohner pro Jahr ist das Plasmozytom der häufigste der primären malignen Tumoren des Skelettsystems. Es hat einen Anteil von 1 % an allen bösartigen Tumoren und etwa 10 % an allen hämatologischen Malignomen. Für über 30 Jahre alte Personen liegt das Risiko, an einem Plasmozytom zu erkranken, bei 6,3 : 100.000/Jahr. Der Altersgipfel der Erkrankung liegt im 7. Lebensjahrzehnt, nur 2 % der Patienten sind bei Diagnosestellung unter 40 Jahre alt. Männer erkranken etwa 1,5-mal häufiger als Frauen. Bevorzugt befallen sind die Wirbelsäule, die Rippen und der Schädel (Abb. 9.73a, b).

Ätiopathogenese

Pathologisch-anatomisch sind folgende Varianten zu unterscheiden:

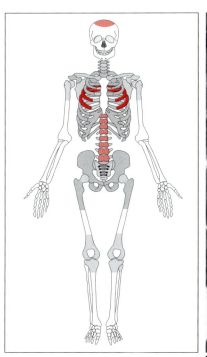
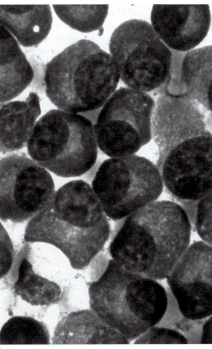

Abb. 9.**73** Plasmozytom. Prädelektionsstellen (**a**) und Darstellung der Plasmazellen im Sternalausstrich (**b**) (Archiv Prof. Rastetter).

a b

- das *solitäre Plasmozytom* – mit nur einem, meist osteolytischen Knochenherd,
- das *nichtosteolytische Myelom* – mit einem diffusosteoporotischen Erscheinungsbild,
- das *generalisierte osteolytische Myelom* – mit multiplen Osteolysen,
- das *extraskelettale/extraossäre Plasmozytom* – vorwiegend mit einem Befall der oberen und unteren Luftwege, der Thorax- und Abdominalorgane.

Makroskopisch stellt sich das Myelom als gelblichgrauer bis bläulich-roter, weicher, geleeartiger Tumor dar (Abb. 9.**74a–c**). Selten liegen Myelome extramedullär, zumeist beschränken sie sich auf das Skelettsystem. Prädilektionsstellen sind die blutbildendes Knochenmark enthaltenden Abschnitte der Wirbelsäule, des Stammskeletts und der stammnahen langen Röhrenknochen. Fortgeschrittene Tumoren zeigen eine weitgehende Verdrängung des blutbildenden Marks. Die Ausbreitung im Körper vollzieht sich vermutlich hämatogen, gelegentlich auch durch direkte Infiltration, z. B. Rippen-Pleura-Lunge oder Schädel-Gehirn. Der Begriff des multilokulären Auftretens wird in der Literatur dem der Metastasierung vorgezogen. Häufigste Lokalisationen des Tumors sind Wirbelkörper, Becken, Rippen und Schädel. Myelome sind die häufigsten Wirbelsäulentumoren. Während metastatische Prozesse in 95 % der Patienten von den Bogenwurzeln der Wirbel ihren Ausgang nehmen, wird für das Plasmozytom eine Prädilektion des Wirbelkörpers selbst und nur in rund 25 % der Patienten eine plasmozytäre Destruktion der Bogenwurzeln beschrieben. Die häufig als typisch bezeichneten Osteolysen im knöchernen Schädel („Schrotschussdefekte") finden sich nur bei etwa einem Drittel der Fälle und bereits fortgeschrittener Erkrankung (Abb. 9.**75a–d**). Autoptisch liegen in der Hälfte der Fälle pathologische Frakturen vor, vorwiegend der Wirbel und Rippen. Ein fortgeschrittenes Stadium führt in 10 % der Fälle auch zum extramedullären Auftreten des Tumors, hauptsächlich in Leber, Milz und Lymphknoten.

Histologisch werden differenzierte plasmablastische, ausdifferenzierte plasmazytische und intermediäre Formen unterschieden. Differenzierte plasmazytische Tumoren treten etwa 4-mal häufiger auf als plasmablastische. Typisch ist das sehr zellreiche Bild mit dicht gepackten Zellen, Kapillargefäßen als Ausdruck der guten Vaskularisierung dieser Tumoren und wenig Interzellulargewebe. Morphologisch zeigen die entdifferenzierten Formen Kernpleomorphie, Mehrkernigkeit, prominente Nukleoli, Erhöhung des Kern-Plasma-Verhältnisses und zytoplasmatische Speicherungsphänomene, aber selten Mitosen. Der histologische Nachweis von Amyloid gelingt in etwa 10 % der Patienten.

Klinik und klinische Diagnostik

Auffällig ist bei vielen Patienten die oft lange Anamnese bis zur Diagnosesicherung. Häufigstes Primärsymptom bei ca. 2/3 aller Patienten sind Skelettschmerzen. Diese treten in der Mehrzahl als unspezifische Rückenbeschwerden in der Lenden- und Brustwirbelsäule auf. Bei solitären Tumoren geben alle Patienten als Primärsymptom den lokalen Knochenschmerz an. Über die Hälfte weisen pathologische Frakturen auf, die Mehrzahl davon in der thorakalen und lumbalen Wirbelsäule. 6–8 % der Patienten entwickeln neurologische Ausfälle durch spinale Läsionen. Klinisch zeigt sich hier eine langsam progrediente zunächst motorische Schwäche, gefolgt von einer Abnahme der Oberflächensensitivität, später auch mit einem Verlust der Sphinkterkontrolle und der Tiefenschmerzrezeption. Den neurologischen Ausfällen geht je nach Lokalisation eine entsprechende gürtel-, strumpf- oder radikuläre Schmerzsymptomatik voraus. Jeder hundertste Patient zeigt als Primärsymptom eine Paraparese. Wegen der verminderten Immunkompetenz leiden 20 % der Patienten bei der Diagnosestellung an einer Infektion, meist der Luft- oder Harnwege. Bei 15 % der Patienten wird die Diagnose als Zufallsbefund im Rahmen der Abklärung bei anderweitigen Erkrankungen gestellt.

Klinisch werden die Myelome nach Durie und Salmon (1975) eingeteilt.

Solitäre Plasmozytome fallen in das Stadium I nach Salmon und Durie. Als Kriterien des solitären Plasmozytoms werden eine singuläre Osteolyse, normale Serum- und Immunelektrophorese, negative Knochenmarkbiopsie und das Fehlen einer Bence-Jones-Proteinurie angesehen.

Häufige Befunde im Routinelabor sind erhöhte Werte für die Blutkörperchensenkungsgeschwindigkeit (BKS), C-reaktives Protein (CRP), Calcium, Kreatinin, Harnstoff und Gesamteiweiß im Serum und Protein im Urin. In der Immunelektrophorese nach Grabar und Williams zeigen über 60 % aller Myelome eine Vermehrung von IgG, ca. 18 % von IgA, von IgD, IgE und IgM zusammen ca. 12 %. In 1 % der Fälle gelingt kein Paraproteinnachweis im Serum, sie werden als nichtsekretorische Myelome bezeichnet. Bei 7 % der Plasmozytompatienten liegt nur ein sog. „Bence-Jones-Myelom" vor, wobei das Verhältnis κ-λ-Leichtketten etwa 2 : 1 beträgt. Die selektive Immunodiffusion nach Mancini gestattet eine quantitative Bestimmung der pathologischen Serumglobuline, wobei die Menge des quantitativ bestimmten Paraproteins mit der Tumorzellmasse korreliert. Pathognomonische Tumormarker stehen beim Plasmozytom nicht zur Verfügung, zur Verlaufskontrolle dienen β_2-Mikroglobulin und die quantitative Bestimmung des Paraproteins in Serum und Urin.

9.2 Knochentumoren

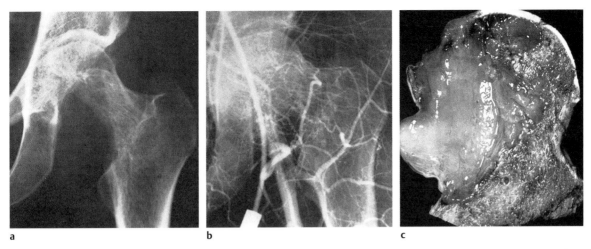

Abb. 9.**74a–c** Plasmozytom mit zunächst monolokulärer Entwicklung einer Osteodestruktion im medialen Bereich des Schenkelhalses bis in die Epiphyse reichend (39-jährige Patientin). Fortschreiten der Nekrose auch nach Röntgenbestrahlung, weshalb eine langstielige, nichtzementierte Hemialloarthroplastik eingebracht wurde (1966). 2 Jahre später multipler Skelettbefall.

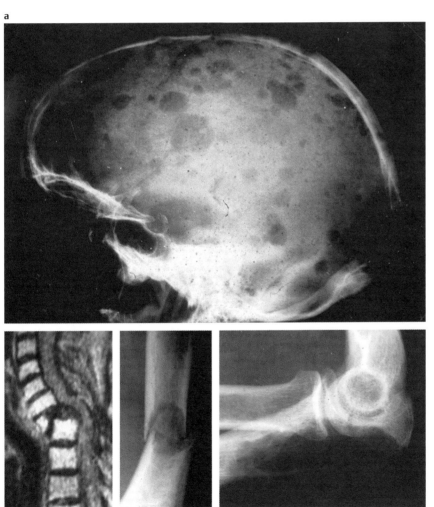

Abb. 9.**75** Plasmozytom. Verschiedene Formen und Lokalisationen osteodestruktiver Veränderungen.
a Typische Stanzlochdefekte im Schädel.
b Destruktion des 7. Halswirbels mit Subluxation und mit Raumbeengung im Spinalkanal.
c, d Spontanfraktur im Oberarmschaftbereich (**c**) und Osteodestruktion proximal an der Ulna (**d**).

Tumorbedingte Knochendestruktion, Knochenmarkverdrängung und direkte Paraproteinwirkung führen im Verlauf der Erkrankung häufig zu Anämie, Niereninsuffizienz und bakteriellen Infektionen. Ein Teil der Myelompatienten entwickelt eine Hyperkalzämie (Cave: Nur 55 % des Gesamtcalciums im Serum liegt als freies ionisiertes Calcium vor, der übrige Anteil ist an Plasmaproteine gebunden, hier vorwiegend an das Albumin). Bei einer tumorbedingten Verminderung des Serumalbumins führt daher eine osteolytische Erhöhung des biologisch wirksamen freien Calciums nicht zwangsläufig zu einer veränderten Gesamtcalciumkonzentration.

Pathologische Frakturen treten bei über 50 % der Myelompatienten auf. Häufigste Lokalisation sind Wirbelsäule, Rippen und stammnahe Skelettanteile. Die diffuse Skelettentkalkung führt besonders an der Wirbelsäule zu Schmerzen und Kompressionsfrakturen (Abb. 9.75). Weitere Komplikationen sind myelombedingte periphere Neuropathien und Zweittumoren.

Radiologisch zeigen Myelome primär kleine, später größere Aufhellungsherde, z.T. mit blasigen Auftreibungen. Neben Kortikalisarrosionen können auch ballonartig imponierende, ausgedünnte Kortikalisvorwölbungen auftreten (s. Abb. 9.75). Unspezifische Zeichen sind Rarefizierung und Vergröberung der Spongiosabälkchen im Skelett, bei ausgedehntem systemischen Befall auch immer eine diffuse Osteoporose. Osteosklerotische Knochenbezirke bilden die Ausnahmen. Bis zu 20 % der Plasmozytome zeigen bei Diagnosestellung keine radiologischen Veränderungen im Skelett. Beim Vorliegen von Osteodestruktionen findet man Befunde, wie sie beim osteolytischen Osteosarkom, bei Metastasen oder Riesenzelltumoren vorkommen, sodass eine differenzialdiagnostische Abgrenzung zu anderen Knochentumoren im Nativröntgen häufig nicht möglich ist. Osteolysen der Wirbelkörper ohne Beteiligung der Wirbelbögen sprechen dabei eher für ein Myelom, Läsionen der Bogenwurzeln für metastatische Absiedelungen. Die osteoporotische Verlaufsform macht eine Abgrenzung zur genuinen Osteoporose schwierig (Abb. 9.76).

Eine besondere Schwierigkeit stellt die wichtige Beurteilung der Osteolysen hinsichtlich der Frakturgefahr dar. Generell wird von einer Frakturgefahr der langen Röhrenknochen bei Osteolysen über 2,5 cm Durchmesser und Kortikalisdestruktionen im Querschnitt über 50 % ausgegangen.

Im Computertomogramm kann der Knochenverlust bei diffus osteoporotischen wie auch osteolytischen Läsionen im Knochenfenster sicher beurteilt werden. Im Weichteilfenster stellen sich die Tumoranteile mit einem intermediären Signal dar, Kontrastmittelgabe führt zu einer deutlichen Anreicherung im Tumor. Die MRT stellt das sensitivste bildgebende Verfahren zur Darstellung dar.

Unbehandelte Myelomherde stellen sich in der MRT in der T-1-gewichteten Spinechosequenz mit erniedrigtem Signal, in der T-2-gewichteten Spinechosequenz mit Signalverstärkung dar. Empfohlen wird eine T-2-gewichtete Gradientenechosequenz, die eine Abgrenzung zum normalen Knochenmark ermöglicht (Tab. 9.4).

40 % der asymptomatischen Patienten mit gesichertem Plasmozytom zeigen in der MRT tumortypische Läsionen in der Wirbelsäule. In der Mehrzahl der Patienten mit klinisch und röntgenologisch solitärem Plasmozytom können durch die MRT weitere Tumorherde nachgewiesen werden. An der Wirbelsäule lässt sich in der MRT etwa die 4fache Anzahl von Tumorläsionen darstellen als in Nativröntgenbil-

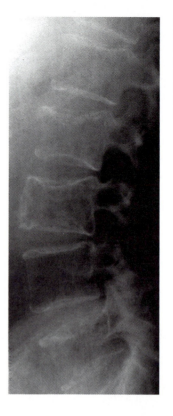

Abb. 9.76 Plasmozytom (60-jähriger Patient) mit fortgeschrittener Destruktion der Wirbelspongiosa sämtlicher Wirbelkörper, Spontanverformung des 2., 3. und 5. Lendenwirbels.

Tabelle 9.4 Signalintensitäten des Plasmozytoms in der MRT (nach Avrahami et al. 1993)

MRT-Wichtung	Normales Knochenmark	Fettmark	Myelom
T-1-Spinecho	hoch	sehr hoch	niedrig
T-2-Spinecho	hoch	hoch	hoch
T-2-Gradientenecho	sehr niedrig	niedrig	sehr hoch

dern, sodass auf Myelographie und Angiographie zunehmend verzichtet werden kann. Die Technetiumszintigraphie liefert nur in 2/3 der Myelomläsionen positive Befunde.

Differenzialdiagnose

Differenzialdiagnostisch abzugrenzen sind insbesondere die plasmazelluläre Osteomyelitis, reaktive Plasmozytosen und B-Zelllymphome. Monoklonale Gammopathien weisen ebenfalls Paraproteinkonzentrationen über 3 g/dl im Serum auf, „smouldering multiple myelomas" zusätzlich pathologische Knochenmarkbefunde in Form atypischer Plasmazellen. Es fehlen aber Progredienz und klinische Zeichen des manifesten Myeloms. Weniger als 5 % der Myelome liegen als sog. solitäre Plasmozytome vor. Hier kann lediglich ein isolierter atypischer Plasmazellherd nachgewiesen werden, zumeist im Skelett, vereinzelt auch extramedullär im Bereich der oberen Luftwege. Die Abgrenzung dieser Sonderformen von einem initialen multiplen Myelom gelingt nur durch dessen progredientes Wachstum und häufig diffusem Befall. Mehr als 50 % der solitären Plasmozytome und 10 % der monoklonalen Gammopathien gehen innerhalb von 10 Jahren in ein multiples Myelom über. Liegen im peripheren Blut über 20 % Plasmazellen vor, spricht man von einer Plasmazellenleukämie.

Therapie

Bei der Therapie des multiplen Myeloms stehen *konservativ* systemische Chemotherapie und Radiatio im Vordergrund. *Operative* Möglichkeiten beschränken sich auf Probebiopsien zur Diagnosesicherung und die Behandlung von Komplikationen, insbesondere Frakturen und frakturgefährdete Osteolysen, sowie bei neurologischen Ausfällen.

Konservative Therapie

Indikationen zur systemischen Chemotherapie stellen die Stadien II oder III nach Salmon und Durie dar, also immer bei Vorliegen von mehr als einer Osteolyse. Auch Patienten im Stadium I mit klinischer Progredienz sollten einer systemischen Therapie zugeführt werden.

Als Standard haben sich Kombinationsbehandlungen verschiedener Zytostatika mit Cortisonpräparaten bewährt. Neben der klassischen Gabe von Melphalan und Prednison kommen auch Vincristin, Cyclophosphamid, Adriamycin, Carmustin und Dexamethason zur Anwendung. Damit können Ansprechraten bis 75 % und eine Überlebensrate über 36 Monate erreicht werden. 50 % der Patienten zeigen ein Ansprechen auf eine Dexamethasonmonotherapie.

Zur begleitenden Therapie werden Bisphosphonate empfohlen, die über eine Inhibition der erhöhten Osteoklastenaktivität eine Abnahme der Knochenresorption bewirken. In Studien konnte dabei eine Minderung der Schmerzen um 50 % und bis zu 25 % Knochenaufbau beobachtet werden. Zusätzlich werden Hyperkalzämie und Hyperkalzurie verhindert. Auch Calcitonin zeigt häufig einen anhaltenden Effekt auf Knochenabbau und Skelettschmerzen.

Zunehmend kommt auch beim Myelom eine myeloablative Therapie durch kombinierte Hochdosischemotherapie und Ganzkörperradiatio mit anschließender homologer Stammzellentransplantation zur Anwendung, wobei deutlich höhere Ansprechraten und Überlebenszeiten erzielt werden.

Die Indikation zur strahlentherapeutischen Behandlung wird bei solitären, progredienten oder symptomatischen Plasmozytomläsionen gesehen, wo sie der systemischen Chemotherapie hinsichtlich Wirkungseintritt und Symptombesserung überlegen ist. Zum Einsatz kommen Röntgenstrahlen und Gammastrahlen mit einer Herddosis von 45–60 Gy. Sie wird fraktioniert über 4–6 Wochen verabreicht. Bei solitären Läsionen kann eine Tumoreradikation und damit eine Heilung des Plasmozytoms erreicht werden. An der Wirbelsäule werden aufgrund der Strahlensensitivität des Rückenmarks Maximaldosen zwischen 30 und 40 Gy gegeben. In der palliativen Schmerztherapie führen bereits Bestrahlungen von 20 Gy zu einer guten Schmerzlinderung.

Im Allgemeinen kommt bei der Behandlung eine Kombinationstherapie aus systemischer Chemotherapie und lokaler Strahlentherapie zum Einsatz.

Operative Therapie

Operative Eingriffe beim Myelom erfolgen zur histologischen Sicherung ungeklärter Knochenläsionen in Form von Probebiopsien sowie bei drohenden oder bereits eingetretenen pathologischen Frakturen, insbesondere mit Kompression des Rückenmarks. Ferner kommen operative Verfahren bei anderweitig nicht mehr ausreichend beherrschbaren Schmerzen zum Einsatz. Ziel ist die möglichst schmerzfreie, selbstständige Mobilisation des Myelompatienten. Pathologische Frakturen erfordern eine frühe definitive Stabilisierung, um eine Remobilisierung des Patienten mit Erhalt der körperlichen Aktivität zu ermöglichen.

Wegen der zumeist systemischen Erkrankung und den guten begleitenden Therapiemöglichkeiten ist eine radikale Resektion nur bei solitären Plasmozytomen gerechtfertigt. Häufig genügt die intraläsionale Kürettage (Abb. 9.77a–c). Die operative Intervention an der Wirbelsäule dient in erster Linie der Stabilisierung der Wirbelsäule in Kombination mit gleichzeitiger Dekompression des Rückenmarks durch Resektion der Tumoranteile im Spinalkanal oder durch Laminektomie in Höhe der spinalen Enge. Häufigste Ursache einer Parese ist nicht die pathologische Fraktur des Wirbelkörpers, sondern stenosierende Tumormassen im Spinalkanal. Die Indikation zur operativen Therapie

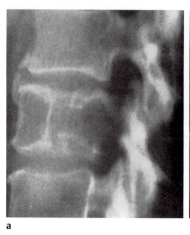 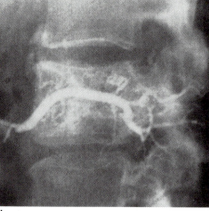 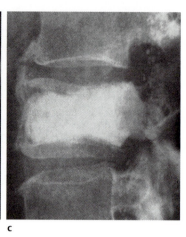

Abb. 9.77 Plasmozytom mit Osteodestruktion des 2. Lendenwirbelkörpers (62-jähriger Patient; **a, b**) und beginnender Kaudaläsion. Es wurde eine marginale Ausräumung des Tumors vorgenommen und der Knochendefekt im Wirbelkörper mit einer Palakosplombage (**c**) durchgeführt. Diese Wirbelrekonstruktion war 12 Jahre belastungsfähig.

an der Wirbelsäule wird vor allem bei Gefahr der Instabilität durch ausgedehnten Tumorbefall, bei bleibendem neurologischen Defizit innerhalb der ersten 3 Bestrahlungstage oder bei bereits erfolgter maximaler Strahlentherapie des betroffenen Skelettabschnitts gestellt. Auch Blasen- und Mastdarmstörungen und komplette Paraplegien durch spinalen Tumorbefall stellen absolute Operationsindikationen dar.

Bei einer instabilen Fraktur an den Extremitäten ist die operative Therapie unumgänglich notwendig. Die alleinige Stabilisierung durch Plattenosteosynthesen oder intramedulläre Nagelungen ist nur bei Patienten mit sehr ungünstiger Prognose empfehlenswert. Pathologische Frakturen und Osteolysen der Dia- und Metaphysen ohne ausgedehnte Knochensubstanzdefekte können durch Verbundosteosynthesen schnell und kurzfristig operativ behandelt werden. Bei Läsionen des gelenknahen proximalen Femurs bieten sich Standardendoprothesen zum Ersatz an. Liegen ausgedehnte Knochendefekte insbesondere der gelenkbildenden Anteile vor, sind speziell angefertigte oder modular zusammensetzbare Spezialimplantate Mittel der Wahl. Im diaphysären Anteil der langen Röhrenknochen ermöglichen sog. „spaceholder", also Überbrückungsprothesen, unter Erhalt der Gelenke und durch Verankerung in der Meta- bis Epiphyse einen vollständigen Längenausgleich der Extremität.

An der Wirbelsäule bieten Spezialimplantate nach Teilresektion oder kompletter Entfernung von Wirbelkörpern ausreichende Stabilität. Im Allgemeinen erfolgt eine zusätzliche Spondylodese über schraubenfixierte Kompressionssysteme durch Stangen oder Platten.

Prognose

Das multiple Myelom ist eine maligne Erkrankung, die unbehandelt zum Tode führt. Eine Heilung kann nur in Ausnahmefällen durch vollständige Entfernung des Tumors, beispielsweise durch Resektion oder kurative Bestrahlung eines solitären Plasmozytoms, erreicht werden. Ohne Therapie versterben über 50% der Patienten innerhalb von 3 Monaten nach Diagnosestellung, durch die Chemotherapie wird die Prognose auf über 36 Monate verbessert. Nur etwa 2% der therapierten Patienten überleben mehr als 10 Jahre. Häufigste Todesursachen sind bakterielle Infektionen und Nierenversagen.

Die individuelle Prognose beim Plasmozytom ist im Wesentlichen abhängig von dem Stadium der Erkrankung bei Diagnosestellung, der Tumorzellmasse, der biologischen Aktivität des Tumors und dem Ansprechen auf die lokale und systemische Therapie. Einfachste und wichtigste prognostische Parameter sind Serumkreatinin, β_2-Mikroglobulin, CRP, LDH sowie die quantitative Bestimmung des Paraproteins als Ausdruck für die Tumorzellmasse. Wichtigster histochemischer Einzelfaktor zur Beurteilung der Prognose stellt der „plasmacell-labeling-index" dar, der bei Werten über 2% zu einer signifikanten Verschlechterung der Gesamtüberlebenszeit führt. Solitäre Plasmozytome haben eine vielfach bessere Prognose als multiple Myelome, unter lokaler chirurgischer Therapie und Radiatio beträgt die 5-Jahres-Überlebensrate 100%, nach 10 Jahren noch 85%.

9.2.5 Gefäßtumoren

Engl.: vascular tumors.

Definition.

Gefäßtumoren – als gutartige Hämangiome, semimaligne bzw. intermediäre Hämangioendotheliome und bösartige Angiosarkome sowie Hämangioperizytome – gehören zu den selten vorkommenden Knochentumoren, weshalb umfangreiche Statistiken nicht zur Verfügung stehen. Dies ist wohl auch der Grund dafür, dass bei der Klassifikation eine einheitliche Prägung fehlt. Auch die feingewebliche Untersuchung ergibt eine Vielzahl von Erscheinungsbildern, weshalb es verständlich ist, dass die Einordnung der Tumoren oft noch uneinheitlich erfolgt.

Historisches. Die Einteilung gerade der semimalignen und malignen Tumoren – wobei Bezeichnungen wie Hämangioendotheliom und malignes Endotheliom sowie Angiosarkom und Hämangiosarkom Verwendung fanden (Jaffe 1958; Dahlin) – haben immer wieder für Verwirrung gesorgt. Stout (1943) beschreibt das Hämangioendotheliom als eine Geschwulst, die eine Anordnung von reichhaltig atypischen Endothelien sowie Gefäßen mit einem besonderen Netzwerk von Retikulumfasern und eine Neigung der Lumina zur Anastomosenbildung ergeben. Als Synonym für das Hämangiosarkom schlugen Dorfman et al. (1971) den Begriff „hemangioendothelial sarcoma" für alle bösartigen Tumoren vor. Sie empfahlen die Bezeichnung Angiosarkom für wenig differenzierte Läsionen und Hämangioendotheliome für gutdifferenzierte Neubildungen, die eine bessere Prognose haben.

Schließlich verwenden Dahlin und Unni (1986) für alle bösartigen Gefäßtumoren den Begriff „hämangioendotheliales Sarkom".

Das sehr selten vorkommende Hämangioperizytom wird als eine eigene Einheit betrachtet.

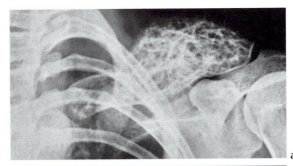
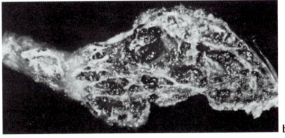

Abb. 9.**78** Hämangiom der Klavikula im Röntgenbild (**a**) und Präparat (**b**) einer 23-jährigen Patientin mit ausgedehnter wabiger Verformung des lateralen und mittleren Klavikulaanteils.

Die WHO hat in der neuesten Klassifikation in der „intermediate group" das Hämangioendotheliom und das semimaligne Hämangioperizytom eingeordnet und als malignen Tumor das Angiosarkom vom anaplastischen Typ sowie das maligne Hämangioperizytom.

9.2.5.1 Hämangiom

Engl.: hemangioma.

Definition.
Das Hämangiom des Knochens als gutartige Neubildung besteht aus konglomeratartig angeordneten, neugebildeten und dünnwandigen Gefäßen, die ein kapillares oder kavernöses Gefäßbild zeigen.

Epidemiologie

Das am häufigsten zu beobachtende Hämangiom findet sich bevorzugt im Wirbelkörper, seltener an der Schädelkalotte, aber auch z. B. im Talus, in der Fibula und der Klavikula (Abb. 9.**78a, b**). Das Wirbelhämangiom wird immer wieder als anlagebedingte Störung im Sinne eines Hamartoms diskutiert, wobei man darunter eine dysgenetische Geschwulst versteht.

Klinik

Klinisch stehen, wenn überhaupt Symptome auftreten, der Kreuzschmerz im Vordergrund. Selten kommt es zu neurologischen Ausfällen. Beim Hämangiom der Röhrenknochen und der Fußknochen berichten die Patienten über oft heftige lokale Schmerzen. Bei tastbarer Knochenauftreibung kann eine Druck- und Klopfschmerzhaftigkeit bestehen.

Bildgebende Verfahren

Radiologisch wird das Wirbelhämangiom, das bevorzugt die Lendenwirbelsäule betrifft, sehr oft als Zufallsbefund festgestellt. Dabei finden sich in dem Wirbelkörper strähnige Knochenstrukturen mit einer bienenwabenartigen, trabekulären Anordnung. Die Wirbelbogenwurzeln können teilweise mitbefallen sein. Selten dehnt sich das Hämangiom in den Spinalkanal aus.

Frakturen eines Hämangiomwirbels kommen selten vor (Abb. 9.**79a–c**), da der Wirbelkörper im Allgemeinen eine ausreichende Tragfähigkeit aufweist. Bei Befall des Talus und der langen Röhrenknochen zeigen sich oft Periostanlagerungen.

Einen entscheidenden Einblick in die Morphologie des Knochenhämangioms bringt die CT zur Analyse der Knochenbeschaffenheit und die MRT die Darstellung von intraspinalen Ausdehnungen des Hämangioms.

Therapie

Eine Notwendigkeit für eine operative Behandlung ergibt sich im Bereich der Wirbelsäule nur selten. Ggf. ist die dorsale Spondylodese angezeigt. Bei einer sonstigen Lokalisation des Knochenhämangioms mit klinischer Symptomatik ist die Abtragung der Geschwulst und evtl. ein Auffüllen des Defekts mit autologem Knochenmaterial notwendig.

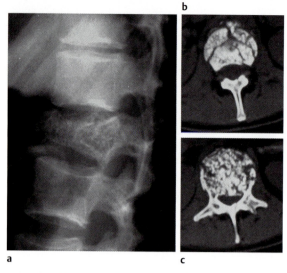

Abb. 9.79 Hämangiom des 11. Brustwirbelkörpers (48-jähriger Patient) mit keilwirbelförmiger Kompressionsfraktur (**a, b**), vor allem im dorsalen Bereich sind die typischen Veränderungen eines Hämangiomwirbels zu erkennen (**c**).

Als **Lymphangiom** bezeichnet man eine gutartige Geschwulst, die aus neugeformten Lymphgefäßen aufgebaut ist und zystisch angeordnet in Erscheinung tritt. Das Lymphangiom kann multipel auftreten, weshalb die Einordnung der Geschwulst als Hamartom erfolgen kann.

Beim **Glomangiom** handelt es sich um eine schmerzhafte, gutartige Knochengeschwulst, die bevorzugt die Fingerendglieder befällt. Die Geschwulst ist selten. Sie tritt als zentrale Osteodestruktion mit umgebender Knochenverdichtung in Erscheinung. Histologisch zeigen sich Zellen vaskulärer Herkunft in epithelialer Anordnung, weshalb schon Masson (1935) annahm, dass dieser Knochentumor von einem neuromyoarteriellen Glomus abzuleiten wäre.

9.2.5.2 Hämangioendotheliom

Engl.: hemangioendothelioma, epitheloid hemangioendothelioma, histiozytoid hemangioma.

Definition.
Die WHO beschreibt das Hämangioendotheliom als aggressive, nicht metastasierende Gefäßneubildung mit soliden Zellsträngen sowie endothelialen, vaskulären Strukturen mit Fehlen von malignen Kriterien. Diese Geschwulst wird auch als epitheloides Hämangioendotheliom bezeichnet (Weiss & Enzinger 1982; Martinez-Tello et al. 1989).

Ätiopathologie

Ätiopathogenetisch ist die gefäßformende Eigenheit dieser Geschwulst sichtbar. Sämtliche Stadien der Gefäßbildung sind vorzufinden (kleine kapilläre Gefäße mit endothelialen Zellen, pleomorph und von kuboidaler oder zylindrischer Gestalt). Von besonderer Bedeutung ist die Silberfärbung der Retikulinfasern, um zu bestimmen, ob die proliferierenden Endothelialzellen innerhalb der Basalmembran wachsen, wie beim Hämangioendotheliom obligat, oder aber außerhalb wie beim Hämangioperizytom. Zwischen den Gefäßen findet man Spindelzellen, die aber keinen Hinweis für ein malignes Wachstum geben, wie dies beim Angiosarkom der Fall ist (Pleomorphie und Mitosen).

Klinik

Die Geschwulst kann schmerzhaft sein sowie als Schwellung imponieren und sogar zu Gelenkergüssen Anlass geben. Am häufigsten befallen sind die langen Röhrenknochen und das Becken. Das Hämangioendotheliom kann multilokulär auftreten. Betroffen sind meist Patienten im späten Erwachsenenalter.

Bildgebende Verfahren

Radiologisch stehen Osteodestruktionen verschiedener Art (Zystenbildung) im Vordergrund. Abbildungsmäßig ist die Entscheidung der Art des Wachstums nur begrenzt möglich. Die CT empfiehlt sich zur Darstellung der ossären, destruktiven Veränderungen. Die MRT bringt Einblicke in die Gewebestrukturen (Nekrosen).

Differenzialdiagnostisch müssen vor allem Karzinommetastasen und das Melanom abgegrenzt werden.

Therapie

Operativ muss das Hämangioendotheliom onkologisch radikal entfernt werden. Ggf. ist die Knochenverpflanzung oder aber die Implantation von Spezialprothesen erforderlich, um ein Limb-Salvage zu ermöglichen. Die Ablatio gilt als ultima ratio.

Prognose

Der klinische Verlauf des Hämangioendothelioms ist nicht sicher voraussehbar, jedoch insgesamt günstig.

9.2.5.3 Hämangioperizytom

Engl.: hemangiopericytoma.

Nach Stout (1949) versteht man unter dem Hämangioperizytom eine aggressiv wachsende Gefäßgeschwulst, die dadurch charakterisiert wird, dass die neugebildeten Gefäße nur durch eine Lage von Endothelien ausgelegt sind und diese Gefäße von proliferierendem Zellgewebe umgeben sind.

Das Hämangioperizytom zeigt sich als knochenzerstörende Gefäßgeschwulst in der Diaphyse der Röhrenknochen (Abb. **9.80**) oder aber auch am Talus

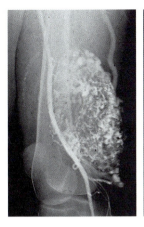 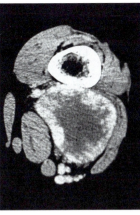

Abb. 9.**80** Hämangioperizytom (40-jährige Patientin) mit ausgedehntem vaskularisierten Tumor.

und Kalkaneus sowie im Becken und in der Wirbelsäule.

Therapeutisch ist eine onkologisch radikale Resektion und der Ersatz mit Knochen bzw. mit einer Alloarthroplastik oder Alloplastik (spaceholder) notwendig.

9.2.5.4 Angiosarkom

Synonym: Hämangiosarkom.
Engl.: hemangiosarcoma.

Definition.
Als Angiosarkom bezeichnet man eine maligne Gefäßneubildung, die unregelmäßig geformte Gefäßkanäle (pathologische Gefäße) bildet und zwar mit einer oder mehreren Lagen von atypischen, unreifen Endothelzellen in einer Umgebung von mehr oder weniger differenziertem anaplastischen Gewebe.

Geprägt ist das Angiosarkom von dem Bild der massiven zentralen Osteodestruktion, aber auch Kortikalisarrosionen mit einer Ausdehnung der Geschwulst in die umgebenden Weichteile. Das Angiosarkom metastasiert bevorzugt in die Lunge. Die Prognose ist ungünstig. Die 5-Jahres-Überlebensrate wird selbst mit einer onkologisch radikalen Operation mit nur 20 % angegeben (Wold et al. 1982).

9.2.5.5 Besonderheiten

Zystische Angiomatose

Engl.: cystic angiomatosis
hemolymphangiomatosis
of bone.

Diese zystische Angiomatose des Knochens gilt als außerordentlich seltene multilokal auftretende Osteolyse in Form eines anlagebedingten vaskulären Hamartoms. Man findet diese Angiomatose im Kindesalter im Bereich des Beckens, Schädels, der Röhrenknochen, im Bereich von Hand und Fuß sowie in den Rippen. Die Abgrenzung zur Histiozytosis X und der Hand-Schüller-Christian- oder Letterer-Erkrankung gelingt histologisch, wobei Knochentrabekel zwischen multiplen zystischen Höhlräumen vorliegen, die mit abgeflachten Endothelien ausgekleidet und zum Teil blutgefüllt sind. Auch kann eine viszerale Beteiligung vorhanden sein, was als prognostisch ungünstig gilt. Spontanheilungen wurden beschrieben (Spjut und Lindbom; Boyle).

Gorham-Erkrankung

Synonym: massive Osteolyse.
Engl.: phantom bone.

Als ausgedehnte progressive Osteolyse – „phantom bone" – zeigt sich eine Angiomatose des Knochens (Gorham & Stout 1955), die aus multiplen und diffusen, kavernösen Angiomen und Lymphangiomen besteht und meist bei Kindern in Erscheinung tritt. Befallen ist das Becken und das koxale Femurende. Diskutiert wird eine genetisch bedingte Störung, die aber bis jetzt noch nicht belegt werden konnte. Das Leiden kann mit einer Defektheilung bestehen bleiben oder aber progressiv verlaufen.

9.2.6 Andere Bindegewebstumoren

Engl.: soft tissue tumors,
tumor of connective tissue.

9.2.6.1 Benignes, fibröses Histiozytom

Engl.: benign fibrous histiozytoma.

Definition.
Zum benignen fibrösen Histiozytom zählt die WHO eine Neubildung aus fibrösem Gewebe (Spindelzellen) mit storiformen Mustern. Im fibrohistiozytären Gewebe findet man weiter mehrkernige Riesenzellen sowie pigment- und fetthaltige Histiozyten (Xanthomzellen). Hinzuweisen bleibt noch darauf, dass bei dieser Geschwulst histologisch Gemeinsamkeiten mit dem fibrösen Knochendefekt und dem nichtossifizierenden Fibrom bestehen.

Klinik

Das benigne fibröse Histiozytom gilt als seltene Geschwulst und wird beim Erwachsenen zwischen dem 15. und 60. Lebensjahr gefunden. Oft bestehen Schmerzen. Selten erfolgt eine Spontanfraktur. Man findet das benigne fibröse Histiozytom vorwiegend in der Diaphyse, seltener in der Epiphyse der langen Röhrenknochen, im Becken und auch in den Rippen.

Röntgenbild

Radiologisch gleicht das Erscheinungsbild bis zu einem gewissen Grad dem der Riesenzelltumoren, gelegentlich auch hinsichtlich der Lokalisation. Es zeigt sich eine abgegrenzte osteolytische Geschwulstbildung, die sich allerdings durch einen sklerotischen Randsaum darstellt. Liegt die Geschwulst in den Rippen, so kann sich eine Auftreibung entwickeln.

Differenzialdiagnose

Differenzialdiagnostisch von Bedeutung ist das nichtossifizierende Fibrom (metaphysäre Lage) sowie der metaphysäre fibröse Defekt als „tumor-like lesion".

Therapie

Das benigne fibröse Histiozytom, dessen endgültige Diagnose allerdings oft erst im histologischen Bild bestimmt werden kann, soll marginal reseziert und ggf. der Defekt mit Eigenspongiosa aufgefüllt werden, was vor allem bei einer diaphysären Lage erforderlich werden kann.

9.2.6.2 Lipom

Engl.: lipoma.

Definition.

Es handelt sich um eine benigne Geschwulst aus reifen Fettzellen ohne Zeichen einer Zellatypie.

Epidemiologie

Das intraossäre Lipom zählt zu den außerordentlich seltenen Knochengeschwülsten. So konnte Hart (1973) bei der Auswertung von einer Zeitspanne von 100 Jahren nur 28 intraossäre Lipome finden. Die Geschwulst kann auch parossal liegen (periostales Lipom). Milgram (1988) empfahl die Unterscheidung in solide Lipome mit lebenden Lipozyten, Tumoren teilweise mit Fettnekrosen, Kalzifikationen und vereinzelt vitalen Lipozyten sowie Lipome im fortgeschrittenen Stadium mit Zystenbildungen, Kalzifikationen und auch Knochenneubildungen.

Klinik und klinische Diagnostik

Das Durchschnittsalter der Patienten beträgt im Mittel 40 Jahre. Man findet das intraossäre Lipom in den Metaphysen langer Röhrenknochen und bevorzugt auch im Kalkaneus. Die Symptome sind uncharakteristisch, wobei der Belastungsschmerz meist im Vordergrund steht, ganz besonders im Fersenbein.

Röntgenologisch zeigt sich oft eine durch eine zarte Sklerose abgegrenzte Osteolyse. Auch kann es zur Knochenauftreibung kommen (Rippen). Entscheidend ist die MRT-Untersuchung (Fettgewebsanalyse).

Therapie

Therapeutisch ist die marginale Ausräumung ausreichend, meist wird der Defekt mit Eigenspongiosa aufgefüllt.

9.2.6.3 Desmoplastisches Fibrom

Engl.: desmoplastic fibroma.

Definition.

Als desmoplastisches Fibrom bezeichnet man einen lokal aggressiv wachsenden (semimalignen) Tumor, der eine ausgeprägte Bildung von kollagenen Fasern zeigt. Das Gewebe ist wenig zellreich, die Zellkerne nehmen eine gestreckte oder ovale Form an, jedoch ohne Mitosen. Diese Geschwulst wurde 1958 von Jaffe beschrieben und zwar als intraossär gelegener Tumor mit einer ähnlichen Beschaffenheit wie das Desmoid der Weichteile.

Klinik

Bevorzugt betroffen sind die epi- und metaphysären Anteile der langen Röhrenknochen. Das desmoplastische Fibrom kann aber auch in den platten Knochen gelegen sein, selten in der Wirbelsäule. Als bevorzugtes Alter gilt das 2. und 3. Dezennium.

Schmerzen und Schwellungen im Gelenkbereich treten oft schon im frühen Stadium der Geschwulst auf. Später findet sich eine Schwellung und eine Druck- und Klopfschmerzhaftigkeit.

Röntgenbild

Radiologisch stehen Osteolysen in der Epi- und Metaphyse im Vordergrund (Abb. 9.**81**). Die Kortikalis ist dünn und ausgeweitet. Sie kann durchbrochen werden und die Geschwulst sich in die Weichteile ausbreiten. Im Inneren des Tumors lassen sich oft trabekuläre Knochenanordnungen unterscheiden (Septen). Entscheidende Einblicke in die Gewebestruktur und die extrakortikale Ausdehnung der Geschwulst gibt das MRT.

Differenzialdiagnose

Das Fehlen von Riesen- und Xanthomzellen bei der Abgrenzung zum nichtossifizierenden Fibrom (metaphysärer fibröser Defekt) ist von entscheidender Bedeutung. Besondere Probleme kann die Abgrenzung gegenüber dem differenzierten Fibrosarkom bringen. Wichtig ist das Fehlen einer mitotischen Aktivität und ein Hyperchromatismus der Zellkerne.

Therapie

Als außerordentlich aggressiv und infiltrativ wachsender Tumor muss das desmoplastische Fibrom von

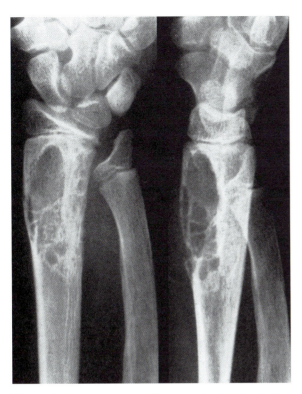

Abb. 9.81 Desmoplastisches Fibrom in der distalen Radiusmetaphyse (15-jähriger Patient). Rezidivgefahr groß!

vornherein eine onkologisch radikale Resektion erfahren, da Rezidive bei marginalen Resektionen häufig sind. Der Defekt muss am besten mit Eigenknochen ersetzt werden. Metastasenbildungen kommen nicht vor.

9.2.6.4 Fibrosarkom

Engl.: fibrosarcoma.

Definition.
Man versteht darunter eine bösartig wachsende Geschwulst aus spindelzellförmigen Tumorzellen mit dazwischen liegenden, bündelförmig angeordneten, kollagenen Fasern. Es findet sich **keine** Knorpel- oder Knochenneubildung in der Geschwulst. Die Abgrenzung zum malignen Fibrohistiozytom erweist sich sehr oft als problemreich.

Epidemiologie

Am häufigsten betroffen sind Erwachsene zwischen dem 20. und 60. Lebensjahr, aber auch nach dem 60. Lebensjahr treten Fibrosarkome noch auf. Selten kommen sie im Kindes- und Jugendalter vor. Das Fibrosarkom liegt bevorzugt in den Gliedmaßen und zwar metaphysär und selten epi- und diaphysär. Besonders häufig betroffen ist das distale Femurende und die proximale Tibia, ähnlich wie beim Osteosarkom. Multifokal ist das Fibrosarkom nur außerordentlich selten anzutreffen. Auch das Becken und die Wirbelsäule können befallen sein, häufig die Kieferknochen.

Ätiopathogenese

Das Fibrosarkom entsteht aus Bindegewebszellen des Knochenmarks (zentrales oder medulläres Fibrosarkom) oder selten im Periostbereich (periostales Fibrosarkom, parossales Fibrosarkom).

Nach Schajowicz (1994) sollten ähnlich wie beim Chondrosarkom gut, mäßig und wenig differenzierte Fibrosarkome unterschieden werden. Die Art der Differenzierung ist auch richtunggebend für die Prognose. Beim gut differenzierten Fibrosarkom findet man fibroblastische Tumorzellen mit einem spindelförmigen Aussehen, ovalen Zellkernen, die plump oder hyperchromatisch sein können. Es fehlen Zellatypien und Mitosen. Die Tumorzellen sind in der Zahl begrenzt im Vergleich mit den umfangreichen interzellulären Kollagenfasern (Beachte: Verwechslungen mit dem desmoplastischen Fibrom sind möglich).

Das wenig differenzierte Fibrosarkom zeigt ein zellreiches Bild mit hyperchromatischen Zellkernen, Zellatypien und Mitosen mit 2 oder mehr bizarren Kernen. Das bindegewebige Stroma ist vermindert, gelegentlich lassen sich retikuläre Faserbildungen nachweisen. Man kann auch im dedifferenzierten Fibrosarkom vermehrt Kollagenfasern nachweisen.

Weiter bleibt festzustellen, dass sich das Fibrosarkom als sekundär maligne Geschwulst bei der Paget-Erkrankung entwickelt. Auch nach Bestrahlung von Riesenzelltumoren findet man eine maligne Entartung. Selten ist eine maligne Entartung bei der fibrösen Dysplasie und eine Sarkombildung nach jahrelang bestehender chronischer Osteomyelitis zu beobachten.

Klinik

Abhängig von der Art des Wachstums findet man öfters eine mehrmonatige Schmerzanamnese z. B. im Kniegelenksbereich. Bei der periostalen Lage des aggressiv destruierenden Wachstums kann es schon früh zur Spontanfraktur kommen. Die Spontanfraktur gilt als ernste Komplikation, da dann die Tumorausdehnung oft nicht mehr genau abzugrenzen ist.

Bildgebende Diagnostik

Bei der bildgebenden Diagnostik ist beim Fibrosarkom von Anfang an eine aggressive Knochendestruktion auffällig (Abb. 9.82), wobei der Tumorrand keine scharfe Abgrenzung erkennen lässt. Die Osteodestruktion lässt ein mottenfraßähnliches Erscheinungsbild erkennen. Schon früh kommt es zur Kortikalisdestruktion und zur Ausdehnung der Geschwulst in die Weichteile. Bei einem periostalen Befall steht die Bildung einer Weichteilgeschwulst (auf dem Knochen nicht verschieblich) im Vordergrund. Zu achten ist

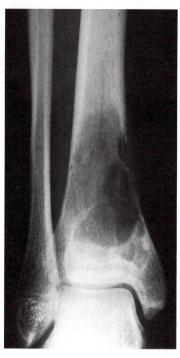

Abb. 9.82 Fibrosarkom (24-jährige Patientin) in der distalen Tibiametaphyse mit mehrfacher Perforation des Kochens.

beim sekundären Fibrosarkom auf Knochenstrukturen, wie sie z. B. bei der Paget-Erkrankung charakteristisch ist oder bei der chronischen Osteomyelitis.

Differenzialdiagnose

Beim Verdacht eines Fibrosarkoms vor dem 20. Lebensjahr muss man an das chondromyxoide Fibrom (scharfe Abgrenzung), das desmoplastische Fibrom (mehrkammrige Unterteilung und relativ früh schon extrakortikale Ausdehnung in die benachbarten Weichteile) sowie die fibröse Dysplasie (typische ballonartige Auftreibung der Kortikalis und Ausdünnung) denken. Später im 3. Dezennium ist die Riesenzellgeschwulst zu beachten (vorwiegend epimetaphysäre Lage), nach dem 40. Lebensjahr muss das Chondrosarkom, das Lymphom des Knochens und schließlich das maligne Fibrohistiozytom Beachtung finden, das auch im Röntgenbild Verwechslungsmöglichkeiten bietet.

Therapie

Die operative Behandlung steht beim Fibrosarkom im Vordergrund. Sie erfolgt nach den allgemeinen Richtlinien für maligne Knochentumoren.

Präoperativ empfiehlt sich, nicht zuletzt abhängig vom Zellbild, eine *Chemotherapie* mit kurzfristiger Kontrolle des Ansprechens dieser Behandlung.

Die *Strahlentherapie* erweist sich immer wieder als nicht wirksam.

Prognose

Die Prognose ist beim Fibrosarkom grundsätzlich als ungünstig zu bezeichnen, wobei abhängig von der Art des Tumorwachstums beim Grad 1 eine Überlebenszeit von 5 Jahren bei 64%, beim Grad 2 bei 41% und beim Grad 3 schließlich bei 23% der Patienten zu erwarten ist (Taconis und van Rijssel). Bei etwa zwei Drittel der Patienten finden sich beim Fibrosarkom Lungenmetastasen.

9.2.6.5 Malignes Fibrohistiozytom

Abkürzung: MFH.
Engl.: malignant fibrous histiocytoma.

Definition.
Das maligne Fibrohistiozytom gilt als primäre Knochengeschwulst, die histologisch aus rundlichen, ein- oder mehrkernigen, histiozytären Zellen besteht und eine spindelzellige, fibroblastische Ausdifferenzierung erkennen lässt. Die Kollagenfasern bilden im Tumor oft eine mattenartige (storiforme) Anordnung. In der Geschwulst finden sich auch Riesen- und Schaumzellen.

Historisches. Das maligne fibröse Histiozytom wurde erstmals von O'Brian und Stout 1967 als fibroxanthomatöses Sarkom beschrieben. Schließlich wurde das MFH 1972 als eigene Entität von der WHO anerkannt. Kempson und Kyriakos (1972) forderten Faserbündel und spindelförmige fibroblastenähnliche Zellen, ferner Mitosen und Zellatypien sowie Rundzellen histiozytärer Form mit ovalen Kernen, die häufig eine phagozytäre Aktivität aufweisen. Auch lassen sich mehrkernige Riesenzellen vom osteoklastischen Typ sowie Lymphozyten nachweisen. Nach wie vor wird die Histogenese kontrovers diskutiert. Verschiedene Befunde sprechen aber dafür, dass sich das MFH von einer multipotenten mesenchymalen Stammzelle mit fibroblastischer und histiozytischer Differenzierungstendenz ableitet (Gössner 1998b). Ein Vorschlag, das MFH als „primitives embryonales Fibrosarkom" zu bezeichnen, weist auf die enge Beziehung zum Fibrosarkom hin. Lange Zeit wurde – vor 1970 – diese Geschwulst als pleomorphes Fibrosarkom oder als osteolytisches Osteosarkom sowie als anaplastisches Retikulumzellsarkom, als maligner Riesenzelltumor oder auch als Liposarkom bezeichnet.

Epidemiologie

Das MFH kommt zwischen dem 2. und 8. Lebensjahrzehnt vor. Selten ist es bei Kindern unter 10 Jahren zu beobachten. Bevorzugt betroffen ist das männliche Geschlecht. Es findet sich häufig in der Metaphyse von Femur und Tibia im Kniegelenksbereich, aber auch am proximalen Humerus, im Schultergürtel und im Bereich der Rippen, des Schädels und des Kiefers. Das MFH zählt zu den seltenen Knochentumoren und kann sich auch als sekundäres Sarkom, z. B. bei der Paget-Erkrankung, entwickeln.

Ätiopathogenese

Das MFH zerstört den Knochen und ersetzt ihn durch weiches, elastisches Tumorgewebe. Das feingewebliche Bild zeigt in unterschiedlichem Ausmaß ein fibroblastisches bis xanthomatös anaplastisches Wachstum sowie Riesenzellen. Die spindelzelligen Tumorzellen sind oft in Zügen angeordnet und zeigen Verflechtungen untereinander, wie es von Meister et al. (1978 und 1981) nachgewiesen werden konnte. Perivaskulär können Wirbelbildungen entstehen. Bei der histologischen Beurteilung können bei der Abgrenzung des Osteosarkoms, des Fibrosarkoms und des Lymphoms des Knochens Schwierigkeiten bestehen.

Klinik

Schmerzen und Schwellungen treten bei dem aggressiv wachsenden Tumor relativ früh auf (Kniebeschwerden). Nicht selten zählt auch beim MFH die Spontanfraktur zu den ersten Symptomen und ist wegen der schlecht abgrenzbaren, posttraumatischen Tumorausbreitung als schwere Komplikation zusätzlich zu betrachten.

Bildgebende Diagnostik

Bei der bildgebenden Diagnostik ist der Röntgenbefund geprägt von der Osteolyse und dem Ersatz des Defekts durch Tumorgewebe (Abb. 9.**83a–d**). Die Destruktionen liegen oft exzentrisch und zeigen mottenfraßähnliche Aussparungen. Die Begrenzung der Destruktionen ist unregelmäßig und unscharf. Selten kann man sogar ein Codman-Dreieck beobachten. Eine spezifische Röntgendiagnose ist nicht möglich. Wichtige Einblicke in die Tumorbeschaffenheit und Ausdehnung in die Umgebung bringt das MRT mit Gadoliniumapplikation, wobei sich früh schon ein Durchbruch in die Weichteile und auch regressive Vorgänge im Tumorinneren abgrenzen lassen.

Differenzialdiagnose

Man denke an ein hochmalignes Chondrosarkom bei fehlender Matrixkalzifikation, an das Osteosarkom (hauptsächlicher Befall um das 20. Lebensjahr, obligatorisch Osteoid oder Knochenneubildungen) und an das Fibrosarkom (weniger aggressive Knochendestruktion). Bezüglich der Osteodestruktion müssen

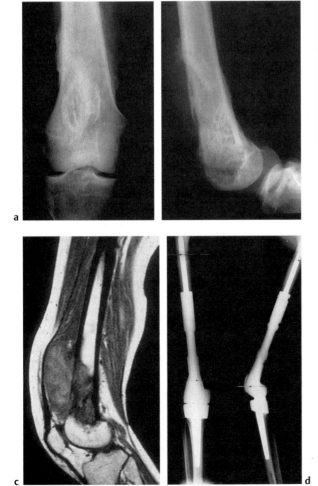

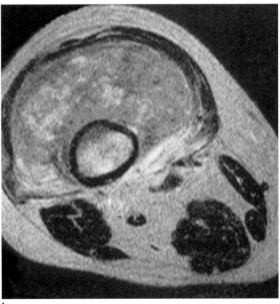

Abb. 9.**83** Malignes fibröses Histiozytom mit Osteodestruktion in der distalen Femurmetaphyse (49-jähriger Patient; **a**). Das Kernspintomogramm (**b** und **c**) zeigt eine ausgedehnte Tumorinfiltration fast des gesamten M. quadriceps femoris. Die Sehne des Rectus femoris ist nicht betroffen.
Radikale Resektion des befallenen Kompartiments mit entsprechendem Sicherheitsabstand und Ersatz des Defekts mit einer Spezialprothese (**d**) und nachfolgender Quadrizepsersatzoperation durch Verpflanzung des M. biceps femoris und des M. semitendineus.

aber auch Metastasen abgegrenzt werden (höheres Lebensalter, oft multipler Befall und Lungenmetastasen).

Therapie

Eine besonders umfassende präoperative Differenzierung ist bei diesem Tumor ähnlich wie beim Fibrosarkom und Osteosarkom unumgänglich notwendig, um präoperativ entsprechende Dispositionen für den Eingriff gestalten zu können (Limb-Salvage).

Beim MFH muss die Therapie ähnlich vorgenommen werden wie beim Osteosarkom und Fibrosarkom (Grad III und IV), nämlich als neoadjuvante Chemotherapie mit nachfolgender onkologisch radikaler Operation.

Prognose

Die Prognose ist insgesamt ungünstig. Entsprechend verwertbare Statistiken liegen noch nicht vor.

9.2.6.6 Liposarkom

Engl.: liposarcoma.

Definition.
Das Liposarkom ist gekennzeichnet durch atypische Lipoblasten in verschiedenen Stadien der Differenzierung.

Im Gegensatz zu den in den Weichteilen häufig vorkommenden Liposarkomen, die die benachbarten Knochen sogar infiltrieren können, findet man das zentrale, im Knochen gelegene Liposarkom außerordentlich selten. Es entwickelt sich aus den Fettzellen des Knochenmarks. Ewing beschrieb 1950 das Liposarkom als Eigengeschwulst und ergänzte die Klassifikation der Knochentumoren. Später entspannen sich immer wieder Diskussionen über die eigenständige Entität des Liposarkoms. Jaffe führte 1958 an, dass in seinem Krankengut kein Liposarkom zu finden war, wenngleich er die Existenz des Liposarkoms nicht endgültig verneinte. Eine Überprüfung einer Kasuistik von Retz (1961) überzeugte schließlich Jaffe.

Erneute retrospektive Kontrollen der Tumoren in verschiedenen Zentren machten deutlich, dass das Liposarkom als primäres, malignes Mesenchymom anzusehen ist (Pardo-Mindan et al. 1981; Torok et al. 1983; Campanacci 1990).

Verschiedene Beobachtungen der letzten Jahre zeigen, dass das Liposarkom bevorzugt im Bereich der unteren Extremität vorkommt und im Röntgenbild eine unregelmäßig begrenzte Osteolyse vorfinden lässt. Im Kernspintomogramm lässt sich die Fettgeschwulst im Einzelnen differenzieren.

Therapeutisch muss beim Liposarkom ähnlich wie bei Spindelzellsarkomen eine onkologisch radikale Resektion stattfinden, wenn möglich unter Erhalt des Beins.

9.2.6.7 Malignes Mesenchymom

Engl.: malignant mesenchymoma.

Das maligne Mesenchymom wurde 1966 von Schajowicz als eine Geschwulst beschrieben, die vorwiegend ein liposarkomatöses Wachstum und in verschiedenen Bezirken des Tumors osteosarkomatös in Erscheinung treten kann und zwar als Mischtumor mesenchymalen Ursprungs im Sinne eines malignen Mesenchymoms.

Stout (1948) verwendete diese Bezeichnung für Neubildungen mesenchymalen Ursprungs, die ihre Fähigkeit, in verschiedenen Formen malignen Wachstums sich zu entwickeln, beibehalten haben. Diese Tumoren wurden zuvor als Liposarkome bezeichnet (Mastragostino 1957) oder als Osteoliposarkome (Ross & Hadfield 1968). Schajowicz (1966) wies auf Tumorbezirke hin, wie sie beim Ewing-Sarkom, Hämangioperizytom und beim Rhabdomyosarkom zu sehen sind.

Die bisher beobachteten Geschwülste lagen im Bereich der Extremitäten und zeigten Symptome wie sie bei anderen bösartigen Geschwülsten angegeben werden. Auch lassen sich radiologisch keine charakteristischen Befunde demonstrieren. Die MRT bringt jedoch Einblicke in die intratumorösen Strukturen (Fett, Bindegewebe, Knorpel) und erlaubt die Weichteilabgrenzung.

Die Therapie ist problematisch da eine onkologisch radikale Operation oft nur begrenzt möglich ist. Die Prognose ist äußerst ungünstig, nur selten überleben die Patienten 2 Jahre.

9.2.6.8 Primäres Leiomyosarkom des Knochens

Engl.: primary leiomyosarcoma of bone.

Das feingewebliche Bild ist geprägt von Bündel länglicher Spindelzellen mit zigarrenähnlichen Zellkernen, die ein eosinophiles Zytoplasma und wenig Mitosen aufweisen.

Bevorzugte Lage des sehr selten vorkommenden Leiomyosarkoms sind die langen Röhrenknochen, meist um das Kniegelenk und die Kieferknochen. Selten ist der Stamm betroffen.

Radiologisch findet man Osteolysen verschiedenen Ausmaßes mit einer unregelmäßigen Abgrenzung (mottenfraßähnlich). Wenn das Leiomyosarkom periostal gelegen ist, ist sogar in geringem Umfang eine Knochenneubildung möglich. Die MRT erlaubt die Weichteilanalyse der Geschwulst.

Auch bei dieser Läsion ist die Spontanfraktur oft das erste klinische Zeichen.

Therapeutisch ist bei dem besonders hohen Malignitätsgrad dieses Tumors eine onkologisch radikale Operation unbedingt notwendig. Ggf. ist die Ablatio nicht zu umgehen. Ergebnisse der Chemotherapie sind derzeit nicht bekannt.

9.2.6.9 Undifferenziertes Sarkom

Engl.: undifferentiated sarcoma.

Zu dieser Gruppe gehören als unabdingbarer Teil der Tumorklassifikation Patienten mit einer malignen Knochengeschwulst mit pleomorpher Spindelzellstruktur, allerdings ohne jegliche spezifische Muster und histologische Differenzierung. Selbst nach sorgfältiger Bearbeitung von Gewebeproben unter Anwendung zytomorphologischer und immunhistochemischer Methoden ist bei diesen Patienten aufgrund des Fehlen eines spezifischen Gewebemusters eine Einordnung der Geschwulst nicht möglich.

9.2.7 Andere Tumoren

Engl.: other tumors.

9.2.7.1 Neurilemmom

Engl.: neurilemoma.

Definition.
Das Neurilemmom (Schwannom) weist als Tumor der Nervenscheiden im Knochen das gleiche morphologische Erscheinungsbild auf wie außerhalb des Knochens gelegene Schwannome, die aus den Schwann-Zellen der Nervenscheiden entstehen.

Historisches. Es wurde von Verocay 1908 erstmals als Neurinom oder Neurilemmom beschrieben. Wenn auch das feingewebliche Bild im Einzelnen beschrieben ist, so bereitet die Benennung nach wie vor Probleme, sodass auch Bezeichnungen wie perineurale Fibroblastome und Neurofibrome sowie Lemmozytome Verwendung finden.

Ätiopathogenese

Makroskopisch ist die Geschwulst meist durch eine Kapsel abgegrenzt.
Das feingewebliche Bild wird beherrscht von 2 typischen Gewebeformationen, nämlich dem Typ „Antoni A" und „Antoni B".
Antoni A ist eine Gewebeformation von kompakten Bündeln und Wirbelbildungen von Schwann-Zellen, deren Kerne in Reihen oder Palisaden ausgerichtet sind, wohingegen Antoni B aus einem Maschenwerk von ödematösem und myxomatösem Gewebe besteht mit kleinzystischen Bezirken sowie dazwischen liegenden Schwann-Zellen und auch Lymphozyten sowie reichlich Blutgefäßen.

Der Großteil dieser Tumoren lassen Typ Antoni A und Typ Antoni B in einer Geschwulst vorfinden. Unregelmäßige, plumpe, hyperchromatische und manchmal bizarre Kerne können ein malignes Wachstum vortäuschen, Mitosen fehlen.

Klinik und klinische Diagnostik

Intraossäre Neurilemmome sind außerordentlich selten. Sie finden sich meist beim weiblichen Geschlecht und zwar in allen Lebensaltern. Als Symptome sind Schmerzen – evtl. auch ausstrahlend – und eine langsam zunehmende Schwellung vorzufinden. Im Röntgenbild ist das Neurilemmom meist zentral in der Diaphyse gelegen. Bevorzugt betroffen sind die langen Röhrenknochen und auch die Phalangen. Die Kortikalis kann ausgeweitet sein, was vor allem in den Endphalangen zu beobachten ist. Bei einer peripheren Lage der Nervengeschwulst kann eine Arrosion der Kortikalis im Vordergrund stehen.

Therapeutisch ist eine onkologisch operative Entfernung im Gesunden notwendig.

9.2.7.2 Neurofibrom

Engl.: neurofibroma.

Das Neurofibrom als gutartiger Knochentumor ist gekennzeichnet durch Schwann-Zellen und Neuriten sowie Bindegewebe, welche in einer diffusen Art angeordnet sind. Das solitäre Neurofibrom im Knochen ist außerordentlich selten, meist sind die Neurofibrome mit einer Neurofibromatose (Recklinghausen-Erkrankung) vergesellschaftet. Am häufigsten liegt die Geschwulst in der Mandibula. Ferner kann sie in der Diaphyse der langen Röhrenknochen gefunden werden, vor allem auch bei angeborenen Pseudarthrosen.

Radiologisch gesehen zeigt das Neurofibrom relativ scharfe Abgrenzungen. Kortikalisarrosionen können auftreten. Hinzuweisen bleibt auf die charakteristischen Veränderungen der Neurofibromatose und deren Begleitbefunde wie Skoliose, Wachstumsstörungen und Verkrümmungen der Extremitäten.

9.2.7.3 Chordom

Engl.: chordoma.

Definition.
Die WHO definiert das Chordom als eine aggressiv oder maligne wachsende Knochengeschwulst, die geprägt ist durch ein läppchenförmiges Gewebebild, das im Allgemeinen durch eine strang- oder flächenförmige Anordnung typischer großblasiger Zellen (physaliphorous cells) und muköser (schleimhaltiger) interzellulärer Substanz charakterisiert ist. Der Tumor ist meist auf die Mittellinie des axialen Skeletts

begrenzt, was zusammen mit dem feingeweblichen Bild vermuten lässt, dass das Chordom aus Chordagewebe entsteht.

Historisches. Schon 1858 beschrieb Müller das Chordom – als kleinen, proliferierenden Auswuchs an der Schädelbasis – als heterotopisches Chordagewebe. Stewart und Morin (1926) hielten die Bezeichnung Ekchondrosis physalifora für besser. Diese Ekchondrosis wurde schon von Ribbert 1894 in 2 % der Sektionen beobachtet.

Epidemiologie

Seltener und langsam wachsender Tumor, eine bösartige Geschwulst, die häufiger beim männlichen Geschlecht jenseits des 30. Lebensjahrs zu beobachten ist.

Ätiopathologie

Das Chordom gilt als geschwulstmäßige Neubildung, die sich aus notochordalem Gewebe im Nucleus pulposus der Zwischenwirbelscheiben entwickelt, das normalerweise als chordaler Überrest bezeichnet wird. Es entsteht aus ektopischen Überresten an Stellen, wo sich die Chorda dorsalis zurückgebildet haben sollte, also im Bereich der Ekchondrosis am Klivus, dorsal im Nasopharynx, im Bereich der Wirbelkörper sowie sakrokokzygeal.

Die oft große, abgekapselte, vom Knochen ausgehende Geschwulst zeigt nach Tumoreröffnung eine läppchenförmig angeordnete zystische und gelatinöse Beschaffenheit, sehr oft mit Einblutungen und Tumorverkalkungen. Im histologischen Bild findet man eine charakteristische lobuläre Anlage, die von Septen verschiedener Dicke abgegrenzt wird und dazwischen liegenden dünnwandigen Gefäßen.

Die Tumorzellen variieren in Form und Größe. Sie sind prismatisch oder polygonal mit eosinophilem Zytoplasma ausgestattet, die in Strängen und Platten an Epithelzellen erinnern. Das Ausmaß der interzellulären Schleimbildungen ist von der Größe der Läppchen abhängig. Als charakteristische Zellen gelten großblasige Schleimzellen, die „physaliforen Zellen". Die intrazellulären schleimhaltigen Vakuolen verschiedener Zahl und Größe verdrängen oft den Zellkern. Die Zellgrenzen können bei fortschreitendem Wachstum verschwinden und sich als Muzin interzellulär ausdehnen. Tumorzellen weisen oft eine sternförmige und desintegrierte Form auf und bilden ein Synzitium in einem See von Muzin (Schajowicz 1994). Weiter gibt es Tumorbezirke mit pleomorphen Zellen und Zellen mit 2 oder mehr hyperchromatischen oder bizarren Zellkernen mit nachweisbaren Mitosen. Zu beachten ist, dass das Chordom Glykogen und Muzin speichert. Bei der Abgrenzung des Chondrosarkoms bleibt darauf hinzuweisen, dass immunhistochemisch das Epithelmembranantigen und Zytokeratin im Chordom nachzuweisen ist (Miettinen). Beide zeigen andererseits eine positive Färbung von S-100-Protein, was hilfreich bei der Abgrenzung des schleimbildenden Adenokarzinoms und des myxopapillären Ependimoms ist.

Klinik und klinische Diagnostik

Das Chordom ist – wie Untersuchungen von Huvos 1991 zeigten – bei zwei Drittel der Patienten sakrokokzygeal gelegen und bei fast einem Drittel in den Wirbelkörpern und nur bei einem kleinen Prozentsatz sphenookzipital. Nur außerordentlich selten findet man das Chordom im Kiefer oder außerhalb der Chordaanlage.

Die klinische Symptomatik hängt von der Lage der Geschwulst ab und äußert sich sakrokokzygeal in Form von Nervenschmerzen, die über Monate an Intensivität zunehmen können, sowie in Parästhesien. Im fortgeschrittenen Stadium kann die Geschwulst schließlich auch zur Querschnittlähmung führen, einschließlich Blasen- und Mastdarmstörungen. Rektosigmoidal findet man bei der rektalen Untersuchung eine harte Geschwulstbildung.

Beim okzipitalen Befall sind Nerven-, Kopfschmerzen, Sehstörungen und nasopharyngeale Symptome schon früh zu beobachten.

Bildgebende Verfahren

Die Knochendestruktion steht im Vordergrund (Abb. 9.**84**) der ossären Veränderungen mit unregelmäßigen Begrenzungen und oft bogenförmiger Ausbuchtung. In der Weichteilgeschwulst finden sich Kalkeinlagerun-

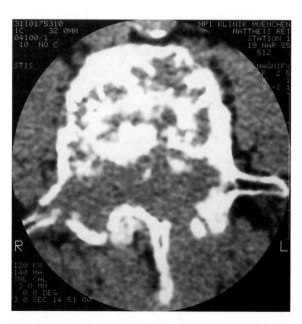

Abb. 9.**84** Chordom im Bereich der unteren Lendenwirbelsäule und des Kreuzbeins (38-jähriger Patient). Beachte: uncharakteristische Knochendestruktionen im Wirbelkörper und in den Anhangsgebilden.

gen, die besonders deutlich im Computertomogramm abzubilden sind. Vor allem im Kernspintomogramm ist die Abgrenzung der Weichteilgeschwulst und die Lageveränderung von Blase und Mastdarm zu erkennen.

Beim intrakraniellen Chordom findet man Osteodestruktionen im Bereich der Sellarückwand und des Sellabodens sowie Infiltrationen des Sinus sphenoideus. Das Chordom kann sich auf die oberen Halswirbel ausdehnen.

Differenzialdiagnose

Differenzialdiagnostisch bleibt neben dem Chordom und dem rektosigmoidalen Karzinom auch das Fibrosarkom und das Ependimom anzuführen.

Therapie

Die onkologisch radikale operative Behandlung ist anzustreben, da nur damit eine erfolgreiche Behandlung in Aussicht steht. Dies ist selbst bei der Lage der Geschwulst im Wirbelkörper und auch sakrokokzygeal funktionserhaltend nur begrenzt möglich und geht häufig mit erheblichen Begleitstörungen wie der Beeinträchtigung von Blasen- und Mastdarmfunktion sowie der Potenz einher.

Nota bene

Der Operateur muss sich, wenn er aus Gründen des Funktionserhalts im oder am Tumor liegende nervale Strukturen nicht opfert, darüber im Klaren sein, dass der lokal weiter wachsende Tumor früher oder später ebenfalls zum Verlust dieser Nervenfunktion führt, aber die Behandlungssituation dann wesentlich ungünstiger ist. Der Patient muss in diese Entscheidung präoperativ mit einbezogen werden.

Muss man sich operativ zu einer marginalen Resektion entschließen, so kann durch die Teilresektion oft ein behandlungsbedürftiges Rezidiv nach Monaten oder erst nach Jahren entstehen. Unterschiedliche Angaben findet man hinsichtlich der Leistungsfähigkeit einer Radiotherapie. Verschiedentlich wird auf eine Ansprechrate einzelner Tumoren hingewiesen.

Prognose

Das Chordom kann metastasieren, oft erst 1–10 Jahre nach erfolgter Diagnose, und zwar in die Lunge, die Leber, ins Gehirn und in die Knochen. Auch Lymphknoten und die Haut können betroffen sein. Umfangreiche Beobachtungen im Memorial Hospital in New York zeigen, dass bei 11 von 18 Patienten mit einem Befall der Wirbelsäule und bei 10 von 36 Patienten mit einem sakrokokzygealen Befall Metastasen zu beobachten waren (Sundaresan 1986).

9.2.7.4 Adamantinom des Gliedmaßenskeletts

Synonym: primäres epidermoides Knochenkarzinom, Pseudoameloblastom, Knochensynovialom und malignes Angioblastom.
Engl.: adamantinoma of long bones, dermal inclusion tumor.

Definition.
Die WHO versteht unter dem Adamantinom eine maligne, zumeist örtlich bösartig wachsende Knochengeschwulst, die eine Vielfalt von Erscheinungsbildern aufweist. Häufig finden sich scharf begrenzte Bezirke oder tubuläre Anordnungen von epithelialen Zellen, umgeben von aus Spindelzellen bestehendem fibrösem Gewebe.

Historisches. Der Begriff des primären Adamantinoms wurde von Fischer (1913) geprägt und zwar wegen der Ähnlichkeit mit einem in der Mandibula vorkommenden Tumor. Diese Ähnlichkeit bestand im makroskopischen Erscheinungsbild und im feingeweblichen Bild, wobei eine palisaden- und säulenförmige Anordnung der peripheren „basaloid cells" Verwertung fanden. Er leitete daraus einen möglichen Ursprung vom embryonalen Epithel ab. Lichtenstein (1977) verwendet die Bezeichnung „dermal inclusion tumor".

Bis 1942 erfolgten 17 Beobachtungen über Tumoren ausschließlich in der Tibia. Erst anschließend erfolgten Berichte über weitere Lokalisationen in den langen Röhrenknochen, weshalb die Bezeichnung Adamantinom der langen Röhrenknochen empfohlen wurde.

Nehlinger et al. verneinen eine ektodermale Herkunft und vermuten einen mesodermalen Ursprung des Adamantinoms und zwar bei Berücksichtigung des biphasischen Aufbaus epithelial und mesenchymal. Auch wurden primär vaskulär mesenchymale Zellen als Ursprung angenommen (Dahlin) und so die Neubildung mit einem Angioblastom in Zusammenhang gebracht. Neuere immunhistochemische Untersuchungen von Knapp et al. (1982), Mori et al. und Perez-Ateyde et al. (1985) bestätigen die epitheliale Herkunft des Adamantinoms (Koexpression von Zytokeratin und Vimentin).

Epidemiologie

Grundsätzlich handelt es sich um eine seltene Geschwulst, aber um eine eigene Tumorentität, die ein langsames Wachstum zeigt und hinsichtlich der Histogenese nach wie vor zu Diskussionen Anlass gibt.

Der Tumor liegt vorwiegend im mittleren und distalen Tibiaanteil, selten in den übrigen langen Röhrenknochen und nur ausnahmsweise z. B. im Os capitatum (Diepeveen et al. 1960). Moon und Mori (1986) empfahlen, vom Adamantinom des Gliedmaßenskeletts zu sprechen.

Hauptsächlich ist das männliche Geschlecht betroffen, und zwar im 4. und 5. Dezennium und früher das weibliche Geschlecht im 2. und 3. Dezennium.

Kinder unter 10 Jahren und Erwachsene über 60 sind selten befallen. Nach Schajowizc machen Adamantinome weniger als 1 % aller bösartigen Knochentumoren aus.

Pathohistologie

Die am häufigsten in der Tibia gelegene Geschwulst zeigt im Allgemeinen eine scharfe Begrenzung. Sie weist nach Eröffnung des Tumors eine weiß bis gelbgraue Farbe auf und lässt eine feste, zum Teil gummiartige Beschaffenheit mit Zystenbildungen, die mit sanguiner Flüssigkeit gefüllt sein kann, erkennen.

Im feingeweblichen Bild zeigt sich ein variables Erscheinungsbild von epithelialen Zellnestern, abgegrenzt durch reichlich fibröses Gewebe mit Histiozyten ohne Atypien. Dadurch kommt es zum epithelialen Eindruck des Adamantinoms (Ameloblastom des Kiefers) oder anderen epithelialen Geschwülsten wie dem Basalzellenkarzinom der Haut. Hinzuweisen bleibt noch auf mögliche Veränderungen in den Randbezirken der Neubildung, die an eine fibröse Dysplasie erinnern. Beim Vorliegen von tubulären Strukturen berücksichtige man das synoviale Sarkom. Auch Metastasen bleiben abzugrenzen. Karzinommetastasen sind jedoch grundsätzlich distal vom Kniegelenk selten zu finden. Weiss und Dorfman (1977) beschreiben 4 histologische Grundmuster des Adamantinoms bei den verschiedenen Patienten, nämlich „basaloid, spindlet, squamoid and tubular", gewöhnlich jedoch wurde eine Mischung der verschiedenen Grundmuster bei den verschiedenen Patienten gefunden.

Klinik und klinische Diagnostik

Der lokale Schmerz beherrscht von Anfang an das Symptombild. Nur gelegentlich fällt dem Patienten eine Schwellung ventral und distal am Schienbein auf. Die Haut ist regelrecht verschieblich.

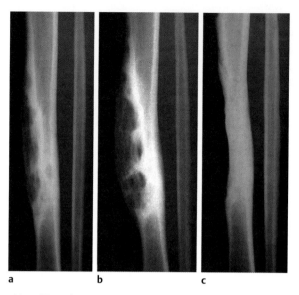

Abb. 9.**85** Adamantinom (11-jährige Patientin; **a**) mit schon charakteristischen Strukturveränderungen in der Tibia ventral (scharf begrenzte zystoide Formationen). 2 Jahre später (**b**) ist der Destruktionsprozess weiter fortgeschritten, sodass gerade noch der dorsale Anteil des Schienbeins erhalten ist. 2 Jahre nach Abtragung des Tumors zeigt sich kranial eine bohnengroßes Rezidiv (**c**), das erneut abgetragen wurde, da die Tibia ein ausgezeichnetes Remodelling mit voller Tragfähigkeit bietet.

Das Röntgenbild zeigt vornehmlich im mittleren zum unteren Drittel hin eine oft längliche Osteolysezone, die zum Teil eine trabekuläre Unterteilung zu erkennen gibt (Abb. 9.**85a–c**). Die Osteolyse kann auch multizystisch läppchenförmig angeordnet sein und Seifenblasenform annehmen.

Bei einer intramedullären Lage kommt es zur Ausdünnung und Ausbuchtung der Kortikalis (Abb. 9.**86a, b**), relativ selten aber zum Durchbruch der wachsenden Geschwulst. Bei multilokulärem Auftreten zeigt das Adamantinom verschiedene Herde im

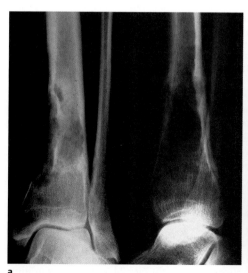
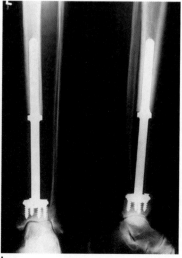

Abb. 9.**86** Adamantinom im peripheren Schienbeinanteil bei einem 65-jährigen Patienten mit ausgedehnter Destruktion der Tibia (**a**). Weite Resektion des Adamantinom und Einbringen eines Spaceholders als Übergangslösung (**b**). Patient trägt einen Unterschenkelapparat. Beim Auftreten eines Rezidivs wird die Amputation notwendig, beim Fehlen eines Rezidiv kann eine Verlängerung des Spaceholders unter Einschluss des Talus erfolgen.

Knochen, die durch Sklerosebezirke voneinander getrennt sind. Die Kortikalis kann dann ein „sägezahnähnliches Bild" zeigen.

Differenzialdiagnose

Abzugrenzen bleibt die *fibröse Dysplasie*, die oft schon früh infolge der Kortikalisveränderungen zu hochgradigen Verbiegungen Anlass geben kann.

Hinzuweisen bleibt auf das *nichtossifizierende Knochenfibrom*, wenn es von der Metaphyse nach distal im Wachstumsalter gewandert ist. Diese „tumor-like lesion" ist im Allgemeinen asymptomatisch.

Die *aneurysmatische Knochenzyste* in verschiedener Gestalt ist aufgrund der ballonartigen Ausbuchtungen im Allgemeinen zu erkennen.

Das *multiple Myelom* vor allem in seiner solitären Variante kann in der Diaphyse gelegen sein. Im Allgemeinen bringt die Blutuntersuchung wichtige diagnostische Erkenntnisse. Auch an *Solitärmetastasen* ist zu denken, da sie ja, wenn auch selten, so weit distal zu finden sind (Nierenzelltumor, Mammatumor).

Therapie

Die operative Behandlung ist die Therapie der Wahl. Bei dem langsam wachsenden Tumor soll so früh als möglich eine onkologisch radikale Entfernung erfolgen, evtl. eine Segmentresektion und Defektüberbrückung mit Eigenknochen (Fibula). Eine Amputation soll vermieden werden, ggf. kann zur Überbrückung ein Spaceholder eingebracht werden (s. Abb. 9.**86**). Bei unzureichender Entfernung der Geschwulst sind Lokalrezidive möglich.

Prognose

Eine Metastasierung (15–20 % nach Moon) tritt in der Regel erst spät ein. Metastasierungsorte sind die Lunge, Lymphknoten und der Knochen. Die durchschnittliche Überlebensdauer beträgt 5–9 Jahre.

9.2.8 Präsarkomatöse Veränderungen des Knochens

Engl.: presarcomatous conditions of the bone.

9.2.8.1 Paget-Sarkom

Engl.: Paget sarcoma.

Mehr als 6 % der Patienten mit einer Paget-Erkrankung entwickeln im Krankheitsverlauf eine sarkomatöse Entartung (Schajowicz et al. 1983).

Epidemiologie

Die Paget-Erkrankung tritt in einem Verhältnis von 1 : 2 beim männlichen und weiblichen Geschlecht auf. Die Erkrankung findet man regelmäßig erst nach dem 50. Lebensjahr. Der Häufigkeit nach ist der Femur mit 37 %, das Becken mit 16 %, der Humerus mit 14 % und die Tibia ebenfalls mit 14 % befallen, selten die Wirbelsäule, die Kiefer, der Schädel sowie Klavikula und Skapula. Sehr oft findet man einen polyostotischen Befall.

Ätiopathogenese

Paget-Sarkome zeigen allgemein, wie auch andere sekundäre Sarkome, eine ausgedehnte Anaplasie. Im histologischen Bild findet man vermehrt Riesenzellen vom osteoklastischen Typ abwechselnd mit atypischen Osteoblasten an der Oberfläche von neugebildeten Knochentrabekeln im Sinne eines anarchischen Remodeling. Zu beachten ist, dass die vermehrt vorzufindenden osteoklastischen Riesenzellen nicht zur Annahme eines Riesenzelltumors Anlass geben dürfen, worauf Schajowicz 1981 hingewiesen hat. Bei einigen Patienten kann eine Zunahme und vermehrte Aktivität im Knochenmark festgestellt werden, weshalb angenommen wurde, dass die Paget-Erkrankung eine präsarkomatöse Veränderung ist.

In 6 % der Fälle findet man ein Osteosarkom, in 24 % ein Fibrosarkom. Bei den restlichen Sarkomen entsteht ein malignes fibröses Histiozytom, ein malignes Lymphom oder ein Chondrosarkom (Schajowicz).

Klinik und klinische Diagnostik

Die Zunahme einer Schwellung oder eine Veränderung der Belastungsfähigkeit der betroffenen Extremität im Bereich einer bekannten Paget-Erkrankung muss immer ernst genommen werden. Spontanfrakturen erfolgen bei mehr als 20 % der Patienten. Die Erhöhung der alkalischen Phosphatase ist nur bedingt zu verwerten.

Bildgebende Verfahren

Bildgebend ist die unregelmäßige, wenig abgegrenzte Osteolyse mit anschließender Destruktion auch der Kortikalis von Bedeutung. Wichtige Hinweise bringt die Strukturanalyse der Weichteile in der MRT (Abb. 9.**87a, b**).

Therapie

Bei der besonders hohen Aggressivität des Paget-Sarkoms (anaplastischer und pleomorpher Tumor) und bei dessen gehäuft multizentrischem Auftreten bringt die primär operative Behandlung allergrößte Probleme. Meist ist ein ablativer Eingriff nicht zu umgehen.

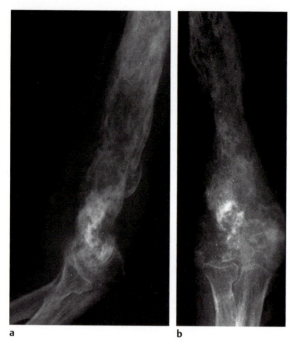

Abb. 9.**87a, b** Paget-Erkrankung mit fortgeschrittener bösartiger Tumordestruktion in der körperfernen Hälfte des Oberarms (70-jähriger Patient). Die typischen Strukturveränderungen des „Paget" sind bei der ausgeprägten, zum Teil zystischen Form der Osteodestruktion nur noch zum Teil zu unterscheiden.

Die Chemotherapie erlangt bei der Entwicklung eines Osteosarkoms Bedeutung. Entsprechende Behandlungsergebnisse liegen jedoch nicht vor.

9.2.8.2 Knochensarkom nach Bestrahlungen

Engl.: postradiation sarcoma.

Ionisierende Strahlen durch äußere Bestrahlung oder nach Applikation von Radionukliden führen unter anderem zur Knochennekrose und Ostitis sowie selten zur Sarkombildung.

Berichte über eine Sarkomentstehung einige Jahre nach einer äußeren Bestrahlung erfolgten schon 1925 durch Beck und 1929 folgte durch Martland und Humphries eine Mitteilung über Sarkomentwicklungen bei „Uhrmalern" oder nach Gaben von Mesothorium und Radium (Hatcher 1945; Wick & Gössner 1983).

Am häufigsten zu beobachten ist das Osteosarkom, das Fibrosarkom und das maligne Fibrohistiozytom sowie das Chondrosarkom und das maligne Lymphosarkom. Für die Entstehung eines Sarkoms nach Bestrahlung finden sich Zusammenhänge mit der Art der Bestrahlung, der Dosis und dem Alter des Patienten. Durchschnittlich tritt die Sarkomentwicklung 15 Jahre nach Strahlenexposition ein. Die kürzeste Beobachtungszeit ist 3 Jahre und die längste Zeit beträgt 55 Jahre. Für die Diagnose ist die histologische Diagnose von allergrößter Bedeutung und vor allem der Ort der Bestrahlung, ohne dass an der betreffenden Stelle bereits krankhafte Veränderungen bestanden. Bei der Diagnose achte man auf Schmerzen und Schwellungen sowie Belastungs- und Bewegungsbehinderungen und radiologisch auf die Entwicklung von Osteolysen.

Therapeutisch steht auch beim sekundären Sarkom nach Bestrahlungen ein operatives Vorgehen im Vordergrund. Beim Osteosarkom besteht zusätzlich die Möglichkeit der präoperativen Chemotherapie.

9.2.9 Tumorähnliche Erkrankungen (tumor-like lesions) des Knochens

Als „tumor-like lesions" bezeichnet man nach Lichtenstein (1977) nichtneoplastische Knochenveränderungen, die meist mit Destruktion und seltener mit Knochenneubildung einhergehen. Diese Veränderungen können mit Knochengeschwülsten verwechselt werden. Dabei ergeben sich nicht selten Probleme bei der klinischen Diagnose, auch unter Zuhilfenahme sämtlicher bildgebender Verfahren, und vor allem bei der Beurteilung des feingeweblichen Bilds.

9.2.9.1 Solitäre einkammrige juvenile Knochenzyste

Synonym: früher Ostitis fibrosa, Ostitis fibrosa localisata, lokalisierte fibröse Osteodystrophie.
Engl.: solitary bone cyst, simple or unicameral bone cyst.

Definition.
Unter der solitären, einkammrigen, juvenilen Knochenzyste versteht man eine meist in der Metaphyse gelegene Aushöhlung des Knochenmarks, regelmäßig unter Ausdünnung und Auftreibung der Kortikalis (Abb. 9.**88a–d**). Die Knochenzyste kann mit bluthaltiger Flüssigkeit ausgefüllt sein. Die Wandauskleidung (Abb. 9.**89**) besteht aus einer verschieden dicken Membran aus lockerem, gefäßreichen Bindegewebe und vereinzelt osteoklastischen Riesenzellen, also keine geschwulstmäßige Neubildung.

Historisches. Die Ätiologie der solitären Knochenzyste ist nicht bekannt. Unter den zahlreichen Theorien ist die von Virchow (1876) zu nennen, wonach die Knochenzyste durch eine zentrale Erweichung eines Enchondroms entstehen kann. Geschickter und Copeland (1949) weisen auf diese Theorie hin. Johnson und Kindred (1958) rückten die Knochenzyste als Neoplasma in den Vordergrund. Jaffe und Lichtenstein (1942) brachten u. a. eine Störung des Knochenwachstums und der Knochenentwicklung

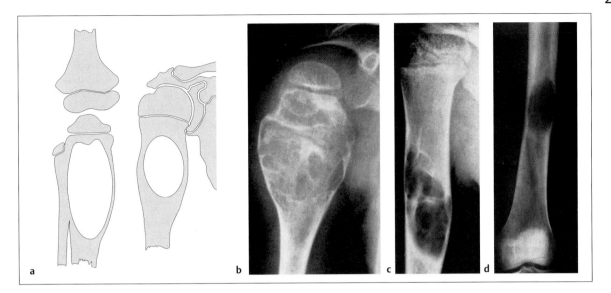

Abb. 9.88 Knochenzysten.
a Schematische Darstellung der jugendlichen Knochenzysten: jenseits der Epiphysenfuge in der Metaphyse gelegen.
b, c Verlaufsbeobachtung einer nicht behandelten Zyste bei einem 5 Jahre alten Patienten (**b**) und dann im Alter von 12 Jahren (**c**). Die Zyste ist zur Diaphyse „gewandert".

d Selten kann die Zyste sogar bis zur Mitte der Diaphyse zu liegen kommen, dabei ergeben sich dann differenzialdiagnostische Probleme (Ewing-Sarkom, Chondrosarkom, eosinophiles Granulom).

wieder in die Diskussion, wie 1905 schon Mikulicz. Eine Erklärung dafür würde die bevorzugte Lage der Zyste im Bereich der Wachstumszone sein.

Von Cohen wurde 1977 eine vorübergehende Zirkulationsstörung angeführt und Campanacci (1990) fand einen um das Dreifache erhöhten intrazystischen Druck.

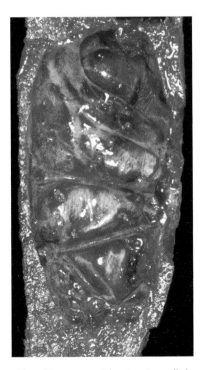

Abb. 9.89 Innenansicht einer jugendlichen Knochenzyste.

Epidemiologie

Die solitäre Knochenzyste beobachtet man in mehr als 90% der Fälle in den ersten 2 Dezennien und zwar bevorzugt proximal am Humerus (50%), am oberen Femurende (25%) sowie im Schienbein und häufig im Kalkaneus. Ganz selten sind Zysten gleichzeitig im Schien- und Wadenbein zu beobachten.

Pathohistologie

Die einkammrige Knochenzyste kann im Inneren Knochenrippen verschiedener Größe und Dicke unterscheiden lassen, wobei die Kortikalis zu einer dünnen durchsichtigen Membran verändert sein kann. Die Zystenwand mit Trabekeln besteht aus unreifem Knochen, der vom Periost aus gebildet wird, wohingegen die endostale Kortikalis von Osteoklasten abgebaut wird. Die neugebildete Kortikalis zeigt sich als gefäßreich an Kapillaren und venösen Gefäßen. Die Zystenmembran aus losem gefäßreichen Bindegewebe und vereinzelt Riesenzellen kann im Bereich des Kalkaneus nur vermindert zur Ausbildung kommen oder fehlen.

Klinik

Bei der Lage einer Knochenzyste im Bereich der unteren Extremität können Belastungs- und auch Ruheschmerzen die ersten Zeichen der Erkrankung sein. Im Bereich der oberen Extremität ist oft die Spontanfraktur oder die Infraktion Anlass zur Feststellung einer Knochenzyste.

Bildgebende Verfahren

Radiologisch findet sich eine verschieden große, sehr oft zentral gelegene, scharf begrenzte osteolytische Zone in der Metaphyse. Im Röntgenbild zeigt sich die Zystenwand als außerordentlich dünn und kann durch Trabekelformationen eine Mehrkammrigkeit vortäuschen (s. Abb. 9.**89**).

Im Laufe des Wachstums kann sich bei Nichtbehandlung im Erwachsenenalter die Zyste diaphysenwärts verlagern und zu erheblichen diagnostischen Problemen Anlass geben (s. Abb. 9.**88**).

Nur außerordentlich selten breitet sich die Zyste durch die Epiphysenfuge hindurch nach proximal aus (Boseker et al.; Campanna). Bei einer Infraktion oder einer Spontanfraktur kommt es häufig zum Herabfallen von Teilen der knöchernen Zystenwand aus dem Frakturbereich zur tiefsten Stelle der Zyste. Dieses Zeichen der „herabgefallenen Fragmente" ist pathognomonisch für die juvenile Knochenzyste und beweist, dass sich Flüssigkeit in einem einzigen Hohlraum in der Osteolyse befindet. Kernspintomographisch ist ebenfalls der Flüssigkeitsnachweis in der Zyste wichtig, erkennbar an der hohen Signalintensität in T-2-gewichteten Sequenzen und der fehlenden Gadoliniumaufnahme.

Differenzialdiagnose

Abzugrenzen bleiben verschiedene Zystenbildungen, wobei das Alter des Patienten und die Lage der Zyste Berücksichtigung finden müssen.

Die *aneurysmatische Knochenzyste* führt früher zu einer parossalen Ausdünnung und bereitet früher Symptome als die solitäre Knochenzyste.

Riesenzellgeschwülste wachsen in höherem Lebensalter und liegen hauptsächlich epiphysär. Ähnlichkeiten zeigen sich mit dem chondromyxoiden Fibrom. Beachte die exzentrische Lage.

Das *nichtossifizierende Knochenfibrom* liegt metaphysär ebenfalls exzentrisch und zeigt eine kleeblattförmige Skleroseabgrenzung.

Anders bei der *fibrösen Dysplasie*, bei der man im Kernspintomogramm regelhaft solide Anteile mit inhomogener Gd-Aufnahme und gelegentlich auch zystische Areale abgrenzen kann. Probleme bringt nach wie vor die Erkennung des *teleangiektatischen Osteosarkoms*, das meist erst im feingeweblichen Bild sicher zu erkennen ist.

Bei der Lage der Knochenzyste im Kalkaneus muss man an ein Lipom denken und es im Zweifelfall durch eine MRT-Darstellung verifizieren.

Therapie

Die Standardbehandlung der Knochenzyste mit Kürettage und Auffüllung des Defekts mit autologem Knochen bringt nach wie vor die zuverlässigsten Ergebnisse. Rezidive müssen erneut operativ mit einer gründlichen Kürettage und erneuten Plombage mit Eigenspongiosa, evtl. mit Implantation der Fibula angegangen werden.

Bei Knochenzysten mit Spontanfrakturen kann es neben der Frakturheilung auch zur Ausheilung der Zyste kommen (Imhäuser).

Scaglietti und Campanacci empfehlen die Injektion mit Methylprednisolon in die Zyste. Campanacci et al. verglichen (1986) 178 Patienten mit Kürettage und Knochenverpflanzung mit 141 Patienten, die zum Teil 2–5 Injektionen mit Cortison in die Zyste erhielten, und fanden, dass beide Therapiemaßnahmen in ihrer Leistungsfähigkeit vergleichbar wären.

Chigira zeigte 1983 auf, dass lediglich wiederholte Flüssigkeitsextraktionen zu ähnlichen Ergebnissen führen.

Prognose

Juvenile Knochenzysten können, wie eigene Ergebnisse zeigen, mit einer gründlichen Kürettage und Eigenknochenimplantation mit großer Zuverlässigkeit zur Heilung gebracht werden (Abb. 9.**90a–d**).

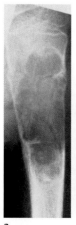
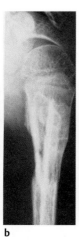
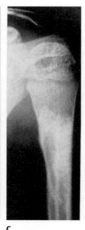
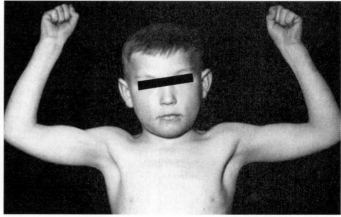

Abb. 9.**90** Große, einkammrige, jugendliche Knochenzyste mit Infraktion bei einem 8-jährigen Patienten vor (**a**), postoperativ (**b**) und 2 Jahre nach operativer Behandlung mit Eigenknochen (Fibula und Spongiosa; **c, d**).

9.2.9.2 Aneurysmatische Knochenzyste

Engl.: aneurysmal bone cyst,
multilocular hematic bone cyst.

Definition.
Bei der aneurysmatischen Knochenzyste handelt es sich um eine Zystenformation, die aus blutgefüllten Knochenhohlräumen verschiedener Größe gebildet wird. Die Zystenabgrenzungen bestehen aus Bindegewebssepten mit Trabekeln aus Knochen oder osteoidem Gewebe sowie Riesenzelleinlagerungen.

Historisches. Die Bezeichnung aneurysmatische Knochenzyste stammt von Jaffe und Lichtenstein. Früher wurde die Zyste als atypisch oder subperiostal gelegener Riesenzelltumor, als subperiostales verknöchernes Hämatom, als Hämangiom, als hämorrhagische Knochenzyste oder als telangiektatisches Osteosarkom bezeichnet.

Epidemiologie

Mehr als 80 % der aneurysmatischen Knochenzysten wachsen in den ersten 3 Lebensdezennien, wobei sämtliche Knochen betroffen werden können, allerdings sind die langen Röhrenknochen der unteren Extremität bevorzugt. Häufig findet sich die aneurysmatische Knochenzyste auch im Bereich der Wirbelsäule, des Sakrums und auch im Becken.

Ätiopathogenese

Die Ätiologie ist unbekannt. Hinsichtlich der Entstehung wird diskutiert, dass sich die Zyste auf dem Boden einer vorbestehenden Läsion entwickelt. Als derartige Läsionen werden das nichtossifizierende Fibrom, das Osteoblastom, das Hämangiom sowie das Hämangioendotheliom in Betracht gezogen. Ohne Zweifel werden in der aneurysmatischen Knochenzyste verschiedentlich Bezirke dieser Gewebsbildungen gefunden. Schajowicz (1994) konnte feststellen, dass in etwa 80 % der Fälle keine der genannten Primärveränderungen gefunden werden konnten.

Weitverbreitet ist jetzt die Annahme der von Lichtenstein zuletzt 1977 gebrachten pathogenetischen Hypothese, wonach die aneurysmatische Knochenzyste auf eine örtliche Blutumlaufstörung zurückzuführen ist, mit erhöhtem venösen Druck und Gefäßausweitungen (arteriovenöser Shunt), wenngleich bis heute weder histologisch noch ultrastrukturell Endothelzellen auf der Zystenwand nachgewiesen werden konnten (Steiner & Kantor 1978).

Von Ruiter et al. (1975) konnten demonstrieren, dass eine erhöhte fibrinolytische Aktivität in der Zystenflüssigkeit vorliegt, was zeigt, dass die Fibrinolyse evtl. ein wichtiger Faktor bei der Auflösung der Blutpfröpfe ist und so bei der Ausdehnung der Zyste möglicherweise Bedeutung erlangt.

Auf der Schnittfläche fallen die charakteristischen multilobulären blutgefüllten Zysten auf, die durch fibröse Septen unterschiedlicher Dicke abgeteilt sind. Beim Eröffnen dieser Zysten kann es zu erheblichen Blutungen kommen. Nicht zuletzt deshalb meint Schajowicz (1994), dass die Bezeichnung der Zyste als „multilobular hematic bone cyst" mehr den Gegebenheiten entsprechen würde.

Histologie

Histologisch zeigt sich eine Auskleidung der Wände mit abgeflachten Fibroblasten. Die Septen werden von dichten Kollagenfasern gebildet und enthalten Osteoidgewebe oder unreife Knochentrabekel. Es lassen sich vermehrt osteoklastische Riesenzellen unterscheiden. Die mehr soliden Gewebeformationen bilden ein Netzwerk von Osteoid und neugeformten Knochenbälkchen. Eine auffallend hohe Zahl von osteoklastischen Riesenzellen lässt an ein Osteoblastom oder an einen Riesenzelltumor denken.

Klinik

Die Patienten klagen abhängig von der Lage der Zyste relativ früh über eine Empfindlichkeit und bald auch über örtliche Schmerzen und bei Ausdehnung der Zyste über Schwellungen und Belastungsbeschwerden. Bei Lage der Zyste im Bereich der Wirbelsäule kommt es schon früh zu ausstrahlenden Nervenschmerzen und nachfolgend zu einer Kompressionssymptomatik der Nervenwurzeln und auch zu Transversalläsionen bzw. zur Kaudalähmung.

Bildgebende Verfahren

Als charakteristisches radiologisches Erscheinungsbild gilt eine blasen- oder ballonförmige, exzentrisch und seltener zentral gelegene Läsion im Bereich der Metaphyse, seltener der Diaphyse (Abb. 9.**91a–e** und 9.**92a, b**).

Campanacci und Campanna (1986) brachten eine informative Einteilung des Röntgenbilds anhand von 198 Patienten in 5 Typen, danach zählt zu den zentralen Zysten Typ I und Typ II:

▶ Beim Typ I findet sich eine strahlendurchlässige Knochenzyste in der Metaphyse langer Röhrenknochen ähnlich der solitärer Knochenzysten. Der Gesamtknochen kann etwas aufgetrieben sein.
▶ Beim Typ II ist bereits der gesamte Knochen betroffen und zeigt Zeichen der blasen- bzw. ballonförmigen Ausweitung an Tibia, Femur, Fibula und anderen Röhrenknochen. Die mit Blut gefüllten, bienenwabenförmigen Zysten sind auch bei den flachen Knochen zu erkennen.
▶ Die exzentrische Form (Typ III) liegt ebenfalls im Bereich der Metaphyse, allerdings exzentrisch und führt bald zu einer Aufblähung der Kortikalis.

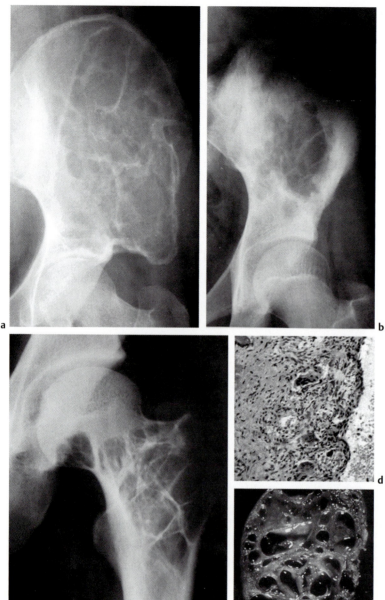

Abb. 9.**91** Aneurysmatische Knochenzyste.
a–c Verschiedene Erscheinungsbilder. Bevorzugte Lokalisationen im Becken und Femur.
d Feingewebliches Bild (Pathologisches Institut Prof. Dr. Höfler).
e Präparatansicht.

▶ Die subperiostale aneurysmatische Knochenzyste Typ IV kann eine oberflächliche Arrosion der Kortikalis sowie die Bildung einer dünnen, eierschalenförmigen Zystenabgrenzung zeigen.
▶ Beim Typ V kommt es beim Fortschreiten des Wachstums zur Ausdehnung in die Weichteile. Dies kann mittels MRT exakt beurteilt werden.

Bei dem Wachstum der Zyste im Wirbelsäulenbereich achte man auf die Lage in den Wirbelkörperanhangsgebilden, die bevorzugt Ursprung der aneurysmatischen Knochenzyste sind (blasenförmige Auftreibung von Dorn- und Querfortsatz). Bald jedoch kommt es zur Ausweitung parossal und zur Ausbreitung der Zyste in den Wirbelkörper (Abb. 9.**93a, b**).

Differenzialdiagnose

Schwierigkeiten ergeben sich bei der Abgrenzung zu *Riesenzelltumoren*. Diese Tumoren liegen bevorzugt in der Epiphyse und sind meist im 2. und 3. Dezennium zu beobachten, wohingegen die aneurysmatische Knochenzyste im 1. und 2. Jahrzehnt vorkommt.

Die *juvenile Knochenzyste* – bevorzugt im 1. und 2. Dezennium – kann im frühen Stadium schwierig zu unterscheiden sein.

Besondere Beachtung bedarf das *telangiektatische Osteosarkom*, das meist erst im feingeweblichen Bild erkannt werden kann.

9.2 Knochentumoren

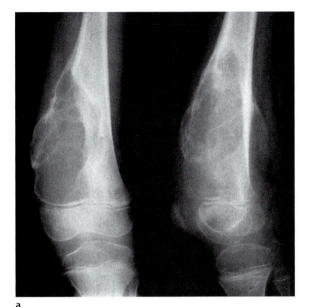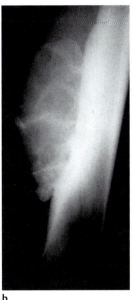

Abb. 9.**92** Aneurysmatische Knochenzysten im Metaphysenbereich (**a**), selten in der Diaphyse (**b**).

Therapie

Im Vordergrund der therapeutischen Maßnahmen steht die operative Behandlung mit exakter Kürettage und Plombage, wenn möglich mit Eigenknochen. Verschiedentlich wird nach Ausräumung eine lokale Phenolbehandlung empfohlen.

Ggf. müssen Teile z. B. der Rippen, der Fibula sowie der Mittelfuß- und Mittelhandknochen entfernt werden.

Probleme bei der operativen Entfernung können große Zysten im Bereich der Wirbelkörper und im Bereich des Beckens bereiten, weshalb ggf. große zuführende Gefäße im Angiogramm vor der Operation dargestellt werden sollen.

Von der Röntgenbestrahlung ist man abgekommen, wenngleich sie oft erfolgreich durchgeführt werden konnte. Eine Beeinträchtigung der Wachstumszonen am Knochen und vor allem ein drohendes Sarkom nach der Bestrahlung soll verhindert werden.

Nota bene
Bei aneurysmatischen Knochenzysten kann eine maligne Entartung stattfinden, die bei der feingeweblichen Beurteilung erhebliche Probleme aufwerfen kann, was im Einzelnen, vor allem beim Rezidiv, mit dem Patienten besprochen werden muss.

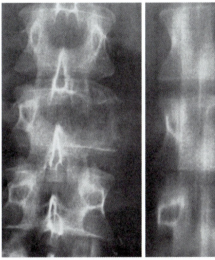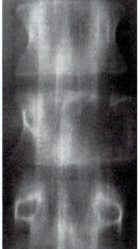
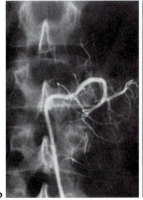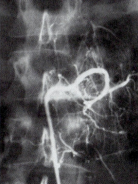

Abb. 9.**93** Aneurysmatische Knochenzyste.
a Aneurysmatische Knochenzyste bei einem 21-jährigen Patienten im 2. Lendenwirbel mit Osteodestruktion einer Wirbelhälfte.
b Eine selektive Wirbelarteriendarstellung zeigt ein weites, zur Zyste führendes Gefäß. Im Zystenbereich keine pathologischen Gefäßbildungen. Operativ wurde die Zyste entfernt und eine Spondylodese durchgeführt.

9.2.9.3 Juxtaartikuläre Knochenzyste

Engl.: juxta-articular bone cyst, intraosseous ganglion.

Definition.
Zu den juxtaartikulären Knochenzysten zählt man benigne Zystenbildungen, die vom fibrösen Gewebe ihren Ausgang nehmen und ausgedehnte mukoide Veränderungen entwickeln. Sie sind gelenknah, meist subchondral gelegen.

Historisches. Zystische Veränderungen in Gelenknähe, nicht in Zusammenhang mit Gelenkveränderungen wie der Arthrosis deformans, wurden abhängig von den pathogenetischen Auslegungen verschieden bezeichnet. Fisk sprach 1949 von einer „bone cavity caused by a ganglion", Bugnion 1951 von einer „necrobiotic pseudocyst", die durch einen Kapselvorfall z. B. in die Karpalknochen verursacht wird, Hicks 1956 von einer synovialen Knochenzyste und Woods 1961 von einer subchondralen Knochenzyste. Weitere Benennungen, wie „intraossäres Ganglion" stammen von Crabbé (1966) und „ganglion cysts of the bone" von Sim und Dahlin (1971) sowie „intraosseous mucous cyst" von Campanacci und Cervellati (1971). Spjut et al. (1977) unterteilten die juxtaartikulären Zysten in subchondrale und synoviale Knochenzysten.

Epidemiologie

Juxtaartikuläre Knochenzysten (selten) findet man in mehr als 60% der Fälle im Bereich der unteren Extremitäten und zwar am häufigsten hüftgelenks-, kniegelenks- und sprunggelenksnah. Nachfolgend noch sind die Zysten im Bereich der Karpalknochen zu nennen. Selten beobachtet man Zysten im Oberarmkopf, im Olekranon und auch in den Tarsalknochen und zwar bevorzugt nach dem 20. Lebensjahr. Das männliche Geschlecht ist etwas häufiger betroffen.

Ätiopathogenese

Es wird angenommen, dass das intraossäre Ganglion bei den bestehenden histogenetischen Gemeinsamkeiten mit dem Ganglion der Weichteile Verbindungen aufweist, nämlich die der mukoiden Degeneration von Bindegewebe. Beim Großteil der juxtaartikulären Knochenzysten liegt die Ganglionzyste intraossär und zwar subchondral. Sie sollte als idiopathische Zyste bezeichnet werden, so lange die Pathogenese nicht endgültig geklärt ist. Da diese Zysten oft eine Verbindung mit dem Gelenk aufweisen, wird eine traumatische Läsion des Knorpels und dadurch bedingt die Bildung der Zyste mit pumpenartigen Effekten angenommen, die zum Hochpressen der Gelenkflüssigkeit Anlass geben können. Allerdings fehlt dazu bis jetzt noch der endgültige Nachweis.

Eine weitere Form der juxtaartikulären Knochenzyste kann durch ein extraossäres Ganglion mit nachfolgender Druckusur zur intraossären Ausbreitung Anlass geben (Fairbanks & Lloyd 1934; Schajowicz et al. 1979).

Bugnion und Woods vermuten eine vaskuläre Beeinträchtigung als möglichen Anlass zu einer Knochennekrose, vor allem im Bereich der Karpalknochen. Allerdings konnte auch dazu der entsprechende Nachweis nicht erbracht werden.

Man findet bei der juxtaartikulären Knochenzyste makroskopisch und mikroskopisch die gleichen strukturellen Gegebenheiten wie beim Weichteilganglion. Es zeigt meist einen Durchmesser von 1 cm und selten mehreren Zentimetern. Es kann sich multilokulär entwickeln. Die Zystenwand ist verschieden dick gestaltet und lässt sich von der Spongiosa leicht lösen. Die Bindegewebsmembran lässt parallel verlaufende Kollagenfasern mit einer geringen Anzahl von Fibroblasten erkennen, die allerdings zu keiner geschlossenen synovialen Auslegung führt. Von Bedeutung ist die myxoide Umformung des Bindegewebes mit sternförmigen Zellen und einer vermehrten Bildung von mukoider Grundsubstanz.

Klinik

Nicht selten sind juxtaartikuläre Knochenzysten sehr lange symptomarm und werden oft nur zufällig entdeckt. Anders verhält es sich bei dem extraossären Ganglion. Beim Auftreten der ersten Beschwerden handelt es sich um Schmerzen in Gelenknähe, vor allem beim Befall der unteren Extremitäten vornehmlich bei vermehrter Belastung.

Bildgebende Verfahren

Bei der Bildgebung zeigt sich im Röntgenbild eine scharf begrenzte, runde oder ovale osteolytische Zone, die exzentrisch in der Epiphyse bevorzugt der langen Röhrenknochen anzutreffen ist und eine Randsklerose aufweist. Es kann eine „Mehrkammerung" vor allem bei großen Zysten entstehen. Verbindungen mit dem benachbarten Gelenk werden am besten mit der MRT nachgewiesen.

Differenzialdiagnose

Differenzialdiagnostisch müssen *gutartige Knochengeschwülste* wie das Chondroblastom – es tritt meist vor dem 20. Lebensjahr auf – Berücksichtigung finden sowie das chondromyxoide Fibrom und das nichtossifizierende Fibrom, das metaphysär gelegen ist. Anzuführen bleibt die *villonoduläre Synovitis*. Sie befällt im Stadium der Gelenkzerstörung beide Anteile, also Kopf und Pfanne. Unter den Zystenbildungen ist differenzialdiagnostisch die *solitäre Knochenzyste* zu nennen, deren Lage sich meist zentral in der Metaphyse befindet. Besondere Schwierigkeiten bei der Abgrenzung können sowohl bei *arthrotischen Zysten* entstehen als auch bei der *rheumatischen Arthritis* und bei einer *Knochenentzündung* mit wenig virulenten Keimen (Brodie-Abszess).

Therapie

Beim extraossär gelegenen Ganglion muss eine gründliche Entfernung evtl. mit Exkochleation der arrodierten Kortikalis stattfinden. Bei der intraossär gelegenen Zyste muss die Entfernung der gesamten Zystenwand stattfinden sowie die Ausfräsung der sklerotischen Randzone. Abhängig von der Lage der Zyste ist nachfolgend die Auffüllung der Resektionshöhle mit Eigenspongiosa zu empfehlen. Segmentresektionen sind nur selten notwendig.

Prognose

Die Heilung der Zyste hängt von der exakten operativen Entfernung und ggf. dem Ersatz des Knochens (Eigenspongiosa) ab.

Eigene Erfahrungen zeigen, dass bei diesem Vorgehen ein Rezidiv sehr unwahrscheinlich ist.

9.2.9.4 Metaphysärer fibröser Defekt

Synonym: nichtossifizierendes Fibrom.
Engl.: non-ossifying fibroma, histiocytic xanthogranuloma.

Definition.
Unter dem metaphysären fibrösen Defekt versteht man eine in der Metaphyse gelegene gutartige Knochenveränderung. Histologisch zeigen sich Befunde wie beim benignen fibrösen Histiozytom. Es findet sich spindelzellhaltiges fibröses Gewebe in einer meist wirbelförmigen Anordnung und eine unterschiedliche Zahl von osteoklastischen Riesenzellen, Hämosiderinpigment sowie fetthaltigen Histiozyten (Xanthomzellen).

Historisches. Phemister sprach von einer chronischen fibrösen Osteomyelitis, Bahls (1936) von einem solitären Xanthom oder einer „lipoid granulomatosis of bone". Jaffe und Lichtenstein (1942b) bezeichneten den Defekt als „non osteogenic or non ossifying fibroma" und zwar beim Vorliegen von fibrösem Gewebe und Fehlen von Knochenbildung.

Schajowicz (1994) legte dann endgültig zusammen mit der WHO die Bezeichnung „metaphyseal fibrous defect" fest, wonach, so lange die Pathogenese noch nicht endgültig geklärt ist, der Begriff des metaphysären Defekts sinnvoll ist. Damit wird aber lediglich auf die Lage der Veränderung hingewiesen.

Epidemiologie

Der metaphysäre fibröse Defekt zählt zu den häufig vorkommenden, „tumor-like lesions" und wird in einem Verhältnis von 2 : 1 bevorzugt beim männlichen Geschlecht im 1. und 2. Lebensjahrzehnt festgestellt. In erster Linie ist die distale Metaphyse des Oberschenkels befallen, nachfolgend die proximale und distale Metaphyse der Tibia. Mehr als 80 % der metaphysären fibrösen Defekte liegen also im Femur und in der Tibia. Seltener ist die Fibula und der Humerus betroffen. Selten entwickeln sich mehrere metaphysäre Defekte. Ein gemeinsames Auftreten mit Defekten außerhalb des Skeletts wird als Jaffe-Campanacci-Syndrom bezeichnet.

Ätiopathogenese

Die Ursache des metaphysären fibrösen Defekts ist nicht endgültig geklärt, wahrscheinlich handelt es sich jedoch um eine Entwicklungsstörung aufgrund einer vaskulären Veränderung.

Makroskopisch finden sich im metaphysären Defekt Gebiete von gräulich weißen bis gelb aussehenden, meist festem Gewebe. Gelbes (xanthomatöses) Gewebe kann an verschiedenen Stellen dominieren.

Histologisch zeigt sich ein spindelzellhaltiges fibröses Gewebe mit wirbelförmigen Anordnungen mit einem wechselnden Anteil von Xanthomzellen und hämosiderinpigmenthaltigen Histiozyten. Es finden sich in den einzelnen Tumoren eine verschiedene Anzahl von Riesenzellen vom osteoklastischen Typ gemeinsam mit dazwischen liegenden entzündlichen Gebilden wie Lympho- und Plasmozyten. Beim Vorherrschen von fibroxanthomatösen Bezirken wurde deshalb der Begriff des Fibroxanthoms oder des Xanthoms gebracht.

Ultrastrukturelle Untersuchungen von Steiner zeigten beim fibrösen kortikalen Defekt ähnliche feingewebliche Gegebenheiten und weisen auf die nicht-neoplastische Entstehung hin. Das Gewebe wurde als aus Fibroblasten in den verschiedenen Stadien der Entwicklung bestehend erkannt, auf die Akkumulation von Fett und Hämosiderin sowie auf die Abstammung der Xanthomzellen von den Fibroblasten wurde hingewiesen.

Klinik

Meist wird der Defekt als Nebenbefund entdeckt.

Schmerzen treten allgemein nur bei großen Läsionen auf, wenn die Tragfähigkeit des Knochens beeinträchtigt ist. Selten ist die Spontanfraktur das erste Symptom.

Bildgebende Verfahren

Die bildgebenden Verfahren zeigen im Röntgenbild den metaphysär gelegenen Defekt als strahlendurchlässige Zone, exzentrisch in der Metaphyse der langen Röhrenknochen. Im Verlaufe des Wachstums kann sich der Defekt in Richtung Diaphyse verschieben und den ganzen Schaftbereich verändern. Der Knochendefekt zeigt ein typisches kleeblattförmiges oder auch traubenförmiges Erscheinungsbild, wobei der Rand deutlich sklerosiert ist (Abb. 9.**94a, b**). Die Kortikalis kann ausgeweitet und verdünnt sein. Spontanfrakturen sind möglich (s. Abb. 9.**94**).

Das radiologische Erscheinungsbild ist im Allgemeinen charakteristisch. Eine Schnittbilddiagnostik

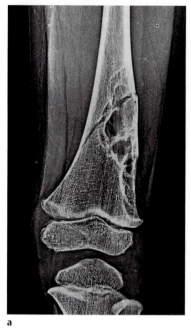 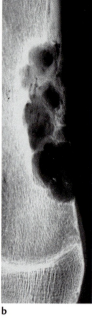

Abb. 9.**94** Metaphysärer Defekt.
a Typischer metaphysärer Defekt (Osteofibrom) mit Spontanfraktur in der distalen Metaphyse des Oberschenkels bei einem 8-jährigen Patienten.
b Detailaufnahme eines metaphysären Defekts. Beachte: traubenförmige Knochenformationen und dichter Skleroserand.

ist meist nur bei großen Läsionen erforderlich, um die Frakturgefährdung durch die Größe des befallenen Knochenquerschnitts abschätzen zu können.

Differenzialdiagnose

Das *benigne fibröse Histiozytom* und auch das *maligne fibröse Histiozytom* sind in Betracht zu ziehen, allerdings kommen sie bevorzugt im späteren Lebensalter zur Entwicklung. Bei der Bildgebung zeigt sich beim malignen Fibrohistiozytom vor allem eine Destruktion der Kortikalis.

Bei der Abgrenzung des *Riesenzelltumors* ist zu berücksichtigen, dass diese Geschwulst sich bevorzugt in der Epiphyse entwickelt.

Die *fibröse Dysplasie* zeigt meist früh schon eine Ausweitung und Verdünnung der Kortikalis sowie Achsenverbiegungen. Im Kernspintomogramm ist die Gewebsdichte hinweisend.

Therapie

Zu beachten ist, dass sich der metaphysäre fibröse Defekt als benigne Knochenveränderung spontan zurückbilden kann. Bei der Indikation zur Operation ist im Allgemeinen zunächst eine abwartende Haltung angezeigt und eine genaue Stabilitätsanalyse vorzunehmen. Die Operation ist angezeigt, wenn die Gefahr, vor allem bei großen Läsionen, der Spontanfraktur besteht. Operativ ist eine Kürettage des krankhaften Gewebes exakt vorzunehmen und evtl. die Einbringung von Eigenspongiosa.

Außerordentlich selten kommt es zu einem bösartigen Wachstums im Bereich der Läsion. Hastrup und Jensen berichteten 1965 über ein Osteosarkom. Auch über weitere Fibrosarkome wurde nach einer Kürettage und Radiotherapie berichtet. Wie eigene Erfahrungen zeigen, kann es (außerordentlich selten) zur Entwicklung eines nichtossifizierenden Fibroms in der distalen Femurmetaphyse und gleichzeitig auf der medialen Seite der Metaphyse zum Wachstum eines Osteosarkoms kommen (s. Abb. 9.**14**).

9.2.9.5 Eosinophiles Granulom

Synonym: Langerhans-Zellhistiozytose.
Engl.: histiocytosis X, Langerhans cell granulomatosis.

Definition.
Bei der eosinophilen Granulomatose handelt es sich um eine tumorähnliche, zur Osteolyse führende Wucherung ungeklärter Ursache, die geprägt ist durch ein intensives Wachstum von histiozytären Zellen zusammen mit eosinophilen und neutrophilen Leukozyten, Lymphozyten, Plasmazellen und mehrkernigen Riesenzellen. In einzelnen Bezirken des eosinophilen Granuloms kann es zu Nekrosen kommen. Weiter erfolgt eine Umwandlung der Hystiozyten zu fetthaltigen Schaumzellen, ganz besonders bei mutiplen und länger bestehenden Herden.

Historisches. Das eosinophile Granulom wurde zunächst von Finzi 1929 als eosinophiles Myelom bezeichnet, Schairer sprach 1938 von einer Osteomyelitis mit **eosinophiler Reaktion** und Galeotti-Flori 1937 und Wallgren 1940 von einer systemischen retikuloendothelialen Granulomatose sowie Otani 1940 von einem „solitary granuloma of bone".

Lichtenstein empfiehlt 1953, das Granulom als **Histiocytosis X** zu bezeichnen, da die Ursache dieser Erkrankung nach wie vor unbekannt ist. Schließlich erfolgte 1994 durch Schajowicz eine Klassifikation des histiozytischen Granuloms (Langerhans-Zellgranulomatosis) unter Berücksichtigung von solitären und multiplen Herden, wobei das **solitäre eosinophile Granulom** – man findet es am häufigsten – von den **multiplen Formen** abzugrenzen ist, die auch gemeinsam mit dem Hand-Schüller-Christian-Syndrom oder in mehr akuter Form mit dem Letterer-Siwe-Syndrom vergesellschaftet sein können. Im Krankengut von Schajowicz (1994) findet sich das solitäre eosinophile Granulom unter 242 Patienten in 81 % der Fälle, multiple eosinophile Granulome in 6,6 %, das Hand-Schüller-Christian-Syndrom in 9,5 % und das Letterer-Siwe-Syndrom in 1,2 % der Fälle. Übergangsformen werden in 1,7 % der Fälle beobachtet.

Epidemiologie

Bevorzugt betroffen ist das männliche Geschlecht (2 : 1) und zwar im 1. und 2. Dezennium (75 %), mit einem Gipfel zwischen 5 und 10 Jahren, wobei das Letterer-Siwe-Syndrom vor dem 3. Lebensjahr und das Hand-Schüller-Christian-Syndrom nach dem 3. Lebensjahr zu beobachten ist. Betroffen werden können nahezu alle Knochen, bevorzugt die Schädelkalotte, der Oberschenkel und die Wirbelsäule.

Ätiopathogenese

Im feingeweblichen Bild zeigt sich eine Mischung von Histiozyten gemeinsam mit einer unterschiedlichen Zahl von eosinophilen Leukozyten, Lymphozyten, Plasmazellen sowie neutrophilen Granulozyten und Fibroblasten. Die retikulohistiozytären Zellen lassen einen großen, exzentrisch gelegenen, ovalen und oft nierenförmig gestalteten Kern erkennen. Selten zeigen sich Mitosen. Gelegentlich können nur spärlich eosinophile Zellen gefunden werden, weshalb dann Schwierigkeiten bei der Abgrenzung zum Retikulumzellsarkom auftreten können. Hämorrhagische und nekrotische Bezirke zeigen phagozytotische Vorgänge von Blutpigmenten wie Hämosiderin oder aber Lipide, die dann als Schaumzellen – auch mehrkernig (Xanthomatosezellen) – in Erscheinung treten. Häufig zeigen sich reaktive Knochenbildungen in der Peripherie eines Herds oder aber an der Oberfläche der zerstörten Kortikalis in Form einer zwiebelschalenförmigen Anlagerung.

Auskunft über die Art des Wachstums anhand von feingeweblichen Befunden zu bekommen, wie von Newton und Hamoudi versucht wurde, konnte keine klinische Bedeutung erlangen.

Der histochemische Nachweis von S-100-Proteinen zeigt sich als brauchbarer Marker für die Erkennung der Langerhans-Zellen, weshalb elektronenmikroskopische Untersuchungen nicht mehr notwendig sind.

Klinik

Krankheitssymptome, die abhängig von der Lage in den verschiedenen Knochen erst spät auftreten können, sind vielgestaltig. Beim Befall der Schädeldecke stehen Schwellungen im Vordergrund, die im Gegensatz zu Entzündungen meist keine Überwärmung nachweisen lassen. Bei Befall der unteren Extremitäten kommt es oft schon bei statischer Belastung und vor allem beim Gehen zum Schmerz. Im Bereich der Wirbelsäule stehen regelmäßig Nervenwurzelreizerscheinungen und Kompressionen der Nervenwurzeln im Vordergrund. Beim Befall der Rippen sind nicht selten Spontanfrakturen das erste Zeichen der Erkrankung.

Das Allgemeinbefinden ist bei solitären Herden nicht gestört. Anders bei multiplen Herden und beim Hand-Schüller-Christian-Syndrom und besonders beim Letterer-Siwe-Syndrom im frühen Kindesalter.

Bildgebende Verfahren

Das radiologische Erscheinungsbild ist vielgestaltig. Im Vordergrund steht im Allgemeinen die Osteodestruktion im Bereich der Metaphyse und Diaphyse. Dabei zeigt sich eine oveläre, zentrale Destruktion mit Ausweitung der Markhöhle sowie Destruktion der Kortikalis. An der Knochenoberfläche bilden sich zwiebelschalenförmige Knochenanlagerungen, die zu Verwechslungen z. B. mit einem Ewing-Sarkom Anlass geben können. Bei einem besonders aggressiven Wachstum erfolgen mottenfraßähnliche Zerstörungen von Spongiosa und Kortikalis mit nachfolgenden Spontanfrakturen (Abb. 9.**95a–c**). CT-Untersuchungen zeigen in den verschiedenen Ebenen Strukturveränderungen im Knochen besonders deutlich. Mittels MRT ist die Weichteilausdehnung der Granulomatose

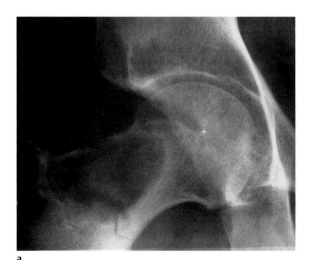

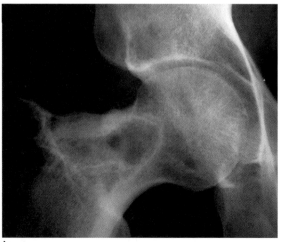

a

Abb. 9.**95** Eosinophiles Granulom.
a Eosinophiles Granulom im Schenkelhals bei einem 30-jährigen Patienten mit nachfolgender Spontanfraktur.

b

b Beachte einen weiteren Herd (supraazetabulär).

Fortsetzung Abb. 9.**95c**, Seite 284.

9 Knochen- und Weichteiltumoren

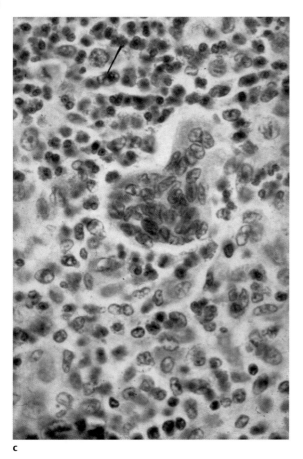

zu analysieren, was für die operative Behandlung von Bedeutung ist. Bei Herdbildungen im Bereich der Wirbelkörper können mittels CT Destruktionen in den Wirbelanhangsgebilden objektiviert werden und mittels MRT vor allem die extrakortikale Ausdehnung der Granulomatose. Bei der Zusammensinterung eines Wirbelkörpers zeigt sich das Bild der Vertebra plana. Regelmäßig bleibt aber die Wirbelkörperhinterkante erhalten (Abb. 9.**96a, b**). Der befallene Wirbelkörper kann sich im Laufe der Behandlung (Korsett) wieder aufbauen (s. Abb. 9.**96**).

Insgesamt gilt das eosinophile Granulom als **Chamäleon** unter den Knochentumoren, das wegen seines vielgestaltigen Erscheinungsbildes leicht mit anderen Erkrankungen verwechselt werden kann.

Differenzialdiagnose

Die Abgrenzung des eosinpohilen Granuloms vom *Ewing-Sarkom* und auch vom *Osteosarkom* kann Schwierigkeiten bereiten, da Osteodestruktionen gleichzeitig mit zwiebelschalenförmigen Knochenanlagerungen vorkommen. Gelegentlich bringt erst die histologische Untersuchung eine endgültige Klärung.

Eine *Osteomyelitis* bzw. *Spondylitis* dagegen zeigt ein akutes Krankheitsbild (Fieber, BKS-Erhöhung und evtl. Schwellung im Bereich der Extremität). Beim Wirbelkörperbefall ist sehr bald die ausgeprägte schmerzhafte Bewegungseinschränkung hinweisend. Im Lendenwirbelsäulenbereich findet sich dann oft das Syndrom der Hüft-Lenden-Strecksteife.

Abb. 9.**95** Eosinophiles Granulom.
c Feingewebliches Bild des Granuloms (Archiv Prof. Höfler). Therapeutisch wurde nach Defektheilung eine Aufrichtungsosteotomie durchgeführt.

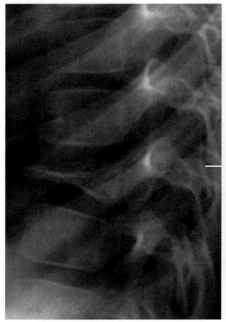
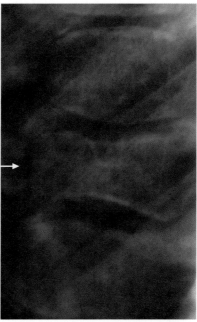

Abb. 9.**96** Eosinophiles Granulom im 9. Brustwirbelkörper bei einem 3 Jahre alten Kind (**a**) mit typischer ventral keilförmiger Deformierung des Wirbels bei weitgehend nicht höhenveränderter Hinterwand des Wirbelkörpers. Nach 10 Jahren kam es zum Wiederaufbau des Wirbelkörpers mit einer Wirbelkörperhöhe von mehr als der Hälfte der übrigen Wirbelkörper (**b**).

Therapie und Prognose

Solitäre eosinophile Granulome können spontan ausheilen, was im Bereich der Wirbelsäule der Fall ist. Früher wurde der Morbus Calvé einer konservativen Behandlung (Ruhigstellung) zugeführt, wobei sehr oft ein Teilaufbau des betroffenen Wirbelkörpers erreicht werden konnte.

Derzeit werden solitäre eosinophile Granulome im Allgemeinen operativ angegangen und der Defekt mit Eigenspongiosa überbrückt. Eine marginale Kürettage ist meist ausreichend. Im Bereich der Rippen empfiehlt sich die Resektion. Eine Röntgenbestrahlung soll vermieden werden.

Scaglietti empfahl die intraläsionale Cortisoninjektion.

Beim akuten mutiplen Befall ist die Durchführung einer Chemotherapie (Methotrexat und Vinblastin) zu empfehlen.

Hand-Schüller-Christian-Erkrankung. Erkrankung mit multiplen Osteolysen und gestörtem Allgemeinbefinden, meist bei Kindern, die älter sind als 3 Jahre. Die Behandlung erfolgt durch Chemotherapie bei unsicherer Prognose.

Abt-Letterer-Siwe-Erkrankung. Generalisierte Form der Langerhans-Zellhistiozytose. Betroffen sind überwiegend Kinder unter 3 Jahren. Die Abt-Letterer-Siwe-Krankheit führt häufig innerhalb weniger Monate zum Tode. An Allgemeinsymptomen besteht Fieber, eine Hepatomegalie und eine Thrombozytopenie. Die Behandlung der Wahl ist ebenfalls die Chemotherapie.

9.2.9.6 Fibröse Dysplasie (Jaffe Lichtenstein)

Synonym: Osteofibrosis deformans juvenilis (Uehlinger).
Engl.: fibrous dysplasia, osteofibrous dysplasia, Albright-syndrom.

Definition.
Die fibröse Dysplasie ist eine mon-/oligoostotische oder polyostotische, örtlich umschriebene Fehldifferenzierung des knochenbildenden Mesenchyms in ein isomorphes, spindelzelliges Stroma mit schlankgliederigen, bizarr geformten Bälkchen aus Faserknochen (Uehlinger).

Historisches. Lichtenstein berichtete 1938 über die fibröse Dysplasie des Knochens, deren Ursache nicht bekannt ist und meist monostotisch und nur in etwa 10% polyostotisch in Erscheinung tritt. 1942 fanden Jaffe und Lichtenstein auch Veränderungen extraskelettal (Hautpigmentationen). Albright beschrieb bereits 1937 eine Sonderform der polyostotischen Osteofibrose, die mit meist gleichseitigen Pigmentationen und einer Pubertas praecox zu beobachten ist (Albright-Syndrom). 1958 meinte Jaffe, dass die Bezeichnung „fibrous osseous dysplasia" mehr den Gegebenheiten entsprechen würde, da fibromatöses und ossäres Gewebe in unterschiedlichem Ausmaß zu finden ist. Hinweise auf eine Vererbung wurden nicht gefunden. Diese Erkrankung wird in der älteren Literatur als „Ostitis fibrosa localisata" oder „disseminata" und „Osteodystrophia fibrosa" bezeichnet (Freund 1934).

Epidemiologie

Bevorzugter Sitz der fibrösen Dysplasie sind die Meta- und Diaphysen der langen Röhrenknochen sowie die Gliedmaßengürtel und das kraniofaziale Skelett. Es besteht eine Herdverteilung zur Halbseitigkeit. Man unterscheidet eine monostotische und polyostotische, fibröse Dysplasie. Die monostotische Form kommt oft mit dem Eintritt der Pubertät zum Stillstand, wohingegen bei der polyostotischen Form sich die Entwicklung bis zum 40. Lebensjahr erstrecken kann. Das Albright-Syndrom zeigt als Sonderform der polyostotischen fibrösen Dysplasie, gleichseitige Pigmentflecken und eine Pubertas praecox. Dieses Syndrom wird fast ausschließlich beim weiblichen Geschlecht beobachtet. Die übrigen Formen der fibrösen Dysplasie findet man beim männlichen und weiblichen Geschlecht annähernd gleich häufig. Bevorzugt befallen ist der proximale Femur. Mehr als 70% der Patienten sind unter 30 Jahre alt.

Ätiopathogenese

Das Gewebe zeigt sich als solide, grauweißliche Masse, mit zum Teil zystischen Bezirken sowie auch vereinzelt Verknöcherungen und Knorpelbildungen. Dies kann bei erster Betrachtung zur Verwechslung mit einer Enchondromatose oder einem Enchondrom Anlass geben.

Histologisch ist der Osteofibroseherd aus Spindelzellen und Bindegewebsfasern aufgebaut, die eine wirbelförmige Anordnung erkennen lassen. Desgleichen findet man unreifen Knochen und Osteoid. Weiter zeigen sich Zysten (Ostitis cystica). Tannhauser vermutete 1944 Beziehungen zwischen der disseminierten Ostitis fibrosa cystica mit der von Recklinghausen beschriebenen Neurofibromatose. Untersuchungen von Schajowicz und Valls konnten jedoch mithilfe von Silberfärbungen den Nachweis von Nervenfasern und Lemnozyten nicht erbringen.

Klinik

Der Schmerz vor allem als Belastungsschmerz gilt als frühes Symptom. Polyostotische Formen führen meist früher zu Beschwerden, auch zählen Spontanfrakturen nicht selten zum ersten Symptom. Die Symptome können als schubartig verlaufende Schmerzsituationen auftreten.

Bildgebende Verfahren

Die bildgebenden Verfahren zeigen, dass im Röntgenbild die monostotische fibröse Dysplasie im frühen

Stadium z. B. im proximalen Femurende einer jugendlichen Knochenzyste ähneln. Dabei kann die Kortikalis ausgebuchtet sein und es können sich Arrosionen entwickeln (Abb. 9.**97**). Eine Unterbrechung der Kortikalis erfolgt dann erst mit der spontanen Infraktion oder Fraktur. Periostale Knochenanlagerungen bestehen nicht von vornherein. Im Verlauf einer Frakturheilung folgt meist eine spärliche Ausbildung von Kallus. So lange die Epiphyse noch offen ist, gilt diese als Grenze. Nach Wachstumsabschluss dagegen kann es zu einem Befall des gesamten Schafts kommen. Varusverbiegungen am Oberschenkel – sog. Hirtenstabdeformität – und eine Antekurvation des Unterschenkels können zu Strukturveränderungen des Knochens führen. Für die Umformung der befallenen Bezirke vor allem im Bereich der unteren Extremitäten ist die Belastung und auch ein stattgehabtes Frakturgeschehen relevant. Im Gegensatz zu den unteren Extremitäten kommt es an der oberen Extremität beim Fehlen besonderer Belastungen meist zu keinen wesentlichen Achsenabweichungen. Das Fehlen der Spongiosa im ausgeweiteten Knocheninnenraum lässt diese Zonen milchglasartig getrübt erscheinen. Im Kernspintomogramm ergibt die Strukturanalyse Hinweise auf fibröses Gewebe. Im Einzelnen lassen sich auch zystische Veränderungen und das Vorliegen von Knorpelinseln und ossären Bezirken nachweisen.

Der Osteofibroseherd kann auch in der Diaphyse liegen und gelegentlich als scharf begrenzte Zystenbildung in Erscheinung treten. Neben einer zystenförmigen Beschaffenheit mit einer kammerartigen Strukturierung zeigt sich im Wirbelkörper z. B. oft eine randständige Sklerose, was auch im Bereich des Beckens der Fall sein kann. Bei der Strukturanalyse von Rippenherden (häufige Lokalisation) achte man vor allem auf eine wurstartige Verformung der Rippe und ihre häufig zystische Auftreibung. Hier treten relativ häufig Spontanfrakturen auf.

Differenzialdiagnose

Abzugrenzen ist die *einkammerige juvenile Knochenzyste*, die ebenfalls in der Metaphyse vorzufinden ist und Formähnlichkeiten aufweist.

Die *Osteodystrophia fibrosa generalisata von Recklinghausen* unterscheidet sich durch eine Osteoporose und kortikale sowie subperiostale Arrosionen.

Hinzuweisen bleibt auf das *Adamantinom*, das gleichzeitig mit einer fibrösen Dysplasie vorkommen kann. Meist ist jedoch das Adamantinom in der distalen Unterschenkelhälfte vorzufinden.

Auch eine *Paget-Erkrankung* kann, wenn auch selten, mit ähnlichen Knochenveränderungen einhergehen.

Therapie und Prognose

Die Behandlung der monostotischen fibrösen Dysplasie muss operativ erfolgen und zwar zumindest mit einer marginalen Kürettage und autologer Implanta-

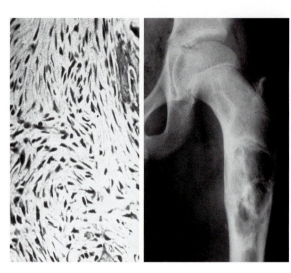

Abb. 9.**97** Fibröse Dysplasie (mehr- und großkammrig) in der Femurmetaphyse bei einem 13-jährigen Patienten. Lateral besteht bereits eine Kortikalisverdünnung.

tion (Spongiosa aus dem Beckenkamm und proximaler Schienbeinmetaphyse sowie Fibulatransfer). Dies kann Schwierigkeiten bereiten bei polyostotischen Formen mit ausgeprägten Herdbildungen. Knochenersatzstoffe und die verschiedenen Formen von konservierten Knochen ergeben bis jetzt noch keine zuverlässigen Ergebnissen.

Die Behandlung der polyostotischen fibrösen Dysplasie macht meist mehrere Operationen erforderlich.

Maligne Entartungen kommen, wenn auch selten, vor (weniger als 1 %). Häufig sind Patienten betroffen, die bereits bestrahlt wurden. Die Entartung erfolgt als Fibrosarkom *(Huvos et al.)*, selten als Osteosarkom und außerordentlich selten als Chondrosarkom oder bösartiger Riesenzelltumor. Huvos weist auf eine Überlebensrate von mehr als 50 % bei entsprechend radikaler operativer Entfernung hin und meint, dass die Prognose als günstiger zu bezeichnen ist als bei den primären malignen Knochentumoren.

9.2.9.7 Myositis ossificans

Engl.: heterotopic ossification,
heterotopic bone formation
(Schajowicz).

Definition.
Es handelt sich um eine außerhalb des Knochens gelegene, nichtneoplastische Knochenbildung, die sehr oft mit einem Unfallereignis in Zusammenhang zu bringen ist und charakterisiert ist durch eine Proliferation von fibrösem Gewebe und Knochenneubildung, gelegentlich auch Knorpelbildung. Diese extraossäre Knochenbildung kann von der Knochenoberfläche ausgehen oder aber in den Weichteilen unabhängig von der periostalen Oberfläche.

Historisches. Der Begriff der Myositis ossificans entspricht eigentlich nicht den Gegebenheiten, da die Muskulatur nicht immer mit einbezogen ist und es sich zudem nicht um ein entzündliches Geschehen handelt. Schajowicz empfahl die Bezeichnung „heterotopic bone formation" oder den Begriff – wie ihn Ackerman empfahl (1958) – „extraosseous localized nonneoplastic bone und cartilage formation". Auch von Dahlin wurde die präzise Bezeichnung „heterotopic bone formation" gewählt. Weiterhin wird jedoch in der WHO-Klassifikation die Bezeichnung Myositis ossificans geführt.

Ätiologie

Die Ätiologie der Myositis ossificans ist nicht geklärt. Man unterscheidet die angeborene, erbliche Myositis ossificans progressiva und die Myositis ossificans circumscripta oder localisata. Bei der Lokalisataform unterscheidet man eine Gruppe, die mit einem Trauma in Zusammenhang zu bringen ist (etwa zwei Drittel), eine Gruppe die mit Systemerkrankungen (Querschnittlähmung, Tetanus) einhergeht und die idiopathische Gruppe, wie sie von Fine und Stout (1956) als sog. „pseudomaligner ossärer Tumor" des Weichteilgewebes beschrieben wurde. Diese letzte Form kann zu Verwechslungen mit dem im Weichteil vorzufindenden Osteosarkom führen.

Klassifikation der Myositis ossificans (nach Schajowicz 1992):
- I: Myositis ossificans progressiva (Fibrositis ossificans progressiva);
- II: Myositis ossificans circumscripta:
1. posttraumatische Myositis ossificans,
2. Myositis ossificans (ohne Trauma): Systemerkrankungen (Querschnittlähmung), idiopathische Myositis ossificans (pseudomaligner Knochentumor der Weichteile).

Histopathogenese

Das histologische Bild gestaltet sich nach dem Stadium der Verknöcherung. Im frühen Stadium findet sich vaskularisiertes Bindegewebe mit Proliferation von undifferenzierten mesenchymalen Zellen in Fibroblasten, wobei eine Kernpleomorphie und gelegentlich auch Mitosen beobachtet werden können. Auch findet man mehrkernige Riesenzellen. Eine erste osteoblastische Differenzierung mit Bildung von Osteoid und Trabekeln zeigt sich frühestens nach 1 Woche. Zu diesem Zeitpunkt können Beurteilungsschwierigkeiten (Osteosarkom) möglich sein. Im frühen Stadium sind die histologischen Gegebenheiten bei beiden Formen der heterotopen Verknöcherungen ähnlich. Zur Peripherie hin zeigen sich später Osteoid und Trabekeln, sodass, im Gegensatz zum Weichteilosteosarkom, die Randzone bald eine weithin reife Knochenbildung erkennen lässt. Bei dem Malignom zeigt sich dagegen in der Peripherie eine unreife Knochenentwicklung und Infiltration des umgebenden Gewebes.

Klinik

Die Symptome bei der posttraumatischen Myositis ossificans sind meist typisch. Es findet sich das schmerzhafte Hämatom, bevorzugt in der Streckmuskulatur des Oberschenkels (M. quadriceps) und der Beugemuskulatur im Oberarm (M. brachialis). Schon nach wenigen Tagen nimmt der Schmerz zu. Innerhalb von einigen Wochen kommt es zu einer derben Verhärtung im Muskelbereich, die an Größe zunehmen kann. Nach 2–3 Monaten lässt der Schmerz nach. Beeinträchtigend ist die im Muskel gelegene „tumor-like lesion". Die Patienten sind vorwiegend männlich und meist unter 30 Jahre alt.

Bildgebende Verfahren

Die bildgebende Verfahren zeigen röntgenologisch frühestens nach 4 Wochen eine flockige Verdichtung im Bereich der Schwellung, nachfolgend die Verknöcherung. Die Knochenreifung ist regelmäßig nach 1 Jahr abgeschlossen. Zur Unterscheidung vom extraostalen Osteosarkom ist zu beachten, dass die Verknöcherung von peripher nach zentral zunimmt.

Entscheidend ist die Bildgebung mit der MRT. Schon in der frühen Phase der heterotopen Verknöcherung sind im Einzelnen eine genaue Lokalisation der Läsion und auch bald eine Gewebedifferenzierung möglich (Unterscheidung von Bluterguss und dessen Organisation). Abzugrenzen bleibt im Kernspintomogramm bei einer mehrschichtigen Schnittführung ein Osteosarkom, was nicht selten zu einer Fehlinterpretation führt.

Differenzialdiagnose

Eine umfassende anamnestische Befragung ist bei der Diagnose von größter Wichtigkeit (Trauma). Für die histologische Beurteilung ist eine ausreichende Information des Pathologen unumgänglich.

Therapie

Zunächst kommen bei der heterotopen, traumabedingten Myositis ossificans konservative Maßnahmen zur Anwendung (Kälteapplikationen). Nach Abschluss der Knochenbildung (Reifung) muss die heterotope Knochenbildung entfernt werden (Abb. 9.**98a, b**). Grundsätzlich sind spontane Rückbildungen möglich (selten).

Auch bei der neuropathischen Myositis ossificans muss abhängig von der Lokalisation und der Beweglichkeitsbehinderung über eine operative Entfernung entschieden werden.

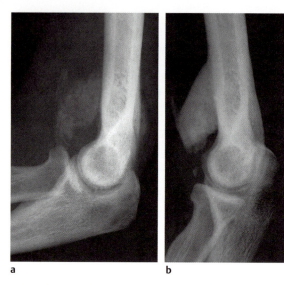

Abb. 9.98 Myositis ossificans im M. brachialis bei einem 28-jährigen Patienten im frühen Stadium der Verknöcherung (a) und 6 Monate später (b).

9.2.9.8 Brauner Tumor beim Hyperparathyreoidismus

Engl.: brown tumor.

Definition.
Beim braunen Tumor, wie er sich beim Hyperparathyreoidismus entwickeln kann, handelt es sich um eine nichtneoplastische „tumor-like lesion", wobei es zum osteoklastären Abbau von Spongiosa und Kompakta kommt. Man findet eine große Zahl von osteoklastischen Riesenzellen, die in Gruppen angeordnet sein können und sich abgrenzen von reichlich vaskularisiertem fibrösen Gewebe und Arealen mit Osteoid- und Knochenneubildung.

Ätiologie

Beim primären Hyperparathyreoidismus kommt es durch ein (80 %) oder mehrere parathyreodale Adenome zur vermehrten Sekretion von Parathormon. Auch kann ein Karzinom Ursache der vermehrten Hormonproduktion sein, die zu einer osteoklastischen Knochenresorption in Verbindung mit einer Hyperkalzämie führt. Der Körper versucht, den Knochenverlust durch Osteoid- oder Knochenanbau zu kompensieren.

Pathogenese

Das Gewebe zeigt eine rötlichbraune Farbe mit weicher Konsistenz. Der spongiöse Knochen wird abgebaut und die Kortikalis ausgedünnt. Histologisch gesehen wird das Knochenmark von reichlich vaskularisiertem lockeren Bindegewebe ausgefüllt, was Ursache von Spontanfrakturen sein kann. Die Osteoklasten sind im Allgemeinen klein und immer um Herde von Blutungen zu finden. Die mononuklearen Zellen des fibrösen Gewebes enthalten viele Kollagenfasern. Die Spongiosa um den braunen Tumor besteht aus unreifen Knochentrabekeln mit Reihen von aktiven Osteoblasten, was zur Erhöhung der alkalischen Phosphatase im Serum führt. Die Knochentrabekeln lassen, wie es Uehlinger (1940) darlegte, eine „dissecting fibro-osteoclasie" erkennen, wobei die osteoklastische Resorption und Fibrose innerhalb der Trabekeln unregelmäßige Spalten zeigt.

Klinik

Ganz allgemein klagen die Patienten über Gliederschmerzen. Auch können Spontanfrakturen auftreten (man beachte Allgemeinsymptome beim Hyperparathyreoidismus und Befunde wie hohe Calciumwerte im Serum, alkalische Phosphatase sowie Parathormon und einen niedrigen Phosphatspiegel). Das weibliche Geschlecht ist häufiger betroffen. Das Hauptmanifestationsalter liegt im 3. und 4. Lebensjahrzehnt.

Bildgebende Verfahren

Der braune Tumor zeigt sich im Röntgen als osteolytische Veränderung, meist mit einer unscharf begrenzten Umrandung und Ausweitung der Kortikalis. Die zystenähnliche Veränderung kann durch Trabekeln abgeteilt sein, sodass sie mehrkammrig erscheint. Der braune Tumor liegt bevorzugt im Schaft langer Röhrenknochen, kann aber auch in den kleinen Röhrenknochen von Hand und Fuß zu finden sein. Seltener sind Epi- und Metaphysen betroffen. Die umgebenden Knochenareale lassen kleine Zystenformationen im Sinne einer generalisierten Osteoporose erkennen.

Differenzialdiagnose

Differenzialdiagnostisch können im Röntgenbild verschiedene Geschwülste ein ähnliches Erscheinungsbild haben. Auch histologisch kann die Abgrenzung des Riesenzelltumors und des reparativen Riesenzellgranuloms schwierig sein.

Therapie

Braune Tumoren können sich zurückbilden. Bei der Gefahr einer drohenden Fraktur und vor allem bei stattgehabter Fraktur ist die operative Behandlung im Sinne einer Ausräumung des Herds und Auffüllen mit Spongiosa mit gleichzeitiger Osteosynthese notwendig.

9.2.9.9 Intraossäre Epithelzyste des Knochens

Engl.: intraosseous epidermoid cyst.

Definition.
Als intraossäre Epithelzyste des Knochens (Epidermoidzyste) bezeichnet man eine „tumor-like lesion", die histologisch gesehen von einer Membran aus Plattenepithel ausgekleidet ist und wenn sich im Inneren der Zyste abgeschilfertes Plattenepithel und Hornlamellen befinden. Als Synonyme gelten Keratinzysten, Kalkdrüsenzysten und Plattenepithelzysten.

Bevorzugt betroffen ist das männliche Geschlecht im Erwachsenenalter. Hauptsächlich liegt die Epithelzyste in der Fingerendphalanx, selten im Bereich der Großzehe.

Als Ursache wird ein Einschluss von Epidermiszellen während der embryonalen Entwicklung und nach Verletzungen angeführt. Die Epithelzyste hat maximal einen Durchmesser von 2 cm und ist unilokulär. Sie ist oft mit einer weißlich-gelben käseartigen Substanz ausgefüllt.

Im Röntgenbild zeigt sich eine Auftreibung und Verdünnung der Kortikalis. Die Zyste besitzt gelegentlich einen sklerosierten Randsaum.

Differenzialdiagnostisch ergeben sich Probleme bei der Abgrenzung des Enchondroms (Kalzifikationen in der Zyste des Glomustumors und auch des eosinophilen Granuloms).

Therapeutisch ist eine Kürettage und Plombage mit Eigenspongiosa indiziert.

9.2.9.10 (Reparatives) Riesenzellgranulom

Engl.: giant-cell reaction of bone.

Definition.
Eine seltene, vom Riesenzelltumor abzugrenzende granulomatöse Wucherung, die aus spindelzellhaltigem Bindegewebe und Nestern von mehrkernigen Riesenzellen besteht, die kleiner sind als beim Riesenzelltumor. Die Wucherung ist histologisch vom braunen Tumor nur mit Schwierigkeiten zu unterscheiden. Knochenneubildungen können vorkommen.

Das „reparative intraossäre Riesenzellgranulom" wurde 1953 von Jaffe im Bereich der Kieferknochen beschrieben und wird auch als „Cherubinismus" bezeichnet, vergleichbar – sofern multiple Läsionen am Unter- und Oberkiefer bestehen – mit den pausbackigen Barockengeln. Diese Riesenzellgranulome kommen aber auch in den Röhrenknochen von Händen und Füßen vor und wurden zuletzt von Wood als „giant cell reaction of the bone" benannt.

Das Gewebe zeigt eine bräunliche Farbe und histologisch ein spindelzellhaltiges Gewebe mit Ansammlungen von Riesenzellen. Im Riesenzellgranulom steht die fibroblastische Komponente sowie die Kollagenfaserbildung im Vordergrund (Dahlin). Auch lassen sich Stellen mit zystischen Formationen unterscheiden, die an eine aneurysmatische Knochenzyste erinnern.

Das Riesenzellgranulom ist also aus fibroblastischem Stroma aufgebaut, mit unterschiedlich vielen Riesenzellen und Osteoidinseln. Man findet Mitosen und Hämosidereineinlagerungen.

Das wichtigste Symptom ist der lokale Schmerz. Betroffen sind vor allem die Röhrenknochen der Hand und des Fußes (Phalangen, Metakarpalia und Metatarsalia) nach dem 2. Dezennium. Neben dem Schmerz kommt es bald zu einer druckempfindlichen Schwellung, wobei anamnestisch kein Trauma zu erfragen ist.

Im Röntgenbild erkennt man meist eine exzentrisch gelegene Osteolyse im metaphysären Bereich, die oft nicht scharf abgegrenzt ist.

Differenzialdiagnostisch bleibt der braune Tumor beim Hyperparathyreoidismus zu beachten, da er ein ähnliches feingewebliches Bild aufweist. Blutchemische Befunde können weiterhelfen. Bei der feingeweblichen Beurteilung beachte man jedoch die histiozytische Grundstruktur, eine gleichmäßigere Verteilung der Riesenzellen und fehlende Knochenneubildungen. Die Abgrenzung einer villonodulären Synovialitis im fortgeschrittenen Stadium, also mit ossären Destruktionen, lässt sich histologisch durch die dann bestehenden ausgedehnten Hämosiderinablagerungen erkennen (bräunliche Farbe).

Therapeutisch führt eine gründliche Kürettage und die Plombage des Herds mit Eigenspongiosa zur Heilung.

9.2.10 Skelettmetastasen

Engl.: bone metastasis.

Definition.
Man versteht darunter die Absiedelung (Metastasierung) bzw. Verschleppung von Tumorzellen maligner Neubildungen (hämatogen, lymphogen oder per continuitatem) vom Primärtumor in verschiedene Organsysteme bzw. vom Primärorgan in den Knochen, wie es z. B. beim Bronchialkarzinom, Prostatakarzinom, Mammakarzinom und anderen Tumoren der Fall ist. Im Einzelnen unterscheidet man latente Fernmetastasen, die klinisch stumm sein können (Mamma, Nieren) und evtl. erst nach Jahren als Spätmetastasen klinisch relevant werden.

Epidemiologie

Sekundäre Knochentumoren sind wegen der relativen Häufigkeit metastasierender Karzinome um ein Vielfaches häufiger als primäre Sarkome (Tab. 9.**5**). Etwa ein Fünftel aller Karzinompatienten weisen Metastasen im Skelettsystem auf, am häufigsten beim Mammakarzinom, Prostatakarzinom und Bronchialkarzinom. Aber auch Patienten mit Karzinomen der Niere, der Schilddrüse, der Leber, der Harnblase, des Magens und der Gebärmutter zeigen im Krankheitsverlauf mögliche Knochenabsiedelungen ihres Tumors (Abb. 9.**99a–c**).

Analog zur Altersverteilung der Primärgeschwülste liegt das Altersmaximum für Skelettmetastasen im 7. Lebensjahrzehnt.

Ätiopathogenese

Knochenmetastasen entstehen durch vorwiegend hämatogene Streuung einzelner Tumorzellen oder Tumorzellverbände über den großen Kreislauf. Deutlich seltener ist auch eine Metastasierung über den Venenplexus der Wirbelsäule oder intraspinal möglich. In Ausnahmefällen erfolgt eine direkte Infiltration über Lymphbahnen und Lymphknoten. Grundsätzlich werden osteolytische, osteoblastische (osteosklerotische) und gemischt osteolytisch-osteoblastische Metastasen im Skelett unterschieden.

Entscheidender Faktor zum sekundär tumorösen Befall des Knochens ist dabei die Funktion der Osteoklasten als einzige zum Knochenabbau befähigte Zellgruppe. Für einige häufig skelettal metastasierende Tumoren ist die Bildung parathormonähnlicher Peptide nachgewiesen worden, welche die Aktivität der Osteoklasten pathologisch erhöhen und das Gleichgewicht des Knochen-Remodellings stören. Erst dieser vermehrte Abbau normalen Knochengewebes ermöglicht das Wachstum der gestreuten Tumorzellen in osteolytischen Herden. Deutlich seltener ist eine zytokinetisch gesteuerte Stimulierung der Osteoblasten durch Tumorzellen anzutreffen, die zu einer pathologisch vermehrten Sklerosierung der Metastasen führt. Osteolytische Metastasen findet man typischerweise beim Nierenkarzinom (Abb. 9.**101–104**), beim Schilddrüsenkarzinom (Abb. 9.**105a, b**), beim Mammakarzinom (Abb. 9.**106** und 9.**107**), beim Bronchialkarzinom (Abb. 9.**108a–c**) und Leberkarzinom, während osteoblastische zumeist bei Prostatakarzinomen (Abb. 9.**109a, b**), Pankreas- und Magenkarzinomen, selten auch bei Mammakarzinomen beobachtet werden.

Analog des hämatogenen Metastasierungswegs sind Skelettmetastasen bevorzugt in den knochenmarkreichen Skelettabschnitten zu finden. Am häufigsten sind dies die Wirbelsäule (Abb. 9.**99** und 9.**100**), das knöcherne Becken und der proximale Femur, gefolgt vom proximalen Humerus. Selten findet man Tochtergeschwülste z. B. von Mamma-, Nieren- und anderen Karzinomen jenseits von Knie und Ellenbogen.

Tabelle 9.**5** Häufigkeit skelettaler Metastasen und deren Morphe

Primärtumor	Häufigkeit skelettaler Metastasen (%)	Häufige Morphologie
Mammakarzinom	> 70	osteolytisch/ osteoblastisch
Prostatakarzinom	> 50	osteoblastisch
Bronchialkarzinom	30	osteolytisch
Nierenzellkarzinom	25	osteolytisch
Leberkarzinom	17	osteolytisch
Schilddrüsenkarzinom	12	osteolytisch
Pankreaskarzinom	10	osteolytisch/ osteoblastisch
Magenkarzinom	10	osteolytisch/ osteoblastisch
Harnblasenkarzinom	10	osteolytisch
Uteruskarzinom	9	osteolytisch
Kolorektale Karzinome	< 5	osteolytisch/ osteoblastisch

Klinik und klinische Diagnostik

Klinische Symptomatik und bildgebende Darstellbarkeit sind immer abhängig von Lokalisation, Morphologie und Ausdehnung der Skelettmetastasen.

Klassisches Symptom ist der anfänglich unspezifische, nicht immer belastungsabhängige Knochenschmerz, wobei periostnahe kortikale Knochenherde zu deutlich frühzeitigerer Schmerzauslösung führen. Pathologische Frakturen können auch spontan ohne jede Belastung des betroffenen Skelettabschnitts auftreten. Als Komplikationen drohen neurologische Ausfälle bis hin zur kompletten Querschnittsymptomatik bei pathologischen Frakturen von Wirbelkörpern, nicht selten auch durch direkte Kompression des Rückenmarks durch Tumormassen.

9.2 Knochentumoren

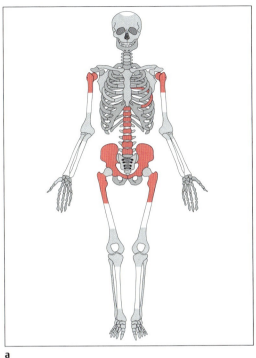

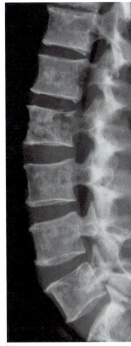

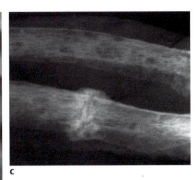

Abb. 9.**99** Metastasen.
a Schematische Darstellung der bevorzugten Lokalisation.
b, c Charakteristische ossäre Veränderungen am Beispiel einer Karzinomatose der Lendenwirbel (**b**) und Rippen (**c**) mit Osteolyse und Knochenverdichtung. Beachte: Karzinomatose der Rippen (osteolytisch) mit Heilungsvorgängen bei einer pathologischen Fraktur.

Seltenes Zeichen einer ausgedehnten Metastasierung kann aufgrund des überschießenden Abbaus von Knochensubstanz eine Hyperkalzämie mit ihren lebensbedrohlichen Komplikationen (Polyurie, Herzrhythmusstörungen, Nierenversagen, Koma) sein. Auf eine Knochenmetastasierung kann auch eine Erhöhung unspezifischer Serumwerte wie Blutsenkungsgeschwindigkeit, alkalische Phosphatase und C-reaktives Protein (CRP) hinweisen. Serologische und hormonale Tumormarker sowie immunologische Nachweisverfahren stehen in Abhängigkeit vom Primärtumor in Zukunft in zunehmendem Maße zur Verfügung.

Bildgebende Verfahren

Im Röntgenbild kommen Osteolysen erst ab einem Knochenverlust von über 25 % zur Darstellung, in der Computertomographie bereits bei einer Destruktion von 10 %. Zum Screening des gesamten Skeletts eignet sich am besten die Technetiumszintigraphie. Die Aussagekraft ist aber abhängig von der reaktiven Osteoblastenaktivität, sodass sich kleine oder sehr schnell wachsende osteolytische Metastasen zuweilen der szintigraphischen Darstellung entziehen.

Die Kernspintomographie sollte bei Metastasen der Wirbelsäule und des Spinalkanals obligat sein, um weitere Herde nachweisen oder ausschließen zu können. Die Verwendung eines Kontrastmittels gibt wertvolle Aufschlüsse über aktive Bereiche des Tumors, was insbesondere zur Planung einer bioptischen Untersuchung von Bedeutung ist.

In die differenzialdiagnostischen Überlegungen sind bei Knochentumoren immer primäre benigne oder maligne Tumoren einzuschließen, vor allem bei multiplen Osteolysen darf nie das multiple Myelom vergessen werden.

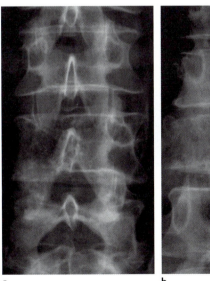
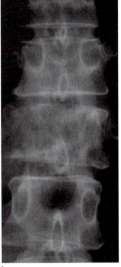

Abb. 9.**100** Wirbelbogenwurzeldefekte.
a Einseitig.
b Doppelseitig.

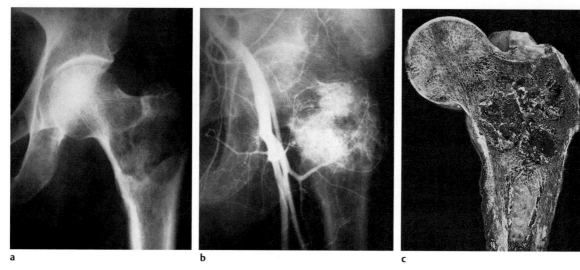

Abb. 9.**101a–c** Hypernephrommetastase am proximalen Femurende (Trochanterbereich) mit umfangreicher Vaskularisation der intraossär gelegenen Geschwulst (Indikation zur Einbringung einer Spezialprothese, die Geschwulst kann in toto entfernt werden).

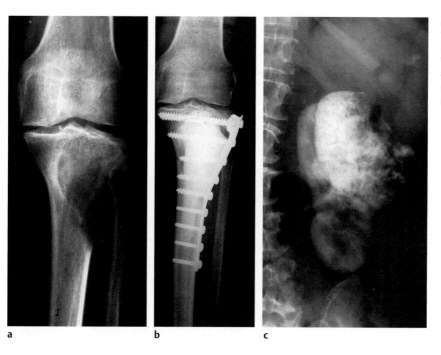

Abb. 9.**102** Hypernephrommetastase im Bereich der proximalen Schienbeinmetaphyse (**a**). Versorgung mit einer Verbunddosteosynthese (**b**) (heute nur noch selten angezeigt). Darstellung des Nierentumors (**c**).

Therapie

Hauptziel der Therapie von Skelettmetastasen ist die Vermeidung und Behandlung von pathologischen Frakturen. Grundsätzlich beinhaltet dies vor allem die für den Primärtumor bewährte Chemotherapie, aber auch Kombinationen mit der lokal wirksamen Strahlentherapie. Inoperable, multiple oder statisch nicht belastete Skelettherde werden bevorzugt einer Strahlentherapie zugeführt. Mehr als die Hälfte aller osteolytischen Metastasen zeigen nach Bestrahlung eine Sklerosierung des Tumorherds und somit eine Verminderung des Frakturrisikos und bei palliativer Anwendung bei über 80 % der Patienten eine signifikante Schmerzlinderung.

In der *orthopädischen Therapie* kann durch die Verordnung von Krankengymnastik (Gehschule) die sichere Mobilisation der Patienten aufrechterhalten oder verbessert werden. Auch orthetische Maßnahmen wie funktionelle Braces, Schienen oder Polsterschalen können Sturzrisiko und Frakturgefahr deutlich senken.

Medikamentös ist der Einsatz von Bisphosphonaten vielversprechend. Sie vermindern über eine Hemmung der Osteoklastenaktivität die Häufigkeit pathologischer Frakturen und zeigen auch in der palliativen Schmerztherapie bei Osteolysen eine ausgezeichnete

Wirkung. Auch konnte eine verminderte Metastasierungsrate unter Bisphosphonattherapie nachgewiesen werden. Neuere Bisphosphonate (Alendronat, Ibandronat) zeigen eine bis zu 10.000fach höhere Aktivität gegen Osteoklasten als ältere Präparate (Etidronat, Clodronat, Pamidronat).

Primäres Ziel der *operativen Therapie* von Knochenmetastasen solider Tumoren ist der Erhalt oder die Wiederherstellung einer schmerzfreien Beweglichkeit und Belastbarkeit des betroffenen Skelettabschnitts. Da hinsichtlich Resektion und Rekonstruktion vielfältige therapeutische Möglichkeiten bestehen, die von der einfachen Resektion ohne notwendige ossäre Stabilisierung, Resektion mit Defektüberbrückung (space holder, Verbundosteosynthese; s. Abb. 9.**102**) pathologischer Frakturen bis hin zum ausgedehnten Knochen- und Gelenkersatz durch Spezialendoprothesen (s. Abb. 9.**101**; 9.**103**; 9.**104** und 9.**108**) reichen, kommt der differenzierten Indikation eine entscheidende Bedeutung zu. Dies setzt die Kenntnis des Primärtumors, der therapeutischen Optionen, des klinischen Allgemeinzustands des Patienten (Karnofsky-Index) und seiner geschätzten Prognose voraus (Tab. 9.**6**).

Notfallsituationen wie sensomotorische Ausfälle bei Wirbelsäulenmetastasen oder neurovaskuläre Störungen infolge pathologischer Frakturen der Extremitäten erfordern eine sofortige operative Intervention. Aufwendige apparative Voruntersuchungen, die zu einem Zeitverlust mit irreversiblen Folgeschäden führen, müssen vermieden werden. Alternative Behandlungsmethoden, insbesondere die Strahlentherapie weisen bei Karzinommetastasen häufig erheblich langsamere Ansprechraten von zumeist mehreren Tagen bis Wochen auf, sodass in Notfällen die Operation entscheidende Vorteile bietet.

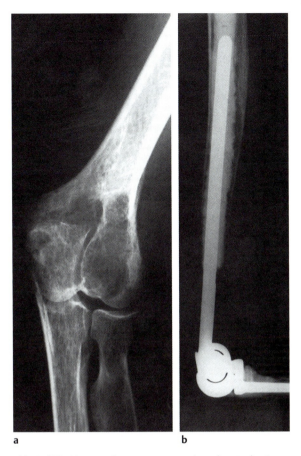

Abb. 9.**103** Hypernephrommetastase epi- und metaphysär am distalen Oberarm (**a**).
Versorgung mit einer zementierten Ellenbogenprothese (**b**).

Tabelle 9.**6** Screeninguntersuchungen zur Abschätzung der Prognose

Klinik	Bildgebung	Labor
Anamnese (bekanntes Tumorleiden, Risikofaktoren, Voroperationen, Begleitsymptome)	• Röntgen lokal, Thorax • Abdomen- und Schilddrüsensonographie • Skelettszintigraphie	• Routinelabor inklusive Nierenretentionswerte, Serumcalcium, Phosphat, alkalische Phosphatase, BKS • Schilddrüsenhormonstatus
Allgemeiner Status inklusive Palpation von Schilddrüse, Mammae, Lymphknoten	• CT Thorax, Abdomen, Becken • evtl. Mammographie • MRT lokal, Leber	• Tumormarker je nach Primärtumor (z. B. CEA, PSA, β_2-Mikroglobulin) • Serum- und Immunelektrophorese

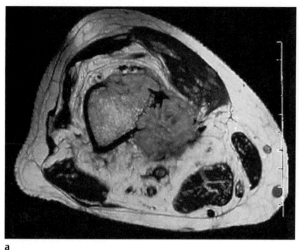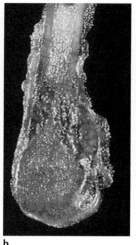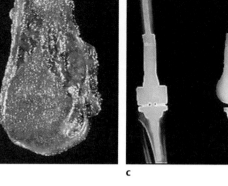

Abb. 9.**104** Hypernephrommetastase im distalen Femur.
a Das Kernspintomogramm zeigt eine vorwiegend dorsal gelegene Geschwulstbildung.
b Präparat.
c Nach Einbringung einer Spezialprothese.

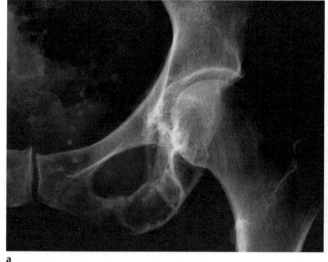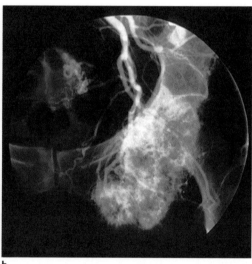

Abb. 9.**105** Metastasen.
a Metastase eines Schilddrüsenkarzinom im Bereich des Sitzbeins.
b Angiographische Darstellung umfangreicher Gefäßneubildungen im Tumorbereich. Beachte: ausgedehnte Vaskularisation des Tumors im Angiogramm.

Operative Therapie

Im Allgemeinen wird die Indikation zur operativen Behandlung von Tochtergeschwülsten im Skelett bei solitären Metastasen, drohenden oder manifesten pathologischen Frakturen, zur histologischen Diagnosesicherung und zur Verkleinerung der Tumorzellmasse gesehen. Instabile pathologische Frakturen, insbesondere bei neurologischen oder vaskulären Komplikationen, stellen absolute OP-Indikationen dar.

Osteolysen über 2,5 cm Durchmesser und Kortikalisdestruktionen über 50% des Knochenumfangs sind als frakturgefährdet anzusehen, an Femur und Humerus ist jede kortikale Arrosion mit einer deutlich erhöhten Frakturgefahr verbunden.

Multiple symptomatische Osteolysen statisch nicht belasteter Skelettabschnitte sollten der Strahlentherapie zugeführt und nur zur bioptischen Sicherung oder bei ausgeprägter Symptomatik operativ angegangen werden. Es ist aber zu berücksichtigen, dass eine Reduktion der Tumorzellmasse (tumor-debulking) die Ansprechraten auf Chemo- und Strahlentherapie verbessern kann.

Bei ausreichender Lebenserwartung hat sich die prophylaktische operative Stabilisierung frakturgefährdeter Skelettabschnitte bewährt. Für meta- und diaphysäre Defekte der Röhrenknochen kann eine Verbundosteosynthese mit Ausräumung der Metastase, anschließender Defektauffüllung durch Knochenzement und osteosynthetischer Stabilisierung ausrei-

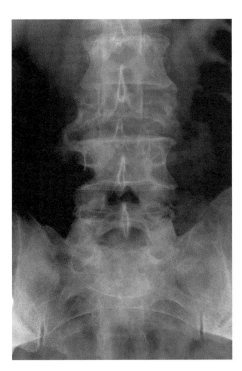

Abb. 9.106 Mammakarzinommetastase am 3. Lendenwirbelkörper (56-jähriger Patient), selten! Bei der Frau sind Mammametastasen häufig.

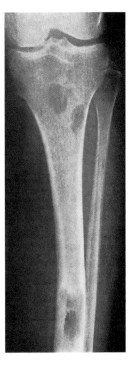

Abb. 9.107 Mammakarzinommetastase im Bereich des Schienbeins mit uncharakteristischen multiplen runden und ovalären Herdbildungen.

chend sein. Diese Vorgehensweise ist für Patienten mit einer begrenzten Lebenserwartung zu überlegen. Eine sofortige postoperative Belastung der operierten Extremität muss durch die Operation gewährleistet sein. Nachteil ist die intraläsionale Resektion des Tumors mit dem hohen Risiko eines Lokalrezidivs.

Zunehmend stehen auch *diaphysäre Endoprothesen*, sog. „space holder" oder „custom spacer" mit Zementverankerung in der Meta- und Epiphyse zur Überbrückung dieser Läsionen zur Verfügung. Damit kann auch bei Substanzdefekten nach Frakturen eine ausgeglichene Beinlänge und damit eine verbesserte Funktion erhalten werden. Sie vereinigen den Vorteil der sofortigen Belastbarkeit mit einer onkologisch und operationstechnisch günstigeren Segmentresektion.

Alleinige extra- oder intramedulläre Osteosynthesen pathologischer Frakturen mittels Schrauben- oder Plattenkonstruktionen sollten ausschließlich Patienten mit maximal eingeschränkter Prognose (< 3 Monate) vorbehalten bleiben.

Der *spezialendoprothetische Ersatz* eines Gelenks oder Knochensegments ist bei ausgedehnten Knochendestruktionen oder Läsionen Gelenk bildender Knochenabschnitte indiziert. Er wird nach einer weiten oder En-bloc-Resektion der tumorösen Läsion durchgeführt. Modulsysteme aus intraoperativ kombinierbaren Prothesenteilen besitzen den Vorteil einer sofortigen Implantierbarkeit ohne langwierige Planungszeit mit einer individuell anpassbaren Defektüberbrückung. Für alle endoprothetischen Rekonstruktionen wird die Verwendung von Knochenzement empfohlen, dessen Vorteil in der sofortigen Stabilität des Implantats und der möglichen Zementplombage weiterer Markraumherde liegt.

Prophylaktische Operationen frakturgefährdeter Tumorosteolysen zeigen signifikant bessere funktionelle Ergebnisse und längere Überlebenszeiten durch Vermeidung frakturbedingter Komplikationen als Eingriffe nach eingetretener Fraktur.

Bei der *Tumorresektion* sollte immer eine möglichst vollständige Entfernung des Tumorgewebes angestrebt werden, um das Risiko eines Lokalrezidivs zu vermindern. Solitäre Skelettmetastasen, die erst Jahre nach dem Primärtumor auftreten, haben zumeist eine überdurchschnittlich gute Prognose, sodass die Chance auf eine kurative operative Therapie besteht und hohe Ansprüche an die onkologische Radikalität gestellt werden sollten. Aber auch Patienten mit schnell wachsenden Karzinomen und stark limitierter Lebenserwartung darf per se eine möglichst vollständige Metastasenresektion nicht vorenthalten werden. An der Wirbelsäule sind wegen der anatomischen Verhältnisse fast ausschließlich nur intraläsionale Resektionen und ein Wirbelkörperersatz möglich.

Hinzuweisen bleibt auf die Möglichkeiten der operativen Behandlung von Sarkommetastasen in der Lunge, die in Kombination mit der Chemotherapie und operativen Resektion angegangen werden können.

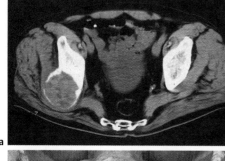
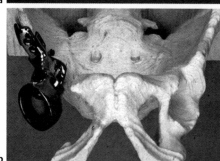
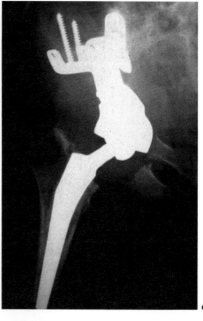

Abb. 9.**108** Metastasen.
a Bronchialkarzinommetastase im Becken.
Resektion und Einbringen einer Spezialprothese:
b Modellherstellung und individuelle Prothesenplanung.
c Röntgenkontrolle nach Tumorentfernung und Einbringung einer Spezialprothese. Patient war noch für 1 1/2 Jahre gehfähig.

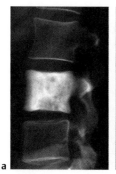
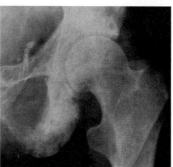

Abb. 9.**109** Osteoblastische Metastasen.
a Isoliert in einem Lendenwirbelkörper bei Prostatakarzinom.
b und Im Becken.

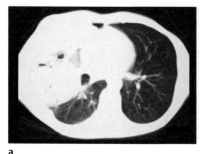
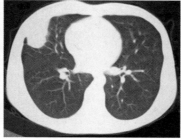
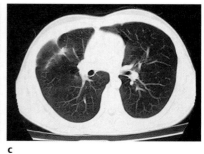

Abb. 9.**110** Große isolierte Lungenmetastase (20-jährige Patientin) mit einem High-grade-osteoblastischen Osteosarkom in der rechten proximalen Tibia vor und nach Chemotherapie (COS'-Schema 93) (**a, b**), Responder! Nachfolgend Mittellappenresektion (**c**). Histologisch keine vitalen Zellen! Resektionsränder tumorfrei.

Das Ziel der operativen *Rekonstruktion* nach Tumorresektion ist eine ausreichend stabile und dauerhafte, d. h. für die Dauer der zu erwartenden Überlebenszeit ausreichende Funktion des befallenen Skelettabschnitts. Am bevorzugt betroffenen stammnahen Extremitätenskelett sind statisch belastbare Versorgungen nicht nur an den unteren, sondern auch an den oberen Extremitäten anzustreben, da diese für die weitere Mobilisation der oft gehbehinderten Tumorpatienten an Gehstützen von großer Bedeutung sind.

Die Nachsorge der operierten Patienten sollte in enger Zusammenarbeit mit den für die Primärtumorbehandlung zuständigen Fachdisziplinen erfolgen. Hauptaugenmerk liegt dabei auf der Früherkennung von Lokalrezidiven und Rekonstruktionsproblemen (z. B. Implantatdefekte), sodass Nachuntersuchungen in 3- bis 6-monatigen Abständen notwendig sind.

Indikation zur operativen Therapie bei Skelettmetastasen im Überblick

Indikation	Beispiele
Absolute Indikation dringlich	• pathologische Frakturen der Extremitäten • pathologische Frakturen der Wirbelsäule mit Instabilität • Wirbelsäulenmetastasen mit neurologischem Defizit (insbesondere Blasen- und Mastdarmstörungen)
Relative Indikation in Abhängigkeit von adjuvanten Therapiemöglichkeiten	• Metastasen der Wirbelsäule ohne Instabilität oder neurologische Befunde • Tumor-Debulking (Verkleinern der Tumormasse) • ausgeprägte Schmerzsymptomatik • Frakturgefahr bei Osteolysen der Extremitäten • histologische Sicherung der „unbekannten" Osteolyse • solitäre Metastasen
Relative Kontraindikation	• schlechter Allgemeinzustand mit lebensbedrohlichen systemischen Komplikationen (z. B. Hyperkalzämie, Nierenversagen)

9.3 Weichteiltumoren

Definition.
Zu den Weichteiltumoren zählen alle Geschwülste des mesenchymalen Bindegewebes einschließlich des neuroektodermalen Nervengewebes. Gemeinsames embryonales Ausgangsgewebe ist das primitive Mesoderm. Insgesamt sind mehr als 130 verschiedene Subtypen bekannt, von denen über 95 % als gutartig einzustufen sind.

9.3.1 Benigne Weichteiltumoren

> Engl.: benign soft tissue tumors.

Epidemiologie

Benigne Weichteilgeschwülste sind mit einer Inzidenz von 300 : 100.000 Einwohner pro Jahr häufige Tumoren.

Ätiologie, Pathogenese und Lokalisation

Auslösende Faktoren sind für benigne Weichteilgeschwülste nicht bekannt, diskutiert werden physikalische, endokrine und hormonelle Einflüsse. Genetische Faktoren werden für die übernormale Häufung von aggressiven Fibromatosen bei der familiären adenomatösen Polyposis verantwortlich gemacht. Benigne Weichteiltumoren treten zumeist analog ihrem anatomischen Verteilungsmuster auf, selten werden atypische Lokalisationen beobachtet. Tumoren nervalen, angiomatösen und fibrotischen Ursprungs können ubiquitär auftreten.

Klinik

Typisch ist das lokal verdrängende Wachstum mit oft nur geringer Progredienz, nur in Einzelfällen kommt es zu einer raschen Größenzunahme oder zu einem schubweisem Fortschreiten. Erste Symptome sind ein lokales Druckgefühl (Abb. 9.111a, b; 9.112a–c; 9.113), eine schmerzlose Schwellung und selten neurovaskuläre oder muskuläre Funktionsausfälle bei ungünstiger Lokalisation.

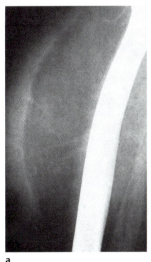 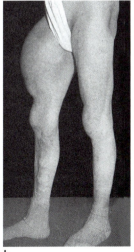

a   b

Abb. 9.**111a, b** Gutartiges Lipom im Oberschenkel (56-jähriger Patient). Bereits auf der Weichteilaufnahme erkennt man eine weitgehende Strukturlosigkeit des übergroßen Tumors.

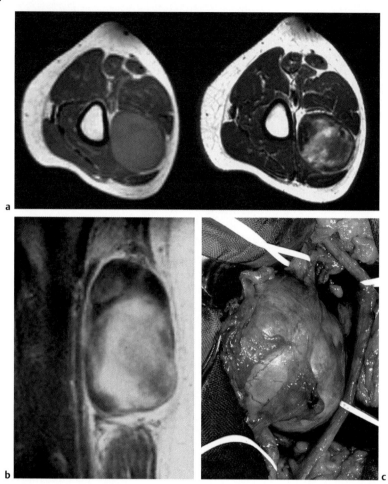

Abb. 9.**112a–c** Fibrom des rechten Oberarmes (46-jähriger Patient).
a Axiales MRT T$_1$-gewichtet (links) und T$_1$ mit Gadolinium (rechts).
b Sagittales MRT.
c Intraoperativer Situs.

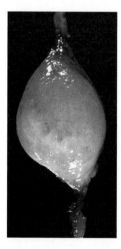

Abb. 9.**113** Neurofibrom in der Fibularisloge (72-jähriger Patient) mit Sensibilitätsstörungen. Das Resektionspräparat zeigt die typische Spindelform der Geschwulst.

Bildgebende Diagnostik

Im klassischen Röntgenbild nicht direkt erkennbar, gelingt eine radiologische Darstellung nur bei Verdrängung röntgendichter Strukturen oder in spezieller Aufnahmetechnik. Untersuchungen der Wahl sind Sonographie und Kernspintomographie. Letztere lässt die Geschwülste hinsichtlich Ausdehnung, genauer Lokalisation und auch zunehmend differenzialdiagnostisch am besten beurteilen. Auf eine vollständige Untersuchung in mindestens 2 Ebenen durch T1- und T2-gewichtete Sequenzen als Standardprotokoll kann nicht verzichtet werden. Geringe Kontrastmittelaufnahme (Gadolinium) und verdrängendes Wachstum mit glatt abgegrenzten Tumorrändern sprechen im Allgemeinen eher für Benignität, infiltrierende und destruierende Ausbreitung mit starker Kontrastmittelaufnahme für Malignität. Hochdifferenzierte Lipome zeigen zuweilen eine makroskopisch und bildgebend nur schlechte Abgrenzbarkeit vom gesunden Fettgewebe. Da den bildgebenden Untersuchungen wegen des Mangels an spezifischen laborchemischen Tumormarkern die entscheidende Bedeutung für das weitere diagnostische Vorgehen zukommt, insbesondere hinsichtlich des bioptischen Vorgehens, ist immer auf eine sorgfältige und vollständige Durchführung zu achten.

Die Ultraschalluntersuchung erweist sich als zuverlässige Methode zur Verlaufskontrolle der Größenzunahme eines bereits differenzialdiagnostisch gesicherten Tumors, kann aber die Kernspintomographie derzeit nicht ersetzen.

Differenzialdiagnose

Wichtigste Aufgabe bei Verdacht auf einen Weichteiltumor ist die sichere Beurteilung der Dignität. Es gilt der Grundsatz, dass jeder Tumor bis zum definitiven Ausschluss der Bösartigkeit als maligne anzusehen ist. Aufgrund der klinischen Befunde allein ist diese Differenzierung nicht möglich, sodass grundsätzlich eine pathologisch-histologische Untersuchung erfolgen muss. Auch der Pathologe wird zuweilen Schwierigkeiten bei der Unterscheidung zwischen benignen Tumoren und hochdifferenzierten (Grade-1) Sarkomen haben. An die sehr seltene maligne Entartung eines primär gutartigen Tumors muss gedacht werden. Eine Biopsie sollte daher nach sorgfältiger Analyse der bildgebenden Untersuchungen vor allem aus dem biologisch aktivsten Abschnitt der Geschwulst entnommen werden.

Therapie

Konservative oder medikamentöse Behandlungsmöglichkeiten stehen nicht zur Verfügung. In seltenen Fällen klinisch und bildgebend eindeutig gutartiger Veränderungen (z. B. multiple Lipome ohne Größenzunahme) kann eine abwartende Haltung gerechtfertigt sein. Hier empfiehlt sich aber die regelmäßige Kontrolle auf Größenzunahme oder Strukturveränderung.

Bei fehlendem klinischen und bildgebenden Malignitätsverdacht gilt die Exzisionsbiopsie mit intraoperativer Gefrierschnittuntersuchung („Schnellschnitt") als Methode der Wahl. Dabei wird nach histologischem Ausschluss maligner Zellen im Biopsiegewebe aus vitalen Tumoranteilen die Resektion des Tumors durchgeführt. Auch bei nachgewiesener Benignität sollte auf eine sorgfältige und vollständige Entfernung des gesamten Tumorgewebes geachtet werden. Eine Rekonstruktion oder ein Ersatz der resezierten Strukturen ist dabei nur in Ausnahmefällen nötig. Die lokal aggressiv wachsenden Desmoidtumoren (Synonym: aggressive Fibromatose) bedürfen wegen der hohen Rezidivgefahr einer weiten Resektion. In Einzelfällen wird bei der Gefahr eines Fortschreitens eines Desmoids von den Extremitäten auf den Rumpf auch eine Amputation nicht zu vermeiden sein.

Ausgedehntere Resektionen bedürfen manchmal einer plastischen Deckung durch Muskellappen, Hauttransplantate oder funktionelle Ersatzoperationen mit Muskeltransfer. Funktionelle Defizite können bei Tumoren in Rückenmarksnähe sowie muskulären und neurovaskulären Tumoren, insbesondere Neurinomen peripherer Nerven, sowohl durch das Tumorwachstum als auch durch die operative Exzision auftreten. Über diese Komplikationsmöglichkeiten sind die Patienten präoperativ ausführlich aufzuklären.

Nachbehandlung

Eine spezielle Tumornachsorge ist bei gutartigen Tumoren im Allgemeinen nicht erforderlich. Nur bei Beobachtung klinisch nicht eindeutig benigner Tumoren empfiehlt sich die regelmäßige Kontrolluntersuchung. Über eine maligne Entartung primär benigner Weichteiltumoren wurde bisher nur bei peripheren Nervenscheidentumoren in Einzelfällen berichtet. Bei ausreichender makroskopischer Resektion kann auf eine regelmäßige Nachsorge verzichtet werden.

9.3.2 Maligne Weichteiltumoren

Engl.: soft tissue sarcomas.

Epidemiologie

Maligne Weichteiltumoren sind seltene Geschwülste des Erwachsenenalters mit einer Inzidenz von 1,4–2 : 100.000 Einwohner pro Jahr und einer relativen Häufigkeit von unter 1 % aller Malignome. Das Durchschnittsalter bei Erstdiagnose liegt um das 50. Lebensjahr, ein Auftreten ist aber von der Geburt bis ins hohe Alter nicht außergewöhnlich. Im Kindesalter ist etwa jede zehnte maligne Neoplasie ein Weichteilsarkom. Die relative Häufigkeit der verschiedenen histologischen Typen variiert in Abhängigkeit vom Lebensalter (Tab. 9.7).

Ätiologie

Weichteilsarkome bilden sich auf dem Boden einer unkontrollierten Vermehrung und Entartung mesenchymalen Gewebes. In der Mehrzahl liegt auf Zellebene eine sporadische oder erworbene Veränderung der Tumorsuppressorgene p53 und RB1 zugrunde. Auch chromosomale Veränderungen sind anzutreffen, vorwiegend beim Rhabdomyosarkom die Translokation t (2,13), t (X,18) beim synovialen Sarkom sowie t (12,16) beim myxoiden Liposarkom. Neben der ionisierenden Strahlung sind als auslösende Faktoren Tabakrauch, HIV-Infektion und Herbizide bekannt, aber auch Traumata und Lymphödeme werden als prädisponierende Faktoren diskutiert.

Klassifikation

Die Einteilung der Weichgewebstumoren wird durch histopathologische Typisierung und Graduierung sowie die klinischen Parameter Größe, Wachstum und Lokalisation vorgenommen. Die Typisierung erfolgt durch feingewebliche Zuordnung des Ursprungsgewebes. Die Graduierung wird durch Bestimmung der Differenzierung des Tumorzellverbands, die Zahl der Mitosen und das Vorliegen von Nekrosen im Tumor vorgenommen.

Tabelle 9.7 Typisierung und relative Häufigkeit der wichtigsten Weichteiltumoren

Ursprungsgewebe	Benigne Tumoren	Maligne Tumoren (Sarkome)	relative Häufigkeit bei Kindern (%)	relative Häufigkeit bei Erwachsenen (%)
Gestreifte Muskulatur	Myom	Rhabdomyosarkom	55–60	5–10
Glatte Muskulatur	Leiomyom	Leiomyosarkom	2–3	5–10
Fettgewebe	Lipom	Liposarkom	< 1	10–20
Fibröses Bindegewebe	Fibrom	Fibrosarkom infantiles Fibrosarkom Dermatofibrosarkom malignes fibröses Histiozytom (MFH)	5–15	5–10 25–35
Endothel	Hämangiom	Angiosarkom Lymphangiosarkom		< 5 < 5
Perivaskulärgewebe		malignes Hämangioperizytom maligner Glomustumor		< 5 < 1
Synovialis	Synovialom	Synovialsarkom	7	5–10
Nervengewebe	Neurinom Schwannom	Malignes Schwannom Neuroblastom malignes Paragangliom maligner peripherer Nervenscheidentumor (MPNST) maligner primitiver neuroekdodermaler Tumor (MPNET)	5–8	alle zusammen 5
Knorpelgewebe	Chondrom	extraskelettales Chondrosarkom mesenchymales Chondrosarkom		< 2
Mesothel		diffuses Mesotheliom		
Sonstige		alveoläres Weichteilsarkom epitheloides Weichteilsarkom maligner Granulosazelltumor extraskelettales Ewing-Sarkom nicht klassifizierbare Weichteilsarkome		alle zusammen < 5

Die gebräuchlichste internationale Einteilung der Weichteilsarkome ist die TNM-Klassifikation (Tab. 9.8). Sie dokumentiert die Tumorgröße (T) und die Metastasierung in die Lymphbahnen (N) und anderen Organen (M). Bewährt hat sich eine klinische Einteilung, die zusätzlich die Tumordignität (Grading G) berücksichtigt (G1 hochdifferenziert, niedrigmaligne; G2 mäßig differenziert; G3 schlecht differenziert; G4 entdifferenziert, hochmaligne) (Tab. 9.9). Zu berücksichtigen ist weiter die Lage des Tumors. Eine tiefe subkutane oder gar subfasziale Lage gilt bei gleicher histologischer Spezifizierung als ungünstiger.

Histologisch gutartig zu klassifizierende Tumoren, beispielsweise das niedrigmaligne fibromyxoide Sarkom, zeigen trotz des benignen feingeweblichen Bilds häufig ein aggressives lokales Wachstum und eine hohe Metastasierungsrate. Bei den schwer zu differenzierenden pleomorphen Weichteilsarkomen

Tabelle 9.8 TNM-Klassifikation

Metastasierung	
NX	keine Beurteilung möglich
N0	kein Anhalt für Lymphmetastasen
N1	Nachweis von Lymphmetastasen
MX	keine Beurteilung möglich
M0	kein Anhalt für Fernmetastasen
M1	Nachweis von Fernmetastasen

Tumorausdehnung T	Größter Durchmesser und Lokalisation
TX	keine Beurteilung möglich
T0	kein Anhalt für Tumor
T1a	< 5 cm oberflächlich
T1b	< 5 cm tief
T2a	> 5 cm oberflächlich
T2b	> 5 cm tief

Tabelle 9.9 Klinisches Staging

Stadium	TNM-Klassifikation	Merkmale
I A	G1 oder G2, T1a, N0, M0 G1 oder G2, T1b, N0, M0	G1 oder G2 Tumor < 5 cm keine Nah- oder Fernmetastasen
I B	G1 oder G2, T2a, N0, M0	G1 oder G2 oberflächlich lokalisierter Tumor > 5 cm keine Nah- oder Fernmetastasen
II A	G1 oder G2, T2b, N0, M0	G1 oder G2 tief lokalisierter Tumor > 5 cm keine Nah- oder Fernmetastasen
II B	G3 oder G4, T1a, N0, M0 G3 oder G4, T1b, N0, M0	G3 oder G4 Tumor < 5 cm keine Nah- oder Fernmetastasen
II C	G3 oder G4, T2a, N0, M0	G3 oder G4 oberflächlicher Tumor > 5 cm keine Nah- oder Fernmetastasen
III	G3 oder G4, T2b, N0, M0	G3 oder G4 tief lokalisierter Tumor > 5 cm keine Nah- oder Fernmetastasen
IV	jedes G, jedes T, N1 jedes G, jedes T, jedes N, M1	jedes G jede Tumorgröße mit Nah- und/oder Fernmetastasen

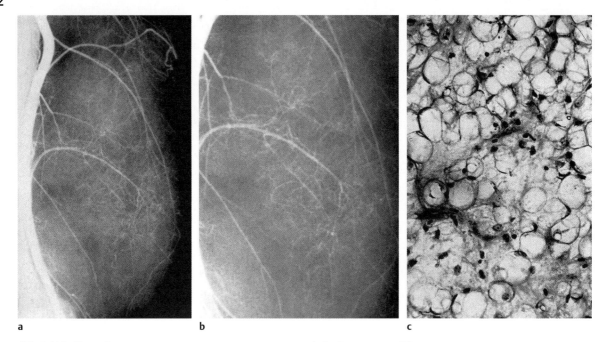

Abb. 9.**114** Liposarkom.
a Liposarkom in der Kniekehle (42-jähriger Patient) mit deutlicher Tumorvaskularisation.
b Angiogrammvergrößerung.
c Histologisch zeigt sich ein nur wenig differenziertes Liposarkom.

weist das undifferenzierte Liposarkom (Abb. 9.**114a–c**) eine sehr viel günstigere Prognose als entdifferenzierte Sarkome muskulären Ursprungs auf. Rhabdomyosarkome sind allein aufgrund ihrer histologischen Typisierung bereits als hochmaligne einzustufen (Abb. 9.**115a, b**; 9.**116**).

Die Regressionsgraduierung des Tumorgewebes beschreibt das Ansprechen des Weichteiltumors auf eine präoperative Chemotherapie. Als „Responder" bezeichnet man dabei Tumoren mit kleinen, vereinzelt oder weniger als 25 % verbliebenen vitalen Tumorzellen im Präparat. Mehr als 25 % vitale Tumorzellen werden als „Nonresponder" mit Resistenz gegenüber den angewendeten Chemotherapeutika klassifiziert.

Lokalisation

Weichteilsarkome finden sich am häufigsten an den stammnahen Gliedmaßen, am Rumpf und retroperitoneal, ein Auftreten am Kopf bildet die Ausnahme: untere Extremität 40 %, Stamm und viszeral 25 %, obere Extremität 10 %, Retroperitoneum 15 %, Kopf/Hals 10 %. Aufgrund ihres histologischen Ursprungs aus primitiven mesodermalen Zellen ist vereinzelt auch ein Auftreten fern der gewebstypischen Lokalisation möglich.

Klinik und klinische Diagnostik

Die Frühdiagnose ist durch den häufig lange symptomfreien Verlauf erschwert. Erst Größenzunahme und schmerzlose Tastbarkeit der Geschwulst weisen den diagnostischen Weg. Schmerzen gibt nur etwa ein Drittel der Patienten an. Bei subfaszialer oder retroperitonealer Lokalisation können Weichteilsarkome bis zur Diagnosestellung eine beträchtliche Größe erreichen. Eine derbe bis harte Konsistenz findet sich nicht immer. Zuweilen sind Nervenausfälle oder Ischämiezeichen durch lokale Druckwirkung erste Hinweise auf die Tumorerkrankung. Bei zentraler Lage kann es zu oberer Einflussstauung oder Störungen der Darmpassage kommen. Allgemeinsymptome wie Gewichtsverlust, Anämie, Atemnot oder Infekthäufigkeit treten erst spät und bei fortgeschrittener Erkrankung mit multipler Metastasierung auf. Weichteilsarkome metastasieren im Allgemeinen hämatogen in die Lunge, aber auch in das Skelett, das Gehirn und die Leber. Rhabdomyosarkome und Synovialsarkome zeigen nicht selten eine frühzeitige Absiedelung in die tumornahen Lymphbahnen und Lymphknoten. Metastasen viszeraler Tumoren zeigen sich manchmal zuerst in der Leber.

Tumorspezifische Marker stehen nicht zur Verfügung, zuweilen kann eine unspezifische Erhöhung der Entzündungsparameter beobachtet werden.

Bildgebende Diagnostik

Nur selten sind Weichteilsarkome im Nativröntgenbild durch Kalkeinlagerungen oder Dichteunterschiede direkt darstellbar. Häufiger weisen Verdrängung und Destruktion benachbarter Strukturen auf einen malignen Weichteiltumor hin. Im Ultraschall können Raumforderungen zwar bereits ab einer Größe von

9.3 Weichteiltumoren

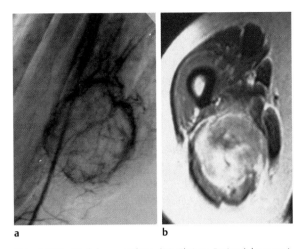

Abb. 9.115 Rhabdomyosarkom (38-jähriger Patient) beugeseitig am rechten Oberschenkel.
a Die Angiographie lässt die benachbarten Gefäße erkennen und zeigt eine vor allem in den Randgefäßen sich entwickelnde, krankhafte Tumorgefäßanfärbung.
b Das Kernspintomogramm zeigt die Lagebeziehung zur Muskulatur.

0,5–1 cm nachgewiesen werden, ungünstige Lage und homogene Echogenität zum umgebenden Gewebe können die Diagnostik aber erheblich erschweren.

Wichtigstes diagnostisches Hilfsmittel bleibt daher die Kernspintomographie. Durch sie gelingt eine sichere Beurteilung und Abgrenzung der Geschwulst. Besondere Berücksichtigung gilt dabei der genauen Ausdehnung, der Abgrenzung aller befallenen Kompartimente sowie der Lage zu Gefäßen und Nerven. Hier ist immer eine Darstellung des gesamten betroffenen Kompartiments zu fordern, um Satellitenmetastasen, sog. „skip lesions", erkennen zu können. Vorteilhaft ist auch eine Beurteilung der nahen Lymphknotenstationen. Der Tumor selbst muss immer in seiner ganzen Ausdehnung und mindestens in 2 Ebenen jeweils in den standardisierten T1- und T2-Wichtungen abgebildet werden. Unverzichtbar ist auch die Untersuchung mit geeigneten intravenösen Kontrastmitteln (Gadolinium). Nur sie erlauben die Darstellung besonders gut vaskularisierter Tumoranteile, die für die Biopsie von wegweisender Bedeutung sind. Ergänzende Sequenzen mit fettunterdrückter Darstellung und anderen Wichtungen ermöglichen zusätzliche Erkenntnisse, dürfen aber nicht die Standarduntersuchungen T1 und T2 ersetzen.

Die Computertomographie hat in der Beurteilung knöcherner Strukturen bei destruierenden Prozessen an Wirbelsäule und Becken unveränderte Bedeutung. Auch zur Operationsplanung und zur Maßanfertigung individueller Endoprothesen zum Ersatz resezierter Skelettanteile leistet sie wichtige Dienste. Nach diagnostischer Sicherung eines Weichteilsarkoms ist eine umfassende Staging-Untersuchung des Patienten erforderlich. Neben den Routineparametern beinhaltet diese eine Spiral-CT-Untersuchung des Thorax und eine Skelettszintigraphie zur Metastasensuche.

Klassische Kontrastmitteluntersuchungen wie die Angiographie bleiben zunehmend Einzelfällen vorbehalten, beispielsweise zur Abgrenzung gefäßnaher Tumoren oder bei angiomatösen Geschwülsten.

Neuere Untersuchungsmethoden wie die PET (Positronenemissionstomographie) können in Zukunft weitere Aussagen über Dignität und Stoffwechselaktivität des Tumors liefern und bei der Biopsieplanung hilfreich sein, ihre Aussagekraft in der Differenzialdiagnose oder Rezidivfrüherkennung muss aber noch geprüft werden.

Differenzialdiagnose

Bei klinischem Verdacht auf einen Weichteiltumor ist baldmöglichst eine histologische Diagnose zu stellen. Hierfür ist durch eine Biopsie ausreichend repräsentatives Tumorgewebe zu gewinnen. Es empfiehlt sich, das Biopsiematerial aus den Tumoranteilen zu gewinnen, die nach Kontrastmittelgabe in der MRT und ggf. auch PET die größte Stoffwechselaktivität und Durchblutung aufweisen.

Gebräuchlichste Biopsiemethoden sind die Feinnadelbiopsie und die Inzisionsbiopsie. Die Feinnadelbiopsie wird im Allgemeinen CT-gesteuert durchgeführt und gestattet eine genaue Lokalisation der Entnahmestelle. Nachteilig ist die geringe Materialmenge und die Tumorkontamination des Stichkanals. Um eine sichere Resektion des Stichkanals bei der definitiven Tumoroperation zu gewährleisten, sollte die Einstichstelle der Nadelbiopsie nur in Kooperation mit dem späteren Operateur festgelegt und dauerhaft markiert werden.

Auch der Zugang der Inzisionsbiopsie ist nur unter Berücksichtigung des späteren definitiven operativen Vorgehens zu wählen, um die vollständige Entfernung des Biopsiezugangs durch ausreichend weite Ausschneidung der Biopsienarbe zu gewährleisten. Vorteil der offenen Biopsie ist die Gewinnung von ausreichend Material zur histologischen Untersuchung, das

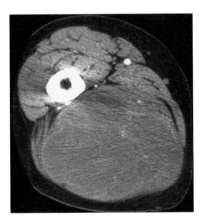

Abb. 9.116 Rhabdomyosarkom (23-jährige Patientin) im rechten Oberschenkel. Im Computertomogramm zeigt sich der unregelmäßig strukturierte Tumor (Kompartiment noch nicht überschritten).

zudem durch eine Schnellschnittuntersuchung auf seine Repräsentativität überprüft und ggf. ergänzt werden kann. Auch die vielversprechende Methode der Tumorzellklonierung und In-vitro-Testung verschiedener Chemotherapeutika ist nur durch Gewinnung von ausreichend Tumormaterial bei der Biopsie möglich. Aus Kontaminationsgründen ist der Hautverschluss der Biopsiewunde durch intrakutane Naht und die Ausleitung des Drainageschlauchs aus den Wundwinkeln obligat.

Therapie

Alle Patienten mit Weichteilsarkomen sollten bereits im Verdachtsfall einem in deren Behandlung erfahrenen Tumorzentrum zugewiesen werden. Sowohl die Durchführung der präoperativen Diagnostik als auch Biopsie und histologische Untersuchung gehören ebenso in die Hand darauf spezialisierter Kliniken wie die adjuvante Chemo- und Strahlentherapien im Rahmen kontrollierter Studien.

Wichtigste therapeutische Maßnahme ist die lokale Tumorkontrolle durch Operation und Bestrahlung. Hauptaufgabe der systemischen Chemotherapie ist die Verhinderung einer metastatischen Aussaat. Dem Orthopäden obliegt die operative Tumorresektion im Bereich der Extremitäten, des Beckens und der Wirbelsäule unter bestmöglichem Erhalt einer funktionsfähigen Gliedmaße bzw. Wirbelsäule. Tumoren des Retroperitoneums, des Beckens und des Rumpfs erfordern zumeist ein interdisziplinäres Operationsteam. Sie stellen auch wegen der häufig späten Diagnose und der bis dahin bereits erheblichen Tumorausdehnung erhebliche therapeutische Probleme dar.

Operative Therapie

Primäres Ziel der operativen Therapie ist die mikroskopisch vollständige Entfernung des gesamten Tumors. Soweit möglich, sollte statt der technisch einfacheren Amputation der Erhalt einer funktionell gebrauchsfähigen Extremität angestrebt werden (limb salvage). Dies darf aber keinesfalls dazu führen, zugunsten der Funktion Abstriche bei der Radikalität der Resektion zu machen (Tab. 9.**10**).

Für die ausreichend weite Resektion wird ein gesunder Weichteilmantel um den Tumor vorausgesetzt, anzustreben ist eine Schichtdicke von 2–3 cm. Sie ist onkologisch der radikalen Resektion gleichwertig, die nur durch Amputation oder geschlossene Entfernung des gesamten tumorbefallenen Kompartiments erreicht werden kann. Tumorfreie Faszien oder Gelenkkapseln gelten als onkologisch sichere Barrieren und erlauben geringere Resektionsränder. Bei Tumorbefall eines Gelenkbinnenraums ist die geschlossene Resektion des Gelenks erforderlich, da von einer Kontamination der Synovia ausgegangen werden muss Tumoren in nicht kompartimentär begrenzten anatomischen Regionen, z. B. der Kniekehle, sind nur durch Amputation oder Umdrehplastiken ausreichend weit zu resezieren. Eine intraoperative oder adjuvante Bestrahlung kann in diesen Fällen auch geringere Resektionsgrenzen mit gleicher onkologischer Sicherheit zulassen. In diesen Fällen ist eine enge Kooperation aller beteiligten Fachgebiete und eine sorgfältige Aufklärung des Patienten erforderlich.

Zeigt die histologische Untersuchung eine intraläsionale Resektion (R1 oder R2), sollte eine Nachresektion erfolgen, bei marginalen Resektionsrändern ist eine postoperative Bestrahlung anzuschließen. Auch bei Lokalrezidiven ist eine möglichst radikale Resektion anzustreben, hier empfiehlt sich die begleitende Chemo- und Strahlentherapie wegen des deutlich höheren onkologischen Risikos. Auch palliative Operationen zur Verkleinerung der Tumormasse bei inoperablen Tumoren erscheinen aus klinischen Gesichtspunkten gerechtfertigt.

Ausgedehntere Resektionen bedürfen zuweilen eines endoprothetischen Ersatzes resezierter Skelettanteile oder einer plastischen Deckung durch Muskellappen, Hauttransplantate oder funktionelle Ersatz-

Tabelle 9.**10** Resektionsbeurteilung

Operative Resektion		Histologische Resektion	
Intraläsional	makroskopisch Tumor eröffnet, Kontamination der OP-Wunde	RX	keine Beurteilung möglich
Marginal	Resektion entlang des Tumorrands, hohes Risiko von mikroskopischen Tumorresten	R0	kein Anhalt für Tumor
Weit im Gesunden	ausreichender Sicherheitsabstand, Tumor vollständig von gesundem Gewebe bedeckt	R1	Tumor mikroskopisch nicht vollständig reseziert
Radikal	Resektion des gesamten Kompartiments, Amputation	R2	Tumor makroskopisch nicht vollständig reseziert

operationen mit Muskeltransfers (z. B. Semitendinosustransfer zum Ersatz des M. vastus medialis).

Strahlentherapie

Der Nutzen einer adjuvanten Strahlentherapie gilt als gesichert. Sie kommt als präoperative Radiatio oder als Nachbestrahlung nach der operativen Resektion zur Anwendung, wobei möglichst innerhalb von 4 Wochen nach Operation mit der Bestrahlung zu beginnen ist, um das Lokalrezidivrisiko so gering wie möglich zu halten. Die applizierten Herddosen sollten zwischen 60 und 75 Gy liegen. Für die intraoperative Bestrahlung sind deutlich geringere Dosen ausreichend. Sie ist bei Tumoren indiziert, die operativ nicht mit ausreichendem Sicherheitsabstand reseziert werden können, beispielsweise in der Nähe von Gefäß- und Nervenbahnen. Das höhere Risiko von Wundheilungsstörungen nach prä- und intraoperativer Strahlentherapie ist dabei zu berücksichtigen. Sicher im Gesunden resezierte Tumoren (R0, s. Tab. 9.10) bedürfen keiner Nachbestrahlung.

Die primäre Strahlentherapie beschränkt sich auf inoperable Patienten oder Tumoren und führt nur in weniger als der Hälfte der Sarkome zu einer lokalen Tumorkontrolle.

Chemotherapie

Da der Nutzen einer adjuvanten Chemotherapie im Erwachsenenalter weiterhin nicht gesichert ist, bleibt deren Anwendung experimentellen Studien vorbehalten. Die Indikation beschränkt sich grundsätzlich auf High-grade-Tumoren mit Lokalrezidiven oder Metastasen. Feste Schemata, wie sie bei den Knochensarkomen seit Jahren zur Anwendung kommen, existieren nur bei kindlichen Weichteilsarkomen, für die auch der neoadjuvante Einsatz von Vorteil ist. Zumeist werden Kombinationen aus Ifosfamid und Adriamycin bzw. Etoposid und MESNA verwendet. Hier können Ansprechraten bis 50 % erreicht werden. Versuchsweise wird eine lokale Hyperthermie zur Verbesserung der Sensitivität des Tumorgewebes auf die Chemotherapie erprobt.

Prognose und Nachsorge

Entscheidende prognostische Risikofaktoren sind Größe, Lokalisation, onkologische Graduierung des Primärtumors sowie die Radikalität der Primärtherapie. High-grade-Tumoren über 5 cm Durchmesser mit subfaszialer Lage stellen ebenso prognostisch ungünstige Entitäten dar, wie R1- oder R2-Resektionen. Lokalrezidive und Metastasen können bis zu 10 Jahre auch nach zunächst erfolgreicher Primärtherapie auftreten, bei alveolären Weichteilsarkomen auch nach über 15 Jahren. Durch adjuvante Therapiemethoden kann die Lokalrezidivrate an den Extremitäten von etwa 40 % auf unter 20 % gesenkt werden.

Tabelle 9.11 Metastasierungswege (in abnehmender Häufigkeit)

Knochensarkome	Weichteilsarkome
• Lunge (hämatogen)	• Lunge (hämatogen)
• Skelett	• Lymphbahnen
• Lymphknoten	• Skelett
• Haut, Weichteile	• Haut, Weichteile
• ZNS, Augen	• ZNS
• Abdomen, Niere, Nebenniere	• Nebenniere, Niere, Abdomen

Die Metastasierung erfolgt zumeist innerhalb der ersten 5 Jahre, in über der Hälfte der Patienten ausschließlich in die Lunge. Liegen keine weiteren Metastasen vor, kann auch hier eine operative Entfernung angestrebt werden. Bei jeweils etwa 10 % der Weichteilsarkome muss mit Lymphbahnmetastasen oder Skelettmetastasen vorwiegend in der betroffenen Extremität und dem Achsenskelett gerechnet werden, wobei die Hälfte zu einer pathologischen Fraktur führt (Tab. 9.11). Leiomyosarkome und alveoläre Weichteilsarkome können wegen ihres langsamen Wachstums sehr lange Verläufe bis über 15 Jahre mit oft erst später Metastasierung aufweisen. Rhabdomyosarkome sind mit einem erhöhten Risiko eines Zweitmalignoms vergesellschaftet, das bereits nach 1 Jahr auftreten kann. Dies ist bei der Nachsorge zu berücksichtigen, die nach Abschluss der Primärtherapie beginnen und für mindestens 5 Jahre regelmäßig durchgeführt werden sollte. Neben klinischen und bildgebenden Kontrollen des Lokalbefunds empfehlen sich in Abhängigkeit vom Primärtumor Skelettszintigraphien, Thoraxröntgenaufnahmen und internistische Untersuchungen zur Vorbeugung möglicher Therapiespätfolgen an Herz, Nieren und Sinnesorganen.

9.4 „Tumor-like lesions" und Tumoren der Synovialis

Bei Berücksichtigung enger pathologischer Zusammenhänge der Synovialis der Gelenke, Sehnenscheiden und Schleimbeutel scheint eine gemeinsame Analyse der verschiedenen krankhaften Veränderungen, wie z. B. die als „tumor-like lesions" umschriebene noduläre Synovitis (LNS), pigmentierte villonoduläre Synovitis (PVNS), synoviale Chondromatose, diffuse Lipomatose (Lipoma arborescens), sinnvoll zu sein.

Als gutartige Tumoren der Gelenkinnenhaut finden wir das Hämangiom, Lipom, Fibrom und Chondrom.

Zu den bösartigen Synovialtumoren zählen wir das epitheloide Sarkom, Klarzellsarkom und das synoviale Sarkom.

9.4.1 „Tumor-like lesions"

9.4.1.1 Lokalisierte noduläre Synovitis (LNS)

Synonym: histiozytäre Xanthogranulomatose.

Für diese häufigste Form der Synovitis mit ausgeprägten histiozytischen Proliferationen empfiehlt Schajowicz die Bezeichnung „histiozytische Xanthogranulomatose".

Man findet sie bevorzugt im Bereich der Sehnenscheiden der Finger und zwar vor allem beim männlichen Geschlecht zwischen dem 3. und 5. Dezennium. Dabei können die knotenförmigen Veränderungen zu Arrosionen und Destruktionen der Knochen führen. Beim Auftreten dieser Synovitis im Bereich großer Gelenke (selten) können sie gestielt auftreten. Makroskopisch sieht man eine lappenartige Beschaffenheit der Knoten von weißgrauer Farbe oder gelblich braun, abhängig von dem Ausmaß der Hämosidereineinlagerung und zwar als Folge einer Phagozytose von Blutpigmenten.

Histologisch lassen sich vielkernige Riesenzellen, Histiozyten und Schaumzellen (Lipid und Hämosiderin) erkennen. Verwechslungen mit Geschwulstbildungen kommen vor.

9.4.1.2 Pigmentierte villonoduläre Synovitis (PVNS)

Die seltener vorkommende villonoduläre Synovitis ist als diffuse Proliferation der Synovialzellen sowie des darunter gelegenen Gewebes zu betrachten. Das Erscheinungsbild ist charakteristisch, nämlich zum Teil knotenförmige, braune, runde oder ovale Formationen.

Bevorzugt betroffen ist das Kniegelenk (60 %), seltener dagegen die Hüfte und die oberen Extremitäten.

Die Ätiologie ist nicht geklärt.

Im feingeweblichen Bild sieht man mehrschichtige Anordnungen von hypertrophen Synovialzellen mit reichlich Gefäßen und Histiozyten mit Einlagerungen von Hämosiderin und Lipiden. Cave: Verwechslung mit dem Synoviom! Eine maligne Entartung dieser „tumor-like lesion" tritt außerordentlich selten ein.

Klinisch ist vor allem eine Schwellung z. B. des Knies auffällig (Kapselverdickung), die anfangs wenig schmerzhaft sein kann. Weiter kommt es zur Ergussbildung und Bewegungseinschränkung.

Radiologisch kann im frühen Stadium eine Atrophie entstehen. Zu achten ist auf eine Weichteilverschattung, die vor allem jetzt mit dem MRT näher differenziert werden kann. Beim Fortschreiten der Erkrankung kann es zur Knochendestruktion kommen (Abb. 9.**117a–c**).

Differenzialdiagnostisch berücksichtige man Hämangiome und entzündliche Veränderungen wie Tuberkulose, die allerdings heute nur noch selten zu beobachten ist.

Therapeutisch ist eine vollständige Synovektomie erforderlich. Beim Vorliegen ossärer Veränderungen ist die Alloarthoplastik angezeigt.

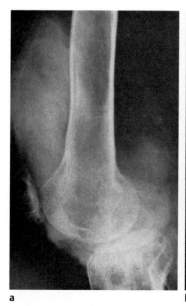
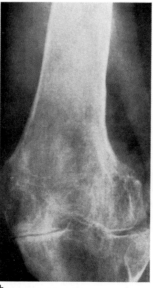
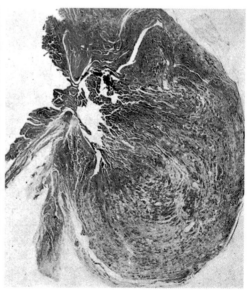

Abb. 9.**117** Villonoduläre Synovitis (PVNS) im späten Stadium mit ausgedehnter Weichteilschwellung.
a Auf der Übersichtsaufnahme deutlich sichtbar.
b Hochgradige Gelenkspaltverschmälerung.
c Histologisch ist die Knotenform der Schleimhautwucherung zu beachten sowie Pigmentablagerungen.

9.4.1.3 Synoviale Chondromatose

Synonym: Osteochondromatose.

Es handelt sich dabei um eine Metaplasie der Gelenkinnenhaut, wobei es zu Knorpelbildungen und infolge einer enchondralen Knochenbildung oft zu zahlreichen Gelenkkörpern kommen kann.

Bevorzugt ist das Knieglenk (70%) betroffen. Nachfolgend die anderen großen Gelenke insbesondere im Bereich der unteren Extremitäten vom 2. bis zum 5. Dezennium. Die Knorpel-Knochen-Gebilde können fest in der Gelenkinnenhaut lokalisiert sein oder sich gestielt entwickeln.

Die Ätiologie ist unbekannt. Die Erkrankung wird als reaktive Hyperplasie gedeutet. Eine maligne Entartung ist außerordentlich selten zu beobachten (synoviales Chondrosarkom).

Klinisch kann es vor allem bei einzelnen Knorpel-Knochen-Körpern zu einklemmungsartigen Erscheinungen mit Ergussbildung kommen. Beim Fortschreiten der Erkrankung vor allem bei multiplen Knorpel-Knochen-Knoten folgt die Verdickung der Kapsel und eine Schwellung.

Bildgebend ist zunächst eine Übersichtaufnahme angezeigt (Abb. 9.**118**; 9.**119a, b**), entscheidend sind jedoch die Einblicke in die Morphologie der Metaplasie mit der MRT.

Therapeutisch ist die operative Entfernung der Gelenkkörper und eine umfassende Synovektomie notwendig.

9.4.1.4 Intraartikuläre Lipomatose

Synonym: Lipoma arborescens.

Die seltene intraartikuläre Lipomatose kann mit einer chronischen Entzündung einhergehen. Diese Erkrankung findet sich im Erwachsenenalter und ebenfalls meist im Kniegelenk. Feingeweblich sind hyperplastische Veränderungen in der unter der Synovialis gelegenen Fettschicht zu unterscheiden. Makroskopisch lassen sich zahlreiche sog. Fettzotten erkennen, die im histologischen Bild fetthaltiges Gewebe mit reichlich Kapillaren zu erkennen geben.

Therapeutisch ist die Synovektomie erforderlich.

9.4.2 Gutartige Tumoren der Synovialis

Zu den gutartigen Geschwülsten der Gelenkinnenhaut zählt das Hämangiom (selten) im Kniegelenksbereich gelegen, das Lipom (Hoffa-Erkrankung, ebenfalls selten) sowie das Fibrom und auch das Chondrom, die sich im Bereich der Synovialis entwickeln.

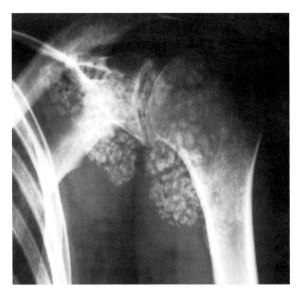

Abb. 9.**118** Multiple freie Körper im Schultergelenk. Schon ausgeprägte arthrotische Veränderungen.

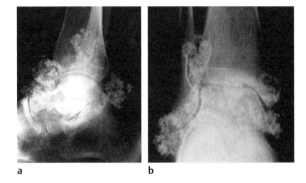

a b

Abb. 9.**119a, b** Multiple freie Körper im oberen Sprunggelenk dorsal.

9.4.3 Bösartige Tumoren der Gelenkinnenhaut

9.4.3.1 Epitheloides Sarkom

Das epitheloide Sarkom entwickelt sich bevorzugt an den oberen Extremitäten. Dieser Tumor befällt das subkutane Gewebe, Faszien und Sehnenscheiden meist im Bereich der oberen Extremitäten. Diese subkutanen Knotenbildungen können sich schmerzfrei entwickeln und müssen baldmöglichst radikal entfernt werden.

9.4.3.2 Klarzellsarkom

Selten. Es wächst bevorzugt im Bereich der Sehnen und Aponeurosen des Fußes. Man nimmt aufgrund eines histochemischen Nachweises von Melanin an, dass dieser Tumor von der Neuralleiste den Ausgang nimmt. Die Prognose dieser Geschwulst ist außerordentlich ungünstig (Mechtersheimer et al. 1989).

9.4.3.3 Synovialsarkom

Beim Synovialom handelt es sich um eine mesenchymale Geschwulst, die seltener im Gelenk (10%) und häufiger in der Gelenkumgebung zu finden ist (Abb. 9.**120a, b**) und feingeweblich an eine embryonale Synovialis erinnert. Eine Lokalisation außerhalb des Gelenks und das Vorkommen dieser Geschwulst z. B. in der Pleura lässt vermuten, dass sie vom mesenchymalen Gewebe und nicht von der Synovialis den Ausgang nimmt (Gaertner et al. 1996).

Histologisch gesehen lassen sich in der Geschwulst biphasische Zellpopulationen erkennen. Immunzytochemisch und immunhistologisch sind mesenchymales und epitheliales Geweben zu unterscheiden (Fetsch). Es zeigt sich, dass monophasische Varianten eine weniger günstige Prognose aufweisen. Sie ist abhängig von Lage und Größe der Geschwulst. Als weiter prognostisch ungünstig ist die vermehrte Anfärbung von Antikörpern (nuclear antigen; Oda et al. 1993) zu bewerten.

Diese Neubildung entsteht meist zwischen dem 15. und 35. Lebensjahr und tritt als schmerzhaft palpierbare Weichteilgeschwulst auf. Das Synovialom wächst in mehr als zwei Dritteln der Fälle an den unteren Extremitäten (Kniegelenk) und tritt als schmerzhafte Geschwulst in Erscheinung.

Bildgebend lässt sich bei etwa der Hälfte der Patienten eine Kalkeinlagerung feststellen, die ein unterschiedliches Erscheinungsbild aufweist.

Im Kernspintomogramm lassen sich die morphologischen Eigenheiten abbilden, wobei Bezirke der Nekrose in großen Geschwülsten und vor allem die Abgrenzung von großer Bedeutung sind. Die Geschwulst kann sich örtlich verdrängend entwickeln oder aber auch in die Umgebung infiltrieren.

Therapeutisch hat die konventionelle chirurgische Therapie ungünstige Ergebnisse gezeigt. Es hat sich gezeigt, dass das synoviale Sarkom in die Lymphknoten metastasieren kann (15%) und in 75% der Fälle Lungenmetastasen sich entwickeln. In 10% der Fälle kommt es zur Bildung von Knochenmetastasen. Die 5-Jahres-Überlebensrate beträgt 21% (Kampe et al.).

Entscheidend scheint eine *multimodale Therapie* – operativ, radiotherapeutisch und chemotherapeutisch – Fortschritte zu bringen (Ladenstein et al.). Neben der radikalen operativen Behandlung und Radiotherapie wurde eine intensive Chemotherapie (Cisplatin und Doxorubicin oder Ifosfamid und Cisplatin) überprüft (Rosen et al.).

Von besonderem Interesse ist die Verwertung von genetischen Befunden, nämlich die abnormale Aktivität von *bcl*-2-Protoonkogenen. Es zeigte sich, dass eine charakteristische SYT-SSX-Genfusion von der Chromosomentranslokation t(X;18,pl 1 ;ql 1) in fast allen Synovialsarkomen gefunden werden kann und prognostisch als signifikant zu betrachten ist (Kawai et al. 1998). Auch konnte festgestellt werden, dass sich eine signifikante Differenz zwischen monophasischen und biphasischen Tumoren ergibt. Alle biphasischen Tumoren wiesen eine Fusionstranskription auf. Sämtliche monophasischen Tumoren zeigten eine SYT-SSX2-Fusion und wiesen eine wesentlich bessere metastasenfreie Überlebenskurve auf.

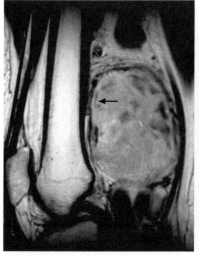
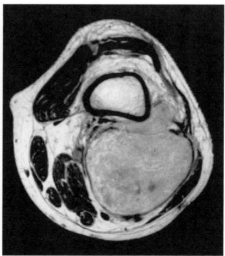

Abb. 9.**120a, b** Synovialom dorsal im Kniegelenksbereich.

Literatur

Ackerman LV. Extraosseous localized nonneoplastic bone and cartilage formation (so-called myositis ossificans). J Bone Joint Surg Am. 1958;40:279.

Aegerter E, Kirkpatrick JAJ. Orthopedic diseases: physiology, pathology, radiology. 4th ed. Philadelphia: WB Saunders; 1975.

Akerman M, Rydholm A, Persson BM. Aspiration cytology of soft-tissue tumors. The 10-Year experience at an orthopedic oncology center. Acta Orthop Scand. 1985;56:407.

von Albertini A. Über Sarkombildung auf dem Boden der Ostitis deformans Paget. Virchov Arch. 1928;268:259.

Albright F, Butler A, Hamton A, Smith P. Syndrom characterized by ostitis fibrosa disseminata, areas of pigmentation and endocrine dysfuction with precocious puberty in females: report of 5 cases. N Engl J Med. 1937;216:727.

Alexanian R, Dimopoulos M. The treatment of multiple myeloma. N Engl J Med. 1994;330:484.

Alexanian R. Ten-year survival in multiple myeloma. Arch Intern Med. 1985;145:2073.

Avrahami E, Tadmor R, Kaplinsky N. The role of T2-weighted gradient echo in MRI demonstration of spinal multiple myeloma. Spine. 1993;13:1812.

Bahls G. Über ein solitäres Xantom im Knochen. Zentralbl Chir. 1936;63:1041.

Ball AS, Fisher C, Pittam M, Watkins RM, Westbury G. Diagnosis of soft tissue tumours by tru-cut biopsy. Br J Surg. 1990;77:756.

Barnes R, Catto M. Chondrosarcoma of bone. J Bone Joint Surg Br. 1966;48:729.

Bartl R, Frisch B, Fateh-Moghadam A, Kettner G, Jäger K, Sommerfeld W. Histologic classification and staging of multiple myeloma. Am J Clin Pathol. 1987;87:342.

Bataille R, Boccadoro M, Klein B, Durie B, Pileri A. C-reactive protein and β-2 microglobulin produce a simple and powerful myeloma staging system. Blood. 1992;3:733.

Bataille R, Sany J. Solitary myeloma: clinical and prognostic features of a review of 114 cases. Cancer. 1981;48:845.

Bathurst N, Sanerkin N, Watt I. Osteoclast-rich osteosarcoma. Br J Radiol. 1986;59:667.

Beck A. Zur Frage des Röntgensarkoms, zugleich ein Beitrag zur Pathogenese des Sarkoms. MMW 1925;69:623.

Beck JD, Winkler K, Niethammer D, Brandis M, Hertzberg H. Die Nachsorge der von einer Krebserkrankung geheilten Kinder und jungen Erwachsenen. Erste Empfehlungen der Arbeitsgemeinschaft Spätfolgen. Klin Pädiatr. 1995;207:186.

Bieling P, Bielack S, Delling G, Jürgens H, Kotz R, Dose J, et al. Neoadjuvante Chemotherapie des Osteosarkoms. Vorläufige Ergebnisse der kooperativen Osteosarkom-Studie COSS-86. Klin Pädiatr. 1991;203:220.

Bieling P, Rehan N, Winkler P, Helmke K, Maas R, Fuchs N, et al. Tumor size and prognosis in aggressively treated osteosarcoma. J Clin Oncol. 1996;14:848 .

Bloodgood JZ. Benign giant-cell tumor of bone: its diagnosis and conservative treatment. Am J Surg. 19234;37:105.

Borggreve J. Kniegelenksersatz durch das in der Beinlängsachse um 180 Grad gedrehte Fußgelenk. Unfallchirurg. 1930; 28:175.

Boriani, S., Biagini R, DeIure F, Andreoli I, Campanacci L, Lari S. Lumbale Vertebrektomie bei Wirbeltumoren. Operat Orthop Traumatol. 1996;1:31.

Boyle WJ. Zystic angiomatosis of bone: A report of three cases and revue of the literature. J Bone Joint Surg Br. 1972;54:626.

Brage ME, Simon MA. Evaluation, prognosis, and medical treatment considerations of metastatic bone tumors. Orthopedics. 1992;15:589.

Broders AC, Hargrave R, Meyerding HW. Pathologic features of soft tissue fibrosarcoma. Surg Gynecol Obstet. 1939;69:267.

Brooks AD, Heslin MJ, Leung DH, Lewis JJ, Brennan MF. Superficial extremity soft tissue sarcoma: an analysis of prognostic factors. Ann Surg Oncol. 1998;5:41.

Büchner F. Spezielle Pathologie. München: Urban & Schwarzenberg; 1956.

Burgkart R, Schelter R, Rechl H, Gerhardt P, Hipp E. Epidemiologie und diagnostische Strategie. In: Hipp E, Plötz W, Burgkart R, Schelter R. Hrsg. Limb Salvage. München: Zuckschwerdt; 1998a, S. 10–22.

Burgkart R, Hipp JEG, Eichbichler A. Osteoid Osteom. Eine seltene Ursache von Schulterschmerzen. Sportorthop Sporttraumatol. 1998b;14:129.

Burgkart R. Tumorgrenze – Korrelation CT/MRT/Histologie. In: Hipp E, Plötz W, Burgkart R, Schelter R. Hrsg. Limb Salvage. München: Zuckschwerdt; 1998c, S. 58–67.

Burgkart R, Pötz W, Kaddick C, Schelter R, Sigel A. Defektüberbrückung mit Carbonfaserimplantaten bei Tumoren – neue Möglichkeiten artefaktfreier Tumornachkontrollen mit dem CT und MRT. Z Orthop Ihre Grenzgeb. 1997;135:A60.

Burgkart R, Schelter R, Eckstein F. Rechl H, Träger J. Schnittanatomie des Kniegelenkes, Korrelation vom anatomischen Präparat, CT und MRT- Schwerpunkt: posterolaterale Knieregion (Teil1). Sportorthop Sporttraumatol. 1995;11(2):115.

Campanacci M, Campanna R, Picci P. Unicameral and aneurysmal bone cyst. Clin Orthop. 1986;204:25.

Campanacci M. Bone and soft tissue tumors. Heidelberg: Springer; 1990.

Cobb JP, Cannon SR, Sweetnam DR, Kemp HBS. Distal femoral limb salvage 10 years on. In: Brown KLB. ed. Complications of limb salvage. Prevention, management and outcome. Montreal: ISOLS; 1991:467.

Codman EA. Epiphyseal chondromatous giant-cell tumors of the upper end of the humerus. Surg Gynecol Ostet. 1931;52:543.

Cohen J. Etiology of simple bone cyst. J Bone Joint Surg Am. 1970;52:1493.

Compere EL, Johnson WE, Coventry MB. Vertebra plana (Calvé disease) due to eosinophile granuloma. J Bone Joint Surg Am. 1954;36:69.

Crabbé WA. Intra-osseous ganglia of bone. Br J Surg. 1966; 53:15.

Czerniak B, Rojas-Coronas RR, Dorfman HD. Morphologic diversity of long bone adamantinoma. Cancer. 1989;64:2319.

D'Ambrosia R, Ferguson AB Jr. The formation of osteochondroma by epiphyseal cartilage transplantation. Clin Orthop. 1968;61:103.

Dahlin DC, Beabout JW. Dedifferentiation of low grade chondrosarcoma. Cancer 1971;28:461.

Dahlin DC, Henderson ED. Chondrosarcoma a surgical and pathological problem. Revue of 212 cases. J Bone Joint Surg Am. 1971;38:1025.

Dahlin DC, Henderson ED. Mesenchymal chondrosarcoma. Further oberservations on an new entity. Cancer. 1962;15:410.

Dahlin DC, Uni KK. Bone tumors. 4th ed. Springfield (Ill): Charles C. Thomas; 1986.

Davies NM, Livesley PJ, Cannon SR. Recurence of an osteosarcoma in a needle biopsy track. J Bone Joint Surg Br. 1993;75:977.

De Souza Dias L, Frost HM. Osteoid osteoma – osteoblastoma. Cancer. 1973;33:1075.

Diepeveen WP, Hjort GH, Pock-Steen OC. Adamantinoma of the capitate bone. Acta Radiol. 1960;53:377.

Dorfman HD, Steiner GC, Jaffe HL. Vascular tumors of bone. Hum Pathol. 1971;2:349.

Dorfman HD, Weiss SW. Borderline osteoblastic tumors: Problems in the differential diagnosis of aggressiv osteoblastoma and low grade sarcoma. Semin Diagn Pathol. 1984;1:215.

Dunst J, Sauer R. Therapie des Ewing-Sarkoms. Strahlenther Onkol. 1993;169:695.

Durie BG, Salmon SE. A clinical staging system for multiple myeloma. Correlation of measured myeloma cell mass with presenting clinical features, response to treatment and survival. Cancer. 1975;36:842.

Dürr HR, Kühne JH, Hagena FW, Moser T, Refior HJ. Surgical treatment for myeloma of the bone. Arch Orthop Trauma Surg. 1997;116:463.

Eckardt JJ, Eilber FR, Rosen G, Mirra JM Dorey FJ, Ward WG, Kabo JM. Endoprosthetic replacement for stage IIB osteosarcoma. Clin Orthop. 1991;27:202.

Enneking WF, Dunham W, Gebhardt M, Malawer M, Pritchard DJ. A system for the functional evaluation of reconstructive procedures after surgical treatment of tumors of the musculoskeletal system. Clin Orthop. 1993;286:241.

Enneking WF, Eady IL, Burchardt H. Autogenous cortical bone grafts in the reconstruction of segmental skeletal defects. J Bone Joint Surg Am. 1980;62:1039.

Enneking WF, Kagan A. Transepiphyseal extension of osteosarcoma Cancer. 1978;41:1526.

Enneking WF. A system of staging musculoskeletal neoplasms. Clin Orthop. 1984;204:9.

Enneking WF. Modification of the system for functional evaluation of surgical management of musculoskeletal tumors. In: Limb salvage in musculoskeletal oncology. New York: Churchill Livingstone; 1987.

Enzinger F, Shiraki M. Extraskeletal chondrosarcoma. Hum Pathol. 1972;3:421.

Enzinger FM, Weiss SW. Soft tissue tumors. St. Louis: C. V. Mosby; 1983.

Evans DMD, Sanerkin NG. Primary liomyosarcoma of bone. J Pathol Bacteriol. 1965;90:348.

Evans HL, Ayala AG, Rohmsdahl MD. Prognostic factors in chondrosarcoma of bone. A clinicopathologic analysis with emphasis on histologic grading. Cancer. 1977;40:808.

Ewing JA. A review of classification of bone sarcomas. Arch Surg. 1922;4:485.

Ewing JA. A revue of the classiffication of bone tumors. Bull Am Coll Surg. 1939;24:290.

Ewing JA. Difuse endothelioma of bone. Proc NY Pathol Soc.1921;17:21.

Eyre-Brook AL, Price CHG. Fibrosarcoma of bone: Revue of 50 cases J Bone Joint Surg Br. 1969;51:20.

Fairbanks HAT, Lloyd EL. Cysts of external cartilage of the knee with erosion of the head of the tibia. Br J Surg. 1934;22:115.

Feldman F, Norman D. Intra- and extraosseous malignant histiocytoma. Radiology. 1972;104:497.

Fine G, Stout AR. Osteogenic sarcoma of the extrasceletal soft tissues. Cancer. 1956;9:1027.

Fischer B. Über ein primäres Adamantinom der Tibia. Frank Z Pathol. 1913;12:422.

Freund E. Osteodystrophia fibrosa unilateralis. Arch Surg. 1934;28:849.

Frühwald FX, Tscholakoff D, Schwaighofer B, Wicke L, Neuhold A, Ludwig H, Hajek PC. Magnetic resonance imaging of the lower vertebral column in patients with multiple myeloma. Invest Radiol. 1988;23:193.

Gaertner E, Zeren EH, Fleming MV, Colby TV, Travis WD. Biphasic synovialsarcomas arising in the pleural cavity. Am J Surg Pathol. 1996;20,36.

Galasko CSB. Diagnosis of skeletal metastases and assessment of response to treatment. Clin Orthop. 1995;312:64.

Geschickter CF, Copeland MM. Tumors of bone. 3rd ed. Philadelphia: Lippincott; 1949.

Gitelis S, Bertoni F, Picci C, Campanacci M. Chondrosarcoma of bone. J Bone Joint Surg Am. 1981;63:1248.

Gitelis S, Block JA, Inerot SE. Clonal analysis of human chondrosarcoma. Orthop Res Soc. 1989;13:443.

Goldring SR, Roelke MS, Petrison KK, et al. Human giant cell tumors of bone: Identification of cell types. J Clin Invest. 1987;79:483.

Goldring SR, Schiller AL, Mankin HJ, et al. Characterisation of cells from human giant cell tumors of bone. Clin Orthop. 1986;204:59.

Gorham LW, Stout AP. Massive osteolysis (acute, spontaneous absorption of bone): its relation to hemangiomatosis. J Bone Joint Surg Am. 1955;37:985.

Gössner W. Grundzüge der Pathologie maligner Knochentumoren. In: Hipp E. Hrsg. Limb Lavage. München: Zuckschwert; 1998a.

Gössner W. Knochenmarkstumoren. In: Hipp E, Plötz W, Burgkart R, Schelter R. Hrsg. Limb Salvage. München: Zuckschwerdt; 1998b.

Gradinger R, Hipp E. A custom-made adaptable pelvic prosthesis. In: Yamamuro T. ed. New developments for limb salvage in musculoskeletal tumors. Kyocera Orthopedic Symposium Kyoto. Berlin: Springer; 1989:475.

Gradinger R, Opitz G, von Gumpenberg S, Göbel WE, Hipp E. Operative Therapie von primären und sekundären malignen Tumoren von BWS und LWS. Z Orthop Ihre Grenzgeb. 1989;127:410.

Gradinger R, Rechl H, Hipp E. Pelvic osteosarcoma. Resection, reconstruction, lokal control and survival statistics. Clin Orthop. 1991;270:149.

Gradinger R. Rechl H, Ascherl R, Plötz W, Hipp E. Endoprothetischer Teilersatz des Beckens bei malignen Tumoren. Orthopäde. 1993;22:167.

Grauer A, Ziegler R. Biphosphonattherapie in der Therapie von Skelettmetastasen. Orthopäde. 1998;27:231.

Griss P. Osteosynthese und Wirbelkörperersatz bei Wirbelsäulentumoren. Orthopäde. 1987;16:415.

Gustafson P. Soft tissue sarcoma. Epidemiology and prognosis in 508 patients. Acta Orthop Scand. 1994;65 (Suppl. 259):1.

Hart JAL. Intraosseous lipoma. J Bone Joint Surg Br. 1973; 55:624.

Hatscher CH. The development of sarcoma in bone subjected to röntgen or radium iradiation. J Bone Joint Surg Am. 1945;27:179.

Herget GW, Steinfurth GP, Neuburger M, Adler CP. Epidemiologische und klinische Aspekte bei 1100 Plasmozytompatienten. Med Welt. 2000;4:103.

Hertlein H, Schürmann M, Piltz S, Kauschke T, Lob G. Operative Behandlungsstrategien bei Femurmetastasen. Zentralbl Chir. 1993;118:532.

Hicks JD. Synovial cysts in bone. Aust N Z J Surg. 1956;26:138.

Hillemanns M, Segerer S, Burgkart R, Höfler H. Prognosefaktoren knorpelbildender Tumoren: Evaluierung von MIB-1 in Relation zu konventionellen histopathologischen Diagnosekriterien. Verh Dtsch Ges Pathol. 1996;80:681.

Hipp E, Biehl T, Gradinger R. Diagnostik und Therapie der primären malignen Knochentumoren. Gräfelfing: Demeter; 1986.

Hipp E, Gradinger R, Haller W, Paulsen J,Ruhland S. Gliedmaßenerhaltende Operationen bei bösartigen Knochentumoren. Fortschr Med. 1987;36:703.

Hipp E, Kircher E. Das Paget Sarkom. Z Orthop Ihre Grenzgeb. 1966;102:110.

Hipp E. Die Angiographie bei Knochengeschwülsten. Stuttgart: Enke; 1961.

Hipp E. Die ärztliche Betreuung des Tumorpatienten. In: Hipp E, Plötz W, Burgkart R, Schelter R. Hrsg. Diagnostik und Therapie der primären malignen Knochentumoren. Gräfelfing: Demeter; 1985:126.

Hipp JA, Springfield DS, Hayes WC. Predicting pathologic fracture risk in the management of metastatic bone disease. Clin Orthop. 1995;312:120.

Hipp R, Spyra L, Kruschke C, Laubenbacher D, Langhammer H, Schwaiger M, Hipp E. Diagnostische Möglichkeiten der Positronen-Emmisions-Tomographie. In: Hipp E, Plötz W, Burgkart R, Schelter R. Hrsg. Limb Salvage. München: Zuckschwerdt; 1998.

Holland BR, Freyschmidt J. MR-Diagnostik von Knochentumoren. Orthopäde. 1994;23:355.

Hoskin PJ. Radiotherapy in the management of bone pain. Clin Orthop. 1995;312:10.

Houston SJ, Rubens RD. The systemic treatment of bone metastases. Clin Orthop. 1995;312:95.

Huvos AG, Higinbotham NL, Marcove RC, et al. Aggressiv chondroblastoma: review of the literature of aggressiv behaviour and metastasis with report of a new case. Clin Orthop. 1977;126:266.

Huvos AG, Marcove RC. Adamantinoma of longe bones: A clinical pathological study of 14 cases with vascular origin suggested. J Bone Joint Surg Am. 1975;54:148.

Huvos AG. Bone tumors: Diagnosis, treatment, prognosis. Philadelphia: W. B. Saunders; 1991.

Jaffe HL, Lichtenstein L. Benign chondroblastoma of bone: a reinterpretation of the so-called calcifying or chondromatous giant cell tumor. Am J Pathol. 1942a;18:969.

Jaffe HL, Lichtenstein L. Eosinophilic granuloma of bone. Arch Pathol. 1944;37:99.

Jaffe HL, Lichtenstein L. Nonosteogenic fibroma of bone. Am J Pathol. 1942b;18:205.

Jaffe HL, Lichtenstein L. Solitary unical bone cyst. Arch Surg. 1942c;44:1004.

Jaffe HL. „Osteoid osteoma": A benign osteoblastic tumor composed of osteoid and atypical bone. Arch Surg. 1935;31:907.

Jaffe HL. Bone tumors. 3rd ed. Springfield (Ill): Charles C. Thomas; 1958.

Jaffe HL. Giant cell reparative granuloma, traumatic bone cyst and fibrosseous) dysplasia of the jaw bones. Oral Surg. 1953;6:159.

Jaffe HL. Juxtacortical chondroma. Bull Hosp Jt Dis. 1956;17:20.

Jaffe HL. Tumor and tumorous conditions of bones and joints. Philadelphia: Lea & Febiger; 1958.

Johnson LC, Kindred RG. The anatomy of bone cyst. J Bone Joint Surg Am. 1958;40:1440.

Johnston J. Giant cell tumor of bone: the role of giant cells in orthopedic pathology. Orthop Clin North Am. 1977;8:751.

Jonsson B, Sjöström L, Jonsson H, Karlström G. Surgery for multiple myeloma of the spine. Acta Orthop Scand. 1992;63:192.

Kapadia SB. Multiple myeloma: A clinicopathologic study of 62 consecutively autopsied cases. Medicine. 1980;59:380.

Karakousis CP, Proimakis C, Rao U, Velez AF, Driscoll DL. Local recurrence and survival in soft-tissue sarcomas. Ann Surg Oncol. 1996;3:255.

Kawai A, J Woodruff, JH Healey, MF Brennan, CR Antonescu, M Ladanyi. SYT-SSX genefusion as a dertermiant of morphology and prognosis in synovial sarcoma. N Engl J Med J. 1998;338:153.

Kempson RL, Kyriakos M. Fibroxanthos sarcoma of the soft tissue. Cancer. 1972;29:961.

Kivioja AH, Karaharju EO, Elomaa I, Böhling TO. Surgical treatment of myeloma of bone. Eur J Cancer. 1992;11:1869.

Knahr K, Kryspin-Exner I. Die psychische Verarbeitung invasiver, operativer und medikamentöser Tumorbehandlung bei Osteosarkompatienten mit Umkehrplastik. Z Orthop Ihre Grenzgeb. 1992;130:294.

Knapp HR, Wick MR, Scheithauer BW. et al. Adamantinoma of bone: an electron microscopic and immunohistochemical study. Virchov Arch. 1982;398:75.

Koscielniak E, Harms D, Henze G, Jürgens H, Gadner H, Herbst M, et al. Results of treatment for soft tissue sarcoma in childhoood and adolescence: A final report of the german cooperative soft tissue sarcoma study CWS-86. J Clin Oncol. 1999;17:3706.

Kotz R, Salzer M. Rotation-plasty for childhood osteosarcoma of the distal part of the femur. J Bone Joint Surg Am. 1982;64:959.

Kreicbergs A, Bauer HCF, Brosjö O, Lindholm J, Skoog L, Söderlund V. Cytological diagnosis of bone tumors. J Bone Joint Surg Br. 1996;78:258.

Kroon HM, BloemJL, Holscher HC van der Woude HJ, REijnierse M, Taminiau AHM. MR imaging of edema accompanying benign and malignant bone tumors. Skeletal Radiol. 1004;23:261.

Kyle RA. Diagnostic criteria of multiple myeloma. Hematol Oncol Clin North Am. 1992;6:347.

Kyle RA. Newer approaches to the management of multiple myeloma. Cancer. 1993;Suppl. 11:3489.

Kyriakos M, Kempson RL. Informatory fibrous histiocytoma. Cancer. 1976;37:1584.

Lange M, E Hipp. Knochentumoren. In: Lange M, Hipp E. Hrsg. Lehrbuch für Orthopädie und Traumatologie. Bd. II. Erworbene Erkrankungen. Teil 1: Allgemeiner Teil. 2. Aufl. Stuttgart: Enke; 1976.

Lehner K, Rechl H, Daschner H, Kutschker C. MRT-Kriterien zur Differenzierung „pseudotumoröser" Läsionen von Knochenmarkssarkomen der Extremitäten. Fortschr Röntgenstr. 1993;158:416.

Leigh BR, Kurtts TA, Mack CF, Matzner MB, Shimm DS. Radiation therapy for the palliation of multiple myeloma. Int J Radiat Oncol Biol Phys. 1993;25:801.

Levine EA. Prognostic factors in soft tissue sarcoma. Semin Surg Oncol. 1999;17:23.

Levine GD, Bensch KMD. Chondroblastoma. The nature of the basic cell. A study by means of histochemistry tissue culture, electron-microcopy and autoradiography. Cancer. 1972;29:1546.

Lewis JJ, Brennan MF. Soft tissue sarcomas. Curr Probl Surg. 1996;33:817.

Lexer E. Die Verwertung der freien Gewebsverpflanzungen zur Wiederherstellung und Erhaltung der Gelenkbeweglichkeit. Dtsch Z Chir. 1916;135:389.

Lichtenstein L, Jaffe HL. Chondrosarcoma of bone. Am J Pathol. 1943;19:553.

Lichtenstein L, Jaffe HL. Ewing sarcoma of bone. Am J Pathol. 1947;23:43.

Lichtenstein L. Aneurysmal bone cyst: observations of 50 cases. J Bone Joint Surg Am. 1957;39:873.

Lichtenstein L. Benign osteoblastoma. Cancer. 1956;9:1044.

Lichtenstein L. Bone tumors. 5th ed. Missouri: C. V. Mosby; 1977.

Lichtenstein L. Bone tumors. St. Lois: C. V. Mosby; 1959.

Lichtenstein L. Histiocytosis X (eosinophilic granuloma of bone, Letterer-Siwe disease and Hand-Schüller-Christean disease). J Bone Joint Surg Am. 1964;46:76.

Lichtenstein L. Tumors of periosteal origin. Cancer. 1955; 8:1060.

Ludwig H, Frühwald F, Tscholakoff D, Rasoul S, Neuhold A, Fritz E. Magnetic resonance imaging of the spine in multiple myeloma. Lancet. 1987;2(8555):364–6.

Mankin HJ, Doppelt SH, Sullivan TR, Tomford WW. Osteoarticular and intercalary allograft transplantation in the management of malignant tumors of bone. Cancer. 1992;50:613.

Mankin HJ, Mankin CJ, Simon MA. The hazards of biopsy. J Bone Joint Surg Am. 1996;78:656.

Martinez-Tello FJ, Marcos-Robles J, Blanco-Lorenzo F. Case report 520: Primary epithelioid hemangioendothelioma of bone (polyostotic). Skeletal Radiol. 1989;18:55.

Martland HS, Humphries RE. Osteogenic sarcoma in dialpainters using luminous paint. Arch Pathol. 1929;7:406.

Masson P. Les glomus cutanes de l'home. Bull Soc Dermatol. 1935;42:1174.

Mastragostino S. Tumori lipoblastici primitivi de lo scheletro. Chir Organi Mov. 1957;44:18.

Matsuno TM, Gebhardt MC, Schiller AL, Rosenberg AE, Mankin HJ. The use of flow cytometry as a diagnostic aid in the management of soft-tissue tumors. J Bone Joint Surg Am. 1988;70:751.

McAfee PC, Bohlman HH, Ducker TB, Zeidman SM, Goldstein JA. One-stage anterior cervical decompression and posterior stabilization. J Bone Joint Surg Am. 1995;77:1791.

McInerney DP, Middlemis JH. Giant cell tumors of bone. Skeletal Radiol. 1978;2:195.

Mechtersheimer G, Tilgen W, Klar E, Moller P. Clearcell sarcoma of tendons and aponeuroses. Hum Pathol. 1989;20:914–7.

Meister P, Konrad E, Gokel JM, Romberger K. Case report 59: Leiomyosarcoma of the humerus. Skeletal Radiol. 1978; 2:265.

Meister P, Konrad E, Hone N. Incidence and histological structure of the storiform pattern in benign and malignant fibrous histiocytomas. Virchov Arch. 1981;393:93.

Mende U, Ewerbeck V, Krempien B, Ludwig R, Reichardt P, Troger J, et al. Die Sonographie in der therapieorientierten Diagnostik und Nachsorge von primären Knochen- und Weichteiltumoren. Bildgebung. 1992;59:4.

Meyerding HW. Benigne giant cell tumors of bone: Diagnosis and results of treatment. JAMA 1941;117:1849.

Miettinen M, Karaharju E, Jarvinen H. Chordoma with a massive spindel-cell sarcomatous transformation. Am J Surg Pathol. 1987;11:563:

Milgram JW. Intraosseous lipomas: a clinicopathologic study of 66 cases. Clin Orthop. 1988;231:277.

Milgram JW. Intraosseous lipomas with reactiv ossification. Skeletal Radiol. 1981;7:1.

Mirels H. Metastatic disease in long bones: a proposed scoring system for diagnosing impending pathological fractures. Clin Orthop. 1989;249:256.

Mirra JM, Kendrick RA, Kendrick RE. Pseudomalignant osteoblastoma versus arrested osteosarcoma. Cancer. 1976; 37:2005.

Mirra JM. Bone tumors: diagnosis and treatment. Philadelphia: J. B. Lippincott; 1980.

Moon NF, Mori H. Adamantinoma of the appendicular skeleton up-dated. Clin Orthop. 1986;204:214.

Morales AR, Fine G, Horn RC jr. Watson JHL. Langerhans cells in localized lesion of the eosinophilic granuloma type. Lab Invest. 1969;20:412.

Morton DL, Malmgren RA. A human osteosarcoma: immunologic evidence suggesting an associated infection agent. Science. 1968;162:1279.

Morton KS, Vassar PS, Knickerbocker NJ. Osteoid osteoma and osteoblastoma: reclassification of 43 cases using Schajowicz classification. Can J Surg. 1975;18:148.

Mullen JR, Zagars GK. Synovial sarcoma outcome following conservation surgery and radiotherapy. Radiother Oncol. 1994;33:23.

Müller H. Über das Vorkommen von Resten der Corda dorsalis beim Menschen nach der Geburt und über ihr Verhältnis zu den Gallertgeschwülsten am Clivus. Z Rationelle Med. 1858;2:202.

Murphy WR, Ackerman LV. Benign and malignant giant cell tumors of bone. Cancer. 1956;9:317.

Nelaton E. D'une nouvell espece de tumeurs benignes des os. Paris: Delahaye; 1860.

O'Neal LW, Ackerman LV. Chondrosarcoma of bone. Cancer. 1952;5:551.

Oda Y, Hashimoto H, Takeshita S, Tsuneyoshi M. The prognostic value to immunohistochemical staining for proliferating cell nuclear antigen in synovial sarcoma. Cancer. 1993; 72(2):478-85.

Ottolenghi CE, Petracchi LJ. Chondromyxosarcoma of the calcaneus. J Bone Joint Surg Am. 1953;35:211.

Peest D. Prognostic value of clinical, laboratory and histological characteristics in multiple myeloma: improved definition of risk groups. Eur J Cancer. 1993;7:978.

Perez-Ateide AR, Kozakewich PW, Vawter GF. Adamantinoma of the tibia: an ultrastructural and immunohistochemical study. Cancer. 1985;55:1015.

Pisters PWT, Leung DHY, Woodruff J, Shi W, Brennan MF. Analysis of prognostic factors in 1041 patients with localized soft tissue sarcomas of the extremities. J Clin Oncol. 1996;14:1679.

Plötz W, Burgkart R, Schelter R, Grünzinger W, Hipp E. Die geschlossene Kniegelenksresektion. In: Hipp E, Plötz W, Burgkart R, Schelter R. Hrsg. Limb Salvage. München: Zuckschwerdt; 1998a, S. 101–106.

Plötz W, Burgkart R, Schelter R, Rechl H, Messmer C, Hipp E. Spezialprothesen-Kniegelenk. In: Hipp E, Plötz W, Burgkart R, Schelter R. Hrsg. Limb Salvage. München: Zuckschwerdt; 1998b, S. 91–100.

Plötz W, Burgkart R, Schelter R, Sigel A, Hipp E. Spaceholder. In: Hipp E, Plötz W, Burgkart R, Schelter R. Hrsg. Limb Salvage. München: Zuckschwerdt; 1998c, S. 107–112.

Plötz W, Burgkart R, Schelter R, Rechl H, Messmer C, Hipp E. Grundlagen, Möglichkeiten, Grenzen. In: Hipp E, Plötz W, Burgkart R, Schelter R. (eds.): Limb Salvage. Zuckschwerdt Verlag, München 1998d, S. 80–90.

Plötz W, Reinisch M, Burgkart R, Schelter R, Rechl H, Hipp E. Spezialprothesen – Hüftgelenk. In: Hipp E, Plötz W, Burgkart R, Schelter R. (eds.): Limb Salvage, Zuckschwerdt Verlag, München 1998e, S. 113–119.

Plötz W, Schelter R, Rechl H, Träger J, Kaddick C, Hipp E. Treatment of primary and secondary bone tumors of the shoulder with endoprostheses. 8th ISOLS, Florence, Italy; 1995.

Polster J, Wuisman P, Härle A, Matthiaß HH, Brinckmann P. Die ventrale Stabilisierung von primären Tumoren und Metastasen der Wirbelsäule mit dem Wirbelkörperimplantat und Palacos. Z Orthop Ihre Grenzgeb. 1989;127:414.

Rastetter J, Hanauske AR. (1998) Chemotherapie. In: Hipp E, Plötz W, Burgkart R, Schelter R. Hrsg. Limb Salvage. München: Zuckschwerdt; 1998.

Rechl H, Plötz W, Gradinger R, Hipp E. Osteoblastome of the coccyx. Arch Orthop Trauma Surg 1992;112:36–38.

Rechl H, Gradinger R, Scheyerer M, Grundei H, Hipp E. Improvement of pelvic tumor prosthesis using three-dimensional-reconstruction based an CT-scanning. 1. Int. Symp. an custom-made prosthesis. Düsseldorf Germany; 1988.

Rechl H, Plötz W, Schittich I, Träger J, Weinhart H, Schelter R, Gradinger R. Spezialendoprothesen des Kniegelenks bei Knochentumoren. Fortschr Med. 1993;24:374.

Rechl H, Plötz W. Eichbichler A, Lanzinger M, Burgkart R, Schelter R, Hipp E. Technik der Probebiopsie. In: Hipp E, Plötz W, Burgkart R, Schelter R. Hrsg. Limb Salvage. München: Zuckschwerdt; 1998.

Recklinghausen von F. Die fibröse oder deformierende Ostitis, die Osteomalazie und die osteoplastische Karzinose in ihren gegenseitigen Beziehungen. Virchow Festschrift. Berlin: G. Reimer; 1891.

Retz LD, Jr. Primary liposarcoma of bone. J Bone Joint Surg Am. 1961;43:123.

Ribbert H. Über die Ecchondrosis physaliphora spheno-occipitalis. Zentralbl Allg Pathol. 1884;5:457.

Rieden K, Kober B, Mende U, zum Winkel K. Strahlentherapie pathologischer Frakturen und frakturgefährdeter Skelettläsionen. Strahlenther Onkol. 1986;162:742.

Rimondi E, Ferrari S, Briccoli A, Iantorno D, Forni C, Bacci G. Non-metastatic osteosarcoma of the extremities: the pattern of relapse as a function of the type of treatment and of the modulation of the radiological follow-up of the Thorax. Minerva Med. 1996;87:9.

Ritschl P, Eyb R, Samec P, Lack W, Kotz R. Behandlungsstrategien maligner Knochentumoren der Wirbelsäule. Orthopäde. 1987;16:379.

Ross CF, Hadfield G. Primary osteo- liposarcoma of bone (malignant mesenchymoma). J Bone Joint Surg Br. 1968;50:639.

Ruiter DJ, Lindemann J, Haverkate F, Hegt UN. Fibrinolytic activity in aneurysmal bone cyst. Am J Clin Pathol. 1975;65:810.

Saeter G, Hoie J, Stenwig AE, Johannsson AK Hannisdal E, Solheim OP. Systemic relapse of patients with osteogenic sarcoma. Prognostic factors for long term survival. Cancer. 1995;75:1084.

Salzer M, Glatzmann H. Parostale Lipome. Bruns Beitr Klin Chir. 1963;206:501.

Salzer M, Knahr K. Die operative Therapie der malignen Knochentumoren. Z Orthop Ihre Grenzgeb. 1978;116:517.

Salzer M, Salzer-Kuntschik M, Arbes H, Hackel H, Kotz R, Leber H. Chirurgische Behandlung des Osteosarkoms. Orthop Praxis. 1976;10:993.

Salzer M, Salzer-Kuntschik M. Zur Frage der sog. zentralen Knochenlipome. Beitr Pathol Anat. 1965;132:365.

Salzer-Kuntschik M. Clear-cell-chondrosarcoma. J Cancer Res Clin Oncol. 1981;101:171.

Salzer-Kuntschik M, Delling G, Beron G, Sigmund R. Morphological grades of regression in osteosarcoma after polychemotherapy – study COSS 80. J Cancer Res Clin Oncol 1983; 106(Suppl. 21-4).

Sanerkin NG. Primary leiomyosarcoma of bone and its comparison with fibrosarcoma: a cytological, histological and ultrastructural study. Cancer. 1979;44:1375.

Schajowicz F, Ackerman LV, Sissons HA. Histological typing of bone tumors. Geneva: WHO; 1972.

Schajowicz F, Aiello CL, Francone MV, Giannini GE. Cystic angiomatosis (hamartous hemolymphangiomatosis) of bone: a clinicopatlogical study of three cases. J Bone Joint Surg Br. 1978;60:100.

Schajowicz F, Cambreni RL, Simes RJ, KLein-Szanto AIP. Ultrastructure of chondrosarcoma. Clin Orthop. 1974;100:931.

Schajowicz F, Clavel Sainz M, Slullitel JA. Juxtaarticular bone cysts (intrarosseous ganglia): a clinico pathological study of 88 cases. J Bone Joint Surg Br. 1979;61:107.

Schajowicz F, Cuevillas AR, Silberman FS. Primary malignant mesenchymoma of bone. Cancer. 1966;19:1423.

Schajowicz F, Itotz ME, Santini-Araujo E, et al. Immunohistochemical investigation of keratins as a marker for an epithelial differentiation of adamantinoma. Buenos Aires (Argentinia): Latin American Registry of Bone Pathology; 1974.

Schajowicz F, McGuire M, Santini Araujo E, Muscolo DL, Gitelis S. Osteosarcomas arising on the surfaces of long bones. J Bone Joint Surg Am. 1988;70:555-64.

Schajowicz F, Polak M. Contribution al estudio del denominado „granuloma eosinofilico" y sus relaciones con la xantomatosis osea. Rev Asc Med Argent. 1947;61:218.

Schajowicz F, Santini-Arauia E, Berenstein M. Sarcoma complicating paget desease: clinical pathology study of 62 cases. J Bone Joint Surg Br. 1983;64:299.

Schajowicz F, Slullitel JA. Eosinophilic granuloma of bone and its relationship to Hand-Schüller-Christean and Letterer-Siwe syndromes. J Bone Joint Surg Br. 1973;55:545.

Schajowicz F. Histological typing of bone tumors. 2nd ed. WHO Int. Classification of Tumors. Berlin: Springer; 1993.

Schajowicz F. Juxtacortical chondrosarcoma. J Bone Joint Surg Br. 1977;59:473.

Schajowicz F. Tumors and tumorlike lesions of bone and joints. Heidelberg: Springer; 1992.

Schajowicz F. Tumors and tumorlike lesions of bone. 2nd ed. Berlin: Springer; 1994.

Schelter R, Burgkart R, Plötz W, Hipp E. Nachsorge. In: Hipp E, Plötz W, Burgkart R, Schelter R. Hrsg. Limb Salvage. München: W. Zuckschwerdt; 1998.

Schelter R, Plötz W, Burgkart R, Gradinger R. Carbon fibre tumor endoprostheses of the proximal humerus – first clinical results of a new custom made endoprosthesis. 9th International Symposium on Limb Salvage New York; 1997.

Schick F, von Duda S, Laniado M, Jung WI, Claussen CD, Lutz O. Spezielle MR-Methoden bei primären Knochentumoren: II. Volumen-selektive 1H-Spektroskopie. Fortschr Röntgenstr. 1993;159:325.

Sherry MM, Greco FA, Johnson DH, Hainsworth JD. Breast cancer with skeletal metastases at initial diagnosis: distinctive clinical characteristics and favorable prognosis. Cancer. 1986;58:178.

Sim FH, Cupps RE, Dahlin DC, Ivins JC. Postradiation sarcoma of bone. J Bone Joint Surg Am. 1972;54:1479.

Sim FH, Dahlin DC. Ganglion cysts of bone. Proc Stuff Meet Mayo Clin. 1971;46:484.

Sim FH, Frassica FJ, Chao EYS. Orthopedic management using new devices and prostheses. Clin Orthop. 1995;312:160.

Sim FH. Diagnosis and management of metastatic bone disease. New York: Raven Press; 1988.

Simon MA, Bartucci EJ. The search of the primary tumor in patients with skeletal metastases of unknown orgin. Cancer. 1986;58:1088.

Simon MA, Finn HA. Diagnostic strategy for bone and soft-tissue tumors. J Bone Joint Surg Am. 1993;75:622.

Simon MA. Limb salvage for osteosarcoma. J Bone Joint Surg Am. 1988;70:307.

Skinner DG, Colvin RB, Vermillion CD, Pfister RC, Leadbetter WF. Diagnosis and management of renal cell carcinoma: a clinical and pathologic study of 309 cases. Cancer. 1971;28:1165-77.

Skrzynski MC, Biermann JS, Montag A, Simon M. Diagnostic accuracy and chargesaving of autpatient core needle biopsy compared with open biopsy of musculoskeletal tumors. J Bone Joint Surg Am. 1996;78:644.

Smith SR, Saunders PWG, Todd NV. Spinal stabilisation in plasma cell disorders. Eur J Cancer. 1995;31:1541.

Spjut HJ, Dorfman HD, Fechner RE, Ackerman LV. Tumors of bone and cartilage. Atlas of tumor pathology. Washington DC: Armed Forces Institute of Pathology; 1977.

Spunt SL, Poquette CA, Hurt YS, Cain AM, Rao BN, Merchant TE, Jenkins JJ, et al. Prognostic factors for children and adolescents with surgically resected nonrhabdomyosarcoma soft tissue sarcoma: an analysis of 121 patients treated at St Jude Children's Research Hospital. J Clin Oncol. 1999;17:3697.

Steiner GC, Kantor EB. Ultrastructure of aneurysmal bone cysts. Cancer. 1978;40:2967.

Stewart MJ, Morin JE. Chordoma: A revue wirth report of an new sacrococcygeal case. J Pathol Bacteriol. 1926;29:41.

Stewart MJ. Observations on myeloid sarcoma with an analysis of fifty cases. Lancet. 1914;II:1236.

Stout AP. Hemangioendothelioma: A tumor of bloodvessels featuring vascular endothelial cells. Ann Surg. 1943;118:445.

Stout AP. Hemangiopericytom: a study of 25 new cases. Cancer. 1949;2:1027.

Stout AP. Mesenchymoma, the mixt tumor of mesenchymal derivation. Am Surg. 1948;127:278.

Sundaresan N. Spinal chordomas. Clin Orthop. 1986;204:135.

Swan JS, Weber DM Korosec FR, Grist TM Heiner JP. Combined MRI and MRA for limb salvage planning. J Comput Assist Tomogr. 1993;17:339.

Torok G, Meller Y, Maor E. Primary liposarcoma of bone. Bull Hosp Joint Dis. 1983;43:28.

Uehlinger E. Osteofibrosis deformans juvenilis. Virchow Arch. 1940;306:255.

Uehlinger E. Primary malignancy, secundary malignancy and semimalignancy of bone tumors. In: Grundmann E. ed. Malignant bone tumors. Heidelberg: Springer; 1976.

Uehlinger EA. Das Skelettsynoviom (Adamantinom). Stuttgart: Thieme; 1957.

Unni KK, Dahlin DC, McLeod RA, Dahlin DC, McLeod RA, Pritchard DJ. Intraosseous well-differentiated osteosarcoma. Cancer. 1977;40:1337-47.

Unni KK, Ivinis JC, Beabout JW, Dahlin DC. Hemangioma, hemangiopericytoma and hemangioendothelioma (angiosarcoma). Cancer. 1971;27:1403.

Van Rijssel TG. Progression in bone tumors. Proc Symp Colston Res Soc. 1973;24:88.

Vanel D, Tcheng S, Contesso G, Zafrani B, Kalifa C, Dubousset J, Kron P. The radiological appearances of teleangiectatic osteosarcoma. Skeletal Radiol. 1987;16:196–200.

Virchow R. Über die Bildung von Knochenzysten. Akad Wiss Berlin. 1876;369.

Virchow R. Über multiple Exostosen. B Klin Wschr. 1891;28:1082.

Vlasak R, Neel M, Nelson T, Enneking W, Scarborough M. Distal femoral osteoarticular allografts used for limb salvage after resection of tumors about the knee. Montreal: ISOLS Abstract Book; 1995:122.

Ward WG, Eckardt JJ, Dorea F, Eiber FR Mirra JM, Kelly C, Rosen G. Local recurrence following surgical treatment of 242 primary malignant bone tumors : an analysis of 39 cases. Orthop Trans. 1994;18:27.

Weinstein RS. Bone involvement in multiple myeloma. Am J Med. 1993;93:591.

Weiss SW, Dorfman HD. Adamantinoma of long bones: an analysis of 9 new cases with emphasis on metastasizing lesions and fibrous dysplasya-like changes. Hum Pathol. 1977;8:141.

Weiss SW, Enzinger FM. Epithelioid hemangioendothelioma: A vascular tumor often mistaken for a carcinoma. Cancer. 1982;50:970.

Weiss SW, Enzinger FM. Myxoid variant of malignant fibrous histiocytoma. Cancer. 1977;39:1672.

Wick RR, Gössner W. Follow-up study of late effects in 224 Ra treated ankylosing spondylitis patients. Health Phys. 1983;44 (Suppl. 1):184.

Wienhard K, Wagner R, Heiss WD. PET. Grundlagen und Anwendungen der Positronen-Emissions-Tomographie. Berlin: Springer; 1989.

Windhager R, Ritschl P, Rokus U, Kickinger W, Braun O, Kotz R. Die Rezidivhäufigkeit von intra- und extraläsional operierten Metastasen langer Röhrenknochen. Z Orthop Ihre Grenzgeb. 1989;127:402:

Winkelmann W. Hip rotationplasty for malignant tumors of the proximal part of the femur. J Bone Joint Surg Am. 1986;68:362.

Winkler K, Bielack SSS, Delling G, Jürgens H, Kotz R, Salzer-Kuntschik M. Treatment of osteosarcoma: Experience of the Cooperative Osteosarcoma Study Group (COSS). Cancer Treat Res. 1993;62:269.

Wold LE, Dobyns JH, Swe RG, Dahlin DC. Giant cell reaction (giant cell reperativ granuloma) of the smal bones of hand and feet. Am J Surg Pathol. 1986;10:491.

Wold LE, Unni KK, Beabout JW, Ivins JC, Bruckman JE, Dahlin JC. Hemangioendothelial sarcoma of bone. Am J Surg Pathol. 1982;6:59–70.

Yamashita K, Koyama H, Inaji H. Prognostic significance of bone metastasis from breast cancer. Clin Orthop. 1995;312:89.

Yazawa Y, Frassica FJ, Chao EYS. Metastatic bone disease – a study of the surgical treatment of 166 pathological humeral and femoral fractures. Clin Orthop. 1990;251:213.

10 Knochennekrosen

10.1 Vaskulär bedingte Knochennekrosen im Wachstumsalter

E. Hipp und I. Schittich

> Synonym: vaskulär bedingte Nekrose im Wachstumsalter,
> aseptische Nekrose,
> juvenile Osteonekrose.
> Engl.: avascular necrosis of bone.

10.1.1 Allgemeine Vorbemerkungen

Epiphyseonekrosen, seltener Nekrosen von Apophysen findet man in allen Altersstufen während des Wachstums an Stellen einer labilen Gefäßversorgung, wie sie besonders am Hüftgelenk offensichtlich ist (Abb. 10.1). Am Hüftkopf müssen die ernährenden Gefäße von außen her in die Epiphyse gelangen, weshalb Störungen der Blutversorgung in den einzelnen Wachstumsabschnitten (Perthes-Krankheit zwischen dem 3. und 9. Lebensjahr und die jugendliche Hüftkopfkappenlösung zwischen dem 10. und 16. Lebensjahr) in Erscheinung treten können (Abb. 10.**2a, b**). Nach Wachstumsabschluss ist die Gefäßversorgung des Hüftkopfs über das Lig. capitis femoris durch die Epiphysenfuge und über die Rr. nutritii entlang des Schenkelhalses gewährleistet.

Gefäßverschlüsse konnten z. B. bei der Thalassämie nachgewiesen und auch bei der Perthes-Krankheit im Zerfallstadium gefunden werden. Des Weiteren zeigen Gefäßbilder nach abgelaufenen Epiphyseonekrosen Befunde, die eine Dysplasie der Gefäßanlage wahrscheinlich machen (Abb. 10.**3a–d**).

Im histologischen Bild finden sich typische Befunde der **ischämisch avaskulären Knochennekrose** (Jonsaeter 1953). Die Erfahrungen zeigen, dass Blut-

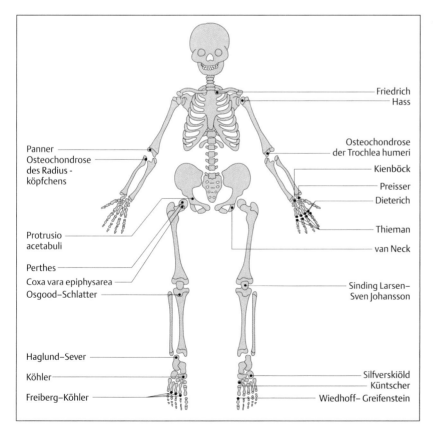

Abb. 10.**1** Schematische Darstellung der Lokalisation avaskulärer Nekrosen im Wachstumsalter, links häufige, rechts seltene Formen.

10 Knochennekrosen

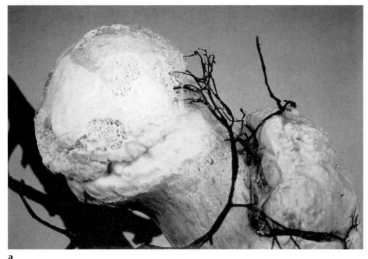
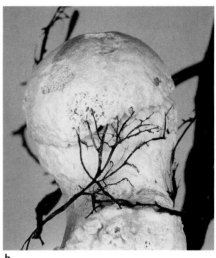

Abb. 10.2 Korrosionspräparat der Hüftkopfgefäße (9-jähriger Patient).
a Ansicht von dorsal. Aufteilung des R. profundus der A. circumflexa femoris medialis in die Rr. nutritii capitis laterales, noch extraossär erfolgt die Aufteilung der Rr. nutritii capitis (laterale Epiphysengefäße). Danach erst kommt es zu einer netzförmigen Verbindung der Epiphysengefäße untereinander.

b Ansicht von lateral. Der R. profundus der A. circumflexa femoris medialis teilt sich am oberen dorsalen Schenkelhals-Trochanter-Bereich in die Rr. nutritii capitis (laterale Epiphysengefäße). Diese Gefäße sind während des Wachstums hauptsächlich für die Blutversorgung der Epiphyse verantwortlich.
Beachte: Verbindungsast zur A. glutea und zum R. ascendens der A. circumflexa femoris lateralis.

versorgungsstörungen des wachsenden Knochens sehr oft eine Kompensation durch Kollateralgefäße erfahren, sodass die ossäre Revitalisation einer Epiphyse sogar weitgehend wiederhergestellt werden kann, abhängig allerdings von der Lokalisation, von der frühzeitigen Diagnose und einer gezielten Therapie. Letztere soll die Gelenkkörperdeformierung verhindern, die durch die Belastung der Hüfte und auch der Metatarsalköpfchen entsteht. Beim Zurückbleiben einer Gelenkkörperverformung entwickelt sich oft schon sehr bald eine Arthrosis deformans, die früher oder später zum Verlust des Hüftgelenks führt, wie es bei der Perthes-Krankheit und dem jugendlichen Hüftkopfgleiten der Fall ist.

Eigene Erfahrungen haben gezeigt, dass unter den Patienten, die im Erwachsenenalter einen Ersatz des Hüftgelenks benötigen, bei 5 % wegen der Folgen einer Perthes-Krankheit und bei 30 % wegen der Folgen eines Hüftkopfgleitens die Einbringung einer Hüftgelenkplastik notwendig wird.

Klinisches Bild

Die ersten Symptome nach einer Ischämie des Knochens treten meist erst Monate später auf, oft erst dann, wenn die Tragfähigkeit der Epiphyse vermindert ist. Die Symptome sind uncharakteristisch. Zunächst werden diffuse Schmerzen, die auch nur vorübergehend sein können, in das Gelenk projiziert. Die Patienten hinken und erst nachfolgend zeigt sich eine Bewegungseinschränkung des Gelenks.

Bildgebende Verfahren

Röntgenologisch treten die Folgen des Ischämiegeschehens ebenfalls erst Monate später in Erscheinung

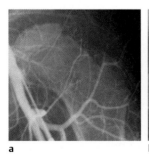
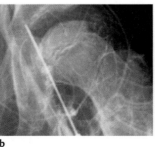
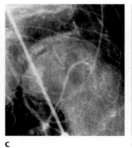
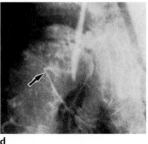

Abb. 10.3 Hüftkopfgefäße im Angiogramm.
a Normaler R. profundus und Epiphysengefäße.
b Füllungsunregelmäßigkeiten im R. profundus im Kondensationsstadium, Epiphysengefäße nicht darzustellen.
c Vollkommener Verschluss am Abgang der Epiphysengefäße und Kontrastmittelrückstau in einer späten Durchblutungsphase.
d Vollkommener Verschluss des R. profundus schon im mittleren Bereich bei Thalassämie.

(Knochenverdichtung, Wachstumsverlangsamung der Epiphyse und schließlich der Zerfall der Knochenstrukturen sowie der Wiederaufbau der Epiphyse oder der Apophyse).

Ein typischer radiologischer Verlauf lässt sich für alle Osteonekrosen gemeinsam feststellen. Am deutlichsten kommt er bei der Perthes-Krankheit zur Darstellung.

Morphologisch gesehen können 4 Stadien abgegrenzt werden:
- Stadium I: Im frühen Stadium der Erkrankung findet man noch keine Veränderungen im Bereich der Epiphysen. Erst im weiteren Verlauf kommt es zur zunehmenden Verdichtung des Epiphysenkerns bei zunächst noch normaler Form und Größe der Epiphyse. Der Sklerosierung der Epiphyse folgt die Verkleinerung des Epiphysenkerns und der Übergang in das Fragmentationsstadium.
- Stadium II: Der Abbau der Epiphyse (Fragmentationsstadium) ist je nach Ausdehnung der Nekrose unterschiedlich stark ausgeprägt und kann nur Teile oder aber die gesamte Epiphyse betreffen. Schließlich kommt es zur Deformierung des Gelenkkörpers, die wohl aufgrund der verstärkten Belastung an der unteren Extremität eher vorkommt und stärker ausgeprägt ist.
- Stadium III: Im Regenerationsstadium erfolgt der Wiederaufbau der Epiphyse mit einer zunehmenden Homogenisierung des Knochens.
- Stadium IV: Dieses Stadium kennzeichnet das Endstadium, wobei die Ausheilung häufig mit einer Verformung der Epiphyse im Sinne einer späteren präarthrotischen Deformität erfolgt.

Szintigraphische Untersuchungen können frühzeitig den Nachweis einer Durchblutungsstörung bringen (Paterson 1986). Die Einbringung von radioaktiven Substanzen für die Diagnose wollen wir heute unbedingt vermeiden, seitdem die Bildgebung mit der MRT weit umfassendere Erkenntnisse ergibt!

Schon früh lassen sich im *Magnetresonanztomogramm* Veränderungen feststellen (Scoles et al.; Toby et al.; Schittich et al. 1990; Schittich et al. 1992). Auch im Kernspintomogramm sind verschiedene Stadien voneinander abzugrenzen.

Es ist anzunehmen, dass sich die MRT schon bald unter Vermeidung sämtlicher Strahlenbelastungen durchsetzen wird. Eine prospektive Studie über mehr als 10 Jahre (Schittich) brachte diese Erkenntnis, sodass wir heute bei der Perthes-Krankheit nur noch ganz begrenzt Röntgenbilder anfertigen müssen.

Therapie

Eine kausale Therapie ist nicht möglich. Von größter Bedeutung ist die Verhinderung der Gelenkkörperverformung (Sphärizität) solange eine verminderte Tragfähigkeit besteht. Eine Entlastung kann mit Kunststoffgips oder Orthesen erfolgen.

Operative Maßnahmen erlangen für die Entlastung und Zentrierung der Epiphyse durch Umstellungsosteotomien am Hüftgelenk Bedeutung.

10.1.2 Morbus Perthes-Legg-Calvé

Synonym: juvenile Hüftkopfnekrose,
juvenile Osteochondrose,
Osteochondritis deformans juvenilis coxae,
Coxa plana (Waldenström 1910).
Engl.: Perthes disease,
Legg-Calvé-Perthes disease.

Definition.
Man versteht darunter eine ischämische avaskuläre Nekrose der Hüftkopfepiphyse und gelegentlich der Metaphyse, die bis zu einem gewissen Grad nach wie vor eine „obscure affection of the hip joint" ist, wie es Legg 1909 bereits feststellte. Perthes sprach 1909 von einer Arthritis deformans juvenilis und Calvé bezeichnete 1909 die Erkrankung als eine „forme particuliere de pseudocoxalgie".

Epidemiologie

Sie zählt zu den am häufigsten vorkommenden juvenilen Osteonekrosen. Das männliche Geschlecht ist in einem Verhältnis 4:1 häufiger betroffen als das weibliche. Kinder erkranken im Alter zwischen 3 und 9 Jahren. Man findet sogar in weniger als 10% der Patienten ein familiäres Betroffensein. Die Erkrankung ist in 20% beidseitig anzutreffen.

Ätiologie

Die gefäßbedingte Osteodestruktion wird mit verschiedenen Gegebenheiten in Zusammenhang gebracht, z.B. mit konstitutionellen Faktoren (Retardation des Skeletts). Goff fand die Perthes-Erkrankung häufig bei den „shorties" einer Familie. Die Axhausen-Theorie, wonach es sich um eine blande nekrotische Embolie handelt, kann nicht mehr aufrechterhalten werden, desgleichen die entzündliche Theorie (septische Nekrosen).

Immer wieder wird die traumatische Genese der Erkrankung angeführt. Man meinte, dass auch relativ kleine Traumata ausreichen würden, die Gefäßwände zu beeinträchtigen (Bernbeck). Sundt berichtet bei 172 Patienten in 47% über eine gewisse traumatische Einwirkung.

Von Interesse sind angiographisch feststellbare Gefäßeinengungen und Verschlüsse im Bereich des R. profundus und im Bereich der Rr. nutritii capitis femoris, wie sie Hipp 1962 nachweisen konnte (s. Abb. 10.**3**). Nishio fand 1973 Gefäßbeeinträchtigungen im Sinne einer Mediaverdickung mit nachfolgenden poststenotischen Veränderungen der lateralen Epiphysengefäße. Hipp weist 1976 bei einer Thalassämienekrose eine Obliteration des R. profundus nach. Es wird demnach die Beeinträchtigung der Hüftkopfgefäße primär für das Ischaemiegeschehen verantwortlich zu machen sein.

Neuere Untersuchungen von Glueck zeigen, dass eine Erniedrigung des Proteins C oder Proteins S, eine Hypofibrinolyse oder ein hoher Spiegel an Lipoprotein A als Ursache für einen thrombotischen Venenverschluss und nachfolgend für die Osteonekrose des Hüftkopfs infrage kommen.

Pathogenese

Nach dem 3. Lebensjahr kommt es zu einer Umorientierung der arteriellen Versorgung der Epiphyse. Die lateralen Epiphysengefäße übernehmen fast ausschließlich die Versorgung. Erst im Laufe der Jahre erlangt die Versorgung über das Lig. capitis eine gewisse Bedeutung. Zu dieser Zeit ist die Blutversorgung der Epiphyse labil und anfällig für verschiedene Störungen, vor allem wenn zusätzlich noch eine Dysplasie der Gefäße vorliegt.

Klinik

Die Kinder klagen am Anfang oft über eine Ermüdbarkeit beim Laufen, es zeigt sich ein Hinken. Diese Symptome können zunächst intermittierend auftreten. Erst später findet man eine Bewegungsbeeinträchtigung (Abduktion, Innenrotation und Überstreckung). Die Rotation ist vor allem in Hüftbeugung eingeschränkt, wohingegen sie in Streckung frei ist (Schwarz). Zu diesem Zeitpunkt lassen sich meist die ersten radiologischen Hinweise auf die Fragmentation des Epiphysenkerns finden. Im Übrigen vergehen zwischen den ersten Symptomen und der Diagnosestellung oft mehrere Monate.

Bildgebende Diagnostik

Radiologisch wird bei der Diagnose im frühen Stadium **(Initialstadium)** auf die Verwertung der Gelenkspaltverbreiterung. Es folgt die Dichtezunahme der Epiphyse **(Kondensationsstadium)**. Später zeigt sich eine subchondrale Aufhellungszone und der Zerfall der Epiphyse **(Zerfallstadium)**. Schließlich sieht man im Röntgenbild den erneuten Aufbau und ggf. Formveränderungen der Epiphyse **(Reparationsstadium)**.

Catterall konnte anhand von Röntgenverlaufsserien nachweisen, dass die Ausdehnung der Nekrose unterschiedlich und hiervon die Prognose abhängig ist. Die Nekrose beginnt immer im anterioren Anteil der Epiphyse und setzt sich mit zunehmender Ausdehnung nach dorsal fort. 4 Gruppen werden unterschieden. Für ihre Einteilung sind vor allem axiale Röntgenbilder in Lauenstein-Position erforderlich. Die endgültige Klassifikation kann jedoch häufig erst im fortgeschrittenen Zerfallstadium erfolgen. Zudem beobachtete er unterschiedliche Risikozeichen, die die Endform der Epiphyse negativ beeinflussen.

Bei den 5 „Head-at-risk-Zeichen" ist eine ungünstige Prognose zu erwarten:
1. Verkalkung lateral der Epiphyse,
2. laterale Subluxation,
3. diffuse metaphysäre Beteiligung,
4. horizontal gestellte Epiphysenfuge,
5. Gage-Zeichen.

Die *Kernspintomographie* (Abb. 10.**4**–10.**9**) zeigt sämtliche Komponenten der Veränderungen des Knochenmarks direkt (Bossi et al. 1991). Das Fett ist die entscheidende Komponente des Knochenmarks, welche die Signalintensität bestimmt, weiter die hämopoetischen Zellen. Wasser und Mineralien tragen in negativer Weise zur Signalintensität bei, da bewegliche Protonen fehlen. Im Allgemeinen bestehen die Kerne der Epiphyse und Apophyse aus inaktiven hämopoetischen Zellen (gelbes Mark), dies zeigt sich durch eine hohe Signalintensität auf dem T-2-gewichteten Bild (Kricun). Wenn das Ausmaß an Fett abnimmt, dann ist auch eine Verminderung der Signalintensität zu erwarten.

Kernspintomographisch müssen die verschiedenen Stadien anhand des typischen Signalverhaltens unterschieden werden.

Es empfiehlt sich folgende Klassifikation der MRT-Stadien:
▶ Stadium Ia: subchondrale Signalminderung; basale Epiphysenanteile noch vital.

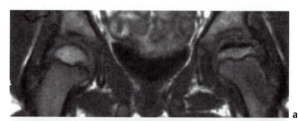
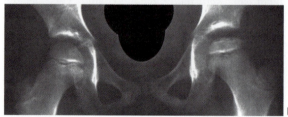

Abb. 10.4 Morbus Perthes links (6-jährige Patientin).
a MR-Tomogramm in T-1-Wichtung: im Stadium 1a deutliche Hypertrophie des medialen acetabulären und epiphysären Knorpels. Lateralisierung der Epiphyse.
b Beckenübersicht zum gleichen Zeitpunkt. Entsprechend zum Kernspintomogramm ist auch im Röntgenbild eine subchondrale Fraktur zu erkennen. Lateralisierung der Epiphyse von 4 mm. Indikation zur Umstellungsosteotomie ist gegeben.

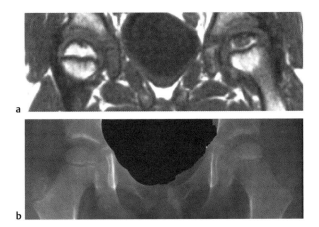
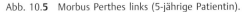

Abb. 10.5 Morbus Perthes links (5-jährige Patientin).
a MR-Tomogramm. MRT-Stadium Ib. subchondrale Signalminderung in der Epiphyse. In den basalen Epiphysenanteilen zeigt sich bereits ein reduziertes und in kleinen Bereichen noch ein vitales Signal. Die rechte Hüfte zeigt zentral randständig eine umschriebene Signalminderung. Hier liegt eine Minimalnekrose MRT-Typ 1 vor; rechts ist keine Therapie erforderlich.
b Beckenübersicht zum gleichen Zeitpunkt. Unregelmäßige Begrenzung und Verkleinerung der Epiphyse. Kleine beginnende Osteolysen in der Epiphyse bereits erkennbar. Die rechte Epiphyse zeigt bis auf eine kleine zentrale Abflachung eine regelrechte Form und Größe.

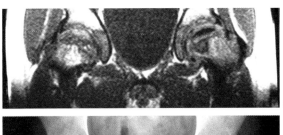
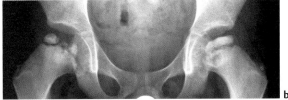

Abb. 10.6 Morbus Perthes beidseitig (6-jähriger Patient).
a Koronares Kernspintomogramm. Links Stadium IIa mit vollständiger Signalaufhebung im gesamten Epiphysenbereich. Rechts Stadium IIb mit intermediärem Signalverhalten in der Epiphyse. Metaphysäre Nekrose links, den medialen und zentralen Schenkelhalsbereich einnehmend, scharf begrenzt.
b Beckenübersicht zum gleichen Zeitpunkt. Zerfallstadium beidseitig. Auch radiologisch ist die metaphysäre Nekrose links erkennbar.

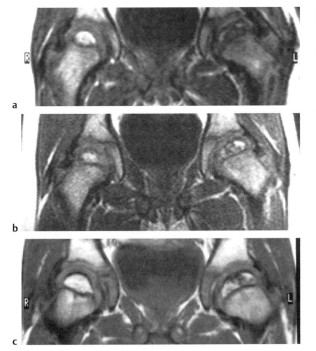

Abb. 10.7 Morbus Perthes (5-jähriger Patient). MRT-Stadium III. Revitalisierung der Epiphyse. An 3 jeweils im Abstand von 8 Monaten angefertigten MR-Tomogrammen kann der Wiederaufbau der Epiphyse verfolgt werden.
a Beginn der Revitalisierung mit 2 punktförmigen hellen Signalen medial und lateral in der Epiphyse.
b Zunehmende Vergrößerung der vitalen Anteile entlang der Epiphysenkontur.
c Die zentralen Anteile der Epiphyse werden zuletzt revitalisiert.

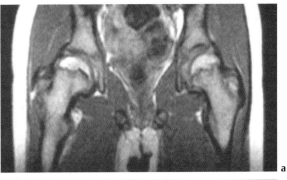
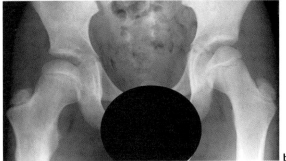

Abb. 10.8 Ausgeheilter Morbus Perthes rechts (8-jähriger Patient).
a MR-Tomogramm zeigt eine vollkommene Revitalisierung der Epiphyse, die sich signalintensiv und seitengleich zur gesunden Seite darstellt.
b Beckenübersicht zum gleichen Zeitpunkt. Auch hier zeigt sich die vollständig wieder aufgebaute Epiphyse rechts.

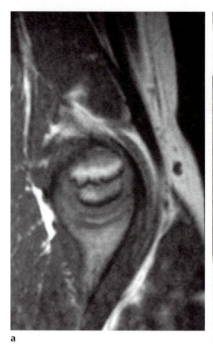 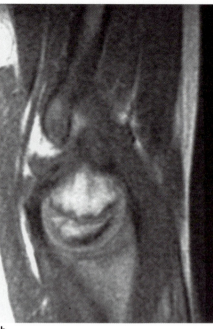

Abb. 10.9 Ausdehnung der Nekrose im Stadium 1 im sagittalen Kernspintomogramm (7-jähriger Patient).
a Die subchondrale Signalminderung überzieht mehr als die Hälfte der Epiphyse, die dorsalen Anteile sind nicht betroffen. Aufgrund des Stadiums I finden sich basal noch vitale Anteile (MRT-Typ 3).
b Die subchondrale Signalminderung überzieht bandförmig die gesamte Epiphyse. Die basalen Anteile sind noch vital (MRT-Typ IV).

▶ Stadium Ib: subchondrale Signalminderung; basale Epiphysenanteile zeigen ein intermediäres Signal.
▶ Stadium IIa: vollständige Signalaufhebung im von der Nekrose betroffenen Epiphysenanteil.
▶ Stadium IIb: intermediäres Signal in der Epiphyse; gelegentlich finden sich noch kleine umschriebene Areale mit vollständiger Signalaufhebung. Diese entsprechen sklerosierten Fragmenten im Röntgenbild.
▶ Stadium III: zunehmende Revitalisierung der Epiphyse ausgehend von 2 punktförmigen Arealen medial und lateral in der Epiphyse. Die zentralen Epiphysenanteile werden zuletzt revitalisiert.
▶ Stadium IV: Endstadium; vollständige Revitalisierung der Epiphyse; normales Signalverhalten.

Im Unterschied zur radiologischen Gruppierung nach Catterall kann in der MRT das Ausmaß der Nekrose bereits im Stadium Ib exakt festgelegt werden.

Es empfiehlt sich kernspintomographisch eine Typeneinteilung, die abhängig von der Nekrose getroffen wird (Schittich et al. 1992):
▶ Typ I: Minimalnekrosen, weniger als 25 % der Epiphyse nekrotisch;
▶ Typ II: maximal 50 % der Epiphyse nekrotisch;
▶ Typ III: über 50 % der Epiphyse nekrotisch, wobei der dorsale Anteil der Epiphyse vital erhalten ist;
▶ Typ IV: gesamte Epiphyse ist nekrotisch;
▶ Typ V: zusätzlich ausgedehnte metaphysäre Nekrose.

Differenzialdiagnose

Die häufigste Erkrankung im Kindesalter stellt die *Coxitis fugax* mit einer Ergussbildung dar, die oft nach einer Infektion der oberen Luftwege, aber auch ohne erkennbare Ursache auftreten kann. Innerhalb von 2 Wochen kommt es meist zur vollständigen Rückbildung des Ergusses und zur restitutio ad integrum des Hüftgelenks.

Abzugrenzen sind Entzündungen (*septische Nekrose*). Hier sollte der klinische Befund mit Fieber, allgemeinem Krankheitsgefühl und Schmerzhaftigkeit zur Diagnose führen.

Die *rheumatische Coxitis* ist im Kindesalter äußerst selten. Die Erkrankung geht mit einem allgemeinen Krankheitsgefühl und Abgeschlagenheit einher. Die Laborparameter zeigen nur eine allgemeine entzündliche Reaktion und sind bei einer Monarthritis diagnostisch oft wenig hilfreich.

An eine *enchondrale Wachstumsstörung* ist vor allem bei beidseitiger Osteonekrose, die erstmals zum Zeitpunkt des maximalen Zerfalls diagnostiziert wurde, zu denken.

Die *Meyer-Dysplasie* stellt eine harmlose Wachstumsverzögerung der Epiphyse dar, die aus mehreren Knochenkernen konfluiert. Sie führt zu keiner Deformierung der Epiphyse (Abb. 10.**10a, b**).

Differenzialdiagnostisch denke man weiter an eine *chronische Osteomyelitis* oder aber an gutartige und bösartige *Knochengeschwülste* hüftgelenknah, im Beckenbereich oder im proximalen Oberschenkel.

Therapie

Entscheidend ist die Zentrierung des Hüftkopfs in der Pfanne als Containment-Therapie. Diese kann *konservativ* mit einer Abduktionsschiene oder operativ durch eine intertrochantäre Varisierungsosteotomie oder mittels einer Beckenosteotomie nach Salter erreicht werden.

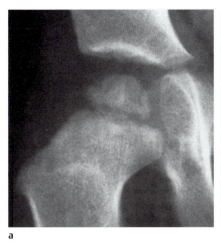
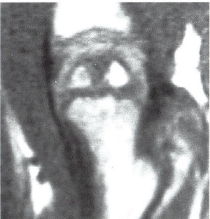

Abb. 10.**10** Meyer-Dysplasie rechte Hüfte (3 1/2-jähriger Patient) im Röntgenbild (**a**) und sagittalem MR-Tomogramm (**b**). Es zeigt sich eine scharf begrenzte, keilförmige zentrale Signalminderung. Keinerlei Deformierung der Epiphyse. Ventral und dorsal ist die Epiphyse vital (typisches MRT-Bild einer Meyer-Dysplasie).

Ab einer Lateralisierung der Epiphyse von 3 mm geben wir der *operativen* Zentrierung den Vorzug und führen die Varisierungsosteotomie durch. Die Fixation der Osteotomie nehmen wir mit Kirschner-Drähten vor, die spätestens nach 8 Wochen perkutan entfernt werden können (Abb. 10.**11a–c**). Während dieser Zeit entlasten wir das Hüftgelenk in einem Oberschenkelgips mit Beckenring und zwar in Gelenkmittelstellung. Nach Durchbau der Osteotomie werden im weiteren Verlauf einmal jährlich MRT-Kontrollen anstelle strahlenbelastender Röntgenaufnahmen durchgeführt. Häufigere bildgebende Kontrollen wären nur bei rein konservativer Therapie erforderlich. Bei Risikofaktoren, wie einer metaphysären Nekrose oder einer horizontal gestellten Epiphysenfuge, sollte ebenfalls frühzeitig der operativen Therapie der Vorzug gegeben werden. Weitere Indikationen für die frühzeitige Entscheidung zur operativen Therapie sind die Ausdehnung der Nekrose nach dem kernspintomographischen Bild und ein Erkrankungsalter nach dem 5. Lebensjahr.

Prognose

Je jünger die Kinder zu Beginn der Erkrankung sind, desto besser ist im Allgemeinen die Prognose. Kinder, die nach dem 6. Lebensjahr erkranken, haben meist eine nicht so günstige Prognose. Ungünstig ist der Ausgang des Leidens bei einem Erkrankungsalter nach dem 10. Lebensjahr. Weiter ist die Prognose vom Ausmaß der Nekrose abhängig. Deformierungen der Epiphyse sind zu erwarten, wenn der gesamte Hüftkopf nekrotisch ist oder wenn zusätzlich eine metaphysäre Beteiligung besteht.

Im Endstadium ist bei nicht erreichter Sphärizität des Hüftkopfs von einer ungünstigen Spätprognose mit frühzeitiger Arthrose auszugehen (präarthrotische Deformität; Abb. 10.**12a, b**). Ungünstig ist ebenso die Entwicklung einer Coxa magna oder einer Coxa vara mit Trochanterhochstand und wesentlicher Beinverkürzung. Hier ist nach Wachstumsabschluss die Aufrichtung und Verlängerung des Schenkelhalses durch eine VVIO (valgisierende, verlängernde, intertrochantäre Osteotomie nach Hipp 1989) zu empfehlen.

Nota bene

Vor allem bei Wachstumsstörungen in der Epi- und Metaphyse kann später eine Verformung am Gelenkkopf eintreten sowie eine Wachstumsbeeinträchtigung des Schenkelhalses mit nachfolgender Coxa-vara-Bildung. Auf die Möglichkeit einer präarthrotischen Deformität müssen die Eltern frühzeitig hingewiesen werden.

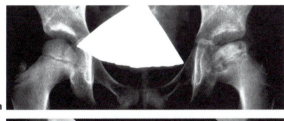
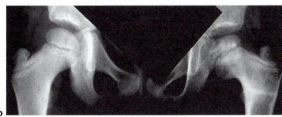
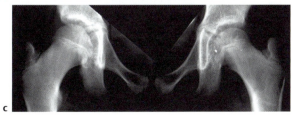

Abb. 10.**11a–c** Behandlungsergebnis nach Varisierungsosteotomie bei Perthes-Erkrankung (**a**) im Fragmentationsstadium (8-jährige Patientin). Kontrolle nach 1 Jahr (**b**). Im Alter von 16 Jahren besteht lediglich noch eine geringfügige Verbreiterung und Höhenminderung der Epiphyse (**c**).

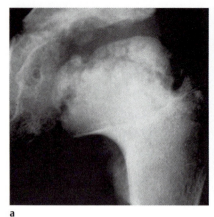 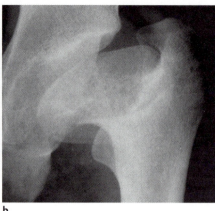

Abb. 10.**12a, b** Verlauf einer Coxa vara nach Perthes-Erkrankung mit Metaphysenbeteiligung (15-jähriger Patient). Eine intertrochantäre verlängernde und valgisierende Osteotomie (VVIO) kann nach Wachstumsabschluss angezeigt sein evtl. mit Pfannenrekonstruktion.

10.1.3 Epiphysiolysis capitis femoris juvenilis

Synonym: jugendliches Hüftkopfgleiten, Coxa vara epiphysarea.
Engl.: slipped capital femoral epiphysis.

Definition.
Vom jugendlichen Hüftkopfgleiten spricht man beim Abrutschen der Epiphyse des Hüftkopfs bei Umbaustörungen im metaphysären Anteil, also distal der Epiphysenfuge, wobei das Gleiten der Epiphyse langsamer erfolgen und mit einer gleichzeitigen Deformierung des oberen Anteils des Schenkelhalses (Lentaform) einhergehen kann. Auch kann bei der Epiphysiolysis capitis femoris lenta jederzeit ein vollkommenes Abrutschen erfolgen. Zum Zeitpunkt der Lockerung kann die vollkommene akute Dislokation der Epiphyse jederzeit auch ohne wesentliche Vorsymptomatik eintreten (Epiphysiolysis capitis femoris acuta). Geringe Verschiebungen der Epiphyse können klinisch unauffällig bleiben und führen die Patienten erst im Alter aufgrund einer Coxarthrose zur Behandlung.

Epidemiologie

Bevorzugt betroffen ist das männliche Geschlecht (4:1) im Alter zwischen dem 12. und 16. Lebensjahr, wohingegen das weibliche Geschlecht zwischen dem 10. und 15. Lebensjahr erkrankt. Nach Imhäuser handelt es sich regelmäßig um ein doppelseitig auftretendes Leiden, während man allgemein der Meinung ist, dass etwa bei der Hälfte der Patienten nur eine Seite betroffen ist. Die Angaben hinsichtlich der Doppelseitigkeit schwanken in der Literatur zwischen 20 und 80%. Ähnlich wie bei Jerre et al. (1994) beträgt bei uns die Häufigkeit der Doppelseitigkeit etwa 50%.

Ätiologie

Ätiologisch wird beim jugendlichen Hüftkopfgleiten immer wieder eine hormonelle Störung angenommen, ganz besonders, wenn kleine, dicke hypogenitale Patienten zur Behandlung kommen. Es zeigte sich aber, dass beim adiposogenitalen Typ oft alimentäre Faktoren eine Rolle spielen und einer hormonellen Komponente nicht eine zentrale Bedeutung zuzuordnen ist. Auch beim eunuchoidalen Hochwuchs werden hormonelle Störungen angeführt. Der quantitative Nachweis von Testosteron oder des somatotropen Wachstumshormons im Serum erbringt jedoch bei allen Patienten Normalwerte (Brinkel et al. 1990). Grundsätzlich bleibt jedoch festzustellen, dass endokrine Einflüsse für die Funktion des Knorpelwachstums Bedeutung erlangen, wobei auf das Wachstumshormon – ein somatotropes Hormon des Hypophysenvorderlappens (STH) – besonders hinzuweisen bleibt.

Allen & Calvert (1990) weisen auf die Bedeutung des Vorkommens der Epiphysiolysis an Zwillingen hin und führen an, dass nach Rennie eine autosomal dominante Vererbung zu diskutieren ist.

Unserer Meinung nach haben aber ossäre Veränderungen im Sinne einer Knochennekrose epiphysennah im metaphysären Hüftkopfanteil Bedeutung, wie Röntgen-, CT- und MRT-Befunde zeigen (Abb. 10.**13a–c**). Eine Beeinflussung des Hüftkopfgleitens kann dann durch äußere Faktoren erfolgen.

Pathogenese

Der Epiphysiolysis capitis femoris liegen vermutlich eine Osteonekrose am oberen Anteil des Schenkelhalses zugrunde (s. Abb. 10.**13**). Hüftkopfkappenlösung bzw. -abrutschen geschieht meist langsam und kann unter zusätzlichem Einfluss äußerer Faktoren in eine akute Form übergehen. Bei akutem Abrutschen kann es zur Schädigung der Hüftkopfgefäße mit nachfolgender avaskulärer Epiphyseonekrose kommen.

Beim langsamen Abrutschen können die Hüftkopfgefäße sich durch Dehnung anpassen und durchgängig bleiben. Am häufigsten gleitet die Hüftkopfepiphyse

10.1 Vaskulär bedingte Knochennekrosen im Wachstumsalter

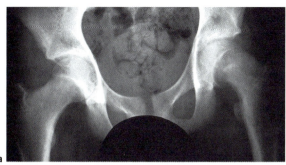
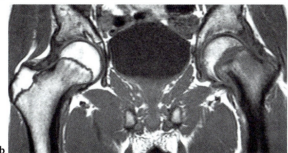
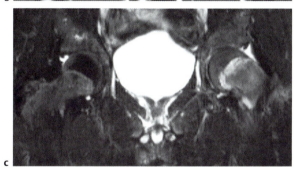

Abb. 10.**13** Epiphyseolysis capitis femoris links mit bereits beginnender Verschiebung der Epiphyse (13-jähriger Patient).
a Röntgenologisch sind Umbauvorgänge im metaphysären Hüftkopfanteil deutlich zu unterscheiden.
b Im Kernspintomogramm in T-1-Wichtung (TR 500 TE 20) zeigt sich eine weite Epiphysenfuge links mit intermediärem Signal. Umbauvorgänge in der Metaphyse. Die Hüftkopfepiphyse zeigt ein normales Signalverhalten. Rechts regelrechtes Signalverhalten der Epiphyse.
c Kernspintomogramm in fettsaturierter T-2-Wichtung (TR 3333, TE 96) lässt ausgeprägte Umbauvorgänge mit Ödembildung im metaphysären Hüftkopfanteil erkennen. Mäßig ausgeprägte Ödembildung in der linken Epi- und ganz besonders in der Metaphyse.

nach dorsal und kaudal, selten in andere Richtungen. In Wirklichkeit bleibt der Hüftkopf in der Pfanne, während der Schenkelhals disloziert.

Klinik und klinische Diagnostik

Das Erkennen der Epiphysiolysis capitis femoris bereitet regelmäßig Schwierigkeiten, da die Symptome wenig ausgeprägt und auch uncharakteristisch sind. Beschwerden treten anfangs meist nach dem Sport auf (Leistenschmerz, aber auch ausstrahlende Schmerzen in das Knie). Ferner kann ein Hüfthinken nach längerem Gehen auffällig werden. Im fortgeschrittenen Stadium zeigt sich eine Bewegungseinschränkung der Abduktion, der Beugung und besonders der Innenrotation. Beim Abgleiten der Hüftkopfepiphyse nach hinten und unten wird das Drehmann-Zeichen positiv, d. h. die Hüftbeugung ist nur bei Abduktion und Außenrotation möglich. Es findet sich umgekehrt positiv, wenn die Kopfkappe nach vorne abrutscht, was selten der Fall ist. Die Beugung gelingt dann nur bei Adduktion und Innenrotation. Hinzuweisen bleibt noch auf das Scherensymptom. Der Untersuchte kann die Oberschenkel bei gebeugten Knien nur zusammenbringen, wenn die Unterschenkel gekreuzt werden.

Bildgebende Verfahren

Röntgenologisch sind Aufnahmen in 2 Ebenen unentbehrlich und zwar unter Berücksichtigung der Kontrakturen. Ggf. muss eine isolierte Darstellung der kontrakten Hüfte im ventrodorsalen Strahlengang erfolgen, um das koxale Femurende orthograd zu treffen. Dies ist durch Unterlegen eines Schaumgummikeils zum Ausgleich der Kontraktur möglich.

Die axiale Aufnahme wird in der Technik nach Imhäuser belichtet, wobei der Oberschenkel 90° gebeugt und um einen Winkel, der sich aus dem CCD-Winkel minus 90° berechnet, abduziert wird. Bei einer schmerzhaften Bewegungseinschränkung bzw. einer Epiphysiolysis capitis femoris acuta muss eine Behelfslagerung erfolgen (Abb. 10.**14a–c**). Auf der a.-p. Aufnahme ist die mediale Dislokation und auf der Im-

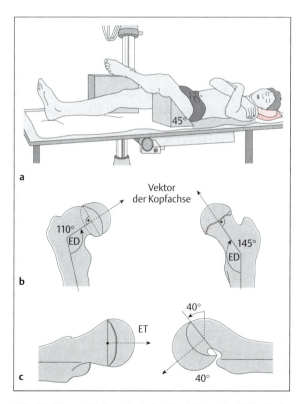

Abb. 10.**14a–c** Röntgenologische Darstellung des Hüftgelenks bei der Coxa vara epiphysarea.

häuser-Aufnahme die dorsale Dislokation zu erkennen. Die axiale Aufnahme zeigt Strukturveränderungen im epiphysennahen Schenkelhalsbereich besonders deutlich, desgleichen die Verbreiterung der Fuge. Das Ausmaß der Dislokation wird auf der axialen Aufnahme gemessen. Normalerweise steht die Hüftkopfepiphyse in einem Winkel von 90° auf der Schenkelhalsachse. Legt man eine Tangente von kaudal an die mediale und laterale Begrenzung der Epiphyse, so schneidet diese je nach Ausmaß des Abrutschens die Schenkelhalsachse unter einem bestimmten Winkel. Wird dieser Winkel von 90° abgezogen, so ergibt sich das Ausmaß des Abrutschens.

Die *Kernspindiagnostik* könnte für die Beantwortung der Frage, inwieweit eine einseitige oder doppelseitige Erkrankung vorliegt, herangezogen werden.

In einer ersten eigenen Studie konnten 4 Kriterien, die bei einer Epiphysiolysis capitis femoris sich regelmäßig zeigen, erarbeitet werden:
1. eine Verbreiterung der Epiphysenfuge auf den koronaren und sagittalen T-1-Schichten,
2. eine Verschmälerung der Epiphysenfuge auf den koronaren T-2-Schichten mit oder ohne angrenzendes Schenkelhalsödem,
3. ein intermediäres Signal in der Epiphysenfuge im T-1-gewichteten Bild,
4. ein begleitender Gelenkerguss und ein Schenkelhalsödem (s. Abb. 10.**13**).

Der Stellenwert der einzelnen Kriterien zum Beweis für ein drohendes Abrutschen auf der Gegenseite kann derzeit jedoch noch nicht exakt benannt werden. Weitere Beobachtungen sind hierfür erforderlich.

Therapie

Entscheidend für eine gezielte Behandlung ist eine ausreichende Beurteilung der morphologischen Veränderungen (Imhäuser 1970). Beim Vorliegen klinischer Symptome und dem Nachweis von Umbauvorgängen nahe der Epiphysenfuge im metaphysären Hüftkopfanteil ist die **Epiphyseodese** angezeigt. Vielfach wird, da bei einem hohen Prozentsatz das Leiden doppelseitig auftritt, die Epiphyseodese auf beiden Seiten empfohlen und zwar mit Kirschner-Drähten, besser aber mit Spongiosaschrauben (s. Abb. 10.**13**). Eine Schraube soll Verwendung finden, wenn bei jüngeren Patienten noch ein Längenwachstum zu erwarten ist. Dabei lässt man den distalen Schraubenanteil etwa 1 cm herausragen, um das Wachstum zu ermöglichen. Eine zuverlässige Epiphyseodese lässt sich mit 2 Zugschrauben erreichen. Bei der Verschraubung muss allerdings eine Verdrehung der Hüftkopfkappe beim Einbringen der Schrauben durch eine temporäre Fixation der Epiphyse mit Kirschner-Drähten vermieden werden.

Bei einer *Dislokation* von mehr als 30° empfiehlt sich die Durchführung einer **dreidimensionalen Umstellungsosteotomie**, wie sie von Imhäuser 1966 angegeben wurde. Gleichzeitig kann dabei die Epiphyseodese vorgenommen werden (Abb. 10.**15a, b**). Dies kann mithilfe von 2 Spongiosaschrauben oder mit Kirschner-Drähten erfolgen. Die Schrauben oder Kirschner-Drähte müssen aber so eingebracht werden, dass sie bei der nachfolgenden intertrochantären Osteotomie nicht stören.

Die dreidimensionale Osteotomie wird intertrochantär vorgenommen (Imhäuser). Die stabile Osteosynthese der Osteotomie erfolgt mit einer Winkelplatte. Es kann dabei auch eine Spezialplatte Verwendung finden. Die ventrale Keilentnahme soll im Allgemeinen um 20° betragen, da bei einer größeren Keilentnahme später die Durchführung einer Totalplastik Schwierigkeiten bereiten kann.

Bei einer stabilen Osteosynthese kann die sofortige Übungsbehandlung nach der Operation aufgenommen werden.

Therapieindikationen im Überblick

Befund	Empfohlenes therapeutisches Vorgehen
Abrutschen der Epiphyse bis 30°	Stabilisierung der Epiphysenfuge prophylaktische Versorgung mit Kirschner-Drähten oder Schrauben
Abrutschen der Epiphyse von mehr als 30°	intertrochantere dreidimensionale Umstellungsosteotomie (Imhäuser)
Akutes Abrutschen	sofortige operative Reposition und Osteosynthese
Arthrose nach Abrutschen im Erwachsenenalter	Umstellungsosteotomie, sofern eine entsprechende Belastungszone festgestellt werden kann und ausreichende Beweglichkeit vorhanden ist
Fortgeschrittene Arthrose im Alter	Totalendoprothese

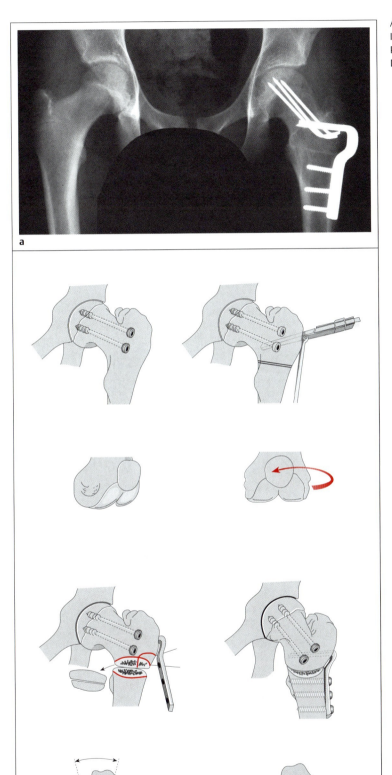

Abb. 10.15 Umstellungsosteotomie nach Imhäuser im Röntgenbild (**a**; der gleiche Patient wie in Abb. 10.**13**) und schematische Darstellung des operativen Vorgehens (**b**).

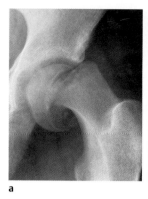 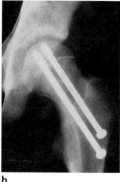 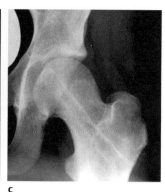

Abb. 10.**16** Akutes Epiphysenabrutschen (**a**; 14-jährige Patientin) mit nachfolgender offener Reposition und Verschraubung (**b**). Kontrollbild nach 5 Jahren (**c**), keine Nekrose.

Die Durchführung einer *Schenkelhalsosteotomie* vor allem in der Modifikation nach Clarke bei einem Abrutschen von mehr als 50° kann in Erwägung gezogen werden. Die Osteotomie im Schenkelhals bringt jedoch sehr oft als Komplikation die Hüftkopfnekrose infolge einer Gefäßschädigung. Wird die Schenkelhalsosteotomie durchgeführt, so muss die Darstellung und Keilentnahme von ventral her schonend erfolgen, um die Gefäßversorgung von dorsal und kranial nicht zu beeinträchtigen. Die Hüftkopfnekrose ist eine außerordentlich ernste Komplikation, anschließend bleibt praktisch nur die Arthrodese – sie wird vom Patienten ungern angenommen –, oder aber die Arthroplastik. In unserem Krankengut wurde eine Schenkelhalsosteotomie nicht erforderlich.

Zur **Reposition** des akuten Epiphysenabrutschens bleibt anzuführen, dass sie sofort und nicht erst nach Tagen von einem leistungsfähigen Operationsteam durchgeführt werden soll (ventrolateraler Zugang unter Schonung der Hüftkopfgefäße). Die Reposition der Hüftkopfkappe soll unter Sicht des Auges gezielt und schonend erfolgen und anschließend eine stabile Verschraubung stattfinden (Abb. 10.**16a–c**). Man beachte, dass eine temporäre Fixierung der Epiphyse mit 2 Kirschner-Drähten erfolgt, um eine Verdrehung bei der Schraubeneinbringung zu vermeiden.

Die Reposition kann grundsätzlich auch beim frischen Abrutschen konservativ erfolgen, was früher regelmäßig vorgenommen wurde, allerdings nicht immer mit Erfolg. Als nachteilig erwies sich die Ruhigstellung im Spreizverband über mehrere Wochen. Randal berichtet noch 1990 über befriedigende Ergebnisse mit dieser Methode.

Komplikationen

Sehr oft findet sich nur eine geringe Verschiebung, die klinisch sogar weitgehend unauffällig bleiben kann. Der Patient kommt erst in späteren Jahren mit beginnenden degenerativen Veränderungen am Hüftgelenk zur Behandlung.

Radiologisch zeigt sich lediglich eine geringe Abflachung der Epiphyse. An dieser Stelle findet sich eine Wulstung oder aber der epiphysäre Kopfanteil kann gegenüber dem metaphysären Anteil eingedrückt sein. Gelegentlich besteht eine bogenförmige Deformierung des Schenkelhalses im Sinne einer Varusverbiegung (Abb. 10.**17a, b**).

Der verschiedengradige Gleitvorgang führt früher oder später mit großer Regelmäßigkeit zur *Arthrosis deformans*. Manchmal kommt es schon im 3. Dezennium selbst bei geringen Gleitgraden zum Verschleiß des Gelenks. Zu diesem Zeitpunkt sollte aber mit einer Umstellungsosteotomie versucht werden, die Arthrose zu beeinflussen, was oft noch möglich ist.

Die *Nekrose* des Hüftkopfs erfolgt vor allem bei der akuten Epiphysenlösung (Rattey et al. 1996) in etwa 15 % der Fälle, aber auch beim langsamen Abrutschen

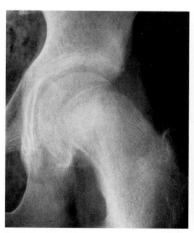 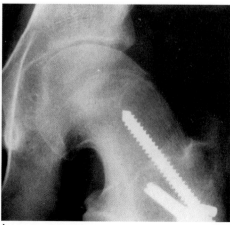

Abb. 10.**17** Verlagerung der Epiphyse nach dorsal und kaudal mit ossärem Durchbau in Fehlstellung (**a**) und nach Korrekturosteotomie (Valgisierung und Derotation; **b**). Die Entnahme eines Ganzkeils ist notwendig, um eine Verlängerung und Zunahme der Kompression zu verhindern.
Beachte: Zur Ausführung gekommene Umbauvorgänge epiphysenfugennah im oberen Metaphysenanteil.

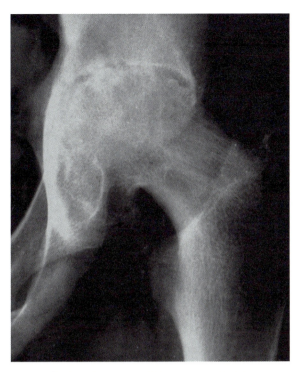

Abb. 10.18 Chondrolyse des Hüftgelenks nach stattgehabter Epiphyseodese mit Schrauben. Beachte fortgeschrittene Arthrose, klinisch weitgehende schmerzhafte Einsteifung.

(seltener) und anlässlich verschiedener therapeutischer Eingriffe (geschlossene und offene Reposition). Selbst bei komplikationslos durchgeführten Epiphyseodesen lassen sich nekrotische Vorgänge im Bereich der Epiphyse beobachten. Angiographisch ist die Unterbrechung der Hüftkopfgefäße abzubilden.

Anzuführen bleibt noch die *Chondrolyse* des Hüftgelenks, die früher häufiger nach operativen Eingriffen und Repositionen mit nachfolgender länger dauernder Ruhigstellung beobachtet wurde, eine Komplikation, die sehr rasch zur Einsteifung des Hüftgelenks führt (Abb. 10.18). Dabei erlangt diagnostisch die Erhöhung der IgG und IgM bei einer vorangehenden Chondrolyse Bedeutung (Joseph).

Entscheidende neue Einblicke in die morphologischen Veränderungen von Knorpel und Knochen erlauben neue bildgebende Verfahren wie die CT und MRT.

Zur traumatischen Entstehung der Epiphysenlösung. Eine traumatische Epiphysenlösung kann bei einem entsprechenden Unfallereignis eintreten, ähnlich wie bei verschiedenen anderen Epiphysen. Besondere Probleme ergeben sich jedoch bei der Beurteilung der Bedeutung einer Epiphysenlösung bei einer Erkrankung im Fugenbereich.

Sehr oft finden sich zum Zeitpunkt der Lösung schon strukturelle Veränderungen. Wichtig ist dabei die Berücksichtigung der Gegenseite. Findet man ebenfalls Strukturveränderungen im metaphysären Kopfanteil auf der nichtverletzten Seite, so ist dem eigengesetzlichen Ablauf des Leidens eine entscheidende Bedeutung zuzuordnen. Imhäuser war grundsätzlich der Meinung, dass dieser eigengesetzliche Ablauf des Gleitvorgangs im Vordergrund steht und ein Unfallzusammenhang im Allgemeinen abzulehnen ist.

Wie wir aber wissen, muss bei dem Krankheitsbild des Abrutschens der Epiphyse nicht unbedingt erfolgen.

Beim Vorliegen einer traumatischen Einwirkung muss also genau beurteilt werden, welche Wertigkeit der äußeren Einwirkung zukommt. Gelegentlich ist dem Unfallereignis zumindest die Bedeutung einer Teilursache beizumessen. Anders dagegen, wenn radiologisch eine ossäre Verletzung an der Metaphyse abzubilden ist.

Bei der Beurteilung der Wertigkeit der äußeren Einwirkung können anamnestische Erhebungen oft wichtige Erkenntnisse bringen.

Nota bene
> Es empfiehlt sich, die Eltern bei der Therapieentscheidung auf die angeführten Komplikationsmöglichkeiten hinzuweisen.

10.1.4 Protrusio acetabuli coxae

Synonym: Coxa profunda.
Engl.: protrusio acetabuli.

Definition.
Als Protrusio acetabuli bezeichnet man eine uhrglasförmige Vorwölbung der Hüftpfanne in das kleine Becken mit nachfolgender Abspreiz- und Drehbehinderung des Hüftgelenks.

Epidemiologie

Sie kommt bevorzugt beim weiblichen Geschlecht vor, in einem Verhältnis von 5:1 zum männlichen Geschlecht, und wird frühestens nach dem 15. Lebensjahr bemerkt.

Ätiopathogenese

Die Entstehung der Coxa profunda wird mit einer Osteonekrose der Apophysen im Pfannengrund, die zwischen dem 10. und 13. Lebensjahr auftreten und nach dem 15. Lebensjahr verschmelzen, in Zusammenhang gebracht. Abzugrenzen ist die Protrusio acetabuli von einer physiologischen Pfannenbodenprominenz, die eine vorübergehende Verdickung des Pfannenbodens darstellt. Sie beginnt zwischen dem 8. und 9. Lebensjahr und gleicht sich gegen Ende der Pubertät wieder aus. Die physiologische Pfannenbodenprominenz ist geprägt durch eine stumpfwinklige Vorwölbung im Bereich der Y-Fuge, wobei der unterhalb der Pfanne gelegene Teil sich am stärksten vorwölbt. Auch meint man, dass die ausbleibende Rückentwicklung einer Pfannenprominenz in eine primäre Protrusio acetabuli übergehen könne.

Klinik und klinische Diagnostik

Meist wird die Protrusio acetabuli erst nach Abschluss des Wachstums festgestellt, da erst dann das Leiden im Verlauf der Entwicklung der degenerativen Veränderungen Beschwerden bereitet. Oft erfährt man aber vom Patienten, dass ihm seit seiner Jugendzeit eine Abspreiz- und Drehbehinderung der Hüften erinnerlich ist. Diese Bewegungseinschränkungen und das Hinzukommen von Schmerzen bei längerer Belastung sind bei der ersten Untersuchung festzustellen.

Radiologisch findet sich eine verschieden ausgeprägte, aber charakteristische Vorwölbung der Pfanne in das Becken (s. Kap 19), wobei die Pfanne eine Tiefe bis zu 5 cm aufweisen kann (normal 2,5 cm). Das Leiden ist sehr häufig beidseitig ausgeprägt, öfters von unterschiedlichem Ausmaß. Der Pfannenboden kann hochgradig ausgedünnt sein und der Hüftkopf walzenförmig umgeformt. Im Bereich der subchondralen Gelenkzonen finden sich vermehrt Sklerosierungen. Relativ früh zeigen sich Auswulstungen am Kopf-Hals-Übergang. Eine wichtige Auskunft über das Ausmaß der Protrusio acetabuli vermittelt der Abstand der nach medial sich vorwölbenden Pfanne zur Linea innominata.

Therapie

Frühzeitig soll eine valgisierende intertrochantäre Osteotomie unter Verkürzung von mindestens 1 cm durchgeführt werden, da konservative Behandlungen nur eine vorübergehende Besserung bringen. Mit einer Osteotomie lässt sich der Fortgang des Gelenkverschleißes günstig beeinflussen.

10.1.5 Avaskuläre Nekrose der Tuberositas tibiae

Synonym: Osgood-Schlatter-Erkrankung (1903).
Engl.: Osgood-Schlatters disease, apophysitis of the tibial tubercle.

Definition.
Als Osgood-Schlatter-Erkrankung bezeichnet man einen osteonekrotischen Vorgang im Bereich der Apophyse am Schienbeinkopf, der am vorderen Ausläufer der proximalen Tibiaapophyse entsteht.

Epidemiologie

Diese Ossifikationsstörung findet man bevorzugt beim männlichen Geschlecht (4 : 1) zwischen dem 14. und 16. Lebensjahr (Reichelt), sie kommt auch doppelseitig vor.

Ätiopathogenese

Die Verknöcherung der Apophyse verläuft in etwa 50 % der Patienten über einen oder über mehrere Kerne (25 % 2 Kerne, 25 % 3 oder mehr Kerne). Die Ossifikation der Apophyse vollzieht sich zwischen dem 7. und 14. Lebensjahr. Anschließend kommt es zur Synostose.

Klinik und klinische Diagnostik

Der Druckschmerz an der Tuberositas tibiae zählt zu den wichtigsten frühen Zeichen der Erkrankung. Schmerzen entstehen bei der vermehrten Belastung des Lig. patellae. Äußerlich kann eine Schwellung zu sehen sein und manchmal eine Überwärmung bestehen.

Radiologisch sind unregelmäßige Begrenzungen der Knochenkerne sowie Strukturveränderungen im Inneren mit Verdichtungen und abwechselnd Aufhellungen von großer Bedeutung (Abb. 10.**19**). Die Apophyse kann sogar vergrößert sein und ein schnabelförmiges Aussehen aufweisen. Bengt-Hulting weist auf bestehende Verschattungen im retroligamentären Raum hin, die durch eine Schleimbeutelentzündung hervorgerufen werden. Auch können dort Kalk- oder sogar Knocheneinlagerungen zu beobachten sein. Im Erwachsenenalter kann eine Höckerbildung über der Tuberositas tibiae – als Folge einer deform verheilten Tuberositas – Anlass zu rezidivierenden Schleimbeutelbildungen führen. Die Rückversetzung der Tuberositas in den Schienbeinkopf ist dann zu empfehlen.

Differenzialdiagnostisch bereitet gelegentlich die Abgrenzung einer Bursitis Schwierigkeiten (Tuberkulose und Osteomyelitis). Des Weiteren muss auf Geschwulstbildungen geachtet werden (Riesenzelltumor und Osteosarkom).

Therapie

Die Behandlung erfolgt konservativ, lokal mit Antiphlogistika, Eis und Elektrotherapie. Im akuten Stadium empfiehlt sich die Entlastung mit Unterarmgehstützen oder das Anlegen einer Gipshülse für 4–6 Wochen. Anschließend zunächst keine wesentliche sportliche Belastung für weitere 3–4 Monate!

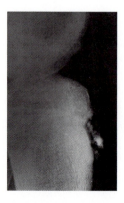

Abb. 10.**19** Osgood-Schlatter-Erkrankung im Fragmentationsstadium.

10.1.6 Osteochondrose der Patella

Synonym: Sinding-Larsen-Johansson-Syndrom (1921).
Engl.: osteochondrosis of the patella.

Definition.
Eine avaskuläre Nekrose der Patella kann bei weiblichen und männlichen Jugendlichen auftreten.

Klinik und klinische Diagnostik

Zu Beginn des Leidens werden diffuse Kniegelenkbeschwerden beim Treppensteigen und nach einer vermehrten sportlichen Belastung angegeben. Es besteht ein Druck- und Klopfschmerz über der Patella und seltener ein retropatellarer Verschiebeschmerz.

Radiologisch kann der ganze Knochenkern der Patella zerklüftet sein oder aber nur Randbezirke (oberer bzw. unterer Patellapol). Im Verlaufe von Jahren kommt es radiologisch im Allgemeinen zur Ausheilung, wenngleich Formveränderungen zurückbleiben können.

Differenzialdiagnostisch achte man auf Ossifikationsvarianten der Patella, insbesondere im Bereich des oberen und unteren Pols und auf die Patella bipartita in den verschiedenen Erscheinungsformen. Frühestens tritt der Knochenkern in der Mitte der knorpelig angelegten Kniescheibe bei Mädchen im Alter von 2 Jahren und bei Knaben im Alter von 4 Jahren auf. Die Ossifikationszentren zeigen gelegentlich eine unregelmäßige Konfigurierung der Kerne. Hinzuweisen bleibt auf Ossifikationsstörungen, wie sie bei der enchondralen Dysplasie vorkommen.

10.1.7 Avaskuläre Nekrose des Kahnbeins am Fuß

Synonym: Morbus Köhler.
Engl.: Köhler's disease, osteochondrosis of the scaphoid bone of the foot.

Definition.
Von einer avaskulären Nekrose des Kahnbeins spricht man bei ossären Nekrosevorgängen, die von Alban Köhler bereits 1908 als eine avaskuläre Knochennekrose am Os naviculare pedis beschrieben wurde.

Epidemiologie

Sie tritt bevorzugt beim männlichen Geschlecht (4 : 1) zwischen dem 3. und 12. Lebensjahr auf. Die avaskuläre Nekrose kommt bei etwa 30 % der Patienten beidseitig zur Ausbildung. Die Köhler-Nekrose wird gleichzeitig mit anderen avaskulären Nekrosen beobachtet (Perthes-Krankheit) und bei Ossifikationsstörungen (enchondrale Dysostose).

Klinik und klinische Diagnostik

Im Vordergrund stehen Mittelfußbeschwerden beim Laufen und auch beim Stehen. Über dem Os naviculare wird ein Druckschmerz angegeben und manchmal kann auch eine Schwellung vorhanden sein.

Radiologisch bezeichnete schon Köhler die Zunahme der Knochendichte, eine scheibenförmige Verschmälerung des Os naviculare und den Verlust von Knochenstrukturen als sichere Zeichen der Erkrankung (Abb. 10.**20a–c**). Schließlich kann der struk-

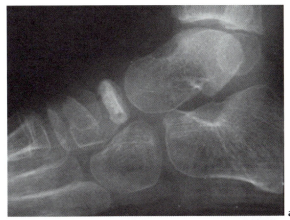

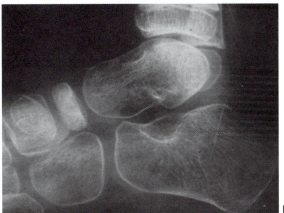

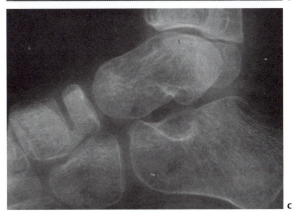

Abb. 10.**20** Osteonekrose Morbus Köhler.
a Osteonekreose (10-jährige Patientin) im Zerfallstadium.
b Teilweiser Wiederaufbau nach einem Jahr.
c Vollkommener Aufbau nach einem weiteren Jahr.

turveränderte Knochenkern schollenartig zerfallen (Beachte: Os naviculare bipartitum). Der Gelenkspalt zum benachbarten Talus und Os cuneiforme zeigt sich verbreitert. Im Verlaufe von 1–2 Jahren findet der Wiederaufbau des Kahnbeins statt, sehr oft mit einer Gelenkkörperdeformierung.

Differenzialdiagnostisch müssen posttraumatische Vaskularisationsstörungen ausgeschlossen werden, ferner Knochengeschwülste und auch Entzündungen, des Weiteren Anlagestörungen (Os naviculare bipartitum).

Therapie

Im akuten Stadium empfiehlt sich die Entlastung im Unterschenkelkunststoffverband (früher Gipsverband) für 8–12 Wochen und anschließend die Entlastung mit einer Einlage. Sollte eine Formveränderung zurückbleiben und eine sekundäre Arthrosis deformans sich entwickeln, so ist die Arthrodese angezeigt.

10.1.8 Avaskuläre Nekrose der Mittelfußköpfchen

Synonym: Köhler-Freiberg-Erkrankung.
Engl.: Freiberg's disease, avascular necrosis of the head of the metatarsal bone of the foot.

Definition.
Die Köhler-Freiberg-avaskuläre Nekrose findet man bevorzugt am 2. Metatarsalköpfchen und selten am Metatarsalköpfchen 3, 4 oder 5.

Epidemiologie

Hauptsächlich ist das weibliche Geschlecht betroffen (75 % der Fälle) und zwar zwischen dem 12. und 18. Lebensjahr. Selten sieht man die Erkrankung beidseitig. Auch mehrere Metatarsalköpfchen können an einem Fuß betroffen sein.

Pathogenese

Zur Entstehung der Nekrose bleibt anzuführen, dass die Epiphysen nur über die Kollateralbänder eine Blutzufuhr erhalten, sodass eine Störung der Blutversorgung möglich wird. Häufig wird diese avaskuläre Nekrose auch mit dem Entstehen eines Spreizfußes beobachtet.

Klinik und klinische Diagnostik

Im Vordergrund stehen Schmerzen plantar über dem befallenen Metatarsalköpfchen. Der Patient lokalisiert den Schmerz sehr exakt. Schmerzhaft ist vor allem das Abrollen des Fußes. Oft führen die Schmerzen nach einer Einlagenversorgung zur Besserung, sodass die endgültige Diagnose nicht selten erst im Erwachsenenalter gestellt wird.

Radiologisch findet man anfangs meist nur geringe Strukturveränderungen im Bereich des Metatarsalköpfchens. Im Stadium der Fragmentation zeigen sich herdförmige Verdichtungen oder Strukturaufhellungen sowie nachfolgend Formveränderungen des Köpfchens. Im Endstadium stehen becherförmige Deformierungen, die früh zur Arthrose führen, im Vordergrund. Es finden sich Exostosen am Metatarsalköpfchen (Abb. 10.**21a, b**).

Therapie

Wird die Erkrankung früh festgestellt, sofern also noch keine Fragmentation des Metatarsalköpfchens erfolgt ist, so soll unbedingt durch Entlastung im Kunststoffverband die Verformung des Köpfchens verhindert werden. Später muss die Versorgung mit einer entlastenden Einlage mit einem erhöhten Quergewölbe evtl. mit einem Metatarsalsteg stattfinden. Bei arthrotischen Veränderungen in späteren Lebensjahren (Metatarsalschmerz bei kontraktem Spreizfuß) kann zunächst konservativ mit antiphlogistischen Maßnahmen, evtl. mit dem Versuch einer periartikulären Cortisoninjektion, eine Besserung des Beschwerdebilds erreicht werden. Operativ bringt die Methode nach

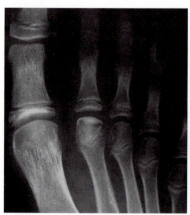
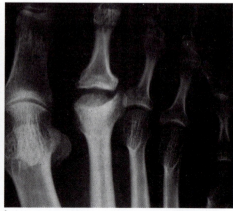

Abb. 10.**21** Osteonekrose im Bereich des Metatarsalköpfchens II (Köhler-Freiberg-Erkrankung).
a Im Alter von 13 Jahren findet sich schon eine beginnende Fragmentation des Metatarsalköpfchens.
b Im Alter von 25 Jahren zeigt sich dann besonders auffällig die kolbige Auftreibung des Metatarsalköpfchens bei erheblichen Spreizfußbeschwerden, Arthroplastik (Backenresektion nach Brandes) angezeigt.

Brandes (Backenresektion) als Gelenkplastik sehr oft eine wesentliche Besserung. Es werden dabei die verbreiterten Köpfchenanteile abgetragen. Wichtig ist, eine Kapsulektomie durchzuführen.

10.1.9 Haglund-Sever-Erkrankung der Fersenbeinapophyse

Synonym: Apophysitis calcanei.
Engl.: Haglund's disease.

Definition.
Unter der Haglund-Sever-Erkrankung versteht man eine Aufbaustörung der Fersenbeinapophyse.

Ätiopathogenese

Die Osteochondrose beobachtet man beim männlichen Geschlecht bevorzugt zwischen dem 8. und 13. Lebensjahr. Für die Ossifikationsstörungen im Verlauf der Entwicklung der Kalkaneusapophyse werden ursächlich Störungen der Blutversorgung angenommen, weiterhin wird besonderen funktionellen Belastungen (Sport, Adipositas) eine Bedeutung zugeordnet.

Klinik und klinische Diagnostik

Es wird über Schmerzen im Rückfuß, besonders im Ansatzbereich der Achillessehne geklagt, die sich bei vermehrter Belastung verstärken. Es besteht ein Druckschmerz über dem Tuber calcanei. Die Ferse kann verdickt sein. Auch löst die Anspannung der Achillessehne bei der Dorsalextension des Fußes verstärkt Beschwerden aus.

Röntgenologisch erscheint die normale Kalkaneusapophyse mit mehreren Knochenkernen, die langsam konfluieren. Ebenso stellt die Verdichtung der Apophyse einen Normalbefund dar. Eine Apophysitis kann deshalb radiologisch oft nicht eindeutig abgegrenzt werden. Die Diagnose darf erst nach Ausschluss einer Osteomyelitis bzw. eines Tumors gestellt werden.

Differenzialdiagnostisch sind eine chronische Osteomyelitis des Kalkaneus und auch Tumoren abzugrenzen. Eine Achillodynie kommt im Kindesalter praktisch nicht vor.

Therapie

Es empfiehlt sich die Einlagenversorgung mit Absatzerhöhung und die Reduktion der sportlichen Aktivität. In seltenen Fällen ist in der floriden Phase auch die Ruhigstellung im Kunststoffverband erforderlich.

10.1.10 Seltene Lokalisationen der Osteonekrosen am Fuß

Avaskuläre Nekrosen der Ossa cuneiformia. Am häufigsten ist das Os cuneiforme I betroffen, aber auch die übrigen Ossa cuneiformea können betroffen sein sowie selten auch das Os cuboideum. Diagnostisch müssen dabei der klinische Befund (Schwellung, Druck- und Belastungsschmerz) und die tyischen radiologischen Veränderungen der Knochennekrose berücksichtigt werden.

Seltene atypische Formen des Knorpel- und Knochenumbaus. Umbauvorgänge im Knochen und Knorpel verschiedener Lokalisation, die der Forderung einer epi- oder apophysären Wachstumsbeeinträchtigung nicht entsprechen, finden sich im Bereich der Synchondrosis ischiopubica (van Neck). Studien von Hübner konnten keine grundsätzlichen, wohl aber graduelle Unterschiede zwischen den im Rahmen der Synostosierung an der Symphysis ischiopubica vonstatten gehenden Umbauerscheinungen und den Befunden erbringen, die man bei dem klinischen Erscheinungsbild der sog. Osteochondrosis ischiopubica (van Neck) beobachten kann.

Vertebra plana Calvé. Synonym: Osteochondritis vertebralis (1925), Osteochondrose der Wirbelsäule, eosinophiles Granulom (1954).

Unter einer Vertebra plana Calvé versteht man die vom Erstbeschreiber angegebene, meist teilreversible Zusammensinterung eines Wirbelkörpers. Meist ist die Brustwirbelsäule betroffen und zwar im frühen Kindesalter. Der Zerfall des Wirbelkörpers, immer ohne Beteiligung der Zwischenwirbelanteile, muss abgegrenzt werden von der Platyspondylie, der anlagebedingten Flachwirbelbildung. Calvé sprach 1925 von einer „Osteochondritis vertebralis". Regelmäßig erfolgte eine leicht keilförmige Abplattung eines oder mehrer Wirbelkörper, bevorzug im Brustwirbelsäulenbereich. Compere wies 1954 darauf hin, dass es sich um ein eosinphiles Granulom (Histiozytose-X-Retikuloendotheliose) handelt. Dies wurde von Salzer und Kuntschik 1964 bestätigt.

Zum **Morbus Scheuermann** (Adoleszentenkyphose) s. Kapitel 12.

10.1.11 Avaskuläre Nekrosen an der oberen Extremität

Nicht zuletzt wegen der veränderten Belastungssituation stehen wohl die Nekrosen der oberen Extremität im Hintergrund. Häufig verlaufen die Erkrankungen im Wachstumsalter symptomlos und die Diagnose wird erst im Erwachsenenalter retrospektiv beim Auftreten einer Arthrose gestellt, so z.B. bei der Hass-Nekrose des Oberarmkopfs und auch den Nekrosen im Bereich der Hand und Finger:

Die Osteonekrose des **Os scaphoideum** (Preisser-Syndrom) ist eine seltene Nekrose, die nicht verwech-

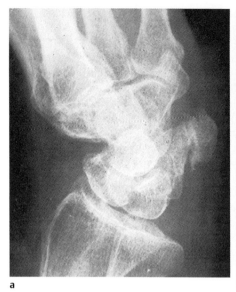 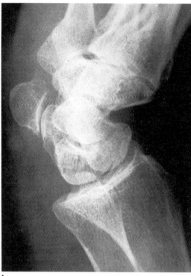

Abb. 10.**22** Arthrose im Gelenk zwischen Os triquetrum und dem Os pisiforme nach abgelaufener Osteonekrose des Os pisiforme im Wachstumsalter (**a**; 56-jährige Patientin), jetzt Resektion des Os pisiforme angezeigt. Die Gegenseite zeigt keine krankhaften Veränderungen (**b**).

selt werden darf mit den Folgen einer unbehandelten Fraktur des Os scaphoideum.

Die Osteonekrose des **Os lunatum** (Kienböck-Erkrankung) tritt begünstigt bei chronischen äußeren Einflüssen auf (Arbeiten mit dem Presslufthammer) sowie beim Vorhandensein einer kurzen Ulna (Hulténs-Minusvariante).

Eine Nekrose des **Os pisiforme** ist äußerst selten. Oft finden sich Symptome erst beim Auftreten arthrotischer Veränderungen im Gelenk zwischen Erbsen- und Dreieckbein (Abb. 10.**22a, b**).

Zu diesen Seltenheiten gehören auch die Osteonekrose an den **Metakarpalknochen** (Dietrich-Syndrom; Abb. 10.**23**) und die Osteonekrose an den **Phalangen** (Thiemann-Fleischner-Syndrom).

Häufiger sind Nekrosen im **Ellbogengelenkbereich**, wobei die Nekrose des Capitulum humeri (Morbus Panner) im Vordergrund steht, sowie die Nekrose des **Radiusköpfchens** (Abb. 10.**24a, b**) und die selten zu beobachtende Epiphyseonekrose der **Trochlea humeri** (Morbus Hegemann). Wiederholter Valgusstress bei Wurfsportarten, wobei das Radiusköpfchen das Capitulum humeri unter Kompression setzt, wird als Ursache für den Morbus Panner diskutiert. Bei Turnerinnen kann der Morbus Panner beidseitig beobachtet werden. Abzugrenzen ist die Erkrankung von der Osteochondrosis dissecans des Ellbogens, für die Tachdjian immer eine traumatische Ursache annimmt.

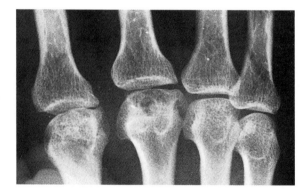

Abb. 10.**23** Formveränderungen der Metakarpalköpfchen (45-jähriger Patient). Spätstadium nach abgelaufener Nekrose (Morbus Dietrich).

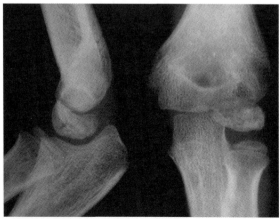 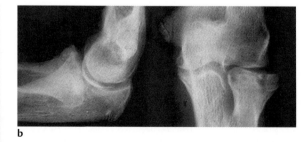

Abb. 10.**24** Osteonekrose.
a Osteonekrose am Capitulum humeri (Morbus Panner; 9-jähriger Patient).
b Osteonekrose des Radiusköpfchens im Zerfallstadium.

Diagnose

Diagnostisch stehen uncharakteristische Gelenkbeschwerden im Wachstumsalter im Vordergrund, die im Frühstadium meist nicht diagnostiziert werden. Erst wenn Schwellungen und Bewegungseinschränkungen vorliegen, erfolgt radiologisch die diagnostische Klärung. Im Frühstadium ist die Krankheit bereits im MRT zu erkennen. Es zeigen sich die typischen Veränderungen, wie sie bei den Epiphyseonekrosen zu beobachten sind. Der Gelenkknorpel ist zum Teil normal. Ein Gelenkerguss ist nicht selten, mitunter kann eine Synovitis vorliegen. Die Erkrankung ist selbstlimitierend und zeigt eine Revaskularisation. Gelenkkörperdeformierungen können zurückbleiben und zur Sekundärarthrose führen.

Therapie

Die Behandlungsmöglichkeiten bei den Epiphyseonekrosen im Ellbogenbereich beschränken sich im Wesentlichen auf den Verzicht maximaler Belastungen, wie es z. B. beim Sport der Fall sein kann. Beim Vorliegen eines Reizzustands im Gelenk sollte für 3–6 Wochen eine Ruhigstellung im Kunststoffverband oder aber im Oberarmgips erfolgen.

Beim Vorliegen eines ausgedehnten Knorpelschadens, wie er vor allem im Bereich des Radiusköpfchen zu beobachten ist, kann schon nach Abschluss des Wachstums oder aber im Erwachsenenalter die Resektion des Radiusköpfchens notwendig werden.

10.2 Vaskulär bedingte Knochennekrosen im Erwachsenenalter

E. Hipp

10.2.1 Ischämische Nekrose des Hüftkopfs

> Synonym: avaskuläre Hüftkopfnekrose, idiopathische Hüftkopfnekrose, spontane Nekrose, aseptische Nekrose.
> Engl.: ischemic necrosis of the femoral head, avascular necrosis of the femoral head.

Definition.
Unter einer ischämischen, avaskulären und nichttraumatischen Nekrose des Hüftkopfs im Erwachsenenalter versteht man eine zunächst partielle Nekrose (Abb. 10.**25a–d**). Im Verlauf der Erkrankung können weitere Teile des Hüftkopfs der Nekrose anheim fallen.

Die Ursache ist ein multifaktoriell bedingtes Krankheitsgeschehen.

Historisches. Seit etwa 50 Jahren befasst man sich vermehrt mit der spontanen ischämischen Hüftkopfnekrose, die lange Zeit als idiopathische Hüftkopfnekrose bezeichnet wurde. Einzelbeobachtungen dieser spontanen, nicht traumabedingten Osteonekrose stammen allerdings schon von König (1887). Bornstein beobachtete 1911 Hüftkopfnekrosen bei Caisson-Arbeitern. Hänisch berichtet 1925 über einen dreißigjährigen Patienten mit einer Hüftkopfnekrose. Freund beschreibt 1926 einen Patienten mit einer doppelseitigen Hüftkopfnekrose unklarer Genese.

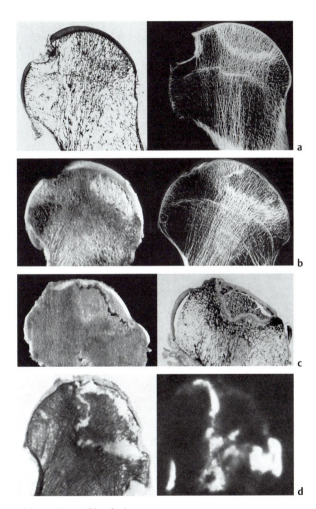

Abb. 10.**25** Hüftkopfnekrose.
a Infarktgeschehen im lateralen epiphysären Hüftkopfanteil mit schon vorangehender Abgrenzung des Nekrosebezirks im frühen Stadium. Infarkt erfolgte vor mindestens 6 Wochen.
b Präparat und Röntgenbild im Stadium III der Hüftkopfnekrose mit erhaltener Kopfform.
c Fortgeschrittene Hüftkopfnekrose. Sägeschnitt und histologisches Bild. Beachte: Kopfeinbruch lateral und Kopfdeformierung.
d Röntgenstrukturbild (Kontaktautoradiographie Sr. 85) einer fortgeschrittenen ischämischen Hüftkopfnekrose mit teilweise erhaltenen Trabekelstrukturen im Nekrosebereich. Das autoradiographische Bild (rechts) zeigt einen marknahen Reaktionssaum um die Nekrose mit einem verstärkten Calciumumsatz im Nekroserand. Beachte: Im Zentrum der Nekrose finden sich keine Stoffwechselreaktionen.

Er vermutete Zirkulationsstörungen und trennte diese Form der Nekrose von der Osteochondrosis dissecans ab. Cushing und Stout beschreiben 1926 eine spontane Hüftkopfnekrose bei einem Morbus Gaucher. Weitere Beobachtungen kommen 1936 von Chandler, der die spontane Hüftkopfnekrose mit einem vaskulären Infarkt vergleicht und deshalb von einer „coronary disease of the hip" spricht. Phemister spricht 1946 von einer „obscure vascular disease".

In den letzten 50 Jahren folgten weltweit umfangreiche Beobachtungen über die spontane, sog. idiopathische Nekrose des Hüftkopfs. Mankin und Brower (1961) beobachteten 29 Patienten und vermuteten ursächlich kongenitale Gefäßanomalien im Hüftkopfbereich. Patterson et al. (1964) konnten bei 52 Patienten zu 17 % einen vermehrten Alkoholgenuss feststellen. Merle D'Aubigne et al. (1965) berichteten bereits über 125 Patienten und stellten bei 50 % eine Coxa-valga-Stellung fest. Mau (1966) konnte bei der Auswertung von 7 Patienten mit einer idiopathischen Hüftkopfnekrose gehäuft das Auftreten von Lebererkrankungen und Alkoholabusus nachweisen.

Hipp (1966) weist serienangiographisch auf Veränderungen der Hüftkopfgefäße hin. Schon 1967 erfolgte ein Bericht über 100 Patienten. Davon wurden 40 Patienten serienangiographisch untersucht und zwar mithilfe von Subtraktionsaufnahmen. Es zeigten sich Gefäßveränderungen, wie Einengung und Verschluss des R. profundus und der Rr. nutritii capitis (laterale Epiphysengefäße). Damit konnte objektiviert werden, was Chandler vorher schon vermutete, dass eine Beeinträchtigung der Gefäße im Hüftkopfbereich hinsichtlich der Entstehung der idiopathischen Hüftkopfnekrose in den Vordergrund zu stellen ist und deshalb von einer „coronary disease of the hip", also von einem Hüftkopfinfarkt gesprochen werden kann.

Zwischenzeitlich folgten zahlreiche Untersuchungen über die Entstehung, Diagnose und Behandlung der spontanen Hüftkopfnekrose, also der ischämischen Hüftkopfnekrose.

Epidemiologie

Die spontane, ischämische Hüftkopfnekrose tritt bevorzugt beim männlichen Geschlecht auf (4 : 1), mit einem hauptsächlichen Erkrankungsalter zwischen dem 30. und 50. Lebensjahr (Abb. 10.**26**). Ein beidseitiges Befallensein (70 % der Patienten) ist möglich.

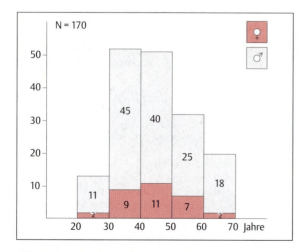

Abb. 10.**26** Häufigkeit, Alter und Geschlecht der ischämischen Knochennekrosen.

Ätiologie

Zunächst wurde die spontane Nekrose des Hüftkopfs als „idiopathisch" bezeichnet. Zwischenzeitlich konnte festgestellt werden, dass die spontane, partielle oder totale Zerstörung des Hüftkopfs auf ein multifaktorielles Zusammenwirken zurückzuführen ist, das örtlich zur Zerstörung der zellulären Bestandteile des Knochenmarks und später des Knochens führt. Sie ist die Folge einer Ischämie, die durch verschiedene pathogenetische Mechanismen hervorgerufen wird.

Es konnte nachgewiesen werden, dass bestimmte Krankheiten wie Gicht (Mauroisin), Sichelzellenanämie (Tanaka 1956), Lupus erythematodes (Dubois & Cozen 1966) Bedeutung erlangen. Des Weiteren wurde cortisoninduzierte Nekrosen von Pietro-Grande und Mastromarino (1957) erkannt. De Seze (1960) fand gehäuft Hyperlipidomien. Serre und Simon (1960) weisen auf Hepatopathien und auf den Alkohlabusus hin.

Anzuführen bleibt noch die Caisson-Krankheit und die strahlenbedingte Nekrose des Hüftkopfs.

Eigene Beobachtungen bei 124 Patienten mit einer nichttraumatischen Hüftkopfnekrose zeigten als Ursache der Nekrose bei 8 Patienten eine Steroidtherapie, bei 2 Patienten eine Caisson-Krankheit, bei 2 Patienten einen Lupus erythematodes, einmal eine Psoriasis und einmal einen Morbus Gaucher. 110 Patienten zeigten sich zunächst als unauffällig. Untersuchungen von Träger (1995) ergaben, dass 80 % zumindest Risikofaktoren feststellen ließen (Übergewicht, Hyperurikämie, Diabetes mellitus, Stoffwechselstörungen, Hepatopathien, Nicotinabusus, arterielle Hypertonie, Alkoholabusus). Bei 30 Patienten konnten keine Hinweise auf Risikofaktoren oder andere ursächliche Erkrankungen gefunden werden.

Pathogenese

Pathogenetisch gesehen kann die Gefäßschädigung an verschiedenen Orten (arteriell, venös und im Kapillarbereich) zur Ischämie führen.

Eine arterielle Zuflussstörung steht bei der traumatisch bedingten Hüftkopfnekrose im Vordergrund aber auch bei der spontanen, ischämischen Nekrose finden sich serienangiographisch dargestellte Gefäßbeeinträchtigungen, wie dies eigene Untersuchungen zeigten (Hipp 1966).

Auch wurde immer wieder auf Verschlüsse der Venen hingewiesen (Hungerford und Ficat), wenngleich festgestellt werden muss, dass der außerhalb des Knochens gelegene Venenverschluss selten vorkommen dürfte.

Der intravasale Verschluss der Kapillaren erlangt besondere Bedeutung bei der Sichelzellenerkrankung, bei der dysbarischen Ischämie, bei der Einnahme von Cortison oder bei Alkohol als Folge eine intraossären Fettembolie und einer Hyperlipidämie. Bedeutung erlangt weiter die Markfibrose nach einer Röntgenbestrahlung.

Zum intraossären kapillaren Verschluss kommt es nach Infektionen und bei der Gaucher-Erkrankung mit Verlegung der Gefäße durch große Makrophagen, die mit Glucocerebrosiden angereichert sind (Jaffe).

Über die **Entstehung** einer Knochennekrose weiß man, dass nach 6–12 Stunden eines Ischämiegeschehens die Zellen des hämopoetischen Systems zugrunde gehen. Nach 12–48 Stunden werden die Osteozyten nekrotisch. Nachfolgend findet zwischen 48 Stunden und 120 Tagen die Nekrose des Fettmarks statt. Diese Befunde konnten an mikroskopischen Studien, die nach Entfernung des Hüftkopfs, wie sie bei der subkapitalen Schenkelhalsfraktur notwendig wird, erarbeitet werden. Bei der spontanen ischämischen Nekrose ist ja der genaue Zeitpunkt des Ischämiegeschehens nicht exakt zu bestimmen. Danach erfolgt die Auflösung der Knochenmarkstrukturen (s. Abb. 10.25). In dem der Nekrose umgebenden Gewebe kommt es zur Proliferation mesenchymaler Bindegewebszellen sowie von Kapillaren. Diese Gewebe dringen in die Nekrosezonen ein. Es können sich sogar Osteoblasten daraus entwickeln und eine Knochenneubildung der avitalen Knochentrabekeln umschließen. Es entsteht ein Sklerosesaum, der im feingeweblichen Bild und auch im Röntgenbild und Kernspintomogramm nachweisbar ist. Reparaturvorgänge können nur vom vitalen Knochen den Ausgang nehmen.

Bei einer Verbesserung der Gefäßversorgung erfolgen vermehrt eine Osteoplasie, die Anlagerung von Geflechtknochen im Bereich des nekrotischen Knochens und die Bildung neuer Trabekeln.

Der über der Nekrose gelegene Knorpel bleibt bei der ischämischen Hüftkopfnekrose lange Zeit erhalten, da er ja vom Gelenk aus ernährt wird und zwar solange eine ausreichende Tragfähigkeit des der Nekrose anheim gefallenen Hüftkopfs noch besteht. Nicht zuletzt abhängig vom Ausmaß des Nekrosegeschehens folgt eine Entrundung des Kopfs oder aber der Einbruch des Knorpels in den nekrotischen Bereich (s. Abb. 10.25).

Klinik

Besondere diagnostische Schwierigkeiten entstehen infolge fehlender Symptome nach einem Ischämiegeschehen. Der Schmerz als Hauptsymptom wird in Gelenknähe projiziert, allerdings oft erst viele Monate nach dem Infarktgeschehen. Anfangs ist die Bewegungseinschränkung noch geringgradig. Mit dem Kopfeinbruch folgt regelmäßig eine Zunahme der Bewegungsbehinderung. Weiter folgen beim Nachlassen der Tragfähigkeit diffuse Hüftschmerzen, die auch bis ins Knie ausstrahlen können.

Bildgebende Verfahren

Grundsätzlich muss festgestellt werden, dass der nekrotische Knochen zunächst nur begrenzt vom lebenden Knochen zu unterscheiden ist (s. Abb. 10.25). Auffällig wird der nekrotische Knochen meist erst dann, wenn mechanisch bedingte Trabekelveränderungen eintreten und reparative Vorgänge vor sich gehen (s. Abb. 10.25). Die Größe der ossären Nekrose hängt

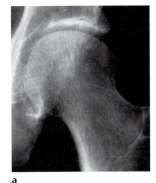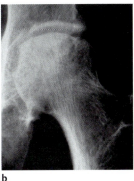

a **b**

Abb. 10.**27** Idiopathische Hüftkopfnekrose (42-jährige Patientin) im Anfangsstadium (**a**; Strukturunterbrechung im lateralen epiphysären Hüftkopfanteil) und ein halbes Jahr später (**b**) mit schon deutlicher Demarkierung.

von dem Ausmaß der Durchblutungsstörung ab. Zu beachten ist weiter die Lage und Größe der Nekrose. Bei ausgedehnten nekrotischen Vorgängen kommt es meist frühzeitig bei veränderter Tragfähigkeit zum Hüftkopfeinbruch. Anders dagegen, wenn nur kleine Bezirke betroffen sind, es kann dann gelegentlich sogar mit einer Ausheilung des Defekts gerechnet werden.

Im *Röntgenbild* findet man selten schon nach mehreren Wochen, meist erst nach mehren Monaten eine Knochenverdichtung, die auch fleckenförmig in Erscheinung treten kann. Auch ist eine Abgrenzung der Nekrose zum gesunden Knochen zu erkennen (Abb. 10.**27a, b**). Insgesamt gesehen hat jedoch das Röntgenbild für die Frühdiagnose der Vaskularisationsstörung nur noch untergeordnete Bedeutung, seitdem mittels *MRT* Umbauvorgänge im durchblutungsgestörten Bereich des Hüftkopfs abzubilden sind, also auch schon bei geringer klinischer Symptomatik.

Man wird derzeit zunächst noch Übersichtsaufnahmen in 2 Ebenen und erst danach das Kernspintomogramm anfertigen. Es ist deshalb notwendig, das radiologische Erscheinungsbild der ischämischen Hüftkopfnekrose in den verschiedenen Stadien zu erkennen (Abb. 10.**28a, b**) und die Stadien der Nekrose festzulegen.

Dazu eignet sich ein Einteilungsschema nach Marcus et al. (1973; Abb. 10.**29a–f**):

▶ Stadium I: fleckige Knochenverdichtung, evtl. Unterbrechung von Trabekelstrukturen im lateralen epiphysären Kopfanteil.
▶ Stadium II: demarkierende Sklerose.
▶ Stadium III: „crescent sign", subchondrale Osteolyse, Abflachung der lateralen Gelenkfläche.
▶ Stadium IV: Stufenbildung in der lateralen Gelenkfläche.
▶ Stadium V: asymmetrische Abflachung des Kopfs mit Gelenkspaltverschmälerung. Fragmentation des nekrotischen Bezirks.
▶ Stadium VI: Gelenkkörperdeformierung mit Pfannenbeteiligung (postnekrotische Koxarthrose).

10 Knochennekrosen

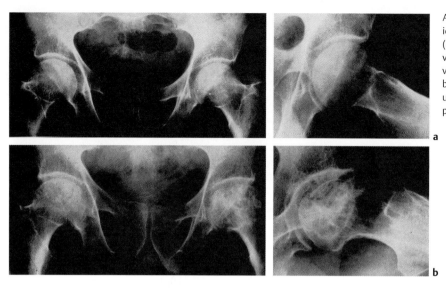

Abb. 10.**28** Entwicklung einer idiopathischen Hüftkopfnekrose (**a**; 56-jähriger Patient) innerhalb von 4 Jahren. Jetzt Stadium V mit vollkommenem Zusammenbruch des lateralen epiphysären und zum Teil auch metaphysären Hüftkopfanteils (**b**).

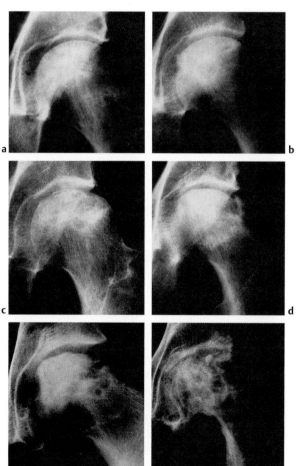

Abb. 10.**29a–f** Stadieneinteilung (I–VI) der ischämischen Hüftkopfnekrose nach Marcus.

Grundsätzlich kann das Ischämiegeschehen *szintigraphisch* schon relativ früh ausgemacht werden. Die Applikation von radioaktiven Substanzen wollen wir heute so oft wie nur möglich vermeiden, sodass die Szintigraphie diagnostisch nur noch untergeordnete Bedeutung erlangt.

Angiographisch konnten die ersten Hüftkopfangiographien als Übersichtsangiographien schon vor mehr als 30 Jahren und später unter Zuhilfenahme der Subtraktionstechnik wichtige Einzelheiten erbringen. Die Überlagerung des Gefäßbilds durch eine Vielzahl von Gefäßen in dieser Region konnte mit dieser Technik aufgehoben werden (Hipp). Es zeigten sich Stenosen, längerstreckige Kaliberschwankungen sowie Verschlüsse des R. profundus der A. circumflexa femoris medialis und auch im Bereich der darstellbaren Epiphysengefäße (Abb. 10.**30a–e**).

Hinzuweisen bleibt auf typische Gefäßveränderungen (Lumenerweiterungen, Gefäßschlängelungen), wie sie bei der Arteriosklerose zu sehen sind (s. Abb. 10.**30**).

Wesentliche Fortschritte brachte die Darstellung der Hüftkopfgefäße nach selektiver Applikation des Kontrastmittels in den R. profundus und die digitale Subtraktionsangiographie (Rupp 1985). Des Weiteren zeigte sich mit dieser Technik eine verstärkte *perinekrotische* Kontrastmittelanflutung aufgrund ihrer Häufigkeit als Charakteristikum (s. Abb. 10.**30**). Besonders ausgeprägt zeigt sich diese perinekrotische Gefäßanfärbung bei der rheumatischen Totalnekrose des Hüftkopfs (Abb. 10.**31a–d**). Ob es sich dabei um eine reaktive Hypervaskularisation mit einer Gefäßvermehrung der vitalen perinekrotischen Bereiche oder um eine Stauung in den Kapillaren und Marksinus aufgrund einer venösen Abflussbehinderung handelt, kann angiographisch nicht eindeutig geklärt werden. Demnach sind also angiographisch im Bereich der hüftkopfernährenden Gefäße bei der nichttraumati-

10.2 Vaskulär bedingte Knochennekrosen im Erwachsenenalter

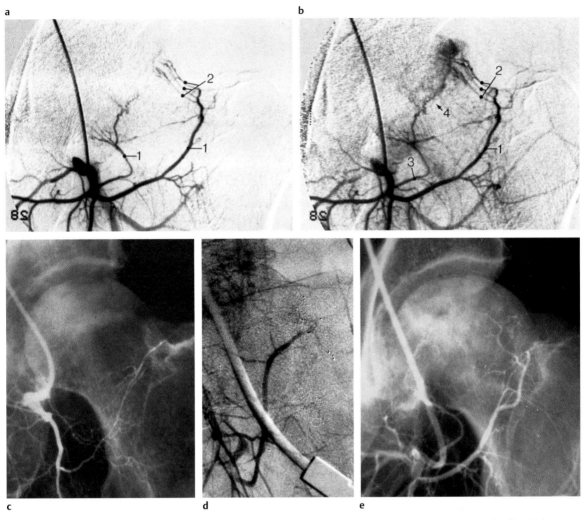

Abb. 10.**30** Verschiedene Formen der Hüftkopfgefäßversorgung bei einer idiopathischen Nekrose.
a Selektives Angiogramm der Hüftkopfgefäße (DAS) in der frühen arteriellen Phase.
b Späte arterielle Phase mit Hypervaskularisation der Rr. nutritii capitis laterales bis zum Nekroserand hin. Beachte: Vaskuklarisation um den Nekroseherd sowie die Kollateralversorgung (4) zwischen den Rr. nutritii proximales (2) zu den Rr. nutritii capitis (3).

Keine krankhaften Veränderungen im R. profundus (1) der A. circumflexa femoris medialis.
c Hochgradige Einengung des R. profundus und der extraossären Rr. nutritii.
d Verschluss des R. profundus im oberen Anteil.
e Teilverschluss des R. profundus. Lediglich ein R. nutritius zieht bis zum Hüftkopf.

schen ischämischen Nekrose Veränderungen festzustellen, die im Sinne von arteriosklerotischen Veränderungen einzuordnen sind. Histologisch konnten an Hüftkopfresektaten Gefäßveränderungen wie Intimaverdickungen, Verdickungen und Unterbrechungen der Membrana elastica interna, der Tunica media und intramedulläre Hämorrhagien vorgefunden werden. Vereinzelt waren auch thrombosierte Gefäße zu sehen, wie sie Träger (1995), Saito und Ohzono 1992 beobachtet hatten.

Weitere Untersuchungen ergaben eine Veränderung der *Fließeigenschaften des Bluts*, deren Kompensation durch Vasodilatation nicht mehr entsprechend verbessert werden konnte. Hämodynamisch wirksame Gefäßstenosen führen zur Stase und Perfusionsstörung in der Endstrombahn (Glas). Der angiographische Nachweis pathologischer Gefäßveränderungen im Kapillarbereich bringt noch Probleme bei der Abbildung.

Die Ergebnisse unserer Untersuchungen im Vergleich von *Histologie* und *Kernspintomographie* zeigen, dass die kernspintomographischen Aufnahmen die bei der Hüftkopfnekrose auftretenden Veränderungen früher wiedergeben. Die Nekrose selbst, die sich signalreich mit fettmarkähnlichem Signal, häufiger aber signalarm in der T-1- und T-2-Wichtung darstellt, entspricht nekrotischem Knochen und avitalem Mark. Das signalarme Band um die Nekrose besteht aus einer Zone von sklerosiertem Knochen, der mit reparativen Bindegewebe an der Grenze zur Nekrose durchsetzt ist. Histologisch besteht dieser Bezirk aus verdicktem, sklerosiertem, trabekulärem Knochen, teilweise aus avitalem Knochenmark und aus einem

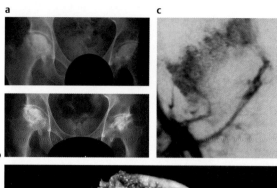

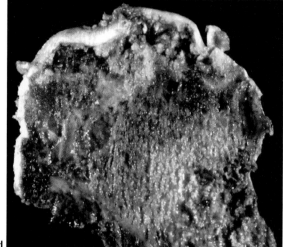

Abb. 10.31 Ischämische Nekrose des Hüftkopfs beidseitig (cortisonbedingt) bei Polyarthritis (a, b). Im selektiven Angiogramm (c) zeigt sich eine Hypervaskularisierung an der Basis der Nekrose und anschließend Verschlüsse der Hüftkopfgefäße. Das Präparat zeigt eine vollkommene Nekrose des epiphysären Hüftkopfanteils und begrenzt auch metaphysär (d).

mehr oder weniger breiten Saum von Granulationsgewebe. Nur bei einem Teil der Patienten war eine perinekrotische Signalzunahme im T-2-gewichteten Bild zu erkennen. Dies ist dadurch zu erklären, dass das Granulationsgewebe bei einer erhöhten Zell- und Kapillardichte einen vermehrten Wassergehalt aufweist, der in T-1-Wichtung zu einer niedrigen Signalintensität, in T-2-Wichtung jedoch zu einer hohen Signalwichtung Anlass gibt (Träger 1995).

Sobald der Raum zwischen den Trabekeln in der Nekrose von amorphen Zellresten ausgefüllt ist, zeigt sich eine dunkle Signalintensität, die deutlich von der des gesunden Knochenmarks zu unterscheiden ist (Reduktion des Wassergehalts). Bei der Unterscheidung von nekrotischem und vitalem Mark ist kennzeichnend, dass das nekrotische Mark durch einen Saum niedriger Signalintensität vom Gesunden abgegrenzt wird.

Hinsichtlich der Leistungsfähigkeit von Röntgen und Computertomographie (optimale Darstellung der ossären Veränderungen) und der Magnetresonanztomographie bleibt festzustellen, dass die MRT das morphologische Erscheinungsbild exakter darstellt, was vor allem die trabekulären Infraktionen und Unterbrechungen der subchondralen Grenzlamelle deutlich macht. Der besondere Vorteil ist weiter, dass bei entsprechender Interpretation Aussagen zu den histomorphologischen Veränderungen erfolgen können. Probleme bringt nach wie vor auch in der MRT die Darstellung des Gelenkknorpels und seiner Veränderungen. Mit Gradientenechosequenzen (Fett-Wasser-Phasenkohärenz) sind diesbezüglich Fortschritte zu erwarten (Träger 1995).

Differenzialdiagnose

Abzugrenzen sind Entwicklungsstörungen des Hüftkopfs bei der enchondralen Dysostose (muldenförmige Kopfdefekte, verkürzter Schenkelhals), des Weiteren örtlich begrenzte Nekrosen (Osteochondrosis dissecans) und Tumorbildung (Osteoblastom).

Therapie

Die Behandlung der ischämischen Hüftkopfnekrose bringt nach wie vor zahlreiche Probleme, zumal im letzten Jahrzehnt immer mehr junge Erwachsene vor dem 40. Lebensjahr erkranken. Wird die Hüftkopfnekrose im Stadium I oder auch noch im Stadium II vorgefunden, was bis jetzt nicht all zu oft erfolgt, so ist in Zukunft mithilfe der MRT eine Frühdiagnose häufiger zu erwarten. Im frühen Stadium kann bei geringer Ausdehnung der Nekrose unter konsequenter Überwachung sogar abgewartet werden, allerdings unter regelmäßiger MRT-Kontrolle, um das Nekrosegeschehen entsprechend zu verfolgen.

Ficat (1985) empfiehlt im Stadium I und II die Core-Dekompression. Durch eine Dekompression will man das sog. „Kompartmentsyndrom" im Knochen bei einer noch weitgehend intakten, arteriellen Gefäßversorgung beseitigen.

Sobald die Knochenstrukturveränderungen an den Trabekeln zu erkennen sind, also im Stadium II, III und IV, sind meines Erachtens **Umstellungsosteotomien** im Sinne der Valgisierung (Abb. 10.32a–f) der Derotation sowie selten der Varisierung angezeigt (Abb. 10.33a–e und 10.34a–c), um den nekrotischen Bezirk aus der Hauptbelastungszone zu nehmen (Reichelt 1969; Willert 1977).

Besonderes Interesse erlangte die Rotationsosteotomie des koxalen Femurendes (Sugioka). Dabei wird nach einer intertrochantären Osteotomie unter Berücksichtigung der Gefäßversorgung des Hüftkopfs der Hüftkopf und der Schenkelhals um 70–90° nach vorne gedreht. Damit kann der nekrotische Anteil des Kopfs nach vorne unten aus der Hauptbelastungszone gedreht werden. Diese Osteotomie ist operationstechnisch aufwendig, mit Komplikationen behaftet und führt nicht zu entsprechend positiven Ergebnissen, sodass sie sich nicht durchsetzen konnte (Kotz 1980).

Osteotomien allein können aber keine Revitalisation des nekrotischen Bezirks bewirken, weshalb es sinnvoll schien, den nekrotischen Knochen im Hüftkopf

10.2 Vaskulär bedingte Knochennekrosen im Erwachsenenalter

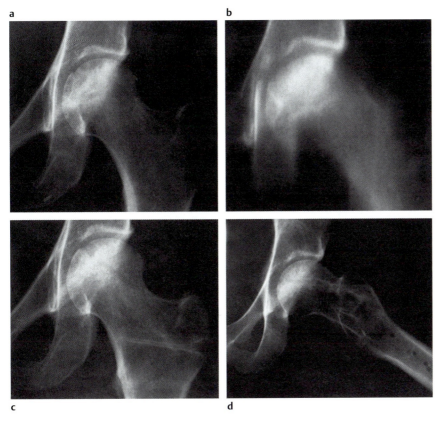

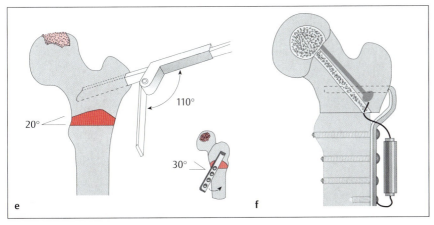

Abb. 10.32 Idiopathische Hüftkopfnekrose Stadium III (32-jährige Patientin) vor (**a, b**) und 6 Jahre (**c, d**) nach einer Umstellungsosteotomie.
e, f Schematische Darstellung einer valgisierenden und flektierenden Umstellungsosteotomie und Spongiosaplombage sowie Anbringen eines Überträgers. Mithilfe eines Zieldrahts wird der Hüftkopf vom Areal des späteren Umstellungskeils her angebohrt. Durch einen nach proximal divergierenden Kanal wird die Nekrose kürettiert und mit körpereigener Spongiosa plombiert. Durch eine Flexionsosteotomie von 20–30° und eine Valgisierung von 20° wird der nekrotische Herd weitgehend aus der Belastungszone gebracht und zudem durch eine entsprechende Ganzkeilentnahme trotz Valgisierung das Gelenk muskulär dekomprimiert (**e**). In den Nekroseherd wird eine Malleolarschraube als differente Elektrode eines elektrodynamischen Überträgers gelegt. Als Gegenpol dient die zur Osteosynthese verwendete Winkelplatte (**f**).

zu entfernen und durch Eigenspongiosa zu ersetzen (Glas). Eigene Erfahrungen haben gezeigt, dass dadurch eine Revitalisierung im ehemaligen Nekrosebereich vor allem im Stadium II und III erreicht werden kann (s. Abb. 10.33). Aber auch im Stadium IV ist eine begrenzte Einheilung der Spongiosa möglich.

Umfangreiche Untersuchungen mit der Transplantation eines mikrovaskulär gestielten Fibulatransplantats, wie sie von Urbaniak 1994 vorgestellt wurden, zeigen dass osteoinduktive Eigenschaften des Transplantats oft nicht ausreichen, den nekrotischen Bezirk zu stabilisieren und zu revitalisieren.

Eigenes Konzept zur gelenkerhaltenden Behandlung – Technik. Mit einer Kombination aus intertrochantärer Osteotomie in Verbindung mit einer Kürettage des Nekrosebezirks sowie Anfrischung der Randsklerose und Ausfüllen des Defekts mit Spongiosa wird eine Revitalisierung des nekrotischen Bezirks und Stabilisierung des Hüftkopfs sowie die Verbesserung der Gelenkkongruenz angestrebt. Gleichzeitig wird auch eine Entlastung des Gelenks durch Verminderung des Muskelzugs erreicht. Der femurverlängernde Effekt durch die Valgisierung kann durch Entnahme eines Ganzkeils bei der Osteotomie ausgeglichen werden. Im Allgemeinen genügt eine Valgisierung und eine Flektion von etwa 20° (s. Abb. 10.33).

Um die Einheilung der transplantierten Spongiosa in das ehemalige Nekroseareal zu fördern und zu beschleunigen, führen wir zusätzlich eine elektrodynamische Feldbehandlung durch (Kraus und Lechner). Hierzu wird nach erfolgter Kürettage, Auffüllen des Nekroseherds mit Eigenspongiosa und der Osteotomie eine Schraube in den transplantierten Knochen eingebracht. Zusammen mit der distalen Schraube im Bereich der Osteosynthese-

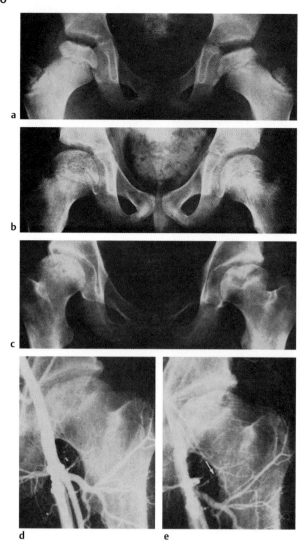

Abb. 10.**33** Hüftkopfnekrose.
a Idiopathische Hüftkopfnekrose bei im Kindesalter schon bestehender Wachstumsstörung der Hüftkopfepiphyse (Perthes-Erkrankung).
b Wiederaufbau der Epiphysen.
c Im Alter von 36 Jahren Ausbildung einer typischen Hüftkopfnekrose.
d, e Das Angiogramm zeigt jetzt eine ausgeprägte Hypoplasie des R. profundus. Eine Varisierungsosteotomie konnte die Hüftgelenke über mehr als ein Jahrzehnt funktionstüchtig gestalten.

platte kann der sog. Überträger verbunden werden. Postoperativ wird eine externe Feldspule über dem Hüftgelenk angelegt und mit einem Generator die entsprechende Impulsform und Frequenz vorgegeben.

Prognose

Eigene Untersuchungen der letzten zwanzig Jahre zeigten, dass bei Patienten im Stadium II–IV mit diesem Verfahren bei mehr als 60 % der Patienten gute und sehr gute Ergebnisse erzielt werden konnten.

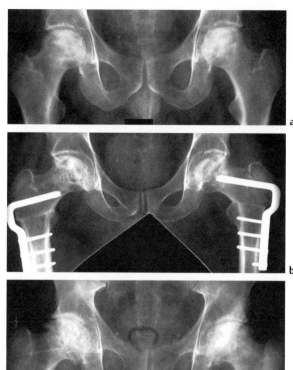

Abb. 10.**34** Hüftkopfnekrose.
a Idiopathische Hüftkopfnekrose (35-jähriger Patient) Stadium III und IV.
b Bei der bestehenden Coxa valga wurde eine Varisierungsosteotomie beidseitig und die Implantation von Eigenspongiosa durchgeführt.
c 15 Jahre später bestand eine Arthrosis deformans bei relativ gut erhaltener Kopfform. Der Patient war bis zum 55. Lebensjahr relativ schmerzfrei und beweglich sowie belastungsfähig. 20 Jahre nach der varisierenden Umstellungsosteotomie (selten) musste eine Hüftgelenkplastik durchgeführt werden.

Die klinischen und radiologischen Nachuntersuchungen haben belegt, dass durch die Transplantation von Knochen in den Nekrosebereich eine Stabilisierung des Hüftkopfs erzielt werden kann. Mithilfe der Kernspintomographie, dynamischer kernspintomographischer Kontrastmitteluntersuchung und histologischer Techniken ließ sich nachweisen, dass eine Revitalisierung des Hüftkopfs möglich ist (Träger 1995).

Der Einsatz dieser aufwendigen Operationsmethode scheint uns gerechtfertigt, vor allem in Anbetracht des oft jugendlichen Alters der Patienten, bei denen der totalendoprothetische Ersatz des Gelenks noch über Jahre hinausgeschoben werden konnte (Abb. 10.**34**).

Kernspintomographische Nachuntersuchungen konnten ein gutes Einheilungsergebnis bestätigen. Sowohl im T-1- als auch im T-2-Bild zeigte sich, dass der transplantierte Bereich überwiegend wieder ein fettmarkähnliches Signal aufweist.

Besonderheiten der Therapie von ischämischen Hüftkopfnekrosen

Caisson-Erkrankung. Verursacht durch eine intravaskuläre Verlegung der Kapillaren durch Nitrogenblasen und eine extravaskuläre Kompression von Kapillaren (Gasaustritt aus den Fettzellen) oder aber durch eine intravaskuläre Fettembolie. Therapeutisch steht die Prophylaxe schon im Vordergrund (Tiefseetauchen und Arbeiten unter Wasser). Bei erfolgter dysbarischer Osteonekrose ergeben sich im Bereich des Hüftkopfs ähnliche Empfehlungen wie bei der oben angeführten Behandlung (Umstellungsosteotomie, Kürettage und Plombage mit Eigenspongiosa sowie Einbringen eines Überträgers).

Strahlennekrose. Seltener geworden, seit Megavoltapparate und eine gezielte Planung Anwendung finden. Bei Nekrose nach einer Strahlentherapie, die sich erst Jahre nach der Bestrahlung entwickelt (bedingt durch einen Schaden kleiner Gefäße, Knochenmarkzellen und Osteoblasten), ist grundsätzlich die Totalendoprothese angezeigt, evtl. sogar unter Verwendung von Spezialprothesen, sofern der Pfannenboden ebenfalls der Nekrose anheim gefallen ist.

Sichelzellenanämie. Verursacht durch die sichelzellförmige Umformung des Hämoglobins S (Hb-S) erfolgt der Infarkt des Knochens. Klinisch stehen „bone crises" zunächst im Vordergrund, die vor allem mit Analgetika angegangen werden sollen. Später beim Auftreten von Nekrosen ist der Gelenkersatz meist nicht zu umgehen.

Gaucher-Erkrankung. Familiär auftretende Erkrankung, die zu einer anormalen Anhäufung von Glucocerebrosiden in den Makrophagen des retikuloendotelialen Systems führt. Diese Gaucher-Zellen kommen bevorzugt im Knochenmark vor und üben einen Druck auf die Kapillaren aus. Therapeutisch ist auch bei der Gaucher-Nekrose – wenn möglich – im Hüftbereich die Totalprothese zu planen.

10.2.2 Osteonekrose des Oberarmkopfs

Engl.: ischemic necrosis of the humeral head.

Beim Vergleich mit dem Hüftkopf bleibt festzustellen, dass die idiopathische Nekrose des Oberarmkopfs sehr selten zu beobachten ist. Entstehung und die Morphologie der Nekrose zeigen Gemeinsamkeiten (Abb. 10.**35a–d**).

Im frühen Stadium der Erkrankung kommt die Plombage mit Eigenspongiosa infrage und später der hemialloarthroplastische Ersatz und schließlich die Totalprothese.

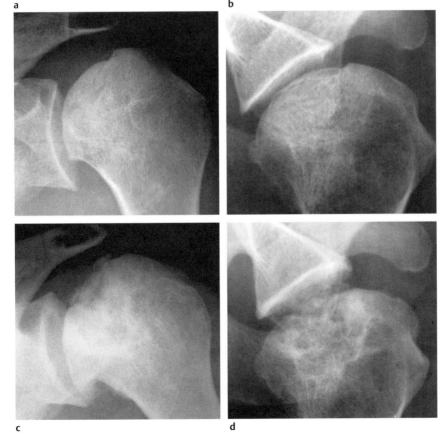

Abb. 10.**35a–d** Oberarmkopfnekrose (60-jähriger Patient). Entwicklung im Verlauf von 5 Jahren.

10.2.3 Osteonekrose im Kniegelenkbereich

Synonym: Morbus Ahlbäck (1968).
Engl.: morbus Ahlbäck.

Definition.
Es handelt sich dabei um spontan auftretende, örtlich begrenzte, ischämische Nekrosen gelenknah im Bereich des medialen und lateralen Femurkondylus sowie auch am Tibiaplateau. Bevorzugt betroffen ist das weibliche Geschlecht und zwar jenseits des 60. Lebensjahrs.

Ätiologie

Ätiologisch liegt der örtlich begrenzten Osteonekrose eine vaskuläre Beeinträchtigung zugrunde, wenngleich Einzelheiten über die Ursache der Gefäßschädigung noch unbekannt sind. Bei Berücksichtigung des Lebensalters denkt man an eine Bedeutung der Osteoporose an besonders belasteten Bezirken der Kondylen.

Pathogenese

Pathogenetisch gesehen finden sich für eine Nekrose typische Veränderungen wie sie auch an anderen Orten (Hüftkopf) zu finden sind. Im Anfangsstadium lassen sich schon Veränderungen der Trabekelstruktur erkennen, später eine subchondrale Aufhellungszone mit nachfolgender Abflachung des Femurkondylus. Im späteren Stadium kann dann der meist oväläre, längliche Destruktionsherd einbrechen und die Knorpelzerstörung im Herdbereich veranlassen. Um die Osteodestruktion bildet sich eine sklerotische Randzone.

Klinik und klinische Diagnostik

Der Schmerz steht im Vordergrund, vor allem bei Belastung des Kniegelenks. Ergussbildungen können folgen. Im frühen Stadium ist *radiologisch* oft noch keine Diagnose möglich, insbesondere, wenn nicht zentrierte Aufnahmen beurteilt werden können, weshalb Fehldiagnosen vorkommen. Nicht selten wird bei anhaltenden Beschwerden zunächst noch eine Arthroskopie durchgeführt, die allerdings, sofern der Knorpel noch intakt, nicht zur Diagnose führt.

Entscheidend ist die *magnetresonanztomographische Untersuchung*, welche die Herdbildung und auch den Knorpel beurteilen lässt (Lotke und Ecker).

Im *Szintigramm* zeigt sich schon früh ein Speicherungsprozess.

Therapie

Sobald die Tragfähigkeit erheblich vermindert ist und der Knorpeleinbruch stattgefunden hat, ist die Alloarthroplastik die sinnvollste Therapie. Sie kann als einseitiger Schlitten oder aber als Doppelschlittenprothese günstige Ergebnisse bringen (Abb. 10.**36a, b**).

10.2.4 Ischämische Nekrose des Talus

Engl.: ischemic necrosis of the talus.

Definition.
Unter der ischämischen, atraumatischen Talusnekrose versteht man ein selten vorkommendes ischämisches Absterben des Talus.

Epidemiologie

Sie ist beidseitig zu beobachten und betrifft vorwiegend das weibliche Geschlecht zwischen dem 30. und 60. Lebensjahr. Gleichzeitig können Nekrosen an anderen großen Gelenken (Hüfte) auftreten und im Bereich des Fußes weisen auch dem Talus benachbarte Fußwurzelknochen Herdbildungen auf.

Eine Talusnekrose findet man bei mehr als der Hälfte der Patienten bei gleichzeitig bestehenden Erkrankungen des Immunsystems (Lupus erythomatodes, Sklerodermie) und beim Diabetes sowie bei der Hyperlipoidämie und Hyperurikämie. Von größter Bedeutung ist insgesamt gesehen eine Cortisonmedikation bei verschiedenen Erkrankungen (Delanois et al.).

Pathogenese

Die Pathogenese der Osteodestruktion des Talus bleibt noch weiterhin ungeklärt. Ein Zusammenhang mit Vaskularisationsstörungen überhaupt ist jedoch offensichtlich, wenn zusätzlich die labile Gefäßversorgung des Talus Berücksichtigung findet.

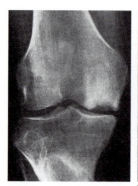 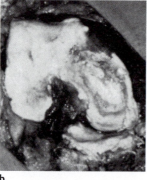

Abb. 10.**36** Ahlbäck-Erkrankung (60-jährige Patientin) im Röntgenbild (**a**) und Operationssitus: massive, tief gehende Nekrose am Femurkondylus (**b**).

Klinik und klinische Diagnostik

Klinisch stehen Schmerzen beim Belasten und Abrollen des Fußes im Vordergrund. Des Weiteren zeigt sich eine Schwellung. Im frühen Stadium sind die radiologischen Veränderungen noch uncharakteristisch, im Kernspintomogramm jedoch können Destruktionsherde schon frühzeitig erfasst werden. Der Großteil der Nekrosen wird erst im Stadium II nach Ficat festgestellt und nicht selten erst im Stadium III und IV (Hungerford und Zizic; Adleberg & Smith 1991).

Therapie

Abhängig von dem Ausmaß der Destruktion soll bei kleinen Herden eine konservative Therapie stattfinden. Im Stadium II empfiehlt sich die Core-Depression und beim Stadium III und IV ist die Arthrodese nicht zu umgehen. Sie soll aber von lateral her vorgenommen werden und zwar unter Verwendung des distalen Fibulaanteils. Damit kann ein zuverlässiger Durchbau der Arthrodese erreicht werden.

10.2.5 Osteonekrose des Os lunatum

Synonym: Morbus Kienböck (1910).
Engl.: avascular necrosis of the os lunatum.

Definition.
Unter der Nekrose oder Malazie des Os lunatum versteht man die isolierte Knochendestruktion im Os lunatum mit einem ähnlichen Verlauf wie bei den übrigen Knochennekrosen.

Epidemiologie

Vorwiegend sind Männer (6:1) nach Abschluss des Wachstums bis zum 40. Lebensjahr betroffen. Selten findet sich ein doppelseitiger Befall. Die rechte Hand ist zweimal so häufig betroffen wie die linke. Bevorzugt kommt es bei Schwerarbeitern zur Nekrose des Mondbeins (Arbeiten mit dem Presslufthammer).

Pathogenese

Zur Ursache der Mondbeinnekrose bleibt voraus festzustellen, dass nach Frakturen und Luxationen des Mondbeins in etwa 50% der Fälle eine mehr oder weniger ausgedehnte posttraumatische Nekrose eintritt.

Man weiß, dass Mondbeinnekrosen relativ häufig bei Arbeitern auftreten, die über mehrere Jahre mit Pressluftwerkzeugen beschäftigt waren. Man stellt sich dabei die Entstehung durch wiederholte Mikrotraumen und Gefäßbeeinträchtigungen vor. Auch Kienböck betrachtete schon eine Ernährungsstörung als Ursache der Mondbeinnekrose. Lee zeigte 1972, dass in etwa einem Drittel der Untersuchungen das Mondbein nur von einem dorsalen oder palmaren Gefäß versorgt wird. Es liegt also nahe anzunehmen, dass aufgrund der anatomischen Gegebenheiten eine Zirkulationsstörung in diesem Gefäß stattfinden kann.

Hinzuweisen bleibt noch auf die besonderen mechanischen Verhältnisse, denen das Os lunatum ausgesetzt sein kann, wenn z. B. eine Hultén-Minusvariante besteht oder aber eine Madelung-Deformität. Aufgrund der Lage des Os lunatum im Scheitel der Konvexität der proximalen Handwurzelreihe ist es am stärksten den Einwirkungen der in der Längsrichtung der Handwurzel wirksamen Kräfte ausgesetzt. Auch ist das proximale Widerlager ungleich, da der Diskusanteil über der Elle weicher ist als die Gelenkfläche der Speiche, weshalb eine ungleichmäßige Abfederung gegeben ist.

Klinik und klinische Diagnostik

Es wird über hartnäckige Schmerzen im Handgelenkbereich ganz besonders beim Bewegen und bei stärkerer Belastung geklagt. Oft werden die Schmerzen mit einem Unfallereignis in Zusammenhang gebracht (Arbeiten mit dem Presslufthammer). Bei der Untersuchung wird ein isolierter Druckschmerz angegeben. Gleichzeitig kann das Handgelenk schmerzhaft und endgradig eingeschränkt sein.

Im *Röntgenbild* kann man auf einer zentrierten Aufnahme Strukturunterbrechungen der Trabekeln feststellen. Bald folgt die subchondrale Fissur und nachfolgend lassen sich die typischen Veränderungen (Abb. 10.**37a, b**) nachweisen (Kondensation, Einbruch und Verformung des Os lunatum). Im Spätstadium folgt dann die postnekrotische Arthrose im Handgelenk. Frühzeitig kann bereits im Kernspintomogramm die Nekrose beurteilt werden.

Differenzialdiagnostisch ist vor allem auf ein Handgelenksganglion zu achten.

Therapie

Solange ein Zusammenbruch des Mondbeins noch nicht erfolgt ist, sollte man durch eine Ruhigstellung versuchen, das Mondbein zu erhalten, besser ist aber eine operative Ausräumung und Auffüllung mit Spongiosa sowie und eine verkürzende Radiusosteotomie. Nach erfolgtem Zusammenbruch des Mondbeins bleibt nur die Einbringung einer Endoprothese oder aber die partielle Arthrodese bzw. die Handgelenkarthrodese. Gelegentlich kommen die Patienten mit einem orthopädischen Behelf aus (Hand-Unterarm-Schiene).

10 Knochennekrosen

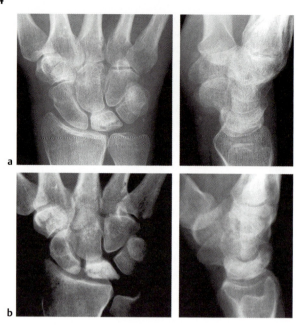

Abb. 10.37 Nekrose des Os lunatum.
a Nekrose des Os lunatum (45-jähriger Patient) im frühen Zerfallstadium. Die Form des Os lunatum ist noch erhalten.
b Fortgeschrittene Nekrose des Os lunatum (48-jähriger Patient) mit „napfförmiger" Verformung des Os lunatum auf der Seitaufnahme (Hultén minus Variante).

> **Nota bene**
> Die Kienböck-Erkrankung wird als Berufskrankheit anerkannt, wenn eine entsprechende Leistungsanamnese vorliegt (Arbeit am Presslufthammer für 3 Jahre).

10.2.6 Osteonekrose des Os scaphoideum

Engl.: osteonecrosis of the scaphoid of the wrist.

Diese seltene, nichttraumatische, avaskuläre Knochennekrose des Os scaphoideum bereitet diagnostisch Schwierigkeiten bei der Differenzierung zwischen der traumatisch und der nichttraumatisch bedingten Nekrose.

Grundsätzlich kann eine Gefäßunterbrechung bei verschiedenen Handgelenkverletzungen stattfinden und danach durch eine Gefäßunterbrechung des Os scaphoideum zur Nekrose führen.

Therapeutisch ist der Versuch der Revaskularisierung durch eine Knochentransplantation zu rechtfertigen.

10.3 Transitorisches Hüftödem

K. Glas und R. Krause

> Synonym: primäres Hüftödem,
> transitorische (transiente) Hüftosteoporose,
> transitorisches Knochenmarködemsyndrom der Hüfte.
> Engl.: primary edema of the hip,
> transient bone marrow edema syndroma of the femoral head,
> transient osteoporosis of the hip.

Definition.
Unter dem transitorischen Hüftödem versteht man ein Schmerzsyndrom des Hüftgelenks, welches durch ein Knochenmarködem im proximalen Femur ohne derzeit erkennbare Ursache entsteht. Die Erkrankung führt zu einer Osteoporose des Hüftkopfs. Sie ist gekennzeichnet durch eine Aktivitätsanreicherung des Hüftkopfs in der Knochenszintigraphie. Das Syndrom heilt im Allgemeinen vollständig aus.

Historisches. Curtiss und Kincaid (1959) berichten über eine transitorische, schmerzhafte Entkalkung des Hüftkopfs bei Frauen im letzten Trimenon. 1967 beschreiben Duncan et al., dass diese Erkrankung auch an anderen Gelenken zeitlich versetzt auftreten kann (migratory osteolysis of the lower extremities) und auch Männer davon betroffen sind. Erst mit dem Einsatz der Kernspintomographie kann die Diagnose im frühen Stadium mit Sicherheit erfolgen (Wilson und Murphy; Glas et al. 1989).

Epidemiologie

Im eigenen Krankengut finden sich unter 100 Patienten 41 % Frauen und 59 % Männer. Das Durchschnittsalter bei Frauen betrug 48,4 und bei Männern 45,7 Jahre. Das Altersspektrum reicht vom 29. bis zum 69. Lebensjahr.

Ätiopathogenese

Die Ätiologie des transitorischen Hüftödems ist nicht geklärt. Lequesne ordnet dieses Krankheitsbild den Reflexdystrophien zu. Langhloh et al. (1973) findet, dass das Hüftödem meist nach einem Trauma auftritt und mit einem bleibenden Schaden ausheilt. Die von Hofmann et al. (1991) vertretene Meinung, dass es sich dabei um ein reversibles Anfangsstadium einer idiopathischen Hüftkopfnekrose handelt, konnte nicht erhärtet werden.

Klinik und klinische Diagnostik

Das klinische Leitsymptom ist der belastungs- und bewegungsabhängige Hüftschmerz mit einer konzentrischen Einschränkung der Beweglichkeit. Auch kann es zunehmend zu einem Ruhe- und Nachtschmerz kommen, der nicht selten mit einer Störung der physischen und psychischen Befindlichkeit einhergeht. In einem meist vorhandenen Gelenkerguss kann bei Keimfreiheit eine erhöhte Zellzahl von 200–2.000/ml nachgewiesen werden (Granulozyten).

Bildgebende Verfahren

Mehrere Wochen nach Krankheitsbeginn kann sich eine *radiologisch* diffuse, unregelmäßige und verwaschene, bis fleckig erscheinende Osteoporose vor allem im Femurkopf entwickeln. Dies kann auch nur einen Quadranten des Femurkopfs betreffen und im konventionellen Röntgenbild kaum in Erscheinung treten. Gelegentlich entkalkt der Schenkelhals, wohingegen das Acetabulum nicht betroffen ist. Die Demineralisation kann sogar die subchondrale Grenzlamelle mit einbeziehen, Erosionen am Hüftgelenk kommen jedoch nicht vor. Die diffuse Osteopenie von Femurkopf und -hals normalisiert sich meist nach 12–16 Wochen (Guerra und Steinberg). Desgleichen besteht keine Gelenkspaltverschmälerung.

Die *Knochendichtemessung* kann im Anfangsstadium keine diagnostische Hilfe bringen, da ja beim transitorischen Hüftödem die lokale Osteoporose sich erst im Spätstadium einstellt.

Die *Dreiphasenszintigraphie* jedoch zeigt eine Nukleidanreicherung im Femurkopf (Abb. 10.**38a, b**) und etwas weniger im Schenkelhals und in der intertrochantären Region. Diese Veränderungen treten in der Blood-pool-Phase und besonders in der Spätphase in Erscheinung.

Mit der *Kernspintomographie* kann das Knochenödem im T-2-Mode in einer diffusen oder fleckigen Verteilung im proximalen Femur gefunden werden. Es reicht von der intertrochantären Region oder dem Schenkelhals hinauf bis in den Hüftkopf. Dies verursacht eine charakteristische Signalminderung in den T-1-gewichteten Aufnahmen. Für die Diagnose ist weiter die Signalerhöhung im T-2-Bild von Bedeutung (s. Abb. 10.**38**). Die beste vergleichende Beurteilung findet man in den koronaren Schnitten. Im Verlauf der Erkrankung ist das Ödem schließlich nur noch im Hüftkopf nachweisbar. Zusätzlich zeigt sich eine subchondrale Signalstörung in der ventrokranialen Position, also an ähnlicher Stelle, an der sie auch bei der Hüftkopfnekrose zu finden ist (van de Berg et al.). Im T-1-Bild und in einigen gradienten Echosequenzen kann hier eine Signalreduktion besonders in den sagittalen Schnitten entstehen, ein der idiopathischen Hüftkopfnekrose ähnliches Bild. Dieses Phänomen verschwindet nach Ausheilung. Eine Abgrenzung zu anderen Erkrankungen kann mit fettunterdrückten Sequenzen erfolgen. Man findet ebenfalls einen schnellen Anstieg nach einer Gabe von Gadolinium, was als Folge einer gesteigerten Blutzirkulation ausgelegt werden muss. Die Kontrastmittelgabe soll zumindest bei zweifelhafter Diagnose zur Abgrenzung von Hüftkopfnekrosen durchgeführt werden.

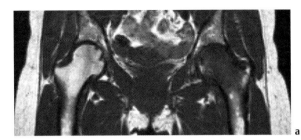
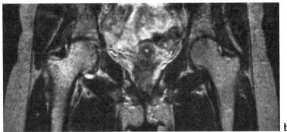

Abb. 10.**38a, b** Verlauf einer transitorischen Osteoporose im Kernspintomogramm.

Die *Sonographie* bringt außer dem Ergussnachweis keine diagnostische Bereicherung.

Differenzialdiagnose

Das sekundäre Knochenmarködem gilt als unspezifische Reaktion auf verschiedene Reize und kommt nach Verletzungen und auch Mikroverletzungen, degenerativen Veränderungen, Entzündungen und bei Tumoren vor. Dabei ist in erster Linie die avaskuläre, sog. idiopathische Hüftkopfnekrose zu nennen und weitere Erkrankungen wie die Sichelzellenanämie, der Morbus Gaucher, Dysbarismus, Hyperkortizismus und Lupus erythematodes. Dabei beachte man Laborbefunde wie die Hyperurikämie, Zuckerstoffwechsel- und Lipoidstörungen. Hinzuweisen bleibt noch auf das Vorkommen eines sekundären Knochenödems im Frühstadium der Arthrose (initialer Koxarthroseschmerz).

Therapie

Während der Schmerzphase kann *konservativ* die Entlastung mit Gehstützen und die Einnahme von nichtsteroidalen Antirheumatika eine Besserung bringen. Diese Behandlung ist ausreichend, denn innerhalb von Monaten verschwindet das transitorische Hüftödem.

In der akuten Schmerzphase kann jedoch die operative Trepanation (4,5-mm-Bohrer) des Hüftkopfs im Sinne der Entlastung des Ödems schnell helfen. Die Patienten erholen sich klinisch innerhalb einiger Tage (32%). 8 Wochen nach der operativen Behandlung geben nur noch 4% der Patienten Restbeschwerden an.

10 Knochennekrosen

Beim operativen Eingriff kann gleichzeitig eine intraossäre Druckmessung (sie beträgt im Durchschnitt 86,7 mmHg; normal 30 mmHg) und die Entnahme eines Knochenstanzzylinders zur feingeweblichen Differenzierung (Hüftkopfnekrose!) erfolgen.

Nachbehandlung und Patientenaufklärung

Postoperativ ist das Benützen von Gehstützen für 4–6 Wochen zu empfehlen.

Grundsätzlich sollte der Patient vor Beginn der Behandlung über den Verlauf dieser Erkrankung aufgeklärt und ihm die Entscheidung überlassen werden, ob operatives oder konservatives Vorgehen erfolgen soll.

10.4 Osteochondrosis dissecans

K. Glas und E. Hipp

Synonym: Osteitis chronica fibrosa.
Engl.: osteochondritis, osteochondrosis dissecans, ostechondrolysis circumscripta.

Definition.

Die Osteochondrosis dissecans zeigt sich als lokal begrenzte, subchondrale, aseptische Knochennekrose meist vor Abschluss des Wachstums und befällt vorwiegend konvexe Gelenkflächen. Durch ein Abstoßen (Dissezieren) des nekrotischen Knochenstücks mit dem darüber gelegenen Knorpel kann im Laufe der Krankheitsentwicklung ein freier Gelenkkörper (Gelenkmaus) entstehen.

Historisches. Freie Gelenkkörper wurden schon im Mittelalter beobachtet und auch operativ entfernt. Erstmals beschrieb König 1888 das Krankheitsbild der Osteochondrosis dissecans und wies auf die Corpora mobilia durch eine spontane Nekrose infolge einer „dissezierenden Entzündung" und auf ein Trauma hin. Eine Differenzierung gegenüber den aseptischen, juvenilen Panepiphyseonekrosen wurde in der Folge nicht vorgenommen; vielmehr wurden diese lokal begrenzten Nekrosen im epiphysären Bereich mit der Perthes-Erkrankung und anderen Epiphyseonekrosen abgehandelt.

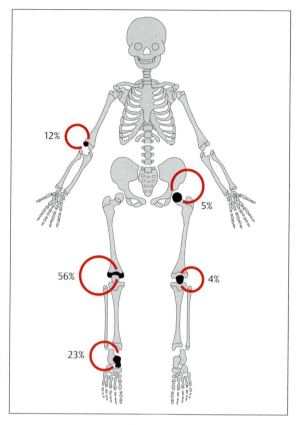

Abb. 10.**39** Häufigkeit und Lokalisation der Osteochondrosis dissecans bei 100 Patienten der Klinik für Orthopädie und Sportorthopädie der TUM.

Schon 1870 hatte Paget den Ursprung mit einer „quiet necrosis" formuliert. Zwischenzeitlich wurden ursächlich Verletzungen angeführt (Fairbank), ähnlich wie schon von Paget und König. Andere Autoren haben wiederum eine Gefäßstörung mit der Folge eines Knocheninfarkts angenommen (Axhausen 1922; Watson-Jones 1952).

Epidemiologie

Eine eigene Statistik zeigt, dass das Kniegelenk mit 56 %, das obere Sprunggelenk mit 23 %, der Ellbogen mit 12 %, der Hüftkopf mit 5 % und die Patellarückfläche mit 4 % betroffen sind (Abb. 10.39 und 10.**40a–d**).

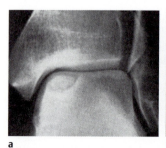
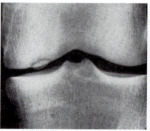
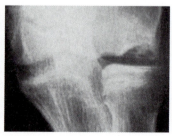
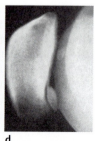

a   b   c   d

Abb. 10.**40** Röntgenbilder verschiedener Lokalisationen der Osteochondrosis dissecans: Sprunggelenk (**a**), Kniegelenk (**b**), Ellbogen (**c**) und Patella (**d**).

Selten können auch Finger und Zehengelenke betroffen sein. In einer schwedischen Statistik (Bruns) wird die Prävalenz mit 6 : 10.000 und die maximale Inzidenz für das 2. Dezennium mit 3 : 10.000 beim männlichen bzw. 2 : 10.000 beim weiblichen Geschlecht angegeben. In Japan soll das Ellbogengelenk am häufigsten befallen sein und zwar mit auffällig familiärer Häufung.

Ätiologie

Für die Entstehungstheorie einer Mangeldurchblutung sprechen die morphologischen Veränderungen im Bereich des Dissekats (Osteonekrose), wenngleich Gefäßunterbrechungen sowie eine minderfusionsbedingte Auslösung bis jetzt nicht nachgewiesen werden konnte. Wiederholte oder auch einmalige Verletzungen können infolge konsekutiver lokaler Gefäßstörungen zur Hypovaskularisation anregen. Dies wurde von Kolp und Fethke (1982) angeführt. Sie haben die Hauptspannungstrajektorien im Sagittalschnittmodell eines Kniegelenks dargestellt und wollten damit beweisen, dass die osteochondralen Fragmente mit großer Regelmäßigkeit an Kreuzungsstellen, besonders von Wechselbelastungen ausgesetzten Gebieten, liegen. Diese Meinung haben auch Bandi und Allgöwer 1959 vertreten, die für den Ort der Osteochondrosis dissecans erhöhte Spannungsänderungen angeben. Die Folge einer einmaligen Traumatisierung mit der Bildung eines osteochondralen Fragments, das pseudoarthrotisch abheilt, wird als weitere Möglichkeit diskutiert und hat 1932 zur Bildung des Begriffs „Osteochondrosis traumatica" durch Burckhardt geführt. Aichroth beziffert 1971 den Anteil einer posttraumatischen Osteochondrosis dissecans mit 46 %.

Weitere ätiologische Faktoren (konstitutionelle Eigenheiten, familiäres Auftreten) sollen angeführt werden.

Pathogenese

Pathogenetisch bleibt festzustellen, dass eine beginnende nekrotische Veränderung im Frühstadium ausheilen kann. Bei Zunahme der Nekrose bildet sich ein sklerotischer hypervaskularisierter Randsaum aus, der in diesem Stadium auch im arthroskopischen Tastbefund unauffällig sein kann. Anschließend entsteht zwischen den nekrotischen Knochen und der sklerotischen Demarkierung eine Flüssigkeitsschicht (Abb. 10.41). Dieser Befund lässt dann eine zunehmend tastbare Erweichung nachweisen. Es kommt zur Knorpelfissur und schließlich zur vollständigen Dissektion und Entwicklung einer gestielten bzw. freien Gelenkmaus. Das Mausbett ist nun von Bindegewebe bedeckt. Der Bezirk verkleinert sich durch Bildung von Knorpelersatzgewebe an den Bruchrändern. Diese können sich dabei abrunden. Die Gelenkmaus selbst wird umgeben von Knorpelersatzgewebe und vergrößert sich dadurch. Ein großes Dissekat z. B. kann in mehrere Stücke zerfallen und Gelenkmäuse bilden.

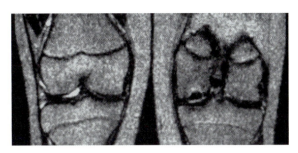

Abb. 10.41 Osteochondrosis dissecans im Kernspintomogramm. Beachte: flüssigkeitumrandetes Dissekat.

Klinik und klinische Diagnostik

Die Patienten (meist im Alter des Epiphysenfugenschlusses) klagen zunächst oft nur über uncharakteristische Beschwerden in den am häufigsten befallenen Gelenken. Der Schmerz nimmt bei Belastungen zu, es kommt zu Schwellungen und einem Steifigkeitsgefühl. Über Gelenkgeräusche und gelegentliche Blockierungen wird berichtet. Insgesamt gesehen ist das klinische Bild verhältnismäßig ruhig, solange der Herd im „Bett" verbleibt; nicht selten wird die Erkrankung zufällig entdeckt. Eine Zunahme der Beschwerden und Herabsetzung der Belastungsfähigkeit weist schon auf eine Loslösung des Dissekats hin. Bei einer vollkommenen Ablösung folgen Einklemmungserscheinungen (Gelenkblockaden).

Die Morphologie erlaubt somit eine Einteilung in 5 Stadien, wie sie von Rodegerts 1979 vorgenommen wurden, nämlich:
- Stadium I: Schlummerstadium, im Anfangsstadium der Nekrose,
- Stadium II: Aufhellung im Randbezirk,
- Stadium III: Demarkierung durch Sklerosewall,
- Stadium IV: weitere Demarkierung des Dissekats, Beginn der Loslösung,
- Stadium V: Corpus mobile.

Bildgebende Verfahren

Bei der Bildgebung bedient man sich zunächst noch der Röntgen- (a.–p.) und der seitlichen Aufnahme (s. Abb. 10.40). Beim geringsten Verdacht einer partiellen Nekrose an typischer Stelle sollte jetzt schon die MRT-Untersuchung stattfinden und zwar im T-1-Mode und auch im T-2-Mode, wobei eine lokal begrenzte deutliche Signalminderung schon jetzt nachzuweisen ist. Im weiteren Verlauf erscheint innerhalb der sklerotischen Demarkierung im T-2-Bild ein halbmondförmiges Flüssigkeitssignal (Obletter et al. 1988). Im Kernspintomogramm können auch Knorpeldegenerationen bereits jetzt erkannt werden, jedoch ist die sichere Darstellung einer beginnenden Fissur nur begrenzt möglich. Erst in diesem Stadium kann die Arthroskopie noch eine weitere Sicherung der Gegebenheiten bringen.

Differenzialdiagnose

In erster Linie ist an die Chondromatose zu denken als Metaplasie des Synovialgewebes, an hyptertrophe Synovialzotten, eine rupturierte Plica synovialis sowie an Meniskusrisse.

Therapie

Ein konservative Therapie ist angezeigt, wenn:
- die Erkrankung sich vor dem 12. Lebensjahr entwickelt hat,
- das Dissekat sich noch nicht im Stadium der Abstoßung befindet,
- die Epiphysen noch offen sind.

Eine eigene therapiebezogenen Stadieneinteilung bringt insgesamt eine bessere Orientierung für die Diagnose und Therapie.

Die *konservative Behandlung* erfolgt mit Ruhigstellung und Entlastung von 6 Wochen bis zu einem halben Jahr. MRT-Untersuchungen zur Kontrolle des Herds sind notwendig.

Die *operative Behandlung* in Form der *Beck-Bohrung* ist indiziert, solange sich noch keine Knochenfissur gebildet hat. Sie besteht aus einer *retrograden Anbohrung* des Dissekats, ohne den Knorpel zu verletzen. Durch die Durchtrennung des sklerotischen Randsaums ist man bestrebt, einen Weg für die Revaskularisation des nekrotischen Herds zu erzielen. In den Anfangsstadien, in denen der Knorpelüberzug noch nicht weich ist, kann die genaue Lokalisation des Herds Schwierigkeiten bereiten. Ist der Herd weich, ist die Bestimmung des Nekrosebezirks bei der Arthoskopie leicht. Eigene Untersuchungen zeigen, dass im Kernspintomogramm bei 84 % der Patienten die Revitalisierung erfolgreich war.

Ist ein Herd bereits gelöst und teilweise oder vollständig aus dem Mausbett abgestoßen, kann durch eine *anterograde, multiple Anbohrung* des Mausbetts der Sklerosesaum mehrfach durchbrochen werden und somit das replantierte Dissekat zur Einheilung kommen. Eine Fixation des nekrotischen Herds erfolgt mit Knochenstiften oder aber mit einer im Knorpel versenkten Schraube.

Kann eine Replantation des Dissekats nicht in Aussicht gestellt werden oder schlägt die Replantation fehl, so empfiehlt sich die *Mosaikplastik*, also die Knorpel-Knochen-Transplantation. Bei diesem Verfahren werden im Bereich des Mausbetts eine oder mehrere

Therapieindikationen im Überblick

Stadium	1	2	3	4	5	6
Diagnose	MRT	MRT und AS	MRT und AS	MRT und AS	MRT und AS	MRT und AS
Abgrenzung (MRT)	beginnende Sklerose	Sklerose	Flüssigkeit	Flüssigkeit	freies Dissekat	freies Dissekat
Herd (MRT)	beginnende Signalstörung	vitale Reste	avital	avital	leer	leer
Knorpel (intraoperativ)	normal kaum abzugrenzen	etwas erweicht schlecht abzugrenzen beginnende Aufrauung	weich Aufrauung	beginnende Abhebung Knorpelschaden	Knorpeldefekt Dissekat refixierbar	Knorpeldefekt Dissekat nicht refixierbar
Operation	konservativ Beck-Bohrung	Beck-Bohrung	Beck-Bohrung	Pridie-Bohrung	Refixation	Pridie-Bohrung Knorpel-Knochen-Transplantation (Mosaikplastik, Knorpelzüchtung)
Entlastung	nach Kontrolle	3 Monate	3 Monate	6 Monate	6 Monate	3 Monate
Kontrolle (MRT)	3 Monate	6 Monate	6 Monate	6 Monate	6 Monate	6 Monate

AS Arthroskopie

Stanzzylinder entnommen und diese Stanzdefekte mit gesundem Knorpel-Knochen-Stanzen aus Gelenkbereichen, die außerhalb der Belastungszonen liegen und deshalb für die Funktion des Gelenks weniger Bedeutung haben, ersetzt (im Knie Notchbereich, Randpartie aus der Femurrolle).

Neuerdings empfiehlt man auch schon die Defektauffüllung ohne Pridie-Bohrung mit einer *Knorpelzellkultur* und einem darüber gesteppten Synoviallappen.

Nachbehandlung

Bei der konservativen und operativen Nachbehandlung empfiehlt sich eine halbjährige Entlastung. MRT-Aufnahmen können den Einheilungsvorgang abbilden.

Prognose

Der Knorpel-Knochen-Defekt nach Ablösung des Dissekats bereitet nach wie vor große Schwierigkeiten, weshalb sehr oft ein erheblicher Gelenkschaden zurückbleiben kann. Man erwartet von der Mosaikplastik und von der Einbringung einer Knorpelzellkultur eine prognostische Verbesserung, die allerdings bis jetzt noch nicht bewiesen werden konnte.

Literatur

Adleberg JS, Smith G. Cortico steroid-induced avascular necrosis of the talus. J Foot Ankle Surg. 1991;30:66.

Ahlbäck S, Bauer GCH, Bohne WH. Spontaneous osteonecrosis of the knee. Arthritis Rheum. 1968;9:705.

Allen CPF, Calvert PT. Simultaneous slipped femoral epiphysis in identical twins. J Bone Joint Surg Br. 1990;72:928.

Axhausen G. Der anatomische Krankheitsverlauf bei der Nekrose der Metatarsalköpfchen und der Perthesschen Krankheit. Arch Klin Chir. 1923;124:511.

Axhausen G. Zur Histologie und Pathogenese der Gelenkmausbildung im Kniegelenk. Bruns-Beitr Klin Chir. 1925;133.

Bauer RS, Ochsner PE. Zur Nosologie der Osteochondrosis dissecans der Talusrolle. Z Orthop Ihre Grenzgeb. 1987; 125(2):194–200.

Bossi CFA, JL Bloem JL. Sequential magnetic resonance imaging in Perthes disease. J Bone Joint Surg Br. 1991;73:219.

Brinkel IJ, Davies TG, Iqbal SJ, Gregg PJ. Hormone status in patients with slipped capital femoral epiphysis. J Bone Joint Surg Br. 1989;71:33–8.

Catterall A. National history classification and signs in Legg-Calvé-Perthes-disease. Acta Orthop Belg. 1980;46:346.

Chandler FA. Coronary disease of the hip. J Int Coll Surg. 1948;11:34.

Compere E, Johnson WE, Coventry MB. Vertebra plana Calve due to eosinophilic granuloma. J Bone Joint Surg Am. 1954; 36:469.

Crawford AH. Current concepts review. Slipped capital femoral epiphysis. J Bone Joint Surg Am. 1988;70:1422.

Curtiss jr. PH, Kinzaid E. Transitory demineralisation of the hip inpregnancy. J Bone Joint Surg Am. 1959;41:1327.

De Seze S, Welfing J, Lequesnes M. L, osteonecrose de la tete femoral chez l,adulte. Ref Rheum. 1960;27:117.

Dubois E, Cozen L. Avascular (aseptic) bone nekrosis associated with systemic lupus erythematodus. JAMA. 1960;174:966.

Duncan H, Frame B, Frost HM, Arnstein AR. Migratory osteolysis of the lower extremity. Ann Intern Med. 1967;66:1165.

Ficat RP. Idiopathic bone necrosis of the femoral head. J Bone Joint Surg Br. 1985;67:3.

Glas K, Krause N, Obletter N, Held P. Die transitorische Hüftosteoporose in der Magnetresonanztomographie. Z Orthop Ihre Grenzgeb. 1989;127:302.

Glas K, Träger J, Pfaffenott L, Röttger A. F, Hipp E. Veränderung der Fließeigenschaft des Blutes als Ursache der Hüftkopfnekrose. 1993 Z. Orthop. 131:120.

Goff CW. Legg-Calvé-Perthes-syndrome and related osteochondrosis. Springfield (Ill.): Ch. C. Thomas Publisher; 1954.

Hipp E. Aigner R. Osteochondrosis dissecans. Handbuch der Orthopädie. Stuttgart: Thieme; 1987.

Hipp E. Calvé-Legg-Perthes-Erkrankung. Fortschr Med. 1966; 84:650.

Hipp E. Die Gefäße des Hüftkopfs. Suppl. 96. Stuttgart: Enke; 1962.

Hipp E. Zur idiopathischen Hüftkopfnekrose. Z Orthop Ihre Grenzgeb. 1966;101:457.

Hipp E, Glas K. Idiopathische Hüftkopfnekrose. Handbuch der Orthopädie 1987 Bd VII Stuttgart Thieme.

Hofmann S, Plenk H jr, Engel A. Transient osteoporosis versus bone marrow edema of the hip: histomorphology and magnetic imaging. Calcif Tissue Int Suppl. 1991;48:A1–A90.

Hungerford DS. Die Rolle der „Core-Dekompression" als Behandlungsmethode der ischämischen Hüftkopfnekrose. Orthopäde. 1990;19:219.

Imhäuser G. Die jugendliche Hüftkopflösung bei steilem Schenkelhals. Z Orthop Ihre Grenzgeb. 1959;91:403.

Imhäuser G. Reaktion des Fugenknorpels am oberen Femurende nach traumatischen Epiphysenseperationen im Kindesalter. Unfallchirurg. 1987;90:550.

Imhäuser G. Zur Behandlung der schweren Dislokation bei der jugendlichen Hüftkopflösung. Z Orthop Ihre Grenzgeb. 1970;108:1.

Imhäuser G. Zur Pathogenese und Therapie der jugendlichen Hüftkopflösung. Z Orthop Ihre Grenzgeb. 1957;88:3.

Jerre R, Billing L, Hansson G, Walin J. The contralateral hip in patients primarily treated for unilateral slipped upper femoral epiphysis. J Bone Joint Surg Br. 1994;76:563.

Kolp W, Fethke K. Spannungsoptische Untersuchungen eines belasteten Knieglenks. Beitrag zur Ätiologie der Osteochondrosis dissecans. Beitr Orthop Traum. 1982;29:493.

König F. Über freie Körper in den Gelenken. Dtsch Z Chir. 1887;27:90.

Kotz R. Die transtrochantäre ventrale Rotationsosteotomie nach Sugioka zur Behandlung der Femurkopfnekrose. Orthopäde. 1980;9:260.

Krause R, Glas K, Schulz A, Gradinger R. Das transitorische Knochenmark Syndrom Z. Orthop. 2002;140:287.

Kraus W. Magnetfeldtherapie und magnetisch induzierte Elektrostimulation in der Orthopädie. Orthopäde. 1984;13:78.

Langloh ND, Hander GG, Riggs BL, Kelly PJ. Transient painfull osteoporosis of the lower extremities. J Bone Joint Surg Am. 1973;55:1188.

Lee MLH. The intraosseus arterial patern of the carpal lunate bone and ist relation to avascular necrosis. Acta Orthop Scand. 1963;33:43.

Legg A. Obscure affection of the hip joint. Boston Med Surg J.1910;162:202.

Mankin HJ, Brower D. Bilateral idiopathic aseptic necrosis in adults: „Chandlers disease". Bull Hosp Jt Dis. 1961;23:42.

Marcus NB, Enneking WF, Massam RA. The silent hip in idiopathic aseptic necrosis treatment by bone grafting. J Bone Joint Surg Am. 1975;55:1351.

Mau H. Idiopathische Hüftkopfnekrosen Erwachsener. Z Orthop Ihre Grenzgeb. 1966;101:18.

Merle D,Aubigne R, Postel M, Mazabraud A, Massias P, Gueguen J, France P. Idiopathic necrosis of the femoral head in adults. J Bone Joint Surg Br. 1965;47:612–33.

Mitchell DG, Steinberg ME, Dalinka MK, Rao VM, Fallon M, Kresse HY. MRI of the ischemic hip. Clin Orthop. 1989; 244:60.

Obletter N, Glas K, Steinbach E, Held P, Breit A. Osteochondrosis dissecans tali und andere Sprunggelenksläsionen, präoperative Aufarbeitung von D3 Datensätzen und gradienten Sequenzen. Zentralbl Radiol. 1988;136:722.

Paget J. On the production of some of the loose bodies in joints. S Bertolomes Hosp Rep. 1870;6:3.

Patterson RJ, Bickl WH, Dahlin DC. Idiopathic vascular necrosis of the femoral head. J Bone Joint Surg Am. 1964;46:267.

Perthes G. Über Arthritis deformans juvenilis. Dtsch Z Chir. 1910;107.

Phemister DB. Treatment of the necrotic head of the femur in adults. J Bone Joint Surg Am. 1949;31:55.

Pietrogrande V, Mastromarino R. Osteopathia da prolongato tratament cortisonico. Orthop Traumatol. 1957;25:793.

Rattey T, Piehl F, Right JG. Acut slipped capital femoral epiphysis J Bone Joint Surg Am. 1996;98:398.

Reichelt A. Die idiopathische Hüftkopfnekrose. Z Orthop Ihre Grenzgeb. 1969;106:273.

Rupp N, Grünberg G. Die kontralaterale selektive Hüftangiographie. Röfo Fortschr Geb Röntgenstr Neuen Bildgeb Verfahr. 1975;123:134.

Rupp N, Reiser M, Hipp E, Heller H, Lukas P, Allgaier B, Hawe W. Diagnostik der Knochennekrose durch magnetische Resonanztomographie: Möglichkeiten der Früherkennung. Röfo Fortschr Geb Röntgenstr Neuen Bildgeb Verfahr. 1985;142:131.

Saito S, Ohzono K. Early artheriopathy and postulated pathogenesis of osteonecrosis of the femoral head. Clin Orthop. 1992;277:98.

Schittich I, Gradinger R Hipp E. Die Kernspintomographie beim Morbus Legg-Calvé-Perthes. München: Demeter; 1992.

Schittich I, Gradinger R, Hipp E. Legg-Calvé-Pertessche Erkrankung im MRT. Möglichkeiten und Grenzen. Z Orthop Ihre Grenzgeb. 1990;128:404.

Serre H, Simon L. Aspects de la necros de la tete femoral chez l'adulte. Ref Rheum. 1960;27:525.

Tanaka KR, Clifford GO, Axelrod AR. Sichel cell anaemia (homozygous S) with aseptic necrosis of the femoral head. Blood. 1956;11:998.

Träger JST. Die Hüftkopfnekrose des Erwachsenen. Untersuchungen zur Ätiologie, Pathogenese, gelenkerhaltenden Therapie. Habilarbeit TU München; 1995.

Trueta J. The normal vascular anatomy of the human femoral head during growth. J Bone Joint Surg Br. 1957;39:358.

Waldenström H. Der obere tuberkulöse Collumherd. Z Orthop Chir. 1909;24:487.

Willert HG, Zichner L, Enderle A. Indikation und Ergebnisse der Flexions-Osteotomie in der Behandlung der Hüftkopfnekrose. Z Orthop Ihre Grenzgeb. 1977;115:484.

11 Infektionen der Knochen und Gelenke

E. Hipp und R. Burgkart

11.1 Osteomyelitis

Engl.: infectious, acute hematogenous osteomyelitis,
acute suppurative arthritis,
posttraumatic osteomyelitis,
chronic osteomyelitis.

Definition.
Grundsätzlich versteht man unter einer Infektion ein aktives oder passives Eindringen von Mikroorganismen, z. B. in den Knochen oder das Gelenk, die vom Blut her, traumatisch oder iatrogen bei Operationen in den Körper gelangen können.

Abhängig von der Art der Erreger, von der Lokalisation der Entzündung und von der Abwehrbereitschaft des Patienten kann sich eine eitrige Osteomyelitis, eine Gelenkentzündung oder eine Granulomatose, wie es bei der Tuberkulose zu sehen ist, entwickeln.

Historisches. Die Infektion im Bereich des Halte- und Bewegungsapparats war im letzten Jahrhundert einem stetigen Wandel unterworfen. So waren anfangs die Tuberkulose und die Syphilis noch für mehr als die Hälfte des Jahrhunderts eine gefürchtete Infektionskrankheit, die dann aber relativ schnell mit dem Einsatz von Antibiotika weitgehend beherrscht werden konnten. Die Skelettuberkulose kann aber auch heute noch ein therapeutisches Problem sein, weniger der Morbus Bang, Paratyphus und die Gonorrhö.

Die unspezifischen Erreger haben heute eine besondere Bedeutung, nämlich der Staphylococcus aureus haemolyticus als Auslöser der Knochen- und Gelenkinfektionen, seltener andere unspezifische Erregerkeime wie Proteus, Pseudomonas, Kolibakterien und auch Streptokokken.

Es bleibt weiter festzustellen, dass auch die Erreger einem dauernden Wandel unterworfen sind, d. h. die Virulenz und Resistenz kann sich ändern, wie es bei Staphylococcus epidermidis der Fall war, der eine besondere Virulenzsteigerung durchmachte.

Klassifikation

Das Erscheinungsbild der Knochen- und Gelenkentzündung ist durch die Ausbreitung in der Spongiosa und im Gelenk in der Synovialis geprägt.

Man unterscheidet deshalb verschiedene Verlaufsformen:
- Osteomyelitis acuta (s. Abb. 11.1–11.3), die foudroyant verläuft, sowie die Arthritis acuta (s. Abb. 11.4 und 11.6),
- Osteomyelitis chronica (s. Abb. 11.5),
- Brodie-Abszess (s. Abb. 11.7),
- Osteomyelitis sclerosans (Garré),
- Plasmazellenosteomyelitis,
- sekundäre Osteomyelitis (posttraumatisch, postoperativ),
- septische Arthritis.

11.1.1 Akute Osteomyelitis

Pathogenese

Bei der akuten hämatogenen Osteomyelitis im Kindesalter siedeln sich die Keime bevorzugt in der Meta- und Epiphyse des koxalen Femurendes an (Abb. 11.1), bedingt durch die Gefäßeigenheiten in diesem Bereich. Weiter können Keime in den kniegelenksnahen Metaphysen (Abb. 11.2a, b) zur Knochenmarkentzün-

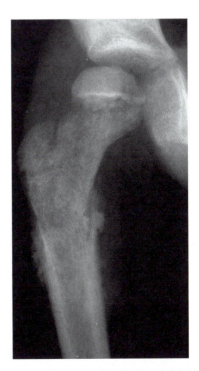

Abb. 11.1 Fortgeschrittene Staphylokokkenosteomyelitis (12-jähriger Patient) in der proximalen Femurmetaphyse mit multiplen Osteodestruktionen (Herdbildungen) und auch Knochenneubildungen kortikal, lateral am Femurschaft (Tumorverdacht). Beachte: beginnende Luxation des Hüftkopfs.

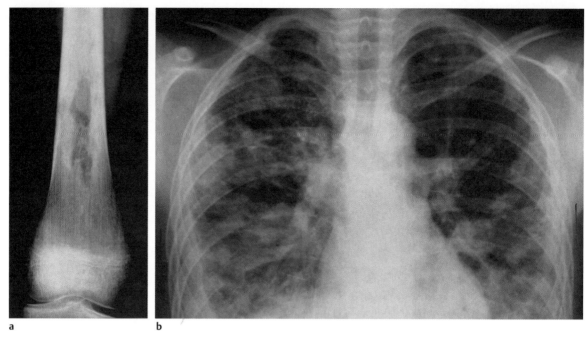

Abb. 11.**2** Akute Staphylokokkensepsis (14-jähriger Patient) mit multiplen Knochenherden (**a**; distale Femurmetaphyse) und multiplen Lungenabszessen (**b**).

dung führen. Beim Erwachsenen dagegen werden hauptsächlich die Wirbelkörper am thorakolumbalen Übergang sowie der Halswirbelsäule (Spondylitis osteomyelitica: Staphylokokken, Kolibakterien) und die langen Röhrenknochen befallen.

Dabei kommt es zunächst zur lokalen Keimausbreitung mit sekundärer Vereiterung und nachfolgender Zerstörung des Knochens (Abb. 11.**3**). Abhängig von dem rechtzeitigen Beginn einer gezielten Behandlung kann die Entzündung zur Ausheilung gebracht werden. Seltener noch entwickelt sich heute eine chronische Osteomyelitis.

Nach wie vor ist die durch Staphylokokken hervorgerufene Säuglingsosteomyelitis am proximalen Oberschenkel und eine evtl. nachfolgende Hüftgelenkentzündung (Säuglingskoxitis) eine der am meisten gefürchteten Infektionen im Säuglings- und Kindesalter.

Klinik und klinische Diagnostik

Bei der bakteriellen Infektion ist ein akuter Verlauf mit einem hoch schmerzhaften Erscheinungsbild und septischem Fieber richtungweisend. An der betroffenen Stelle besteht eine Schwellung und Rötung sowie ein Druckschmerz. Das Kind schont die betroffene Extremität.

Röntgenologisch ist frühestens nach 6–8 Tagen eine fleckige Strukturveränderung festzustellen. Einen weiteren diagnostischen Einblick bringt die Szintigraphie (Dreiphasenszintigraphie Gallium 67), sie dient dem Nachweis von entzündlichem Gewebe auch der Weichteile, sowie die Szintigraphie mit Indium-111-markierten Leukozyten.

Diagnostisch entscheidend ist aber die Punktion mit Erregerbestimmung sowie die Antibiogrammtestung der Bakterien.

Therapie

Therapeutisch ist im *Kindesalter* entscheidend, sofort eine antibiotische Behandlung einzuleiten (Sepsisbehandlung mit einer Kombination z. B. von Aminopeni-

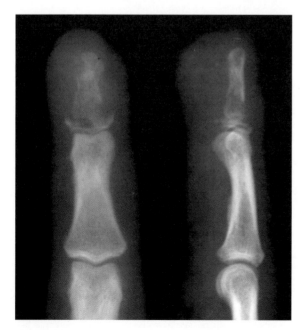

Abb. 11.**3** Panaritium ossale am Zeigefingerendglied.

cillin und Cephalosporin). Nach Keimsicherung muss hochdosiert eine intravenöse meist Monotherapie bis zur Normalisierung der CRP und BKS durchgeführt werden. Im akuten Stadium empfiehlt sich die Ruhigstellung der Extremität.

Operativ soll beim Vorliegen eines Abszesses die Ausräumung vorgenommen werden, sofern medikamentös kein Rückgang erfolgt und die Markraumphlegmone mit Fistelbildung droht.

Beim *Erwachsenen* werden bevorzugt die Wirbelkörper am thorakolumbalen Übergang (urologische Erkrankung) betroffen, aber auch die übrigen Wirbelkörper. Es kann sich ein hochseptisches Krankheitsbild einstellen (Fieber, Schmerz, Bewegungsbehinderung) bei anfangs negativem Röntgenbefund. Schon nach Tagen lässt sich im Kernspintomogramm eine Anreicherung feststellen. Die Feinnadelpunktion soll den Keim ermitteln. Sofort muss eine Kombinationsbehandlung eingeleitet werden, welche die wichtigsten Keime abdecken soll, danach muss eine gezielte hochdosierte meist Monotherapie entsprechend dem Erregernachweis und dessen Antibiotikaempfindlichkeit folgen.

Prognose

Bei einer sofort einsetzenden, gezielten Behandlung kann eine Heilung eintreten. Bei einer nichtentsprechenden Behandlung kann es, heute nur noch selten, zur Markraumphlegmone, Abszess- und Fistelbildung, zum Einbruch in ein benachbartes Gelenk als septische Arthritis und schließlich auch zu einer allgemeinen Sepsis kommen (s. Abb. 11.**2**). Schließlich sind dann oft lang dauernde Behandlungen und Lavagen mit Herdausräumungen und später evtl. Sequestrotomien notwendig (s. Abb. 11.**5**).

11.1.2 Chronische Osteomyelitis

Die Entwicklung einer chronischen Osteomyelitis muss heute unbedingt verhindert werden, was bei einer frühzeitigen Diagnose und konsequenten Therapie meist erreicht werden kann.

Eine *chronische Osteomyelitis* entwickelt sich heute vorwiegend nach offenen Frakturen und Operationen (Abb. 11.**4a–c**). Bei den offenen Frakturen erfolgt oft eine Mischinfektion mit Staphylococcus haemolyticus/aureus, Escherichia coli, Proteus, Pseudomonas und Streptococcus pyogenes sowie anderen Keimen. Staphylococcus epidermidis, der eigentlich nicht pathogen war, hat hinsichtlich seiner Pathogenität eine Änderung erfahren. Eine erhöhte Infektionsgefährdung besteht bei der Einbringung von Fremdkörpern wie Schrauben, Platten und Prothesen. Entlang der Implantate entwickeln sich eitergefüllte Höhlen und später nekrotische Knochenanteile. Spontanfrakturen können auftreten.

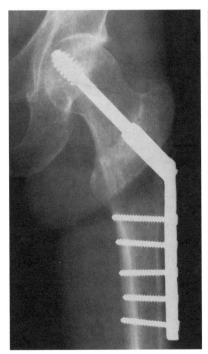
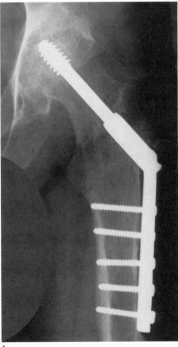
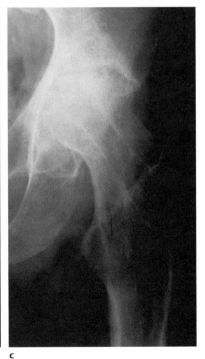

Abb. 11.**4** Hüftgelenkinfektion durch Escherichia coli (50-jähriger Patient) nach operativer Versorgung einer pertrochantären Fraktur. Die Schraubenspitze liegt knapp intraartikulär (**a**). Nachfolgend Osteomyelitis entlang der Schraube und intraartikulär mit Gelenkdestruktion (**b**). 4 Jahre danach Heilung mit Gelenkdestruktion und postarthritischer Arthrose (**c**).

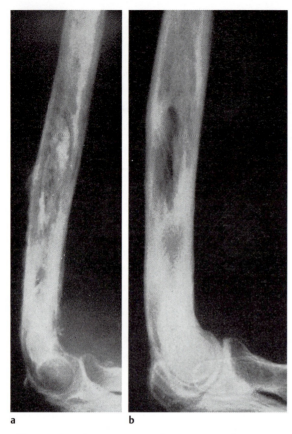

Abb. 11.5 Knochensequester und Totenlade nach operativer Behandlung einer Oberarmfraktur mit Infektion (**a**). Heilung nach Sequesterentfernung (**b**).

Klinik und klinische Diagnostik

Schmerzen, Fieber und Druckempfindlichkeit sowie Rötung und Fistelbildung stehen im Vordergrund des Erscheinungsbilds. Vernarbungen des umgebenden Gewebes mit dem Knochen sind oft vorzufinden. Regelmäßig kommt es zur Eiterbildung. Im Infektionsbereich kann es zur Ausbildung von Pseudarthrosen kommen (Knochennekrosen).

Röntgenologisch zeigt sich oft eine Knochenresorption, umgeben von einer reaktiven Sklerose. Sequesterbildungen treten auf (Abb. 11.**5a, b**). Mittels CT gelingt eine zuverlässige Analyse der Knochenstrukturen. Die MRT gibt weiter Auskunft über die Weichteile und lässt Aussagen zur Vitalität der Knochenareale zu. Diese Untersuchungen bringen wichtige Hinweise über die Ausdehnung der Nekrose und das notwendige Ausmaß der Resektion bei einem operativen Eingriff.

Therapie

Antibiotika allein können bei einer chronischen Osteomyelitis nur begrenzt hilfreich sein, sie müssen die weitere Infektionsausbreitung verhindern.

Operativ ist unter antibiotischem Schutz eine umfassende Resektion des nicht mehr ernährten Knochens und der Weichteile sowie die Entfernung von Fremdkörpern notwendig. Hilfreich kann dabei für die Darstellung von Fistelgängen und Gewebetaschen die vorherige Anfärbung mit Methylenblau sein.

Nachfolgend ist eine gründliche Jet-Lavage notwendig, die abhängig vom bakteriologischen Befund mehrere Male wiederholt werden soll. Sobald in der befallenen Region keine Keime mehr nachweisbar sind, empfiehlt sich die Einbringung von Eigenspongiosa. Zusätzlich ist oft ein Hautdefekt plastisch zu decken, ggf. mit einem gefäßgestielten Hautmuskellappen. Auch ist die Einbringung von Gentamycinketten möglich, die aber nach einigen Wochen entfernt werden müssen, sodass bei lokalem Antibiotikaeinsatz heutzutage die Verwendung von antibiotikahaltigen, resorbierbaren Kollagenschwämmen eine Alternative ohne nötigen Zweiteingriff darstellen.

Sehr oft ist zur Stabilisierung ein Fixateur externe unumgänglich.

Grundsätzliches zur postoperativen Osteomyelitis

Die Verhinderung einer postoperativen Infektion vor allem bei den *elektiven Knochen- und Gelenkoperationen* ist für den Operateur erste Priorität. Eine Infektionsgefährdung besteht besonders bei der Einbringung von Platten, Schrauben und von Prothesen.

- Unumgänglich ist es notwendig präoperativ dafür Sorge zu tragen, dass bei verunreinigter Haut und auch kleinen Schürf- oder Kratzwunden der operative Eingriff bis zur Abheilung verschoben werden muss.
- Der operative Eingriff muss unter Reinraumbedingungen, am sichersten mit Atemluftabsauganlage durchgeführt werden (Verhinderung des Eindringens von Luftkeimen und Keimen der Operateure; Charnley).
- Bei der Operation sorge man für eine gewebeschonende Technik, exakte Blutstillung und Einbringung von Redon-Drainagen für mindestens 24 Stunden.
- Ein postoperativ angelegter Kompressionsverband hilft zusätzlich bei der Verhinderung von postoperativen Hämatomen (Hämatome sind oft Wegbereiter einer Infektion).

Inwieweit eine grundsätzliche Antibiotikaprophylaxe erfolgen soll, ist nach wie vor ungeklärt. Sie kann im Allgemeinen unter optimalen Operationsbedingungen vermieden werden, es sei denn bei mehrere Stunden dauernden Eingriffen.

Bei postoperativen Infektionen unterscheidet man oberflächliche und tiefe, frühe Infektionen und Spätinfektionen nach Monaten und Jahren. Dabei können oft diagnostische Probleme eintreten. Neben den Schmerzen und der verminderten Belastungsfähigkeit helfen BKS und CRP weiter, ferner Röntgenuntersuchung und Szintigraphie.

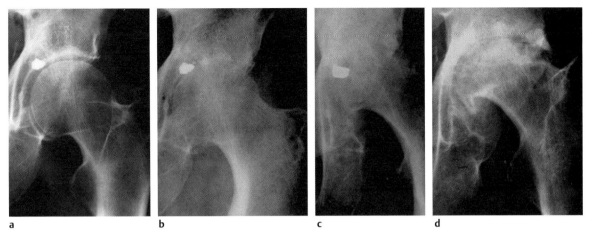

Abb. 11.6 Granatsplitterverletzung 1944 (damals 22-jähriger Mann). Die Lage des kleinerbsengroßen Splitters liegt extraartikulär vorwiegend im Knochen, aber schon knorpelnah (a). 34 Jahre beschwerdefrei und beweglich. 1978 beginnende Hüftschmerzen und Zeichen der Entzündung (b). Fortschreitende Einsteifung mit Gelenkkontraktur. Beginnende Gelenkspaltverschmälerung (c). Trotz antibiotischer Behandlung Hüftgelenkdestruktion und Splitterverlagerung ins Gelenk. Nach konsequenter operativer und antibiotischer Behandlung kam es schließlich zum Stillstand der Entzündung bei einer Destruktion von Kopf und Pfanne und zur Entwicklung einer nachfolgenden postarthritischen Arthrose (d).

Ein Beispiel ist eine späte Entzündung nach Granatsplitterverletzung, die mehr als 30 Jahre symptomlos blieb und dann zur Infektion führte (Abb. 11.6a–d).

Therapie

Therapeutisch hat sich bei der früh festgestellten Infektion die Entfernung der abgestorbenen Gewebeanteile und eine Lavage zunächst ohne Fremdkörperentfernung bewährt sowie die gezielte antibiotische Behandlung. Bei Spätinfektionen ist z. B. die Prothesenentfernung nicht mehr zu umgehen. Nach einem ausgedehnten Débridement und Lavage kann evtl. sogar einzeitig der Prothesenwechsel stattfinden, zuverlässiger jedoch erst nach wiederholten Lavagen, sobald ein keimfreier OP-Situs vorliegt. Eine Reimplantation ist unbedingt anzustreben. Die Girdlestone-Plastik kann nur als ultima ratio empfohlen werden.

11.1.3 Besondere Formen der Osteomyelitis

11.1.3.1 Brodie-Abszess

Sir Benjamin Collin Brodie beschrieb schon im 19. Jahrhundert eine umschriebene „low grade osteomyelitis" in der Metaphyse langer Röhrenknochen. Diese Osteodestruktion wird bevorzugt an der distalen Tibiaepiphyse angetroffen, aber auch andere Knochen können befallen sein. Die Art der Knochenentzündung wird auf eine abgeschwächte Virulenz der Staphylokokken über Jahre hinweg zurückgeführt.

Beim Brodie-Abszess sind bevorzugt Kinder und jüngere Erwachsene betroffen, die über Wochen und Monate über zunehmende Schmerzen, lokale Druckempfindlichkeit und eine Schwellung z. B. distal an der Tibia klagen und im Röntgenbild eine typische, umschriebene, runde oder ovale Höhlenbildung über 1–3 cm im Durchmesser aufweisen. Diese meist in der Metaphyse gelegene Höhlenbildung (Abb. 11.7a–c) kann von einer Sklerosezone umgeben sein, ohne periostale Beteiligung (Ross & Cole 1985). Der Brodie-Abszess kann aber auch in der Epi- und Diaphyse und beispielsweise im Kalkaneus gelegen sein.

Differenzialdiagnostisch denke man auch an „tumor-like lesions" und Tumoren.

Therapeutisch empfiehlt sich die gründliche Ausräumung der Abszesshöhlen, die Erregertestung und antibiotische Behandlung.

11.1.3.2 Plasmazellenosteomyelitis

Als eine ebenfalls durch Staphylokokken hervorgerufene, entzündliche Knochenerkrankung gilt die plasmazelluläre Osteomyelitis. Sie kommt im jugendlichen Alter vor und zeigt als charakteristische Form plasmazelluläres Granulationsgewebe gemeinsam mit serös-schleimiger Exsudatanreicherung (Exner 1980).

Man beobachtet die „subacute osteomyelitis" vor allem im Bereich der Metaphysen von Femur und Tibia. Es zeigt sich eine metaphysär gelegene Osteolyse mit Randsklerose. Die Osteolyse kann sich bis an die Epiphysenfuge erstrecken. Die plasmazelluläre Osteomyelitis kann auch als Spondylitis plasmacellularis auftreten, wobei es zu Schwierigkeiten bei der Abgrenzung zur Tuberkulose kommt. Hinweise gibt eine nur partielle Zerstörung der Bandscheibe, eine Osteo-

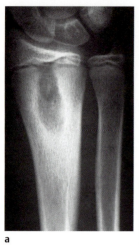 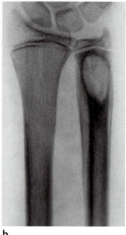 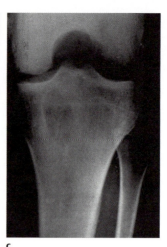

Abb. 11.7 Brodie-Abszess.
a In der distalen Radiusmetaphyse (8-jährige Patientin).
b In der distalen Ulnametaphyse. Beachte lamellenartige Knochenanlagerungen.
c Im proximalen Schienbeinkopf (mehrkammrig).

sklerose und das Fehlen einer lokalen Osteoporose und eines Senkungsabszesses.

11.1.3.3 Sklerosierende, nichteitrige Osteomyelitis (Garré)

Diese Sonderform einer sklerosierenden Entzündung der Dia- und Metaphyse beobachtet man ebenfalls im Kindes- und jugendlichen Erwachsenenalter. Klinisch wird über meist nur geringgradige Schmerzen und eine Schwellung sowie über wiederkehrende Attacken mit Krankheitsgefühl und leichter Temperaturerhöhung geklagt. Diagnostisch kann ein Druckschmerz festgestellt werden und im Röntgenbild lässt sich eine Kortikalisverdickung und Lamellierung erkennen.

Differenzialdiagnostisch denke man vor allem an das Ewing-Sarkom und auch an das Osteoidosteom. Beim Letzteren kann jedoch ein Nidus festgestellt werden.

Therapeutisch ist die Abtragung der Knochenneubildung angezeigt.

11.2 Septische Arthritis

Definition.
Die Infektion eines Gelenks, am häufigsten des Kniegelenks, seltener der Hüfte und anderer Gelenke, erfolgt hämatogen durch unspezifische Erreger, selten durch Tuberkulose oder Gonorrhö, oder direkt durch den Stichkanal einer Injektionsnadel sowie bei der Arthroskopie oder bei offenen Gelenkoperationen.

Pathogenese

Die Gelenkinfektion, meist hervorgerufen durch Staphylococcus haemolyticus/aureus entwickelt sich in dem reichlich vaskularisierten Synovialgewebe sehr schnell. Schon Stunden nach der Erregereinbringung lässt sich ein anfangs seröser, eiweiß- und leukozytenhaltiger Erguss abpunktieren, worin bereits Bakterien nachgewiesen werden können. Wenige Stunden später kann der Erguss schon purulent werden, mit entsprechender Entwicklung eines Empyems. Grundsätzlich kann eine Panarthritis folgen und sich subchondral und schließlich paraartikulär destruierend ausbreiten.

Klinik und klinische Diagnostik

Schon Stunden nach einer Gelenkinfektion klagen die Patienten über Schmerzen im Gelenk, die an Intensität zunehmen. Eine leichte Kniebeugestellung und Kälteapplikation kann eine gewisse Erleichterung bringen. Schließlich nimmt die Ergussbildung zu, es besteht eine Schwellung und Rötung.

Differenzialdiagnostisch ist die Anamnese von Bedeutung (erfolgte eine Injektion oder besteht eine rheumatische Erkrankung bzw. Gichtanamnese. Allerdings ist ein akuter Gichtanfall am Knie selten, häufiger dagegen am Großzehengrundgelenk zu beobachten).

Therapie

So früh wie nur möglich muss die Punktion des Ergusses erfolgen. Der Erguss muss sofort bakteriell untersucht werden und entsprechend der Empfindlichkeit der Erreger eine gezielte intravenöse Applikation einer hoch dosierten Monotherapie bzw. Kombinationstherapie stattfinden. Diese Behandlung muss konsequent fortgesetzt werden, bis BKS und CRP normalisiert sind.

Kommt es darunter nicht zu einer kurzfristigen klinischen und laborchemischen Besserung oder ist der Infekt schon sehr weit fortgeschritten, werden heutzutage konsequent „programmierte" in 24- bis 48-h-Abständen wiederholte arthroskopische Lavagen bzw. Synovektomien durchgeführt, bis kein intraartikulärer Keimnachweis mehr möglich ist. Spül- und Saugdrainagen werden seit diesem arthroskopischen Vorghen nur noch selten verwandt und sind Einzelfällen vorbehalten.

Prognose

Prognostisch gesehen kann eine konsequente Frühbehandlung zur Wiederherstellung des infizierten Gelenks führen. Bei fortgeschrittenen entzündlichen Veränderungen kann es zu Knorpeldefekten und vollkommener Knorpelzerstörung mit nachfolgender Ankylose kommen.

Spezifische Gelenkinfektion. Anzuführen bleibt die seltene spezifische, d. h. tuberkulöse Gelenkinfektion, wie sie im Kindesalter vorkommt (Abb. 11.**8a, b**). Dabei erfolgt die Bildung von reichlich Granulationsgewebe im Gelenk und eine trübkäsige Ergussbildung. Es zeigt sich eine hochgradige Auftreibung des Kniegelenks mit einem weichteildichten Schatten im Gelenkinnenraum. Anamnestisch ist von Bedeutung, dass das Krankheitsbild eine länger dauernde Entwicklung nimmt.

Differenzialdiagnostisch ist die tuberkulöse Gelenkentzündung vom Gelenkrheumatismus abzugrenzen.

Therapeutisch ist die radikale Synovektomie – offen oder arthroskopisch – angezeigt sowie die tuberkulostatische Behandlung.

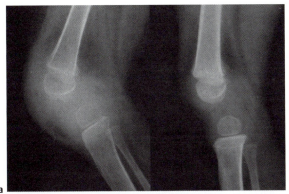
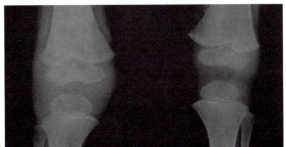

Abb. 11.**8** Ausgedehnte Synovitis tuberculosa im Kniegelenk (6-jährige Patientin). Im Röntgenbild zeigt sich eine ausgedehnte Weichteilschwellung (**a**). Heilung nach Synovektomie und tuberkulostatischer Behandlung (**b**).

11.3 Tuberkulose

Engl.: tuberculosis of bone and joint.

Definition.
Bei der Tuberkulose der Knochen und Gelenke zeigen sich im Gegensatz zu den eitrigen Entzündungen mehr granulomatöse Vorgänge mit nachfolgender Nekrose und Verkäsung. Hervorgerufen werden diese Reaktionen durch das Mycobacterium tuberculosis vom humanen Typ, selten vom bovinen und außerordentlich selten vom Typ gallinacius und zwar über die Lunge (Husten) oder über den Darm (Milch) und ganz selten über die Haut (Tierarzt und Metzger).

Historisches. Schon Pott beschrieb im 18. Jahrhundert den typischen Verlauf der Wirbeltuberkulose mit Buckelbildung, Eiterung und Lähmung (Pott-Trias). Aber erst Koch gelang es 1882, die Tuberkelbazillen als säurefeste Stäbchen im Eiter nachzuweisen. Die pulmonale und extrapulmonale Tuberkulose galt vor allem im Zeitalter der Industrialisierung als eine gefürchtete Infektionskrankheit. Nach den großen Fortschritten der Behandlung mit Tuberkulostatika in der letzten Hälfte des letzten Jahrhunderts gingen die Erkrankungszahlen zurück, sodass eigentlich im Jahre 2010 eine Beherrschung der Tuberkulose bei einer voraussichtlichen Inzidenz von weniger als 1:100.000 zu erwarten gewesen wäre.

Diese günstige Entwicklung ist aber nicht eingetreten. Weiss weist bereits 1992 darauf hin: „this is a neglected disease that is now coming back to haunt us". Dies zeigte sich schon 1985 mit einer Zunahme der an Tuberkulose Erkrankten, wobei ursächlich soziale Probleme angenommen wurden (Armut, Obdachlosigkeit, Hunger, Einwanderungen aus Ländern mit einer hohen Tuberkuloserate sowie die Aidserkrankung). Eine HIV-Infektion gilt als Risikofaktor für die Entwicklung einer TBC (Barnes et al. 1991).

Insgesamt ist man der Meinung, dass ein Drittel der Weltbevölkerung mit Tuberkuloseerregern infiziert ist. Man nimmt an, dass 3 Mio. Menschen jährlich an TBC sterben, mehr als 95 % in den Entwicklungsländern (Afrika und Asien). In diesen Ländern wird die Tuberkulose mit etwa 7 % als zum Tode führende Erkrankung angegeben. Weltweit also zeigt sich die TBC als eine Infektionskrankheit mit der höchsten Todesrate. Kinder und Jugendliche werden besonders häufig betroffen (Schütt-Gerowitt 1995).

Pathogenese

Der Primärkomplex findet sich in der Lunge, selten im Darm. Eine Streuung der Bazillen kann abhängig von der Reaktionslage als Miliar-TBC und TBC-Meningitis und in etwa 5 % der Fälle in die Knochen und Gelenke erfolgen. Im Kindesalter erfolgt die Streuung bevorzugt in die Leptomeninx und beim Erwachsenen in die Wirbelkörper sowie ins Hüft- und Kniegelenk. Auch kann es zur Mehrfachausbreitung kommen.

Sobald sich die Tuberkelbazillen im Knochen oder in der Synovialis ausbreiten, entsteht eine chronische Entzündung in Form einer Ansammlung von Epitheloid- und Riesenzellen, die eine Zone der Nekrose in der Peripherie umsäumen und zwar mit Rundzellen (Lymphozyten). Das Verhalten des chronischen Granulationsgewebes bestimmt das Schicksal der Knochensubstanz (Abbau, Anbau, Nekrose und Verkäsung).

Histologisch unterscheidet man eine *exsudative* oder *verkäsende* und eine *produktive* oder *granulierende* Form der TBC. Die exsudative, tuberkulöse Ostitis ist geprägt durch eine Nekrose von Markparenchym, Spongiosa und spezifischem Granulationsgewebe, wobei die absterbenden Knochenbälkchen ihren Mineralgehalt beibehalten und so sich der radiologischen Darstellbarkeit mehr oder weniger entziehen. Bei der produktiven Form dagegen wird durch das granulomatöse Gewebe das Spongiosagerüst aufgelöst, es entstehen Knochenkavernen, die sich als osteolytische Bezirke darstellen. Im Zuge der Verkäsung kann es zur Verflüssigung der Zerfallsmassen kommen und sich nekrotischer Eiter bilden, der sich dann als Senkungsabszess in Form eines kalten Abszesses, also ohne wesentliche Zeichen der Entzündung entwickelt. Man spricht z. B. vom Psoasabszess.

Die Streuung der Tuberkelbazillen kann auch von vornherein in die Synovialis erfolgen (primäre Gelenktuberkulose). Von der Gelenkwand her kommt es dabei zu ausgedehnten Granulationen, was zu einer kolbenartigen Auftreibung des Gelenks führt. Dieser Pannus hat ein membranartiges Aussehen, weist Zotten auf und ist hellgrau. Die Entzündung greift von der Kapsel auf den Knochen an den Ansatz- und Umschlagstellen der Kapsel über und führt röntgenologisch zu typischen, randständigen Knochenarrosionen. Ähnliche Usuren finden sich auch bei anderen Gelenkerkrankungen (Rheumatismus, Gonorrhö). Die exsudative Form der Gelenktuberkulose führt dagegen zu einem fibrinreichen Erguss und auch zur Bildung von Reiskörpern (Corpora oryzoidea).

Als besondere Form der Tuberkulose ist die **diaphysäre Tuberkulose** anzuführen (Spina ventosa). Es bildet sich im Kindesalter tuberkulöses Granulationsgewebe in der Markhöhle der Phalangen. Die Kompakta wird von innen her angenagt, während gleichzeitig vom Periost her Knochen neu gebildet wird. Dabei kommt es zur spindelförmigen Auftreibung des Knochens. Die Endglieder werden nicht befallen.

Kienböck beschrieb 1929 eine **polyzystische Knochentuberkulose**, die später als zystoide Knochentuberkulose bzw. disseminierte Knochentuberkulose unterschieden wurde. Es finden sich dabei disseminierte, plasmozytomähnliche Herdbildungen in der Metaphyse und auch der Diaphyse.

Klinik und klinische Diagnostik

Beim Verdacht auf eine Tuberkulose achte man auf eine positive Familienanamnese und eigene Anamnese (Kontakt mit tuberkulösen Personen und durchgemachte Rippenfellentzündung).

Die hämatogene Aussaat verläuft meist symptomlos bzw. symptomarm ähnlich einem grippalen Infekt. Nur bei einer massiven Streuung findet sich ein septisches Bild. Man achte auf eine Pleuritis exsudativa oder ein Erythema nodosum.

Die Erkrankung beginnt schleichend, zunächst fast unauffällig. Schließlich stellt sich eine Schwellung und Klopfempfindlichkeit des Knochens und Bewegungseinschränkung des betroffenen Gelenks ein. Zu achten ist weiter auf eine Atrophie der Muskulatur.

Die Tuberkulose streut hämatogen bevorzugt in die Wirbelsäule und führt zur **Spondylitis tuberculosa** (Abb. 11.9a–c), aber auch andere bakterielle Entzündungen (Abb. 11.10a–c) befallen bevorzugt die Wirbelsäule. Die **Coxitis tuberculosa** entsteht meist durch Fortleitung von Herden im Schenkelhals und Hüftgelenkpfannenbereich (Abb. 11.11a, b). Herde können auch im Bereich des Trochanter major und des Kniegelenks gelegen sein. Die **Gonitis tuberculosa**, eine Form der tuberkulösen Gelenkentzündung, zeigt sich im frühen Stadium als synoviale Form (s. Abb. 11.8), wobei im Röntgenbild oft lediglich eine Osteoporose vorzufinden ist. Im Computer- und vor allem im Kernspintomogramm lassen sich frühzeitig Kapselveränderungen und Usuren unterscheiden.

Seltener werden andere Gelenke und Knochen betroffen, wie z. B. der *Fuß* (Abb. 11.12a, b) und auch die *Hand*.

Die **tuberkulöse Sehnenscheidenentzündung** ist heute nur noch selten zu beobachten und kann mit einer Handgelenktuberkulose vorkommen. Im Vordergrund stehen Tendovaginitiden, wobei die Sehnen der Hand von tuberkulösem Granulationsgewebe umgeben sind und schließlich zu ihrer Zerstörung führen (Abb. 11.13).

Im *Schultergelenk* stehen zunächst Usuren im Vordergrund und später Osteodestruktionen. Tuberkulöse Herdbildungen finden sich selten im *Iliosakralgelenk* und im Bereich der *Symphyse*.

Diagnostisch ist insgesamt bei der Tuberkulose die Bildgebung mit MRT und CT von größter Bedeutung: Nachweis von kleinen Knochenstrukturdefekten sowie die Darstellung von granulomatösen Veränderungen. Eine frühe bildgebende Diagnostik mit CT und MRT ist also entscheidend für die Diagnose und für die weitere Therapiekontrolle.

Hinzuweisen bleibt vor allem im Kindesalter auf die **Tuberkulinproben**. Ein positiver Befund gilt als wichtiger Hinweis auf ein Bestehen einer Tuberkulose. Der negative Ausfall einer Tuberkulinprobe ist beweisend, es sei denn, das Kind kommt so frühzeitig nach der Infektion, dass es sich noch in der tuberkulinnegativen Phase befindet. Dies ist aber eine extrem seltene Ausnahme. Wenn eine Intrakutanprobe angewendet wird, achte man vor allem auf Allgemeinreaktionen.

11.3 Tuberkulose

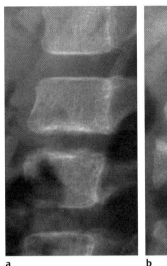 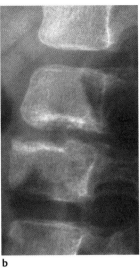 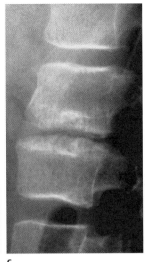

Abb. 11.**9** Spondylitis tuberculosa am 3. und 4. Lendenwirbelkörper (13-jährige Patientin) mit bginnender Destruktion an der Grund- und Deckplatte (**a**). Klinisch stand eine schmerzhafte Bewegungseinschränkung im Vordergrund. 5 Monate nach Ruhigstellung und Gaben von Tuberkulostatika steht die Bandscheibenverschmälerung im Vordergrund, wohingegen die Osteodestruktion nicht fortschreitet (**b**). 5 Jahre nach Defektheilung des Segments L3, L4 Bandscheibenverschmälerung (**c**). Beachte ossäres Befallensein von Lendenwirbelkörper 3 und 4.

a   b   c

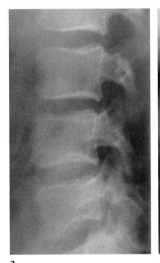 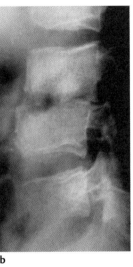 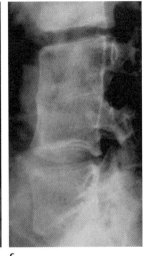

Abb. 11.**10** Spondylitis (Staphylokokken) des 3. und 4. Lendenwirbelkörpers bei einer 18-jährigen Patientin (hochfieberhafter Verlauf). Zunächst ist am Röntgenbild lediglich eine Bandscheibenverschmälerung sichtbar (**a**). Zweieinhalb Monate später entwickelte sich eine ausgeprägte Osteodestruktion (**b**). 2 Jahre danach erfolgte unter konsequenter konservativer Behandlung (Antibiotika, Gipskorsett) eine vollkommene Verblockung der beiden Wirbelkörper ohne wesentliche Achsenveränderung (**c**).

a   b   c

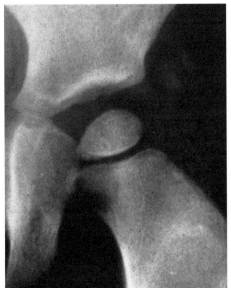 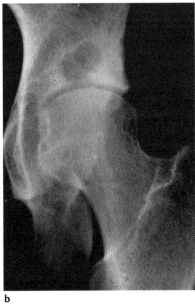

Abb. 11.**11** Tuberkulöse Osteodestruktion.
a Frühes Stadium im Bereich des Schenkelhalses (5-jähriger Patient). Cave: Verwechslung mit einem Osteoidosteom oder eosinophilem Granulom.
b Fortgeschrittene tuberkulöse Osteodestruktion im Bereich der Hüftpfanne kurz vor Gelenkeinbruch.

a   b

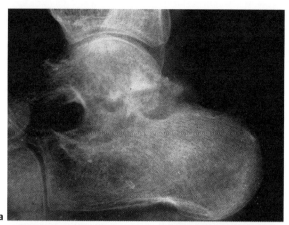

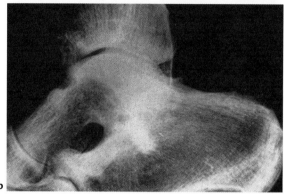

Abb. 11.12 Tuberkulose im subtalaren Gelenk mit ausgedehnter Osteodestruktion (a) und 2 Jahre nach erfolgter Resektionsarthrodese (b).

Ein **Gelenkpunktat** (lymphozytärer Erguss) kann wichtige Hinweise erbringen. Von entscheidender Bedeutung ist der Tuberkelbazillennachweis, also der Nachweis säurefester Stäbchen. Die Anzüchtung der Tuberkelbazillen mit den üblichen Kulturmethoden benötigt 4–8 Wochen, wohingegen dies mit den radiochemischen Verfahren in Kombination mit dem Genprobetest in 1–3 Wochen erfolgen kann. Eine notwendig werdende Schnelldiagnostik z. B. bei der Meningitis tuberculosa kann durch den speziellen gaschromatographischen Mykolsäuretest stattfinden.

Anzuführen ist noch die **Resistenzsituation** (Weis et al. 1994), die in den letzten Jahrzehnten besondere Aufmerksamkeit beansprucht. Es gibt eine Multiresistenz verschiedener Stämme, also z. B. eine Resistenz gegen Isoniacid und Rifampicin, zusätzlich gegen Streptomycin und selten gegen Ethambutol. So wird aus Berlin berichtet, dass die Resistenz auf Tuberkelbazillen bei 100 TBC-Erkrankten zwischen 1986 und 1993 von 3 auf 10 Patienten angestiegen ist.

Differenzialdiagnose

Differenzialdiagnostisch ist vor allem auf die unspezifischen Entzündungen hinzuweisen (unspezifische

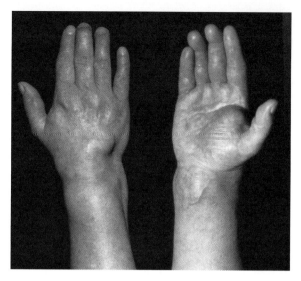

Abb. 11.13 Ausgedehnte Tendovaginitis tuberculosa (35-jähriger Patient) im Handgelenkbereich (Metzger).

Infektarthritis, Gelenkentzündungen nach akuten Infektionskrankheiten und Tumoren sowie „tumorlike lesions").

Hinzuweisen bleibt noch auf *tuberkulotoxische Reaktionen* und zwar auf tuberkulotoxische *Nahreaktionen*, bei welchen die Tuberkulotoxine auf ihre unmittelbare skelettäre Nachbarschaft einwirken und zu fleckigen Veränderungen der Knochenstrukturen führen, ähnlich der Sudeck-Erkrankung.

Weiter lassen sich tuberukuloallergische *Fernreaktionen* (Poncet) unterscheiden. Es handelt sich dabei um eine spezifische Infektionsallergie, wobei es z. B. zu polyarthritisähnlichen Reizzuständen des Hüftgelenkes oder auch anderer kleiner Gelenke kommen kann. Das Röntgenbild zeigt regelmäßig eine fleckige Atrophie.

Therapie

Die Behandlung der pulmonalen und auch der extrapulmonalen Tuberkulose im frühen Stadium wird konservativ und zwar meist mit einer Viererkombination Isoniacid, Rifampicin, Ethambutol und Pyrazinamid vorgenommen. Als Antituberkulostatika zweiter Ordnung gelten Streptomycin, Kanamycin, Capreomycin, Prothionamid, Cycloserin sowie die Gyrasehemmer Ofloxacin und Ciprophloxacin.

Eine konservative Therapie ist nur möglich, solange sich keine Abszesse und Sequestrierungen entwickelt haben. Voraussetzung ist der Erregernachweis und eine Resistenzbestimmung (Herdpunktion).

Wird eine Herdbehandlung notwendig, so soll sie nach vorherigem Beginn der tuberkulostatischen Behandlung erfolgen. Dabei muss eine ausreichende Resektion von entzündlichem Gewebe erfolgen. Die Auffüllung des Defekts nach einer gründlichen Lavage muss mit Beckenkammknochen vorgenommen werden. Postoperativ muss eine tuberkulostatische Behandlung zumindest über 6 Monate bis zu 1 Jahr fortgeführt werden.

Bei der Behandlung einer Gelenktuberkulose steht eine frühe, gründlich ausgeführte Synovektomie im Vordergrund, wenn möglich arthroskopisch an Knie-, Hüft-, Schulter- und Ellenbogengelenk.

Sobald ausgedehnte Gelenkdestruktionen vorliegen, empfiehlt sich im Bereich des Fußes die Arthrodese der Gelenke (M. Lange 1962). An Hüfte, Knie und Schulter wird neuerdings nach einer operativen Sanierung nachfolgend die Einbringung von Prothesen empfohlen. Dies kann, wie die Erfahrungen von Kim et al. (1998) zeigen, erfolgreich verlaufen.

Im Bereich der Wirbelsäule kann nach wie vor die Spondylodese hilfreich sein, im Übrigen hat bereits 1910 F. Lange eine Wirbelsäulenstabilisierung mit Metallstäben empfohlen.

11.4 Brucellose

Engl.: brucellose.

Definition.
Zur Brucellose, einer subakuten oder chronischen, granulomatösen Infektion der Knochen und Gelenke, kommt es durch eine Infektion mit den Bakterien Brucella melitensis, Brucella abortus und Brucella suis, wie sie vor allem in Mittelmeerländern und in einigen Teilen von Afrika und Indien noch vorkommen und von Menschen durch Milchprodukte aufgenommen werden.

Pathogenese

Entzündliche Herdbildungen mit Osteodestruktionen sieht man bevorzugt im Knochen (Wirbelkörper) und in der Synovialis großer Gelenke. Charakteristisch ist ein chronisch, entzündliches Granulom mit Riesen- und Rundzelleninfiltrationen. Zentral kann es zur Nekrose und Verkäsung kommen.

Klinik und klinische Diagnostik

Der Patient klagt über eine allgemeine Müdigkeit, Fieber und auch Kopfschmerzen. Wirbelsäulenabhängige Beschwerden zählen zu den Frühsymptomen (Verdacht auf eine Spondylitis brucellosa). Bei der Brucellose der großen Gelenke zeigt sich eine zunehmende Gelenkschwellung. Hinzuweisen bleibt noch auf ein unregelmäßig verlaufendes Fiebergeschehen, weshalb früher von einem „undolant fever" gesprochen wurde. Neben den Osteodestruktionen, wie sie frühzeitig im Kernspin- und Computertomogramm zu sehen sind, treten Granulomatosebildungen ähnlich wie bei der Tuberkulose auf (s. Kapitel 12).

Ein positiver Agglutinationstest (1/80) ist beweisend, weiter der Nachweis der Erreger im Punktat bzw. in der Probestanze.

Differenzialdiagnostisch ist die Tuberkulose abzugrenzen, die oft ein ähnliches Erscheinungsbild zeigt, und auch die Reiter-Erkrankung und andere reaktive Gelenkentzündungen.

Therapie

Therapeutisch kommt man im Allgemeinen mit einer konservativen Behandlung (Tetracycline und Streptomycin) aus. Eine Ruhigstellung im Bereich der Wirbelsäule, der bevorzugten Lokalisation, ist bis zur Konsolidierung notwendig, selten muss eine operative Herdausräumung stattfinden.

11.5 Seltene Formen der Knochen- und Gelenkinfektionen

11.5.1 Sarkoidose

Bei der Sarkoidose, der Boeck-Erkrankung, handelt es sich um eine epitheloidzellige Granulomatose, die primär in der Lunge, in Lymphknoten, Leber und Milz anzutreffen ist (Löfgren-Syndrom). Sekundär folgt die hämatogene Ausbreitung in die Spongiosa und zwar als Granulomatose des Knochenmarks.

Ätiopathogenetisch nimmt man eine Antigen-Antikörper-Reaktion bei noch nicht bekanntem Antigen an. Das Sarkoidgranulom unterscheidet sich vom TBC-Granulom durch eine gelockerte Anordnung der Langerhans-Riesenzellen und Epitheloidzellen, dem Ausbleiben der zentralen Verkäsung sowie durch einen nicht geschlossenen Lymphozytenrandwall. Die Skelettsarkoidose ist erst nachweisbar beim Auftreten einer Osteolyse und Spongiosklerose. Bei etwa 15% der Fälle zeigen sich stecknadelkopfgroße Lochdefekte ohne Randsklerose in den Phalangen, vor allem in den distalen Phalangen. Bei der destruierenden Form können Spontanfrakturen auftreten. Die Sarkoidoseausbreitung kann in die Schädelkalotte und auch in die Wirbel erfolgen.

11.5.2 Lepra (Aussatz)

Die Lepra (Leprosy, Leprè) ist eine in den Tropen und Subtropen verbreitete Infektionskrankheit, die durch das Mycobacterium leprae hervorgerufen wird und als kutaner Primäraffekt beginnt. Die Inkubationszeit beträgt Monate bis Jahre. Die Leprombildung findet in der Haut statt. Per continuitatem können schließlich Muskeln, Knochen, Knorpel und Sehnen sowie das Knochenmark befallen werden. Am Skelett werden

Talus, Fibula, Tibia, Nase, Gesichts- sowie Hirnschädel und auch die Wirbelsäule betroffen. An eine vorwiegend entzündliche Phase schließt sich eine mehr atrophische Phase an, wobei es zur Gelenkdestruktion und Deformierung kommt. Schließlich folgt eine Karies und Kolliquationsnekrose mit Einschmelzungen, Frakturen sowie Mutilationen.

Therapeutisch ist eine Medikation mit Sulfonen, Thiosemikatalationen und INH erfolgreich. Orthopädischerseits kann mit operativ-plastischen Rekonstruktionen, mit orthopädischen Behelfen und Physiotherapie geholfen werden.

11.5.3 Aktinomykose

Bei der Aktinomykose (actinomycosis lumpy jaw, wooden tongue) handelt es sich um eine nicht ansteckende, meist chronische Infektionskrankheit, die durch den Strahlenpilz Actinomyces hervorgerufen wird. Von der Mundhöhle aus, er gehört zur normalen Mundflora, kommt es bei Verletzungen durch Getreidegranen vorwiegend zum Befall der Zervikofazialregion. Diagnostisch bedeutsam ist der Pilznachweis im Sekret. Das betroffene Gewebe wird bretthart (wooden tongue). Auch andere Pilze können zu Infektionen führen.

Ein hämatogener Befall der Wirbelsäule ist möglich, wobei der Wirbelkörper und auch die Wirbelbögen der Zerstörung anheim fallen können. Im Vergleich zur Spondylitis tuberculosa bleiben die Bandscheiben erhalten.

Im Bereich der Metaphysen der Röhrenknochen kann sich die Pilzinfektion ausbreiten und zu einem osteomyelitisähnlichen Erscheinungsbild führen.

11.5.4 Echinokokkus des Knochens

Bei der Echinokokkose des Menschen handelt es sich um eine Erkrankung durch die Finnen des Hundebandwurms (Taenia echinococcus), der zu den kleinsten Bandwürmern gehört. Die Infektion des Menschen erfolgt durch Schmierinfektion, Genuss verunreinigter Wildfrüchte. Nur etwa 10% der Larven gelangen von der Lunge aus in den großen Kreislauf und können sich in der Muskulatur, im Zentralnervensystem und im Knochen absiedeln und zwar vor allem im Becken und der Wirbelsäule, aber auch in den Metaphysen langer Röhrenknochen. Dabei kommt es zu einem osteomyelitisähnlichen Krankheitsbild.

11.5.5 Lues

11.5.5.1 Lues congenita

Die Syphilis (congenital syphilis) als Folge einer Infektion mit dem Treponema pallidum ist vor allem aufgrund effizienter, therapeutischer Maßnahmen hierzulande sehr selten geworden. Es gibt aber Länder, die noch eine beachtliche Infektionsrate aufweisen. So konnten Rasool und Govender (1989) von der Natal Universität in Südafrika bei 197 Kindern eine angeborene Syphilis zwischen 1984 und 1987 beobachten. Zum Zeitpunkt der Untersuchung waren sie durchschnittlich 2,5 Monate alt. 25 Kinder starben.

Die Infektion findet in der letzten Hälfte der Schwangerschaft statt, jedoch erst nach der Geburt wird die Erkrankung offensichtlich. Klinisch zeigen sich eine Anämie, Hepatosplenomegalie, Hautläsionen und eine Rhinitis, seltener eine Gastroenteritis, Bronchopneumonie, Sepsis und eine Meningitis. 34 Patienten wiesen eine Pseudoparalyse mit Gelenkschwellungen auf. 12-mal kam es zur Spontanfraktur der langen Röhrenknochen, 4-mal zu einer Daktylitis.

Serologisch war die Wassermann-Reaktion bei 165 Müttern positiv. 113 Kinder zeigten einen positiven, fluoreszenz-treponemalen Antikörpertest (FTA-ABS, IgM, IgG).

Röntgenologisch waren eine Diaphysitis und metaphysäre Veränderungen vorherrschend. Bei der Diaphysitis zeigten sich periostale Veränderungen, manchmal in lamellärer Form oder eine Periostitis. Die metaphysären Veränderungen weisen destruktive Vorgänge in Form von verdichteten, bandartigen Zonen infolge einer Knorpelverkalkung und Zonen mit erhöhter Knochentransparenz infolge der Knochendestruktion des syphilitischen Granulationsgewebes auf. Bei den pathologischen Frakturen ließen sich verschobene und eingestauchte Formen im Bereich der destruierten Metaphysen vorfinden. Weniger als 5% der Patienten zeigten einen Gelenkbefall (Schulter, Knie und Hüfte), wobei ein Erguss und Subluxationen vorkamen.

Therapeutisch wird Penicillin verordnet. Frakturen heilen meist innerhalb von 2–3 Wochen. Kontrolluntersuchungen nach 4 Jahren zeigen eine normale Knochen- und Gelenkentwicklung.

11.5.5.2 Weitere Formen

Noch im Kindesalter kann es bei nichtentsprechender Behandlung zu einer **Lues connata tarda** mit nachfolgender Entwicklung von gummösen Wucherungen im Bereich von Knochen, Knochenmark, Haut, inneren Organen und im Gehirn (Exulzerationen!) kommen. Defektbildungen finden sich am Gesichtsschädel (Sattelnase). Zahnveränderungen, Keratitis parenchymatosa und zentrale Taubheit werden als Hutchinson-Trias zusammengefasst.

Bei der **Lues acquisita** treten im Tertiärstadium ossäre Veränderungen auf und zwar als ossifizierende Periostitis, diffuse Ostitis und luetische Osteomyelitis, wobei bei der ossifzierenden Periostitis der Knochen durch die Neubildung meist verdickt ist und z. B. die Tibia sich verkrümmt (Säbelscheidentibia). Bei der diffusen Ostitis erfolgt eine Verdichtung des Knochens mit Einengung des Markraums. Die syphilitische Osteomyelitis (Gummabildung) führt zu Defekten im Knochen. Im Tertiärstadium kann es zu Gelenkentzündungen mit Ergussbildungen und Synovitis kommen, bevorzugt im Knie und Sternoklavikulargelenk. Im Quartärstadium findet man ausgedehnte Knochen- und Gelenkdestruktionen (tabische Arthropathien, s. Kapitel 6).

Literatur

Barnes PF, Bloch AB, Davidson PT, Snider jr. DE. Tuberculosis in patients with human immunodeficiency virusinfection. N Engl J Med. 1991;324:1644.

Exner GU. Plasmazelluläre Osteomyelitis bei Kindern. Z Kinderchir. 1980;31:262.

Hoffman EB, Crosiere JH, Cremin BJ. Imaging in children with spinaltuberculosis. A comparision computed tomography and MRT. J Bone Joint Surg Br. 1993;75:233.

Kim YY, Ko CD, Ahn C, Yoon J, Kwak B. Charnley low friction arthroplasty in tuberculosis of the hip. J Bone Joint Surg Br. 1998;70:756.

Lange F. Support for spondylitic spine by means of burried steel bares. Am J Orthop Surg. 1910;8:344.

Lange M. Orthopädisch-Chirurgische Operationslehre. 2. Aufl. München: Bergmann; 1962.

Pszolla N, Strecker W, Hartwig E, Kinzl L. Spondylitis tuberculosa der Halswirbelsäule. Unfallchirurg. 2000;103:322.

Rasool MN, Govender S. The skeletal manifestations of congenital syphilis. J. Bone Joint Surg Br. 1989;71:752.

Ross ERS, Cole WG. Treatment of subacute osteomyelitis in childhood. J Bone Joint Surg Br. 1985;76:443.

Schütt-Gerowitt H. Situation der Tuberkulose. Fortschr Med. 1995;113:115.

Weis SE, Slocum PC, Blais FX. The effect of directly observed therapy on the rates of drug resistance and relapse in tuberculosis. N Engl Med J. 1994;330:1179.

Weiss R. On the track of „killer" tb. Sience. 1992;255:148.

12 Wirbelsäule

12.1 Kyphosen

A. von Strempel

Engl.: kyphosis.

Definition.
Das Wort Kyphose kommt aus dem Griechischen und bedeutet gebückt, nach vorne gebogen. Von einer krankhaften Kyphose spricht man bei einer bleibenden abnormen (mehr als 45°) bestehenden, nach hinten konvexen Krümmung der Wirbelsäule und zwar hauptsächlich der Brustwirbelsäule. Eine dauernde krankhafte, nach vorn konvexe Krümmung wird als Lordose bezeichnet. Selten kann es zur Kyphosebildung im Hals- und Lendenwirbelsäulenbereich kommen.
Zu beachten bleibt, dass die Kyphose kein einheitlicher Krankheitsbegriff ist, sondern Ausdruck einer abnormen sagittalen Wirbelsäulenstellung, die durch unterschiedliche Faktoren entstehen kann.

12.1.1 Allgemeine Aspekte

Ätiologie

Man unterscheidet 3 größere Gruppen der Kyphosen:
▶ I: angeborene Kyphosen:
- Segmentationsstörungen,
- Formationsstörungen,
- Spina bifida.

▶ II: Kyphosen bei Systemerkrankungen:
- neuromuskuläre Syndromerkrankungen,
- Neurofibromatose,
- Marfan-Syndrom,
- enchondrale Dysostosen,
- Endokrinopathien,
- Enzymopathien.

▶ III: erworbene Kyphosen:
- juvenile Kyphosen,
- posttraumatische Kyphosen,
- entzündliche Kyphosen (TBC, Morbus Bechterew),
- Alterskyphosen (Osteoporose),
- andere Ursachen (Tumor, Rachitis).

Pathogenese

Pathogenetisch stehen Veränderungen der Wirbelkörper und Bandscheiben im Vordergrund, also die Schwächung der vorderen Säule z. B. durch Frakturen, Entzündungen, Tumore, Wachstumsstörungen, Osteoporose und Schwächung der dorsalen Strukturen z. B. durch Laminektomien. Sie führen zu einer Erniedrigung des vorderen Wirbelanteils bzw. zur Verlängerung der hinteren Säule. Bedeutung erlangt eine zunehmende Insuffizienz der Muskulatur. Sofern eine Schädigung mehrerer Wirbelkörper stattfindet, kommt es zu einer großbogigen Kyphose (fixierter Rundrücken). Bei Befallensein nur einiger Wirbelkörper entsteht eine kurzbogige Kyphose (Gibbus).

Klinik

Es kann beim Entstehen einer Kyphose zu Rückenbeschwerden und nachweisbaren muskulären Dekompensationserscheinungen (Muskelhartspann) kommen. Beim Fortschreiten einer Kyphosenentwicklung wird die Verkrümmung in sagittaler Richtung deutlich sichtbar. Schließlich ist die Beurteilung einer vermehrten kompensatorischen lordotischen Krümmung wichtig. Sofern die Kompensationsmöglichkeiten im Bereich der Wirbelsäule nicht ausreichen, werden zusätzlich, um einen aufrechten Gang und Stand zu ermöglichen, Hüft- und Kniegelenke in Streck- bzw. Beugestellung gebracht. Die Aufrechterhaltung dieser Kompensationsmechanismen erfordert in der Regel eine vermehrte Belastung der Rückenmuskulatur, mit entsprechenden Schmerzen meist unterhalb des Kyphosescheitels.
Wenn nun die kompensierenden Mechanismen, wie z. B. bei einer ausgeprägten Bechterew-Kyphose, versagen, erwächst aus der Kyphose ein sehr schweres Krankheitsbild mit einer erheblichen pathologischen Gesamtkörperhaltung. Hinzuweisen bleibt schließlich darauf, dass kurzbogige Kyphosen besser kompensiert werden können als langbogige, da nicht zuletzt die Zahl der zur Kompensation zur Verfügung stehenden Bewegungssegmente abnimmt.

Bildgebende Verfahren

Bei der bildgebenden Diagnostik bringen Übersichtsaufnahmen (ganze WS im Stehen a.-p. und lateral) eine erste Orientierung über das Ausmaß der Kyphose und knöcherne Veränderungen. Wichtige Einblicke in das Kyphosegeschehen bringt die CT. Ossäre Veränderungen im Bereich der Grund- und Deckplatten sind frühzeitig und umfassend zu erkennen. Die MRT lässt zusätzlich die Verlagerung von Bandscheibengewebe in die Wirbelkörper besser beurteilen.

Grundsätzliches zur Therapie bei den verschiedenen Kyphosen

Eine *konservative Therapie* soll so früh wie möglich eingeleitet werden, so lange es sich um eine nicht fixierte Haltungsveränderung handelt. Dabei steht die krankengymnastische Übungstherapie im Vordergrund und weiter die Motivierung der Patienten zur Selbstbehandlung z. B. durch regelmäßiges Schwimmen (Beitritt zu einem Schwimmverein).

Liegen im Wachstumsalter Wirbelkörperaufbaustörungen vor, so kann eine Entlastung den Wiederaufbau günstig beeinflussen (Dreipunktemieder als Mahnbandage oder aber ein Korsett). Die Herstellung eines Korsetts, z. B. nach Gschwend, erfolgt nach Gipsabdruck bei leicht aufgerichtetem Becken und Korrektur der kompensatorischen Hyperlordose der Lendenwirbelsäule.

Technik. Die aufrichtende Pelotte muss in Höhe des Scheitels der Kyphose angebracht werden, um so eine Aufrichtung der Kyphose zu erreichen und nicht nur eine Rückverlagerung des gesamten Rumpfs, wie es bei einer zu weit kaudal angebrachten Pelotte der Fall sein kann. Die vordere Pelotte stützt sich am kranialen Brustbein ab und sollte als geschlossener Bügel unter den Achseln verlaufend, mit der hinteren Pelotte verbunden sein, um die Stabilität der Orthese zu erhöhen. Die vordere Pelotte dient nicht der passiven Redression, sondern ist als Mahnpelotte zu verstehen, der der Patient aktiv ausweicht und somit seinen Rumpf aufrichtet (Abb. 12.**1**).

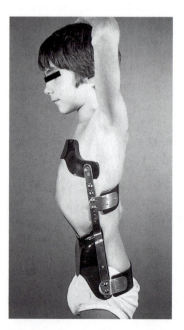

Abb. 12.**1**   Korrekturkorsett nach Gschwend.

Eine **operative Therapie** ist bei kompensierten Kyphosen selten notwendig.

Eine Indikation zu einer Operation ist gegeben bei:
- nachgewiesener Progredienz,
- durch konservative Maßnahmen nicht beeinflussbaren Schmerzen,
- drohenden oder eingetretenen neurologischen Ausfällen,
- ausgeprägter kosmetischer Beeinträchtigung,
- nicht kompensierten Kyphosen.

Bei der Planung der operativen Eingriffe verlangen die verschiedenen Kyphoseformen eine kritische Indikationsstellung sowie entsprechende Überlegungen bei der Wahl der Technik und vor allem bei der Durchführung des operativen Eingriffs. So kann z. B. bei einer in Fehlstellung ankylosierten Wirbelsäule (Bechterw-Erkrankung) oder einer posttraumatischen Kyphose im Lendenwirbelsäulenbereich eine Osteotomie günstig durch eine Kolumnotomie erreicht werden, die monosegmental als Closing-wedge-Osteotomie (van Royen & Slot 1995) vorgenommen werden.

Operationstechnik. Nach ausgedehnter Laminektomie wird ein Keil, dessen Basis nach dorsal zeigt, aus einem Wirbelkörper reseziert und der Defekt dann geschlossen. Es erfolgt eine knickartige Korrektur von 25–35° durch Verkürzung der dorsalen Elemente ohne nennenswerte Verlängerung der ventralen Strukturen. Nachfolgend soll eine stabile dorsale Osteosynthese vorgenommen werden (Abb. 12.**2a–c**). Der aufrichtende Effekt ist in der Lendenwirbelsäule wesentlich wirkungsvoller als in der Brustwirbelsäule und zudem weniger komplikationsträchtig.

Will man eine Kyphose bei der Spondylitis ankylosans ohne Vorliegen einer Bambuswirbelsäule (s. Abb. 12.**2**) korrigieren, so empfiehlt sich eine dorsale multisegmentale lumbale Osteotomie (Zielke).

Es werden 4–6 Segmente in der Lendenwirbelsäule und unteren Brustwirbelsäule V-förmig interlaminär osteotomiert, sodass eine völlige knöcherne Trennung der dorsalen Elemente der Wirbelsäule entsteht. Schrittweise werden mit einem entsprechenden Instrumentarium die Spalten zwischen den verbliebenen Bogenanteilen geschlossen, sodass es zu einer harmonischen Lordosierung kommt. Es erfolgt somit eine Verkürzung der dorsalen Strukturen, allerdings verteilt auf mehrere Segmente.

Bei der dorsalen thorakalen Korrekturspondylodese wird versucht, eine physiologische kyphotische Brustwirbelsäule wieder herzustellen, wie z. B. beim Morbus Scheuermann im Wachstumsalter mit noch ausreichender Flexibilität. Die Sponylodese wird posterolateral vorgenommen.

Besondere Probleme ergeben sich bei der Behandlung einer kurzbogigen, spitzwinkligen Kyphose (Gibbus) in Form einer Rückenmarkschädigung mit nachfolgenden Lähmungen, weshalb ggf. eine entsprechende Aufklärung des Patienten erfolgen muss (s. Kapitel 24).

12.1 Kyphosen

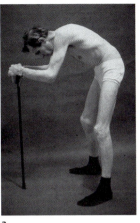 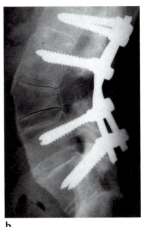 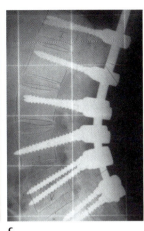

Abb. 12.2 Bechterew-Kyphose.
a Hochgradige Kyphose beim Morbus Bechterew.
b Closing-wedge-Osteotomie mit Osteosynthese bei Bambusstabwirbelsäule.
c Dorsale mehrsegmentale Korrekturspondylodese bei noch nicht vollkommener ventraler Versteifung.

Operationstechnik. Die ventrale abstützende Kyphose ggf. mit Resektion des Kyphosescheitels ist zur Entlastung des Rückenmarks notwendig. Als geeignetes Knochentransplantat findet die autogene Fibula Anwendung, die als „gréffe antérieure" unter Aufrichtung der Kyphose eingebolzt wird. Der Raum zwischen Fibula und Wirbelsäule wird mit Knochenchips aufgefüllt. Die Korrektur wird dabei vor allem oberhalb und unterhalb des Kyphosescheitels erreicht und zwar nach Resektion der entsprechenden Bandscheiben. Eine kombinierte aufklappende Osteotomie des Scheitels ist wegen erheblicher neurologischer Risiken nicht empfehlenswert.

Gelegentlich empfiehlt es sich, bei rigiden Kyphosen ventrale und dorsale Osteotomien durchzuführen.

12.1.2 Scheuermann-Kyphose

Synonym: Adoleszentenkyphose, Scheuermann-Syndrom, Epiphysitis vertebralis, Kyphosis dorsalis juvenilis, Osteochondritis deformans juvenilis dorsi.
Engl.: Scheuermann disease.

Definition.
Man versteht darunter eine Kyphoseform, die bei Jugendlichen im 2. Lebensjahrzehnt entsteht und zwar infolge von typischen Wirbelkörper- und Bandscheibenveränderungen aufgrund einer verminderten Leistungsfähigkeit, die zum Teil familiär und erbbedingt auftritt und auch mit endokrinen Störungen in Zusammenhang gebracht wird.

Historisches. Von Scheuermann stammt die erste ausführliche Beschreibung der juvenilen bzw. Adoleszentenkyphose, er führte diese Veränderungen auf avaskuläre Nekrosen zurück. 1905 schon sprach Schulthess von einem fixierten Rundrücken, der durch eine Minderwertigkeit und knöcherne Insuffizienz entsteht. Spitzy bezeichnete die Kyphose als Haltungsfehler und war mit Schanz gleicher Meinung in der Annahme, dass die Kyphose als professionelle Kyphose (Lehrlingsrücken, Bauernrücken) zu bezeichnen ist.

Ätiologie

Es besteht eine Androtropie 3 : 1 mit einem Auftreten der Veränderungen in der ersten Hälfte des 2. Dezennium (11.–13. Lebensjahr). Bradford dagegen hat sogar eine leichte Bevorzugung des weiblichen Geschlechts finden können. Die Häufigkeit beträgt 0,4–8,3 % der Bevölkerung, abhängig davon, ob rein radiologische Kriterien (8,3 %) bzw. klinische Kriterien (0,4 %) berücksichtigt werden (Sorenson 1964).

Pathogenese

Grundlegende Erkenntnisse über die Entstehung der Scheuermann-Erkrankung stammen von Schmorl (scharf konturierte Knorpelknötchen, bevorzugt in der Brustwirbelsäule, selten in der Lendenwirbelsäule) und seiner Schule (1928), wonach Veränderungen der Wirbelkörper und Bandscheiben im Vordergrund stehen. Sie führen zu einer Erniedrigung vor allem des ventralen Wirbelkörperanteils. Bedeutung erlangen eine zunehmende Insuffizienz der Muskulatur und vor allem krankhafte Vorgänge in der knorpeligen Deckplatte mit nachfolgendem Einbruch der Bandscheibe in den Wirbelkörper und schließlich Entwicklungsstörungen der betroffenen Wirbelkörper. Diese Vorgänge führen zu einer großbogigen Kyphose (fixierter Rundrücken) und beim Befall lediglich weniger Wirbelkörper zu einer kurzbogigen oder knickartigen Kyphose.

Im Vordergrund stehen also im Bereich der knorpeligen Deckplatte Veränderungen, die als Schwachstellen im Bereich der Gefäßeintrittsstellen bezeichnet werden müssen, da die Gefäße zum Ende des Wachstums hin obliterieren. Es zeigen sich dabei trichterförmige Erweiterungen. Auch wurden überhaupt Degenerationsfelder in der Deckplatte beschrieben. Bei der Entwicklung der Scheuermann-Kyphose erlangt schließlich der Einbruch von Bandscheibengewebe in die Wirbelkörper größte Bedeutung.

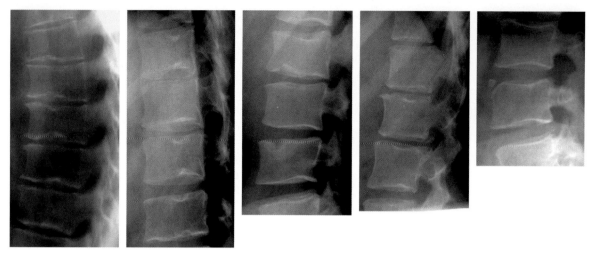

Abb. 12.**3** Radiologische Veränderungen beim Morbus Scheuermann.

Hinzuweisen bleibt auch auf Bandscheibenverlagerungen im Bereich der Randleiste (Ringapophyse). Letztere ist als Randleistenabtrennung und nicht als Scheuermann-Erkrankung zu bezeichnen (Abb. 12.**3**).

Klinik

Zu Beginn der Erkrankung steht ein Haltungsverfall, der bald eine Bewegungseinschränkung des betroffenen Wirbelsäulenabschnitts vor allem bei der Extension feststellen lässt. Ausgeprägt sind von Anfang an muskuläre Insuffizienzerscheinungen mit Muskelverspannungen, die schmerzhaft sein können und zu einer raschen Ermüdbarkeit führen können. Strukturelle Veränderungen lassen sich im Rutschtest erkennen: Der Patient kniet und rutscht mit den Armen nach vorne. Bei einer nicht fixierten Brustwirbelsäule müsste sich bei den kyphotischen Schwingungen die Einschränkung der Beweglichkeit lösen.

Man beachte, dass die Scheuermann-Erkrankung auch im Lendenwirbelsäulenbereich auftreten kann und an dieser Stelle vermehrt zu Schmerzen Anlass gibt.

Bildgebende Diagnostik

Bei der bildgebenden Diagnostik werden derzeit immer noch Röntgenaufnahmen notwendig (Abb. 12.**4a, b**). Ein entscheidender Fortschritt bei der Diagnose der Deckplattenveränderungen und Bandscheibenverlagerungen brachte die MRT. Entscheidend ist der frühzeitige Nachweis der Deckplattenveränderungen mit dem nachfolgenden Einbruch des Bandscheibengewebes in den oder die Wirbelkörper. Im Allgemeinen wird derzeit noch der Nachweis des Befalls

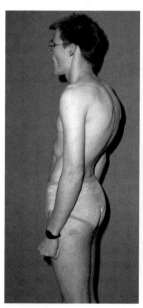
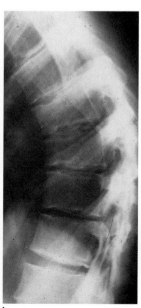
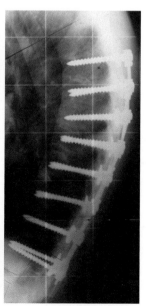

Abb. 12.**4** Scheuermann-Kyphose.
a, b Hochgradige Scheuermann-Kyphose.
c Multisegmentale Aufrichtung mit dorsaler Osteosynthese.

a b c

von mindestens 3 benachbarten Wirbelkörpern mit Hyperkyphose bzw. aufgehobenen Lordose bei LWS-Befall für die Anerkennung der Scheuermann-Erkrankung gefordert. Im späteren Stadium der Erkrankung lassen sich die keilförmigen Wirbelkörperveränderungen mit nachfolgender Osteochondrose bzw. Spondylose objektivieren. Häufig ist der sagittale Durchmesser der Wirbelköper vermehrt.

Differenzialdiagnose

Differenzialdiagnostisch denke man an Frakturen, die im MR-Tomogramm charakteristische Veränderungen aufweisen, weiter an Tumoren (Strukturveränderungen im Wirbelkörper), an das eosinophile Granulom, das zu den charakteristischen Veränderungen führt und lange Zeit als Morbus Calvé bezeichnet wurde.

Therapie

Aufgrund der Erkenntnisse ist also der frühe Nachweis der Erkrankung klinisch, radiologisch im Kernspintomogramm von allergrößter Bedeutung, sofern man eine Wachstumsstörung verhindern will. Also ist die muskuläre Kräftigung der Rückenmuskulatur durch die Krankengymnastik von allergrößter Wichtigkeit. Entscheidend ist die Fortführung der Übungsbehandlung als Selbstmaßnahme.

Bei fortschreitender Kyphose im Wachstum ist eine Korsettversorgung angezeigt.

Eine operative Behandlung wird selten notwendig, d.h. wenn trotz entsprechender konservativer Therapie ein Fortschreiten der Kyphose erfolgt oder beim ausgewachsenen Patienten unbeeinflussbare muskuläre Schmerzen angegeben werden (s. Abb. 12.4c). Kosmetische Indikationen sollten mit äußerster Zurückhaltung in den Therapieplan mit einbezogen werden.

Bei *schmerzhaften lumbalen Scheuermann-Kyphosen* stehen konservative Maßnahmen im Vordergrund. Eine Spondylodese, meist mehrsegmental, kann notwendig werden.

12.1.3 Alterskyphose

Synonym: Altersrundrücken.
Engl.: senile kyphosis.

Definition.
Man versteht darunter eine im Alter zunehmend fixierte Kyphose vor allem der mittleren Brustwirbelsäule, wobei eine Osteoporose der Wirbelkörper und Schrumpfung der Bandscheiben ursächlich sind.

Klinik

Klinisch wird die Veränderung der Wirbelsäule vom Patienten oft schon früh bemerkt (Witwenbuckel). Weiter können sich bald wirbelsäulenabhängige Beschwerden einstellen, die sich oft hartnäckig entwickeln.

Therapie

Therapeutisch kann das Krankheitsbild der Alterskyphose nicht selten größere Probleme bereiten. Die Therapie kann bei dieser Erkrankung durch physiotherapeutische Maßnahmen (Schwimmen im Thermalbad) sowie durch örtliche Wärmeapplikationen und Einreibungen mit hyperämisierenden Salben und durch die Verordnung von nichtsteroidalen Antirheumatika erfolgen. Gelegentlich kann die Verordnung eines Mieders notwendig werden, das allerdings nur zeitweise getragen werden soll.

Operative Maßnahmen kamen bislang selten infrage. Bei frischen orteoporotischen Frakturen stehen heute neue, wenig invasive Verfahren zur Verfügung (Vertebroplastie und Kyphoplastie).

12.2 Skoliosen

A. von Strempel

Engl.: scoliosis.

Definition.
Die Skoliose ist eine nicht vollständig korrigierbare Seitverbiegung der Wirbelsäule mit Rotation (Moe et al. 1978). Der einzelne Wirbel muss strukturell Veränderungen aufweisen, die als Folge der Seitverbiegung und Rotation verstanden werden müssen (Abb. 12.**5**).

Historisches. Die Skoliose ist eine Erkrankung, die die Menschheit schon von Beginn an betroffen hat, wie Skelettfunde aus der Jungsteinzeit (6000–180 v. Chr.) zeigen. Möglicherweise wird sie u. a. durch den aufrechten Gang des Menschen begünstigt.

Auch Hippokrates hatte die Skoliose schon im 5. Jahrhundert v. Chr. beschrieben. Er vermutete, dass die Skoliose durch verschiedene Krankheiten hervorgerufen werden kann und häufig ohne Schädigung des Rückenmarks einhergeht, was er wie folgt erklärte: „Die Wirbelsäule kann sich auch beim Gesunden mehrfach krümmen. Aus diesem Grunde verträgt das Rückenmark solche Verkrümmungen gut, weil sie in einem Kreisbogen und nicht winklig stattfindet."

Der Begriff Skoliose wurde von Galen (130–201 n. Chr.) verwendet. Er leitet sich aus dem griechischen Wort Skolios = krumm ab.

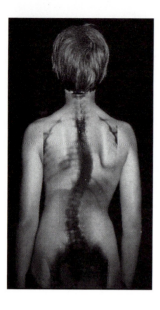

Abb. 12.**5** Thorakalskoliose (15-jährige Patientin) in Fotomontage. Das Röntgenbild wurde in das klinische Bild projiziert.

Die Skoliose wurde zum Symbol der meisten orthopädischen Gesellschaften. Es zeigt ein gekrümmtes Bäumchen, das zur Wuchslenkung an einen Pfahl gebunden ist. Nikolas Andry schuf 1741 mit diesem Bild den Namen „Orthopädie", womit er die damals zentrale Aufgabe der Orthopädie beschrieb, nämlich dem verkrümmten (fehlgebildeten) Kind zu einem geraden, aufrechten Wachstum zu verhelfen.

12.2.1 Allgemeine Aspekte

Epidemiologie

Die Häufigkeit der Skoliose wird mit 3–16 % angegeben (Brooks et al. 1975; Rogala et al. 1978; Renshaw 1988). Die strukturellen, behandlungsbedürftigen Skoliosen betreffen jedoch nur 3 ‰ der Kinder und Jugendlichen. Die meisten der aufgedeckten Seitverbiegungen und Thoraxdeformitäten, die über einen längeren Zeitraum bei weniger als 20° nach Cobb verbleiben, haben eine spontane Besserungstendenz. Mancher Behandlungserfolg einer Außenseitermethode, wie z. B. die Elektrostimulation, ist damit in Zusammenhang zu bringen.

Ätiologie und Klassifikation

Bei etwa 80 % der Skoliosen ist die Krankheitsursache unbekannt. Sie werden demnach als idiopathisch bezeichnet, die übrigen sind auf eine nachweisbare Ursache zurückzuführen.

Die Einteilung wurde nach therapeutischen und nicht in erster Linie nach pathologisch anatomischen Gesichtspunkten gewählt:
▶ idiopathische Skoliosen,
▶ Lähmungsskoliosen,
▶ Skoliose beim Marfan-Syndrom,
▶ Skoliose beim Ehlers-Danlos-Syndrom,
▶ Skoliose bei Neurofibromatose,
▶ Skoliose bei Osteochondrodystrophie,
▶ Skoliose bei Spondylolyse und Spondylolisthese,
▶ degenerative Lumbalskoliose,
▶ Skoliose beim Morbus Scheuermann,
▶ nichtstrukturelle Skoliosen.

Eine röntgenologische Klassifizierung wurde von der „Scoliosis Research Society" erstellt. Sie beruht auf der Bestimmung klar definierbarer Wirbel im Bereich der Krümmung.

Scheitel-, End- und Neutralwirbel müssen definiert werden. Der Scheitelwirbel weist die ausgeprägteste Rotation auf und steht am ehesten horizontal. Die Endwirbel bilden jeweils das Ende einer Krümmung. Der Neutralwirbel steht zwischen Krümmungen und weist keine Rotation auf und ist in der Frontalebene am stärksten geneigt. Neutral- und Endwirbel können zwischen Krümmungen identisch sein.

Man unterscheidet radiologisch folgende Krümmungen:
▶ okzipitozervikale Skoliosen (Scheitelwirbel kraniozervikal),
▶ zervikale Skoliosen (Scheitelwirbel zwischen C2 und C6),
▶ zervikothorakale Skoliosen (Scheitelwirbel zwischen C7 und D1),
▶ Thorakalskoliosen (Scheitelwirbel zwischen D2 und D11),
▶ thorakolumbale Skoliosen (Scheitelwirbel zwischen D12 und L1),
▶ lumbale Skoliosen (Scheitelwirbel zwischen L2 und L4),
▶ lumbosakrale Skoliosen (Scheitelwirbel zwischen L5 und S1).

Pathogenese

Neben statischen Kräften, bedingt durch die Schwerkraft, werden die strukturellen Befunde auch durch eine verändert wirkende Muskulatur hervorgerufen. Der skoliotische Wirbel weist eine Höhenverminderung auf der Konkavseite sowie eine Torsion des gesamten Wirbels auf. Die Konvexseite wird entlastet und die Konkavseite vermehrt belastet, wodurch es zur Keilform des Wirbels und zu einer Zunahme der Knochendichte von der Konvex- zur Konkavseite hin kommt. Der Wirbel rotiert mit dem Wirbelkörper zur Konvexseite und mit dem Dornfortsatz zur Konkavseite, was insgesamt zur Verdrehung des Wirbels führt. Es handelt sich bei der Skoliose um eine schraubenförmige Deformierung der gesamten Wirbelsäule, wobei alle Anteile des einzelnen Wirbel im Scheitelbereich strukturell verändert sind.

Grundsätzliches zur Wirbelverkrümmung. Eine horizontale Rotation führt zu einer augenfälligen Veränderung am Rumpf mit Herausbildung des Rippenbuckels. Dies wird noch zusätzlich durch das nach oben und außen gedrängte Schulterblatt verstärkt. Der Lendenwulst ist weniger auffällig (s. Abb. 12.**7a, b**).

Möglicherweise ist der Rippenbuckel aber auch Teil einer eigenständigen Wachstumsstörung, da gelegentlich schon ausgeprägte Buckelbildungen bei relativ geringfügigen Skoliosen mit nicht ausgeprägter Rotation vorkommen. Der Rippenbuckel bzw. der Lendenwulst findet sich stets auf der Konvexseite der Verkrümmung.

Bei der Lumbalskoliose ist weniger der Lendenwulst als das Taillen-Dreieck auffällig, das auf der Konvexseite verstrichen ist und auf der Konkavseite mit Quetschfaltenbildung betont ist (s. Abb. 12.8). Bei der thorakalen Krümmung ist der Brustkorb insgesamt ellipsenförmig verformt, sodass neben dem dorsal konvexseitigen Buckel ein dorsal konkaves Tal besteht und korrespondierend ventral auf der Konvexseite eine Abflachung und auf der Konkavseite eine Vorwölbung des Brustkorbs.

Bei **schweren Skoliosen** wirken die Extremitäten überlang und der Rumpf ist verbreitert und verkürzt. Es besteht also ein disproportionierter Minderwuchs. Im Kindes- und Jugendalter stehen die auffälligen kosmetischen Veränderungen durch den Rippenbuckel bei der Dorsalskoliose im Vordergrund. Dementsprechend werden Lumbalskoliosen lange nicht bemerkt.

Im Erwachsenenalter sind die kosmetischen Veränderungen bei der schweren Skoliose zwar besonders ausgeprägt, oft aber haben die Patienten sich an ihr Aussehen gewöhnt und empfinden es nicht so belastend wie im Kindes- und Jugendalter. Bei den Lumbalskoliosen können Schmerzen infolge der Bandscheibenzermürbung im Vordergrund stehen, ebenso wie bei sehr schweren Skoliosen mit Kontakt zwischen Brustkorb und Beckenschaufel. Ab ca. 90° der Verkrümmungen kann es infolge der Lungeneinengung und Rechtsherzbelastung zu einer Belastungsdyspnoe kommen (Kostiuk 1990). Das Cor pulmonale ist eine typische Spätkomplikation der schweren Skoliose im Erwachsenenalter. Die Lebenserwartung kann dadurch verkürzt sein, ferner ist mit einer frühzeitigen Invalidität zu rechnen.

Klinik und klinische Diagnostik

Anamnestisch geht eine sorgfältige Befragung des Patienten bzw. der Eltern voraus, um evtl. Hinweise auf die Entstehungsursache der Skoliose zu bekommen. Die Familienanamnese kann Buckelbildungen und Brustkorbdeformitäten aufweisen sowie andere anlagebedingte oder angeborene Erkrankungen ergeben. So können besonders groß und schlank gewachsene Angehörige auf ein Marfan-Syndrom hinweisen oder beispielsweise ein Neurofibrom und Café-au-lait-Flecken auf der Haut auf eine Neurofibromatose.

Von Bedeutung ist weiter die Befragung nach dem Verlauf der Schwangerschaft und des Geburtsvorgangs sowie des nachgeburtlichen Entwicklungsgangs (verspätetes Sitzen und Laufen, gehäuftes Hinfallen beim Spielen). Letzteres kann auf eine Muskeldystrophie hinweisen. Wichtig ist zu erfragen, wann erstmalig eine Wirbelsäulenverkrümmung festgestellt wurde. Daraus lässt sich ein Hinweis auf die Progredienz ableiten. Frühkindliche und kindliche Skoliose sind im Allgemeinen außerordentlich progredient.

Wichtig ist der Bericht über bisher erfolgte Behandlungsmaßnahmen. Man beachte, dass schmerzhafte Skoliosen z. B. durch ein Osteoidosteom hervorgerufen werden können (s. Kapitel 9). Erhöhte Temperaturen und Fieberschübe sind Anzeichen für die Tuberkulose und die selten zu beobachtende Poliomyelitis.

Das zeitliche Auftreten der Menarche bzw. des Stimmbruchs geben Hinweise über den körperlichen Reifungsgrad und lassen Schlüsse hinsichtlich der Progredienz einer Skoliose zu.

Neben einer allgemeinen gründlichen Untersuchung des Halte- und Bewegungsapparats einschließlich des Muskelstatus und der Nervenfunktionen ist eine Größenbestimmung (auch Sitzgröße) vorzunehmen, ein evtl. Beckenschiefstand zu diagnostizieren, die Kompensation der skoliotischen Verkrümmung mit einem Bleilot (Abb. 12.6) und die Vitalkapazität festzustellen.

Im Einzelnen beachte man den Schulter-, den Beckenstand und die Taillendreiecke. Letztere werden durch die Unterarme sowie die seitliche Thorax- und Lendenapertur gebildet. Ein verstrichenes Dreieck findet man auf der Konvex- und eine betontes auf der Konkavseite einer Lumbalskoliose.

Die Beurteilung eines Rippenbuckels und Lendenwulstes erfolgt am besten durch den Blick sowohl von hinten als auch von vorne über den gebeugten Rumpf. Ein echter Buckel verbleibt auch, wenn der Patient in dieser Haltung gegenläufige Auf- und Abbewegungen mit den nach unten hängenden Armen durchführt (das Rippenbuckelmessgerät nach Götze bringt zuverlässige Werte) (Abb. 12.7a, b und 12.8 und s. Abb. 12.5).

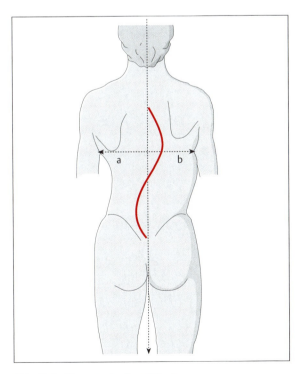

Abb. 12.6 Messung des Rumpfüberhangs.
Strecke a = Rumpfbreite vom Lot zur Achselfalte auf der konkaven Seite; Strecke b = Rumpfbreite vom Lot zur Achselfalte auf der konvexen Seite; b–a = Rumpfüberhang.

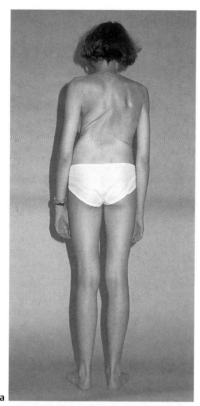

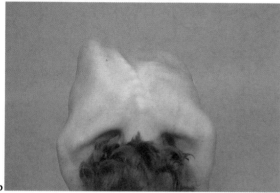

Abb. 12.**7** Rechtskonvexe idiopathische thorakale Skoliose (14-jährige Patientin).
a Blick von hinten.
b Blick von vorne über den gebeugten Rücken.

Es hat sich bewährt, die Befunddokumentation exakt formblattmäßig durchzuführen.

Bildgebende Diagnostik

Bei der bildgebenden Diagnostik ist derzeit die röntgenologische Abbildung einer Skoliose notwendig, soll die Indikation kritisch erfolgen, da ja andernfalls erhebliche Strahlenbelastungen auf die Kinder und Jugendlichen zukommen!

Bei der Röntgenuntersuchung muss man sich mit einer zweidimensionalen Darstellung von dreidimensionalen Körpern begnügen, was die räumliche Vorstellung der schraubenförmig deformierten Wirbelsäule lediglich anhand einer a.-p. und lateralen Abbildungsebene erschwert.

Bei schweren Kyphoskoliosen findet eine zusätzliche Abbildungsebene, der „plan dé election" (Auswahlebene) Anwendung. Die Röntgenkassette wird dabei parallel zur medialen Fläche des Rippenbuckels angestellt.

Bei einer auf der seitlichen Abbildungsebene diagnostizierten Kyphoskoliose muss angenommen werden, dass die Wirbel im Scheitelbereich in Wahrheit lordotisch mit längerer Vorder- als Hinterwand verformt sind. Röntgenmessungen von Deacon et al. (1985) an 11 Skoliosepräparaten zeigten durchschnittlich 41° Kyphose im seitlichen Bild und 14° Lordose bei „wahrer" seitlicher Projektion.

Dennoch werden Kyphose und Lordose anhand der Projektion der deformierten Wirbelsäule auf die Sagittalebene bestimmt. Wirbel, deren Wirbelkörpervorderkante dorsal der seitlichen Lotlinie liegen, gehören einer Kyphose an und solche, die ventral von ihr liegen, einer Lordose.

Bei Stehfähigen soll die ganze Wirbelsäule von der unteren Halswirbelsäule bis zum Kreuzbein im Stand dargestellt werden, lediglich bei Stehunfähigen im Sitzen. Eine Aufnahme im Liegen kann nicht das volle Ausmaß der Verkrümmung zeigen.

Der Film-Fokus-Abstand der *Wirbelsäulenganzaufnahme* beträgt üblicherweise 1,5–2,0 m. Die Qualität des Bilds wird durch eine Einblendung erhöht, was ja auch vom Strahlenschutz gefordert wird. Es sollte immer ein Streustrahlenraster verwendet werden. Der Ausgleich der Belichtungsunterschiede vor allem auf der Seitaufnahme kann durch Plus-minus-plus-Folien oder besser mit Aluminiumkeilen mit Schwächung der Strahlen im Thoraxbereich erfolgen. Ein geometrisches Raster erlaubt die Bestimmung des Körperlots.

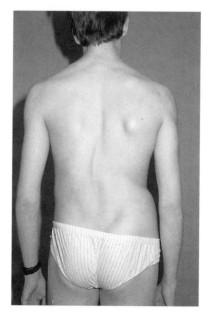

Abb. 12.**8** Linkskonvexe Lumbalskoliose (15-jähriger Patient). Blick von hinten. Das linke Taillendreieck ist verstrichen.

Bei schweren Skoliosen kann eine tomographische Darstellung in beiden Ebenen notwendig sein, um z. B. eine idiopathische von einer kongenitalen Verkrümmung zu unterscheiden. Kontrolluntersuchungen sollen im Abstand von einem halben Jahr stattfinden.

Um die spontane Korrigierbarkeit einer strukturellen Krümmung zu ermitteln und auch, ob kompensatorische Nebenkrümmungen vollständig ausgleichbar sind, werden Umkrümmungsaufnahmen (Bending-Test) durchgeführt. Dabei liegt der Patient auf dem Rücken und wird nach rechts und nach links umgekrümmt.

Extensionsaufnahmen mit dem Cotrel-Selbstextensionsgerät oder mit dem Haloextensionsgerät lassen die Aufrichtbarkeit einer Deformität beurteilen. Ist eine Skolioseoperation geplant, so sind der Bending-Test und auch die Extensionsaufnahme für die Planung der Instrumentation wesentlich. Die Seitverbiegung wird im a.–p. Bild mit der Technik nach Cobb bestimmt (Abb. 12.**9**). Die Rotation des Scheitelwirbels erfolgt nach Angaben von Nash und Moe. Es handelt sich um eine ungenaue und auf die korrekte Positionierung des Patienten empfindlich reagierende Messmethode. Sehr viel genauer und besser reproduzierbar, allerdings mit einer vermehrten Strahlenbelastung einhergehend, gelingt dies mit einer CT-Schicht durch den Thorax in Höhe des Scheitelwirbels, wobei das Sternum als Bezugspunkt dient. Um einen Bezug der Rotation des Scheitelwirbels zur Sagittalebene des Körpers herzustellen, muss zusätzlich eine Schicht durch den Neutralwirbel gelegt werden, der nach seiner Definition keine Rotation aufweist.

Zur Einschätzung der weiteren *Progredienz der Skoliose* sowie auch zur Bestimmung der Dauer einer Korsettbehandlung ist das Skelettalter wesentlich. Hierzu dient das Risser-Zeichen, wozu ein Beckenkamm im ventrodorsalen Strahlengang dargestellt werden muss. Genauer kann das Skelettalter anhand einer a.-p. Aufnahme der linken Hand (Greulich und Pyle) bestimmt werden. Die Epiphysen des Handskeletts korrelieren mit dem Längenwachstum der Extremitäten und die Darmbeinapophysen mit denen der Wirbelsäule, das später zum Abschluss kommt.

Bei *infantilen und juvenilen idiopathischen Skoliosen* vor allem hat die Kernspintomographie allergrößte Bedeutung, um z. B. auch Fehlbildungen des Hirnstamms, des Rückenmarks oder der Rückenmarkhäute (Arnold-Chiari-Syndrom, Syringomyelie, Hirnstammtumor, Duralsackektasie, tiefstehender Conus medullaris) darzustellen. Gupta et al. (1998) konnten bei 18 % der Fälle die beschriebenen Veränderungen vorfinden. Es handelt sich bei diesen Patienten also nicht um idiopathische Skoliosen, sondern um Skoliosen z. B. bei einer Syringomyelie und anderer Erkrankungen.

Nichtidiopathische Skoliosen, die durch verschiedene Erkrankungen hervorgerufen werden, können Veränderungen im Spinalkanal aufweisen und müssen

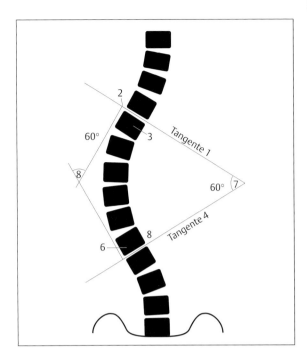

Abb. 12.**9** Skoliosewinkelmessung nach Cobb.
Um eine einheitliche, vergleichbare Messung zu schaffen, hat die American Scoliosis Research Society (ASRS) die Methode nach Cobb als Standardmessmethode empfohlen.
Dabei wird eine Tangente (1) zur Ebene der Deckplatte (2) des kranialen Neutralwirbels (3) und eine Tangente (4) zur Grundplatte (5) des kaudalen Neutralwirbels (6) gezogen. An dem Schnittpunkt der beiden Vertikalen wird der Winkel (7) der Wirbelsäulenseitausbiegung gemessen. Dieser Winkel ist der Wechselwinkel des gleichgroßen Winkels (8) zwischen den beiden Tangenten der Wirbelkörpergrund- bzw. Deckplatte (2, 5), welcher aber im Röntgenbild aus räumlichen Gründen meistens nicht gemessen werden kann.

grundsätzlich mit einer Myelographie oder modernen bildgebenden Verfahren wie CT und vor allem MRT analysiert werden, um intraspinale Veränderungen, wie ein Tethered-Cord oder eine Diastematomyelie auszuschließen. Infolge eines Korrekturvorgangs oder auch des Wachstums können sich neurologische Schäden entwickeln.

Klinische Fotographie. Für eine umfassende Darstellung der Skoliose ist eine fotografische Abbildung vor allem von dorsal her und bei gebeugtem Rücken von größter Bedeutung. Wünschenswert wäre es, die Wirbelsäulenganzaufnahme in das klinische Bild zu projizieren, was derzeit nur durch eine Fotomontage erfolgen kann (s. Abb. 12.**5**).

Bei der Moiré-Fotografie werden Ringe, ähnlich wie Höhenlinien auf einer Landkarte, auf den Rücken projiziert, die entsprechend der Buckel- und Talbildung verzerrt abgebildet werden. Mit dieser Technik ist auch eine quantitative Analyse der Rumpfoberfläche möglich. Von Ono (1995) wurde das Moiré-System unter Verwendung eines Videosystems sowie eines Computers verbessert, wodurch eine genauere unmittelbare quantitative Analyse erfolgen kann. Auch die Videorasterstereographie erlaubt eine quantitative Analyse durch dreidimensionale Rekonstruktion der Rumpfoberfläche.

12.2.2 Idiopathische Skoliose

Ätiologie

Die Ätiologie ist nach wie vor nicht endgültig geklärt. Es scheint sich um einen multifaktoriellen X-chromosomalen Vererbungsgang zu handeln, sodass eine genetische Ursache angenommen werden kann (Inoue et al. 1998; Miller et al. 1996). Eine neuromuskuläre Entstehung wird auch angeführt, da ja z. B. bei einem schmerzhaften Osteoidosteom bei asymmetrischer Lage in der Wirbelsäule infolge eines Muskelspasmus auf der Seite des Tumors eine Skoliose vorzufinden ist (Seifuddin et al. 1998).

Die Vermutung, dass die Veränderung des Rippenwinkels als Startpunkt für die Morphogenese der Skoliose mit bekannter oder unbekannter Ätiologie oder Veränderungen im zentralen Nervensystem bedeutungsvoll seien, konnte bislang nicht bewiesen werden.

Auch wird ein möglicher Melatoninmangel als Ursache angenommen, wie es bei pinealektomierten Hühnern gefunden wurde. Dergleichen konnte bis jetzt beim Menschen nicht festgestellt werden (Hilibrandt et al. 1996). Goldberg et al. (1997) vermuten, dass die Skoliose auch ohne spezielle Krankheitsursache entstehen könne und dass der physiologische Stress während des Wachstumsschubs in der Präpubertät mit Verlust der Rotationskontrolle als mögliche Entstehungsursache Bedeutung erlangt. Allerdings bietet diese Hypothese keine Erklärung dafür, dass Skoliosen nur bei einem kleinen Teil der Kinder und Jugendlichen auftritt.

Die zunehmenden Möglichkeiten der humangenetischen Diagnostik (Entschlüsselung des menschlichen Genoms) lassen erwarten, dass in Zukunft „Skoliosegene" gefunden werden.

Pathogenese

Bei unklarer Ätiologie der idiopathischen Skoliose liegen klinische Beobachtungen und auch Modellvorstellungen zur Pathogenese vor, die zumindest für die Thorakalskoliose ein einheitliches Bild vorgeben: Am Anfang steht ein vermehrtes vorderes Wachstum mit Aufhebung der physiologischen Brustwirbelsäulenkyphose, wobei die Wirbelsäule instabil wird. Bei fehlender Rotationskontrolle gerät dann die flache oder lordotische Brustwirbelsäule in eine krankhafte Drehung, was schließlich als Seitausbiegung im a.-p. Röntgenbild deutlich wird (Dickson 1992). Der Vergleich anthropometrischer mit radiologischen Messungen an 11 Skoliosepräparaten bestätigt diese Aussage. Während die Standardröntgenaufnahmen im seitlichen Strahlengang der ganzen Wirbelsäulen zum Teil sogar Hyperkyphosen abbildeten, konnten bei der Einzelmessung von Deacon et al. (1984) lordotisch verformte Wirbel im Scheitelbereich nachgewiesen werden.

Klinisches Bild und Klassifikation

Moe et al. (1978) und James (1954) empfehlen die Einteilung der idiopathischen Skoliose (idiopathic scoliosis) nach dem Zeitpunkt ihres Entstehens in 3 Altersgruppen:

- **Infantile Skoliosen** treten im 2. und 3. Lebensjahr auf und weisen eine besonders schwere Verlaufsform mit ausgeprägter Progredienz auf. Treten schwere Skoliosen zum Ende des 1. Lebensjahrs auf, so sind sie auch als infantile Skoliosen zu bezeichnen, da die Säuglingsskoliose einen benignen Verlauf nimmt.
- **Juvenile Skoliosen** beginnen vor der Pubertät, also zwischen dem 4. und 10. Lebensjahr. Auch diese Skoliosen weisen einen oftmals schweren Verlauf mit ausgeprägter Progredienz auf.
- **Adoleszentenkyphosen** beginnen sich mit dem Anfang der Pubertät zu entwickeln und schreiten bis zum Ende des Wachstums fort. Im Allgemeinen ist die Progredienz weniger stark ausgeprägt. Bei ungewöhnlich stark ausgeprägter Progredienz der Adolszentenkyphose wurde vielleicht der frühere Beginn nicht erkannt.

Die **Säuglingsskoliose** nimmt eine Sonderstellung ein. Typischerweise ist sie großbogig und linkskonvex und verliert sich in den ersten Lebensmonaten zu 90 %. Nach wie vor ist aber eine krankengymnastische Übungsbehandlung üblich, wichtig scheint jedoch eine Lagerungsbehandlung zu sein (früher Umkrümmungsliegeschale).

Differenzialdiagnostisch muss an eine zerebrale Störung und Fehlbildungen der Wirbelsäule, des Rückenmarks und der Rippen gedacht werden. Bei kurzbogigen Skoliosen mit Rotation liegt evtl. eine frühe infantile Skoliose mit dann ungünstigem Verlauf vor.

Mit der Bezeichnung **Erwachsenenskoliose** wird nicht der Entstehungszeitraum, sondern der Zustand der schweren Skoliose im Erwachsenenalter mit ausgeprägter Rumpfdeformität, Belastungsdyspnoe und Schmerzen benannt.

Thorakalskoliosen über 50° können auch nach Abschluss des Wachstums progredient sein. Ursache dafür sind weitere Umformungen der Wirbel durch konkavseitigen Druck, Veränderung der Form der Bandscheiben und Zunahme der Rotation bei abnehmender muskulärer Kontrolle über die Rumpfdeformität. Bei Erwachsenenskoliosen über 90–120° hinaus kann ein Cor pulmonale entstehen. Über Schmerzen wird vor allem bei der Lumbalskoliose geklagt. Neurologische Ausfälle sind selten.

Therapie

Für Patienten und Eltern steht das Aussehen (Ästhetik) des Kindes oder Jugendlichen mit idiopathischer Skoliose im Vordergrund. Deshalb muss auch der Korrektur der Rumpfdeformität (Rippenbuckel, Rumpfverkürzung) neben der Korrektur der Wirbelsäulenverbiegung (Verbesserung der Rumpfsymmetrie) Rechnung getragen werden. Für die Stützfunktion des Achsenorgans ist die Verbesserung seiner Stellung in der Frontal- und Sagittalebene entscheidend.

Die Therapiepfeiler bei der Behandlung der Skoliose sind die Krankengymnastik, die Korsettbehandlung sowie Operationen in Abhängigkeit von der Schwere der Deformität.

Das *realistische Ziel der konservativen Behandlung* bei leichteren Skoliosen ist es, eine Progredienz zu vermeiden, und das Ziel der operativen Behandlung bei den schweren Skoliosen ist es, eine dauerhafte Korrektur der Wirbelsäule zu erreichen.

Insgesamt gesehen gelten bei Skoliosen im Kindes- und Jugendalter folgende Richtlinien für den Einsatz der verschiedenen Therapiemaßnahmen:
- Cobb-Winkel 25° – ausschließlich Krankengymnastik, Schwimmen,
- Cobb-Winkel 30–45° – Korsettbehandlung und Krankengymnastik sowie intensives Schwimmen,
- Cobb-Winkel über 50° – Operation.

Im *Erwachsenenalter* verschieben sich die Therapieziele und Möglichkeiten sowie die Therapiewünsche des Patienten. Skoliosen von unter 50° im Thorakalbereich und unter 45° im Lumbalbereich sind entsprechend der Erfahrungen nicht progredient und benötigen im Allgemeinen keine operative Therapie. Regelmäßige krankengymnastische Behandlung und regelmäßiges Schwimmen (Thermalbad) erleichtern Rücken- und Kreuzschmerzen.

Die Indikation zur *Operation* erfolgt entsprechend der Progredienz.

Die Behandlungsziele sind:
- Aufhalten der Progredienz,
- Verbesserung der Symmetrie des Rumpfs (Ästhetik),
- Verhinderung einer Verschlechterung der Herz-/Kreislaufbelastbarkeit,
- Schmerzlinderung.

Beim Erwachsenen ist die Indikation zur Operation im Allgemeinen bei Skoliosen über 50° gegeben, allerdings kann bei einem mit Schmerzen wenig belasteten und leistungsfähigen Patienten eine zuwartende Haltung mit Kontrolle der Progredienz eingenommen werden. Erfolgt die Progredienz über mehr als 60°, so ist ein operativer Eingriff zu empfehlen. Man beachte, dass bei schweren Verkrümmungen über 90–120° die Entwicklung eines Cor pulmonale mit erheblicher Einschränkung der Herz-/Kreislaufbelastbarkeit zunimmt.

Konservative Behandlung

Für die Indikationsstellung zur konservativen Behandlung einschließlich der Korsettversorgung oder zur operativen Behandlung ist es notwendig, den *natürlichen Verlauf* der unbehandelten idiopathischen Skoliose zu kennen. Entscheidend ist hierbei, die Wahrscheinlichkeit einer Progredienz der Seitverbiegung einschätzen zu können. Neben der kosmetischen Verschlechterung ist es vor allem von Interesse, welche Folgen im Erwachsenenalter für das Herz-Kreislauf-System und für die Belastbarkeit der Wirbelsäule durch eine Zunahme der Skoliose hervorgerufen werden können.

Entscheidend ist dabei die Berücksichtigung verschiedener Faktoren:
- frühes Auftreten der Skoliose (infantile Skoliose),
- Risser-Zeichen 0 oder 1,
- weibliches Geschlecht,
- thorakale Verkrümmungen erweisen sich mehr progredient als lumbale,
- doppelbogige Kurven sind mehr progredient als einbogige,
- großer Cobb-Winkel bei der Diagnosestellung.

Therapieindikationen im Überblick

Befund (idiopathische Skoliose)	Empfohlenes therapeutisches Vorgehen
Cobb-Winkel 10–25°	Krankengymnastik
Cobb-Winkel 25–45° keine Menarche Risser-Zeichen 0–2	Korrekturorthese, Krankengymnastik
Cobb-Winkel über 45° (adoleszente Skoliose)	Korrekturspondylodese
Cobb-Winkel über 45° (juvenile Skoliose)	kurzstreckige kombinierte Korrekturspondylodese
Cobb-Winkel über 45° (infantile Skoliose)	kombinierte konvexseitige Epiphyseodese
Cobb-Winkel über 45° (adulte Skoliose)	Befundkontrolle bei weiterer Progredienz ggf. Korrekturspondylodese

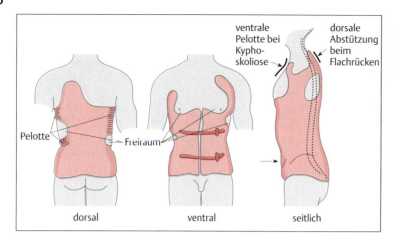

Abb. 12.**10** Cheneau-Korsett. Positionierung der Pelotten in der Frontalebene. Konstruktion des Cheneau-Korsetts, Lage der Pelotten und Freiräume bei einer rechtskonvexen thorakalen Skoliose.

Lonstein und Carlson entwickelten 1984 ein Normogramm zur Einschätzung der Wahrscheinlichkeit einer Progredienz. So besteht z. B. bei einem elfeinhalbjährigen Mädchen mit einem Ausgangs-Cobb-Winkel von 26° und einem Risser-Zeichen 1 eine Wahrscheinlichkeit von 85 %, dass die Skoliose zunehmen wird.

Nach Eintreten der Geschlechtsreife nimmt die Wahrscheinlichkeit einer Progredienz deutlich ab. Nach dem Ende des Wachstums (18–19 Jahre) kann es bei Seitverbiegungen von mehr als 40° lumbal und 50° thorakal zu einer weiteren sehr langsamen Progredienz von etwa 1° pro Jahr kommen. Das Risiko für Schmerzen ist für eine lumbale Erwachsenenskoliose größer als für eine thorakale.

Skoliosen unter 20° können eine spontane Remission erfahren. Man wird aber trotzdem eine Übungsbehandlung mit Anleitung zur Selbstbehandlung empfehlen, vor allem regelmäßiges Schwimmen. Grundsätzlich sollen die konvexseitigen Muskeln gekräftigt und die konkavseitigen gedehnt werden. Zusätzlich zur krankengymnastischen Behandlung kann bei Skoliosen von mehr als 20° ein Korsett als Übungsgerät verstanden werden, bei dem der Patient lernt, dem Druck der Pelotten aktiv auszuweichen.

Grundsätzlich sollte bei Skoliosen im Kindes- und Jugendalter von *über 25°* und bei noch nicht eingetretener Geschlechtsreife die *Indikation zur Korsettbehandlung* gestellt werden. Für eine wirksame Korsettbehandlung ist ein Restwachstum von mindestens 2 Jahren notwendig (Landauer 2001). Derzeit werden nahezu ausnahmslos *derotierende Orthesen* verwendet. Bei den derotierenden Korsetten wird über den Druck der Pelotten auf die Haut im Bereich der Konvexität der Krümmungen eine derotierende, aufrichtende Wirkung auf die Wirbelsäule übertragen (Cheneau-Korsett; Abb. 12.**10**, sowie Stagnara-Korsett und Boston-Brace). Auch die derotierenden Korsette haben eine abflachende Wirkung auf die Krümmungen der Sagittalebene, allerdings im geringeren Maße als die Extensionskorsette (Milwaukee-Brace). Da die Haut nur einen bestimmten Druck der Pelotten toleriert, ist die Korsettwirkung begrenzt. So sind Skoliosen über 40° im Wachstumsalter mit einem Korsett kaum dauerhaft zu korrigieren.

Von Interesse sind Erkenntnisse von Nachemson und Peterson (1995), die in einer prospektiven randomisierten Studie feststellen konnten, dass bei Patienten mit einer idiopathischen Skoliose mit einer Korsettbehandlung auch nach Ende des Wachstums und Entwöhnung der Orthese ein besseres Ergebnis zu erzielen war, verglichen mit Patienten die keine Behandlung erfuhren. Bei diesem Vergleich konnte zwar in der Korsettgruppe ein besseres Ergebnis erreicht werden als bei der Kontrollgruppe, aber im Allgemeinen gelingt es nur, den Ausgangswert vor Beginn der Behandlung zu stabilisieren. Eine wirkliche dauerhafte Korrektur des Ausgangswerts ist nur selten zu erreichen, was auch durch eigene Untersuchungen (Schloz et al. 2001) erarbeitet wurde.

Operative Behandlung

Die Wiederherstellung der Rumpfsymmetrie sowie Rumpfbalance durch Aufrichtung und Entwringung der deformierten Wirbelsäule sind das Ziel der Operation. Die Verbesserung der Vitalkapazität ist auch bei günstigem Korrekturergebnis meist nicht möglich. Selbst durch eine Kostoplastik bei scharfgipfligen Buckeln kann man zwar wirkungsvoll die Rumpfsymmetrie verbessern, hat aber keinen positiven Einfluss auf die Vitalkapazität. Die Verhinderung einer Verschlechterung der körperlichen Belastbarkeit dagegen ist zu erwarten.

Die Aufrichtung und Entwringung der skoliotischen Wirbelsäule ist möglich durch:
- Verlängerung der Konkavseite,
- Verkürzung der Konvexseite,
- Translation des Scheitels nach medial (und dorsal),
- Derotation (Abb. 12.**11**).

Operative Therapieindikationen im Überblick

Befund	Empfohlenes therapeutisches Vorgehen
Flexible, lumbale bzw. thorakolumbale Krümmungen	ventrale Korrektursponylodese
Thorakale Krümmungen	dorsale Korrekturspondylodese
Double-major-Kurven	kombiniertes ventrodorsales Vorgehen
Kosmetisch störender, verbleibender Buckel	Kostoplastik
Rigide Verkrümmungen mit Lotabweichung	zusätzlich ventrales bzw. dorsales Release

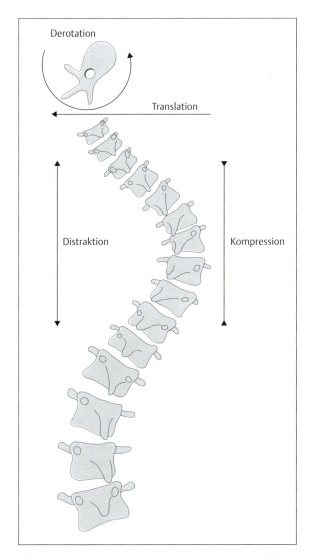

Abb. 12.11 Korrekturprinzipien am Beispiel einer rechtskonvexen Thorakalskoliose.

Die komplette Korrektur der Rumpfdeformität bestünde in einer Wiederherstellung der achsengerechten frontalen Wirbelsäulenstellung mit den dazu gehörigen physiologischen Krümmungen in der Sagittalebene zusammen mit einer (seitengleichen) Rumpfsymmetrie.

Vonseiten des deformierten Rumpfs und der deformierten Wirbelsäule stehen folgende Faktoren diesen Korrekturzielen entgegen:
▶ die strukturellen Veränderungen des einzelnen Wirbels mit möglicher Keilform in der Frontalebene und Lordoseform in der Sagittalebene;
▶ die Verformung der Zwischenwirbelscheiben sowie der Verlust ihrer Elastizität;
▶ die an die skoliotische Fehlform angepasste Stellungsveränderung der Wirbelgelenke und die Abnahme ihrer Beweglichkeit infolge degenerativer Veränderungen;
▶ der deformierte Rippenkorb;
▶ die konkavseitige Verkürzung von Wirbelsäulenbändern und Muskulatur.

Nota bene
Bei allen Korrekturmaßnahmen muss ein *mögliches neurologisches Risiko* durch Beeinträchtigung des Rückenmarks und nachfolgender teilweiser oder vollkommener Querschnittlähmung Berücksichtigung finden.

Vor einem operativen Eingriff sollen krankengymnastische Lockerungsübungen mit Dehnung der Konkavseite der Verkrümmung oder auch Selbstextensionsübungen mit dem Cotrel-Apparat erfolgen. Bei sehr schweren, insbesondere auch nichtidiopathischen Skoliosen über 90° kann die Haloextension indiziert sein. Diese Vorbehandlung mit Haloextension dauert 4–6 Wochen.

Chirurgische Maßnahmen zur Lockerung einer rigiden Wirbelsäulendeformität können im unteren Bereich der Brust- und der Lendenwirbelsäule mit Resektion der Zwischenwirbelscheiben wirkungsvoll sein. Im Bereich des geschlossenen Rippenkorbs der mittleren und oberen Brustwirbelsäule ist der Effekt deutlich geringer. Auch können dorsale Osteotomien die Deformität lockern. Auch hier ist der Effekt in der Lenden- und unteren Brustwirbelsäule höher. Die zusätzliche Lösung der konkavseitigen Rippenwirbelverbindung gilt als eine weitere Maßnahme, es muss aber darauf hingewiesen werden, dass ein möglicher Korrekturgewinn der Wirbelsäuledeformität eine weitere Verbesserung der Thoraxdeformität nicht nach sich ziehen muss.

Nota bene

Verlängerte Operationszeiten, vermehrte neurologische Komplikationen sowie Blutverluste schränken die Indikation zu weitgehenden Releasemaßnahmen ein. Gilt es jedoch, das Körperlot wiederherzustellen, so sind auch umfassendere Lockerungsmaßnahmen angezeigt. Zur Senkung der Operationsrisiken kann ein mehrzeitiges Vorgehen geplant werden.

Beachte: Bei der präoperativen Aufklärung muss dargelegt werden, dass das Risiko einer bleibenden Rückenmarkbeeinträchtigung (Querschnittläsion) bei der idiopathischen Skoliosen zwar unter 1% (Winter 1997) liegt. Diese Komplikation bedeutet für den Betroffenen eine katastrophale Verschlechterung seiner Lebensbedingungen. Da es sich hier um einen Wahleingriff handelt, muss die ärztliche Aufklärung besonders ausführlich erfolgen. Der einfache Hinweis auf eine mögliche Querschnittlähmung reicht nicht aus, sondern sie muss im Einzelnen erklärt werden.

Vorbereitung. Die **Eigenblutspende** vor Skolioseoperation von Kindern und Jugendlich gilt heutzutage als Standardverfahren, da mit einer Bluttransfusion gerechnet werden muss. Mit Einführung des Kryoverfahrens ist es auch möglich, Erythrozyten über längere Zeiträume haltbar zu machen. Eigenblutspende, intraoperativer Cellsaver, kontrollierte Hypotension mit Mittelwerten um 60 mmHg ermöglichen es, von Fremdblut unabhängig zu bleiben.

Vor allem vor thorakalen Eingriffen soll ein **intensives Atemtrainig** durchgeführt werden, da erfahrungsgemäß für 6 Monate ein Drittel der Vitalkapazität verloren geht, wobei man die beim Skoliosepatienten üblicherweise eingeschränkte Vitalkapazität berücksichtigen muss.

Historisches zur operativen Skoliosebehandlung. Sie geht auf Hibbs (1911), Albee und Risser zurück. Ursprünglich wurden Fusionen in situ durchgeführt, später auch Korrekturspondylodesen mithilfe umkrümmender Gipsverbände. Seit den 50er-Jahren steht das Harrington-Distraktionssystem als wirkungsvolles dorsales Korrekturverfahren in Anwendung (Harrington 1962). Es war seinerzeit zur Behandlung zahlreicher Lähmungsskoliosen infolge einer Polioepidemie in den USA in den 40er-Jahren entwickelt worden. Postoperativ war zunächst eine Ruhigstellung in einem geschlossenen Rumpfgips bzw. Korsett bis zu 1 Jahr notwendig. Vor allem bei der Kyphoskoliose bestand die Gefahr der Hakendislokation. Das seitliche Wirbelsäulenprofil konnte infolge der Distraktion abgeflacht werden. Hinzuweisen bleibt darauf, dass bei diesem rein distrahierenden Verfahren ein höheres neurologisches Risiko bestand (Aufwachenlassen des Patienten während der Operation nach erfolgter Längenextension!).

In den 60er-Jahren entwickelte der Brasilianer Luque (1982) ein wirkungsvolles segmentales Zweistabsystem mit 2 Längsstäben, die mit sublaminären Drahtschlaufen an den Wirbelbögen befestigt wurden. Die Korrektur erfolgte durch aufrichtende Translationskräfte. Die hohe Stabilität erlaubte sogar eine gips- und korsettfreie Nachbehandlung.

Mit einer Kombination beider Verfahren (Harrington-Luque-Technik) konnten sehr gute Korrekturergebnisse in der Frontalebene erreicht werden. Ein Nachteil beider Verfahren und auch ihrer Kombinationsverfahren besteht darin, dass die Stäbe, die mit Haken bzw. Drähten an der Wirbelsäule fixiert werden, nicht gegen eine Rotation während des Korrekturvorgangs gesichert sind. Eine Beeinflussung des Wirbelsäulenprofils bei vorbestehendem Flachrücken ist nicht möglich, oft wird er sogar verstärkt.

Zur besseren Stabilität der Korrekturstäbe entwickelten Cotrell und Dubousset (1984) eine Zweistabsystem mit unterschiedlichen Hakentypen und Querverbindungen. Es wurden gute und stabile Ergebnisse erzielt auch hinsichtlich der Beeinflussung des thorakalen Flachrückens. Die neurologischen Risiken scheinen geringer zu sein, da neben distrahierenden auch translatorische Korrekturkräfte wirken. Nachteile dieses CD-Systems sowie auch zahlreicher Modifikationen sind deutlich längere OP-Zeiten und höhere Blutverluste.

In jüngerer Zeit werden nun auch Pedikelschrauben vor allem lumbal verwendet. Dadurch kann ebenfalls die Stabilität der Instrumentierung erhöht werden, sodass auch mit der Einstabtechnik gute Korrekturen in der Frontal- und Sagittalebene mit hoher Stabilität gegen Stabrotation bei vergleichsweise kürzeren OP-Zeiten erzielt werden (Abb. 12.**12a–e**).

Der Einsatz von Bogenwurzelschrauben am kaudalen Ende der Instrumentation erlaubt im Vergleich zu den Bogenhaken eine bessere Horizontalisierung der instrumentierten Wirbel infolge des lateralen Sitzes der Schrauben. Auch kann dadurch die Spondylodese nach lumbal kürzer gehalten werden, was erhebliche funktionelle Vorteile beinhaltet (von Strempel et al. 2000).

Der Nachteil aller **dorsalen Verfahren** ist es, dass die Korrekturkräfte deutlich dorsal des physiologi-

12.2 Skoliosen

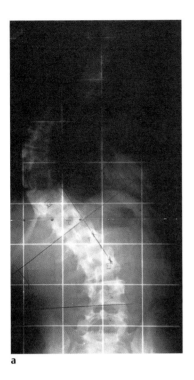
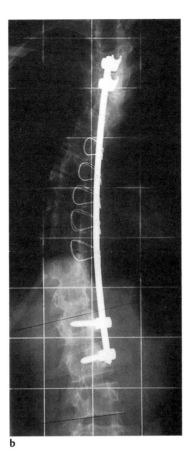
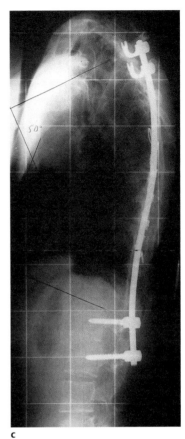
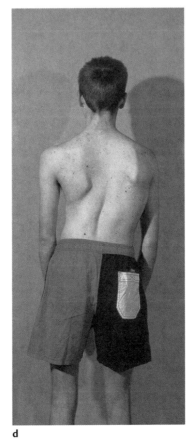
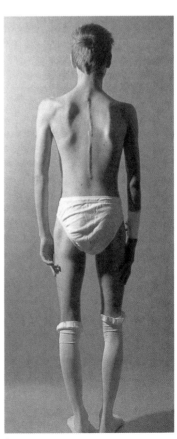

Abb. 12.**12** Rechtskonvexe idiopathische Thorakalskoliose (15-jähriger Patient).
a Präoperative Ganzaufnahme a.-p.
b 3 Jahre postoperativ a.-p.
c 3 Jahre postoperativ seitlich (dorsale Korrekturspondylodese mit SSCS).
d Klinisches Bild präoperativ.
e Klinisches Bild postoperativ.

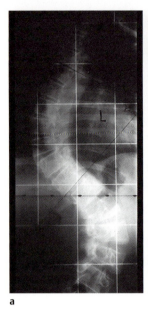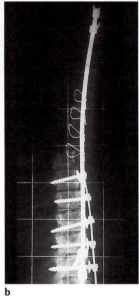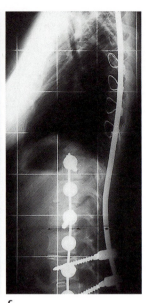

Abb. 12.**13** Doppelbogige idiopathische Skoliose (16-jährige Patientin).
a Präoperative Ganzaufnahme a.-p.
b Kontrollbild 18 Monate postoperativ a.-p.
c Kontrollbild 18 Monate postoperativ seitlich. VDS (ventrale Derotationsspondylodese); SSCS (segmental spinal correction system).

schen Drehzentrums des Bewegungssegments ansetzen. Ausgehend vom Pathomechanismus der Entstehung der Skoliose durch Verlust der Rotationskontrolle kommt der Derotation eine wesentliche Korrekturkomponente zu. Dies ist allerdings für dorsale Verfahren wegen der Entfernung zum Drehzentrum nur schwierig zu bewerkstelligen und gelingt allenfalls bei sehr beweglichen Verkrümmungen (Krismer et al. 1992). Allerdings kommt es auch durch die dorsale Distraktion zu einer spontanen Entwringung (Derotation) der Wirbelsäule, abhängig von der Flexibilität der Wirbelsäulendeformität. Translationskräfte haben eine gute Korrekturwirkung in der Frontalebne, wirken aber nicht derotierend.

Die Rumpfdeformität wird indirekt durch die Korrektur der Wirbelsäule infolge der Rippenwirbelverbindung verbessert. Der konvexseitige Rippenbuckel flacht durch die Distraktion der Konkavseite sowie die Derotation ab. Durch die Translation wird der Rumpfüberhang der Konvexseite verringert. Der konkavseitige Stab hebt die Muskulatur an und wirkt günstig auf das Rippental.

Bei den rein distrahierenden Verfahren bestand keine Möglichkeit, eine flache Wirbelsäule zu kyphosieren. Besonders ungünstig erwies sich dies bei Distraktionsspondylodesen mit Einschluss der Lendenwirbelsäule, was nur eine Entlordosierung brachte. Kompensationsmöglichkeiten zur Aufrichtung des Rumpfs vor allem über die Hüftgelenke gehen mit zunehmendem Alter verloren, sodass diese Patienten später unter dem Verlust der sagittalen Balance zu leiden hatten.

Der operative Eingriff soll also auch das sagittale Profil verbessern. Besonders kritisch muss dabei die Versteifung lumbaler Bewegungssegmente beurteilt werden, da eine ausreichende Beweglichkeit zwischen Rumpf und Becken erhalten bleiben sollte, um einmal eine Überlastung und einen vorzeitigen Verschleiß der verbleibenden Segmente zu vermeiden und zum anderen Kompensationsmöglichkeiten zum Erhalt des sagittalen und auch frontalen Körperlots zu bewahren.

Um dieses zu erreichen kann es ggf. notwendig sein, kombiniert ventral und dorsal vorzugehen (Abb. 12.**13a–c**), um zumindest 2 lumbale Bewegungssegmente zu erhalten. Eine Versteifung bis zum 5. Lendenwirbelkörper sollte wegen des drohenden Verschleißes der letzen Bandscheibe vermieden werden, eine Versteifung gar bis zum Sakrum wegen der erheblichen funktionellen Beeinträchtigung ebenso. Bei der idiopathischen Skoliose gelingt dies beim Großteil der Patienten durch die Auswahl geeigneter dorsaler bzw. kombinierter Verfahren.

Ventrale Korrekturverfahren (Abb. 12.**14a–d**) haben den großen Vorteil, dass sie direkt am Drehzentrum des Bewegungssegments angreifen. Sie üben keinen Dehnungsstress auf das Rückenmark aus, da sie konvexseitig verkürzend wirken. Die Zahl der zu versteifenden Bewegungssegmente lässt sich meist geringer halten als bei einem dorsalen Verfahren. Eine Derotation vor allem lumbal und in der unteren Brustwirbelsäule ist möglich (Zielke 1982). Bei thorakolumbalen und flexiblen Skoliosen sollte ventralen Korrekturverfahren der Vorzug gegeben werden (von Strempel 1995).

Beachte: Bei *Skolioseoperationen bei Kindern* unter 10 Jahren muss das erhebliche Restwachstum Berücksichtigung finden. Bei langstreckigen dorsalen Versteifungen kann es durch das ungehinderte ventrale Wachstum der Wirbelsäule zu einer Zunahme der Seitverbiegung und auch Rotation kommen (Crankschaft-Phänomen). Mehrsegmentale ventrale

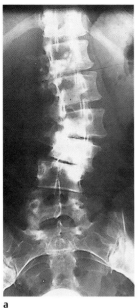 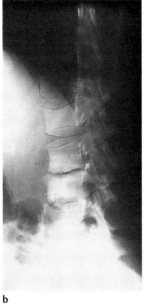 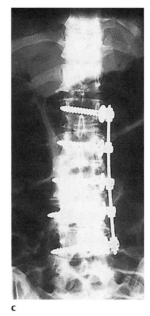 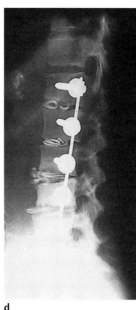

a b c d

Abb. 12.**14** Linkskonvexe idiopathische Lumbalskoliose (41-jährige Patientin). Präoperative Darstellung der Lumbalskoliose a.-p. (**a**) und seitlich (**b**). 2 Jahre nach operativer Korrektur mit VDS (a.-p. = **c**; seitlich = **d**).

Fusionen führen bei Kindern zu pathologischen Kyphosen durch das verbleibende dorsale Wachstum. Bei noch kleineren Kindern, also unter 6 Jahren, sollten keine Implantate eingesetzt werden. Hier kann durch eine konvexseitige kombinierte Epiphyseodese der Zeitpunkt der definitiven Korrekturspondylodese in ein günstigeres Alter hinausgezögert werden. Meist gelingt es, die Progredienz bis dahin aufzuhalten.

Die Antwort auf die Frage, wie eine Skoliose am besten korrigiert werden kann, besteht nicht in der Favorisierung bestimmter Operationstechniken, sondern in der Wahl der richtigen Vorgehensweise, nämlich:
▶ nur von dorsal,
▶ nur ventral,
▶ kombiniert,
▶ zu welchem Zeitpunkt,
▶ mit welchen Implantaten.

12.2.3 Neuromuskuläre Skoliosen – Lähmungsskoliosen

Skoliosen, die infolge einer Störung der Muskulatur oder des Nervensystems entstanden sind, weisen Gemeinsamkeiten auf. Die Lähmungsskoliose ist regelmäßig groß- und einbogig. Sie kann erheblich progredient sein bis zum Zusammenbruch der Wirbelsäulenstatik (collapsing spine). Bei asymmetrischem Lähmungsmuster besteht häufig ein ausgeprägter Beckenschiefstand. Kyphoskoliosen werden öfters angetroffen als Lordoskoliosen. Bedingt durch die Grunderkrankung sind diese Patienten oftmals auf ein Leben im Sitzen angewiesen, was durch die Zunahme der Wirbelsäulendeformität mit Beckenschiefstand und Rumpfüberhang erschwert ist. Somit ist die Wiederherstellung zur Verbesserung der Sitzfähigkeit mit dem Ziel des freien Sitzens ohne Zuhilfenahme der Arme zum seitlichen Abstützen eine wesentliche Indikation zur Skolioseoperation.

Skoliose nach Poliomyelitis. Nach Etablierung wirkungsvoller Impfprogramme ist diese Skolioseform hierzulande weitgehend verschwunden und betrifft ältere Patienten oder Patienten aus Ländern ohne Impfprogramme. Bei ausgeprägter Lähmung der Rumpfmuskulatur kann die Skoliose sehr ausgeprägt sein. Ist die Zwerchfellmuskulatur mitbetroffen, scheinen diese Patienten ihre Atemexkursionen mithilfe lordosierender Bewegungen der Lendenwirbelsäule zu unterstützen, wodurch die Pars lumbalis des Zwerchfells, die ihren Ansatz an der Wirbelsäule hat, bei der Inspiration nach unten gezogen wird. Dies muss bei einer möglichen Spondylodese berücksichtigt werden. Bei Lähmung der Rumpf- und Beinmuskulatur besteht oft ein ausgeprägter Beckenschiefstand. Die Hüftgelenke zeigen Kontrakturen zur Konkavität der Wirbelsäulenverbiegung hin auf. Hüftbeugekontrakturen können zu einer Hyperlordosierung der Lendenwirbelsäule führen. Bei ausgeprägten Krümmungen mit Beckenschiefstand sollte einem kombinierten Vorgehen mit ventraler Korrektur der lumbalen Verkrümmung der Vorzug gegeben werden.

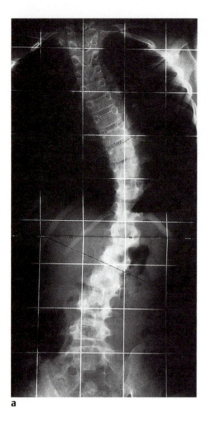
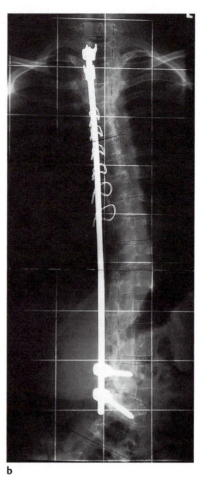

Abb. 12.**15** Rechtskonvexe großbogige Lähmungsskoliose (14-jähriger Patient) bei Duchenne-Muskeldystrophie.
a Ganzaufnahme vor der Operation a.-p.
b Nach der operativen Korrektur a.-p.

Infantile Zerebralparese (ICP). Bei steh- und gehunfähigen Patienten findet man meist eine ausgeprägte Skoliose, wohingegen bei leichten Formen der ICP bei gehfähigen Patienten weniger schwere Skoliosen entstehen. Die typische Kurve bei den schweren Skoliosen ist einbogig und großbogig und mit einem Beckenschiefstand verbunden. Patienten, die auch nicht sitzfähig sind, weisen oft bizarre Verkrümmungen auf mit Verlust der Balance, da sich kompensatorische Gegenkrümmungen bei fehlendem Einfluss der Schwerkraft nicht herausbilden können. Die Hüftgelenke sind auf der Konvexseite der Verkrümmung häufig disloziert. Neben schweren motorischen Beeinträchtigungen findet man bei der ICP unterschiedlich ausgeprägte zerebrale Störungen.

Duchenne-Muskeldystrophie. Die Überlebensfähigkeit dieser Patienten ist durch eine verbesserte medizinische Betreuung vor allem auch bei der assistierten Beatmung bis über 20 Jahre hin möglich (Abb. 12.**15a, b**). Die Skoliosen sind großbogig und einbogig sowie mit einer kyphotischen Komponente vergesellschaftet. Die Patienten werden oft erst in einem fortgeschrittenen Stadium der Erkrankung operativen Eingriffen zugeführt, nicht selten, wenn sie bereits rollstuhlpflichtig sind. Dies gilt es zu verhindern, wie die Erkenntnisse auch von Forst 1996 zeigen konnten.

Spinozerebellare Ataxien (Friedreich-Ataxie). Die Symptome der spinozerebellaren Degeneration treten relativ spät in der Kindheit und Pubertät als langsames, progredientes, rezessives Erbleiden auf. Der Friedreich-Fuß (Ballenhohlfuß) und das ataktische Gangbild prägen das klinische Erscheinungsbild. Die Wirbelsäulenverkrümmungen sind meist nicht so ausgeprägt wie bei anderen Lähmungsskoliosen und zeigen Gemeinsamkeiten mit der idiopathischen Skoliose.

> **Beachte:** Bei einem Kind mit Skoliose muss zum Ausschluss der spinozerebellaren Ataxie das Babinski-Zeichen und der Romberg-Tretversuch durchgeführt werden.

Spinale Muskelatrophie. Während beim Typ Werdning-Hoffmann bei einer rasch progredienten Degeneration der motorischen Vorderhornzellen (kurze Lebenserwartung) Wirbelsäulenveränderungen nicht in den Vordergrund treten, zeigen sich bei Patienten mit dem Typ Kugelberg-Welander (Auftreten zwi-

12.2 Skoliosen

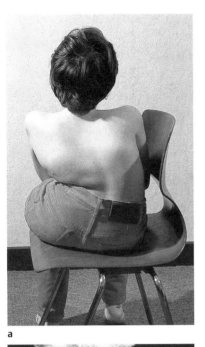
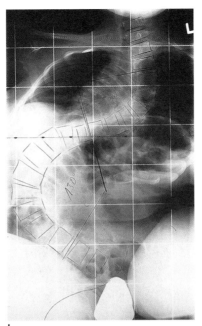
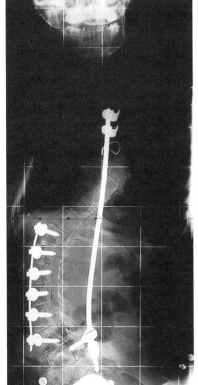
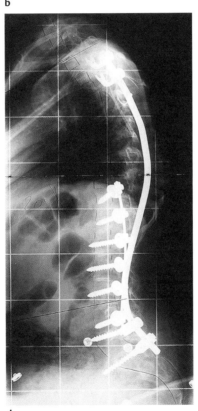

Abb. 12.**16** Rechtskonvexe thorakolumbale Lähmungsskoliose (12-jährige Patientin) bei spinaler Muskelatrophie (Typ Kugelberg-Welander).
a Klinisches Bild.
b Präoperativ a.-p.
5 Jahre postoperativ a.-p. (**c**) und seitlich (**d**).

schen dem 3. und 18. Lebensjahr) Wirbelsäulenverbiegungen, die dem Bild der Skoliose durch Poliomyelitis ähnlich sind (Abb. 12.**16a–d**).

Arthrogrypose. Bei der Arthrogrypose sind Korrekturspondylodesen angezeigt, wenn die Sitzfähigkeit des Patienten durch den Rumpfüberhang der meist groß- und einbogigen Skoliose gefährdet ist. Im Vordergrund stehen bei diesem Krankheitsbild zunächst die Kontrakturen im Bereich der Arme und Beine (Abb. 12.**17**).

Meningomyelozele (MMC) mit Lähmungen. Nach der Abnahme der Häufigkeit der Lähmungsskoliose nach einer Kinderlähmung müssen jetzt Patienten mit einer Meningomyelozele und Skoliosebildungen vermehrt einer operativen Behandlung zugeführt wer-

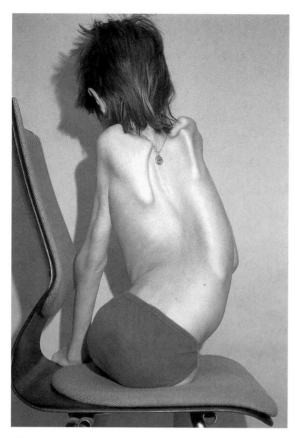

Abb. 12.**17** Rechtskonvexe einbogige Skoliose (12-jähriger Patient) bei Arthrogryposis multiplex congenita.

den. Auch führt der Verschluss der Zele zu höheren Überlebensraten der MMC-Kinder (Bonnett).

Bei der MMC handelt es sich um eine Kombination einer Fehlbildung der Wirbelsäule sowie des Rückenmarks. Häufig finden sich ein Hydrozephalus, chronische Infekte der harnableitenden Wege, Stauungsniere, Hautdruckgeschwüre im Bereich der verschlossenen Zele, eine chronische Entzündung der Atemwege sowie eine mentale Retardierung.

Die Skoliose beginnt unterhalb der Zele. Oberhalb der Zele bilden sich kompensatorische Gegenkrümmungen aus. Mit zunehmender Progredienz der Skoliose wird die Atemmechanik behindert und auch die Sitzfähigkeit eingeschränkt.

Grundsätzlich kann die MMC zu schweren progredienten Skoliosen, aber auch zu schweren Kyphosen führen. Eine Kyphose liegt von Geburt an vor (Sharrard), während sich die Skoliose im Laufe der Kindheit bis zum 10. Lebensjahr bei allen MMC-Patienten ausbildet, auch wenn bei der Geburt noch eine gerade Wirbelsäule bestand. Patienten mit angeborener Kyphose zeigen meist eine ausgeprägte bis komplette Paraplegie. Patienten mit einer Skoliose können neurologische Störungen aller Grade unterhalb der Zele aufweisen. Die Skoliose korreliert mit dem Ausmaß der Lähmung.

Vor allen Operationen muss die Funktion des Hydrozephalusventils überprüft werden und bei allen aufrichtenden, die Wirbelsäule verlängernden Eingriffe ein „tethered cord" (Aszendenzstörung des Rückenmarks mit Tiefstand des Conus medullaris) ausgeschlossen bzw. gelöst werden, um zusätzliche neurologische Ausfälle durch den Korrekturvorgang zu vermeiden. Liegt eine Arnold-Chiari-Syndrom vor, sind aufrichtende, die Wirbelsäule verlängernde Eingriffe meist kontraindiziert, da es zu einer Einklemmung der Kleinhirntonsillen kommen kann.

Eine Indikation zum operativen Vorgehen besteht bei gehfähigen Patienten zur Verhinderung der Progredienz der Skoliose und bei nicht Gehfähigen zur Verbesserung der Sitzfähigkeit. Liegt zusätzlich eine Beckenschiefstand vor, werden die besten Ergebnisse auch hier durch kombinierte Eingriffe erzielt.

Syringomyelie, Syringobulbie. Durch Störungen des Liquorabflusses aus verschiedenen Ursachen kann es zu einer flüssigkeitsgefüllten Zystenbildung meist im zervikalen oder oberen Brustmarkbereich kommen.

Skoliosen bei einer Syringomyelie sind nicht immer als Lähmungsskoliose erkennbar. Es muss auch hier davon ausgegangen werden, dass eine Störung der muskulären Rumpfkontrolle durch die Zystenbildung Bedeutung erlangt. Grundsätzlich verlaufen die neurologischen Ausfälle langsam und betreffen zunächst die Sensibilität im Bereich der oberen Extremität. Es kann zum Verlust der Schmerz- und Temperaturempfindung kommen und nachfolgend zur Athrophie der Handmuskeln.

Die Syringomyelie im Wachstumsalter führt in einem hohen Prozentsatz zur Skoliose, im Erwachsenenalter sind es nur noch die Hälfte der Patienten, die eine Skoliose entwickeln (Huebert und McKinnon). Kongenitale Skoliosen treten nicht selten zusammen mit einer Syringomyelie auf.

Rückenmarkverletzungen, -tumoren und Folgen nach Tumorentfernung. Lähmungsskoliosen nach Schädigung des Rückenmarks durch Verletzungen, Tumoren oder auch iatrogen folgen in Abhängigkeit vom Ausmaß der aufgetretenen neurologischen Ausfälle dem typischen Muster (groß- und einbogig, Beckenschiefstand). Bei paraplegischen Patienten kann dadurch die Sitzfähigkeit beeinträchtigt werden. Eine stabile Wirbelsäule mit guter Balance des Rumpfes ist eine wesentliche Voraussetzung für die Rehabilitation. Bei einem hohen Lähmungsniveau darf der Rumpf durch die Operation nicht zu sehr verlängert werden, weil dadurch der Körperschwerpunkt kranialisiert und die aktive Rumpfkontrolle erschwert werden. Die Arme verlieren dann auch ihre seitliche Stützfunktion, was z.B. beim Umsetzen in den Rollstuhl wichtig ist.

Grundsätzliches zum therapeutischen Vorgehen bei Lähmungsskoliosen

Neben dem gemeinsamen Symptom der Skoliose weisen neuromuskuläre Erkrankungen trotz sehr unterschiedlicher Entstehungsursachen Gemeinsamkeiten aus dem Blickwinkel einer Operationsplanung auf und unterscheiden sich deutlich von der idiopathischen Skoliose.

Der Großteil der Patienten ist nur eingeschränkt geh-, steh- und zum Teil auch sitzfähig.

Oft findet man einen Beckenschiefstand und Hautdruckgeschwüre sowie Gelenkkontrakturen im Bereich der Hüften, Knie und der Füße.

▶ Für die Indikationsstellung zur Operation ist die Gradbildung der Wirbelverkrümmung nicht allein ausschlaggebend. Die zu erwartende Progredienz und das Ausmaß der schon funktionellen Beeinträchtigungen auch bei einem Winkel von unter 50° sind maßgebend für die Indikation zur Spondylodese.
▶ Die Einsichtsfähigkeit für den Sinn einer geplanten Operation ist oft durch eine zerebrale Beeinträchtigung beschränkt. Die Eltern müssen anstelle des Patienten entscheiden. Sie müssen über den Krankheitsverlauf bei unbehandeltem wie auch behandeltem Verlauf genau aufgeklärt und auf die möglichen Risiken und Komplikationen genau hingewiesen werden.
▶ Die perioperativen Risiken werden durch zusätzliche angeborene Erkrankungen des kardiopulmonalen, des gastrointestinalen, des urogenitalen sowie des Nervensystems erhöht. Angeborene Dysplasien und Aplasien im Bereich der Wirbelsäule und des Beckens erschweren die Verankerung von korrigierenden Implantaten.
▶ Bei Rollstuhlfahrern besteht sehr häufig eine ausgeprägte Frakturgefährdung der unteren Extremitäten, sodass es schon bei minimalem Anlass (Lagerung auf den OP-Tisch, postoperative Mobilisation) zu Frakturen kommen kann.
▶ Es sollen Operationsverfahren mit stabiler Osteosynthese bevorzugt werden, die eine korsettfreie Nachbehandlung oder zumindest die Mobilisation mit einem abnehmbaren Tageskorsett ermöglichen.
▶ Bei gehfähigen Patienten sollte es vermieden werden, Versteifungen mit Einschluss des Kreuzbeins durchzuführen, da dies die Mobilisation und die möglichst große Selbstständigkeit bei der Körperpflege beeinträchtigt. Bei Patienten, die auf ein Leben im Sitzen angewiesen sind, ist dies oft nicht vermeidbar, um eine stabile Korrektur lumbaler Verkrümmungen und eines Beckenschiefstands zu gewährleisten.
▶ Steht bei Patienten mit einer idiopathischen Skoliose im Kindes- oder Jugendalter der Wunsch nach Besserung der äußeren Erscheinung im Vordergrund, so erfolgt die Zustimmung zur Operation bei Patienten mit einer Lähmungsskoliose, um die Funktion der Sitz-, Atem- und wenn möglich der Steh- und Gehfähigkeit zu verbessern.

12.2.4 Kongenitale Skoliosen

Kongenitale Seitverbiegungen der Wirbelsäule entstehen infolge einer oder mehrerer angeborener fehlgebildeter Wirbelanlagen. Sie werden nach der Krümmungsrichtung und der Lage des Scheitelwirbels klassifiziert. Zur Beurteilung sind eine nachgewiesene Progredienz, das Vorhandensein sehr kurzbogiger (winkliger) Deformitäten, weiterer kongenitaler Veränderungen wie Diastematomyelie oder Syringomyelie und Rippensynostosen von Bedeutung.

Nach Winter erfolgt die Einteilung nach der pathologisch-morphologischen Veränderung der Wirbel:
▶ **Segmentationsstörungen** erlangen dabei größte Wichtigkeit:
– *Ventrale Segmentationsstörungen* führen zu einer Kyphose infolge des relativen Mehrwachstums der dorsalen Anteile, wohingegen *hintere Segmentationsstörungen* zur Lordose durch das relative Mehrwachstum der vorderen Wirbelanteile Anlass geben.
– *Seitliche Segmentationsstörungen* (unilaterale Stabbildungen) produzieren schwere Skoliosen. Die Segmentationsstörungen betreffen die Pedikel wodurch es auf der Gegenseite zu einem relativen Mehrwachstum kommt.
– *Posterolaterale Segmentationsstörungen* werden durch eine einseitige Verschmelzung der Wirbelgelenke verursacht. Die vorderen und kontralateralen Wirbelstrukturen weisen eine relatives Mehrwachstum auf, sodass es zu Lordoskoliosen kommt, und anterolaterale Segmentationsstörungen, die selten sind, bewirken eine Kyphoskoliose.

▶ **Blockwirbelbildungen** als vollständige Segmentationsstörungen führen im Allgemeinen zu keinen Achsenabweichungen.
▶ **Formationsstörungen** (z. B. Halbwirbelbildungen als laterale Formationsfehler) können eine seitliche Verkrümmung hervorrufen.
▶ **Kombinationen** zwischen Segmentations- und Formationsstörungen können gemeinsam auftreten.

Klinik

Angeborene Skoliosen können außerordentlich progredient sein, sodass schon im Kleinkindesalter die Notwendigkeit für einen operativen Eingriff besteht, da hochgradige Verkrümmungen die Kompensationsleistung der Wirbelsäule zur Erreichung einer Rumpfbalance überfordern. Andererseits sind kongenitale Wirbel oft ohne Folgen und werden gelegentlich erst zufällig bei einer Röntgenuntersuchung entdeckt. Liegt eine ausgeprägte kyphotische Komponente zur

Skoliose vor, so kann dies zu langsam progredienten neurologischen Ausfällen mit Gangstörung und Spastik sowie zur Querschnittlähmung führen.

Operationsplanung und Therapie

Für die Operationsplanung sind die exakte Erfassung des klinischen Befunds sowie die Abbildung der Wirbelsäule röntgenologisch in Anwendung zu bringen, zusätzlich mit CT und MRT.

Eine konservative Behandlung mit Rumpforthesen ist bei ausgeprägten Verkrümmungen angezeigt, um die Kompensationsleistung der Wirbelsäule zur Bewahrung der Körperbalance zu unterstützen. Die Progredienz der kongenitalen Veränderungen kann jedoch durch eine Orthese nicht beeinflusst werden.

Operationstechnisch bleibt festzustellen:
- Bei kleinen Kindern mit noch ausgeprägtem Wachstum dürfen langstreckige Spondylodesen nicht vorgenommen werden.
- Mit konvexseitigen kombinierten Epiphysiodesen gelingt es meist, die Deformität aufzuhalten oder auch eine langsame Korrektur durch das Wachstum der Konkavseite zu ermöglichen. Die definitive Spondylodese kann nach Wachstumsabschluss vorgenommen werden.
- Die vollständige Resektion eines Halbwirbels erfordert ein kombiniertes Vorgehen.
Man beachte eine hohe neurologische Komplikationsrate.
- Sind Spondylodesen im Wachstum unumgänglich, sollte kombiniert vorgegangen werden, um Folgedeformitäten zu vermeiden.
- Treten neurologische Störungen auf, so ist meist eine kyphotische Komponente verantwortlich. Die Entlastung des Rückenmarks erfolgt über eine Resektion des Kyphosescheitels von vorne, gefolgt von einer vorderen Abstützung (gréffe antérieure). Die Korrektur der Kyphose sollte ober- und unterhalb des Scheitels stattfinden, um das neurologische Risiko zu reduzieren. Vor retroperitonealen Eingriffen muss die Lage des Ureters und mögliche Nierenanomalien durch ein Ausscheidungsurogramm diagnostiziert und evtl. eine Ureterschienung vorgenommen werden.

12.2.5 Skoliose bei Marfan-Syndrom

Die Krümmungsform der Skoliose dieser autosomal dominanten hereditären Erkrankung des Bindegewebes ähnelt der der idiopathischen Skoliose. Häufig besteht eine ausgeprägte Thorakallordose mit reduziertem Abstand des Sternums zu den Brustwirbelkörpern. Das krankmachende Gen weist eine unterschiedliche Expressivität auf, sodass weniger ausgeprägte Formen des Marfan-Syndroms oft nicht eindeutig zuzuordnen sind.

Als wesentliche Symptome des Marfan-Syndroms gelten:
- Linsendislokation und starke Kurzsichtigkeit,
- Aortenaneurysma und Herzklappeninsuffizienz,
- Gelenkhypermobilität durch Bandlaxität,
- überlange Extremitäten, Hände und Füße sowie Finger und Zehen (Arachnodaktylie),
- Brustkorbdeformität mit Pectus excavatum oder Pectus carinatum,
- Skoliose.

Die Abgrenzung weniger ausgeprägter Formen des Marfan-Syndroms zu Patienten mit idopathischen Skoliose ist häufig schwierig, da diese nicht selten auch hoch gewachsen und schlank sind sowie überbewegliche Gelenkbänder aufweisen. Man sollte dann von einer Skoliose bei marfanoidem Habitus sprechen.

Zur Erfassung der Überbeweglichkeit der Gelenke dient der Parker-Test sowie das Handgelenkzeichen.

Parker-Test: Der Daumen kann soweit in die Hohlhand opponiert werden, dass das Endglied ulnar unter den gebeugten Langfingern heraus schaut.

Handgelenkzeichen: Das gegenseitige Handgelenk kann mit Daumen und Kleinfinger vollständig umfasst werden.

Beachte: Vor einer Operation beim Marfan-Patienten müssen ein Aortenaneurysma oder eine kongenitale Herzerkrankung zur sorgfältigen Einschätzung der OP-Risiken abgeklärt werden.

12.2.6 Skoliose bei Ehlers-Danlos-Syndrom

Diese mit dem Marfan-Syndrom verwandte Erkrankung trägt das Synonym „Cutis laxa". Über den Knochenvorsprüngen dieser Patienten kann man mühelos mehrere Zentimeter große Hautfalten abheben. Einzelbeobachtungen beschreiben schwere Skoliosen.

12.2.7 Skoliose bei Neurofibromatose

Beim Morbus Recklinghausen handelt es sich um eine autosomal dominante Erkrankung mit unterschiedlicher Expressivität. Die Skoliosen sind häufig kurzbogig, hoch thorakal und von einer ausgeprägten Kyphose begleitet. Sie können rasch progredient sein. Die Hinterwände der Wirbelkörper zeigen dorsale Exkavationen (scalopping spine). Wie bei schweren kongenitalen Skoliosen können sie unbehandelt zu neurologischen Komplikationen mit Querschnittlähmungen führen. Operative Maßnahmen sind mit einem höheren neurologischen Risiko verbunden. Auch können Neurofibrome intraspinal das Rückenmark schädigen.

Café-au-lait-Flecken (mindestens fünfmarkstückgroße Flecken) und Neurofibrome auf der Hautoberfläche sind typische klinische Merkmale.

12.2.8 Skoliose bei Osteochondrodystrophie

Verschiedene Zwergwuchsformen infolge von Knochen- oder Knorpeldysplasien können mit einer Skoliose vergesellschaftet sein. Häufig ist der dorsolumbale Abschnitt der Wirbelsäule betroffen (Kyphoskoliose). Bei Osteochondrodystrophien liegt oft eine Spinalstenose infolge kurzer Bogenwurzeln vor.

12.2.9 Skoliose bei Spondylolyse und Spondylolisthese

Skoliosen sind nicht selten mit einer Spondylolyse oder Spondylolisthese im unteren Lendenwirbelsäulenbereich vergesellschaftet. Bei ausgeprägten Skoliosen mit Beteiligung der Lendenwirbelsäule könnte durch die Rotation ein Ermüdungsbruch in der Interartikularportion zur Spondylolyse führen. Umgekehrt könnten leichte Skoliosen durch Spondylolysen hervorgerufen worden sein, wobei der Pathomechanismus durch eine einseitige Spondylolyse mit Minderung der Rotationskontrolle der Wirbelsäule und infolgedessen mit Herausbildung einer Skoliose erklärt werden (Mau 1982).

Ist eine Operation geplant, so bietet das Aufeinandertreffen von Skoliose und Spondylolyse praktische Probleme: Liegt eine doppelbogige Skoliose vor, die eine Spondylodese bis zum 4. Lendenwirbel erfordert, so würde der spondylolytische Wirbel (z. B. L5) starken Belastungen ausgesetzt sein. Wird das Gleitsegment zusätzlich versteift, so bliebe nur noch ein bewegliches Lendensegment übrig, mit der entsprechenden Gefahr der Überlastung. Es muss also erwogen werden, nur die thorakale Krümmung zu versteifen und vor einer möglichen Versteifung der unteren Krümmung eine mögliche Progredienz abzuwarten.

12.2.10 Degenerative Lumbalskoliose

Diese Skoliosen sind nahezu immer lumbal gelegen. Oft kann man sie nicht von einer idiopathischen lumbalen Skoliose unterscheiden. Ein Scheitelwirbel unterhalb von L3 deutet eher auf eine degenerative Lumbalskoliose hin. Auf einen idiopathischen Ursprung deuten versteckte Hinweise auf schon früher bestehende ungleiche Taillendreiecke hin („Röcke, Hosen haben oft schräg gesessen").

Die degenerative Skoliose entsteht durch Verlust der Rotationskontrolle der Lendenwirbelsäule infolge einer rasch progredienten Bandscheibendegeneration in mehreren Segmenten. Auch die ursprünglich idiopathische Lumbalskoliose kann dem gleichen Schicksal unterworfen sein. Die ausgeprägten Formen weisen ein Drehgleiten des Scheitelwirbels auf, eine abgeflachte Lendenlordose, Hypertrophie der Wirbelgelenke sowie auch des Lig. flavum. Neben belastungsabhängigen Schmerzen kann sich eine symptomatische Spinalstenose mit verkürzter Wegstrecke, Kribbelparästhesien und Schweregefühl in den Beinen herausbilden.

Therapie

Die Therapie der degenerativen Lumbalskoliose ist zunächst immer konservativ. Isometrische Kräftigungsübungen, ggf. auch eine vorübergehende Immobilisierung mit einem Mieder, stehen im Vordergrund. Auch kann beim Vorliegen von Zeichen einer Spinalstenose eine intrathekale Injektion von Steroiden Anwendung finden.

Bei Therapieversagen und insbesondere bei Zunahme einer symptomatischen Spinalstenose ist die operative Behandlung angezeigt. Liegt eine ausreichende Ankylosierung der betroffenen Segmente vor, so ist die alleinige Laminektomie ausreichend. Im Falle einer Instabilität sollte zusätzlich fusioniert und instrumentiert werden. Eine aufgehobene Lendenlordose sollte dabei wiederhergestellt werden, da die kompensatorischen Mechanismen zum Erhalt der Körperbalance mit abflachender Brustwirbelsäule und Hyperextension der Hüftgelenke beim älteren Menschen zunehmend verloren geht.

12.2.11 Haltungsbedingte Skoliosen

Beinlängendifferenzen können unbehandelt zu kompensatorischen Lumbalskoliosen führen (statische Skoliosen). Neben den absoluten sind auch relative Beinlängenunterschiede zu beachten (scheinbare Verkürzung des Beins bei einer Adduktionskontraktur der Hüfte) sowie auch eine Beugekontraktur.

Therapie

Therapeutisch kann bei den kontrakturbedingten Skoliosen ein Längenausgleich zur Verbesserung des Gangbildes führen. Eine Korrektur der kompensatorischen Skoliose ist nicht zu erwarten. Beinlängendifferenzen von mehr als 2 cm sollen grundsätzlich operativ angegangen werden (Verlängerungsosteotomie).

12.2.12 Andere Formen der Seitverbiegung

Der Vollständigkeit halber soll auf die leichten doppelbogigen Skoliosen beim *Morbus Scheuermann* hingewiesen werden (wenig progredient) sowie auf *nichtstrukturelle Skoliosen*, die vollständig ausgleichbar sind so z. B. auf *Schmerzskoliosen* (Ischiasskoliose), die eigentlich als reflektorische Haltungsskoliose zu bezeichnen sind, und auf *hysterische Skoliosen*, wobei es unter Ausschaltung der Willkürmotorik zu einer vollständigen Begradigung kommt.

12.3 Degenerative Erkrankungen

E. Hipp und A. E. Trappe

Engl.: disc degenerations and prolaps.

Definition.
Zu den degenerativen Erkrankungen der Wirbelsäule zählt man strukturelle und funktionelle Veränderungen der Wirbelsegmente, wie sie durch Störungen vor allem der Bandscheiben ihren Anfang nehmen (Chondrose) und nachfolgend zur Osteochondrose, Spondylose und zur Arthrosis deformans der Wirbelgelenke führen.

12.3.1 Allgemeine Aspekte

12.3.1.1 Grundsätzliches zur Form und Haltung der Wirbelsäule und deren Abweichungen

Die Wirbelsäulenform des Menschen erfährt von der Geburt an eine artspezifische Entwicklung, nämlich von der Totalkyphose (Abb. 12.**18a–c**) bis zur Normalform nach Wachstumsabschluss. Beim alten Menschen kann sich dann im Verlaufe der Involution eine Alterskyphose entwickeln.

Die Form der Wirbelsäule wird durch die Gestalt der knöchernen Elemente und der Bandscheiben geprägt. Die einzelnen Wirbel haben eine gewisse Grundform, die noch beim Neugeborenen einen Zustand der Indifferenz zeigen. Diese Grundform wird allerdings im Verlaufe des Wachstums in den verschiedenen Regionen mehr oder weniger gewandelt.

Zunächst wird die intrauterin bestehende Form der Wirbelsäule weitgehend beibehalten (s. Abb. 12.**18**). Sie wird bei den ersten Sitzversuchen vor allem bei schwacher Muskulatur noch verstärkt.

Sobald die Kinder anfangen, sich aus der Bauchlage unter Aufstützen auf die Ellbogen aufzurichten, beginnt die Lendenwirbelsäule sich zu lordosieren. Das Gehen und Stehen erfolgt zunächst wegen der noch mangelhaft ausgeprägten Lendenlordose mit leicht gebeugten Hüft- und Kniegelenken. Die Streckung der Hüft- und Kniegelenke beginnt mit der Entwicklung der Lendenlordose. Die Lendenlordose, die also mit der Aufrichtung der Wirbelsäule erfolgen muss, gibt Anlass für eine kompensatorische Brustkyphose. Die Brustkyphose umfasst sämtliche Brustwirbel und gelegentlich die unteren Halswirbelkörper. Dort beginnt erst die Halslordose.

Diese mehrfach gekrümmte Wirbelsäule, die aus dem Körper herausgelöst, eine anlagemäßig bedingte Gestalt besitzt, bietet statisch gesehen beim Vergleich mit der einfach gekrümmten Säule wesentliche Vorteile. Bei gleicher Belastung verteilt sich die Spannung auf verschiedene Krümmungsscheitel. Die Krümmungen können durch Gewichte der einzelnen Körperabschnitte (dicker Bauch) und auch durch die Muskulatur beeinflusst werden.

Das Bewegungsausmaß der Wirbelsäule ist abhängig vom Bandapparat (Sperrmechanismus) und der Muskulatur, die schließlich jede Stellung zwischen maximaler Beugung und Streckung sowie Drehung halten kann. Mittelstellungen der Wirbelsäule fordern von der Muskulatur den geringsten Kraftaufwand, weshalb sie über lange Zeit eingenommen werden, sozusagen gehalten werden. Die Muskulatur hält die Wirbelsäule in verschiedenen Stellungen, wobei Extremstellungen einen hohen Energieaufwand für die Muskulatur bedeuten. Es bestehen also zwischen Form und Funktion der Wirbelsäule enge Beziehungen.

Ganz allgemein unterscheidet man nach Staffel eine Normalform der Wirbelsäule und 3 Varianten, nämlich den Hohlrundrücken, den Rundrücken und den Flachrücken (Abb. 12.**19a–d**).

Beim **Hohlrundrücken** (s. Abb. 12.**19d**) besteht eine verstärkte Brustkyphose und Lendenlordose, was z. B. bei einer mangelnden Beckenaufrichtung (endogen) zu beobachten ist oder bei äußeren Einflüssen wie der Hüftluxation oder einer Glutealmuskellähmung. Klinisch gesehen hat der Hohlrundrücken insofern eine besondere Bedeutung, als es infolge der vermehrten Lendenlordose frühzeitig zu degenerativen Veränderungen im Bereich der Lumbosakralgelenke (Lumbosakralarthrose) kommt.

Bei der Formvariante des **Rundrückens** (Abb. 12.**20a** und s. Abb. 12.**19c**), der sich zwischen dem 6. und 12. Lebensjahr entwickelt, erlangt eine Schwäche der Rücken- und Bauchmuskulatur Bedeutung. Beziehungen zwischen der Entwicklung eines Rundrückens und der Entwicklung zum Schreibtischmenschen, wie es beim Schulkind der Fall ist, werden angenommen.

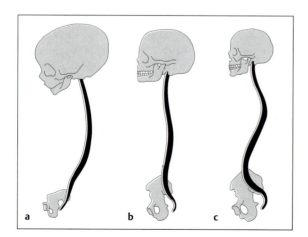

Abb. 12.**18** Wirbelsäulenformen beim Säugling (**a**), Kind (**b**) und beim Erwachsenen (**c**), schematische Darstellung.

12.3 Degenerative Erkrankungen

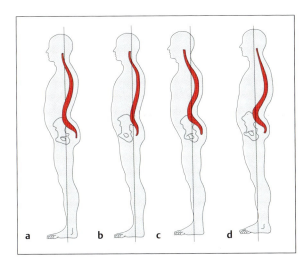

Abb. 12.19 Variationen der Wirbelsäulenform nach dem Schema von Staffel.
a Normalform.
b Flachrücken.
c Rundrücken.
d Hohlrundrücken.

Der alte Begriff des Sitzschadens, wie er vor allem von F. Lange und H. Spitzy geprägt wurde, wird zu Recht heute noch verwendet. Das Spielkind, das noch ungebunden herumspringen kann, wird in der Schule zum Sitzkind, das über mehrere Stunden an die Schulbank gefesselt wird. Diese Veränderung der Lebensart fällt zudem mit der Periode des Längenwachstums zusammen. Die Entwicklung der Muskulatur erfolgt langsamer als das Knochenwachstum, vor allem wenn keine entsprechende Kräftigung der Muskulatur erfolgt. Dem *Schulsport* kommt also eine außerordentliche Bedeutung zu (täglich 1 Turnstunde wurde schon von Fritz Lange gefordert).

Bleibt die Entwicklung der Lordosen und der Kyphose zu einer Form, die wir als Normalrücken bezeichnen, aus, so spricht man vom **Flachrücken** (Abb. 12.20b und s. Abb. 12.19b). Die Abflachung der physiologischen Wirbelsäulenkrümmung hat große Bedeutung, da es leicht zu muskulären Dekompensationserscheinungen infolge einer vermehrten Belastung der Muskulatur kommen kann. Statisch erweist sich der Flachrücken weiter als ungünstig, da vor allem im Bereich der unteren Lendenwirbel eine vermehrte Belastung der Bandscheiben erfolgt. Es bleibt festzustellen, dass beim Flachrücken besonders häufig Bandscheibenprotrusionen und auch ein Prolaps zu beobachten sind.

Grundsätzliches zur Haltung. Unter der Haltung des Menschen versteht man ganz allgemein die durch ein ausgewogenes Zusammenspiel der Muskulatur (Agonist-Antagonist) bewerkstelligte aufrechte Haltung des menschlichen Körpers. Die Haltung zeigt eine Abhängigkeit von der Gestalt der Wirbelsäule und weiter von verschiedenen Faktoren wie der Leistungsfähigkeit der Muskulatur und auch der Psyche. Die Haltung ist nach Schede Ausdruck der seelisch-körperlichen Ganzheit, der Persönlichkeit und ist Maßstab ihrer Kraft. Man spricht von der aufrechten Haltung und von einer gedrückten Haltung.

Aufbau der Wirbelsegmente. Die *Wirbelkörper* gehen mit den Bandscheiben eine feste Gewebeverbindung in Form einer Synchondrose ein. Der äußere Teil der Zwischenwirbelscheibe, der Anulus fibrosus, besteht aus einem festen Faserwerk kollagenen Ursprungs. Im Zentrum liegt die Gallertkernhöhle, die eine Birnenform erkennen lässt. Der Gallertkern (Nucleus pulposus) besteht aus einer schleimig, gallertigen Masse mit Resten der Chorda dorsalis. Zwischen dem aus dem dichten Faserwerk sich zusammensetzenden Anulus fibrosus und dem im Zentrum liegenden Gallertkern erfolgt ein fließender Übergang. Es ist also keine scharfe Grenze zwischen dem derben Faserringgewebe und dem fast flüssigen Nukleusgewebe wahrzunehmen.

Die *Zwischenwirbelscheibe* besteht im frühen Stadium aus dicht gelagerten Mesenchymzellen und wird von der Chorda durchsetzt. Durch die besonderen Wachstumseigenheiten im Wirbelkörper wird die primitive Bandscheibe zu einem bikonkaven Gebilde geformt, ferner werden die Zellen der Chorda dorsalis von den Wirbelkörpern in die Zwischenwirbelscheiben verlagert.

Histologisch lässt sich bereits eine fibrilläre Außen- und knorpelige Innenzone erkennen.

Eine Vaskularisation besteht beim Neugeborenen nur noch in den Außenschichten des Faserrings.

Zu beachten sind weiter *hyalinknorpelige Wirbelendplatten*. Kranial und kaudal findet sich als Überrest der knorpeligen Wirbelkörper die Anlage einer Knorpelplatte. Sie ist nach außen konvex gebogen, an den Rändern knorpelig verdickt und bildet eine Grenze zum Intervertebralraum hin.

Die *kraniale und kaudale Knorpelplatte* lassen auf der dem Nukleus zugewendeten Seite eine typische Wachstumszone erkennen. Diese Zone ist kranial höher als kaudal und ist für das Höhenwachstum entscheidend. Insgesamt liegt eine Wachstumspotenz von 3 cm vor. Die Knorpelplatte ist vaskularisiert und solange sie intakt ist, gelangen vom Wirbelkörper keine Gefäße in die Bandscheibe. Im Verlauf der ersten 5 postnatalen Jahre wird die kranial und kaudal gelegene Platte zum Zentrum hin dünner. Ringförmig um den Wirbelkörperkern verläuft eine Knorpelplattenverdickung, die zu einer stufenförmigen Eindellung führt, die auf dem seitlichen Röntgenbild deutlich als *Randleiste* zu erkennen ist. Diese Randleiste, die meist um das 4. Lebensjahr erstmalig zu unterscheiden ist, weist einen Zellreichtum auf. Um

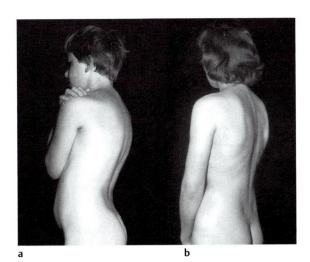

Abb. 12.20 Rund- (a) und Flachrücken (b), klinisches Bild.

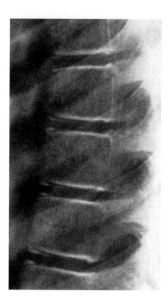

Abb. 12.**21** Das Wirbelsegment während des Wachstums (Randleistenapophysen, Hahn-Kanäle im Röntgenbild; Pfeile) (nach Lange & Hipp 1981).

das 5. Lebensjahr sind die ersten Kalkeinlagerungen nachweisbar und zwar dorsal. Später bilden sich Knochenherde (Apophysen) in der Randleiste (6. Lebensjahr), die dann zu einem Knochenring verschmelzen (Abb. 12.21). Diese Knochenringbildung ist meist bis zum 10. Lebensjahr abgeschlossen, aber erst nach dem 14. Lebensjahr beginnt der Randleistenring sich mit dem Wirbelkörper zu vereinen. Dieser Verschmelzungsprozess dauert sehr oft bis zum 25. Lebensjahr. Die Verknöcherung der Randleiste erfolgt enchondral. Sie beginnt am äußeren Ende und zwar mit dem Einwachsen von Blutgefäßen aus dem Perichondrium.

Durch den Druck, der über die Wirbelkörperendplatten auf die Zwischenwirbelscheiben ausgeübt wird, erhält sie ihre charakteristische Form. Die Wirbelkörper werden sozusagen durch druck-

elastische Puffer von einander getrennt. Beim Bewegen wird der Nucleus pulposus, der beim Jugendlichen noch aus homogener Grundsubstanz besteht und später faserknorpelig-fibrös umgewandelt wird, hin und her bewegt. Dadurch wird ein Druckausgleich und gleichzeitig ein entsprechender Abstand der benachbarten Wirbelkörper in den möglichen Bewegungsstellungen gewährleistet.

Zu erwähnen sind die Wirbelgelenke sowie der Verlauf des Lig. longitudinale anterius und posterius, wobei das Lig. anterius jeweils am Randleistenanulus ansetzt.

Der Wirbelbogen hat auf jeder Seite einen Processus articularis superior und inferior und ist hyalinknorpelig angelegt (Wirbelgelenke). Von der Kapsel aus kann sich in den Gelenkspalt hinein mesenchymales Gewebe entwickeln (Wirbelgelenkmeniskus; Abb. 12.**22a, b**).

2 benachbarte Wirbelkörper einschließlich der Wirbelbogen und Gelenke, der Zwischenwirbelscheibe und der austretenden Spinalnerven bezeichnet man als *Bewegungssegment*.

12.3.1.2 Chondrose und Osteochondrose

Der *degenerative Prozess* im Wirbelsegment beginnt meist in der Bandscheibe (Abb. 12.**23a–f**), wohl nicht zuletzt wegen einer labilen Gefäßversorgung. Schon während der embryonalen Phase reichen Gefäße nicht mehr bis zur innersten Schicht der Synchondrose. Im 2. Dezennium erfolgt im Bereich des Faserrings die Rückbildung der Gefäße. Es kommt zu einem Turgorverlust der Bandscheibe und einer Kollagenisierung der Grundsubstanz. Es folgt eine Zermürbung der Bandscheibe und Zerreißung von Fasergewebe, das als Abgrenzung der Nukleushöhle dient.

Während der allgemeine Alterungsvorgang an allen Wirbelsäulenabschnitten gleichmäßig fortschreitet, kommt es funktionsbedingt zusätzlich zu einer Schädigung durch besondere örtliche Beanspruchungen an den Hauptbelastungsstellen, wie vor allem am lumbosakralen und zervikothorakalen Übergang, also an Stellen, an denen relativ unbewegliche Wirbelsäulenabschnitte in Bezirke übergehen, die eine ausgedehnte Beweglichkeit zulassen.

Im Zuge einer Höhenabnahme des Zwischenwirbelraums infolge der Chondrose folgt eine Gefügelockerung im Sinne eines **primären, inneren Derangements** (primäre Chondrose).

Für die sekundäre Chondrose werden vor allem Achsenveränderungen der Wirbelsäule verantwortlich gemacht (Skoliose, Übergangswirbel, Beinlängenveränderung). Dabei haben auch Überlastungsschäden durch unkoordinierte Bewegungen wie z. B. das Traktorfahren Bedeutung. Anders beim Reiten; der Reiter versucht sich den Bewegungen des Pferds anzupassen.

Als Folge der Gefügestörung sieht man eine Änderung der Raumverhältnisse im Wirbelkanal, den Foramina intervertebralia und dem Canalis intervertebralis. Ventral werden die Zwischenwirbelkanäle durch die Wirbelsynchondrosen und die dorsolateralen Wirbelkörperabschnitte und dorsal durch die Ligg. flava sowie die Wirbelgelenkfläche begrenzt. Im Bereich der Halswirbelsäule sind die Wirbelchondrosen an

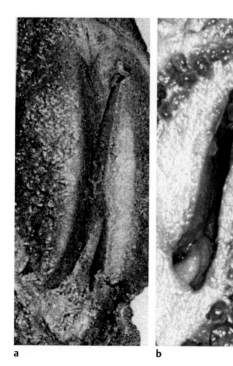

Abb. 12.**22a, b** Wirbelmeniskus beim Jugendlichen (**a**). Wirbelmeniskus beim Erwachsenen (**b**).
Beachte: Sklerose der subchondralen Gelenkanteile.

der Bildung der Zwischenwirbelkanäle weniger beteiligt als an der Lendenwirbelsäule. An der Halswirbelsäule stehen daher auch als Ursache einer Einengung des Zwischenwirbelkanals osteogene Faktoren im Vordergrund, während an der Lendenwirbelsäule eine Protrusion oder aber ein Prolaps die Raumbeengung bedingt. Zu jedem Zeitpunkt der Bandscheibendegeneration kann sich Bandscheibengewebe nach dorsal bzw. dorsolateral vorwölben oder aber vorfallen. Von Bedeutung ist dabei sicher, dass der Schutz zum Spinalkanal durch das hintere Längsband schwach ist.

Bei der Bandscheibendegeneration, der **Chondrosis intervertebralis**, erfolgt zunächst ein Alterungs- und Verschleißvorgang der faserknorpeligen Anteile, einschließlich des Nucleus pulposus, der Höhenverminderung der Bandscheibe und gefolgt von der **Osteochondrosis vertebrae**. Dabei zeigen sich degenerative Vorgänge in den hyalinknorpeligen Endplatten und reaktive Vorgänge an den Wirbelkörperkanten,

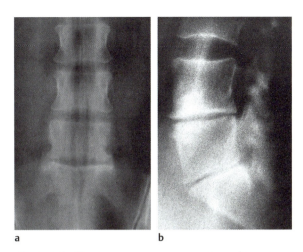

Abb. 12.**24** Chondrose (**a**) und Osteochondrose (**b**) im Röntgenbild.

d. h. dass das infolge Lockerung des Längsbandapparats konzentrisch vordringende Bandscheibengewebe Anlass zu Randwulstbildungen gibt. Diese sehen anders aus als diejenigen bei der Spondylosis deformans (s. Abb. 12.**25**). Sie sind kleiner, mehr knopfartig und ziehen sich dachrinnenartig, konzentrisch um den Rand der Wirbelkörper herum (Schmorl 1932).

Beschwerdebilder bei der Chondrose und Osteochondrose s. S. 393 und Abb. 12.**24a, b**.

12.3.1.3 Spondylosis deformans

Bei der Entwicklung der Spondylosis deformans steht die Degeneration des Randleistenanulus im Vordergrund. Es entstehen Rissbildungen vor allem im Randleistenanulus und zwar in der äußeren Schicht des Faserrings. Dort strahlen die Ringfasern in die Wirbelkörperrandleiste ein und zwar in Form von Sharpey-Fasern. Wenn sich Fasern in größerer Ausdehnung von der Randleiste ablösen, fehlt, wie Schmorl feststellte, der feste Zusammenhang zwischen Wirbelkörper und Bandscheibe. Krankhafte Verschiebungen des gelockerten Bandscheibengewebes folgen, wobei sich der noch erhaltene Turgor des Gallertkerns als ungünstig erweist. Er presst dann bei allen Bewegungen und Belastungen das abgelöste Bandscheibengewebe nach außen bis an das vordere Längsband.

An dieser Stelle entwickeln sich die typischen spondylotischen Zacken infolge einer dauernden Irritation (Abb. 12.**25**). Diese sind abzugrenzen von der osteochondrotischen Spornbildung, die sich an den Wirbelkörperkanten ausbildet. Die spondylotischen Zackenbildungen können auch lateral zur Entwicklung kommen und eine beachtliche Größe erreichen.

Klinisches Bild

Eine Spondylosis entwickelt sich meist nach dem 40. Lebensjahr. Es kann eine Abhängigkeit des Wirbelsäulenabschnitts von der Belastung bestehen. Als

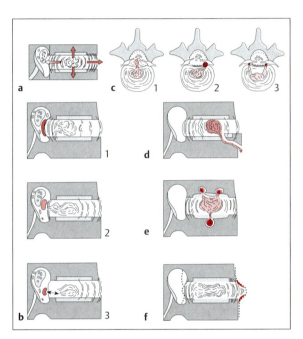

Abb. 12.**23** Verschiedene Möglichkeiten der Bandscheibenverlagerung (nach Schmorl & Junghanns 1968).
a Schematische Darstellung eines Bewegungssegments und Richtungsangabe der Verlagerungsmöglichkeiten.
Vorfall nach oben und unten in den Wirbelkörper ergibt Schmorl-Knötchen. Vortreibung des Zwischenwirbelscheibengewebes nach vorn erzeugt Spondylosis deformans. Vorfall nach rückwärts erzeugt Druck auf die Nervenwurzel oder auf das Rückenmark.
b Bandscheibenvorwölbung (1), Bandscheibenprolaps (2) und Bandscheibensequester im Spinalkanal (3).
c Verlagerung der Bandscheibe nach dorsal (medianer Prolaps; 1), Vorfall nach hinten seitlich (2) und doppelseitiger Vorfall nach hinten seitlich (3).
d Bandscheibenverlagerung unter die Wirbelkante (Wirbelkörperkantenablösung).
e Einbruch von Bandscheibengewebe in die Wirbelkörper (Morbus Scheuermann).
f Bandscheibenverlagerung nach vorne und auch seitlich mit reaktiven Knochenveränderungen (spondylotische Zacken).

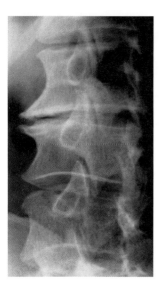

Abb. 12.**25** Spondylose im Röntgenbild. Beachte: gleichzeitig bestehende Arthrose der Wirbelgelenke.

Krankheit wird eine mäßig ausgeprägte Spondylose vielfach überbewertet, da oft selbst ausgedehnte spondylotische Veränderungen nur geringe Beschwerden bereiten können (Kreuz-, Rücken- und Nackenschmerzen). Selbst Bewegungseinschränkungen werden oft nur wenig beachtet.

Bildgebende Diagnostik

Man beobachtet verschiedene Formen der spondylotischen Zackenbildung, die im Röntgenbild nachzuweisen sind.

Die MRT bringt zusätzlich Auskunft über die Weichteilveränderungen im Bereich eines Wirbelsäulensegments und der angrenzenden Muskulatur.

Im Halswirbelsäulenbereich können ausgedehnte Zackenbildungen manchmal zu Schluckstörungen Anlass geben. In Verbindung mit Spondylosen findet man häufig ausgedehnte, raumfordernde Arthrosen der Wirbelgelenke.

Bei einer sich in mehreren Segmenten ausbildenden überbrückenden Spondylose denke man an eine diabetische Stoffwechsellage (Morbus Forestier).

12.3.1.4 Wirbelgelenkarthrosen (Spondylarthrosen)

Im Zuge der Gefügestörung im Wirbelsegment folgen Veränderungen der artikulierenden Flächen der Wirbelgelenke mit den typischen Zerstörungen des Gelenkknorpels, Gelenkspaltverschmälerung und reaktiven Vorgängen am Rande der Gelenke. Für die Entstehung des Schmerzes infolge dieser Wirbelarthrose hat die ausgedehnte *sensible Nervenversorgung* größte Bedeutung, was vielfach nicht eine entsprechende Würdigung findet.

Für die Entstehung der Wirbelgelenkarthrose haben Formveränderungen wie die Dysplasie Bedeutung, wie sie vor allem bei der Spondylolyse und Spondylolisthesis und auch bei Wirbelassimilationen zu beobachten sind. Man findet asymmetrisch ausgebildete Gelenkfortsätze. Inwieweit persistierende Gelenkfortsatzapophysen Bedeutung erlangen, ist nicht endgültig geklärt. Eine Fehlstatik der Gelenke besteht bei Fehlformen der Wirbelsäule, so bei der Kyphose und Skoliose, und bei einer Fehlstatik der Wirbelgelenke nach Frakturen der Wirbelkörper. Bei den Skoliosen findet man regelmäßig schon am Ende des 2. Lebensjahrzehnts degenerative Veränderungen der Wirbelgelenke mit Verschiebung der Gelenkflächen konkavseitig (M. Lange 1934).

Klinisches Bild

Die Symptome der Wirbelgelenkarthrose sind uncharakteristisch. Im Vordergrund steht der Schmerz als Kreuz-, Rücken- oder Nackenschmerz. Er ist regelmäßig bewegungsabhängig. Nach längerem Sitzen oder auch morgens nach dem Aufstehen wird über ein Steifigkeitsgefühl im Nacken oder Kreuz geklagt. Bei der Untersuchung findet sich ein tiefer Druck- und Bewegungsschmerz paravertebral. Es besteht ein Hypertonus der Muskulatur sowie eine Bewegungseinschränkung.

Bildgebende Verfahren

Eine entscheidende diagnostische Bedeutung kommt den bildgebenden Verfahren zu. Früher war die Gelenkdarstellung auf Röntgenschrägaufnahmen möglich, jetzt jedoch stehen CT und MRT bei der Beurteilung der Wirbelgelenke im Vordergrund (Abb. 12.**26a, b**). Damit können ossäre Strukturveränderungen und Verände-

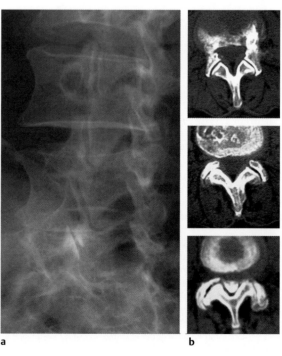

a   b

Abb. 12.**26** Wirbelgelenkarthrose bei Dysplasie im Röntgenbild (**a**), verschiedene Formen der Wirbelgelenke im CT (**b**).

rungen der Weichteile objektiviert werden (Gelenkspaltverschmälerung, Gelenkknorpelabbau, Ausziehungen an den Gelenkflächen und reaktive Vorgänge).

Therapie

Konservative Maßnahmen mit Antiphlogistika (Acetylsalicylsäure, Diclofenac Acetometazin, evtl. Cox-2-Hemmer), örtlichen Wärmeapplikationen, detonisierenden Massagen und auch Extensionen stehen im Vordergrund. Abhängig von der Lokalisation sind eine Ruhigstellung im Mieder oder eine Halskrawatte zumindest vorübergehend hilfreich. Bedeutung erlangt insbesondere die lokale Infiltration eines Analgetikums und Steroids in die betroffenen Wirbelgelenke als *Gelenkinjektion*. Derzeit spricht man von einer Fassetteninjektion, was nicht ganz den Gegebenheiten entspricht.

Bei einem isolierten Befall von Gelenken in 1 oder 2 Segmenten kann als ultima ratio die operative Versteifung erfolgen.

Wichtig ist, dafür Sorge zu tragen, eine Fehlstellung der Wirbelgelenke zu verhindern, was z. B. bei einer entsprechenden Frakturbehandlung möglich ist.

12.3.1.5 Beschwerdebild bei degenerativen Wirbelsäulenveränderungen

Schmerzen und Bewegungseinschränkungen sind im Allgemeinen die Hauptsymptome. Bei der Untersuchung achte man auf Einschränkungen der Bewegung in den verschiedenen Segmenten. Dies kann bei der komplexen Bewegungsmöglichkeit oft schwierig sein.

Im Übrigen können degenerative Wirbelsäulenveränderungen oft lange keinen Krankheitswert besitzen. Selbst schwere Abnützungsvorgänge bereiten kaum Beschwerden. Die Auslösung von Schmerzen erfolgt beim Überheben, Unterkühlen, ungünstiger Lagerung und evtl. bei einem Fokalgeschehen, d. h. die Abnützungserscheinungen bekommen dann erst einen Krankheitswert.

Schmerzsyndrome können als sog. *Rezeptorschmerzen* auftreten, d. h. als typischer Tiefenschmerz, der nur ungenau lokalisierbar ist und durch vermehrten Einstrom nozizeptiver Impulse aus tiefem Gewebe zustande kommt, oder aber als Nervenschmerzen in Form einer Brachialgie, Interkostalneuralgie oder Ischialgie. Hierbei entsteht der Schmerz durch Irritation der sensiblen Nerven.

Die zentralnervöse Schmerzleitung und Schmerzverarbeitung erfolgt kontralateral über den spinothalamischen Trakt, wobei der Tractus neospinothalamicus für die *Schmerzempfindung* verantwortlich ist (zeitliche und örtliche Differenzierung) sowie der Tractus paleospinothalamicus für das *Schmerzgefühl*.

Unter den Faktoren, die beim lumbosakralen Schmerzsyndrom eine besondere Rolle spielen, steht der Muskelschmerz an erster Stelle (Ischämieschmerz, Kontraktionsschmerz). Eine nichtphysiologische Belastung reicht aus, um eine Störung der Mechano- und Chemorezeptoren zu bewirken. Dies führt dann über eine Ischämie zu einem reflektorischen Hartspann.

Degenerative, entzündliche oder neoplastische Veränderungen können den Rezeptorschmerz auslösen, zahlreiche andere Faktoren wie Anlagestörungen und Bandscheibenläsionen ebenso.

Der plötzliche Schmerzanfall bei einem inneren Derangement eines Wirbelsegments kann im Anschluss an längeres Sitzen in ungünstiger Position oder aber im Anschluss an schweres Heben bei gebeugter Wirbelsäule und ausgestreckten Armen erfolgen, weshalb man grundsätzlich dazu raten soll, schwere Gegenstände sozusagen am Körper entlang nach oben zu heben.

Je nach Ort der Irritation von Nervenfasern finden wir den Nackenschmerz, Rückenschmerz oder aber die Lumbalgie bzw. Brachialgie und Ischialgie. Verschiedene Möglichkeiten der Nervenbeeinträchtigung im rückwärtigen Anteil der Bandscheibe, im hinteren Längsband, im Periduralraum und ganz besonders der Nervenendigungen im Bereich der Wirbelgelenke sind dadurch zu erklären und zwar durch Irritation des R. dorsalis mit nachfolgender schmerzreflektorischer Muskelverkrampfung. Hinzuweisen bleibt noch darauf, dass ein Kreuzschmerz als übertragener Schmerz von den Viszeralorganen hervorgerufen werden kann.

12.3.1.6 Beurteilung von Sensibilitätsstörungen

Bei den verschiedenen Erkrankungen der Wirbelsäule kommt es neben der Störung der Willkürmotorik häufig zur Beeinträchtigung der Sensibilität.

Beachte: Myopathien weisen keine Sensibilitätsstörungen auf.

Man unterscheidet die **Oberflächensensibilität**, nämlich das Berührungs-, Schmerz- und Temperaturempfinden von der **Tiefensensibilität** mit Lage- und Bewegungsempfinden.

Die Sinneskörperchen, von denen die sensiblen Leitungsbahnen ihren Ausgang nehmen, liegen in der Haut, den Muskeln und Sehnen sowie in den Gelenken. Die Leitung der einzelnen Qualitäten erfolgt in Nervenfasern, die miteinander als peripherer Nerv zum Rückenmark ziehen. Dort teilen sie sich auf jeder Seite in 2 Bahnsysteme auf. Über den rechten oder linken Thalamus erreichen diese Leitungsbahnen die sensiblen Felder der Hirnrinde.

Bei der **Prüfung der Sensibilität** frage man den Patienten zunächst, ob er bereits selbst eine Beeinträchtigung der Empfindung verspüre. Da der Schmerz und das Temperaturempfinden sowie die Tiefensensibilität isoliert beeinträchtigt sein können, sollen jeweils die verschiedenen Empfindungsqualitäten geprüft werden. Dies kann mit einem Wattebausch, Pinsel oder aber durch Bestreichen der Haut mit den Fingerkuppen erfolgen. Die Schmerzempfindung lässt sich durch Aufsetzen einer Nadelspitze und die Temperaturempfindung durch Anhalten zweier Reagenzgläser mit heißem und kaltem Wasser beurteilen.

Vegetative Sensibilitätsstörungen können bei verschiedenen Erkrankungen der inneren Organe auftreten, wobei dann eine Überempfindlichkeit gegenüber Berührungsreizen in den zugehörigen Hautsegmenten, den Head-Zonen angegeben wird.

Psychogene Sensibilitätsstörungen sind zu vermuten, wenn eine wechselnde Begrenzung des Störungsfelds angegeben wird.

Ganz allgemein beachte man bei der Beurteilung der Sensibilitätsstörung, dass halbseitige Ausfälle meist für eine zerebrale Schädigung, querschnittmäßig begrenzte Störungen für eine spinale Schädigung und segmentale Befunde für das Betroffensein der peripheren Nerven sprechen.

12.3.1.7 Diagnostische Bedeutung bildgebender Verfahren

Die Darstellung der Wirbelsäule im **Röntgenbild** hat nach wie vor zur ersten Orientierung große Bedeutung. Das Röntgenbild zeigt den Degenerationszustand der Wirbelsäule, lässt klar stattgehabte Traumen sowie Übergangsstörungen erkennen. Auf der a.p.-Aufnahme erscheint die Bandscheibe in ihrer ganzen Ausdehnung gleich hoch. Auf der seitlichen Aufnahme ist die Form der Bandscheibe den physiologischen Krümmungen angepasst, d. h. die thorakalen Bandscheiben sind dorsal etwas höher als vorne. Die zervikalen sowie die lumbalen Bandscheiben sind ventral höher als dorsal. Bei einer Bandscheibenprotrusion und auch beim Prolaps ist oft radiologisch keine wesentliche Höhenminderung des Diskus vorzufinden.

Im Verlauf einer Bandscheibendegeneration können sich schließlich Verdichtungen im Bereich der Wirbelendplatte (Sklerosierung) zu reaktiven Osteophytenbildungen insbesondere im Bereich der Randleisten ausbilden.

Die abbildungsmäßige Erfassung des Bewegungsablaufs eines Wirbelsegments (Funktionsaufnahme) insgesamt (Harmonie des Bewegungsablaufs) oder aber eines Wirbelsäulenabschnitts ist informativ für einen Einblick in den Bewegungsablauf (bei Blockbildungen, Spondylolisthesen, degenerativen Veränderungen mit Blockierung und Kippung eines Wirbelkörpers sowie ein pathologischer Bewegungsablauf im Bereich der Fraktur).

Die Anfertigung von **Funktionsaufnahmen** muss unter konstanten Bedingungen vorgenommen werden, im Allgemeinen als Flexions- und Extensionsaufnahmen.

Aufnahmetechnisch ist der Bewegungsablauf der *Halswirbelsäule* im Sitzen vorzunehmen, wobei das Kinn sich dem Manubrium sterni nähert bzw. der Kopf maximal nach dorsal bewegt werden soll. Berücksichtigt werden muss eine Verhinderung der Rotation. Nach Untersuchungen von Brocher beträgt die Gesamtbeweglichkeit am atlantookzipitalen Übergang zwischen dem Os occipitale und dem 1. und 2. Halswirbel nahezu 30°, die Beweglichkeit zwischen Kopf und Atlas im Durchschnitt 15°. Insgesamt wird die Dorsalbeweglichkeit des 1. Halswirbels bis zum 1. Brustwirbel mit 70° (Bakke) angegeben und die Ventralbeweglichkeit mit 32°. Die größte Beweglichkeit liegt zwischen dem 5. und 6. Halswirbelkörper.

Bei der Aufnahmetechnik der *Lendenwirbelsäule* empfiehlt sich die Durchführung im Stehen. Bewegungstomogramme werden im Liegen durchgeführt. Bei den Übersichtsaufnahmen neigt sich der Patient maximal nach vorne bzw. nach hinten, wobei das Becken mit einem Gurt fixiert werden kann. Das Bewegungsausmaß der Lendenwirbelsäule beträgt 50° nach dorsal und 14° nach ventral (Bakke).

Bei der *Auswertung der Bewegungsaufnahmen* empfiehlt sich die Anfertigung einer Zeichnung auf durchsichtigem Papier. Bakke nimmt als Bezugslinie die Deckplatte in Extremstellung der Bewegungsaufnahme und gibt als Beweglichkeit die Winkelgröße zwischen diesen Linien an.

Neue bildgebende Verfahren wie die **CT** und **MRT** haben zu entscheidenden Fortschritten bei der Beurteilung der degenerativen Prozesse an den Wirbeln und Wirbelgelenken (CT), an den Bandscheiben, dem Spinalkanal sowie an den Wirbelgelenken (MRT) geführt.

Erstmals können im CT ossäre Veränderungen der Wirbelgelenke exakt beurteilt werden (Form, Lage und Veränderung der Gelenke). Bisher war es technisch lediglich möglich, einen allgemeinen Überblick über die Gelenke auf Schrägaufnahmen zu erhalten. Im Kernspintomogramm lässt sich die Chondrose und Osteochondrose verfolgen und eine genauere Lokalisation sowie Lageveränderungen des Nucleus pulposus beurteilen.

12.3.1.8 Therapeutische Maßnahmen bei degenerativen Veränderungen der Wirbelsäule

Als **medikametöse Therapie** kommen in erster Linie nichtsteroidale Antiphlogistika, Analgetika und zeitlich begrenzt z. B. Tetrazepan (Abhängigkeitspotenzial) als Sedativum zur Anwendung.

Physikalisch therapeutische Maßnahmen erlangen eine besondere Bedeutung. Sie müssen sinnvoll Anwendung finden. Erfahrungsgemäß besteht aber gerade bei der Wahl der geeigneten Anwendung oft Unklarheit.

Lagerung. Unter den mechanisch entlastenden Maßnahmen der physikalischen Therapie steht die zweckmäßige Lagerung des Patienten im Vordergrund. Der Patient soll grundsätzlich eine nicht zu weiche, aber doch zur Anpassung an die Lendenlordose ausreichend schmiegsame Matratze benutzen, die auf einer nichtfedernden Unterlage aufgelegt werden soll (Lattenrost, Sperrholzplatte). Bei einer Lumbago und auch bei einer akuten Ischialgie empfiehlt es sich, zur Entlastung der Foramina intervertebralia eine Stufenlagerung bei Beugung der Beine in den Knie- und Hüftgelenken vorzunehmen (Stufenbett), dabei kann schon eine geringfügige Erweiterung der raumbeengten Foramina intervertebralia eine deutliche Entlastung bringen (verbesserter venöser Abfluss). Dies kann zusätzlich durch Extension verbessert werden (Perl-Gerät). Zervikal soll die Extension in der Glisson-Schlinge am sitzenden Patienten mit axialer Zugrichtung Anwendung finden. Das Zuggewicht kann in Laufe der verschiedenen Sitzungen von 2 auf maximal 10 kg gesteigert werden. Die Anwendungszeit soll am Anfang 2–3 Minuten betragen, später maximal 20 Minuten.

Manualtherapie. Eine Entlastung der irritierten Strukturen kann durch manualtherapeutische Griffe erzielt werden. Sie sind angezeigt, wenn damit Wirbelfehlstellungen und Bewegungssperren so gelockert werden können, dass ein unterschwellig gereizter Nerv oder eine Nervenverdrängung beseitigt werden können (Junghanns). Die dabei häufig sofort eintretende Relaxationswirkung durch chirotherapeutische Maßnahmen lässt sich so erklären, dass dabei die Golgi-Spannungsrezeptoren an den Sehnen maximal aktiviert werden. Auf diese Weise wird die spinalmotorische Alphatätigkeit stark gehemmt, was dazu führt, dass die zuvor reflektorisch verspannte Muskulatur ihren normalen Tonus zurückerhält. Chirotherapeutische Eingriffe dürfen beim Verdacht der Prolapsbildung (motorische und sensible Ausfälle) oder auch beim drohenden Prolaps nicht angewendet werden, desgleichen nicht nach operativen Eingriffen. Selbstverständlich bilden alle nichtdiskogenen Ursachen der Nacken- oder der Kreuzschmerzen eine Gegenindikation zur Manipulation.

Chirotherapeutisch, früher chiropraktisch, will man mit einer manuellen Behandlung Funktionsstörungen vor allem der Wirbelsäule beheben. Ganz allgemein sind für die Chirotherapie die Wirbelgelenke wichtige Angriffspunkte. Die Mobilisation will eine Wiederherstellung einer eingeschränkten Gelenkbeweglichkeit erreichen. Dazu wird das Gelenk passiv bewegt (Distraktion), um das normale Gelenkspiel wieder herzustellen. Neben den Rezeptoren, die in der Gelenkkapsel über die Stellung der Gelenkkörper zueinander informieren, finden sich weiter noch Rezeptoren, die über schnell leitende Fasern über die Bewegung Auskunft geben.

Bei der Manipulation wird versucht, das Gelenk an den Rand einer physiologischen Beweglichkeit zu bringen, dann wird eine ruckartige Weiterbewegung vorgenommen. Man gelangt dabei in einen Bewegungsraum, der zwischen physiologischem Bewegungsraum und einer möglichen Traumatisierung liegt. Es kann dabei zu Geräuschen kommen, die sich im paraphysiologischen Raum abspielen. Danach ist meist ein Verschwinden des Hypertonus zu beobachten. Ein nach einer Manipulation festgestelltes Nachlassen von lumboischialgiformen Beschwerden ist ohne Zweifel mit einer Umlagerung einer degenerierten Bandscheibe in Zusammenhang zu bringen. Ein Prolaps kann damit selbstverständlich nicht reponiert werden.

Bewegungstherapie. Vor allem auch im Wasser kann im Verlaufe der Behandlung die Lockerung im betroffenen Segment bzw. Segmenten unterstützt werden. Auftrieb und Wärme begünstigen die Bewegungsübungen. Bei der Bewegungstherapie sollen nicht nur die langen Rückenstrecker, die Bauchmuskulatur und Gürtelmuskulatur Berücksichtigung finden. Grundsätzlich ist es notwendig, bei Patienten mit wirbelsäulenabhängigen Beschwerden die Rückenmuskulatur regelmäßig zu behandeln, was mithilfe der Rückenschule erreicht werden kann.

Massagen. Mit den verschiedenen Handgriffen der klassischen Massage kann eine Lockerung schmerzhaft verspannter Muskeln erreicht werden (Streichungen, Knetungen, Walkungen und Fibrationen). Bei hochgradigen Verspannungen gelingt die Lockerung oft besser mit der Unterwassermassage und durch die entspannende Wirkung des warmen Wassers sowie durch den vom Masseur nahezu tangential geführten Druckstrahl von nicht mehr als 2 atü (Kohlrausch). Die Bindegewebsmassage (Teirich-Leube) ist indiziert, wenn die Symptome auf eine vegetative Komponente des Krankheitsbilds hinweisen (Zervikalsyndrom, zervikale Migräne). Dabei kann die vorwiegend reflektorisch (kutaneomuskulär, kutaneoviszeral) wirkende Bindegewebsmassage entweder im Anschluss an eine klassische Massage verabreicht werden oder es werden von vornherein beide Methoden kombiniert.

Wärmeapplikation. Eine besondere Bedeutung bei der Schmerzbekämpfung erlangen Wärmeapplikationen in verschiedenen Formen. Man erreicht damit eine Dämpfung von Reizzuständen. Gleichzeitig beeinflusst die Erwärmung die Leitgeschwindigkeit der motorischen Nerven und die spinalmotorische Aktivität der Alpha- und Gammamotoneuronen, sodass es zur Entspannung schmerzhaft hypertoner Muskelpartien kommt. Mit thermotherapeutischen Maßnahmen wie Rotlicht, Kompressen, Heißluft erhält man meist nur eine Beeinflussung der unter der Haut gelegenen Struktur, sofern sich die Behandlung über mehr als 20–30 Minuten erstreckt. Dabei kann allerdings die Wärmeanwendung als unangenehm empfunden werden. Eine günstige Tiefenerwärmung erhält man mit

Peloidpackungen (Moorbrei, Fango, Pistjanschlamm, Paraffin). Weil die Peloide die Wärme schlechter leiten als Wasser und überdies keine Leitung zulassen, können diese mit 45 °C auf die Haut aufgetragen werden, Paraffine sogar mit 50 °C. Nur beim Auftragen einer Packung empfindet der Patient einen sog. Hitzeblitz, aber gleich danach kühlt sich die der Haut unmittelbar anliegende Schicht des Peloids annähernd auf Hauttemperatur ab.

Weiter kann mit der Diathermie eine günstige Tiefenwirkung erhalten werden. Dabei erfolgt die Erwärmung im Körperinneren durch Hochfrequenzenergie. Auch können Behandlungen mit einem Kondensator-, Spulen- und Strahlenfeld erfolgen. Henschel empfiehlt, sofern man bei der Strahlenfeldmethode die Wahl zwischen einem Dezimeterwellengerät und einem Mikrowellengerät hat, der Therapie mit Dezimeterwellen wegen ihrer Tiefenwirkung den Vorrang zu geben. Hinzuweisen bleibt noch auf die Ultraschallbehandlung, die ebenfalls zur Thermotherapie mit guter Tiefenwirkung zur rechnen ist. Beim Ultraschall kommt es gleichzeitig noch zu einer Mikromassage der Gewebe.

12.3.2 Zervikalsyndrom

Definition.
Als Irritationssyndrom der Halswirbelsäule oder Zervikalsyndrom bezeichnet man von der Halswirbelsäule ausgehende Beschwerden (Nackenschmerzen und auch ausstrahlende Scherzen in die Schulter und in den Arm) bei vorangehenden degenerativen Veränderungen (Abb. 12.**27a–d**).

Pathogenese

Töndury konnte feststellen, dass es in der Halswirbelsäule schon im 2. und 3. Dezennium zu degenerativen Veränderungen der Bandscheibe im Sinne von Spaltbildungen im Bereich der Unkovertebralregion kommt (Abb. 12.**28**). Im Verlaufe der Bandscheibendegeneration folgt die Bildung des Processus uncoformis (Luschka), die Halbgelenke bilden (Hemiarticulationes intervertebrale). Es handelt sich dabei nicht um anatomisch präformierte Gelenke. Bei einer Zunahme der degenerativen Veränderungen in Form großer Randwulstbildungen kann im Zwischenwirbelloch eine Wurzelirritation oder -kompression eintreten.

Klinik und klinische Diagnostik

Am Anfang stehen oft dumpfe, nicht exakt lokalisierbare Schmerzen im Vordergrund. Auch bemerkt der Patient eine Einschränkung beim Drehen der Halswirbelsäule. Er klagt über ein Steifigkeitsgefühl vor allem nach längerem Sitzen oder im Anschluss an ein Liegen auf ungünstiger Unterlage. Bewegungseinschränkungen im Bereich der Schulter sind häufig und müssen

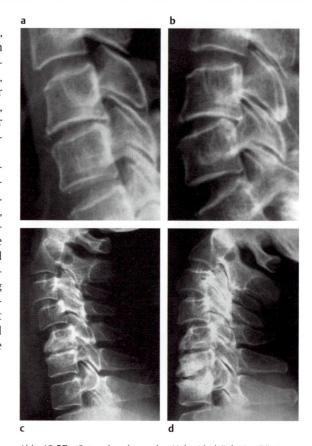

Abb. 12.**27** Osteochondrose der Halswirbelsäule im Röntgenbild (**a**). Pathologischer Bewegungsablauf bei einer Osteochondrose zwischen Halswirbelkörper V und VI bei geringen osteochondrotischen Reaktionen. Es besteht aber in diesem Segment eine ausgedehnte Instabilität (**b**). Beachte: Zurückkippen des V. Halswirbelkörpers bei Dorsalflexion der Halswirbelsäule.
Fortschreitende atypisch destruierende Osteochondrose zunächst im Segment Halswirbelkörper V und VI (**c**). 5 Jahre später destruierende Osteochondrose im Segment Halswirbelkörper VI und VII (**d**).

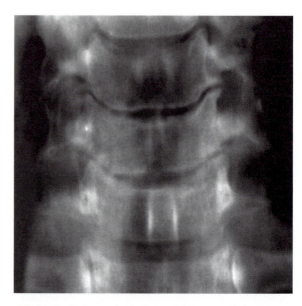

Abb. 12.**28** Unkovertebralarthrose, Röntgenmorphologie.

12.3 Degenerative Erkrankungen

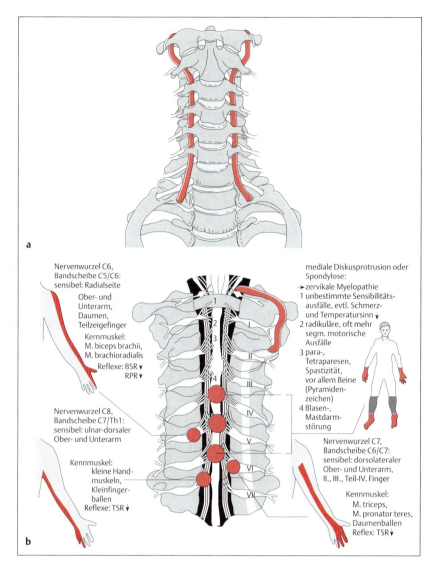

Abb. 12.**29** Diagnostik an der Halswirbelsäule.
a Topographische Situation der Halswirbelsäule unter Berücksichtigung der Nervenaustritte und der A. vertebralis.
b Schematische Darstellung der Halswirbelsäule unter Berücksichtigung der Möglichkeiten einer Rückenmark- oder Nervenbeeinträchtigung durch eine Bandscheibenprotrusion oder einen Prolaps im Bereich der Halswirbelsäule. Dargestellt sind die Lokalisationen der Bandscheibenverlagerung und daneben sensible Ausfälle im Bild sowie Hinweise hinsichtlich der motorischen Ausfälle; BSR: Bizepssehnenreflex; RPR: Radius-Periost-Reflex; TSR: Trizepssehnenreflex.

differenzialdiagnostisch abgeklärt werden. Die Beschwerden an der Halswirbelsäule können auch akut eintreten mit einem „steifen Hals", der nach einigen Tagen wieder verschwindet.

Bei der Untersuchung findet man Bewegungseinschränkungen eines oder mehrerer Halswirbelsäulensegmente und reflektorische Muskelverspannungen. Auch lassen sich Myogelosen tasten. Es kann zu ausstrahlenden Schmerzen in den Ober- und den Unterarm bis in die Finger kommen, häufig verbunden mit Sensibilitätsstörungen. Dies ist ein Zeichen dafür, dass eine oder mehrere Nervenwurzeln beeinträchtigt sind.

Wichtig ist die Prüfung des Nervendehnungsschmerzes nach Roger-Bikalas: Dazu muss der Arm in der Schulter in Abduktion, Außenrotation und Elevation nach hinten oben bei gleichzeitiger Streckung im Ellbogen und Supination des Unterarms gebracht werden. Eine Dehnung der Nervenstränge führt zur Zunahme der Schmerzen. Dieser Test ist allerdings bei einer schmerzhaften Schultersteife nicht durchführbar.

Als Zeichen der Nervenwurzelirritation gelten Sensibilitätsstörungen sowie motorische Ausfälle bei einer Kompression des Nerven (Abb. 12.**29**a, b; Tab. 12.**1**).

Bildgebende Diagnostik

Auf dem Röntgenbild muss die gesamte Halswirbelsäule mit atlantookzipitalem und zervikothorakalem Übergang dargestellt werden. Man achte auf Bandscheibenverschmälerungen und Osteophyten an den Wirbelkörperrandleisten, die sich zunächst ventral, dann aber auch dorsal entwickeln. Bei einer fortschreitenden Degeneration lassen sich Ausziehungen an den Unkovertebralgelenken vorfinden. Schrägaufnahmen der Halswirbelsäule zeigen Einengungen der Foramina intervertebralia und Gelenkspaltenverschmälerungen der Wirbelgelenke. Gelegentlich kann es bei degenerativen Veränderungen zu ausgeprägten Destruktionen kommen, weshalb eine Verwechslung mit Entzündungen möglich ist (s. Abb. 12.**27**).

Tabelle 12.1 Segmentzuordnung beim Halswirbelsäulensyndrom im Überblick

Segment	Sensibilität	Kennmuskeln	Muskeleigenreflexe
C6	Radialseite am Ober-, Unterarm, Daumen	M. biceps brachii M. brachioradialis	Bizepssehnenreflex
C7	dorsolateral an Ober-, Unterarm und Hand, Finger 2, 3, 4	M. abductor pollicis M. pronator Daumenballen	Trizepssehnenreflex
C8	dorsal an Ober-, Unterarm und Hand (Kleinfinger)	M. abductor digiti V	Trizepssehnenreflex

Spätestens beim Vorliegen von neurologischen Ausfällen ist eine elektromyographische Untersuchung sowie ein Kernspintomogramm unumgänglich, um das Ausmaß der Bandscheibenveränderungen, die Raumbeengung im Foramen intervertebrale und auch im Spinalkanal beurteilen zu können. Die Schnittdicke und die schwierige Darstellung knöcherner Veränderungen erfordern meist jedoch eine CT-Untersuchung, welche als Durchschnittsuntersuchung in 2-mm-Technik durchgeführt werden sollte (Abb. 12.30a, b).

Bei unklaren Befunden muss die Durchführung einer ergänzenden Myelographie erwogen werden.

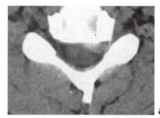
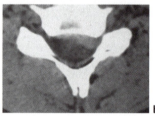

Abb. 12.**30a, b** Bandscheibenvorfall an der Halswirbelsäule im CT.

Differenzialdiagnose

Angeborene Störungen im Sinne der symmetrischen, asymmetrischen sowie multiplen Blockbildungen müssen Berücksichtigung finden (Klippel-Feil-Syndrom). Erhebliche Bewegungseinschränkungen stehen dann klinisch im Vordergrund. Hinzuweisen bleibt weiter auf ein seltenes Vorkommen der Densaplasie, des Odontoideum und des Ossiculum terminale. Sofern die knöcherne Verschmelzung des Dens mit dem Körper der Axis ausbleibt, spricht man vom Os odontoideum. Es ist meist kleiner als der Processus odontoideus und entgeht, infolge seines geringen Ausmaßes und seiner Lage, nicht selten dem Nachweis im Röntgenbild.

Bleibt die Verschmelzung der Zahnspitze mit dem Zahnfortsatz aus, so entsteht ein am oberen Pol des Dens gelegenes persistierendes Ossiculum terminale (Bergmann). Die Größe dieses akzessorischen Knöchelchens schwankt zwischen 0,5 und 9 mm (Geipel). Die Ossifikation der Zahnspitze kann ganz ausbleiben, sodass der Dens kurz und plump wirkt.

Fehlbildungen im Bereich des atlantookzipitalen Übergangs erfordern eine exakte Klärung mithilfe von Tomogramm, CT und MRT.

Man beachte grundsätzlich, dass Atlasassimilationen und das Os odontoideum zu Einengungen des Spinalkanals mit neurologischen Symptomen führen, die ähnliche Symptome zeigen wie die multiple Sklerose und Syringomyelie.

Es ist wichtig, gutartige und bösartige *Tumoren* zu erkennen, wobei Metastasen von Geschwülsten der Mamma, Lunge, Niere und Schilddrüse bevorzugt in der Halswirbelsäule anzutreffen sind. Tumoren der Nachbarorgane, wie das Bronchialkarzinom, können mit heftigen Brachialgien einhergehen (Pancoast-Syndrom). Beim Pancoast-Tobias-Syndrom ist das Horner-Zeichen positiv. Neben den heftigen Schmerzen in den Arm fällt eine Opazität der Lungenspitze mit Osteolyse der ersten Rippe auf.

Auszuschließen sind beim Halswirbelsäulensyndrom *Entzündungen* spezifischer und heute häufiger unspezifischer Art.

Von besonderer Bedeutung sind *Einwirkungen traumatischer Art* auf die Halswirbelsäule, wobei dem „wiplash injury" größte Aufmerksamkeit zukommt. Besondere Probleme ergeben sich dabei, sobald degenerative Veränderungen im Bereich der Halswirbelsäule schon zum Zeitpunkt des Unfallgeschehen vorhanden waren. Mittels MRT sind Bandverletzungen und Beeinträchtigungen der Bandscheiben zu erkennen.

Weiter bleiben verschiedene *Engpasssyndrome* abzugrenzen (vgl. Kap. 15) und auch die *Periarthropathia humeroscapularis* mit entsprechenden degenerativen Sehnenveränderungen im Bereich der Sehnenansätze der Rotatorenmanschette.

Therapie

Die Behandlung des Halswirbelsäulensyndroms – man nimmt an, dass mehr als 75 % der Menschen irgend einmal Nackenschmerzen verspüren – bringt nach wie vor besondere ärztliche Probleme und verlangt eine Zusammenarbeit mit der Neurologie und Neurochirurgie.

Im Allgemeinen versucht man, sofern keine neurologischen Ausfälle bestehen, mit konservativen Maßnahmen auszukommen, es sei denn, es finden sich neben den Nackenschmerzen Wurzelkompressionserscheinungen mit Paresen im Bereich der Arme und Zeichen einer Halsmarkkompression.

Behandlung des akuten Halswirbelsäulensyndroms ohne Wurzelkompression

Beim akuten Auftreten von Nackenschmerzen verbunden mit einem Steifigkeitsgefühl bringen eine Wärmeapplikation und die Ruhigstellung mit einer Schanz-Krawatte zusammen mit nichtsteroidalen und muskelentspannenden Medikamenten oft schnell eine Besserung. Weiter können eine manuelle Extension und detonisierende Muskelmassagen bzw. Bindegewebsmassagen hilfreich sein. Eine günstige therapeutische Einwirkung kann beim akuten Halswirbelsäulensyndrom die Chirotherapie bringen und zur Lösung der Halswirbelsäulenblockierung führen. Der Therapeut muss daran denken, dass es sich bei dem Halswirbelsäulensyndrom um eine inneres Derangement der Bandscheibe handelt, weshalb nach einer entsprechenden Lagekorrektur der Bandscheibe die Möglichkeit des Rezidivs besteht.

Zahlreiche andere Methoden können beim Halswirbelsäulensyndrom ohne neurologische Ausfälle Anwendung finden, wie die Neuraltherapie oder auch die Akupunktur. Diese Methoden bringen aber bei Vergleich mit der klassischen orthopädischen Therapie keine wesentlichen Vorteile.

Behandlung des chronischen Halswirbelsäulensyndroms mit Wurzelirritation

Abhängig vom Ausmaß und der Dauer der Beschwerden muss eine entsprechende psychische Führung des Patienten erfolgen. Durch die dauernden Beschwerden wird der Großteil der Patienten erheblich beeinträchtigt und zeigt deutliche Veränderungen der Stimmungslage. Tatsache ist, dass bei sehr vielen Patienten trotz verschiedener Maßnahmen keine entscheidende Besserung zu erreichen war.

Wichtig ist jedoch eine physikalische Therapie in Form von Extensionen, detonisierenden oder Bindegewebsmassagen. Weiter soll der Patient Sorge tragen, dass seine Muskulatur in einem Zustand der Kompensation verbleibt. Eine Übungsbehandlung im Thermalwasser ist zu empfehlen. Auch soll der Patient während des Schlafs eine richtige Lagerung einnehmen, evtl. mit Nackenkissen.

Medikamentös müssen über einen längeren Zeitraum nichtsteroidale Antirheumatika, Analgetika und Muskelrelaxanzien verordnet werden. Gelegentlich können aber Cortisoninjektionen Schwellungszustände der Wurzeln günstig beeinflussen.

Operative Behandlung des Halswirbelsäulensyndroms

Bei Vergleich mit der Diskushernie im Lumbalbereich bleibt festzustellen, dass diese im Halswirbelsäulenbereich wesentlich seltener vorkommt. Man beobachtet sie vor allem bei jüngeren Patienten, wobei vor allem monoradikuläre Kompressionen im Vordergrund stehen. Es gibt aber auch den Massenprolaps mit einer Transversionsläsion des Rückenmarks (schnellste operative Intervention ist unbedingt notwendig!). Beim älteren Patienten steht die Unkovertebralarthrose im Zentrum der Nervenwurzelbeeinträchtigung. Bei der operativen Behandlung beachte

Therapieindikationen beim HWS-Syndrom im Überblick

HWS-Syndrom	Empfohlenes therapeutisches Vorgehen
HWS-Syndrom akut	konservativ: Wärme, Massage, Einreibungen, evtl. Manualtherapie Pharmakotherapie: nichtsteroidale Antiphlogistika, Analgetika, evtl. örtliche Injektionen
HWS-Syndrom chronisch	konservativ: Wärme, Thermalbad, Massage, NSA, Analgetika, evtl. Manualtherapie operativ: bei Segmentinstabilität Spondylodese
HWS-Syndrom mit neurologischen Ausfällen	neurochirurgische Intervention: Bandscheibenentfernung, Spondylodese, evtl. Unkoforaminektomie

man im Einzelnen die Veränderungen im Kernspin- und Computertomogramm.

Die operative Entfernung eines Prolapses oder einer die Nervenwurzel komprimierenden Retrospondylose kann von dorsal oder ventral erfolgen.

Dorsaler Zugang nach Fryckholm. Über diesen Zugang können laterale, sich in das Foramen erstreckende Bandscheibenvorfälle bzw. Sequester entfernt werden, ggf. mit Ausräumen des Zwischenwirbelraums. Auch ist das Abtragen lateraler, unter der Wurzel gelegener Spondylosen möglich. Nach intraoperativer röntgenologischer Bestimmung des entsprechenden Segments erfolgt das Ablösen der Nackenmuskulatur von den Processus spinosi und den dorsalen Wirbelbogen. Nachfolgend wird nach Beiseiteschieben der Muskulatur durch Resektion des Lig. flavum sowie durch Resektion von Bogenanteilen und der dorsalen Gelenkhälfte die mikrochirurgische Nervenwurzeldekompression durchgeführt.

Ventrale Zugänge. Bei der *Methode nach Cloward* (Abb. 12.**31a, b**) erfolgt ein quer verlaufender, paramedianer Hautschnitt über dem röntgenologisch dargestellten Segment. Freipräparieren der ventralen Seite der Halswirbelsäule zwischen dem lateralisierten M. sternocleidomastoideus mit Gefäßnervenbündel und den medialisierten viszeralen Strukturen. Danach Ausräumen des Bandscheibenfachs und Abtragen spondylotischer Randkanten. Eine Wirbelkörperfusion kann durch autologe Knochendübel aus dem Beckenkamm vorgenommen werden. Zur Dübelsicherung empfiehlt sich eine ventrale Verplattung.

Bei der *Methode nach Robinson-Shmith* ist das Vorgehen wie oben beschrieben. Zusätzlich Anfrischen der Grund- und Deckplatten der benachbarten Wirbelkörper mit dem Ziel, eine stabile Fusion durch spongiospongiösen Kontakt zu erreichen. Die Fusion des Segments erfolgt mittels eines trikortikalen Beckenkammspans.

Bei der *Methode nach Grote und Röttgen* erfolgt das Darstellen des Wirbelsegments wie oben angeführt und es folgt das Einbringen einer Knochenzementplombe in den Zwischenwirbelraum. Mittlerweile kommen auch verschiedene Metallimplantate, z. B. Wing-Cage, zur Anwendung (Abb. 12.**31c**).

Ventrolateraler Zugang. *Methode nach Verbiest:* Dieses Vorgehen ist bei einer ausgeprägten Unkovertebralarthrose angezeigt. Darstellen des Segments wie oben angeführt, zusätzlich wird der M. longus capitis und der M. scalenus anterior vom Tuberculum anterius des Wirbelkörpers abgelöst. Danach knöcherne Dekompression des Nerven im Foramen intervertebrale. Cave: A. vertebralis!

Zervikaler Kopfschmerz (Migraine cervicale). Der zervikal bedingte Kopfschmerz oder die Migraine cervicale, heute spricht man von einem zervikoenzephalen Syndrom, wurde erstmals 1926 von Barre erwähnt und als „syndrome sympathique cervicale posterior" bezeichnet. Später ist dieses Syndrom etwas in Vergessenheit geraten. Es wurde jedoch in den letzten Jahren vor allem durch die Arbeiten von Roger und Girard erneut in den Blickpunkt gerückt. Sie beschrieben bei diesem Syndrom des hinteren Halssympathikus klinisch „les cephalees, les vertigues les troubles auriculaires, les troubles visuelles et symptomes pharyngues", wobei degenerative Veränderungen im Sinne der Arthrosis deformans der Wirbelgelenke, der Unkovertebralgelenke sowie Spondylosen mit Beeinträchtigung der A. und des N. vertebralis in Zusammenhang gebracht wurden.

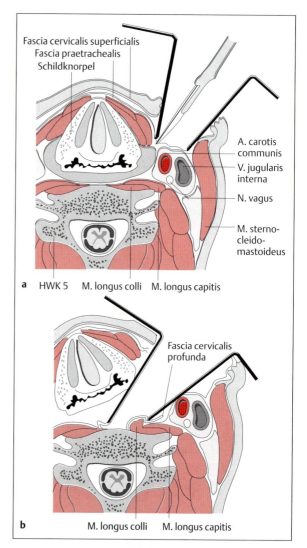

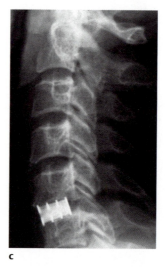

Abb. 12.31 Bandscheibenoperation an der Halswirbelsäule. Schematische Darstellungen.
a, b Ventrale Diskektomie in Anlehnung an Cloward.
c Stabilisierung mit einem Wing-Cage.

Die alleinige Betrachtung der degenerativen Veränderungen als nosogenetische Faktoren wurden jedoch nicht als ausreichend erkannt. Man ist jetzt der Meinung, dass die Gesamtheit der neurologischen, angiologischen und morphologischen Aspekte Berücksichtigung finden muss, wobei auch die Gefäßalterung im Sinne der Atheromatose und Arteriosklerose Bedeutung erlangt. Der A. vertebralis ist also eine besondere Bedeutung zuzuordnen. Sie kann im Canalis intervertebralis eine Irritation erfahren, da sie ohnedies dem Kanal eng anliegend ist und ferner Nachbarstrukturen zu einer weiteren Einengung führen können (s. Abb. 12.**29**).

Die Irritation kann kontinuierlich intermittierend oder aber bei gewissen Bewegungen des Kopfs erfolgen (Drehung, Extension). Demnach lässt sich das Syndrom nach Barré-Liéou nicht nur durch die sympathische Theorie sondern auch durch die vaskuläre Theorie erklären. Der N. vertebralis ist zwar der vasomotorische Nerv der A. vertebralis für die Blutzirkulation der Hirnbasis und der unteren und inneren Anteile des Lobus temporalis. Die Lage der Nerven lässt jedoch eine direkte Irritation durch Osteophyten als unwahrscheinlich erscheinen.

Anatomisch bleibt anzuführen, dass die dem Canalis intervertebralis eng anliegende A. vertebralis mit ihrer Adventitia mit dem Periost des Foramen verwachsen ist, ganz besonders wenn eine Unkovertebralarthrose besteht. Es hat sich gezeigt, dass eine Streckung und Drehung der Halswirbelsäule (Brown) in der Mehrzahl der Beobachtungen eine Beeinträchtigung der Durchgängigkeit der A. vertebralis hervorruft.

Zervikoenzephales Syndrom. Halbseitiger Nacken-Hinterkopf-Schmerz, manchmal mit Schwindelerscheinungen verbunden, gelegentlich sogar mit Sehstörungen und objektivierbaren Symptomen am N. auricularis und dem Vestibularisapparat. Die Schmerzen lassen sich gelegentlich durch besondere Kopfdrehungen hervorrufen bzw. beseitigen. Bei der Untersuchung findet man druckempfindliche Dornfortsätze der oberen Halswirbelkörper und Dysästhesien im Bereich der oberen Halssegmente. Radiologisch werden Verformungen der Unkovertebralgelenke zwischen dem 3. und 6. Halswirbel Bedeutung zugeordnet. Letztere sind aber nicht immer zu beobachten. Bewegungsstudien zeigen oft einen abnormen Bewegungsablauf in einem bandscheibengeschädigten Segment. Gelegentlich findet sich eine Migraine cervicale bei einer akuten Steifhaltung der Halswirbelsäule, die immer wieder an eine Blockierung eines Segments denken lässt, was grundsätzlich möglich ist, wenn die abnorme Beweglichkeit im geschädigten Segment Berücksichtigung findet.

Vertebrobasiläre Insuffizienz. Eine vertebrobasiläre Insuffizienz (D. Brown) kann einmal intermittierend ohne anatomische Läsion hervorgerufen werden oder aber durch einen Druck auf die A. vertebralis (Exostosen). Charakteristisch für die intermittierende Claudicatio des vertebrobasilären Systems sind die „drop-attacks", wobei es zu einem „in die Knie sinken" anlässlich einer Drehung oder Streckung der Halswirbelsäule kommt. Ein kurzer Bewusstseinsverlust kann bestehen.

Traumatisch bedingte Migraine cervicale. Bei einem posttraumatischen Zervikalsyndrom, das durch Weichteilverletzungen sehr häufig entstehen kann (whip lash injury), findet man gelegentlich neben den Beschwerden in der Halswirbelsäule einseitig oder beidseitig Kopfschmerzen, Cochleovestibularisstörungen und sensitive bzw. motorische Störungen der Extremitäten, die mit einer Beeinträchtigung der A. vertebralis in Zusammenhang zu bringen sind.

Differenzialdiagnostisch muss grundsätzlich neben den Röntgenaufnahmen eine Analyse mit MRT und/oder CT stattfinden (Fehlbildungen, Variationen, entzündliche bzw. tumoröse Veränderungen). Therapeutisch ergeben sich erhebliche Schwierigkeiten, ganz besonders dann, wenn vaskuläre Störungen mitverantwortlich sind. Konservative Maßnahmen wie chirotherapeutische Manipulationen, vorsichtige manuelle Extension, evtl. auch mit der Glisson-Schlinge, ferner eine Behandlung mit Bindegewebsmassagen können Erleichterung bringen.

Zusätzlich wird man medikamentös (neben den nichtsteroidalen Medikamenten) versuchen, den Gefäßtonus z. B. mit Hydergin zu beeinflussen.

Operativ kann eine Unkoforaminektomie, wie es A. Jung empfohlen hat, notwendig werden.

12.3.3 Thorakalsyndrom

Unter 1000 Bandscheibenoperationen wird man nur bei 1 Patienten einen thorakalen Prolaps entfernen müssen (de Palma). Bei einem medial gelegenen Vorfall kann eine Querschnittläsion eintreten. Bei lateralen Vorfällen oder Vorwölbungen stehen Reizerscheinungen der Interkostalnerven im Vordergrund. Beachte: gürtelförmige Schmerzen, die oft bei Belastung an Intensität zunehmen.

Differenzialdiagnostisch muss an einen Herpes zoster gedacht werden oder an arthrotische Veränderungen im Bereich der Kostotransversalgelenke.

Therapeutisch ist die operative Entfernung der Raumbeengung durchzuführen.

Laterale Vorfälle können von einem dorsalen Zugang mittels eine Hemilaminektomie entfernt werden.

Mediolaterale Vorfälle, die meist mit erheblicher Spondylosebildung einhergehen, erfordern einen dorsolateralen Zugang (Kostotransversektomie).

Bei einem ventralen Vorfall ist ein transthorakaler ventraler Zugang erforderlich.

12.3.4 Lumbales Syndrom

Definition.
Das lumbale Syndrom (Lumbus, Lende) ist ätiologisch, pathogenetisch und auch im Erscheinungsbild ein uneinheitliches Schmerzsyndrom des Lendenwirbelsäulen-Kreuzbein-Bereichs.

Man spricht von der **Lumbalgie**, wenn der Schmerz in der Lende lokalisiert ist, und vom **Kreuzschmerz**, wenn der Schmerz in das Kreuz projiziert wird. Im angloamerikanischen Schrifttum spricht man dann vom „low back pain".

Als **Lumbago** (Hexenschuss) bezeichnen wir eine akut auftretende, schmerzhafte Bewegungseinschränkung der Lendenwirbelsäule mit ausgedehnten Verspannungen der paravertebralen Muskulatur.

Mit den Lenden- und Kreuzschmerzen können auch ausstrahlende Schmerzen ins Bein vergesellschaftet sein, meist in Form einer Ischialgie (Lumboischialgie). Eine Ischialgie kann aber auch ohne eine Lumbalgie auftreten.

Epidemiologie

Lenden- und der Kreuzschmerzen zählen zu den Beschwerden, die den Menschen besonders häufig plagen. Ohne Zweifel haben endogene, konstitutionelle Faktoren und exogene mechanische Faktoren wie übermäßige Beanspruchung der Wirbelsäule sowie Dauerbelastungen eine ursächliche Bedeutung. Im Übrigen sprach Verucus Flavus schon vor 2.000 Jahren von einem „vitium" oder einer debilitas lumborum.

Ätiologie

Ursächlich ist der Lenden- und Kreuzschmerz in erster Linie auf eine Degeneration der Bandscheiben mit Protrusion bzw. Prolaps zurückzuführen (diskogener Schmerz). Weiter führen verschiedene ossäre Veränderungen zum Kreuzschmerz wie Anlage-, Entwicklungs- und Aufbaustörungen sowie Entzündungen, Tumoren und Verletzungen. Auch können Erkrankungen im Abdomen, im kleinen Becken und im Retroperiduralraum zu Schmerzen im Kreuz Anlass geben. Zu beachten ist weiter eine psychogene Ursache des Schmerzes (psychogener Schmerz) ohne ein morphologisches Substrat.

Pathogenese

Im Stadium der radialen und zirkulären Einrisse des Faserrings kann eine begrenzte Verlagerung des Gallertkerns nach ventral, dorsal oder lateral vorangehen. Dies führt zu Beschwerden, z. B. wenn eine dorsale Verlagerung des Gallertkerns zum hinteren Längsband hin erfolgt. Das hintere Längsband ist durch die Rr. meningei der Spinalwurzeln schmerzempfindlich innerviert. Die akut auftretenden Schmerzen äußern sich klinisch als Lumbago mit entsprechender schmerzreflektorischer Muskelverspannung, die zur Ruhigstellung des betroffenen Segments Anlass gibt.

Bei einem weiteren Elastizitätsverlust des Nucleus pulposus folgt eine zunehmende Lockerung der Bänder. Ausgedehnte Verlagerungen des Bandscheibengewebes können jetzt stattfinden, vor allem auch bei vollkommener Entspannung (Bettruhe). Im Bereich der Wirbelgelenke erfolgen durch Schereinwirkungen Abnützungserscheinungen (Wirbelgelenkarthrose). Sehr oft ist in diesem Stadium der chronisch rezdivierende Kreuzschmerz vorherrschend. Im Zuge der weiteren Degeneration oder aber auch schon vorher kann die Verlagerung des Nucleus pulposus nach dorsal als Bandscheibenprotrusion oder aber jederzeit als Prolaps in Erscheinung treten (s. S. 405).

Erfolgt keine größere Massenverlagerung des Gallertkerns, so wird dieser im Verlaufe der Degeneration durch Bindegewebe ersetzt. Der Zwischenwirbelraum ist erniedrigt und die Beweglichkeit des betreffenden Segments herabgesetzt. Zu diesem Zeitpunkt beherrschen dann vor allem Kreuzschmerzen das Krankheitsbild, die zu einem beachtlichen Anteil durch die Arthrose der Wirbelgelenke bedingt sind.

Klinik und klinische Diagnostik

Lumbal- und Kreuzschmerzen treten oft erstmals nach einer vorausgegangenen Dauerbelastung der Wirbelsäule, z. B. nach längerem Arbeiten in gebückter Stellung sowie nach längeren Autofahrten oder aber nach Bagatelltraumen auf, wie es beim Aufrichten aus gebückter Stellung oder beim Heben von Lasten der Fall ist. Zur Lumbalgie kann es auch nach Pressen, Niesen und Husten kommen. Lokalisatorisch gibt der Patient in der Lende Schmerzen an, die sich auch gürtelförmig nach vorne oder in die Glutealmuskulatur erstrecken.

Bei der Untersuchung findet man oft eine Abflachung der Lendenlordose als Zeichen einer Fehlhaltung, seltener entwickelt sich bei der Lumbalgie eine skoliotische Einstellung der Wirbelsäule. Vermehrt sind paravertebrale Muskelverspannungen tastbar (Myogelosen). Bei einer Kontraktur der Muskulatur wird die Schmerzhaftigkeit noch ausgeprägter. Die Bewegungen der Lendenwirbelsäule sind bei Seitbeugung und Drehung besonders behindert. Ein Drehschmerz weist vor allem auf eine Beteiligung der Wirbelgelenke hin. Bei der Palpation zeigt sich eine Druckschmerzhaftigkeit im Bereich der Dornfortsätze der betroffenen Segmente, gelegentlich lässt sich in Bauchlage eine Verschieblichkeit palpieren.

Radikuläre Symptome fehlen bei der Lumbalgie. Grundsätzlich müssen Sensibilität, Motorik und Reflexe geprüft werden.

Bildgebende Verfahren

Radiologisch ist bei der weiteren Abklärung der Schmerzursache eine Röntgenaufnahme der Wirbelsäule unumgänglich. Im Frühstadium der Diskopathie sind meist noch keine krankhaften Veränderungen im Wirbelsegment zu sehen, wohingegen im *Kernspintomogramm* Strukturveränderungen der Bandscheibe bereits zu erkennen sind. Beim Vorliegen einer Chondrose und Osteochondrose (Bandscheibenverschmälerung, reaktive Vorgänge an den Wirbelsäulenkanten und an den Grund- und Deckplatten) bringt das Kernspintomogramm mehr Informationen als das Röntgenbild.

Gelegentlich entwickelt sich im Verlaufe der Bandscheibendegeneration ein Vakuumphänomen. Wichtig ist weiterhin das Erkennen einer pathologischen Beweglichkeit in einem Wirbelsegment. Diese ist zuverlässig an Röntgenbewegungsaufnahmen bzw. Tomogrammen zu objektivieren.

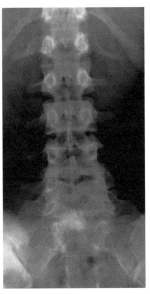 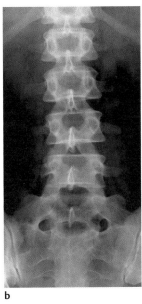 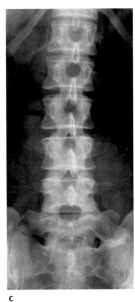

Abb. 12.32 Differenzialdiagnose Kreuzschmerz bei Aufbaustörungen der Lendenwirbelsäule.
a–c Assimilationsstörungen.
a Assimilation von L4 + L5 (komplette Sakralisation)
b Typische Assimilation des 5. Lendenwirbels (Sakralisation)
c Einseitige Assimilation des 5. Lumbalwirbels (Teilsakralisation)

Größte Bedeutung erlangt das frühzeitige Erkennen der Wirbelgelenkarthrose, wobei die Knorpeldarstellung im Kernspintomogramm noch nicht entsprechend möglich ist. Gelenkspaltverschmälerungen sind aber sehr früh zu erkennen, besonders im CT. Im Röntgenbild lassen sich die Wirbelgelenke auf Schrägaufnahmen ebenfalls darstellen. Es muss darauf hingewiesen werden, dass zur Planung eines operativen Eingriffs bei älteren Patienten eine CT-Untersuchung notwendig ist, da komprimierende Strukturen (Rezessusstenose, Foramenstenose, Retrospondylosen) wesentlich exakter zur Darstellung kommen.

Differenzialdiagnose

Bei der diagnostischen Verwertung beachte man weitere Ursachen des Kreuzschmerzes, wie sie bei Entwicklungs- und Assimilationsstörungen sowie bei Variationen, Formveränderungen der Wirbelsäule (Hohlkreuz), bei Weichteilveränderungen (Tendoperiostosen), Entzündungen, rheumatischen Erkrankungen und Tumoren der Wirbelsäule vorkommen. Häufig ist auch die Osteoporose Ursache des Kreuzschmerzes und immer häufiger posttraumatische Veränderungen nach Wirbelfrakturen.

Bei den **Entwicklungsstörungen** ist die *Spina bifida* als fehlender Bogenschluss im Bereich des 5. Lendenwirbels und des 1. Kreuzwirbels häufig zu sehen, der im Allgemeinen keine krankmachende Bedeutung zuzuordnen ist. Anders bei ausgedehnten *okkulten Meningozelen* mit Beeinträchtigung der Wirbelsäulenstatik. Besondere Bedeutung erlangt die *Spondylolyse* und *Spondylolisthesis*, wobei eine oft anzutreffende Dysplasie der Wirbelgelenke Berücksichtigung finden muss (s. S. 26).

Assimilationsstörungen am Lendenwirbelsäulen-Kreuzbein-Übergang zeigen sich in Form einer *Sakralisation* und seltener *Lumbalisation* (Abb. 12.32a–c). Bei der Sakralisation wird der 5. Lendenwirbelkörper partiell oder aber vollkommen in das Sakrum einbezogen. Kreuzschmerzen bestehen insbesondere dann, wenn die Assimilation asymmetrisch ist. Die Verbindung des Querfortsatzes mit dem Sakrum ist knöchern oder gelenkig. Nearthrosen sind möglich. Relativ häufig kommt es im darüber gelegenen Segment zur Chondrose und Osteochondrose mit Bandscheibenverlagerungen und Vorfällen. Im eigenen Krankengut sind es etwa 20 % der Patienten, die eine Bandscheibenoperation erfordern.

Hinzuweisen bleibt auf eine anlagemäßige Vergrößerung der Lendendornfortsätze, die zum „Kissing-Spine-Syndrom" führt und, sofern lokale Injektionen nicht zum Erfolg führen, durch eine Keilosteotomie behoben werden kann. Selten werden *Variationen an den Wirbelbögen* und auch an den *Gelenkfortsätzen* Ursache von Kreuzschmerzen sein. Bei Gelenkapophysen sind sie denkbar. Kreuzschmerzen können auch bei Querfortsatzanomalien auftreten, wenn sich zusätzlich eine Skoliose einstellt.

Formveränderungen der Wirbelsäule wie die verstärkte Lendenlordose (Hohlkreuz) oder schon eine geringfügige statische Skoliose insbesondere bei Beinlängendifferenzen und auch idiopathische Seitverbiegungen können zum Kreuzschmerz Anlass geben und zwar auf dem Boden einer Wirbelgelenkarthrose (Abb. 12.33a–c).

Der Kreuzschmerz bei **Tendoperiostosen** findet sich vor allem im Bereich der Dornfortsätze oder am Ansatz des M. errector trunci am Becken, wobei eine Druckschmerzhaftigkeit an der Spina iliaca dorsalis und benachbart auch am Beckenkamm angegeben wird. Anzuführen bleibt weiter eine Tendoperiostose am Lig. iliolumbale, das schließlich vollkommen ver-

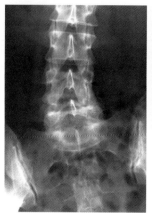 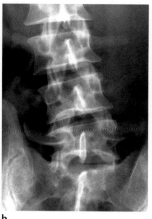 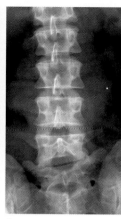

Abb. 12.**33a–c** Lumbalskoliosen im Röntgenbild. **a** Lumbalskoliose bei Beinverkürzung. **b** Einseitige Höhenwachstumsstörung. **c** Höhenwachstumsstörung am Sakrum und am letzten Lendenwirbel.

knöchern kann. Die Ligg. iliolumbalia ziehen von den Rippenfortsätzen des 4. und 5. Lendenwirbels zur Crista iliaca.

Kreuzschmerzen bei den verschiedenen **unspezifischen und spezifischen Entzündungen** stehen oft im Vordergrund, die bei den bakteriellen Entzündungen ein akutes Erscheinungsbild zeigen, wohingegen bei den tuberkulösen Entzündungen der Schmerz sich langsam entwickelt. Zur Frühdiagnose muss unbedingt das Kernspintomogramm herangezogen werden und ggf. das Computertomogramm, das ossäre Veränderungen besser zur Darstellung bringt. Das Kernspintomogramm zeigt Flüssigkeitsveränderungen infolge der Entzündung früh und deutlich.

Bei den **rheumatischen Erkrankungen** führt vor allem die Spondylarthritis ankylopoetica sehr früh zur Lumbalgie und bald zu Bewegungseinschränkungen. Im Kernspintomogramm lassen sich entzündliche Veränderungen im Bereich der Wirbelsäule und vor allem am Iliosakralgelenk nachweisen.

Kreuzschmerzen sind bei verschiedenen **Tumoren** oft ein frühes Zeichen einer Tumorbildung, wobei die Metastasenbildung im Vordergrund steht (Mamma, Schilddrüse, Niere, Lungen und Prostata). Primäre bösartige Geschwülste sind selten (Plasmozytom, Ewing-Sarkom), selten sind auch gutartige Tumoren vorzufinden (Riesenzelltumor, Osteochondrom, Osteoidosteom) und als „tumor-like lesion" die aneurysmatische Knochenzyste. Bei Kreuzschmerzen muss differenzialdiagnostisch auch an intradurale spinale Tumoren wie Meningeome, Neurinome, Gliome, Ependymome gedacht werden.

Der Kreuzschmerz bei der **Osteoporose** als postmenopausische und auch als senile Osteoporose ist eine häufige Ursache, wobei vor allem die veränderte Tragfähigkeit der Wirbelkörper Anlass zu Beschwerden gibt und schließlich zu Formveränderungen der Wirbelkörper (Keil- und Fischwirbel) führt.

Der Kreuzschmerz nach **Verletzungen** der Wirbelsäule erfolgt bei einer mit einer Achsenveränderung (Kyphose und Skoliose) verheilten Wirbelfraktur, wobei besonders die Wirbelgelenke arthrotische Veränderungen aufweisen. Die Verhinderung der Achsenabweichung ist deshalb sehr wichtig und ist ggf. mit einer Spondylodese zu behandeln.

Ein **viszeraler Kreuzschmerz** entsteht bei verschiedenen Erkrankungen im Abdomen, im kleinen Becken und retroperitoneal (Gallensteine, Prostata, gynäkologische Erkrankungen, Nierensteine).

Anzuführen bleibt schließlich der **psychogene Kreuzschmerz**. Er ist selten allein psychisch verursacht, vor allem bei Kindern darf die Diagnose psychogener Kreuzschmerz nur mit größter Zurückhaltung gestellt werden.

Entscheidend ist oft eine nicht entsprechende Bewertung somatischer Schmerzen bei einem inneren Derangement der Bandscheibe. Der Patient zentriert seine Schmerzen und wird inaktiv bei einer depressiven Stimmungslage. Bei der Verflechtung von Psyche und Kreuz gelingt manchmal nur bedingt eine Abgrenzung des somatischen vom psychischen Schmerzanteil. Zudem müssen Befunde für eine Zuordnung als psychischer Kreuzschmerz kritisch betrachtet werden. Hinweise ergeben eine erhebliche Diskrepanz zwischen Beschwerdebild sowie dem klinischen Befund und dem Befund bildgebender Verfahren. Man beachte auch die Art der Schmerzäußerung und die Mimik (weinen). Während der Ferien und nach Ablenkungen wird von einem Rückgang der Beschwerden berichtet. Man beachte weiter psychovegetative Begleitsymptome. Für die Behandlung ist eine Veränderung der Bewusstseinslage unbedingt anzustreben (Psychotherapie).

Therapie

Die therapeutischen Maßnahmen bei der Behandlung des Kreuzschmerzes sind vielgestaltig und sollten nach einer entsprechenden Analyse der Ursachen gezielt vorgenommen werden, je nach Befund konservativ oder operativ.

Bei der Mehrzahl der Patienten kann man mit *konservativen Maßnahmen* das Beschwerdebild beherrschen. Dabei stehen die vorübergehende Ruhigstellung in einem Stufenbett, Wärme und die Einnahme von NSAR und später die Benutzung eines Kreuzstützmieders im Vordergrund. Chirotherapeutische Maßnahmen können hilfreich sein, desgleichen Massagen, evtl. Unterwassermassagen. Entscheidend ist im weiteren Verlauf die aktive Übungsbehandlung der Rückenmuskulatur, wie sie nach den Richtlinien der Rückenschule erfolgen kann. Des Weiteren ist grundsätzlich die Führung des Patienten von Bedeutung, Vermeidung von Heben aus gebückter Stellung, Tragen von Lasten und regelmäßiges Rückenschwimmen, wobei das Thermalwasser Vorteile bringt.

12.3.5 Lumboischialgie

Definition.
Ischias oder Ischialgie ist eine schmerzhafte Beeinträchtigung des N. ischiadicus, hauptsächlich hervorgerufen durch eine mechanische Irritation einer oder mehrerer Spinalwurzeln des Plexus lumbosacralis durch eine Bandscheibenvorwölbung oder einem -vorfall.

Historisches. Erstmals wurde von Kontunio 1764 eine Beeinträchtigung des N. ischiadicus beschrieben und bis vor 70 Jahren als Neuritis des N. ischiadicus bezeichnet. Erst 1934 konnten Mixter und Barr anhand von 19 Patienten nachweisen, dass eine durch einen Bandscheibenvorfall hervorgerufene Raumbeschränkung im Spinalkanal eine der häufigsten Ursachen für eine Lumboischialgie ist. Aber erst 15 Jahre später, also nach dem 2. Weltkrieg, wurde in Europa mit der operativen Behandlung des Bandscheibenvorfalls begonnen.

Noch Anfang des letzten Jahrhunderts wurde der Kreuzschmerz beim Mann regelmäßig als nervös angesehen und mit einer Widerspiegelung seelischer Vorgänge auf die Oberfläche des Körpers in Zusammenhang gebracht (Müller). Bei der Frau wurde der Kreuzschmerz, sobald eine Anomalie der Unterleibsorgane vorhanden war, darauf zurückgeführt.

Ätiopathogenese

Eine die Nervenwurzel beeinträchtigende Raumbeengung bei einer Degeneration der Bandscheibe kann sich langsam entwickeln oder aber auch akut bei Beginn der Degeneration, der Vorfall aber häufig auch akut bei einer bereits über Jahre hinweg bekannten Diskopathie. Im Extremfall erfolgt akut ein Massenprolaps, wobei dann eine inkomplette oder komplette Kaudaläsion erfolgen kann. Besonders heimtückisch ist das analgetische Stadium der Lumboischialgie, d. h. der Schmerz ist gering oder verschwunden, während die Nervenlähmung bestehen bleibt, aber vom Patienten oft nicht entsprechend gewertet wird.

Klinik und klinische Diagnostik

Die Lumboischialgie kann akut aus vollem Wohlbefinden auftreten. Manchmal ging eine vermehrte Belastung voraus. Der akute Schmerz hat stichartigen Charakter z. B. beim Aufstehen aus dem Bett oder beim Aufrichten aus gebückter Haltung. Im Bereich der Lende und im Kreuz wird ein lokalisierter Schmerz angegeben. Es folgen Schmerzen ins Gesäß und ausstrahlend ins Bein bis zu den Zehen. Beide Beine können betroffen sein, wenn der Prolaps in der Mitte gelegen ist. Mit dem Schmerz kommen reflektorisch Muskelverspannungen, die zu einer skoliotischen Haltung der Wirbelsäule (Ischiasskoliose) führen. Diese funktionelle Ischiasskoliose gleicht sich beim Sitzen meist aus. Manchmal kann sich die Lumboischialgie nach Extension wieder zurückbilden (Bandscheibenrückverlagerung).

Grundsätzlich ist beim Vorliegen einer Lumboischialgie eine gründliche Untersuchung durchzuführen, um *sensible, motorische* und vor allem *vegetative Ausfälle* genau zu erfassen. Man beachte, dass in einem analgetischen Stadium eine Schmerzfreiheit im Bereich der Lende besteht, bei gleichzeitigen motorischen und vegetativen Ausfällen.

Bei der Untersuchung achte man auf die verschiedenen **Nervendehnungszeichen:**
- **Lasègue-Zeichen:** Bei passiver Beugung des im Kniegelenk gestreckten Beins wird an der Rückseite der Extremität ein Schmerz angegeben (Ischiasdehnungsschmerz).
- **Bragard-Zeichen:** Zusätzlich kann ein verstärkter Zug auf den N. ischiadicus ausgeübt werden, sofern bei dem im Hüftgelenk (bei getrecktem Kniegelenk) passiv gebeugtem Bein noch eine Dorsalflexion des Fußes durchgeführt wird.
- **Zyriax-Zeichen:** Wenn während der Prüfung des Bragard-Zeichens der Patient angehalten wird, den Kopf zu beugen, verstärkt sich der Schmerz.
- **Turyn-Zeichen:** Eine Ischiadikusdehnung tritt bei der Prüfung des Lasegue-Zeichens zusätzlich ein, wenn die Großzehe dorsalflektiert wird.
- **Gekreuztes Lasegue-Zeichen:** Hierbei hebt der Untersucher das gesundseitige Bein mit gestrecktem Kniegelenk an. Bei einer mechanischen Wurzelirritation klagt der Patient dabei über Schmerzen im betroffenen Bein.
- **Vauber-Zeichen:** Eine Zunahme der Lumboischialgie tritt bei Kompression der V. jugularis infolge einer intrathekalen Drucksteigerung ein.
- Zu achten ist weiter auf einen positiven Husten-, Press- und Niesschmerz als Zeichen einer Zunahme der intraspinalen Raumbeengung.

Zur Nervenirritation kann es auch beim Beklopfen der Wirbelsäule mit dem Reflexhammer in Höhe des vermuteten Prolapses im Stehen kommen. Der Patient kann dabei ruckartig einknicken (Dandi-Zeichen). Wird der Patient angehalten, aus dem Zehenstand sich plötzlich auf die Ferse fallen zu lassen, so verspürt er eine Zunahme der Ischiasbeschwerden (Häusler-Zeichen). Zu achten ist auf eine Druckempfindlichkeit entlang des N. ischiadicus (Valleix-Druckpunkte). Diese Druckpunkte sind allerdings bei der mechanischen Irritation weniger ausgeprägt als bei der Entzündung.

Bei der Beurteilung des Schmerzes ist grundsätzlich eine differenzierte Anamnese über Lokalisation, Entwicklung, Verlauf, Ausmaß und Begleitphänomene vorzunehmen. Verschiedene Schmerzformen lassen sich dabei unterscheiden.

Als Schmerzzone gilt ein örtlicher Schmerz allgemeiner Art oder aber ein übertragener Schmerz zur Projektion des Tiefenschmerzes in die Haut (Head-Zone) oder Muskeln und tiefer liegende Gewebe (Mackenzie-Zone).

Nota bene

Die Neuralgie kennzeichnet eine genau lokalisierbare Störung im Ausbreitungsgebiet einer Nervenwurzel oder eines peripheren Nervs. Ein strumpfförmig angegebener Schmerz ist häufig gefäßabhängig und verbunden mit einer Irritation des vegetativen Nervensystems oder auch als Symptom im Rahmen einer Polyneuropathie oder seltener einer Borreliose zu werten.

Bei der Beurteilung einer Sensibilitätsstörung ist darauf zu achten, dass es eine Vielfalt von Lokalisationen von Sensibilitätsbeeinträchtigungen gibt (Martin). Eine wichtige Orientierung bringt eine schematische Darstellung (Abb. 12.**34** und Tab. 12.**2**).

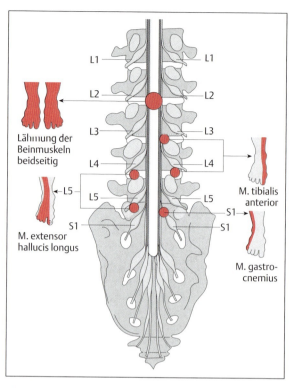

Abb. 12.**34** Diagnostik bei Bandscheibenverlagerungen im Lendenbereich unter Berücksichtigung von Klinik und Bildgebung, schematische Darstellung.

Tabelle 12.**2** Segmentzuordnung der Lumboischialgie im Überblick

Wurzel	Sensibilitätsstörung	Motorische Störung	Reflexstörung	Vegetative Störung
L3	medialer Oberschenkel	M.-iliopsoas-Schwäche	–	–
L4	Oberschenkelvorderseite, Knie	M. tibialis und Schwäche des M. quadriceps femoris	PSR abgeschwächt oder nicht auslösbar	–
L5	lateraler Anteil des Unterschenkels, Fußrücken und Zehen 2, 3, 4	M. extensor hallucis longus und Peronealmuskulatur (Hackengang nicht möglich)	Tibialis-posterior-Reflex ausgefallen verwertbar nur, wenn Gegenseite auslösbar ist	–
S1	lateral am Unterschenkel (Generalstreifen), Fußrand und 5. Zehe	M. triceps surae (medialer Gastrocnemiuskopf) Zehengang nicht möglich	ASR abgeschwächt oder nicht auslösbar	–
Kaudalähmung	im Bereich des Reithosengebiets	Lähmung der Fußheber und -senker	ASR ausgefallen evtl. PSR	Blase Mastdarm Potenz

ASR = Achillessehnenreflex
PSR = Patellasehnenreflex

Die Zuordnung der Lokalisation der Raumbeengung und der motorischen Störungen ist oft ebenfalls nur bedingt möglich, da ja ein Großteil der Muskeln polysegmental versorgt werden. Als Kennmuskel für die Wurzelbeeinträchtigung L4 gilt jedoch der M. tibialis anterior, für L5 der M. extensor hallucis longus und für S1 der mediale M.-gastrocnemius-Kopf (Caput mediale). Diese Muskeln werden zum Großteil von den angeführten Segmenten versorgt.

Hinzuweisen bleibt auf die Möglichkeit einer *Prä-* und *Postposition* des N. ischiadicus. Meist entspringt der N. ischiadicus aus den Wurzeln L5 bis S3, wobei die Wurzel S1 die stärkste ist. Eine Verbindung zu L4 ist zu beobachten. Ist der Plexus lumbosacralis präponiert, so findet sich eine Wurzelbeteiligung von L4 bis S2. Dabei ist die Wurzel L5 als stärkste Wurzel zu unterscheiden. Bei einer *Postposition* entspringt der Plexus lumbosacralis aus L5 bis S5, wobei S2 die stärkste Wurzel ist.

Bildgebende Verfahren

Unter den bildgebenden Verfahren wird zunächst immer noch die Übersichtsaufnahme in 2 Ebenen erfolgen müssen und dann die genaue Analyse von Bändern und der Bandscheibe im Computer- und Kernspintomogramm (Abb. 12.**35a–f**). Damit werden die Veränderungen in der Bandscheibe und die Lage der Protrusion bzw. des Prolapses genau lokalisiert und Veränderungen an den Nervenwurzeln dargestellt.

Therapie

Solange noch keine Muskellähmungen vorliegen, ist eine *konservative Behandlung* möglich, wobei die Lagerung im Stufenbett einen Rückgang der Beschwerden ermöglicht, des Weiteren nichtsteroidale Antirheumatika und Infiltrationen der Nervenwurzeln, Wirbelgelenke, evtl. Periduralanästhesie (Abb. 12.**36**).

Operative Therapie

Bei der operativen Behandlung kommen die offene Behandlung und eine große Anzahl von perkutanen Verfahren zur Anwendung.

Festzustellen bleibt, dass das offene Vorgehen nach wie vor bei entsprechender Indikation die zuverlässigste Methode darstellt.

Offene Operationsverfahren

Als Indikation zur offenen operativen Behandlung gelten:
- *Notfallindikation* – zunehmende Querschnittsymptomatik (Konus-Kauda-Syndrom, frisches analgetisches Stadium, akute hochgradige Parese).
- *Dringende Indikation* – zunehmende motorische Parese (innerhalb weniger Tage).
- *Absolute Indikation* – radikuläre Symptomatik (therapieresistent bei positivem bildgebendem Befund).

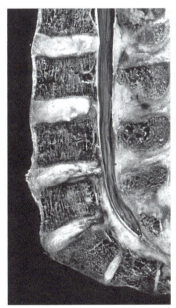
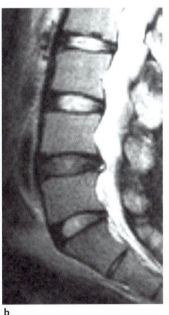
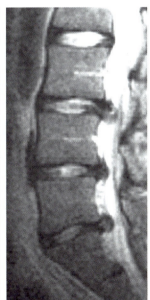
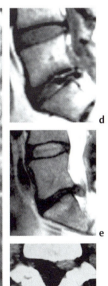

Abb. 12.**35a–f** Verschiedene Formen der Bandscheibendegeneration und Verlagerung.
a Präparat mit verschiedenen Stadien der Bandscheibendegeneration. **b** Bandscheibenprotrusion bei veränderter Bandscheibe. **c** Verschiedene Formen des Bandscheibenvorfalls in 3 Segmenten. **d** Sequesterbildung. **e** Vorfall bei erheblich veränderter Bandscheibe. **f** Medial gelegene Bandscheibe im axialen Bild.

Therapieindikationen im Überblick

LWS-Syndrom	Empfohlenes Therapievorgehen
LWS-Syndrom akut	konservativ: Pharmakotherapie, NSA, Analgetika, Physiotherapie, Wärme, Massage, evtl. Manualtherapie
LWS-Syndrom chronisch	konservativ: Pharmakotherapie, Physiotherapie, Wärme, Massage, Thermalbad, Krankengymnastik
LWS-Syndrom mit neurologischen Ausfällen	operative Therapie: offen, perkutan

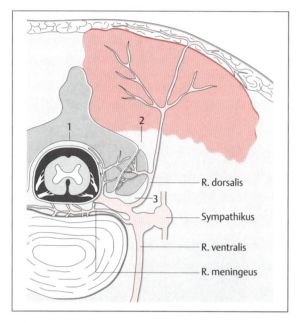

Abb. 12.**36** Möglichkeiten der Infiltrationsbehandlung an der Lendenwirbelsäule unter Berücksichtigung der schematisch dargestellten morphologischen Befunde. 1: peridurale Injektion; 2: Infiltration der Wirbelgelenke; 3: periradikuläre Infiltration der Nervenwurzeln.

▶ *Relative Indikation* – Nachweis eines sequestrierten Prolaps bei geringer klinischer Symptomatik; absolute Therapieresistenz ohne neurologische Symptomatik bei positivem Befund in der Bildgebung.

Operationstechnik. Der operative Zugang an der Lendenwirbelsäule (Standardmethode nach Love) ermöglicht über die interlaminare Fensterung (Abb. 12.37), d. h. Entfernung von Teilen des Wirbelbogens ohne Kontinuitätsunterbrechung mit oder ohne Resektion des Lig. flavum, die Entfernung von medialen, mediolateralen sowie intraforaminalen Bandscheibenvorfällen. Bei versteckt liegenden Sequestern kann eine Erweiterung der Fensterung zur Hemilaminektomie notwendig werden.

Bei Vorliegen eines extraforaminalen Diskussequesters kommt auch der laterale Zugangsweg zur Anwendung. Mit dieser Methode ist eine wesentliche Schonung des entsprechenden Bewegungssegments möglich.

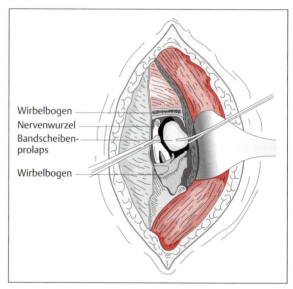

Abb. 12.**37** Schematische Darstellung der interlaminären Fensterung und Entfernung des Diskus.

Perkutane Operationsverfahren

Die perkutane Diskektomie kann unter Zuhilfenahme eines Endoskops erfolgen. Das Ziel dieses Verfahrens ist es, auf minimalinvasivem Wege eine Volumenverminderung dorsaler Anteile der Bandscheiben vorzunehmen und zwar eine dorsale Dekompression der normalen Strukturen zu erreichen.

Verschiedene Methoden kommen zur Anwendung:
▶ intradiskale perkutane Lasertherapie,
▶ Intradiskale Thermotherapie (IDET),
▶ automatisierte perkutane lumbale Diskektomie (APLT) (Abb. 12.**38**),
▶ endoskopische perkutane lumbale Diskektomie (EPLD),
▶ laterale Foraminoskopie.

Des Weiteren sollen verschiedene epidurale Katheteranwendungen angeführt werden. Entsprechende Langzeitergebnisse liegen nicht vor.

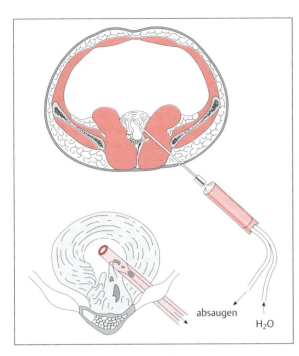

Abb. 12.**38** Perkutane Absaugung der Bandscheibe.

Die Indikation zu perkutanen Verfahren entspricht im Wesentlichen denjenigen zu offenen Verfahren. Ausgeschlossen sind hierbei jedoch alle Bandscheibenvorfälle, die in Verbindung mit knöchernen degenerativen Veränderung einhergehen: Osteochondrose, Retrospondylose, Rezessusstenose Foramenstenose.

Komplikationen der Diskektomie

Bei der Entfernung einer Bandscheibe kann es zu schwerwiegenden Komplikationen kommen: Schädigung der Nervenwurzel, eine Duraverletzung mit nachfolgender Meningozele, Venenverletzung im Spinalkanal, Perforation des Lig. longitudinale anterior mit einer Verletzung der A. iliaca, seltener der A. mesenterica inferior sowie der V. cava und vereinzelt Verletzungen von Darm und Urether.

Bei der Verletzung der Arterien erfolgt ein akuter Blutdruckabfall, weniger dramatisch bei Venenverletzungen. Auch kann es zu abnormen arteriovenösen Kurzschlussbildungen kommen.

Nota bene

Postoperativ muss der Patient unter konsequenter Beobachtung stehen, da Nachblutungen erkannt werden müssen, bevor sie zu einer irreversiblen Schädigung nervaler Strukturen geführt haben.
Beim Auftreten von akuten Schmerzen im Verlauf der postoperativen Phase und auch Monate danach denke man an eine Spondylodiszitis (Temperaturerhöhung, Entzündungsparameter).

Ergebnisse

Die Ergebnisse sind sowohl nach offener als nach perkutaner Behandlung zufrieden stellend. Voraussetzung ist jedoch eine sorgfältige Indikationsstellung und eine gewebeschonende Operationstechnik.

Rezidiveingriffe werden allgemein mit einer Häufigkeit um 5 % angegeben, wobei ein erneuter Prolaps im Bereich der vorher operierten Bandscheibe oder einer benachbarten Bandscheibe eintreten kann.

12.3.6 Syndrom des engen Spinalkanals

Definition.
Das Syndrom des engen Spinalkanals ist geprägt durch lumboischialgiforme Schmerzen, wobei es belastungsabhängig zu sensiblen Störungen (Dysästhesien) kommen kann.

Historisches. Das Syndrom wurde bereits von Gelderen 1948 und Verbiest 1949 beschrieben. Auf die Bedeutung der zusätzlich komprimierenden Faktoren bei degenerativen Veränderungen wies vor allem Ehni (1969) hin. Epstein und Malis (1955) berichteten über die Rückenmark- und Kaudakompression beim achondroplastischen Zwergwuchs bei zusätzlicher Raumbeschränkung im engem Spinalkanal. Eine eingehende Bearbeitung des Syndroms brachten Kirkaldy-Willis und McIvor (1976) sowie Walker et al.

Ätiopathogenese

Ursächlich steht eine konstitutionelle oder aber erworbene Verschmälerung des Spinalkanals im sagittalen Durchmesser und auch die Verschmälerung des transversalen Durchmessers im Vordergrund. Bei älteren Menschen kann eine Raumbeengung zusätzlich durch eine Spondylose oder aber Arthrose der Wirbelgelenke und verdickte Ligg. flava erfolgen. Dabei ist bei der Verplumpung der Gelenkfacetten eine degenerative Medialisierung und Sagittalisierung der lumbalen Gelenkfortsätze entscheidend. Hinzuweisen bleibt noch auf eine vaskuläre Störung im Sinne einer periduralen Stase (Sassaroli und Urso). Eine arterielle Ischämie hielten Blau und Logue (1961) für die Auslösung einer Schmerzsymptomatik unter körperlicher Belastung für möglich.

Klinik und klinische Diagnostik

Die Patienten berichten von brennenden sensiblen Störungen mit dem Gefühl, auf Watte zu laufen. Zunehmend kommt es zum Eingeschlafensein von Fuß, Unterschenkel und Bein. Motorisch folgen ein Schwächegefühl sowie Lähmungen infolge einer Kompression der Cauda equina.

Man unterscheidet:
- Stadium I mit einem Klaudikationsschmerz,
- Stadium II mit intermittierenden Klaudikationsparesen,
- Stadium III mit Lähmungen.

Im frühen Stadium stehen lumboischialgieforme Schmerzen mit sensiblen und motorischen Störungen (belastungsabhängig) im Vordergrund. Als weiteres Hauptsymptom gilt eine Dysbasia intermittens, die bereits von Dejerenne 1914 als neurogene Claudicatio intermittens in Analogie zur vaskulären Form beschrieben wurde. Mit einer im Laufe der Zeit immer kürzer werdenden Gehstrecke klagt der Patient über einen ein- oder beidseitig ausstrahlenden heftigen Schmerz in beide Beine, je nach Segmentbefall mono- oder meistens multisegmental, entsprechend dem Verlauf des N. ischiadicus und N. femoralis. Bei der Abgrenzung zur Diskushernie achte man vor allem auf das Fehlen der Ischiadikusskoliose, des Lasegue-Zeichens und das Fehlen von Reflexausfällen.

Beim Stadium II stehen intermittierende Klaudikationsparesen bei vorausgehenden Dysästhesien mit einem Schweregefühl und dem Gefühl einer Kraftlosigkeit im Blickpunkt. Als erstes konstantes Symptom einer Sensibilitätsstörung wird eine distal betonte, abgeschwächte Perzeption angegeben. Der ASR (Achillessehnenreflex) kann symmetrisch abgeschwächt sein, weiter kann es zur Berührungsempfindlichkeit kommen.

Das Stadium III zeigt eine chronisch progrediente Lähmung, die entweder radikulären Charakter hat oder sich im Sinne einer peripheren Neuropathie zeigt. Mit zunehmender Lähmung verschwinden die Schmerzen.

Bei der Bildgebung haben CT und MRT (Abb. 12.**39**) zur Analyse des Inhalts des Spinalkanals und der abgehenden Wurzeln größte Bedeutung (MRT).

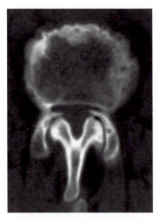

Abb. 12.**39** Enger Spinalkanal (Spinalstenose) bei raumfordernder Arthrose der Wirbelgelenke.

Therapie

Die Behandlung ist im frühen Stadium mit konservativen Maßnahmen möglich. Beim Fortschreiten der Lähmung ist jedoch die operative Dekompression und Foraminotomie über eine Hemilaminektomie bzw. Laminektomie angezeigt. Dabei müssen die Nervenwurzeln exakt freigelegt werden, sodass sie bei Austritt aus dem Spinalkanal frei zu liegen kommen.

12.3.7 Syndrom der Hüft-Lenden-Strecksteife

Definition.
Vom Syndrom der Hüft-Lenden-Strecksteife spricht man beim Vorliegen einer lordotischen Kontraktur und einer gleichzeitig bestehenden Streckstellung des Hüftgelenks. Meist findet sich auch eine seitliche Verkrümmung der Lendenwirbelsäule. Der Patient klagt über Schmerzen im Kreuz und sehr oft über ausstrahlende Schmerzen in das Bein, manchmal auch in beide Beine. Im Stehen kann der Patient sich nicht bücken und in Rückenlage lässt sich der ganze Körper steif hochheben, sodass nur noch die Schultern auf der Unterlage aufliegen (Brett-Symptom). Beim Sitzen dagegen löst sich die Strecksperre des Hüftgelenkes, die lordotische Kontraktur der Lendenwirbelsäule bleibt unverändert. Das Gangbild ist bei leicht gebeugtem Kniegelenk schiebend (Abb. 12.**40a, b**).

Historisches. Erstmalig berichtete Schramm 1933 über eine Hüft-Lenden-Strecksteife bei Kindern im Anschluss an Masern und Keuchhusten. Röntgenologisch konnten Verdichtungen und auch eine Verschmälerung eines Bandscheibenraums vorgefunden werden. Hohmann und Güntz (1937) führten die Entstehung der fixierten Lendenlordose auf einen Entzündungsreiz zurück, der von den Gelenkfortsätzen ausgehen kann und zu einer dauernden reflektorischen Anspannung des M. sacrospinalis führt. Fürmeier (1947) nannte den Symptomkomplex Hüft-Lenden-Strecksteife. Er fand die Symptome bei chronischen Entzündungen der Wirbelbögen und Gelenkfortsätze und meinte, dass das Krankheitsbild durch eine unspezifische Meningitis der spinalen Nerven im Wurzelgebiet des N. ischiadicus ausgelöst wird. Hauberg (1956), Matzen (1960) und Hipp (1961) beobachteten die Hüftlendenstrecksteife bei Tumoren im Bereich der Cauda equina, bei Wirbelentzündungen und sehr häufig bei dorsolateralen, aber auch bei median gelegenen Bandscheibenprotrusionen und beim Prolaps, die sich gar nicht selten schon vor dem 20. Lebensjahr entwickeln.

Ätiopathogenese

Hinsichtlich der Ursache und auch Entstehung der Hüft-Lenden-Strecksteife sind zahlreiche Einzelheiten noch nicht geklärt. Sie muss als ein Symptom bei verschiedenen Erkrankungen im Bereich der unteren Wirbelsäule gewertet werden.

12.3 Degenerative Erkrankungen

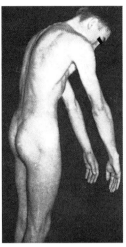

Abb. 12.40 Typische Hüftlendenstrecksteife. Charakteristisches Symptom ist eine Strecksteife (**a**), wobei beim Hochheben des gestreckten Beins der ganze Körper sich steif hochheben lässt, sodass nur noch die Schultern auf der Unterlage aufliegen (**b**).

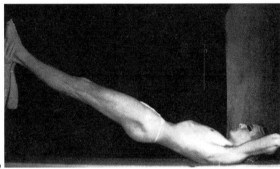

Klinik und klinische Diagnostik

Die Patienten, oft sind es Kinder oder junge Erwachsene, klagen seit mehreren Monaten über Kreuzschmerzen und ischialgieforme Schmerzen, oft in beide Beine. Der Schmerz kann sich ohne äußeren Anlass oder aber beim Verheben, bei einem Sturz auf das Gesäß oder nach Infektionskrankheiten entwickeln. Neben dem Schmerz wird der Patient durch das Symptom Einsteifung und Verkrümmung der Wirbelsäule beunruhigt. Empfindungsstörungen und Muskelausfälle sowie ein Verschwinden der Sehnenreflexe erfolgen abhängig vor allem vom Ausmaß der interspinalen Raumbeengung.

Sehr oft bleibt die Strecksteife der entscheidende Befund während der Erkrankung. Im Einzelnen sind bei der klinischen Untersuchung sämtliche Entzündungsparameter zu berücksichtigen, wie sie bei einer unspezifischen oder spezifischen Entzündung vorkommen. Eine umfassende Röntgendarstellung einschließlich einer Myelographie war früher notwendig, jetzt kann mithilfe von CT und MRT eine entsprechende Abbildung veränderter Strukturen im Bereich des Knochens und einschließlich der Cauda equina ohne Strahlenbelastung durchgeführt werden.

Therapie

Sofern sich das Syndrom der Hüft-Lenden-Strecksteife bei einer beginnenden Degeneration ohne gröbere Wurzelirritation oder Kompression einstellt, kann nach einer Beurteilung vor allem der Bandscheibe noch eine konservative Behandlung erfolgen (Wärme, Massage, NSAR).

Konservative Maßnahmen reichen meist aus, um eine Entzündung spezifischer oder unspezifischer Art zur Ausheilung zu bringen, sofern rechtzeitig eine antibiotische Behandlung und Ruhigstellung erfolgt.

Liegen jedoch hartnäckige Schmerzen und Sensibilitätsstörungen oder gar motorische Ausfälle vor, so soll nach einer entsprechenden Lokalisation die operative Entfernung der Bandscheibe durchgeführt werden. Auch nach einer erfolgreichen Operation kann die Rückbildung der Hüft-Lenden-Strecksteife Wochen, ja sogar Monate dauern.

Selbstverständlich muss, sofern eine Raumbeschränkung im Spinalkanal durch einen Tumor vorliegt, baldmöglichst die operative Behandlung eingeleitet werden. Das gleiche gilt für einen Knochentumor wie z. B. das Osteoblastom.

12.3.8 Seltene Ursachen des Kreuzschmerzes und der Lumboischialgie

Megakauda. Der kaudale Bereich des Subarachnoidalraums kann hochgradige Ausweitungen aufweisen und durch eine dadurch bedingte Raumbeengung zu dorsalen Exkavationen an den Wirbelkörpern sowie zur Abplattung der Wirbelbögen und Vergrößerung der Wirbelbogenabstände führen. Klinisch wird oft über schon Jahre andauernde Kreuzschmerzen als Folge der Stabilitätsveränderung der Wirbelsäule geklagt.

Ischialgie bei Tumoren des Beckens und am koxalen Femurende. Gutartige und bösartige Geschwülste im Bereich des Beckens (Abb. 12.**41a**), der Iliosakralgelenke und auch am koxalen Femurende können, wenn auch selten, zum Druck auf den N. ischiadicus Anlass geben, wie dies beim Tumor am Tuber ossis ischii (Abb. 12.**41b**), am Sakrum (Chordom) und bei der Knochengeschwulst am Oberschenkel der Fall ist.

Lumboischialgie bei raumfordernden spinalen Prozessen. Diese Tumoren treten zunächst oft durch radikuläre Schmerzen in Erscheinung. Es finden sich Sensibilitätsstörungen und motorische Ausfälle in den betroffenen Wurzeln. Weiter kann eine Beeinträchtigung der Blasen- und Mastdarmfunktion folgen.

Unter den raumfordernden, spinalen Prozessen entwickeln sich extradurale Raumbeengungen als gutartige Wirbeltumoren (Abb. 12.**42a–c**), selten Sarkome und häufig Karzinommetastasen. Des Weiteren findet man Gefäßfehlbildungen, Riesenzelltumoren, Lymphogranulomatose, Meningiome und Neurinome, als intradurale extramedulläre Raumbeengung das Ependymom. Letzteres führt bei einem langsamen Wachstum regelmäßig zu dorsalen Exkavationen (Abb. 12.**43a, b**).

12 Wirbelsäule

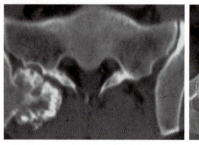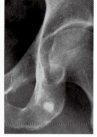

Abb. 12.41 Seltene Ursachen des Kreuzschmerzes. **a** Osteochondrom am Becken mit Iliasakralgelenksbeeinträchtigung. **b** Osteoidosteom im Sitzbein.

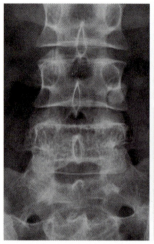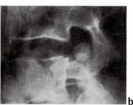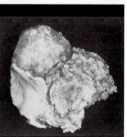

Abb. 12.42 Osteoidosteom am Wirbelgelenk am Processus articularis superior des IV. Lendenwirbelkörpers (**a**). Klinisch stand eine Hüftlendenstrecksteife im Vordergrund. Radiologisch (**b**) und am Präparat (**c**) zeigt sich am Gelenkfortsatz ein fingerkuppengroßer Tumor.

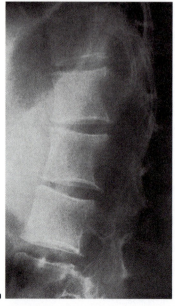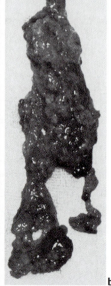

Abb. 12.43 Seltene Ursachen der Ischialgie bei intraspinalen Tumoren. **a** Ependymom mit radiologisch feststellbaren dorsalen Exkavationen auf Grund einer langsam wachsenden Raumbeengung. **b** Operationspräparat.

12.4 Besonderheiten bei entzündlichen Erkrankungen

Engl.: spinal infections.

G. Thiemel und E. Hipp

Definition.

Als **Spondylitis** bezeichnet man die entzündliche Erkrankung eines Wirbels, hervorgerufen durch Mikroorganismen (Bakterien, Parasiten und Pilze). Bei der **Spondylodiszitis** ist die Bandscheibe mit betroffen. Von einem beliebigen Eiterherd im Körper oder im Laufe verschiedener Infektionskrankheiten können pathogene Keime auf dem Blut- oder Lymphweg oder aber durch direktes Übergreifen andere Körperregionen besiedeln, so z. B. auch den Knochen. Die Erreger befallen dabei einzelne oder mehrere Wirbelkörper mit oder ohne Wirbelbögen und ihre Fortsätze.

Pathogenese

Unklar ist, unter welchen Bedingungen – sieht man von der Virulenz der Keime und der Abwehrlage des Organismus ab – eine Wirbelinfektion überhaupt manifest wird. Die pathogenen Keime schädigen den Wirbel nach einem bestimmten Grundmuster: Zerstörung von Knochengewebe, Abszessbildung, Durchbruch des Eiters in die Nachbarschaft, d. h. in die Muskulatur, in den Wirbelkanal oder unter die Haut. Die Abheilung erfolgt mit reaktiver Knochenneubildung, evtl. mit Blockwirbelbildung.

Die übliche Einteilung in eine unspezifische und spezifische Spondylitis, Spondylitis infectiosa, Spondylitis tuberculosa und die Wirbelosteomyelitis wird von Brocher 1978 zu Recht als unlogisch und verwirrend bezeichnet.

Eine sinnvolle Gliederung ist nur möglich, wenn man bei den einzelnen Formen der Spondylitis den Erreger bzw. die Infektionskrankheit zugrunde legt:
- Spondylitis tuberculosa,
- Spondylitis durch unspezifische Eitererreger,
- Spondylitis typhosa,
- Spondylitis brucellosa,
- Spondylitis luetica,
- Spondylitis durch Echinokokken,
- Spondylitis durch Mykosen,
- Spondylitis bei weiteren Infektionskrankheiten wie Masern, Scharlach, Fleckfieber, Pocken und Ruhr.

Die Spondylitis tuberculosa wird vorangestellt, weil sie in gewisser Weise Modellcharakter hat. Die pathologisch-anatomischen Details sind wegen der früheren Häufigkeit der Tuberkulose am besten erforscht und finden sich bei den übrigen Spondylitisformen prinzipiell wieder. Es folgt die Spondylitis durch banale Eitererreger, weil diese Gruppe heute mit Abstand

12.4 Besonderheiten bei entzündlichen Erkrankungen

die größte ist, nicht zuletzt als Folge der zunehmenden diagnostischen und therapeutischen Eingriffe an der Wirbelsäule.

12.4.1 Spondylitis tuberculosa

Engl.: spondylitis tuberculosa.

Definition.
Man versteht darunter eine Wirbelkörperentzündung, wie sie durch das Mycobacterium tuberculosis meist durch den humanen und selten durch den bovinen Typ hervorgerufen wird.

Historisches. An der Volksseuche Tuberkulose starben noch Anfang des letzten Jahrhunderts ein Drittel aller Erkrankten. Heute bekommt ein Arzt das Krankheitsbild nur noch selten zu Gesicht. Dieser Wandel geht auf die Entdeckung der Tuberkulostatika, auf die Schaffung tuberkulosefreier Rinderbestände in Europa und auf die Impfung zurück. Ohne tuberkulostatische Therapie ging die Spondylitis tuberculosa mit der klassischen Pott-Trias einher, nämlich Abszess, Gibbus und Lähmung. Die Erstbeschreibung erfolgte 1762.

Epidemiologie

In der ersten Hälfte des letzten Jahrhunderts waren vorwiegend Klein- und Schulkinder, später jüngere Erwachsene und schließlich ältere Patienten befallen.

Pathogenese

Der Erreger gelangt im Allgemeinen durch Tröpfcheninfektion in den Körper und verursacht einen Primärherd in der Lunge, anschließend gelangen Lymphabflussmetastasen in die Hiluslymphknoten. Ein Erregerkontakt allein bedeutet noch nicht, dass die Infektion angeht; dies hängt von der Anzahl und Virulenz der Keime sowie von der Abwehrlage des Organismus ab.

Der klinisch meistens stumme Primärherd streut im Allgemeinen nur ein- oder zweimal, wobei die Erreger in eine beliebiges Organ gelangen und dort zur Bildung eines spezifischen Herds führen können. Als Latenzzeit bezeichnet man die Zeit zwischen der Streuung (Generalisation) bzw. Herdsetzung und dem Auftreten der ersten Symptome. Für die Wirbeltuberkulose beträgt die Latenzzeit zwischen einem dreiviertel und 2 Jahren, für die Nierentuberkulose bis zu 10 Jahren. Letzteres ist insofern wissenswert, als jeder 5. Patient mit einer Skeletttuberkulose später eine Nierentuberkulose bekommt. Man achte auf Kontrolluntersuchungen der Niere!

Am häufigsten findet man die tuberkulöse Spondylitis im Bereich der Brust- und Lendenwirbelsäule (Abb. 12.**44**–12.**48**). Meist sind 2 oder auch mehrere Wirbelkörper betroffen, im Gegensatz zur unspezifischen Spondylitis. Der Wirbelkörper ist häufiger befallen als die Wirbelbögen mit seinen Fortsätzen. Die Ausbreitung der Tuberkulose kann aber auch per continuitatem in die Wirbelsäule erfolgen, wie es von Pszolla et al. 2000 beschrieben wurde. Meist werden 2 benachbarte Wirbelkörper mit Tuberkelbazillen besiedelt, am häufigsten der 2. und 3. Lendenwirbelkörper und der 9. und 10. Brustwirbelkörper. In 4 % der Fälle liegt ein multipler Befall vor. Dabei liegen die Herde beim Kind mehr in den vorderen Abschnitten des Wirbelkörpers und beim Erwachsenen mehr in Bandscheibennähe, im Bereich der vorderen Wirbelkante, können aber auch seitlich und dorsal gelegen sein. Beim Fortschreiten der Spondylitis kann es

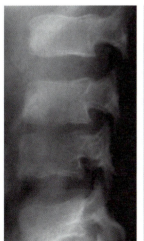 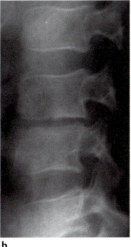 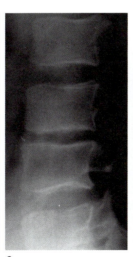 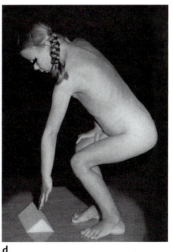

a b c d

Abb. 12.**44a–d** Spondylitis tuberculosa am 3. und 4. Lendenwirbelkörper, 12-jährige Patientin.
Bereits Osteodestruktion am 3. und 4. Lendenwirbelkörper mit Bandscheibenverschmälerung. Nach einer halbjährigen tuberkulostatischen Behandlung kein Fortgang der Destruktion. 2 Jahre danach Ausheilung, lediglich mit Bandscheibenverschmälerung. Beachte: typische Schonhaltung der Wirbelsäule als frühes Zeichen beim Aufheben von Gegenständen sowie Abstützung mit der Hand am Oberschenkel (Steifhaltung der Wirbelsäule).

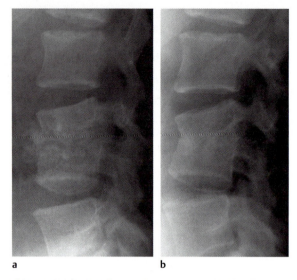

Abb. 12.**45a, b** 18-jährige Patientin mit ausgedehnter Destruktion des 3. und 4. Lendenwirbelkörpers mit schon geringer Achsenabweichung. Behandlung mit Tuberkulostatika und Ruhigstellung. Zweieinhalb Jahre später knöcherne Ausheilung.

infolge einer Wirbelkörperdestruktion bei einer vorderen Lage des Herds zur Keilwirbelbildung kommen. Bei einer seitlichen Lage ist die Entstehung einer Skoliose möglich und bei einer dorsalen Lage die Beeinträchtigung von Nerven und Rückenmark (Querschnittlähmung). Insgesamt gesehen rechnet man mit neurologischen Ausfällen bei mehr als einem Drittel der Spondylitiker. Diese neurologischen Befunde können sich reversibel gestalten. Eine Früherfassung der Lage der Wirbeldestruktion ist entscheidend und kann im Computer- und Kernspintomogramm entsprechend erfolgen.

Es bleibt darauf hinzuweisen, dass eine evtl. Frühlähmung auch durch ein kollaterales Ödem entstehen kann. Sie ist prognostisch günstiger als eine Spätlähmung. Letztere erfolgt nach langjährigem Verlauf und Einengung des Spinalkanals (Hipp & Decker 1959).

Nach der Ansiedlung der Erreger kommt es zu einer umschriebenen Knochenmarknekrose und über die Exsudation zur sog. Verkäsung. Es kann aber auch unmittelbar das spezifische Granulom, „der Tuberkel", entstehen. Danach erfolgt die Einschmelzung zum Abszess, der nach Perforation in die Umgebung eine Knochenkaverne zurücklässt. Die ausgehöhlten Wirbelkörper brechen zusammen und können schließlich zu einem Wirbelblock verschmelzen. Wegen der überwiegend ventral gelegenen Herde hat der Zusammenbruch mehrerer Wirbel einen Gibbus zur Folge. Eine Gibbusbildung, die am ausgeprägtesten an der Brustwirbelsäule ist, geht immer auf eine tuberkulöse Erkrankung im Kindesalter zurück, sofern angeborene Fehlbildungen ausscheiden. Über die Herde im Wirbel und die Abszesswege s. Abb. 12.**46b**. Der Abszess kann im Halswirbelsäulenbereich retropharyngeal liegen. Im Brustwirbelsäulenbereich sammelt sich der Eiter vor dem straffen vorderen Längsband und bleibt stationär. Im Lendenwirbelsäulenbereich fließt der Eiter seitlich in die Weichteile oder senkt sich in die Psoasscheide ab und tritt als Senkungsabszess unterhalb des Leistenbands unter die Haut.

Grundsätzlich können Abszesse schrumpfen und verkalken oder sich durch eine Fistel entleeren. In der vortuberkulostatischen Ära lag die Abszesshäufigkeit bei 90%.

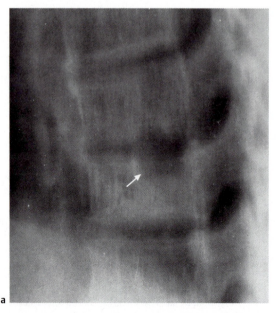

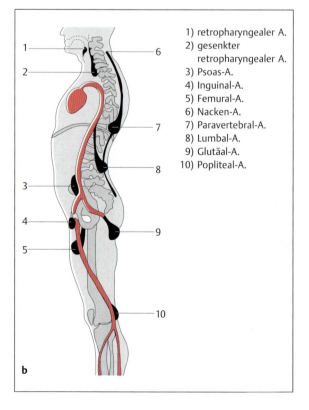

1) retropharyngealer A.
2) gesenkter retropharyngealer A.
3) Psoas-A.
4) Inguinal-A.
5) Femural-A.
6) Nacken-A.
7) Paravertebral-A.
8) Lumbal-A.
9) Glutäal-A.
10) Popliteal-A.

Abb. 12.**46** Typische Osteodestruktion bei einer Spondylitis tuberculosa am 5. und 6. Brustwirbelkörper bei einem 58-jährigen Patienten (**a**). Beachte: dorsale Lage des Herds mit Perforation in den Spinalkanal und Rückenmarkbeeinträchtigung.
Schematische Darstellung von Abszessbildung bei Spondylitis tuberculosa (**b**).

12.4 Besonderheiten bei entzündlichen Erkrankungen

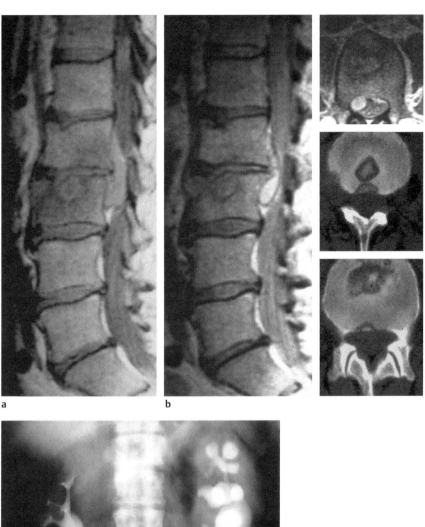

Abb. 12.**47a–f** Spondylitis tuberculosa im 3. und 4. Lendenwirbelkörper bei einem 51-jährigen Patienten (1997). Bei einer ersten Röntgenuntersuchung wurden alio loco degenerative Veränderungen als Ursache der Schmerzen angenommen. 3 Monate später zeigt sich bei der stationären Aufnahme eine ausgedehnte Destruktion im 3. Lendenwirbel, die dorsal gelegen ist. Im Kernspintomogramm wird die Abszessbildung im Spinalkanal deutlich. Gleichzeitig besteht eine Nierentuberkulose links.

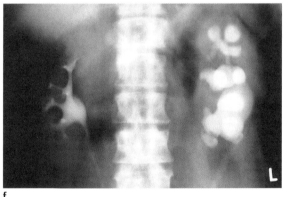

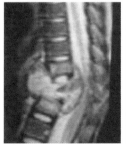
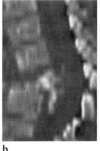
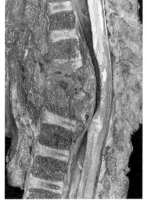

Abb. 12.**48a–c** Spondylitis tuberculosa im 7. und 8. Brustwirbelkörper bei einer 3-jährigen Patientin (Aussiedlerin aus Russland, 1997). Fortgeschrittene Destruktion der Wirbelkörpers mit Gibbusbildung und einem großen Abszess, der sich nach ventral erstreckt sowie nach dorsal in den Spinalkanal (Rückenmarkbeeinträchtigung). Das Kernspintomogramm lässt eine genaue Lokalisation der tuberkulösen Destruktion einsehen (**a, b**). **Beachte** zum Vergleich ein Röntgenbild und Präparat eines ähnlichen Verlaufs einer tuberkulösen Entzündung im 7. und 8. Brustwirbelkörper mit Osteodestruktion und Abszessbildung sowie Rückenmarkschädigung, wie sie noch vor etwas mehr als 50 Jahren ohne tuberkulostatische Behandlung sich entwickelte und zum Tode führte (**c**).

Klinik und klinische Diagnostik

Beschwerden und Verlauf sind zu Beginn uncharakteristisch. Bei der Skeletttuberkulose ist das Allgemeinbefinden weniger gestört als bei einer Organtuberkulose. Geklagt wird über schnelle Ermüdbarkeit, Appetitlosigkeit und Gewichtsverlust sowie Nachtschweiß und bei Kindern über eine mangelnde Spiellust. Diese Symptome ebenso wie subfebrile Temperaturen müssen aber nicht vorhanden sein. Dies gilt auch für die einfachen Laborparameter. Die BKS kann mäßiggradig erhöht sein; eine Lymphozytose ist bereits ein wichtiger Hinweis auf eine Tuberkulose.

Bei Kindern können die klinischen Symptome irreführend sein, so z. B. können Schmerzen im Ober- oder Unterbauch, bei Kindern ohnehin nicht selten, Anlass für eine Lapratomie sein, während sich später herausstellt, dass es sich um Ausstrahlungsschmerzen gehandelt hat, die von einer beginnenden Spondylitis herrühren.

Bei zervikaler oder lumbaler Lokalisation können Ausstrahlungsschmerzen in Arme oder Beine andere Krankheitsbilder vortäuschen; dies gilt auch für thorakale Gürtelschmerzen. Retropharyngeale Abszesse haben Schluckbeschwerden, Abszesse in der Psoasloge eine Hüftbeugekontraktur zur Folge.

Laboruntersuchungen

Ist der Tuberkulintest negativ, so spricht dies gegen eine Tuberkulose. Der positive Test sagt bekanntlich nur aus, dass der Körper sich mit dem Tuberkelbazillus auseinandergesetzt hat oder es noch tut. Beweisend für eine Tuberkulose ist der Nachweis von säurefesten Stäbchen im Sputum und der Erregernachweis durch die Blutkultur.

Die Anzüchtung der Tuberkelbazillen mit den üblichen Kulturmethoden benötigt 1–2 Monate, wohingegen dies mit radiochemischen Verfahren in Kombination mit dem Genprobetest in 1–3 Wochen erfolgen kann. Eine evtl. notwendig werdende Schnelltestung z. B. bei der Meningitis tuberculosa kann durch den speziellen gaschromatographischen Mykolsäuretest stattfinden.

Bildgebende Verfahren

Bildgebende Verfahren lassen z. B. im Röntgenbild erst nach einem Vierteljahr eine unscharfe Konturierung der einander zugewendeten Deck- und Grundplatten erkennen. Die Verschmälerung des Intervertebralraums erfolgt später, nachdem der Prozess auf die Bandscheibe übergegriffen hat. Schichtaufnahmen zeigen am ehesten das Ausmaß der Zerstörung, das etwa im 2. Jahr nach der Erkrankung das Maximum erreicht hat. Reaktive Veränderungen als Ausdruck der beginnenden Konsolidierung kamen früher erst im 2. und 3. Krankheitsjahr zur Darstellung. Jetzt kann bei rechtzeitigem Beginn der tuberkulostatischen Behandlung nach dieser Zeit bereits eine Ausheilung der Tuberkulose erreicht werden (s. Abb. 12.**44**). Auch bei später Diagnose mit ausgedehnter Destruktion und schon eingetretener Achsenveränderung kann mit entsprechender Therapie eine Ausheilung nach 1–2 Jahren erfolgen (s. Abb. 12.**45**).

Heute soll beim geringsten Verdacht einer tuberkulösen Wirbelentzündung die CT und MRT Anwendung finden, da im Computertomogramm selbst kleine Strukturveränderungen erkannt werden können und der Befall der Wirbelbogenwurzeln z. B. und die Beschaffenheit der posterioren Lamina sich darstellen lassen (posteriore Instabilität!). Im Kernspintomogramm ist die Wirbelsäule und das Rückenmark umfassend zu beurteilen. Einengungen und Kompressionen des Rückenmarks durch eine Knochenverlagerung und auch Granulationen selbst um die Nervenwurzeln sind auszumachen. Eiteransammlungen nach kaudal sind im Detail zu beurteilen (Senkungsabszess; s. Abb. 12.**46**). Eine Beeinträchtigung des Rückenmarks im Verlauf einer Wirbeltuberkulose bereitet nach wie vor besondere Probleme. Bei einer dorsal gelegenen Destruktion kann es sehr früh zur Perforation in den Spinalkanal kommen und eine Raumbeengung mit einer entsprechenden Symptomatik erfolgen (s. Abb. 12.**46**). Auch können mehrere Herde im Wirbelkörper gelegen sein (s. Abb. 12.**47**) und bei dorsaler Lage frühzeitig in den Spinalkanal einbrechen. Außerordentlich umfangreiche Destruktionen durch eine Wirbeltuberkulose finden wir auch heute noch z. B. bei Aussiedlern aus dem Osten, mit einem ähnlichen Ausmaß wie es von alters her bekannt ist.

Therapie

Ohne Tuberkulostatika dauerte die Behandlung mehrere Jahre. Sie galt als erfolgreich, sobald eine solide Knochenblockbildung erfolgt war und weder ein Abszess noch eine Fistel vorlag. Heute dagegen dauert die Ausheilung bei einer Früherkennung und sofortiger konservativer Behandlung etwa 1 bis 1 1/2 Jahre (Viererkombination von Isoniacid, Rifampicin, Ethambutol und Pyrazinamid).

Ein operatives Vorgehen ist angezeigt, wenn große Destruktionen und Abszessbildungen vorliegen sowie akut bei Auftreten von neurologischen Symptomen (s. Abb. 12.**46**–12.**48**). Nachfolgend ist die Defektüberbrückung mit Eigenspongiosa erforderlich.

Prognose

Eine Spondylitis tuberculosa kann heute bei frühzeitiger und gezielter Therapie mit einem weitgehend funktionstüchtigen Wirbelsegment und erhaltener Bandscheibe erreicht werden (s. Abb. 12.**44**). Achsenabweichungen (Gibbus) müssen unbedingt vermieden werden. Ggf. ist sekundär eine Rekonstruktion erforderlich.

12.4.2 Spondylitis durch unspezifische Eitererreger

Definition.
Verschiedene Eitererreger verursachen eine pyogene Infektion an einem, selten an mehreren Wirbeln, wobei der Staphylococcus aureus in mindestens einem Drittel der Patienten der häufigste Erreger ist, gefolgt vom Streptococcus. Seltener als diese grammpositiven Erreger sind es grammnegative: koliforme Bakterien, Pyocyaneus- und Proteusbakterien.

Pathogenese

Pathologisch anatomisch erfolgt die Keimaussaat vom primären Eiterherd hämatogen oder durch Fortleitung. Bevorzugt ist die Brust- und Lendenwirbelsäule, aber auch die Halswirbelsäule kann betroffen sein. Die Entzündung findet man meist im Wirbelkörper, seltener am Wirbelbogen. Vom Wirbelbogen aus ist ein Übergreifen auf die Formina intervertebralia oder den Wirbelkanal möglich. Wie bei der Spondylitis tuberculosa können sich paravertebrale oder gluteale „heiße" Abszesse bilden. Eine Staphylokokkenosteomyelitis des Wirbelbogens gilt als besonders gefährlich und kann, wenn der Abszess in den Wirbelkanal einbricht, einen tödlichen Verlauf nehmen.

Klinik und klinisches Bild

Die Verwertung der Anamnese erleichtert die Diagnose wesentlich. Der Verdacht auf eine *endogene, pyogene Spondylitis* ist gegeben, wenn in zeitlicher Nähe zu einer Organerkrankung plötzlich Rückenschmerzen auftreten (Cholezystitis, urogenitale Infektionen, gynäkologische Erkrankungen, Pneumonie und Angina).

Der Verdacht einer unspezifischen Spondylitis liegt noch näher, wenn eine akute Rückensymptomatik z. B. nach einer eiternden Fingerverletzung auftritt (exogene Form der Wirbelentzündung).

Gleiches gilt für kurz vorher erfolgte Wirbelsäulenoperationen. Bereits wenige Tage nach solchen Ereignissen können Fieber, Schüttelfrost und vom Rücken ausgehende Schmerzen eine eitrige Spondylitis ankündigen. Man spricht von der „neuen Krankheit" und meint damit die *exogene pyogene Spondylitis* nach invasiven Verfahren wie Lumbalpunktion, Myelographie, perkutane Diskektomie und paravertebrale Infiltrationen.

Der akute Verlauf bei dieser Erkrankung ist richtungsweisend, er kann im Extremfall dramatisch sein und tödlich ausgehen, bevor die Diagnose gestellt wird. Man beachte hohes Fieber, starke Ruhe- und Bewegungsschmerzen an umschriebener Stelle des Rückens. Eine Strecksteife und Wurzelirritationen gehören gelegentlich zum Krankheitsbild. Die BKS-Reaktion ist stark erhöht, des Weiteren die Leukozyten.

Hinzuweisen bleibt noch auf eine seltenere protrahiert verlaufende Form der pyogenen Spondylitis, wobei eine schwächere Ausprägung der Symptomatik vorliegt (subakute oder blande Osteomyelitis).

Bildgebend findet man bereits nach wenigen Wochen kleine, schnell fortschreitende Einschmelzungsherde im Wirbelkörper, gefolgt von einer Verschmälerung des Intervertebralraums. Herde im Wirbelbogen sind im Röntgenbild schwer zu erfassen. Schon sehr früh bringt die MRT wichtige Befunde, die auf eine Entzündung im Wirbelkörper hinweisen, sodass diese diagnostische Maßnahme und auch Verlaufskontrollen im Vordergrund stehen müssen.

Therapie

Therapeutisch ist eine baldmögliche gezielte antibiotische Behandlung notwendig, wobei unter allen Umständen der Erregernachweis zu fordern ist (Wundabstrich, Blutkultur, Abszesspunktion). Neben der antibiotischen Behandlung, die in der Anfangsphase unbedingt stationär erfolgen soll, vor allem bei hochseptischem Verlauf, ist weiterhin die Ruhigstellung in einer Liegeschale oder in einem Kunststoffkorsett sinnvoll.

Ggf. ist eine operative Ausräumung notwendig, sofern eine Abszessbildung bei spätem Beginn der antibiotischen Behandlung vorliegt.

Prognose

Bei einer frühzeitig beginnenden, gezielten antibiotischen Behandlung kann die Ausheilung mit teilweise erhaltener und begrenzt leistungsfähiger Bandscheibe zu erreichen sein (Abb. 12.**49a**). Bei ungünstigem Verlauf kann es zu einer den Bandscheibenraum überbrückenden Spangenbildung kommen oder aber zur Totalverblockung des betroffenen Segments (Abb. 12.**49b**).

12.4.3 Spondylitis typhosa und Spondylitis brucellosa

Zu den Spondylitiden, die im Gefolge von Infektionskrankheiten am häufigsten auftreten, gehören die Spondylitis beim Typhus und die Spondylitis beim Morbus Bang.

12.4.3.1 Typhöse Spondylitis

Man weiß, dass die typhöse Wirbelkörperentzündung, bei der häufig eine Keimabsiedlung der Bakterien ins Knochenmark stattfindet, nur selten eine Spondylitis entstehen lässt. Es kommt wohl nur zur Ausbildung von mikroskopisch kleinen, später vernarbenden Herden, die klinisch nicht in Erscheinung treten. Die Wirbelsäule steht bezüglich knöcherner Absiedelungen an zweiter Stelle. Die Erkrankung selbst äußert

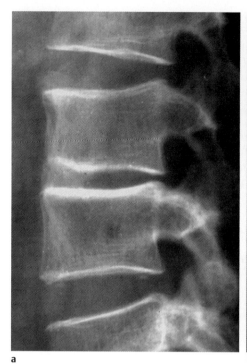 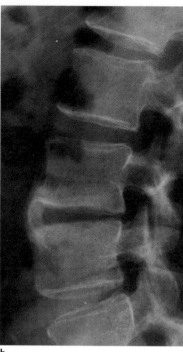

Abb. 12.**49** Ausheilungsbefunde bei einer bakteriellen Spondylitis bei frühzeitig begonnener, gezielter antibiotischer Behandlung.
a Zurückgeblieben ist lediglich eine geringe Bandscheibenverschmälerung sowie ein kleiner, unten und vorne gelegener Knochendefekt am 3. Lendenwirbelkörper.
b Spangenbildung zwischen dem 3. und 4. Lendenwirbelkörper nach einer unspezifischen Spondylitis (konservative Behandlung).

sich als „Fieber mit subakutem Verlauf". Die Latenzzeit zwischen Allgemeinerkrankung und manifest werdender Spondylitis ist starken Schwankungen unterworfen. Die Beschwerden bestehen zunächst in diffusen Rückenschmerzen in Ruhe und bei Bewegung, allmählich entsteht eine schmerzhafte Zwangshaltung, begleitet von einem lokal auszulösendem Druckschmerz.

Pathologisch anatomisch liegen die Erkrankungsherde in der Wirbelkörperspongiosa zweier benachbarter Wirbel nahe der Grund- und Deckplatte. Diese brechen in die Bandscheibe ein und bereiten somit den späteren knöchernen Durchbau im Sinne eines Blockwirbels vor. Typisch für die typhöse Spondylitis ist das Fehlen eines Abszesses. Überbrückende Knochenspangen können entstehen.

Unter den bildgebenden Verfahren erlangt die CT und MRT größte Bedeutung. Knochendestruktionen sind frühzeitig zu erfassen, desgleichen Entzündungsreaktionen im Wirbel und dessen Umgebung.

Labormäßig ist der Nachweis von Typhusbazillen durch den Agglutinationstest zu erhärten.

Therapeutisch steht die antibiotische Behandlung im Vordergrund. Im akuten Stadium kann die Ruhigstellung im Kunststoffverband und später evtl. im Stahlstoffkorsett Schmerzerleichterung bringen. Die Dauer der Erkrankung beträgt insgesamt bis zu 1 1/2 Jahren.

Die Prognose ist im Allgemeinen gut, Rezidive sind jedoch möglich. Beachtenswert ist, dass nicht selten ein durch eine typhöse Spondylitis entstandener Blockwirbel später als Zufallsbefund entdeckt wird. Es ist anzunehmen, dass dabei die akute Typhuserkrankung und der Wirbelsäulenbefall zeitlich zusammengefallen sind und die Wirbelsäulensymptome übersehen wurden.

12.4.3.2 Spondylitis brucellosa

Die Spondylitis brucellosa (Morbus Bang, Maltafieber) ist eine Infektionskrankheit, die bei Ziegen und Schafen durch Brucella melitensis hervorgerufen und auf den Menschen durch rohe Milchprodukte übertragen wird. Die erst Beobachtung stammt aus Malta aus dem Jahre 1887. Der Erreger wurde von Bruce erstmals beschrieben.

Die Brucellose ist eine ernste Allgemeinerkrankung, bei der auch Knochen- und Gelenkaffektionen auftreten können sowie eine Spondylitis, die meist 2–3 Monate nach der Infektion in Erscheinung tritt.

Die Brucellose tritt häufig im Mittelmeerraum und in Südamerika auf, in Deutschland ist sie selten anzutreffen. Gefährdet ist ein beruflich exponierter Personenkreis (Tierärzte, Metzger) und Personen, die nach längerem Aufenthalt in entsprechenden Ländern an einer zunächst unklaren, fieberhaften Allgemeinerkrankung leiden (Rückenbeschwerden!).

Die Brucellose als Allgemeinerkrankung ist von einem zyklischen Fieber begleitet: „undolant fever". Die Erkrankung kann akut oder chronisch verlaufen. Beim Befall der Wirbelsäule sind die Schmerzen auffallend stark, vor allem bei Nacht. Sie strahlen von der Wirbelsäule in den Rumpf und die unteren Extremitäten aus. Die neurologischen Symptome reichen von Wurzelirritationen bis zu einem Querschnittsyndrom, auch eine Meningoenzephalitis ist möglich. Zur bevorzugten Lokalisation zählt die Lendenwirbel-

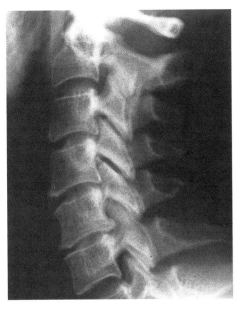 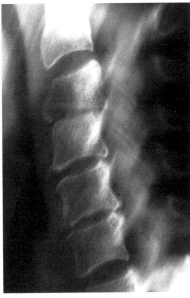

Abb. 12.**50** Spondylitis brucellosa bei einer 58-jährigen Patientin. Mehrere Monate lang Behandlung von Nackenschmerzen bei bestehender Osteochondrose im Segment C5–C6. Jetzt, 12 Monate später, fortgeschrittene Osteodestruktion des 3. Halswirbelkörpers ventral.

säule, aber Hüft-, Kreuz- und Darmbeingelenke können auch befallen sein. Beim Verdacht der Brucellose soll die Diagnose durch den Erregernachweis (Sternalpunktat) vorgenommen werden.

Die bildgebenden Verfahren CT und MRT zeigen Einzelheiten des Wirbelbefalls und das Ausmaß der Knochendestruktion (Abb. 12.**50**; randständige Usuren des Wirbelkörpers). Auch können die Wirbel- und Iliosakralgelenke Veränderungen zeigen.

Therapeutisch bringen ruhig stellende Maßnahmen, früher in der Gipsliegeschale, heute durch Kunststoffkorsette, eine Schmerzerleichterung. Entscheidend ist die gezielte antibiotische Behandlung mit Tetracyclin und Gentamycin.

12.4.4 Weitere Spondylitiden

Hinzuweisen bleibt noch auf die **Spondylitis luetica** bzw. **syphilitica** (selten), die bevorzugt die Halswirbelsäule befällt und zu einer für die Lues typischen „gummösen" Einschmelzung und Destruktion des Wirbels führt (Elfenbeinwirbel).

Bei der **Echinokokkusspondylitis**, die ebenfalls selten ist, kann der Wirbelkörper primär befallen sein oder aber durch ein Übergreifen des Echinokokkusherds auf den Wirbel erfolgen. Als Hauptlokalisation ist der mittlere Brustwirbelsäulenbereich anzugeben. Echinokokkusblasen können in den Wirbelkanal einbrechen und neuralgieforme Schmerzen und evtl. einen Querschnitt hervorrufen. Therapeutisch ist oft die operative Intervention nicht zu umgehen.

Unter den Spondylitiden, die durch Mykosen (selten) hervorgerufen werden, ist die **Aktinomykose** (Strahlenpilzkrankheit) als Pseudomykose zu nennen, die vor allem die mittlere Brustwirbelsäule befällt. Mykotische Primärherde liegen vor allem meist in der Lunge.

Als Pilzinfektionen sind die **Aspergillose** (Schimmelpilz), die **Kandidose** (Candida albicans) und auch die **Kokzidiose** (Coccidioidis immites) zu nennen, die bevorzugt bei Patienten mit einem beeinträchtigten Immunsystem zu beobachten sind, aber auch nach selektiven operativen Eingriffen (Bandscheibenoperationen) vorkommen. Die Diagnose wird oft erst verspätet gestellt. Dies wirkt sich auf das Behandlungsergebnis meist negativ aus (Frazier et al. 2000). Von Kushwaha et al. (1996) wurden über 25 Patienten mit einer Kokzidiodose (größte Zahl der Beobachtungen) und einem therapeutischen Erfolg mit Amphotericin B berichtet, wobei nur 3 der 25 Patienten starben. Nach Frazier bewährte sich i.v. Amphitericin in einer Dosis von 1,0–3,95 g, mit Ausnahme bei Patienten mit einer Erkrankung mit dem Erreger Petriellidium boydii, bei denen intravenös Miconazol und oral Ketoconazol Anwendung fanden. Regelmäßig waren operative Eingriffe zur Herdsanierung notwendig.

12.5 Besonderheiten bei Wirbeltumoren

R. Burgkart, W. Plötz, R. Schelter, R. Gradinger und E. Hipp

An der Wirbelsäule beobachten wir sämtliche Tumoren, benige, semimaligne und maligne wie auch „tumor-like lesions". Man findet benigne extradurale Geschwülste, das Hämangiom, Osteoidosteom (Abb. 12.**51**), Osteoblastom, Chondroblastom sowie semimaligne Geschwülste, zu denen man zum Teil den Riesenzelltumor an der Wirbelsäule rechnen muss. Das Chordom (s. Abb. 12.**55**) und auch die malignen Knochentumoren Chondro-, Osteo-, Ewing- und Fibrosarkom sind selten. Das Plasmozytom dagegen ist häufig in der Wirbelsäule lokalisiert (Schajowicz; Dahlin und Unni). Selten wiederum finden sich „tumor-like lesions" wie die aneurysmatische Knochenzyste (Abb. 12.**52a–c**) und das eosinophile Granulom.

Dagegen zählt für die **sekundären malignen Tumoren**, nämlich die Metastasen, die Wirbelsäule nach Leber und Lunge zum dritthäufigsten Manifestationsort (Abb. 12.**53a–c** und 12.**54a–f**).

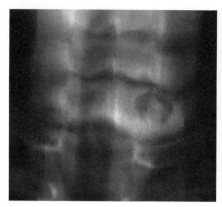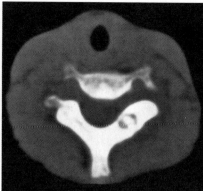

Abb. 12.**51** Osteoidosteom im Wirbelbogen (16-jähriger Patient), charakteristischer runder Defekt mit Nidus.
Abb. R. Gradinger, R. Burgkart in „Die Wirbelsäule" von A. v. Strempel, Thieme 2001.

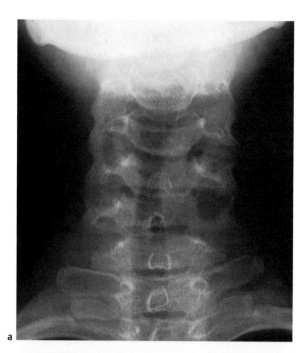

Abb. 12.**52** Aneurysmatische Knochenzyste im 6. Halswirbelkörper (13-jährige Patientin).
a In der a.–p. Aufnahme ist eine Osteodestruktion des Processus transversus und Corpus vertebrae im 6. Halswirbelkörper links nachzuweisen.
b In der T-2-Wichtung stellt sich die Läsion signalreich dar (hoher Flüssigkeitsgehalt). Beachte: Die A. vertebralis zeigt sich als signalarme punktförmige Struktur. Sie wird von medial spangenförmig umwachsen.
c Im Weichteilfenster der CT verhält sich die aneurysmatische Knochenzyste überwiegend hypointens, mit einem dünnen hyperintensen Randsaum.
Abb. R. Gradinger, R. Burgkart in „Die Wirbelsäule" von A. v. Strempel, Thieme 2001.

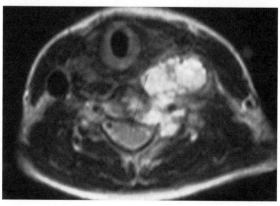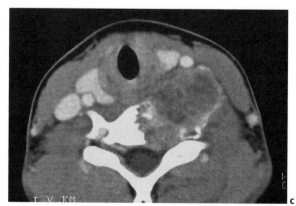

12.5 Besonderheiten bei Wirbeltumoren

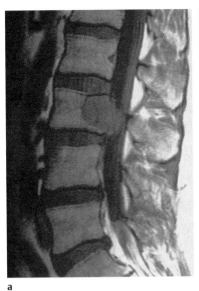
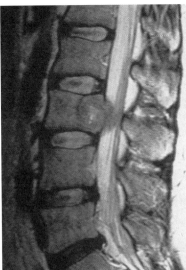
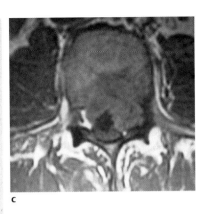

Abb. 12.**53** Metastase eines Hämangioperytoms am 3. Lendenwirbelkörper (36-jährige Patientin).
a Die sagittale T-1-gewichtete MRT-Übersicht zeigt die Abgrenzung des Malignoms in den dorsalen Anteilen des Wirbelkörpers.
b In der T-2-Wichtung (Myelographieeffekt) lässt sich die Tumorausdehnung im Spinalkanal beurteilen.
c Weiter zeigt die axiale Schnittebene deutlich ein Umwachsen des Kaudasacks.
Abb. R. Gradinger, R. Burgkart in „Die Wirbelsäule" von A. v. Strempel, Thieme 2001.

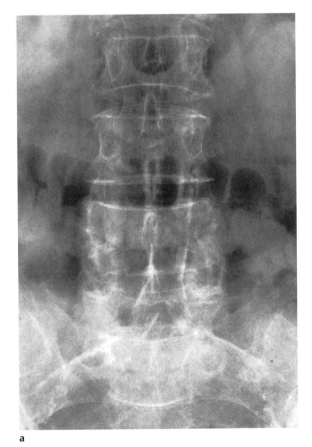
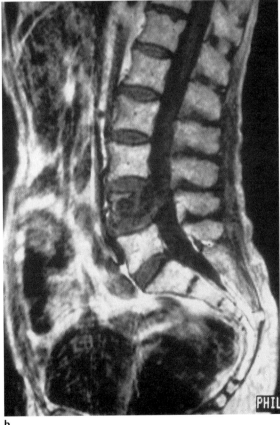

Abb. 12.**54** Metastase eines Bronchialkarzinoms im 4. Lendenwirbelkörper (60-jährige Patientin).
a Im Röntgenbild.
b Im Kernspintomogramm.   Fortsetzung **c–f**, Seite 422

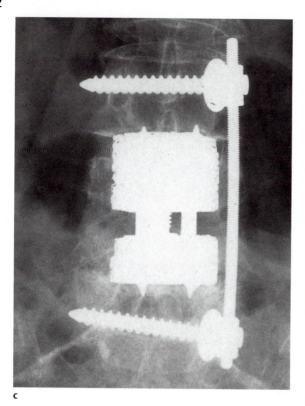
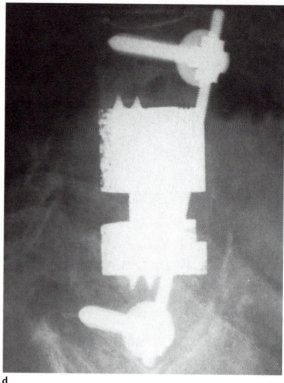
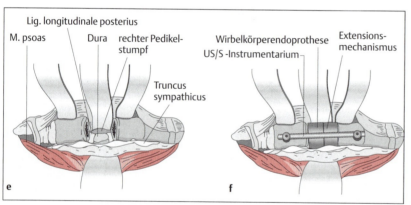

Abb. 12.**54** Metastase eines Bronchialkarzinoms im 4. Lendenwirbelkörper (60-jährige Patientin).
c, d Die postoperative Röntgenuntersuchung zeigt eine Rekonstruktion mit einer Wirbelkörperprothese einschließlich Zuggurtungsosteosynthese.
e, f Schematische Darstellung nach Resektion des Wirbelkörpers und der nachfolgenden Implantation einer Wirbelkörperprothese
(aus R. Gradinger und R. Burgkart in „Die Wirbelsäule" von A. v. Strempel, Thieme 2001).

Ätiologie und Pathogenese

Bei den Metastasen handelt es sich um hämatogene Absiedlungen von Tochtergeschwülsten verschiedener Organe. Pathophysiologisch gesehen gelangen diese Tumorembolien über das Gefäßsystem in die Wirbelsäule, wobei Leber und Lunge als kapillares Filtersystem als erstes betoffen werden. Die Metastasierung in das medulläre Knochensystem folgt entweder nach Passage des kapillaren Betts von Leber oder Lunge mit anschließender Absiedlung von Tumorembolien in das intramedulläre Knochensystem oder aber unter Umgehung dieser beiden Filtersysteme durch direkte Absiedlung in das Knochensystem der Wirbelsäule. Für die 3 häufigsten Primärtumoren gibt es entsprechende direkte Wege zur Wirbelsäule. Lungentumoren können direkt über die segmentalen Arterien der einzelnen Wirbelkörper diese erreichen und zu Metastasen vorwiegend im Bereich der Wirbelkörper führen. Absiedlungen von Karzinomen der Mamma, des Gastrointestinaltrakts und der Prostata können die Wirbelsäule über eine direkte Kommunikation mit dem paravertebralen Venenplexus, welcher von Badson beschrieben wurde, erreichen. Venenabflüsse der Mamma kommunizieren über den Weg der V. azygos mit dem paravertebralen Plexus in der Thoraxregion, Venenabflüsse der Prostata entsprechend mit dem Venenplexus des Beckens in der Lumbalregion. Eine Umkehr des Blutflusses über den von Badson beschriebenen Venenplexus konnte durch das Valsalva-Mannöver beschrieben werden, wodurch die direkte Tumorembolisation in die Wirbelsäule stattfinden kann.

Ein 2. wesentlicher Faktor für die Häufigkeit von Wirbelsäulenmetastasen liegt möglicherweise darin, dass Tumorembolien biochemisch und hämodynamisch günstige Bedingungen im feinen Netzwerk der Wirbelsäulenspongiosa finden, um hier weiter wachsen zu können (Harrington).

Weitere biochemische Untersuchungen weisen darauf hin, dass *tumorspezifische intrinsische Faktoren* ein Wachstum speziell im knöchernen System der Wirbelsäule begünstigen (Galasko 1981).

Klinik und klinische Diagnostik

Bei Wirbelsäulenmetastasen klagen Patienten nicht selten über monatelang bestehende Kreuz- und Rückenschmerzen. Anamnestisch gesehen ist der Wirbelsäulentumor, bevorzugt im Bereich der Wirbelbogenwurzel gelegen, häufig das erste Symptom eines Tumorleidens, d. h. der Primärtumor ist noch nicht bekannt. Beim Verdacht eines metastatischen Geschehens muss eine intensive Suche nach dem Primärtumor erfolgen. Der Schmerz bei Metastasen entsteht vorwiegend durch eine Kortikalisarrosion und später durch Spontanfrakturen des destruierten Wirbels. Weiter zählen radikuläre Symptome zu frühen Zeichen des Tumorwachstums. Rückenmark- bzw. Cauda-equina-Kompressionen mit nachfolgenden Teil- oder vollkommenen Lähmungen sind zu beobachten. Nicht selten vergehen zwischen dem Beginn der neurologischen Störung und einer Querschnittsymptomatik weniger als 24 Stunden. Kommt es vorwiegend zu einer Kompression der Hinterstränge, so werden vorrangig Störungen der Tiefensensibilität bis hin zur spinalen Ataxie mit Gangstörungen ausgelöst. Dabei kann es auch zu einem Verlust der epikritischen Sensibilität für Berührung und Vibration auf der betroffenen Seite kommen und schließlich können sich im weiteren Verlauf Störungen der Temperatur- und Schmerzempfindungen auf der Gegenseite einstellen, wenn es zu einer Beteiligung des Vorderseitenstrangs aufgrund des progredienten Wachstums kommt. Als besonders alarmierende Symptome gelten Störungen der Blasen-, Mastdarm- sowie Sexualfunktion.

Da ja primäre maligne Tumoren im Bereich der Wirbelsäule selten sind, muss beim Verdacht eines malignen Wachstums vermutet werden, dass es sich um einen metastatischen Prozess handelt. Harrington stellt 1988 fest, dass Karzinommetastasen 40-mal häufiger als alle übrigen Knochentumoren zusammen auftreten. Es wird geschätzt, dass ca. 50–70 % aller Karzinompatienten Skelettmetastasen entwickeln und dass bei Frauen der Brustkrebs mit 85 % angegeben wird (Jaffe).

Hinzuweisen bleibt, dass das Alter des Patienten einen wesentlichen Hinweis auf die zu erwartende Tumorentität und die Dignität gibt. Bei der Hauptgruppe der Metastasen besteht ein Inzidenzmaximum zwischen der 5. und 7. Lebensdekade, d. h. bei einem Patienten mit einem fraglichen malignen Tumor jenseits des 40. Lebensjahrs ist mit größter Wahrscheinlichkeit mit einem metastatischen Geschehen zu rechnen. Schließlich spricht eine Tumorlokalisation in den posterioren Anteilen des Wirbelkörpers typischerweise für eine benigne Läsion, während in den anterioren Anteilen, mit Ausnahme des Hämangioms und des eosinophilen Granuloms, vorwiegend Metastasen, Myelome und Lymphome zu finden sind.

Bei der Untersuchung ist die Beurteilung der Wirbelsäulenfunktion wichtig. Selten jedoch kann ein Tumor palpiert werden, was am ehesten noch im Halswirbelsäulenbereich möglich ist.

Labor

Labortechnisch ist der Nachweis pathologisch vermehrter Immunglobuline im Serum oder Bence-Jones-Proteine im Urin, ergänzt durch die Bestimmung des β_2-Mikroglobulins, richtungsweisend für ein Myelom.

Als humorale Tumormarker haben derzeit nur das prostataspezifische Antigen (PSA) beim Prostatakarzinom und die neuronenspezifische Enolase (NSE) als Hinweis auf ein kleinzelliges Bronchialkarzinom bzw. einen neuroendokrinen Tumor (Neuroblastom, Seminom) sowie das α-Fetoprotein (AFP) bei der Verdachtsdiagnose eines hepatozellulären Karzinoms diagnostische Bedeutung (Wolta).

Zusätzlich können einzelne Tumormarker bei Malignomen mit unbekanntem Primärtumor diagnostische Hilfe leisten. So können radioaktiv markierte, mononukleale Antikörper (CA15-3, CA19-9, CA125) Indikatoren für Tumoren der Brustdrüsen respektive des Gastrointestinaltrakts und der Ovarien sein (Chigira & Schinozaki 1990).

Bildgebende Verfahren

Insgesamt gesehen gilt die konventionelle Röntgenuntersuchung noch als wichtiges, *primäres bildgebendes Verfahren* (Aufnahme in 2 Ebenen, Schrägaufnahme, Zielaufnahme). Früher galt die Osteolyse der Bogenwurzel auf dem Nativröntgenbild im a.-p. Strahlengang als Frühzeichen für eine Metastase im Wirbelkörper. Die Tumorosteolyse musste allerdings bereits ziemlich ausgedehnt sein, bevor das „Auge" im Wirbel fehlte. Weiter muss auf die eingeschränkte Beurteilung des spongiösen Anteils des Wirbelkörpers aufmerksam gemacht werden. So konnte Wong finden, dass bei Patienten mit Wirbelmetastasen bei 26 % die Läsionen im konventionellen Röntgenbild zum Zeitpunkt der ersten Untersuchung nicht erkennbar waren. Bei der Beurteilung der Röntgenbefunde ist ggf. die Matrixveränderung im Tumor (Kalzifikation bei Prostatakarzinommetastasen) von Bedeutung sowie die Beurteilung der Übergangszone zwischen Läsion und gesundem Knochengewebe (mottenfraßähnliche Destruktion) und die Lokalisation des Tumors überhaupt.

Bei der *nuklearmedizinischen Diagnostik* hat die 3-Phasen-Skelettszintigraphie mit Technetium-99m-methylendiphosphonat bei der synchronen Abbildung des gesamten Skeletts mit dem Aufzeigen veränderter

Stoffwechselprozesse bei metastatischen Absiedlungen Bedeutung. Man beachte, dass es sich dabei um ein sehr sensitives, diagnostisch aber wenig spezifisches Verfahren handelt.

Als modernes Verfahren gilt die Single-Photonen-Emissions-Computertomographie (SPECT) und die Positronenemissionstomographie (PET). Letztere erlaubt wichtige Einblicke in veränderte Stoffwechselsituationen.

Die *Computertomographie* (CT) ist insbesondere bei der Beurteilung von kortikalen Veränderungen (Kortikalisarrosion) oder Frakturfragmenten sowie bei der Analyse von intratumoralen Matrixverkalkungen bzw. Ossifikationen das Verfahren der Wahl.

Bei der Beurteilung der Spongiosa und der Weichteile ist jedoch die *Kernspintomographie* (MRT) aufgrund ihrer hohen Ortsauflösung und ausgezeichneten Gewebekontrastierung mit Darstellung auch kleinster tumor- bzw. entzündungsbedingter Flüssigkeitsveränderungen das überlegene Verfahren.

Für die Tumorabklärung an der Wirbelsäule werden grundsätzlich T-1-gewichtete Schnitte angefertigt, die aufgrund der hohen Ortsauflösung dieser Spinechosequenz eine exakte anatomische Übersicht möglicher Läsionen ergeben (s. Abb. 12.**52**). Ergänzt wird diese Untersuchung bei gleicher Schnittführung in einer T-2-Wichtung, um den diagnostisch bedeutsamen „Myelographieeffekt" des Liquors gegenüber dem Rückenmark bei der Frage nach komprimierenden Läsionen zu nützen sowie sämtliche Veränderungen mit einem pathologisch erhöhten Wassergehalt darzustellen (s. Abb. 12.**52**). An der Wirbelsäule bringt bei der Lokalisierung der Läsion die axiale Schnittführung in T-1-Wichtung mit Gadoliniumgabe als Kontrastmittel und die T-2-Wichtung Vorteile bei der Tumorabgrenzung gegenüber dem Rückenmark sowie seiner abgehenden Nervenwurzeln. Weiter zeigen sich Lagebeziehungen gegenüber den longitudinal ausgerichteten Gefäßen und Muskeln.

Gewebeneubildungen stellen sich in der T-1-Wichtung meist hypotens und signalarm dar. Eine Ausnahme sind fetthaltige Tumore (Lipome) sowie gefäßreiche Läsionen (Hämangiome). Sie zeigen in dieser Wichtung eine hohe Signalintensität. Für wichtige differenzialdiagnostische Fragestellungen (maligner Tumor versus Entzündung) kommt dem Signalverhalten im Bereich des Übergangs zum Gesunden besondere Bedeutung zu. So zeigt sich häufig eine relativ scharfe Begrenzung der Läsion beim Vorliegen eines Malignom, während entzündliche Prozesse wie Osteomyelitiden eher eine diffuse Signalveränderung im Bereich der Randzone aufweisen (Lehner). Die Zwischenwirbelscheibe bildet meist eine Barriere.

Insgesamt bleibt festzustellen, dass die Kernspintomographie bei der Abklärung von Wirbelsäulentumoren zum wichtigsten bildgebenden diagnostischen Verfahren geworden ist. Ein weiterer entscheidender Vorteil der MRT besteht in der technischen Möglichkeit, mit diesem modernen bildgebenden Verfahren die gesamte Wirbelsäule in einem Akquisitionsvorgang darzustellen.

Hinzuweisen bleibt noch auf die Möglichkeiten der *MR-Spektroskopie* als aufwendiges Verfahren zur Beurteilung von quantitativen und qualitativen metabolischen Veränderungen von Tumoren sowie auf die *Magnetresonanzangiographie* bei der Darstellung großer Gefäßdurchmesser. Ein routinemäßiger Einsatz dieses Verfahrens zur verlässlichen Gefäßdarstellung, wie es bei verschiedenen gefäßreichen Geschwülsten notwendig ist, ist derzeit noch nicht gegeben.

Therapie

Eine wesentliche Voraussetzung für eine adäquate Therapieplanung ist ein exakt durchgeführtes Tumorstaging im Rahmen der diagnostischen Abklärung. Dabei ist für die Art der späteren Versorgung die lokale Tumorausdehnung besonders wichtig (Grading nach Enneking).

An therapeutischen Maßnahmen kommen die Strahlentherapie, die Chemotherapie, Embolisation und operative Eingriffe infrage.

Ziel der konservativen Therapie ist es, den Patienten gehfähig zu halten, die Schmerzen zu beseitigen oder zumindest deutlich zu reduzieren. Grundsätzlich kann dies durch eine Operation, durch Strahlentherapie oder medikamentös geschehen. Bei der rasch progredienten Querschnittlähmung wird man sich frühzeitig zur notfallmäßigen Operation entschließen. Steht mehr Zeit zur Verfügung, ist ein Festlegen des optimalen therapeutischen Procedere in einer interdisziplinären Tumorkonferenz angezeigt. Wenn keine Instabilität der Wirbelsäule besteht oder droht, keine zunehmenden neurologischen Ausfallserscheinungen bestehen und der Tumor gut auf nichtoperative Behandlungsmodalitäten anspricht, wird man sich zum nichtoperativen Vorgehen entschließen. Grundsätzlich ist immer auch an die Möglichkeit zu denken, die Wirbelsäule von extern, z. B. durch ein Stützkorsett zu stabilisieren. Der Verlust an Lebensqualität durch die Behinderung beim Tragen eines Korsetts sollte aber kritisch gegenüber dem Nutzen abgewogen werden. Nach klinischer Erfahrung profitieren nur Patienten mit manifester Instabilität von einer Korsettversorgung.

Ziel der operativen Behandlung ist es, die Wirbelsäule zu stabilisieren und den Spinalkanal zu dekomprimieren und soviel Tumorgewebe wie möglich zu entfernen, sodass in der verbleibenden Lebenszeit des Patienten kein symptomatisches Lokalrezidiv mehr auftritt. Bei Wirbelmetastasen wird meist nur eine intraläsionale, im günstigen Fall marginale Tumorresektion erreicht. Die Möglichkeiten, durch die Strahlen- und Chemotherapie das Tumorwachstum zu hemmen, sind zu nutzen.

Geschichte der operativen Versorgung von Wirbelsäulenmetastasen. Bis in die 70er-Jahre erfolgten operative Eingriffe bei Wirbelsäulenmetastasen fast ausschließlich von dorsal. Das

Ziel dieser Operationen war es, dem vom Tumor komprimierten Myelom durch eine Laminektomie mehr Platz nach dorsal hin zu verschaffen. Die alleinige Laminektomie brachte jedoch bei vielen Patienten keinen länger anhaltenden Erfolg (Young), da der meist ventral liegende Tumor nur begrenzt angegangen werden konnte. Zudem bestehen beim Tumorbefall an der Wirbelsäule häufig ausgedehnte ossäre Destruktionen mit pathologischen Frakturen und nachfolgender Instabilität der Wirbelsäule.

Einen entscheidenden Fortschritt brachte die Entfernung des Tumors von ventral unter gleichzeitigem Ersatz des Wirbelkörpers, wie von Scoville et al. 1967 angegeben wurde. Von ihm wurde der Wirbelkörper noch durch eine Palakosplombe überbrückt. Diese Art der Versorgung bietet allerdings nur wenig Stabilität. Auch wurden Luxationen des Wirbelkörperersatzes aus Knochenzement beschrieben (McAfee et al. 1986). Palakosplomben im Wirbelkörper bewährten sich bei uns in den 70er-Jahren bei erhaltenem Wirbelkörper nach umfassender Ausräumung der Myelommetastase von dorsal her (Lange & Hipp 1976). Ein nächster Schritt in der Entwicklung war die Polster-Brinckmann-Schraube (Polster & Brinckmann 1977). Es handelt sich dabei um ein Metallimplantat, das als Ersatz des entfernten Wirbels von ventral in zusammengeschraubtem Zustand eingebracht wird. Es lässt sich dann in situ über ein Schraubengewinde verlängern, sodass es sich in den angrenzenden Wirbeln verkeilt. Auch bei diesem System war zunächst die Instabilität bei Hyperextension vor allem an der Lendenwirbelsäule ein Problem. Heute wird ein Wirbelkörperersatz daher regelmäßig mit einem komprimierenden System, das in den angrenzenden Wirbeln verankert wird kombiniert (GHG-Implantat; s. Abb. 12.**54**).

Operative Verfahren

Dorsale Verfahren

Prinzip: dorsale Dekompression und Stabilisierung.

Operationstechnik. Über einen geraden Längsschnitt über den Dornfortsätzen werden nach Abschieben der Muskulatur die knöchernen dorsalen Wirbelanteile freigelegt. Es erfolgt eine ausgedehnte knöcherne dorsale Dekompression mit Entfernen der Laminae, ggf. auch der Wirbelgelenke und der Wirbelbögen. Tumorgewebe, welches dorsal liegt, wird ebenfalls entfernt. Anschließend erfolgt die Stabilisierung über ein dorsales Stab- oder Plattensystem, das über Pedikelschrauben in den Wirbelbögen angrenzender gesunder Wirbel fixiert wird.

Vorteil: Es handelt sich um einen vergleichsweise kleinen Eingriff.
Nachteil: Der meist ventral liegende Haupttumor wird belassen. Mit einem frühen Lokalrezidiv ist zu rechnen.
Indikation:
▸ dorsal liegender Tumor,
▸ reduzierter Allgemeinzustand,
▸ multiple Wirbelsäulenmetastasen,
▸ Lebenserwartung weniger als 6–12 Monate.

Eine alleinige Laminektomie ohne zusätzliche Stabilisierung ist heute nur noch als Notfalleingriff bei der progredienten Querschnittlähmung zu vertreten, wenn logistisch keine Möglichkeit besteht, zusätzlich zu stabilisieren.

Ventrale Verfahren

Prinzip: Tumorausräumung von ventral, Wirbelkörperersatz, ventrales Kompressionssystem.

Operationstechnik. Es erfolgt die Freilegung des betroffenen Wirbelsäulenabschnitts je nach Höhenlokalisation über einen transthorakalen (Th4–Th11), transpleural-retroperitonealen (Th9–L3), retroperitonealen (L2–L4) oder einen transperitonealen Zugang (L5, S1). Nach Unterbindung der Segmentalgefäße wird der tumorbefallene Wirbel mit angrenzenden Bandscheiben entfernt. Die Dekompression des Spinalkanales erfolgt nun von ventral. Der Wirbelersatzkörper und ein zusätzliches komprimierendes System (Stab- oder Plattensystem), das die angrenzenden Wirbel gegen den Wirbelkörperersatz verspannt, werden eingebracht. Verschiedene künstliche Wirbelkörper stehen hier zur Verfügung. Häufig verwendet wird das sog. Harms-Körbchen, ein starres Rohr, dessen Wand aus einem Titangitter gefertigt ist. Es hat den Vorteil, dass in das Körbchen Eigenknochen eingelegt werden kann, damit sich auf lange Sicht eine knöcherne Fusion ergibt. Im eigenen Krankengut wird der GHG-Wirbelkörperersatz verwendet, der intraoperativ distrahierbar ist und durch seine kantige Form eine hohe primäre Stabilität aufweist.

Vorteil: Entfernung des meist ventral liegenden Tumors.
Nachteil: großer Eingriff.
Indikation:
▸ Patient in gutem Allgemeinzustand,
▸ Lebenserwartung höher als 1 Jahr,
▸ Solitärmetastase,
▸ ventral lokalisierter Tumor,
▸ gute Behandlungsmöglichkeit durch Strahlentherapie oder medikamentöse Therapie.

Kombinierte dorsale und ventrale Eingriffe

Besteht sowohl ein ventraler als auch ein dorsaler Tumorbefall, so kann auch ein dorsaler und ein ventraler Eingriff kombiniert werden. Die Indikation ist dieselbe wie bei rein ventralen Eingriffen, abgesehen von der Tumorlokalisation.

Nachbehandlung

Unmittelbar postoperativ ist eine exakte Kontrolle der neurologischen Funktionen angezeigt. Auch die Funktion von Blase und Darm ist zu kontrollieren und ggf. zu unterstützen. Eine kurzfristige Nahrungskarenz hat sich bewährt. Die intraoperative Montage soll so stabil sein, dass der Patient sofort ohne äußere Stabilisierung mobilisiert werden kann. Zeitlebens sind vom Patienten das Tragen schwerer Lasten, sportliche Betätigung und mobilisierende Wirbelsäulenübungen zu unterlassen. Wenn aus Gründen des Tumorleidens keine häufigeren Kontrollen notwendig sind, so sollte wenigstens alle 6 Monate eine radiologische Kontrolle des Operationsgebiets erfolgen. Der Patient ist auch darüber aufzuklären, dass er sich bei zunehmenden Schmerzen oder neurologischer Verschlechterung wieder vorstellen muss.

Komplikationen

Eingriffe bei Tumoren an der Wirbelsäule sind risikoreich. Die Hauptgefahren liegen in der operationsbedingten Verstärkung der vorbestehenden Ausfälle bis hin zur kompletten Querschnittlähmung. Insbesondere beim Schilddrüsenkarzinom und beim Nierenzellkarzinom ist mit starken Blutungen zu rechnen. Hier besteht die Indikation zur präoperativen Tumorembolisation. Vor allem bei dorsalen Operationen kann es aus dem Wirbelkörper zu kaum stillbaren Blutungen kommen. In Einzelfällen war hier das Auffüllen des Wirbelkörpers mit Knochenzement von dorsal zur Blutstillung lebensrettend. Weiter kann es zur Lockerung, zur Dislokation und zum Ausbrechen der Implantate kommen, speziell wenn im weiteren Verlauf die Osteolysen fortschreiten. Natürlich kann es auch zu Komplikationen kommen, die spezifisch sind für die Zugangswege. Zu nennen sind unter anderem Lungen- und Darmverletzungen, Verletzungen von Aorta, V. cava und Ductus thoracicus usw.

Ergebnisse

Von dorsal operierte Patienten mit ventralen Metastasen erleiden nicht selten bereits nach 6 Monaten symptomatische Lokalrezidive.

In einer eigenen Studie wurden zunächst 19 Patienten nachuntersucht, bei denen wegen einer Wirbelmetastase ein von Gradinger, Hipp und Grundei entwickelter distrahierbarer Wirbelkörper im Rahmen rein ventraler und ventrodorsaler Eingriffe implantiert wurde (Plötz et al. 1995). Der präoperativ bei allen Patienten bestehende Schmerz war postoperativ bei 94 % wesentlich gebessert. Von 13 Patienten mit präoperativ bestehenden neurologischen Ausfällen waren postoperativ 9 Patienten (70 %) gebessert. Alle Patienten waren postoperativ gehfähig, darunter auch 3 Patienten mit einer präoperativen Paraparese. Die Patienten, bei denen zum Operationszeitpunkt nur eine Solitärmetastase bestand, lebten noch mehr als 2 Jahre nach dem Wirbelkörperersatz. Von den Patienten mit multiplen Metastasen lebten nach 1 Jahr noch 54 %.

Probleme bei der Behandlung von gutartigen und primär bösartigen Geschwülsten sowie „tumor-like lesions"

Beim gutartigen **Hämangiom** im Bereich der Wirbelsäule kann es selten zu Frakturen kommen, die evtl. eine Stabilisierung notwendig machen.

Bei den **Riesenzelltumoren** bleibt darauf hinzuweisen, dass eine Resektion radikal erfolgen muss, da maligne Entartungen bei Rezidiven eintreten können.

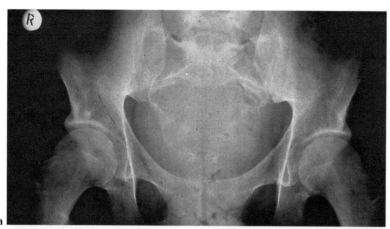
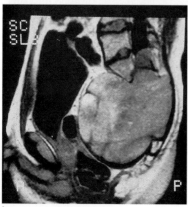
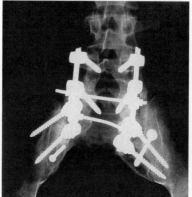
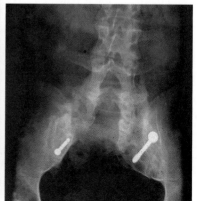

Abb. 12.**55** Chordom im Os sacrum (19-jähriger Patient) mit Lumboischialgie.
a Die Röntgenaufnahme zeigt eine große Osteodestruktion im Sakrum.
b Die sagittale MRT-Schicht (T1) lässt eine genaue Abgrenzung der Geschwulst beurteilen, wie es für die präoperative Beurteilung unumgänglich notwendig ist.
c 2 Jahre nach kompletter Sakrektomie und Osteosynthese mit dem SSCS-System und Knochentransplantation stabile Versorgung, die sich auch 4 Jahre später nach Entfernung der Implantate deutlich nachweisen lässt (**d**). Kein Hinweis auf ein Rezidiv! (für die Überlassung der Abbildung danken wir Prof. A. von Strempel).

Beim **Osteoidosteom** ist nach exakter Lokalisation mittels CT und MRT unbedingt der Nidus gründlich zu entfernen (s. Abb. 12.**51**).

Außerordentliche Probleme bereitet nach wie vor das **Chordom**, das von Virchow bereits 1857 beschrieben wurde. Man findet das Chordom in 60 % der Fälle etwa am Kreuzbein-Steißbein-Übergang und zu 35 % zervikal und okzipital und nur zu 5 % dorsal oder lumbal. Das männliche Geschlecht ist doppelt so oft betroffen als das weibliche. Häufig tritt das Chordom nach dem 50. Lebensjahr auf. Man sieht es aber auch schon beim Kind. Das Chordom zeichnet sich durch ein lokal aggressives Wachstum aus, es metastasiert aber nur selten.

Bei der Bildgebung kommt der MRT-Darstellung größte Bedeutung zu, wobei Einzelheiten über Lage, Ausdehnung und Beeinträchtigung der Nachbarorgane beurteilt werden können.

Therapeutisch kommt nur die operative Entfernung infrage. Diese kann technisch außerordentliche Schwierigkeiten bereiten. Die Tumorentfernung und nachfolgende Stabilisierung kann erfolgreich verlaufen, wie eine Dokumentation von A. von Strempel beweist (Abb. 12.**55a–d**).

Unter den **„tumor-like lesions"** beobachtet man die *aneurysmatische Knochenzyste* am häufigsten im Bereich der Wirbelsäule. Die meist gekammerte Zyste treibt den Knochen auf und erstreckt sich oft in die benachbarten Weichteile z. B. retroperitoneal und thorakal. Eine gründliche Entfernung dieser „tumor-like lesion" ist notwendig.

12.6 Verletzungen

Engl.: spine injuries.

E. Hipp

Definition.
Im Bereich der Wirbelsäule beobachten wir **Frakturen, Luxationen** und **Verletzungen des Kapsel-Band-Apparats** mit nachfolgender mehr oder weniger ausgeprägter Instabilität eines oder mehrerer Segmente. Der Wirbelbruch ist als unmittelbare und allein durch mechanische Beanspruchung bewirkte Kontinuitätstrennung aufzufassen. Er erfolgt unter einmaliger Einwirkung meist dynamischer Art. Man spricht von der **traumatischen Wirbelfraktur**. Daneben gibt es die pathologische Faktur, die sich scheinbar nicht wesentlich vom Knochenbruch unterscheidet, aber bei näherer Betrachtung höchstens mittelbar mechanischen Einflüssen auf den Knochen zuzuschreiben ist und nicht als eigentliche Fraktur angesehen werden darf. Die **pathologische Wirbelfraktur** ist als Zeichen einer Knochenerkrankung oder sonstigen Festigkeitsveränderungen, wie sie sich z. B. auch im Verlauf der Osteoporose einstellen, zu betrachten.

Anatomische Vorbemerkungen. Betrachten wir die Wirbelsäule als Ganzes, nämlich als tragfähiges Element und Schutzorgan für das Rückenmark, und den morphologischen Aufbau des Wirbels im Einzelnen, so zeigt sich, dass der Wirbelkörper und die Wirbelbögen mechanisch nicht gleichwertig sind. Die Konstruktionselemente der Wirbelkörper haben annähernd die Form eines Zylinders und verbinden sich an dessen oberen und unteren Endfläche mit der elastisch verformbaren Zwischenwirbelscheibe. Die Innenstrukturen zeigen, dass Spongiosa und Kompakta ein zusammenhängendes System bilden, d. h. dort wo die Spannungslinien sich zusammendrängen, liegt die Kompakta, dort wo sie auseinanderweichen, die Spongiosa (Spongiosa = aufgeblätterte Kompakta; Kompakta = zusammengedrängte Spongiosa). Beim Belasten eines Körpers entstehen Spannungen, die je nach Größe und Richtung verschieden sind. Die Linien größten Drucks und Zugs nennt man Hauptspannungslinien oder Trajektorien.

Historisches. Kocher wies bereits 1886 darauf hin, dass der Wirbelbogenabschnitt als Konstruktionselement mehr Stabilität aufweist als der Wirbelkörper. Die aus starker Kortikalis aufgebauten Bogenfortsätze teilen sich unter Vermittlung der Gelenkflächen zu 2 parallelen seitlichen Säulen auf. 1887 konnte Menard und Feré experimentell demonstrieren, dass durch Gewalteinwirkung vom Kopf her Frakturen der Halswirbelsäule entstehen, während bei Einwirkungen vom Gesäß her in erster Linie die Lendenwirbel und die unteren Brustwirbel frakturieren. Holdsworth bearbeitete den hinteren Ligamentkomplex und später beschrieb Roy-Camille das „segment vertebral moyen". Schließlich brachte Louis das Modell der dreisegmental über Brücken verbundenen Säulen. Denis (1983) und McAfeé haben auf die Bedeutung der Wirbelkörperhinterwand hinsichtlich der Stabilität der Wirbelsäule hingewiesen und 3 Säulen definiert, die als vordere, mittlere und hintere Säule bezeichnet werden.

Epidemiologie

Wirbelfrakturen machen etwa 2 % aller Knochenbrüche aus. Bevorzugt betroffen ist der thorakolumbale Übergang. 50 % der Wirbelbrüche liegen am 12. Brustwirbel und am 1. und 2. Lendenwirbel (Abb. 12.**56**). Etwa 2 % entfallen auf den Dens.

Wirbelfrakturen findet man in allen Lebensabschnitten, am häufigsten bei Erwachsenen um das 30. Lebensjahr und häufig um das 60. Lebensjahr (pathologische Frakturen bei Osteoporose). Etwa 5 % der Wirbelfrakturen finden wir vor dem Wachstumsabschluss (s. Abb. 12.**56b**).

Bei 20 % der Verletzten zeigen sich Frakturen an 2 oder mehreren Wirbeln.

Bevorzugt betroffen ist das männliche Geschlecht. Etwa 10 % der Verletzten zeigen Rückenmarkbeeinträchtigungen oder aber Nervenstörungen.

Unfallmechanismen

Äußere Einwirkungen auf die Wirbelsäule sind vielgestaltig, wobei eine **vertikale Krafteinwirkung** im Bereich der Halswirbelsäule und lumbal zu einer axialen Kompression führt. Dabei kann die Bandscheibe in den Wirbelkörper gedrückt werden (Kompressionsfraktur, Berstungsfraktur). Auch können knöcherne Fragmente in den Spinalkanal verlagert werden, wes-

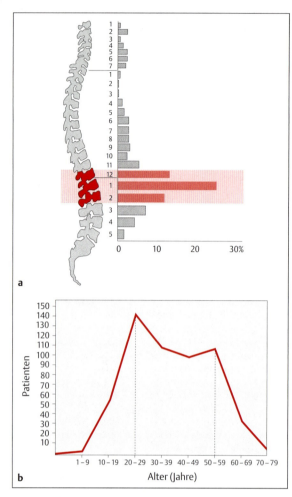

Abb. 12.**56** Lokalisation und Häufigkeit (**a**) sowie Altersverteilung (**b**) der Frakturen.

Sofern die äußere Einwirkung im Sinne einer **Kompression, Flexion** und **dorsalen Distraktion** stattfindet, also eine Schädigung im mittleren und dorsalen Bereich, kann relativ häufig eine Rückenmarkschädigung resultieren (instabile Fraktur). Hat zusätzlich eine ausgedehnte Seitbeugung stattgefunden, so kann eine Hälfte des Wirbelkörpers komprimiert werden und eine Distraktion auf der Gegenseite eintreten (instabile Fraktur).

Ein **Flexions-, Rotations-** und **Schermechanismus** kann zur instabilen Luxationsfraktur Anlass geben, wobei neurologische Störungen ebenfalls häufig festzustellen sind.

Bei einer **horizontalen Versetzung** (Translation) kann das obere und unter Segment a.-p. oder lateral in Höhe des Bandscheibenraums verschoben sein (Abb. 12.**65**).

12.6.1 Verletzungen thorakolumbal und lumbal

Klassifikation

Insgesamt wurden in den letzten Jahrzehnten verschiedene Klassifikationen der Wirbelsäulenverletzungen vorgenommen (L. Böhler, A. Lob). Eine Einteilung von Wolter brachte eine Klassifikation von Wirbelsäulenverletzungen unter Berücksichtigung pathomorphologischer Aspekte, die sich auf die Einteilung von Denis und McAfeè stützte. Die heute gebräuchlichste Klassifikation unter pathogenetischen und prognostischen Kriterien wurde von Harms, Magerl und Gertzbein (1987) erarbeitet, wobei 3 Verletzungsmechanismen zugrunde gelegt wurden, nämlich Kompression, Distraktion und Rotation (Abb. 12.**57a–c**).

Die Schwere der Verletzungen nimmt von „A" (Kompressionsverletzungen) über „B" (Distraktionsverletzungen) nach „C" (Rotationsverletzungen) zu.

Danach schädigt eine axiale Gewalteinwirkung im Sinne der *Kompression* in erster Linie die Wirbelkörper.

Es entsteht je nach Ausmaß der Zerstörung:
▶ eine stabile Impressionsfraktur (Typ A1),
▶ ein Berstungsspaltbruch (Typ A2) oder
▶ instabile Berstungsbrüche (Typ A3).

Ein *Distraktionsmechanismus* trifft vor allem das mittlere und hintere Wirbelsegment, dabei kommt es zu ossären oder kombiniert zu osteoligamentären Verletzungen oder aber ausschließlich zu ligamentären Läsionen.

halb es zu neurologischen Komplikationen kommen kann.

Eine **Flexion** führt im Allgemeinen zur keilförmigen Veränderung des Wirbelkörpers und ist als stabile Faktur zu bezeichnen, solange der dorsale Bandapparat erhalten ist. Ist letzteres nicht der Fall, wie es an der Halswirbelsäule nicht selten übersehen wird, so kann nachfolgend eine Subluxation entstehen (Abb. 12.**68b**).

Eine **Hyperextension**, evtl. gemeinsam mit einer Distraktion und Extension, findet sich relativ häufig im Bereich des Halses, wobei das vordere Längsband und auch die Bandscheibe beschädigt werden. Aber es kann auch eine Bogenverletzung entstehen, z. B. in Höhe von C2 (hangman fracture Abb. 12.**70**).

Abb. 12.**57** Schematische Darstellung der Einteilung von Wirbelsäulenverletzungen nach Magerl, Harms und Gertzbein. ▶ (Fortsetzung Abb. c und Bildlegende, Seite 430)
a Man unterscheidet axiale Gewalteinwirkungen im Sinne einer Kompression: A1 = stabile Kompressionsfraktur; A2 = Berstungsspaltbruch; A3 = instabiler Berstungsbruch.
b Bei den Distraktionsmechanismen unterscheidet man: B1 = dorsale Zerreißung durch die Gelenke; B2 = dorsale Zerreißung durch die Wirbelbögen; B3 = Zerreißung durch die Bandscheibe bei Hyperextension.

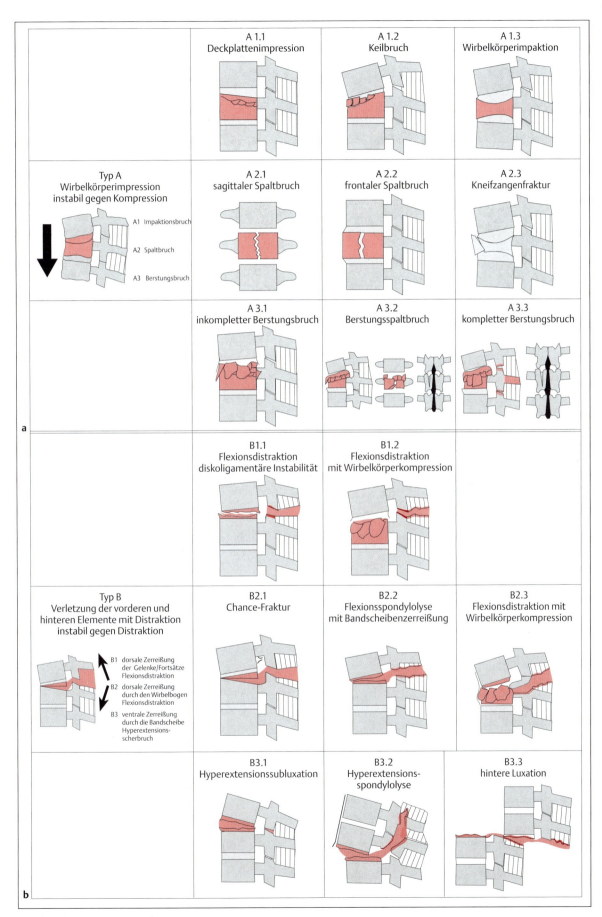

Abb. 12.57 (Legende gegenüber)

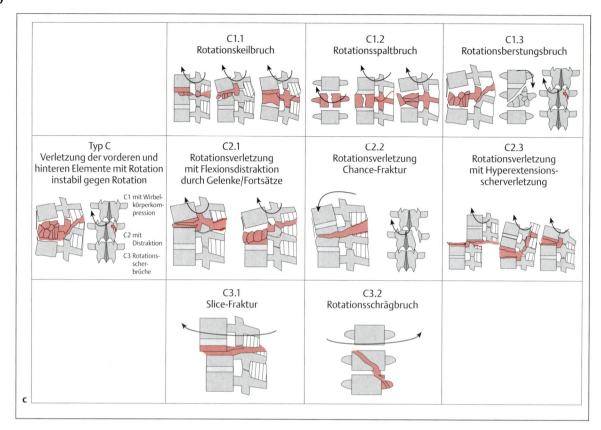

Abb. 12.57 (Fortsetzung)
c Wirkt zusätzlich ein Drehmoment in der horizontalen Ebene, so können als C1-Fraktur Kombinationen mit Wirbelkompressionen, als C2-Fraktur Distraktionsverletzungen und als C3-Fraktur Rotationsscherbrüche unterschieden werden.

Man unterscheidet:
- eine dorsale Zerreißung durch die Gelenke (Typ B1),
- die dorsale Zerreißung durch die Wirbelbögen (Typ B2),
- eine ventrale Zerreißung durch die Bandscheibe bei Hyperextension (Typ B3).

Erfolgt weiter ein *Drehmechanismus* in der horizontalen Ebene auf die Wirbelsäule, so führt dies besonders am thorakolumbalen Übergang zum Verletzungstyp C:
- Kombination mit Wirbelkompression (Typ C1),
- mit Distraktionsverletzung (Typ C2),
- reine Rotationsscherbrüche (Typ C3).

Klinik

Eine genaue Anamnese und gründliche klinische Untersuchung, die stets auch neurologische Veränderungen zu berücksichtigen hat, stehen im Vordergrund. Bei der Untersuchung gibt der Patient meist den Ort der Verletzung an. Äußere Verletzungen wie Schürfwunden und Prellmarkierungen sind zu beachten; Abschürfungen im Gesicht und der Stirne weisen auf eine Hyperflexion hin. Eine wichtige Auskunft gibt der Unfallhergang: Sturz aus großer Höhe, Tauchen in flaches Wasser oder ein Auffahrunfallereignis. Grundsätzlich sollten als Symptome wie eine Steifigkeit im Nacken oder im Kreuz ernst genommen werden. Des Weiteren kann ein Druck- und Bewegungsschmerz vor allem an der Halswirbelsäule, Druckschmerzhaftigkeit eines Dornfortsatzes, ggf. Tasten einer Abrissfraktur richtungsweisend sein. Man beachte, dass gewisse Bruchformen in bestimmten Wirbelsäulenregionen gehäuft vorkommen (thorakolumbaler Übergang). An der Halswirbelsäule achte man auf Bandverletzungen und Frakturen vor allem auch am Dens axis.

Bildgebende Verfahren

An bildgebenden Verfahren hat im Allgemeinen zunächst die Übersichtsaufnahme Bedeutung, wobei an der Halswirbelsäule ganz besondere Vorsicht geboten und auf kontrollierte Bewegungen beim Umlagern zu achten ist. Entscheidende neue Erkenntnisse brachte die CT zur Beurteilung der ossären Veränderungen (Fragmente im Spinalkanal) und auch zur Diagnose einer Rückenmarkbeeinträchtigung. Die MRT gibt weitere Einblicke in intraspinale, paraspinale Weichteilveränderungen (Hämatom, Bandscheibenverletzung)

12.6 Verletzungen

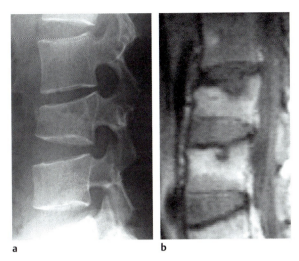

Abb. 12.**58** Kompressionsfraktur des 3. und 4. Lendenwirbelkörpers (32-jähriger Patient), wobei am 3. Lendenwirbelkörper nach 6 Monaten eine mäßige ventrale, keilförmige Deformierung und Bandscheibenverschmälerung zu erkennen ist. Am 4. Lendenwirbelkörper ist nur eine geringe keilförmige Verformung des Wirbelkörpers zu sehen (**a**; Röntgenbild). Im MRT (**b**) zeigen sich nun die Bandscheibenverlagerungen deutlich.

sowie über das Ausmaß der Bandscheibenläsion und der Bänder. CT und MRT bringen den Vorteil, bei der Untersuchung keine Umlagerungen vornehmen zu müssen.

Mit der CT und vor allem mit der MRT sind morphologische Veränderungen zu erkennen, welche die röntgenologische Bilddokumentation nicht erbringt (Abb. 12.**58a, b**). Bildgebend gelingt es jetzt, Verletzungen näher zu analysieren, wie z. B. Kontusionen und Distorsionen als häufigste Verletzungen der Wirbelsäule (Lob). Auch ist der Nachweis von „bone bruise", Bandscheibenverletzungen und Bandläsionen zu erbringen, was entscheidende therapeutische Maßnahmen zur Folge hat.

Therapie

Im Vordergrund der diagnostischen Erkenntnisse steht die Beurteilung der Stabilität einer Wirbelsäulenverletzung. Davon abhängig ist das therapeutische Vorgehen.

Ziel der Behandlung von Wirbelsäulenverletzungen ist es, mit konservativen oder operativen Maßnahmen auf Dauer die morphologiegerechte Struktur wieder herzustellen sowie die Funktion der Wirbelsäule unter besonderer Berücksichtigung der protektiven Funktion des Rückenmarks zu gewährleisten. Dies gelingt durch Reposition, Retention und evtl. mit Dekompression des Rückenmarks, der Cauda equina und der Nervenwurzeln.

Sämtliche dieser Methoden haben in den letzten Jahrzehnten eine wesentliche Entwicklung genommen, sodass jetzt nach einer umfassenden Bildgebung mit CT und MRT einschließlich der Bildrekonstruktion unter Abwägung verschiedener Gegebenheiten dem Patienten eine entsprechende Behandlung anzubieten ist. Entscheidend für einen Therapieerfolg ist dann eine gezielte Nachbehandlung im Verlaufe der konservativen und/oder der operativen Behandlung. Eine intensive Kräftigung der Muskulatur ist wichtig und soll baldmöglichst im Wasser stattfinden. Eine Forderung, die sehr oft vom Operateur nicht entsprechend zur Kenntnis genommen wird.

Konservative Therapie

Bei der konservativen Behandlung ist die Reposition der verschiedener Frakturen bei Verletzungen vom Typ A1.1, A1.2, A2.1, A2.2, A2.3 (Abb. 12.**59**–12.**61**) im ventralen Durchhang sofern eine Reposition erforderlich ist, und nachfolgendes Anmodellieren eines Kunststoffkorsetts (früher Gipskorsett) durchzuführen. Bei einer Beeinträchtigung der Hinterwand, wie beim Frakturtyp A3.1 und A3.2, ist es möglich, vorsichtig zu versuchen, mit Längsextension und Durchhang zu reponieren, nachfolgend Anmodellieren eines Kunststoffkorsetts. Nach einer Reposition ist umgehend eine MRT-Kontrolle zur Dokumentation des Aufrichtungsergebnisses vorzunehmen. Bei A-3.1- und ebenfalls begrenzt bei A-3.2-Frakturen ist besonders auf die Fragmentsituation im Bereich der dorsalen Wirbelkörperwand zu achten (Fragmente im Spinalkanal!; Abb. 12.**62**–12.**64**).

Nota bene
> Die in den Spinalkanal verlagerten Fragmente der Hinterwand können während der Reposition durch Anspannen eines intakten hinteren Längsbands in den Wirbelkanal zurückverlagert werden!

Seit 30 Jahren verwenden wir nur anmodellierte Kunststoffkorsette. Diese Korsettbehandlung wird im Allgemeinen für 12 Wochen beibehalten, wobei anfangs ein Korsettwechsel zunächst wiederum im Durchhang alle 2–3 Wochen notwendig ist. Auch unsere Erfahrungen zeigen, dass nach einer entsprechenden Aufrichtung des frakturierten Wirbelkörpers und Ruhigstellung weitgehend befriedigende Ergebnisse erzielt werden können (s. Abb. 12.**59**). Jedoch kann im Laufe der Nachbehandlung ein Korrekturverlust eintreten, wie L. Böhler, J. Böhler (1992) und wir beobachten konnten.

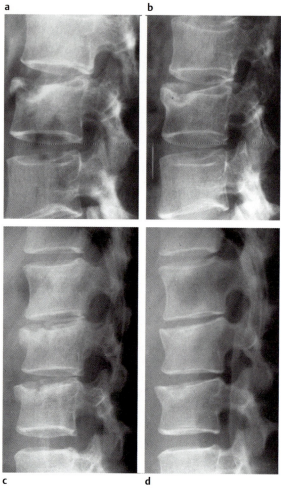

Abb. 12.59 Kompressionsfrakturen.
a Kompressionsfraktur des 1. Lendenwirbelkörpers (40-jähriger Patient) mit vorderem Kantenabriss. Reposition und Ruhigstellung im Gipsverband.
b Ausheilungsergebnis nach 2 Jahren.
c Kompressionsfraktur des 1. und 2. Lendenwirbelkörpers (17-jähriger Patient). Ruhigstellung im Kunststoffverband.
d Ausheilungsergebnis nach 2 Jahren.

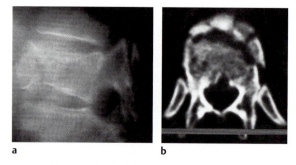

Abb. 12.61 Frontaler Spaltbruch (42-jähriger Patient) im Röntgenbild (**a**) und MRT (**b**). Ruhigstellung im Kunststoffverband.

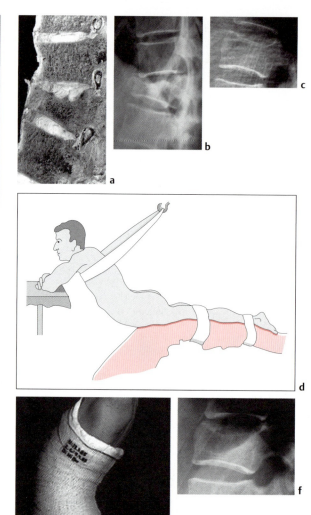

Abb. 12.60 Kompressionsfraktur.
a Präparat eines Lendenwirbelkörpers nach Kompressionsfraktur ohne Reposition. Beachte: Impression der Bandscheibe in den Wirbelkörper.
b Kompressionsfraktur des 1. Lendenwirbelkörpers (40-jährige Patientin) nach dem Frakturgeschehen.
c Nach Reposition.
d Technik des ventralen Durchhangs.
e Kunststoffkorsett nach Reposition.
f Röntgenkontrolle nach zwei Jahren zeigt eine weitgehende Wiederherstellung der Wirbelkörperform.

12.6 Verletzungen

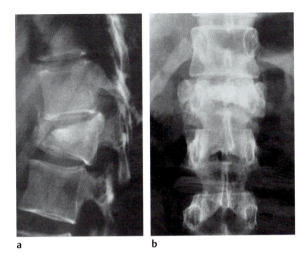

Abb. 12.**62a, b** Kompletter Berstungsbruch des 1. Lendenwirbelkörpers (45-jähriger Patient). Beachte: Verbreiterung des Wirbelbogenabstands.

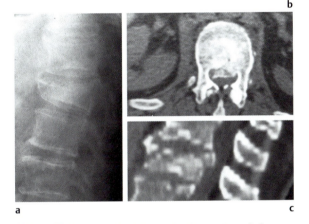

Abb. 12.**63** Kompressionsfraktur des 1. Lendenwirbelkörpers (48-jähriger Patient) mit Verlagerung des oberen Anteils der Wirbelkörperhinterwand in den Spinalkanal. Übersichtsaufnahme (**a**), CT (**b**) und Rekonstruktion (**c**).

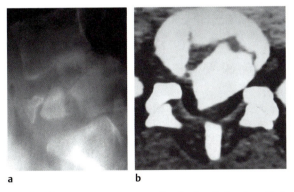

Abb. 12.**64** Kompletter Berstungsbruch des 5. Lendenwirbelkörpers (**a**; 23-jährige Patientin) mit Verlagerung eines Fragments in den Spinalkanal (**b**).

Nachuntersuchungen von Resch et al. konnten bei einer operierten Gruppe am Wirbelkörper eine Repositionsverbesserung von 11,3° und bei der konservativen Gruppe 6,1° finden. Der Korrekturverlust war bei den operierten Patienten mit 3° und bei der konservativen Gruppe mit 4,5° zu messen, sodass ein effektiver Korrekturgewinn von 8,3 bzw. 1,6° verblieb.

Beim Grundplatten-Deckplatten-Winkel betrug der Repositionsgewinn 17,1° bei den operativ Behandelten und 11,1° bei den konservativ Behandelten. Der darauf folgende Korrekturverlust betrug 12,2 bzw. 14,9°.

Insgesamt zeigten sich bei den konservativ Behandelten nur zufriedene Patienten, wohingegen bei den operierten Patienten 15% mit dem Ergebnis nur mäßig zufrieden waren.

Bei stabil eingestauchten Wirbelfrakturen mit einer Abwinklung von weniger als 10° wird im Allgemeinen, vor allem bei älteren Menschen, keine Reposition im Durchhang vorgenommen. Ein Dreipunktkorsett soll sozusagen als „Mahnbandage" behilflich sein, ein weiteres Zusammensinken der Fraktur zu verhindern. Eine Reposition ist im Dreipunktkorsett nicht möglich. Entscheidend ist bei dieser Behandlungsmaßnahme die intensive, muskuläre Kräftigung des M. erector trunci.

Nota bene

Die Aufrichtung im Durchhang mit nachfolgender Retention im Gips- oder Kunststoffkorsett wird „so selten" eingesetzt, wie Trenz (1991) feststellte, dass die notwendige Vertrautheit mit der Methode verloren geht, mit der Konsequenz, diese wenigen repositionsbedürftigen Fälle dann möglichst auch operativ einzurichten und zu instrumentieren.
Es ist zu erwarten, dass im Laufe zunehmender Erfahrungen und einer weiteren Verbesserung der technischen Gegebenheiten diese Eingriffe mit mehr Sicherheit durchgeführt werden können. Es bleibt jedoch beachtenswert, dass konservative Behandlungen mit Reposition und Retention bei verschiedenen Frakturformen dem Patienten ein günstiges Behandlungsergebnis zuteil werden lassen, auch unter Berücksichtigung der Wirbelgelenkarthrose.

Probleme ergeben sich immer wieder bei den am häufigsten zu beobachtenden **Kontusionen und Distorsionen** der Wirbelsäule, die ja wie Lob es 1941 anführte, den Großteil der Wirbelverletzungen ausmachen und angenommen werden muss, sofern keine nachweisbare Knochen-Band- oder Bandscheibenverletzung nachgewiesen werden konnten. Verschiedene äußere Einwirkungen (Stoß, Fall oder Verdrehung) führen zur Prellung oder Stauchung einzelner Wirbelabschnitte. Bevorzugt ist die Hals- und Lendenwirbelsäule betroffen.

Besondere Bedeutung erlangen nach einer äußeren Einwirkung Befunde, die auf einen Vorschaden an einem oder mehreren Segmenten im Sinne der Chondrose und Osteochondrose hinweisen. Nachfolgend kann sich eine Verschlimmerung entwickeln, die sich im Verlauf einer Segmentstabilisierung innerhalb von Monaten und Jahren wieder bessern kann. Auch können nach einer Wirbelsäulenprellung oder Stauchung erstmals Beschwerden in Erscheinung treten, selbst bei einer jetzt feststellbaren ausgeprägten Osteochondrose, d. h. der Verschleißvorgang am traumatisierten Segment erhält jetzt erst einen Krankheitswert. Eine Gegebenheit, die bei einer Begutachtung besondere Bedeutung erlangen kann.

Klinisch klagen die Verletzten über örtliche, oft nicht genau lokalisierbare Schmerzen, die bei Ruhigstellung nachlassen. Wirbelblockierungen und muskuläre Verspannungen sind auffällig, des Weiteren ein Druckschmerz über den Dornfortsätzen und ein Bewegungsschmerz. Die größte diagnostische Entscheidungshilfe bringen CT und MRT, womit sozusagen okkulte Frakturen oft bei einem primär unauffälligen Röntgenbild diagnostiziert werden können (Markraumödem sowie signalarme Spongiosa- und Kortikalisunterbrechungen).

Die Behandlung dieser Verletzungen, die also keine gröberen strukturellen Beeinträchtigungen hervorgerufen haben, besteht in der Verordnung von Bettruhe und nichtsteroidalen Analgetika. Die Verordnung einer Schanz-Krawatte bzw. eines Mieders kann vorübergehend sinnvoll sein. Später sind krankengymnastische Übungsbehandlungen und Schwimmen von großer Bedeutung.

Operative Therapie

Die Indikation zur operativen Behandlung von Verletzungen der Wirbelsäule ist unbedingt gegeben:
- beim traumatisch kompletten Transversalsyndrom, sofern die 6- bis 8-Stundengrenze nicht überschritten ist,
- beim inkompletten Querschnittsyndrom mit motorisch kompletter Lähmung aber sensiblen Restfunktionen,
- bei einem Fortschreiten neurologischer Ausfälle oder aber
- beim Fortschreiten der Ausfälle nach einem freien Intervall.

Bei einem Patienten mit Querschnittläsion kann eine operative Stabilisierung indiziert sein, um eine frühere Rehabilitation einleiten zu können.

Die operative Behandlung empfiehlt sich bei Frakturen vom Typ B durchzuführen und auch bei den C-Frakturen, wobei bei letzteren meist ein ventraler und dorsaler Eingriff notwendig wird.

Distraktionsverletzungen vom Typ B können durch eine dorsale, transpedikuläre, winkelstabile Druckplattenspondylodese versorgt werden.

Operationstechnik. In Bauchlage wird die Brust- und bzw. die Lendenwirbelsäule von dorsal her dargestellt, wobei eine sorgsame Lagerung notwendig ist. Unter Bildwandlerkontrolle kann schon eine Höhenlokalisation und erste Reposition stattfinden. Im Weiteren wird eine sorgfältige Kontrolle der dorsalen Strukturen vorgenommen, evtl. über eine Flavektomie der Spinalkanal revidiert und Bandscheibenreste bzw. Knochenabsprengungen entfernt. Nachfolgend erreicht man die Reposition mit der Knochenfasszange oder über in die Nachbarwirbel eingebrachten, transpedikulären Schrauben.

Wirbelfrakturbehandlung mit einer Fixateur-interne-Stabilisation. Mit diesem System lassen sich eine Reposition und winkelstabile Fixation unabhängig von der Unversehrtheit der Lamina ermöglichen.

Operationstechnik. Einbringen von transpedikulären Schanz-Schrauben. In die Nachbarwirbel werden Lastträger (Gewindestangen) mithilfe von Klemmbacken montiert. Diese Längsträger werden für die Reposition als Hypermochlion genutzt, das durch eine Annäherung der Schanz-Schrauben eine erste Distraktion der ventralen Säule ermöglicht. Die entsprechende Fixation der Klemmbacken sichert den erreichten Korrekturwinkel. Ohne Veränderung dieses Korrekturwinkels sind nun sowohl eine zusätzliche Kompression wie Distraktion entlang der Gewindestangen durchführbar.

Bei Frakturen vom Typ C ist eine zusätzliche Rotationsstabilisation durch die Montage von Querträgern möglich (Dick oder Kluger).

Ventrale Fusionstechniken an der Brust- und Lendenwirbelsäule. Das Prinzip einer ventralen Fusion an der Brust- und Lendenwirbelsäule ist identisch, wobei die Blockwirbelbildung je nach Mitverletzung von 1 oder 2 Bandscheiben erfolgt.

Operationstechnik. Die Wirbelsäule wird transthorakal oder retroperitoneal angegangen. Der Zugang zum zervikothorakalen Übergang erfolgt durch eine Sternotomie, der zum mittleren Brustwirbelsäulenanteil und thorakolumbalen Übergang durch eine Thorakotomie bzw. Thorakoskopie. Den mittlere Lendenwirbelsäulenanteil erreicht man über den retroperitonealen Zugang und den lumbosakralen Übergang durch die mediane Unterbauchlaparotomie. Eine Defektüberbrückung kann durch Einbringen eines autologen, kortikospongiösen Spans aus der Darmbeinschaufel erfolgen. Die Bandscheibe oder Bandscheiben werden reseziert, wobei das vordere Längsband geschont werden soll, ebenso die gegenüberliegende Wirbelkörperseitenwand. Soll die Versteifung nur eines Bewegungssegments erfolgen, so wird die Grundplatte des benachbarten Wirbels angefrischt und ein Lager für die Spongiosa geschaffen. Nach Aufrichten der Kyphose wird der kortikospongiöse Span genau eingefalzt und die neben dem Span verbleibenden Defekte mit Spongiosa aufgefüllt.

Zur Stabilisierung des Frakturgebiets verwendet man ein von dorsal eingebrachtes winkelstabiles Fixationssystem, das nach einer knöchernen Konsolidierung leicht zu entfernen ist.

Ggf. kann vor allem bei pathologischen Fakturen die Verwendung eines mit Spongiosa gefüllten Titan-Spacer (Harms) Anwendung finden, bei gleichzeitiger ventraler bzw. dorsaler Kompression.

Nachbehandlung

Bei jüngeren Patienten kann bei einer stabil versorgten Verletzung vom Typ A schon nach der 1. Woche mit Stehen und Laufen begonnen werden. Im Allgemeinen sollten nach 6 Wochen der Rehabilitation eine Kräftigung vor allem der Rückenmuskulatur schon erreicht sein.

Probleme bringt die Nachbehandlung des querschnittgelähmten Patienten, wobei schon initial eine intensive Dekubitusprophylaxe (Lagerungswechsel, Drehbett) stattfinden muss. Des Weiteren muss eine Ileusprophylaxe betrieben sowie Blasenentleerungsstörungen vermieden werden (Blasentraining, suprapubische Blasenableitung). Insgesamt gesehen sollen Querschnittgelähmte baldmöglichst einem Zentrum zugeführt werden.

Komplikationen

Die Komplikationen bei der operativen Versorgung von Wirbelfrakturen sind derzeit noch beachtlich. Unabhängig von der angewendeten Methodik werden sie mit 5–25 % angegeben. Bedeutung haben **systembedingte Fehler** wie Brüche der Pedikelschrauben (um 9 %), desgleichen der Bruch des Längsträgers, der weniger häufig zu beobachten ist. Bei Verwendung des Fixateur interne achte man auf eine korrekte Montage der Klemmbacken und die Sicherung der Klemmverbindungsmuttern.

Hinzuweisen bleibt auf **operationstechnische Probleme** wie nicht entsprechende Reposition, nicht ausreichende Blutstillung epiduraler Gefäße, eine nichtentsprechende Platzierung der pedikulären Schrauben (wird mit etwa 10 % angegeben), wobei eine Perforation der kranialen Bogenwurzeln mit nachfolgendem Festigkeitsverlust erfolgt. Bei einer kaudalen Perforation kann eine Nervenwurzel geschädigt werden, bei einer medialen Perforation epidurale Gefäße und auch das Rückenmark.

Beachte: Lagekontrolle der Schrauben mit dem Bildwandler!

Sofern eine Spongiosaeinbringung in den Wirbelkörper über einen in der Bogenwurzel gelegenen Fülltrichter Verwendung findet, muss beachtet werden, dass die Spongiosa in den Wirbelkörper platziert wird. Diese Methode der transpedikulären Spongiosaplastik brachte, wie Untersuchungen von Knop et al. (1997) ergaben, keine zuverlässigen Ergebnisse, was nicht zuletzt auf ein ungünstiges Transplantatlager zurückgeführt wird. Es wird empfohlen, die Defektüberbrückung besser ventral durch eine interkorporelle Spondylodese mit einem Beckenkammspan durchzuführen.

Zu einer gefürchteten Komplikation zählt die **postoperative Infektion**. Sie wird noch mit einer Häufigkeit zwischen 3 und 12 % angegeben, wobei ventrale und kombinierte vetrale und dorsale Eingriffe besonders belastend sind, hingegen der alleinige Dorsaleingriff weniger Infektionen bedingt.

12.6.2 Wirbelbogenfrakturen und Frakturen der Querfortsätze

Diese isolierten Frakturen gehören zu den seltenen Verletzungsformen. Gelegentlich wird eine Spondylolyse infolge einer Dysplasie des Wirbelbogens mit einer Fraktur verwechselt. Gelenkfortsatzbrüche können aber an der unteren Hals- und Lendenwirbelsäule vorkommen. Verwechslungen mit einer persistierenden Apophyse sind möglich. Zu achten ist dabei auf die glatte Begrenzung des Spalts, ferner ist die Facies articularis größer als auf der Gegenseite, was anhand von Schichtaufnahmen besser zu beurteilen ist.

Häufiger dagegen sind Frakturen der Querfortsätze meistens Serienfrakturen. Sie entstehen als Abrissfrakturen durch Muskelzug, wobei sich die abgerissenen Querfortsätze nach lateral-kaudal verlagern. Nur ausnahmsweise verursacht ein direktes Trauma einen Querfortsatzbruch. Die Querfortsatzfrakturen heilen fast immer pseudarthrotisch, sie können sogar miteinander verblocken.

Klinisch stehen heftige Schmerzen im Vordergrund. Ausgeprägt sind Verspannungen der Lendenmuskulatur. Ausgedehnte retroperitoneale Hämatome können zu abdominellen Reizerscheinungen führen. Nach 2–3 Wochen bessert sich das Beschwerdebild.

Differenzialdiagnostisch achte man auf Verwechslungen mit rudimentären Lendenrippen. Diese zeigen eine glatte Abschlussfläche und keine Verschiebungen. Zudem sind Lendenrippen doppelseitig.

Therapeutisch soll Bettruhe verordnet werden oder aber das Anlegen eines Kunststoffmieders sowie die Verordnung von nichtsteroidalen Antirheumatika. Querfortsatzfrakturen können folgenlos verheilen; sofern eine Verblockung stattfindet, kann eine geringe Seitverbiegung und Bewegungseinschränkung zurückbleiben.

12.6.3 Verletzungen der thorakalen Wirbelsäule

Keilförmige Wirbelfrakturen (meist stabil) und auch Luxationsfrakturen kommen vor (Abb. 12.**65a, b**). Bei Berücksichtigung des Spinalkanals zeigt sich für das Rückenmark eine relative Enge, sodass häufig Verletzungen des Rückenmarks auftreten. Das Beschwerdebild (Schmerzen, örtlicher Druckschmerz, evtl. Nervenschmerzen und Rückenmarkbeeinträchtigungen) gibt diagnostische Hinweise. Röntgenologisch, besser jedoch mittels CT oder MRT lassen sich Veränderungen am Rückenmark, Raumbeschränkungen durch Knochensplitter sowie Hämatombildungen unter-

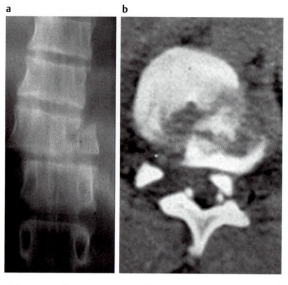

Abb. 12.**65a, b** Translationsverletzung des 8. Brustwirbelkörpers (19-jähriger Patient) mit Reposition und Osteosynthese. 20 Jahre danach volle sportliche Leistungsfähigkeit.

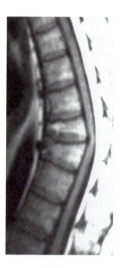

Abb. 12.**66** Kompressionsfraktur des 10. und 11. Brustwirbelkörpers (34-jähriger Patient) mit konservativer Behandlung nach Magnus mit ungünstigem Ergebnis. 15 Jahre später Myelopathie bei Gibbusbildung. Ausgeprägte spondylotische Veränderungen, kein ossärer Durchbau. Im MRT zeigt sich eine Raumbeengung des Rückenmarks in Höhe der Verkrümmung. Korrekturosteotomie erforderlich.

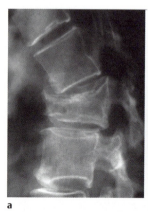 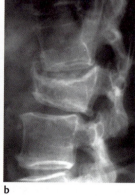

Abb. 12.**67a, b** Instabilität zwischen 1. und 2. Lendenwirbelkörper (35-jähriger Patient) bei stattgehabter Kompressionsfraktur des 2. Lendenwirbelkörpers bei nichtentsprechender konservativer Behandlung. Jetzt operative Korrektur und Stabilisierung.

scheiden. Auch nach in Fehlstellung stehenden, nicht verheilten Brustwirbelsäulenfrakturen kann es Jahre danach infolge einer Gibbusbildung zur Beeinträchtigung des Rückenmarks kommen (Abb. 12.**66**). Eine nicht entsprechende Ausheilung kann z. B. im Lendenwirbelsäulenbereich zur Pseudarthrosebildung und Instabilität Anlass geben (Abb. 12.**67a, b**).

Therapie

Therapeutisch sollen stärkere Achsenabweichungen vor allem beim jugendlichen Patienten operativ korrigiert und stabilisiert werden, in Zukunft thorakoskopisch. Eine Aufrichtung der Fraktur ist von dorsal mit Stabkonstruktionen (anfangs Harrington-Stab, jetzt mit Gewindestäben) möglich sowie nötigenfalls die Dekompression des Rückenmarks. Gleichzeitig muss eine dorsale Spondylodese evtl. über mehrere Segmente stattfinden. Der Bewegungsverlust einiger Segmente hat im Bereich der Brustwirbelsäule weniger Bedeutung.

12.6.4 Verletzungen der mittleren und unteren Halswirbelsäule

Eine axiale Krafteinwirkung auf die Schädelkalotte kann in Abhängigkeit der Richtung zu den verschiedenen Kompressionsfrakturen bis zu Berstungsfrakturen führen. Bei Letzteren kann besonders häufig eine Raumbeengung des Spinalkanals mit nachfolgender Rückenmarkbeeinträchtigung erfolgen. Im unteren Halswirbelsäulenbereich kommt es zu Luxationen, die bilateral auftreten können und zwar gemeinsam in Kombination mit Frakturen. Bei einer Translationsverletzung in sagittaler Richtung (Flexion und Distraktion) entsteht eine Ruptur des hinteren Ligamentkomplexes mit nachfolgender bilateraler Luxation. Bei exzentrischer Krafteinwirkung kann eine unilaterale Luxation evtl. mit einem Frakturgeschehen eintreten.

Klassifikation

Aebi und Naczarian (1987) empfahlen folgende Einteilung:
- A1 – Ossäre Kompressionsfrakturen ohne ligamentäre Beteiligung.
- A2 – Osteoligamentäre Verletzungen mit Mehrfragment- oder Trümmerfrakturen mit einer Deckplattenbeteiligung und Verletzung der Wirbelkörperhinterkante.
- A3 – Ligamentäre Verletzungen des vorderen Längsbands und der Bandscheibe infolge Hyperextension.
- B1 – Verletzungen umfassen vorwiegend knöcherne Läsionen der dorsalen Wirbelsäulenabschnitte und isolierte oder kombinierte Verletzungen der Wirbelanhangsgebilde mit oder ohne Verrenkung der Wirbelgelenke.

12.6 Verletzungen

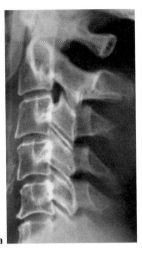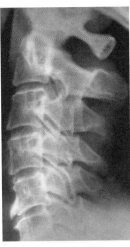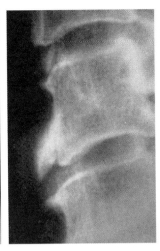

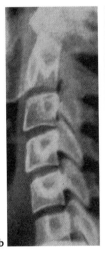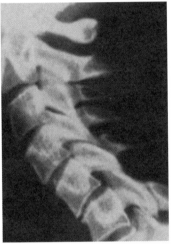

Abb. 12.**68** Diskoligamentäre Verletzung.
a Diskoligamentäre Verletzung zwischen C5 und C6 nach einem „whip-lash injury" (Autounfall). Instabilität blieb unerkannt. 2 Jahre später zeigt sich die Bandscheibenverschmälerung und eine posttraumatische Osteochondrose.
b Diskoligamentäre Verletzung zwischen Halswirbelkörper 5 und 6 (blieb unerkannt). 2 Jahre später Subluxation im beschriebenen Segment mit schon beginnenden degenerativen Veränderungen.

- ▶ B2 – Verletzungen erfassen Dornfortsatz und Bogenfrakturen mit Subluxation, Frakturen im Bereich der Gelenkflächen mit Subluxation sowie Ausbrüche der Massa articularis mit Bruch durch die Pedikel und den Wirbelbogen.
- ▶ B3 – Zu den B-3-Verletzungen zählt man Rupturen des dorsalen Bandapparats mit Subluxation der Wirbelgelenke.
- ▶ C1 – Zu den C-1-Verletzungen mit alleiniger oder vorwiegend ossärer Beteiligung (vorderer und hinterer Wirbelsäulenanteil) zählen Berstungsfrakturen sowie horizontale Frakturen, die mit Wirbelbögen und Dornfortsätzen gemeinsam vorkommen (neurologische Komplikationen!).
- ▶ C2 – Osteoligamentäre Verletzungen der vorderen und hinteren Wirbelsäulenabschnitte. In der Gruppe C2 findet man vollständige Luxationsfrakturen mit Zerreißungen des dorsalen Ligamentkomplexes. Als ein Hauptmerkmal der „tear drop fracture" gilt eine Rückverlagerung der Wirbelkörperhinterwand gegen den Spinalkanal um mehr als 3 mm.
- ▶ C3 – Zur Gruppe C 3 zählt man weiter vollständige, rein ligamentäre, unilaterale und bilaterale Luxationen mit Zerreißung der Bandscheibe und des dorsdsalen Bandapparats (Tetraplegie).

Klinik

Sofort nach dem Unfall Schmerzen sowie Zwangshaltung des Kopfs. Der Verletzte versucht den Kopf, in beide Hände gestützt, jede Erschütterung und Bewegung zu verhindern. Man achte auf eine Schiefhaltung sowie einen heftigen Druck- und Klopfschmerz und die reflektorische Bewegungsbehinderung. Unerlässlich ist die Prüfung der Motorik, Sensibilität und Sensorik.

Bildgebende Verfahren

Beim Verdacht einer Halswirbelsäulenverletzung ist die röntgenologische Darstellung in 2 Ebenen unbedingt erforderlich und derzeit noch angezeigt (Abb. 12.**68a, b**). Nicht selten werden Bandverletzungen der Halswirbelsäule nicht rechtzeitig zur Kenntnis genommen!
 Man achte auf eine umfassende Darstellung der gesamten Halswirbelsäule einschließlich des 7. Halswirbelkörpers (Schwimmeraufnahme). Mit großer Vorsicht müssen Funktionsaufnahmen vorgenommen werden. Von Bedeutung ist jedoch, dass baldmöglichst eine CT bzw. MRT durchgeführt wird. Dabei ist u. U. eine gefährliche Umlagerung des Patienten nicht erforderlich!

Therapie

Stabile Verletzungen der Wirbelanhangsgebilde können konservativ behandelt werden (Schmerzlinderung, Halskrawatte und antiphlogistische Medikamente), ebenso Kompressionsfrakturen (A1 und A2) ohne Einengung des Spinalkanals, wenngleich bei nicht entsprechender Behandlung die Gefahr der sekundären Verschiebung möglich ist. Deshalb empfehlen wir die Ruhigstellung im Kunststoffdiademverband für mindestens 6 Wochen (s. Abb. 12.**72a**).

Für die Indikation zur operativen Behandlung ist die Beurteilung einer Instabilität von Bedeutung (Bandverletzung in Kombination mit knöchernen Verletzungen).

Beim Bestehen einer zunehmenden neurologischen Symptomatik ist eine Notfalleingriff geboten.

Bei der operativen Behandlung gilt die interkorporelle Spondylodese, wie sie von Cloward, Smith und Robinson angegeben wurde, als Standardeingriff. Dabei soll stets die Minimalfunktion im Vordergrund stehen (Einsegmentfusion bei diskoligamentären Verletzungen). Bei Trümmerfrakturen dagegen ist meist die Zweisegmentfusion nicht zu umgehen.

Die dorsale Spondylodese ist bei Verletzungen angezeigt, bei denen verhakte Luxationen dorsal der Querfortsatzebene gelegen sind (Hakenplattenspondylodese nach Magerl oder dorsolaterale Platte nach Roy-Cammille).

12.6.5 HWS-Schleudertrauma

Synonym bzw. engl.: whip-lash injury.

Davis prägte 1944 den Begriff des „whip-lash injurie" und brachte damit die Verletzung des vorderen Bandapparats anlässlich eines peitschenartigen Verletzungsmechanismus in Zusammenhang. Am häufigsten erfolgt das sog. Schleudertrauma im Zuge eines Auffahrunfallereignisses (Jackson), selten bei der Head-on-Kollision (Davis).

Pathogenese

Bei einem Auffahrunfallereignis von hinten kommt es meist zu einer abrupten und unkontrollierten Überstreckung der Halswirbelsäule mit nachfolgender starker Beugung oder auch begleitet von unterschiedlichen Weichteilverletzungen. Es kann sogar zu einer Beteiligung des Halsmarks kommen, und zwar durch die bei Hyperextension nur locker gespannten Ligg. flava, sowie der Nn. occipitales und des Halssympathikus. Des Weiteren findet man Nervenwurzelirritationen und Gefäßverletzungen (A. vertebralis, A. carotis). Auch können Gelenkkapseln eine Beeinträchtigung erfahren. Bei älteren Patienten mit bereits arthrotisch veränderten Processus uncinati kann eine Rückenmarkläsion eintreten.

Klinik und klinische Diagnostik

Im Allgemeinen verspürt der Patient schon beim Unfallereignis einen plötzlichen scharfen Schmerz im Nacken und versucht reflektorisch den Kopf in seinen beiden Händen zu halten. Häufig kommt aber der Patient erst nach einigen Stunden oder Tagen zum Arzt, wobei die Dauer des beschwerdefreien bzw. symptomarmen Intervalls bereits einen Hinweis auf den Schweregrad des Schleudertraumas geben kann. Bei der Untersuchung findet man Nackenschmerzen, die auf Druck mehr kranial (subokzipitale Form) oder kaudal (zervikale Form) lokalisiert werden. Meist besteht auch eine ausgeprägte, schmerzhafte Bewegungseinschränkung insbesondere bei Drehbewegungen. Bei den schwereren Formen der Distorsion werden oft anhaltende, hartnäckige Kopfschmerzen, Schwindel, Tinnitus und Konzentrationsstörungen angegeben, ferner Parästhesien im Bereich der oberen Extremität.

Bildgebende Verfahren

Sofern bei der Röntgenuntersuchung keine krankhaften Störungen des Halswirbelsäulenskeletts vorgefunden werden, sollte eine Bewegungsstudie bei Beugung und Streckung, ggf. vom Arzt vorsichtig geführt, stattfinden! Grundsätzlich ist heute bei stattgehabtem „whip-lash injury" eine MRT durchzuführen, um die Bandverletzungen im Einzelnen sowie eine Bandscheibenbeeinträchtigung und Einblutung in die Umgebung zu analysieren.

Therapie

Abhängig vom festgestellten Befund ist eine Ruhigstellung in verschiedener Form – Schanz-Krawatte für 2–4 Wochen bei erhaltener Bandstabilität oder aber Brust-, Hals-, Kopfkunststoffverband, ggf. mit Einschluss der Stirn (Diadem) für 6–8 Wochen – notwendig. Beim Bestehen von neurologischen Ausfällen soll man sich zum operativen Vorgehen entscheiden, den Bandscheibenraum von vorne darstellen und anschließend eine ventrale Spondylodese durchführen.

Die Klassifikation der Folgen einer Halswirbelsäulendistorsion erfolgt in Anlehnung an Rompe und Frauenhofer.

12.6.6 Verletzungen im oberen Halswirbelsäulenbereich

Definition.
Man versteht darunter Frakturen und Luxationen von Atlas und Axis (Atlas und Epistropheus), die aufgrund des besonderen anatomischen Aufbaus und wegen der möglichen Beeinträchtigung lebenswichtiger Zentren im verlängerten Mark eine Sonderstellung einnehmen. Wie die Erfahrungen zeigen, ergeben sich bei Verletzungen am Kopf-Hals-Übergang nach wie vor diagnostische und therapeutische Probleme.

Anatomische Vorbemerkungen. Die beiden obersten Halswirbel Atlas und Axis haben sich zu Drehwirbeln umgebildet. Der Atlas besitzt weder Körper noch Processus spinosus, seine lateralen Anteile, werden mit den beiden Bögen verbunden und tragen die Foveae articulares superiores und inferiores. Der Arcus an-

Prognose im Überblick

Folgen der HWS-Distorsion	Schweregrad			
	leicht	mittel	schwer	sehr schwer
Funktionsstörung	ja	ja	ja	ja
Strukturelle Befunde	keine	keine	mikroskopisch	makroskopisch
Beschwerdefreies Intervall	< 24 h	wenige Stunden	< als 1 h	0
Dauerschaden	nein	nein	selten	häufig

terior ist nur eine schmale, fast transversal gestellte Spange, die dorsal die Fovea articularis dentis trägt.

Der Epistropheus besitzt als besonderes Merkmal einen zahnförmigen, zylindrischen oder konischen Fortsatz, den Dens, der dem Wirbelkörper aufsitzt und eine vordere und hintere Gelenkfläche besitzt. Der Wirbelbogen trägt die Processus articulares superiores.

Zusammen bilden Atlas und Axis ein zentrales Drehgelenk, das zusammen mit der Articulatio atlantooccipitalis dem Kopf die Beweglichkeit eines Kugelgelenks verleiht.

Zu beachten ist weiter die enge Nachbarschaft zur Medulla spinalis. Normalerweise schützt der Bandapparat das Rückenmark. Der Zahn des Epistropheus wird durch die Ligg. allaria und das Lig. apici dentis an das Hinterhaupt fixiert. Es handelt sich dabei um Sicherungs- und Hemmbänder, welche die Beweglichkeit auf das zulässige Maß einschränken. Das Lig. transversum atlantis gewährleistet die Führung des Dens am Arcus anterioris atlantis. Dieses Band ist außerordentlich kräftig und zusätzlich noch durch das Lig. longitudinale anterius verstärkt. Sie bilden das Lig. cruciatum, das von der Dura überlagert wird.

12.6.6.1 Verletzungen des Atlas

Pathogenese

Frakturen des Atlas liegen meist im hinteren Bogenbereich, selten in der Massa lateralis. Zur Atlasfraktur kommt es bei axialer Krafteinwirkung, wie beim senkrechten Kopfsprung ins flache Wasser (Abb. 12.**69a, b**) und bei Verkehrsunfällen. Da zwischen dem Os occipitale und Atlas und Axis die Bandscheiben fehlen, ist die oberste Halswirbelsäule gegen axiale Kräfte nur mäßig geschützt. Bedingt durch die Art der Längsstellung des Atlas kommt es dann zum Bersten des Atlasrings an den schwächsten Stellen, nämlich des vorderen und hinteren Bogens, und schließlich zur Fraktur im Bereich der Massa lateralis. Diese Jefferson-Fraktur ist als instabil anzusehen, sofern die Distanz zwischen den lateralen Begrenzungen der Massa lateralis des Atlas die Gelenkmassive des Axis um mehr als 5,7 mm übersteigt.

Wird dabei die Gewalt bei seitlich geneigtem Kopf nur einseitig übertragen, so kann auch nur eine Fraktur einer Massa lateralis erfolgen.

Eine Berstungsfraktur kann gleichzeitig mit einer Ruptur des Lig. transversum vergesellschaftet sein.

Klinik und klinische Diagnostik

Schmerzen und Steifigkeit am Kopf-Hals-Übergang stehen im Vordergrund. Der Kopf wird steif gehalten und jede Bewegung vermieden. Ausstrahlende Schmerzen in das Gebiet des N. occipitalis major können sich entwickeln.

Nota bene
> Bei Bestehen einer Rückenmarkbeeinträchtigung muss diese häufig auf eine Läsion der A. vertebralis zurückgeführt werden.

Bei der *Bildgebung* steht heute neben den röntgenologischen Übersichtsaufnahmen die MRT-Untersuchung im Vordergrund.

Differenzialdiagnostisch achte man auf Wachstumsfugen an der medialen Vereinigung der von beiden Massae laterales herkommenden Knochenzentren. Ferner beachte man beim Erwachsenen die angeborenen Spaltbildungen. Bogenbrüche liegen stets im seitlichen Teil (Sulcus vertebralis).

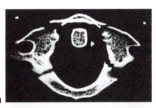
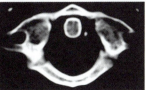

Abb. 12.**69** Jefferson-Fraktur (21-jähriger Patient). Unfallbild (**a**) und ossäre Heilung der Ringfraktur (**b**). Behandlung in Haloextension. Patient spielt seit 10 Jahren weiterhin als Eishockeytorwart in der Bundesliga.

Therapie

Einfache Bogenfrakturen können in der Kunststoffschiene oder im Kunststoffverband behandelt werden. Bei den Jefferson-Frakturen jedoch kann eine sofortige Extensionsbehandlung (Halokonstruktion) eine Reposition ermöglichen (3–6 Wochen). Operativ ist die transartikuläre Verschraubung nach Magerl oder aber eine atlantookzipitale Spondylodese möglich.

Bei den **atlantokzipitalen Verletzungen** findet man Frakturen der okzipitalen Kondylen (außerordentlich selten) und eine vordere, hintere Instabilität (und eine vollständige Instabilität). Diese Verletzungen verlaufen meist tödlich (Rückenmarkdurchtrennung). Beim Überleben kann später bei einer entsprechenden subokzipitalen Schmerzsymptomatik die Spondylodese zwischen Okziput und den oberen beiden Halswirbeln notwendig werden.

12.6.6.2 Verletzungen des Axis

Am Axis (Epistropheus) unterscheidet man Frakturen des Axisrings (hangman fracture) und Frakturen des Dens.

Die Fraktur der Bögen des Axisrings, die sog. traumatische Spondylolisthesis des Axis (hangman fracture), wird am häufigsten bei Autounfällen beobachtet. Dabei kann es zu einer beidseitigen Fraktur der Bögen des Axis mit einer mehr oder weniger ausgedehnten Dislokation des Wirbelkörpers vom Wirbelbogen kommen. Der Dens axis, das Lig. apicis dentis und das Lig. transversum dentis bleiben unversehrt. Das Lig. longitudinale anterius reißt ein. Manchmal ist sogar ein Knochensplitter vom vorderen unteren Rand des Axis oder vom oberen Rand des 3. Halswirbelkörpers mit abgerissen. Der Anulus fibrosus und auch das Lig. longitudinale posterius kann eine Zerreißung aufweisen.

Historisches. Grogorno veröffentlichte 1954 erstmals Bilder einer Axisfraktur nach einem Autounfall und stellte bereits damals fest, dass diese Fraktur Ähnlichkeiten mit einer Fraktur besitzt, die Wood-Johnes 1908 bei durch „Hängen" Hingerichteten sah.

Aufgrund dieser radiologischen Ähnlichkeiten bezeichnete Schneider 1965 diese Fraktur als „hangman fracture". Roy Cammille sprach von „la fracture du perdu". Im Übrigen soll bereits 1866 Hougthon eine Luxationsfraktur des Axis bei durch „Strang" Hingerichteten beobachtet haben.

Klassifikation

3 Formen der Bogenfraktur des Epistropheus wurden von Effendi beschrieben (Abb. 12.**70a, b** und 12.**71a, b**). Auch Aebi und Nazarian (1987) richten sich nach dieser Einteilung und sprechen von einem Frakturtyp B1–B3:

▶ Typ I (Effendi) = Typ B1.1 – Isthmusfraktur des Axisrings mit geringer Dislokation des Körpers, wobei die Fraktur weitgehend senkrecht verläuft

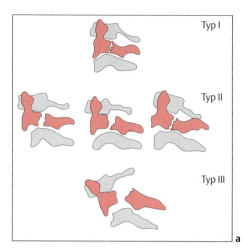

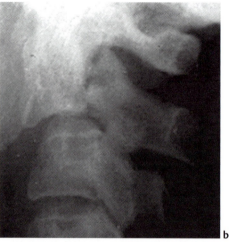

Abb. 12.**70** Ringfrakturen des Axis.
a Schematische Darstellung der verschiedenen Formen (Effendi): Typ I entsteht durch axiale Belastung und Hyperextension, Typ II durch axiale Belastung, durch maximale Hyperextension sowie durch nachfolgende Flexion, Typ III sofern zusätzlich eine Flexion eintritt.
b Axisringbruch mit diskoligamentärer Verletzung C2, C3. Beachte: dorsale Abknickung des Ringfragments (Effendi III).

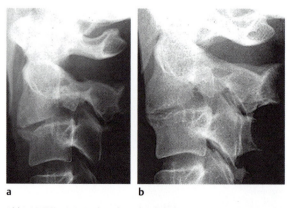

Abb. 12.**71** Axisringbruch mit diskoligamentärer Verletzung. Beachte: Verschiebung des Axis nach vorne. Konservative Behandlung. 1 Jahr danach ventrale Abstützung zum 3. Halswirbelkörper (**a**). 10 Jahre danach ossäre Stabilisierung zwischen 2. und 3. Halswirbelkörper (**b**).

oder aber schräg zum Axiskörper. Die darunter gelegene Bandscheibe bleibt weitgehend unverletzt und stabil.

- Typ II (Effendi) = Typ B1.2 – Dislokation des vorderen Fragments bei Veränderung der Bandscheibe. Bei der Dislokation kann es zu einer Kippung des Körpers in Extensions- oder Flexionsstellung kommen. Knickung des Wirbelkörpers C2/3 > als 11° und < als 50°.
- Typ III (Effendi) = Typ B1.3 – Isthmusfraktur mit ausgedehnter Dislokation in Flexion (Knickung des Wirbelkörpers > als 50°), wobei die Gelenke zwischen C2 und C3 disloziert und verhakt sein können.

Klinik und klinische Diagnostik

Schmerzen und Bewegungseinschränkungen.
Bei der Bildgebung sind zentrierte Densaufnahmen notwendig. Mehr Information bringt CT und MRT.

Therapie

Der Typ I der traumatischen Spondylolyse (hangman fracture) nach Effendi ist stabil. Die konservative Behandlung im Hals-Kopf-Kunststoffverband für mindestens 6 Wochen ist angezeigt.

Der Typ II ist als instabil anzusehen, kann ebenfalls im Kunststoffverband behandelt werden oder aber mit einer transpedikulären Verschraubung nach Judet.

Desgleichen soll der Typ III operativ behandelt werden.

12.6.6.3 Frakturen des Dens axis

Engl.: fractures of the odentoid.

Fakturen des Zahns am Axis entstehen meist bei Verkehrsunfällen (Geschwindigkeit!) oder aber auch bei Sturz.

Klassifikation

Frakturen des Dens axis (B-2-Verletzungen nach Aebi und Nazarian) werden nach den Vorschlägen von Anderson und D,Alonzo ebenfalls in 3 Gruppen eingeteilt:
- Typ I (Anderson) = Typ B2.1 (Densspitze),
- Typ III (Anderson) = Typ B2.2 (Densbasis),
- Typ II (Anderson) = Typ B2.3 (Denshals).

Pathogenese

Die Densfraktur als am häufigsten vorkommende Fraktur im Bereich des 2. Halswirbels entsteht z. B. im Anschluss an einen übermäßigen Bewegungsausschlag der oberen Halswirbelsäule, wobei sich der Zahn, fixiert durch das Lig. transversum, gegen den vorderen Atlasbogen wie gegen ein Hypomochlion stemmt. Der Zahnfortsatz bricht eher als der Atlasbogen oder das straffe Lig. transversum reißt. Der Zahn kann ohne nennenswerte Verschiebung eingekeilt stehen bleiben. Häufig erfolgt jedoch die Dislokation nach vorne, seltener nach hinten und zur Seite.

Klinik und klinische Diagnostik

Nicht selten klagen Patienten nach dem Unfallereignis nur über geringe Schmerzen, sodass der Patient gelegentlich erst nach Tagen zur Untersuchung kommt. Er klagt über Nackenschmerzen, die sich beim Bewegen verstärken. Neurologische Ausfälle sind selten, selbst bei Verschiebungen um Densbreite (der Durchmesser des Wirbelkanals im Bereich der oberen Wirbelsäule ist größer als der Durchmesser der Medulla). Anders dagegen bei Atlasluxationen, wobei es regelmäßig zu gefährlichen Raumbeengungen kommt.

Radiologisch ist die Densfraktur auf Übersichtsaufnahmen nur begrenzt einzusehen (Abb. 12.**72a–e**). Zusätzlich zentrierte Aufnahmen im seitlichen Strahlengang und transoral im anterioren Strahlengang werden erforderlich oder aber Tomogramme. Umfassend jedoch können heute mithilfe von CT und MRT die Verletzung des Dens, die Stabilität der Fraktur und auch Begleitverletzungen z. B. am Atlas dargestellt werden.

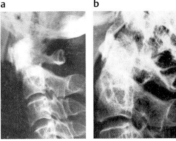
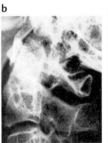
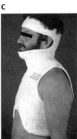
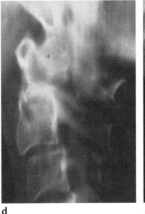
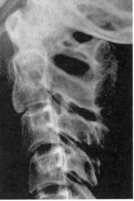

Abb. 12.**72** Densfraktur.
a Densfraktur (19-jähriger Patient) mit Luxation des Dens nach vorne.
Nach Reposition und Heilung (**b**) und Ruhigstellung im Kunststoffverband für 12 Wochen mit Durchbau in Korrekturstellung (**c**).
d Denspseudarthrose (35-jähriger Patient).
e Röntgenkontrolle 5 Jahre nach Reposition und dorsaler Spondylodese zwischen C1 und C2.

Man beachte, dass beim Erwachsenen als Folge von Wachstumsstörungen die ossäre Verbindung zwischen Axiskörper und Dens ausbleiben kann (Os odentoideum). Dies ist an der glatten Begrenzung von Dens und Korpus zu erkennen, wohingegen bei der Fraktur eine gezackte, unregelmäßige Struktur vorzufinden ist. Des Weiteren beachte man das Ossiculum terminale, das an der Spitze des Os odentoideum liegend der Kuppe des Zahnfortsatzes entspricht (anatomische Variante). Hinzuweisen bleibt auch auf eine Densaplasie (selten).

Therapie

Frische Densfrakturen können ggf. unter Extension reponiert und im Diademkunststoffverband ruhig gestellt werden und sind im Allgemeinen spätestens nach 12 Wochen ossär durchgebaut. Bei jedem Verbandwechsel, der im Abstand zunächst von 2, später von 4 Wochen erfolgen soll, muss jeweils eine Röntgenkontrolle stattfinden.

Densfrakturen werden heute sehr oft durch eine Zugschraubenosteosynthese, wie sie von Magerl angegeben wurde, durchgeführt. Sie ist bei frischen Densfrakturen mit einer Diastase oder einer Redislokationstendenz und auch bei Denspseudarthrosen angezeigt.

Operationstechnik. Man wählt dabei einen anterolateralen Zugang in Höhe von C4/C5 und legt die Unterkante des 2. Halswirbelkörpers frei. Unter Bildwandlerkontrolle werden, nach temporärer Stabilisierung der Fraktur mit einem Kirschner-Draht, 2 Zugschrauben eingebracht, womit die Fraktur unter Kompression kommt. Man empfiehlt, dass zumindest eine der Schrauben die Kortikalis an der Densspitze überragt.

Defektpseudarthrosen auch mit Dislokation sind erfolgreich mit der dorsalen Spondylodese (Gallie) zu behandeln.

12.6.6.4 Kombinierte atlantoaxiale Verletzungen

Man versteht darunter Kombinationen von Verletzungen an Atlas und Axis (Abb. 12.**73**).

Nach Aebi wird diese eigenständige Verletzungsgruppe eingeteilt in:
- eine ossäre Form (C1) mit Atlasbogenfraktur und Densfraktur sowie Kombinationen mit der Isthmusfraktur am Axis,
- eine osteoligamentäre Form (C2) mit Densbasis- oder Denshalsfraktur mit C-1-/C-2-Luxation sowie Atlasfraktur mit Separation der Massae laterales,
- in eine ligamentäre Untergruppe (C3; vorwiegend) mit C1-/C2-Luxation nach ventral sowie rotatorischer Subluxation nach Fielding.

Grundsätzlich sind die ossären Formen und auch die osteoligamentären Formen der Kombinationsverletzungen konservativ zu behandeln (Minerva-Kunststoffverband bzw. Haloextension). Infrage kommen

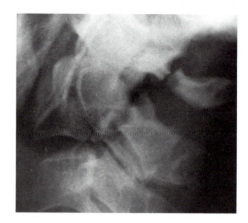

Abb. 12.**73** Luxationsfraktur mit Ringbruch von Axis und Atlas (Hyperextension) mit diskoligamentärer Verletzung zwischen C2 und C3.

weiter eine dorsale, transpedikuläre Verschraubung nach Judet, eine interkorporelle Spondylodese oder interfragmentäre Verschraubung. Besondere Probleme ergeben sich bei den ligamentären Verletzungen mit rotatorischen Subluxationen und Luxationen, wobei Patienten mit chronischer atlantoaxialer, rotatorischer Subluxation sowie irreponible Luxationen und Reluxationen operativ mit einer dorsalen Spondylodese zwischen Atlas und Axis angegangen werden sollen.

12.6.7 Besonderheiten bei Wirbelfrakturen im Kindesalter

Wirbelfrakturen im Kindesalter sind selten, man beobachtet sie am häufigsten am thorakolumbalen Übergang und im Halswirbelsäulenbereich. Die obere Halswirbelsäule ist von C0–C2 mit etwa 50 % der Verletzungen kindlicher Wirbelsäulen bevorzugt betroffen (Blauth 1998). Wichtige Unterschiede zwischen der Wirbelsäule des Erwachsenen und des Kindes bestehen zumindest bis zum 10. Lebensjahr. Das Achsenskelett entwickelt sich schneller und hat zu dieser Zeit bereits seine weitgehend endgültigen strukturellen Eigenheiten. Die Synchondrosen sind ebenfalls zum Großteil durchgebaut. Es bleibt darauf hinzuweisen, dass Wachstumseigenheiten im Bereich der Synchondrosen zu Fehlinterpretationen Anlass geben können.

Die klinische Untersuchung zeigt die Beweglichkeitsbeeinträchtigung (Vorsicht beim Untersuchen). Bei den bildgebenden Verfahren werden zunächst Röntgenübersichtsaufnahmen und schließlich zur genauen Analyse der morphologischen Gegebenheiten die CT und MRT eingesetzt. Nachteilig beim Kernspintomogramm ist im Kleinkindesalter die Notwendigkeit einer Anästhesie zu Durchführung der Untersuchung.

Atlantookzipitale Dislokationen sind relativ häufig zu beobachten, des Weiteren Verletzungen der Synchondrose des Dens axis. Atlantoaxiale Dislokationen in sagittaler Richtung sowie rotatorische Dislokationen bedürfen gelegentlich der operativen Reposition.

Im unteren Bereich der Halswirbelsäule findet man ligamentäre und diskoligamentäre Verletzungen. Typ-A-Frakturen können in Extension zur Ausheilung kommen, Frakturen vom Typ B und C bedürfen oft der operativen Behandlung.

12.6.8 Querschnittlähmungen

Synonym: Querschnittsyndrom, Transversalsyndrom.
Engl.: transversale syndrome.

Definition.
Bei verschiedenen Frakturen, Luxationsfrakturen und Luxationen kann es zur Kompression oder Abscherung des Rückenmarks kommen (Abb. 12.**74a, b**). Des Weiteren findet man ursächlich intraspinale Bandscheibenverlagerungen und im Halswirbelsäulenbereich auch Kompressionen durch vorgewölbte Ligg. flava nach einer Hyperextension. Diese Verletzungen führen meist zu einer kompletten Transversalläsion. Insgesamt beobachtet man Nerven- und Rückenmarkschädigungen bei Verletzungen der Wirbelsäule in mehr als 10 % der Fälle.

Pathogenese

Bei der Querschnittläsion (cord transsection) erholt sich die Schocksituation. Das darunter gelegene Rückenmark reagiert sozusagen als unabhängige Struktur und zwar hinsichtlich einer Reflexaktivität sowie der Rückkehr der analen und penilen Reflexe. Sofern die Sensibilität nicht zurückkehrt, weisen diese Reflexe auf eine Wirbelsäulentranssektion hin. Nach Tagen wird die zunächst schlaffe Lähmung spastisch mit erhöhten Sehnenreflexen und Klonus.

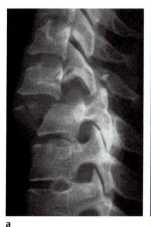 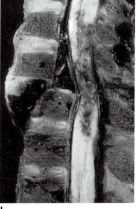

a b

Abb. 12.**74** Luxationsfraktur des 7. Halswirbelkörpers (36-jährige Patientin) mit schwerster Schädigung des Rückenmarks.
a Röntgenbild.
b Präparat.

Bei den Wurzelverletzungen dagegen kann eine Regeneration eintreten und die bleibenden Lähmungen sind schlaff.

Pathologisch anatomisch gesehen findet man im Rückenmark Blutungen und später Nekrosen der Nervenzellen im Bereich der grauen Substanz, die bis zum Markmantel reichen können. Ein aufgetretenes Ödem kann reversibel sein. Nachfolgend kommt es zur Verflüssigung der nekrotischen Teile und zum Abbau. Die Resorption und Bindegewebsbildung steht im Vordergrund. Im Endstadium schließlich zeigen sich bindegewebige Narben verschiedenen Ausmaßes mit einer erheblichen Schrumpfungen des Marks sowie eine Verdickung der Meningen. Im Markbereich findet man häufig Zystenbildungen.

Klinik und klinische Diagnostik

Von großer Bedeutung ist das Erkennen einer Lähmung schon am Unfallort (Motorik, Sensibilität). Beim Bergen achte man auf ein Anheben des Verletzten nach dem Gabelstaplerprinzip (Meinicke). Weiter müssen Begleitverletzungen festgestellt werden. Die Symptomatik der vollständigen transversalen Läsion hängt von den betroffenen Rückenmarksegmenten ab.

Bei einer hohen Halsmarkläsion werden auch die Motoneurone des N. phrenicus (C3–C5) entweder zerstört oder in ihrer zerebralen Verbindung unterbrochen, sodass für die Atmung außer den Mm. intercostales auch das Zwerchfell ausfällt, was zur künstlichen Beatmung zwingt.

Bei einer kompletten Transversalläsion des unteren Halsmarks folgt weiter ein bedrohlicher Zustand, weil nach dem Ausfall der Mm. intercostales die Atmung durch die noch erhaltene Zwerchfellmotilität nicht mehr ausreichend gewährleistet ist. Wenn das Segment C5 betroffen ist, weisen die von ihm versorgten Muskeln, besonders auch der M. biceps brachii (C5–C6), eine schlaffe Lähmung auf. Die von den kaudal anschließenden Segmenten innervierten Strecker am Oberarm (M. triceps brachii) werden nach Abklingen eines spinalen Schocks spastisch gelähmt (Steigerung des Trizepsreflexes).

Bei einem Befallensein von C7 zeigt der M. triceps brachii eine schlaffe Lähmung, wohingegen der M. biceps funktionstüchtig ist (BSR positiv, TSR negativ).

Das Horner-Syndrom stellt sich bei Läsionen in Höhe des Centrum ciliospinale (C8–Th1) ein.

Bei der oberen Brustmarkläsion ist die Interkostalmuskulatur zum Teil gelähmt. Unterhalb von Th1 sind die oberen Extremitäten nicht mehr betroffen.

Läsionen im Bereich des mittleren Brustmarks ermöglichen eine eingeschränkte Atmung. Oberhalb des Segments Th6 werden die Leitungsbahnen für die Nn. splanchnici unterbrochen (oberer Intestinaltrakt).

Beim Transversalsyndrom des unteren Brustmarks, kaudal vom Segment Th9, sind die oberen Bauchmuskeln erhalten. So kann z. B. durch die oberen Bauchmuskeln der Nabel nach oben bewegt werden, wenn die Bauchwand angespannt wird.

Bei Schädigungen im Bereich des Lendenmarks nehmen die infraläsionellen Abschnitte ihre Eigentätigkeit nicht mehr auf. Meistens wirken sich Prozesse in Höhe des Epikonus L4 bis S2 und des Konus ab S3 zugleich auch auf die begleitenden Fasern der Cauda equina aus. Das neurologische Syndrom entspricht dann dem einer Kaudaläsion.

Läsionen der Cauda equina ohne Rückenmarkbeteiligung sind nur bei Schädigungen unterhalb des 1. Lendenwirbelkörpers zu erwarten. Bei einer vollständigen Leitungsunterbrechung finden sich schlaffe Lähmungen mit Verlust der Eigenreflexe, ausschließlich radikulär verteilte Sensibilitätsausfälle sowie Störungen von Blase, Mastdarm und Geschlechtsfunktion. Hohe Kaudaläsionen betreffen also die gesamten unteren Extremitäten und das „Reithosenareal".

Tiefer gelegene Unterbrechungen wirken sich also auf das Reithosengebiet und die distalen Anteile der Extremitäten aus. Die Verwertung der radikulären Versorgung von Muskulatur und Haut gestattet schließlich eine genaue topische Diagnose.

Historisches. Vergegenwärtigen wir uns die Lage, wie sie noch vor etwas mehr als 70 Jahren den Gegebenheiten entsprach, so konnte mit Watson-Johnes gesagt werden: „Die Querschnittgelähmten sterben alle und zwar überall auf der Welt. Sie sterben im allgemeinen elend, trotz mancher Bemühungen". Gordon-Homes schreibt 1915 aus dem „gaterhome for paraplegics" in England: „In dieser Institution benötige man mehr Sedativa und Alkaloide wie irgendwo anders" und dass die Lähmung gefolgt sei von Druckgeschwüren über dem Kreuzbein, den Rollhügeln und den Fersen sowie Kontrakturen der Gelenke infolge von Spastik und Inaktivität. Weiter erfolgt die Auszehrung, die Infektion des harnableitenden Systems, die Urämie, und schließlich der Tod.

Aus einer amerikanischen Bilanz entnehmen wir, dass 20 Jahre später von den Soldaten, die während des 1. Weltkriegs eine traumatische Querschnittlähmung erlitten haben, nur noch einer lebte. Mondroe aus Boston, einer der Pioniere bei der Versorgung der Gelähmten, erklärte etwas später, dass, sofern die oberen Extremitäten kräftig genug sind und der Patient ausreichend motiviert ist, eine Gehfähigkeit unter Verwendung orthopädischer Behelfe erreicht werden kann, sodass die Gelähmten zum Teil sogar ein weitgehend normales Leben zu führen im Stande sind. Voraussetzung dafür ist allerdings eine außerordentliche Betreuung und Rehabilitation dieser Patienten.

Entscheidende Impulse für die Behandlung von Querschnittgelähmten kamen dann aus Institutionen, die sich früher oder später nur mit der Behandlung von Querschnittgelähmten befassten. Bekannt ist vor allem das Stoke-Mendeville-Hospital in der Nähe von London, wo sich Sir L. Guttmann hervorragende Verdienste erworben hat. In der Zwischenzeit sind auch hierzulande ausgezeichnete Zentren entstanden.

Therapie

Die Behandlung der Querschnittgelähmten hängt heute von der Art der Rückenmarkverletzung und von der Stabilität der Fraktur ab.

Instabile Frakturen sollen heute baldmöglichst operativ stabilisiert werden.

Ein absolute Indikation für eine operative Versorgung der Wirbelfrakturen mit Rückenmarkverletzungen liegt vor:
- bei offenen Rückenmarkverletzungen,
- beim Auftreten einer Lähmung nach freiem Intervall,
- bei computertomographisch bzw. in der MRT nachweisbaren Bandscheibenvorfall ohne Knochenfragment und
- beim Vorliegen von knöchernen Anteilen im Spinalkanal,
- bei einer Zunahme einer motorischen und sensiblen Lähmung von mehr als 3–4 Segmenten.

Aber auch relative Operationsindikationen müssen diskutiert werden, wozu konstant inkomplette Lähmungen sowie in Restitution befindliche, komplette oder inkomplette Lähmungen gehören (Lausberg), sowie bei Stillstand vorheriger eindeutiger Besserung einer Querschnittsymptomatik (Ruge).

Die Wahl des Zeitpunkts für eine operativen Eingriff ist abhängig von den äußeren Gegebenheiten. Ggf. soll sie in den ersten 8 Stunden nach dem Unfall vorgenommen werden. Falls dies nicht erfolgen konnte, empfiehlt es sich, die Abschwellung des Rückenmarks abzuwarten. Spätestens nach 3 Wochen ist ein günstiger Zeitpunkt für eine Reposition versäumt. Manchmal muss man sich Spätkorrekturen überlegen (Gibbusbildung, Verwachsungen).

Die Rückenmarkdekompression erfolgt im Bereich der Halswirbelsäule meist von ventral durch eine Spondylektomie mit nachfolgender Knochenspanüberbrückung und Plattenfixation.

Im Bereich der Brust- und Lendenwirbelsäule wird die Rückenmarkentlastung meist durch eine Laminektomie durchgeführt, besonders wenn mehrere Segmente berücksichtigt werden müssen. Nach einer Laminektomie muss unbedingt die Reposition der Fraktur und die Stabilisierung von dorsal her stattfinden.

Rehabilitation

Postoperativ und auch bei der *konservativen Behandlung* bedarf der Patient einer besonderen Pflege (Spezialbett, Lagerungsbehandlung, Dekubitusprophylaxe). Kontrakturen müssen unbedingt verhütet werden, ggf. sind später Sehnenverlängerungen angezeigt. Große Bedeutung kommt der Sorge um Blase und Mastdarm zu. Der Querschnittgelähmte soll möglichst früh rehabilitiert werden. Dies kann in einem Querschnittzentrum unter optimalen Bedingungen erfolgen. Im Übrigen werden Querschnittzentren am besten in einem Klinikum untergebracht, wo operative Versorgungen durch den Orthopäden und Traumatologen, Neurochirurgen und später den Urologen erfolgen können, z. B. in Murnau. Zur allgemeinen Orientierung über die Verbesserung funktioneller Fähigkeiten mit einer Hilfsmittelversorgung in Abhängigkeit von der Läsionshöhe gibt es eine übersichtliche Darstellung von Paeslack.

Ein entscheidender Pfeiler für die Rehabilitation ist weiter ein baldiger Beginn sportlicher Betätigungen (Ballspiel, Bogenschießen u. a.), denn – wie Jaspers es ausdrückte – „das Eigendasein als Vitalität schafft sich Raum im Sport als einen Rest von Befriedigung unmittelbaren Daseins". In der Tat führt das Freiheitsleben des Sports zur Entspannung und Lebensfreude. Der Sport bringt das verlorene Gleichgewicht zwischen Körper und Geist, denn im sportlichen Tun fühlt sich auch der Gelähmte befreit. Drüber hinaus findet der kontaktarm Gewordene eine Gemeinschaft von Sportkameraden. Der Gelähmte kann in einigen Disziplinen große Leistungen erbringen, wie es z. B. die Paraolympics zeigen.

Literatur

Aebi M, Nazarian S. Klassifikation der Halswirbelsäulenverletzungen. Orthopäde. 1987;16:27.

Alexander E jr. Significance of the small lumbar spinal canal. J Neurosurg. 1969;31:513–9.

Andry N. L'orthopedie où l'art de prévenier et de corregier dans les enfants des deformités du corps. Tome premier. 1741.

Blau JN, Logue V. Intermittend claudication of the cauda equina, an unusual syndrome resulting from central protrusion of intervertebra disc. Lancet. 1961;1:1081.

Blauth M. Verletzungen der Halswirbelsäule bei Kindern. Unfallchirurg. 1998;101:588.

Blauth M, Schmidt U, Dienst M, Knop C, Lobenhoffer P, Tscherne H. Langzeitergebnisse von 57 Patienten nach ventraler interkorporeller Spondylodese der unteren HWS. Unfallchirurg. 1996;99:925.

Böhler J. Konservative Behandlung der Wirbelverletzungen gestern und heute. Z Orthop Ihre Grenzgeb. 1992;130:445.

Bonnett C, Brown JC, Perry J, Nickel VL, Walinski T, Brooks L, et al. Evolution of treatment of paralytic scoliosis at Rancho Los Amigos Hospital. J Bone Joint Surg Am. 1975; 57:206–15.

Brocher JE. Wirbelsäulenleiden und ihre Differentialdiagnose. 4. Aufl. Stuttgart: Thieme; 1966.

Brocher JEW, Willert HG. Differentialdiagnose der Wirbelsäulenerkrankungen. 6. Aufl. Stuttgart: Thieme; 1978.

Brooks HL, Azen SP, Gerberg E, Brooks R, Chan L. Scoliosis: A prospective epidemiological study. J Bone Joint Surg Am. 1975;57:968.

Burgkart R. Epidemiologie und diagnostische Strategie. In: Hipp E, Plötz W, Burgkart R, Schelter R. Hrsg. Limb Salvage. München: Zuckschwerdt; 1998.

Burwell RG, Cole AA, Cook TA, Grivas TB, Kiel AW, Moulton A, et al. Pathogenesis of idiopathic scoliosis. The Nottingham concept. Acta Orthop Belg. 1992;58(Suppl. 1):33–58.

Chigira M, Schinozaki T. Diagnostic value of serum tumor markers in skeletal metastasis of carcinom. Arch Orthop Trauma Surg. 1990;109:247.

Cloward RB. The anterior approach for removal of ruptured discs. J Neurosurg. 1958;15:602.

Cotrel Y, Dubousset J. Nouvelle technique d,osteosynthése rachidienne segmentaire par voie postérieur. Rev Chir Orthop Reparatrice Appar Mot. 1984;70(6):489.

Deacon P, Flood BM, Dickson RA. Idiopathic scoliosis in three dimensions. A radiographic and morphometric analysis. J Bone Joint Surg Br. 1984;66:509–12.

Denis F. The threecolumn spine and ist significance in the classification of acute thoracolumbalr injuries. Spine. 1983;8: 817.

Dick W. The „fixateur interne" as a vertasile implant for spine surgery. Spine. 1987;12:882.

Dickson RA. The aetiology and pathogenesis of idiopathic scoliosis. Acta Orthop Belg. 1992;58(Suppl. 1):21.

Drerub B, Hierholzer E. Back shape measurement using video rasterstereography and three dimensional reconstruction of spinal shape. Clin Biomech. 1994;9:28.

Ehni G. Significance of a small spinal canal. J Neurosurg. 1969;31:490.

Enneking WF. A system of staging musculoskeletal neoplasms. Clin Orthop. 1986;204:9–24.

Fielding JW. Injuries of the cervical spine. In: Rockwood CA Jr, Wilkins KE, King RE. eds. Fractures in children. Philadelphia: Lippingcott; 1984.

Frazier DD, Campell DR, Gaarvey TA, Wieser S, Bohlmann HH, Eismont F. Fungal infection of the spine. J Bone Joint Surg Am. 2000;83:560.

Fürmeier A. Zur Kasuistik der Hüftlendenstreckseife. Chirurg. 1947;17/18:563.

Galasko CSB. The development of skeletal metastsis. In: Weiss I, Gilbert HA. eds. Bone metastasis. Boston: Hall GK; 1981:157.

Goldberg CJ, Fogarty EE, Moore DP, Dowling EE. Scoliosis and developmental theory: adolescent idiopathic scoliosis. Spine. 1997;22:2228.

Gradinger R, Opitz G, von Gumpenberg S, Goebel WE, Hipp E. Operative Therapie von primären und sekundären malignen Tumoren von BWS und LWS. Z Orthop Ihre Grenzgeb. 1989;127:410–13.

Gradinger R, Mittelmeier W, Plötz W. Endoprothetischer Wirbelkörperersatz bei Metastasen der Lendenwirbelkörper. Operat Orthop Traumatol. 1998;11:70–8.

Gupta P, Lenke LG, Bridwell KH. Incidence of neural axis abnormalities in infantil and juvenil patients with spinal deformity. Is a magnetic resonance image screening necessary? Spine. 1998;23:206.

Guttmann L. Surgical aspects of the treatment of traumatic paraplegia. J Bone Joint Surg Br. 1949;31:322.

Guttmann L. Grundsätzliches zur Rehabilitation von Querschnittsgelähmten. Dtsch Z Nervenheilkd. 1956;175:173.

Hackenbruch W, Hipp E, Karpf MP, von Gumpenberg S. Die Behandlung der Wirbelfrakturen nach Böhler und die Fixation im Fiberglasverband. Unfallheilkunde 1979;82:101–7.

Harms J. Klassifikation der BWS- und LWS-Frakturen. Fortschr Med. 1987;105:545.

Hipp E. Syndrom: Hüftlendenstreckseife. Z Orthop Ihre Grenzgeb. 1961;95:17.

Hipp E, Decker K. Querschnittslähmungen im Verlauf der Spondylitis tuberculosa. Z Orthop Ihre Grenzgeb. 1959;92:429.

Hipp E, Keil W. Frakturen an Atlas und Axis. Fortschr Med. 1963;15:589.

Hohmann G, Güntz E. Einseitige entzündliche Knochenveränderungen an einzelnen Gelenkfortsätzen der Lendenwirbelsäule als Ursache schwerer Bewegungsstörungen. Z Orthop Ihre Grenzgeb. 1937;66:115.

Ilgner A, Reilmann H. Verletzungen der Halswirbelsäule. Unfallchirurg. 1996;99:351.

Inoue M, Minami S, Kitahara H et al. Idiopathic scoliosis in twins studied by DNA fingerprinting: the incidence and type of scoliosis. J Bone Joint Surg Am. 1998;80:212.

Jung A, Kehr P. Pathologie de l'artère et des racines nerveuses. Paris: Masson; 1972.

Kirkaldy-Willis WHG, McIvor D. Lumbal spinal stenosis. Clin Orthop. 1976;115:2.

Knop C, Blauth M, Bastian L, Lange U, Kesting J, Tscherne H. Frakturen der thorakolumbalen Wirbelsäule. Unfallchirurg. 1997;100:630.

Kostuik JP. Current concepts review. Operative treatment of idiopathic scoliosis. Spine. 1990;72:1108.

Krismer M, Bauer R, Sterzinger W. Scoliosis correction by Cotrel-Dubousset instrumentation. The effect of derotation and threedimensional correction. Spine. 1992;17 (Suppl. 263).

Kushwaha VP, Shaw BA, Geraldi JA, Oppenheim WL. Musculus sceletal coccidiomycosis: a review of 25 cases. Clin Orthop. 1996;322:190.

Landauer F. Korsetttherapie der Skoliose. In: von Strempel A. Hrsg. Die Wirbelsäule. Stuttgart: Thieme; 2001.

Lange M. Die Wirbelgelenke. Stuttgart: Enke; 1934.

Lange M, Hipp E. Lehrbuch der Orthopädie und Traumatologie. Bd. II. Erworbene Erkrankungen. Teil 1: Allgemeiner Teil. 2. Aufl. Stuttgart: Enke; 1976:399.

Lange M, Hipp E. Lehrbuch der Orthopädie und Traumatologie. Bd. II. Erworbene Erkrankungen. Teil 2: Spezieller Teil. 2. Aufl. Stuttgart: Enke; 1981.

Lange M, Hipp E. Lehrbuch der Orthopädie und Traumatologie. Bd. III. Traumatologie. 2. Aufl. Stuttgart: Enke; 1986.

Lange M, Hipp E. Kolumnotomie beim Bechterew. In: Lange M, Hipp E. Hrsg. Lehrbuch der Orthopädie und Traumatologie. Bd. II. Erworbene Erkrankungen. Teil 1: Allgemeiner Teil. 2. Aufl. Stuttgart: Enke; 1976.

Lehner K, Rechl H, Daschner H, Kutschker CH. MRT Kriterien zur Differenzierung pseudotumoröser Läsionen. Fortschr Röntgenstr. 1995;158:416-22.

Louis R. Die Chirurgie der Wirbelsäule. Heidelberg: Springer; 1985.

Lowe TG. Scheuermanns disease. Orthop Clin North Am. 1999;30:475.

Luque ER. The anatomic basis and development of segmental spinal instrumentation. Spine. 1982;7:256.

Magerl F, Aebi M, Gertzbein SD, Harms J, Nazarian S. A comprehensive classification of thoracic and lubar injuries. Eur Spine J. 1994;3:184.

Mau H. Die Ätiopathogenese der Skoliose. In: Otte P, Schlegel KF. Hrsg. Bücherei des Orthopäden 33. Stuttgart: Enke; 1982.

Maurer G, Hipp E, Bernett P. Wirbelfrakturen im Wachstumsalter. Fortschr Med. 1970;88: 633.

McLain RF, Weinstein JN. Tumors of the spine. In: Herkowitz, Garfin SR. eds. The spine. Philadelphia: Saunders; 1999:1186.

McAfee PC, Bohlmann HH, Ducker T, Eismont FJ. Failure of stabilisation of the spine with methylmetacrylate. J Bone Joint Surg Am. 1986;68:1145-57.

McMaster MJ. Infantile idiopathic scoliosis: can it be prevented? J Bone Joint Surg Am. 1983;65:612.

Miller NH, Mims B, Child A, Milewicz DM, Sponseller P, Blauton SH. Genetic analysis of structural elastic fiber and collagen genes in familial adolescent idiopathic scoliosis. J Orthop Res. 1996;14(6):994-9.

Moe JH, Winter BR, Bradford DS, Lonstein JE. Scoliosis and other spinal deformities. Philadelphia: Saunders; 1978.

Murray DW, Bulstrode CJ. The development of adeolescent idiopathic scoliosis. Eur Spine J. 1996;5:251.

Nachemson Al, Peterson LE. Effectiveness of treatment with a brace in girls who have adolescent idiopathic scoliosis. J Bone Joint Surg Am. 1995;77:815.

Ono T. Trunk deformity in scoliosis studied by surface measurement. Nippon Seikeigeka Gakkai Zasshi (J Jpn Orthop Assoc.) 1995;69(10):915-26.

Plötz W, Wicke-Wittenius S, Goebel WE, Rechl H, Träger J, Schittich I, Burgkart R, Gradinger R, Hipp E. Wirbelkörperersatz in der palliativen Tumortherapie. Fortschr Med. 1995;31:437.

Polster J, Brinckmann P. Ein Wirbelkörperimplantat zur Verwendung bei Paliativoperationen an der Wirbelsäule. Z Orthop Ihre Grenzgeb. 1977;115:118-22.

Pott P. Sur une espèce de paralysie des extrèmitès infèrieures. Paris: Méquignon; 1783.

Räder K. Die Behandlung des M. Scheuermann im Gschwendkorsett. Z Orthop Ihre Grenzgeb. 1987;125:358.

Renshaw TS. Screening school children for scoliosis. Clin Orthop. 1988;229:26.

Resch H, Rabl M, Klampfer H, Ritter E, Povacz P. Operative vs. konservative Behandlung von Frakturen des thorakolumbalen Überganges. Unfallchirurg. 2000;103:281.

Rogala EJ, Drummond DS, Gurr J. Scoliosis: Incidence and natural history. J Bone Joint Surg Am. 1978;60:173.

van Royen RJ, Slot GH. Closing-wedge posterior osteotomy for ankylosing spondylitis. J Bone Joint Surg Br. 1995; 77(1):117-21.

Schajowicz F. Tumors and tumor like lesions of bone. Pathology, radiology and treatment. 2nd ed. Berlin: Springer; 1994.

Schelter R, Burgkart R, Plötz W, Maier C, Hipp E. Metastasen. In: Hipp E, Plötz W, Burgkart R, Schelter R. Hrsg. Limb Salvage. München: Zuckschwerdt; 1998:140-8.

Scheuermann H. Kyphosis dorsalis juvenilis. Z Orthop Chir. 1921;41:305.

Schmorl G. Pathogenese der juvenilen Kyphose. Fortschr Röntgenstr. 1930;41:359.

Schmorl G. Über Verlagerung von Bandscheibengewebe und ihre Folgen. Arch Klin Chir. 1932;172:240.

Schmorl G, Junghanns H. Die gesunde und die kranke Wirbelsäule. 5. Aufl. Stuttgart: Thieme; 1968.

Seifuddin A, White J, Sherazi Z et al. Osteoid osteoma and osteoblastoma of the spine. Factors associated with the presence of scoliosis. Spine. 1998;23:47.

Sevastic B, Xiong B, Sevastic J et al. Rib-vertebral angle asymmetrie in idiopathic, neuromuscular and experimentally induce scoliosis. Eur Spine J. 1997;6:84.

Smith GW, Robinson RA. The treatment of certain cervical spine disorders by anterior removal of the intervertebral disc. J Bone Joint Surg Am. 1958;40:604.

Sorenson KH. Scheuermanns juvenile kyphosis. Copenhagen: Munksgaard; 1964.

Stagnara P. Les déformations du rachis. Paris: Masson; 1984.

von Strempel A. Desakrektomie bei Tumoren des Os sacrum. Operat Orthop Traumatol. 1995;7:60-70.

von Strempel A. Die Wirbelsäule. Stuttgart: Thieme; 2001.

von Strempel A, Neckritz A, Sukopp C. Dorsale Korrekturspondylodese der progredienten idiopathischen Skoliose. Operat Orthop Traumatol. 2000;12:173.

von Strempel A. Anterior scoliosis correction using the ventral derotation spondylodesis (VDS) acc. to Zielke. Orthop Traumatol. 1995;4:137.

Töndury G. Beitrag zur Kenntnis der kleinen Wirbelgelenke. Z Anat. 1940;110:568.

Trappe AE, Verbiest H. A radicular syndrome from developmental narrowing of the lumbar vertebra canal. J Bone Joint Surg Am. 1954;36:230.

Trenz O. Behandlung von Wirbelsäulenfrakturen. Chirurg. 1991;62:408.

Weinstein SL, Zavala CC, Ponseti IV. Idiopathic scoliosis. Long term follow-up and prognosis in untreated patients. J Bone Joint Surg Am. 1981;63:702.

Winter RB. Neurologic safety inspinal deformity surgery. Spine. 1997;22:1527.

Zielke K, Griss P, Harms J. Ventral derotation spondylodesis (VDS). In: Dickson, Bradford eds. Mangement of spinal deformities. London: Butterworth International Medical Revues; 1984:193.

Zielke K. Ventrale Derotationsspondylodese. Behandlungsergebnisse bei idiopathischen Skoliosen. Z Orthop Ihre Grenzgeb. 1982;120:320.

13 Becken

H. Rechl, R. Burgkart und E. Hipp

13.1 Erkrankungen

Engl.: diseases of the pelvis.

13.1.1 Beckendeformitäten bei Systemerkrankungen des Skeletts

Das **osteomalazisch geformte Becken** bekommt infolge Kompression ein kartenherzähnliches Aussehen. Das heute nur noch selten auftretende **Rachitisbecken** kann einen asymmetrischen Beckenring aufweisen, was die Ursache für statische Beschwerden sein kann. Auch beim **Morbus Paget** (Ostitis deformans) sind Beckendeformitäten anzutreffen. Der weiche Paget-Knochen führt zu Verformungen und evtl. Spontanfrakturen. Dabei können auch die Hüftgelenke erheblich verformt sein und entsprechende Funktionsausfälle zeigen. Das Becken ist dabei neben dem Schädel der am häufigsten betroffene Skelettabschnitt.

Bei der **enchondralen Dysostose** beim Erwachsenen unterscheidet man bei den metaphysären Formen (Chondrodystrophie) einmal das plumpe abgeplattete Becken mit stark vorspringendem Promontorium und das vierschrötige Becken mit zurückgetretener Symphyse und deshalb nierenförmigem Beckeneingang mit vermehrter Beckenkippung. Die Hüftpfannen sind häufig flach ausgebildet. Eine weitere seltenere Form zeigt ein zierliches, verengtes Becken, wobei die Beckenfugen verbreitert sein können.

Bei der **Dysostosis epiphsaria** und der **Dysostosis epimetaphysaria** zeigt sich vor allem eine Aufbaustörung des Pfannendachs und des epiphysären Hüftkopfanteils. Hier bestehen muldenförmige Defekte, u. U. auch eine Mikroepiphyse. Häufig sind ferner auch das Klaffen der Kreuzdarmbeinfugen (vor allem untere Abschnitte) und Ossifikationsstörungen im Symphysenbereich.

13.1.2 Postpartale Beckenringlockerung

Im Rahmen der Rückbildung der hormonbedingten Gewebeauflockerung an Symphyse und Kreuz-Darmbein-Gelenken zur Erweiterung des Geburtskanals kann es postpartal zur unvollständigen Restabilisierung des Beckenrings kommen. Die während der Geburt auftretende Symphysenspaltbreite von bis zu 4,4 cm bildet sich nach der Geburt wieder auf Normalbreite von etwa 5 mm zurück. Ende der Schwangerschaft beträgt sie etwa 1 cm. Beschwerden im Sakroiliakalgelenk bzw. der Symphyse, u. U. mit krachendem Geräusch, können die Folge sein. Mitunter kann die symphysäre Instabilität auch getastet werden und mit einer Harnröhrenschädigung vergesellschaftet sein. Die Ausstrahlung der Beschwerden ins Kreuz bzw. die Oberschenkel ist möglich.

Während die Symphyse sich radiologisch gut darstellen lässt, sind im Bereich des Sakroiliakalgelenks häufig nur die sekundären Umbauvorgänge zu einem späteren Zeitpunkt feststellbar.

Therapie

Therapeutisch sollte die klaffende Symphyse reponiert (Abb. 13.**1a**) und komprimiert werden (Lagerung bzw. Kompressionsgurt), um eine Vernarbung mit möglichst geringer Erweiterung des Beckenrings zu erreichen. Diese Therapie erfordert einen Zeitraum von mehreren Wochen, wobei von Anfang an eine krankengymnastische Übungsbehandlung durchgeführt werden sollte. Eine Osteosynthese ist nur ausnahmsweise notwendig.

13.1.3 Erkrankungen der Symphyse

Unter den Erkrankungen im Symphysenbereich stehen degenerative Veränderungen und Entzündungen im Vordergrund.

Die *Ostitis pubis* (Abb. 13.**1b**) beobachtet man meist nach einem supra- oder retropubisch durchgeführten Eingriff. Die Ursache ist noch nicht geklärt. Diskutiert werden eine Traumatisierung des Gewebes, trophische Störungen oder das Austreten von Urin bei liegendem suprapubischen Katheter. Andere Theorien halten sie für eine Umbaustörung im Sinne einer Algodystrophie.

Klinik und klinische Diagnostik

Klinisch kommt es Wochen nach dem Eingriff bzw. der Verletzung, vorwiegend bei älteren männlichen Patienten, zu Schmerzen im Bereich der Symphyse mit Ausstrahlung entlang der Adduktoren. Palpatorisch

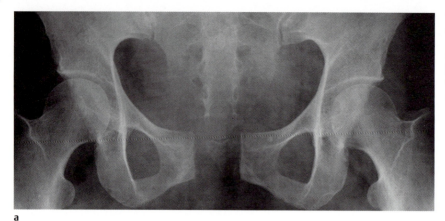
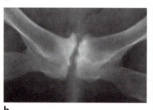
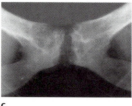
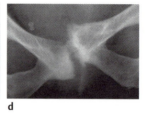

Abb. 13.1 Symphysenlockerung und -erkrankungen.
a Postpartale Symphysenlockerung.
b Ostitis pubis.
c Tuberkulose der Symphyse.
d Subluxation der Symphyse.

bestehen lokal Schmerzen vor allem bei der Abspreizung im Hüftgelenk.

Radiologisch zeigt sich ein gering reduzierter Kalksalzgehalt und geringfügige Veränderungen der symphysennahen Knochenstruktur.

Später entstehen Defekte und Arrosionen mit Symphysenerweiterung. Im weiteren Heilungsverlauf, der über Monate gehen kann, tritt im Zuge des Knochenaufbaus evtl. die knöcherne Überbrückung der Symphyse ein.

Hinzuweisen bleibt auf bakterielle Entzündungen (Tuberkulose; Abb. 13.**1c**) sowie Tumoren, wobei vor allem das Osteoidosteom zu nennen ist, weiter Verletzungen der Symphyse bei vorderen Ringfrakturen und Subluxationen (Abb. 13.**1d**), z. B. bei einer nichtentsprechenden Reposition von Beckenringfrakturen oder Destruktionsluxationen bei Tuberkulose des Iliosakralgelenks.

13.1.4 Kokzygodynie

Definition.
Chronische Schmerzen im Steißbeinbereich, besonders im Gelenk zwischen Kreuzbein und Steißbein.

Ätiopathogenese

Große Bedeutung erlangt ein Arthrosegeschehen zwischen Kreuz- und Steißbein sowie Verletzungen (Prellungen) und Frakturen (Abb. 13.**2**). Des Weiteren findet man Tumoren, wie Rechl et al. (1992) dargelegt haben. Auch werden neurofunktionelle Störungen ursächlich angeführt (Bandscheibenerkrankungen). Immer wieder werden psychogene Überlagerungen bzw. Fehlbewertungen von Beschwerden diskutiert.

Meist sind jedoch degenerative Veränderungen im Gelenk zwischen Kreuz- und Steißbein im Vordergrund stehend.

Klinik und klinische Diagnostik

Die typischen Schmerzen bestehen häufig schon lange Zeit und werden oft mit einem Unfallereignis in Zusammenhang gebracht. Zumeist besteht ein lokaler

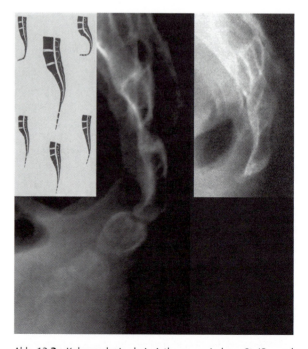

Abb. 13.2 Kokzygodynie bei Arthrose zwischen Steiß- und Kreuzbein vor und nach Resektion (Mitte und rechts) und schematische Darstellung der verschiedenen Formen des Steißbeins (links).

Druckschmerz dorsal. Bei der rektalen Untersuchung zeigt sich eine eingeschränkte schmerzhafte Beweglichkeit des Kreuz-Steißbein-Gelenks. Der Patient klagt über Schmerzen beim Sitzen.

Differenzialdiagnostisch beachte man Formvarianten sowie posttraumatische Fehlstellungen (Abb. 13.2).

Die *Nativröntgendiagnostik* ist der erste Schritt und zeigt vor allem in der seitlichen Projektion die Formvarianten, Neubildungen und die am häufigsten vorkommende Arthrosis deformans des Sakrokokzygealgelenks. Zur weiteren Diagnostik bietet sich die *Kernspintomographie* an, wenn im Röntgenbild eine unklare Läsion zu erkennen ist.

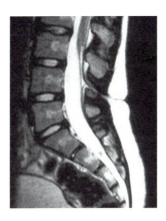

Abb. 13.3 Ektodermale Zyste (Pilonidalzyste). Beachte: Der Sinus ist im Kernspintomogramm bis zum Kaudasack zu verfolgen.

Therapie

Die symptomatische Behandlung ist schwierig und kann in der Verordnung eines Sitzrings, Lokalinfiltrationen, Elektrotherapie und NSAR bestehen. Repositionsmanöver können hilfreich sein. Gelegentlich wird jedoch, insbesondere bei eindeutigem Vorliegen einer symptomatischen Arthrose, die operative Resektion des Steißbeins notwendig werden (s. Abb. 13.2). Bei strenger Indikationsstellung sind befriedigende Ergebnisse zu erwarten (Lange & Hipp 1981).

Operationstechnisch erfolgt die Resektion über eine dorsale Mittellinieninzision sakrokokzygeal unter strengster Asepsis und sorgfältiger Blutstillung. Postoperativ strenge Rückenlagerung für ca. 1 Tag und ggf. prophylaktische Antibiose. Als Komplikation des operativen Vorgehens ist vor allem die Wundinfektion zu nennen.

13.1.5 Ektodermale Zysten und Pilonidalzysten

Definition.
Ektodermale Zysten sind angeborene, zystenartige Gebilde dorsal im Bereich des Hiatus sacrococcygeus, die mit Plattenepithel und sämtlichen Hautanhangsgebilden angelegt sind.

Die Inzidenz der echten kongenitalen Dermalzysten beträgt ungefähr 1 : 2.500 Geburten.

Ätiopathogenese

Eine inkomplette Teilung von Neuroektoderm und Ektoderm führt bei Bildung des Neuralrohrs zur Invagination kutaner ektodermaler Elemente. Mit dem Aszendieren des Konus wird der Sinustrakt elongiert. Oberflächlichere Sinusreste, die den Spinalkanal nicht penetrieren, sind wahrscheinlich Folge einer inkompletten Fusion des kutanen Ektoderms, nachdem es sich vom Neuroektoderm getrennt hat.

Über eine oder mehrere in der Mittellinie angelegte Öffnungen besteht häufig eine Verbindung der Zyste nach außen, mit der Gefahr der sekundären bakteriellen Infektion. Der Begriff **Dermalsinus** beschreibt Fehlbildungen, in welchen ein tubulärer, mit Plattenepithel ausgekleideter Gang von der Haut über der Mittellinie unterschiedlich weit in die Tiefe zieht. Das Ende des Sinus kann im Subkutangewebe, am Knochen, der Dura, im subarachnoidalen Raum oder am Filum terminale lokalisiert sein. Diese Zysten können in der Okzipitalregion oder auch in jeder anderen Höhe der Wirbelsäule oberhalb der Kokzygealgegend vorkommen, sind jedoch am häufigsten lumbosakral gelegen (Abb. 13.3).

Unter der *echten Pilonidalzyste* versteht man die erworbene Läsion des Erwachsenen aufgrund einer sekundären Entzündungsreaktion, z.B. bei Fremdkörperpenetration.

Klinik

Die Dermoidzysten können bei der Routineuntersuchung des Säuglings oder später aufgrund rezidivierender Meningitiden entdeckt werden. Bei fehlender Sekundärinfektion sind Hauteinziehungen in der Mittellinie, vor allem im Kreuz-Steißbein-Bereich mit oder ohne Hautöffnung von Bedeutung, wobei manchmal Sekret abgesondert wird. Abszesse im Bereich der Mittellinie werden vorwiegend von Dermoidzysten hervorgerufen. Die unterschiedlich ausgeprägte Einziehung der Haut kann begleitet sein von Nävi oder einer Hypertrichose. Nicht selten kommt es bei offenem Trakt zu den bakteriellen Infektionen.

Weitere Symptome können auf eine Rückenmark- oder Cauda-equina-Kompression hindeuten (eine sich im Spinalkanal ausbreitende Dermoidzyste oder ein intraspinaler Abszess). Bei langsamem oder plötzlichem Beginn kann die Symptomatik in einer Schwäche der unteren Extremitäten, einer Inkontinenz oder Wurzelsymptomatik mit Meningismus bestehen. Bei chronischem Verlauf können motorische Schwäche, Reflexabschwächungen oder Fußdeformitäten entstehen. Kleine Kinder können sich einfach weigern, zu laufen (Sutton 1992).

Bildgebende Diagnostik

Die Methode der Wahl ist die Kernspintomographie, da dadurch der Sinus ohne Kontrastmittel darstellbar ist und dabei auch alle wesentlichen anatomischen Strukturen in der Nachbarschaft klar differenziert werden können (s. Abb. 13.**3**).

Therapie

Therapeutisch muss der ganze Trakt reseziert und dabei bis an sein Ende dargestellt werden. Dies bedeutet, dass damit u.U. eine ausgedehnte intradurale Präparation verbunden ist (Planung durch Kernspintomographie).

Operationstechnik. Ausgehend von einer elliptischen Hautexzision um die äußere Öffnung wird scharf in die Tiefe präpariert. Wenn die Struktur bis zur Dura reicht, muss eine Laminektomie durchgeführt und ggf. die Dura geöffnet werden. Bei weiterer intraduraler Ausdehnung muss die Struktur bis zum Ende verfolgt werden und es wird eine ausgedehnte Laminektomie bis zum Konus erforderlich, da zurückgelassenes Gewebe möglicherweise eine große Dermoidzyste bilden kann.

Intradurale Zysten müssen komplett entfernt werden, ohne deren Kapsel zu öffnen.

Wenn die Zyste rupturiert oder infiziert ist, ist aufgrund narbiger Verklebungen eine komplette Exzision nicht möglich. In diesem Fall wird gründlich von purulentem Material und Dermoidanteilen debridiert, die Narbenanteile werden belassen. Sofern daraus keine Kompression der Nervenstrukturen resultiert, folgt der wasserdichte Verschluss der Dura.

13.1.6 Erkrankungen der Iliosakralgelenke

Anatomie. Das Iliosakralgelenk ist eine sog. Amphiarthrose, die durch die Form der Gelenkflächen von Ilium und Sakrum, dem straffen Bandapparat, einem Gelenkspalt und hyalinem Knorpel gebildet wird. Dies weist darauf hin, dass die Funktion des Iliosakralgelenks eher auf federnde Stabilität als auf Beweglichkeit ausgerichtet ist. Nur während der Schwangerschaft nehmen die Beweglichkeitsausmaße hier zu. Es ist ein straffes Gelenk mit verzahnten Gelenkflächen, welche auf der Kreuzbeinseite von der Pars lateralis des 1. Kreuzbeinwirbels bis zum kranialen Abschnitt des 3. Kreuzbeinwirbels reichen. Die Gelenkflächen zeigen bei ausgedehnten Wirbelsäulenkrümmungen in der Sagittalebene eine stark abgewinkelte Form, während diese bei geringgradigen Wirbelsäulenkrümmungen eher vertikal ausgerichtet sind. Der Gelenkknorpel ist größtenteils hyalin mit einer breiten Tangentialfaserschicht, die straffe Gelenkkapsel ist ventral und dorsal durch die Ligg. sacroiliacae verstärkt. Die Ligg. sacroiliacae ventrales sind wesentlich schwächer entwickelt als der dorsale Bandapparat, welcher aus kurzen und langen Bandzügen besteht und die Hauptstabilität ausmacht. Als Verstärkung finden sich noch dorsal die Ligg. sacroiliacae interosseae, die von der Tuberositas sacralis zur Tuberositas iliaca ziehen. Diese periartikulären Bänder werden noch durch die Ligg. sacrospinalia und Ligg. sacrotuberalia unterstützt (Beckenbänder), welche innerhalb des Beckenrings großen Einfluss auf dessen Kinematik und Stabilität haben. Die sich kranial an die Ligg. sacroiliacae anschließenden Ligg. Iliolumbales entspringen am Processus costale des 5. Lendenwirbels und laufen mit einem Schenkel zur Crista iliaca, mit dem anderen bogenförmig zur Basis des Kreuzbeins.

Die Iliosakralgelenke sind palpatorisch von dorsal nicht zu erreichen, da sie von der kräftigen Rückenstreckmuskulatur und mehreren Bindegewebsschichten sowie Bandmassen überdeckt werden. Der Abstand zwischen Hautoberfläche und Gelenk beträgt kranial etwa 5 cm und kaudal ca. 2 cm, mit großen individuellen Unterschieden.

Durch die doppelte Keilform des Sakrums wird bei axialer Belastung quasi sein Einsinken in das Becken verhindert. Dabei verkeilt es sich unter Mitwirkung des mächtigen, dorsalen Bandapparats zwischen den beiden Beckenschaufeln.

Die Innervation des Iliosakralgelenks und der dorsalen Ligamente erfolgt nach Solonen (1957) aus den dorsalen Anteilen der Wurzeln S1–S3. Zahlreiche dicke, markhaltige Fasern weisen auf die spezialisierte Propriozeption im Bandapparat hin. Ventral beschrieb Solonen eine Versorgung der Gelenke durch die Spinalnerven L4, L5 und S1 (Kapandji 1992; Tillmann 1987).

13.1.6.1 Arthrosis deformans

Ätiopathologie

Untersuchungen von Sashin und Brooke zeigten, dass die Beweglichkeit des Iliosakralgelenks ab der Pubertät abnimmt und beim Mann häufig schon im 4. Lebensjahrzehnt weitgehend aufgehoben ist. Möglicherweise ist dies bedingt durch degenerative Veränderungen im Sinne der Arthrosis deformans (Abb. 13.**4c**). Mechanische Ursachen wie z.B. Instabilitäten oder Fehlstellungen der angrenzenden Wirbelsäulenabschnitte bzw. Fehlstellungen oder Versteifungen des Hüftgelenks und postarthritische Veränderungen können infrage kommen.

Klinik

Durch die geringe Beweglichkeit im Iliosakralgelenk kann einer Arthrosis deformans keine große Bedeutung zugeordnet werden.

Belastungsabhängige Kreuzschmerzen lassen sich manchmal auf degenerative Veränderungen im Iliosakralgelenk zurückführen.

Beachte Bewegungs- und Dehnungsschmerz.

Bildgebende Diagnostik

Aufgrund des dreidimensionalen Verlaufs dieses Gelenks ist eine konventionell radiologische Abbildung schwierig. Hilfreich sind Aufnahmen im a.-p. Strahlengang oder Spezialaufnahmen mit Schräglagerung des Patienten, wobei im a.-p. Strahlengang der Gelenkspalt nicht gut eingesehen werden kann. Für die Darstellung des lumbosakralen Übergangs im Rahmen der Abklärung eignet sich die Teschendorf-Aufnahme. Insgesamt gesehen sind jedoch typische arthrotische

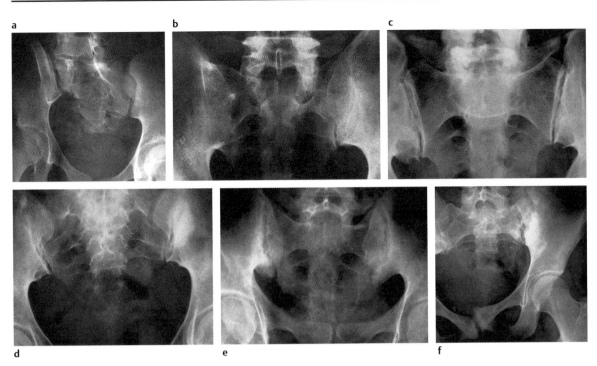

Abb. 13.4 Fehlbildungen und Erkrankungen des Iliosakralgelenks.
a Angeborener Iliosakralgelenkdefekt.
b Aplasie.
c Arthrose des Iliosakralgelenks.
d Iliitis condensans.
e Entzündung der Iliosakralgelenke beim Morbus Bechterew.
f Entzündung der Iliosakralgelenke bei der Tuberkulose (einseitig). Beachte: Beckenverschiebung infolge der Iliosakralgelenkdestruktion.

Veränderungen im Iliosakralgelenk selten und am besten im Computer- und Kernspintomogramm zu objektivieren.

Differenzialdiagnose

Differentialdiagnostisch sind **entzündliche Erkrankungen** wie der Morbus Bechterew (Abb. 13.**4e**) und die bakterielle bzw. tuberkulöse Entzündung ebenso wie **tumoröse Läsionen**, beispielsweise der Riesenzelltumor oder Metastasen, zu nennen. Geschwülste des Iliosakralgelenks selbst sind selten. Meist sind es Tumoren, die von außen kommend das Gelenk einbeziehen.

Des Weiteren bleibt auf die **Ostitis condensans** (Iliitis triangularis; Abb. 13.**4d**) hinzuweisen. Es handelt sich um eine sklerosierende, meist auf den an das Iliosakralgelenk angrenzenden Teil des Iliums begrenzte Entzündung des Knochens mit unbekannter Ursache.

Krankheiten, die mit dieser Erscheinung vergesellschaftet sein können, sind die chronische Polyathritis, die Spondyloarthritis ankylopoetica, die Osteomyelitis und die Tuberkulose der Wirbelsäule (Abb. 13.**4f**).

Mit im Allgemeinen uncharakteristischen Symptomen wie Kreuzschmerzen kommt die Arthrosis deformans auch nach *knöchernen Verletzungen* des Beckens vor. Die Beschwerden strahlen von der Kreuzbeingegend über das Darmbein zur Hüfte oder in die Leiste aus. Die Tests für das Iliosakralgelenk können positiv sein, feingewebliche Untersuchungen der Herde ergaben unspezifische entzündliche Reaktionen der Spongiosa mit reichlich Histiozyten oder fibrösen Markumwandlungen. Röntgenologisch zeigen sich charakteristischerweise scharf abgegrenzte Herde mit großer Dichte im Iliosakralgelenk sowie in den Darmbeinanteilen. Die Sakralseite ist selten betroffen.

Therapie

Die Therapie der Iliosakralgelenksarthrose ist überwiegend konservativ mit Wärme, Bädern, Massagen und gelegentlichen intra- bzw. paraartikulären, therapeutischen Lokalinfiltrationen von Lokalanästhetikum und Corticoid. Im begrenzten Maße kann das Gelenk bei Instabilität mit einem Hüftgurt soweit stabilisiert werden, dass die klinische Symptomatik gebessert wird. Nur in Ausnahmeindikationen ergibt sich die Notwendigkeit zur Versteifung.

13.1.6.2 Subluxationen

> Synonym: Subluxation des Kreuz-Darmbein-Gelenks (Chirotherapeut), Läsion des Sakroiliakalgelenks (Osteopath).

Nach Illi (1953) führt die Subluxation der Kreuz-Darmbein-Gelenke zu Beschwerden. Die durch die Subluxation im Kreuz-Darmbein-Gelenk bedingte Fehlstellung der Wirbelsäule gibt Anlass zu arthrotischen Veränderungen der Wirbelgelenke. Dadurch käme es dann zur reflektorischen Tonusänderung der Muskeln, die eine Fixierung der Wirbelgelenke begünstigt und weiter zur Gefäßdilatation. Letztere könne eine funktionelle Einengung der Zwischenwirbellöcher bedingen.

Die manuelle Therapie der Chirotherapeuten müsse deshalb die Subluxation des Kreuz-Darmbein-Gelenks und dann auch die Wirbelsubluxation beseitigen (Bischoff 1997).

Bei der sakroiliakalen Läsion, wie sie von den Osteopathen zugrunde gelegt wird, ist Voraussetzung, dass es infolge von Zerrungen zu geringen Verschiebungen der sakroiliakalen Gelenkflächen kommt. Damit wären dann Neuralgien, Neuritiden und Ischialgien in Zusammenhang zu bringen. Die Verschiebung der Sakroiliakalgelenke – es werden minimale Verrenkungen oder Subluxationen angenommen – kann so geringfügig sein, dass sie nur der tastende Finger des Osteopathen wahrnehmen kann! Röntgenologisch sei dies nicht zu objektivieren, durch die Manipulation wäre diese Läsion zu beseitigen. Der Versuch, röntgenologisch den Nachweis der Subluxation zu erbringen, vor allem im Bereich der Halswirbelsäule, ist verschiedentlich unternommen worden, jedoch ohne verwertbares Ergebnis.

Insgesamt gesehen sind die Fundamente der Chirotherapie und der Osteopathie nach wie vor *nicht objektivierbar*. Es muss aber erwähnt werden, dass bei entsprechender Diagnostik und Therapie bei einem Teil der Patienten Erfolge erzielt werden können.

Die gezielte Behandlung von Wirbelsäulenerkrankungen verlangt allerdings stets auch eine unserer Meinung nach exakte Diagnostik auf dem Boden fundierter schulmedizinischer und manualtherapeutischer Erkenntnisse. So könnte man die Zahl der Patienten minimieren, die immer wieder auch ohne Röntgenbild mit Entzündungen oder Geschwülsten über lange Zeit „adjustiert" werden – mit der Folge erheblicher Diagnoseverzögerungen.

13.1.7 Tumoren des Beckens und der Iliosakralgelenke

Engl.: tumors of the pelvis.

An **benignen Tumoren** findet man im Beckenskelett das Chondrom und Osteochondrom, den Riesenzelltumor, das Osteoidosteom, das Osteofibrom und als „tumor-like lesion" die fibröse Dysplasie sowie die aneurysmatische Knochenzyste. Das Becken gilt als Prädilektionsstelle für Chondrome. Im Gegensatz zur peripheren Lokalisation an den kleinen Röhrenknochen müssen die stammnahen Chondrome und insbesondere die des Beckens als **potenziell maligne** betrachtet werden, weswegen jedes Chondrom im Bereich des Beckens als absolute Operationsindikation zu betrachten ist. Bei sorgfältiger Operationsplanung mittels Kernspintomographie sind Rezidive in unserem Krankengut, sofern es sich um benigne Befunde handelte, nicht beobachtet worden.

Häufige **maligne Tumoren** im Bereich des Beckens sind das Ewing-Sarkom (s. Kapitel 9, S. 250, 251), das Osteosarkom, das Chondrosarkom und das Plasmozytom. Therapeutisch ist mit Ausnahme des Plasmozytoms (je nach Lokalisation) die Resektion anzustreben. Ein Durchbruch durch das Iliosakralgelenk wird nur bei hochmalignen Tumoren beobachtet. Je nach Tumor und Staging muss ein individueller Behandlungsplan entwickelt werden.

Das Becken gilt nach der Wirbelsäule als häufigste Lokalisation von **Metastasen**, insbesondere des Prostata-, Mamma-, Lungen-, Schilddrüsen- und Nierenzellkarzinoms (Marco et al. 2000). Seltener sind gastrointestinale Malignome, Tumoren des Uterus oder der Haut die Ursache.

Besonderheiten bei der Diagnose und Behandlung von Weichteil- und Knochengeschwülsten des Beckens

Geschwülste des Beckens entziehen sich meist einer Palpation von außen. Da die Tumoren hier viel Raum zum Wachstum haben, werden sie häufig erst durch Schmerzen oder sekundäre Symptome relativ spät erkannt und haben dann bei Diagnosestellung bereits eine erhebliche Größe erreicht.

Auch radiologisch können die Veränderungen oft uncharakteristisch sein und als Überlagerungen fehlgedeutet werden. Metastasen können sich osteolytisch oder osteoplastisch entwickeln. Insbesondere beim Prostatakarzinom sind Metastasen im Becken sehr häufig. Kreuzschmerzen beim älteren Mann müssen deshalb immer auch an Beckenmetastasen denken lassen. Mit der Computertomographie und vor allem der Kernspintomographie stehen jedoch bildgebende Verfahren zur Verfügung, welche frühzeitig angewendet entscheidende Informationen bezüglich Diagnostik und Therapie liefern. Insbesondere die Einschätzung der Operabilität hat sich durch die Kernspintomographie entscheidend verbessert. Die Angiographie kann bei Beckentumoren zum einen als Hilfe bei der Operationsplanung (primäre Unterbindung von Gefäßen), zum anderen für eine präoperative Embolisierung wesentlicher zuführender arterieller Äste Bedeutung erlangen.

Nota bene

Die Therapie von primären und sekundären Tumoren des Beckens ist sehr differenziert und bedarf bezüglich der verschiedenen zur Verfügung stehenden Resektions- und Rekonstruktionsmethoden einer genauen Indikationsstellung. Obwohl im Beckenbereich die anatomische Einteilung in Kompartimente nicht analog den Extremitäten gegeben ist und

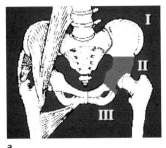 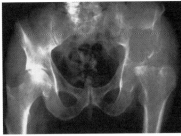 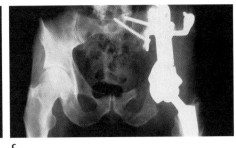

Abb. 13.**5** Beckenersatz bei Tumoren.
a Schematische Darstellung der Resektionen nach Enneking.
b, c Beckenmetastase vor (**b**) und nach (**c**) operativer Rekonstruktion mit einer Spezialprothese.

ein weiter Resektionsrand aufgrund der bei Diagnosestellung meist schon erheblichen Tumorausdehnung schwierig zu erzielen ist, ist durch effektivere adjuvante Therapiemethoden seit einigen Jahren die lokale Resektion auch am Becken sinnvoll geworden.

Erste Rekonstruktionsergebnisse in den 70er-Jahren zeigten, dass die Extremitätenerhaltung selbst unter Belastung großer Resektionsdefekte (flail hip) bessere funktionelle Ergebnisse erzielen kann als die Amputation in Form der externen Hemipelvektomie. Unter Berücksichtigung dieser Resultate kann die sorgfältig geplante, lokale Resektion ein der Ablatio gleichwertiges Verfahren quo ad vitam sein, bei gleichzeitig funktionell günstigerem Ergebnis (Abb. 13.**5a–c**).

Die Indikation zur **lokalen Resektion**, d. h. der *inneren partiellen Hemipelvektomie*, besteht bei primären Sarkomen mit kurativem Therapieansatz, wenn auch durch eine Amputation keine onkologisch größere Radikalität erzielbar ist und ein postoperatives funktionelles Ergebnis zu erwarten ist, das gleich gut oder besser ist als nach einer Hemipelvektomie.

Nach Enneking und Dunham (1978) werden die lokalen Resektionen in Typ 1–3 eingeteilt (Typ 1 Ilium, Typ 2 periacetabular, Typ 3 vorderer Beckenring und Sitzbein). In den letzten Jahren ist die Lokalisation im Kreuzbein bzw. die Iliosakralfugen überschreitende Läsion als Typ 4 hinzugekommen (s. Abb. 13.**5a**).

Aufgrund der biomechanischen Besonderheiten des Beckenrings (Pauwels 1965) und der funktionellen Ergebnisse verschiedener Rekonstruktionen kann bei den Typ-1-Resektionen, sofern der Beckenring nicht unterbrochen werden muss oder/und das Acetabulum intakt bleiben kann, auf eine Rekonstruktion verzichtet werden. Das Einbringen eines Platzhalters bzw. einer Überbrückung zwischen Kreuzbein und Acetabulum kann fakultativ notwendig werden. Auch bei einer Typ-3-Resektion, bei der der Großteil des für die Kraftübertragung notwendigen Bandapparats des Beckens bestehen bleibt, kann auf eine Rekonstruktion verzichtet werden.

Bei Tumoren im periacetabulären Bereich dagegen, bei denen das Gelenk reseziert wird (Typ 2), ist zur Erhaltung der Funktion (Stabilität, Beinlänge, Kraftübertragung) eine Rekonstruktion notwendig. Eine wichtige Voraussetzung für die lokale Resektion und Rekonstruktion ist die ausreichende postoperative Weichteildeckung.

Über den funktionellen Wert der verschiedenen **Rekonstruktionsverfahren** besteht derzeit noch keine Einigkeit.

Es gehören hierzu die **Resektionsarthrodese** (iliofemoral oder ischiofemoral), sie bringt eine schmerzfreie Dauerbelastbarkeit, jedoch eine Beinlängendifferenz sowie Symphysenbeschwerden, Gehbehinderung und fehlende Hüftgelenksbeweglichkeit.

Auch die **iliofemorale Pseudarthrose** oder die sog. Teleskophüfte, mit erheblicher Beinverkürzung und Instabilität bringt keine günstigen funktionellen Ergebnisse.

Rekonstruktionen mit ausgedehnten **Knochentransplantaten** des Beckens und gleichzeitigem totalen Hüftgelenkersatz geben gute funktionelle Frühergebnisse. Dabei sind hohe Infektionsraten anzuführen und die unsichere Prognose bezüglich langfristiger Integration bzw. Resorption und Stabilität. Grundsätzlich ist hier auch die Problematik der HIV- und Hepatitisvirusübertragung zu berücksichtigen.

In letzter Zeit wurden auch Ergebnisse mit **autoklavierten, autogenen Transplantaten** publiziert.

Mittelfristig wird über gute funktionelle Ergebnisse nach **hoher Umkehrplastik** berichtet.

Wir bevorzugen für die Rekonstruktion den **endoprothetischen Beckenteilersatz** seit 1974 (Karpf, Mang) aus meiner Klinik (Abb. 9.**71**, S. 254) mit spezieller proximaler Verankerung im Restilium bzw. Sakrum. Zwischenzeitlich konnten mehrere Verbesserungen der Prothesen entwickelt werden (Abb. 13.**5c**). Durch eine dreidimensionale Prothesenplanung und die Modularität des Systems ergibt sich eine gute Passgenauigkeit, wobei über die Notwendigkeit des Beckenringschlusses derzeit noch keine endgültige Gewissheit besteht (Rechl 1995; Rechl et al. 1988, 1993; Gradinger et al. 1991, 1993). Auch konstruktiv ist dies ein ungelöstes Problem.

Nach den bisherigen klinischen Erfahrungen ist bei palliativem Therapieansatz und Verankerung im proximalen Ilium durch den Bandapparat des Iliosakralgelenks und optimaler Rekonstruktion des Hüftgelenkdrehpunkts ohne vordere Verbindung zum Os pubis genügend Stabilität erzielbar für mittelfristig gute Ergebnisse. Bisher musste eine Prothese wegen aseptischer Lockerung der Verankerung im Ilium gewechselt werden.

Eigene experimentelle, biomechanische Untersuchungen haben ergeben, dass erhebliche Kräfte über das Schambein übertragen werden (Rechl 1995). Neuere Ergebnisse aus unserem biomechanischen Labor deuten jedoch darauf hin, dass bei solider Verankerung im Ilium auf die Pubisverbindung (vorderer Beckenringschluss) verzichtet werden kann, ggf. kann eine Arthrodese im Iliosakralgelenk notwendig werden (Steinhauser, Rechl, Gradinger).

Bei kurativem Therapieansatz und/oder Verankerung im Os sacrum proximal wäre dennoch der Beckenringschluss anzustreben, da es dadurch zu einer breiteren Verteilung der eingeleiteten Kraft kommt. Konstruktiv ist jedoch die Pubisverankerung noch nicht gelöst.

Prognose

Grundsätzlich sind primäre Beckentumoren prognostisch als ungünstig zu betrachten. Dies hängt weitgehend ab von Tumorgröße, dem Tumorgrading, der Tumorart und dem erzielten Resektionsrand.

Da sich durch Verbesserung adjuvanter Therapiemethoden auch für Karzinome die Überlebenszeiten deutlich verlängert haben, werden mehr und mehr Metastasen, welche sich häufig auch im Beckenbereich manifestieren, klinisch symptomatisch. Die Indikation zum operativen Vorgehen mit intraläsionaler bzw. marginaler Resektion stellt sich bei therapieresistenter Schmerzsymptomatik (Biphosphonate, Radiatio, Chemotherapie) bzw. drohendem Gelenkeinbruch. Entscheidenden Einfluss für die Indikationsstellung kommt hier dem biologischen Alter (Lebenserwartung und Allgemeinzustand) sowie der Prognose quoad vitam zu. Der operative Eingriff ist Teil eines multimodalen Therapiekonzepts. Im Einzelfall können auch solitäre Metastasen die Indikation darstellen, dann ist eine weite Resektion anzustreben. Die möglichst lange Erhaltung der Lebensqualität steht im Vordergrund der Entscheidungsfindung.

Hauptziel ist hier, die Beschwerdesymptomatik schnell und wirkungsvoll zu bessern, wobei das entscheidende Kriterium bei den therapeutischen Überlegungen die Lebensqualität des Patienten sein muss, welche durch die heutigen operativen Möglichkeiten, bei strenger Indikationsstellung, lange Zeit erhalten werden kann. In eigenen Untersuchungen bei 27 Patienten (11 Patienten mit Beckenmetastasen, 16 Sarkome Typ II) ergab sich für die Patienten mit Metastasen eine mittlere Überlebenszeit von 28 Monaten bei zufriedenstellender Funktion (Rechl 1995). Dies bedeutet, dass der endoprothetische Beckenteilersatz bei strenger Indikation auch bei Palliation sinnvoll ist.

Beachte: Erkenntnisse der letzten Jahre haben gezeigt, dass Geschwülste im Bereich des Beckens operativ entfernt und die Defekte überbrückt werden können, also eine Hemipelvektomie umgangen werden kann. Marginale Resektionen mit nachfolgendem Einbau von Spezialprothesen haben sich diesbezüglich bewährt, sodass eine Gehfähigkeit über Monate, manchmal sogar Jahre erhalten werden kann. Diese Eingriffe können unter entsprechenden Bedingungen bereits empfohlen werden, was bei der Beratung der Patienten darzulegen ist.

13.2 Verletzungen des Beckens

Engl.: injuries of the pelvis.

Definition.
Kontinuitätsunterbrechungen des Beckenrings oder dessen einzelner Komponenten mit Begleitverletzungen der Weichteile (Harnröhre, Blase) sowie Wirbelsäulen- und Schädelverletzungen.

Anatomie. Im Becken ergänzen sich knöcherne Strukturen und Bandanteile gegenseitig zu einer stabilen Konstruktion. Die Stabilität ist gesichert, solange die osteoligamentären Strukturen physiologischer Belastung ohne abnorme Deformation widerstehen. Daraus ergeben sich stabile und instabile Beckenfrakturen.

Dabei trägt der hintere Bandkomplex als stärkster und wichtigster Anteil die Hauptlast, mit den interossären, sakroiliakalen Bändern als wichtigstes System. Auch die sakroiliakalen Gelenke sowie die lateralen, lumbosakralen und posterioren Bänder (auch das sakrotuberale, sakrospinale und iliolumbale) tragen zur hinteren Stabilität bei.

Die vordere Stabilität wird vermittelt durch die vorderen Beckenäste und die Symphysis pubis, welche durch Bänder zwischen den Gelenkflächen und das Lig. arcuatum oder das untere Schambeinligament verstärkt werden (Abb. 13.**6**).

13.2.1 Apophysäre Ausrissverletzungen

Man versteht darunter den Ausriss der Apophysen, die als Knochenfortsatz mit einem Knochenkern verbunden und durch eine Wachstumsfuge getrennt sind. Bei einer maximalen Muskelkontraktion kann der Abriss erfolgen, meist bei einer besonderen sportlichen Belastung wie Sprint, Fußball und anderen Sportarten. Beachtenswert ist, dass meist das männliche Geschlecht betroffen ist (Abb. 13.**6b**, 13.**7**).

Besondere Probleme entstehen nicht selten beim Abriss des **Tuber ossis ischii**, der Sitzbeinapophyse, mit dem Ursprung des M. quadratus femoris und des M. biceps femoris sowie des M. semimembranosus

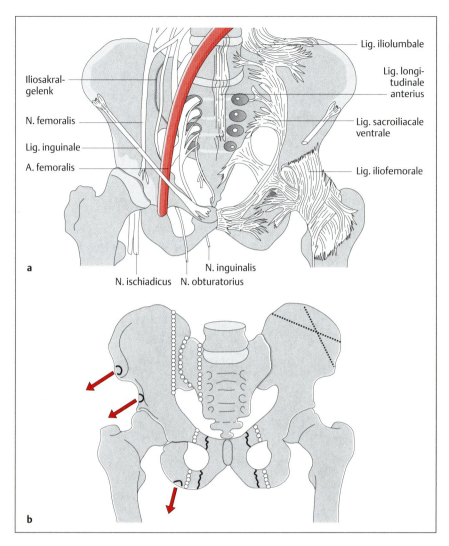

Abb. 13.**6** Anatomische Darstellung des Beckens (**a**) und schematische Darstellung der Beckenfrakturen (**b**).

und des M. semitendinosus. Der Patient bemerkt bei einer besonderen Kraftanstrengung einen plötzlichen Schmerz, nicht selten mit einem knallartigen Phänomen verbunden.

Die halbmondförmige Apophyse verschmilzt relativ spät. Sofern die Apophyse noch nicht knöchern umgebaut ist (Typ I), ist der Röntgenbefund unauffällig. Entscheidend ist die MRT-Darstellung. Bei älteren Patienten lässt sich meist schon im Röntgenbild die osteoapophysäre Fraktur erkennen (Typ II). Vom Typ III spricht man beim Ausbleiben der knöchernen Verschmelzung der Apophyse, wobei es dann im Verlaufe des Wachstums zu ausgeprägten Verformungen kommen kann, die beim Sitzen Beschwerden bereiten. Cave: Verwechslung mit einem Knochentumor.

Der Ausriss der **Spina iliaca anterior superior** mit dem Ursprung des M. tensor fasciae latae und des M. sartorius erfolgt häufig beim Laufen (Hürden) oder beim Werfen (Hyperextension des Rumpfs). Lokal besteht ein Druckschmerz. Eine Diastase lässt sich tasten. Die operative Refixation kann sich als sinnvoll erweisen.

Mehr diagnostische Probleme ergeben sich beim Abriss der **Spina iliaca anterior inferior** (sprinter fracture). Anamnestisch berichtet der Patient über ein knallartiges Geräusch z.B. beim Ballschuss und einen sofortigen stechenden Schmerz. Der Tastbefund ist bei der Lage der Spina oft nicht zu verwerten. Entscheidend ist wiederum die MRT-Darstellung, wohingegen die Röntgendarstellung schwierig ist (Schrägaufnahme). Eine konservative Behandlung ist meist ausreichend. Lagerung in Hüftbeugestellung (Abb. 13.**7a–d**).

13.2.2 Beckenfrakturen

Epidemiologie

Beckenringfrakturen sind üblicherweise Folge von Rasanztraumen mit Polytrauma, welche häufig mit lebensgefährlichen Begleitverletzungen einhergehen. Sie machen in der Häufigkeit etwa 3–6% aller Frakturen aus (Verkehrsunfälle, Stürze aus großer Höhe oder direkte Traumen). Beim alten Menschen genügt oft ein harmloser Sturz auf das Becken z. B. zur vorderen Ringfraktur (Abb. 13.**6b**, 19.**9**).

Ätiopathogenese

60 % der Beckenfrakturen sind kombiniert mit Verletzungen der langen Röhrenknochen bzw. der inneren Organe (Urogenitalsystem, Abdomen).

Blutungen sind mit 15 % Häufigkeit die am häufigsten auftretende Todesursache.

Bei Patienten mit instabilen Beckenringfrakturen treten zu 50 % Begleitverletzungen auf. Davon liegen 20 % im Urogenitalbereich, 8 % betreffen den Plexus lumbosacralis. Isolierte Beckenfrakturen liegen nur in 15 % der Fälle vor, die restlichen Patienten haben zusätzliche Extremitätenfrakturen. Falls eine Peritoneallavage notwendig wird, sollte der Katheter subumbilikal eingeführt werden, um ein falsch positives Resultat durch ein mögliches Beckenhämatom zu vermeiden.

Klinik

Zunächst ist eine genaue Analyse des Unfallmechanismus erforderlich.

Bei den stabilen Frakturen steht der Druck- und Belastungsschmerz im Vordergrund. Bei den instabilen Frakturen achte man auf hämodynamische Komplikationen (Lebensgefahr) aufgrund von ausgedehnten Hämatomen. Blutungen aus der Harnröhre bedürfen einer genauen Klärung. Vorsicht beim Katheterisieren. An weiteren Begleitverletzungen denke man an neurologische Beeinträchtigungen.

Bildgebende Verfahren

Unter den bildgebenden Verfahren hat das Röntgenbild für das Erkennen von Art und Ausmaß einer Beckenringverletzung große Bedeutung. Bei Verdacht einer Beckenringfraktur müssen Inlet- und Outletprojektionen durchgeführt werden, wobei die Inletaufnahme am liegenden Patienten mit 60° kopfwärts geschwenkter Röhre, die Outletaufnahme mit 45° kaudalwärts gekippter Röhre aufgenommen wird. Indirekte Instabilitätszeichen sind beispielsweise die L5-Dornfortsatzfraktur oder die Ausrissfraktur des Lig. sacrospinale proximal oder distal. Die Inletaufnahme lässt die Dislokation des Beckens in der a.-p. Ebene erkennen, die Outletaufnahme zeigt eine Dislokation nach oben oder eine Rotationsfehlstellung des Beckens. Die Computertomographie ist unabdingbare Voraussetzung in der Analyse der Beckenringverletzungen, da man durch die zusätzlich mögliche *3-D-Rekonstruktion* eine Vervollständigung der Diagnostik erhält (Hüftpfanne, Sakroiliakalfugen, Kreuz- und Steißbein). Bei der vorderen Beckenringverletzung und Symphysensprengung gehören die retrograde Darstellung von Harnröhre und Blase (Urethrozystogramm) zur Routinediagnostik.

Als *radiologisch instabil* klassifiziert werden Verletzungen mit radiographischer Dislokation des hinteren Sakroiliakalkomplexes von mehr als 1 cm, ein Frakturspalt bzw. eine Impression, Ausrissfrakturen und Frakturen des Querfortsatzes von L5. Klinische Instabilitätszeichen sind die Beinlängendifferenz, die sichtbare Rotationsdeformität einer Beckenhälfte, eine deutliche hintere Dislokation, die deutliche Instabilität bei Palpation bis zu Viszeralverletzungen, skrotalen oder labialen Schwellungen bzw. Ekchymosen und offenen Wunden.

Pathogenese und Klassifikation

Beckenringverletzungen werden in stabile und instabile Frakturen eingeteilt. Dabei ist entscheidend der Zustand der dorsalen knöchernen und ligamentären Beckenringanteile.

Einteilungen nach Tile, Young und Burgess beurteilen Verletzungsmechanismus und Instabilität. Danach gelten die Frakturen, welche die Bandstrukturen des Beckenrings nicht zerreißen, als stabil: Ausrissfrakturen (Abb. 13.**7a–d**), Beckenschaufelfrakturen (Abb. 13.**8a, b**), nichtdislozierte Frakturen und Querfrakturen des Sakrums.

Die Einteilung nach Burgess unterscheidet 2 verschiedene Formen der Gewalteinwirkung, wobei es bei der a.-p. Kompression zu einer Außenrotationsbewegung der beiden Beckenhälften (open book) kommt, wodurch nacheinander die Symphyse und die Ligg. sacrotuberalia, sacrospinalia und sacroiliaca anterior reißen.

Bei der lateralen Kompression trifft die Kraft dorsolateral auf den Beckenbereich und führt ventral zu einer Symphysenruptur oder Schambeinastfraktur. Bei anterolateraler Gewalteinwirkung kommt es ebenfalls zu einer Innenrotation der betroffenen Beckenhälften, wobei zusätzlich die dorsalen Bandstrukturen zerreißen. Durch die höhere Gewalteinwirkung ist die Fraktur häufig ventral komplexer. Bei der vertikalen Abscherung kommt es durch die schräg auf das Becken einwirkende Gewalt senkrecht auf die stabilisierenden Gebilde des dorsalen Beckenringkomplexes zu einer Zerreißung der dorsalen und ventralen Beckenringstrukturen.

Die AO-Klassifikation ist die gebräuchlichste Einteilung, sie geht zurück auf die Systematik von Tile und unterscheidet Typ-A-, -B- und -C-Verletzungen (Isler & Ganz 1990; Tile 1984, 1988):

▶ **Typ-A-Verletzungen** sind stabil (Beckenrandfrakturen, die vordere Beckenringfraktur und die Querfraktur des Os sacrum; Abb. 13.**9**).
▶ Von einer **Typ-B-Verletzung** spricht man, sofern zusätzlich eine Verletzung der hinteren Beckenringanteile mit Rotationsinstabilität bei erhaltener vertikaler Stabilität (a.-p. oder laterale Gewalteinwirkung) vorliegt. Die dorsale Verletzung kann dabei auf der gleichen Seite der vorderen Läsion, kontralateral oder bilateral gelegen sein.

Man unterscheidet Innen- oder Außenrotationsverletzungen bzw. beidseitige dorsale Rotationsverletzungen.

13.2 Verletzungen des Beckens

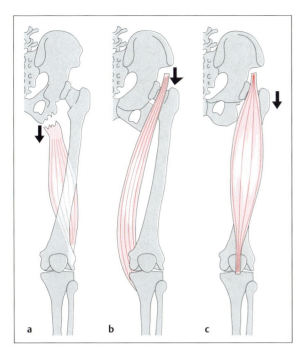
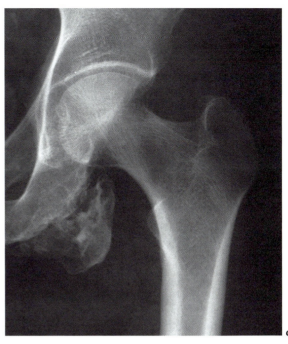

Abb. 13.**7** Apophysäre Abrissfrakturen am Becken.
a Tuber ossis ischii.
b Spina iliaca anterior superior.
c Spina iliaca anterior inferior.

d Röntgenbild eines Abrisses des Tuber ossis ischii.

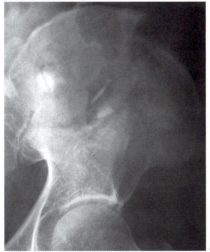
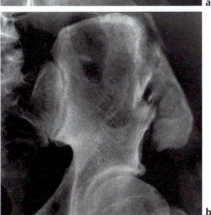
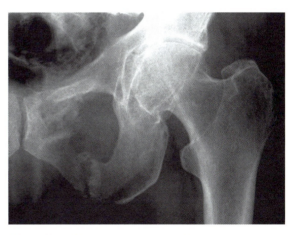

Abb. 13.**9** Beckenringfraktur (vorderer Ringbruch).

◂ Abb. 13.**8a, b** Beckenschaufelfrakturen.

- Die **Typ-C-Verletzungen** bedeuten durch zusätzliche vertikale Schwerkräfte eine Rotations- und Vertikalinstabilität mit kompletter Ruptur bzw. Fraktur der hinteren Beckenanteile. Hintere Beckenringverletzungen sind ohne vordere Beckenringverletzungen nicht möglich.

Die **Sakrumfraktur**, welche im Rahmen von Typ-A3-, -B- oder -C-Verletzungen auftreten kann, wird nach Denise in 3 Frakturzonen, bezogen auf die Foramina sacralia, eingeteilt. Zone 1 liegt lateral, Zone 3 medial der Foramina sacralia und Zone 2 läuft durch die Neuroforamina. Diese Längsfrakturen sind immer mit Beckenringfrakturen kombiniert.

Therapie

Die Therapie ist darauf ausgerichtet, die Beckenstabilität wiederherzustellen, um eine möglichst rasche Mobilisierung und Heilung zu ermöglichen. Besondere Bedeutung bezüglich der Morbidität und Mortalität erlangt die hintere Dislokation.

Konservative Therapie

Stabile Beckenringverletzungen (Typ A, stabiler Beckenring) können frühfunktionell behandelt werden und haben eine gute Ausheilungschance mittels Bettruhe und Lagerung (Schambeinastfrakturen, gering dislozierte Darmbeinfrakturen, Sakrumfrakturen der Zone 1 nach Denis und Ausrissfrakturen der Spina iliaca anterior superior und inferior sowie am Tuber ischiadicum, s. Abb. 13.**7**). Bei Leistungssportlern wird die Indikation zur operativen Versorgung der Ausrissfrakturen weiter gestellt. Nach 2–4 Wochen erfolgt die schrittweise, schmerzorientierte Mobilisierung, u. U. kann vorübergehend eine Extension sinnvoll sein.

Isolierte Frakturen der Rr. ossis pubis sind stabil und erfordern keine Fixation, sofern eine Verschiebung der Symphyse von weniger als 2 cm besteht und klinisch keine Instabilität vorliegt. Abhängig von den Begleitverletzungen können diese Frakturen dennoch eine operative Stabilisierung erforderlich machen.

Operative Therapie

Eine operative Behandlung wird meist notwendig bei Typ-B- und -C-Verletzungen mit instabilem Beckenring.

Bei Typ-B-Verletzungen wird der vordere Beckenring durch interne Stabilisierung versorgt, bei Typ-C-Verletzungen ist vor allem der dorsale Anteil des Beckenrings zu rekonstruieren.

Bei ligamentären Verletzungen im vorderen Beckenringanteil kombiniert mit einer Typ-C-Verletzung dorsal wird auch ventral operativ rekonstruiert, während dies bei Frakturen im vorderen Bereich unterbleiben kann.

Eine stabile Versorgung der Fraktur kann durch eine externe oder interne Fixation erreicht werden. Das Akutmanagement eines hämodynamisch instabilen Patienten mit Beckenringfraktur konzentriert sich zunächst darauf, die Blutungsquelle zu identifizieren, gleichzeitig den Kreislauf aufzufüllen, das Beckenvolumen einzuschränken und Stabilität herzustellen. Wenn der Patient nach diesen Maßnahmen instabil bleibt, ist eine Angiographie indiziert.

Früher wurden auch instabile Beckenverletzungen konservativ (Beckenschwebe oder Längsextension) behandelt. Diese Verletzungen werden heute, insbesondere ligamentäre Instabilitäten ebenso wie schwere Beckenzerreißungen operativ behandelt. Wichtig ist die notfallmäßige Blutstillung bei Blutungen an den hinteren Beckenanteilen. Durch die Zusammenführung und Kompression auseinandergeklappter Beckenanteile wird eine Kompression des Venenplexus vorgenommen und damit ein wesentlicher Beitrag zur Blutstillung erreicht. Hier werden neben Plattenosteosynthesen der Fixateur externe und die sog. Beckenzwinge eingesetzt. Letztere Verfahren sind offenen Beckenverletzungen bzw. schweren Zerreißungen vorbehalten und nur temporär indiziert. Kann damit keine Blutstillung erzielt werden, bleibt nur das notfallmäßige operative Vorgehen mit vorübergehender Tamponade mit Bauchtüchern.

Ob die Stabilisierung der hinteren Beckenanteile notwendig ist, hängt von der Verletzungsart ab. Beispielsweise reicht bei der Open-book-Verletzung mit Zerreißung der Schambeinfuge sowie des vorderen Kreuz-Darmbein-Fugenanteils eine Symphysenverplattung zur ausreichenden Stabilisierung, da die hinteren Bandstrukturen an den Sakroiliakalgelenken intakt sind. Instabilitäten mit Vertikalverschiebung (kranial oder kaudal) machen eine Verplattung auch der hinteren Beckenringanteile erforderlich. Hier ist die vollständige Reposition wegen der Gefahr gravierender Folgeschäden, insbesondere bei Frauen, unbedingt anzustreben.

Die Stabilisierung der Symphysensprengung oder knöchernen Verletzung des vorderen Beckenrings erfolgt über eine von oben her angelegte exakt anmodellierte sog. Rekonstruktionsplatte. In den hinteren Beckenabschnitten sind kleine 3-Loch-Rekonstruktions- oder DC-Platten erforderlich, welche von vorn her angelegt im Kreuz- und Darmbein verschraubt werden. Auch Schraubenosteosynthesen der hinteren Beckenanteile zwischen Kreuz- und Darmbein sind möglich. Die Kooperation der Fachdisziplinen (Urologie, Abdominalchirurgie, orthopädische Chirurgie) ist hier von außerordentlicher Bedeutung.

Komplikationen

Postoperativer Schmerz ist eine der häufigsten Ursachen für schlechte Ergebnisse. Fehlstellungen nach unvollständigen Repositionen von über 1 cm sind sehr oft von Schmerzen begleitet (Abb. 13.**10**). Un-

13.2 Verletzungen des Beckens

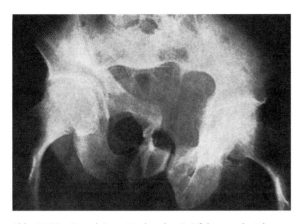

Abb. 13.10 Kompletter Ringbruch. Spätfolge nach inkonsequenter Behandlung mit Verschiebung des Beckens.

günstig erweisen sich Beinlängendifferenzen sowie schmerzhafte Pseudarthrosen oder eine Instabilität.

Zu anhaltenden Schmerzen führen in Fehlstellung knöchern verheilte Beckenfrakturen. Häufig bestehen bei einer Iliosakralgelenkbeteiligung Schmerzen. Bleibende Nervenläsionen (Ischiadikusläsionen) sind in etwa 10 % der Fälle zu beobachten, vor allem bei transforaminalen Sakrumfrakturen. Eine unfallbedingte Ureterverletzung erweist sich ebenfalls als schwerwiegend.

Sexuelle Funktionsstörungen werden bei etwa 10 % der männlichen und 2 % der weiblichen Patienten beobachtet. Bei Harnröhrenläsionen liegt die Impotenzrate bei ca. 50–60 %.

Die tiefe Venenthrombose tritt bei ungefähr 60 % der Patienten mit Beckenfrakturen auf und die Lungenembolierate ist um das 10fache erhöht. Große retroperitoneale Hämatome treten am häufigsten bei der lateralen Kompressionsverletzung Typ 3 (60 % der Fälle) auf. Diese Verletzungsart geht mit der höchsten Rate an Gefäßverletzungen einher (23 %). Die Mortalität bei offenen Beckenfrakturen liegt bei etwa 30 % und nimmt mit dem physiologischen Alter des Patienten zum Unfallzeitpunkt zu.

Lebensgefährliche intraoperative Blutungen können durch die A. glutea superior oder die A. obturatoria verursacht werden.

Nachbehandlung

Bei konservativer Behandlung sind Röntgenkontrollen erforderlich, um sekundäre Dislokationen frühzeitig zu erkennen. Regelmäßige Röntgenkontrollen sind auch nach operativen Eingriffen notwendig.

Bei stabilen Verletzungen kann eine aktive, assistierte Übungsbehandlung sofort aufgenommen werden, eine Teilbelastung nach 10 Tagen und die volle Belastung nach 4 Wochen.

Nach einer operativen Behandlung soll eine krankengymnastische Behandlung ebenfalls baldmöglichst, zunächst assistiert erfolgen. Abhängig von der Art der Verletzung und Stabilität der Montage kann oft schon nach 2 Wochen eine Teilbelastung aufgenommen werden, die Vollbelastung allerdings frühestens nach 6 Wochen, meist aber erst nach 8 Wochen.

Bei einer Ischiadikusschädigung, meist ist der fibulare Anteil betroffen, ist die Versorgung mit einer Schieneneinlage notwendig. Sofern eine Funktionstüchtigkeit des Nervs nach 2 Jahren nicht erreicht ist, empfiehlt sich die N.-peroneus-Ersatzoperation.

Besonderheiten bei kindlichen Beckenfrakturen

Hier gilt die gleiche Einteilung wie bei Erwachsenen und therapeutisch steht die konservative funktionelle Behandlung, der Fixateur externe und die Osteosynthese zur Verfügung. Die überwiegende Anzahl der kindlichen Beckenfrakturen wird jedoch konservativ behandelt. Bei Beckenrandbrüchen ist die Operation nur bei stark dislozierten Fragmenten erforderlich. Dies gilt ebenso für Apophysenabrisse, wobei hier meistens eine Bettruhe von 3 Wochen unter entsprechender Entlastung angezeigt ist. Bei den Typ-B-Verletzungen kann die Symphysenruptur konservativ in der Beckenschwebe für ca. 4 Wochen erfolgen. Alternativ kann ein Beckenringbeingips angelegt werden, bei stärker dislozierten Typ-B-Verletzungen ist die Stabilisierung mit dem Fixateur externe zu empfehlen, welcher auch bei den Typ-C-Verletzungen zum Einsatz kommen kann. Insbesondere ist hier auf die korrekte Beinlänge zu achten.

Literatur

Bischoff HP. Chirodiagnostische und chirotherapeutische Technik. 3. Aufl. Balingen: Spitta Verlag GmbH; 1997.
Brooke R. The sacroiliac joint. J Anat. 1924;58:299
Enneking WF, Dunham WK. Resection and reconstruction for primary neoplasms involving the innominate bone. J Bone Joint Surg Am. 1978;60:731.
Gradinger R, Rechl H, Ascherl R, Plötz W, Hipp E. Endoprothetischer Teilersatz des Beckens bei malignen Tumoren. Orthopäde. 1993;22:167.
Gradinger R, Rechl H, Hipp E. Pelvic osteosarcoma. Resection, reconstruction, local control and survival statistics. Clin Orthop. 1991;270:149.
Illi FW. Wirbelsäule, Becken und Chiropraxis. Ulm: Haug; 1953.
Isler B, Ganz R. Klassifikation der Beckenringverletzungen. Unfallchirurg. 1990;93:289.
Kapandji IA. Funktionelle Anatomie der Gelenke. Bd. 3. Rumpf und Wirbelsäule. 2. Aufl. Stuttgart: Enke 1992.
Lange M, Hipp E. Lehrbuch der Orthopädie und Traumatologie. Bd. II. Erworbene Erkrankungen. Spezieller Teil. 2. Aufl. Stuttgart: Enke; 1981.
Marco R, Sheath SS, Boland PJ, Wunder JS, Siegel JA, Healy JH. Functional and oncological outcome of acetabular reconstruction for the treatment opf metastatic disease. J Bone Joint Surg Am. 2000;82:642.
Pauwels F. Gesammelte Abhandlungen zur funktionellen Anatomie des Bewegungsapparates. Berlin: Springer; 1965.
Rechl H, Gradinger R, Scheyerer M, Grundei H, Hipp E. Improvement of pelvic tumor prothesis using three-dimensional-reconstruction based on CT-scanning. 1. Int. Symp. on custom-made protheses. Düsseldorf, Germany, 1988.

Rechl H, Plötz W, Gradinger R, Hipp E. Osteoblastoma of the coccyx. A report of two cases. Arch Orthop Trauma Surg. 1992;112:36.

Rechl H, Plötz W, Gradinger R, Ascherl R. Anwendung CT-gestützter dreidimensionaler Rekonstruktion in der Tumorendoprothetik und bei Hüftgelenksrevisionen. Orthop Praxis. 1993;6:387.

Rechl H. Beckentumorprothesen: Klinische Ergebnisse, individuelle Planung und biomechanische Untersuchungen. Habilitationsschrift, Technische Universität München, 1995.

Sashin D. A critical analysis of the anatomy and the pathological changes of the sacroiliacal joints. J Bone Joint Surg. 1930;12:891.

Steinhauser E, Rechl H, Gradinger R. Experimentelle Untersuchungen zur Biomechanik der Beckenprothesenverankerung. In press.

Solonen KA. The sacroiliac joint in the light of anatomical, roentgenological and clinical studies. Acta Orthop Scand. 1957;Suppl. 27:14.

Sutton L. Congenital anomalies of the spinal cord. In: Rothman RH, Simeone FA. eds. The spine. Vol I. 3rd ed. Philadelphia: Saunders; 1992:346.

Tile M. Fractures of the pelvis and acetabulum. Baltimore: Williams and Wilkins; 1984.

Tile M. Pelvic ring fractures: Should they be fixed? J Bone Joint Surg Br. 1988;70:1.

Tillmann B. Untere Extremität. In: Leonhardt H, Tillmann B, Töndury G, Zilles K. Hrsg. Anatomie des Menschen. Bd. I. Bewegungsapparat. Stuttgart: Thieme; 1987:147.

Young JWR and Burgess AR. Radiographic management of pelvic ring fractures: systematic radiographic diagnosis. Baltimore: Urban & Schwarzenberg; 1987.

14 Brustkorb und Hals

14.1 Thoraxfehlbildungen

H. Halsband

Brustwandfehlbildungen sind relativ häufig, sie betreffen die *Haut* und deren Anhangsgebilde, die *Muskulatur* und das *Skelettsystem*.

Am Skelettsystem des vorderen Brustkorbs kommen Rippen- und Sternumanomalien vor. Eine Kombination von Sternum- und Rippenanomalien sind Trichterbrust und Kielbrust.

14.1.1 Trichterbrust

Synonym: Pectus excavatum.
Engl.: funnel chest (breast),
pectus excavatum.

Definition.
Bei der Trichterbrust liegt eine trichterförmige Einsenkung der vorderen Thoraxwand im Bereich des mittleren und unteren Sternums sowie der parasternalen Rippenenden vor.

Epidemiologie

Kongenitale Trichterbildungen der Brustwand finden sich bei 0,1–0,2 % der Bevölkerung. Das männliche Geschlecht ist doppelt bis dreifach so häufig betroffen als das weibliche. Familiäre Häufungen wurden immer wieder beobachtet, ein Erbgang ist aber bisher nicht sicher nachgewiesen. Die Trichterbrust findet sich isoliert, vergesellschaftet mit anderen Anomalien (Gastroschisis, Herzvitien, Blasenekstrophie, Zwerchfelldefekt u.a.) sowie als Teil eines Syndroms (Marfan-Syndrom, Prune-belly-Syndrom, Bonnevie-Ullrich-Syndrom).

Historisches. 1899 wurde von Tietze zum ersten Mal eine Trichterbrust operiert.

Ätiologie und Pathogenese

Die genaue Ursache der Fehlbildung ist bisher nicht bekannt. Verschiedentlich wurden Störungen im Knorpelstoffwechsel (Mukopolysaccharid-Stoffwechsel) beschrieben, wodurch es zu einer vorzeitigen Alterung des Knorpels und zur Deformierung der sternokostalen Rippenanteile mit entweder trichterförmiger Einsenkung als Trichterbrust oder – seltener – mit Vorwölbung dieser Region als Kielbrust kommt.

Klinik

Die Inspektion der vorderen Thoraxwand führt bereits zur Diagnose; vom äußeren Aspekt der Fehlbildungsform lassen sich 3 Haupttypen der Trichterbrust unterscheiden (Abb. 14.1a–c):
▶ symmetrischer Trichter bei ca. 75 % der Patienten,
▶ breiter, flacher Trichter bei allgemein abgeflachtem Thorax,
▶ asymmetrischer Trichter, wobei das Sternum einen Teil der linken Trichterwand bildet.

Trichterbrustträger sind häufig asthenische, muskelschwache Kinder und Jugendliche mit langem, flachem Thorax. Die Körperhaltung ist meistens auffällig schlaff: Der Oberkörper wird infolge Kyphose der oberen Brustwirbelsäule nach vorn geneigt, die Schultern hängen und die Brust-, Bauch-, Schulter- und Rücken-

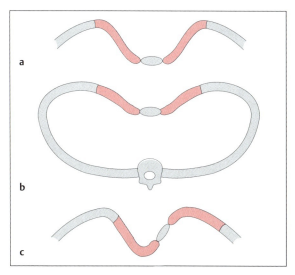

Abb. 14.**1** 3 Hauptformen der Trichterbrust.
a Symmetrischer, tiefer Trichter bei sonst normal gewölbter vorderer Thoraxwand, Trichterränder nicht weit voneinander entfernt.
b Breiter, flacher Trichter bei allgemein abgeflachtem Thorax (= Plathythorax).
c Asymmetrischer Trichter; das Sternum ist ein Teil der linken Trichterwand, der rechte Trichterrand liegt lateral der Knorpel-Knochen-Grenze im Bereich der knöchernen Rippen.

muskulatur ist insgesamt hypoplastisch. Die Atmung erfolgt vorwiegend abdominal.

Beschwerden werden von jüngeren Kindern kaum angegeben. Von etwa der Hälfte der älteren Kinder und insbesondere Jugendlichen nach der Pubertät werden selbst oder durch die Eltern Beschwerden geäußert und zwar allgemeine Leistungsschwäche, rasche Ermüdbarkeit, Belastungsdyspnoe, Herzstiche und Kreislaufsymptome.

Die *überwiegenden Symptome* bei Schulkindern und Adoleszenten sind *psychische Beeinträchtigungen* und erheblicher Leidensdruck aufgrund der Deformierung. Das Ausmaß der psychischen Probleme korreliert dabei nicht mit dem Grad der Trichterbrust; auch weniger ausgeprägte Deformierungen können schwere psychische Störungen verursachen.

Bildgebende Diagnostik

Das Ausmaß der Trichterbrust wird zunächst durch Röngenthoraxaufnahmen in 2 Ebenen festgestellt. Dabei zeigt die a.-p. Übersichtsaufnahme den Grad der Linksverlagerung des Herzens durch den Trichter, auf der Seitenaufnahme – ggf. mit Trichtermarkierung – ist die Verkürzung des sagittalen sternovertebralen Thoraxdurchmessers ein wichtiger Parameter; eine Verkürzung um mehr als 25 % der normalen Thoraxtiefe wird von einigen Autoren als OP-Indikation gesehen. Insbesondere durch die Computertomographie – mit Querschnitt im Bereich der maximalen Trichterbildung – kann das Ausmaß des Trichters dokumentiert und vermessen werden (kleinster sagittaler Durchmesser im Verhältnis zu Alter und Größe der Patienten, Quotient aus Thoraxtiefe und Thoraxbreite, Exkavationstiefe des Sternums in Winkelgraden, Vertebral- und Frontosagittalindex nach Backer u. a.). Die verschiedenen Messindizes erlauben eine Typisierung der Trichter in leicht-, mittel- und hochgradig.

Funktionsuntersuchungen

Kardiologische Befunde. Aufgrund der Trichterdeformierung treten mechanisch bedingte Herz-Kreislauf-Veränderungen auf, es handelt sich dabei in der Hauptsache um Achsenabweichung, Rotation und Verdrängung des Herzens nach links. An EKG-Veränderungen bei Trichterbrust finden sich Veränderungen der elektrischen Herzachse, besonders Rechtsablenkung, p-dextrokardiale, negative T-Wellen in den Brustwandableitungen, Rechtsverspätung infolge Rechtsbelastung und Rhythmusstörungen.

Prä- und postoperative EKG-Befunde in größeren Studien (von der Oelsnitz 1974) liefern aber keine Kriterien, die für den Schweregrad der Trichterbrust, für die Indikation zur Operation oder für den Erfolg chirurgischer Maßnahmen kennzeichnend sind.

Lungenfunktionsuntersuchungen. Die Lungenfunktionsuntersuchungen liefern aussagefähige Parameter. Unter Ruhebedingungen und bei altersabhängiger Belastung werden die Atemfrequenz, das Atemminutenvolumen, Vitalkapazität, in- und exspiratorische Reservevolumina, das Atem-Sauerstoff-Äquivalent, die O_2-Aufnahme sowie die prozentuale Sauerstoffsättigung im Blut gemessen. Bei begründetem Verdacht auf mechanische Atemstörung erfolgt zusätzlich eine atemmechanische Analyse. Insgesamt sind Lungenfunktionsstörungen bei fast der Hälfte aller Trichterbrustpatienten in mäßigem Grade vorhanden. Auch bei Patienten, bei denen die Trichterbrust nicht operiert wurde, blieben sie in Grad und Ausmaß bestehen; eine akute Beeinträchtigung ist auch im höheren Lebensalter demzufolge nicht zu erwarten. Im Falle einer stattgefundenen Operation trat eine gewisse Besserung der Lungenfunktionsstörungen ein.

Resümierend finden sich objektivierbare kardiorespiratorische pathologische Befunde nur bei Patienten mit extrem ausgeprägter Trichterbrust, wenn die Sternumrückseite sich der Wirbelsäulenvorderkante fast annähert.

Kosmetisch-psychische Beeinträchtigungen

Die meisten Patienten mit Trichterbrust stehen unter erheblichem Leidensdruck, wenn die Thoraxdeformierung hochgradig und der Körper verunstaltet ist. Selbstwertkonflikte, Insuffizienzgefühle, Leistungshemmung, Kontaktstörungen und Neigung zu psychischen Fehlreaktionen bis hin zu Depressionen können bestehen. Nicht selten finden sich auch psychische Alterationen bei den Eltern, die manchmal stärker als beim Kind sein können und dann zu einem evtl. unberechtigten Operieren „aus ästhetischem Verlangen der Eltern" führen können. Letztlich ist der psychische Leidensdruck unter der Trichterbrust Hauptgrund, eine Korrekturoperation vorzunehmen.

Präoperativ sollten alle Trichterbrustpatienten einer kinder- und jugendpsychiatrischen Untersuchung zugeführt werden, um den Leidensdruck durch eine fachärztliche Untersuchung bestätigt zu erhalten.

Erfahrungsgemäß ist aber auch festzustellen, dass durch Gewöhnung oder Kompensation an die Fehlbildung ab dem 3. Dezennium im Allgemeinen auf eine Operation aus ästhetischer Sicht kein Wert mehr gelegt wird.

Natürlicher Verlauf

Während eine Trichterbrustanomalie beim Säugling und Kleinkind meistens kaum auffällig ist, vertieft sie sich im Laufe des Wachstums progressiv und ist in der Adoleszenz voll ausgeprägt. Mit einer spontanen Rückbildung der Thoraxdeformierung ist nicht zu rechnen. Die sekundären Wirbelsäulenfehlstellungen können sich fallweise mit zunehmendem Alter noch verstärken. Erwähnenswert ist aber auch, dass einzelne Patienten mit einer extremen Trichterbrust bis ins hohe Alter nicht unter kardiorespiratorischen Störungen gelitten haben und leistungsfähig waren (Bay et al. 1970).

Konservative Therapie

Eine konservative Therapie der Trichterdeformität ist nicht möglich. Konservativ beeinflussbar sind aber die Trichterbrust-Begleitsymptome wie Fehlhaltung der Wirbelsäule und Schultern, Muskelhypoplasie und Atmungsanomalien. Durch krankengymnastische Übungen und Sport können Kräftigungen der Brust-, Bauch-, Schulter- und Rückenmuskulatur sowie Verbesserungen der Körperhaltung erreicht werden. Diese Übungen sollten bei nichtoperierten wie bei operierten Trichterbrustpatienten prä- und postoperativ durchgeführt werden. Insbesondere muss die hypoplastische Pektoralismuskulatur gekräftigt werden, damit über dem später gehobenen Trichter und den Metallstäben ein starker Muskel-Unterhaut-Hautlappen zu liegen kommt. Die meistens vorwiegend abdominelle Atmung muss durch Atemschulung sukzessive auf eine thorakale Atmung umgestellt werden.

Operative Therapie

Operationsindikation. Die Fragen, *ob*, zu welchem *Zeitpunkt* und bei welchem *Schweregrad* der Trichterbrust sowie nach welcher *Methode* operiert werden soll, werden nach wie vor uneinheitlich beantwortet.

Die Indikation für eine Operation wird gestellt aufgrund:
- Anamnese und klinischem Befund,
- bildgebender Befunde (Thoraxmessaufnahmen),
- kardiologischer Untersuchungen in Ruhe und unter Belastung,
- Lungenfunktionsprüfungen in Ruhe und unter Belastung,
- psychischem Befund.

Optimaler Operationszeitpunkt. Die Korrekturoperation sollte nicht vor einer gewissen Stabilisierung des Thoraxskeletts und nicht unmittelbar vor einem Wachstumsschub erfolgen. Andererseits lassen sich im Vorschulalter Trichter leichter heben als nach der Pubertät. Daraus ergibt sich die Empfehlung, die Operation möglichst jenseits des präpuberalen Wachstumsschubs (ab dem 10.–12. Lebensjahr) durchzuführen. Die Rezidivrate ist auch nach Operationen jenseits des 12. Lebensjahrs am geringsten (von der Oelsnitz).

Viele Operateure halten sich jedoch auch heute noch an die Empfehlungen des Deutschen Chirurgenkongresses aus dem Jahre 1967, „mit dem Eingriff nicht bis zum 6. Lebensjahr zu warten".

> **Beachte:** Bei der Operationsaufklärung muss dargelegt werden, dass es sich bei der Trichterbrustoperation um einen umfangreichen Eingriff handelt, der überwiegend aus psychischer Indikation durchgeführt wird. Die Risiken, möglichen Komplikationen (vereinzelte Todesfälle), anatomischen Veränderungen (lange Narbe) und notwendigen Nachbehandlungen (Physiotherapie, Metallentfernung) sind detailliert zu benennen.

Operatives Vorgehen. Operationsziele sind 1. die anatomisch-gerechte Rekonstruktion der vorderen Thoraxwand und 2. die Aufrechterhaltung des primär erzielten Operationsergebnisses.

An Operationsmethoden stehen verschiedene Techniken zur Verfügung:
- Rein kosmetische Operationen, bei denen die Sternumdeformierung belassen und nur der Trichter subkutan mit Eigen- oder Fremdmaterial ausgefüllt wird.
- Osteochondroplastische Operationen, bei denen zum einen nur das Sternum mobilisiert und eleviert wird, zum anderen das Sternum und der gesamte Rippentrichter angehoben und mit Stabilisatoren (Rehbein & Wernicke 1957; Hegemann et al. 1962) oder ohne Stabilisatoren (Ravitch 1949) fixiert wird (Totalkorrektur).

Therapieindikationen im Überblick

Befund	Empfohlenes therapeutisches Vorgehen
Leicht- bis mittelgradige Trichterbrust – ohne wesentliche psychische Beeinträchtigung	Physiotherapie und Sport zur Kräftigung der Brust-, Bauch- und Rückenmuskulatur Haltungskorrektur Atemschulung
Mittel- bis hochgradige Trichterbildung – mit hohem psychischen Leidensdruck	operative Korrektur, Ergebnisfixierung mit Stabilisatoren prä- und postoperative Physiotherapie wie oben bei Operationen im Kleinkind- und frühen Schulalter ggf. minimal invasive Technik nach Nuss

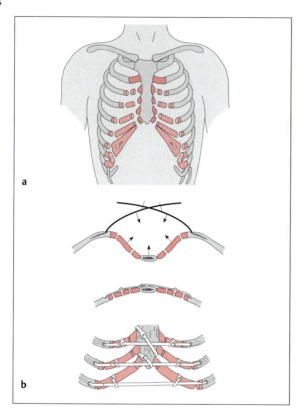

Abb. 14.**2** Schematische Details zur Technik der Trichterbrustoperation.
a Nach Freilegung des Trichters parasternale und laterale Knorpelinzisionen/-keilexzisionen, vordere Kortikotomie des Sternums und Mobilisierung des Trichters.
b Hebung des Trichters und Fixierung der vorderen Thoraxwand mithilfe von Stabilisatoren (hier: Trichterbrustspangen nach Rehbein).

▶ Minimal invasive Technik (Nuss et al. 1998); Langzeitergebnisse nach diesem Verfahren liegen bisher nicht vor.

Die operative Totalkorrektur verläuft in 3 Phasen (Abb. 14.**2a, b**):
1. Ablösung der Weichteile und Freilegung des Trichters,
2. Mobilisierung und Hebung des gesamten Sternum-Rippen-Trichters,
3. Stabilisierung und Fixierung der mobilisierten ventralen Thoraxwand in anatomisch gerechter Lage mittels Spangen (Rehbein), Stäben (Hegemann) u. a.

Operationstechnik. Von einem durch den Trichter verlaufenden Längsschnitt bei Knaben bzw. submammären Schnitt bei Mädchen wird die vordere knorpelig-knöcherne Brustwand völlig freigelegt, indem Haut, Subkutangewebe und die Muskelansätze en bloc abgetrennt werden, damit Zugang zu den parasternalen Rippenenden und dem lateralen Trichterrand sowie den seitlichen knorpelig-knöchernen Rippenübergängen besteht. Es folgt die Durchtrennung der Rippen am Trichterrand und dicht am Sternumansatz, die Ablösung der geraden Bauchmuskulatur am unteren Sternum und den Rippenbögen sowie die Durchtrennung der vorderen Kortikalis des Sternums zwischen Manubrium und Korpus (2.–3. Rippensatz). Der so mobilisierte und nun bewegliche Trichter kann dann gehoben und in eine anatomisch korrekte Position gebracht werden.

Bei den stabilisierenden Methoden erfolgt danach die Fixierung des Korrekturergebnisses mit Metallspangen oder -stäben.

Bei der neuen minimalinvasiven Technik wird von 2 seitlichen kleinen Zugängen aus thorakoskopisch – ohne Chondro- und/oder Osteotomien – die Einbringung von 1–2 Metallbügeln und die Hebung des Trichters vorgenommen, was bei jungen Kindern im Vorschul- und beginnenden Schulalter leichter möglich ist.

Die Stabilisatoren sollen mindestens 2 Jahre, möglichst bis zum Abschluss des Wachstums belassen werden, da auch nach Jahren noch Rezidive auftreten können.

Komplikationen

Pleuraverletzungen/-eröffnungen bei der Operation sind meistens ohne negativen Einfluss auf den Heilverlauf. Wundheilungsstörungen mit Hämatomen, Seromen, Infektionen oder gelegentlich Metallunverträglichkeiten ereignen sich in etwa 6 % der Patienten. Brüche der stabilisierenden Spangen oder Stäbe kommen gelegentlich vor. Todesfälle traten sehr selten ein. Hecker et al. (1977) gaben die postoperative Letalität mit 0,33 % an.

Nachbehandlung

Die postoperative Fortsetzung der Physiotherapie ist zwingend erforderlich. Mechanische Einwirkungen auf die rekonstruierte Thoraxwand sind 1 Jahr lang zu vermeiden.

Prognose

Langzeituntersuchungen nach Korrekturoperationen haben in 80–90 % der Patienten gute oder befriedigende kosmetische Ergebnisse gezeigt. Rezidive hängen von nicht exakter OP-Indikationsstellung, der anatomischen Ausgangssituation, ungeeigneter OP-Technik, der Zeitdauer der Stabilisierung durch Stäbe/Spangen, aber auch von unzureichender prä- und postoperativer physiotherapeutischer Behandlung ab. Die Ergebnisse sollen bei Methoden mit und ohne Einsatz von Stabilisatoren etwa gleich sein.

14.1.2 Kielbrust

Synonyme: Kahnbrust, Hühnerbrust, Pectus carinatum.
Engl.: pigeon breast, pectus carinatum.

Definition.
Bei der Kielbrust liegt eine kielförmige, häufig asymmetrische Vorwölbung des unteren Sternums und der parasternalen Brustwand vor.

Epidemiologie

Die Kielbrust kommt seltener vor als die Trichterbrust (Verhältnis ca. 1 : 20). Sehr selten sind beide Formen kombiniert. Die Kielbrust findet sich wie die Trichterbrust bei Jungen häufiger als bei Mädchen.

Ätiologie und Pathogenese

Grundsätzlich wie bei der Trichterbrust. Eine weitere Ursache kann die heute kaum noch vorkommende Rachitis sein.

Klinik

Beschwerden treten fast nie auf. Beklagt werden die kosmetische Entstellung und die daraus resultierenden psychischen Beeinträchtigungen. Infolge des Vorstehens des Sternums ist der sagittale Thoraxdurchmesser vergrößert.

Therapie

Eine Operationsindikation ergibt sich ausschließlich aus kosmetisch-psychischen Gründen.

Die operative Korrektur der Kielbrust erfolgt durch sternokostale Rippenknorpelresektion und Stoß-auf-Stoß-Vereinigung des Sternums mit den Rippenstümpfen (Abb. 14.**3a–c**), ggf. Fixierung des Korrekturergebnisses mit Stabilisatoren (z. B. Spangen nach Rehbein).

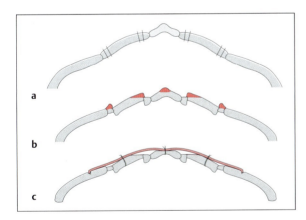

Abb. 14.**3** Schematische Darstellung der Kielbrustoperation.
a Prominenz des Sternums und der Rippen.
b Knorpelinzisionen/-teilexzisionen parasternal und lateral sowie Abtragung der firstartigen Prominenz von Sternum und vorstehenden Rippenkanten (rot).
c Verlagerung des Sternums und der Rippen nach rückwärts, Fixierung mit Metallspangen.

14.2 Schiefhals

G. Thiemel und E. Hipp

Synonym: Caput obstipum, Tortikollis.
Engl.: wry neck.

14.2.1 Muskulärer Schiefhals

Definition.
Die Verkürzung des M. sternocleidomastoideus einer Seite führt zum Schiefstand des Kopfs – er ist zur kranken Seite geneigt und zur gesunden Seite gedreht –, welcher der physiologischen Zugwirkung des Muskels entspricht. Beim voll ausgeprägten Krankheitsbild liegt eine Fehlstellung vor, d. h. der Kopf ist in dieser Position fixiert, er kann auch passiv nicht korrigiert werden (Abb. 14.**4**).

Historisches. Den Schiefhals kannte man schon im Altertum: Alexander der Große soll einen Schiefhals gehabt habe. Im Mittelalter hielten Marktschreier ein „Halsgericht", bei dem sie den kranken Muskel durchschnitten. Die erste subkutane Tenotomie soll bereits 1641 von Isaak Minnius, einem Deutschen, durchgeführt worden sein.

Anatomische Vorbemerkung. Der M. sternocleidomastoideus ist Konturbildner des Halses. Zu seiner wichtigsten Funktion gehört die Seitneigung und Drehung des Kopfs, weshalb er als Kopfwender bezeichnet wird. Er entspringt mit je 1 Anteil am Brust- und Schlüsselbein und setzt am Warzenfortsatz an. Diese Ansatz liegt größtenteils hinter der Querachse des oberen Kopfgelenks (Articulatio atlantooccipitalis), sodass er den Kopf überstreckt und das Gesicht somit hebt (Kopfhalter). Des Weiteren vermag er bei einer Funktionsumkehr (Arme aufgestützt und Kopf fixiert) Schlüsselbein und Brustkorb zu heben und damit die forcierte Einatmung zu unterstützen (Ersatzatmung bei Lähmung der Interkostalmuskeln).

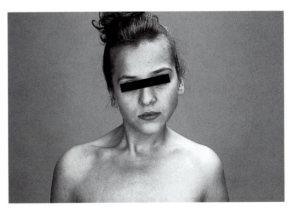

Abb. 14.**4** Nichtbehandelter muskulärer Schiefhals (20-jährige Patientin). Beachte: typische Muskelkontraktur mit Anspannung beider distaler Muskel-Sehnen-Ansätze (zuweilen als „Ursprünge" bezeichnet) und Gesichtsasymmetrie.

Epidemiologie

Verwertbare Angaben über die Häufigkeit des Auftretens gibt es nicht. Die Schiefhalsbildung kann auch mit einer Hüftdysplasie vergesellschaftet sein. Man findet den Schiefhals häufiger auf der rechten Seite.

Ätiologie und Pathogenese

Beim muskulären Schiefhals hat der M. sternocleidomastoideus in unterschiedlichem Ausmaß einen bindegewebigen Umbau mit nachfolgender Verkürzung erfahren. Ursache und Beginn dieses Muskelumbaus sind bis heute nicht restlos geklärt. Diskutiert werden Anlagefehler, pränatale Ischämie, intrauterine Zwangslage, Geburtstrauma durch starke Zugwirkung und nachfolgende Muskeleinrisse sowie das Kopfnickerhämatom.

Histologische Untersuchungen von Operationspräparaten zeigten eine fibröse Umwandlung des Muskelgewebes sowohl bei normalgeborenen als auch bei durch Kaiserschnitt entbundenen Kindern mit einem Schiefhals. Neben diesen Veränderungen bestanden Anzeichen sowohl frischer als auch alter Einblutungen als Zeichen eines Traumas oder einer Ischämie. (Letztere gab Anlass, als Entstehungsursache der Muskelfibrose ein Kompartmentsyndrom anzunehmen.) Eine Muskelquetschung (intrauterin oder geburtstraumatisch entstanden) kann, muss aber nicht mit einer Verkürzung heilen. Von Interesse ist, dass der mittlere Teil des M. sternocleidomastoideus durch eine Endarterie versorgt wird, die bei Kopfdrehung komprimiert werden kann und eine Ischämie zur Folge hat. Von Interesse ist weiter, dass Röntgenuntersuchungen in einer Zeit, in der man von Röntgenschäden nicht viel wusste, eine Schiefstellung des Kopfs in utero bei Quer- und Steißlagen ergaben. Bei einem schweren Schiefhals sollen Kopf und Hals eine Einheit bilden, die, zu groß für den Beckeneingang, eine Drehung des Kindes zur Folge hat. Eine Steiß- und Querlage ist dann das Ergebnis. Die Steißlage ist somit nicht die Ursache, wohl aber die Folge des Schiefhalses.

Neue Erkenntnisse der pränatalen Diagnostik in den letzten Jahren (Ultraschallverfahren) zeigten, dass nach der physiologischen Beckenendlage im 5. Schwangerschaftsmonat bei intrauteriner Raumnot unter anderen Deformitäten auch der Schiefhals entstehen kann.

Insgesamt gesehen bleibt festzustellen, dass Lageanomalien und Geburtstrauma keine ursächliche Bedeutung für die Entstehung des Schiefhalses haben. Die Häufigkeit des muskulären Schiefhalses hat sich übrigens, ungeachtet der Zunahme an Kaiserschnittentbindungen, kaum verändert

Was die *Erblichkeit* des Leidens betrifft, so sind verursachende genetische Faktoren mit anzunehmen. Bei der Erforschung von Stammbäumen von Schiefhalsfamilien lag das hereditäre Vorkommen bei 11%, das Auftreten bei Geschwistern beträgt nur wenige Prozent. Die Zwillingsforschung hat diesbezüglich keine eindeutigen Ergebnisse gezeigt. Es dürfte sich beim Schiefhals um ein rezessives Erbleiden mit geringer Penetranz der Genmanifestation handeln, wobei der Weg vom pathogenen Gen vermutlich über eine pränatale Ischämie zum Merkmal führt. Diese Formulierung – abgeändert nach Idelberger – kommt in etwa dem derzeitige Stand der Schiefhalsforschung nahe.

Klinik und klinische Diagnostik

Den klinischen Aspekten wird keine der bisherigen Definitionen des muskulären Schiefhalses gerecht. Man vermisst einheitliche Bezeichnungen zum Schweregrad, sodass Aussagen zur Statistik und die Erfolgsquoten bei der Therapie mit einer gewissen Unsicherheit behaftet sein müssen. Das Dilemma kommt zum Ausdruck in Bezeichnungen wie „leichter Schiefhals", „Schiefhalsdeformität", „ausgebildeter Schiefhals", „schwere Fälle von", schließlich auch „angeborener Schiefhals" und „erworbener Schiefhals".

Es empfiehlt sich deshalb dringend eine Unterscheidung:
- *Schiefhalshaltung* als leichteste Form, die sich mit und ohne Behandlung nach Monaten zurückbildet. Die Fehlhaltung ist reversibel.
- Die *Schiefhalsstellung* zeigt den M. sternocleidomastoideus kontrakt. Im weiteren Verlauf tritt auch eine Verkürzung der übrigen konkavseitigen Muskeln und Weichteilstrukturen ein. Die Fehlstellung ist bedingt reversibel.
- Bei der *Schiefhalsfehlform* ist die Asymmetrie von Kopf und Hals irreparabel. Das weitere Wachstum des Kindes hat eine Deformierung der Wirbelkörper und damit eine irreversible Skoliose zur Folge.

Die Diagnose Schiefhals ist beim älteren Kind nicht schwierig. Beim Neugeborenen steht nicht die Kopffehlstellung im Vordergrund, sondern die Gesichts- und Schädelasymmetrie. Letztere ist vor allem bei Betrachtung von dorsal gut zu erkennen, oft auch die beginnende Halsskoliose. Offen bleibt, in welchem Ausmaß die Asymmetrie von Kopf und Gesicht auch bei der Schiefhalsgruppe vorliegt, der Geburtshelfer und Pädiater gegenüberstehen und die eine günstige Prognose hat.

Beim sorgfältigen Abtasten der vorderen Halsregion fällt auf, dass der betroffene Muskel dünner als auf der gesunden Seite ist. Erst ab der 2.–3. Woche, aber auch später wird der Muskel dicker und härter. Ist man sich hinsichtlich der muskulären Strangbildung nicht sicher, so bringen Kontrolluntersuchungen Aufklärung. Häufig tritt der Muskelstrang nur in den kranialen oder kaudalen Abschnitten deutlich hervor. Etwa zur gleichen Zeit findet sich bei etwa 15% der Kinder vorwiegend im distalen Muskeldrittel eine derbe Verdickung von Haselnussgröße, das sog. Kopfnickerhämatom. Sie kann aber auch im sternalen oder klavikulären Anteil vorhanden sein. Es bleibt darauf hinzuweisen, dass auch ohne dieses „tumoröse" Stadium die Fibrosierung des Muskels entsteht. Mit zunehmender Kopffehlstellung nimmt auch die Skoliose der Halswirbelsäule zu, sie kann kurzbogig sein und eine kompensatorische Gegenkrümmung in der Brust- und Lendenwirbelsäule zur Folge haben, sie kann aber auch als großbogige Krümmung auf die kaudalen Wirbelsäulenabschnitte übergreifen.

Das Sehvermögen ist bei einem muskulären Schiefhals nicht beeinträchtigt.

Für die *Objektivierung der Gesichtsasymmetrie* kann die Fotomontage anhand von En-face-Portraits weiterhelfen (beim Zusammenfügen beider rechter bzw. linker Gesichtshälften entstehen 2 verschiedene Personen).

Des Weiteren sind die Hilfslinien nach Erlacher zu nennen (die Verbindungslinie von Kinnmitte über die Nasenspitze zur Stirnmitte ergibt einen konkaven Bogen zur kranken Seite).

Die Voelcker-Verbindungslinien beider Schlüsselbeine, beider Mundwinkel und der äußeren Augenwinkel treffen sich außerhalb der Schulter der kranken Seite.

Bei der Diagnose des Schiefhalses beachte man, dass eine einseitige Aplasie oder Lähmung vorkommt, wobei der gesunde Muskel eine Kopfeinstellung verursacht, wie sie sonst nur durch den kranken kontrakten Muskel ausgelöst wird. Besondere diagnostische Probleme kann der außerordentlich selten vorkommende doppelseitige Schiefhals bringen. Dabei besteht keine nennenswerte Schiefhalsstellung des Kopfs, es sei denn, dass die Muskelkontraktur der einen Seite wesentlich ausgeprägter ist (Matzen).

Bildgebende Verfahren

Das Röntgenbild der Halswirbelsäule in mindestens 4 Ebenen, evtl. eine Wirbelsäulenganzaufnahme dienen in erster Linie dem Ausschluss eines ossären Schiefhalses.

Konservative Therapie

Nota bene
Ohne Behandlung kann bei der Schiefhalsfehlstellung eine Progredienz der deformierenden Veränderungen entstehen. Das gilt für die entstellende Kopf- und Gesichtsasymmetrie ebenso wie für die Skoliose, bei der die konkavseitige Wachstumsbehinderung präarthrotische Deformitäten entstehen lässt: Aus der Fehlstellung entsteht die Fehlform.

Über den Erfolg oder Misserfolg einer konservativen Therapie entscheidet der Schweregrad des Schiefhalses und der Zeitpunkt des Behandlungsbeginns. Neugeborene mit einem Schiefhals, die allgemein zunächst der Geburtshelfer und der Pädiater zu Gesicht bekommen, erfahren durch konservative Behandlung meistens eine Heilung. Auch wurde auf die Möglichkeit von Spontanheilungen hingewiesen. Man muss davon ausgehen, dass diese Schiefhalsgruppe der *Schiefhalshaltung* zuzuordnen ist.

Beim Fortbestehen der Symptome über das 1. Lebensjahr hinaus, also bei der Fehlstellung, können konservative Maßnahmen im Allgemeinen nicht mehr weiterhelfen. Man stimmt überein, dass ein operatives Vorgehen erst ab dem 2. Lebensjahr erfolgen, bis dahin konservativ weiter behandelt werden soll.

Für den Behandlungsbeginn gilt: je früher, um so besser! Quälende Maßnahmen müssen dem kleinen Patienten erspart bleiben. Es empfiehlt sich eine gegensinnige Lagerung. In Rücken- und auch in Bauchlage soll der Kopf aktiv und passiv zur kranken Seite gedreht und zur gesunden Seite geneigt werden. Aus der angestrebten Richtung sind dann akustische oder optische Reize zu erwarten.

Unerlässlich ist eine gezielte Krankengymnastik, bei den einzelnen Übungen *müssen die Eltern eingewiesen werden*. Entscheidend ist die Dehnung des M. sternocleidomastoideus und die Aktivierung der überdehnten Muskulatur der Gegenseite. Man beachte, dass bei konsequenter Handhabung der Physiotherapie der zeitliche Aufwand erheblich ist. Das Behandlungsziel ist im Idealfall erreicht, wenn der Kopf auf die gesunde Schulter gelegt werden kann.

Fallweise Halskrawatte, evtl. auch Lagerung in verstellbarer Schale.

Operative Therapie

Die Indikation zur operativen Therapie ist bei einem „schweren Schiefhals" gegeben, wenn also die konservativen Möglichkeiten ausgeschöpft sind und ein Stillstand in der Behandlung eingetreten ist. Die Diagnose „muskulärer Schiefhals" muss gesichert sein! Schon M. Lange (1971) betonte, dass die konservative Behandlung der Schiefhalsdeformität nicht erfolgreich sein kann. Als Zeitpunkt für die Operation wird das 1.–3. Lebensjahr angegeben. Es gibt aber auch Empfehlungen, mit der Operation bis zum 6. Lebensjahr zu warten, da in diesem Alter mit einer besseren aktiven Mitarbeit bei der so wichtigen Nachbehandlung zu rechnen sei. Doch bleibt dahingestellt, ob dieser Vorteil die Nachteile aufhebt (Zunahme der Gesichtsasymmetrie und Halsskoliose).

Operationstechnik. Weitgehend einig ist man sich über die Operation selbst. Sie besteht in einer offenen Durchtrennung des Ansatzes und des Ursprungs des M. sternocleidomastoideus am Warzenfortsatz bzw. am Brust- und Schlüsselbein (Abb. 14.**5**). Zuweilen wird bis zum 3. Lebensjahr lediglich die Durchtrennung des sternalen und klavikulären Muskelanteils vorgenommen, während die biterminale Tenotomie den Drei- bis Sechsjährigen vorbehalten bleibt. Das mit verkürzte Platysma wird ebenfalls durchtrennt.

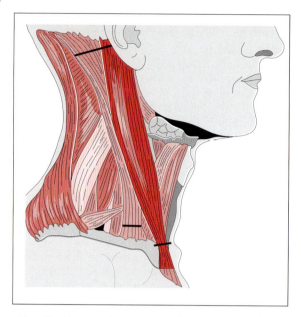

Abb. 14.**5** Anatomische Darstellung der Regio colli lateralis. Darstellung der Durchtrennungsstellen am Sternum und an der Klavikula sowie am oberen Anteil im Bereich des Mastoid.

Zu den **Operationsrisiken** zählen: Schädigung des N. facialis, des N. accessorius und die Verletzung der V. jugularis externa sowie der Subklaviagefäße.

Postoperativ wird für 3–5 Wochen ein Kopf-Rumpf-Gips (Diademgips) angelegt und zwar in folgender Position: Der Kopf ist zur gesunden Seite geneigt und zur kranken Seite gedreht, außerdem leicht gebeugt (Abb. 14.**6c**).

> **Beachte:** Bei Überstreckung des Kopfs besteht die Gefahr einer Plexusbeeinträchtigung!

In Anschluss an die Phase des geschlossenen Kunststoffverbands kann eine korrigierende Nachtliegeschale verordnet werden. Entscheidend ist dann die gezielte krankengymnastische Übungsbehandlung, die sich über Monate hinweg erstrecken muss.

Ergebnisse

Bei rechtzeitiger Operation ist die Kopffehlstellung beseitigt. Die Gesichtsasymmetrie und Halsskoliose können sich zurückbilden. Es wurde beobachtet, dass die Gesichtsskoliose in das Gegenteil umschlagen kann.

14.2.2 Ossärer Schiefhals

Dieser Fehlform liegen knöcherne Veränderungen der Wirbelsäule hauptsächlich im zervikalen Bereich zugrunde. Sie kommen aber auch am Kopf-Hals- und Hals-Brust-Übergang vor. Es handelt sich dabei um die Verformung einzelner oder mehrerer Wirbel zu seitlichen Keilwirbeln, aber auch um Schalt- und Halbwirbel, ferner um die Verschmelzung zweier oder mehrerer Wirbel zu Blockwirbeln. Der Kopfschiefstand ist meist nicht so ausgeprägt wie beim muskulären Schiefhals. Gesichtsasymmetrien können entstehen. Die Beweglichkeitseinschränkung der Halswirbelsäule ist allseitig.

Das bekannteste Krankheitsbild in diesem Rahmen ist das **Klippel-Feil-Syndrom** (man without the neck). Die Bezeichnung „Kurzhals" trägt der Höhenminderung des Halsbereichs Rechnung. Das Kinn sitzt der Brust auf, seitliche Hautfalten (sog. Flügelfell, einseitig oder doppelseitig) tragen zur Verbreiterung der Halskulisse bei. Es besteht ein tiefer Haaransatz.

Unter einer **basilären Impression** versteht man Assimilationsstörungen am okzipitozervikalen Übergang, die isoliert oder aber mit einem Klippel-Feil-Syndrom auftreten.

Die **Sprengel-Deformität** stellt den angeborenen Schulterblatthochstand dar, der begleitet sein kann von Blockwirbeln in der Hals- und Brustwirbelsäule und selten von einer Halsrippe.

Therapie

Eine Therapie des ossären Schiefhalses ist naturgemäß nur in begrenztem Umfang möglich. Versucht wurde u. a. eine Resektion der beiden obersten Rippen. Ein gezieltes Vorgehen ist bei einer Halsrippe möglich, sofern diese neurovaskuläre Beschwerden verursacht.

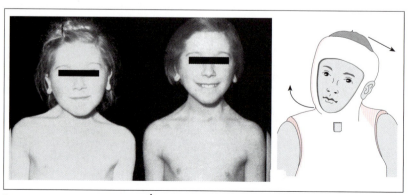

Abb. 14.**6** Muskulärer Schiefhals (7-jährige Patientin) vor (**a**) und nach Operation (**b**) sowie klassischer Schiefhalsgips (**c**; Kopf zur gesunden Seite geneigt und zur kranken Seite gedreht).

a b c

14.2.3 Schiefhals sonstiger Ursachen

Okulärer Schiefhals. Das Schielen eines Kindes kann mit einer deutlichen Schiefhaltung des Kopfs einhergehen (sog. okuläre Zwangshaltung). Eine einseitige Kontraktur des M. sternocleidomastoideus ist primär nicht festzustellen, sie kann sich jedoch entwickeln. Die Behandlung läuft parallel zur augenärztlichen Therapie.

Otogener Schiefhals. Er kann z. B. durch eine einseitige Schwerhörigkeit bedingt sein.

Schmerzreflektorischer Schiefhals. Er findet sich bei tumorösen oder entzündlichen Prozessen im Nasen-Rachen-Raum, so z. B. beim Grisel-Syndrom. Hier liegt dem Schiefhals eine röntgenologisch nachweisbare Dislokation zwischen dem 1. und 2. Halswirbel als Begleiterscheinung einer Entzündung des Nasen-Rachen-Raums oder auch postoperativ zugrunde. Auch Tumoren der hinteren Schädelgrube können von einer Zwangshaltung des Kopfs begleitet sein.

Torticollis spasticus (spasmodicus). Dieser Schiefhals ist neurogener Natur. Es handelt sich um eine extrapyramidale Erkrankung der Stammganglien. Sie beginnt im mittleren Alter und geht mit torsionsdystonischen Störungen der Hals-Nacken-Muskulatur einher. Es sind Hyperkinesien, die spontan oder nach affektiven Belastungen einsetzen. Eine Normalisierung dieser passageren Fehlhaltungen stellt sich von selbst ein oder bildet sich unter Anwendung manueller Praktiken zurück.

Schiefhals bei Facettensubluxationen (besser Wirbelgelenksubluxationen). Die Gelenkfacetten der kindlichen Wirbelsäule sind noch nicht endgültig ausgeformt. Dies kann, begleitet von der altersüblichen Bandlaxität, eine Hypermobilität zur Folge haben. Oft kann ein Bagatelltrauma, z. B. beim Schulturnen, eine akute Schiefhaltung auslösen. Diese kann aber auch spontan nach der Nachtruhe auftreten. Dieser Schiefhals bildet sich meist nach Tagen folgenlos zurück, evtl. sind lokale Wärmeanwendungen und Antiphlogistika in Anwendung zu bringen.

14.3 Neurovaskuläre Kompressionssyndrome der oberen Thoraxapertur

G. Thiemel und E. Hipp

Engl.: thoracic-outlet syndrome (TOS).

Definition.
Das Krankheitsbild ist gekennzeichnet durch Nervenschmerzen und Durchblutungsstörungen im Schulter-, Arm-, Handbereich, verursacht durch Druckeinwirkung auf den Armplexus und die Subklaviagefäße an anatomischen Engpässen.

14.3.1 Allgemeine Aspekte

Auf dem Weg in die Peripherie müssen der Plexus brachialis und die A. subclavia potenzielle Engstellen passieren, an denen sie, vor allem wenn anatomische Varianten fibröser, fibromuskulärer oder skelettärer Art die Raumsituation noch verschärfen, Druckschäden erleiden können (s. Abb. 14.7).

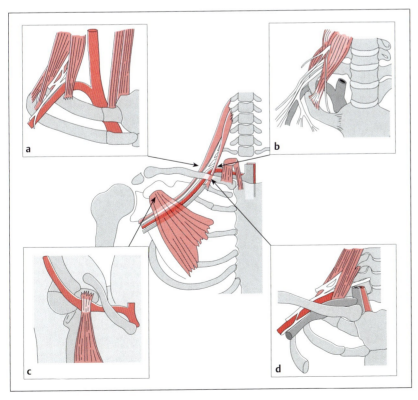

Abb. 14.7 Übersicht der Entstehungsorte neurovaskulärer Kompressionssyndrome der oberen Thoraxapertur.
a Hintere Skalenuslücke. Das mittlere Drittel der Klavikula ist entfernt, damit die Begrenzung der Lücke sichtbar wird; vorne ist es der M. scalenus ventralis, hinten der M. scalenus medialis. Die Basis bildet die 1. Rippe (nach von Lanz & Wachsmuth 1955; Skalenusminimus-Syndrom).
b Trigonum supraclaviculare majus, begrenzt vorne vom M. sternocleidomastoideus, hinten vom M. omohyoideus, die Klavikula bildet die Basis (nicht gezeichnet). In dieses Dreieck wird die A. subclavia gedrängt, wenn sie über eine Halsrippe verläuft (nach von Lanz & Wachsmuth 1955; Skalenus-anterior-Syndrom).
c Engpass unterhalb des Processus coracoideus und der M.-pectoralis-minor-Sehne (Hyperabduktionssyndrom).
d Engpass zwischen Schlüsselbein und 1. Rippe (Kostoklavikularsyndrom).

Tabelle 14.1 Entstehungsorte neurovaskulärer Kompressionssyndrome

Engstelle	Kompressionssyndrom
Trigonum supraclaviculare	Halsrippensyndrom
Hintere Skalenuslücke	Skalenussyndrom
Engpass zwischen Schlüsselbein und 1. Rippe	Kostoklavikularsyndrom
Engpass unter M. pectoralis minor und Processus coracoideus	Hyperabduktionssyndrom

Eine solche Einteilung in Etagen ist zwar didaktisch zweckmäßig, sie kann aber nicht darüber hinwegtäuschen, dass im Einzelfall Schwierigkeiten entstehen können, wenn es darum geht, die neurogenen und vaskulären Beschwerden einer der genannten Engstellen genau zuzuordnen. Für eine klinisch brauchbare Gliederung gibt es indessen gewisse Regelhaftigkeiten, die es ermöglichen, den Entstehungsort der jeweiligen Symptomatik festzulegen. Eine solche gezielte Zuordnung der Symptome ist naturgemäß unerlässlich für ein operatives Vorgehen.

Historisches. Die Krankheitsbezeichnung Thoracic-Outlet-Syndrom (TOS) stammt aus dem Jahr 1956 (Rayan). Beschrieben wurden die Symptome erstmals 1861 (zitiert nach Szebenyi 1999). Beobachtungen in einem größeren Stil wurden an Soldaten im 1. Weltkrieg gemacht, die schwere Lasten auf den Schultern zu tragen hatten. Später erfolgte eine immer weitere Differenzierung des Krankheitsbilds und die zunehmende chirurgische Behandlung; sie ist vor allem mit dem Name D. B. Roos (1999) verbunden.

Epidemiologie

Die Patienten, es überwiegen Frauen im Verhältnis 3:2, stehen im mittleren Erwachsenenalter, mit einem Gipfel um das 30. Lebensjahr (20.–50. Jahr). Unter den betroffenen Frauen soll sich relativ häufig der asthenisch-leptosome Typ finden (hängende Schultern mit Einengung des kostoklavikulären Spalts als Folge), während beim Mann der muskulös-athletische Typ überwiegt.

Klinik und klinische Diagnostik

Das bunte klinische Bild erschwert die Diagnose, denn nerven- und gefäßbedingte Schmerzen können für sich allein, gleichzeitig oder nacheinander beliebig kombiniert und mit unterschiedlichem Schweregrad auftreten. Eine Unterscheidung in ein rein neurologisches und ein rein vaskuläres TOS wird der klinischen Vielfalt nicht gerecht.

Bei etwa zwei Drittel der Patienten von TOS wird als beschwerdeauslösend ein Trauma angegeben. Betroffen ist die Hals-Schulter-Region in Form einer gewaltsamen Zerrung, Quetschung oder Druckeinwirkung. Grundsätzlich können Einblutungen in die Muskulatur über eine bindegewebige Organisation, Strangbildung und Narbenzug zur Folge haben. Hierher gehört auch die Beobachtung, dass ungewohnte körperliche Strapazen oder sonstige Überanstrengungen mit besonderem Krafteinsatz der Arme, Überkopfarbeiten, Lastentragen mit lokaler Druckeinwirkung o. ä. im Vorfeld einer mehr oder minder akuten Symptomatik auftreten können. Bestimmte berufliche Expositionen (Anstreicher, Mechaniker u.a.) und Kraftsport, ferner Rudern, Skilaufen etc. können beschwerdeauslösend sein. Der Patient berichtet auch über eine Kälteempfindlichkeit der Extremität oder über ein ab und zu auftretendes Abblassen einzelner Finger. Solche Symptome können als Morbus Raynaud fehlgedeutet werden.

Einer gefäßchirurgischen Statistik zufolge dauerte es durchschnittlich 4 Jahre, bis die richtige Diagnose gestellt war, etwa 6 Ärzte verschiedener Fachrichtungen wurden dabei konsultiert (Gruss & Geissler 1997). Ein Grund dafür ist, dass beim TOS oft neurologische, arterielle und venöse Beschwerden gleichzeitig vorliegen und sich nicht immer leicht voneinander trennen lassen.

Bei der Untersuchung kann ein einfacher Tastbefund zur richtigen Diagnose beitragen. Es können Muskelverspannungen der seitlichen Halsregion getastet werden. Ein Fingerdruck kann einen Schmerz im Armplexus auslösen und schließlich lässt sich eine ausgeprägte Halsrippe allein durch den Tastbefund feststellen.

Einige **klinische Tests** können die Diagnosestellung wesentlich erleichtern:

Der AER-Test (Abduktions-Elevations-Rotations-Test) erlaubt eine Differenzierung der Beschwerden nach ihrer neurogenen, arteriellen oder venösen Herkunft. Der sitzende Patient hat die Arme seitlich bis zur Horizontalen abduziert und maximal außenrotiert, sodass die Handinnenfläche nach oben weist: Er schließt kraftvoll und zügig hintereinander die Hand zur Faust bis zum evtl. Auftreten von Beschwerden. Treten innerhalb weniger Minuten weder Schmerzen noch eine Schweregefühl oder ein Kribbeln auf, so kann ein TOS ausgeschlossen werden.

Fällt der Test hingegen positiv aus und klagt der Patient über eine Stauungsgefühl mit Hervortreten der Armvenen, so ist eine venöse Kompression anzunehmen.

Für eine arterielle Kompression spräche eine schmerzhafte Abblassung der Finger.

Durch diesen Test können andere neurogene Krankheitsbilder abgegrenzt werden. Er ist negativ beim Karpaltunnelsyndrom (CTS) und Sulcus-ulnaris-Syndrom und bei radikulären Schmerzen infolge eines zervikalen Bandscheibenvorfalls. Allerdings ist ein gleichzeitiges Auftreten von TOS und CTS möglich: Double-Crush-Syndrom.

Bei einem weiteren Test zum Ausschluss eines TOS wird der Patient aufgefordert, den Kopf zur Schulter der anderen Seite zu neigen und das Gesicht zur Seite zu drehen: Übt man jetzt mit beiden Händen einen Druck auf den Kopf aus und gibt der Patient nur Schmerzen und Parästhesien im Arm an, so liegt eine prolapsbedingte Kompression der Nervenwurzeln vor.

Regelmäßig können bei einem TOS *neurologische Symptome* auftreten. Es sind dies Ausstrahlungsschmerzen in die Schulter, in den Arm bis zur Hand und den Fingern, begleitet von Missempfindungen, Sensibilitätsstörungen und später evtl. auch einer gestörten Feinmotorik. Infolge Irritation der Fasern des autonomen Nervensystems können sich auch vermehrte Schweißabsonderungen, Kältegefühl und ein Schweregefühl des Armes hinzugesellen. Es sollen auch koronare Spasmen vorkommen, was bisher wenig beachtet wurde.

Diese neurologischen Symptome können sowohl nachts oder nach körperlicher Ruhe, dann aber auch wieder nach bestimmten körperlichen Belastungen auftreten.

Apparative Untersuchungen: Bestimmung der proximalen Nervenleitgeschwindigkeit des N. ulnaris und N. medianus, ferner EMG.

Zur Höhenlokalisation eines Plexusschadens ist anzumerken: Bei der seltenen hohen Plexuskompression (C5, C6, C7) bestehen Schmerzen in der seitlichen Halsregion mit Ausstrahlung zum Kieferwinkel, zum Hinterkopf und über die Schulter-Arm-Region bis in die Radialseite der Hand und der Finger I und II. Die Schmerzen werden durch Kopfbewegung verstärkt.

Bei der häufigeren unteren Plexuskompression werden die Schmerzen in die dorsale Schulterregion und an die Innenseite des Arms bis zum IV. und V. Finger projiziert. Durch Zug am abduzierten Arm können Schmerzen provoziert werden.

Die vaskulären, arteriellen oder venösen Komplikationen können mehr oder weniger akut auftreten.

Bei arteriellen Störungen finden sich z. B. bei Überkopfarbeiten eine blasse, kühle Haut mit klaudikatioartig auftretenden Schmerzen. Größere Embolien können einen Verschluss der A. brachialis, A. ulnaris und A. radialis zu Folge haben. Etwa bei zwei Drittel der Patienten finden sich digitale Arterienverschlüsse (punktförmige Hautnekrosen). Selten erfolgt ein vollausgeprägtes Ischämiesyndrom.

Thrombotische Auflagerungen in der A. subclavia können infolge der Knickbildung an einer Halsrippe oder auch der ersten Rippe entstehen.

Venöse Komplikationen gehen mit einem Schwere- und Spannungsgefühl, zyanotischer Verfärbung an Arm und Hand sowie Schwellungszuständen einher. Gar nicht so selten ist eine akute Thrombose der V. subclavia nach entsprechenden körperlichen Anstrengungen.

Bildgebende Verfahren

Die Röntgenuntersuchung der Halswirbelsäule in 4 Ebenen dient zur ersten Orientierung. Die Gefäßsituation lässt sich mithilfe der Dopplersonographie und einer Kontrastmitteluntersuchung der Gefäße in den verschiedenen Armpositionen einsehen. Vielfach bringt die MR-Angiographie mit Verwendung von Gadolinium als Kontrastmittel eine verwertbare Beurteilung der Gefäße.

In den folgenden Abschnitten 14.3.2 bis 14.3.5 werden die einzelnen Engpasssyndrome genauer vorgestellt.

14.3.2 Halsrippensyndrom

Anatomische Vorbemerkungen. Die Halsrippe kommt als anatomische Variante am 7. Halswirbel vor, sie stellt eine Kranialvariante der Wirbelsäule dar, analog zur Kaudalvariante der Lendenrippe. Der Halswirbel verhält sich somit wie ein Brustwirbel und lässt seinen Rippenfortsatz weiter wachsen (Rippen- und Querfortsatz der Halswirbel verschmelzen normalerweise miteinander). Das Ergebnis kann ein verbreiteter Querfortsatz, frei endender Rippenstummel oder eine unterschiedlich lange Rippe sein, die mit dem Brustbein artikuliert (Abb. 14.8a–c). Sie kann aber auch durch einen fibrösen oder fibromuskulären Strang mit der Brustrippe verbunden sein. Eine seltene Variante ist der M. supraclavicularis, er verengt die Basis des Trigonum supraclaviculare minus und majus. Bei solchen Befunden sind neurovaskuläre Beschwerden möglich. Bei diesen Varianten können die Mm. scaleni normal an der ersten Brustrippe oder an der Halsrippe oder an beiden inserieren.

Klinik und klinische Diagnostik

Eine Halsrippe kann man evtl. durch Palpation feststellen, wobei der tastende Finger einen federnden Widerstand erfährt.

Die Angaben zur Häufigkeit einer Halsrippe schwanken zwischen 0,2 und 2 %, sie ist meistens doppelseitig angelegt. Nur etwa jeder 10. Halsrippenträger hat einmal irgendwann Beschwerden. Es gibt keine sichere Korrelation zwischen der Größe einer Halsrippe und klinischer Manifestation. Zu beachten ist, dass die A. subclavia und der Plexus brachialis meist über der Halsrippe verlaufen, wenn diese eine Länge von mindestens 5,5 cm hat. In solchen Fällen liegt die A. subclavia oberflächlicher als normal und rückt ins Trigonum supraclaviculare majus (entspricht der Fossa supraclavicularis major, dem sog. „Salzfässchen", franz.: coin d'amour), wo sie z. B. durch Lastendruck und sonstige mechanische Irritationen gefährdet ist. Zu erwähnen ist hier noch, dass vergrößerte Quer-

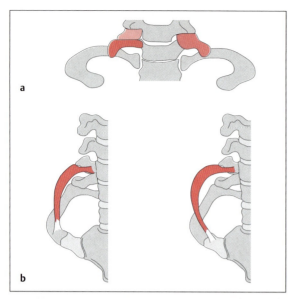

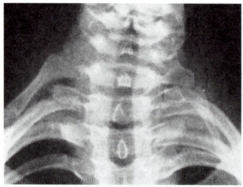
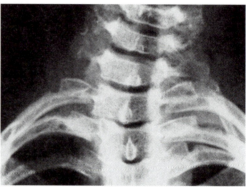

Abb. 14.**8** Anatomische Darstellung der Halsrippen (**a, b**, nach von Lanz und Wachsmuth 1955). Röntgendarstellungen von Halsrippen (**c**).

fortsätze der unteren Halswirbel ebenso wie Halsrippen als Widerlager des Schlüsselbeins anzusehen sind und somit bei forcierten Armbewegungen über die Horizontale beschwerdeauslösend sein können.

Die A. subclavia und die A. brachialis zeigen bei der Dopplersonographie eine Minderdurchblutung von bis zu 50 %. Angesichts der veränderten Anatomie (Halsrippe, Bandanomalien) ist folgender Test möglich: Bei starker Kopfdrehung zur gesunden Seite wird sowohl der untere Plexus gereizt, als auch die A. subclavia komprimiert; die Folgen sind Schmerzen und ein abgeschwächter Radialispuls.

Bildgebende Verfahren

Neben den Übersichtsaufnahmen sind Spezialaufnahmen zur Darstellung der oberen Thoraxapertur notwendig. Erforderlich sind außerdem digitale Subtraktionsangiographie zur Darstellung der A. und V. subclavia in Normalposition und bei horizontaler Armhaltung sowie bei Elevation und Abduktion des Arms. Hinzuweisen bleibt auf die jetzigen Möglichkeiten mit der MR-Angiographie.

14.3.3 Skalenussyndrom

Anatomische Vorbemerkungen. Die Irritationsmöglichkeiten gehen von der hinteren Skalenuslücke aus – einem schmalen Dreieck mit der 1. Rippe als Basis und vorn vom M. scalenus ventralis, hinten vom M. scalenus medius begrenzt –, wo die A. subclavia und dahinter der Armplexus austreten. Die Skalenuslücke kann durch einen hypertrophierten Skalenusmuskel oder durch einen breiter ansetzenden M. scalenus ventralis an der 1. Rippe verengt sein (Abb. 14.**9a–e**). An Muskelvarianten findet sich z. B. ein sog. M. albinus (M. scalenus minimus); es ist ein fibröser Strang zwischen dem Querfortsatz des 7. Halswirbels und der 1. Rippe.

Klinisches Bild

Durchblutungsstörungen der A. subclavia (mit Schmerzen in den Fingern und intermittierenden, ischämischen Attacken) können mit dem Bild einer unteren Plexuslähmung, d. h. sensiblen und motorischen Ausfällen im Ulnarisbereich einhergehen. Im Extremfall liegt der vaskulären Symptomatik eine poststenotische Erweiterung der A. subclavia zugrunde. Der AER-Test ist auch hier hilfreich. Der ADSON-Test hingegen gilt als unzuverlässig.

14.3.4 Kostoklavikularsyndrom

Anatomisch Vorbemerkung. Das Gefäß-Nerven-Bündel befindet sich hier in einem von Haus aus schmalen Raum zwischen Schlüsselbein und der 1. Rippe, beide bilden einen nach lateral offenen, spitzen Winkel. Der Plexus brachialis liegt lateral der Arterie und ist somit weniger beeinträchtigt. Anders verhält es sich mit der A. und V. subclavia: Sie sind in diesem Winkel druckgefährdet, besonders dann, wenn noch andere Faktoren hinzukommen, so z. B. eine durch Tumor oder posttraumatisch bedingte Verdickung der Klavikula oder aber Exostosen an der 1. Rippe (Abb. 14.**7d**).

Klinik und klinische Diagnostik

Sofern eine einengende Wirkung durch das Absinken der Schlüsselbeine bei schwach ausgeprägter Schultergürtelmuskulatur entsteht, treten dann arterielle oder venöse Umlaufstörungen auf. Zieht man den Arm nach unten und hinten, so verschmälert sich der Spalt zwischen Schlüsselbein und 1. Rippe. Dabei kann sich der Radialispuls abschwächen. Wird diese Armposition beibehalten, so kommt es zur venösen Stauung infolge einer Kompression der V. subclavia. Wird der Arm nach vorn und oben gezogen, so erfolgt die sog. „Entlüftung". Eine Thrombose der V. subclavia kann dort entstehen, wo die Vene bogenförmig über die 1. Rippe hinwegzieht: Man spricht dann von einem Thoracic-Inlet-Syndrom.

Bei einem sehr selten vorkommenden angeborenen Schlüsselbeindefekt kann beim Vorliegen eines Schlüsselbeinstummels der Plexus brachialis einer Druckschädigung ausgesetzt sein und somit die Symptomatik eines TOS vorliegen, was ggf. operativ angegangen werden muss.

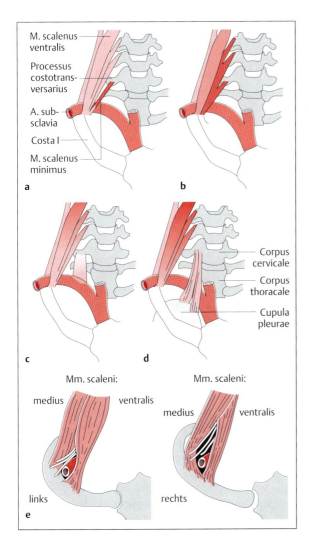

Abb. 14.**9** Variationen des M. scalenus minimus: Er entspringt am Querfortsatz des 7. Halswirbels (häufig) und setzt am Innenrand der 1. Rippe dicht neben dem M. scalenus ventralis an (**a**). Er entspringt von den Querfortsätzen des 5.–7. Halswirbels (selten), der Ansatz kann auf die Pleurakuppel übergreifen (**b**; nach von Lanz & Wachsmuth 1955).
Atypische Bandverbindungen: Lig. pleurocostale I zwischen Pleurakuppel und Processus costotransversarius des 7. Halswirbels oder der 1. Rippe (**c**). Lig. pleurovertebrale zwischen Pleurakuppel sowie 7. Hals- und 1. Brustwirbel (**d**).
Verschiedene Formen der hinteren Skalenuslücke (**e**; nach Lange 1971). Am M. scalenus ventralis ist der hintere Rand unten sichelförmig ausgebildet. Die kaudale Sehne des M. scalenus medialis greift auf den M. scalenus ventralis über und verengt somit die Lücke für den Durchtritt des Gefäß-Nerven-Bündels.

Das Skalenussyndrom kann mit einer Halsrippe kombiniert sein; angiographisch muss dann eine Lumeneinengung der A. subclavia ausgeschlossen werden.
Bei der *operativen Behandlung* des Skalenussyndroms ist darauf hinzuweisen, dass die Tenotomie des M. scalenus ventralis nicht ausreicht, sondern dass zusätzlich die 1. Rippe reseziert werden muss.

14.3.5 Hyperabduktionssyndrom

Synonym: Subkorakoid-Pectoralis-Syndrom.

Anatomische Vorbemerkung. Hier können infolge der Raumnot sowohl vaskuläre als auch nervale Strukturen betroffen sein. Am häufigsten ist das bei den Nervenfasern C8 bis Th1 (N. ulnaris) der Fall. Das Gefäß-Nerven-Bündel der A. axillaris und des Plexus brachialis verläuft nahe am Processus coracoideus und zwar hinter der Sehne des M. pectoralis minor. Die Muskelfasern entspringen etwas lateral der Knorpel-Knochen-Grenze der 3.–5. Rippe und konvergieren zu der breiten, kräftigen Sehne am Processus coracoideus. Der M. pectoralis minor hat stammesgeschichtlich einen radikalen Stellungswechsel durchgemacht und ist wohl nicht zuletzt deshalb starken Varietäten unterworfen, so kann z. B. der Muskel auch an der 2. Rippe entspringen.

Klinik und klinische Diagnostik

Es wird über Nervenschmerzen und Blutumlaufstörungen geklagt. Beim Rückführen des zur Senkrechten erhobenen Arms (Elevation) wird der Gefäß-Nerven-

Strang an der M.-pectoralis-minor-Sehne bzw. am Processus coracoideus abgewinkelt und komprimiert (s. Abb. 14.**7c**). Der Patient klagt dann über Parästhesien und Schmerzen mit Ausstrahlungen bis zu den Fingern ulnarseitig. Auch kann gleichzeitig der Puls der A. radialis verschwinden. Letzteres ist jedoch für das Vorliegen eines TOS nicht beweisend.

14.3.6 Therapie

Konservative Therapie

Obwohl mechanische Ursachen die eigentlichen Auslöser eines neurovaskulären Kompressionssyndroms sind, ist vielfach auch ohne ihre radikale Beseitigung eine erfolgreiche Behandlung mit konservativen Maßnahmen möglich. Allgemein meint man, dass bei 2 Drittel der Patienten die Beschwerden langfristig gebessert und sie auch beschwerdefrei werden können. So kann z. B. bei einer Halsrippe und beim Kostoklavikularsyndrom eine Muskelkräftigung und Stabilisierung des Schultergürtels eine Besserung bringen. Ergänzende Maßnahmen sind Dehnungsübungen der seitlichen und tiefen Halsmuskulatur und Bemühungen um eine Verbesserung der Haltung. Zuweilen ist aber auch eine Änderung der Lebensgewohnheiten notwendig (Umstellung sportlicher Aktivitäten, Arbeitsplatzwechsel). Liegt ein athletischer Habitus vor, so gehört zum therapeutischen Programm auch ein Verzicht auf Krafttraining.

Beim Kostoklavikular- und beim Hyperabduktionssyndrom wurde auch ein Therapieversuch mit einer speziellen Schultergürtelorthese gemacht. Ob sich Schlafgewohnheiten zur Vermeidung der Seiten- und Rückenlage mit über dem Kopf verschränkten Armen verhindern lassen, sei dahingestellt. Realistischer ist hier schon ein Berufswechsel zur Vermeidung von Überkopfarbeiten.

Nicht indiziert sind chirotherapeutische Maßnahmen und eine Extensionsbehandlung der Halswirbelsäule.

Operative Therapie

Die Indikation für eine operative Behandlung ist gegeben, wenn die konservative Behandlung erfolglos bleibt und der Leidensdruck groß genug ist, insbesondere aber dann, wenn neurovaskuläre Komplikationen schon vorhanden sind oder aber drohen. Ein bislang harmlos verlaufendes TOS kann plötzlich in ein dramatisches Stadium mit der Notwendigkeit eines sofortigen gefäßchirurgischen Eingreifens übergehen.

Die präoperative Diagnostik erfordert eine besondere Sorgfalt, es muss Gewissheit darüber herrschen, von welcher „Etage" und welchen anatomischen Strukturen die Krankheitssymptome ihren Ausgang nehmen.

Das erfordert eine entsprechende bildgebende Diagnostik unter Zuhilfenahme von Angiographie, wenn möglich MR-Angiographie und manchmal auch ein Computertomogramm zur Darstellung ossärer Strukturen.

Das Ziel der operativen Behandlung ist die vollständige Dekompression des neurovaskulären Bündels. Operationstechnisch wird seitens der Gefäßchirurgen dem transaxillären Zugang der Vorzug gegeben, weil dabei auch Eingriffe an den Gefäßen möglich sind.

Operative Therapie im Überblick

Neurovaskuläres Kompressionssyndrom	Empfohlenes therapeutisches Vorgehen
Halsrippensyndrom	Resektion der Halsrippe und fibromuskulärer Strukturen, die in großer Vielfalt vorkommen mit und ohne Resektion der 1. Rippe evtl. Tenotomie des M. scalenus ventralis
Skalenussyndrom	Durchtrennung des Ansatzes des M. scalenus ventralis an der 1. Rippe Notabene: Eine Einkerbung genügt nicht, zusätzlich evtl. Resektion der 1. Rippe
Kostoklavikularsyndrom	bei akuter Thrombose der V. subclavia Resektion der 1. Rippe Abtragen von Exostosen und überschüssiger Kallusbildung an der Klavikula, Tumorentfernung und evtl. Abtragung eines Klavikulastummels
Hyperabduktionssyndrom	Tenotomie des M. pectoralis minor oder Resektion des Processus coracoideus

Prognose

Ganz allgemein wird von operativen Zentren über eine Erfolgsquote von ungefähr 80 % berichtet, zumindest was die Ersteingriffe betrifft. Roos berichtet über 5.500 Patienten, bei denen bei 1864 Patienten eine Rippenresektion wegen einer unteren Plexusläsion durchgeführt werden musste. 601-mal wurde eine Skalenotomie vorgenommen. Gruss berichtet über 650 Eingriffe bei insgesamt 1600 Patienten mit einem TOS, wobei unterschieden wurde zwischen dem 1. und 2. Eingriff. Bei Letzterem konnte in 48 % der Fälle Beschwerdefreiheit erreicht werden.

Literatur

Backer OG, Brunner S, Larsen V. Radiologic evaluation of funnel chest. Acta Radiol. 1961;55:249.
Bay V, Farthmann E, Naegele W. Unoperated funnel chest in middle and advanced age: evaluation of indications for operation. J Pediatr Surg. 1970;5:606.
Benninghoff-Goertteler. Lehrbuch der Anatomie des Menschen. Bd. 1. München: Urban & Schwarzenberg; 1964.
Braus H. Anatomie des Menschen. Bd. 1. Bewegungsapparat. Heidelberg: Springer; 1954.
Gruss JD, Geissler C. Über das Thoracic-outlet-Syndrom. Gefäßchirurgie. 1979;2:57.
Hecker WCH, Pöschl U, Billinger W. Trichterbrust und Kielbrust. MMW. 1977;119:559.
Hegemann G, Leutschaft R, Schoberth H. Erfahrungen bei 100 Trichterbrustoperationen. Dtsch Med Wochenschr. 1962; 87:774.
Lange M, Hipp E. Lehrbuch der Orthopädie. Bd. II. Erworbene Erkrankungen. Teil 2: Spezieller Teil. 2. Aufl. Stuttgart: Enke; 1981.
Lange M. Lehrbuch der Orthopädie. Bd. I. Allgemeine Orthopädie. Angeborene Erkrankungen und Leiden. 2. Aufl. Stuttgart: Enke; 1971.
von Lanz T, Wachsmuth W. Praktische Anatomie. Bd. Hals. Heidelberg: Springer; 1955.
Nuss D, Kelly RE jr, Croitoru DP, Katz M E. A 10-Year Review of a minimally invasive technique for the correction of pectus excavatum. J Pediatr Surg. 1998;33:545.
von der Oelsnitz G. Ergebnisse der operativen Trichterbrustbehandlung an der kinderchirurgischen Klinik in Bremen. Z Kinderchir. 1974;15:25.
Ravitch MM. The operative treatment of pectus excavatum. Ann Surg. 1949;129:429.
Rehbein F, Wernicke HH. The operative treatment of the funnel chest. Arch Dis Child. 1957;32:5.
Rehbein F. Kinderchirurgische Operationen. Stuttgart: Hippokrates; 1976:1.
Roos DB. Thoracic-outlet-syndrome is underdiagnosed. Muscle Nerve. 1999;22:126.
Scheid W. Lehrbuch der Neurologie. Stuttgart: Thieme; 1966.
Szbenyi B, Balent G. Das Thoracic-outlet-Syndrom. Rheumatol Eur. 1999;28(3):107–10.
Wenz W. Das neurovaskuläre Kompressionssyndrom der oberen Thoraxappertur. Dtsch Ärztebl. 1998;95:13.
Wirth CJ, Hagena FW. Der muskuläre Schiefhals. Bern: Huber; 1983.

15 Schultergürtel

15.1 Erkrankungen

G. Thiemel und E. Hipp

Engl.: diseases of the sternoclavicular joint, clavicle and acromioclavicular joint.

15.1.1 Sternoklavikulargelenk

Im Vordergrund der Erkrankungen im Sternoklavikulargelenk steht eine idiopathische Arthrose (Abb. 15.1) vor allem nach dem 50. Lebensjahr. Man hat sie in Zusammenhang gebracht mit der Postmenopause. Es zeigen sich radiologisch typische arthrotische Zackenbildungen. Die Beschwerden sind mit konservativen Maßnahmen zu bessern: Verordnung von nichtsteroidalen, entzündungshemmenden Medikamenten sowie Salbeneinreibungen und gelegentlich eine intraartikuläre Cortisoninjektion.

Weiter kann es (selten) zu spezifischen Entzündungen (Tuberkulose) und unspezifischen Entzündungen durch Staphylokokken und andere Erreger kommen. Eine sofortige antibiotische Behandlung ist notwendig.

Schließlich ist noch auf die Ostitis condensans oder die sternoklavikulare Hyperostosis hinzuweisen.

Diagnostische Schwierigkeiten bei entzündlichen Reizerscheinungen im Sternoklavikulargelenk ergeben sich bei verschiedenen Systemerkrankungen, z. B. bei der Spondylitis ankylosans (25 %) oder bei der primär chronischen Polyarthritis. Ggf. sind neben der Verordnung von Medikamenten intraartikuläre Cortisoninjektionen angezeigt.

Beachtet werden muss das Friedrich-Syndrom als seltene Form der Epiphyseonekrose. Dabei kann es zu einer schmerzhaften Schwellung kommen, radiologisch werden eine Atrophie und Aufhellungsherde im Schlüsselbeinkopf sichtbar.

15.1.2 Klavikula

Man findet an der Klavikula selten Entzündungen, häufiger gutartige (Riesenzellgeschwulst) und bösartige Geschwülste (Ewing-Sarkom) und auch Metastasen (Plasmozytom, Hypernephrom). Weiter achte man auf „tumor-like lesions" wie die aneurysmatische Knochenzyste und das eosinophile Granulom.

Klinischer Befund (Schmerzen, Schwellung) und Röntgenbild führen rasch zur richtigen Diagnose.

Therapeutisch ist die operative Behandlung meist unumgänglich; beim Vorliegen einer Entzündung ist eine antibiotische Behandlung angezeigt.

Bei gutartigen Tumoren ist eine Resektion im Allgemeinen möglich, bei bösartigen Geschwülsten kann die Entfernung des Schlüsselbeins notwendig werden.

15.1.3 Akromioklavikulargelenk

Bei Erkrankungen im Akromioklavikulargelenk steht die Arthrosis deformans im Vordergrund, Entzündungen sind selten. Häufiger jedoch entwickeln sich im Gelenkbereich verschiedene Formen von Knochengeschwülsten, auch Metastasen.

Arthrotische Veränderungen entstehen im Schultereckgelenk am häufigsten als Sekundärarthrose, posttraumatisch oder nach beruflicher Exposition. So z. B. kann die Arthrose dann als Berufskrankheit anerkannt werden, wenn über mehr als 3 Jahre Arbeiten mit dem Presslufthammer nachgewiesen werden können.

Wir unterscheiden verschiedene Formen des Schultereckgelenks.

Unsere Untersuchungen (Gieseler) an 500 Schultereckgelenken zeigten:
- bei 28 % der Patienten gleichgroße Gelenkkörper bei schräg von lateral oben nach medial unten verlaufendem Gelenkspalt;

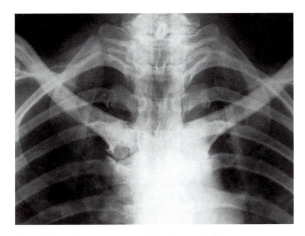

Abb. 15.1 Arthrose im Sternoklavikulargelenk.
Beachte: typischer arthrotischer Befund im Rippenwirbelgelenk.

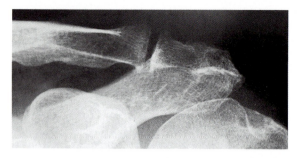
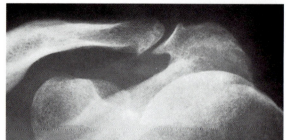
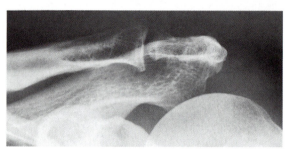
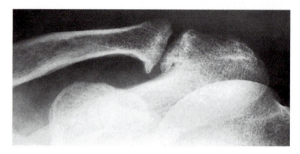
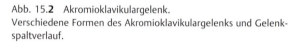
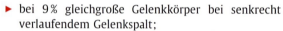

Abb. 15.2 Akromioklavikulargelenk.
Verschiedene Formen des Akromioklavikulargelenks und Gelenkspaltverlauf. Abbildung der am häufigsten vorkommenden arthrotischen Gelenkkörperverformungen.

- bei 9 % gleichgroße Gelenkkörper bei senkrecht verlaufendem Gelenkspalt;
- bei 43 % einen größeren Gelenkkörper am lateralen Klavikulaende bei schräg von oben außen nach unten innen verlaufendem Gelenkspalt;
- bei 19 % einen größeren lateralen Gelenkkörper an der Klavikula bei senkrecht verlaufendem Gelenkspalt;
- bei 1 % verläuft der Gelenkspalt schräg von oben innen nach unten außen, wobei bei 0,7 % der laterale Klavikulargelenkkörper größer war und bei 0,3 % gleich große Gelenkkörper vorzufinden waren.

Bei der Auswertung von 200 Schultereckgelenkaufnahmen ließen sich bei Schultereckgelenken mit ungleichen Gelenkkörpern dreimal so häufig arthrotische Veränderungen nachweisen, sodass solche Inkongruenzen als präarthrotische Deformität gewertet werden können (Abb. 15.2).

Klinik

Schmerzen im Schultereckgelenk stehen im Vordergrund. Ein lokaler Druckschmerz, Bewegungsschmerzen und eine Schwellung sind weitere Symptome. Regelmäßig wird über eine Zunahme der Beschwerden bei beruflicher oder sportlicher Mehrbelastung geklagt.

Bildgebende Diagnostik

Auf der Übersichtsaufnahme achte man auf Größe und Form der Gelenkkörper und den Verlauf der Gelenkflächen. Wesentlich sind der Nachweis einer Gelenkspaltverschmälerung, die vermehrte Sklerosierung der subchondralen Gelenkzonen und die verschieden geformten Auswulstungen der Knorpel-Knochen-Grenze mit den charakteristischen Veränderungen. Diese Wulstungen sind oft äußerlich zu sehen. Knochenveränderungen und Zackenbildungen an der Unterfläche des Gelenks zum Subakromialraum hin erlangen seit etwa 2 Jahrzehnten besondere Beachtung und zwar seitdem erkannt wurde, dass sie für die Entstehung des Impingement-Syndroms (s. S. 501) verantwortlich sein können. Relativ häufig findet man Einlagerungen von kalkdichten Schatten im oberen Anteil des Schultereckgelenks, die in der Kapsel, dem Lig. acromioclaviculare superius oder dem Discus interarticularis gelegen sein können.

Therapie

Die Behandlung einer Schultereckgelenkarthrose soll, abhängig vom Beschwerdebild, zunächst konservativ sein (Salbenverbände, NSAR-Präparate und evtl. intraartikuläre Cortisoninjektionen). Wichtig ist eine Berufsberatung und eine Beratung bezüglich der verschiedenen sportlichen Betätigungen (Trainingsänderung oder aber Wechsel der Sportart).

Bei einer *operativen Behandlung* erfolgt die Resektion des lateralen Klavikulaköpfchens, wobei der korakoakromiale Bandapparat unbedingt zu schonen ist! Diese Sine-sine-Plastik kann auch arthroskopisch durchgeführt werden. Insgesamt gesehen sind die Ergebnisse günstig. Sofern der Bandapparat zwischen Schlüsselbein und Rabenschnabelfortsatz intakt bleibt, ist keine Instabilität zu erwarten.

15.2 Verletzungen

E. Hipp und G. Thiemel

Engl.: injury of the sternoclavicular joint, clavicle and acromio-clavicular joint.

15.2.1 Sternoklavikulargelenk

Verrenkungen des Sternoklavikulargelenks machen weniger als 5 % der traumatischen Luxationen aus. Bei entsprechender Gewalteinwirkung erfolgt die Luxation am häufigsten nach prä- und suprasternal und selten nach retrosternal (Cave: Beeinträchtigung von Trachea, Ösophagus und Gefäßen). Allman empfahl eine Klassifikation, nach der beim Grad 1 eine Dehnung und Teilruptur der sternoklavikularen Bänder ohne Instabilität vorliegt. Beim Grad 2 besteht eine Ruptur der sternokilavikularen Bandverbindung mit Subluxation und beim Grad 3 findet sich die Zerreißung aller Bandverbindungen am medialen Klavikulaende, also auch des Bands zwischen Klavikula und 1. Rippe.

Hingewiesen werden muss auf die Besonderheit, dass im Wachstumsalter ein Ausreißen des Schlüsselbeins aus dem Periostschlauch bei Erhaltung der Bandverbindung zwischen Schlüsselbein und 1. Rippe erfolgen kann.

Klinik und klinische Diagnostik

Der Tastbefund bringt Hinweise auf die Lage des luxierten Gelenkkörpers. Heute ist mit der CT- oder MRT-Untersuchung eine Befunderhebung bis in kleine Details möglich. Entsprechend kann dann auch therapeutisch vorgegangen werden. Wenn es möglich ist, wird man wegen der fehlenden Strahlenbelastung der MRT den Vorzug geben.

Therapie

Die geschlossene Reposition einer traumatischen Sternoklavikulargelenkluxation hinterlässt sehr oft eine Instabilität. Zu beachten ist, dass nicht selten die Verlagerung des Klavikulakopfs ohne wesentliche Beschwerden bleibt.

Die Indikation zum *operativen Vorgehen* besteht, sobald starke, nicht zu beherrschende Schmerzen und eine funktionelle Beeinträchtigung bestehen.

Die Fixierung des medialen Klavikulaendes an die 1. Rippe gilt als entscheidende Maßnahme.

Gelegentlich können auch Gelenkfrakturen dauernde Beschwerden zur Folge haben und zur operativen Behandlung Anlass geben, sofern konservative Maßnahmen keine entsprechende Besserung bringen. Auch ein Zustand nach nichtbehandelter, retrosternaler Luxation kann zum operativen Vorgehen zwingen, wobei allerdings erhebliche technische Probleme entstehen können. Der Eingriff soll gemeinsam mit dem Thorax- oder Gefäßchirurgen vorgenommen werden. Es muss darauf hingewiesen werden, dass bei dorsaler Luxation eine sofort nach dem Unfall erfolgte Reposition sehr oft erfolgreich sein kann.

Operationstechnik. Eine Fixation mit Schrauben oder Kirschner-Drähten muss tunlichst vermieden werden, da Komplikationen schwerwiegender Art auftreten können (Gefäßverletzungen und später Wandern des Drahts in den Thorax).

Bei einer später notwendigen operative Maßnahme muss, abhängig vom Ausmaß der Bandverletzungen, eine Rekonstruktion erfolgen. Speed empfiehlt die Resektion des medialen Schlüsselbeinendes mit einer kostoklavikulären Fesselung sowie zusätzlich die Verpflanzung des klavikulären Anteils des M. sternocleidomastoideus auf das Brustbein (Abb. 15.**3**).

Rockwood et al. (1997) berichten über eine bogenförmige Resektion des medialen klavikulären Anteils unter Erhaltung des Periostschlauchs. Sie legen über einen bogenförmigen Hautschnitt von 4–5 cm die Klavikula frei und verwenden nach Resektion des medialen Klavikulaanteils den Periostschlauch als Verbindung zwischen Schlüsselbein und Brustbein. Danach versetzen sie den klavikulären Anteil des M. sternocleidomastoideus auf das Brustbein. Sollte das Lig.-costoclaviculare-Band nicht erhalten sein, so muss eine exakte Rekonstruktion erfolgen und durch eine fasziale Augmentation zwischen Klavikula und 1. Rippe ergänzt werden. Evtl. reicht auch eine PDS-Kordel aus. Darüber gibt es allerdings noch keine verwertbaren Ergebnisse.

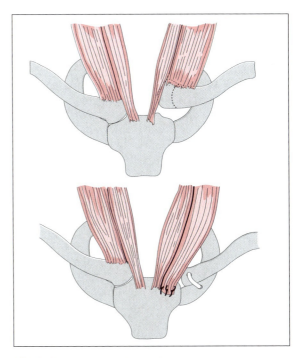

Abb. 15.**3** Operation nach Speed.
Resektion des medialen Klavikulaendes mit kostoklavikulärer Fesselung und zusätzlicher Verpflanzung des klavikulären Anteils des M. sternocleidomastoideus auf das Sternum.

15.2.2 Schlüsselbeinfrakturen

Verletzungen des Schlüsselbeins machen etwas mehr als 10 % aller Frakturen aus. Sie erfolgen durch direkte Gewalteinwirkung oder indirekt durch seitliche Stauchung. Eine häufige Unfallursache ist ein Sturz auf den ausgestreckten Arm (Reitunfall). Die Fraktur liegt selten am sternalen Ende. Am häufigsten findet man sie im mittleren Bereich und zwar als Drehbruch oder Biegungsbruch mit Biegungskeil und Drehkeil. Das laterale Bruchstück ist nach außen und unten verschoben (Muskelzug und Gewicht des Arms; Abb. 15.**4**), das mediale Fragment durch den M. sternocleidomastoideus nach oben gezogen. Nicht allzu häufig finden sich Frakturen am akromialen Ende des Schlüsselbeins, die als laterale Schlüsselbeinfraktur bezeichnet werden.

Klinische und bildgebende Diagnostik

Bei der Palpation kann neben der Fehlstellung eine schmerzhafte Krepitation festgestellt werden. Man achte auf eine mögliche Mitverletzung von Gefäßen und Nerven.

Für die Bildgebung ist eine Darstellung im ventrodorsalen Strahlengang ausreichend. Während des Heilungsverlaufs muss die Kallusbildung nachgewiesen werden können. Bei nicht heilender Fraktur kann das Computertomogramm einen entscheidenden Einblick in die Strukturen der Pseudarthrose gewähren.

Therapie

Die Behandlung der Schlüsselbeinfraktur erfolgt im Allgemeinen konservativ. Stabile Frakturen im mittleren Drittel ohne wesentliche Verschiebung werden im Desault- oder Gilchrist-Verband behandelt.

Die Behandlung der dislozierten Schlüsselbeinfraktur erfolgt seit mehr als 100 Jahren mit dem Rucksackverband in verschiedenen Variationen. Der Verband muss regelmäßig nachgezogen werden, damit eine erneute Verkürzung verhindert wird.

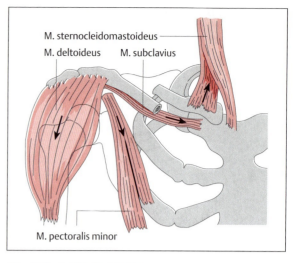

Abb. 15.**4** Schlüsselbeinfraktur.
Typische Dislolkation der Fragmente. Beachte bei der Reposition Muskelzugwirkungen und Gefäß-Nerven-Situation.

Bei Verschiebungen der Fragmente muss in Lokalanästhesie reponiert und anschließend das Ergebnis im Rucksackverband (Extensionsverband) gehalten werden oder aber in einem sog. Gipsjackett, sofern mit einer konsequenten Kooperation des Patienten nicht zu rechnen ist.

Petit empfahl schon vor mehr als 200 Jahren die Reposition mithilfe der Knie-im-Rücken-Methode, die jetzt als „knee-to-back-method" Aktualität erlangt. L. Böhler benützte die Faust in der Achsel, um den Schultergürtel über dieses Hypomochlion hinweg zu ziehen. Cooper hat 1812 zur Retention eine rucksackverbandähnliche Spezialschiene entwickelt (Abb. 15.**5a–c**).

Die Indikation zur *operativen Behandlung* ist bei offenen Frakturen, bei einer Gefäß-Nerven-Beeinträchtigung und bei drohender Durchspießung gegeben (Abb. 15.**6a, b**), ferner bei einer Nichtheilung der Fraktur oder bei Pseudarthrosen (Abb. 15.**7a–c**). Regelmäßig ist dann neben der Osteosynthese eine Spongiosaplastik erforderlich.

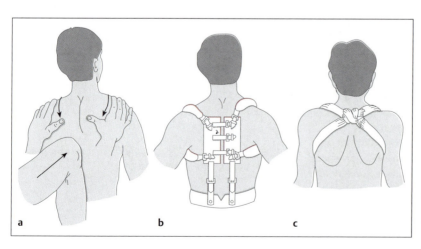

Abb. 15.**5** Behandlung der Schlüsselbeinfraktur.
a Reposition nach Petit (1664–1750, Anatom und Chirurg in Paris), schematische Darstellung. Diese Methode wurde auch von Cooper (1812) benützt und ist jetzt als „Knee-to-back"-Methode bekannt. Das Zurückziehen der Schulter soll als Extension wirken und die dislozierten Fragmente reponieren.
b Cooper benützte eine Retentionsbandage.
c Die Retention erfolgt im Allgemeinen jetzt durch einen Rucksackverband (verschiedene Formen) oder aber im Gipsjackett bei fehlender Compliance.

15.2 Verletzungen

Operationstechnik. Plattenosteosynthese ist der Auffädelung mit einem Kirschner-Draht vorzuziehen. Über einen sagittalen Hautschnitt wird die Vorderfläche der Klavikula freigelegt und die Plattenosteosynthese mit einer Rekonstruktionsplatte durchgeführt. Diese Platte kann entsprechend der Krümmungen der Klavikula geformt werden. Zudem ermöglicht sie als besonderen Vorteil die Verwendung von Kleinfragmentschrauben (Lindenmaier et al. 1991).

Bei Frakturen im lateralen Klavikulaanteil empfiehlt sich oft eine Zuggurtungsosteosynthese (Weber 1964).

Komplikationen

Komplikationen sind auch bei richtiger Indikation und korrekter Durchführung der Osteosynthese möglich, jedoch selten (Pseudarthrosenbildung). Vermieden werden müssen Sekundärheilungen und tiefe Infektionen. Am Plexus brachialis kann ein Spätschaden auftreten und zwar bei einer überschüssigen Kallusbildung oder bei Nichtbeachtung der Klavikulakrümmung bei der Osteosynthese. Ggf. müssen die Nerven durch vorsichtiges Abtragen des Kallus oder durch eine Korrekturosteotomie druckentlastet werden (Orljanski et al. 1998).

Besonderheiten bei der Klavikulafraktur im Kindesalter

Sie zählt zu den am häufigsten vorkommenden Verletzungen vor dem 10. Lebensjahr (Straßenverkehr, gesteigerte sportliche Betätigung). Ursächlich ist in erster Linie ein Sturz auf die Schulter verantwortlich oder aber ein direkter Schlag auf das Schlüsselbein. Bevorzugt betroffen ist das männliche Geschlecht (2 : 1). Begleitverletzungen sind zu beachten (Schädelverletzungen). Besondere Beachtung bedürfen Polytraumata. Mehr als 90% der Klavikulafrakturen liegen im mittleren Bereich. Auch kann es zur Epiphysenlösung kommen was eine operative Rekonstruktion erforderlich machen kann. Meistens ist der Periostschlauch erhalten, die knöcherne Konsolidierung ist dann nach etwa 3 Wochen schon erfolgt.

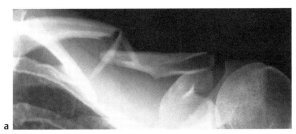
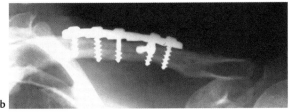

Abb. 15.**6** Klavikulafraktur (25-jährige Patientin) mit Nervenbeeinträchtigung durch einen Knochensplitter (**a**), Indikation zur Operation mit einer Plattenosteosynthese (**b**).

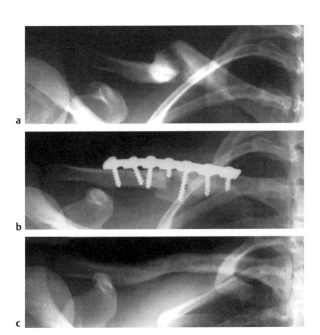

Abb. 15.**7** Hypertrophe Defektpseudarthrose (21-jährige Patientin) im Röntgenbild vor (**a**) und nach Rekonstruktion mit Knochenblock und Plattenosteosynthese (**b**), sowie nach Metallentfernung (**c**).

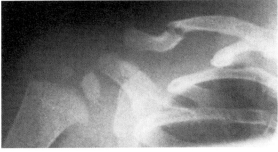
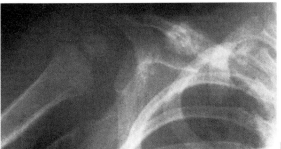

Abb. 15.**8** Klavikulafraktur.
a Laterale Klavikulafraktur bei einem 8 Monate alten Säugling.
b Ausgeprägte Kallusbildung (kugelförmiger Kallus) bereits nach 16 Tagen.

Im Einzelnen unterscheidet man Grünholzfrakturen (etwa 1/3 der Frakturen) und komplette Frakturen, selten sind Trümmerfrakturen (Klein et al. 1993).

Die Behandlung dieser häufigsten Fraktur im Kindesalter ist konservativ (Rucksackverband), nur ganz selten ist ein operatives Vorgehen notwendig.

15.2.3 Schultereckgelenkverletzungen

Dabei kommt es abhängig vom Ausmaß der Krafteinwirkung zu verschiedenen Formen der Kapsel- und Bandschädigungen, von der Distorsion mit Kapseldehnung und Einrissen bis zur vollkommenen Durchtrennung des korakoakromialen Kapsel-Band-Apparats.

Tossy et al. (1963) schlugen für die Therapie eine sinnvolle Klassifikation vor. Eine Ergänzung folgte durch Rockwood et al. (1997):
- Man spricht vom **Tossy I**, wenn eine Dehnung oder Zerreißung des Lig. acromioclaviculare eingetreten und die Klavikula nicht luxiert ist.
- Beim **Tossy II** kommt es zu einer vollkommenen Zerreißung des Lig. acromioclaviculare und zur Subluxation der Klavikula bis zu 0,5 cm.
- Beim **Tossy III** erfolgt die vollkommene Zerreißung des Lig. acromioclaviculare und des Lig. coracoclaviculare mit Luxation der Klavikula nach kranial um mehr als 0,5 cm.

Anzuführen bleiben noch schwere AC-Gelenkluxationen in Kombination mit Skapulafrakturen (Grad IV–VI nach Rockwood).

Unfallursache

Die Schultereckgelenkverletzung entsteht sehr häufig beim Sport anlässlich eines Sturzes auf die Schulter oder den ausgestreckten Arm. Man findet sie außerdem als Folge direkte Gewalteinwirkung beim Fußball (football-shoulder) und beim Eishockeysport. Prophylaktisch muss deshalb ein Schulterschutz getragen werden.

Klinik und klinische Diagnostik

Ein ausgeprägter Weichteilmantel erlaubt sehr oft nur eine begrenzte klinisch diagnostische Beurteilung. Bei schlanken Patienten ist die Stufenbildung im Schultereckgelenk deutlich zu sehen. Drückt man das Klavikulaende in die Ausgangsposition, so kann es zu einem federnden Zurückspringen des nach oben getretenen Schlüsselbeinendes kommen (Klaviertastenphänomen). Schwierigkeiten ergeben sich dabei bei muskelkräftigen oder adipösen Patienten, besonders bei der Unterscheidung des Tossy I und II. Bei exakter Untersuchung, am besten im Sitzen von dorsal her, lässt sich die Instabilität besser beurteilen. Als wichtiges Symptom gilt die besondere Schmerzhaftigkeit beim Erheben des Arms im Schultergelenk über 90°.

Bildgebende Diagnostik

Eine Seitenvergleichsaufnahme ist unbedingt erforderlich. Sie wird beim Patienten, der aufrecht sitzt, mit zurückgenommener Schulter unter Belastung von 10 Kg auf beiden Seiten durchgeführt (Abb. 15.**9a–e**). Allein durch das Vornehmen der Schultern kann eine annähernd gelenkgerechte Stellung des akromialen Endes der Klavikula der betroffenen Seite vorgetäuscht werden.

Bei der Verletzung (Tossy III) kommt es regelmäßig zur Luxatio supraacromialis und nur ausnahmsweise zur Luxatio infraacromialis und einer Luxatio supraspinata, also nach dorsal.

Therapie

Bei der Behandlung der Schultereckgelenkverrenkung muss berücksichtigt werden, dass die Gelenkkapsel als solche nicht sehr stabil ist. Sie wird durch ein Lig. acromioclaviculare superius und ein Lig. acromioclaviculare inferius allerdings verstärkt (Marchner 1958). Große Bedeutung erlangt das viereckige Lig. coracoclaviculare mit einer divergierend verlaufenden Pars conoidea und einer kräftigen Pars trapecoidea; beim Vergleich mit dem Lig. acromiale weist es eine doppelte Reißfestigkeit auf.

Die Schultereckgelenkverletzung vom *Typ Tossy I* heilt im Desault-Verband oder besser im Gilchrist-Verband im Verlauf von 4–6 Wochen. Die Verletzung bereitet anfangs erhebliche Schmerzen, sodass Analgetika und abschwellende Medikamente in ausreichendem Maße gegeben werden sollten.

Beim *Typ Tossy II* wird derzeit ähnlich vorgegangen. Regelmäßig bleibt aber eine Subluxationsstellung des Schultereckgelenks zurück, die später beim Heben des Arms Beschwerden bereiten kann. Als störend wird gelegentlich ein Schnappen im Gelenkbereich angegeben. Später kann sich eine posttraumatische Arthrose im Schultereckgelenk entwickeln, welche dann bei Überkopfarbeiten hinderlich wird. Als ultima ratio kann schließlich, sofern keine Rekonstruktion vorgenommen wird, das Klavikulaende reseziert werden, selbstverständlich unter Schonung des Bands zwischen Schlüsselbein und Rabenschnabelfortsatz.

Beim *Typ Tossy III* wird man nicht zuletzt auch aus kosmetischen Gründen eine Gelenkrekonstruktion (Abb. 15.**10a, b**) anstreben. Sie ist allerdings technisch schwierig und nach wie vor mit Komplikationen behaftet. Dies gilt besonders für veraltete AC-Luxationen! Der gewünschte Erfolg kann ausbleiben. Man muss wissen und dem Patienten darlegen, dass auch eine nichtoperative Behandlung funktionell zu einem guten Ergebnis führen kann, allerdings bei Bestehenbleiben einer Deformierung der Schulterkulisse.

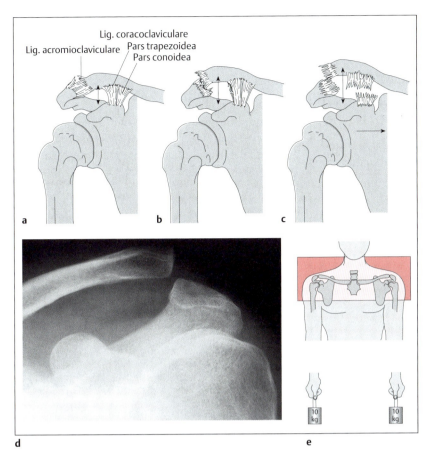

Abb. 15.**9** Ruptur der Bänder am Schultereckgelenk mit Dislokation der Klavikula und schematische Darstellung der verletzten Bänder.
a Tossy Grad I.
b Tossy Grad II.
c Tossy Grad III.
d Röntgenbild mit kompletter Luxation.
e Schematische Darstellung der Gewichtsbelastung.

Grazile Frauen sind mit einem solchen Ergebnis nicht zufrieden! Spätuntersuchungen von Rawes und Dias (1996) haben durchschnittlich 12,5 Jahre nach dem Unfall bei 29 von 30 Patienten ein zufriedenstellendes Ergebnis gezeigt und zwar bei einem in Luxation stehenden Gelenk. Nach einer vollkommenen Luxation kommt es gar nicht selten sogar zur teilweisen Resorption des lateralen Klavikulaendes.

Hinzuweisen bleibt auf extraossäre Verknöcherungen im Bereich des korakoklavikulären Bands nach operativer Rekonstruktion. Aber auch bei konservativer Behandlung kann es, allerdings seltener, zu Verknöcherungen kommen.

Beachte: Insgesamt gesehen müssen also vor einem operativen Eingriff die therapeutischen Möglichkeiten im Einzelnen besprochen werden. Der Operateur muss dem Patienten, wenn möglich statistisch, über seine Leistungsfähigkeit berichten.

Sofern ein operative Eingriff vorgenommen wird, müssen die Bänder exakt rekonstruiert werden, was schwierig sein kann, und zwar unter Zuhilfenahme einer Augmentation mit verschiedenen Materialien, neuerdings mit der PDS-Kordel. Entscheidend ist, dass die Klavikula in der ursprünglichen Position fixiert wird, sowohl im AC-Gelenk als auch zum Processus coracoides hin. Die Bandreste werden aneinander gelegt und mit Adaptionsnähten versehen.

Zur operativen Behandlung wurden eine Vielzahl von Methoden angegeben. Ein Zeichen dafür, dass wir nach wie vor nach der optimalen Methode suchen.

Operationstechnik. Zuverlässige Ergebnisse brachte die temporäre Stabilisierung mit einem Kirschner-Draht, evtl. unter Verwendung einer Zuggurtung gemeinsam mit einer exakten Naht des Kapsel-Band-Apparats akromioklavikular und des Bands zwischen Schlüsselbein und Korakoid; das kann oft schwierig sein.

Eine zusätzliche Fesselung der Klavikula an den Rabenschnabelfortsatz wird derzeit empfohlen und zwar mit einer resorbierbaren PDS-Kordel. Früher wurde bei Hochleistungssportlern regelmäßig eine Fesselung mit einem Fascia-lata-Streifen vorgenommen (Viernstein & Thiemel 1964), was zuverlässige Ergebnisse brachte.

Auch wurde früher die Stabilisierung zwischen Klavikula und Korakoid mit einer Bosworth-Federkopfschraube vorgenommen. Neuerdings wird eine Stellschraube empfohlen, wobei es wichtig ist, dass das proximale Bohrloch, d. h. durch die Klavikula, ein Gleitloch ist. Unbedingt verhindert werden müssen Sekundärheilungen und Infektionen angesichts der mangelnden Weichteildeckung in dieser Region.

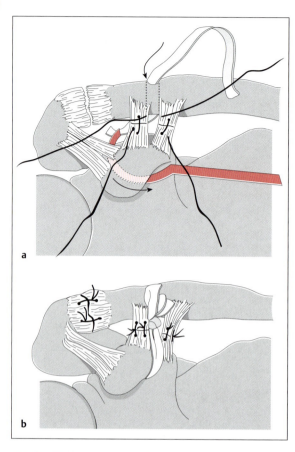

Abb. 15.**10a, b** Schultereckgelenkverletzung Tossy III. Schematische Darstellung der operativen Versorgung durch Kapselbandnaht und Augmentation mit einer PDS-Kordel bzw. besser einem Fascia-lata-Streifen. Abb. 15.10a+b wurde in Anlehnung einer Darstellung von Fremerey (1996) gestaltet.

Prognose

Eine Studie von Fremerey et al. (1996) aus der Unfallklinik Hannover zeigt zuverlässige Ergebnisse mit folgender Methode: exakte Naht der Bänder und Augmentation mit einer PDS-Kordel zwischen Klavikula und Rabenschnabelfortsatz. In den Jahren 1983–1990 wurden 51 Patienten mit einer akuten, kompletten AC-Gelenksprengung operativ versorgt. 42 Patienten konnten durchschnittlich 6 Jahre nachuntersucht werden, wobei 97 % der Patienten im UCLA-Score und Konstant-Murley-Score ein sehr gutes und gutes Ergebnis zeigten. 85 % waren schmerzfrei. Als postoperative Komplikationen traten 3 Reluxationen auf sowie 1 tiefe Wundinfektion. 14 % der Patienten wiesen eine posttraumatische Arthrose im AC-Gelenk auf. Nur einmal (2,4 %) war ein ungünstiges Ergebnis festzustellen.

Literatur

Allman FL jr. Fractures and ligamentous injuries of the clavicle and its articulation. J Bone Joint Surg Am. 1967;49:774.

Fremerey RW, Lobenhoffer P, Bosch U, Freudenberg E, Tscherne H. Die operative Behandlung der AC-Sprengung. Unfallchirurg. 1996;99:341.

Klein PG, Weinzirl M, Sommerer G, Hümmer HP. Klavikulafrakturen im Kindes- und Jugendalter. Chir Praxis. 1993; 46:271.

Lindenmaier HL, Kuner EH, Becker B. Die Osteosynthese der Klavikula. Unfallchirurg. 1991;62:409.

Marchner G. Die operative Behandlung der Luxatio acromioclavikularis. Zentralbl Chir. 1958;83:517 22.

Orljanski W, Millesi H, Schabus R. Spätläsion des Plexus brachialis nach Klavikulafraktur. Unfallchirurg. 1998;101:66.

Rawes ML, Dias JJ. Long-term results of conservative treatment for acromioclavicular dislocation. J Bone Joint Surg Br. 1996;78:410.

Roockwood CA, Groh GI, Wirth MA, Grassi FA. Resection arthroplasty of the sternoclavicular joint. J Bone Joint Surg Am. 1997;79:387.

Tossy JD, Mead NC, Sigmond HM. Acromioclavicular separations: useful practica classification for treatment. Clin Orthop. 1963;28:111.

Viernstein K, Thiemel G. Zur Behandlung der Verrenkungen im Schultergelenk. Wiederherstellungschir Traumatol. 1964;8:1.

Weber BG. Grundlagen und Möglichkeiten der Zuggurtungsosteosynthese. Chirurg. 1964;35:81.

16 Schulter

W. Keyl, G. Sperner und E. Hipp

16.1 Glenohumerale Instabilität

16.1.1 Vordere Instabilität

> Engl.: anterior instability
> of the shoulder joint.
> Beispiele: akute, chronische und
> rezidivierende Schulterluxation
> (engl.: acute, chronic,
> and recurrent dislocation
> of the shoulder joint).

Definition.
Eine *Instabilität* besteht, wenn der Humeruskopf unter aktiver Belastung nicht in der Pfanne gehalten werden kann und dabei Beschwerden auftreten.
Unter *Laxität* versteht man das Ausmaß der normalen passiven Translation des Humeruskopfs in der Pfanne, die für das normale Bewegungsausmaß notwendig ist. Sie hat keine pathologische Bedeutung.
Eine *Hyperlaxität* bezeichnet eine Laxität, die über dem Normalen liegt. Sie kann in Kombination mit einer traumatischen Schädigung der Gelenkstabilisatoren zu einer klinisch manifesten Instabilität führen. So unterscheidet man uni- und multidirektionale Instabilitäten mit und ohne Hyperlaxität (Gerber 1997).

Historisches. Wie aus einer Abbildung von 1816 zu entnehmen ist (Bonn & Howship), wurde damals schon die Morphologie der nichtbehandelten ventralen Schulterluxation im Einzelnen erkannt. Man beachte die nearthrotische Gelenkfläche ventral des Glenoids (Bankart-Läsion) und die dorsale Eindellung des Oberarmkopfs (Hill-Sachs-Impression; Abb. 16.**1**).

Epidemiologie

Unter allen Gelenkluxationen ist das Glenohumeralgelenk mit etwa 50 % am häufigsten betroffen. Bei 1,7 % der Bevölkerung kommt es im Laufe des Lebens zu einer symptomatischen Schulterinstabilität. In 95 % der Fälle handelt es sich um eine unidirektionale vordere Luxation, in 2 % um eine hintere Luxation und in 3 % um eine multidirektionale Instabilitätsform (Rockwood & Matsen 1998).

Stabilisierungsmechanismen

Die Stabilität des Glenohumeralgelenks wird durch das Zusammenwirken statischer und dynamischer Stabilisatoren erreicht. Die statischen Stabilisatoren sind an der Schulter allerdings gering entwickelt. Ein großer Kopf artikuliert mit einer relativ kleinen, flachen Pfanne (Verhältnis 4:1), und der Kapsel-Band-Apparat wird nur in den Gelenkendstellungen angespannt. In der Neutral-0-Position sind die Kapsel-Band-Strukturen entspannt und lassen eine gewisse Translation des Kopfs gegenüber der Pfanne zu (Abb. 16.**2a–b**). Das Schultergelenk benötigt zur Aufrechterhaltung des Flächenkontakts in dieser Position keine Bänder. Der Tonus der Muskulatur genügt, um den Humeruskopf in der Pfanne zu halten. Bei Elevation des Arms und beim Anheben einer Last tritt der dynamische Stabilisierungsmechanismus durch die Aktivierung der Muskulatur und durch eine adäquate Einstellbewegung der Skapula in Aktion (Matsen et al. 1994).

Die **muskuläre Balance** ist der wichtigste stabilisierende Mechanismus für das Gelenk. Darunter versteht man, dass die Skapula durch die Schultermuskulatur immer so zum Humeruskopf positioniert wird, dass bei allen Bewegungen des Glenohumeralgelenks der Nettokraftvektor aller angreifenden Kräfte durch das Pfannenzentrum läuft. Entscheidend für die Gelenkstabilisierung ist also das Zusammenspiel von glenohumeraler und skapulothorakaler Artikulation. Ist die Funktionseinheit gestört, wandert die zentrale Kraftlinie an den Pfannenrand und der Kopf droht zu luxieren.

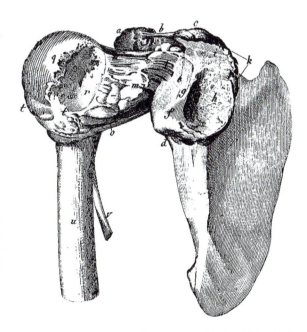

Abb. 16.**1** Historische Abbildung einer nichtbehandelten Schulterluxation (nach Bonn & Howship 1816).

Die **kavitäre Kompression** ist ein weiterer Stabilisierungsfaktor. Durch die zentrierenden Kräfte der Rotatoren und des langen Bizepskopfs wird der konvexe Humeruskopf aktiv in die konkave Pfanne gedrückt und stabilisiert ihn so gegen translatorische Kräfte. Die Tiefe der Pfanne, die bis zu 50 % durch das Labrum glenoidale gebildet wird, spielt dabei eine wichtige Rolle. Aber auch der Vakuumeffekt bei limitiertem Kapselvolumen, das ringförmig abdichtende Labrum (suction cup effect) sowie die Adhäsionskraft, die durch den dünnen Flüssigkeitsfilm zwischen passgenauen Gelenkpartnern entsteht (vergleiche Haltekraft zwischen 2 feuchten Glasplatten), sind für die Gelenkstabilisierung mitverantwortlich.

Die **kapsuloligamentären Strukturen** sind Bandzüge der dünnen Kapsel, die sich erst im Endbereich der Gelenkbewegung anspannen und dann eine weitere Translation und Rotation des Kopfs verhindern. Im *vorderen Kapselbereich* finden sich 3, oft variabel ausgeprägte glenohumerale Bänder, die mit dem Labrum eine Funktionseinheit bilden (labroligamentärer Komplex). Die wichtigste Struktur ist das *inferiore glenohumerale Ligament* (IGHL), das die Abduktions-/Außenrotationsbewegung limitiert. Das mittlere Band bremst die Außenrotation und Translation am hängenden Arm. Das obere Band bildet zusammen mit dem Lig. coracohumerale eine stabilisierende Schlinge für die lange Bizepssehne an ihrer Umlenkstelle in den Sulcus bicipitalis (Pulley) und verhindert in Adduktion die inferiore Translation des Kopfes.

Die *hintere Gelenkkapsel* wird durch das Lig. glenohumerale inferior-posterius verstärkt. Dieser Bandzug limitiert die Innenrotation und bildet zusammen mit dem vorderen IGHL eine Art Hängematte, wenn der Kopf bei der Abduktion nach unten in die Kapsel hineingedrückt wird.

Eine zusätzliche Rolle spielen Kapsel und Ligamente in der **propriozeptiven Steuerung** der Muskulatur. Nicht nur in der Rotatorenmanschette und in der Bursa subacromialis, sondern auch in der glenoidnahen Gelenkkapsel finden sich Nervenendigungen und korpuskuläre Rezeptoren, die das afferente Feedback steuern. So entsteht ein Regelkreis zwischen aktiven und passiven Stabilisatoren.

Pathogenese

Die **traumatische Luxation** setzt ein einmaliges adäquates Trauma (Makrotrauma) voraus. Der direkte Unfallmechanismus durch Stoß oder Schlag auf den proximalen Humerus ist selten. Meistens handelt es sich um eine indirekte Krafteinwirkung durch eine forcierte Abduktion, Extension und Außenrotation des Arms. Der Sturz auf den abduzierten Arm ist die häufigste Ursache, doch können auch Krampfanfälle und Elektroschocks zu einer Schulterluxation führen.

Bei der Luxation des Humeruskopfs aus der Pfanne kommt es zu einer Verletzung der passiven Strukturen. Typisch sind die Abscherung des Labrum-Kapsel-Komplexes am vorderen Pfannenrand (Bankart-Defekt) sowie die dorsale Oberarmkopfimpression (Hill-Sachs-Defekt; Abb. 16.**2d–e**). Neben diesen charakteristischen Verletzungen kommen jedoch auch andere Weichteil- und Knochenläsionen vor.

Der luxierte Kopf kommt meistens unter den Processus coracoideus zu liegen. Neben dieser subkorakoidalen Form finden sich als Seltenheit aber auch eine subglenoidale und subklavikuläre Verrenkung. Bleibt der Kopf über 24 Stunden am Glenoid verhakt, spricht man von einer chronischen Luxation. Bleibt das Gelenk nach der Reposition instabil und tritt eine erneute Luxation auf, handelt es sich um eine traumatisch-rezidivierende Luxation.

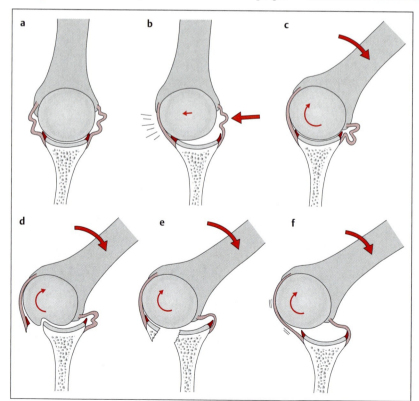

Abb. 16.**2** Pathogenese der glenohumeralen Instabilität:
a Entspannte Kapsel-Band-Strukturen bei Normalstellung des Gelenks.
b Ventrale Translation des Humeruskopfs in der Pfanne (normale Laxität).
c Anspannung des ventralen Kapsel-Band-Apparats bei Abduktion und Außenrotation des Arms (passive Stabilisierung).
d Traumatische ventrale Luxation mit Abriss des vorderen Labrum-Ligament-Komplexes (Bankart-Läsion) und dorsaler Oberarmkopfimpression (Hill-Sachs-Defekt).
e Traumatische ventrale Luxation bei vorderer Pfannenrandfraktur (knöcherne Bankart-Läsion).
f Atraumatische ventrale Luxation bei Hyperlaxität der vorderen Kapsel-Band-Strukturen ohne Labrum-Abriss (Non-Bankart-Läsion).

Das **repetitive Mikrotrauma** führt zu wiederholten Überlastungsverletzungen der statischen Stabilisatoren und damit zu einer Ausweitung der Kapsel. Betroffen sind vor allem Überkopfsportler (Werfer, Tennisspieler, Schwimmer) sowie Bodybuilder.

Die **atraumatische oder habituelle Luxation** erfolgt ohne traumatische Einwirkung. Eine weite Kapsel, Anomalien des Kapselansatzes (Non-Bankart-Läsion) oder Variationen der Ligamentstrukturen sind die Ursache (Abb. 16.**2**f). Die Luxation ereignet sich bei einem Bagatelltrauma. Spontanrepositionen sind möglich.

Kausalzusammenhang. Der Kausalzusammenhang spielt in der Operationsplanung und in der Begutachtung eine wichtige Rolle. Eine Erstluxation nach dem 20. Lebensjahr, ein adäquates Trauma, eine Reposition in Narkose, ein knöcherner Bankart-Defekt und ein großer Hill-Sachs-Defekt sprechen für eine traumatische Instabilität. Ereignet sich die Erstluxation dagegen vor dem 20. Lebensjahr bei einem Bagatelltrauma, gelang die Reposition mühelos, kam es danach zu gehäuften Rezidiven bei allgemeiner Gelenklaxität, ist eine atraumatische Instabilität zu vermuten.

Pathomorphologie

3 Verletzungsgruppen lassen sich unterscheiden:
▶ **Läsionen des Labrum-Ligament-Komplexes** (Abb. 16.**3**a–d):
  – *klassische Bankart-Läsion*: isolierte Ablösung des Labrums am Glenoidrand ohne Ablösung des periostalen Bandansatzes (80 % der Patienten);
  – *knöcherner Bankart-Defekt*: knöcherne Abscherfraktur des Glenoidrands mit Desinsertion von Labrum und inferiorem Band (3 % der Patienten);
  – *klassische Perthes-Läsion*: gemeinsamer Abriss des Labrum-Ligament-Komplexes mit periostaler Abhebung am Skapulahals (Periosttasche; 5 % der Patienten);
  – *ALPSA-Läsion* (anterior labrum-ligament periostal sleeve avulsion): der Labrum-Ligament-Komplex ist mit einem intakt gebliebenen Periostschlauch nach medial an den Skapulahals verzogen und hier vernarbt (Narbenwulst am Boden der Periosttasche);
  – *Non-Labrum-Läsion*: Das IGHL geht nicht in das Labrum über, sondern inseriert medial am Skapulahals (vordere Kapseltasche);
  – *Kapselsubstanzdefekt*: intraligamentärer Defekt, Elongation oder Vernarbung des inferioren Bands (3 % der Patienten);
  – *HAGL-Läsion* (humeral avulsion of the gleno-humeral labrum): Das IGHL ist am humeralen Ansatz eingerissen (1 % der Patienten). Meistens ist die Läsion mit einer Ruptur des M. subscapularis vergesellschaftet.

▶ **Knöcherne Verletzungen:**
  – *Bankart-Fraktur*: vordere Glenoidrandfraktur bis zu einem Drittel des Pfannendurchmessers;
  – *Hill-Sachs-Impression*: Impressionsfraktur im hinteren Kopfbereich. Zu unterscheiden sind einfache Knorpelläsionen, kleine und ausgedehnte Impressionen (Einteilung nach Calandra);
  – *Abrissfraktur des Tuberculum majus*: Das Fragment kann durch die anhängende Sehne des M. supraspinatus disloziert sein.

▶ **Läsionen der Rotatorenmanschette:**
  Durch Überdehnung und Abscherung am Pfannenrand kommt es bei der vorderen Luxation älterer Patienten (über 40 Jahre) in 30–80 % der Fälle zu Begleitläsionen an der Rotatorenmanschette, vor allem im Intervallbereich.

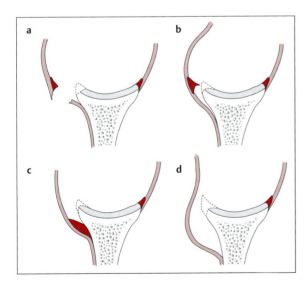

Abb. 16.**3** Läsionen des Labrum-Ligament-Komplexes.
a Klassische Bankart-Läsion.
b Klassische Perthes-Läsion.
c ALPSA-Läsion.
d Kapselsubstanzdefekt mit Pfannenranderosion.

Klassifikation

Die Einteilung der Schulterinstabilität erfolgt nach 4 Gesichtspunkten. Nach der Ätiologie kann man zwischen traumatischen und atraumatischen Instabilitäten unterscheiden. Das repetitive Mikrotrauma nimmt eine Zwischenstellung ein. Die Richtung der Luxation kann unidirektional nach vorne, hinten unten oder auch multidirektional sein. Beim Grad der Instabilität ist zu unterscheiden zwischen Luxation, Subluxation und subjektivem Instabilitätsgefühl (Apprehension). Die Luxation kann nicht selbständig oder willkürlich ausgelöst werden.

Um die klinische Entscheidungshilfe zu erleichtern, hat Matsen die Instabilitäten stark vereinfacht in 2 große Gruppen zusammengefasst:
▶ **TUBS:** *T*raumatisch, *U*nidirektional, *B*ankart-Läsion, „*S*urgical repair".
▶ **AMBRII:** *A*traumatisch, *M*ultidirektional, *B*ilateral, *R*ehabilitation, *I*nferiorer Shift, *I*ntervallnaht.

Klinik und klinische Diagnostik

Eine **vordere Luxation** ist an der schmerzhaft fixierten Abduktions-/Außenrotationsfehlstellung des Arms zu erkennen. Die Pfanne ist leer, der Kopf steht meistens neben oder unterhalb des Glenoids (Cavitas glenoidalis). Auf eine begleitende Läsion des N. axillaris ist zu achten.

Die **vordere Instabilität** ist inspektorisch dagegen nicht zu erfassen. Die Beweglichkeit des Gelenks ist frei. Nur durch genaue Anamneseerhebung und Prüfung der Gelenkstabilität kann auf Richtung, Grad und Ätiologie der Instabilität geschlossen werden.

Nicht selten besteht aber nur ein *subjektives Instabilitätsgefühl* (Apprehension) oder es wird über Beschwerden bei Überkopfsportarten berichtet. Dabei kann es sich um ein **Instabilitäts-Impingement** handeln (s. S. 497), wenn es bei der extremen Ausholbewegung des Wurfs infolge einer vorderen Kapsel-Band-Elongation zu einer Hyperangulation des Gelenks mit posterosuperiorem Glenoid-Impingement des Kopfs kommt. In der Abbremsphase kann umgekehrt ein a.-p. Impingement eintreten.

Gelegentlich wird bei Subluxationen auch über ein **Dead-arm-Syndrom** berichtet. Der Arm fällt bei einer Wurfbewegung kraftlos herab, ist für einige Sekunden „wie gelähmt". Die Ursache ist wahrscheinlich eine Traktion des Plexus brachialis während der Beschleunigungsphase der Wurfbewegung.

Stabilitätstests:

- Die *Prüfung der passiven Translation* wird am sitzenden Patienten durchgeführt (Abb. 16.**4a**). Während die eine Hand des Untersuchers die Skapula stabilisiert, prüft die andere Hand die a.-p. Translation. Daraus kann auf das Ausmaß der Kapsel-Band-Laxität geschlossen werden.
- Der *Sulkustest* prüft die Kopftranslation nach kaudal (Abb. 16.**4b**). Beim Zug des Arms nach unten kommt es zu einer typischen Delle (Sulkus) unterhalb des Akromions.
- Der *Apprehensionstest* ist positiv, wenn bei zunehmender Abduktion und Außenrotation des Arms durch Daumendruck von hinten auf den Humeruskopf Schmerzen und ein Gefühl der Unsicherheit ausgelöst werden (Abb. 16.**4c**).
- Der *Relocation-Test* gilt als Hinweis für ein posterosuperiores Impingement. Der Schmerz in Abduktion, maximaler Außenrotation und Hyperangulation (Apprehensionszeichen) verschwindet bei der

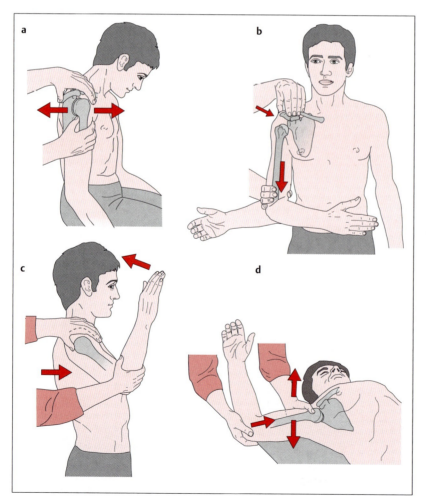

Abb. 16.**4** Stabilitätstests.
a Translationstest: Schubladenbeweglichkeit in Neutralstellung des Gelenks.
b Sulkustest: Eindellung der Weichteile unterhalb des Akromions bei vermehrter inferiorer Kopftranslation.
c Apprehensionstest: Instabilitätsgefühl bei dorsalem Druck auf den Humeruskopf in Abduktions- und Außenrotationsstellung des Arms.
d Pivot-Shift-Test: Luxation bzw. Reluxation des Kopfes in Abduktions- und Außenrotationsstellung des Arms bei gleichzeitigem axialen Druck.

Relokation des Oberarmkopfs durch Druck von vorne.
- Das *Pivot-Shift-Zeichen* ist das kritische Manöver zur Auslösung einer Luxation bzw. Reposition des Kopfs (Abb. 16.**4d**). Es eignet sich vor allem für die Untersuchung in Narkose, wenn bei negativem Apprehensionstest die Diagnose gesichert werden soll.

Bildgebende Diagnostik

Das *Röntgenbild* (Abb. 16.**5**) zeigt die manifeste vordere Luxation. Meistens handelt es sich um eine subkorakoidale Luxation, selten um eine subglenoidale und subklavikuläre vordere Verrenkung.

Bei der Instabilität lassen sich röntgenologisch auch ossäre Verletzungen am Pfannenrand (Bankart-Läsion) und am Humeruskopf (Hill-Sachs-Defekt) sowie Tuberculum-majus-Frakturen feststellen.

Die *Arthro-CT* oder *Arthro-MRT* können die verschiedenen Varianten der Bankart-Läsion, des Hill-Sachs-Defekts und andere morphologische Begleitläsionen erfassen.

Die *Arthroskopie* ist die sicherste Methode zur Erfassung des Instabilitätstyps und der assoziierten intraartikulären Begleitläsionen. Die routinemäßige Anwendung der Methode gilt heute als unverzichtbar.

Therapie

Akute Luxationen

Repositionstechnik. Zur Reposition sind verschiedene Techniken bekannt (Abb. 16.**6a–d**). Alle beruhen auf dem Prinzip, bei Gegenhalt am Thorax und Längszug am Arm den Humeruskopf aus seiner Verhakung zu lösen und unter leichten Rotationsbewegungen in die Pfanne zu reponieren. Als Hypomochlion kann dabei entweder die Ferse des Arztes (Methode nach Hippokrates), die gepolsterte Stuhllehne (Methode nach Arlt) oder die Hand des Arztes (Methode nach Milch) dienen. Schonender ist die Methode nach Stimson, bei welcher der Patient auf dem Bauch liegt und durch kontinuierlichen Längszug mit Gewichten am hängenden Arm nach 10–20 Minuten eine spontane Reposition eintritt. Die Reposition soll unter Analgetikagabe so früh wie möglich durchgeführt werden. Eine Narkose ist selten erforderlich.

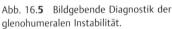
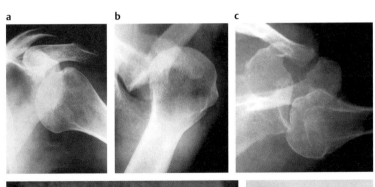
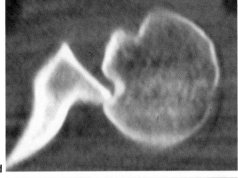
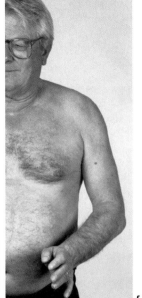
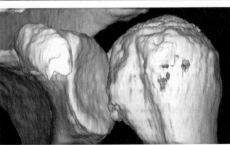

Abb. 16.**5** Bildgebende Diagnostik der glenohumeralen Instabilität.
a, b Ventrale Schulterluxation im a.-p. und axialen Röntgenbild.
c Dorsale Schulterluxation im axialen Röntgenbild.
d Dorsale Verhakung des Humeruskopfes am hinteren Pfannenrand im CT.
e 3-D-Rekonstruktion einer dorsalen Kopfverhakung
f Klinisches Bild: fixierte Innenrotationsstellung bei verhakter dorsaler Luxation (der Arm kann nicht nach außen rotiert werden).

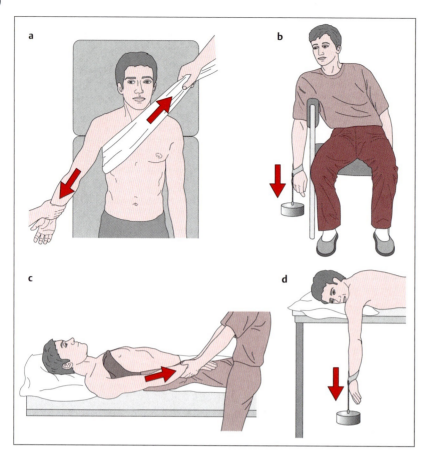

Abb. 16.**6** Repositionstechniken bei ventraler Schulterluxation:
a Methode nach Matsen: Reposition durch Zug am Arm unter zunehmender Außenrotation bei Gegenzug am Thorax.
b Methode nach Arlt: Reposition durch Gewichtsextension des Arms über die gepolsterte Stuhllehne.
c Methode nach Hippokrates: Reposition durch Längszug des Arms unter Benutzung der Ferse des Arztes als Hypomochlion.
d Methode nach Stimson: Gewichtsextension des über die Tischkante herabhängenden Arms mit Manipulation der freiliegenden Skapula.

Nota bene
Die periphere Durchblutung (A. radialis) und die Innervation (N. axillaris) sind vor und nach der Reposition zu kontrollieren und zu dokumentieren. Außerdem müssen Röntgenaufnahmen in 2 Ebenen die Beseitigung der Luxation belegen.
Die exakte Dokumentation ist nicht zuletzt aus Haftungsgründen erforderlich, da naturgemäß durch das Repositionsmanöver selbst eine Gefäßnervenverletzung oder eine Dislokation mit knöcherner Absprengungen eintreten kann.

Immobilisation. Über Art und Dauer der Ruhigstellung des Arms nach der Reposition sind die Meinungen geteilt. Die meisten Autoren vertreten die Ansicht, dass eine längerfristige Immobilisation die Rezidivrate nicht senkt und einer Gelenkeinsteifung vor allem bei älteren Patienten Vorschub leistet. Andere Autoren empfehlen eine mehrwöchige Ruhigstellung in der Traumaweste und erhoffen sich damit eine belastungsstabile Narbe (Rockwood & Matsen 1998).

Ergebnisse und Komplikationen der Erstluxation. Die Ergebnisse nach konservativer Therapie sind einerseits durch Bewegungseinschränkung bei älteren Patienten und Rezidivluxation bei jüngeren Patienten belastet. Bei den unter 20-jährigen Patienten beträgt die Rezidivrate 90%, bei Patienten zwischen 20 und 40 Jahren 60% und bei den über 40-jährigen Patienten 10%. Andere Komplikationen sind neurologische Läsionen (N. axillaris!) sowie Intervallrupturen der Rotatorenmanschette. Kann ein Patient 4 Wochen nach der erlittenen Luxation den Arm nicht aktiv heben, muss ein Kernspintomogramm bzw. eine neurologische Untersuchung vorgenommen werden.

Operationsindikation bei Erstluxation. In Anbetracht der hohen Rezidivrate neigt man heute dazu, die traumatischen Luxationen primär operativ zu versorgen. Bei jungen Patienten unter 25 Jahren mit hohen sportlichen Ambitionen ist die primäre arthroskopische Stabilisierung angezeigt.

Vordere Instabilität

Indikation und Zeitpunkt zur operativen Versorgung der vorderen Instabilität richten sich vor allem nach subjektiven Gesichtspunkten. Schmerzen, Unsicherheit bei der Überkopftätigkeit, Sorge um eine erneute Luxation oder das Versagen der konservativen Therapie drängen den Patienten zu einer definitiven Versorgung. Bei jungen, sportlich aktiven Patienten mit traumatischer Instabilität wird mit der operativen Therapie nicht gezögert. Liegt dagegen eine atraumatische Instabilität mit Hyperlaxität vor, empfiehlt sich ein in-

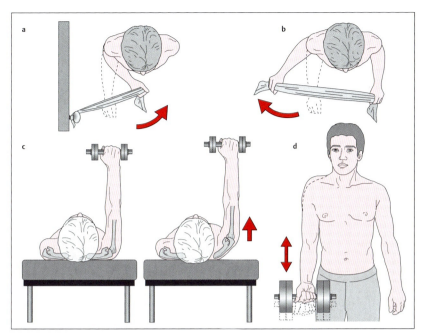

Abb. 16.7 Aktive Muskelkräftigungsübungen (Beispiele).
a, b Kräftigung der kopfzentrierenden Muskulatur durch Innen- und Außenrotationsübungen gegen Widerstand mit dem Gummiband.
c, d Kräftigung der Schultergürtelmuskulatur durch Stemmen von Gewichten unter Abhebung der Skapula von der Bank oder Anhebung des gewichtsbelasteten Schultergürtels (shoulder shrug).

tensives Rehabilitationsprogramm für 3–6 Monate mit Aufschulung der kopfzentrierenden Muskulatur (Abb. 16.**7a–d**).

Die *Verfahrenswahl* richtet sich nach der Hauptpathologie und einer evtl. begleitenden Hyperlaxität. Verschiedene Therapieansätze kommen dabei in Betracht (siehe Kasten). Eine zusätzliche Kapselüberdehnung kann durch ein Kapselshifting oder durch ein elektrothermisches Verfahren (capsular shrinking) behoben werden.

Rekonstruktion des labrokapsulären Komplexes. Die *offene Bankart-Operation* (Abb. 16.**8a–d**) mit Rekonstruktion des Labrum-Ligament-Komplexes am angefrischten Glenoidrand gilt als „goldener Standard" der operativen Therapie einer traumatischen Instabilität. Dabei ist es unerheblich, ob der abgerissene labroligamentäre Komplex in klassischer Weise durch transossäre Naht oder in heutiger Technik mit Fadenankersystemen fixiert wird. Entscheidend ist, dass das abgerissene Labrum so auf den Glenoidrand gesetzt wird, dass neben der Reinsertion des Kapsel-Band-Apparats auch eine Wiederherstellung des Pfannenrands bzw. der Glenoidtiefe erfolgt. Zusätzlich kann durch eine mediale oder laterale Kapselraffung das Gelenkvolumen reduziert werden.

Die *arthroskopische Bankart-Operation* kommt routinemäßig zur Anwendung, wenn noch genügend labrokapsuläre Substanz vorhanden ist, um den weichteiligen Pfannenrand wiederherzustellen. Ist durch

Therapieindikation bei der vorderer Schulterluxation im Überblick

Pathologie	Prinzip	Methode
Bankart-Läsion	Rekonstruktion des Labrum-Ligament-Komplexes	OP nach Bankart
Knöcherner Pfannendefekt	Fragmentverschraubung intraartikuläre Spanplastik extraartikuläre Spanplastik Korakoidtransfer	OP nach Eden-Hybinette OP nach M. Lange OP nach Bristow-Latarjet
Tiefer Hill-Sachs-Defekt	Rotationsosteotomie	OP nach Weber
Weite Kapsel	inferiorer Kapselshift frontaler Kapselshift Thermoshrinkage	OP nach Neer OP nach Rockwood, Jobe

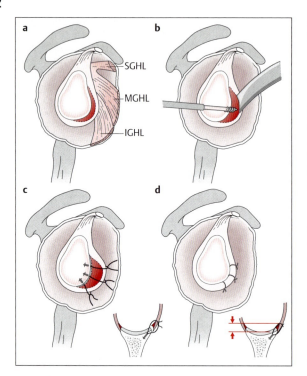

Abb. 16.8 Operation nach Bankart.
a Bankart-Läsion: Ablösung des Labrum-Ligament-Komplexes (SGHL: superior glenohumeral ligament; MGHL: middle gl. lig.; IGHL: inferior gl. lig.).
b Anfrischung des knöchernen Pfannenrandes mit der Fräse.
c Einbringen von 3 Fadenankern an der Glenoidkante mit Anschlingung des abgerissenen Labrum-Ligament-Komplexes.
d Refixation des Labrum-Ligament-Komplexes. Beachte: Wiederherstellung der Glenoidtiefe durch Wiederaufbau des Labrums.

häufige Rezidivluxationen (mehr als 5–10 Luxationen) der labrokapsuläre Komplex bereits deperiostiert und narbig geschrumpft (ALPSA-Läsion) oder weitgehend verbraucht, ist die arthroskopische Technik nicht mehr sinnvoll. Ein offenes Vorgehen ist dann erfolgssicherer.

Kontraindiziert ist das arthroskopische Verfahren bei knöchernen Defekten, HAGL-Läsionen und begleitenden Rotatorenmanschettenrupturen.

Rekonstruktion von Glenoiddefekten. Die *Osteosynthese der Pfannenrandfraktur* (knöcherner Bankart-Defekt) ist angezeigt, wenn das Fragment mehr als 20 % des Glenoiddurchmessers beträgt. Das abgesprengte Fragment wird mit dem anhängenden Labrum-Band-Komplex reponiert und verschraubt (Abb. 16.**10a, b**). Kleinere Fragmente, die mit der Schraube nicht zu fassen sind, werden entweder belassen oder mit Fadenankersystemen so am Glenoid refixiert, dass ein normaler Labrumwulst gebildet wird.

Die *Operation nach Eden-Hybinette* besteht im Wiederaufbau eines knöchernen Pfannenranddefekts durch einen intraartikulär eingepassten Beckenkammspan. Der Knochenspan kann entweder verschraubt oder als J-förmig gestalteter Span in die Defektzone eingefalzt werden (Modifikation nach Resch). Die Kapsel wird am Span verankert oder nach lateral geshiftet.

Bei der *Operation nach M. Lange* (s. Abb. 16.**9a**) wird ein periosttragender Knochenspan extraartikulär etwa 4–5 mm vom Pfannenrand entfernt parallel zur Pfannenebene eingefalzt (Abb. 16.**11**). Dabei wird nicht nur der Pfannenrand gehoben und erweitert, sondern auch durch die Aufwulstung der Kapsel-Periost-Tasche ein Neolabrum geschaffen. Der abgelöste M. subscapularis muss für 6 Wochen vor Überdehnung geschützt werden.

Bei der *Operation nach Bristow-Latarjet* (s. Abb. 16.**9b**) wird die Spitze des Processus coracoideus mit den anhängenden Sehnen durch einen horizontalen Schlitz des M. subscapularis randständig auf den angefrischten vorderen Pfannenhals gesetzt und hier verschraubt. Dadurch kommt es nicht nur zu einem Knochenblockeffekt, sondern bei der Abduktion/Außenrotation auch zu einem dynamisch stabilisierenden muskulotendinösen Schlingeneffekt. Die Vorteile der Methode bestehen in der frühen Beübbarkeit und in der geringen Reluxationsrate. Die Methode ist allerdings durch Schraubenbrüche und Schraubenlockerungen belastet.

Subkapitale Rotationsosteotomie des Humerus. Die *Operation nach Weber* (s. Abb. 16.**9c**) hat ihre Indikation bei der Verhakung tiefer unterer Oberarmkopfimpressionen am vorderen Pfannenrand. Durch die Innenrotation des Kopfs um 30° wird der Hill-Sachs-Defekt aus der Luxationsposition gedreht und kann bei der normalen Außenrotation des Arms am Pfannenrand nicht mehr einrasten. Die Osteosynthese erfolgt mit einer Winkelplatte. Zur Wiederherstellung der a.-p. Muskelbalance muss der M. subscapularis um etwa 1 cm nach lateral versetzt werden. Die Kombination mit einem Bankart-Repair ist möglich.

Kapselplastiken. Der *Kapselshift nach Neer* (s. Abb. 16.**9d**) hat seine Indikation bei atraumatischen Instabilitäten mit breiter Kapselelongation, insuffizientem IGHL und vergrößertem Gelenkvolumen. Die T-förmig eingeschnittene Kapsel wird so übereinandergeschlagen und nach lateral gerafft (T-Shift), dass eine Volumenminderung des Gelenks resultiert. Eine ggf. bestehende Bankart-Läsion wird mitversorgt, ein breites Rotatorenintervall geschlossen. Alternativ kann die elongierte Kapsel auch nach medial gerafft oder bei sagittaler bzw. horizontaler Inzision gedoppelt werden (OP nach Rockwood, OP nach Jobe).

Die *arthroskopische Kapselplastik nach Duncan und Savoie* besteht im Hochziehen der vorderen/unteren Kapseltasche nach semizirkulärer Inzision etwa 1 cm vom Glenoidrand entfernt. Das IGHL soll auf Glenoidniveau angehoben und am Labrum refixiert werden. Bei geringer Kapselelongation kann eine Kapselverkürzung durch das elektrothermische Capsular-Shrinkage ausreichen.

16.1 Glenohumerale Instabilität

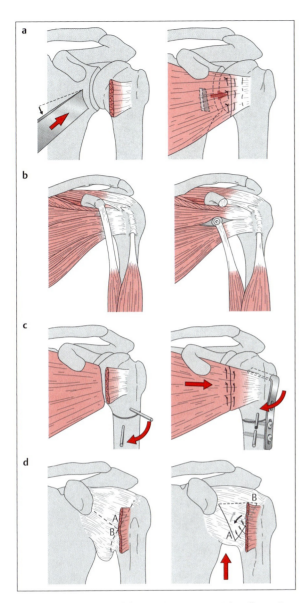

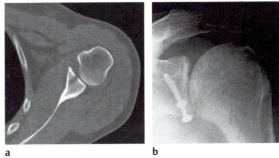

Abb. 16.**10** Verschraubung einer vorderen Pfannenrandfraktur.
a Größe und Lage des Fragments im CT.
b Schraubenosteosynthese im a.-p. Röntgenbild.

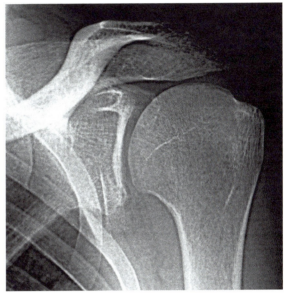

Abb. 16.**11** Knochenblockoperation nach M. Lange. Beachte: extraartikuläre Einfalzung eines Knochenspans mit Anhebung des vorderen unteren Pfannenrandes.

Abb. 16.**9** Weitere Verfahren zur operativen Behandlung einer vorderen Schulterluxation.
a OP nach M. Lange: Wiederherstellung des Pfannenrandes durch extraartikuläre Einfalzung eines Knochenspans unterhalb des Pfannenrandes mit Raffung des M. subscapularis.
b OP nach Bristow-Latarjet: Versetzung der Korakoidspitze mit den anhängenden Sehnen durch einen horizontalen Schlitz des M. subscapularis auf den angefrischten vorderen Skapulahals (muskulo-tendinöser Schlingeneffekt).
c OP nach Weber: subkapitale Rotationsosteotomie von 30° mit Plattenfixation, um die tiefe dorsale Humeruskopfimpression aus der Verhakungsposition zu drehen. Zusätzlich Raffung des M. subscapularis zur Wiederherstellung der Muskelbalance.
d Kapsel-T-Shift nach Neer: T-förmige Inzision der zu weiten Gelenkkapsel am vorderen und unteren Humerushals (evtl. bis nach dorsal). Durch Übereinanderschlagen der beiden Kapsellappen wird das Gelenkvolumen verringert und die untere Kapselaussackung beseitigt.

Nachbehandlung

Voraussetzung für eine frühfunktionelle Nachbehandlung ist eine übungsstabile Rekonstruktion des Labrum-Band-Komplexes sowie der abgelösten Sehne des M. subscapularis.

Die funktionelle Ruhigstellung im Abduktions-Sling (30° Abduktion, leichte Flexion und Innenrotation) beträgt 3 Wochen. Bei mangelnder Kooperation des Patienten empfiehlt sich ein Thoraxabduktions-Kunststoffverband. Der Verband darf nur zum Essen und zur Therapie abgenommen werden. Die Bewegungsübungen werden zunächst passiv, nach Abschluss der Wundheilung aktiv-assistiert und später dann aktiv durchgeführt. Extensions- und Außenrotationsübungen sind bis einschließlich der 4. Woche verboten. Die freie Beweglichkeit soll zwischen der 8. und 12. Woche erreicht werden. Die Aufschulung der Muskulatur durch exzentrisches sowie konzentrisches Training wird nach der 6. Woche eingeleitet. Überkopf- und Kontaktsportarten werden erst nach 6–9 Monate erlaubt.

Die Rehabilitation von Kapselplastiken erfordert eine längere Ruhigstellungs- und Rehabilitationszeit.

Ergebnisse und Komplikationen

Nota bene
> Die Aufklärung des Patienten hat neben den Gefäßnervenverletzungen, der Infektion und der Narbenbildung vor allem 3 Komplikationen zu berücksichtigen: das Rezidiv, die Bewegungseinschränkung und die Arthrose.

Die **Rezidivrate** liegt bei der offenen Rekonstruktion des Labrum-Kapsel-Komplexes bzw. des Glenoidrands bei 2–5 %, bei der arthroskopischen Stabilisierung zwischen 5 und 10 % (Habermeyer & Schweiberer 1996; Keyl 1988; Rockwood & Matsen 1998; Wirth & Kohn 1999). Hipp fand anlässlich einer Studie von 100 Patienten, die 10 Jahre nach der OP nach Lange versorgt wurden, 2-mal ein Rezidiv. Schlägt ein konservativer Therapieversuch fehl, kommt eine erneute operative Stabilisierung in Betracht. Die Wahl des operativen Verfahrens bedarf einer sorgfältigen Analyse der Rezidivursache. Ein Verfahrenswechsel ist oft angezeigt.

Die **Bewegungseinschränkung** betrifft bei der vorderen Instabilität vor allem die Außenrotation, die bei den nichtanatomischen Verfahren sogar bewusst in Kauf genommen wird. Die durchschnittliche Außenrotationseinschränkung liegt bei 10–15°. Eine Indikation zur Kapselerweiterungsplastik besteht nur dann, wenn die Innenrotationskontraktur im täglichen Leben störend ist.

Die **Arthrose** als Spätkomplikation hat ihre Ursache in der einseitig verkürzten Kapsel oder in der knöchernen bzw. metallischen Barriere am vorderen unteren Pfannenrand. Infrage kommen eine operative Revision mit Metallentfernung, Mobilisation mit Balancierung der Weichteile, bei Pfannenranddefekten auch der prothetische Gelenkersatz.

16.1.2 Hintere Instabilität

> Engl.: posterior instability.
> Beispiele: dorsale Luxation oder Subluxation.

Pathogenese und Pathomorphologie

Wie bei der vorderen Instabilität kann man auch hier zwischen traumatischen und atraumatischen Formen unterscheiden. Die **traumatische hintere Luxation** ist selten. Sie kann beim Sturz auf den adduzierten und innenrotierten Arm entstehen. Hintere Bankart-Läsionen und vordere Oberarmkopfimpressionen sind das pathomorphologische Substrat. Bei tiefen Hill-Sachs-Defekten kommt es nicht selten zu einer chronischen Verhakung des Kopfs am hinteren Pfannenrand.

Wesentlich häufiger sind **atraumatische Subluxationen und Luxationen** bei multidirektionaler Hyperlaxität. Weite und dünne hintere Kapselverhältnisse und ein breites Rotatorenintervall kennzeichnen das pathomorphologische Bild. Gelegentlich findet sich auch eine pathologische Retroversion des Glenoids.

Klinik und klinische Diagnostik

Die **dorsale Erstluxation** wird häufig übersehen. Die fixierte Innenrotationsfehlhaltung des Arms wird als Schonhaltung fehlgedeutet. Bei verhakten hinteren Luxationen beträgt die Anamnesedauer oft 1 Jahr, bis die Diagnose durch exakte Röntgenaufnahmen (echte a.-p. Aufnahme, CT) gestellt wird (vgl. Abb. 16.**5c–e**).

Die **dorsale Instabilität** gibt sich meistens nur durch Subluxationserscheinungen oder durch ein schmerzhaftes Schnappen zu erkennen. Der hintere Apprehensionstest oder der posteriore Pivot-Shift belegen die klinische Relevanz einer dorsalen Instabilität. Morphologische Veränderungen sind mit der CT oder MRT zu erfassen. Oft schafft aber erst die Arthroskopie diagnostische Klarheit.

Bei jeder hinteren Instabilität besteht der Verdacht auf eine multidirektionale Instabilität.

Therapie

Dorsale Luxation

Die verhakte dorsale Luxation ist meistens nur in den ersten Wochen noch geschlossen reponierbar. Gelingt dies nicht, muss der Kopf offen eingestellt werden. Wenn beim Durchbewegen nach der Reposition die Schulter stabil bleibt, genügt eine 4- bis 6-wöchige Immobilisation des Gelenks. Andernfalls muss der ventrale Kopfdefekt, der zur dorsalen Verhakung führt, entweder gehoben, aufgefüllt oder aus der Luxationszone gedreht werden.

Generell gilt:
- Kleinere Impressionen (bis 20 % der Gelenkfläche) können belassen werden, sofern der Kopf nicht reluxiert.
- Mittlere Impressionen (bis 45 % der Gelenkfläche) werden entweder aufgestößelt und mit Spongiosa unterfüttert oder mit dem transponierten Tuberculum minus verlegt (OP nach McLaughlin-Neer). In Betracht kommt auch die subkapitale Rotationsosteotomie mit Drehung des Kopfs nach vorne aus der Verhakungsposition (reverse OP nach Weber).
- Bei großen Impressionen (mehr als 45 % der Gelenkfläche) ist der prothetische Kopfersatz angezeigt.

Dorsale Instabilität

Die hintere Instabilität wird *zunächst konservativ* durch Aufschulung der kopfzentrierenden und skapulaführenden Muskulatur behandelt. Erst nach Versagen eines konsequenten Rehabilitationsprogramms über 3 Monate ergibt sich die Indikation zur Operation.

Das operative Vorgehen richtet sich nach den vorliegenden krankhaften Veränderungen (Abb. 16.12a–d):

▶ Die *Abhebung des dorsalen Labrum-Kapsel-Komplexes* (hintere Bankart-Läsion) wird arthroskopisch oder offen mit Fadenankersystemen refixiert (Technik nach Bankart).
▶ Eine *weite, dünne Kapsel* lässt sich nach lateral oder medial shiften (Technik nach Neer oder Rockwood). Auch ein Thermoshrinking der Kapsel kommt in Betracht.
▶ Eine *hintere Pfannenabschrägung* kann durch einen extraartikulär angelegten Knochenspan kompensiert werden. Der Span darf allerdings nicht den hinteren Labrumrand überragen (Technik nach Neer).
▶ Eine *Retroversion des Glenoids* von über 10° lässt sich durch eine Open-wedge-Aufrichtungsosteotomie beheben (OP nach Scott).

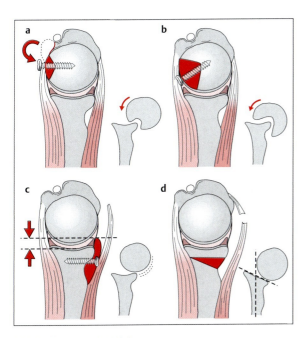

Abb. 16.12 Dorsale Stabilisierungsoperationen.
a OP nach McLaughlin-Neer: Transposition des Tuberculum minus mit der anhängenden Subskapularissehne in den vorderen Defekt des Humeruskopfes.
b OP nach Gerber: Auffüllung eines größeren Kopfdefekts mit einem verschraubten Knochentransplantat.
c OP nach Neer: Raffung der elongierten dorsalen Kapsel mit zusätzlicher extraartikulärer Spananlagerung. Beachte: Der Span soll den hinteren Labrumrand nicht überragen.
d OP nach Scott: Anhebung des nach dorsal abfallenden Glenoids durch Skapulahalsosteotomie mit Spaninterposition (open-wedge-osteotomy).

Nachbehandlung

Die Rehabilitation ist defensiver als bei der vorderen Instabilität. Der Arm wird für 4 Wochen auf der Abduktionsschiene in leichter Außenrotation gelagert. Die forcierte passive Innenrotation ist wegen der Gefahr des Kapselausrisses zu vermeiden. Die Rehabilitationsdauer beträgt 12–16 Wochen.

Ergebnisse und Komplikationen

Die Ergebnisse der hinteren Stabilisierungsoperationen sind weniger zufrieden stellend und die Komplikationsrate ist höher als bei der vorderen Stabilisierung. Die Erfolgsrate liegt bei der Labrumrefixation bei 95%, bei der dorsalen Spananlagerung zwischen 50 und 100% und bei der Glenoidosteotomie bei 75% (Keyl 1989).

Neben der Rezidivluxation besteht die Gefahr der Spanlockerung, der Glenohumeralarthrose und des iatrogenen Korakoid-Impingements.

16.1.3 Multidirektionale Instabilität (MDI)

Engl.: multidirectional instability.

Pathogenese und Pathomorphologie

Die multidirektionale Instabilität entwickelt sich ohne Unfallereignis auf dem Boden einer Hyperlaxität. Typisch ist die Überstreckbarkeit auch anderer Gelenke (gegenseitiges Schultergelenk, Ellbogen-, Hand- und Daumengelenk). Repetitive Mikrotraumen können die Entwicklung einer multidirektionalen Instabilität begünstigen. Das destabilisierende Moment ist eine muskuläre Koordinationsstörung.

Pathomorphologisch ist die MDI durch ein vermehrtes Kapselvolumen und ein klaffendes Rotatorenintervall gekennzeichnet.

Klinik und klinische Diagnostik

Die Luxationsneigung ist nicht immer in allen Richtungen gleich stark ausgeprägt. Oft besteht die Hauptinstabilität nur nach vorne/unten oder hinten/unten. Eine inferiore Instabilität ist immer dabei (Sulkuszeichen). Die subtile klinische Untersuchung einschließlich einer bildgebenden Diagnostik (Sonographie, Arthro-MRT) lassen die bevorzugte Instabilitätsrichtung und die zugrundeliegenden pathologischen Veränderungen erkennen. Danach richtet sich die Therapie.

Therapie

Die Therapie der multidirektionalen Instabilität ist *zunächst konservativ*. Sie besteht in einer Kräftigung der kopfzentrierenden und skapulastabilisierenden Muskulatur (s. Abb. 16.**7**). Vor allem muss die muskuläre Stabilitätskontrolle trainiert werden. Nur wenn ein mindestens 6-monatiges Rehabilitationsprogramm scheitert, kann eine inferiore *Kapselplastik nach Neer* erwogen werden.

Bevorzugt wird der vordere Zugang mit breiter Ablösung bzw. Raffung auch der unteren/hinteren Kapsel am Humerushals. Der laterale T-Shift führt zu einer dreidimensionalen Verkleinerung des Kapselvolumens. Ein klaffendes Rotatorenintervall wird verschlossen.

Ergebnisse und Komplikationen

Trotz postoperativer Ruhigstellung in neutraler Rotationsstellung und 20° Abduktion auf einer Schiene bis zu 6 Wochen ist mit einer hohen Rezidivrate (20–30 %) zu rechnen. Wird die Kapsel vorne oder hinten zu stark reduziert, kann sich eine Rezidivluxation in der anderen Richtung entwickeln. Bei der Kapselpräparation ist der N. axillaris gefährdet. Das Behandlungsziel ist ein alltagstaugliches Gelenk, nicht eine sportlich voll belastbare Schulter.

16.1.4 Willkürliche Instabilität

Engl.: voluntarily instability.

Definition.
Man spricht von einer willkürlichen Instabilität, wenn die Luxation oder Subluxation des Gelenks von dem Patienten willentlich in eine oder mehrere Richtungen ausgelöst werden kann.

Dabei kann man 2 Typen unterscheiden:
▶ Beim **positionellen Typ** kann die Luxation oder Subluxation nur in einer bestimmten Provokationsstellung erfolgen. Da es dabei zu einem schmerzhaften Instabilitätssymptom kommt, vermeidet der Patient nach Möglichkeit diese Position. Eine operative Stabilisierung ist in etwa 2/3 der Fälle erfolgreich.
▶ Beim **nichtpositionellen (muskulären) Typ** ist die schmerzfreie Luxation oft in mehreren Richtungen und auch am hängenden Arm leicht demonstrierbar (Partytrick; Abb. 16.**13a, b**). Da es sich hierbei um ein gestörtes Innervationsmuster handelt, bleibt die operative Behandlung in der Regel ohne Erfolg.

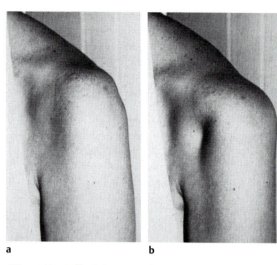

Abb. 16.**13** Willkürliche Schulterluxation nach dorsal. **a** Ausgangslage. **b** Luxationsstellung mit Einziehung der ventralen Weichteile.

16.2 Erkrankungen der Rotatorenmanschette

Engl.: rotator cuff-syndrome.

16.2.1 Subakromiales Impingement-Syndrom

Synonym: subakromiales Schmerzsyndrom, Supraspinatussyndrom.
Engl.: subacromial impingement.

Definition.
Unter einem *subakromialen Impingement* versteht man ein humeroakromiales Anstoßphänomen bei Elevation des Arms (to impinge: anstoßen). Die dadurch verursachten Beschwerden werden als Impingement-Syndrom bezeichnet (Neer 1972). Das subakromiale Impingement zählt mit dem *korakoidalen Impingement*, das durch Anstoßen des Kopfs gegen den Processus coracoideus bei Adduktion und Innenrotation des Arms entsteht, zu den *externen (extrakapsulären) Impingement-Formen*. Davon abzugrenzen sind *interne (intrakapsuläre) Impingement-Formen*, die durch Kontakt zwischen Humerus und Glenoid bei der Schulterinstabilität entstehen können.

Das Impingement-Syndrom ist mit dem alten Begriff „Periarthritis humeroscapularis" (Duplay 1872) nicht identisch. Dieser umfasst mehr als nur das subakromiale Engpassphänomen, nämlich auch die schmerzhafte Schultersteife, die Tendinosis calcarea und die Läsionen der Rotatorenmanschette mit ihren Funktionsausfällen. Der unpräzise Sammelbegriff „Periarthritis humeroscapularis" entspricht keinem eigenständigem Krankheitsbild und ist heute einer differenzierteren Betrachtungsweise gewichen.

Epidemiologie

Bei Überkopfsportlern unter 25 Jahren tritt das Impingement-Syndrom als sekundäres Impingement auf (Instabilitäts-Impingement). Bei Patienten nach dem 50. Lebensjahr ist es meistens mit einer Rotatorenmanschettenruptur vergesellschaftet. In der dazwischenliegenden Altersspanne wird das primäre Impingement-Syndrom beobachtet, das oft mit einer Latenzzeit von einigen Jahren eine subakromiale Dekompression erfordert. 80 % der subakromialen Dekompressionen betreffen Patienten zwischen dem 40. und 60. Lebensjahr. Männer machen 65 % aus, der rechte Arm ist bevorzugt (Habermeyer & Schweiberer 1996; Rockwood & Matsen 1998).

Pathogenese

Für das Zustandekommen des Impingement-Syndroms kommen sowohl absolute und relative Einengungen des Subakromialraums (primäre Impingement-Formen) als auch biomechanische Störungen des Schultergürtels (sekundäre Impingement-Formen) in Betracht (Abb. 16.**14**a–d).

Pathogenetische Einteilung des Impingement-Syndroms:

▶ A – primäres (anatomisches) Impingement:
- Outlet-Impingement (absolute Enge),
- Non-Outlet-Impingement (relative Enge).

▶ B – sekundäres (funktionelles) Impingement:
- externes Impingement (Fehlposition der Skapula; dorsale Kapselenge),
- internes Impingement (Instabilitäts-Impingement).

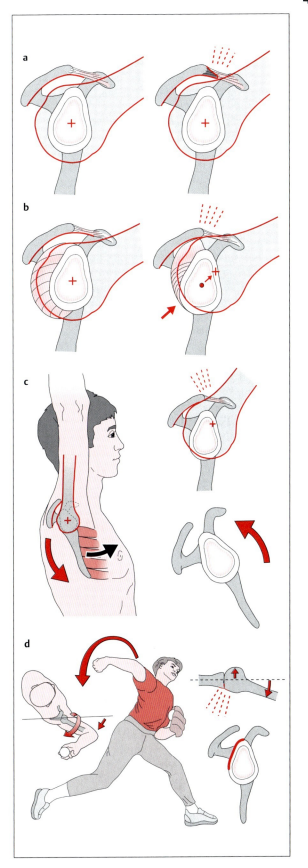

Abb. 16.**14** Pathogenese des Impingement-Syndroms:
a Primäres Impingement durch knöcherne Einengung des Subakromialraums. Bei der Elevation des Arms stößt der Humeruskopf gegen den hakenförmig gekrümmten vorderen Akromionrand (links Normalsituation).
b Sekundäres Impingement infolge dorsaler Kapselschrumpfung. Der Humeruskopf wird bei der Elevation durch die Kapselenge nach vorn-oben gegen den Akromionrand gedrängt (links Normalsituation).
c Sekundäres Impingement durch Fehlposition der Skapula: Bei Lähmung des M. serratus geht die Skapula bei der Elevation des Arms nicht mit, sodass sich der Subakromialraum vorne nicht öffnet und eine Impingement-Situation entsteht.
d Internes Impingement bei Schulterinstabilität (Instabilitätsimpingement): Bei der Überkopfbewegung bandlaxer Sportler kommt es zu einer Hyperangulation des Humerus mit vorderer Instabilität und gleichzeitigem posterosuperiorem Impingement (PSI) zwischen Pfannenrand und Oberarmkopf.

Primäres oder mechanisches Impingement-Syndrom

Bei den primären Formen kann man zwischen Outlet-Impingement und Non-Outlet-Impingement unterscheiden. Beim *Outlet-Impingement* handelt es sich um eine absolute knöcherne Einengung des Subakromialraums durch Winkel- und Formveränderungen des Akromions, subakromiale Spornbildungen, ein instabiles Os acromiale oder eine hypertrophe AC-Gelenkarthrose (extrinsischer Faktor). Die mechanische Einengung des subakromialen Raums führt bei der Elevation zu einer Friktion der Bursa subacromialis und der Rotatorenmanschettenoberfläche. Diese Entstehungstheorie wird vor allem von Neer vertreten (Neer 1990).

Das *Non-Outlet-Impingement* ist durch eine relative Einengung des Subakromialraums definiert. Die Einengung kommt zustande durch eine subakromiale Volumenzunahme (Bursahypertrophie, intratendines Kalkdepot, disloziertes Tuberculum majus) oder durch eine Rotatorenmanschettentendopathie (intrinsischer Faktor). Durch eine neuromuskuläre Dysbalance im Rahmen von Alterungsprozessen wird die Kopfzentrierung geschwächt, und es kommt bei der Elevation des Arms zu einer vermehrten Beanspruchung des korakoakromialen Bogens. Dadurch entstehen sekundäre Traktionsosteophyten am vorderen/unteren Akromionrand, die dem Akromion ein hakenförmiges Aussehen verleihen. Entsprechend der intrinsischen Theorie, die vor allem von Uhthoff u. a. vertreten wird (Burkhead 1996; Sperner 1995; Uhthoff et al. 1986), beginnt die Sehnendegeneration an der Unterfläche der Rotatorenmanschette.

Vom Impingement-Syndrom zur Rotatorenmanschettenruptur gibt es fließende Übergänge (s. S. 502).

Sekundäres oder funktionelles Impingement

Diese Impingement-Formen können extrakapsulär oder intrakapsulär entstehen. Die *Fehlposition der Skapula* im Rahmen muskulärer Dyskinesien oder Lähmungen (Lähmung des M. serratus u. a.) können zu einem subakromialen Impingement führen, wenn bei der Elevationsbewegung die Skapula nicht genügend mitgeht und der Subakromialraum vorne nicht geöffnet wird. Eine dorsale Kapselenge bewirkt, dass der Oberarmkopf bei der Elevation nach vorne oben gegen den Akromionrand gedrängt wird und dadurch ebenfalls ein funktionelles akromiohumerales Impingement provoziert (Matsen et al. 1994). Am verbreitesten ist aber das *Instabilitäts-Impingement* bei jungen, bandlaxen Überkopfsportlern. Bei einer anlagebedingten Hyperlaxität oder einer durch repetitive Mikrotraumatisierung erworbenen Schulterinstabilität kann es zu einem internen glenoidalen Impingement kommen. Dabei kann zwischen einem posterosuperioren Impingement (PSI) und einem anterosuperioren Impingement (ASI) unterschieden werden. Jobe hat für die fließenden Übergänge zwischen Instabilität und Impingement eine eigene Klassifikation vorgelegt. Eine weitere Ursache für ein internes Impingement stellt die Läsion des Labrum-Bizeps-Sehnenkomplexes dar (S. 510).

Pathomorphologie

Die Pathomorphologie des *korakoakromialen Bogens* besteht aus Formveränderungen des Akromions sowie häufig auch aus einer Verdickung des korakoakromialen Ligaments. Bigliani unterscheidet 3 Akromionformen: flache, gebogene und hakenförmige (Typ I–III). Mit dem Impingement-Syndrom korrelieren häufig die Typen II und III, wobei unklar ist, ob es sich um anlagebedingte Formvarianten oder um erworbene Traktionsosteophyten an der Bandinsertion handelt. Zu den morphologischen Veränderungen des Subakromialraums zählt auch die AC-Gelenkarthrose mit massiven kaudalen Osteophyten, die das Sehnen-Outlet einengen kann. Auch hier ist ungeklärt, ob die Spornbildungen Ursache oder Folge des Impingement sind (Abb. 16.**16**).

Die Pathomorphologie der *Rotatorenmanschette* besteht in einer nichtkalzifizierenden Tendinitis, die eine Vorstufe einer Partialruptur sein kann. Die partiellen Sehnenrupturen beginnen typischerweise nahe am Sehnenansatz des M. supraspinatus und können auch den Intervallbereich mit der langen Bizepssehne betreffen (Impingement-Zone). Die Übergänge zu kompletten Rupturen der Rotatorenmanschette bzw. Rupturen und Instabilitäten der langen Bizepssehne sind fließend.

Die *Bursitis subacromialis* ist die für den Schmerz verantwortliche Hauptpathologie. Die ursprünglich zartwandige, aus 2 aufeinander gleitenden Blättern bestehende Bursa zeigt entzündliche Veränderungen mit Ergussbildung, später auch eine fibrotische Verdickung mit subakromialen Adhäsionen und Verwachsungen.

Klassifikation

Die *Einteilung nach Neer* (1981) klassifiziert das Impingement-Syndrom nach pathomorphologischen und klinischen Gesichtspunkten:
- Grad I: In der ersten Phase geht das Impingement-Syndrom mit lokalen Einblutungen und Ödembildung der Sehne einher und ist reversibel.
- Grad II: In der zweiten Phase kommt es zu einer reaktiven Bursafibrosierung und Tendinitis, die nicht immer reversibel sind.
- Grad III: Die dritte Phase ist durch eine Rotatorenmanschettenruptur mit begleitenden knöchernen Spornbildungen am Akromion charakterisiert; die Veränderungen sind nicht reversibel.

Die *pathogenetische Einteilung* stellt einen direkten Bezug zur Therapie dar. Dabei wird zwischen primären und sekundären Impingement-Formen unterschieden.

Nota bene
Bei den primären Formen ist die subakromiale Dekompression erfolgversprechend. Bei den sekundären Form ist sie kontraindiziert, da sie die zugrunde liegende Pathologie nicht berücksichtigt.

Klinik und klinische Diagnostik

In der Anamnese ist der Schmerz an der Außenseite des proximalen Oberarms das führende Symptom. Meistens können sich die Patienten aber nicht erinnern, wann die Schmerzen begonnen haben. Abrupte Überkopfarbeiten und das Zurückgreifen hinter den Körper können heftige Schmerzen auslösen. Typisch sind auch Nachtschmerzen und die Unmöglichkeit, auf der betreffenden Seite zu schlafen.

Die klinische Untersuchung zeigt 3 charakteristische Befunde: eine schmerzbedingte Elevationsschwäche zwischen 60° und 120° (painful arc), eine endgradige passive Einschränkung von Abduktion und Innenrotation (dorsale Kapselsteife) sowie bewegungsabhängige subakromiale Krepitationen (narbig entzündliche Bursaveränderungen).

Durch spezielle Impingement-Tests kann die schmerzhafte Impingement-Situation provoziert werden. Der subakromiale Infiltrationstest führt umgekehrt zu einer Schmerzbeseitigung. Differenzierte Funktionstests der Rotatorenmanschette, der langen Bizepssehne und des Akromioklavikulagelenks lassen auf die Integrität dieser Strukturen schließen (s. S. 503 u. 510). Die Beurteilung der Halswirbelsäule und der neurologischen Situation ergänzt die klinische Untersuchung.

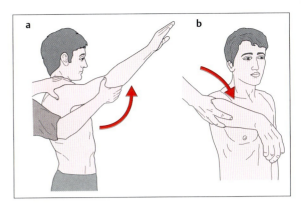

Abb. 16.**15** Impingement-Tests.
a Neer-Test: Die forcierte Elevation des gestreckten, innenrotierten Arms provoziert das schmerzhafte subakromiale Impingement.
b Hawkins-Test: Bei mittlerer Flexion im Schultergelenk wird bei gebeugtem Arm durch forcierte Innenrotation ein subakromiales bzw. subkorakoidales Impingement-Syndrom ausgelöst.

Impingement-Tests (Abb. 16.**15a, b**):
▶ Beim *Neer-Test* wird der gestreckte und innenrotierte Arm bei fixierter Skapula forciert nach vorne angehoben, was zu einem mechanischen Impingement führt.
▶ Der *Hawkins-Test* löst bei Abduktion und Innenrotation des Arms einen scharfen subakromialen Schmerz aus.
▶ Der *Matsen-Test* ist ein schmerzhafter Innenrotationstest, wenn der Arm des Patienten auf den Rücken gedreht wird. Infolge der dorsalen Kapselverkürzung kommt es zu einem Höhertreten des Kopfs und damit zur Auslösung einer sekundären Impingement-Situation.

Subakromialer Infiltrationstest. Der Test (10 ml 1 %iges Lokalanästhetikum) steht am Ende der Untersuchung und dient der differenzialdiagnostischen Abgrenzung. Kommt es nach der Infiltration des subakromialen Raums zu einer unmittelbaren Schmerzbeseitigung, spricht dies für eine subakromiale Pathologie. Bleibt die Lokalanästhetikuminfiltration wirkungslos, kann durch eine nachfolgende Injektion in das Akromioklavikulagelenk oder das Glenohumeralgelenk auf deren Beteiligung an der Schmerzsymptomatik geschlossen werden.

Bildgebende Diagnostik

Die *Sonographie* zählt als aussagekräftige, nichtinvasive und kostengünstige Untersuchungstechnik zum diagnostischen Standard. Sie ermöglicht sowohl eine statische als auch eine dynamische Beurteilung der Rotatorenmanschette, der Bursa subacromialis und der langen Bizepssehne in mehreren Ebenen.

Die *Röntgenuntersuchung* im a.-p., axialen und tangentialen Strahlengang (Impingement-Serie) ist erforderlich. Vor allem durch die Outlet-Aufnahme (y-Aufnahme mit 10° kaudalwärts gekipptem Richtstrahl) lassen sich Akromionform und akromialer Traktionsosteophyt gut darstellen. Die degenerativen Veränderungen des AC-Gelenks werden im a.-p. Bild mit 30° kaudal gekippter Röhre am besten erfasst.

Arthrographie und MRT dienen im Wesentlichen dem Ausschluss einer Rotatorenmanschettenruptur. Das Artho-MRT kann darüber hinaus auch Hinweise auf intraartikuläre Läsionen (Labrumläsionen, SLAP-Läsionen), krankhafte Veränderungen des Akromioklavikulagelenks (Arthritis, Diskuspathologie) oder die Weichteilbeschaffenheit des Schultergürtels (Muskelatrophie) erkennen.

Die *Arthroskopie bzw. Bursoskopie* kann sowohl diagnostisch als auch therapeutisch eingesetzt werden. Zunächst wird das Glenohumeralgelenk hinsichtlich Nebenpathologien kontrolliert, dann der Subakromialraum auf Veränderungen der Bursa, des Akromions mit dem einstrahlenden Lig. coracoacromiale oder der Rotatorenmanschette untersucht. Auch die kaudalen Osteophyten des Akromioklavikulagelenks lassen sich darstellen.

Die diagnostische und therapeutische Arthroskopie erfolgt in einer Sitzung.

Differenzialdiagnose

Für die OP-Indikation und die operative Planung sind einer Reihe anderer subakromialer Erkrankungen und Läsionen des glenohumeralen Gelenks sowie neurologische Störungen abzugrenzen:
▶ *Subakromiale Veränderungen:*
- Rotatorenmanschettenrupturen (Funktionsausfall, Bildnachweis),
- kalzifizierende Tendinitis (Kalkdepot im Röntgenbild),
- instabiles Os acromiale (Tangentialaufnahme),
- AC-Gelenkarthrose (Cross-body-Test, Infiltrationstest).

▶ *Artikuläre Veränderungen:*
- posteriores und anteriores Glenoid-Impingement (Funktionstest, Arthroskopie),
- SLAP-Läsionen (Arthro-MRT, Arthroskopie),
- adhäsive Kapsulitis (Kapselsteife, Arthroskopie).

▶ *Neurologische Läsionen:*
- Wurzelkompression C5/6 (neurologische Ausfälle, MRT Halswirbelsäule),
- Kompression des N. suprascapularis (dorsaler Schulterschmerz, Muskelatrophie),
- Kompression des N. axillaris (Parästhesien, Druckschmerz laterale Achsellücke),
- Skapulafehlstellung bei Lähmungen des M. serratus, M. trapezius und M. rhomboideus (Scapula alata, Dyskinesie),
- neuralgische Schulteramyotrophie (intensiver Ruheschmerz, später Paresen und Atrophien).

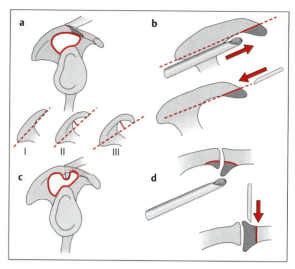

Abb. 16.**16** Pathogenese und operative Therapie des subakromialen Impingement-Syndroms.
a Einengung des Subakromialraums durch Traktionsosteophyt bzw. Hakenform des Akromions (Formvarianten des Akromions nach Bigliani I–III).
b Subakromiale Dekompression durch vordere Akromioplastik mit Fräse oder Meißel. Beachte: Ein hakenförmig gekrümmtes Akromion wird in ein flaches verwandelt.
c Einengung des Subakromialraums durch kaudale Osteophyten des AC-Gelenks.
d Abtragung der kaudalen Osteophyten (Mini-Mumford-OP) oder Resektion des arthrotischen AC-Gelenks (Mumford-OP).

Konservative Therapie

Die konservative Therapie besteht aus 4 Elementen:
▶ Die *Schmerzbeseitigung* durch Vermeidung schmerzauslösender Tätigkeiten, Gaben nichtsteroidaler Antirheumatika sowie physikalischen Anwendungen (Wärme, Kälte, Massage, Reizstrom etc.) steht an erster Stelle. Auch die subakromiale Infiltration eines Steroids in Kombination mit einem Lokalanästhetikum kann zu einer anhaltenden Besserung führen. Da die Steroide die Biosynthese von Kollagen hemmen, soll die lokale Steroidgabe aber auf 3 Injektionen in wöchentlichem Abstand begrenzt werden.
▶ Die *Wiederherstellung der Schulterbeweglichkeit* wird durch ein gezieltes Stretchingprogramm angestrebt. Dabei soll durch entsprechende Dehnübungen (Abb. 16.**17**) vor allem die dorsale Kapselschrumpfung beseitigt werden, um die normale Translationsbewegung des Humeruskopfs wieder herzustellen.
▶ Die *Kräftigung der kopfzentrierenden Muskulatur* wird eingeleitet, sobald der Patient schmerzarm ist und eine normale passive Schulterbeweglichkeit erreicht hat. Die Funktionen der Mm. infra-

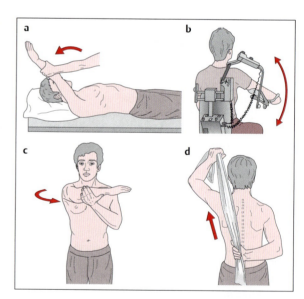

Abb. 16.**17** Passive Dehnübungen des Schultergelenks (Beispiele).
a Frühzeitige passive Elevation des Arms nach subakromialer Dekompression (early passive motion).
b Kontinuierliche passive Elevation des Arms auf Motorschiene (continuous passive motion).
c Passive Dehnübung der dorsalen Kapsel durch Adduktion in der Horizontalebene (Eigentherapie).
d Passive Dehnübungen der Gelenkkapsel durch Abduktion-Außenrotation bzw. Adduktion-Innenrotation mit einem Handtuch.

und subscapularis sollen gestärkt werden, nicht aber der kranialisierende M. deltoideus (s. Abb. 16.**7a–b**).

▶ Abschließende *Koordinationsübungen* sollen die Funktion der Schultergürtelmuskulatur synchronisieren und einen normalen skapulohumeralen Rhythmus wieder herstellen (s. Abb. 16.**7c–d**).

Beachte: Die erlernten Übungen können später vom Patienten selbstständig als Heimprogramm mit dem Theraband fortgeführt werden.

Operative Therapie

Eine Indikation bei den *primärem Impingement-Formen* zur subakromialen Dekompression besteht dann, wenn die konservative Therapie innerhalb von 3–6 Monaten nicht zum Ziel geführt hat. Das operative Behandlungsprinzip besteht in der Erweiterung des subakromialen Raums mit Bursektomie. Der Eingriff kann offen und arthroskopisch durchgeführt werden.

Die *arthroskopische subakromiale Dekompression* (ASAD) gilt heute als die Technik der Wahl. Nach einer Inspektion des Glenohumeralgelenks wird der subakromiale Raum eröffnet und débridiert. Ein überhängender vorderer Akromionrand wird so weit abgetragen, dass eine flache Unterseite des Akromions entsteht. Ein Typ Bigliani II oder III wird in einen Typ I verwandelt (s. Abb. 16.**6a, b**). Außerdem soll ein straffes Lig. coracoacromiale eingekerbt oder teilweise reseziert werden. Bei eindeutiger Mitbeteiligung des Akromioklavikulagelenks ist eine Resektion der kaudalen Osteophyten angezeigt. Das AC-Gelenk kann von kaudal eröffnet und der Diskus entfernt werden. Nur im Extremfall wird die laterale Klavikula unter Erhaltung der kranialen akromioklavikulären Bandverbindung reseziert (s. Abb. 16.**6c, d**). Das gilt auch für ein kleines, instabiles Os acromiale. Schließlich können auch partielle und kleine Rotatorenmanschettenrupturen arthroskopisch oder über einen Mini-open-Repair versorgt werden.

Die *offene subakromiale Dekompression* (SAD) ist bei Revisionsoperationen oder bei der Versorgung größerer Rotatorenmanschettendefekt angezeigt.

Bei den *sekundären Impingement-Formen* ist die subakromiale Dekompression kontraindiziert.

Nachbehandlung

Die postoperative Schmerzreduktion wird durch eine Interskalenusblockade, durch Kryotherapie und Gaben nichtsteroidaler Antirheumatika erreicht. Um subakromiale Adhäsionen und Verwachsungen zu vermeiden, wird noch am OP-Tag mit der passiven Beübung begonnen (early passive motion, EPM). Die Lage des Arms in einer Gilchrist-Bandage ist bei der alleinigen arthroskopischen subakromialen Dekompression nicht notwendig, eher sogar hinderlich. Wichtig ist ein konsequentes Stretching und muskuläres Aufbauprogramm, evtl. unter Zuhilfenahme einer Motorschiene (continuous passive motion, CPM). Ein Selbstbeübungsprogramm führt innerhalb von 2–6 Wochen zur Schmerzfreiheit bei freier Funktion. Überkopfsportarten sind erst nach dem 3. postoperativen Monat wieder erlaubt (Abb. 16.**17**).

Ergebnisse und Komplikationen

Die arthroskopischen und offenen operativen Techniken haben vergleichbare mittel- und langfristige Ergebnisse. In beiden Gruppen ist mit einer Erfolgsrate von 90 % zu rechnen. Die Vorteile der arthroskopischen subakromialen Dekompression sind die Minimierung der operativen Traumatisierung und damit eine Verminderung der postoperativen Schmerzen, eine kurze Rehabilitationszeit sowie geringe Behandlungskosten.

Unbefriedigende Ergebnisse und Komplikationen haben ihre Ursache in einer nichtentsprechenden Indikationsstellung (sekundäre Instabilitätsform), nichtbehandelten Begleitbefunden (AC-Gelenkarthrose, Intervallläsion, SLAP-Läsion) sowie einer mangelhaften postoperativen Rehabilitation. Anhaltende Schmerzsyndrome, die konservativ nicht behoben werden können, erfordern eine Nachoperation unter Berücksichtigung von sämtlichen pathologischen Befunden.

16.2.2 Rotatorenmanschettenrupturen

Engl.: rotator-cuff rupture.

Definition.
Eine Ruptur der Rotatorenmanschette liegt vor, wenn die gemeinsame Sehnenplatte der Rotatoren eine Rissbildung aufweist. Eine komplette Ruptur durchsetzt die Rotatorenmanschette in ihrer gesamten Dicke. Partielle Rupturen können an der Sehnenunterfläche, an der Sehnenoberfläche und auch intratendin lokalisiert sein.

Epidemiologie

Mit zunehmendem Alter steigt die Zahl der Rotatorenmanschettenrupturen. Bei unter 40-jährigen Personen liegt die Häufigkeit zwischen 0 und 5 %. Im Sektionsgut über 70-Jähriger beträgt die Inzidenz dagegen um 30 %. Männer sind doppelt so häufig betroffen wie Frauen. Zwei Drittel der Läsionen entfallen auf den dominanten Arm. Massendefekte kommen in 50 % der Fälle beidseitig vor. Isolierte Rupturen der langen Bizepssehne gehen der Rotatorenmanschettenruptur häufig voraus. Schulterluxationen bei über 40-jährigen Patienten führen fast in der Hälfte der

Fälle auch zu Rotatorenintervallrupturen (Habermeyer & Schweiberer 1996; Rockwood & Matsen 1998).

Pathogenese

Die **degenerativen Rupturen** (ca. 95 % aller Rupturen der Rotatorenmanschette) betreffen vor allem Patienten über dem 40. Lebensjahr. Sie zeigen die gleichen Veränderungen wie das Impingement-Syndrom. Wie dort kann man zwischen extrinsischen und intrinsischen Ursachen unterscheiden.

Unter extrinsischer Ursache wird die anatomische Einengung des Subakromialraums, unter einer intrinsischen Ursache die degenerative Veränderung der Rotatorenmanschette selbst verstanden.

Die *extrinsische Theorie*, die vor allem von Neer vertreten wird, geht davon aus, dass durch Wiederholung desselben Elevationsvorgangs die Rotatorenmanschette im engen Supraspinatus-Outlet an ihrer Oberfläche abgerieben wird und schließlich rupturiert.

Die *intrinsische Theorie* sieht die Ursache der Rotatorenmanschettenruptur dagegen in einer neuromuskulären Dysbalance im Rahmen von Alterungsprozessen, die typischerweise nahe der Supraspinatusinsertion beginnen. Dieser Bereich ist durch eine schlechte Blutversorgung charakterisiert (kritische Zone). Bei Adduktion und Innenrotation kommt es zu einer Auswringung der Gefäße und damit zu einer temporären Unterversorgung vor allem an der artikulären Seite der Rotatorenmanschette. Hier beginnt die Degeneration der Sehne.

Da dieser Bereich vor allem auch rotatorischen Scherkräften unterliegt, kommt es zur Delamellierung und zu partiellen Einrissen an der Unterseite der Supraspinatusportion. Infolge des dabei entstehenden Kerbeffekts kann die Sehne bei fortschreitender Degeneration an dieser Stelle ganz einreißen. Es kommt zur kompletten Ruptur. Infolge der fortschreitenden Zugbeanspruchung werden die Rupturränder auseinandergezogen und können nicht heilen. Die Rissbildung kann sich unter weiterer Belastung vergrößern und in manchen Fällen (4 %) in einer Rotatorendefektarthropathie enden.

Die **traumatische Ruptur** (ca. 5 % aller Rupturen) findet man ohne degenerative Vorschädigung bei Patienten unter 40 Jahren, wenn die vorgespannte Sehne durch ein adäquates Trauma reißt.

Kombinierte Rupturen der Rotatorenmanschette finden sich vor allem bei vorderer Schulterluxation (40 % Intervallrupturen). Auch die lange Bizepssehne unterliegt am Sulcuseingang, wo sich das Rotatorenintervall trichterförmig verengt, degenerativen Veränderungen. Partielle und komplette Rupturen der langen Bizepssehne an dieser Stelle sind mit Rotatorenmanschettenläsionen häufig kombiniert. Bei Intervallläsionen kann die lange Bizepssehne luxieren oder subluxieren (s. S. 513).

Pathomechanik

Die Abduktion des Glenohumeralgelenks erfolgt im Wesentlichen durch den M. deltoideus. Bei der Anspannung dieses Muskels kommt es nicht nur zu einem abduzierenden, sondern auch zu einem kranialisierenden Effekt auf den Humerus. Die Antagonisten für den kräftigen M. deltoideus sind vor allem die unter dem Drehzentrum ansetzenden Rotatoren, also der M. subscapularis sowie die Mm. infraspinatus et teres minor. Sie bilden ein horizontales Kräftepaar, dessen Kraftresultierende in das Gelenk läuft (horizontal plane force couple). Die genannten Muskeln wirken dem Drehmoment des M. deltoideus balancierend entgegen und bilden mit diesem auch ein frontales Kräftepaar (coronal plane force couple), dessen resultierende Kraft ebenso in das Pfannenzentrum gerichtet ist.

Bei einer Dysbalance dieser Kräftepaare mit Überwiegen der Deltakraft kann der Drehpunkt des Gelenks bei der Abduktion nicht stabilisiert werden, und es kommt zu einer Kranialisierung des Kopfs gegen das Akromion. Die Rupturen der Rotatorenmanschette gehen deshalb mit einem Kraftverlust einher. Bei einem Massendefekt der Rotatorenmanschette kann der M. deltoideus seine abduzierende Wirkung nicht mehr entfalten, obwohl er an sich funktionsfähig ist. Der Arm kann dann ähnlich wie bei einer Parese des M. deltoideus u. U. nicht einmal bis zur Horizontalen gehoben werden (Pseudoparalyse).

Pathomorphologie

Die pathomorphologischen Sehnenveränderungen sind vielgestaltig. Man kann unterscheiden nach Grad, Lage und Größe der Ruptur sowie nach der Qualität des Sehnenrands und der Muskulatur.

Rupturgrad. Die *Tendopathie* äußert sich in einer Signaländerung der Sehnensubstanz im Kernspintomogramm und entspricht wahrscheinlich der Frühphase einer Partialruptur. Bei der *Partialruptur* kann man 3 Arten unterscheiden: die artikuläre Ruptur an der Sehnenunterseite, die bursale Ruptur an der Sehnenoberseite und die intratendine Ruptur. Die *Totalruptur* ist ein vollständiger transmuraler insertionsnaher Riss der Sehne bei mehr oder weniger ausgeprägter Retraktion der Muskel-Sehnen-Einheit.

Rupturlokalisation und Rupturgröße. Nach der Lokalisation kann man zwischen Sehnenrupturen des M. subscapularis, M. supraspinatus und M. infraspinatus/teres minor unterscheiden. Wenn mindestens 2 Sehnenportionen komplett betroffen sind, spricht man von einer *Massenruptur*. Das Rotatorenintervall mit der langen Bizepssehne nimmt eine Sonderstellung ein. Weitaus am häufigsten ist die Sehne des M. supraspinatus betroffen. Isolierte Rupturen machen 60 %, die Kombination mit Sehnenrupturen des M. infraspinatus und M. subscapularis über 90 % des Krankenguts aus. Knapp 10 % entfallen auf die isolierte Sehnenruptur des M. subscapularis. Eine isolierte Sehnenruptur des M. infraspinatus kommt praktisch nie vor. Die Rupturgröße wird in Zentimetern gemessen.

Rupturform und Sehnenqualität. Sie hängen stark von der Ätiologie und dem Alter der Ruptur ab. Traumatische Rupturen bei jüngeren Patienten zeigen häufig longitudinale oder triangelförmige Rissbildungen mit einem gut erhaltenen stabilen Sehnenrand. Atraumatische Rupturen älterer Patienten sind meistens transversale oder querovale Defekte mit ausgedünnter, atrophischer Randzone. Der Nahthalt bei der Rekonstruktion wird dadurch erschwert.

Muskelatrophie. Die Muskulatur der rupturierten Sehnenportion unterliegt der Atrophie und der fettigen Degeneration. Es handelt sich dabei um eine extrazelluläre Fetteinlagerung. Im Kernspintomogramm kann die Muskelatrophie und der Grad der fettigen Degeneration am Verhältnis von Fett zu Muskelvolumen bestimmt werden. Daraus ergeben sich Schlussfolgerungen für die noch vorhandene Muskelkraft.

Klassifikation und Prognosekriterien

Die Klassifikation erfolgt nach den in Tab. 16.1 genannten Kriterien. Diese Kriterien entscheiden über die Rekonstruktionsmöglichkeiten und die Erfolgsaussichten (Prognosekriterien). Die Qualität des Sehnengewebes bzw. des Sehnenrands und der Zustand der Muskulatur sowie die noch bestehende Gelenkzentrierung spielen dabei ebenso eine Rolle wie das Alter, die präoperative passive Gelenkbeweglichkeit und die Motivation des Patienten.

Tabelle 16.1 Klassifikation der Rotatorenmanschettenrupturen

Kriterium	Einteilung
A Ätiologie	• degenerative Ruptur • traumatische Ruptur
B Grad	• Partialruptur • Komplettruptur
C Größe	• klein = unter 1 cm • mittel = 1–3 cm • groß = 3–5 cm • massiv = mehr als 5 cm
D Form	• Querruptur • Längsruptur • dreieckige Ruptur
E Lage	• Läsion des M. supraspinatus • Läsion des M. infraspinatus • Läsion des M. subscapularis • Intervallläsion • Massendefekt

Klinik und klinische Diagnostik

Die Klinik ist charakterisiert durch Schmerzen, Funktionseinschränkung und Kraftverlust. Die *degenerativen Rupturen* verlaufen vielfach klinisch stumm oder symptomarm. Auffällig ist immer wieder die Diskrepanz zwischen Größe der Ruptur einerseits und der Schmerzintensität und Funktionseinschränkung andererseits. Kinematisch balancierte Defekte können durch noch erhaltene Strukturen der Rotatorenmanschette und des M. deltoideus über lange Zeit funktionell kompensiert werden. Die Lokalisation der Ruptur ist dabei von größerer Bedeutung als die Ausdehnung des Risses. Erst wenn der Riss so ausgedehnt ist, dass der Kopf nicht mehr in die Pfanne zentriert werden kann, kommt es zu relevanten Schmerzen und Funktionsbehinderungen. Die Vergrößerung des vorbestehenden Sehnendefekts führt aber oft erst nach Tagen zu entsprechenden Beschwerden.

Die *traumatischen Rupturen* führen dagegen unmittelbar zu Schmerzen und zu Funktions- und Kraftverlust. Bei ausgedehnten Rissen besteht oft eine Pseudoparalyse. Eine Hämatomverfärbung im Bereich des M. pectoralis major kommt erst nach Tagen zum Vorschein.

Die Schmerzsymptomatik wird durch die **Impingement-Zeichen** nach Neer und Hawkins (s. Abb. 16.**15**) provoziert. Sie sind aber für die Prüfung der Rotatorenfunktion ohne Bedeutung. Die Integrität der Rotatorenmanschette wird mit der Kraftprüfung der einzelnen Muskeln und den sog. Lag-Zeichen getestet. Voraussetzung für diese Untersuchung ist eine seitengleich passive Bewegungsamplitude des Gelenks. Ggf. müssen bestehende Schmerzen durch eine subakromiale Lokalanästhetikuminfiltration ausgeschaltet werden.

Die **Kraftprüfung** des M. supraspinatus erfolgt mit dem *Jobe-Test* (Abb. 16.**18a**), einer isometrischen Abduktion gegen Widerstand des innenrotierten Arms. Der Patient kann dem vom Untersucher ausgelöstem Druck nicht standhalten.

Der M. infraspinatus wird getestet mit der Außenrotationskraft gegen Widerstand bei am Körper angelegten Ellbogen (Abb. 16.**18b**).

Eine zusätzliche Läsion des M. teres minor manifestiert sich durch das *Patte-Zeichen*, d.h. der Arm kann in Abduktion nicht außenrotiert werden (Abb. 16.**18c**).

Beim M. subscapularis prüft man die Innenrotationskraft gegen Widerstand in Neutralrotation.

Der „*Lift-off-Test*" ist nur aussagekräftig bei kompletter Ruptur des M. subscapularis.

Sensibler ist der „*Press-belly-Test*" (Abb. 16.**18d**). Der Patient kann hier gegen Widerstand des Prüfers seinen Arm nicht auf seinen Bauch legen.

Die **Lag-Zeichen** (Abb. 16.**18e–h**) beschreiben die Diskrepanz zwischen passiver und aktiver Beweglichkeit. Der maximale passive Bewegungsausschlag kann aktiv nicht gehalten werden. Das Außenrotations-Lag bei hängendem Arm ist Ausdruck einer Sehnenruptur des M. supra- und M. infraspinatus. Das *Außenrotations-Lag* in Abduktionsstellung (sog. *Dropzeichen*) charakterisiert eine Ruptur des M. infraspinatus und des M. teres minor. Das *Innenrotations-Lag* ist die Unfähigkeit, den hinter dem Rücken passiv abgehobenen Arm in der Ausgangsstellung zu halten, was für eine Läsion des M. subscapularis spricht.

Bildgebende Diagnostik

Die *Sonographie* (Abb. 16.19a–d) zählt als aussagekräftige, nichtinvasive und kostengünstige Untersuchungstechnik zum diagnostischen Standard. Sie ermöglicht sowohl eine statische als auch dynamische Beurteilung der Rotatorenmanschette, der Bursa subacromialis und der langen Bizepssehne in mehreren Etagen. Die diagnostische Genauigkeit liegt bei 90–95 %.

Die *Röntgenuntersuchung* in 3 Ebenen (sog. Impingement-Serie) lassen vor allem sekundäre Veränderungen am Tuberculum majus und am Akromioklavikulagelenk erfassen. Der akromiohumerale Abstand (AHA) ist ein Maß für die funktionelle Dekompensation des Gelenks. Die subakromiale Enge wird am besten in der sog. Outlet-Aufnahme sichtbar. Die konventionelle Arthrographie gibt Aufschluss über bestehende Rotatorenmanschettenrupturen, kann aber deren Lage und Größe nicht hinreichend bestimmen.

Der Wert der *MRT* liegt vor allem im präoperativen morphologischen Staging. Aussagen über Defektlage sowie Muskelatrophie und fettige Degenerationen machen die Methode für die OP-Planung unverzichtbar.

Die *Arthroskopie* ist allen bildgebenden Verfahren überlegen und wird häufig routinemäßig angewandt.

Differenzialdiagnose

Isolierte Muskelatrophien sowie Abduktions- und Außenrotations-/Innenrotationsschwäche des Arms kommen nicht nur bei Rotatorenmanschettenläsionen (Pseudoparalysen), sondern selbstverständlich auch bei echten neurogenen Paresen vor. Ist bei der Befundlage die Rotatorenmanschette morphologisch intakt (Sonographie, MRT), muss an eine zervikale Wurzelläsion C5/6, eine brachiale Plexusparese und vor allem an ein Entrapment des M. suprascapularis (Incisura-scapulae-Syndrom) gedacht werden. Eine Axillarisparese kommt nach einer glenohumeralen Luxation auch mit Beteiligung der Rotatorenmanschette vor. Fachneurologische Abklärungen sind notwendig.

Konservative Therapie

Nicht jede Rotatorenmanschettenruptur muss operativ versorgt werden. Vor allem bei älteren Menschen, bei denen die Schmerzsymptomatik im Vordergrund steht, genügen oft konservative Behandlungsmaßnahmen. Neben der medikamentösen Schmerztherapie ist die krankengymnastische Beübung zur Vermeidung von Kontrakturen ein zentraler Bestandteil. Unter einer konsequenten 6-wöchigen Therapie wird jeder 2. Patient weitgehend schmerzfrei. Allerdings kann es im weiteren Verlauf zu einer Erweiterung der Ruptur mit Wiederauftreten von Beschwerden kommen. Darüber ist der Patient zu informieren (Burkhead 1996; Habermeyer & Schweiberer 1996).

Operative Therapie

Die Indikation zur Operation beseht, wenn nach erfolgloser konservativer Therapie Schmerzen oder gravierende Funktionseinschränkungen bestehen bleiben. Bei traumatischen Rupturen mit einer Pseudoparese sollte mit der operativen Versorgung jedoch nicht abgewartet werden. Voraussetzung ist, dass die passive Beweglichkeit frei ist, die Muskulatur noch nicht durch fettige Degeneration stark geschädigt ist und ein übungsstabiler Nahtverschluss gelingt.

Eine begleitende Schultersteife sollte präoperativ beseitigt werden.

Die operative Rekonstruktion beinhaltet 3 Elemente:

▶ ausreichende subakromiale Dekompression, ggf. unter Einbeziehung des Akromioklavikulagelenks,

Abb. 16.18 Krafttests der Rotatorenmuskeln.
a Supraspinatustest: Abduktion gegen Widerstand des abduzierten, innenrotierten und um 30° horizontal adduzierten Arms (Jobe-Test).
b Infraspinatustest: Außenrotation gegen Widerstand bei angelegtem Oberarm.
c Infraspinatus- und Teres-minor-Test: Außenrotation gegen Widerstand bei 90° abduziertem, gebeugtem Arm.
d Subskapularistest: Der Unterarm kann gegen Widerstand nicht an den Bauch gepresst werden (Press-belly-Test) oder nicht vom Rücken abgehoben werden (Lift-off-Test).
e–h Lag-Zeichen und Hornblower-Zeichen (Diskrepanz zwischen passiver und aktiver Beweglichkeit).
e Außenrotations-Lag bei hängendem Arm (Ruptur des Supra- und Infraspinatus).
f Außenrotations-Lag in Abduktionsstellung des Arms (Ruptur des Infraspinatus und des Teres minor).
g Innenrotations-Lag in maximaler Innenrotation (Ruptur des Subskapularis).
h Hornblower-Zeichen: Um die Hand in den Mund zu stecken, muss der Ellbogen höher als die Hand gehoben werden (Ruptur des Infraspinatus und Teres minor).

16.2 Erkrankungen der Rotatorenmanschette

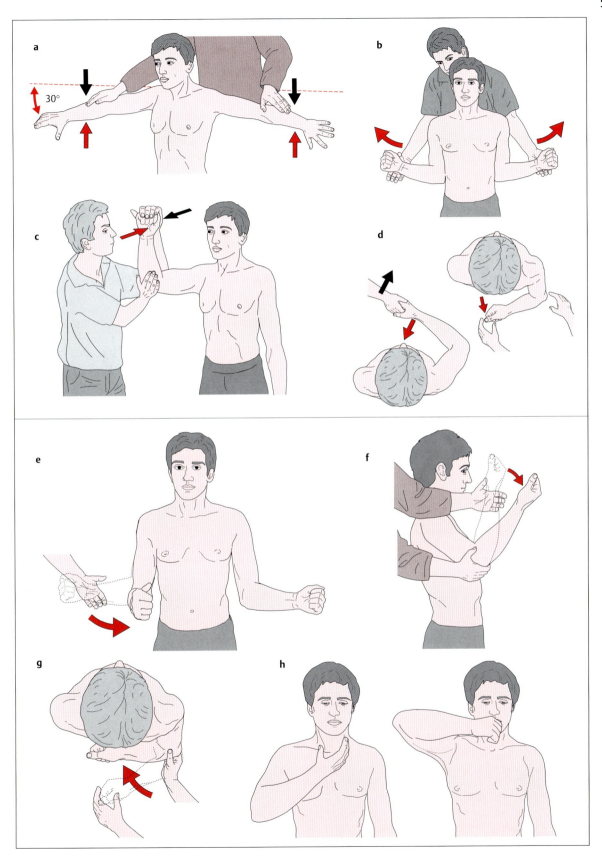

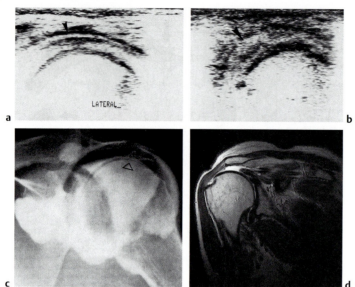

Abb. 16.**19** Bildgebende Diagnostik bei Impingement-Syndrom und Ruptur der Rotatorenmanschette.
a Bursitis subacromialis bzw. subdeltoidea im Sonogramm.
b Läsion der Supraspinatussehne im Sonogramm.
c Ruptur der Rotatorenmanschette im Arthrogramm. Beachte: Kontrastmittelaustritt vom Gelenk in die Bursa subacromialis.
d Großer Defekt der Rotatorenmanschette im Arthro-MRT.

- stabiler und spannungsarmer Verschluss des Rotatorendefekts,
- Erhaltung des Deltaansatzes.

Partielle und kleine Rupturen können arthroskopisch versorgt werden.

Partialrupturen. Ob die Partialrupturen der Rotatorenmanschette operativ versorgt werden sollen, ist umstritten. Immer mehr Autoren neigen dazu, im Rahmen der subakromialen Dekompression die ausgedünnten Sehnenanteile spindelförmig auszuschneiden und die Lücke durch Naht oder transossäre Refixation zu schließen. Damit soll der Entwicklung einer kompletten Ruptur vorgebeugt werden.

Komplette Rupturen. Bei den kompletten Rupturen kommt es auf Lokalisation, Größe und Form der Rissbildung an. Kleine atraumatische Rupturen im Sehnenbereich des M. supraspinatus ohne Funktionsverlust müssen nicht unbedingt verschlossen werden. Größere Rupturen mit Beteiligung des M. infraspinatus sind dagegen durch transossäre Refixation am Tuberculum majus zu reinserieren. Um einen spannungsarmen und haltbaren Verschluss zu erzielen, ist eine ausgiebige Mobilisation des retrahierten Sehnenmantels und oft auch ein längsgestellter Hilfsschnitt notwendig. Ob die knöcherne Fixation durch transossäre Naht oder mithilfe von Fadenankersystemen durchgeführt wird, bleibt der Erfahrung des Operateurs überlassen (Abb. 16.**20a–d**).

Die Ruptur des M. subscapularis ist ein schwerwiegender Ausfall der horizontalen Muskelbalance. Die meist traumatisch entstandene M.-subscapularis-Ruptur bedarf deshalb immer der operativen Rekonstruktion. Wenn der Muskel weit retrahiert und fettig degeneriert ist, kann er durch den oberen M.-pectoralis-Anteil augmentiert oder ersetzt werden (M.-pectoralis-Transfer).

Intervallläsion. Die Intervallläsion, also die Aufsprengung der Rotatorenmanschette an ihrer schwächsten Stelle zwischen M. supraspinatus und M. subscapularis, kommt bei älteren Menschen häufig in Kombination mit einer vorderen Schulterluxation vor. Die Rotatorenmanschette hat Vorrang in der operativen Versorgung. Wenn der obere M.-subscapularis-Anteil mitbetroffen ist, luxiert oder subluxiert die lange Bizepssehne. Eine Tenotomie bzw. Tenodese im Sulcus bicipitalis ist dann zusätzlich vorzunehmen.

Massendefekte. Massendefekte mit Deinsertion von mindestens 2 Sehnenansätzen an den Tubercula sind mit ortsständigen Sehnenanteilen nicht immer spannungsarm zu verschließen. Auf eine Schwenkplastik benachbarter Sehnenanteile wird verzichtet, um die muskuläre Balance nicht zu stören. Der anterosuperiore Defekt (M. subscapularis und M. supraspinatus) kann durch einen M.-pectoralis-Transfer, der posterosuperiore Defekt (M. infraspinatus und M. supraspinatus) durch einen M.-latissimus-dorsi-Transfer verschlossen werden.

Wenn der Humeruskopf aber schon stark dezentriert oder gar subluxiert ist und der M. subscapularis nicht mehr vorhanden ist, bleibt nur das Débridement mit Tenotomie der langen Bizepssehne oder die Implantation mit einer inversen Prothese (s. S. 521).

Ist es im Rahmen einer **Cuff-Arthropathie** zu einer Gelenkdestruktion gekommen, ist eine Rekonstruktion der Rotatorenmanschette nicht mehr möglich. Es ist dann die Versorgung mit einer inversen Prothese (bei noch brauchbarem Glenoid und intaktem M. deltoideus) oder die Implantation einer Hemiprothese mit großem Kopf (bei erhaltenem korakoakromialem

16.2 Erkrankungen der Rotatorenmanschette

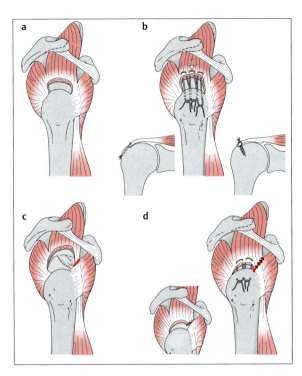

Abb. 16.20 Operative Rekonstruktion der Rotatorenmanschette.
a, b Verschluss einer querovalen Rissbildung (Supraspinatussehne) mit Reinsertion der mobilisierten Sehne durch transossäre Naht oder Fadenankersystem.
c, d Spannungsarmer Verschluss einer längsovalen, größeren Rissbildung (Supraspinatus und Infraspinatus) nach Hilfsschnitt zwischen Supraspinatus und Subskapularis (Rotatorenintervall-Release).

Bogen) angezeigt. Sonst bleibt nur die Arthrodese des Schultergelenks.

Nachbehandlung

Nota bene
Für eine frühfunktionelle Nachbehandlung ist nicht nur eine sichere Naht und Verankerungstechnik beim Verschluss der Rotatorenmanschette, sondern auch eine solide, möglichst transossäre Refixation des abgelösten M. deltoideus unerlässlich. Die Nähte müssen für 6 Wochen unter Verwendung eines Abduktionskissens vor Überdehnung geschützt werden.

Eine *Schmerztherapie mithilfe eines Interskalenuskatheters* ist für die schmerzfreie Beübung in der unmittelbar postoperativen Phase außerordentlich nützlich. In dieser Zeit sind nur passive oder aktiv-assistierte Übungen erlaubt. Erst danach wird die aktive Beübung freigegeben.

Die Aufschulung der muskulären Gelenkstabilisierung (Krafttraining) beginnt ab der 9. Woche.

Ergebnisse und Komplikationen

Die operative Therapie führt nach Literaturangaben in 80–90 % der Fälle zu guten und sehr guten Ergebnissen (Habermeyer & Schweiberer 1996). Prognostisch günstige Kriterien sind der spannungsarme Verschluss der Rotatorenmanschette, ein noch gut zentriertes Gelenk sowie eine funktionsfähige Muskulatur. Typische Komplikationen sind einerseits die *Einsteifung des Gelenks* bei ungenügender passiver Mobilisation in der unmittelbaren postoperativen Phase, andererseits die *Reruptur* bei insuffizienter Nahttechnik und unkritisch forcierter aktiver Beübung. Die postoperative Gelenksteife kann nach Ausheilung der Rotatorenmanschette meist arthroskopisch behoben werden. Die Reruptur mit Funktionsausfall bedarf der Nachoperation. Das gilt auch für die *Nahtdehiszens des M. deltoideus*.

Kausalzusammenhang

Die gutachterliche Bewertung basiert auf einer Einzelfallbeurteilung. Bei der Zusammenhangsbegutachtung können Pro- und Kontrakriterien eine Entscheidungshilfe sein. Bei Überwiegen der einen oder der anderen Gruppe kann ein Unfallzusammenhang bejaht bzw. verneint werden.

16.2.3 Tendinosis calcarea

Synonym: kalzifizierende Tendinitis, Kalkschulter.
Engl.: tendinitis calcific.

Definition.
Die Tendinosis calcarea ist eine eigenständige Erkrankung der Rotatorenmanschette unbekannter Ätiologie, die einen phasenhaften Verlauf mit hoher Selbstheilungstendenz hat.

Epidemiologie

Die Prävalenz beträgt bei asymptomatischen Schultern 3–20 %. Jede 3. Schulter wird im weiteren Verlauf symptomatisch. Der Anteil einer Tendinosis calcarea unter den Schultern mit chronischer Schmerzsymptomatik beträgt 20 %. Die meisten Patienten sind zwischen 30 und 50 Jahre alt. Bevorzugt betroffen sind der dominante Arm und das weibliche Geschlecht (Rockwood & Matsen 1998).

Pathogenese

Uhthoff et al. (1976) unterscheiden einen Evolutionszyklus mit 3 Hauptphasen:
▶ **Präkalzifizierungsstadium:** Vermutlich kommt es durch eine lokale Druckeinwirkung bei einer Ge-

webehypoxie nahe des Rotatorenmanschettenansatzes zu einer chondroiden Metaplasie. Es entsteht ein Faserknorpel. Klinische Beschwerden bestehen nicht.
- **Kalzifizierungsstadium:** Der Prozess der Kalzifizierung verläuft seinerseits wieder in 3 Phasen. Zunächst verkalkt der Faserknorpel unter fortdauernder Gewebehypoxie (Formationsphase), dann bleibt der Kalkherd längere Zeit unverändert (Ruhephase) und wird schließlich im Rahmen einer Hyperämie wieder resorbiert (Resorptionsphase). Bei der Resorption des Kalkherds können akute bis hochakute Schmerzen auftreten.
- **Postkalzifizierungsstadium:** Nach der Kalkresorption wird der Sehnendefekt durch Granulationsgewebe ausgefüllt, und es kommt über eine Narbenbildung wieder zu einem normalen Sehnengewebe (Sehnen-Remodelling). Unter Umständen kann aber eine Postkalzifizierungstendinitis auch über längere Zeit bestehen bleiben.

Pathomorphologie

Das intratendine Kalkdepot liegt in der hypervaskulären Zone nahe des Sehnenansatzes. Es handelt sich dabei nicht um eine dystrophe Verkalkung nekrotischer Sehnenareale, sondern um eine herdförmige, zellinduzierte Verkalkung bei chondroider Metaplasie (Remberger & Keyl 1985; Uhthoff et al. 1976). Nicht selten liegen mehrere Kalkdepots nebeneinander. Die Konsistenz ist in der Ruhephase hart, die Struktur schollig bis kreideartig. In dieser Phase können die Kalkdepots über viele Monate oder Jahre unverändert oder asymptomatisch bleiben (persistierende Kalkdepots).

Die Resorption kündigt sich histologisch durch eine akute perifokale Vaskularisierung an. Makrophagen und mehrkernige Riesenzellen phagozytieren schrittweise die Kalkablagerung.

Die Konsistenz des Kalks wird zahnpastaartig bis milchig. Es kommt zu einer Volumenzunahme mit intratendiner Druckerhöhung. Das Kalkdepot kann sich an der Sehnenoberfläche vorbuckeln und ein Impingement hervorrufen. Bei Perforation der Sehnenoberfläche bricht der verflüssigte Kalk in die Bursa subacromialis ein und führt zu einer kristallinduzierten hochschmerzhaften Bursitis.

Klinik und klinische Diagnostik

Entsprechend des Evolutionszyklus wechselt das klinische Bild von völliger Beschwerdefreiheit bis hin zu hochakuten Schmerzen. Im Vorstadium bestehen keine Schmerzen. Das Formations- und Ruhestadium ist häufig aber von Schmerzen geprägt. Erst in der Resorptionsphase kommt es durch Volumenzunahme und Freisetzung lokaler Entzündungsmediatoren zu akuten bis hochakuten Schmerzen. Die akute Schmerzsymptomatik kann einige Tage anhalten, bis der Kalk resorbiert ist. Die Schmerzphase kündigt eine bevorstehende Spontanheilung an. Abweichend von diesem typischen Verlauf kann es aber auch zu einer schmerzhaften Depotpersistenz über viele Jahre und auch zu einer Postkalzifizierungstendinitis kommen.

Bildgebende Diagnostik

Das Röntgenbild gibt die entscheidenden Hinweise zu Lage, Größe und Zustand des Kalkdepots (Abb. 16.**21a, b**).

Nach der Röntgenmorphologie lassen sich nach Gärtner 3 Typen unterscheiden:
- Typ I: homogenes und scharfrandiges Kalkdepot (Ruhephase),
- Typ II: unscharf homogenes oder scharfrandig transparentes Depot (Übergangsphase),
- Typ III: unscharf begrenztes, transparentes oder wolkiges Depot (Resorptionsphase).

Röntgenaufnahmen sind immer in 2 Ebenen erforderlich, um auch hinter dem Humeruskopf liegende Kalkherde zu erkennen. Mit der Sonographie kann das Kalkdepot lokalisiert und eine begleitende Bursitis subacromialis erkannt werden (echoreiche Areale mit konsekutivem Schallschatten).

Eine Korrelation zwischen Tendinosis calcarea und knöchernem subakromialem Impingement bzw. Rotatorenmanschettenläsion besteht nicht.

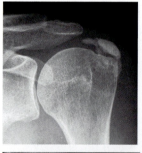 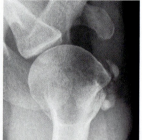
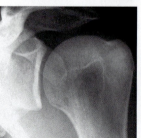 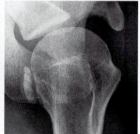

Abb. 16.21 Röntgenologische Darstellung der intratendinen Kalkdepots.
a Multiple Kalkherde mit unterschiedlicher Lage, Größe und Form im a.-p. und axialen Röntgenbild.
b Beachte: Ein dorsal gelegenes Kalkdepot kommt nur in axialer Projektion zur Darstellung.

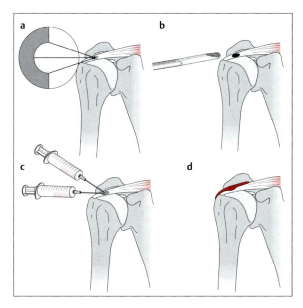

Abb. 16.22 Stadienorientierte Therapie der Tendinosis calcarea.
a Extrakorporale Stoßwellentherapie (Röntgenstadium I und II).
b Operative Entfernung (Röntgenstadium I und II).
c Needling mit Ausspülung des zerfallenden Kalkherdes (Röntgenstadium III).
d Spontanrevision abwarten bei Einbruch des verflüssigten Kalks in die Bursa subacromialis (keine OP).

Differenzialdiagnose

In der hochakuten Phase ist die Tendinosis calcarea abzugrenzen gegen eine septische Arthritis, eine Schulteramyotrophie sowie einen zervikalen Bandscheibenvorfall. Darüber hinaus ist an eine Polymyalgia rheumatica, an eine Arthritis urica, an eine Chondrokalzinose und an den Herpes zoster zu denken.

Therapie

Die Indikationsstellung richtet sich nach dem Stadium des Krankheitsverlaufs (Abb. 16.**22a–d**). In der Formations- und Ruhephase (Kalkdepot Typ I und II) ist bei Beschwerdepersistenz eine Stoßwellentherapie oder die Kalkentfernung angezeigt.

In der hochakuten Resorptionsphase (Kalkdepot Typ III) kann die Spontanheilung abgewartet werden. Unter konservativer Therapie löst sich der Kalk innerhalb von 2–3 Wochen auf. Eine Operation ist dann nicht notwendig.

Konservative Therapie

Die konservative Therapie besteht im chronischen Stadium in Gaben von nichtsteroidalen Antirheumatika und vorsichtiger Physiotherapie. Im akuten Stadium ist auf eine Physiotherapie zu verzichten, da sie die Beschwerden verstärken kann. Im hochakuten Stadium muss das Gelenk u. U. für einige Tage in der Gilchrist-Bandage ruhig gestellt werden. Subakromiale Cortisoninjektionen unterstützen dann die medikamentöse antiphlogistische Therapie.

Mit dem sog. *Needling* kann das zerfallende Kalkdepot (Typ II und III) mit einer 2-Nadel-Technik aspiriert und dadurch eine Druckentlastung bewirkt werden. Unter Bildwandlerkontrolle wird das Depot mit einer Nadel aufgesucht, mit Kochsalzlösung umspült und dann über eine zweite Nadel abgesaugt. Typ-III-Depots sollen in 85%, Typ-II-Depots in der Hälfte der Fälle beschwerdefrei werden (Gärtner & Heyer 1995).

Extrakorporale Stoßwellentherapie (ESWT): In der Formations- und Ruhephase mit noch dichtem Kalkdepot (Typ I und II) kann durch eine energiereiche Schallwelle der Kalk aufgelöst werden. Die Schallwelle wird durch einen elektroakustischen Wandler erzeugt, der auf das Kalkdepot fokussiert wird (Stoßwelle). Dadurch gelingt in über 50% der Fälle eine vollständige Auflösung des Kalkherds (Loew et al. 1999; Rompe et al. 2001). Der Stellenwert der Methode ist jedoch noch nicht eindeutig geklärt, da die angegebenen Resorptionsraten möglicherweise im Bereich des Spontanverlaufs liegen.

Operative Therapie

Bei Versagen der genannten Therapiemaßnahmen kann der Kalkherd operativ entfernt werden. Die arthroskopische Technik gewinnt gegenüber dem offenen Verfahren immer mehr Anhänger, obwohl das Aufsuchen des Kalkherds schwieriger sein kann (Merk & Jerosch 2001). Eine intraoperative Röntgenuntersuchung ist deshalb beim Aufsuchen der Kalkherde hilfreich. Um weitergehende Sehnenschädigungen zu vermeiden, kann auf eine vollständige Kalkentfernung verzichtet werden, sofern das Kalkdepot eröffnet wurde. Eine Seit-zu-Seit-Naht der Rotatorenmanschette ist nur selten erforderlich. Eine zusätzliche subakromiale Dekompression wird nur bei einem gleichzeitig bestehenden Outlet-Impingement als Präventivmaßnahme vorgenommen. Die Nachbehandlung ist die gleiche wie bei der subakromialen Dekompression.

Ergebnisse und Komplikationen

Die Ergebnisse sind vor dem Hintergrund der Selbstheilungstendenz zu sehen. Die spontanen Resorptionsraten liegen nach 5 Jahren bei 65%. Die Entwicklung des Depots kann auf jeder Stufe des Evolutionszyklus stehen bleiben und ein persistierendes Depot oder eine Postkalzifizierungstendinitis hinterlassen (Hertel 2000). Der Wert der operativen Kalkdepotentfernung liegt im Zeitgewinn und in der besseren Ausheilungschance. Eine zurückgelassener Kalkherd, der bei der Operation nicht eröffnet wurde, wird bei Beschwerdepersistenz revidiert.

16.3 Läsionen der langen Bizepssehne

16.3.1 Läsionen des Bizepssehnenankers

Engl.: SLAP-lesion.

Definition.
Darunter versteht man den Ausriss der langen Bizepssehne mit dem Labrum am oberen Pfannenrand. Snyder et al. (1990) haben die Verletzung des Labrum-Bizepssehnen-Komplexes als SLAP-Läsionen beschrieben (superior labrum anterior to posterior).

Epidemiologie

Gemessen an der Gesamtszahl der Labrumverletzungen ist die isolierte SLAP-Läsion eine seltene, aber signifikante Schulterverletzung. Betroffen sind vor allem junge Überkopfsportler.

Pathogenese

Als Verletzungsmechanismus gilt vor allem der Sturz auf den ausgestreckten, abduzierten Arm. Dabei kommt es zu einer Kompressionsbeanspruchung des Humeruskopfs gegen den Labrum-Bizepssehnen-Komplex. Aber auch akute Traktionsbelastungen des Bizepsankers in der Aushol- und Durchzugsphase der Wurfbewegung kommen in Betracht.

Pathomorphologie

Bei den genannten Mechanismen kann es zur Läsion am superioren Labrum von anterior nach posterior unter möglicher Beteiligung der Anheftungsstelle der langen Bizepssehne am Tuberculum supraglenoidalis und des superioren glenohumeralen Ligaments kommen.

Snyder et al. (1990) unterscheiden 4 Läsionstypen:
- Typ I: degenerative Auffaserung des Labrums, jedoch noch feste Verankerung von Labrum und Bizepssehne,
- Typ II: Ablösung des Labrums mit dem Ursprung der langen Bizepssehne vom Glenoidrand,
- Typ III: Korbhenkelriss des Labrums ohne Ablösung der Bizepssehne an ihrem Ursprung,
- Typ IV: Korbhenkelriss des Labrums mit Ausriss des Bizepssehnenankers.

Übergänge zu vorderen Bankart-Läsionen und interligamentären Kapselläsionen (Andrews-Läsion) kommen vor. Variationen der glenohumeralen Bänder und des Labrums (Buford-Komplex, sublabral hole) sind abzugrenzen.

Klinik und Diagnostik

Die klinische Diagnose ist schwierig. Oft vergehen Monate, bis die chronischen Schmerzen und die impingementartigen Beschwerden bei Überkopftätigkeiten geklärt werden (anterosuperiores Impingement). Nur die Hälfte der Patienten klagen über ein Schnappphänomen. Nur wenige haben ein Instabilitätsgefühl. Nicht selten besteht ein „Dead-arm-Syndrom".

Die **Bizepsankerzeichen** (Abb. 16.**23c, d**) führen zwar zu einer Anspannung des Sehnenankers, sind aber zum Nachweis einer SLAP-Läsion nicht zuverlässig:
- *Palm-up-Test*:
  Die aktive Abduktion des supinierten Arms gegen Widerstand bei gleichzeitigem Druck auf den Oberarmkopf aus der Axilla nach kranial führt bei instabilen Läsionen (Typ II und IV) zu typischen Schmerzen (SLAP-Apprehensionstest).
- *O'Brien-Test*:
  Der gestreckte Arm wird in 90° Flexion, 10° Horizontaladduktion und maximaler Innenrotation gehalten. Der Druck auf den Arm von oben löst Schmerzen aus, die bei Außenrotation verschwinden.
- *Crank-Test*:
  Der axiale Druck auf den elevierten Arm bei gleichzeitiger passiver Innen- und Außenrotation führt bei einer Läsion des oberen Labrums zu einem schmerzhaften Schnappen.

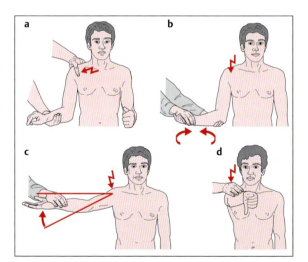

Abb. 16.23 Funktionstests der langen Bizepssehne.
a Palpationstest: Schmerzauslösung durch Palpation der Bizepssehne im Sulkus unter rotierenden Bewegungen.
b Yergason-Test: Schmerzauslösung durch Beugung und Rotation des Unterarms gegen Widerstand.
c Palm-up-Test: Schmerzauslösung durch Abduktion des außenrotierten und gestreckten Arms gegen Widerstand (Speed-Test).
d O'Brien-Test: Druck auf den 90° flektierten und 10° horizontal adduzierten Arm provoziert in Innenrotation Schmerzen, die in Außenrotation wieder verschwinden.

Das Röntgenbild ist unergiebig. Auch die Schnittbilddiagnostik ist nicht aussagekräftig, am ehesten noch die Arthro-MRT. Im Zweifelsfall sichert nur die Arthroskopie die Verdachtsdiagnose.

Therapie

Bei entsprechender Beschwerdesymptomatik ist die *arthroskopische Intervention* angezeigt. Wenn der Bizepssehnenanker erhalten ist, genügt ein Débridement der Labrumläsion (Typ I und III). Ist dagegen der Bizepsanker ausgerissen (Typ II und IV), muss der Komplex nach Anfrischung am knöchernen Glenoidrand mit Fadenankersystem oder transglenoidaler Naht refixiert werden. Dabei kann ein Anker posterior und ein Anker anterior des Bizepssehnenansatzes gesetzt werden (Abb. 16.**24**).

Nachbehandlung

Sie entspricht beim Labrumdébridement der nach subakromialer Dekompression. Bei der Refixation des Sehnenankers wird der Arm für 6 Wochen im Gilchrist-Verband getragen. Schon ab dem 1. postoperativen Tag sind allerdings Pendelübungen erlaubt. Die Außenrotation wird schrittweise bis zur 12. Woche freigegeben. Überkopfsportarten sind frühestens nach 6 Monaten erlaubt.

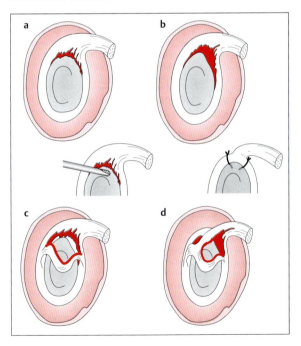

Abb. 16.**24** SLAP-Läsionen, Klassifikation und Therapie.
a Stadium I: degenerative Auffaserung des oberen Labrums, Bizepsanker fest. Arthroskopisches Debridement.
b Stadium II: Ablösung des Labrums mit der Bizepsverankerung vom Glenoidrand. Arthroskopische Refixation.
c Stadium III: Korbhenkelruptur des Labrums ohne Ablösung des Bizepssehnenankers. Arthroskopische Labrumresektion.
d Stadium IV: Korbhenkelruptur mit Ausriss des Bizepssehnenankers. Arthroskopisches Debridement mit Sehnenrefixation.

Die operative Versorgung verhilft den meisten Patienten 6 Monate postoperativ wieder zur Sportfähigkeit auf altem Niveau.

16.3.2 Tendinitis und Rupturen der langen Bizepssehne

Definition.
Die *Tendinitis* der langen Bizepssehne kommt fast ausschließlich als Begleitphänomen bei anderen krankhaften Veränderungen des Gelenks vor (sekundäre Tendinitis). Bei den *Rupturen* kann man zwischen partiellen und kompletten Läsionen der intraartikulären Verlaufsstrecke unterscheiden.

Epidemiologie

Betroffen ist vorwiegend der dominante Arm bei Männern nach dem 45. Lebensjahr. 3 von 4 Rupturen sind mit Rotatorenmanschettenrupturen vergesellschaftet, 50 % davon mit Läsionen des M. subscapularis (Rockwood & Matsen 1998).

Pathogenese

Die lange Bizepssehne, die am Glenoid bzw. am oberen Labrum entspringt und nach einem intraartikulären Verlauf im Rotatorenintervall in den Sulcus intertubercularis umgelenkt wird, bildet mit der Rotatorenmanschette eine funktionelle Einheit. Zusammen mit den Rotatoren ist die lange Bizepssehne an der Stabilisierung des Glenohumeralgelenks beteiligt und wirkt als Kopfdepressor.

Der Ort des Sulkuseingangs, wo sich das Rotatorenintervall trichterförmig verengt, ist der Ort der Sehnendegeneration. Zwischen einer Läsion der langen Bizepssehne und einer Intervallläsion der Rotatorenmanschette bestehen enge Beziehungen. Meistens handelt es sich um degenerative Rupturen. Eine traumatische Läsion kann nur angenommen werden bei jüngeren Patienten mit einem adäquaten Unfallmechanismus bei vorgespannter Sehne.

Pathomorphologie

Die Läsionen der langen Bizepssehne lassen sich einteilen in:
- sekundäre Tendinitis bzw. Tendovaginitis bei vorrangig anderen Läsionen,
- Partialrupturen der langen Bizepssehne mit Auffaserungen, vor allem an der Unterseite der Sehne,
- komplette Rupturen knapp oberhalb der Eintrittstelle in den Sulcus intertubercularis.

Klinik und Diagnostik

Für die **Tenosynovitis** ist der lokale Druckschmerz über dem Sulcus intertubercularis charakteristisch. Der Speed- und Yergason-Test können die Schmerzsymptomatik auslösen (Abb. 16.**23a, b**).

Teilrupturen der langen Bizepssehne verursachen stärkere Schmerzen als komplette Rupturen.

Die **komplette Ruptur** der langen Bizepssehne erfolgt oft unbemerkt. Gelegentlich kommt es zu einem stichartigen Schmerz mit einem hörbaren Reißen beim Anheben einer Last. Die typische Distalisierung des Muskelbauchs wird sichtbar (Abb. 16.**25a**). Ein Hämatom tritt selten in Erscheinung. Die grobe Kraft ist bei jungen Patienten reduziert; bei alten Patienten bleibt der Kraftverlust oft unbemerkt. Kombinationsverletzungen von langer Bizepssehne und Rotatorenmanschette sind häufig.

Im Sonogramm und im Arthro-Kernspintomogramm ist bei der Tendinitis die Sehne von einem flüssigkeitsgefüllten Halo umgeben. Bei einer Ruptur ist der Sulcus leer. Bedeutung hat die bildgebende Diagnostik vor allem zum Ausschluss einer begleitenden Rotatorenmanschettenläsion.

Konservative Therapie

Die *Tenosynovitis* und die *partiellen Rupturen* werden konservativ behandelt, wenn sie ohne eine funktionsbeeinträchtigende Rotatorenmanschettenläsion bestehen. Neben Gaben nichtsteroidaler Antirheumatika werden vor allem physikalische Maßnahmen durchgeführt (Elektrotherapie, Ultraschall etc.). Auch paratendinöse lokale Corticoidinfiltrationen kommen in Betracht. Die Injektion soll jedoch ohne nennenswerten Druck tangential in den Sulcus erfolgen, nicht in die Sehne selbst.

Auch die *kompletten Rupturen der langen Bizepssehne* werden in der Regel konservativ behandelt (Wirth & Keyl 1980). Das funktionelle Defizit mit Kraftverlust von Flexion und Supination des Unterarms ist gering (20 %).

Operative Therapie

Eine Indikation zur operativen Versorgung einer isolierten Ruptur der langen Bizepssehne ist nur bei jungen Patienten mit Überkopftätigkeit oder aus kosmetischen Gründen angezeigt. Allerdings können gleichzeitig bestehende Rotatorenmanschettenläsionen Anlass zur Operation bieten. Ein irritierender intraartikulärer Sehnenstummel kann arthroskopisch entfernt werden.

Offene Tenodese. Da die Sehne nicht End-zu-End genäht werden kann, ist entweder die Tenodese im Sulcus durch transossäre Naht (OP nach Hitchcock) bzw. mittels einer Schlüssellochplastik (OP nach Froimsen) angezeigt (Abb. 16.**25b, c**). Der Transfer auf den Processus coracoideus bzw. die Durchflechtung des hier ansetzenden kurzen Bizepskopfs hat den Nachteil, dass der proximalisierende Effekt des kurzen Kopfs noch verstärkt wird und damit einem subakromialen Impingement Vorschub geleistet wird. Eine gleichzeitig bestehende Rotatorenmanschettenruptur muss mitversorgt werden.

Arthroskopische Tenodese. Diese Technik ist den seltenen Fällen einer therapieresistenten Partialruptur vorbehalten. Die am Ursprung abgetragene und teilresezierte Sehne kann im Rotatorenintervall und im Sulkus fixiert werden (Weichteiltenodese; Habermeyer & Schweiberer 1996).

Nachbehandlung

Der Arm wird im Gilchrist-Verband für einige Tage ruhig gestellt. Die Ellbogenbeugung gegen Widerstand ist für 6 Wochen nicht erlaubt.

Ergebnisse und Komplikationen

Die konservative Therapie der Ruptur der langen Bizepssehne bringt befriedigende Ergebnisse. Die überwiegende Mehrzahl wird schmerzfrei. Allerdings besteht ein Kraftverlust bei der Unterarmflexion und

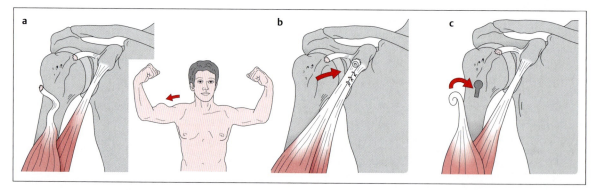

Abb. 16.**25** Ruptur der langen Bizepssehne.
a Typische Distalisierung des Muskelbauchs bei kompletter Ruptur.
b Transfer der gerissenen Sehne auf den Processus coracoideus.
c Tenodese der langen Bizepssehne am proximalen Humerus (Schlüssellochtechnik).

Supination von 10–20 %. Die operative Therapie bei jüngeren, körperlich aktiven Patienten führt dagegen regelmäßig zu einer völligen Wiederherstellung. Oft ist die Ruptur der langen Bizepssehne ein Vorbote für eine spätere Rotatorenmanschettenruptur.

16.3.3 Instabilitäten der langen Bizepssehne

Synonym: Intervallläsion.
Engl.: pulley lesion.

Definition.
Zu den Instabilitäten der langen Bizepssehne zählen sowohl die *Luxation und Subluxation* der Sehne als auch die *Läsion der Rotatorenintervallschlinge* ohne nachweisbare Instabilität.

Epidemiologie

Betroffen sind vor allem Männer mit einem Häufigkeitsgipfel in der 5. Lebensdekade. Traumatische Ereignisse sind eher selten.

Pathogenese und Pathomorphologie

Die lange Bizepssehne wird vor der Einmündung in den Sulcus auf einer Strecke von ca. 2 cm in der **Rotatorenintervallschlinge** geführt (Pulley). Das Dach dieser Schlinge wird extraartikulär von dem gabelförmig übergreifenden Lig. coracoacromiale, der Boden von dem intraartikulär verlaufenden Lig. glenohumerale superius gebildet. Kommt es zu einer traumatischen oder degenerativen Läsion der Intervallschlinge (Sturz rückwärts auf den gestreckten Arm, Rotationsscherkräfte), wandert die Sehne aus dem Pulley. Bei Kombinationsverletzungen mit den angrenzenden Sehnen des M. supraspinatus und M. subscapularis kann es bei Außenrotation des Arms zur Subluxation oder Luxation der langen Bizepssehne nach medial kommen (Abb. 16.**26a–d**). Der obere Rand des M. subscapularis wird dabei häufig von seinem Ansatz abgeschert, sodass die Sehne bei der Luxation aus dem Sulcus meistens unter den M. subscapularis zu liegen kommt (intraartikuläre Luxation). Luxationen über die gelenkseitig intakte M.-subscapularis-Sehne sind selten (extraartikuläre Luxation).

Die Pulley-Läsion kommt selten isoliert vor, meistens ist sie mit M.-supraspinatus- und M.-subscapularis-Partialrupturen kombiniert. Mit zunehmender Schwere der Rotatorenintervallpathologie steigt der Prozentsatz von sekundären Läsionen der langen Bizepssehne sowie des anterior-superioren Labrums. Der Verlust der gelenkstabilisierenden Funktion kann ein anterosuperiores Glenoid-Impingement auslösen.

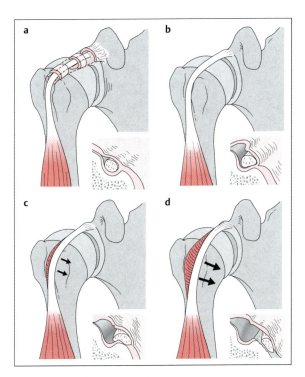

Abb. 16.**26** Pathogenese der Bizepssehneninstabilität.
a Normalsituation: Sehnenführung durch intakte Rotatorenintervallschlinge, bestehend aus Lig. coracohumerale und Lig. glenohumerale superius.
b Isolierte Läsion der Intervallschlinge mit noch stabiler Sehnenführung.
c, d Subluxation und Luxation der langen Bizepssehne mit zunehmender Ruptur des M. supraspinatus und Abscherung des M. subscapularis.

Klinik und Diagnostik

Die Diagnostik der **isolierten Pulley-Läsion** ist schwierig. Der Druckschmerz über dem Sulcus ist uncharakteristisch. Der Impingement-Test nach Hawkins, der Speed-Test und der O'Brien-Test können positiv sein. Kommt es bei passiven Drehbewegungen über dem Sulcus zu einem Schnappphänomen, deutet dies auf eine **Subluxation** oder **Luxation** der Sehne hin (Schnapptest).

Sonographie und Arthro-MRT können auf eine Rotatorenintervallläsion hindeuten. Die sicherste Aussage liefert aber die Arthroskopie.

Therapie

Die instabilitätsbedingte sekundäre Bizepstendopathie ist ein Schmerzgenerator, sodass konservative Therapiemaßnahmen meistens nicht erfolgreich sind. Bei geringfügigen Pulley-Läsionen und Subluxationen der Sehne kann ein arthroskopisches Débridement zur Schmerzfreiheit führen. Bei Luxationen der meist aufgefaserten und abgeflachten langen Bizepssehne ist die Tenodese im Sulcus, bei älteren Menschen nur die Tenotomie angezeigt. Nach diesen Maßnahmen verschwinden der Schmerzen oft schlagartig. Eine bestehende Rotatorenintervallruptur wird mitversorgt (s. S. 506).

16.4 Schultersteife

16.4.1 Primäre Schultersteife

Synonym: idiopathische Steife, adhäsive Kapsulitis.
Engl.: frozen shoulder.

Definition.
Die primäre Schultersteife ist eine globale und signifikante Einschränkung der aktiven und passiven Schulterbeweglichkeit unbekannter Ursache.

Historisches. Duplay (1872) sah die Pathologie dieses Syndroms nicht im Gelenk, sondern in den periartikulären Geweben und gab ihm den Namen „Periarthritis humeroscapularis". Später wurden unter dem Begriff noch andere Krankheitsbilder subsummiert, was eine unpräzise Begriffserweiterung zur Folge hatte. Auch die nachträgliche Entfächerung des Sammelbegriffs brachte keine Klarheit.

Epidemiologie

Das kumulative Risiko für eine idiopathische Schultersteife wird auf 2–3 % geschätzt. Betroffen sind Patienten zwischen dem 45. und 55. Lebensjahr, Frauen häufiger als Männer. Der nicht dominante Arm wird bevorzugt. Beidseitig tritt die Erkrankung in 6–50 % der Fälle auf. Dieselbe Schulter erkrankt kein zweites Mal (Hertel 2000).

Pathogenese und Pathomorphologie

Die Ursache für die Entstehung der Erkrankung ist nicht bekannt. Verschiedene Mechanismen werden diskutiert. Autoimmunprozesse, Reflexdystrophien und Stoffwechselstörungen sollen eine Rolle spielen. Auffällig ist die erhöhte Inzidenz bei Diabetes mellitus (10–30 %). Bagatelltraumen, lange Immobilisation, neurologische Erkrankungen, Herz-Kreislauf-Störungen gelten als prädisponierende Faktoren.

Die Erkrankung beginnt als adhäsive Synovitis, die vom Rotatorenintervall ausgeht und sich dann im Gelenk ausbreitet. Die lange Bizepssehne ist mit erfasst. Das Kapselvolumen ist zunächst noch normal (Stadium I). Mit fortschreitendem Verlauf der Erkrankung kommt es zu einer Schrumpfung und Verdickung der gesamten Gelenkkapsel mit Obliteration der Rezessus und der Bursen. Die damit verbundene Bewegungseinschränkung entspricht der Reduzierung des Kapselvolumens. Histologisch besteht ein auffallender Reichtum an Fibrozyten sowie eine dichte Packung kollagener Fasern, wie beim Morbus Dupuytren (Stadium II).

Die Pathomorphologie der Schultersteife besteht in einer dreidimensionalen Kapselschrumpfung mit Verengung des Rotatorenintervalls.

In der Spätphase besteht nur noch eine schwache Synovitis. Es überwiegt die narbige Atrophie der Synovialis. Bei normalem Verlauf resultiert eine normale Kapsel mit einem normalen Kapselvolumen (Stadium III).

Krankheitsverlauf

Die eigenständige Erkrankung ist charakterisiert durch einen phasenhaften Verlauf mit selbstlimitierendem Charakter.

3 Phasen lassen sich unterscheiden (Abb. 16.**27a**):
▶ I: Die **Schmerzphase** (freezing phase) beginnt mit uncharakteristischen Schmerzen, zunächst unter Belastung und nachts, später dann auch mit zunehmender Einsteifung des Gelenks. Das Gelenk „friert ein".
▶ II: In der **Steifephase** (frozen phase) erreicht die Bewegungseinschränkung ihre stärkste Ausprägung, wenn der Schmerz schon wieder abklingt. Die Phase der stärksten Bewegungseinschränkung hinkt dem Schmerzmaximum um mehrere Wochen hinterher. Das Gelenk ist „eingefroren".
▶ III: In der **Reparationsphase** (thawing phase) kommt es zur langsamen Rückkehr einer normalen Beweglichkeit, die Schmerzen sind abgeklungen, die Funktionen normalisieren sich. Das Gelenk „taut auf".

Der phasenhafte Verlauf der Erkrankung dauert etwa 1–2 Jahre, wobei jede Phase mindestens 4 Monate andauert. Nicht immer aber bildet sich die Schultersteife vollständig zurück. In 10–20 % der Fälle bleiben Funktionsbehinderungen bestehen.

Klinische Diagnostik

Die klinische Diagnostik ist im Anfangsstadium schwierig, wenn noch keine eindeutigen Bewegungseinschränkungen des Glenohumeralgelenks bestehen oder sie übersehen werden. Eine schmerzreflektorische Funktionseinschränkung kann durch eine intraartikuläre Lokalanästhetikuminjektion ausgeschaltet werden. Später ist die signifikante passive Bewegungseinschränkung des Glenohumeralgelenks mit Atrophie der Mm. supra- et infraspinatus nicht zu übersehen. Laboruntersuchungen sind unergiebig.

Bildgebende Diagnostik

Die bildgebende Diagnostik zeigt im Anfangsstadium keine charakteristischen Befunde. Erst im fortgeschrittenen Stadium besteht röntgenologisch eine Inaktivitätsatrophie. Das Skelettszintigramm wird positiv.

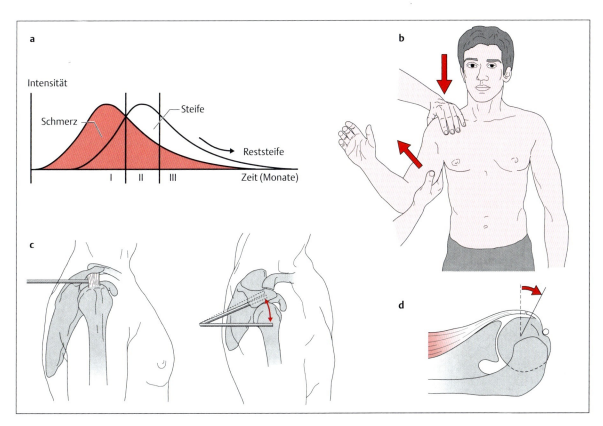

Abb. 16.27 Schultersteife.
a Typischer Krankheitsverlauf bei primärer Schultersteife: Die Einsteifung hinkt dem Schmerzmaximum hinterher.
b Narkosemobilisation: Während eine Hand den Schultergürtel immobilisiert, sprengt die andere Hand durch Abduktion des Oberarms den geschrumpften Recessus axillaris auf.
c Arthroskopische Lösung von subakromialen Adhäsionen und Verwachsungen.
d Offene Verlängerung bzw. Versetzung der kontrakten Subskapularissehne: 1 cm Verlängerung entspricht 20° Außenrotationsgewinn.

Die Arthrographie dokumentiert den geschrumpften Recessus axillaris bei insgesamt reduziertem Gelenkvolumen. Später kann das Arthro-MRT den proliferativen Prozess im Rotatorenintervall und die verdickte Gelenkkapsel nachweisen. Die sicherste Aussage liefert aber die Arthroskopie (adhäsive Kapsulitis).

Differenzialdiagnose

Differenzialdiagnostisch müssen Stoffwechselstörungen wie Diabetes mellitus, Hyperurikämie und Lipidstoffwechselstörungen sowie Monarthritiden und Gelenkinfekte abgegrenzt werden.

Therapie

Die Therapie richtet sich nach dem Stadium der Erkrankung. In der schmerzhaften Phase besteht sie zunächst in der Schmerzbekämpfung. Erst nach Erreichen eines schmerzarmen Zustands wird mit der Physiotherapie begonnen. In der Phase der maximalen Gelenkeinsteifung kann unter manueller Therapie und Bewegungsbädern der selbstlimitierende Verlauf abgewartet werden, oder der Verlauf wird durch eine Narkosemobilisation bzw. arthroskopischer Adhäsiolyse abgekürzt.

Nota bene
Narkosemobilisation und Kapsulotomie sind im schmerzhaften Stadium kontraindiziert, da sie zu einer Verschlechterung und Verlängerung des Krankheitsverlaufs führen können.

Die *konservative Therapie* hat die Schmerzreduzierung und die Verbesserung der Beweglichkeit zum Ziel. Wenn nichtsteroidale Antirheumatika keine Besserung bringen, kommt die orale oder intraartikuläre Applikation von Corticoiden in Betracht. Da die Schmerzrezeptoren in der Gelenkkapsel liegen, ist nur eine intraartikuläre (nicht subakromiale) Injektion erfolgversprechend.

Nach Abklingen der quälenden Schmerzen wird eine passive, schmerzorientierte Bewegungstherapie unter manualtherapeutischen Aspekten und Wärmeanwendungen durchgeführt. Stretchingprogramme zur Selbstbeübung sowie die Benutzung von Motorschienen können die Maßnahmen unterstützen. Eine hydraulische Distension bringt keinen relevanten Funktionsgewinn.

Die *Narkosemobilisation* (s. Abb. 16.**27b**) erfolgt in Allgemeinnarkose oder bei Interskalenusblockade in der zweiten Phase des Krankheitsverlaufs. Durch die Aufsprengung der kaudalen Kapsel und des Rotatorenintervalls kann die Beweglichkeit signifikant verbessert werden. Das gewonnene Bewegungsausmaß muss unter Schmerzmedikation (Interskalenuskatheter) durch eine frühzeitige intensive Beübung (Manualtherapie, Motorschiene) gehalten werden. Die Behandlung beginnt noch am OP-Tag unter intraartikulärer und subakromialer Cortisonapplikation (Keyl 1982).

Das *arthroskopische Kapsel-Release* wird durch eine glenoidnahe Kapsulotomie mit dem Elektromesser durchgeführt. Nach dem Débridement des Rotatorenintervalls wird zunächst die vordere Kapsel, dann die untere und hintere Kapsel gelöst. Das Labrum ist zu schonen, auf den N. axillaris ist zu achten. Der Eingriff wird von einer vorsichtigen Mobilisation begleitet. Bei Bedarf kann bei der abschließenden Bursoskopie ein subakromiales Débridement vorgenommen werden. Die Nachbehandlung ist die gleiche wie bei geschlossenen Mobilisationen.

Ergebnisse und Komplikationen

In 10–20 % der Fälle bleiben relevante Funktionsbehinderungen bestehen. Betroffen sind vor allem Patienten mit Stoffwechselstörungen und nichtadäquater Therapie (Hertel 2000).

Vor allem aber trübt der Diabetes mellitus die Prognose. Bei der Narkosemobilisation kann es zu unkontrollierten Gelenkschäden bis hin zu Frakturen kommen. Bei der arthroskopischen Kapsulotomie sind N.-axillaris-Schädigungen bekannt.

16.4.2 Sekundäre Schultersteife

Synonym: erworbene Steife.

Definition.
Unter einer sekundären Schultersteife versteht man eine durch verschiedene Ursachen erworbene, weichteilbedingte passive Bewegungseinschränkung des Glenohumeralgelenks.

Pathogenese

Die sekundären Schultersteifen entstehen:
- **posttraumatisch** nach Weichteilverletzungen (Rotatorenmanschettenläsionen) und Frakturen im Schulterbereich sowie bei Schädel-Hirn-Verletzungen und Langzeitbeatmung,
- **postoperativ** nach Eingriffen an der Schulter selbst oder nach Eingriffen an den oberen Extremitäten und an den Brust- und Bauchorganen.

Klinik und klinische Diagnostik

Die Bewegungseinschränkung ist abhängig von der zugrunde liegenden Pathologie. Bei intra- oder extraartikulären Adhäsionen besteht eine multidirektionale Bewegungseinschränkung. Die isolierte Verkürzung des M. subscapularis geht mit einer unidirektionalen Außenrotationseinschränkung (Innenrotationskontraktur) einher.

Im Gegensatz zu der primären Form fehlt bei der sekundären Schultersteife der phasenhafte Verlauf mit Selbstlimitierung.

Therapie

Das Therapiemanagement ist prinzipiell das gleiche wie bei der primären Schultersteife.

Die *konservative Mobilisation* wird so lange durchgeführt, wie sie eine Verbesserung der Beweglichkeit bringt. Die *Narkosemobilisation* kommt vor allem bei begleitenden Steifen einer Rotatorenmanschettenläsion vor der operativen Versorgung in Betracht. Das *arthroskopische Release* (s. Abb. 16.**27c**) ist erfolgversprechend bei intraartikulären und subakromialen Kontrakturen (Zustand nach Rotatorenmanschettenrekonstruktion).

Eine *offene Adhäsiolyse* ist angezeigt bei extraartikulären Verwachsungen oder isolierten Verkürzungen des M. subscapularis mit Innenrotationskontraktur.

Bei der Mobilisation ist auf die nervalen Strukturen zu achten.

Je kontrakter die Weichteile sind, desto vorsichtiger muss die Neurolyse des N. axillaris oder des Plexus brachialis vorgenommen werden. Der kontrakte M. subscapularis kann nach der Mobilisation versetzt oder verlängert werden (s. Abb. 16.**27d**). Ein Streckengewinn von 1 cm entspricht einer Außenrotationsverbesserung von 20°. Voraussetzung für die frühfunktionelle Beübung ist die stabile Refixation des Muskels (Jannotti & Williams 1999).

16.5 Synoviale Erkrankungen

16.5.1 Bakterielle Arthritis

Synonym: septische Arthritis, Omarthritis.

Definition.
Die Infektarthritis ist eine durch Bakterien verursachte Gelenkinfektion.
Nach dem Infektionsweg kann man unterscheiden zwischen:
- **primärer Arthritis** durch direkte Keimbesiedelung bei penetrierenden Traumen, intraartikulären Injektionen oder nach operativen Eingriffen,
- **sekundärer Arthritis** auf dem Blutweg bei schlechter Abwehrlage meist älterer Patienten.

Epidemiologie

Die septische Arthritis kommt meistens als Monarthritis vor. 10–15 % aller Entzündungen finden sich am Schultergelenk. Nur 25 % der Patienten weisen eine hämatogene Arthritis auf, 75 % sind mit einer intraartikulären Injektion oder Operation in Zusammenhang zu bringen. Das Infektionsrisiko einer intraartikulären Injektion liegt unter 0,01 %, bei einer Arthroskopie bei 0,04 %.

Häufig ist bei der Infektarthritis die Abwehrlage durch verschiedene Grunderkrankungen geschwächt. So finden sich bei der Infektarthritis gehäuft Diabetiker, Rheumatiker, Alkoholiker, Tumorpatienten und Patienten mit einer Immunschwäche (Rockwood & Matsen 1998).

Der häufigste Erreger ist der Staphylococcus aureus (etwa 80 %), gefolgt vom Staphylococcus epidermidis, Streptococcus pneumoniae (bei Alkoholikern) und Streptococcus pseudomonas (bei Drogenabhängigen). Mischinfektionen werden in 5–15 % der Fälle vor allem bei penetrierenden Traumen oder einer Immunschwäche beobachtet.

Pathogenese und Pathomorphologie

Der Entzündungsprozess spielt sich zunächst in der synovialen Membran des Gelenks ab, kann aber in die benachbarten Bursen und Weichteile einbrechen, die Rotatorenmanschette zerstören und schließlich zur Destruktion des Gelenks führen.
Man unterscheidet 4 Stadien:
- Stadium I: **Synovitis.** Es besteht eine Synovitis mit trüb-serösem Erguss. Das Gelenk ist überwärmt und schmerzhaft.
- Stadium II: **Gelenkempyem.** Es handelt sich um einen eitrigen Erguss mit fibrinöser Exsudation. Es besteht eine schmerzhafte Bewegungseinschränkung.
- Stadium III: **Panarthritis.** Der Infekt hat das Stratum synoviale überschritten. Das paraartikuläre Gewebe ist mitbefallen. Meist bestehen septische Temperaturen mit Beeinträchtigung des Allgemeinbefindens.
- Stadium IV: **destruierende Arthritis.** Die chronisch werdende Infektion hat sich auf die gelenkbildenden Knochen ausgedehnt. Über Nekrosen und Sequestrierung kommt es zu einer Gelenkdestruktion.

Klinik und klinische Diagnostik

Die klinischen Zeichen sind oft verschleiert. Nicht immer finden sich die klassischen Symptome: Schmerz, Überwärmung, Rötung und Schonhaltung. Mit fortschreitendem Verlauf können sich Fieber und Schüttelfrost einstellen. Hoher CrP-Wert und eine Leukozytose gesellen sich hinzu. Die Gelenkpunktion dient dem Erregernachweis und der Bestimmung der Leukozytenzahl. Nicht immer gelingt der Erregernachweis. Ein negatives Ergebnis schließt eine Infektion nicht aus.

Bildgebende Diagnostik

Das Röntgenbild zeigt zunächst noch keine sichtbaren Veränderungen. Erst im späteren Stadium sind destruktive Gelenkveränderungen nachweisbar. Das Sonogramm kann zwischen intraartikulärem und subakromialem Befall unterscheiden. Die MRT gibt Hinweise auf einen paraartikulären Verhalt und auf eine Knochenmarkbeteiligung.

Differenzialdiagnose

Differenzialdiagnostisch auszuschließen sind vor allem die rheumatische Arthritis und die Kristallarthritiden (Gicht, Chondrokalzinose; Labor, Rheumafaktoren, doppelbrechende Uratkristalle im Punktat). Die Chondrokalzinose gibt sich im Röntgenbild durch streifenförmige Kalkablagerungen parallel zur subchondralen Grenzlamelle zu erkennen. Im Gelenkpunktat sind rhomboidförmige Calciumpyrophosphatkristalle nachweisbar.

Konservative Therapie

Sie besteht in der Ruhigstellung des schmerzhaften Gelenks, in Kryotherapie und nach (!) der Gelenkpunktion ist einer parenteralen, staphylokokkenwirksamen Antibiotikatherapie. Nach Erhalt des Antibiogramms muss ggf. die Therapie auf ein testgerechtes Antibiotikum umgestellt werden. Ein negativer Erregernachweis schließt eine Infektion nicht aus. Die Antibiotikatherapie muss bis zur Normalisierung des CrP und der BSG fortgesetzt werden.

Operative Therapie

Wenn sonographisch ein Gelenkerguss besteht und die Zellzahl im Gelenkpunktat über 25.000 liegt, ist eine arthroskopische Gelenk- und/oder Bursaspülung notwendig. Ggf. muss die arthroskopische Lavage wiederholt werden. Hat die Infektion auf die Gelenkkörper übergegriffen, ist ein offenes Débridement mit Einlegen von Antibiotikaträgern (Sulmycinimplantat, PPMA-Ketten) angezeigt. Bei Defektzuständen kann ein antibiotikahaltiger Spacer temporär eingesetzt werden.

Nachbehandlung

Zur Vermeidung von Weichteilkontrakturen und Gelenkeinsteifungen wird frühzeitig eine passive Bewegungstherapie durchgeführt (Krankengymnastik, Motorschiene).

Ergebnisse und Komplikation

Die Prognose der septischen Arthritis ist abhängig von der frühen Behandlung, der Virulenz der Erreger und dem Immunstatus des Patienten. Die frühzeitige, ggf. auch mehrmalige arthroskopische Intervention ist der abwartenden konservativen Therapie eindeutig überlegen. Hinterlässt der Infekt eine Gelenkdestruktion mit einer schmerzhaften Funktionsbehinderung, kann erst nach Ausheilung des Infekts eine Alloarthroplastik oder eine Arthrodese durchgeführt werden.

16.5.2 Rheumatoide Arthritis

Beispiel: Rheumaschulter.
Engl.: rheumatoid arthritis.

Definition.
Die rheumatoide Arthritis ist eine systemische Autoimmunerkrankung unklarer Ätiologie. Die Erkrankung verläuft chronisch und befällt die peripheren Gelenke oft symmetrisch (chronische Polyarthritis).

Epidemiologie

Im Vergleich zu den meisten anderen Gelenken (Knie, Füße, Hände) ist das Schultergelenk in der Regel erst einige Jahre nach Beginn der Erkrankung befallen. Nach 10-jährigem Krankheitsverlauf ist das Schultergelenk jedoch bei jedem 2. Patienten mitbetroffen. Nur in weniger als 10% der Fälle beginnt die rheumatoide Arthritis an der Schulter.

Pathogenese und Pathomorphologie

Der Krankheitsprozess beginnt an der Synovialis und erfasst nach und nach alle Strukturen des Gelenks und der Bursa. Die Synovialis führt zur Erosion und zunehmender Destruktion der Gelenkkörper. Die Rotatorenmanschette und die lange Bizepssehne können mit fortschreitendem Krankheitsverlauf rupturieren, sodass es zur Dezentrierung des Gelenks mit Kranialisierung des Humeruskopfs kommt. Letztendlich resultiert eine fibröse Einsteifung des destruierten Gelenks in Adduktionsstellung. Die Bursa subacromialis und das Akromioklavikulagelenk sind ebenso wie das sternoklavikuläre Nachbargelenk häufig mitbetroffen.

Klinik

Die Krankheit beginnt schleichend und verläuft in Schüben. Anfänglich stehen Bewegungsschmerzen im Vordergrund, denen sich zunehmend Elevations- und Rotationsbehinderungen hinzugesellen. Eine sichtbare Schwellung ist Ausdruck einer Mitbeteiligung der Bursa subacromialis. Liegt eine Ruptur der Rotatorenmanschette vor, kann der Arm aktiv nicht genügend gehoben werden. Es kann das Bild einer Pseudoparalyse entstehen. Muskelatrophien gehen mit einer zunehmenden Schultersteife einher. Solange die Ellbogenflexion erhalten bleibt, besteht die Möglichkeit der funktionellen Kompensation.

Bildgebende Diagnostik

Die Röntgenaufnahmen zeigen als frühestens Befund eine gelenknahe Osteoporose, die mit Schulterschmerzen und Bewegungseinschränkungen korreliert. Mit fortschreitendem Krankheitsverlauf kann es zu Erosionen, subchondraler Zystenbildung und schließlich zur Destruktion des Kopfs mit Ausschüsselung der Gelenkflächen kommen.

Im Gegensatz zur Arthrose fehlen jedoch Osteophyten und subchondrale Sklerosierungen.

Die Sonographie kann eine Bursitis subacromialis, intraartikuläre Ergüsse und das Fehlen der Rotatorenmanschette nachweisen. Die Arthrographie und Arthro-MRT informieren über die morphologischen Details, insbesondere über die Rotatorenmanschette.

Differenzialdiagnose

Beim Rheumatiker müssen auch andere Schmerzquellen in Erwägung gezogen werden, wie das mitbetroffene Akromioklavikulagelenk, das gleichseitige Ellbogengelenk sowie auch Radikulo- und Myelopathien vonseiten der Halswirbelsäule. Zur genauen Differenzierung können gezielte Lokalanästhetikuminfiltrationen hilfreich sein. Beim monoartikulären Befall sind auch eine überlagernde Infektarthritis, eine Kristallarthritis sowie Begleitarthritiden auszuschließen.

Konservative Therapie

Die konservative Therapie besteht in medikamentösen und physikalischen Maßnahmen (Krankengymnastik, Wärmeanwendungen, Lagerung). Bei der medikamentösen Therapie unterscheidet man zwischen kurzfristig wirkenden Medikamenten mit analgetischer und antiphlogistischer Wirkung (nichtsteroidale Antirheumatika, Cyclooxygenasehemmer, Corticosteroide) sowie einer langfristig wirkenden Basistherapie (siehe dort). Bei Durchführung einer Basistherapie sind regelmäßige klinische und Laborkontrollen notwendig. Eine enge Zusammenarbeit mit dem Rheumatologen und dem Physiotherapeuten ist anzuraten.

Operative Therapie

Die Indikation zur operativen Therapie besteht, wenn die schmerzhafte Bewegungseinschränkung des Schultergelenks auf die konservative Therapie nicht anspricht und mit der Gefahr einer floriden Gelenkdestruktion verbunden ist. Bei verzögerter Indikationsstellung kann es zu irreversiblen Schäden an der Rotatorenmanschette und am Knochen kommen, sodass die günstigen Voraussetzungen für einen späteren Gelenkersatz verloren gehen (Gschwendt 1977).

Die **Synovektomie** hat die möglichst komplette Beseitigung des entzündlichen Synovialgewebes zum Ziel. Sie kann als Radioisotopensynovektomie (Radiosynoviorthese) oder als arthroskopische bzw. offene Synovektomie vorgenommen werden. Da die verwendeten Betastrahler Yttrium und Dysprosium nur eine Penetrationstiefe von 3–6 mm haben, ist die Wirkung bei einer massiven proliferierenden Synovitis mit reichlicher Fibrinbelegung begrenzt. Es sollte deshalb eine arthroskopische Synovektomie vorausgehen und in zweiter Sitzung eine Radiosynoviorthese durchgeführt werden. Ist die Rotatorenmanschette bereits defekt, ist die Isotopenmethode kontraindiziert und eine offene Synovektomie mit Gelenkdébridement angezeigt.

Die **Rekonstruktion der Rotatorenmanschette** kann in Kombination mit einer Synovektomie bzw. Bursektomie vorgenommen werden, sofern noch genügend Sehnensubstanz zur Verfügung steht und noch keine Gelenkdestruktion vorliegt.

Die **Alloarthroplastik** ist angezeigt, wenn bereits eine destruktive Gelenkschädigung besteht. Ist die Rotatorenmanschette noch rekonstruierbar, kann der prothetische Ersatz von Kopf und Pfanne (Totalarthroplastik) erfolgreich sein. Bei noch gut erhaltener Pfanne kann die Hemiprothese auch in Form einer Cup-Prothese ausreichend sein. Fehlt die Rotatorenmanschette, ist die Versorgung mit einer inversen Prothese oder großen Kopfprothese möglich (Abb. 16.**28b, c**).

Die **Resektionsinterpositionsarthroplastik** ist eine Rückzugsmöglichkeit, wenn die vorangenannten Operationen nicht durchführbar sind.

16.5.3 Synoviale Dysplasien

Engl.: synovial dysplasia.

Definition.
Die synovialen Dysplasien sind langsam progrediente degenerative Erkrankungen der Synovialis unklarer Genese, die zum lokalen Rezidiv neigen und letztendlich zur Gelenkdestruktion führen. Wegen ihrer tumorähnlichen Erscheinungsform zählen sie auch zu den tumorsimulierenden Erkrankungen (s. Kapitel 9).

Der **synovialen Chondromatose** liegt eine proliferative Metaplasie der synovialen Membran zugrunde. Es kommt zur Ausbildung von sessilen oder gestielten Chondromen, die mit fortschreitender Erkrankung verkalken und als freie Körper in den Gelenkraum abgegeben werden.

Bei der **pigmentierten villonodulären Synovitis** handelt es sich ebenfalls um eine chronische, gutartige, tumorähnliche Erkrankung der Synovialmembran unter Bildung hämosiderinhaltiger brauner Zotten.

16.6 Osteochondrale Erkrankungen

16.6.1 Omarthrose

Synonym: Arthrose des Glenohumeralgelenks.
Engl.: arthritis of the glenohumeral joint.

Definition.
Die Omarthrose ist eine degenerative Gelenkerkrankung, die in primäre und sekundäre Schulterarthrose unterteilt wird.

Epidemiologie

Die *primäre oder idiopathische Arthrose* hat mit 3 % eine niedrige Prävalenz und wird kaum vor dem 60. Lebensjahr symptomatisch. Frauen und der dominante Arm sind bevorzugt betroffen.

Die *sekundären Arthrosen* können in verschiedenen Lebensabschnitten vorkommen.

Pathogenese

Die Ursache der **primären Arthrose** ist nicht bekannt. Der degenerative Prozess ist langsam progredient und irreversibel. Er beginnt mit Knorpelabrieb im oberen Quadranten des Humeruskopfs, erfasst später beide Gelenkflächen und führt zu großen Osteophyten an den kaudalen Gelenkrändern. Die Gelenkfläche des

Humeruskopfs kann bis auf das Doppelte vergrößert sein. Die Rotatorenmanschette ist intakt.

Die **sekundären Arthrosen** entstehen nach Wachstumsstörungen, Gelenkfrakturen (posttraumatische Arthrose), nach rezidivierenden Luxationen (Instabilitätsarthrose) und nach Rotatorenmanschettenrupturen (Defektarthropathie). Darüber hinaus finden sich sekundäre degenerative Veränderungen bei der rheumatoiden Arthritis und anderen inflammatorischen Gelenkerkrankungen (Morbus Bechterew, Arthritis psoriatica, Lupus erythematodus), bei kristallinduzierten Synovitiden (Chondrokalzinose und Gicht), bei neuropathischen Erkrankungen (Syringomyelie) und bei postinfektiösen Zuständen. Das pathomorphologische Substrat ist verschieden. Die Rotatorenmanschette kann geschädigt sein.

Klinik und klinische Diagnose

Die Symptomatik der primären Arthrose beginnt schleichend. In der Frühphase erinnern die Beschwerden an ein subakromiales Impingement-Syndrom. Ein positiver Impingement-Test kann zu einer falschen Verdachtsdiagnose führen. Mit fortschreitender Erkrankung kommt es zu Krepitationen und zu einer schmerzhaften Bewegungseinschränkung. Schmerzhafte Phasen einer aktivierten Arthrose können mit ruhigen Phasen der latenten Arthrose wechseln. Zunehmend kommt es zu einer Schultereinsteifung und zu Muskelatrophien.

Der **Ellman-Test** gibt Hinweise zur Erkennung der Früharthrose. Durch Kompression der Gelenkpartner bei gleichzeitiger Rotation wird ein Schmerz ausgelöst (ähnlich dem Apley-Grinding-Test am Knie).

Bildgebende Diagnostik

Das Röntgenbild zeigt im fortgeschrittenen Stadium der primären Arthrosen die typischen Arthrosezeichen: Verschmälerung des Gelenkspalts, subchondrale Sklerosierung mit Geröllzysten, Deformierung der Gelenkflächen mit oft monströsen kaudalen Osteophyten.

Das Computertomogramm kann zur Beurteilung vor allem der Pfannenverhältnisse herangezogen werden. Das Arthro-Kernspintomogramm gibt Hinweise auf die Beschaffenheit der Rotatorenmanschette.

Die röntgenologischen Veränderungen korrelieren nicht mit der klinischen Symptomatik.

Konservative Therapie

Die konservative Therapie der primären Arthrose zielt darauf ab, die aktivierte schmerzhafte Arthrose in eine latente Form mit erträglicher Schmerzsymptomatik zurückzuführen. Nichtsteroidale Antirheumatika werden initial in voller Dosis, später nach Bedarf gegeben. Eine intraartikuläre Cortisoninjektion ist als Einmalgabe zu rechtfertigen, nicht als Dauertherapie. Wärmeanwendungen (Heißluft, Fango, Infrarot) lockern in der latenten Phase die verspannte Muskulatur und wirken auf diese Weise schmerzlindernd. Durch eine gezielte Bewegungstherapie sollen Kontrakturen vermieden werden. Wenn der Patient das Behandlungskonzept mitträgt, lässt sich die Arthrose meist über viele Jahre symptomarm halten.

Operative Therapie

Bei der generalisierten Früharthrose ohne radiologische Arthrosezeichen ist ein arthroskopisches Débridement erfolgversprechend. Im fortgeschrittenen Stadium kann die gelenknahe Doppelosteotomie an der Pfanne und am proximalen Humerus (OP nach Benjamin) eine vorübergehende Schmerzreduzierung bewirken. Die Methode der Wahl ist aber die Schulterarthroplastik. Die Resektionsarthroplastik oder die Arthrodese kommen nur bei ausgeprägten Knochendefekten in Betracht. Der Zeitpunkt der Operation wird von den therapieresistenten Schmerzen und nicht vom Röntgenbild bestimmt.

Arthroskopisches Débridement

Das arthroskopische Débridement mit Resektion hypertropher Schleimhautareale, Glättung grobscholliger Knorpeldefekte, Mikrofrakturierung des subchondralen Knochens und Entfernung freier Gelenkkörper kann vor allem durch den damit verbundenen Lavageeffekt im Frühstadium für eine gewisse Zeit die Beschwerden bessern.

Endoprothetik

Indikationen zur Schulterendoprothetik im Überblick

- primäre Omarthrose,
- sekundäre Omarthrose,
- posttraumatischer Zustand,
- avaskuläre Humeruskopfnekrose,
- rheumatische Gelenkdestruktion,
- postinfektiöse Gelenkdestruktion,
- Rotatorendefektarthropathie,
- Instabilitätsarthropathie,
- synoviale Dysplasie,
- proximale Humerusfrakturen,
- Tumoren des proximalen Humerus.

Für den Gelenkersatz stehen verschiedene Prothesen zur Verfügung (Abb. 16.**28a–c**):
- **Standardprothese:** Die Schaftprothese der 3. Generation kann modular zusammengesetzt werden und berücksichtigt den Inklinations- und Retroversionswinkel sowie den Offset des Kopfs. Die Prothese ist in zementfreier und zementierter Version im Angebot.

Anwendungsbereiche: Arthrose, Nekrose und Frakturen mit erhaltener bzw. rekonstruierbarer Rotatorenmanschette.

- **Pfannenprothesen** werden in zementierter Form als Kielpfanne oder Peg-Pfanne angeboten, in zementfreier Form als Schraub- oder Pressfitpfanne. Anwendung: Exzentrische Kopfposition mit hinterer Glenoiderosion.
- **Cup-Prothese:** Dabei handelt es sich um eine hemisphärische Metallkappe, die nach Oberflächenbearbeitung auf den belassenen Humeruskopf gesetzt wird. Damit kann der Eingriff am proximalen Humerus minimiert und die Anatomie weitgehend erhalten werden. Indikationsbereiche: unkomplizierte Arthrose, rheumatische Arthritis und Humeruskopfnekrose mit erhaltener Rotatorenmanschette.
- **Bipolare Prothese:** Es handelt sich um eine Duokopfprothese, die bei großem Kopfdurchmesser unter Medialisierung des Drehzentrums eine Verbesserung der deltoidalen Vorspannung erreicht. Der Verlust der Rotatorenmanschette kann dadurch z. T. ausgeglichen werden. Voraussetzung ist ein erhaltener Fornix humeri. Indikationsbereiche: rheumatoide Arthritis und Defektartropathien mit nicht rekonstruierbarer Rotatorenmanschette.
- **Inverse Prothese:** Bei diesem Prinzip werden die Pfanne durch eine Glenosphäre und der Kopf durch eine epiphysäre Pfanne ersetzt. Durch die Medialisierung des Drehzentrums wird der deltoidale Kraftvektor in das Zentrum der Glenosphäre gelenkt, was zu einem glenohumeralen Kraftschluss führt. Bei fehlender Rotatorenmanschette kann der Arm allein durch den M. deltoideus über die Horizontale gehoben werden. Voraussetzungen sind ein intakter M. deltoideus und eine gute glenoidale Verankerungsmöglichkeit. Indikationsbereiche: Defektartropathien, rheumatoide Arthritis, Tumoren am proximalen Humerus (s. Abb. 16.28b).

Implantatwahl. Die Entscheidung, welche Prothese zur Anwendung kommen soll, hängt von den knöchernen Gegebenheiten des Gelenks und der Integrität der Rotatorenmanschette ab. Zur Operationsplanung sind neben der Anamnese und dem klinischen Befund Röntgenaufnahmen, CT und Arthro-MRT unerlässlich.

Für die Indikationsentscheidung: Hemiprothese oder Totalendoprothese haben die radiologische Beurteilung der Pfanne und die Humeruskopfposition entscheidende Bedeutung.

Anwendungsbereiche. Bei der **Omarthrose** ist die Rotatorenmanschette in der Regel intakt, sodass eine Standardprothese implantiert werden kann. Bei zentrischer Humeruskopfposition und physiologischer Konkavität der Pfanne genügt eine Hemiprothese. Besteht eine exzentrische Kopfposition mit hinterer Glenoiderosion, ist eine Totalendoprothese indiziert. Trotz des Risi-

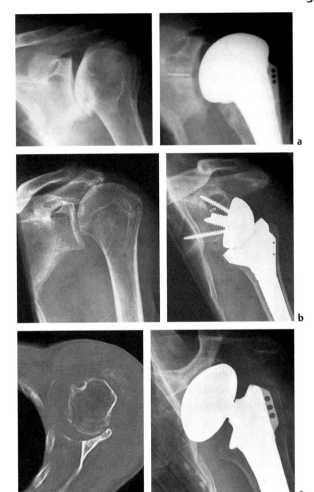

Abb. 16.**28** Schulterendoprothetik.
a Totalendoprothese (Ersatz von Kopf und Pfanne) bei primärer Omarthrose mit erhaltener Rotatorenmanschette.
b Inverse Prothese (medialseitige Glenosphäre, humerale epiphysäre Pfanne) bei dezentriertem Gelenk infolge Massendefekt der Rotatorenmanschette.
c Bipolare Prothese (großer Kopf ohne Pfannenersatz) bei rheumatischer Arthritis mit Aufbrauch der Rotatorenmanschette und des Glenoids.

kos einer Pfannenlockerung zeigt der Totalersatz bei der Omarthrose langfristig die besseren Ergebnisse. Voraussetzung ist, dass die Prothese gut positioniert werden kann und eine gute muskuläre Balance (Beseitigung einer Innenrotationskontraktur) besteht.

Bei der **rheumatischen Arthritis** sind dagegen oft frühzeitig die Rotatorenmanschette geschädigt und die Gelenkflächen destruiert. Der Gelenkersatz sollte deshalb nicht so weit hinausgezögert werden, bis die Rotatorenmanschette und die Gelenkpfanne irreversibel zerstört sind. Eine Cup-Prothese oder eine Standardprothese werden einzementiert, sofern sie noch knöchernen Halt finden und die Rotatorenmanschette rekonstruiert werden kann. Wenn dieses Ziel nicht erreichbar ist, kann eine übergroße Kopfprothese oder eine bipolare Prothese eingesetzt werden. Ist der für die Abstützung der Kopfprothese notwendige korakoakromiale Bogen zerstört, luxiert der Kopf nach vorne oben. Als letzte Alternative bleibt dann die Implantation einer inversen Prothese.

Die **Instabilitätsarthrose** kann primär oder sekundär nach Stabilisierungsoperationen entstehen. Auch die chronisch verhakte hintere Luxation zählt dazu. Besteht ein Pfannenrandschaden, muss zur Wiederherstellung der Glenoidkonkavität eine Pfannenrekonstruktion erfolgen. Bei zu straffer vorderer Kapselrekonstruktion kann eine Subluxation nach hinten entstehen. Bei der prothetischen Versorgung ist dann ein Kapsel-Release mit evtl. Verlängerung des M. subscapularis notwendig.

Die **Defektarthropathie** kann sich bei unbehandelter Rotatorenmanschetten eine Massenruptur entwickeln. Es kommt zu einer kranialen Migration des Humeruskopfs mit Acetabularisierung des Akromions und Pseudoparalyse. Ist der Fornix humeri erhalten, kann ein übergroßer Kopf oder eine bipolare Prothese implantiert werden. Die besseren funktionellen Resultate liefert aber die inverse Prothese, obwohl Langzeitergebnisse noch ausstehen.

Nachbehandlung. Die postoperative Behandlung orientiert sich unter Berücksichtigung individueller Gegebenheiten an folgendem Schema:
- Ruhigstellung in der Gilchrist-Bandage für 1–2 Tage, dann Armlagerung auf Abduktionskissen für 2 Wochen.
- Passive Beübung unter entsprechendem Schmerzmanagement (Interskaleuskatheter, NSAR, Kühlung) für etwa 4 Wochen.
- Aktiv-assistierte Flexions- und Abduktionsbeübung bis 90° ab der 5. Woche. Die Außenrotation bleibt bei 0° limitiert.
- Aktive Beübung einer freien Flexion und Rotation ab der 7. Woche.

Ergebnisse und Komplikationen. Die Ergebnisse der Standardprothese sind bei der primären Omarthrose und der avaskulären Nekrose besser als bei der rheumatoiden Arthritis, der posttraumatischen Arthrose und der Defektarthropathie (constant score für Schulter-TEP: Primärarthrose 97%, avaskuläre Nekrose 82%, rheumatoide Arthritis 79%, posttraumatische Arthrose 69% – Walch & Boileau 1999). Die inversen Prothesen erreichen ein „constant score" von über 70%, die bipolare Prothese um die 50%.

Die postoperative Komplikationsrate liegt bei etwa 15%. Bei 2/3 der Fälle handelt es sich um Pfannenprobleme, bei etwa 1/3 um eine glenohumerale Instabilität, meistens mit Defekt der Rotatorenmanschette. Neurologische Komplikationen treten in 4%, Humerusfrakturen in 2% und Frühinfekte unter 1% der Fälle auf. Die Rezidivrate nach Schulterarthroplastik liegt bei 9% (Walch & Boileau 1999).

Arthrodese

Die Versteifung des Glenohumeralgelenks hat nur noch untergeordnete Bedeutung. Sie ist der Endoprothetik in der Behandlung der Omarthrose eindeutig unterlegen.

Indikationen zur Arthrodese bestehen nur noch nach nichtentsprechender prothetischer Versorgung sowie bei postinfektiösen Gelenkdefekten, Lähmungsschultern, Rezidivinstabilitäten und Tumoren.

Die Schulterarthrodese nimmt im Vergleich zu den Versteifungsoperationen anderer großer Gelenke aber insofern eine Sonderstellung ein, als die verbleibende skapulothorakale Artikulation bei günstigem Versteifungswinkel noch eine Abduktion bis zur Horizontalen erlaubt. Die Arthrodesierung in 30° Abduktion, 30° Flexion und 30° Innenrotation hat sich im Allgemeinen bewährt. Die Osteosynthese erfolgt mit Platte, Zuggurtung oder Fixateur externe (Abb. 16.**29a–c**).

Unter der Vielzahl der Komplikationsmöglichkeiten sind die Auslockerungen des Osteosynthesematerials, Frakturen und vor allem die Fehlpositionierungen des Arms die wichtigsten. Besonders die Einschränkung der Rotationsfähigkeit beeinträchtigt die subjektive Zufriedenheit.

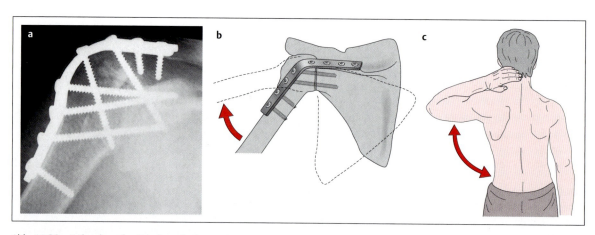

Abb. 16.**29** Arthrodese des Schultergelenks.
a Plattenarthrodese in 30° Abduktionsstellung (a.-p. Röntgenbild). **b, c** Durch Schwenken des Schulterblattes kann trotz Versteifung des Glenohumeralgelenks der Arm von der Neutral-0-Position noch bis zur Horizontalen gehoben werden.

16.6.2 Avaskuläre Humeruskopfnekrosen

Beispiele: Osteonekrose, aseptische Nekrosen.
Engl.: avascular necrosis of the humeral head.

Definition.
Unter einer avaskulären Kopfnekrose versteht man eine partielle oder totale Osteonekrose des Humeruskopfs infolge einer Durchblutungsstörung. Man unterscheidet zwischen traumatischer und atraumatischer Osteonekrose.

Die Therapie entspricht der bei Omarthrose (s. S. 520).

16.6.3 Andere Arthropathien

Engl.: shoulder arthropathies.

Die **Rotatorendefektarthropathie** kann sich bei Massendefekten der Rotatorenmanschette entwickeln, wenn der Humerus nicht mehr in die Pfanne zentriert werden kann und nach kranial unter das Schulterdach steigt. Der abrasive Kontakt der unbedeckten humeralen Gelenkfläche mit der Unterseite des korakoakromialen Bogens führt unter Mithilfe biochemisch aktiver Enzyme zu einem Kollaps des Humeruskopfs sowie zur Erosion und Eburnisation des Akromions, des Akromioklavikulagelenks und der lateralen Klavikula. Der Humeruskopf wird „femuralisiert", der korakoakromiale Bogen „acetabularisiert". Die Folge ist eine hochgradige Elevationsbehinderung mit Gelenkkontraktur. Therapeutisch kommt die Versorgung mit einer sog. inversen Prothese oder mit einer übergroßen Kopfprothese bzw. bipolaren Prothese in Betracht. Die fehlende Rotatorenmanschette schließt eine herkömmliche prothetische Versorgung aus (s. Abb. 16.**28**).

Zu erwähnen bleibt die Kapsulorrhaphie-Arthropathie, die mit einem Kapselrelease oder sogar endoprothetisch versorgt werden muss.

Von der **neuropathischen Arthropathie** kommt an der Schulter vor allem die Syringomyelie vor, die erst im Erwachsenenalter Beschwerden und Symptome macht. Charakteristisch sind monströse Gelenkergüsse bei schmerzhafter oder schmerzarmer Gelenkdestruktion, Spontanfrakturen und Rotatorenmanschettendefekten. Diese Veränderungen werden begleitet von dissoziierten Empfindungsstörungen und schlaffen Lähmungen der kleinen Muskeln.

Die Indikation zum operativen Eingriff ist zurückhaltend zu stellen. Infolge der gestörten Trophik und der schweren Gelenkdestruktion werden die Arthrodesen häufig nicht fest, und die Prothesen finden keinen Halt.

Zu den **Kristallarthropathien** zählen die Gicht (Hyperurikämie) sowie die Pseudogicht (Chondrokalzinose). Durch Ausfall von Urat- bzw. Calciumpyrophosphatkristallen kann es zu einer anfallsartigen schmerzhaften Omarthritis kommen. Während die Gicht an der Schulter selten ist (1 % der Gichterkrankten), ist die Chondrokalzinose an der Schulter relativ häufig. Im Röntgenbild kommt es bei der Gicht zunehmend zu randständigen Usuren, bei der Chondrokalzinose zu einer streifenförmigen Verkalkung des Gelenkknorpels. In beiden Fällen kann sich eine schmerzhafte Destruktion des Gelenks entwickeln.

16.7 Frakturen von Schulter, Skapula und Oberarmschaft

16.7.1 Frakturen der Schulter

Definition.
Bei den Frakturen der Schulter handelt es sich vorwiegend um Verletzungen des proximalen Oberarms und des Oberarmkopfes, wobei die labile Gefäßversorgung des Oberarmkopfes eine besondere Gefährdung darstellt. Selten sind Frakturen der Pfanne.

Gefäßanatomische Besonderheiten. Untersuchungen von *Laing* (1956) und *Gerber* (1990) ergaben, dass der Oberarmkopf hauptsächlich von der A. circumflexa anterior versorgt wird. Von ihr zweigt die A. ascendens ab, welche die lange Bizepssehne unterkreuzt, einige Äste zum Tuberculum minus abgibt und schließlich entlang und lateral des Sulcus bicipitis nach proximal verläuft. Danach zieht dieses Gefäß als A. arcuata auf der Höhe des Tuberculum majus in den Oberarmkopf ein und versorgt zu etwa zwei Dritteln die Epiphyse. Von der A. circumflexa humeri posterior wird nur ein kleiner Teil des Oberarmkopfes im posteroinferioren Kopfanteil versorgt. Es kann also bei Frakturen, wenn auch noch das Periost und die Kapselverbindungen am anatomischen Hals durch die Lateralverschiebung der Kalotte abgerissen ist, die entscheidende Gefäßversorgung zum Kopf unterbrochen werden (Gefahr der Oberarmkopfnekrose; Abb. 16.**30a–e**).

Epidemiologie. Die Häufigkeit des Vorkommens von Oberarmkopffrakturen wird mit etwa 5 % aller Knochenverletzungen angegeben, wobei bevorzugt Frauen im vorgerückten Alter betroffen werden.

Klassifikation. Die Einteilung nach Habermeyer 1997 stellt eine Synthese aus der Neer- und der AO-Klassifikation dar und berücksichtigt den Frakturverlauf:
▶ *Typ 0:* nichtdislozierte 1-Teil-Frakturen
▶ *Typ A:* 2-Fragment-Frakturen mit Abriss vom Tuberculum majus (AI) oder Tuberculum minus (AII)
▶ *Typ B:* Mehrfragmentfrakturen im chirurgischen Hals (subkapitale Fraktur (B1), 3-Fragment-Fraktu-

ren (subkapitale und Tuberculum-majus-Fraktur, BII) oder 4-Fragment-Frakturen (subkapital und beide Tuberkula, BIII)
- ▶ *Typ C:* Frakturen im anatomischen Hals (CI, CII und CIII), höheres Nekroserisiko!
- ▶ *Typ X:* vordere und hintere Luxationsfraktur; nach Reposition wird die Klassifizierung entsprechend vorgenommen, wie z. B. XAI.

Pathomorphologie. Nach den Bruchlinien kann man 4 verschiedene Fraktursegmente unterscheiden, die in etwa den ehemaligen Epi- bzw. Apophysenfugen entsprechen: *Kopfsegment, Tuberculum majus, Tuberculum minus* und *Schaftfragment*.

Klinik und klinische Diagnostik. Anamnestisch berichtet der Patient über einen Sturz auf den ausgestreckten Arm oder einen direkten Schlag von der Seite. Zu Abrissfrakturen der Tuberkula kommt es bei der vorderen und hinteren Schulterluxation. Der Zug der Innenrotatoren beim Fall auf den ausgestreckten Arm kann zum Biegungsbruch im Collum chirurgicum Anlass sein. Junge Patienten berichten regelmäßig über eine erhebliche Gewalteinwirkung, wohingegen beim älteren Menschen ein einfacher Sturz genügt, um eine Fraktur hervorzurufen. Grundsätzlich denke man, sofern eine nicht entsprechende Einwirkung angegeben wird, beim alten Menschen an Metastasen.

Bei der Untersuchung steht ggf. die Verformung der Schulterkulisse im Vordergrund und die Beweglichkeitsbeeinträchtigung, sofern eine Dislokation erfolgte. Bei eingestauchten Frakturen kann der Patient oft Bewegungen noch ausführen, die aber als schmerzhaft angegeben werden. Grundsätzlich ist auf Begleitverletzungen zu achten, wie die Schädigung des N. axillaris, seltener des N. suprascapularis und des N. musculocutaneus. Auch kommen arterielle Verletzungen als Komplikation insbesondere bei einer Luxationsfraktur vor.

Bildgebende Diagnostik. Grundsätzlich ist die a.-p. Aufnahme zu fordern, wobei das Schulterblatt auf der Röntgenkassette flach anliegen muss (Thorax wird um 30–45° nach vorn gedreht). Der Zentralstrahl muss die Korakoidspitze treffen und um 20° nach unten geneigt sein. Damit ist eine orthograde und überlagerungsfreie Darstellung des glenohumeralen Gelenkspalts zu erreichen. Die 2. Ebene (Skapula-Y-Aufnahme) muss senkrecht zur a.-p. Aufnahme erfolgen. Sie wird im Stehen oder Sitzen durchgeführt,

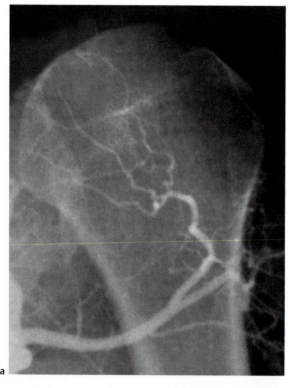

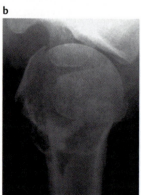 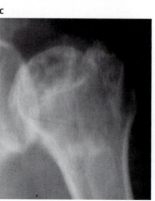 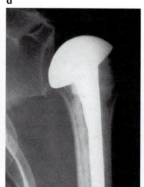 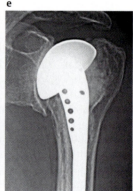

Abb. 16.**30a** Angiogramm der Gefäßversorgung des Oberarmkopfes. Angiographische Darstellung der A. circumflexa humeri anterior (anterolateral branch of the anterior circumflex artery). Sie versorgt den Großteil des Oberarmkopfes.
b Subkapitale Oberarmkopf-Trümmerfraktur ohne wesentliche Verschiebung bei 42-jähriger Patientin. Konsolidierung der Fraktur nach konservativer Behandlung.
c 5 Jahre später erste Schulterschmerzen und bereits Umbauvorgänge im Oberarmkopfbereich, 1 Jahr später ossärer Zusammenbruch des Oberarmkopfes.
d Versorgung mit einer Neer-Prothese.
e Mehr als 20 Jahre beschwerdefrei, jetzt, nach 25 Jahren, mäßige Schmerzen und endgradige Bewegungseinschränkung. Neuversorgung mit einer Prothese notwendig.

16.7 Frakturen von Schulter, Skapula und Oberarmschaft

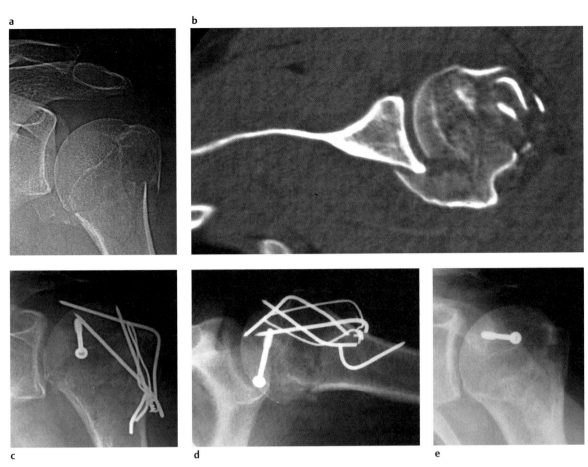

Abb. 16.**31a** Oberarmkopf-Trümmerfraktur bei 51-jährigem Patienten.
b Beachte: Absplitterung und Verlagerung des anterolateralen Kopfanteils im CT.
c, d Die nachfolgende Minimalosteosynthese und postoperative Lagerung im Thoraxabduktions-Kunststoffverband brachte eine Frakturheilung.
e Freie Beweglichkeit des Schultergelenks jetzt 10 Jahre nach Fraktur. Beachte: keine Arthrose, keine Nekrose.

wobei der Oberkörper des Patienten um 60° nach vorn gedreht wird, sodass der Zentralstrahl tangential zur Skapula gerichtet ist. Die axiale Aufnahme dient als Einblick in die 3. Ebene zur Lage des Oberarmkopfes zur Pfanne (Rotationsfehlstellungen). Bei dieser Darstellung liegt die Röntgenkassette über dem Schultergelenk. Der Strahlengang erfolgt kaudokranial mit auf die Mitte des Schultergelenks gerichtetem Zentralstrahl.

Besondere diagnostische und auch therapeutische Probleme ergeben sich bei dem dislozierten Oberarmkopfbruch schon bei der Diagnose, trotz Inanspruchnahme von CT und MRT. Für eine gezielte Therapie ist eine räumliche Orientierung der Fragmente und deren Position außerordentlich hilfreich. Ggf. soll bei besonderen Situationen nach CT-Vorgaben ein Modell erstellt werden.

Die Computertomographie muss bei komplexen Mehrfragmentfrakturen des Oberarmkopfes eingesetzt werden und bringt wichtige Informationen über Frakturverlauf und Lage der Fragmente (s. Abb. 16.**31**). Wichtig sind weiter 3-D-Rekonstruktionen. Immer häufiger kann auch bei Mehrfragmentfrakturen das MRT eingesetzt werden, gleichzeitig sind Informationen über die Weichteilbeeinträchtigung zu erhalten.

Therapie

Konservative Therapie. Der überwiegende Teil, etwa 80 % der Frakturen, lassen sich konservativ behandeln, was für alle nichtdislozierten, stabilen Frakturen gilt. Auch eine in Fehlstellung eingestauchte subkapitale Fraktur kann man konservativ behandeln, um die Blutversorgung des Kopfsegments nicht zu gefährden. Grundsätzlich empfiehlt sich die Ruhigstellung, z. B. im Gilchrist-Verband mit frühfunktioneller Übungsbehandlung.

Operative Therapie. Eine Indikation besteht bei instabilen 2-Segment-Frakturen, dislozierten Abrissfrakturen des Tuberculum majus sowie bei einer dislozierten 3- und 4-Segment-Fraktur. Grundsätzlich zeichnet sich bei der Osteosynthese immer mehr der Trend zur Minimalosteosynthese ab (Abb. 16.**31**), lediglich Pseudarthrosen und Frakturen mit vorbestehender Gelenksteife müssen einer Plattenosteosynthese zugeführt werden. Wenn eine operative Gelenkrekonstruktion nicht mehr möglich ist und die Kopfkalotte vollständig separiert ist, besteht die Indikation für eine Kopfprothese.

Die *Tuberculum-majus-Fraktur* kann offen oder geschlossen reponiert werden und mit einer Schraubenosteosynthese bzw. einer Zuggurtung versorgt werden.

Die *instabile, subkapitale Humerusfraktur* wird geschlossen durch transkutane Bohrdrähte stabilisiert. Eine Versorgung kann aber auch mit einer von distal eingebrachten Titanhelix und zusätzlich perkutaner Verschraubung vorgenommen werden.

Bei *3- und 4-Segment-Frakturen* ist für das Nekroserisiko entscheidend, ob die Kopfkalotte eingestaucht oder zumindest noch über eine Periostbrücke mit dem Humerusschaft verbunden ist. Bei der häufig anzutreffenden valgisch impaktierten Fraktur ohne Horizontalverschiebung wird die Kopfkalotte in ihrer Stellung belassen und allenfalls zusammen mit den abgesprengten Tuberkula durch Kirschner-Drähte oder kanülierte Schrauben fixiert.

Handelt es sich um eine *4-Segment-Fraktur mit Horizontalverschiebung,* ist die medialseitige Periostbrücke meistens zerstört und die Nekrosegefahr groß. Bei älteren Patienten mit ungünstiger Knochenqualität und avaskulärem Kopffragment bzw. Zertrümmerung des Humeruskopfes sollte primär eine endoprothetische Versorgung angestrebt werden.

Nachbehandlung. Bei einer übungsstabilen Versorgung soll baldmöglichst mit einer krankengymnastisch geführten Übungstherapie begonnen werden, die meist mehrere Wochen und Monate fortgeführt werden muss.

Komplikationen. Neben den prä- und intraoperativen Gefäß- und Nervenschädigungen gelten als postoperative Komplikation: Drahtwanderung, Dehiszenz der Fragmente, Pseudarthrosen, Fehlstellungen, Kopfnekrose und Gelenkeinsteifung.

Ergebnisse. Die Prognose ist prinzipiell vom Frakturtyp abhängig, wobei unverschobene Frakturen zu 90% gute Ergebnisse aufweisen. Die Rate guter Ergebnisse sinkt aber mit der Anzahl der Fragmente und beträgt bei 4-Fragment-Frakturen nur noch etwa 10%.

Besonderheiten bei Frakturen im Wachstumsalter

Schulterverletzungen im Bereich der Epiphyse mit Metaphysenbeteiligung können geschlossen reponiert werden, sofern keine Interponate vorliegen. Ggf. muss eine operative Reposition und Fixierung mit K-Drähten schonend und exakt vorgenommen werden.

16.7.2 Frakturen der Skapula

Man unterscheidet Frakturen des *Korpus* und der *Spina scapulae,* *Skapulahalsfrakturen* und *Glenoidfrakturen* (vgl. Abb. 16.**10**) sowie die *Fraktur* des *Akromions* und des *Korakoids.*

Sie werden durch direkte Gewalteinwirkungen verursacht. Nicht selten stehen Thoraxverletzungen, Rippenserienbrüche und Wirbelfrakturen im Vordergrund.

Bei der bildgebenden Untersuchung können sich schon Probleme bei der Darstellung der Fraktur ergeben (Os acromiale), selbst bei einer Darstellung in 3 Strahlengängen. Weitere Informationen bringen Computertomogramme und das MRT.

Im Allgemeinen kommt man mit der kurzfristigen Ruhigstellung bei Frakturen im Gilchrist-Verband aus. Nach 1–2 Wochen kann mit der Übungsbehandlung begonnen werden. Selten ist eine operative Behandlung von Skapulafrakturen notwendig, nur wenn eine gröbere Dislokation der Fragmente die Gleitfähigkeit im subskapulären Raum später beeinträchtigen könnte. Ggf. müssen die Frakturen über einen ventralen und dorsalen Zugang versorgt werden. Eine exakte Pfannenrekonstruktion mit stabiler Osteosynthese ist bei den intraartikulären Pfannenfrakturen erforderlich.

Die seltene Korakoidfraktur wird im Allgemeinen funktionell behandelt, wobei Anspannungen der Korakoidmuskulatur vermieden werden sollen (M. biceps). Desgleichen kann die Akromionfraktur, sofern keine gröbere Dislokation vorliegt, die zu einem Impingement führen könnte, konservativ behandelt werden. Ggf. ist eine perkutan oder offen durchzuführende Fixation mit Kirschner-Drähten unter Bildwandlerkontrolle angezeigt.

16.7.3 Oberarmschaftfrakturen

Definition.
Sie entstehen als reine Querbrüche durch eine direkte Gewalteinwirkung, als Biegungsbrüche mit Biegungskeilen, Stück- und Trümmerbrüche. Eine indirekte Gewalteinwirkung kann zum Drehbruch mit einem Drehkeil Anlass geben.

Klinik und klinische Diagnostik

Abhängig von der Lage der Fraktur erfolgt durch Muskelzug eine Abknickung, so wird z. B. im proximalen Drittel das zentrale Bruchstück vom Deltoideus abduziert (Varusstellung) und durch den Pektoralis nach vorn gezogen, während das periphere Fragment durch den Trizeps nach hinten gezogen wird und sich als Antekurvation zeigt. Frakturen im peripheren Drittel lassen durch den Zug des Brachialis und der langen Vorderarmbeuger eine Abknickung nach vorn

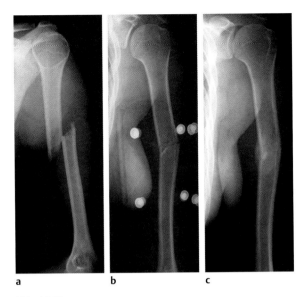

Abb. 16.**32**
a Oberarmschaftbruch bei 32-jährigen Patientin.
b Konservative Behandlung (Reposition und Brace).
c Ossäre Heilung nach 8 Wochen.

erkennen. Regelmäßig ist bei den peripheren Frakturen eine Innendrehung festzustellen.

Als Begleitverletzungen achte man auf eine Radialisbeeinträchtigung. Gefäßverletzungen sind bei geschlossenen Oberarmfrakturen selten.

Therapie

Nach erfolgter klinischer Einordnung und röntgenologischer Darstellung bleibt festzustellen, dass Oberarmfrakturen im Allgemeinen konservativ behandelt werden können (Abb. 16.**32** u. 16.**33**) Operativ versorgt werden müssen offene Verletzungen, Radialislähmungen und pathologische Frakturen.

Die **Reposition** wird bei hängendem Arm in Lokalanästhesie vorgenommen. Anschließend wird nach Achsenkorrektur ein Gilchrist- oder Desault-Verband für 2–3 Wochen angelegt. Eine zuverlässigere Korrektur kann mit der U-Schiene, wie sie von *L. Böhler* benutzt wurde, gehalten werden, ganz besonders bei Oberarmquerbrüchen. Uns haben die Erfahrungen immer wieder gezeigt, dass auch im Thoraxabduktions-Kunststoffverband für 2–3 Wochen die Korrektur zuverlässig gehalten werden kann, der vor allem für jüngere Patienten ein zuverlässig stabilisierender und bequemer Verband ist. Nach spätestens 3 Wochen wird ein Brace nach *Samiento* verordnet. Im Übrigen hat *König* bereits um die vorletzte Jahrhundertwende einen braceähnlichen orthopädischen Behelf verwendet.

Röntgenkontrollen und Verbandkontrollen müssen am 5. und 14. Tag vorgenommen werden. Zu diesem Zeitpunkt ist festzustellen, inwieweit die Stabilisierung schon fortgeschritten ist, d. h. ob die Fraktur schon klebt bzw. „sticky" ist. Eine verzögerte ossäre Heilung kann erfolgen. Pseudarthrosen sind selten.

Insgesamt gesehen sind bei Oberarmschaftfrakturen Achsenabweichungen zu vermeiden, desgleichen Drehfehlstellungen und ganz besonders Verlängerungen. *L. Böhler* hat immer wieder darauf hingewiesen, dass diese Frakturen mit einer Verkürzung von 1 cm heilen dürfen.

Eine operative Behandlung (Nervenschaden, Pseudarthrosenbildung) wird über eine dorsale Freilegung für Frakturen im 2. und 3. Drittel vorgenommen. Neuerdings wird der Verriegelungsnagel empfohlen.

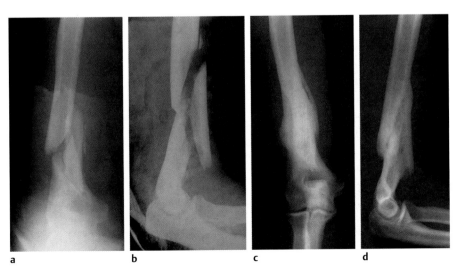

Abb. 16.**33a, b** Distale Oberarmfraktur bei einem 33-jährigen Hochleistungssportler im Drachenflug. Konservative Behandlung im Hangingcast für 2 Wochen. Danach Versorgung mit einem Thoraxabduktions-Kunststoffverband bis zur 8. Woche. Nach 12 Wochen war die Fraktur geheilt. Der Patient nahm wieder an Wettkämpfen teil.
c, d 6 Monate später massive Kallusbildung.

Literatur

Bankart ASB. Recurrent or habitual dislocation of the shoulder joint. Br Med J. 1923;2:1132–3.

Benjamin AG, Hirschowirtz G, Arden GP. The treatment of arthritis of the shoulder joint by double osteotomie. Int Orthop. 1979;3:211–6.

Bigliani LU, Ticker JB, Flatow ES, Soslowsky LJ, Mow VC. The relationship of acromial architecture to roator cuff disease. Clin Sports Med. 1991;10(4):823–38.

Böhler L. Gegen die operative Behandlung frischer Oberarmfrakturen. Arch Klin Chir. 1964; 308, 465.

Bonn & Howship, 1816 Zit. nach Hipp.

Burkhead WZ. ed. Rotator cuff disorders. Baltimore: Williams and Wilkins; 1996.

Duncan R, Savoi FH. Arthroscopic inferior capsular shift for multidirectional instability of the shoulder. Arthroscopy. 1993;9:24–7.

Duplay ES. De la periarthrite scapulo-humérale et des radeurs de l'epaule. Arch Gen Med. 1872;20:513–42.

Eden R. Zur Operation der habituellen Schulterluxation. Dtsch Z Chir. 1918;144:269.

Froimson A, Oh J. Keyhole tenodesis of the biceps origin at the shoulder. Clin Orthop. 1974;112:245–9.

Frischhut B, Gschwendt N, Kerschbaumer, et al. Schultergürtel und -gelenk. In: Bauer R, Kerschbaumer F, Poisel S. Hrsg. Orthopädische Operationslehre. Stuttgart: Thieme; 1997.

Gächter A. Arthroskopische Spülung zur Behandlung infizierter Gelenke. Operat Orthop Traumatol. 1989;1:196–9.

Gächter A, Freuler F, Nidecker A, Gückel C. Schulterdiagnostik. Berlin: Springer; 1996.

Gärtner J, Heyer A. Tendinosis calcarea der Schulter. Orthopäde. 1995;24:284–302.

Gerber C, Schneeberger AG, Vin H. The arterial vascularisation of the humeral head. JBJS Am. 1990; 72, 1486.

Gerber C. Observations on the classification of instability. In: Warner JJP, Ianotti JB, Gerber C. eds. Complex and revision problems in shoulder surgery. Philadelphia: Liipincott-Raven; 1997.

Grammont PM, Boaulot A. Delta shoulder prosthesis for rotator cuff rupture. Orthopedics. 1993;16:65–8.

Gschwendt N. Die operative Behandlung der chronischen Polyarthritis. Stuttgart: Thieme; 1977.

Habermeyer P, Schweiberer L. Hrsg. Schulterchirurgie. München: Urban & Schwarzenberg; 1996.

Habermeyer P. Oberarmkopffrakturen. Unfallchirurg. 1997; 100, 820.

Hawkins RJ, Kennedy JC. Impingmentsyndrom in athletes. Am Sport Med. 1980;8:151.

Hedtmann A, Fett H. Schultersonographie bei Subakromialsyndromen. Orthopäde. 1995;24:498–508.

Helfet AJ. Coracoid tranplantation for recurring dislocation of the shoulder. J Bone Joint Surg Br. 1958;40:198–202.

Hertel R. Die steife Schulter. Orthopäde. 2000;29:845.

Hill HA, Sachs MD. The grooveed defect of the humeral head. Radiology. 1940;35:690.

Hipp EG. Habituelle Schulterluxation. Fortschr Med. 1974.

Jakob RP, Mitiaci A, Anson PS, Jaberg H, Osterwalder A, Ganz R. Four part valgus impaction fractures of the proximal humerus. JBJS Br. 1991; 73 B, 295.

Jannotti JP, Williams GR. eds. Disorders of the shoulder. Philadelphia: Lippincott 1999.

Jobe FW. Operative techniques in upper extremity sports injuries. St. Louis: Mosby; 1995.

Kerschbaumer F. Rheumachirurgische Eingriffe. In: Bauer R, Kerschbaumer F, Poisel S. Hrsg. Orthopädische Operationslehre. Stuttgart: Thieme; 1997.

Keyl W. Narkosemobilisation der Schultersteife. Indikation, Technik und Ergebnisse. Z Orthop Ihre Grenzgeb. 1982; 120:574.

Keyl W. Modifizierte Knochenblockoperationen vom Typ Bristow, Latarget, Trillat. Hefte Unfallheilkunde. 1988;195:179.

Keyl W. Die Therapie der hinteren Schulterluxation. Hefte Unfallheilkunde. 1989;206:176.

Laing PG. The arterial supply of the adult humerus. JBJS Am. 1956;38, 1105.

Lange M. Die operative Behandlung der gewohnheitsmäßigen Verrenkung an Schulter, Knie und Fuß. Z Orthop Ihre Grenzgeb. 1944;75:162.

Lange M, Hipp E. Lehrbuch der Orthopädie und Traumatologie. Stuttgart: Enke; 1986.

Látárget M: Technique de la buteé coracoidienne préglenoidienne. Lyon Chir. 1958;54:604.

Loew M, Daecke W, Kusnierczak D. Extracorporal shockwave application. J Bone Joint Surg Br. 1999;81:863.

Matsen FA, Lippit SB, Sidles JA, Harryman DT. Practical evaluation and mangement of the shoulder. Philadelphia: Saunders; 1994.

Merk H, Jerosch J. Arthroskopie des Schultergelenkes. Stuttgart: Thieme; 2001.

Meyer RB, Gächter A. Hrsg. Schulterchirurgie in der Praxis. Berlin: Springer; 2000.

Nast-Kolb D, Knoefel WT, Schweiberer L. Behandlung der Oberarmschaftfrakturen. Unfallchirurg. 1994; 94, 447.

Neer CS. Anterior acromioplasty for the chronic impingement-syndrome in the shoulder. J Bone Joint Surg Am. 1972;54:41.

Neer CS. Shoulder reconstruction. Philadelphia: Saunders; 1990.

Neviaser JS. Adhesive capsulitis and the stiff and painful shoulder. Orthop Clin North Am. 1980;11:327.

Remberger K, Faust H, Keyl W. Tendinitis calcarea. Klinik, Morphologie und Pathogenese. Pathologe. 1985;6:196.

Resch H. The J-shaped bone-graft method for the treatment of recurrent shoulder dislocation. Congr. Eur. Soc. Shoulder and Ellbow; 1988.

Rockwood CA, Matsen FA. The shoulder. Philadelphia: Saunders; 1998.

Rompe JD, Zoellner J, Nafe B. Shokwave therapy versus conventional surgery in the treatment of calcifying tendinitis of the shoulder. Clin Orthop. 2001;387:72.

Scott PJ. Treatment of recurrent posterior dislocation of the shoulder by glenoplasty. J Bone Joint Surg Am. 1967;49:471.

Snyder SJ, Karzel RP, Del-Pizzo W, Ferkel RD, Friedman, MJ. SLAP lesions of the shoulder. Arthroscopy. 1990;6(4):274–9.

Sperner G. Die Bedeutung des Subakromialraumes für die Entstehung des Impingmentsyndroms. Unfallchirurg. 1995; 98:301–19.

Stoller DW. MRI, arthroscopy and surgical anatomy of the joints. Philadelphia: Lippincott; 1999.

Uhthoff HK, Sarkar K, Maynard JA. Calcifying tendintis. A new concept of its pathogenesis. Clin Orthop. 1976;118:164.

Uhthoff HK, Loehr J, Hammond J, Sarkar K. Aetiologie und Pathogenese der Rupturen der Rotatorenmanschette. Hefte Unfallheilkunde. 1986;180.

Walch G, Boileau P, Noel E. Impingement of the deep surface of the supraspinatus tendon on the posterior superior glenoid rim. J Shoulder Elbow Surg. 1992;1:238.

Walch G, Boileau P. eds. Shoulder arthroplasty. Berlin: Springer; 1999.

Warner JJP, Jannotti JP, Gerber C. Complex and revision problems in shoulder surgery. Philadelphia: Lippincott-Raven; 1997.

Weber BG. Operative treatment for recurrent dislocation of the head. Injury. 1969;1:107.

Wirbel R, Knorr V, Sauk B, Dühr B, Mutschler W. Minimal invasive Osteosynthese dislozierter proximaler Humerusfrakturen. Orthop Trauma. 1999; 11, 44.

Wirth CJ, Keyl W. Ruptur der langen Bicepssehne. Konservative oder operative Therapie? Z Orthop Ihre Grenzgeb. 1980; 118:564.

Wirth CJ, Kohn D. Gelenkchirurgie. Offene und arthroskopische Verfahren. Stuttgart: Thieme; 1999.

17 Ellbogengelenk

E. Hipp

17.1 Anlagebedingte Störungen

Anatomische Besonderheiten. Das Ellbogengelenk als zusammengesetztes Gelenk, nämlich dem humeroulnaren Gelenk (Scharniergelenk), dem Humeroradialgelenk (Kugelgelenk mit nur 2 Bewegungsmöglichkeiten) und dem proximalen Radioulnargelenk, erhält eine weitere Stabilisierung durch die Gelenkkapsel sowie durch die Ligg. collateralia radialis et ulnaris. Hinzuweisen bleibt auf die Lage von Gefäßen mit Nerven, wobei der N. ulnaris im Sulcus ulnaris und der N. radialis etwas oberhalb der Ellenbeuge einer besonderen Gefährdung ausgesetzt ist.

Beim *Cubitus valgus* weicht die Unterarmachse gegenüber der Humerusachse um mindestens 20° nach lateral, beim *Cubitus varus* nach medial ab. Ein Cubitus varus ist stets pathologisch, beim Cubitus valgus sind die Übergänge von physiologischen zu pathologischen Werten fließend. Beidseitiger Cubitus valgus weist auf ein Turner-Syndrom hin.

Eine *Dysplasie des humeroradialen Gelenks* ist durch eine eingeschränkte Supinationsfähigkeit gekennzeichnet.

Eine *angeborene Ellbogenverrenkung* mit Luxation beider Unterarmknochen ist sehr selten.

Der *angeborenen Radiusköpfchenluxation* liegt eine Dysplasie vor allem des Radiusköpfchens zugrunde, eine weitere Ursache kann aber auch in einem gestörten Längenwachstum der Elle liegen. Das Leiden tritt ein- oder beidseitig auf. Bei der Luxation nach vorne ist die Beugung, bei der Luxation nach hinten die Streckung eingeschränkt. Begleitend kann auch ein Cubitus valgus bestehen.

Die Therapie besteht in einer operativen Einrenkung; der Erfolg kann allerdings bei gleichzeitig bestehenden Fehlbildungen fraglich sein. Eine weitere Methode stellt die Resektion des Radiusköpfchens dar: Sie kann später von pathologischen Veränderungen im Handgelenk gefolgt sein.

Die *habituelle Ellenluxation* entsteht auf angeborener Grundlage und zwar auf einer Dysplasie des humeroulnaren Gelenks. Bei entsprechender Ausprägung ist die Ellenluxation bereits bei der Geburt vorhanden. Sie tritt sonst auch im Zusammenhang mit einer polytopen enchondralen Dysostose auf.

Bei einer *Aplasie des Ellbogengelenks* – Ankylose, kongenitale Synostose – können alle 3 Knochen, gelegentlich auch nur 2, z. B. Humerus und Ulna, beteiligt sein. Die Aplasie gehört von der Entstehung her in die Kategorie II nach Swanson, d. h. sie ist eine Differenzierungsstörung. Das Leiden ist häufig mit anderen Fehlbildungen assoziiert; beschränkt es sich auf eine Synostose zwischen proximaler Elle und Speiche, so ist dies ein Hinweis auf ein Nievergelt-Syndrom.

Eine Therapie der Ellbogengelenkankylose erübrigt sich vor allem dann, wenn eine rechtwinklige, d. h. funktionell günstige Versteifung besteht.

17.1.1 Dysplasie und angeborene Ellbogenluxation

Engl.: dysplasia and congenital dislocation of the elbow.

Man versteht darunter eine anlagemäßige Entwicklungshemmung des Ellbogengelenks, wobei die Dysplasie bei Geburt nicht zu erkennen ist. Selbst die Luxation wird oft noch nicht gleich erkannt. Anzuführen bleibt, dass die meist posteriore Ellbogengelenkluxation nur selten als alleinige Deformität auftritt.

Die *Ätiologie* ist ungeklärt. *Pathogenetisch* weisen die gelenkbildenden Knochen eine Verformung auf, die Ursache für die hintere Verrenkung sind.

Klinisch steht, was auch radiologisch festzustellen ist, ein Cubitus valgus im Vordergrund, wobei das Ellbogengelenk in Beugestellung steht.

Therapie

Therapeutisch muss, sofern die Luxation bei Geburt entdeckt wird, baldmöglichst eine Reposition vorgenommen werden. Schwierigkeiten ergeben sich später bei nicht rechtzeitigem Erkennen der Luxation. Dann muss eine Redression mit dem Ziel der Reposition erfolgen und immer weiter versucht werden, eine Beugestellung zu erreichen. Die Ruhigstellung erfolgt im Oberarm-Unterarm-Kunststoffverband, der etappenweise, jeweils nach einer erneuten Redression, in 8- bis 10-tägigem Wechsel angepasst werden muss. Ziel dieses Vorgehens ist die Ausbildung einer normalen Gelenkkörperform.

17.1.2 Angeborene Luxation des Radiusköpfchens

Engl.: congenital dislocation of the head of the radius.

Es handelt sich dabei um eine angeborene Fehlbildung, die selten zu beobachten ist, wobei das Radiusköpfchen eine Verrenkung nach vorne (Abb. 17.**1a, b**), hinten oder seitlich aufweisen kann. Sie tritt häufig beidseitig auf und kann gemeinsam mit anderen Fehlbildungen in Erscheinung treten (Dysostosis cleidocranialis, Arthrogryposis, Ehlers-Danlos-Syndrom sowie Marfan-Syndrom).

Klinik und klinische Diagnostik

Klinisch wird die streckseitige und seitliche Luxation durch die Formveränderung des Ellbogengelenks regelmäßig früher erkannt als die beugeseitige Verrenkung. Zu beachten ist die Beweglichkeitseinschränkung je nach der Luxationsrichtung des Radiusköpfchens im Sinne der Beugung oder aber der Streckung. Regelmäßig finden sich jedoch Drehbehinderungen und zwar besonders der Pronation.

Radiologisch bestehen anfangs Probleme bei der Erkennung der Verrenkung (Seitenvergleichsaufnahme notwendig!). Auffällig ist sehr oft eine Konvexität des Radiusköpfchens im Gegensatz zur Konkavität beim normalen Radiohumeralgelenk.

Therapie

Therapeutisch muss, sofern die Luxation frühzeitig erkannt wird, eine Reposition versucht werden und nachfolgend eine Ruhigstellung im Kunststoffverband. Wird die Luxation spät entdeckt, so kann, wie es verschiedentlich versucht wurde, eine offene Reposition vorgenommen werden, gleichzeitig mit einer Ringbandplastik (Lloyd-Roberts und Bucknill), angeblich mit guten Ergebnissen. Als weitere therapeutische Möglichkeit ergibt sich nach Wachstumsabschluss die Radiusköpfchenresektion als Sine-sine-Plastik.

17.1.3 Aplasie des Ellbogengelenks

Engl.: radioulnar synostosis.

Als angeborene Hemmungsfehlbildung, die beidseitig auftreten kann, bewirkt die Synostose zwischen Radius und Ulna eine völlige Drehbehinderung.

Klinisch ist die Drehbehinderung und die Stellung der Hand in Pronation oder Supination auffällig. Auch fehlt der M. supinator brevis, der M. pronator teres und der M. pronator quadratus oder sie sind unterentwickelt. Im Muskelcomputertomogramm kann die muskuläre Situation abgebildet werden. Eine Synostose des Ellbogengelenks, also zwischen Humerus und Ulna, ist selten. Die radioulnare Synostose ist häufig mit anderen Fehlbildungen vergesellschaftet.

Therapie

Therapeutisch ergeben sich nach wie vor größte Schwierigkeiten bei der operativen Behandlung. Die Resektion der Synostose bringt meist keine wesentliche Funktionsverbesserung. Bei einem beiseitigen Befall kann eine wesentliche Funktionsverbesserung durch eine Supinationsdrehosteotomie einer Seite erreicht werden, wobei die führende Hand in Pronationsstellung belassen werden soll (Schreiben!).

Unter den Fehlbildungen ist weiter ein **Cubitus varus und valgus** zu nennen (selten). Eine Korrektur durch eine suprakondyläre Osteotomie ist aber nur bei Fehlstellungen von mehr als 20° angezeigt.

17.2 Erkrankungen

17.2.1 Arthrose des Ellbogengelenks

Engl.: osteoarthritis of the elbow.

Definition.
Man versteht darunter primäre und sekundäre, degenerative Veränderungen des Ellbogengelenks (Abb. 17.**2a, b**). Die primäre (idiopathische) Arthrose ist selten, häufiger dagegen finden wir Sekundärarthrosen bei einer präarthrotischen Deformität infolge von Wachstumsstörungen im Bereich der Gelenkkörper oder als posttraumatische Arthrose im Anschluss an unfallbedingte Gelenkflächenzerstörungen.

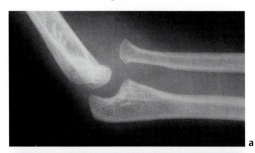
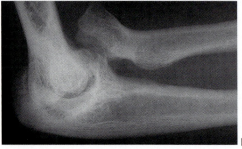

Abb. 17.**1** Angeborene Radiusköpfchenluxation unbehandelt im Kindesalter (**a**) und nach Wachstumsabschluss (**b**).

17.2 Erkrankungen

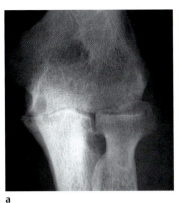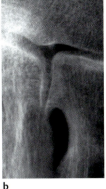

Abb. 17.2a, b Ellbogengelenkarthrose mit typischen Veränderungen (Gelenkspaltverschmälerungen, arthrotische Randzacken im Radioulnargelenk, subchondrale Zystenbildungen).

Klinik und klinische Diagnostik

Klinisch sind die Beschwerden oft lange Zeit unterschwellig. Zunehmend tritt eine Bewegungsbehinderung auf beim Drehen und Strecken.

Bei der bildgebenden Diagnostik achte man auf dem Röntgenbild auf Gelenkspaltverschmälerungen und Randzackenbildungen im Bereich des Radiusköpfchens, am Olekranon und am Processus coronideus. Das Vorliegen von freien Gelenkkörpern weist auf das Bestehen einer Chondromatose hin (Sekundärarthrose bei einer Metaplasie der Gelenkinnenhaut).

Therapie

Man kommt sehr oft mit konservativen Maßnahmen wie Kälteapplikationen, nichtsteroidalen Medikamenten sowie Salbenpackungen aus. Des Weiteren empfiehlt sich die Injektion von Cortison.

Operativ ist z.B. bei der Chondromatose die Synovektomie angezeigt, desgleichen bei der heute nur noch selten zu beobachtenden Tuberkulose. Beim Vorliegen einer im Vordergrund stehenden Arthrose im Radioulnargelenk ist die Radiusköpfchenresektion angezeigt. Der alloplastische Radiusköpfchenersatz hat sich nicht bewährt. Selten empfiehlt sich heute noch die Arthrodese. Bewährt hat sich schon bei Tumoren oder bei fortgeschrittenen posttraumatischen Arthrosen die Alloarthroplastik.

17.2.2 Entzündungen des Ellbogengelenks

Engl.: arthritis of the elbow joint.

Definition.
Unter den entzündlichen Erkrankungen des Ellbogengelenks steht die Infektion mit verschiedenen Eitererregern nach Injektion im Vordergrund. Des Weiteren finden wir rheumatische Entzündungen mit zum Teil erheblichen Gelenkzerstörungen (frühzeitige Synovektomie ist erforderlich) und nur noch selten die tuberkulöse Synovitis und Gelenkdestruktion.

Frühzeitig ist eine antibakterielle Behandlung einzuleiten bzw. eine antirheumatische und die tuberkulostatische Behandlung bei der Gelenktuberkulose. Im Vordergrund steht bei den operativen Maßnahmen die Synovektomie und im Spätzustand selten die Arthrodese, besser die Arthroplastik als Sine-sine-Plastik oder aber als Alloarthroplastik.

17.2.3 Ellbogengelenkluxation

Engl.: habitual dislocation of the elbow.

Habituelle Ellbogengelenkluxationen als Folge einer Anlagestörung meist der Incisura semilunaris und die rezidivierende Luxation des Ellbogens nach Verletzungen (Fraktur des Processus coronoides, Zustand nach Bandrupturen) sind selten und bedürfen, sofern sie mehr als zweimal aufgetreten sind, einer operativen Behandlung. Dazu empfiehlt sich ein Operationsverfahren nach Osborne und Cotteril, wonach eine Kapselraffung und Kapselfixation am Condylus radialis sowie am Condylus ulnaris humeri vorgenommen wird. Kapel führt sozusagen eine „Kreuzbandplastik" am Ellbogen durch. Dazu wird ein gestielter Sehnenstreifen aus der Bizepssehne zum Olekranon geführt und gegenläufig eine gezielter Sehnenstreifen aus der Trizepssehne zum Processus coronoideus. Zur postoperativen Behandlung empfiehlt sich dabei eine Ruhigstellung im Oberarmkunststoffverband für 3 Wochen.

17.2.4 Epicondylitis radialis und ulnaris

Synonym: Tennis-, Golfer- und Werferellbogen, Epicondylopathia humeri radialis und ulnaris.
Engl.: tennis elbow and golfers elbow, lateral and ulnar (medial) epicondylitis.

Definition.
Das Krankheitsbild der Epicondylitis humeri radialis (Tennisellbogen) und der Epicondylitis humeri ulnaris (Werferellbogen) wird auch als Epikondylalgie oder Epikondylopathie sowie als Epikondylose bezeichnet und ist geprägt von dem typischen stechenden, bohrenden Dauerschmerz und dem Belastungsschmerz bei Extension und Radialabduktion im Handgelenk.

Bei der Epicondylitis humeri ulnaris steht die Schmerzauslösung bei Flexion und Ulnarabduktion des Handgelenks im Vordergrund.

Epidemiologie

Man weiß, dass Patienten mit einem Durchschnittsalter von 40 Jahren bevorzugt betroffen sind. Vorwiegend sind es Rechtshänder, Männer sind zweimal häufiger betroffen als Frauen.

Ätiologie

Im Hinblick auf die Ätiologie der Erkrankung zeigt sich an unserem Krankengut, dass bei 60% der Patienten eine beruflich hohe Beanspruchung festzustellen war und etwas mehr als die Hälfte der Patienten eine besondere sportliche Belastung angeben (40% Tennisspielen, 1 Patient Golf, 1 Patient Speerwerfen, 2 Patienten Gewichtheben). 42 Patienten gaben an, keiner vermehrten sportlichen Belastung ausgesetzt zu sein. 38 Patienten wiesen Bandscheibenschäden im Bereich der Halswirbelsäule auf. Bei 12 Patienten konnten radiologische Veränderungen objektiviert werden.

Pathogenese

Hohmann (1933) fasste die Epikondylitis als Periostreizung auf, die durch den Zug der Muskulatur bei verschiedenen Bewegungen Mikrotraumen verursacht. Die von ihm 1926 erstmals angegebene operative Behandlung mit einer Ablösung des schmerzhaften Sehnenursprungs der Unterarmstrecker findet auch heute noch in erweiterter Form Anwendung. Lamprecht war der Meinung, dass die Ursache der Epikondylitis nicht in einer Periostitis, sondern in einer „Kohäsionszerrüttung" des Kristallgitters der Knochenstruktur zu suchen sei. Cyriaks fand, dass die Läsion in erster Linie im Insertionsgebiet des M. extensor carpi radialis zu suchen sei. Er empfahl eine Sehnenverlängerung. Sie brachte bei 85% der Patienten eine Besserung. Von besonderem Interesse sind die Erkenntnisse von Wilhelm und Gieseler (1962), wonach eine „Neuritis" der sensiblen Nerven am Epikondylus im Vordergrund steht. Sie empfahlen deshalb, operativ bei der Sehnenablösung eine Denervierung des Kondylus durch Elektrokoagulation vorzunehmen. Krämer (1979) fand, dass 38% der Patienten Tennis spielen und stellte fest, dass annähernd jeder zweite Tennisspieler in seiner Tennislaufbahn einmal Probleme mit dem „Epikondylus" hatte.

Klinik und klinische Diagnostik

Charakteristisch für die Epicondylitis humeri radialis ist die lokale Druckempfindlichkeit und der Anspannungsschmerz bei der dorsalen Extension und Radialadduktion im Handgelenk. Diagnostisch hilft vor allem der *Chair-Test* weiter (Zunahme der Beschwerden, sobald der Patient aufgefordert wird, einen Stuhl mit proniertem Unterarm und gestrecktem Ellbogen anzuheben) und der *Thomson-Handgriff* (die dorsalextendierte Faust wird gegen Widerstand nach unten gedrückt) sowie der *Bowden-Test* (bei gestrecktem Ellenbogen und proniertem Unterarm wird mit der Blutdruckmanschette ein Druck ausgeübt). Der Test beginnt bei 20 mmHg. Der Druckwert, bei dem der Patient zuerst einen Schmerz verspürt, wird notiert. Diese Methode erlaubt, die Beschwerden nach ihrer Stärke einzuordnen. Auch kann mit diesem Test sogar der Erfolg einer Therapiemaßnahme kontrolliert werden.

Diese Tests können in umgekehrter Richtung für die Epicondylitis humeri ulnaris Anwendung finden. So muss beim Chair-Test ein Stuhl mit supiniertem Unterarm und gestrecktem Ellbogengelenk angehoben werden. Beim Thomson-Handgriff wird die volar flektierte Faust gegen Widerstand nach dorsal gedrückt.

Bildgebende Verfahren

Radiologisch finden man nur gelegentlich epikondyläre Knochenanlagerungen und selten Spornbildungen sowie umschriebene Osteonekrosen. Zu achten ist auf arthrotische Veränderungen im Bereich des Radiohumeralgelenks z.B. nach abgelaufenen Aufbaustörungen und auch auf gutartige und bösartige Geschwülste im Ellbogengelenkbereich.

Differenzialdiagnose

Notwendig ist es, das sog. Supinatorsyndrom bei einer *Epicondylitis humeri radialis* zu erkennen. Dabei kann der elektromyographische Befund eine wichtige Auskunft über eine Nervenbeeinträchtigung bringen. Das Krankheitsbild beruht auf einer Einengung des R. profundus des N. radialis bei seinem Eintritt am Supinator. Diffuse Schmerzen können zu einer Fehldiagnose Anlass geben. Beide Krankheitsbilder können als Folge einer chronischen Überbelastung auch gemeinsam auftreten und müssen entsprechend therapiert werden.

Bei der *Epicondylitis humeri ulnaris* (Druckschmerz am Epikondylus und auch im Bereich der Unterarmbeuger) müssen Nervenkompressionssymptome ausgeschlossen werden. Zu nennen ist das Sulcus-nervus-ulnaris-Syndrom und die Kompression des N. medianus beim Pronator-teres- sowie beim Interosseus-anterior-Syndrom.

Therapie

Bei der Behandlung der Epikondylitis wird nach wie vor eine Vielfalt von konservativen Maßnahmen in Anwendung gebracht. Ein Zeichen dafür, dass verschiedene Maßnahmen erfolgreich sein können. Im Allgemeinen erfolgt zunächst die Verordnung von nichtsteroidalen Medikamenten, örtliche Salbeneinreibungen und das Auflegen von Präparaten in kühlender Gelform. Hinzuweisen bleibt auf die Möglichkeit einer transkutanen, medikamentösen Therapie mithilfe der Iontophorese, womit sich verschiedene Medikamente besser einbringen lassen. Sehr oft bringen die Kryotherapie oder aber Wärmeapplikationen Erleichterung, desgleichen auch Laserbestrahlungen im Sinne der Analgesie und einer antiphlogistischen Wirkung. Von großer Bedeutung ist nach wie vor eine lokale Infiltrationsbehandlung mit Corticoiden (Beachte: mögliche Hautatrophie im Sinne der Alopecia areata).

Neben der antiphlogistischen und analgetischen Wirkung tritt dabei eine Nekrose im Bereich des sehnigen Ansatzes auf, was bis zu einem gewissen Grad als medikamentöse Diszision des Sehnenansatzes gewertet werden kann. Die Metallkonglomerate sind bis zu Monaten als Plaques im Gewebe zu finden. Dies ist abhängig von der begrenzten Spaltbarkeit der Kristalle. Man achte deshalb darauf, so wenig wie nur möglich an Kristallsuspension subkutan zu applizieren. Grundsätzlich haben wir es mit einem proliferationshemmenden Effekt auf die Gewebe und eine Hemmung der Kollagensynthese zu tun. Diese hier eigentlich gewünschte Wirkung ist bei anderen Lokalisationen der Infiltration wegen der Rupturgefahr gefürchtet (Achillessehne, Bizeps- und Quadrizepssehne).

Lichtmikroskopisch zeigen sich nach einer Injektion Gebiete mit einer Auflösung der kollagenen Fibrillenstruktur sowie eine Abnahme der Fibrozyten und Fibroblasten bis zu einem völligen Schwund. Elektronenmikroskopisch fanden sich zum Teil komplette Auflösungen der Fibrillen (Krahl und Langhoff).

Der günstige therapeutische Effekt der Corticoidinjektion ist unumstritten und sollte meines Erachtens präoperativ unbedingt Anwendung finden. Wir führen bis zu 5 Injektionen in 1- bis 2-wöchigen Abstand durch und entscheiden erst dann nach 6 Wochen über einen operativen Eingriff.

Superoxiddismutase-Injektionen konnten keinen entsprechenden Erfolg bringen.

Derzeit werden auch Stoßwellenapplikationen empfohlen.

Bewährt hat sich auch eine Ruhigstellung im Gipsverband bzw. Kunststoffverband.

Als **operativer Eingriff** hat nach wie vor die von Hohmann angeregte Sehneneinkerbung am Epicondylus radialis größte Bedeutung, wobei heute die Erkenntnis von Wilhelm, welcher die Bedeutung der Denervierung des Epikondylusbereichs in den Vordergrund stellte, mit verwertet werden sollte (Gradinger 1981). Dieses operative Vorgehen kann auch auf den Epicondylus humeri ulnaris übertragen angewendet werden. Technisch wird in Plexusanästhesie oder Lokalanästhesie über einen 5–6 cm bogenförmigen Hautschnitt, der über den Epikondylus verläuft, die Faszie dargestellt (Abb. 17.**3a, b**). Danach wird die radiäre Inzision der Sehnenplatte vorgenommen, wobei vor allem in Lokalanästhesie nach Anspannung die vollkommene Ablösung des muskulären Ansatzes getestet werden kann. Anschließend erfolgt die zirkuläre Koagulation zur Ausschaltung der Nervenversorgung am Epikondylus, insbesondere auch am unteren Anteil der Crista humeri. Bei der Abtrennung des Sehnenansatzes kann festgestellt werden, dass in Unterarmbeugestellung eine Reinsertion der abgelösten Sehnenplatte nicht mehr erfolgen kann, weshalb grundsätzlich für 2 Wochen das Anbringen eines Kunststoffverbands in 90°-Beugestellung zu empfehlen ist. In Streckstellung könnte eine Vereinigung erneut stattfinden. Anschließend erfolgt das Einlegen einer Redon-Drainage und der Faszienverschluss. Damit kann eine sonst sichtbare Dellenbildung im Epikondylusbereich verhindert werden.

Liegt ein *Supinatorsyndrom* (Abb. 17.**3c**) in Kombination mit einer Epicondylitis humeri radialis vor, so wird (Blutsperre notwendig) der Hautschnitt nach distal ventral verlängert. Die Präparation wird zwischen dem M. brachioradialis und M. extensor carpi radialis longus vorgenommen. Man trifft hier auf den R. profundus des N. radialis, dessen Verlauf in den Supinatorschlitz verfolgt wird, welcher beim Supinatorsyndrom regelmäßig verdickt ist (Feldmeier). Er wird längs gespalten.

An der *ulnaren Seite* wird in Plexusanästhesie über einen bogenförmigen Hautschnitt der Epikondylus dargestellt und die Faszie längs gespalten. Vor der Inzision des Sehnenspiegels der Flexoren empfiehlt es sich, den N. ulnaris in seinem osteofibrösen Kanal darzustellen, um eine Verletzung desselben zu vermeiden. Auch hier folgt nach der Einkerbung eine zirkuläre Koagulation des ulnaren Epikondylus. Die Faszie wird geschlossen und eine Ruhigstellung im Kunststoffverband für 2 Wochen (90° Flexion des Ellbogengelenks) vorgenommen.

Prognose

Beurteilt wurden in einer Studie (Hipp & Gradinger 1986) 101 operative Eingriffe bei 95 Patienten mit einer therapieresistenten Epikondylitis und zwar 10 Jahre nach dem operativen Eingriff. 80-mal handelte es sich um eine radiale Epikondylitis und 12-mal um eine ulnare Epikondylitis. 9-mal war die radiale und ulnare Seite betroffen. Bei sämtlichen Patienten war durchschnittlich eine mehr als 10 Monate lang andauernde konservative Behandlung vorausgegangen (meist polypragmatisch). Bei diesen Patienten konnte eine konservative Behandlung zu keiner Besserung der Beschwerden führen. Die Auswertung unserer Nachuntersuchungen ergab bei 101 Eingriffen (95 Patienten) 92-mal ein gutes Ergebnis. Diese Patienten würden sich noch einmal operieren lassen. Bei den Patienten, deren Beschwerden operativ nicht behoben werden konnten, wurde eine erneute Desinsertion durchgeführt, was in einem hohen Prozentsatz erfolgreich war.

17.2.5 Schleimbeutelentzündung im Ellbogengelenkbereich

Engl.: bursitis of the elbow.

Bei der Vielzahl der Schleimbeutelbildungen erlangt vor allem die Bursa mucosa olecrani Bedeutung. Ein traumatisierter Olekranonsporn kann Anlass zum Reizzustand mit Ergussbildung sein. Dabei kann es zu einer ballonartigen Auftreibung dorsal am Ellbogen kommen. Auch finden sich gelegentlich freie knorpelige Körper in einer Bursa. Oft ist die Punktion des Ergusses notwendig und nachfolgend eine Corticoste-

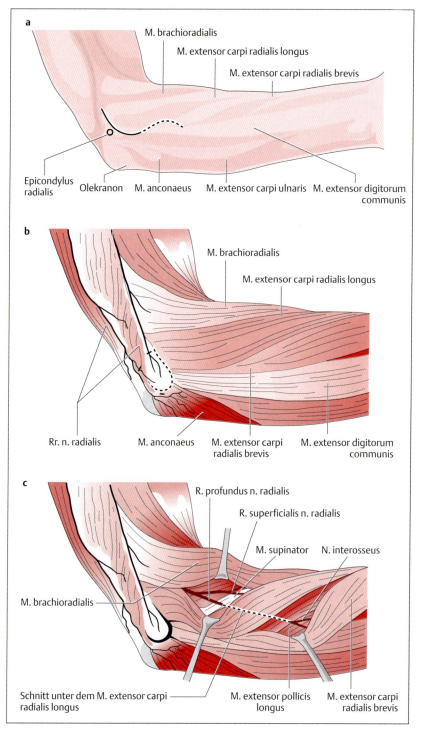

Abb. 17.**3** Tennisellbogen. Schematische Darstellung der OP in Anlehnung an die Hohmann-Technik (**a**). Beachte: Nervenversorgung im Epikondylusbereich (**b**; Wilhelm). Darstellung des R. profundus bei einem Supinatorsyndrom (**c**). Zugang zwischen M. extensor carpi radialis longus und M. brachioradialis.

roidinjektion mit entzündungshemmender Wirkung. Cave: bakterielle Entzündung des Schleimbeutels.

Bei der chronischen Bursitis, die konservativen Maßnahmen nicht zugänglich ist, empfiehlt sich die gründliche operative Entfernung des Schleimbeutels. Dies ist oft bei der CP (chronische Polyarthritis), der Gicht und der TBC erforderlich.

17.2.6 Sulcus-ulnaris-Syndrom

Synonym: ulnare Neuropathie.
Engl.: ulnar neuropathy.

Definition.
Unter dem Sulcus-ulnaris-Syndrom versteht man eine Drucklähmung des N. ulnaris im Sulcus-ulnaris-Bereich.

Anatomische Besonderheiten. Das Dach des unterschiedlich tiefen Sulcus ulnaris wird durch Faserzüge der Trizepsfaszie gebildet und kann durch den M. epitrochleoanconeus sogar eine Verstärkung erfahren. Die distale Grenze ist der Arcus tendineus. Von dort entspringt auch ein Teil des M. flexor carpi ulnaris. Bei einem flachen Sulcus kann der Nerv luxieren, was gelegentlich ohne wesentliche Symptome verläuft.

Ätiologie

Eine Druckschädigung führt zu einer Beeinträchtigung des N. ulnaris. Dies kann durch eine traumatische Einwirkung erfolgen, wie der Abriss des Epicondylus ulnaris, bei in Valgusfehlstellung verheilten suprakondylären Frakturen und Überdehnungen des Lig. collaterale ulnare am Ellbogen bei Baseballspielern. Eine Chondromatose sowie ein Ganglion können eine Raumbeengung hervorrufen und einen Druck auf den Nerv ausüben. Das männliche Geschlecht ist häufiger betroffen als das weibliche. Bevorzugtes Befallsalter ist das 5. Jahrzehnt. Das Syndrom kann sich auch auf beiden Seiten entwickeln.

Klinik und klinische Diagnostik

Als frühes Zeichen einer Ulnarisneuropathie kommt es zu einem Pelzigkeitsgefühl des 4. und 5. Fingers und nachfolgend zur motorischen Beeinträchtigung sowie selten zur Krallenfingerbildung. Die Höhe der Läsion lässt sich im EMG und auch durch die sensible Neurographie feststellen.
Differenzialdiagnostisch muss die Epikondylopathie Berücksichtigung finden.

Therapie

Entsprechend der Ursache der Drucklähmung verhält sich auch die Therapie. Sie kann konservativ erfolgen, z. B. bei einem Lagerungsschaden, sofern eine Erholung des N. ulnaris zu erwarten ist. Ansonsten muss die operative Dekompression erfolgen und die Verlagerung des N. ulnaris in die Beugeseite unter Schonung der Muskeläste. Dabei muss das Septum intermusculare ausreichend tief eingekerbt werden.
Postoperativ kommt es relativ schnell zum Rückgang der Parästhesien. Ein Restschaden kann jedoch bleiben. Bei gelähmten Muskeln dauert es oft lange, bis sie wieder funktionsfähig sind.

17.3 Verletzungen

17.3.1 Distale Oberarmfraktur

Engl.: supracondylar fracture.

Definition.
Man versteht darunter Frakturen am körperfernen Ende des Oberarms, die extra- und intraartikulär gelegen sein können und disloziert (instabil) und nichtdisloziert (stabil) in Erscheinung treten können.

Klassifikation

Nach einer Einteilung von M. E. Müller teilt man distale Oberarmfrakturen in:
▶ A: extraartikuläre Frakturen,
▶ B: intraartikuläre, unikondyläre Frakturen,
▶ C: bikondyläre interartikuläre Frakturen (Abb. 17.**4**).

Danach unterscheidet man extraartikuläre Frakturen wie den Ausriss des Epicondylus ulnaris oder radialis als A-1-Fraktur, den suprakondylären einfachen Bruch (Abb. 17.**5a, b**) als A-2-Fraktur und den suprakondylären Mehrfragmentbruch als A-3-Fraktur.
Unter den intrartikulären, unikondylären Frakturen wird die Querfraktur als B-1-, die Kondylenfraktur als B-2- und der tangentiale Bruch ohne Fraktur des Condylus radialis als B-3-Fraktur bezeichnet (Abb. 17.**6a, b**).
Zu den bikondylären Frakturen gehört die Y-Fraktur als C-1-Fraktur, die Y-Fraktur mit suprakondylärem Mehrfragmentbruch als C-2-Fraktur und die Einstauchungs- und Trümmerfraktur als C-3-Fraktur.

Ursache und Entstehung

Distale Oberarmfrakturen machen etwa 3 % der knöchernen Ellbogenverletzungen aus. Besondere Probleme bringen oft Verletzungen im hohen Alter und auch im Kindesalter.
Anamnestisch wird ein Sturz auf das gebeugte oder gestreckte Ellbogengelenk angegeben, wobei der Beugungsbruch häufiger ist. Aber auch ein Sturz direkt auf das Ellbogengelenk kann Anlass zu einer Fraktur sein. Die Fraktur kann auch bei Längsstauchung erfolgen. Selten dagegen erfolgt der Knochenbruch durch direkte Einwirkung.

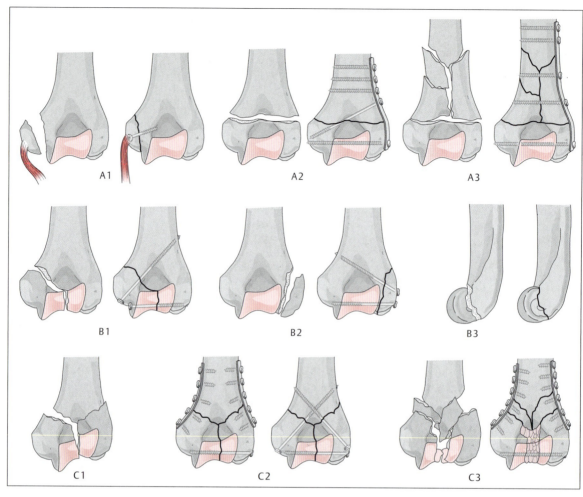

Abb. 17.**4** Distale Humerusfrakturen. Einteilung und operative Behandlung (nach Müller et al. 1963).

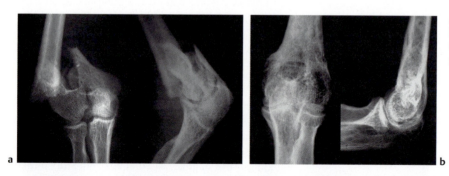

Abb. 17.**5** Suprakondyläre Ellbogenfraktur (45-jährige Patientin), Unfallbild (**a**) und Kontrolle nach 10 Jahren (**b**).

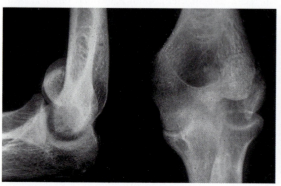

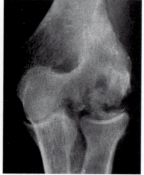

Abb. 17.**6** Abscherfraktur mit Dislokation des Capitulum humeri nach operativer Reposition (**a**). Nekrose des Fragments 1 1/2 Jahre nach dem Unfall (**b**).

Klinik und klinische Diagnostik

Stabile Frakturen können zunächst wenig auffällig sein, bald folgt jedoch eine schmerzhafte Schwellung (Bluterguss). Auffallend ist eine Funktionsbehinderung. Abscherfrakturen weisen gelegentlich nur eine Druckschmerzhaftigkeit auf. Instabile Frakturen imponieren bei Dislokation durch eine Konturveränderung des Ellbogengelenks (man beachte das Hueter-Dreieck) sowie durch eine abnorme Beweglichkeit im Frakturbereich. Sehr oft kommt es gleichzeitig zur Luxation des Ellbogengelenks (Luxationsfraktur).

Die Beurteilung der Blutversorgung ist wichtig (Radialispuls). Bei etwa 1% der Patienten kommt es zu Gefäßläsionen. Zu achten ist auf Sensibilitäts- oder motorische Störungen als Zeichen einer Nervenläsion. Lob et al. zeigten anhand einer Sammelstatistik, dass es bei 15% der Patienten zu einer Radialis-, in 10% zur Ulnaris- und bei fast 4% zur Medianusbeeinträchigung kommt.

Röntgenaufnahmen in 2 Ebenen sind stets erforderlich und zwar exakt in 2 Ebenen dargestellt.

Therapie

Eine *konservative Behandlung* ist angezeigt, sofern die Fraktur extraartikulär gelegen und ausreichend stabil ist. Intraartikuläre Frakturen sollen nur konservativ behandelt werden, wenn keine Stufenbildung und eine ausreichende Stabilität vorzufinden ist. Die Ruhigstellung der Fraktur erfolgt im Oberarmkunststoffverband. Manchmal ist ein Thoraxabduktions-Kunststoffverband sinnvoll, wobei die Lagerung in einer rechtwinkligen Ellbogengelenkstellung erfolgen muss. Nach 4, spätestens 6 Wochen kann die krankengymnastische Übungsbehandlung aus der Schiene heraus erfolgen.

Sehr oft ist die *operative Behandlung* angezeigt. Man beachte jedoch das Ausmaß des Weichteilschadens sowie das Alter der Patienten. Intraartikuläre Frakturen mit einer größeren Stufenbildung oder aber mehreren Fragmenten müssen operativ angegangen werden. Ziel der operativen Versorgung ist die übungsstabile Osteosynthese.

Sofort müssen Frakturen mit zusätzlichen Nerven- und Gefäßverletzungen operativ versorgt werden, ebenso, wenn offene Frakturen II. und III. Grades vorliegen.

Grundsätzlich soll die operative Rekonstruktion frühestmöglich unter optimalen Bedingungen stattfinden.

Operationstechnik. Bei dem Frakturtyp A1 und der partiellen Gelenkfraktur vom Typ B1 und B2 erfolgt der Zugang von lateral oder medial in Rückenlage. Beachte: N. ulnaris und N. radialis!

Bei den B-Frakturen sind 2 Schrauben zur Rotationssicherung einzubringen. Frakturen vom Typ A2 und A3 sind über den dorsalen Zugang in Bauchlage unter Durchführung einer Olekranonosteotomie anzugehen. Eine V-förmige Osteotomie lässt sich nach der Frakturversorgung durch eine stabile Refixation des Olekranon mit einer Zugschraubenosteosynthese oder einer Zuggurtung erreichen.

Besondere Probleme bringt sehr oft die Frakturversorgung vom Typ C1 bis C3. Es bleibt festzustellen, dass die distale Oberarmfraktur grundsätzlich zu den operativ technisch anspruchsvollen Verletzungen gehört, was bei der operativen Versorgung erkannt werden muss, und dass Begleitverletzungen und Komplikationen vorkommen. Dabei muss zunächst die Rekonstruktion des Gelenkblocks erfolgen (temporäre Fixation der einzelnen Fragmente mit Kirschner-Drähten) und nachfolgend die Plattenosteosynthese sowie evtl. die Defektauffüllung mit Eigenspongiosa.

Nachbehandlung

Postoperativ empfiehlt sich das Anlegen einer Oberarmgipslongette oder aber eines Kunststoffverbands (gepolstert) und die Hochlagerung der oberen Extremität. Meist kann nach 1, spätestens 2 Wochen die krankengymnastische Behandlung (aktiv) begonnen werden.

Komplikationen

Bei der distalen Oberarmfraktur kann es zu Nervenläsionen, zur Infektion und zur Pseudarthrosenbildung kommen.

17.3.2 Olekranonfraktur

Engl.: fracture of the olecranon.

Sie zählen zu den häufigen Frakturen der oberen Extremität (um 10%) und entstehen durch einen Schlag oder Sturz auf das Ellbogengelenk oder aber durch Schermechanismus durch Überstreckung oder extreme Beugung. Olekranonfrakturen erfolgen als Quer-, Schräg- oder Trümmerfrakturen (Abb. 17.**7a–d**).

Klinisch imponiert die Verformung des Ellbogengelenks (Hämatom) und eine schmerzhafte Bewegungseinschränkung. Bei Betastung achte man auf eine Stufenbildung, die durch die Zugwirkung des Trizeps entsteht.

Bildgebend sind Röntgenaufnahmen in 2 Ebenen erforderlich.

Therapie

Therapeutisch soll bei nichtdislozierten Frakturen die konservative Behandlung im ruhig stellenden Verband erfolgen. Dislozierte Frakturen müssen operativ versorgt werden. Meist ist eine Blutsperre nicht notwendig.

Operationstechnik. Die Fraktur muss über einen Längsschnitt über der Ulna, der oben bogenförmig verläuft, dargestellt werden. Eine stabile Osteosynthese gelingt mit einer Zuggurtung, wobei die Kirschner-Drähte in der Gegenkortikalis verankert sein müssen. Gelegentlich genügt eine Zugschraube oder aber die Plattenosteosynthese unter Verwendung des Kleinfragmentinstrumentariums.

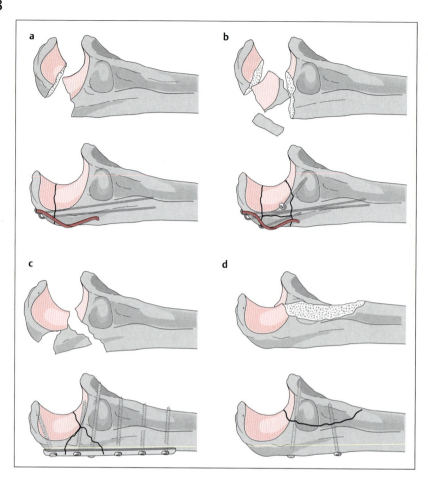

Abb. 17.**7a–d** Verschiedene Formen der Olekranonfraktur und Möglichkeiten der operativen Versorgung (nach Müller et al. 1963).

17.3.3 Radiusköpfchenfraktur

Engl.: fracture of the head of the radius.

Zur Fraktur des Radiusköpfchens kommt es meist durch indirekte Einwirkung, wie beim Sturz auf die gestreckte Hand, wobei es zu Impressions-, Abscher- und auch Trümmerfrakturen kommen kann. Aber auch direkte Gewalteinwirkungen können die Fraktur auslösen. Sie sind oft Begleitverletzungen. Radiushalsfrakturen sind extraartikulär gelegen.

Bei der Klassifikation haben sich die Einteilungen der AO bei Erwachsenen und die Einteilung bei Kindern nach Judet bewährt, wobei dem Grad der Abkippung des Radiusköpfchens zum Schaft besondere Bedeutung zugeordnet wird.

Klinik und klinische Diagnostik

Im Vordergrund steht eine ausgesprochene Schmerzhaftigkeit bei Pro- und Supination sowie der örtliche Druckschmerz über dem Radiusköpfchen.

Röntgenaufnahmen in 2 Ebenen lassen die Fraktur meist einordnen, wenngleich das Ausmaß der Gelenkflächenbeeinträchtigung erst operativ wahrgenommen werden kann.

Therapie

Stabile Frakturen können mit einem ruhig stellenden Verband versorgt werden, evtl. unter Anwendung einer Durchleuchtungskontrolle.

Die operative Behandlung erfolgt mit dem Ziel der evtl. übungsstabilen Wiederherstellung der Gelenkflächen über einen lateralen Zugang, wie ihn Kocher angegeben hat (Rückenlage und Armtisch).

Radiusköpfchenmeißelfrakturen werden durch interfrakmentäre Zugschrauben versorgt (Schrauben mit 2,0 mm Durchmesser sind zu empfehlen).

Radiushalsfrakturen können mit gekreuzten Kirschner-Drähten oder aber Miniplatten versorgt werden.

Postoperativ bringt die Ruhigstellung im gutgepolsterten Kunststoffverband Vorteile, der nachfolgend zur Schale gestaltet werden kann. Abhängig von der operativ erreichten Stabilität soll nach 2 Wochen spätestens die krankengymnastische Übungsbehandlung aufgenommen werden.

17.3.4 Luxation des Ellbogens

Sie tritt akut nach einem Trauma oder als Folge einer nichtentsprechend behandelten Kapsel-Band-Verletzung auf. Selten ist die habituelle Luxation bei einer Gelenkdysplasie zu finden. Die Ellbogenluxation zählt zu den häufigen Luxationen der großen Gelenke. Man beobachtet sie bevorzugt zwischen dem 20. und 40. Lebensjahr als Sportverletzung. Nach Rockwood und Green unterscheidet man 2 Hauptgruppen, nämlich die Luxation von Radius und Ulna zusammen sowie die isolierte Luxation von Elle und Speiche. Am häufigsten kommt es zur Luxation von Ulna und Radius gemeinsam nach posterolateral oder dorsal (Abb. 17.8a, b). Nur selten luxiert das Ellbogengelenk nach ventral.

Die unfallbedingte Luxation des Ellbogengelenks erfolgt am häufigsten bei einem Sturz auf die pronierte Hand, bei dem das Ellbogengelenk weitgehend gestreckt ist. Eine Absprengung am Processus coronoideus kann auftreten. Gefäß- und Nervenschäden müssen rechtzeitig erkannt werden.

Klinisch steht die Verformung des Ellbogengelenks im Vordergrund, des Weiteren z. B. bei der dorsalen Luxation eine fixierte Beugehaltung.

Radiologisch ergeben Übersichtsaufnahmen die Diagnose.

Therapie

Therapeutisch ist die bald möglichste Einrenkung der Luxation erforderlich. Bei der Reposition ist es wichtig, dass eine Assistent den Oberarm fixiert, sodass der reponierende Arzt unter Längszug in Beugestellung die Reposition vornehmen kann. Danach ist eine Röntgenkontrolle notwendig (beachte ein mögliches Interpositum). Eine Ruhigstellung im Kunststoffverband für mindestens 2 Wochen ist notwendig.

Nota bene
> Auf neurovaskuläre Störungen ist zu achten. Sie kommen in etwa 14% der Fälle vor. So kann der N. medianus in das Gelenk eingeschlagen sein. Am häufigsten jedoch wird der N. ulnaris verletzt, weniger häufig die A. cubiti. Als Spätkomplikation kann eine Myositis ossificans auftreten.

17.3.5 Besonderheiten bei Verletzungen im Wachstumsalter

Anatomische Vorbemerkungen. Bei der topographischen Einordnung der Frakturen ist die Kenntnis der Knochenentwicklung notwendig, wie sie sich anhand der Knochenkerne darstellt. So sind die Epiphysenkerne am distalen Humerus, die zu 20% am Längenwachstum des Humerus beteiligt sind, schon im 1. Lebensjahr als Kern des Capitulum humeri und ab dem 7. Lebensjahr die verschmelzenden Trochleakerne zu erkennen. Knochenkerne am proximalen Radius erscheinen schon vor dem 3. und am Olekranon nach dem 7. Lebensjahr. Sie sind zu einem Fünftel am Längenwachstum der Unterarmknochen beteiligt.

Klinisch stehen Schmerzen, Schwellungen und eine Deformität im Ellbogenbereich im Vordergrund.

Bei der Bildgebung sind nach wie vor Röntgenaufnahmen zunächst in 2 Ebenen unter Zuhilfenahme einer Seitenvergleichsaufnahme im ventrodorsalen Strahlengang in Streckstellung und die Darstellung des Processus coronideus notwendig. Die Darstellung des Processus coronideus gelingt bei 45°-Innenrotation bei gestrecktem Ellbogengelenk. Die Bestimmung der Radiuslängsachse ist hilfreich beim Erkennen einer Radiusköpfchenluxation. So trifft die Verlängerung der Längsachse des Radiusschafts sowohl in der a.-p. Projektion als auch auf der seitlichen Aufnahme sowie auf Schrägaufnahmen immer die Mitte des Capitulum humeri. Bei der Bestimmung der Humerusschaftachse ist die Kippung des Capitulum humeri zu berücksichtigen (30–40°) für die Abgrenzung von Flexions- und Extensionsfrakturen (Roger-Linie).

Bei der *Klassifikation* der Frakturen halte man sich grundsätzlich an die Ausführungen der AO. Für das wachsende Skelett ist die Unterscheidung der nach extraartikulär gelegenen suprakondylären Frakturen und der intraartikulären Kondylusfrakturen sowie der Abrissbrüche der Kondylen notwendig. Davon abhängig ist das Vorgehen bei der Behandlung, ferner lassen sich daraus prognostische Schlüsse ziehen.

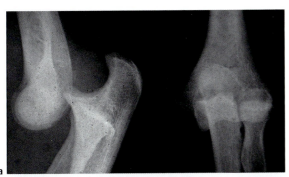
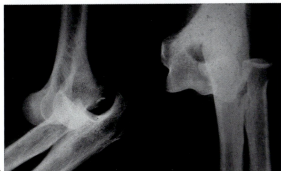

Abb. 17.8 Traumatische dorsale (a) bzw. dorsolaterale (b) Ellbogenluxation.

Kapsel-Band-Verletzungen sind im Kindesalter selten, kommen jedoch mit Radiusköpfchenluxationen vor. Ganz allgemein gilt, dass es im jüngeren Alter eher zu Frakturen und am Ende des Wachstums zu Luxationen kommt.

Epidemiologisch bleibt anzuführen (Steinbrück 1983), dass suprakondyläre Frakturen besonders häufig bei Geräteturnern, Eis- und Rollschuhläufern sowie beim In-line-Skating und Snowboarden vorkommen. Zu erwähnen bleibt, dass zwischen dem 6. und 10. Lebensjahr diese Ellbogengelenkverletzungen beim Schulsport gehäuft auftreten, weshalb präventive Maßnahmen Bedeutung erlangen, einmal beim Überwachen und bei der Hilfestellung und zum anderen beim Verordnen von prophylaktischen Maßnahmen (Ellbogenschoner). Festzustellen bleibt auch, dass Frakturen des Condylus radialis beim Fußball, Ringen und Turnen sowie Radiusköpfchenfrakturen und Ellbogenluxationen beim Judo und beim Trampolinspringen vermehrt auftreten.

Nota bene
Ellbogengelenkverletzungen im Kindesalter sind häufig (5 % aller kindlichen Verletzungen). Komplikationen können eintreten (Fehlstellungen, Wachstumsstörungen, Volkmann-Kontraktur). Eine genaue klinische Befundung einschließlich bildgebender Maßnahmen ist eine Voraussetzung für eine gezielte, oft anspruchsvolle Behandlung.

17.3.5.1 Suprakondyläre Fraktur
Engl.: supracondylar fracture.

Sie zählt als extraartikuläre Fraktur zu den häufigsten knöchernen Verletzungen im Kindesalter (10 %; Morger 1972). Man unterscheidet abhängig vom Unfallmechanismus die häufiger vorkommende Extensionsfraktur bei Sturz auf die Hand in Überstreckung des Ellbogengelenks und die Flexionsfraktur bei einem direkten Sturz auf das Ellbogengelenk in einem Verhältnis von 98 zu 2 (von Laer 1993).

Klinik und klinische Diagnostik

Bei einer Dislokation der Fragmente findet sich regelmäßig eine bajonettartige Abknickung des Oberarms dicht oberhalb des Ellbogengelenks. Manchmal ist in der Ellenbeuge der nach vorne verschobene Schaft des zentralen Bruchstücks unter der Haut zu tasten. Die Mm. triceps, biceps und brachialis verschieben das Bruchstück ventralwärts. Gleichzeitig bringt der M. biceps noch eine Varuskippung des peripheren Fragments. Die Pronatoren überwiegen. Da die Innenrotatoren des Oberarmschafts überwiegen, wird das periphere Bruchstück zum Oberarmschaft, der ohnedies schon in Innenrotationsstellung steht, zusätzlich rotiert. Schließlich üben noch die oberhalb der Bruchstelle entspringenden Muskeln einen Zug auf das zentrale Bruchstück aus, der zu einer Dislokation ad peripheriam führt.

Therapie

Eine nichtoperative Behandlung ist bei einer fehlenden Dislokation der Fraktur angezeigt (gut gepolsterter Oberarm-Ellenbogen-Handgelenk-Kunststoffverband).

Dislozierte, instabile suprakondyläre Frakturen können geschlossen reponiert werden. Der Eingriff muss in Narkose gewebeschonend erfolgen. Wir bevorzugen seit mehr als 30 Jahren die offene Reposition und die Fixierung der Fraktur mit Kirschner-Drähten als Minimalosteosynthese. Dabei gelingt die Reposition meist über einen lateralen Zugang nach Kocher (Abb. 17.**9a–c**).

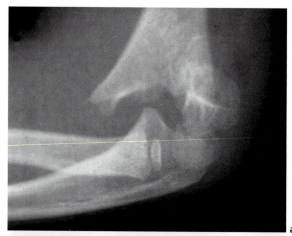
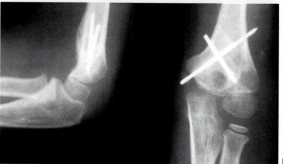
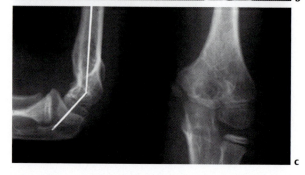

Abb. 17.**9a–c** Suprakondyläre Fraktur beim Kind nach Minimalosteosynthese und Heilung der Fraktur, keine Fehlstellung.

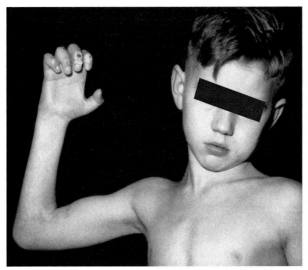 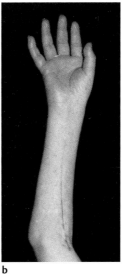

Abb. 17.**10** Volkmann-Kontraktur (8-jähriger Patient) mit der typischen Fingerbeugekontraktur (**a**). Freie Fingerbeweglichkeit nach einer OP nach Scaghlietti (**b**).

Die seltene Flexionsfraktur ist geschlossen nur bedingt erfolgreich zu behandeln. Es sollte von vornherein die operative Reposition erfolgen.

Bei der postoperativen Nachbehandlung bevorzugen wir das Anlegen eines gutgepolsterten Oberarm-Ellbogen-Kunststoffverbands, der bis zur letzten Faser der Polsterung gespalten werden muss, wie es schon L. Böhler vor mehr als einem halben Jahrhundert gefordert hat. Im Übrigen ermöglicht dieser Verband auch eine Schmerzminderung postoperativ. Der Verband soll mindestens 4 Wochen belassen werden. Nach 6 Wochen kann das Osteosynthesematerial entfernt und eine schonende krankengymnastische Behandlung eingeleitet werden, was meist nicht notwendig ist.

Komplikationen

Ein *primärer Gefäßschaden,* wie er durch eine Intimaläsion stattfinden kann, muss nach entsprechender Lokalisation sofort operativ angegangen werden. Zu achten ist auch auf ein drohendes *Kompartmentsyndrom.* Es findet sich eine Pulslosigkeit, periphere Stauungen und Abflussstörungen. Als Alarmsymptome sind Schmerzen, Schwellung mit Blässe oder Zyanose sowie Sensibilitätsstörungen zu werten. Als Merkhilfe gelten die „3 P": *pain, pale* und *paralysis.* Sobald diese Symptome mehr als 6 Stunden bestehen, sind Spätschäden zu erwarten.

Die Beseitigung einer Einengung der Strombahn und die Faszienspaltung sind kurzfristig unumgänglich notwendig.

Falls die notfallmäßigen Maßnahmen nicht erfolgt sind, kommt es schon nach wenigen Tagen infolge einer narbigen Verkürzung der Flektoren zur Beugekontraktur des Handgelenks mit Krallenhandbildung. Sobald die Handbinnenmuskulatur von der Ischämie betroffen wird, führt diese zu einer Intrinsic-Kontraktur, wobei die Metakarpophalangealgelenke in Beugestellung und die Interphalangealgelenke in Streckstellung stehen.

Operationstechnik. Bei der Behandlung der **Volkmann-Kontraktur**, die günstigerweise heute seltener anzutreffen ist, ergeben sich erhebliche Probleme abhängig von dem Ausmaß der Kontrakturen (Abb. 17.**10a, b**). Selten bringt eine konservative Behandlung eine entsprechende Besserung. Bei einer fortgeschrittenen Kontraktur ist eine Neurolyse vorzunehmen (Verbesserung der Sensibilität) und anschließend eine Desinsertionsoperation oder die Verlängerung der Fingerbeuger. Bei der Desinsertionsoperation nach Page und Scaghlietti wird eine weitgehende Fasziotomie mit Myolyse und Tendolyse, evtl. mit der Spaltung des Retinaculum flexorum, durchgeführt und falls erforderlich eine Neurolyse des N. medianus und des N. ulnaris. Letzterer wird in die Ellenbeuge verlagert. Nach Hellum wurde die Exzision der nekrotischen Muskeln und nachfolgend eine Sehnenverpflanzung streckseitiger Muskeln durchgeführt. Epstein empfahl, peripher die M.-superficialis-Sehnen zu durchtrennen und zentral die M.-profundus-Sehnen. Nach Streckung des Handgelenks und der Fingergelenke erfolgt die Vereinigung der zentralen Enden der tiefen mit den peripheren Enden der oberflächlichen Beuger.

Spätschäden. Verletzungsbedingte Nerven- und Blutversorgungsstörungen sind heutzutage selten. Bei nichtentsprechender Reposition können Drehfehlstellungen zurückbleiben, die sich aber meist spontan beheben, sowie ein Cubitus varus (Abb. 17.**11a, b**), ggf. soll die Fehlstellung spätestens nach Wachstumsabschluss durch eine Umstellungsosteotomie korrigiert werden.

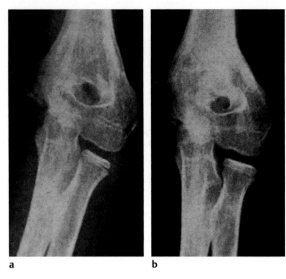

Abb. 17.11 Cubitus varus nach suprakondylärer Fraktur 2 Jahre nach dem Unfall (**a**) und 2 Jahre nach suprakondylärer Korrekturosteotomie (**b**).

17.3.5.2 Abrissfraktur der Epikondylen

> Engl.: seperation fracture of the medial and lateral epicondylus.

Häufiger kommt es zu Abrissfrakturen des medialen Epikondylus, selten dagegen des Epicondylus lateralis. Der Ausriss der Apophyse ulnar gilt als knöcherner Bandausriss und kann ggf. zur Instabilität und nachfolgender Luxation Anlass geben. Meist ist das Fragment disloziert. Es kann sogar in den Gelenkspalt eingeschlagen sein, wie es schon Watson-Johnes darlegen konnte. Eine Beeinträchtigung des N. ulnaris kann vorliegen.

Therapie

Die Behandlung der Epikondylus-Radialis-Fraktur kann konservativ sein, sofern keine wesentliche Dislokation besteht. Die operative Stabilisierung soll mit Kirschner-Drähten vorgenommen werden (2 Drähte, wobei die zentralen Drahtenden die Kortikalis stabilisieren sollen). Auch eine Osteosynthese mit Zugschrauben oder bei älteren Kindern mit Zuggurtung sind erfolgreich anzuwenden. Bei einer Instabilität und posttraumatisch rezidivierenden Luxation ist eine Seitenbandplastik angezeigt.

17.3.5.3 Intraartikuläre Fraktur

> Engl.: fracture seperation of the lateral and medial condyle.

Die intraartikulären Kondylusfrakturen, bei denen die Kondylus-Radialis-Fraktur wesentlich häufiger zu beobachten ist, sind mit 20% die zweithäufigsten Ellbogengelenkfrakturen (Weise et al. 1997). Diese Fraktur zieht durch die Wachstumsfuge, weshalb spätere Wachstumsstörungen vorkommen. Als Ursache wird von Morger ein Sturz auf den ausgestreckten Arm mit Hyperextension in Kombination mit einem Valgusstress angegeben (Scherwirkung). Von Laer findet dislozierte und nichtdislozierte Frakturen. Die Diagnose kann radiologisch objektiviert werden.

Therapie

Therapeutisch soll bei einer Dislokation (Muskelzugwirkung) eine exakte Reposition und nachfolgend eine Osteosynthese mit Kirschner-Drähten, besser mit Zugschrauben aus dem Kleinfragmentinstrumentarium vorgenommen werden.

Die Behandlung der Kondylus-Medialis-Fraktur (selten) wird analog durchgeführt.

17.3.5.4 Komplette Gelenkfraktur

> Engl.: complete fracture of the distal part of the humerus.

Die komplette Gelenkfraktur im Wachstumsalter ist außerordentlich selten zu beobachten, desgleichen die transkondyläre Y-Fraktur, wie sie ja beim Erwachsenen häufiger vorkommt. Ggf. ist eine exakte Reposition offen und eine Kirschner-Drahtfixation unumgänglich notwendig mit anschließender Versorgung im gepolsterten Kunststoffverband.

17.3.5.5 Radiusköpfchenfraktur

> Engl.: fracture of the head of the radius and fracture of the neck of the radius.

Am häufigsten finden sich Radiushalsfrakturen und Epiphysenlösungen mit und ohne metaphysären Keil (Abb. 17.**12a–c**). Meißelfrakturen sind selten. Frakturen am proximalen Radiusende entstehen durch eine axiale Stauchung des Ellbogengelenks bei Sturz auf den ausgestreckten Arm. Ein Valgusknick führt regelmäßig zur Verschiebung nach radial.

Diagnostisch ist die Röntgendarstellung entscheidend. Zu beachten ist, dass der Epiphysenkern des Radiusköpfchens ab dem 5. Lebensjahr in Erscheinung tritt.

Eine brauchbare Einteilung der Radiushalsfrakturen stammt von Judet, wonach eine fehlende Kippung und nur geringe Dislokation als Stadium I, eine Kippung bis höchstens 30° und Dislokation um halbe Schaftbreite als Stadium II, eine Kippung zwischen 30 und 60° mit verschieden ausgeprägter Dislokation als Stadium III und eine Kippung über 60° und vollständige Dislokation als Stadium IV zu bezeichnen ist.

17.3 Verletzungen

Therapie

Die Therapie der *Radiushalsfrakturen* ohne oder mit geringer Verschiebung erfolgt durch Ruhigstellung im Oberarmkunststoffverband (rechtwinklig gebeugter Ellenbogen und supinierter Unterarm für 3–4 Wochen). Judet empfahl bei Verschiebungen um halbe Schaftbreite, den Versuch der Reposition vorzunehmen. Unter Bildverstärkerkontrolle wird bei maximaler Pronation der Achsenknick nach radialseitigem Einstellen vollzogen. Bei der operativen Versorgung ist die Spickdrahtosteosynthese, evtl. die Einbringung von Schrauben angezeigt, desgleichen bei den Meißelfrakturen.

Grundsätzlich empfiehlt sich eine Ruhigstellung im Oberarmkunststoffverband für 3 Wochen.

Spätschäden kommen infolge von Wachstumsstörungen im Sinne einer Verplumpung vor, die sich zur präarthrotischen Deformität entwickeln kann. Im Erwachsenenalter kann dann eine Radiusköpfchenresektion notwendig werden, was im Kindesalter unbedingt verhindert werden soll.

17.3.5.6 Olekranonfraktur

Engl.: fracture of the olecranon.

Diese Frakturen sind selten und erfolgen meist als Abrissfraktur bei einem Sturz auf den gebeugten Ellbogen. Auch sieht man sie gemeinsam mit einer Radiusköpfchenfraktur.

Therapie

Die Behandlung kann bei nicht wesentlich dislozierten Frakturen im Gipsverband in Streckstellung für 3 Wochen erfolgen. Wesentlich dislozierte Querfrakturen müssen mit einer Zuggurtungsosteosynthese oder Schraubenosteosynthese – selten unter Verwendung von Platten – vorgenommen werden. Es ist eine Übungsstabilität anzustreben.

17.3.5.7 Luxation des Ellbogengelenks

Engl.: dislocation of the elbow.

Eine traumatische Luxation erfolgt häufig schon bei älteren Kindern anlässlich einer Sportverletzung. Eine bald mögliche Reposition (Allgemeinnarkose) ist erforderlich. Danach erfolgt eine erneute Röntgenkontrolle und Ruhigstellung im Gipsverband.

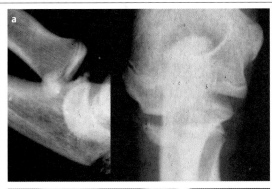
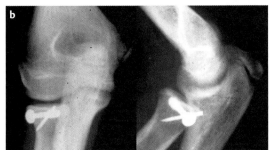
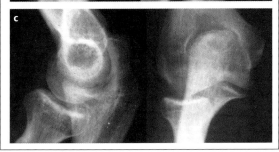

Abb. 17.**12** Transepiphysäre Radiusköpfchenfraktur (**a**; 12-jährige Patientin) mit epimetaphysärem Fragment (B-II-Fraktur), nach Osteosynthese 10 Jahre nach dem Unfall (**b**), keine wesentliche Verformung (**c**).

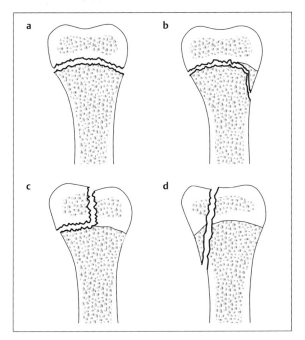

Abb. 17.**13** Schematische Darstellung der Verletzungsmöglichkeit am kindlichen Radiusköpfchen
a Kontusion der Epiphyse bzw. Lösung.
b Epiphysenlösung mit metaphysärem Fragment (A-2-Müller).
c Epiphysenfraktur (B-1-Müller).
d Epimetaphysäre Fraktur (B-2-Müller).

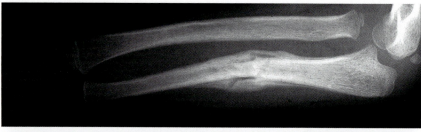
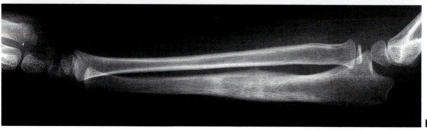

Abb. 17.**14** Monteggia-Fraktur (4-jährige Patientin) in Fehlstellung verheilt mit Radiusköpfchenluxation (**a**). Reposition der Radiusköpfchenluxation nach Korrekturosteotomie der Ulna (**b**).

17.3.5.8 Radiusköpfchensubluxation (Chassaignac)

Engl.: nurses aid luxation, pulled elbow.

Durch einen abrupten Zug an der Hand des Kleinkinds kann es zu einer Subluxation des Speichenköpfchens kommen. Das Kind weist eine Pronationsstellung auf und schont wegen Schmerzen den Arm.

Durch Supination unter leichtem Zug kann bei gebeugtem Ellbogen das Zurückschnappen (Klick) des Radiusköpfchens erfolgen und Schmerzfreiheit eintreten.

17.3.5.9 Monteggia-Fraktur

Engl.: Monteggia fracture.

Man bezeichnet damit eine Kombination einer Ulnaschaftfraktur im proximalen bis mittleren Drittel mit einer Radiusköpfchenluxation.

Diagnostisch wird die Radiusköpfchenluxation bei dieser Fraktur oft nicht erkannt. Grundsätzlich ist es notwendig, Ellbogengelenk und Handgelenk auf einer Aufnahme darzustellen.

Therapie

Die Behandlung erfolgt durch eine Plattenosteosynthese der Ulna. Dabei kann sich das Radiusköpfchen spontan reponieren. Ggf. ist die operative Reposition und Ringbandplastik notwendig.

Schwierigkeiten können sich bei der Frakturreposition ergeben und nachfolgend eine Reoperation notwendig machen (Abb. 17.**14a, b**).

Nota bene
Eine Monteggia-Fraktur wird häufig nicht erkannt. Bei entsprechenden Verletzungen muss unbedingt das Ellbogen- und Handgelenk mit abgebildet werden. Bei der operativen Versorgung achte man auf die achsengerechte Osteosynthese.

Literatur

Dorow C, Markgraf E. Frakturen des distalen Humerus und des proximalen Unterarms. Unfallchirurg. 1996;99:440.
Hipp E, Gradinger R. Die Epicondylitis humeri. Prakt Sport Traumatol. 1986;1:18.
Hohmann G. Das Wesen und die Behandlung des sogenannten Tennisellenbogen. München Med Wochenschr. 1933;80:250.
Kinzl L, Fleischmann W. Die Behandlung der distalen Oberarmfraktur. Unfallchirurg. 1991;94:455.
Kämer J. Überlastungsschäden am Bewegungsapparat bei Tennisspielern. Dtsch Z Sportmed. 1979;2:44.
von Laer L. Spätfolgen nach Ellbogenläsionen im Wachstumsalter. Orthopäde. 1981;10:264.
von Laer L. Typische Sportverletzungen im Kindesalter. Chir Praxis. 1993;47:117.
von Laer L. Verschraubung der Fraktur des Condylus radialis humeri beim Kind. Operat Traumatol. 1989;1:163.
Morger R. Verletzungen am kindlichen Ellbogen. Z Kinderchir. 1972;11:717.
Morrey BF, An KN. Functional anatomy of ligaments of the elbow. Clin Orthop. 1985;201:84.
Müller ME, Allgöwer M, Willenegger H. Technik der operativen Frakturbehandlung. Berlin: Springer; 1963.
Simmelbauer B, Habermeyer P. Die standardisierte Untersuchung des Ellbogens. Unfallchirurg. 1996;99:448.
Steinbrück K. Sportartspezifische Verletzungen des Ellenbogengelenkes beim Kind und Erwachsenen. Orthop Praxis. 1983;19:927.
Weise K, Schwab E, Schäufele TM. Ellbogenverletzung im Kindesalter. Unfallchirurg. 1997;100:255.
Wilhelm A, Gieseler H. Die Behandlung der Epicondylitis humeri lateralis durch Denervation. Chirurg. 1962;33:118.
Zimmermann T, Schnecker K, Karin C, Kunze K. Die offene Reposition bei distaler Humerusfraktur im Kindesalter. Chir Praxis. 1992;45:475.

18 Unterarm, Hand und Finger

18.1 Erkrankungen

E. Hipp und G. Thiemel

18.1.1 Arthrosis deformans des Handgelenks

Engl.: osteoarthritis of the wrist.

Degenerative Veränderungen im Bereich des Handgelenks (Abb. 18.**1a**) sind vorwiegend als sekundäre Arthrosen bei einer präarthrotischen Deformität, nach einer Radiusgelenkfraktur, Pseudarthrosen des Os scaphoideum sowie einer Nekrose des Os lunatum oder Luxation zu beobachten. Man findet die Arthrose der Handwurzel auch als postarthritische Arthrose, selten auch nach einer Sudeck-Dystrophie mit entsprechenden Knorpelschädigungen.

Vor allem das Radiokarpalgelenk mit der Radiusbasis als Hauptstützpfeiler zeigt am häufigsten arthrotische Veränderungen, entsprechende Veränderungen finden sich auch am Kahn- und im Mondbein.

Klinik und klinische Diagnostik

Im Vordergrund der Beschwerden stehen Schmerzen bei Drehbewegungen und eine Einschränkung der Beweglichkeit der Hand sowie eine Schwellung im Handwurzelbereich. Bedeutsam ist weiter die Minderung der Kraft.

Im *Röntgenbild* zeigt sich eine Vielfalt ossärer Reaktionen, wobei die Gelenkspaltverschmälerung besonders auffällig ist, des Weiteren sieht man subchondral Zystenbildungen sowie arthrotische Knochenausziehungen. Man beachte Veränderungen der Knochenstruktur, wie sie nach Nekrosen von Kahnbein und Mondbein zu beobachten sind: scholliger Zerfall, Verdichtungen.

Hinzuweisen bleibt auf die Schädigung des Discus triangularis, der als ein Teil der proximalen Fläche des Handgelenks zu betrachten ist. Es können sich hier altersentsprechende, degenerative Veränderungen einstellen oder Verletzungen bei der Radiusfraktur.

Therapie

Im frühen Stadium der Erkrankung sind *konservative* Maßnahmen angezeigt, zu denen auch die Verordnung einer Handgelenkmanschette gehört. Sie kann jedoch im Alltagsleben hinderlich sein und wird vom Patienten oft ungern angenommen.

Als *operative* Therapie bietet sich die Arthrodese zwischen Mondbein, Kahnbein und der Radiusbasis an, vor allem bei jüngeren Patienten. Bedeutung erlangt weiter die Alloarthroplastik.

18.1.2 Arthrose des distalen Radioulnargelenks

Engl.: osteoarthritis of the radioulnar joint.

Ursächlich haben bei der Entstehung der Radioulnargelenkarthrose (s. Abb. 18.**1d**) Längendifferenzen zwischen Speiche und Elle Bedeutung. Sie sind anlagemäßig zu beobachten (Hultén-Variante) sowie posttrau-

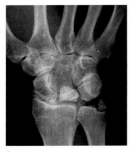
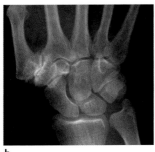
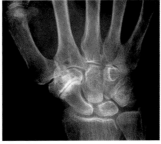
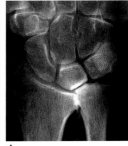

a   **b**   **c**   **d**

Abb. 18.**1** Arthrosen. **a** Handgelenkarthrose. **b** Rhizarthrose zwischen Multangulum majus und Metacarpale I. **c** Arthrose zwischen Os scaphoideum und Os trapezium. **d** Arthrose zwischen Ulnaköpfchen, Os lunatum und Arthrose des Radioulnargelenks.

matisch nach Radiusfrakturen, die unter Verkürzung verheilt sind, und bei vorzeitigem Verschluss der Radiusepiphyse nach traumatischen Epiphysenlösungen. Anzuführen bleibt ein lockeres distales Radioulnargelenk. Bei einer Ulnaverlängerung (Hultén-Plusvariante) kann es zur Arthrose zwischen Radius und Ulnaköpfchen und Os lunatum kommen (s. Abb. 18.**1d**).

Klinik und klinische Diagnostik

Klinisch steht ein lokaler Druckschmerz vor allem bei Umwendbewegungen im Vordergrund sowie eine Bewegungseinschränkung.

Röntgenologisch können die Zeichen einer Arthrose zunächst wenig ausgeprägt sein, man beachte aber eine Fehlstellung der Gelenkkörper und Formveränderungen derselben.

Therapie

Bei der Behandlung soll die Verordnung einer Bandage zunächst im Vordergrund stehen, sofern Umstellungsosteotomien mit einer exakten Wiederherstellung des Gelenks nicht in Betracht kommen.

18.1.3 Arthrose zwischen Os scaphoideum und Os trapezium

Engl.: osteoarthritis of the scapulo trapezium joint.

Die Arthrose zwischen dem Os trapezium (Os multangulum majus) und dem Os scaphoideum kann sich isoliert entwickeln (s. Abb. 18.**1c**). Man findet die Arthrose gemeinsam mit der Daumensattelgelenkarthrose. Bei einer isolierten Arthrose, die mit konservativen Maßnahmen nicht entsprechend zu beeinflussen ist, soll eine Arthrodese zwischen dem Vieleckbein und dem Kahnbein durchgeführt werden (Ricklin).

18.1.4 Arthrose des Daumensattelgelenks

Synonym: Rhizarthrose.
Engl.: osteoarthritis of the carpometacarpal thumb-joint, osteoarthritis of the trapezeometacarpal joint.

Diese zählt zu den häufigsten degenerativen Veränderungen im Bereich der Hand. Es handelt sich dabei um ein besonders belastetes Gelenk (dreidimensionale Bewegungen).

Ätiologie

Verschiedene Faktoren wie Formvarianten und Gelenkdysplasien erlangen ätiologisch Bedeutung. Man findet die Rhizarthrose häufig bei der Polyarthrose. Bevorzugt betroffen ist das weibliche Geschlecht nach der Menopause. Man schätzt die Häufigkeit des Auftretens einer Rhizarthrose mit nahezu 10% ein. Posttraumatische Arthrosen im Daumensattelgelenk beobachtet man nach Frakturen vom Typ Bennett und Rolando sowie nach Verletzungen des Os trapezoideum.

Klinik und klinische Diagnostik

Als typische Initialsymptome gelten Schmerzen direkt über dem Daumensattelgelenk, manchmal bestehen auch gleichzeitig ausstrahlende Schmerzen in den Unterarm oder in den Daumen. Frühzeitig tritt der Schmerz vor allem bei Greifbewegungen auf (Schlüsselgriff, Öffnen von Gegenständen mit Drehverschlüssen, beim Handarbeiten oder aber nach Stauchungen). Gelegentlich hört man sogar Reibegeräusche im Daumensattelgelenk. Im fortgeschrittenen Stadium finden sich Bewegungseinschränkungen bis zur Adduktionskontraktur.

Zunächst achte man auf Formveränderungen der Gelenkkörper und Verschmälerung des Gelenkspalts. Später zeigen sich reaktive Vorgänge verschiedenen Ausmaßes und Gelenksubluxationen (Abb. 18.**1b**).

Therapie

Zunächst soll eine *konservative Behandlung* mit Salbenverbänden, Handbädern, Kurzwelle und Fangopackungen Anwendung finden. Auch ist die Verordnung einer Kunststoffschiene wenigstens zeitweise sinnvoll. Vorübergehend ist eine medikamentöse Behandlung mit nichtsteroidalen Medikamenten angezeigt. Auch kann man im fortgeschrittenen Stadium noch intraartikulär Cortisoninjektionen versuchen.

Sofern aber konservative Maßnahmen den Leidensdruck nicht beeinflussen können, empfiehlt sich die *Arthrodese* z.B. mit einer Mini-T-Platte. Die Arthrodese empfiehlt sich besonders bei Schwerarbeitern, sofern die gewonnene Stabilität der Beweglichkeitseinbuße vorgezogen wird. Auch kann die Resektion des Os trapezium erfolgen, wie sie bereits Patel 1918 empfohlen hat. Nachteilig ist dabei die Verkürzung des Daumens um etwa 1 cm und eine Minderung der Kraftentfaltung. Auch besteht eine gewisse Instabilität. Es soll deshalb ein Spaceholder eingebracht werden, wobei ein Interponat aus der M.-palmarislongus-Sehne oder aus der Sehne des M. flexor carpi ulnaris gebildet wird.

Besondere Bedeutung erlangt die Einbringung einer Totalprothese, wobei der Kugelkopf in einer Schnappfanne gehalten werden soll. Diese Prothesenform erlaubt eine umfassende Beweglichkeit und kann durchaus empfohlen werden.

18.1.5 Arthrose des Daumengrundgelenks

Engl.: osteoarthritis of the metacarpalphalangeal joint of the thumb.

Sie entwickelt sich häufig bei einer Polyarthrose und auch bei der Polyarthritis sowie posttraumatisch z. B. nach ulnaren Bandverletzungen, nachfolgend mit einer Subluxation des Gelenks und schließlich mit sekundären degenerativen Veränderungen.

Bei einer fortgeschrittenen Arthrose vor allem mit Subluxation bleibt meist nur die Arthrodese in einer Beugestellung von etwa 10°. Damit ist Schmerzfreiheit mit Stabilität und kaum eingeschränkter Funktion zu erreichen.

18.1.6 Arthrose der Fingergelenke

Engl.: osteoarthritis of the interphalangeal joint.

18.1.6.1 Heberden-Arthrose

Bei den Langfingern sind vor allem die Endgelenke häufig von degenerativen Knorpelveränderungen betroffen. Dabei kommt es zu Verdickungen und Kontrakturen in leichter Beugestellung, evtl. mit ulnarseitigen Endgliedabweichungen, die schmerzhaft sind. Im späteren Stadium der Endgelenkarthrose lassen die Beschwerden oft nach, ggf. bringt die Arthrodese in einer Beugestellung von nicht mehr als 10° eine gute Funktion und Schmerzbeseitigung.

18.1.6.2 Bouchard-Arthrose

Bei dieser Form der Fingermittelgelenkarthrose, sie ist seltener anzutreffen als die Heberden-Arthrose, werden die Mittelgelenke der Finger einseitig oder auch doppelseitig befallen. Es kommt zur Verformung der Mittelgelenke im Sinne einer Auftreibung, die zum Teil erhebliche Beschwerden bereitet, aber manchmal auch nur wenig schmerzhaft ist. Diese Arthroseform entwickelt sich langsam. Radiologisch finden sich Gelenkkörperdeformierungen mit Verschmälerung des Gelenkspalts.

Nota bene

Es gibt Kombinationen zwischen Heberden- und/oder Bouchard-Arthrose mit einer Rhizarthrose.

Differenzialdiagnostisch denke man an eine rheumatische Arthritis.

Therapie

Therapeutisch sind örtlich Salbenverbände, nichtsteroidale Medikamente angezeigt. Eigentlich kann nur die operative Behandlung eine Erleichterung bringen, wobei der Arthrodese beim Vergleich mit der Alloarthroplastik der Vorzug zu geben ist.

18.1.7 Bakterielle Entzündungen

Engl.: bacterial infection of the finger.

Sie erfolgen im Hand- und Fingerbereich nach Stich-, Schnitt- und Schürfwunden, die meist akut verlaufen und bei nichtentsprechender Behandlung schwere Folgezustände zurücklassen. Als Erreger der Entzündung sind in mehr als 50 % der Fälle Staphylokokken zu nennen, seltener Proteus- und Kolibakterien und Streptokokken. Man beachte, dass Diabetiker eine vermehrte Anfälligkeit aufweisen.

Man unterscheidet verschiedene Formen.

Panaritium periunguale, eine Entzündung um den Nagelwall und Nagelfalz, welche als „Umlauf" bezeichnet wird, und **Panaritium subunguale**. Die Eiterung breitet sich unter dem Nagel, also im Nagelbett aus, sie entsteht meist durch Stich-, Riss- und anderen Wunden. Diese bakterielle Entzündung breitet sich rasch aus und ist äußerst schmerzhaft. Eine chronische Entzündung kann sich nach Pilzinfektionen entwickeln.

Eine operative Behandlung, sofern konservative Maßnahmen nicht zum Erfolg führen (Seifenbäder, Salbenverbände mit Antibiotika), ist erforderlich (Nagelfalzsanierung). Beim Panaritium subunguale kann gelegentlich eine partielle Nagelentfernung ausreichen, oft ist aber eine vollkommene Entfernung nicht zu umgehen. Eine Trepanation durch den Nagel hindurch genügt nicht.

Panaritium subcutaneum. Es entsteht als oberflächliche, eitrige Entzündung im Fingerkuppenbereich und zeigt sich als „Bulla infectiosa". Über eine Verbindung zu tieferen Gewebeschichten kann eine kragenknopflochähnliche Entzündung entstehen (Panaritium subcutaneum). Ein Übergreifen der Entzündung auf das Periost (*Panaritium subperiostale*), auf den Knochen (*Panaritium ossale*; s. S. 352, Abb. 11.**3**) und schließlich in das Gelenk (*Panaritium articulare*) ist möglich.

Klinisch beherrscht dann eine akute Entzündung das Krankheitsbild mit heftig klopfendem Schmerz mit Schwellung und Rötung auch bis zum Handrücken.

Eine gründliche operative Sanierung des Herds unter antibiotischem Schutz ist umgehend notwendig. Nur selten ist heute noch eine Amputation erforderlich.

Beim **Panaritium tendinosum** bzw. **tendovaginale**, das bei einer offenen Verletzung metastatisch oder per continuitatem entsteht, kann es zu einer phlegmonösen Ausbreitung der bakteriellen Entzündung kommen. Es kann sich eine Hohlhandphlegmone entwickeln sowie eine v-förmige Phlegmone, wie es ja durch die gemeinsame Sehnenscheide zwischen dem Daumen und dem Kleinfinger möglich ist.

Therapeutisch muss bei der Hohlhandphlegmone eine ausreichende Eröffnung vorgenommen werden, am besten bogenförmig neben der Thenarfalte, um ggf. die Schnittführung auf den Unterarm ausdehnen zu können. Der Eiterherd muss exakt dargestellt und die Sehnenscheiden müssen entfernt werden. Nachfolgend ist die Einbringung einer Spüldrainage notwendig und eine gezielte antibiotische Behandlung angezeigt sowie Ruhigstellung.

18.1.8 Tuberkulöse Sehnenscheidenentzündung

Engl.: tuberculus tendosynovitis, tuberculus tendopathy.

Die tuberkulöse Sehnenscheidenentzündung ist heutzutage selten zu beobachten, kommt aber noch vor bei Metzgern, Landwirten und Tierärzten. Man unterscheidet eine proliferative Form (Sehnendestruktion) und eine exsudative Form mit Erguss und Reiskörperbildung (Corpora oryzoidea).

Klinisch besteht eine Schwellung. Die Tendovaginitis tuberculosa entwickelt sich langsamer beim Vergleich mit anderen Erregern.

Therapeutisch ist eine Synovektomie und Sehnenscheidenexstirpation notwendig und eine tuberkulostatische Behandlung einzuleiten (s. S. 360, Abb. 11.**13**).

Hinzuweisen bleibt noch auf die tuberkulöse Knochenerkrankung, wobei sich die **Spina ventosa** bei Kindern vor dem 6. Lebensjahr entwickeln kann. Der Herd liegt in der Diaphyse und führt über eine mehrlagige, spindelige Knochenauftreibung zur charakteristischen Veränderung einer Spina ventosa.

18.1.9 Sehnen- und Bindegewebserkrankungen

Engl.: diseases of the tendon and connective tissue.

18.1.9.1 Tendovaginitis crepitans

Synonym: Paratenonitis crepitans.
Engl.: teno synovitis crepitans.

Bei der Tendovaginitis crepitans handelt es sich um Veränderungen, die sich im extrasynovialen Bereich entwickeln (Hauck 1924), hervorgerufen durch Bindegewebsfibrillen in einem ödomatös veränderten Gewebe.

Ursächlich werden u. a. Überbeanspruchungen und Hämatombildungen nach stumpfen Verletzungen angenommen.

Klinisch stehen spür- und oft auch hörbare, knirschende Geräusche im Vordergrund der Symptome und zwar über den Strecksehnen im distalen Unterarmdrittel. Örtlich bestehen Druckschmerz und Zeichen einer Entzündung.

Therapeutisch empfehlen sich antiphlogistische Maßnahmen und eine kurzfristige Ruhigstellung.

18.1.9.2 Tendovaginitis stenosans de Quervain

Engl.: stenosing tendovaginitis.

Bei der Tendovaginitis stenosans kommt es zu Verengungen am häufigsten im Sehnenfach des M. abductor pollicis longus und des M. extensor pollicis brevis. Selten sieht man stenosierende Erkrankungen im Bereich des M. extensor digitorum und des M. extensor digiti minimi. Ursächlich wird eine chronische Überbeanspruchung angenommen, die zur Tendovaginitis Anlass gibt. Man achte auf unklare Schmerzen radialseitig am Handgelenk. Es besteht eine Schwellneigung, eine Erhöhung der Hauttemperatur und ein Druckschmerz am Processus styloideus radii. Das Finkelstein-Zeichen ist positiv. Dabei werden Schmerzen ausgelöst, sofern der Daumen in die Hohlhand eingeschlagen ist und eine forcierte Ulnarbewegung stattfindet.

Die *Behandlung* soll mit konservativen Maßnahmen beginnen (hyperämisierende Salbenverbände, evtl. Ruhigstellung und Cortisoninjektionen). Sehr oft ist aber die operative Behandlung mit einer Spaltung der verdickten Sehnenscheide mit partieller Resektion notwendig. Dies kann in Lokalanästhesie erfolgen. Postoperativ empfiehlt sich eine kurzfristige Ruhigstellung in einem Kunststoffverband.

Differenzialdiagnostisch ist die *Styloiditis radii* als Tendopathie am Ansatz des M. brachioradialis zu nennen, die mit einer Einkerbung ähnlich der Hohmann-Diszision behandelt werden kann, sofern konservative Maßnahmen wie Salbenverbände, lokale Hydrocortisoninjektionen, Ultraschalltherapie nicht zum Erfolg führen.

Nota bene

Auch am Processus styloideus ulnae kann es bei ähnlicher Symptomatik durch mechanische Überbeanspruchung zur Styloiditis ulnae kommen.

18.1.9.3 Schnellender Finger

Synonym: Triggerfinger.
Engl.: stenosing synovitis, digital tendovaginitis.

Dabei handelt es sich um eine Streckbehinderung der Beugesehnen im sehnenscheidenführenden Abschnitt in Höhe des Metakarpalköpfchens, am häufigsten im Bereich des Mittelfingers, Ringfingers, Daumens und des Zeigefingers.

Ursache des schnappenden Fingers ist eine Verdickung der Sehnenscheide, es kann aber auch eine Verdickung der Sehne zur Raumbeengung führen.

Klinisch ist der Ort der Verdickung zu tasten, ferner besteht eine Schmerzhaftigkeit an dieser Stelle. Beeindruckend ist der Schnappvorgang, wenn es zunächst zu einer kurzfristigen Blockierung der Bewegung und nachfolgend zum ruckförmigen Durchgleiten der Beugesehne zur Streckstellung des Fingers kommt.

Therapeutisch kann der Versuch mit konservativen Maßnahmen erfolgen, meist ist aber die operative Spaltung der Sehnenscheide und die ovaläre Resektion der Sehnenscheide nicht zu umgehen (Abb. 18.**2**), was in örtlicher Betäubung erfolgen kann (Cave: Fingernervenverletzung).

Hinzuweisen bleibt auf den **Pollex rigidus** (Daumenbeugekontraktur), der bevorzugt bei Kindern und schon bei Säuglingen beobachtet wird (trigger-thumb). Dabei besteht eine tastbare Verdickung in Höhe des Karpometakarpalgelenks.

Therapeutisch wird im Allgemeinen bis zum Abschluss des 1. Lebensjahrs abgewartet, Spontanheilungen sind möglich. Die Sehnenscheidenspaltung soll aber bis spätestens im 4. Lebensjahr vorgenommen werden.

18.1.9.4 Tendopathie

Engl.: tendopathy.

Unter Tendopathien versteht man degenerative Veränderungen der Sehnen, die durch dauernde funktionelle Überbeanspruchung entstehen und schließlich zur spontanen Ruptur führen können. Anlass zur Erkrankung einer Sehne können auch ossäre Strukturen sein, wie z. B. eine in Fehlstellung verheilte, distale Radiusbasisfraktur. Dabei kann der lange Daumenstrecker beeinträchtigt werden bei Frakturen im Bereich des Os hamatum oder aber die tiefen Fingerbeuger. Bekannt ist die Trommlerlähmung (von Zander 1881) als Überlastungsschaden des M. extensor pollicis longus.

18.1.9.5 Karpaltunnelsyndrom (KTS)

Engl.: carpal tunnel syndrome (CTS).

Definition.
Als Karpaltunnelsyndrom wird eine Kompressionsneuropathie des N. medianus bezeichnet, deren Entstehung mit einem Missverhältnis zwischen dem Lumen des Karpaltunnels und dessen Inhalt in Zusammenhang zu bringen ist. Der Karpaltunnel wird dorsal von den Handwurzelknochen und volar vom Lig. carpi transversum begrenzt.

Epidemiologie

Das Karpaltunnelsyndrom tritt häufiger an der rechten als an der linken Hand auf, es kann sich aber auch beidseitig entwickeln. Frauen sind bevorzugt betroffen und zwar zwischen dem 50. und 60. Lebensjahr.

Ätiologie

Die Ursache des KTS kann eine Raumbeengung von außen sein (perilunäre Luxation, Knochengeschwülste). Eine Raumbeengung von innen erfolgt durch eine rheumatische Tendosynovitis, selten durch eine tuberkulöse Synovitis. Auch Hämangiome, Ganglien sowie Lipome und Fibrome sind anzutreffen; schließlich kann auch eine extreme Dorsalflexion der Hand zur Einengung des Karpaltunnels führen. Das Lig. carpi transversum, das vom Os pisiforme und Os hamatum auf der ulnaren Seite bis zum Os scaphoideum und Os trapezoideum auf der radialen Seite verläuft, kann eine Kompression des N. medianus bewirken. Das Lig. carpi transversum verliert zudem im Laufe des Lebens die Elastizität, es wird derb und kann sogar sklerosieren, was schließlich eine weitere Ursache der Raumbeengung darstellt.

Klinik und klinische Diagnostik

Die Brachialgia paraesthetica nocturna (nächtliche, schmerzhafte Akroparästhesien) gilt als Hauptsymptom und findet sich im frühen Stadium der Erkrankung. Der nächtliche Schlaf wird von Schmerzen unterbrochen, weshalb der Erkrankte oft eine Erleichterung erfährt, wenn er die Hand schüttelt und Eis auf-

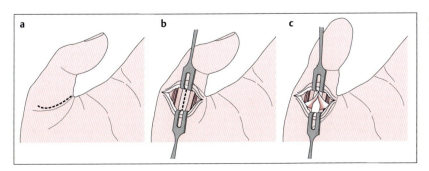

Abb. 18.**2** Tendovaginitis stenosans (schnellender Finger – Daumen), Operationsskizze.

18 Unterarm, Hand und Finger

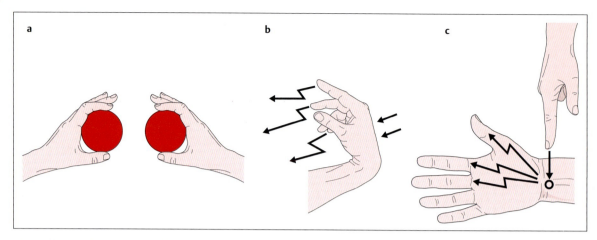

Abb. 18.3 Karpaltunnelsyndrom, diagnostische Tests. **a** Flaschenzeichen. **b** Phalen-Test. **c** Hofmann-Tinel-Zeichen.

legt. Oft werden die uncharakteristischen Akroparästhesien als Durchblutungsstörungen gedeutet. Eine vegetativ vaskuläre Irritation lässt sich dadurch deuten, dass der N. medianus reichlich mit vegetativen Fasern versorgt ist. Im späteren Stadium findet man sensible Störungen, weshalb Schwierigkeiten bei feinen Fingerarbeiten wie Nähen oder Zu- und Aufknöpfen entstehen. Zu diesem Zeitpunkt sind meist schon Ausfälle bei einer eingehenden Prüfung zu erwarten (Watteberührung, Zweipunktediskriminierung und Erkennen von Zahlen, die auf die Haut geschrieben werden). Im Spätstadium folgen motorische Ausfälle (Thenaratrophie), die bei beidseitigem Befall nicht als Systemerkrankung (spinale Muskelatrophie) gedeutet werden dürfen. Man findet bei der kompletten distalen N.-medianus-Läsion eine weitgehende Atrohpie des M. abductor pollicis und des M. opponens pollicis sowie die Analgesie im autonomen Gebiet des N. medianus. Schon bei einer leichten motorischen Schwäche ist bereits die Abduktion des Daumens gestört.

Lässt man den Patienten eine Flasche oder ein Glas zwischen dem abgespreizten Daumen und Zeigefinger fassen (Abb. 18.**3a**), so legt sich die Schwimmhaut infolge ungenügender Abduktion des Daumens nicht an die Rundung der Flasche an (*positives Flaschenzeichen*).

Als weitere Tests sind zu nennen:
- *Flexionstest nach Phalen*:
  Bei aufgestützten Ellenbogen in maximaler Beugung des Handgelenks über mehr als 1 Minute: Es treten Parästhesien im Gebiet des N. medianus auf (Abb. 18.**3b**).
- *Hofmann-Tinel-Zeichen*:
  Beim Beklopfen des Nervs am Handgelenk kommt es zu ausstrahlenden Missempfindungen (Abb. 18.**3c**).

Röntgenologisch müssen ossäre Veränderungen wie Traumafolgen und Knochengeschwülste ausgeschlossen werden. Diagnostische Vorteile kann die tangentiale Aufnahme bringen.

Differenzialdiagnostisch muss an halswirbelsäulenabhängige Schmerzen gedacht werden. Nicht selten werden die pseudoradikulären Beschwerden fehlgedeutet.

Bei der neurologischen Untersuchung achte man auf eine Herabsetzung der motorischen und sensiblen Leitungsgeschwindigkeit.

Therapie

Eine *konservative Behandlung* mit nichsteroidalen, antirheumatischen Medikamenten, evtl. Cortisoninjektionen und Schienen können im frühen Stadium zu einer vorübergehenden Linderung der Schmerzen führen. Damit kein irreversibler Nervenschaden entsteht, ist rechtzeitig die *operative Spaltung* des Lig. carpi transversum vorzunehmen, was im Allgemeinen offen erfolgt. Dabei wird das Lig. carpi lateral durchtrennt und teilreseziert. Cave: sensible Äste für die Hohlhand und der motorische Thenarast. Meist verlässt der Thenarast distal am Lig. carpi transversum den Nervenstamm zur Versorgung des Thenar. Variationen des Nervenverlaufs sind zu beachten. Nach Durchtrennung des Ligamentum zeigt sich der oft sanduhrförmig komprimierte N. medianus. Das Epineurium kann längsförmig gespalten werden im Sinne einer epineuralen Neurolyse, ggf. kann eine Teilsynovektomie der Beugesehnen notwendig werden.

Neuerdings wird die operative Behandlung auch *arthroskopisch* empfohlen. Postoperativ empfiehlt sich ein ruhig stellender Verband für 10–14 Tage. Nach der Operation sind die nächtlichen Beschwerden verschwunden. Sensibilitätsstörungen und auch muskuläre Störungen erholen sich nur langsam, abhängig von der Dauer und dem Ausmaß der Nervenkompression. Ein therapeutischer Erfolg kann ausbleiben, wenn die Durchtrennung des Lig. carpi transversum nicht ausreichend erfolgt ist.

Rezidive können sich einstellen, sofern Narbenbildungen entstanden sind oder aber eine Beeinträchtigung durch eine Synovitis.

18.1.9.6 Kompressionsneuropathie des N. ulnaris (Loge de Guyon)

Der sensible und auch der motorische Endast des N. ulnaris können in der Guyon-Loge eine Kompression erfahren. Diese wird radial von Teilen des Reticulum flexorum und des Lig. pisohamatum gebildet und volar von Fasern der Palmarisaponeurose und dem Lig. carpi palmare sowie von Teilen des M. palmaris brevis.

Bei der Untersuchung weist eine Gefühlsstörung an der Ulnarseite des Ringfingers und am kleinen Finger auf die Schädigung des sensiblen Asts hin. Erfolgt die Kompression des motorischen Asts, so atrophiert die Handbinnenmuskulatur.

Als Behandlung empfiehlt sich die operative Dekompression der Loge de Guyon und evtl. die Neurolyse.

18.1.9.7 Dupuytren-Erkrankung

Engl.: Dupuytren contracture.

Definition.
Als Dupuytren-Kontraktur bezeichnet man eine derbe Verhärtung der Palmarfaszie. Im Endstadium der Erkrankung kann es zu einer hochgradigen Fingerbeugekontraktur im Grund- und Mittelgelenk sowie zu einer Überstreckung im Endgelenk kommen. Betroffen sind meistens der 4. und 5. Finger.

Epidemiologie

Eine Statistik von McFarlane zeigt, dass etwa 85 % der Erkrankten Männer sind und nur 15 % Frauen. Ein beidseitiges Befallensein wurde in 65 % der Fälle festgestellt. Ostasiaten und Farbige sind selten betroffen, häufig dagegen die kaukasische Rasse. Bei Männern liegt das Erkrankungsalter im 5., bei Frauen erst im 6. Lebensjahrzehnt.

Ätiopathogenese

Die Ursache der Erkrankung ist unbekannt. Eine familiäre Disposition bei etwa 25 % der Patienten ist bekannt. Es wird die Auffassung vertreten, dass diese Erkrankung den fibroblastischen Diathesen (Gabbiono) zuzurechnen ist. Bei etwa 5–10 % der Patienten können knotige Veränderungen an der Fußsohle vorkommen. Gleichzeitig findet man „knuckle-pads" dorsal vor allem über dem Mittelfinger.

Im histologischen Bild findet man typische Veränderungen wie knotige Verdickungen, die aus Fibroblasten und Fibrozyten in konzentrischer Schichtung bestehen. Die Knoten sind stark vaskularisiert. Von ihnen geht ein weiches Fasernetz junger kollagener und argyrophiler Fasern aus. Des Weiteren bestehen lamelläre Verdickungen, die aus homogenen, regelmäßig angeordneten Faszikeln bestehen und wenig Fasern aufweisen. Die kollagenen Fasern sind langgestreckt. Zwischen diesen beiden histologischen Erscheinungsformen findet man viele Übergänge sowie gelegentlich kleine lockere Lymphozyteninfiltrate und herdförmige Siderinpigmentablagerungen. Im elektronenmikroskopischen Bild lassen sich Myofibroblasten nachweisen, wie sie in Granulationsgeweben und Keloiden zu finden sind.

Bei der Dyupuytren-Kontraktur erkranken neben der Palmaraponeurose auch zur Haut aufsteigende Bindegewebszüge und Septen, die in die Tiefe reichen.

Klinik und klinische Diagnostik

Zu Beginn der Erkrankung findet man Knoten oder aber einen längsgerichteten Strang, der nicht schmerzhaft ist. Beim Fortschreiten erfolgt eine Beugekontraktur im Grund- und Mittelgelenk und eine Überstreckung des peripheren Interphalangealgelenks.

Nach Iselin unterscheidet man 4 Stadien:
▶ Stadium 1: Knoten und Stränge in der Hohlhand,
▶ Stadium 2: Beugekontraktur im Grundgelenk,
▶ Stadium 3: Beugekontraktur im Grund- und Mittelgelenk,
▶ Stadium 4: hochgradige Beugekontraktur im Grund- und Mittelgelenk mit Überstreckung im Endgelenk.

Die Dupuytren-Kontraktur zeigt oft keine stetige Progredienz, sie kann in jedem Stadium zum Stillstand kommen. Meist besteht ein schubweiser Verlauf. Eine sichere Prognose über den Verlauf der Erkrankung ist nicht möglich. Prognostisch ungünstig erweisen sich eine frühzeitiger Befall, ein Diabetes und eine positive Familienanamnese.

Therapie

Durch *konservative Maßnahmen* ist die Erkrankung nicht wirksam zu beeinflussen. Die Indikation zur Operation ist gegeben, wenn eine Fingerkuppenunterlagendistanz von 5 cm besteht (Abb. 18.**4a–c**). Es muss aber nicht jede Knoten- und Strangbildung operativ angegangen werden, wenn sie den Patienten nicht wesentlich belästigen und auch nicht schmerzhaft ist. Fortgeschrittene Kontrakturen erschweren allerdings das operative Vorgehen und erhöhen die Komplikationsgefahr (Hautnekrosen, evtl. Hautverpflanzung).

Abhängig vom Befund und vom Alter des Patienten erfolgt eine *partielle Fasziektomie*, die am besten über einen VW-Schnitt (zickzackförmige Schnittführung nach Brunner) vorgenommen wird. Die Operation soll in Leitungsanästhesie und Blutsperre erfolgen. In die Tiefe gehende Septen müssen nach sorgfältiger Gefäß-Nerven-Bündelpräparation entfernt werden.

Bei der *totalen Fasziektomie*, die vor allem bei jungen Patienten mit ausgedehnten Veränderungen und schneller Zunahme der Deformität angezeigt ist, werden alle erreichbaren Strukturen entfernt. Hauttransplantationen können notwendig werden. Nach Öffnen der Blutsperre muss über mehr als 5 Minuten eine manuelle Kompression der Wunde stattfinden. Anschließend erfolgt eine exakte Blutstillung, Einlegen

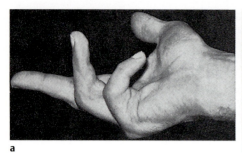
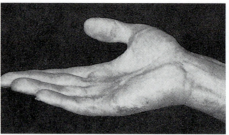
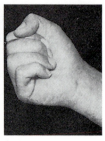

Abb. 18.4 Dupuytren-Kontraktur vor (**a**) und nach Operation (**b, c**).

einer Redon-Saugdrainage für mindestens 24 Stunden und ein Kompressionsverband in Beugestellung der Fingergelenke. Schon im Faustverband wird mit einer aktiven Beübung der Finger begonnen. Postoperativ muss der Arm hochgelagert, am besten aufgehängt werden.

Nota bene
Prognostisch sind bei entsprechender Technik die Ergebnisse zuverlässig günstig, Rezidive sind möglich. Auch kann es zum Fortschreiten der Erkrankung kommen, sofern einer partielle Fasziektomie vorgenommen wurde. Abhängig ist das funktionelle Ergebnis von einer konsequenten Übungsbehandlung der Gelenke, die vor allem nach der Wundheilung intensiviert werden muss. Evtl. können bei der Nachbehandlung Schienen Verwendung finden.

18.1.9.8 Styloiditis radii und Stylopathia ulnae

Als **Styloiditis radii** bezeichnet man eine Ansatztendoperiostose des M. brachioradialis mit einer typischen Schmerzhaftigkeit an dieser Stelle.

Therapeutisch sind konservative Maßnahmen (Antirheumatika, Antiphlogistika, evtl. lokale Cortisoninjektionen) und eine temporäre Ruhigstellung im Gips- oder Kunststoffverband angezeigt.

Die **Stylopathia ulnae** wird auf eine Diskopathie zurückgeführt und kommt nach chronischen Überanstrengungen infolge degenerativen Veränderungen zur Entwicklung (F. J. Lang). Es besteht eine Druckschmerzhaftigkeit im Bereich des Processus styloideus ulnae. Ferner können Schmerzen bei Drehbewegungen bestehen.

Therapeutisch konservative Behandlung wie bei der Styloiditis radii, evtl. Verordnung einer Ledermanschette.

18.1.9.9 Federnde Elle

Eine federnde Elle wird vor allem beim weiblichen Geschlecht, manchmal schon während des Wachstums oder aber bald danach beobachtet. Es kann zur Entwicklung einer Subluxation im distalen Radioulnargelenk kommen.

Klinisch zeigt sich äußerlich bereits ein Vorspringen der Elle. Beim Nachuntendrücken entsteht ein Schmerz, nach dem Nachlassen des Drucks schnellt das Ulnaköpfchen wieder zurück.

Therapeutisch lokale Anwendungen, evtl. Handgelenkbandage.

Differenzialdiagnostisch muss eine **Madelung-Dysplasie** ausgeschlossen werden. Bei der Madelung-Deformität besteht eine bajonettartige Verschiebung des Handgelenks nach volar, wohingegen sich das Ulnaköpfchen dorsal hervorhebt. Es besteht eine Bewegungseinschränkung. Man nimmt an, dass die Deformität durch eine Wachstumsstörung der distalen Radiusepiphyse entsteht (enchondrale Dysplasie). In mehr als 50 % der Patienten kommt diese Dysplasie doppelseitig vor.

Röntgenologisch findet man Verformungen am Radius, es gibt fließende Übergänge vom Normalen über den Konsolenradius zur Madelung-Deformität. Die distale Radiusgelenkfläche weist eine ulnare und volare Verbiegung der Gelenkflächen auf. Der Radius ist insgesamt konvex nach medial gekrümmt. Das Ulnaköpfchen wird dadurch aus der Incisura ulnaris radii disloziert und nach dorsal abgedrängt (s. S. 49, Abb. 2.**47**).

Hinzuweisen bleibt noch auf eine Pseudo-Madelung-Deformität, wie sie sich nach Wachstumsstörungen, nach Verletzungen der Radiusepiphyse oder durch eine in Fehlstellung verheilte Radiusfraktur ausbilden kann.

18.1.10 Besonderheiten bei Tumoren im Hand- und Fingerbereich

Engl.: tumor of the hand and fingers.

Die Systematik der Hand- und Fingertumoren ist in Tab. 18.**1** zusammengefasst.

Epitheliale Tumoren bilden im Hand- und Fingerbereich eine Sondergruppe, wobei wie bei den Knochen- und Weichteiltumoren gutartige und bösartige Formen unterschieden werden müssen, ferner auch die „tumor-like lesions".

Zu den Weichteiltumoren zählt man alle nichtepithelialen und extraossär gelegenen Tumoren, sofern sie nicht dem retikuloendothelialen System, der Glia, spezifisch dem Stützgewebe und den Eingeweiden zuzuzählen sind (WHO).

Tabelle 18.1 Systematik der Hand- und Fingertumoren im Überblick.

Tumorformen	Wachstumsart	Tumoren
Epitheliale Tumoren	gutartig	• Nävuszellnävus
	bösartig	• Plattenepithelkarzinom • Basalzellkarzinom • Melanom • Präkanzerose (spinozelluläres Karzinom)
	„tumor-like lesions"	• Verucae vulgares planae • mukoide Epithelzyste • Epidermiszyste
Weichteiltumoren	gutartig	• Hämangiom • Hämangiotheliom • Glomustumoren • Lipome • Fibrome • Riesenzelltumoren
	bösartig	• synoviales Sarkom • Angiosarkom • Hämangioperizytom
	„tumor-like lesions"	• Ganglion (Überbein) • Neurom • Fremdkörpergranulom
Knochentumoren	gutartig	• Enchondrom • Enchondromatose (Ollier) • Enchondromatose mit Hämangiom (Maffucci-Syndrom) • Osteochondrom • Osteoidosteom • Osteoblastom
	bösartig	• Osteosarkom • Chondrosarkom • Ewing-Sarkom • Metastasen
	„tumor-like lesions"	• aneurysmatische Knochenzyste

Im Einzelnen erörtert werden muss das **Plattenepithelkarzinom** als bösartiger epithelialer Tumor, der bevorzugt im Nagelbett liegt und eine Amputation des Endglieds notwendig macht.

Bei dem **Basalzellenkarzinom** handelt es sich um eine langsam wachsende Geschwulst. Anders beim **malignen Melanom**, das außerordentlich bösartig wächst. Therapeutisch richtet man sich nach der Tumordicke. Eine Amputation der Phalangen ist meist nicht zu umgehen.

Die gutartigen, epithelialen Tumoren verlangen eine exakte Resektion.

Unter den malignen Weichteiltumoren zählt das **synoviale Sarkom** zu den am häufigsten vorkommenden Tumoren. Es muss im Gesunden reseziert werden, desgleichen maligne Gefäßtumoren. Strahlentherapie und Chemotherapie sind meist ohne Wirkung.

Am häufigsten findet man eine tumortartige Veränderung in Form eines **Ganglion**. Das Ganglion, eine mit Gallert gefüllte, zystenförmige, tumorähnliche Läsion, wird wegen der relativ harten Konsistenz fälschlicherweise als „Überbein" bezeichnet. Ganglien liegen bevorzugt am Handrücken, selten im Bereich der Beugesehnen (Hohmann). Über die Entstehung des Ganglions werden verschiedene Theorien dargelegt. Nicht geklärt ist, ob es sich primär oder sekundär um eine schleimige Degeneration von Bindegewebe oder aber um eine hernienartige Ausstülpung der Gelenkinnenhaut handelt. Im Übrigen haben Kontrastdarstellungen eine direkte Verbindung mit dem Gelenk nicht bestä-

18 Unterarm, Hand und Finger

tigen können (Andon und Eike). Therapeutisch bringen die besten Ergebnisse nach Nelsen et al. eine exakte Darstellung und Resektion des Ganglions in Blutsperre. Alle anderen Therapiemaßnahmen wie Punktion und Zerquetschen gelten als nicht sicher, wenngleich regelmäßig vor jedem operativen Eingriff versucht werden sollte, manuell das Ganglion zu zerdrücken.

Bei den benignen Knochentumoren erlangt das **solitäre Enchondrom** – es ist mit nahezu 50 % der häufigste Tumor des Handbereichs – besondere Bedeutung. Sehr oft kommt es zur Fraktur, die gelegentlich spontan ausheilen kann. Eine sorgfältige Entfernung des Enchondroms mit einer Kürettage der Knochenwand und die Einbringung körpereigener Spongiosa bringen die sichersten Ergebnisse.

Das **Osteoidosteom** liegt bevorzugt im Bereich der Handwurzelknochen. Es können sich erhebliche diagnostische Probleme ergeben, da der Aufhellungssaum um den Nidus in einer Sklerosezone auch auf Schichtaufnahmen nicht zu erkennen ist. Weiterhelfen kann die Knochenszintigraphie und eine Angiographie, die eine deutliche Anfärbung neu gebildeter Gefäße zeigt.

Hinsichtlich der malignen Knochentumoren an der Hand sei auf das Tumorkapitel (Kapitel 9) verwiesen. Man findet das Osteosarkom, das Chondrosarkom sowie Metastasen.

Als „tumor-like lesion" bleibt auf die **aneurysmatische Knochenzyste** hinzuweisen.

18.1.11 Besonderheiten bei Erkrankungen der Gefäße

Engl.: vascular disease of the hand.

Hinzuweisen bleibt auf Gefäßfehlbildungen wie arteriovenöse Fisteln, die hauptsächlich am Thenar und Hypothenar auftreten, und auf Hämangiome (Abb. 18.**5a, b**).

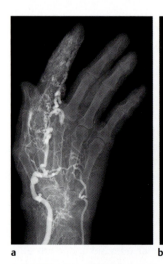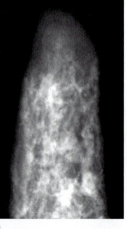

Abb. 18.**5** Arteriovenöse Gefäßmissbildung im Angiogramm (**a**). Beachte Gefäßverschluss in Endgelenkhöhe in der arteriellen und auch in der venösen Durchblutungsphase. Klinisch bestand eine Nekrose des Endglieds (**b**).

Das Raynaud-Syndrom tritt vorwiegend bei jungen Frauen symmetrisch auf, wobei die Fingerkuppen zunächst blass, unempfindlich oder parästhetisch, später zyanotisch und schließlich reaktiv rötlich in Erscheinung treten. Im Bereich der Finger kann es sogar zu Nekrosen kommen (Paronychie) und zur Nekrose der Fingerkuppen.

Die Akrozyanose ist eine Dysregulation der Endstrombahn mit enggestellten Arteriolen und erweiterten Venolen, deren Ursache unbekannt ist. Man vermutet eine hormonale Dysregulation bei Frauen in der Pubertät und Menopause.

18.2 Verletzungen

18.2.1 Unterarm

E. Hipp

18.2.1.1 Unterarmschaftfrakturen

Engl.: diaphyseale fractures of the radius and ulna.

Definition.
Zu den Unterarmschaftfrakturen zählt man den Bruch von Radius und Ulna gemeinsam (komplette Unterarmfraktur) und den isolierten Bruch von Radius oder Ulna.

Epidemiologie

Unterarmfrakturen zählen zu den häufigsten Knochenbrüchen und kommen beim Kind und bevorzugt beim alten Menschen vor, wobei dann das distale Radiusende am häufigsten betroffen ist. Dabei erlangt die Osteoporose mit der verminderten Belastungsfähigkeit der Knochen besondere Bedeutung. Unterarmschaftfrakturen ereignen sich beim Sport, bei Verkehrs- und bei häuslichen Unfällen.

Die Unterarmschaftfrakturen, die Radius und Ulna gleichzeitig (60 %) oder Ulna (25 %) und den Radius (15 %) allein betreffen können, liegen bevorzugt im mittleren Drittel (50 %). 30 % der Frakturen finden sich im distalen und 20 % im proximalen Drittel. Der Schaft von Ulna und Radius tritt meist als Zweifragmentbruch (Radiusfraktur) auf, wohingegen Trümmerfrakturen öfters an der Ulna zu sehen sind. Gleichzeitig kommt es zu Weichteilschädigungen und bei mehr als 20 % der Unterarmschaftfrakturen ist die Verletzung offen. Es finden sich Zusatzfrakturen im Bereich des Oberarms und auch der Hand. Zu beachten sind Nervenschädigungen (N. radialis 6 %, N. medianus 3 % und N. ulnaris 2 %). Selten sind Verletzungen der A. radialis und A. ulnaris.

Klassifikation

Auch bei den Unterarmfrakturen bringt die Klassifikation, wie sie von der AO zuletzt 1992 gebracht wurde, eine umfassende Orientierung und Einteilung sämtlicher Frakturen, die sowohl für die konservative wie auch die operative Frakturbehandlung Gültigkeit haben.

Danach unterscheidet man:
- A = einfache Fraktur,
- B = Keilfraktur,
- C = komplexe Fraktur (Abb. 18.**6**).

Klinik und klinische Diagnostik

Der komplette, instabile Unterarmbruch weist aufgrund der muskulären Situation vor allem eine typische Fehlstellung auf (seitliche und winklige Abknickung des Unterarms). Der Unterarm hängt schlaff herab und kann nicht mehr bewegt werden. Man findet eine ausgeprägte Schwellung, einen Druckschmerz sowie die Krepitation. Anders dagegen bei der stabilen Unterarmfraktur, wie sie bei Kindern am häufigsten zu sehen ist. Hierbei steht der Druckschmerz und die Schwellung im Vordergrund. Es kann aber auch zur Abknickung im Frakturbereich kommen.

Bei der kompletten Unterarmfraktur, wie sie am häufigsten im mittleren Drittel, also unterhalb des Ansatzes des M. pronator teres liegt, bleibt das obere Fragment der Ulna wegen seiner festen Gelenkverbindung stabil. Das proximale Radiusfragment steht in Mittelstellung, da der M. pronator teres und der M. biceps sowie der M. supinator teres ebenbürtig sind. Das periphere Fragment wird durch den M. pronator quadratus in Pronation gedreht.

Bildgebende Verfahren

Beim Verdacht auf eine Fraktur muss der Unterarm in 2 senkrecht aufeinander stehenden Ebenen a.-p. und seitlich geröngtet werden, wobei grundsätzlich die angrenzenden Gelenke abgebildet werden sollen, um eine Mitverletzung der Radioulnargelenke zu erkennen (Monteggia-Fraktur, Galeazzi).

Therapie

Bei der Behandlung von Unterarmschaftfrakturen müssen anatomische Gegebenheiten Berücksichtigung finden.

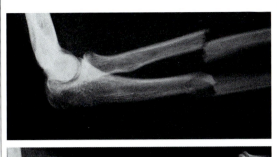
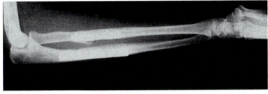
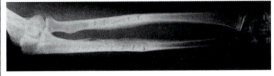
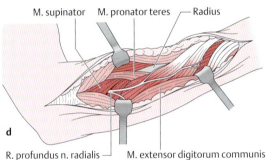
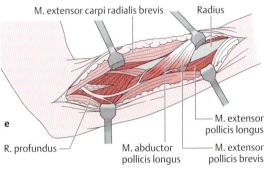
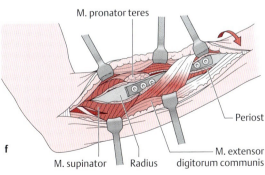

◀ Abb. 18.**6** Komplette Unterarmschaftfraktur mit Dislokation (**a**; 40-jährige Patientin). Typische Versorgung mit Platten (**b**) und nach Plattenentfernung (**c**).
d–f Schematische Darstellung der Zugangswege bei Unterarmfrakturen (Darstellung des Radius und Plattenlage). Beachte: Leitmuskel M. extensor carpi radialis brevis und M. extensor digitorum communis, daneben M. abductor pollicis longus und M. extensor pollicis brevis.

Beide Unterarmknochen weisen insgesamt gesehen eine leicht S-förmigen Verlauf auf und ermöglichen miteinander im proximalen und distalen Radioulnargelenk Drehbewegungen. Entscheidende Bedeutung erlangt im Hinblick auf die Stabilität und Funktion erlangt die Membrana interossea, was bei der Beurteilung der Frakturstabilität Berücksichtigung finden muss. Eine Verschiebung des Radius z. B. von mehr als 1 cm deutet auf eine Zerreißung der Membrana interossea hin. Zudem dient die Membrana interossea Muskeln zum Ansatz.

Radius und Ulna bilden durch die radioulnaren Gelenke eine Funktionseinheit, wobei die Membrana interossea eine weitere Verbindung ermöglicht. Bei der Pronation kommt es durch eine Faltung der Membrana interossea zu einer erheblichen Zwischenraumbeengung, die bei Supination allerdings wieder zur vollen Entfaltung gelangt. Jede größere Achsenabweichung muss also zu einer Drehbehinderung führen, was vielfach nicht beachtet wird.

Die **nichtverschobene, komplette Unterarmschaftfraktur** kann konservativ mit einem Oberarmgips, besser Kunststoffverband bei einer Stellung des Ellbogengelenks von 90° und mittlerer Drehstellung unter Einschluss des Handgelenks behandelt werden. Die Dauer der Ruhigstellung beträgt 6–8 Wochen. Regelmäßige Röntgenkontrollen in wöchentlichem Abstand müssen erfolgen, um eine evtl. eintretende sekundäre Dislokation zu erkennen und dann einen Verfahrenswechsel vorzunehmen.

Im Kindesalter kann auch konservativ die Reposition und nachfolgende Ruhigstellung im Gipsverband erfolgreich durchgeführt werden (Abb. 18.**7a–d**).

Grundsätzlich besteht bei der **dislozierten Unterarmschaftfraktur** oft die Tendenz zur Heilung in Fehlstellung, was eine erhebliche Einschränkung der Pro- und Supination folgen lässt. Zudem kommt es häufig zu einer verzögerten Frakturheilung. Nach Sarmiento beeinflussen Achsenabweichungen bis zu 10° die Pro- und Supination nicht wesentlich. Fehlstellungen von mehr als 10°, die sich nicht durch Reposition korrigieren lassen oder die sich im Verlauf der Gipsruhigstellung einstellen, müssen zum Therapiewechsel Anlass geben. Die Technik der Reposition erfolgt, wie es L. Böhler 1951 beschrieben hat, durch Extension mit einem Mädchenfänger (Chinese traps) bei 90° gebeugtem Ellbogengelenk mit einem Gegengewicht von 5 kg.

Sarmiento empfiehlt für eine erfolgreiche, konservative Behandlung die Gipsruhigstellung für 3 Wochen und anschließend ein Brace.

Nota bene
Bei Unterarmfrakturen kann es bevorzugt zum Kompartmentsyndrom kommen.

Heute wird jedoch sehr oft – sofern es die äußeren Gegebenheiten erlauben – die Unterarmschaftfraktur operativ versorgt (Stabilisierung mit Platten oder einem Fixateur externe). Komplikationen sind möglich (Infektion, Pseudarthrose). Zudem ist die Beachtung der topographischen Anatomie (s. Abb. 18.**6d–f**) hier von besonderer Bedeutung.

Operationstechnik. Die operative Versorgung verlangt ein exaktes anatomisches Vorgehen bei äußerster Gewebeschonung. An chirurgischen Zugängen hat sich eine dorsolaterale Schnittführung (Boyd und Thomson) bewährt. Damit können Unterarmfrakturen im proximalen und mittleren Bereich versorgt werden (s. Abb. 18.**6**). Es wird der M. supinator, der M. anconaeus und der M. carpi ulnaris von der Membrana interossea abgelöst und abgeschoben (Beachte: A. interossea posterior und R. profundus des N. radialis). Will man den proximalen Radius isoliert darstellen, so wähle man den Zugang zwischen M. extensor carpi radialis brevis. Beachte: R. profundus des N. radialis, dessen Endast die Mm. interossei versorgt. Er durchbohrt den M. supinator von ulnar her und verläuft zum Teil in diesem Muskel nach distal. Dort erreicht er seine Leitmuskeln (M. abductor pollicis longus und M. extensor pollicis longus). Man muss bei der Freilegung des proximalen Radius den M. supinator an seinem radialen Ansatz ablösen, damit der proximale Anteil des Radius zugänglich wird.

Die Freilegung des *distalen Radius* erfolgt nach Eingehen zwischen M. extensor carpi radialis brevis und M. extensor digitorum longus. Schräg durch das Operationsgebiet verlaufen parallel zueinander der M. abductor pollicis longus und M. extensor pollicis brevis. Diese beiden Muskeln müssen unterminiert werden (keine Durchtrennung). Muss man den Radius nach proximal darstellen, so kann der M. supinator in seinem distalen Anteil eingekerbt werden (Cave: R. profundus des N. radialis).

Bei der Plattenosteosynthese halte man sich im Einzelnen an die Richtlinien der AO.

Postoperativ empfiehlt sich bei einer übungsstabilen Osteosynthese – die unbedingt angestrebt werden muss – die Hochlagerung der oberen Extremität und sofortige Übungsbehandlung (Bewegung der Finger). Nur ausnahmsweise wird man sich noch zur Ruhigstellung für 2–3 Wochen entschließen, aber gleichzei-

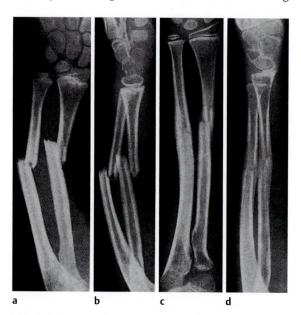

Abb. 18.**7** Unterarmfrakturen im Wachstumsalter.
Unterarmfraktur (**a**, **b**; 7-jährige Patientin) mit Dislokation. Achsengerechte Reposition (**c**) in Narkose und Ruhigstellung im Unterarmkunststoffverband unter Einschluss von Ellbogen und Handgelenk. Heilung in achsengerechter Stellung (**d**).

tig schon mit der Übungsbehandlung beginnen und anschließend die Übungsbehandlung aus der Gipsschale vornehmen.

Nota bene
> Das Kompartmentsyndrom gilt als gefürchtete Komplikation, ebenso die Infektion. Auch kann es zur Pseudarthrosenbildung kommen. Als seltene Komplikation gilt der Brückenkallus mit Einschränkung der Drehung. Dieser muss nach Abschluss der Verknöcherung gewebeschonend entfernt werden.

18.2.1.2 Isolierte Ulnafraktur

Engl.: fracture of the ulna.

Die Fraktur im proximalen Drittel der Ulna kommt isoliert selten vor. Häufig wird man dabei eine Radiusköpfchenluxation (Monteggia-Fraktur) beobachten:
- Typ-I-Fraktur: Fraktur der Ulnadiaphyse mit anteriorer Dislokation des Radiusköpfchens.
- Typ-II-Fraktur: Fraktur der Ulnadiahyse mit posteriorer Dislokation des Radiusköpfchens.
- Typ-III-Fraktur: Fraktur der Ulnametaphyse mit lateraler oder anterolateraler Dislokation des Radiusköpfchens.
- Typ-IV-Fraktur: Fraktur im proximalen Drittel von Radius und Ulna mit Dislokation des Radiusköpfchens nach vorne.

Klinik und klinische Diagnostik

Die Symptome sind eigentlich charakteristisch. Schwierigkeiten können jedoch entstehen, wenn eine erhebliche Schwellung vorliegt. Die Supination ist eingeschränkt. Auffallend ist weiter eine Verkürzung des Unterarms und eine deutliche Vorwölbung im Bereich des Ellbogengelenks. Bei der Fraktur im mittleren und unteren Drittel, die sehr oft eine Folge einer direkten Gewalteinwirkung (Stoß, Schlag, Fall gegen eine Kante) ist, werden als Parierfrakturen bezeichnet und erfolgen oft an der dünnsten Stelle der Ulna. Die Erkennung dieser Frakturen bereitet keine Schwierigkeiten, da die Elle direkt der Palpation zugänglich ist.

Therapie

Die stabile Ulnafraktur kann im Gips- oder Kunststoffverband oder mit einer Schienenbehandlung zur Heilung gebracht werden, auch bei Frakturdislokation unter einer Schaftbreite. Die Membrana interossea ist dabei noch intakt. Man beachte jedoch, dass Pseudarthrosenbildungen eintreten können.

Sarminento brachte eine Studie der funktionellen Frakturbehandlung mit einem Unterarm-Brace, das die Pronation und Supination einschränkt. Später wurde die Ruhigstellung noch weniger restriktiv ge-

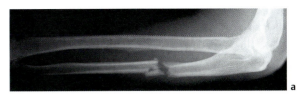
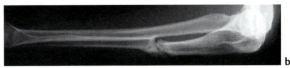

Abb. 18.**8** Ulnafraktur (**a**; 84-jähriger Patient) ohne wesentliche Dislokation. Ruhigstellung im Kunststoffverband unter Einschluss des Ellbogen- und Handgelenks für 6 Wochen. 8 Monate danach unveränderte Stellung, jedoch inkomplette Frakturheilung. 2 Jahre später straffe Pseudarthrose bei radialer Deviation, jedoch schmerzfrei und freie Beweglichkeit von Hand- und Ellbogengelenk (**b**).

handhabt und erlaubte Pro- und Supination im Ellbogen und eine freie Handgelenkbeweglichkeit. Mit diesen Maßnahmen kam es angeblich nicht zur Verzögerung des ossären Durchbaus. Selten erfolgt eine Pseudarthrose. Sie kann eine straffe Verbindung aufweisen und weitgehend symptomlos sein (Abb. 18.**8a, b**); demnach kann die Behandlung der stabilen Unterarmfraktur im Unterarm-Brace erfolgen (Hackstock und Helmreich; Zych et al.).

Die Behandlung der instabilen Ulnafraktur verlangt eine stabile Osteosynthese mit einer Platte, ähnlich wie die Pseudarthrosebehandlung (evtl. Spongiosaeinbringung).

18.2.1.3 Isolierte Radiusschaftfraktur

Engl.: fracture of the radius.

Die isolierte Radiusfraktur ist bei Vergleich mit der Ulnafraktur selten anzutreffen. Sie entsteht bei einer direkten Gewalteinwirkung oder aber beim Sturz auf die ausgestreckte Hand. Dies erklärt sich durch die besondere Stützfunktion des Radius für den Unterarm. Sofern die Fraktur im körpernahen Drittel liegt, kommt es durch Wirkung der Beugemuskulatur zur Dislokation nach der Beugeseite. Im distalen Drittel dagegen wird durch die Wirkung des M. pronator quadratus die Dislokation zur Ulna hin stattfinden. Man achte bei der isolierten Radiusfraktur auf eine distale Gelenkbeteiligung (Galeazzi-Fraktur).

Therapie

Die Behandlung der Radiusfraktur kann konservativ erfolgen. Extension über einen Mädchenfänger bei rechtwinklig gebeugtem Ellbogengelenk am Daumen und nachfolgender Ruhigstellung im Gips- oder Kunststoffverband mit Einschluss des Handgelenks. Redislokationen im ruhig stellenden Verband kommen häufig vor, sodass man sich bei der Radiusfraktur von vornherein zur operativen Behandlung entschließen soll. Bei der Galeazzi-Fraktur ist eine Versorgung des distalen Radioulnargelenks erforderlich (Minimalosteosynthese mit einem K-Draht und nachfolgender Ruhigstellung).

18.2.1.4 Distale Radiusfraktur

Synonym: Fractura radii loco classico, Pilonfaktur des distalen Radius.
Engl.: colles fracture, fracture of the distal end of the radius.

Definition.
Unter der distalen Radiusfraktur versteht man die sog. Pilonfraktur, wobei es neben verschiedenen Verletzungsformen am Pilon zu Mitverletzung des Radioulnargelenks mit Beeinträchtigung des Processus styloideus und des Discus interarticularis kommen kann.

Epidemiologie

Die distale Radiusfraktur loco typico zählt zu den am häufigsten vorkommenden Frakturen. Mit einem Anteil von nahezu 75 % ist sie die häufigste Fraktur an der oberen Extremität. Man beobachtet die Fraktur vor allem im Kindesalter und später bei älteren Patienten im 6. und 7. Dezennium, wobei das weibliche Geschlecht häufiger betroffen ist. Vermehrt erleiden Patienten mit Radiusfrakturen auch Verletzungen am koxalen Femurende, wohl ein Hinweis auf die Osteoporose.

Ätiologie

Die Radiusfraktur entsteht meist bei einem Sturz auf die ausgestreckte, dorsalflektierte Hand (40–90°) mit nachfolgender Dorsalverschiebung und Auswärtsdrehung der Hand. Ist die Hand weniger flektiert, so kann die Unterarmfraktur entstehen. Bei einem Sturz auf die palmarflektierte Hand, kann eine „reversed colles-fracture" eintreten (Smith-fracture). Dieser Frakturtyp ist selten. Wird die dorsalflektierte Hand zusätzlich proniert, so folgt eine dorsale Abscherung am Radius (Barton-Fraktur).

Bei der Entstehung der Radiusfraktur beim Erwachsenen führt oft ein „high energy trauma" zum Knochenbruch, wobei es sich dann sehr oft um schwere, intraartikuläre Mehrfragmentfrakturen handelt.

Klassifikation

Zahlreiche Versuche der Klassifikation der distalen Radiusfraktur wurden unternommen (Frykman; Abb. 18.**9**a–l). Die Einteilung der AO 1992 legt umfassend

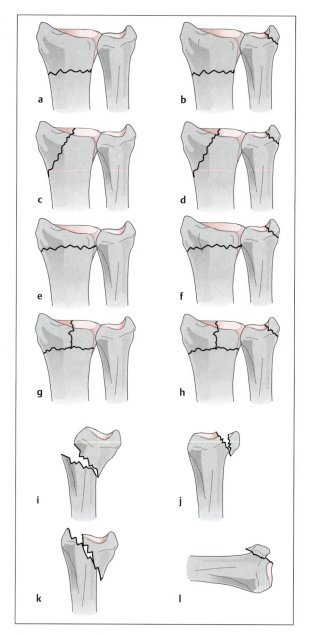

Abb. 18.**9** Radiusfrakturen.
a–h Einteilung der distalen Radiusfrakturen nach Frykman. Während die Frakturformen **a, b, e** und **f** konservativ behandelt werden können, bedürfen die Frakturformen **c, d** und **g** und **h** einer operativen Behandlung ganz besonders bei jüngeren Patienten.

i–l *Einteilung der Flexionsfrakturen des Radius nach Smith und Goyrand. Frakturen* **i–k** und *dorsale Radiusfrakturen nach Barton* (**l**) müssen operativ behandelt werden.

die Frakturformen dar. Sie berücksichtigt die morphologischen Gegebenheiten und Richtlinien für eine gezielte Therapie. Auch können daraus prognostisch wichtige Erkenntnisse abgeleitet werden.

Hinzuweisen bleibt auf den Vorschlag der geschlossenen, funktionellen Behandlung von Sarmiento und Latta (1981), woraus sich Möglichkeiten der konservativen Behandlung ableiten lassen:

- I: extraartikuläre Frakturen ohne Dislokation,
- II: extraartikuläre Frakturen mit Dislokation,
- III: intraartikuläre Frakturen ohne Dislokation,
- IV: intraartikuläre Frakturen mit Dislokation.

Klinik und klinische Diagnostik

Im Vordergrund steht bei der „fractura loco classico" eine mehr oder weniger ausgeprägte Dislokation des peripheren Radiusendes nach dorsal und radial. Es zeigt sich ein S-gabelartiges Erscheinungsbild (Fourchette). Es bestehen heftige Schmerzen, eine zunehmende Schwellung und eine Bewegungsbehinderung. Die Unterarmachse verläuft nicht mehr durch den Mittelfinger.

Auf Begleitverletzungen ist zu achten, nämlich Frakturen des Kahn- und Mondbeins, des Os triquetrum und Os capitatum. Vor allem bei der Smith-Goyrand-Fraktur kann es zur N.-medianus-Läsion kommen. Als Sehnenverletzung bleibt die Ruptur der Sehne des M. extensor pollicis longus anzuführen.

Bildgebende Verfahren

Bei der Beurteilung der Röntgenaufnahmen beachte man auf der a.-p. Aufnahme die radiale Abknickung der Gelenkfläche (normalerweise zwischen 22 und 23°) und auf der Seitaufnahme die Dorsalknickung des peripheren Fragments (normalerweise beträgt die Neigung der Gelenkfläche am distalen Radius 11°).

Wichtige Einblicke in die Strukturen und die Lage der Fragmente bei Mehrfragmentfrakturen bringt das Computertomogramm. Eine Beurteilung der Weichteile ermöglicht die MRT, wobei Verletzungen der Bänder und des Diskus darzustellen sind. Dies ist für die Planung operativer Maßnahmen außerordentlich hilfreich. Gerade bei den schweren Verletzungen, die bei jüngeren Patienten oft mit großer Krafteinwirkung auf das Gelenk einhergehen, ist die Wiederherstellung auch der Bänder und des Diskus im Hinblick auf Spätfolgen (posttraumatische Arhrose) wichtig.

Therapie

Die Behandlung der Radiusfraktur bringt nach wie vor zahlreiche Probleme. Es ist wichtig, im Anschluss an die Analyse der Fraktur das therapeutische Vorgehen unter Berücksichtigung verschiedener Faktoren wie Alter, Gesundheitszustand und berufliche Tätigkeit einschließlich sportlicher Ambitionen zu planen. Auch das Leistungsspektrum des Therapeuten soll Berücksichtigung finden.

Grundsätzlich bleibt festzustellen, dass mehr als 75 % der Patienten mit einer Radiusfraktur konservativ behandelt werden können und zwar, falls eine Dislokation erfolgt ist, mit einer geschlossenen Reposition, die in Lokalanästhesie (L. Böhler), in Plexusanästhesie oder in allgemeiner Narkose erfolgen kann. Unter den verschiedenen Behandlungsverfahren, die in den letzten 200 Jahren angegeben wurden, ist vor allem auf L. Böhler, Jahna und Wittich (1985) und Sarmiento und Latta (1981) hinzuweisen.

Die Böhler-Schule hat die Methode der Extension perfektioniert (18.**10a–f** und 18.**11a–d**). Dabei liegt der Patient am Tischrand in einer Extension mit vertikalem Zug. Der Unterarm befindet sich in mittlerer Rotationsstellung. Das Ellbogengelenk ist 90° gebeugt. Der Extensionszug erfolgt mit einem Mädchenfänger (Chinese finger trap) am Daumen (früher auch an Daumen und Finger II und IV). Der Gegenzug mit einem 3 kg schweren Gewicht liegt über einer gutgepolsterten Manschette nahe dem Ellbogengelenk. Der 2. und 4. Finger ist locker angehängt und bewirkt durch die geringe Zugwirkung sozusagen eine gewünschte Ulnarabduktion. Nach einer 10-minütigen Extension wird zunächst der Ausgleich des radialen Knicks durch Zug und Abduktion vorgenommen. Danach gleicht man den dorsalen Knick durch Druck auf das periphere Fragment aus. Nach dem Repositionsvorgang erfolgt eine Röntgenkontrolle und Anlegen einer dorsalen Gipsschiene in Abduktion im Handgelenk und leichter Beugung. Diese Gipslongette wird mit einer nassen Mullbinde angewickelt. Bis zur Gipshärtung wird ein Anmodellieren der reponierten Fraktur vorgenommen.

Sarmiento wollte mit seiner Methode der geschlossenen, funktionellen Frakturbehandlung eine häufige Komplikation, wie sie im Laufe der Ruhigstellung oft schon bald nach der Reposition eintritt, nämlich das Abrutschen (!) der Fraktur verhindern. Er wies darauf hin, dass der am distalen Radiusende ansetzende M. brachioradialis in seiner Aktion wenig eingeschränkt ist und dadurch die erneute Dislokation verursacht. Seiner Meinung nach ist die klassische Methode der Ruhigstellung mit dem Unterarm in Pronation und dem Handgelenk in Beugung und volarer sowie ulnarer Deviation für die Komplikation verantwortlich.

Für die Behandlung vom Typ II und Typ IV empfiehlt er, die Länge des Radius herzustellen und die Abkippung des peripheren Fragments durch eine vertikale Extension und nachfolgende Reposition zu beheben. Der Unterarm befindet sich in Pronationsstellung und Handgelenkbeugung sowie in ulnarer Deviation. Anschließend legt er einen gut gepolsterten Gipsverband an unter Einschluss des Ellbogengelenks in 90°-, Unterarm in entspannter Supinationsstellung und das Handgelenk in leichter volarer Beugung und Ulnarabduktion. Manchmal schon nach 8 Tagen, spätestens aber nach 3 Wochen empfiehlt er das Anlegen eines Brace unter Einschluss des Ellbogengelenks. Das Brace gibt die Handgelenkbeugung frei und sperrt die Dorsalflexion und Radialadduktion.

Entsprechend der Erkenntnisse, wie sie die AO erarbeiten konnte, soll bei instabilen Frakturen eine operative Behandlung in Erwägung gezogen werden und zwar bei einer ausgedehnten metaphysären Stauchungszone und Frakturen mit artikulärer Beteiligung. Bei diesen Frakturformen kommt es bei einer konservativen Behandlung oft zu einer Heilung in Fehlstellung.

Eine letzte Studie von Zimmermann et al. (1998) zeigte, dass bei insgesamt 117 metaphysären und metaphysär artikulären Radiusfrakturen die Speichenverkürzung mit einer Plattenosteosynthese ausgegli-

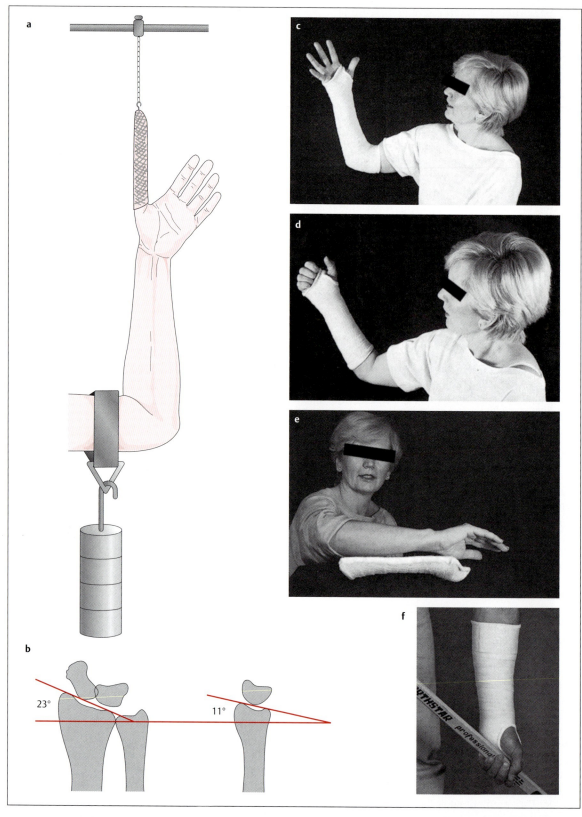

Abb. 18.**10** Reposition der distalen Radiusfraktur nach Böhler (**a**) unter Berücksichtigung der Neigung der Gelenkflächen (**b**) am distalen Radiusende und externe Stabilisierung der Fraktur, zunächst abhängig von der Stabilität nach Reposition im Unterarmgips mit Ellbogeneinschluss (**c**), anschließend im Unterarmgips mit Handgelenkeinschluss (**d**). Nach 6 Wochen Gipsabnahme und Schienengestaltung (**e**). Während der Ruhigstellung im Kunststoffverband können spätestens nach der 2. Woche sportliche Betätigungen (Skifahren, Eishockey spielen) erfolgen (**f**).

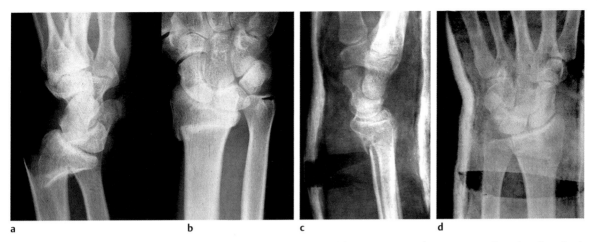

Abb. 18.**11a–d** Distale Radiusfraktur (59-jähriger Patient) mit typischer Dislokation. 6 Tage nach Reposition Stellungskorrektur durch Umkeilen im Gipsverband.

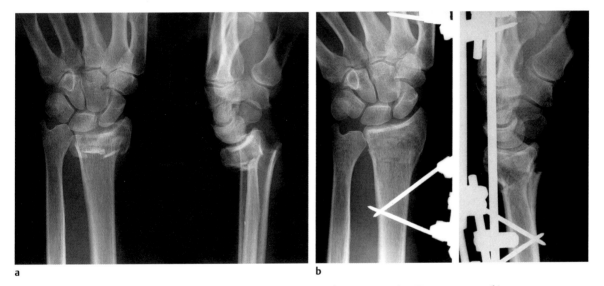

Abb. 18.**12** Distale Radiusfraktur (**a**; 68-jähriger Patient), Reposition und Fixation mit dem Fixateur externe (**b**).

chen werden konnte. Bei 30% der Patienten konnte eine freie Beweglichkeit festgestellt werden, 90% der Patienten gaben an, dass sie mit dem Heilergebnis voll zufrieden waren.

Die operative Reposition und Osteosynthese ist heute unter entsprechenden Bedingungen bei den B- und C-Frakturen angezeigt und zwar nach den Richtlinien der AO.

Die Behandlung dieser Frakturen kann auch durch Einbringung von Kirschner-Drähten nach der Reposition erfolgen oder aber unter Anwendung des Fixateur externe (Abb. 18.**12a, b**). Diese äußere Stabilisierung, wie sie sich in den letzten 15 Jahren als ständig verbesserte Behandlungsmethode entwickelt hat, wird vielfach ausgeführt. Zu beachten sind dabei Komplikationen wie Infektionen und Nervenirritationen, Einsteifung und eine Sudeck-Dystrophie.

Eine offene Reposition ist angezeigt bei Patienten mit High-energy-Verletzungen mit komplexen Frakturen (mit multiplen und verdreht gelagerten Fragmenten). Man beachte die anatomische Gelenksituation und den schwierigen operativen Zugang.

Die Behandlung der Flexionsfraktur (Smith fracture) muss operativ erfolgen (Abb. 18.**13a–d**), desgleichen die dorsale Barton-Fraktur.

Auch ist die Epiphysenlösung mit metaphysärem Abriss im Wachstumsalter operativ mit Kirschner-Drähten zu versorgen (Abb. 18.**14a–d**).

Neuerdings empfehlen Doi et al. (1999) unter entsprechenden Bedingungen die arthroskopische Versorgung. Eine Vergleichsstudie mit einer arthroskopisch assistierten, geschlossenen Reposition versus offene Reposition und Osteosynthese zeigte, dass mit der arthroskopischen Methode bessere Ergebnisse erzielt wurden, wobei präoperativ neue bildgebende Verfahren wie CT und MRT hilfreich waren. Es wird jedoch darauf hingewiesen, dass diese Methode noch einer besonderen Erfahrung bedarf.

18 Unterarm, Hand und Finger

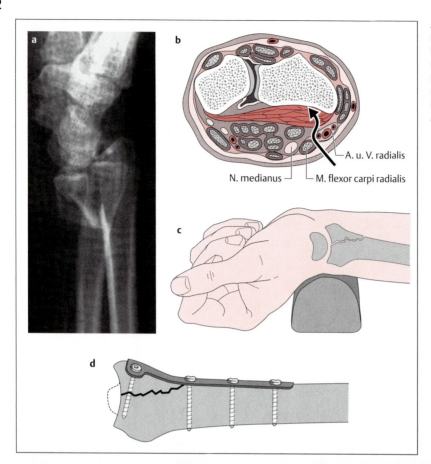

Abb. 18.13 Flexionsfraktur, Smith-Fraktur (**a**; 20-jährige Patientin) mit Dislokation. Operative Versorgung über einen volaren Zugang sowie Darstellung der volaren Leitstrukturen (**b**). Lagerung in Hyperextension (**c**). Osteosynthese mit einer volaren Abstützplatte (**d**).

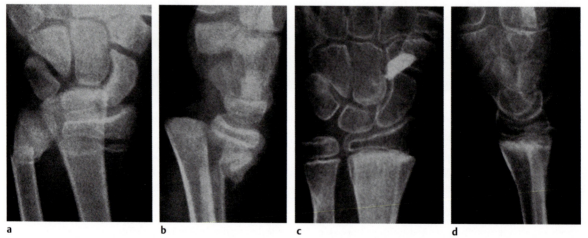

Abb. 18.**14a–d** Epiphysenlösung mit metaphysärem Knochenabriss (11-jährige Patientin). Kontrolle 3 Monate nach operativer Rekonstruktion, Minimalosteosynthese und Lagerung im Gipsverband.

Nota bene

Prognostisch kann mit einer gezielten konservativen Behandlung vor allem der A-Frakturen eine Wiederherstellung erreicht werden. Bei B- und C-Frakturen empfiehlt sich die operative Behandlung. Bei ausgeprägten Knorpelschäden kann es später zur posttraumatischen Arthrose kommen. Verhindern muss man Komplikationen wie Infektionen, Nervenschäden (N. medianus) und Gelenkeinsteifungen sowie eine Reflexdystrophie (Sudeck-Dystrophie); Letztere kommt immer wieder als Folge eines „nicht-entsprechenden Handling" bei der konservativen sowie operativen Behandlung vor. Von entscheidender Bedeutung für den postoperativen Verlauf oder aber nach einer konservativen Therapie ist die funktionelle Behandlung (Abb. 18.**10c + d**) der Finger (Verstecken der Finger in Beugestellung unter dem Gips) und später dem Handgelenk.

18.2.2 Handwurzel

E. Hipp

Engl.: injuries of the wrist.

Definition.
Zu den Verletzungen der Handwurzeln zählt man Frakturen sowie Luxationen und Luxationsfrakturen. Des Weiteren sind Kapsel-Band-Verletzungen zu nennen, wie sie bei Distorsionen auftreten.

18.2.2.1 Fraktur des Os scaphoideum

Engl.: fractures of the carpal scaphoid.

Epidemiologie

Die Fraktur des Kahnbeins steht bei den Verletzungen der Handwurzeln nach Häufigkeit und klinischer Bedeutung mit mehr als 80 % im Vordergrund.

Ätiologie

Die Ursache der Fraktur ist meist eine Sturz auf die ausgestreckte Hand bei verschiedenen Betätigungen im Beruf und vor allem Sport. Am häufigsten betroffen sind die jugendlichen Erwachsenen und dann die Erwachsenen im mittleren Alter. Zur Fraktur des Os scaphoideum kann es, wenn auch selten, auch schon im Kindesalter kommen.

Klassifikation

Nach L. Böhler bewährte sich die Unterscheidung in horizontale Längsbrüche (35 %), Querbrüche (60 %), vertikale Schrägbrüche (5 %) und zwar abhängig vom Verlauf des Bruchspalts zur Längsachse des Unterarms und des Kahnbeins (Abb. 18.15–18.17).

Herbert und Fisher (1984) brachten eine neue Klassifikation entsprechend dem radiologischen Erscheinungsbild:
- Typ A (stabile Frakturen):
  - A1 = Tuberculumfraktur,
  - A2 = nichtdislozierte Rissfrakturen der Kahnbeintaille.

- Typ B (frische instabile Frakturen):
  - B1 = Schrägfrakturen im distalen Drittel,
  - B2 = dislozierte und nichtstabile Frakturen der Taille,
  - B3 = proximale Polfrakturen,
  - B4 = verschobene Frakturen des Carpus,
  - B5 = Trümmerfrakturen.

- Typ C (verzögerte Heilung).
- Typ D (nichtverheilte Fraktur):
  - D1 = fibröse, nichtknöcherne Verheilung,
  - D2 = sklerotische, pseudarthrotische Nichtverheilung.

Klinik und klinische Diagnostik

Der Bruch des Kahnbeins bereitet oft wenig Beschwerden. Man achte auf eine Schwellung im radialen Hand-

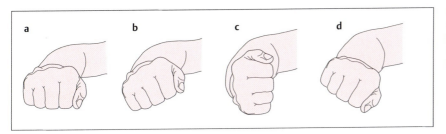

Abb. 18.**15a–d** Röntgendarstellung der Fraktur des Os scaphoideum mit einer Skaphoidserie. Beachte: Lagerung der Hand!

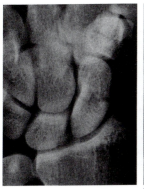
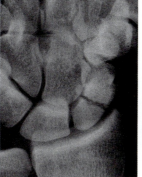
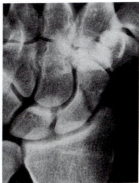

Abb. 18.**16** Einteilung der Frakturen des Os scaphoideum nach L. Böhler und Poigenfürst.
a Horizontaler Schrägbruch.
b Querbruch.
c Vertikaler Schrägbruch.

18 Unterarm, Hand und Finger

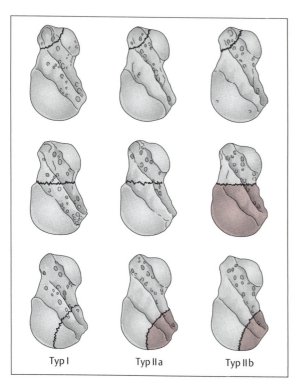

Abb. 18.17 Arterielle Versorgung des Os scaphoideum und Frakturlokalisation.
Schematische Darstellung (nach Böhler 1977) und Erklärung der Häufigkeit der posttraumatischen Nekrosen im Hinblick auf arterielle Versorgungsvarianten:
Typ I (2/3): Eintritt der Gefäße in der gesamten Länge des Knochens.
Typ IIa (1/3): Die Foramina nutritia liegen vorwiegend in der distalen Hälfte.
Typ IIb: Die Foramina liegen fast ausschließlich im distalen Drittel, weshalb posttraumatische Nekrosen entstehen können, wenn die Fraktur im mittleren oder proximalen Drittel liegt.

bereich und in der Tabatière. Dort wird auch ein Druckschmerz angegeben. Zur Schmerzauslösung kann es auch bei der Radialabduktion kommen sowie zu einem Stauchungsschmerz über dem Daumen und Zeigefinger. Auch kann die Pro- und Supination in den Endgraden schmerzhaft behindert sein. Beim Bestehen eines Blutergusses ist die Beweglichkeit im Radiokarpalgelenk eingeschränkt.

Bildgebende Verfahren

Beim geringsten Verdacht einer Fraktur des Os scaphoideum (verstrichene Tabatière, Schmerzhaftigkeit und Kraftlosigkeit im Handgelenk) muss eine exakte Röntgenuntersuchung stattfinden und zwar in 4 Ebenen (sog. Kahnbeinquartett; s. Abb. 18.**15**).
Man versteht darunter folgende Abbildungen:
- Handgelenk bei Faustschluss der Finger a.-p.,
- Drehbild bei Faustschluss und Supination bei 15–20° (der Daumen wird von der Unterlage abgehoben),
- Handgelenk seitlich (Ausschluss einer weiteren knöchernen Verletzung und einer perilunären Luxation),
- Handgelenk bei Faustschluss und Pronation von 15–20°. Der Kleinfinger wird dabei abgehoben.

Bei Unklarheiten können CT-Schichtaufnahmen und MRT-Aufnahmen eine Klärung bringen.

Therapie

Bei sämtlichen **nichtdislozierten, stabilen Frakturen** des Kahnbeins kann die Behandlung *konservativ* im Gipsverband, heute im Kunststoffverband, der gepolstert werden muss, vorgenommen werden. Als Behandlungsregeln gelten nach wie vor die Erfahrungen von L. Böhler, die in einer optischen Darstellung von Poigenfürst (1959) gebracht wurden (Abb. 18.**18a–c** und 18.**19a, b**).

Zur Ruhigstellung soll ein Hand-Unterarm-Gipsverband zumindest mit Einschluss des Daumens in geringer Dorsalflexion des Handgelenks und ein kurzes Oberarmteil angelegt werden.

Die horizontalen Schrägbrüche heilen relativ schnell, meist ist nach 6 Wochen die Fraktur geheilt, bei Querbrüchen kann es 8 Wochen dauern, wohingegen die proximalen Schrägbrüche eine langfristige Ruhigstellung über 12 Wochen und mehr erforderlich machen.

Zur Orientierung darf angeführt werden, dass auch, wie eigene Erfahrungen ergeben, lange Gipszeiten nicht unbedingt zu Komplikationen wie Einsteifungen führen, wenn der ruhig stellende Verband in entsprechender funktioneller Stellung angelegt wird. Unerlässlich sind allerdings konsequente Übungsbehandlungen der Fingerfunktionen.

Im Verlauf der Behandlung kann es zu Durchblutungsstörungen mit nachfolgender Nekrose vor allem des proximalen Fragments kommen, da ja der größte Teil der Blutversorgung in der Mitte der Dorsalseite einmündet. Durchblutungsstörungen können reversibel sein und zwar über eine Revaskularisation.

Antomische Besonderheiten. Der Gefäßeintritt in das Os scaphoideum ist nur im Bereich des nicht knorpelbedeckten Gebiets möglich. Schon 1944 hat Watson-Jones auf die Foramina nutritia hingewiesen, die vorwiegend entlang der dorsalen Crista zu finden sind, allerdings nur bei einem Drittel im distalen Anteil. Bei den übrigen zwei Dritteln bestehen Gefäßkanäle auch im mittleren und seltener im proximalen Anteil. Entscheidende Erkenntnisse über die extra- und intraossäre Gefäßsituation brachten Untersuchungen von Taleisnik und Kelly 1956 aus der Mayo-Klinik mithilfe von Mikroangiogrammen und Präparaten, die nach der Aufhellungsmethode von Spalteholz angefertigt wurden. Demnach wird ein distales Gefäß unterschieden, das insbesondere das Gebiet der Tuberositas versorgt, und eine laterovolare und eine dorsale Gefäßgruppe. Die laterovolaren Gefäße versorgen vor allem die proximalen zwei Drittel des Os scaphoideum. Die intraossäre Gefäßaufteilung erfolgt arkadenförmig. Manchmal sieht man auch ein isoliertes proximales Gefäß.

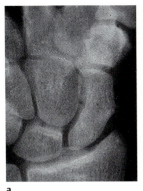 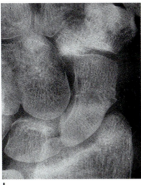 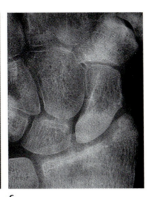

Abb. 18.**18a–c** Querbruch des Os scaphoideum (25-jähriger Patient). Beachte: Frakturheilung nach 4 Monaten (**c**), allerdings mit Knochenumbauvorgängen im körpernahen Fragment. Eine Revitalisierung trat später ein.

Es ist also das proximale Fragment in seiner Blutversorgung besonders leicht zu unterbrechen, was unter Berücksichtigung der Gefäßverläufe deutlich wird.

Der Heilungsverlauf einer Kahnbeinfraktur hängt also nicht zuletzt von der Gefäßanlage ab und weiter von der Art und dem Ausmaß der Gefäßunterbrechung bei einer stattgehabten Fraktur. Besonders nekrosegefährdet sind Luxationsfrakturen des Kahnbeins mit Mondbeinverrenkungen (Jahna).

Bei der *operativen Behandlung* der B- und C-Frakturen empfiehlt sich die Methode von Herbert und Fisher unter Verwendung des „Jig-Führungsgeräts oder aber mit der „free-hand technique", wie sie neuerdings von der Arbeitsgruppe um Werber als bewährt empfohlen wurde (Brauer et al. 1997).

Operationstechnik. Bei der Herbert-Schraube handelt es sich um eine mit 2 endständigen Gewinden ausgestattete Schraube, wobei das distale Gewinde selbstschneidend ausgestattet ist. Durch unterschiedliche Steigungen der einzelnen Gewinde wird eine interfragmentäre Kompression möglich. Über einen kleinen Hautschnitt volar wird auf das Tuberculum des Os scaphoideum eingegangen und das Gelenk zwischen Kahnbein und Vieleckbein aufgesucht. Nachfolgend wird mit einem 2-mm-K-Draht der proximale Anteil des Kahnbeins im 30°-Winkel unter Bildwandlerkontrolle aufgefädelt und ggf. eine notwendige Reposition vorgenommen. Die Einbringung der Schraube muss in einer Weise erfolgen, die das Metall vollkommen versenkt, eine Metallentfernung ist dann nicht mehr notwendig.

Nota bene

Bei der konservativen wie auch bei der operativen Behandlung kann es zur Ausbildung einer Pseudarthrose und Nekrose vor allem bei der Polfraktur kommen. Eine Pseudarthrose kann sich auch bei nichterkannten und nichtbehandelten Frakturen entwickeln. Es empfiehlt sich dann die Spongiosaplastik, z. B. in Anlehnung an Matti-Russe, und zwar unter Verwendung der Herbert-Schraube.

Bei einer Teilnekrose des proximalen Anteils des Os scaphoideum kann, abhängig von den Zeichen der Vitalität des Fragments, der Versuch vorgenommen werden, mit der Einbringung eines Knochenblocks das Os scaphoideum aufzurichten.

Ist jedoch eine „Rettung" des Os scaphoideum nicht mehr möglich, soll eine mediokarpale Teilarthrodese zwischen Os lunatum und Os capitatum vorgenommen werden, wie sie sich Krimmer und Lanz (2000) bei mehr als 300 Patienten bewährt hat. Die vollkommene Handgelenkarthrodese oder die Alloarthroplastik kann dadurch umgangen werden.

18.2.2.2 Weitere Frakturen

Fraktur des Os lunatum. Engl.: fracture of the Os lunatum. Wie die übrigen Frakturen der Handwurzelreihen ist die Mondbeinfraktur selten. Aufgrund der Besonderheiten der Gefäßversorgung kommt es häufig zu Nekrosen.

Man beachte, dass das Os lunatum in etwa 30 % der Fälle nur von einem einzelnen Gefäß von palmar oder dorsal und dass etwa 10 % von einem palmaren und dorsalen Gefäß versorgt werden, die allerdings innerhalb des Knochens nicht anastomosieren. Die restlichen 60 % werden von palmaren und dorsalen Gefäßen versorgt, die zudem anastomosieren. Die Blutversorgung ist dann am besten gewährleistet.

Fraktur des Os triquetrum. Engl.: fracture of the Os triquetrum. Sie entsteht beim Sturz auf die maximal dorsal und seltener auf die palmar flektierte Hand. Diagnostisch achte man auf den direkten Druckschmerz im Bereich des Os triquetrum. Radiologisch unterscheidet man Ausrissfrakturen (dorsaler Höcker, sie sind am besten im Seitbild zu erkennen) und Frakturen des Dreieckbeinkörpers. Die Behandlung erfolgt im ruhig stellenden Verband.

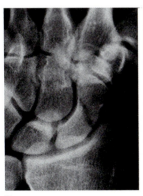 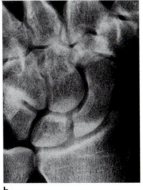

Abb. 18.**19** Vertikaler Schrägbruch des Os scaphoideum (**a**; 20-jähriger Patient), nichtdisloziert. Nach 5 Monaten (**b**) ossäre Verheilung ohne Vaskularisationsstörungen.

Fraktur des Os pisiforme. Engl.: fracture of the Os pisiforme. Zur Erbsenbeinfraktur kommt es meist durch eine direkte Gewalteinwirkung auf die ulnare Handkante. Typisch ist der lokale Druck- und Verschiebeschmerz sowie eine Krepitation. Therapeutisch ist Ruhigstellung im Kunststoffverband erforderlich. Sollte es zur Nekrose oder aber posttraumatischen Arthrose kommen, so empfiehlt sich die Exstirpation des Erbsenbeins.

Fraktur des Os trapezium. Engl.: fracture of the Os multangulum majus. Bei den Frakturen der distalen Handwurzelreihe ist der Bruch des Os trapezium am häufigsten zu beobachten. Poigenfürst (1959) konnte 9 verschiedene Bruchformen unterscheiden. Am häufigsten fand er den Abriss des radialen Höckers. Es können aber auch Ausrisse des Tuberculum (dorsoulnarer Höcker) oder der Bänder beobachtet werden. Gelegentlich kommt es zu Mehrfachfrakturen im Bereich des radialen Strahls. Auch findet man Querbrüche mit Verrenkung des Metakarpale und Trümmerfrakturen. Beim Verrenkungsbruch bleibt der ulnare Teil meist stehen, während der radiale Teil mit dem ersten Metakarpale nach radial und zentral luxiert.

Therapeutisch kann der Versuch der geschlossenen Reposition erfolgreich sein, andernfalls ist operativ die Wiederherstellung vorzunehmen. Als Spätfolge beobachtet man die Arthrose im Daumensattelgelenk.

Fraktur des Os trapezoideum. Engl.: fracture of the Os multangulum minus. Der Bruch des kleinen Vieleckbeins ist selten und entsteht bei extremer Dorsalflexion oder aber durch Längsstauchung.

Fraktur des Os capitatum erfolgt durch einen Sturz auf die Hand.

Fraktur des Os hamatum. Bei dieser Fraktur unterscheidet man die Fraktur des Hamatumkörpers und dann den Abriss des Hamulus ossis hamati (Carter et al. 1977).

Hinzuweisen bleibt noch auf das sog. „Naviculo-capitate-fracture-Syndrom" (Venton 1956), das sich ereignet, sobald der obere Radiusrand bei maximaler Dorsalflexion des Handgelenks mit dem Hals des Os capitatum in Berührung kommt.

Therapeutisch entschließt man sich regelmäßig beim „Naviculo-capitate-fracture-Syndrom" zur Osteosynthese, wobei das Os scaphoideum mit einer Schraube versorgt und im Bereich des Os capitatum meist eine Minimalosteosynthese mit Kirschner-Drähten vorgenommen wird.

8.2.2.3 Verrenkungen

Engl.: carpal dislocations.

Man unterscheidet:
- **Luxatio radiocarpea** als eine Verrenkung der ganzen Handwurzel gegenüber der distalen Speichenebene. Sie erfolgt meist nach dorsal, selten nach volar (Abb. 18.**20a–c**).
- **Luxatio intercarpea**, eine Luxation zwischen der distalen und proximalen Handwurzelreihe (Abb. 18.**20d**).
- **Luxatio perilunaris dorsalis** der Hand, eine Verrenkung des Handgelenks um das Os lunatum. Sie entsteht bei einer maximalen Dorsalflexion anlässlich eines Sturzes auf die Hand nach dorsal, sehr selten sieht man eine Luxation nach volar (Abb. 18.**20e1**).
- **Luxatio carpometacarpea** als eine Luxation zwischen der distalen Handwurzelreihe und den Metakarpalia (Abb. 18.**20i–k**).

Bei der sog. **Mondbeinverrenkung** (L. Böhler) handelt es sich eigentlich um eine dorsale Verrenkung der Handwurzel gegenüber Mondbein und Speiche. Sobald der dorsale Bandapparat zerreißt, erfolgt die Drehung des Mondbeins bis zu 270°, ferner kommt es zur Kippung. Die verrenkte Handwurzel kann (selten) spontan wieder zurückgleiten.

Die perilunäre Mondbeinverrenkung wird nicht selten übersehen. Man achte auf die Verformung des Handgelenks, die Fingerbeugestellung und die Bewegungsbehinderung im Handgelenk. Im Röntgenbild ist zu beachten, dass das Mondbein normalerweise trapezförmig ist, während sich die Konturen bei der Verrenkung dreieckig darstellen. Auf dem Seitbild muss das Os capitatum in der Konkavität des Mondbeins liegen. Bei der perilunären Luxation kann es zum Abriss des Griffelfortsatzes kommen und zur Fraktur des Os scaphoideum (transnavikuloperilunäre Luxation, Abb. 18.**20e2**).

Als seltene Formen der Luxation bleibt hinzuweisen auf:
- die **Luxatio perinaviculolunare**, eine Verrenkung von Mondbein und Kahnbein (Abb. 18.**20f1**),
- eine **Luxatio peritriquetrolunare**, eine Verrenkung von Mondbein und Dreieckbein (Abb. 18.**20f2**),
- die alleinige **Luxation zwischen Dreieckbein und Erbsenbein**,
- die **Luxation des Os trapezium und Os trapezoideum**,
- die **Luxation des kleinen Vieleckbeins** nach volar.

Therapie

Die perilunare Luxation muss baldmöglichst reponiert werden (Abb. 18.**21a–c**). Entscheidend ist der Längszug, wie er von L. Böhler angegeben wurde. Tanz (1968) weist auf eine zusätzliche Erleichterung der Reposition hin, wenn die Hand im Radiokarpalgelenk unter Extension gedreht wird. Die Ruhigstellung erfolgt im Unterarmgips mit Einschluss des Daumens in Handgelenkmittelstellung.

Perilunare Verrenkungen führen regelmäßig zu ausgedehnten Verletzungen des karpalen Bandapparats, weshalb nachfolgend die Bandnaht vorgenommen werden soll, beim Vorliegen einer Fraktur des Os scaphoideum die Versorgung mit einer Herbert-Schraube. Die achsengerechte Rekonstruktion des Skaphoids ist erforderlich, desgleichen die stabile Versorgung der knöchernen Bandausrisse.

Prognose

In einer retrospektiven Studie haben Gabl et al. (1996) 22 Männer (14 Patienten mit einer perilunären Luxation mit Fraktur und 8 Patienten mit einer perilunären

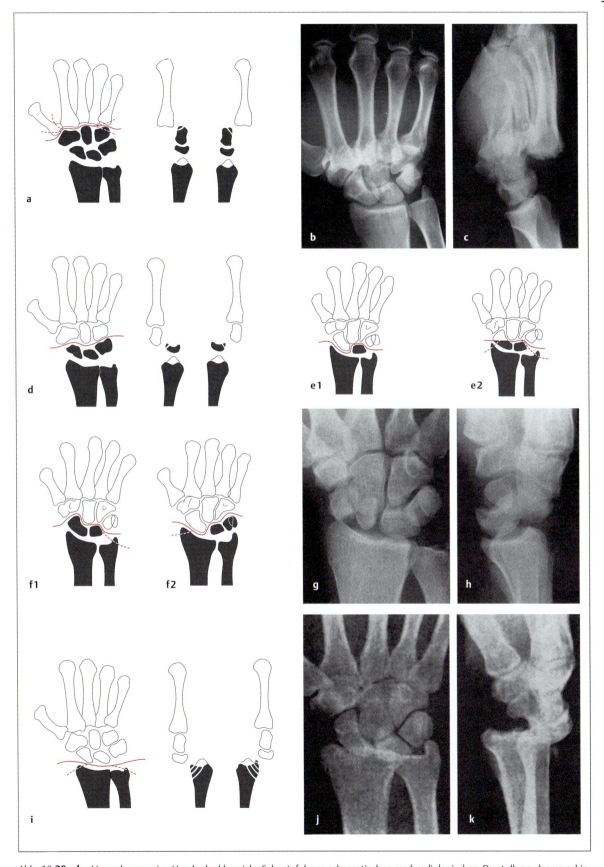

Abb. 18.**20a–k** Verrenkungen im Handgelenkbereich. Schautafel zur schematischen und radiologischen Darstellung der verschiedenen Formen.

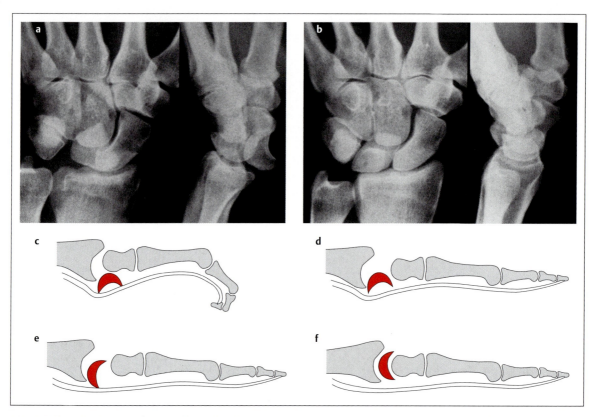

Abb. 18.**21** Perilunäre Luxation (**a, b**) und schematische Darstellung der Reposition nach L. Böhler (**c–f**).
Beachte: Das Os capitatum ist der Speiche stark genähert. Das um 90° gedrehte Os lunatum wölbt die Beugesehnen vor, die Finger stehen deshalb in Beugestellung.

Bei Längszug am gestreckten Finger üben die Beugesehnen einen Druck auf das Os lunatum aus und drehen es in das Gelenk zurück. Sobald das Os capitatum weit genug von der Speiche weggezogen ist, lässt sich das Os lunatum unter dem Druck der Beugesehnen in das Gelenk zurückdrängen.
Sobald man den Längszug an den Fingern nachlässt, finden sich normale Gelenkverhältnisse (L. Böhler).

Luxation) nachuntersucht und zwar durchschnittlich 5 Jahre nach dem Unfall.

Es wurde jeweils eine sofortige Reposition vorgenommen und bei den Patienten mit einer perilunären Luxation am 4. und bei einer perilunären Luxationsfraktur am 6. Tag nach dem Unfall die Bandrekonstruktion durchgeführt. Bei den Patienten mit Frakturen erfolgte die achsengerechte, stabile Osteosynthese, meist mit einer Herbert-Schraube. Postoperativ wurde eine Ruhigstellung im Gipsverband zwischen 6 und 8 Wochen durchgeführt.

Die Nachuntersuchungen ergaben klinisch im Durchschnitt eine Beweglichkeit bis zu 70 und 90°. Es wurde vermerkt, dass der Grobgriff bei Patienten mit perilunären Luxationsfrakturen kräftiger ausfiel. Eine berufliche oder sportliche Beeinträchtigung wurde nicht angegeben.

Im Röntgenbild zeigen alle Patienten arthrotische Vorgänge im Radiokarpalgelenk, die insgesamt als schmerzarm angegeben wurden. Ein karpaler Kollaps war bei 75 % mit einer perilunären Luxation und bei 29 % mit einer perilunären Luxationsfraktur vorzufinden.

Nota bene
Es zählt also die perilunäre Luxation und ganz besonders die perilunäre Luxationsfraktur nach wie vor zu den Problemverletzungen. Dies macht auch die retrospektive Studie von Gabl et al. deutlich (geschlossene Reposition mit nachfolgender Bandrekonstruktion und Osteosynthese der Fraktur).

18.2.2.4 Karpale Instabilität

Engl.: carpal instability.

Definition.
Ein abnorme Beweglichkeit im Handgelenk oder auch zwischen den Handwurzelknochen kann durch anlagebedingte Veränderungen hervorgerufen werden oder aber nach Verletzungen verschiedener Art auftreten. Öfters kommt es nach Verletzungen im Handgelenk nur vorübergehend zu Schmerzen, weshalb Kapsel-Band-Verletzungen erst später diagnostiziert werden.

Pathogenese

Pathogenetisch ist die Handwurzel als Gliederkette zu betrachten, welche durch den interkarpalen Kapsel-Band-Apparat ihre Stabilität erhält. Bei Bandverletzungen und bei Frakturen des Os scaphoideum können erhebliche Störungen auftreten, wobei die Gewölbekonstruktion eine Beeinträchtigung erfährt, was durch eine statische Deformierung oder aber muskeldynamisch bedingt sein kann.

Man beachte, dass die proximale Handwurzelreihe ein Zwischensegment bildet zwischen der distalen Handwurzelreihe, der distalen Radiusgelenkfläche und den ulnokarpalen Strukturen.

Kahnbeinfalschgelenkbildungen oder Verletzungen der Bandverbindungen zwischen Kahnbein und Mondbein (skapholunäre Dissoziation) können zu einem karpalen Kollaps Anlass geben. Dabei unterscheidet man einen Karpalkollaps, der durch ein Nichtverheilen einer Os-scaphoideum-Fraktur zu einem „scaphoid nonunion advanced collaps" (SNAC-Wrist) führt, von einem „scaphoideo-lunatum advanced collaps" (SLAC-Wrist). Letzterer tritt ein, sobald die skapholunären Bandstrukturen gerissen sind.

Nachfolgend beobachtet man arthrotische Veränderungen, die nach Watson und Ryu in 3 Stadien eingeteilt wurden:
- Stadium I: Arthrose am Processus styloideus radii;
- Stadium II: Arthrose zwischen distalem Fragment und Radius;
- Stadium III: Entwicklung einer Arthrose zwischen Os capitatum, dem Os lunatum und dem proximalen Skaphoidfragment.

Beim SLAC-Wrist sieht man zunächst die Arthrose im Bereich des Processus styloideus radii, dann die Arthrose im Bereich der dorsalen Radiusgelenkfläche und dem verkanteten proximalen Kahnbeinanteil und schließlich die Ausdehnung der Arthrose in das Mediokarpalgelenk.

Sofern die Bandverletzung zwischen Os lunatum und Os triquetrum stattfindet, ist die distale Gelenkfläche des Mondbeins zur Hohlhand hin gerichtet. Diese Veränderung wird dann als „volar incalated segmental instability" bezeichnet (VISI).

Klinik und klinische Diagnostik

Es wird oft über einen Sturz auf die ausgestreckte Hand mit nachfolgender Schmerzhaftigkeit im Handgelenk und über eine stattgehabte Schwellung berichtet. Oft führen erst anhaltende Schmerzen zur weiteren Untersuchung. Es können ein Druckschmerz im Handgelenkbereich bei Drehung und Stauchung und ein „lockeres Handgelenk" auffällig sein. Die grobe Kraft ist durch Schmerzen bedingt herabgesetzt.

Bildgebende Verfahren

Die Röntgenuntersuchung muss exakt vorgenommen werden. Erforderlich sind Aufnahmen in verschiedenen Ebenen (a.-p. Aufnahme bei Pronation, medialer Adduktion und ulnarer Abduktion bei supiniertem Handgelenk sowie eine Einstellung, welche die Beziehung zur Achse des Radius, Os lunatum und Os capitatum beurteilen lässt).

Eine skapholunäre Dissoziation ist besonders deutlich auf der a.-p. Aufnahme zu erkennen. Man sieht das Auseinanderweichen von Os scaphoideum und Os lunatum deutlich durch eine verbreiterte Spaltbildung. Dies ist als Terry-Thomas-Zeichen bekannt.

Ein triquetroulnare Dissoziation zeigt sich durch die Verbreiterung der Distanz zwischen Os triquetrum und Os lunatum, wobei das nach dorsal gedrehte Os triquetrum eine dreieckförmige Gestalt annimmt. Wichtige diagnostische Erkenntnisse kann das Computer- und auch das Kernspintomogramm bringen, wobei die ossäre Situation im Computertomogramm in axialer und longitudinaler Richtung exakt dargestellt werden muss. Im Kernspintomogramm sehen wir Hinweise auf Knorpelläsionen und das Ausmaß der Bandverletzungen.

Therapie

Im frühen Stadium des „scaphoid nonunion advanced collaps" kann die Rekonstruktion des Kahnbeins erfolgreich sein, evtl. gemeinsam mit der Resektion des Processus styloideus radii. Beim „scaphoideo lunatum advanced collaps" kann eine Arthrodese zwischen Kahnbein und dem Os trapezoideum angezeigt sein.

Im fortgeschrittenen Stadium hat sich die mediokarpale Teilarthrodese, also die Arthrodese zwischen Os lunatum und Os capitatum bewährt und zwar nach einer vollkommenen Resektion des Kahnbeins, wobei eine Korrektur der Radialverschiebung des Os capitatum und die Aufrichtung des Os lunatum wichtig ist.

18.2.3 Mittelhand und Finger

K. Glas und E. Hipp

18.2.3.1 Frakturen – Allgemeine Aspekte

Bei den Frakturen der Mittelhand und Fingerknochen sind die Randstrahlen häufiger betroffen als die zentralen Strahlen. Besonders häufig findet man im Mittelhandbereich subkapitale Frakturen am 5. Strahl.

Bei der Klassifikation empfiehlt sich die Verwendung der AO-Einteilung und Modifizierung durch Petratcic und Siebert.

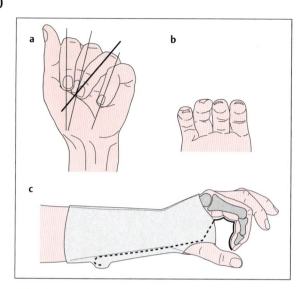

Abb. 18.**22** Beurteilung von Drehfehlstellungen bei Metakarpalfrakturen.
Beachte: Die Langfinger konvergieren gegen die Thenarbasis (**a**), bei Fehlstellung zeigt sich die Abweichung, desgleichen zeigt sich die Fehlstellung am Fingernagel (**b**) und im Standardgipsverband nach Iselin (**c**).

Klinik und klinische Diagnostik

Die Erfragung des genauen Hergangs der Verletzung ist von großer Bedeutung. Des Weiteren müssen bei der Inspektion die Schwellung und Hautverfärbungen sowie Hautabschürfungen und Quetschmarken Berücksichtigung finden. Zu achten ist weiter auf Durchblutungsstörungen und Nervenschädigungen. Als indirekter Frakturhinweis kann die Verkürzung des Fingerstrahls und die Drehfehlstellung beim Blick auf die Fingernägel gelten (Abb. 18.**22a–c**).

Dabei ist zu beachten, dass die Verletzung sich desto mehr auf die Rotationsstabilität auswirkt, je weiter sie proximal liegt.

Bei der Bildgebung muss stets die ganze Hand in 2 Ebenen abgebildet werden. Bei der Verletzung im Bereich der Metakarpale empfiehlt es sich zudem, eine dritte Ebene in 45°-Pronationsstellung vorzunehmen. Ggf. sollte bei kompletten Basisfrakturen der Metakarpalia Computertomogramme angefertigt werden. Eine weitere Detailanalyse ist mit der MRT-Diagnostik z. B. bei pathologischen Frakturen hilfreich.

Therapie

Eine *konservative Therapie* kann möglich sein, sofern es sich nicht um instabile Frakturen handelt, die nicht zu reponieren bzw. nicht in Korrekturstellung zu halten sind, des Weiteren bei disloziertem Gelenk und gelenknahen Frakturen sowie bei Serien- und Reihenfrakturen mit mittlerem und ausgeprägtem Weichteilschaden.

So empfiehlt sich z. B. bei Schaftfrakturen der Standardgips nach Iselin, der aus einem zirkulären Unterarmgips mit eingebauter volarer Fingerschiene besteht (Abb. 18.**22c**). Die Fingergelenke sind dabei in Beugestellung. Das Metakarpalgelenk ist etwa 80° gebeugt. Wichtig, da in Streckstellung die entspannten Kollateralbänder schrumpfen und zu einer Streckkontraktur des Fingergrundgelenks führen können. Über die eingebaute Fingerschiene ist mittels eines dorsalen Pflasterstreifens eine Dauerextension möglich.

Die Indikation zur *operativen Therapie* sollte streng gestellt werden, da postoperative Weichteilbeeinträchtigungen zu Vernarbungen führen können, die zu Funktionsstörungen Anlass geben.

An Osteosyntheseverfahren kommt die Einbringung von Kirschner-Drähten, auch intramedullär, infrage, eine Zuggurtung (selten), eine externe Fixierung mit dem Minifixateur, Zugschrauben- oder Plattenosteosynthese.

Man beachte jedoch Gefahren und Komplikationen wie unvollständige Reposition, sekundäre Dislokation, Wundheilungsstörungen, Gefäß-Nerven-Verletzungen, Sudeck-Dystrophie und narbige Verwachsungen.

Sofern eine postoperative Ruhigstellung erforderlich ist, ist sie in der Intrinsic-plus-Stellung vorzunehmen (Handgelenk 30° extendiert, MCP-Gelenke 70–90° flektiert, PIP- und DIP-Gelenke 10° gebeugt).

18.2.3.2 Mittelhandfrakturen

Basisfrakturen des Metakarpale I

Bennet-Fraktur

Die Bennet-Fraktur (Abb. 18.**23a**) entsteht bei Stauchungen in Flexions- und Adduktionsstellung des Daumens. Sie wurde von Bennet bereits 1882 beschrieben. Dabei erfolgt eine knöcherne Ausrissfraktur des dorsopalmar schräg verlaufenden Ligaments, das am Höcker des Metakarpale inseriert und dem kräftigen M. abductor pollicis longus entgegenwirkt. Das ulnopalmare Fragment bleibt so in anatomischer Position, wohingegen das Metakarpale durch den Zug der Sehne des M. abductor pollicis longus nach dorsal, proximal und radial subluxiert.

Operationstechnik. Da die konservative Behandlung zunehmend verlassen wird (Gefahr des Repositionsverlusts), wird die offene Reposition mit Fixation durch eine Kleinfragmentzugschraube und evtl. zusätzlich mit einer Kirschner-Drahtsicherung empfohlen.

Rolando-Fraktur

Dabei handelt es sich um eine intraartikuläre T-förmige oder Y-förmige Trümmerfraktur der Metakarpale-I-Basis (Abb. 18.**23b**). Zur genauen Befundung ist eine exakte radiologische Darstellung evtl. in mehre-

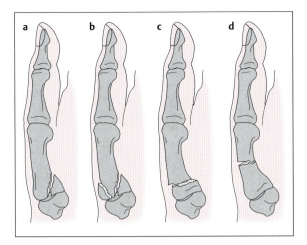

Abb. 18.23 Frakturen des Metakarpale I.
a Benett-Luxationsfraktur.
b Rolando-Fraktur.
c Basisnahe Querfraktur (Winterstein-Fraktur).
d Schaftfraktur.

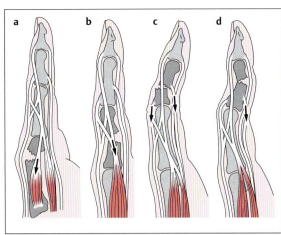

Abb. 18.24 Metakarpal- und Fingerfrakturen, verschiedene Formen und Dislokationen.
a Typische volare Dislokation der subkapitalen Schaftfraktur des Metakarpale II–V, die durch den Zug der Mm. interossii zustande kommt.
Dislokation der Grund- und Mittelphalangen in Abhängigkeit von der Frakturstelle:
b Grundphalanxfraktur.
c Proximale Mittelphalanxfraktur.
d Distale Mittelphalanxfraktur.

ren Ebenen erforderlich, um einen Überblick über die Zahl der Fragmente zu bekommen.

Operationstechnik. Die Versorgung erfolgt mit einer Kleinfragmentplatte (T-Platte), bei größeren Trümmerzonen kann die Versorgung mit einem Fixateur externe vorzuziehen sein.

Winterstein-Fraktur

> Synonym: extraartikuläre Basisfraktur, basisnahe Querfraktur.

Durch den Zug des M. interosseus dorsalis I entsteht eine Fehlstellung in Abduktion des proximalen Fragments.

Operationstechnik. Eine konservative Behandlung ist grundsätzlich möglich, sofern jedoch eine vollständige Korrektur der Rotationsfehlstellung nicht behoben und gehalten werden kann, empfiehlt sich eine Kirschner-Drahtosteosynthese. Selten ist eine Plattenosteosynthese notwendig.

Frakturen der Metakarpalia II–V

Sie entstehen meist durch direkte Gewalteinwirkungen und zwar führen axiale Traumen zu Frakturen im subkapitalen Bereich. Beim Sturz auf die dorsal-

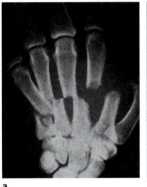 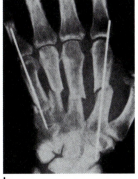

Abb. 18.25 Schaftfrakturen der Mittelhandknochen II–V mit Dislokation (a). Minimalosteosynthese mit Kirschner-Drähten (b).

flektierte Hand kommt es zu Basisfrakturen, evtl. sogar zu Luxationsfrakturen (Abb. 18.24a–d). Man achte weiter auf zusätzliche Frakturen der Mittelhandknochen (Abb. 18.25a, b). Zu den häufigsten Frakturen der Mittelhand zählt die subkapitale Fraktur am IV. und V. Metakarpale. Bei der klinischen Untersuchung muss besonders auf Drehfehlstellungen geachtet werden.

Therapieindikationen der Metakarpalfrakturen II–V im Überblick

Diagnose	Konservative Therapie	OP-Indikation
Subkapitale Frakturen	Schiene 8–12 Tage, maximal 3 Wochen nach Jahss-Manöver[1] stabile Fraktur: 2–3 Wochen[1] Immobilisation	palmare Trümmerzone palmare Dislokation > 30° Streckdefizit distaler Gelenke größerer Weichteilschaden Rotationsfehler
Schaftfrakturen	Schiene 1–2 Wochen, dann limitierte Mobilisation	Verkürzung über 5–8 mm DII und III palmare Dislokation > 20° DIV und V palmare Dislokation > 30° dislozierte Fragmente Spiralfraktur großer Weichteilschaden Rotationsfehler
Metaphysäre Frakturen		dorsale Abwinklung über 10–20° dorsale Abwinklung über 50°
Kopffrakturen	gering disloziert und ausgeprägte Trümmerzonen: Schiene 2–3 Wochen	2 oder 3 Fragmente
Multiple Metakarpalfrakturen		Vasallenregel: Stabilisierung der dominanten Fraktur[2]

[1] geschlossene Einrichtung: Jahss-Manöver: Bei 90° gebeugtem ME- und PEP-Gelenk wird der Druck von palmar auf das dislozierte Kopffragment und ein Gegendruck von dorsal auf den Metakarpalschaft ausgeübt. Bleibt die Fraktur reponiert, so genügt eine dorsale Unterarmschiene für 2–3 Wochen im Sinne einer limitierten Immobilisation. Bei erneuter Dislokation muss eine operative Versorgung stattfinden.

[2] Vasallenregel: Bei Bestehen einer mechanischen Abhängigkeit ist zwischen 2 Frakturen zu differenzieren, nämlich die domiante Fraktur muss als erste reponiert werden. Die Vasallenfraktur richtet sich dann entweder spontan ein oder sie ist leicht zu stellen. Die Stabilisierung der dominanten Fraktur bedarf der Osteosynthese. Eine sekundäre Dislokation der Vasallenfraktur ist dann kaum mehr zu befürchten.

18.2.3.3 Fingerfrakturen

Frakturen der Grund- und Mittelphalanx

Direkte oder indirekte Gewalteinwirkungen verursachen meist kurze Quer- und Schrägfrakturen. Torsionsverletzungen führen zu Drehbrüchen mit langem Frakturspalt. Durch das Zusammenspiel der Mm. interossei und lumbricalis über die Seitenzügel des Streckapparats und durch die Ansätze der Strecksehnen und Sehnen der oberflächlichen und tiefen Beuger erfolgt je nach Frakturhöhe eine typische Dislokation nach palmar bzw. dorsal (s. Abb. 18.24). Bei langen Schrägfrakturen besteht die Gefahr der Verkürzung, die das Spiel der Streck- und Beugesehnen untereinander stört.

Therapie

Die Behandlung dieser Frakturen kann meist konservativ erfolgreich durchgeführt werden. Eine Osteosynthese ist nur angezeigt, wenn eine Reposition und Retention nicht gelingt. Trümmerbrüche der Grund- und Mittelphalanxbasis bedürfen meist der Osteosynthese. Ist die Gelenkbeteiligung des PIP-Gelenks bei der Trümmerfraktur der proximalen Gelenkfläche des Mittelglieds unter 30% und besteht keine Subluxation, so ist eine kontrollierte Mobilisation möglich. Sie soll die volle Extension verhindern und die Beugung im Gelenk erlauben.

Eine Sonderfraktur stellt die Hyperextensionsfraktur der Grundphalanx dar und zwar mit einer kleinen Abrissfraktur der palmaren Lippe und einem größeren dorsalen Fragment. Diese Fraktur bedarf immer der operativen Versorgung. Kleine Abrissfrakturen der Basis palmar können konservativ behandelt werden. Ist ein Teil der Gelenkfläche mit betroffen, so kann das Fragment, sofern es kleiner als ein Viertel der Gelenkfläche ist, entfernt werden. Handelt es sich um einen knöchernen Ausriss der volaren Faserknorpelplatte, so gelingt meist mit einer Lengemann-Ausziehnaht eine stufenlose Reposition. Eine Osteosynthese erfolgt je nach Größe der Fragmente.

Frakturen der Endphalanx

Dabei handelt es sich meist um knöcherne Ausrisse der Sehne. Die Behandlung kann konservativ mit der Stack-Schiene (s. Abb. 18.32) erfolgen, wenn der Gelenkanteil des Fragments weniger als 30 % beträgt (mindestens 4 Wochen). Dabei ist streng darauf zu achten, dass beim Reinigen und Wechseln der Schiene das Endgelenk immer in Streckung bzw. sogar in leichter Überstreckung bleibt. Mehr Sicherheit bietet eine temporäre Kirschner-Drahtosteosynthese des Endgelenks. Sobald mehr als 30 % der Gelenkfläche abgerissen ist, empfiehlt sich die offene Reposition, die Kirschner-Draht- bzw. Zugschraubenosteosynthese oder aber die Lengemann-Naht.

Basistrümmerfrakturen des Endglieds können früh funktionell behandelt werden oder aber operativ durch die primäre Arthrodese des Endgelenks. Die Frakturen der Endphalanx sind meist begleitet von einem schmerzhaften subungualen Hämatom, das entweder mit einem Spezialbohrer oder mit der Spitze eines Skalpells unter drehenden Bewegungen trepaniert werden kann. Der Nagel soll als Schiene belassen werden.

18.2.3.4 Kapselbandläsionen an den Fingern

Kapselbandläsionen des Daumengrundgelenks

Die **volare** Kapselbandverletzung des Daumengrundgelenks (Abb. 18.**26a–d**) geschieht durch eine gewaltsame Hyperextension. Durch eine seitliche Röntgenaufnahme in Beugung und Überstreckung sind die Verletzungsorte ersichtlich:
▶ knöcherner Ausriss der Lamina cartilaginea palmaris,
▶ Ruptur der Lamina cartilaginea,
▶ Sesambeinfraktur,
▶ Ruptur der Pars flaccida.

Die Verletzungen bedürfen der operativen Versorgung mit Ausnahme der Ruptur der Pars flaccida. Die kräftigen Faserzügel, die die beiden Sesambeine verbinden, bilden nach einer Luxation nicht selten ein Repositionshindernis.

Die **ulnare** Kapselbandverletzung (Abb. 18.**27a–f**; 18.**28a, b**) geschieht häufig bei einem Sturz auf den abgespreizten Daumen oder beim Hängenbleiben anlässlich eines Sturzes in der Schlaufe des Skistocks

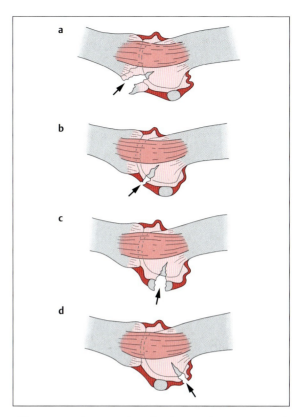

Abb. 18.**26** Volare Kapsel-Band-Verletzung des Daumengrundgelenks.
a Knöcherner Ausriss der Lamina cartilaginea palmaris.
b Ruptur der Lamina cartilaginea palmaris.
c Sesambeinfraktur.
d Ruptur der Pars flaccida.

(Skidaumen). Bei Verletzungsverdacht soll eine gehaltene Aufnahme im Vergleich zur Gegenseite vorgenommen werden.

Eine konservative Behandlung mit Gipsruhigstellung ist möglich. Da jedoch häufig der Stummel des Lig. collaterale ulnare an der Sehne des M. adductor pollicis umschlägt, empfiehlt sich die Naht. Beim knöchernen Ausriss wird die Versorgung mit einer Lengemann-Naht empfohlen. Eine nichterkannte Bandverletzung bzw. eine nicht konsequent durchgeführte Behandlung führt meist zu einer schmerzhaften Instabilität und Behinderung beim Grobgriff. Die Versorgung mit einer Bandplastik mit autologem Sehnengewebe (Palmarissehne) bringt eine zuverlässige Stabilität.

Bandrupturen der Langfingergelenke

Bei den Grundgelenken kommt es nicht selten zu einer Ruptur des Kollateralbands am Zeigefinger ulnar und am Kleinfinger radial. Diese und die Rupturen der Membrana flaccida können konservativ behandelt werden, es sei denn, die Kollateralbänder sind knöchern ausgerissen. Bei Seitenbandrupturen der Mittel-

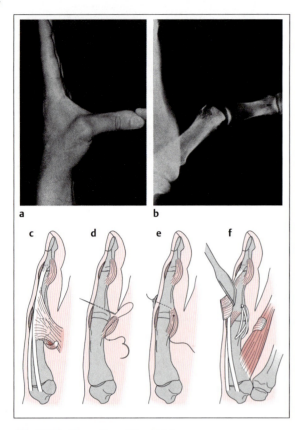

Abb. 18.**27** Ulnare Kapsel-Band-Läsion.
Subluxation im Daumengrundgelenk klinisch (**a**) und radiologisch (**b**), Rekonstruktion mit Lengemann-Ausziehnaht (**d, e**) sowie Ersatzplastik (**f**). Beachte Dislokation des ulnaren Seitenbands unter dem Ansatz des M. adductor pollicis (**c**). Ersatzplastik des ulnaren Seitenbands mit der M.-palmaris-longus-Sehne.

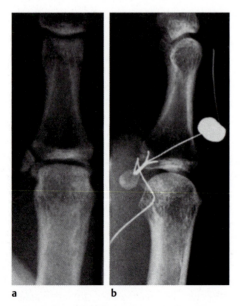

Abb. 18.**28** Abriss proximal an der Mittelphalanx (**a**). Rekonstruktion mit einer Ausziehnaht (**b**).

gelenke ist zu überprüfen, ob der mittlere Anteil der Streckaponeurose intakt geblieben ist (Knopflochdeformität). Bei der Untersuchung muss weiter auf eine krankhafte Überstreckbarkeit des Gelenks geachtet werden, was schließlich zu einer Schwanenhalsdeformität Anlass geben könnte.

18.2.4 Replantation

K. Glas und E. Biemer

Definition.
Man spricht von einer Replantation, sobald ein Körperteil, welches völlig oder teilweise abgetrennt und keine Zeichen einer Durchblutung aufweist, wiedervereinigt wird, d. h. die Blutversorgung wiederhergestellt und weiter Knochen, Sehnen und Nerven vereint werden.

Indikation

Die Indikation zur Replantation – sie muss kritisch erfolgen – hängt davon ab, inwieweit durch diesen Eingriff eine Funktionsverbesserung zu erwarten ist. Des Weiteren müssen ästhetische Gegebenheiten, vor allem beim weiblichen Geschlecht Berücksichtigung finden. Vor der Replantation müssen die *Replantationsfähigkeit* des Patienten (Polytrauma, Schock, Allgemeinerkrankungen wie Diabetes mellitus und arterielle Verschlusskrankheiten) und unter Abwägung des *Replantationsrisikos* Erörterung finden (Polytrauma, Crush-Syndrom, Ischämieperfusionssyndrom). Weiter muss eine *Replantationswürdigkeit* (Quetschverletzungen, langstreckige Avulsionen, Hitze und Druck) des Amputats und des Stumpfs Berücksichtigung finden sowie die *Replantationswilligkeit* für den Eingriff, unter Berücksichtigung von individuellen Bedürfnissen, beruflichen Erfordernissen, Ästhetik und auch der Freizeitgestaltung.

Replantationen im Bereich von Hand und Finger müssen vor allem bei abgetrennten Fingern Berücksichtigung finden. Man spricht von der Totalamputation, wenn eine vollkommene Abtrennung vom Körper geschehen ist, von einer subtotalen Amputation bei Durchtrennung der Hauptgefäßverbindungen mit Unterbrechung der Zirkulation sowie eine Durchtrennung des Weichteilmantels zu mehr als 3/4. Dabei ist zu beachten, dass die Ischämiezeit nicht mehr als 12 Stunden betragen soll. Sofern mehrere Finger betroffen sind, sind gelegentlich bei Amputaten von unterschiedlicher Qualität heterotope Replantationen sinnvoll.

Dabei muss die Handfunktion im Ganzen berücksichtigt werden und zwar in folgender Reihenfolge:
▶ primär Daumen (Oppositionsfähigkeit),
▶ der Mittelfinger (Spitzgriff),
▶ der Kleinfinger (Feingriff),
▶ der Ringfinger (Kraftgriff),
▶ der Zeigefinger (Dreifingerspitzgriff).

Bei Planung einer **Makroreplantation** im Bereich der oberen Extremität darf die Ischämiezeit nicht mehr als 2–3 Stunden betragen, um die Möglichkeit der Wiedergewinnung der Sensibilität des N. ulnaris und N. medianus in Aussicht zu stellen. Man spricht von ungünstigen Replantationen im Bereich der Schulter mit Schädigung des Plexus brachialis vor allem bei älteren Patienten.

Ähnliche Bedingungen bestehen bei Makroreplantationen im Bereich der unteren Extremitäten.

Erstversorgung und Konservierung der Replantate

- Blutstillung am Amputationsstumpf, wenn möglich durch einen Druckverband.
- Ggf. Suche des Amputats und entsprechende Versorgung des abgetrennten Körperteils in einer sauberen Kompresse bzw. zumindest in einem sauberen Tuch (die Wundfläche des Amputats sowie des Stumpfs sollte nicht gereinigt werden, keine Unterbindung von Gefäßstümpfen).
  Das Amputat wird in einen Plastikbeutel gesteckt und verschlossen. Dieser Plastikbeutel wird mit einem weiteren Beutel, welcher zu gleichen Teilen mit Eiswürfel und Wasser gefüllt ist, umgeben. Eine Kühlung soll bis zu 4° stattfinden. Keine Gefrierung! Desgleichen muss eine Erweichung des Gewebes vermieden werden, die eintreten kann, wenn ein direkter Kontakt mit dem Schmelzwasser besteht. Bei einer entsprechenden Konservierung kann sich die Überlebenszeit wesentlich erhöhen (24 Stunden).
- Die Vorbereitungen zur Operation müssen sofort nach dem Unfall vorgenommen werden, d. h. es muss Kontakt mit der nächsten Klinik mit einem funktionstüchtigen Replantationsteam aufgenommen werden.
- Der Transport soll abhängig von der Entfernung unbedingt mit dem Hubschrauber erfolgen, was Biemer schon 1977 gefordert hat. Es müssen also sämtliche Vorkehrungen getroffen werden, die Anoxämiezeit so kurz wie möglich zu halten.

Technik der Replantation

Zunächst erfolgt die Osteosynthese mit Kirschner-Draht im Bereich der Finger und evtl. Plättchen im Mittelhandbereich, nachfolgend die Naht der tiefen und oberflächlichen Beugesehnen und dann die Anastomose der beiden (wenn möglich) volaren Fingerarterien sowie die Naht der beiden volaren Fingernerven, anschließend die Naht des Strecksehnenapparats und die Anastomose von 2 dorsalen Venen (hierbei werden die Venen mit bestem venösem Reflux verwendet). Wichtig ist schließlich der Hautverschluss, der durch eine lockere Hautadaption stattfinden muss.

Von entscheidender Bedeutung ist die konsequente postoperative Überwachung der Replantation, wobei Hautfarbe und Temperatur beachtet werden müssen. Die subunguale Kapillarfüllung wird durch Druck auf den Nagel geprüft.

Nach einigen Tagen schon kann mit einer vorsichtigen krankengymnastischen Übungsbehandlung begonnen werden.

Zehentransplantation zur Rekonstruktion der Hand

Falls es nicht mehr möglich ist, einen Daumen zu replantieren, kann die zweite Zehe für einen Ersatz des Daumens transplantiert werden, sofern eine Transposition des Zeigefingers nicht Verwendung finden soll.

18.2.5 Sehnenverletzungen der Hand

R. Gradinger und R. Burgkart

Definition.
Man versteht darunter offene Durchtrennungen der Beuge- und Strecksehnen der Hand durch Schnitt- oder Stichverletzungen oder geschlossene Verletzungen durch entsprechende Gewalteinwirkung.

Anatomische Vorbemerkungen. Das komplizierte System von langen Sehnen (Extrinsic-System) und kurzen Muskeln der Hand (Intrinsic-System) ermöglicht das feindosierte Fingerspiel. An der Palmarseite der Hand ziehen die langen Fingerbeuger in dem osteofibrösen Kanal unter dem Lig. carpi transversum volare (Retinaculum flexorum) zu den einzelnen Fingern. Im selben Kanal findet sich der N. medianus radialseitig und ulnarseitig der N. ulnaris in der sog. Guyon-Loge. Die Oberflächenfingerbeuger für den 2.–5. Finger setzen mit 2 Zügeln an der mittleren Phalanx an und beugen das Mittelgelenk über 90°. Zwischen beiden Zügeln tritt die tiefe Fingerbeugesehne hindurch und inseriert an der Endphalanx. Als Beuger im intrinsischen System wirken zusätzlich die Mm. lumbricales und die Mm. interossei für die Langfingergrundgelenke, wobei die Mm. interossei in zwei Gruppen unterteilt werden, deren Wirkung unterschiedlich ist. Die dorsale Gruppe spreizt die Finger, die palmare Gruppe schließt die Langfinger. Im Bereich des Daumens findet sich der Flexor pollicis longus, welcher das Endgelenk beugt. Als intrinsisches Muskelsystem ist die sog. Daumenballenmuskulatur mit den Mm. abductor pollicis brevis, opponens pollicis, flexor pollicis brevis und adductor pollicis auf der Palmarseite zu nennen. Im Bereich des 5. Fingers finden wir den kleinen Fingerballen mit dem M. palmaris brevis, dem M. abductor digiti 5, dem M. flexor digiti minimi brevis und dem M. opponens digiti minimi. Als Handgelenkflexoren dienen der M. flexor carpi radialis, der M. palmaris longus und der M. flexor carpi ulnaris.

Auf der Streckseite verlaufen die Sehnen unter dem Retinaculum extensorum in 6 Sehnenfächern (von radial nach ulnar) (Abb. 18.31a):

1. M. abductor pollicis longus und M. extensor pollicis brevis,
2. M. extensor carpi radialis longus et brevis,
3. M. extensor pollicis longus,
4. M. extensor digitorum und M. extensor indicis proprius,
5. M. extensor digiti minimi,
6. M. extensor carpi ulnaris.

Die langen Fingerextensoren sind in Höhe der Metakarpalköpfchen durch den Conexus intertendinei verbunden. Im Bereich des 2. und 5. Fingers finden sich jeweils ulnarseitig eine zusätzliche Strecksehne. Kompliziert ist der Aufbau der Streckaponeurose (Tubiana). Die Sehnen des M. extensor digitorum setzen über dem Tractus intermedius an der Mittelphalanxbasis an. An der radialen und ulnaren Seite der Finger befindet sich der Tractus lateralis, welcher durch die Sehnen der Mm. interossei und die Sehnen der Mm. lumbricales gebildet wird und an den Endphalangen ansetzt.

18.2.5.1 Akute Beugesehnenverletzung

Als Ursachen sind nahezu ausschließlich eine Durchtrennungen mittels scharfer Gegenstände zu erfragen.

Klinik und klinische Diagnostik

Die Diagnostik von Beugesehnenverletzungen beruht auf der genauen Kenntnis der Anatomie sowie der Eruierung des Unfallmechanismus.

Die aktive Beweglichkeit der einzelnen Gelenke muss gesondert geprüft werden (Lister). Bei **Ausfall der aktiven Endgelenkbeugung** bei Vorliegen einer entsprechenden Wunde liegt eine Durchtrennung der tiefen Beugesehne vor.

Schwieriger ist die Untersuchung der **Oberflächenfingerbeuger**, da die proximalen Sehnenanteile und Muskelbäuche des 3., 4., und 5. Fingers miteinander verbunden sind.

Zur differenzierten Untersuchung ist es deshalb notwendig, den jeweils benachbarten Finger in Streckstellung zu fixieren, um bei Fehlen der Beugefähigkeit im proximalen Interphalangealgelenk, die Durchtrennung der oberflächlichen Sehne zu verifizieren. Die Durchtrennung der M.-superficialis-Sehne von DII muss mittels eines Spitzgriffs getestet werden (Abb. 18.**29a, b**). Bei Durchtrennung kann ein Blatt zwischen DII und DI nur in Beugestellung (M.-profundus-Sehne) gehalten werden.

Bildgebende Diagnostik

Zum Ausschluss von knöchernen Begleitverletzungen oder zum Nachweis von Fremdkörpern ist die Anfertigung einer Röntgenaufnahme in 2 Ebenen indiziert.

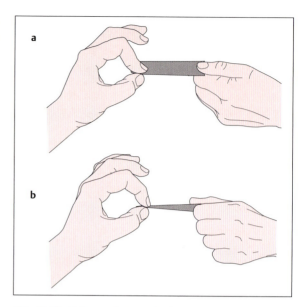

Abb. 18.**29** Sehnenverletzung der langen Fingerbeuger. Spitzgrifftest zur Untersuchung der oberflächlichen Beugesehne DII:
a Nichtverletzte oberflächliche Beugesehne.
b Verletzte oberflächliche Beugersehne.

Die Magnetresonanztomographie spielt in der akuten Diagnostik auch heute noch keine wesentliche Rolle.

> *Nota bene*
> Eine nicht sofortige oder nicht frühzeitige Rekonstruktion einer Beugesehnenverletzung führt immer zu einem bleibenden Defizit, sodass eine konservative Therapie nur dann indiziert ist, wenn der Allgemeinzustand des Patienten ein operatives Vorgehen verbietet.

Therapie

Das operative Vorgehen und die Prognose einer Sehnenverletzung wird in erheblichem Maße von dem *Ort der Verletzung* bestimmt. Dies hat zur Zoneneinteilung im Bereich der Hand geführt (Nigst). Bunnell hat den Begriff des Niemandslands geprägt. Im Bereich der Sehnenscheiden der Beugesehne (Zone 2 und 3) kommt es häufig zu Verwachsungen oder Rerupturen (Abb. 18.**30a, b**; Zoneneinteilung der Volarseite nach Nigst). Die Entscheidung zur primären Sehnenversorgung wird nach Möglichkeit immer zu einer primären Sehnenversorgung führen, wenn die persönliche Erfahrung des Operateurs dies zulässt und die Schäden im Umfeld der Sehne nicht zu ausgedehnt sind (Buck-Gramcko). Grundsätzlich unterscheiden wir primäre, verzögert primäre (nach Stunden und wenigen Tagen), frühsekundäre (nach 3–6 Wochen) oder spätsekundäre Versorgungen.

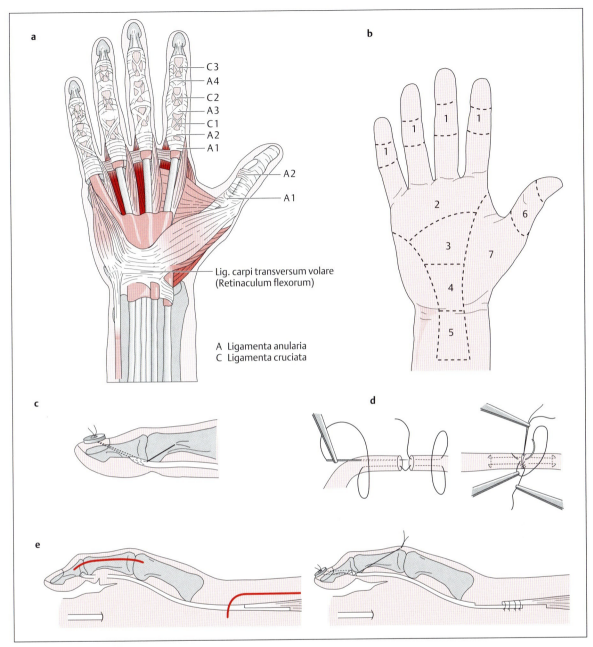

Abb. 18.**30** Beugesehnenverletzungen.
a Anatomie der Volarseite der Hand.
b Zoneneinteilung der Volarseite nach Nigst.
c Reinsertion der tiefen Beugesehnen.
d Schematische Darstellung der End-zu-End-Naht nach Kirchmayr.
e Reinsertionsnaht der Beugesehnenverlängerung distal des Handgelenks.

Die Art der Versorgung ist wiederum abhängig von der jeweiligen *Lokalisation*. Liegt die Sehnendurchtrennung nahe der Insertion an der Endphalanx und distal des peripheren Ringbands, ist die Ausziehnaht empfehlenswert (Abb. 18.**30c**). Proximal gelegene Verletzungen sind durch End-zu-End-Naht nach Kirchmayr (Abb. 18.**30d**) zu versorgen. Diese Sehnennaht empfiehlt sich auch in anderen Regionen. Bei Verletzungen im Bereich der Zone 2 ist vor allem der räumliche Bezug zwischen oberflächlicher und tiefer Beugesehne problematisch. Von besonderer Bedeutung ist hier die frühfunktionelle Nachbehandlung. Im Bereich der Zone 3 wird in der Regel ein gutes funktionelles Ergebnis zu erzielen sein, da Verklebungen mit Nachbarstrukturen hier seltener sind. Im Bereich der Zone 4 ist eine zusätzliche bleibende Durchtrennung des Lig. transversum (Retinaculum flexorum) sinnvoll. In der Zone 5 finden sich häufig bedeutende Begleitverletzungen insbesondere des N. medianus sowie der A. radialis, weshalb hier mikrochirurgische Techniken von besonderem Wert sind. Bei Verletzung der langen Beugesehne des Daumens (Zone 6) ist häufig eine proximale Z-förmige Verlängerung mit Reinsertion im Bereich des Daumenendglieds sinnvoller als eine End-zu-End-Naht (Abb. 18.**30e**), da dadurch Verwachsungen und Verklebungen eher vermieden werden können.

Nachbehandlung

Der Erfolg einer primären Rekonstruktion der Beugesehnen hängt im Wesentlichen von der Operationstechnik und der sofort einzuleitenden Mobilisierung ab. Die Frühmobilisierung (Kleinert) hat hier zu einem wesentlichen Fortschritt geführt. Eine funktionelle, volle Belastbarkeit der Sehne ist erst ab der 12. postoperativen Woche erreicht. Eine schrittweise zunehmende Belastung kann ab der 6. postoperativen Woche unter physiotherapeutischer Kontrolle erfolgen.

Prognose

Die klinischen Ergebnisse sind nach wie vor im Wesentlichen vom Verletzungsort (Zone 1–6) beeinflusst (Bruck). Global kann gesagt werden, dass bei etwa 70 % der Fälle mit sehr guten, bei 14 % mit guten und bei nahezu 15 % mit nicht befriedigenden Ergebnissen zu rechnen ist.

Sekundäre Eingriffe nach Beugesehnenverletzungen

Nach wie vor sind rekonstruktive und sekundäre Eingriffe nach Beugesehnenverletzungen problematisch. Eine sekundäre Beugesehnennaht wird im Wesentlichen vom Zeitpunkt nach der Verletzung bestimmt. Nach 4 Wochen ist eine direkte End-zu-End-Naht mit großer Wahrscheinlichkeit nicht mehr Erfolg versprechend. Vor einer sekundären Rekonstruktion muss die passive vollständige Beweglichkeit der Fingergelenke erreicht sein. Bei länger zurückliegenden Verletzungen ist eine Sehnentransplantation (M.-palmaris-longus-Sehne, M.-flexor-digitorum-indicis-Sehne, M.-plantaris-longus-Sehne sowie M.-extensor-digitorum-longus-Sehne der Zehen DII–DV) möglich. Bevorzugte Transplantate sind die M.-plantaris- oder M.-palmaris-Sehne. Nach Möglichkeit sollte die proximale Naht proximal des Retinaculum flexorum gelegt werden (Mattef). Als Regel kann gelten, dass für DI und DV die M.-palmaris-Sehne ausreicht und für DII, DIII und DIV die M.-plantaris-Sehne Verwendung finden sollte. Über den Erfolg oder Misserfolg ist neben der Revaskularisierung vor allem der Zustand des Gleitlagers entscheidend, wobei insbesondere funktionsfähigen Ringbändern und Sehnenscheiden große Bedeutung zukommt. Die distale Verankerung erfolgt durch Drahtausziehnaht im Bereich der Endphalanx, proximal wird eine Durchflechtungsnaht nach Pulvertaft angewandt. Für die spätere Funktion ist von ausschlaggebender Bedeutung die richtige Wahl der Länge des Sehnentransplantats, wobei bei Neutralstellung im Handgelenk eine leichte Beugestellung der Finger anzustreben ist.

Nachbehandlung

Die Nachbehandlung erfolgt wiederum durch Frühmobilisation mittels Kleinert-Entlastungsverband. Bei vorliegenden Verwachsungen oder fehlendem Gleitlager ist der zweizeitige Eingriff nach wie vor indiziert, wobei das Gleitlager mittels temporärem Silicontransplantat vorbereitet wird und die Fixierung der Beugesehne mittels Rekonstruktion der Ligg. anularia vorzunehmen ist.

Ergebnisse

Die Langzeitergebnisse sind deutlich schlechter als bei der primären Versorgung, so konnte Wilhelm nur bei 15 % der Fälle sehr gute, bei 33 % gute und bei 30 % befriedigende Ergebnisse erzielen. Als häufige Komplikation ist die Reruptur auch nach Monaten und Jahren zu nennen.

18.2.5.2 Strecksehnenverletzungen

Verletzungen von Strecksehnen werden nach Verdan, ähnlich wie bei den Beugesehnen, in 8 Zonen eingeteilt (Abb. 18.**31a–c**). Die ungeraden Zahlen umfassen dabei die Bezirke über den Gelenken der Langfinger sowie das Handgelenk. Die dazwischen liegenden Abschnitte werden mit geraden Zahlen belegt. Verletzungen im Bereich von Gelenken haben grundsätzlich eine schlechtere Prognose als die anderer Regionen. Sowohl die Diagnostik als auch die Therapieverfahren erfolgen je nach Ort, Art und Alter der Verletzung. Grundsätzlich sind offene von geschlossenen Verletzungen zu unterscheiden. Letztere sind an der Streckseite wesentlich häufiger als im Bereich der Beugesehnen zu beobachten. Die subkutane Strecksehnenruptur zählt zu den häufigsten Strecksehnenunterbrechungen (Parteke, Peterhof).

Klinik und klinische Diagnostik

Die klinische Diagnose ist abhängig von Ort, Art und Alter der Verletzung. Bei frischen offenen Verletzungen ist die funktionelle Diagnostik ausschlaggebend neben der lokalen Exploration der Wunde. Exakte anatomische Kenntnisse sind für die richtige Diagnose die Voraussetzung. Für die Diagnose spielt außerdem die exakte Funktionsprüfung eine große Rolle.

Die bildgebende Diagnostik basiert nach wie vor auf den Standdröntgenaufnahmen, wobei als erstes nach knöchernen Ausrissen von Sehneninsertionen insbesondere am Endglied zu fahnden ist. Bei geschlossenen Verletzungen kann heute die MRT weitere Aufschlüsse geben.

18.2 Verletzungen

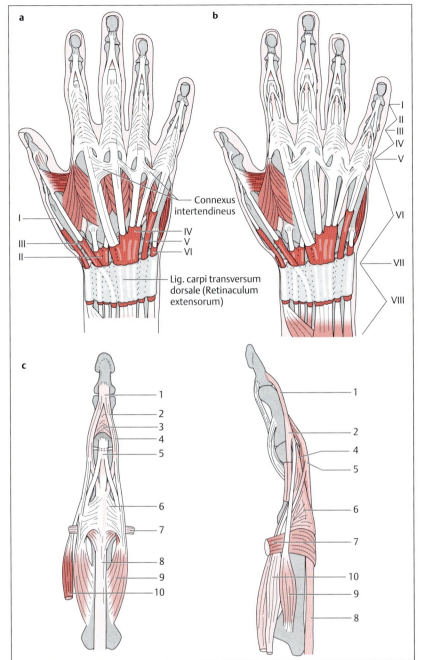

Abb. 18.31 Strecksehnenverletzungen.
a Anatomie.
b Zoneneinteilung nach Verdan.
c Aponeurose; 1: Endsehne der Aponeurose; 2: Tractus lateralis (Seitenzügel); 3: Lig. triangulare; 4: Lig. retinaculare obliquum (Landsmeer); 5: Tractus intermedius (Mittelzügel); 6: Lamina intertendinea (interosseus hood); 7: Lig. metacarpeum transversum profundum; 8: Sehne des M. extensor digitorum; 9: M. lumbricalis; 10: M. interosseus.

Therapie

Die Therapie richtet sich nach Ort, Alter und Verletzungsursache. Grundsätzlich sind akute von chronischen Strecksehnenläsionen zu unterscheiden.

Nota bene
Bei nichtbehandelten Verletzungen der Strecksehne folgt die funktionelle Beeinträchtigung der Streckfähigkeit (Streckdefizit).

Akute Strecksehnenverletzungen Zone 1

Im Bereich des Endgelenks sind besonders häufig geschlossene Verletzungen anzutreffen. Das Endgelenk kann aktiv nicht gestreckt werden. Als Verletzungsmechanismus ist anamnestisch häufig das Einstecken des Bettuchs zu eruieren. Meist liegt eine Flexionsstellung um 40° vor. Passiv ist dieses Streckdefizit aufzuheben.

Als *konservative Therapie* gilt hier die Immobilisierung in Hyperextension des Endgelenks z. B. mit einer Stack-Schiene (Abb. 18.**32**) für 6 Wochen mit anschlie-

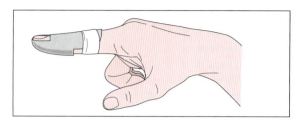

Abb. 18.32 Stack-Schiene bei Abriss der Streckersehne in Endgelenkhöhe.

ßender aktiver Übungsbehandlung. Nur bei fehlender Compliance des Patienten ist eine temporäre Arthrodese mit transartikulärem Spickdraht in Überstreckstellung durchzuführen.

Die *operative Versorgung* (Abb. 18.**33a–i**) ist indiziert, wenn die Flexionsstellung mehr als 40° beträgt, eine offene Wunde oder ein knöcherner Ausriss vorliegt. Dabei werden die Sehnenstümpfe mit feinem resorbierbarem Nahtmaterial adaptiert und die Entlastungsposition mittels transartikulärem Spickdraht die Überstreckstellung sichergestellt. Bei knöchernen Ausrissen kann eine Drahtausziehnaht nach Lengemann für die sichere Fixierung des knöchernen Fragments indiziert sein (s. Abb. 18.**33a**).

Strecksehnenverletzung Zone 2–8

Im Bereich der **Zone 2**, also bei Verletzung im Bereich der Mittelphalanx, ist im proximalen Drittel nicht mit einer Strecksehnenverletzung zu rechnen, da hier keine Strecksehnenstrukturen vorhanden sind (s. Abb. 18.**31c**). Die beiden distalen Drittel weisen dagegen die Vereinigung der Seitenzügel auf, sodass eine Streckminderung im Endgelenk resultieren kann, falls hier eine Durchtrennung erfolgt ist.

Die Therapie der Wahl bei Verletzung in diesem Bereich sind feine Adaptationsnähte der einzelnen Seitenzügel ohne Erfassung der Lig. triangularia. Zur Entlastung empfiehlt sich wiederum die temporäre Endgelenkarthrodese für 6 Wochen.

Im Bereich der **Zone 3** über dem proximalen Interphalangealgelenk ist der Aufbau des Strecksehnenapparats ausgesprochen kompliziert.

Das klinische Bild ist abhängig von den verletzten Strukturen. Am einfachsten zu diagnostizieren ist die vollständige Strecksehnendurchtrennung mit Eröffnen des darunter liegenden Gelenks. Eine aktive Streckung im proximalen Interphalangealgelenk ist dann nicht möglich.

Neben der Adaptationsnaht mit feinem Nahtmaterial hat sich hier zusätzlich die Entlastungsnaht nach Lengemann bewährt. Eine temporäre Arthrodese mit transartikulärem Spickdraht sichert die Naht zusätzlich (Geldmacher). Liegt lediglich eine Läsion des Tractus intermedius vor, was relativ häufig ist, zeigt sich im Verlauf häufig das klinische Bild des *Knopflochphänomens*. Die Seitenzügel sinken nach volar ab und wirken nun auf das proximale Interphalangealgelenk als Beuger, während das Gelenk selbst nach dorsal durch den Sehnendefekt hindurchtritt. Im Bereich des Endgelenks liegt dann eine Hyperextension vor (s. Abb. 18.**33b, c**). Die Verletzung muss möglichst frühzeitig erkannt und operativ versorgt werden. Nach der temporären Arthrodese erfolgt die End-zu-End-Naht bzw. Refixation des Tractus intermedius. Der transartikuläre Draht wird nach 6 Wochen entfernt und es wird mit krankengymnastischer Übungsbehandlung begonnen.

Im Bereich der **Zone 4** (Grundphalanx) sind Verletzungen selten, da die Seitenzügel hier gut geschützt sind. Die Diagnosestellung ist deshalb schwierig. Im Vordergrund steht die relative Kraftminderung bei Extension und die Schmerzlokalisierung durch den Patienten.

Falls ein funktionelles Defizit vorliegt, ist eine Adaptationsnaht mit zusätzlichen Lengemann-Entlastungsnähten angezeigt. Eine 4-wöchige Gipsimmobilisation in Funktionsstellung ist notwendig.

Im Bereich der **Zone 5** (Metakarpophalangeal-Gelenk) ist die vollständige Durchtrennung der Streckerhaube selten. Klinisch besteht bei einer vollständigen Durchtrennung die Aufhebung der Streckbarkeit im Metakarpophalangeal-Gelenk, während das distale und proximale Interphalangeal-Gelenk gestreckt werden können. Am sichersten lässt sich die Diagnostik in Klavierspielerstellung durchführen.

Es sollte immer die sofortige operative Versorgung mit Entlastungsnaht und Adaptationsnaht angestrebt werden. Meist liegt zusätzlich eine offene Gelenkverletzung vor. Die Ruhigstellung erfolgt in leichter Beugestellung von 20° des Metakarpophalangeal- sowie des proximalen Interphalangealgelenks für 4 Wochen.

Besondere Beachtung verdient die seitliche Luxation der Strecksehne in Höhe des Grundgelenks. Sie ist Folge einer Durchtrennung der gegenseitigen meist radialen Retinacula. Bei der operativen Sehnenversorgung ist unbedingt auf eine Verletzung dieser Strukturen zu achten und gesondert nach diesen zu fahnden. Sie müssen anatomisch rekonstruiert werden.

In der **Zone 6** (Handgelenkrücken) sind Verletzungen nicht einfach zu diagnostizieren, da die Strecksehnenfunktion durch benachbarte Strecksehnen über den Connexus intertendineus übernommen werden kann.

Anzustreben ist auch in dieser Region grundsätzlich die End-zu-End-Naht mit zusätzlicher Entlastungsnaht nach Lengemann (s. Abb. 18.**33d**), um eine frühfunktionelle Behandlung durchführen zu können (Wilhelm; Menzel).

Im Bereich der **Zone 7** entspricht die Klinik der Strecksehnendurchtrennung der Zone 6. Gesondert muss eine Prüfung der Handgelenkstrecker (M. extensor carpi radialis brevis et longus, M. extensor carpi

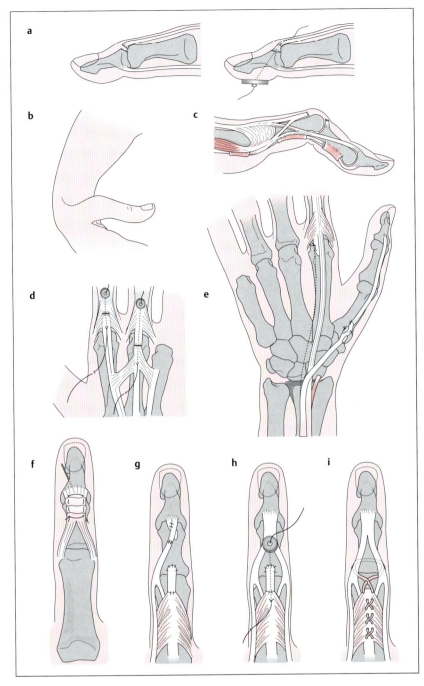

Abb. 18.33 Operative Rekonstruktion von Strecksehnenverletzungen.
a Drahtausziehnaht nach Lengemann.
b, c Posttraumatisches Knopflochphänomen durch Absinken der Seitenzügel im Bereich des proximalen Interphalangealgelenks.
d Strecksehnenversorgung im Bereich der Zone 5 und 6 durch direkte Naht mit zusätzlicher Entlastungsnaht.
e M.-indicis-proprius-Plastik zur direkten Versorgung von degenerativen Rupturen der M.-extensor-pollicis-longus-Sehne.
f Raffnaht nach Georg bei zu langem Strecksehnenregenerat.
g Sekundäre Behandlung des Knopflochphänomens nach Matev durch Seitenzügelverlagerung.
h Sekundäre Rekonstruktion des Knopflochphänomens durch Umkippplastik nach Wilhelm.
i Rekonstruktion des Tractus intermedius mit Durchflechtung eines freien Sehnentransplantats nach Nichols.

ulnaris) bei Faustschluss der Langfinger durchgeführt werden, da sie sonst leicht übersehen werden können. Wegen der Enge der osteofibrösen Kanäle und dem Retinaculum extensorum ist die Sehnennaht in diesem Bereich problematisch.

Die Naht selbst kann wegen des weitgehend runden Sehnenquerschnitts in der Technik nach Kirchmayr mit zusätzlichen fortlaufenden Adaptationsnähten wie im Bereich der Beugesehne versorgt werden. Um eine Einengung zu vermeiden, sollte das entsprechende Strecksehnenscheidendach längs gespalten werden, wobei eine völlige Durchtrennung der Retinacula extensorum vermieden werden muss, um ein Vorspringen der Sehne bei Anspannung und Dorsalextension zu verhindern. Die Ruhigstellung sollte im Unterarmgips für 6 Wochen erfolgen.

Die Verletzung der **Streckensehnen des Daumens** bringt besondere Probleme. Die eng beieinander liegenden Sehnen des M. abductor pollicis longus und M. extensor pollicis brevis haben unterschiedliche Wertigkeiten. Während die Abduktorsehne immer rekonstruiert werden sollte, kann die M.-extensor-brevis-Sehne bei erhaltener M.-extensor-longus-Sehne vernachlässigt werden.

Die Sehnenscheide des ersten Sehnenfachs muss bei einer Naht weit gespalten werden, um die Bewegung später nicht einzuschränken. Die Ruhigstellung im Gips erfolgt hier in Autostopstellung des Daumens für 6 Wochen. Von besonderer Bedeutung ist die Durchtrennung oder Ruptur der M.-extensor-pollicis-longus-Sehne. Nur bei einer glatten Durchtrennung und sofortiger operativer Versorgung ist die direkte Naht in modifizierter Kirchmayr-Technik aussichtsreich. Liegen der Verletzung degenerative Veränderung oder ein altes Trauma zugrunde, ist als Ersatz der Sehnentransfer der M.-indicis-proprius-Sehne von DII vorzuziehen. Hierbei wird in Höhe des Metakarpale-2-Köpfchens die ulnarseitig gelegene M.-extensor-indicis-proprius-Sehne durchtrennt, der distale Stumpf mit der verbleibenden Strecksehne vereinigt, anschließend die M.-indicis-proprius-Sehne nach proximal durchgezogen und schließlich mit einer Pulvertaft-Durchflechtungsnaht am distalen Stumpf der M.-extensor-pollicis-longus-Sehne vereinigt (s. Abb. 18.**33e**). Die Ruhigstellung erfolgt wiederum in Autostopstellung des Daumens für 6 Wochen. Der Erfolg dieser Rekonstruktion hängt nicht unwesentlich von der geistigen Adaptationsfähigkeit des Patienten an die umgestellte Sehneninsertion ab.

Im Bereich der **Zone 8** (proximales Retinaculum extensorum) steht die diagnostische Inspektion lokal im Vordergrund. Die Wundrevision kann wegen tiefreichender Muskelansatzübergänge erschwert sein. Die Therapie der Wahl ist immer eine primäre Naht zum Beispiel in modifizierter Kirchmayr-Technik.

> **Beachte:** Bei allen Versorgungen von Strecksehnenverletzungen ist auf Begleitverletzungen zu achten. Neben einfach zu diagnostizierenden knöchernen Verletzungen sind vor allem die nervalen Strukturen zu beachten und unter Umständen primär in mikrochirurgischer Technik zu versorgen.

Sekundäre Eingriffe nach Strecksehnenverletzungen

Sog. sekundäre Sehnennähte haben wie bei den Beugesehnen nur innerhalb von 4 Wochen Aussicht auf Erfolg. Dabei ist die primäre Voraussetzung eine passiv freie Beweglichkeit der benachbarten Gelenke sowie eine abgeschlossene primäre Wundheilung. Liegen größere Hautdefekte vor, so ist ein mehrzeitiges Vorgehen indiziert. Im Bereich der distalen Endphalanx haben sich Raffnähte nach Georg bewährt (s. Abb. 18.**33f**).

Schwanenhalsdeformität

Die Schwanenhalsdeformität stellt eine besondere Herausforderung an die operative Rekonstruktion dar. Neben den angeborenen Formen tritt diese Fehlstellung im Rahmen einer chronischen Polyarthritis, Arthritis urica nach Hyperextensionstraumen mit Verletzung der Palmarseite des proximalen Interphalangealgelenks oder Verletzung der Streckaponeurose im distalen Drittel der Mittelphalanx auf. Die Ursache ist die Störung des Gleichgewichts zwischen Intrinsic- (Handbinnenmuskulatur) und Extrinsic-System (Unterarmstreckmuskulatur). Das Übergewicht der langen Fingerstrecker führt über dem Tractus intermedius an seinem Ansatz an der Basis der Mittelphalanx zur Überstreckung des proximalen Interphalangealgelenks und Beugung des distalen Interphalangealgelenks.

Operativ sind 2 Methoden sinnvoll. Zum einen handelt es sich um eine Durchtrennung des Tractus intermedius und dessen Reinsertion im Bereich der Grundphalanx. Diese Methode ist indiziert bei Überwiegen des Extrinsic-Systems.

Beim Überwiegen der Handbinnenmuskulatur empfiehlt sich der Sehnentransfer nach Littler (1967). Der ulnare Seitenzügel wird in Höhe der Grundphalanx durchtrennt und mit der Beugesehnenscheide in Höhe der Grundphalanx verbunden. Liegt der Fehlhaltung eine Schädigung der palmaren Gelenkkapsel des proximalen Interphalangealgelenks zugrunde, ist die Tenodese des proximalen Interphalangealgelenks mithilfe der M.-superficialis-Beugesehne angezeigt.

Bei Verletzungen der dorsalen Aponeurose in Höhe der Mittelphalanx muss eine anatomische Rekonstruktion angestrebt werden.

Knopflochphänomen

Im Bereich des Mittelgelenks steht das Knopflochphänomen im Vordergrund. Wie bereits bei den frischen Verletzungen angegeben, liegen ihm Verletzung des Tractus intermedius zugrunde.

Operativ wurden zahlreiche Verfahren zu dessen Behebung angegeben. An erster Stelle sind die Reinsertion des Tractus intermedius mit temporärer Arthrodese des proximalen Interphalangealgelenks zu nennen, wie von Kaplan bereits 1959 angegeben wurde.

Zahlreiche Verbesserungen dieses Verfahrens wurden beschrieben. Besonders effektiv ist die Verwendung einer zusätzlichen Entlastungsnaht (Wilhelm).

Ist eine Reinsertion des Defekts nicht mehr möglich, müssen Sehnenrekonstruktionen durch Transfer oder Transplantation durchgeführt werden. Für den Transfer wurden Seitenzügel des Streckapparats (Matev 1970; s. Abb. 18.**33g**) oder die Umkippplastik aus der Dorsalaponeurose (Wilhelm; s. Abb. 18.**33h**) verwendet. Zahlreiche Verfahren hierzu wurden angegeben.

Als dritte Möglichkeit ist die Rekonstruktion des Tractus intermedius mit einem freien Sehnentransplantat, wie es von Nichols 1951 (s. Abb. 18.**33i**) angegeben wurde, zu nennen.

Im Bereich des Handrückens eignen sich für die Rekonstruktion von Defekten der Sehnentransfer des M. extensor indicis proprius oder der M. extensor digiti minimi.

Eine Alternative stellt der Sehnentransfer der M.-superficialis-Sehne dar. Bei allen Sehnennähten ist darauf zu achten, dass sie nicht unter das Retinaculum extensorum zu liegen kommen bzw. die Strecksehnenfächer ausreichend gespalten werden.

Nachbehandlung

Die Nachbehandlung von Strecksehnenverletzungen ist ausgesprochen langwierig und schwierig. Zum einen muss eine ausreichende Ruhigstellung über 4–6 Wochen gewährleistet sein, um eine stabile Heilung von Strecksehnennähten zu erzielen, zum anderen sind frühzeitige Bewegungsübungen in Verbindung mit Kryotherapie und entschwellenden Maßnahmen (Lymphdrainage) notwendig, um das Therapieziel zu erreichen. Das wesentliche Problem für den Patienten selbst ist nicht so sehr das Streckdefizit, sondern der nicht mehr erreichbare Faustschluss (Parteke, Peterhof). Spätestens nach 6 Wochen muss deshalb vor allem das Ziel des kompletten Faustschlusses verfolgt und angestrebt werden.

Literatur

Berger A, Hierner R, Becker MHJ, Rieck B, Lassner F. Replantationschirurgie. Unfallchirurg. 1997;100:697.
Biemer E, Glas K. Replantation an der Hand. In: Lange M, Hipp E. Hrsg. Lehrbuch der Orthopädie und Traumatologie. Bd. III. Traumatologie. 2. Aufl. Stuttgart: Enke; 1986.
Böhler L. Die Technik der Knochenbruchbehandlung. Wien: Maudrich; 1977:874.
Brauer RB, Dierking M, Werber KD. Die Anwendung der Herbert Schraube mit der Freehand-Methode zur Osteosynthese der Scaphoidfraktur. Unfallchirurg. 1997;100:776.
Carter RG, Eaton JW, Littler S. Anunited fractures of the hook of the hamatum. J. Bone Joint Surg Am. 1977;59:583.
Colles A. On the fracture of the carpal extremity of the radius. Edinb Med J. 1813;10:182.
DeQuervain F. Über eine Form von chronischer Tendovaginitis. Korrespondenzbl Schweiz Ärzte. 1895;25:289.
Doi K, Hattori Y, Otsuka K, Yamamoto H. Intraarticular fractures of the distal aspect of the radius: arthroscopically assisted reduction compared with open reduction and internal fixation. J Bone Joint Surg Am. 1999;81:1093.
Dupuytren G. Rétraktion permantente des doigts. Gaz Med Paris. 1832;3:41.
Gabl M, Lutz S, Pechlana S, Fink C. Perilunäre Luxationen und Luxationsfrakturen, Ergebnisse nach operativer Versorgung. Unfallchirurg. 1996;99:650.
Georg H. Zur Behandlung des geschossenen Strecksehnenabrisses am Fingerendglied. Langenbecks Arch Chir. 1959; 320: 285.
Glas K. Frakturen der Metakarpalia. In: Lange M, Hipp E. Hrsg. Lehrbuch der Orthopädie und Traumatologie. Bd. 3. Traumatologie. 2. Aufl. Stuttgart: Enke; 1986.
Hauck G. Operationen wegen Daumensehnenrupturen nach Radiusfrakturen. Langenbecks Arch Chir. 1923;124:811.
Herbert TI, Fisher WE. Management of the fracture scaphoid using a new bone screw. J Bone Joint Surg Br. 1984; 66:114.
Hipp E. Pathologie und Klinik des Schultereckgelenkes und des Schlüsselbein-Brustbeingelenkes. Z Orthop Ihre Grenzgeb. 1965;100:113.
Hohmann G. Wesen und Behandlung des sog. Tennisellbogens. München Med Wochenschr 1933;70:250.
Hulten O. Anatomische Variationen der Handgelenksknochen. Acta Radiol. 1928;9:155.
Iselin M. Chirurgie der Hand. Stuttgart: Thieme; 1965.
Jahna H, Wittich H. Konservative Behandlungsmethoden der Frakturbehandlung. Wien: Urban und Schwarzenberg; 1985.
Krimmer H, Lanz U. Der posttraumatische karpale Kollaps. Unfallchirurg. 2000;103:260.
Littler JW. The finger extensor mechanism. Surg Clin North Am. 1967;47:415.
Matev J. Transposition of the lateral slips of the aponeurosis of long standing „boutonnière deformity" of the fingers. Br J Plast Surg. 1964;17:281.
McFarlane RM. Unsatisfactory results in hand surgery. Edinburgh: Churchill Livingstone; 1987.
Müller ME, Allgöwer M, Schneider R, Willenegger H. Manual der Osteosynthese. 3. Aufl. Berlin: Springer; 1992.
Nigst H, Buck-Gramcko D, Millesi H. Frakturen der Metakarpalia und Phalangealen. In: Nigst H. Frische Verletzungen und Rekonstruktionen. Bd. II. Stuttgart: Thieme; 1983.
Patricia B, Siebert H. Klassifikation der Handskelettfrakturen nach den Prinzipien der AO. Aktuelle Traumatol. 1995; 25:163.
Phalen GS. The carpal-tunnel syndrome. J Bone Joint Surg Am. 1966;48:211.
Poigenfürst J. Die Brüche des Os multangulum majus. Chir Praxis. 1959;4:409.
Russe O. Fracture of the carpal naviculare. J Bone Joint Surg Am. 1969;42:759.
Sarmiento A, Latta L. Closed functional treatment of fracture. Berlin: Springer; 1981.
Schäfer M, Siebert HR. Finger und Mittelhandfrakturen. Operative und nicht operative Behandlungsverfahren. Teil I. Unfallchirurg. 2000;103:482–94.
Schneider H. Die Abnützungserscheinungen der Sehnen und ihre Therapie. Stuttgart: Thieme; 1959.
Schneider H, Corradini V. Aufbrauchveränderungen der oberen Extremitäten. Z Orthop Ihre Grenzgeb. 1954;84:278.
Tanz SS. Rotation effect in lunar and perilunar dislocation. Clin Orthop. 1968;57:147.
Venton RL. The naviculo-capitate fracture-syndrome. J Bone Joint Surg Am. 1959;35:681.
Wilhelm A. Die Gelenkdenervation und ihre anatomischen Grundlagen. Hefte Unfallheilkunde 86. Berlin: Springer; 1966.
von Zander W. Trommlerlähmung. Inaug.-Dissertation; Berlin; 1881.
Zimmermann R, Gabl M, Pechlaner S, Sailer R, Kathrein A, Wambacher M. Distale metaphysäre Kompressionsfrakturen des Radius. Unfallchirurg. 1998;101:762.

19 Hüftgelenk und Oberschenkel

19.1 Hüftreifungsstörungen

R. Graf

Synonym: kongenitale Hüftluxation.
Engl.: CDH, DDH.

Definition.
Entwicklungs- und Ossifikationsstörung der Hüftgelenkpfanne mit oder ohne Zentrierung des Hüftkopfs.

Historisches. Die Hüftdysplasie und die sog. „kongenitale" Hüftluxation" ist das häufigste „angeborene Leiden" am Halte- und Bewegungsorgan überhaupt. Das Leiden ist in seinen Grundzügen bereits seit Hippokrates bekannt, beschreibt er doch dieses Krankheitsbild in seiner Arbeit „Über die Krankheiten" und im Kapitel „Über die Gelenke" mit den Hauptsymptomen, nämlich Bewegungseinschränkungen und Beinlängendifferenzen. Archäologische Befunde und die Analyse des Acetabulum eines Neandertalers lassen darauf schließen, dass dieses Individuum sich offensichtlich nur hinkend fortbewegen konnte (Sournia et al. 1980).

19.1.1 Allgemeine Aspekte

Epidemiologie

Hinsichtlich der *Häufigkeit* des Leidens schwanken die Angaben. Festzustehen scheint, dass es vorwiegend ein Problem der weißen Rasse ist (Tönnis 1984). Nimmt man die Behandlungsrate als Maß für das Auftreten, so liegt die Gesamtdysplasiequote großer zentraleuropäischer Studien im Mittel bei 4,69 %. Dies erscheint etwas höher als der mitteleuropäische Schnitt, ist aber möglicherweise dadurch erklärbar, dass die zentraleuropäischen Studien nicht sonographiegesteuerte Therapiequoten aufweisen und die Spätdysplasien, die es mit der Hüftsonographie zu verhindern gilt, in diesen großen Studien nicht mit einbezogen wurden. Dass dies zumindest mit der Sonographie möglich ist, zeigt das deutliche Absinken der späteren rekonstruktiven Operationen am Hüftgelenk. Es sind daher beim Vergleich von Häufigkeiten nicht nur regionale und rassische Gesichtspunkte zu beachten, sondern es ist auch zu differenzieren, welches Stadium der Erkrankung (Pfannenfehlbau, Instabilität, welcher Typ der Luxation usw.) in die Behandlungsrate einfließt. Allein die Tatsache, dass die Häufigkeit der *Dysplasiekoxarthrose* im höheren Lebensalter ca. 10 % beträgt (Grill & Müller 1995), zeigt unabhängig von der persönlichen Problematik des Betroffenen und dessen Familie die große volkswirtschaftliche Bedeutung dieses Problemkreises.

Ätiologie und Pathogenese

In histologischen Schnitten ist bereits während der 6. Schwangerschaftswoche das Hüftgelenk zu erkennen. Zu diesem Zeitpunkt ist der Embryo erst 12 mm lang. Das Becken wie auch das Femur sind als kartilaginäre Blasteme erkennbar. In der 8. Woche bei einer Embryolänge von 27 mm können bereits das Perichondrium und die Gelenkkapsel sowie das Labrum acetabulare eindeutig identifiziert werden. Die enchondrale Verknöcherung des Os ilium beginnt in der 10. Woche, gefolgt vom Os ischii in der 16. und Os pubis in der 20. Woche. Wagner et al. (1994) weisen auf die Möglichkeiten der intrauterinen Hüftsonographie bereits in der 14. Woche hin.

Die normale Hüftgelenkentwicklung als *dynamischer Prozess* lässt sich zwar lückenhaft, aber doch sehr früh und über die Geburt hinaus verfolgen. Diesem *Entwicklungsprozess* steht eine Störung gegenüber, bei der es nicht nur zum Stillstand der Pfannendachossifikation, sondern auch zur Deformierung der knorpeligen Pfannenanlage mit konsekutiver Luxation des Hüftkopfs kommen kann, sodass im schlimmsten Fall der Hüftkopf bereits vor der Geburt luxiert ist („kongenitale Hüftluxation"). In günstigeren Fällen ist der intrauterine Reifungsprozess offensichtlich nicht so stark gestört, sodass bei der Geburt das Hüftgelenk zwar zentriert, aber mit hochgradigem Ossifikationsdefizit vorliegt und trotz klinischer Untersuchung, die in diesem Fall negativ ausfällt, bei weiterem Reifungsstillstand es zur Deformierung der Pfanne kommen kann und das Gelenk zu einem verspäteten Zeitpunkt als „übersehene" Hüftluxation imponiert. Entsprechend den heutigen Erkenntnissen und dem Wissensstand über die Ossifikationspotenziale im Bereich der Wachstumszone der Pfanne reagiert diese empfindlich auf Druck- und Scherkräfte, sowohl im positiven als auch im negativen Sinne. Die *Hüftluxation und -dysplasie* ist somit nicht angeboren, sondern versteht sich *als dynamischer Prozess* mit bereits intrauterin beginnender Hüftreifungsstörung (DDH: developmental dislocation of the hip). Ob die sich auf die Hüftreifung negativ auswirkenden Druck- und Scherkräfte durch Raumbeengungen, Lageanomalien usw. entstehen (Tönnis 1984) oder die Disposition dazu familiärgenetisch weitergegeben wird bzw. im endogenen Dysplasiefaktor zu suchen ist, ändert nichts am kleinsten gemeinsamen Nenner, nämlich der empfindlichen Reaktion der Ossifikationszonen des Gelenks auf das feine Wechselspiel von Druck- und Scherbelastung.

Davon abzugrenzen sind *teratologische Hüftluxationen*, bei denen schon primär eine embryologische Fehlbildung des Hüftgelenks vorliegt (Arthrogryposis multiplex).

Terminologie

Der Terminus Hüftdysplasie und Hüftluxation wird verschieden verwendet. Im angloamerikanischen Sprachraum wird der Begriff *Hüftdysplasie* meist als *Sammelbegriff* verwendet und inkludiert sowohl den Fehlbau der Pfanne als auch die Hüftluxation an sich. Im zentraleuropäischen, insbesondere im deutschsprachigen Raum wird als *Hüftdysplasie* der *Pfannenfehlbau* bezeichnet, wobei die Hüftdysplasie *mit und ohne Hüftkopfluxation* vorliegen kann. Demzufolge wäre der Fehlbau der Hüftgelenkpfanne (Hüftdysplasie) die Voraussetzung für die Hüftkopfluxation. Die sonographische Terminologie und Stadieneinteilung entspricht weitgehend dem dynamischen Gleitprozess des Hüftkopfs aus der Pfanne.

Klinik und klinische Diagnostik

In der von Tönnis (1984) gegebenen Übersicht zeigt es sich, dass die klinischen Untersuchungstechniken und Zeichen verschiedene Aussagekraft haben, letzten Endes aber das Problem des Erkennens der Hüftreifungsstörung in toto nicht lösen können.

Letzten Endes sollte die Diagnose eine Analyse des pathoanatomischen und pathomorphologischen Zustandsbilds des Hüftgelenks und die Grundlage für eine spezifisch adaptierte und ausgewählte Therapie sein. Ein bildgebendes Verfahren ist daher unerlässlich, um nach einer Statuserhebung und Wahl des spezifisch biomechanisch wirksamen Therapiemittels die pathologisch veränderte Anatomie in ein altersentsprechendes Normbild zurückzuführen.

Die verschiedensten klinischen Zeichen können auf eine Hüftluxation hinweisen, wobei deren Wertigkeit in Abhängigkeit vom Alter und Schweregrad der Dislokation gesehen werden muss. Im Wesentlichen sind dies Faltenasymmetrien, Bewegungseinschränkungen, Tastbefund und die sog. Instabilitätszeichen. Alle klinischen Untersuchungstechniken beschränken sich im Wesentlichen auf das Erkennen von *Stellungsveränderungen* des Hüftkopfs zur Hüftgelenkpfanne. Klinische Untersuchungstechniken zur Diagnostik des Pfannenfehlbaus gibt es nicht, sodass der *Pfannenfehlbau*, der letzten Endes ebenso dramatische Folgen für den Träger des Hüftgelenks haben kann, durch eine klinische Untersuchung allein nicht entdeckt werden kann.

Bewegungseinschränkungen. Eine Kontraktur der Adduktorenmuskulatur, die zu einer *Abduktionseinschränkung* führt, soll häufig mit einer Hüftreifungsstörung kombiniert sein. Bedenkt man, dass die Bewegungseinschränkung im Vergleich der kranken zur gesunden Seite nur 10° betragen soll (Tönnis & Brunken 1968), kommt der orthograden Beckenlage bei der klinischen Untersuchung eine entscheidende Bedeutung zu. Die Wertigkeit dieses Zeichens wurde mit Recht von vielen Autoren hinterfragt (Ackermann 1982; Holler 1980). Beidseitige Abduktionseinschränkungen sind oft schwer zu erkennen, andererseits kann eine Abduktionseinschränkung bei beidseitiger Hüftluxation überhaupt fehlen. Einer Abduktionseinschränkung, insbesondere einer einseitigen, kommt wohl erst nach der Neugeborenenperiode eine gewisse Bedeutung zu und sollte dann auf jeden Fall abgeklärt werden.

Beinlängendifferenz. Bedenkt man, dass in den seltensten Fällen bei der Geburt schon eine komplette Luxation vorliegt und dass bei einem Beinlängentest auf eine korrekte Beckenlage extrem Wert gelegt werden muss, ist die Unsicherheitsrate hoch. Ist die Hüftluxation beidseitig, ist das Symptom der Beinlängendifferenz überhaupt unbrauchbar.

Faltendifferenz. Es wurde auch versucht, das Relief der Hautfalten für eine Frühdiagnostik einer Hüftluxation heranzuziehen. Mit Recht wurde dieses Zeichen von renommierten Autoren (Ackermann & Hoferichter 1979, 1984; Barlow 1962; Tönnis 1984) schon früher als nicht signifikant und wichtig erachtet. So berichteten Ryder et al. (1962), dass bei völlig normalen Hüftgelenken in 30–36% der Fälle Faltendifferenzen vorhanden sind; Untersuchungen von Komprda (1974) fanden gar in 56% der Fälle Faltendifferenzen bei völlig normalen Kindern. Es ist daher auch eine Hautfaltenreliefdifferenz als Frühdiagnostik nicht zu gebrauchen und sollte daher heute im diagnostischen Repertoire nicht mehr zitiert werden.

Schnappzeichen. Ein komprimierter Überblick über die verschiedensten manuellen Untersuchungstechniken und Schnappzeichen findet sich bei Ackermann (1982) und Tönnis (1984).

Im Wesentlichen konzentriert sich die klinische Untersuchung auf das Feststellen der Stabilität des Hüftkopfs. Dupuytren beschrieb 1826 ein Phänomen, das er als Glissement bezeichnete und damit das „nach oben Gleiten" des luxierten Hüftkopfs am Darmbein meinte.

Roser (1864) beschrieb die lockere Gelenkkapsel und dass bei Adduktion und Druck der Hüftkopf aus der Pfanne gedrängt werden kann.

Ortolani war es, der 1937 die Details seines Abduktions-/Adduktionstests beschrieb, wobei seine Untersuchungstechnik zum Standardrepertoire der Frühdiagnostik wurde. Als wichtigstes diagnostisches Kriterium gilt seitdem zur Beurteilung instabiler Gelenkverhältnisse das sog. *Schnappzeichen nach Roser-Ortolani*. Schmitt (1981) ist der Meinung, dass die stärkste Aussagekraft dieser Untersuchung während der ersten Lebenstage vorläge. Ausgelöst werde das Schnappzeichen sowohl bei Vorliegen dysplastischer Gelenkverhältnisse und lockerer Gelenkkapsel als auch bei Subluxationen bzw. kompletter Luxation der Hüfte, wobei durch das Ein- bzw. Ausrenken das Schnappgeräusch ausgelöst werden könne. Oft sei das während der ersten 24 Stunden auslösbare Schnappgeräusch danach nicht mehr auslösbar, sodass später stabile Gelenkverhältnisse vorliegen. Das von Barlow 1962 beschriebene Untersuchungsverfahren und andere Techniken basieren auf der Dislokation des Kopfs und ein Wiedereinrenken mit variablen Schnapp- und Repositionsgeräuschen.

Dörr (1966) unterschied 3 Typen von dislozierbaren Hüftköpfen:
- bei lockeren und mäßig fehlgebildeten Pfannen das *Roser-Ortolani-Zeichen*;
- über den Pfannenrand hinaus das *Dislokations- und Repositionszeichen* nach *Hilgenreiner* (Hilgenreiner 1925);
- bei überhaupt außerhalb der Pfanne liegendem Hüftkopf, das „nach aufwärts Gleiten" des Hüftkopfs unter Druck, das *Glissement nach Dupuytren*.

Tönnis (1984) weist ausdrücklich darauf hin, dass die Unterscheidung zwischen einem echten Schnappen und verschiedenen Gleitmechanismen sehr schwierig ist und schlägt eine erweiterte klinische Differenzierung vor:
- Die „*leicht instabile Hüfte*" ohne jegliches Schnappzeichen:
  Dies würde lediglich einer etwas ausgeweiteten Gelenkpfanne bei dem geringsten Grad der Pathologie der Pfanne entsprechen.
- Die *subluxierbare Hüfte*:
  Diese Form der Pathologie gilt als ausschließlich kapsuläre und ligamentäre Laxizität mit einer Deformation des acetabularen Rands und des Labrums. Bei alleiniger Abduktion lässt sich die Hüfte mit einem deutlichen Klick reponieren.
- Die *dislozierbare und reponierbare Hüfte*:
  Unter Adduktion und Druck könne der Hüftkopf komplett über das Labrum hinausgeschoben werden und auch ohne Druck in luxierter Stellung bleiben. Der Hüftkopf könne zwar wieder teilweise reponiert werden, der Hüftkopf bleibe aber trotzdem lateralisiert und subluxiert. Ein Hineinschnappen (snapping) des Hüftkopfs in die Tiefe der Pfanne könne nicht bemerkt werden.
- Die *dislozierte, nichtreponierbare Hüfte*:
  Der Hüftkopf könne dorsal getastet werden, meist ist dieses Zustandsbild mit einer eingeschränkten Abduktion kombiniert. Ein Einschnappen des Hüftkopfs in die Urpfanne sei weder hör- noch fühlbar.

Tönnis (1984) gibt eine umfassende Darstellung sämtlicher klinischer Untersuchungsmanöver zur Feststellung verschiedener Varianten der Instabilität. Nach der Untersuchung nach Ortolani ist sicherlich die Untersuchung nach Barlow die häufigste und der von Ortolani sehr ähnlich.

Tönnis (1984) beschreibt das *Roser-Ortolani-Zeichen* folgendermaßen: Das Roser-Ortolani-Zeichen ist ein schnappendes Geräusch, das bei instabilen Hüften innerhalb der ersten Lebenstage und Wochen auftritt, wenn der Hüftkopf unter Druck und Adduktion über den acetabulären Rand hinausgeschoben werden kann und bei Abduktion mit einem hör- und fühlbaren Schnappen wieder in das Zentrum des Acetabulum eintritt.

Tönnis (1984) meint selbst, dass die Diagnose „positiver" oder „negativer Ortoloni" nicht genügend Information über den wahren Grad der Instabilität aussagt.

Unspezifische Schnappzeichen. Bei passiven Bewegungen des Hüftgelenks könne ohne sicheres Luxationsphänomen ein feines Klicken verspürt werden. Sommer (zitiert nach Tönnis 1984) nennt dieses Zeichen das Dry-hip-click-Phänomen. Es tritt 6- bis 7-mal häufiger als ein echtes Roser-Ortolani-Zeichen auf. Nach Ackermann und Kupper (1984) kommt diesem Zeichen kein pathologischer Wert zu.

Zusammenfassende Bewertung der klinischen Untersuchung. Die klinische Untersuchung und deren Aussage wurde durch die heute zur Verfügung stehenden modernen bildgebenden Verfahren erheblich relativiert. Durch eine klinische Untersuchung ist es nicht möglich, einen Fehlbau eines Hüftgelenks zu erkennen. Bestenfalls – und in Abhängigkeit vom Alter, Schweregrad der Dislokation, Ausbildung und Erfahrung des Untersuchers und dessen Untersuchungstechnik – kann eine mehr oder weniger luxierte Hüfte entdeckt werden. Da die klinische Untersuchung stark subjektiven Einflüssen unterliegt, muss man bei alleiniger klinischer Untersuchung immer noch mit zu spät diagnostizierten luxierten Hüftgelenken rechnen (neglected case). Eine alleinige klinische Untersuchung ist daher zum Erkennen von Hüftreifungsstörungen ungeeignet.

19.1.2 Bildgebende Verfahren

19.1.2.1 Hüftsonographie

An Bildgebung stehen uns zur Diagnose von Hüftreifungsstörungen die Sonographie (Graf 2000), das Röntgen, Computertomographie und MRT, die Letzteren kombiniert mit Kontrastmitteldarstellungen, zur Verfügung. Hinsichtlich der Gewichtung steht die Sonographie im 1. Lebensjahr zur Diagnostik von Hüftreifungsstörungen als reproduzierbares, beliebig oft einsetzbares und nichtinvasives Verfahren ohne jegliche Strahlenbelastung an erster Stelle.

Die Säuglingshüfte ist vorwiegend hyalin knorpelig präformiert und nur zum kleineren Teil aus knöchernen Strukturen aufgebaut, die auch im Röntgen sichtbar sind. Vor allem für die Pathologie wesentliche Strukturen, wie die Veränderung des hyalin knorpelig präformierten Pfannendachs, das Verhalten des Labrum acetabulare und die Stellung des Hüftkopfs können sonographisch eindeutig diagnostiziert werden. Prinzipielle Interpretationsschwierigkeiten, die sich durch die *Schnittbildtechnik* gegenüber dem Röntgenprojektionsverfahren ergeben, sind heute nicht zuletzt auch durch den routinemäßigen Einsatz von CT und MRT weitgehend ausgeräumt.

Prinzipien des Luxationsprozesses und Terminologie

Kommt es aufgrund von „zu wenig" belastbarer knöcherner Hüftkopfüberdachung zu einer Dezentrierung des Hüftkopfs, weil der hyalin knorpelig präformierte Pfannendachanteil den Hüftkopf nicht mehr in der Urpfanne halten kann (Abb. 19.1), entstehen charakteristische Veränderungen („Schleifspuren") am Pfannendach (Abb. 19.2). Der an und für sich dynamische Luxationsprozess kann statisch in entsprechende

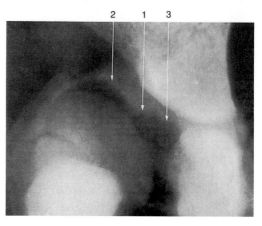

Abb. 19.**2** Röntgen entsprechend der pathoanatomischen Situation in Abb. 19.**1**.
Der Hüftkopf liegt in der Sekundärmulde und hat das hyalin knorpelig präformierte Pfannendach nach kranial samt Labrum (2) abgedrängt. Ein kleinerer Teil des knorpeligen Pfannendachs (1: „Neolimbus") wird Richtung Urpfanne (3), die leer ist, abgedrängt.

Stadien, die ihren Ausdruck in der sonographischen Typologie finden, eingeteilt werden. Werden nun die Schleifspuren an der knöchernen, aber noch viel mehr an der knorpeligen Pfanne entsprechend typisiert, geben sie ein charakteristisches Bild der pathoanatomischen Veränderungen, die während des Gleitprozesses des Hüftkopfs aus der Pfanne entstehen. Die sonographische Diagnostik ist daher eine Analyse des anatomischen bzw. pathoanatomischen Zustands der Hüftgelenkpfanne und analysiert direkt deren Veränderungen. Diese Überlegungen machen es auch möglich, selbst bei einem Leichenpräparat, bei dem der Hüftkopf bereits entfernt wurde, eindeutige Aussagen über den jeweiligen Zustand des Hüftgelenks zu machen.

Es ist daher eine exakte *Terminologie* der Strukturen des Säuglingshüftgelenks notwendig:

Der Hüftkopf wird von der Hüftgelenkpfanne überdacht. Die Hüftgelenkpfanne besteht aus einem knöchernen und einem knorpeligen Anteil. Der knorpelige Anteil besteht aus dem faserknorpeligen Labrum acetabulare, das peripher dem noch nicht ossifizierten hyalin knorpelig präformierten Pfannendach aufsitzt. Beim Luxationsprozess kommt es durch den luxierenden Hüftkopf zu einer charakteristischen Deformierung des hyalin knorpelig präformierten Pfannendachs, wobei je nach Typ verschieden große Anteile des hyalin knorpelig präformierten Pfannendachs nach kranial oder nach kaudal in Richtung der Urpfanne gepresst werden. Der Begriff „Limbus" sollte in einer modernen Terminologie nicht mehr verwendet werden. Einerseits wird dieser Begriff für das Labrum acetabulare verwendet, andererseits nur für das hyalin knorpelig präformierte Pfannendach. Nicht selten werden aber beide Strukturen, nämlich Labrum und hyalin knorpelig präformiertes Pfannendach als Limbus bezeichnet. Beide Strukturen verhalten sich aber während des Dezentrierungsprozesses völlig ver-

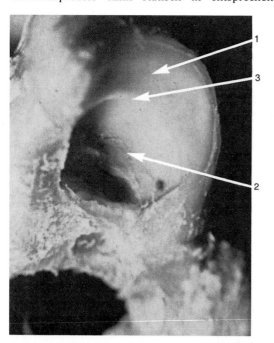

Abb. 19.**1** Linkes, luxiertes Hüftgelenk eines 4 Wochen alten Kindes. Der Hüftkopf ist aus der Urpfanne (2) luxiert und hat das knorpelige Pfannendach vor sich her nach kranial gedrängt und eine Sekundärmulde (1) gebildet. Ein kleinerer Anteil des hyalin knorpelig präformierten Pfannendachs wurde in Richtung Urpfanne gedrängt; 3: „Neolimbus" (aus Graf R. Sonographie der Säuglingshüfte und therapeutische Konsequenzen – ein Kompendium. Bücherei des Orthopäden. Bd. 43. 4. Aufl. Stuttgart: Enke; 1993:25).

schieden. Gängige Begriffe wie „Luxation" oder „Subluxation" sollten in einer modernen Terminologie, die sich die Analyse des pathoanatomischen Zustands zum Ziel gesetzt hat, nicht mehr verwendet werden. Besser wäre es, von **zentrierten Gelenken** im Gegensatz zu **dezentrierten Gelenken** zu sprechen. Die Übergänge von zentriert zu dezentriert lassen sich sonographisch eindeutig typenmäßig erfassen, sodass der Begriff „subluxiert" bestenfalls bei der klinischen Untersuchung zulässig ist.

Grundprinzipien der Schnittebenentechnik

Das 3-dimensionale Gebilde des Hüftgelenks kann durch beliebige Schnittebenen darstellt werden. Allerdings kommt es je nach Schnittebene auch verschieden zur Darstellung (Graf 2000).

Aus Gründen der Reproduzierbarkeit muss eine *standardisierte Ebene*, die sowohl die knöchernen, als auch die knorpeligen Verhältnisse darstellt, durch das Gelenk gelegt werden (Graf 1995):

Eine Raumebene ist durch 3 **„Landmarks"** bestimmt. Die erste und wichtigste für die Hüftgelenksonographie relevante Struktur ist der *Unterrand des Os ilium* in der Fossa acetabuli. Diese Struktur liegt annähernd in der Mitte des Acetabulum und signalisiert bei Darstellung als scharfes, kräftiges Echo, dass die Schnittebene durch das „Zentrum" der Pfanne gelegt wurde. Die 2. Landmark ist der *Schnittebenenbereich in der Mitte des tragenden Pfannendachanteils*. Schnittebenen im ventralen oder im dorsalen Anteil dürfen aufgrund ihrer differenten Ausprägung des knorpeligen und knöchernen Pfannendachs nicht zur Diagnose herangezogen werden (Graf 1990). Um zu vermeiden, dass das Hüftgelenk schräg angeschallt wird, muss das *Labrum acetabulare* als 3. Landmark dargestellt werden. Das Labrum ist aber nur zu erkennen, wenn es annähernd senkrecht vom Ultraschallstrahl getroffen wird. Dadurch werden Verkippungseffekte vermieden. Fehlt nur 1 der 3 Landmarks, so darf das Sonogramm für eine Beurteilung nicht herangezogen werden.

Prinzipiell dürfen Hüftgelenke nur im Standardschnitt (= Messebene) messtechnisch beurteilt werden. Dieses Prinzip wird nur bei *dezentrierten* Gelenken durchbrochen. Bei diesen ist es für die Therapie wichtig zu wissen, ob der Hüftkopf das knorpelige Pfannendach nach kranial oder nach kaudal verdrängt hat. In diesen Fällen hat der Hüftkopf meist das Acetabulum so weit verlassen, dass er außerhalb der Standardebene liegt. In der Standardebene selbst kommt daher meist das Hüftkopfpfannensystem nicht mehr gänzlich und aussagekräftig zur Darstellung. Um die Beziehung des luxierten Hüftkopfs zur bereits deformierten Pfanne zu klären, muss mit der Schallebene dem luxierten Hüftkopf (meist mehr oder weniger nach dorsal) gefolgt werden. Dadurch verlässt man automatisch den Standardbereich. Dieser ist bei luxierten Gelenken auch nicht relevant, weil die Diagnose nun durch die *Verdrängungsrichtung des Pfannendachknorpels* und nicht durch eine Messung in der Standardebene festgelegt wird (Graf 2000).

Sonometer. Grundlage der Typeneinteilung ist die genaue Kenntnis und morphologische Analyse der vorliegenden Sonoanatomie und, wenn diese einen kritischen Grad an knöcherner Unreife aufweist, die zusätzliche Beurteilung der sonographischen Instabilität durch einen Stresstest („dynamische Untersuchung"; Graf 1993). Neben der Beurteilung von Morphologie und Stabilität fließt auch noch die messtechnische Absicherung der Befunde in die Typeneinteilung mit ein: Das „Sonometer" (Abb. 19.**3**) ist ein Hilfsmittel für die Praxis, mit dem die Winkelmessungen durchgeführt und die einzelnen Hüfttypen direkt abgelesen werden können; außerdem erleichtern die auf dem Sonometer graphisch-schematisiert abgebildeten Hüftsonogramme den Konnex zwischen Morphologie und Messtechnik.

Dieses „Sonometer" lässt bereits rein optisch ins Auge springend die Winkelbereiche der klassischen 4 sonographischen Grundtypen erkennen: Links den Bereich der dezentrierten Gelenke (Typ III und IV), rechts den der reifen Gelenke (Typ I), dazwischen den breiten Bereich von zentrierten, aber verschieden stark verknöcherungsgestörten (radiologisch „dysplastischen") Gelenken (Typ II). Dies ist historisch gesehen die erste Einteilung gewesen: Durch den Vergleich mit experimentell-anatomischen Befunden, Röntgenbildern und Arthrogrammen wurde die sonographische Morphologie „gesunder" (d.h. reifer) Gelenke und „kranker" (d.h. vollständig luxierter) Gelenke definiert (Graf 1982).

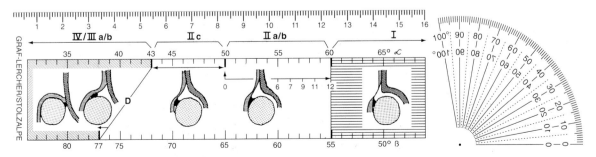

Abb. 19.**3** Sonometer: schematische Darstellung der Hüfttypen und Zuordnung der α- und β-Werte.

Typeneinteilung

Typ-I-Hüftgelenke

Am rechten Ende des Sonometers liegen die reifen Typ-I-Hüftgelenke mit einem α-Winkel über 60°. Die primär als Arbeitshypothese getroffene Unterteilung in 2 morphologische Varianten (Ia = mit weit übergreifendem knorpeligen Pfannendach, Knorpelwinkel β kleiner als 55°; Ib = mit relativ schmal aufsitzendem knorpeligen Pfannendach, β größer als 55°) bei gleich guter Ausformung der knöchernen Pfanne wird möglicherweise erst in Zukunft Bedeutung erlangen. Vielleicht ergeben sich daraus verschiedene, für die Präarthrose bedeutende Pfannendachformen. Praktisch bedeutsamer ist die Tatsache, dass der *Mittelwert* des Knochenwinkels *α* in vielen großen Messserien ausgereifter Hüftgelenke bei knapp 65° liegt; Hüftgelenke mit einem α-Wert von 60° werden deshalb als „normgrenzwertig" eingestuft. Mithilfe der spontanen *„Reifungskurve"* des α-Winkels kann altersabhängig der Bereich solcher „Normgrenzbefunde" genauer abgegrenzt werden (Tschauner et al. 1994).

Es darf der unterste Wert des Normalen (α = 60°) nicht mit dem Mittelwert (α ca. 65°) verwechselt werden. Hüftgelenke mit α-Werten von 60° und größer gelten als *ausgereift* und können therapeutisch (= „biomechanische Nachhilfe") nicht beeinflusst werden: Therapiert oder nicht therapiert entwickeln sie sich weiter oder bleiben im Grenzbereich stehen. „Reif" bedeutet nicht „ausgewachsen", sondern einen definierten Ossifikationsgrad, nämlich jenen, den ein Hüftgelenk am Ende des 3. Lebensmonats haben muss, um als „gesund" zu gelten (Kombination Ossifikationsgrad und Alter!).

Typ-II-Hüftgelenke

Der zwischen den Bereichen der reifen (Typ I) und der luxierten (Typ III und IV) Hüftgelenke liegende breite Bereich war in den frühen Jahren der Sonographie noch eine Art „Niemandsland", wurde als *Typ II* bezeichnet und konnte im Laufe der weiteren Erfahrung Schritt für Schritt genauer definiert und differenziert werden.

Physiologische Unreife, Reifungsverzögerung (Typ IIa, IIb)

Man fand, als man immer mehr Neugeborene und ganz junge Säuglinge untersuchen konnte, dass ein auffallend hoher Prozentsatz unter ihnen Hüftgelenke mit einer sonographisch nicht wirklich normalen „reifen" Morphologie (Typ I) aufwies: Sie sahen aus wie Typ-II-Gelenke und sollten deshalb eigentlich nach alter Vorstellung als „dysplastisch" und damit behandlungsbedürftig beurteilt werden; das stand im Widerspruch zu aller früheren klinisch-orthopädischen Erfahrung! Allerdings zeigten Verlaufskontrollen, dass fast alle diese Gelenke „spontan ausheilten". Aus dieser Erkenntnis heraus wurde erstmals der Faktor „Zeit" (Lebensalter) in die sonographische Typisierung miteinbezogen: Hüftgelenke im Typ-II-Bereich jünger als 3 Monate wurden als *„physiologisch unreif"* (Typ IIa) klassifiziert, Hüftgelenke mit der gleichen sonographischen Morphologie jenseits des ersten Lebensquartals als *„verknöcherungsverzögert"* (Typ IIb). Typ-IIa-Hüften sind keine „Dysplasien", die „spontan ausheilen", sondern morphologische Varianten, die im Rahmen der normalen biologischen Streubreite noch nicht alle Formkriterien ideal reifer Gelenke erfüllen, aber in der Regel ganz normal weiter reifen und innerhalb weniger Wochen die sonomorphologischen Kriterien reifer Gelenke (Typ I) erreicht haben. Typ-IIb-Gelenke dagegen korrelieren mit den typischen röntgenologischen Kriterien der „Dysplasie" und werden deshalb auch wie diese biomechanisch behandelt.

Typ IIa-plus, Typ IIa-minus

In Längsschnittstudien (Graf et al. 1987) fand man, dass manche Gelenke bereits innerhalb des Typ-IIa-Bereichs reifemäßig stehen blieben oder zurückfielen. Obwohl formal nur „physiologisch unreif", hinkten sie doch der in Korrelation zum Lebensalter zu erwartenden Mindestreifung nach: Sie wurden deshalb als „physiologisch unreif mit Reifungsdefizit" oder als „Typ IIa-minus" klassifiziert. Die überwiegende Mehrzahl der Typ-IIa-Gelenke wies jedoch Winkelwerte über der zu erwartenden Mindestreifung auf und wurde deshalb als „physiologisch unreif altersentsprechend" oder als „Typ IIa-plus" bezeichnet. In der praktischen klinischen Routine ist diese Unterscheidung aus methodischen und organisatorischen Gründen erst ab der *6. Lebenswoche* sinnvoll: Findet sich zu diesem Zeitpunkt allerdings eine eindeutige Typ-IIa-minus-Hüfte, so soll die Behandlung sofort begonnen werden! Abwarten bis in den 4. Lebensmonat (Typ IIb bzw. Dysplasie) würde in diesem Fall wertvolle Zeit ungenützt verstreichen lassen. Bei Behandlungsbeginn spätestens in der 6. Lebenswoche erfolgt die Ausheilung rascher und vollständiger als bei Behandlungsbeginn jenseits des ersten Lebensquartals.

Gefährdungsbereich (Typ IIc)

In der Frühzeit der Hüftsonographie fand sich immer wieder die anfänglich erschreckende Tatsache, dass primär als „Typ IIa" (= verknöcherungsgestört, aber zentriert) klassifizierte Hüftgelenke bei Verlaufskontrollen sich deutlich verschlechtert hatten oder sogar bereits dezentriert waren. Die retrospektive Analyse dieser Gelenke zeigte, dass es sich hierbei um Hüftgelenke mit einer primär hochgradig mangelhaften knöchernen Formsicherung (korreliert mit α-Winkeln kleiner als 50°) gehandelt hat. Damit war eine weitere ganz wichtige Differenzierung innerhalb des Typ-II-Bereichs notwendig geworden: Unabhängig vom

Lebensalter werden Hüftgelenke mit einem α-Wert unter 50° dem „Gefährdungsbereich" (= critical range = Typ IIc) zugeordnet und sollten sofort behandelt werden, weil sie sich unbehandelt nicht weiter entwickeln oder sogar dezentrieren. Hüften im IIc-Bereich sind in der Regel klinisch stumm; sie können nur sonographisch festgestellt werden!

Stresstest/Instabilität. Auch: „dynamische Untersuchung. Bei einer hochgradig mangelhaften knöchernen Formsicherung, wie sie im IIc-Bereich immer vorliegt, ist grundsätzlich die Möglichkeit einer *sonographischen Instabilität* gegeben. Dabei steigt die Wahrscheinlichkeit ihres Vorliegens mit abnehmendem Knochenwinkel α. Diese potenzielle sonographische Instabilität muss durch ein Provokationsmanöver, den sog. *Stresstest*, verifiziert oder ausgeschlossen werden. In diesem Bereich gewinnt der Knorpelwinkel β entscheidende Bedeutung: Bleibt er unter Stress unterhalb von 77° (d.h. lässt sich das knorpelig präformierte Pfannendach mit dem Labrum acetabulare über dieses definierte Maß nicht hoch drängen), so liegt eine „Typ-IIc-stabil"-Hüfte vor. Steigt β dagegen über 77° unter Stress an (als Ausdruck der Verdrängung des verformbaren Pfannendachknorpels nach kranial), so wird das Gelenk als „Typ IIc-instabil" klassifiziert. Sie sieht im Augenblick des Stresses morphologisch aus wie ein Typ-D-Gelenk – mit anderen Worten, sie wechselt unter Stress ihren Typ. Der Knorpelwinkel β ist in diesem speziellen Fall typenbestimmend, weil er die Verformung des Pfannendachknorpels unter Stress ausdrückt und quantifiziert (Graf 1995, 2000).

Hüfte am Dezentrieren (Typ D)

Weist ein Hüftgelenk mit einem Alphawert zwischen 43 und 49° (Gefährdungsbereich) bereits *ohne* Stress β-Werte über 77° (Dezentrierungsbereich) auf, so wird dieses Gelenk als „Typ D" oder „am Dezentrieren" bezeichnet. Selbstverständlich ist solch ein Gelenk als Ausdruck des ersten Stadiums einer Dezentrierung sonographisch instabil, denn das knorpelige Pfannendach ist bereits gering- bis mäßiggradig verdrängt. Ein spezieller Stresstest ist daher zur Verifizierung einer sonographischen Instabilität nicht mehr nötig. Führt man einen solchen dennoch durch, wird der Knorpel noch mehr verdrängt, d.h. β noch größer. Von der Klassifizierung her bleibt das Gelenk jedoch ein „Typ-D"-Gelenk, da sich an der knöchernen Formgebung (Knochenwinkel α) selbstverständlich auch unter Stress nichts ändert! Typ D ist der 1. Grad einer Dezentrierung.

Dezentrierte Hüfte (Typ III/IV)

Wesentlich einfacher und übersichtlicher sind die Verhältnisse in den beiden Randbereichen des Sonometers: Links der Bereich der *dezentrierten* Gelenke, die mit α-Werten unterhalb von 43° korrelieren. In

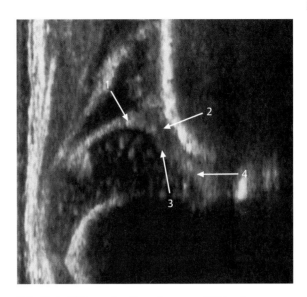

Abb. 19.**4** 10 Tage altes Neugeborenes – Hüfttyp IIIa. Bemerkenswert ist das Auflösungsvermögen der neuen Ultraschallgeräte: Das hochgedrängte Labrum (1) ist eindeutig zu erkennen. Selbst der deformierte Pfannendachknorpel (2) kann eindeutig abgegrenzt werden (vergleiche dazu Abb. 19.**2**); 3: Lig. capitis femoris; 4: Pulvinar.

diesem Bereich ist eine weitere Ausmessung der knöchernen Formgebung mittels des α-Winkels nicht mehr sinnvoll. Entscheidend für die Therapie und Prognose ist in diesem Bereich das Verhalten des knorpelig präformierten Pfannendachs, das auf Röntgenbildern nicht beurteilbar ist.

Typ III

Wird das knorpelig präformierte Pfannendach lediglich vom dezentrierten Hüftkopf nach kranial „vor sich her geschoben" (Typ IIIa; sonographisch erkennbar am nach aufwärts verlaufenden Perichondrium; Abb. 19.**4**), gelingt (bei früher Diagnose!) die Reposition meist problemlos unter adäquater konservativer Therapie. Durch langfristige pathologische Druck- und Scherkräfte hervorgerufene pathologische Strukturstörungen des Knorpels (Typ IIIb) werden heute im Zeitalter des Neugeborenen-Screenings kaum mehr beobachtet (es sei denn als Folge einer inadäquaten Therapie durch die falsch indizierte Spreizhose!).

Typ IV

Wurde der Pfannendachknorpel jedoch zwischen Kopf und Os ilium in Richtung der ehemaligen Urpfanne „eingequetscht", sonographisch erkennbar an einer muldenförmigen Einziehung des Perichondrium, so liegt häufig außerhalb des Neugeborenenalters bereits ein konservativ schwer zu bewältigendes Repositionshindernis vor (Abb. 19.**5**). Typ-IV-Gelenke postpartal diagnostiziert gelten heute als Rarität (s. auch Abb. 19.**12**). Die frühe sonographische Diagnose von „kriti-

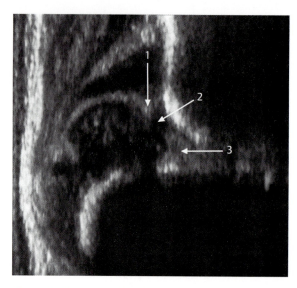

Abb. 19.5 Hüfttyp IV, erkennbar an dem muldenförmigen Verlauf des Perichondrium (1). Der Hüftkopf hat bereits die Standardebene etwas verlassen, da der Unterrand des Os ilium nicht mehr eindeutig sichtbar ist; 2: deformierter Pfannendachknorpel; 3: Fettgewebe in der „leeren" Urpfanne.

schen" Vorläuferstadien (Typ IIc, Typ D) gleich nach der Geburt verhindert die postpartale Entwicklung derselben zum Vollbild der Typ-IV-Hüfte! Sporadisch auftretende echte „teratologische" Luxationen ändern nichts an der Erkenntnis, dass die überwiegende Mehrzahl der schweren Luxationen in der Vorsonographieära nicht „kongenital", sondern „hausgemacht" war und sich postpartal mangels geeigneter Diagnosemethoden unbemerkt entwickeln konnte (neuer Terminus: DDH = developmental dislocation of the hip; Klicic 1987).

Nachträgliche Verschlechterung

Nach heutiger Erkenntnis kann eine dauerhafte „Verschlechterung" primär reifer Gelenke (Typ I) nur auf einer der 4 folgenden Ursachen beruhen:
▶ primär falsche Klassifikation (= häufigste Ursache!),
▶ neuromuskuläre Dysbalance (z. B. spastische Diplegie, Myelomeningozele etc.),
▶ im Rahmen einer septischen Koxitis („Distensionsluxation"),
▶ sekundäre Verschlechterung („Sekundärdysplasie"). Bei primär dezentrierten Gelenken, die durch adäquate Therapie zu Typ I ausbehandelt werden, kann es durch eine okkulte Schädigung der Pfannendachwachstumszone zu einer Wachstumsverzögerung der Pfanne und somit zum Wiederauftreten einer Pfannendysplasie kommen.

Fazit: Auch optimal behandelte Hüftluxationen müssen bis zum Wachstumsende observiert werden (die Aufklärung der Eltern über die Möglichkeit einer neuerlichen Verschlechterung ist unbedingt notwendig).

Sonographische Typisierung durch Deskription und Messtechnik

Die Einteilung in die sonographischen „Hüfttypen" ist historisch gewachsen. Diese formale „Kompliziertheit" und scheinbare „Unlogik" erweist sich bei näherer Betrachtung als historisch gewachsenes Ergebnis einer ständigen Suche nach noch genauerer Beurteilung von Morphologie, Stabilität und therapeutischer Prognose im fließenden Spektrum aller Grade von Hüftreifungsstörungen: vom sog. „Normgrenzbefund" bis zum vollständig dezentrierten Gelenk. Diese Typeneinteilung hat sich in der klinischen Praxis als so praktikabel erwiesen, dass die Therapie heute folgerichtig auf dem vorliegenden Hüfttyp – d. h. auf der sonographischen Diagnose – aufgebaut werden kann. Der sonographische Hüfttyp ergibt sich aus einer Konkordanz von Deskription und dem Knochenwinkel α und Knorpelwinkel β (eine alleinige Typisierung anhand des Knochenwinkels α ist grundsätzlich unzureichend). Damit können Therapieprinzipien nachvollziehbar angewandt und ihre Ergebnisse vergleichend beurteilt werden (Qualitätskontrolle; Graf 1993).

Zusammenhang zwischen sonographischen α-Winkel und AC-Winkel im Röntgen. Vergleichende Untersuchungen zwischen Messungen des Pfannendachwinkels am Leichenpräparat, am dazugehörigen Röntgenbild und Sonogramm ergaben folgende Korrelation (Melzer 1993):

$$\alpha + AC = 90°$$ (AC-Winkel; Tönnis 1984, s. S. 606).

Methodische Fehler

Die **3 Landmarks** (Abb. 19.6a, b): Es dürfen nur Sonogramme mit folgenden 3 Kriterien in abfallender Wertigkeit verwendet werden, um der Forderung nach einer reproduzierbaren Abbildung in der Standardebene gerecht zu werden:
▶ klar und eindeutig sichtbares Echo des Unterrands des Os ilium in der Fossa acetabuli,
▶ korrekter Schnitt in der Mitte des Pfannendachs,
▶ Labrum acetabulare.

Messtechnisch auswertbar sind nur Sonogramme in dieser sog. „Standardebene". Bei dezentrierten Gelenken befindet sich der Hüftkopf oft nicht mehr in der Standardebene, weil er in kraniodorsaler Richtung luxiert. Diese Gelenke werden nicht ausgemessen, sondern nach der Verdrängungsrichtung des Knorpeldachs (Typ III oder Typ IV) beurteilt.

Anatomische Identifizierungsfehler

Identifizierungsfehler kommen nicht nur durch mangelnde anatomische Kenntnisse, sondern meist durch schlechte Bildqualität zustande.

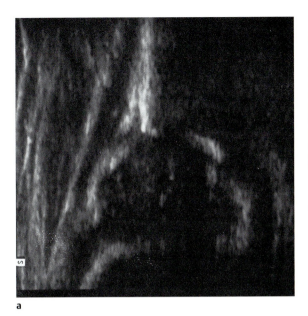 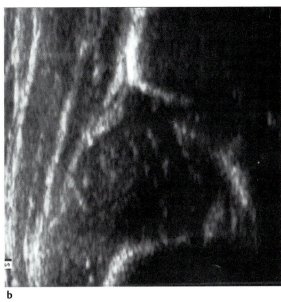

Abb. 19.6 Hüftsonogramme.
a Korrektes Sonogramm, der Unterrand des Os ilium ist als klares Echo deutlich sichtbar, die Schnittebene ist korrekt und das Labrum acetabulare ist dargestellt.

b Dasselbe Hüftgelenk wie in a. Unbrauchbares Sonogramm: Der Unterrand des Os ilium ist nicht sichtbar und die Schnittebene ist nicht korrekt. Eine Diagnose darf nicht gestellt werden.

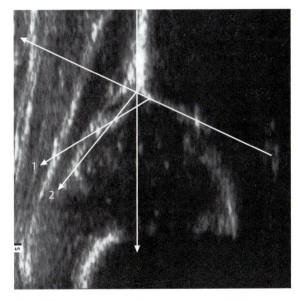

Abb. 19.7 Sonogramm mit Messlinien, zusätzlich Demonstration eines klassischen Messfehlers. Richtig wird die Ausstelllinie (1) vom Umschlagpunkt (Konkavität zu Konkavität) durch die Mitte des Labrum eingezeichnet. Falsch eingezeichnet wird sie vom Schnittpunkt der Grund- und Pfannendachlinie durch das Labrum (2). Weiterer Kritikpunkt: Der Unterrand des Os ilium ist nicht perfekt!

Die häufigsten methodischen Fehler sind:
- Verwechslung des Labrum acetabulare mit der Umschlagfalte bzw. mit dem proximalen Perichondrium,
- Unkenntnis der sog. Standardsituation mit konsekutiver Fehlinterpretation des hyalin knorpelig präformierten Pfannendachs,
- Identifizierungsfehler des knöchernen Erkers,
- mangelnde Abgrenzung des Unterrands des Os ilium vom Fett- und Bindegewebe und Verwechslung dieser Strukturen mit Lig. teres bzw. Fovea centralis,
- Verwechslung von Strukturstörung und Nachverknöcherung,
- Unkenntnis der Differenzierungskriterien zwischen Typ III und Typ IV,
- falsche Messtechnik (Abb. 19.7).

Verkippungseffekte

Durch schräges Aufsetzen des Schallkopfs kommt es auch zu schräg einfallenden Schallstrahlen mit konsekutiver Bildverzeichnung, die zu Fehldiagnosen führen können. Die Ursache für diese Phänomene sind verschiedene Schalllaufgeschwindigkeiten im Muskel, Knorpel und Knochen sowie Beugung und Brechung des Schallstrahls (Graf 2000).

Kippung in ventrodorsaler Richtung. Bei dieser Einstrahlrichtung ist eine korrekte Beurteilung des Erkers bzw. ein Einzeichnen der Grundlinie durch die Verbreiterung des Perichondrium und des Os ilium kaum möglich. Gleichzeitig kann der Unterrand des

19 Hüftgelenk und Oberschenkel

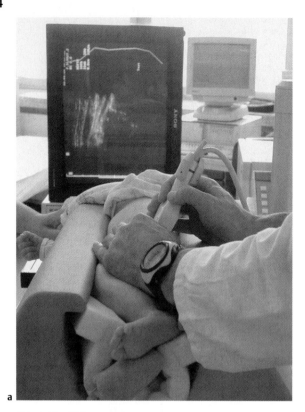

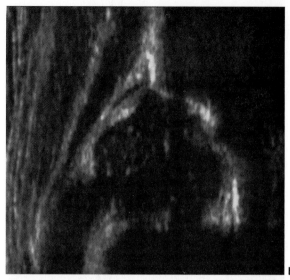

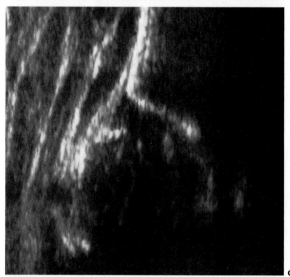

Abb. 19.**8** Hüftsonogramme.
a Untersuchungsvorgang in Aufsicht: Die Kippung des Schallkopfs in dorsoventraler Richtung ist deutlich erkennbar.
b Korrektes Sonogramm. Der Unterrand des Os ilium, die korrekte Schnittebene und das Labrum sind dargestellt, die Knorpel-Knochen-Grenze des koxalen Femurendes ist ebenfalls gut sichtbar.
c In dorsoventraler Richtung, entsprechend **a**, verkipptes Sonogramm. Die Schnittebene trifft das Hüftgelenk, entsprechend der gekippten Schallebene in der Fossa glutealis, daraus resultiert die leichte muldenförmige Darmbeinsilhouette. Durch die Verkippung verschwindet auch die Knorpel-Knochen-Grenze am koxalen Femurende.

Os ilium nicht scharf dargestellt werden, ein „Verflattern" führt zu falsch eingezeichneten Grundlinien.

Kippung in dorsoventraler Richtung. Bei dieser Einstrahlrichtung wird eine scheinbar dorsale Schnittebene dargestellt (Abb. 19.**8a–c**). Zur Verwunderung der Untersucher verschwindet diese scheinbar dorsale Schnittebene auch dann nicht, wenn der Schallkopf am Pfannendach weiter nach ventral gedreht wird. Da sich die Krümmung der Os-ilium-Kontur in diesem Fall nicht ändert, wird schlussendlich eines dieser Bilder verwertet, weil sich eben scheinbar keine bessere Schnittebene einstellen ließ. Die Fehldiagnose ist unausweichlich.

Kippung in kraniokaudaler Richtung. Bei dieser Einstrahlrichtung kann meist der Unterrand des Os ilium nicht scharf dargestellt werden. Meist kommt es zu unscharfer ausgefranster Echogebung, der Unterrand „verflattert".

Kippung in kaudokranialer Richtung. Dies ist wohl der schwerwiegendste aller Fehler. Dadurch, dass der Schallstrahl in diesem Fall eine lange Strecke durch knorpelig präformierte Strukturen durchläuft, kommt es zu erheblicher Bildverzerrung mit Darstellung einer scheinbar pathologischen Hüfte (Abb. 19.**9a, b**). Bei einer Schallkopfkippung bis ca. 10° kommt zunehmend ein scheinbar dysplastisches Gelenk zur Darstellung. Wird der Schallkopf ca. 20° gekippt, so kann sogar ein scheinbar dezentriertes Gelenk dargestellt werden.

Abtasttechnik

Der sonographischen Untersuchungstechnik (Abb. 19.**10**) kommt eine entscheidende Bedeutung zu. Sie ist streng standardisiert (Graf 1995) und dadurch unabhängig vom Geschick des Untersuchers. Untersuchungstisch, Lagerungsschale und Schallkopfführungsgerät zum verkippungsfreien Aufsetzen des Schallkopfs sind obligatorisch.

19.1 Hüftreifungsstörungen

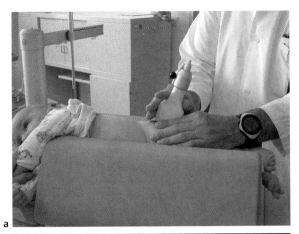

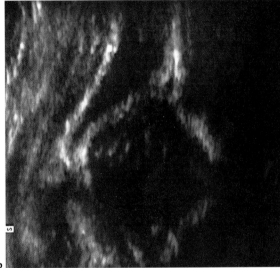

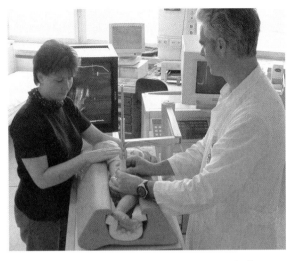

Abb. 19.**10** Optimales Equipment für die Abtasttechnik. Die Untersuchung wird stehend durchgeführt, das Kind liegt in einer Lagerungsschale, die Mutter assistiert. Im Hintergrund ist der Zusatzmonitor, um eine stehende Bildprojektion zu erhalten, sichtbar. Zur verkippungsfreien Untersuchung wird routinemäßig eine mechanische Schallkopfführung (sono-guide) verwendet.

Abb. 19.**9** Verkippungsfehler.
a Verkippung in kaudokranialer Richtung.
b Dasselbe Hüftgelenk wie in Abb. 19.**8b**. Durch die Verkippung des Schallkopfs und kaudokraniale Einstrahlrichtung sowie durch geänderte Schalllaufgeschwindigkeiten kommt es zur völligen Verzerrung des Hüftgelenks („Pseudodezentrierung"). Die Verkippung ist daran erkennbar, dass die Knorpel-Knochen-Grenze nicht mehr sichtbar ist, weil durch den schräg einfallenden Schallstrahl keine Reflexion an dieser mehr möglich ist.

Bildprojektion

Wie in der Schnittbildtechnik auch bei anderen bildgebenden Verfahren üblich, wird bei liegenden Patienten am Monitor kranial links, kaudal rechts dargestellt. Diese Darstellungsart würde beim Hüftgelenk ein linkes Hüftgelenk in liegender Projektion liefern („sonographische Projektion"). Diese Projektion ist im Vergleich zur Röntgenaufnahme ungewöhnlich und auch für Untersucher trotz Gewöhnungseffekt schwerer blickmäßig zu erfassen als eine Darstellungsart ähnlich einem a.-p. Röntgenbild des Hüftgelenks. Es empfiehlt sich daher, die Hüftsonogramme so zu drehen, dass sie einem rechten Hüftgelenk auf einer Röntgen a.-p. Aufnahme ähnlich sind („anatomische Projektion"). Viele Geräte können die Bildprojektion elektronisch per Knopfdruck auf diese Darstellungsart umformen.

Technische Ausrüstung und Dokumentation

Zu verwenden ist ein 5- bzw. 7- oder 7,5-MHz-Lineartransducer. Sectorscanner oder Anulararrays dürfen wegen der schräg einfallenden Schallstrahlen nicht verwendet werden. Lagerungsschale und Schallkopfführungssystem sind obligatorisch und auch notwendig, um den heutigen Präzisionsansprüchen im Routinebetrieb zu genügen. Zur Dokumentation müssen mindestens 2 Sonogramme im Standardbereich vorliegen. Eines davon muss mit Messlinien versehen sein. Fakultativ notwendige Stabilitätstests sind mit und ohne Stress zu dokumentieren. Die Befundung muss mit Deskription und den Winkeln α und β (Ausnahmen beachten!) erfolgen (Graf 2000). Eine Beurteilung des Sonogramms ausschließlich mithilfe des Knochenwinkels α ist unzulässig, beraubt den Untersucher sämtlicher Kontrollen durch die geforderte konkordante Befundung und reduziert das Sonogramm auf das Niveau eines schlechten Röntgenbilds.

19.1.2.2 Röntgen

Die Sonographie hat in der Bildgebung das Röntgenbild im 1. Lebensjahr weitgehend verdrängt. In jenen Fällen, bei denen nicht nur das Hüftgelenk selbst, sondern auch die ossären Beckenstrukturen aufgrund des Verdachts eines Fehlbildungssyndroms mit beurteilt werden sollen, wird man sicherlich nicht auf eine

Röntgenaufnahme verzichten. Auch in jenen ganz bestimmten Fällen, bei denen der Unterrand des Os ilium aufgrund der nahezu horizontal liegenden Pfannendächer, wie man es sehr oft beim Morbus Down sieht, nicht dargestellt werden kann oder die Sonographie aus anderen Gründen versagt, ist ein Röntgenbild unverzichtbar. Werden von einem Sonogramm die 3 bildwichtigen Landmarks der Standardebene für eine Beurteilung vorausgesetzt, so muss auch an das Röntgenbild die Forderung einer korrekten Lagerung des Beckens und der Beinchen gestellt werden, um Fehlprojektionen und Messfehler zu vermeiden.

Lagerung und Bildzentrierung

Meist muss zur Röntgenaufnahme das Kind von einer Hilfsperson gehalten und die Beinchen so gelagert werden, dass die Kniegelenke genau nach vorne gerichtet sind. Wegen der physiologischen Beugekontraktur der Hüftgelenke ist eine Flexion der Hüftgelenke von 10–15° zur Vermeidung einer zu starken Inklination notwendig (Tönnis 1984). Da sehr oft bei Kindern eine erhöhte Antetorsion vorliegt, schlug Imhäuser (1982) vor, die Beinchen bei der Röntgenaufnahme leicht nach innen zu rotieren. Durch diese Lagerung kann die Fehldiagnose einer Lateralisierung des Hüftkopfkerns vermieden werden. Die Aufnahme muss auf die Mitte zwischen den beiden Hüftköpfen und knapp oberhalb der Symphyse zentriert werden. Ein Gonadenschutz ist obligatorisch.

Bei Seitverdrehungen des Beckens kommt es zur Änderung des Pfannendachwinkels nach Hilgenreiner. Dieser beträgt 2° bei einem *Drehungsquotienten* zwischen 1,8 und 0,56. Der Drehungsquotient ergibt sich als Quotient des Querdurchmessers des rechten Foramen obturatum zum linken. Fehlprojektionen können auch durch den *Kippungsquotienten* erkannt werden. Bei diesen wird der senkrechte Durchmesser des Foramen obturatum durch den Abstand zwischen Os pubis und der Hilgenreiner-Linie geteilt. Bei regelrechter Lagerung beträgt er 0,75–1,2. Über die zitierten Werte der Dreh- und Kippquotienten hinaus sollten keine Röntgenbilder verwertet werden, da es zu Winkelabweichungen bis zu 8° kommen kann.

Hilfslinien zur Beurteilung der Femurstellung

Die „*Standlinie*" für ein Beckenröntgen ist die Hilgenreiner-Linie, die wie eine Transversallinie durch die Y-Fugen gelegt wird. Das *Ombrédanne-Lot* ist die Senkrechte auf die Hilgenreiner-Linie, gezogen durch den seitlichen Pfannenerker. Weniger Bedeutung hat heute die *Shenton-Ménard-Linie*, deren Bogenrundung ein Zeichen für eine zentriert stehende Hüfte sein soll (Tönnis 1997).

Messtechnik

Der häufigst gebrauchte Winkel in dieser Alterskategorie ist der *Pfannendachwinkel* nach Hilgenreiner (Acetabularindex-AC-Winkel). In diesem Alter weniger von Bedeutung ist der Center-edge- (CE-)Winkel nach Wiberg, der erst seine Zuverlässigkeit mit ca. 5 Jahren erlangt. Werden die Dreh- und die Kippfehler berücksichtigt, ist der AC-Winkel der wichtigste radiologische Wert für die Verlaufskontrolle des Acetabulum. Tönnis und Brunken (1968) führten eine Verlaufskontrolle mit Abgrenzung von normalen und fraglich pathologischen Gelenken durch und gaben die entsprechenden Standardabweichungen an. Gelenke innerhalb der einfachen Standardabweichung gelten als sicher normal, Winkel zwischen einfacher und doppelter Standardabweichung als Extremwerte, die sich in knapp 20% der Fälle verschlechtern können, aber immerhin in 40% eine Besserungs- und Normalisierungstendenz aufwiesen (Tönnis 1997). Diese Erkenntnisse decken sich weitgehend mit der sonographischen Grenzziehung des α-Werts = 60° als unterster akzeptabler Grenzwert des Normalen, wobei sich in der sonographischen Terminologie α 60° als „Normgrenzbefund" niederschlägt und diesem Umstand gerecht wird.

Für die Luxation selbst wurde im Arbeitskreis für Hüftdysplasie das Hüftgelenk in 4 radiologische *Luxationsgrade* eingeteilt (Tönnis 1984, s. S. 605).

19.1.2.3 Arthrographie

Durch die Hüftsonographie hat die Arthrographie weitgehend ihre Bedeutung innerhalb des 1. Lebensjahrs verloren. Die sonographische Typologie beinhaltet automatisch eine Bestandsaufnahme der pathologischen Veränderungen innerhalb des Gelenks, sodass die Frage nach einem evtl. Repositionshindernis, das durch die Arthrographie festgestellt werden soll, durch die Sonographie eigentlich beantwortet sein sollte.

Technik. Bei in Narkose liegendem Patient und steriler Abdeckung werden die Beinchen gebeugt und leicht abgespreizt. Unter Bildwandlerkontrolle wird medial von dem lateralisierten Hüftkopf horizontal die Pfanne punktiert, bis die Nadel am Pfannendach anstößt. Nach leichtem Zurückziehen wird das Kontrastmittel injiziert.

19.1.2.4 Computertomographie und Kernspintomographie

CT und MRT sind aufwendige und entsprechend teure Verfahren. Die Indikation für eine derartige Untersuchung stellt sich in schwierigen Fällen bestenfalls zur Überprüfung einer sicheren Hüftgelenkzentrierung nach geschlossener oder offener Reposition (Exner 1997). Werden in der CT in der Regel nur 2–3

Schnitte durch das Hüftgelenkzentrum gelegt, so werden in der MRT grundsätzlich koronare und transversale Schnitte angefertigt. Aufgrund von Untersuchungen vor einem Repositionsversuch und nach erfolgreicher Reposition beim selben Patienten konnte weder im Kernspin- noch im Computertomogramm eine Aussage darüber gemacht werden, ob ein unüberwindliches Repositionshindernis besteht (Exner 1997). Die Vorteile der CT gegenüber der MRT liegen bei größerer Kosteneffizienz und besserer Verfügbarkeit. Beschränkt man sich auf wenige Schnitte, ist die Strahlenbelastung der CT minimal. Ein ausreichend ossifizierter Hüftkopf ist allerdings notwendig. Demgegenüber erlaubt das Kernspintomogramm auch eine Beurteilung der knorpeligen Gelenksanteile, allerdings ist eine Sedierung notwendig. Realtime-MRT, die aufgrund ihrer Schnelligkeit auch Bewegungsabläufe darstellen können, sind bereits in Laborvarianten erhältlich und werden zunehmend praktische Bedeutung erringen. Derzeit beschränkt sich die Indikation für CT und MRT auf Ausnahmefälle, bei denen eine Absicherung einer sicheren Reposition durch andere Verfahren nicht erzielt werden kann.

19.1.3 Therapeutische Prinzipien

Problemstellung. Die Suffizienz eines Behandlungsmittels wird am Therapieerfolg gemessen. Da jedes Behandlungsmittel biomechanisch ganz verschieden auf das Hüftgelenk wirkt, kann diese Wirkungsweise (= Therapieerfolg) letzten Endes nur in ihrer Suffizienz überprüft werden, wenn immer dieselbe pathoanatomische Ausgangssituation behandelt wird. Mit den diagnostischen Möglichkeiten der vorsonographischen Ära konnte meist nicht eine exakte pathoanatomische Bestandsaufnahme des Hüftgelenks erhoben werden. Dementsprechend sind die Behandlungsergebnisse auch schwer vergleichbar, weil eigentlich nicht bekannt ist, welche pathoanatomische Situation mit welchem Behandlungsmittel therapiert wurde. Es geht daher nicht darum, welches Behandlungsmittel das beste ist, sondern herauszufinden, welches Behandlungsmittel in welcher pathoanatomischen Situation am besten (biomechanisch) wirksam ist.

Therapieziel:
- Rückführung der pathoanatomischen Veränderungen in den altersentsprechenden anatomischen Normalzustand.
- Nutzung des altersabhängigen Ossifikationspotenzials des Hüftgelenks (Reifungskurve). Entsprechend diesen Erkenntnissen sollte, wenn notwendig, gleich nach der Geburt mit der Therapie begonnen werden. Vermeidung von Schädigungen bestehender Strukturen, insbesondere der Wachstumszonen an der Hüftpfanne, sowie Vermeidung von Hüftkopfnekrosen.

19.1.3.1 Sonographiegesteuerte Therapie

Tab. 19.1 gibt einen Überblick über die Behandlungsmöglichkeiten entsprechend der sonographischen Typisierung.

Repositionsphase

Bei dezentrierten Gelenken, entsprechend den sonographischen Typen D, IIIa, IIIb und Typ IV, ist als erster Behandlungsschritt die Reposition des Hüftkopfs notwendig. Welches Therapiemittel zur Anwendung kommt, ist irrelevant, wenn nur das Grundprinzip, nämlich, dass durch den Behandlungsmechanismus der Hüftkopf wieder in der Urpfanne zentrisch eingestellt wird, eingehalten wird. Einige Repositionsmittel sind dafür besser, einige wahrscheinlich weniger gut geeignet. Prinzipiell muss es sich jedoch im weitesten Sinne des Wortes um eine „Repositionsorthese" handeln.

Durch die sonograpische Frühestdiagnose sind die pathoanatomischen Veränderungen in der Gelenkpfanne meist noch nicht so gravierend, sodass eine manuelle Reposition („Spontanreposition") ohne Traumatisierung des Gelenks in den meisten Fällen möglich ist. Bei älteren Kindern und bei jenen, bei denen sich die Reposition nicht sofort manuell erzielen lässt, leistet eine Extensionsbehandlung gute Dienste. Wir selbst bevorzugen beim Versagen der primär manuellen Reposition sofort die Overhead-Extension, da sie vom kleinen Patienten meist besser als die Längsextension toleriert wird. Vom biomechanischen Standpunkt aus benützen wir die Extension eigentlich nur zur Lockerung des Hüftpfannensystems bei Kindern außerhalb der Neugeborenenphase und zur Dehnung der verkürzten Muskeln, um anschließend in einer Kurznarkose manuell den Hüftkopf zu reponieren und sicher zentrisch einzustellen. Aus den eben erwähnten Gründen reichen meist 4–8 Tage Overhead-Extension aus. Auch bei der Overhead-Extension sollte der Abduktionswinkel von 50°, gemessen von der Mittellinie, nicht überschritten werden.

Durch die dynamische sonographische Untersuchung (Stressuntersuchung) unter Zug, leichter Abduktion und Innenrotation, kann in Zweifelsfällen leicht abgeschätzt werden, ob eine primäre manuelle Reposition möglich ist oder doch extendiert werden muss.

Bevorzugt man ein dynamisches Behandlungsprinzip zur Reposition in Form einer Pavlik-Bandage, ist darauf zu achten, dass die Zügelchen derart angelegt werden, dass durch die Eigenbewegungen des Kindes auch ein Repositionsvorgang ausgelöst werden kann.

Wichtig ist darauf hinzuweisen, dass bedingt durch die pathoanatomischen Verformungen des hyalin knorpelig präformierten Pfannendachs in Abhängigkeit des sonographischen Typs eine formschlüssige Einstellung des Hüftkopfs in der Urpfanne nicht immer möglich ist (Abb. 19.11a–d). Der je nach Hüft-

Tabelle 19.1 Übersicht über die sonographische Typisierung und die Behandlungsmöglichkeiten

Phase	Typ	Behandlung	Alternativ	Bemerkung
Reposition (luxierte Gelenke)	III–IV Typ D	• manuelle Reposition oder Overhead-Extension • Differenzialdiagnose mittels Sonographie • evtl. Overhead-Extension zur Vorbereitung für manuelle Reposition	• Repositionsorthese • Pavlik-Bandage • Hanausek-Apparat • Düsseldorfer Schiene • Fettweis-Schiene etc.	• Compliance der Eltern? • Kontrollmöglichkeiten?
Retention (ehemals luxierte, reponierte, instabile Gelenke)	alle reponierten Gelenke, ferner instabile IIc-Gelenke (Ausnahme: instabile Neugeborene IIc)	• Sitzhockgips (ca. 4 Wochen)	• Retentionsorthese • Pavlik-Bandage • Gipslade • Fettweis-Orthese • Düsseldorfer Schiene etc.	• Compliance der Eltern? • Kontrollmöglichkeiten?
Nachreifung (stabile, „dysplastische" Gelenke)	alle retinierten Gelenke, ferner stabile IIc-, IIb-, IIa(–)-Gelenke	• Mittelmeier-Graf-Spreizhose	• Nachreifungsrthese • Schienen • Spreizhosen • Pavlik-Bandage • Bernau-Schiene • Tübinger Schiene etc.	
Sonderfall	instabile Neugeborene IIc	• Mittelmeier-Graf-Spreizhose	Versuch 4 Wochen: stabil – Fortsetzung instabil – Retention im Sitzhockgips	

typ mehr oder weniger nach kaudal gepresste Anteil des hyalin knorpelig präformierten Pfannendachs („Neo-Limbus nach Ortolani") kann manchmal das Eintreten des Hüftkopfs in die Tiefe der Urpfanne blockieren. Arthrographisch sieht man daher in diesen Fällen in der Tiefe der Urpfanne einen verstärkten Kontrastmittelsee (Tönnis 1984). Es wäre daher falsch, den Hüftkopf mit Gewalt in der Tiefe der Pfanne einstellen zu wollen. Der unnötige Druck auf den Hüftkopf würde lediglich den Hüftkopf selbst, aber auch den nach kaudal gedrückten knorpeligen Pfannendachanteil komprimieren. Aus diesem Grund sind forcierte Repositionsmanöver oder aber auch eine Abduktion über 45–50°, die eine axiale Drucksteigerung mit sich bringen würde, zu vermeiden. Durch den axialen Druck kommt es zum Kollaps der Blutsinosoide im hyalinen Hüftkopf mit zunehmender Gefahr einer Kopfnekrose.

Die zentrische Einstellung des Hüftkopfs in die Tiefe der Urpfanne ist in diesen Fällen ein dynamischer Prozess, bei dem der Hüftkopf den nach kaudal gedrückten hyalin knorpelig präformierten Pfannendachanteil vorsichtig durch Mikrobewegungen wieder remodelliert, ohne die Wachstumszone an der Knorpelknochengrenze des Acetabulum zu zerstören.

Retentionsphase

Steht der Hüftkopf sicher in der Urpfanne platziert oder zumindest zentrisch vor dem Eingang der Urpfanne, gilt es diese Stellung in der Retentionsphase zu halten. Die pathobiomechanische Situation ist folgende: Das hyalin knorpelig präformierte Pfannendach ist deformiert, das Kopf-Pfannen-System ist inkongruent, in das hyalin knorpelig präformierte Pfannendach hat der Hüftkopf eine Sekundärmulde gepresst. Die Gelenkkapsel ist ausgeweitet und schlaff. Das inkongruente, deformierte, hyalin knorpelig präformierte Pfannendach und der schlaffe Gelenkkapselsack kann den Hüftkopf nicht in der Primärpfanne fixieren. Der Hüftkopf neigt zur Reluxation in die Sekundärmulde. Das Gelenk ist instabil (s. Abb. 19.**11**).

Das *Behandlungsprinzip* muss darin bestehen, den Hüftkopf sicher in der Primärpfanne zu platzieren. Auf keinen Fall darf er reluxieren oder ständig bei Bewegung des Beinchens zwischen Primär- und Sekundärpfanne hin- und herspringen, da ansonsten durch die Druck- und Scherkräfte auf das knorpelige Pfannendach die Reorganisation des hyalin knorpelig präformierten Pfannendachs nicht möglich ist. Scherdruckkräfte auf das knorpelige Pfannendach, die in kaudokranialer Richtung wirken, sind daher strikt zu

19.1 Hüftreifungsstörungen

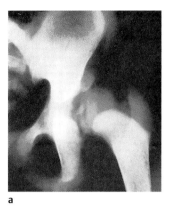
a

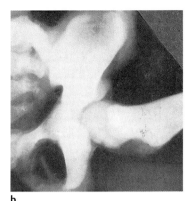
b

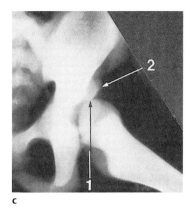
c

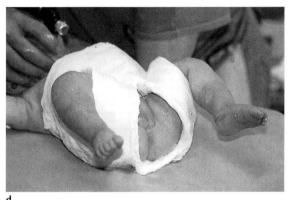
d

Abb. 19.**11** Sonographiegesteuerte Therapie.
a Der Hüftkopf ist reponiert, das Beinchen ist aber gestreckt. Deutlich sichtbar ist, wie sich der Hüftkopf gegen den nach kaudal gepressten Pfannendachanteil stemmt. Bei einer eventuellen Arthrographie würde in der Tiefe der Pfanne ein deutlicher Kontrastmittelsee sichtbar sein.
b Reposition des Hüftkopfs in Sitzhockstellung. Der Hüftkopf tritt gegenüber **a** deutlich tiefer in die Pfanne ein. Es kommt zu einer vollständigen Druckentlastung des hyalin knorpelig deformierten Pfannendachs.
c Bei ungenügender Flexion und reiner Abduktion besteht ein deutlich schlechteres Repositionsergebnis gegenüber der Sitzhockstellung in **b**; 1: nach kaudal gepresster Anteil des hyalin knorpelig präformierten Pfannendachs; 2: Labrum acetabulare (**a–c** aus Graf R. Sonographie der Säuglingshüfte und therapeutische Konsequenzen – ein Kompendium. Bücherei des Orthopäden. Band 43, 4. Aufl. Stuttgart: Enke; 1993:26).
d Modifizierter Fettweis-Gips: Die Beinchen sind in mäßiger Abduktion und in Flexionsstellung, die Kniegelenke bleiben frei.

vermeiden. Sie würden zur Reluxation mit allen Konsequenzen führen. Der Hüftkopf muss in der Pfanne in eine *pfannendachentlastende* Stellung gebracht werden. Dies kann durch die Kopftiefeinstellung in einer Sitzhockposition erreicht werden. Dies bedeutet eine *Flexion* im Hüftgelenk von mindestens 90°, besser noch 100°. Die Stabilisierung des Hüftkopfs in der Pfanne erfolgt durch eine Abduktion bis 45°, maximal 50°. Ein Mehr an Abduktion sollte unbedingt vermieden werden, weil durch zunehmenden Druck auf den Hüftkopf die Blutsinusoide im knorpeligen Hüftkopf kollabieren und eine Kopfnekrose provoziert wird (Inaria et al. 1998).

Neben dieser pfannendachentlastenden Stellung durch Kopftiefeinstellung muss zusätzlich die Reluxation des Hüftkopfs in die Sekundärmulde strikt vermieden werden. Anderenfalls hat nicht nur das deformierte hyalin knorpelig präformierte Pfannendach keine Chance, sich kongruent über den Hüftkopf zu legen, sondern auch die ausgeweitete Gelenkkapsel kann nicht schrumpfen und so zur Stabilität des Gelenks beitragen. Es ist daher eine stabile Retention mit relativer Ruhe im Kopf-Pfannen-System erforderlich. Es ist verständlich, dass gerade in dieser heiklen Retentionsphase ein ständiges Hin- und Hergleiten des Kopfs von der Primär- in die Sekundärmulde eine Remodellierung und den Gelenkkapselschrumpfungsprozess nicht zulässt (Tönnis 1984).

Sowohl die Remodellierung des deformierten hyalin knorpelig präformierten Pfannendachs, aber auch der Schrumpfungsprozess der Gelenkkapsel bedarf Zeit. Der Zeitraum für die Retentionsphase beträgt in Abhängigkeit der Deformierung des Pfannendachs und des Alters des Patienten erfahrungsgemäß 2–4 Wochen.

Alle instabilen Gelenke bedürfen daher einer sicheren Retention.

Verwendet man die sonographische Typologie, so sind dies ehemals dezentrierte Gelenke vom Typ D, IIIa, IIIb und Typ IV, die reponiert wurden und nun in die Retentionsphase eintreten, oder Gelenke vom Typ IIc-instabil.

Die Behandlung in dieser Phase muss durch eine Retentionsorthese mit den biomechanischen Bedingungen Sitzhockstellung mit Kopftiefeinstellung und sichere Stabilisierung gewährleistet sein. Aus später noch zu erläuternden Gründen sind wir Verfechter einer sicheren Retention und verwenden für diesen Zweck den Sitzhockgips. Dieser „Fettweis-Gips" (s. Abb. 19.**11d**) wurde etwas modifiziert, sodass die Unterschenkel und die Kniegelenke nicht mit fixiert werden. Dadurch sind außer dem Hüftgelenk alle anderen

Gelenke frei beweglich. Da die Kniegelenke nicht mit fixiert sind, kommt es durch die herabhängenden Unterschenkel zu einer spontanen Innenrotation (und somit zu einer erhöhten Stabilität) im Hüftgelenk. Durch die Polsterung des Gipsverbands sind auch kleine Mikrobewegungen des Hüftkopfs möglich, sodass keine Druckspitzen die Blutversorgung gefährden. Selbst Neugeborene werden mit diesem Gips versorgt, wobei die Retentionsphase bei Neugeborenen meist nur 2 Wochen beträgt, bei älteren Kindern aber bis zu 4 Wochen dauern kann. Bei kleinen Kindern mit noch verminderter Spontanmotorik wird der Gips ambulant ohne Narkose, bei älteren in Kurznarkose, ebenfalls ambulant oder in Form einer Tagesklinik, wenn nicht zuvor eine stationäre Overhead-Extension notwendig war, angelegt. Die Überprüfung der korrekten Stellung des Hüftkopfs im Gips kann sonographisch durch ein entsprechendes Gipsfenster erfolgen, wobei in besonderen Fällen auch andere bildgebende Methoden herangezogen werden können. Bis auf wenige Ausnahmen genügt es aber, in gehaltener reponierter Stellung ein a.-p. Übersichtsröntgen beider Hüftgelenke anzufertigen, das mit jenem, das nach Anlegen des Gipsverbands angefertigt wurde, verglichen wird. So kann ein unbeabsichtigtes Herausrutschen des Hüftkopfs während des Eingipsens erkannt werden.

Von diesem Schema ist unserer Meinung nach nur eine einzige Ausnahme akzeptabel: Bei instabilen Typ-IIc-Gelenken innerhalb der 1. Lebenswoche verwenden wir eine straff sitzende Spreizhose vom Typ Mittelmeier-Graf mit parallel eingestellten Zügelchen in Sitzhockstellung. Durch die geringe Eigenmotorik des Kindes in diesem Alter erscheint eine straff sitzende Spreizhose zur sicheren Retention ausreichend. Die Kontrolle erfolgt bereits nach 3–4 Wochen. Sollte nach diesem Zeitraum das Hüftgelenk sich nicht stabilisiert und zumindest in einen Typ IIc-stabil übergegangen sein, erfolgt die sofortige Fixierung im Sitzhockgips noch vor der kritischen Zeitgrenze der 5. Lebenswoche. Hat sich das Gelenk stabilisiert und ist mindestens in einen Typ IIc-stabil übergegangen, kann die Spreizhosentherapie entsprechend der Tabelle 19.**1** weitergeführt werden.

Nachreifungsphase

Nach abgeschlossener Retentionsphase ist das Gelenk stabil und tritt in die Nachreifungsphase ein. Die biomechanische Situation entspricht der einer Pfannendysplasie. Vom pathoanatomischen Standpunkt ist der Hüftkopf zwar tief in der Pfanne eingestellt, das hyalin knorpelige Pfannendach hat sich „entfaltet" und seine ursprüngliche Form wieder erlangt und liegt kongruent über dem Hüftkopf. Die Gelenkkapsel ist straff, das Hüftgelenk ist stabil, das Pfannendach ist aber noch nicht ausreichend ossifiziert. Druck- und Scherkräfte auf das knorpelige Pfannendach in kaudokranialer Richtung würden eine neuerliche Deformierung des Pfannendachs und somit eine Reluxation provozieren. Es müssen pfannendachentlastende Maßnahmen gesetzt werden, wobei Strampelbewegungen in einem bestimmten Umfang, soweit sie nicht Druck- und Scherkräfte auf das Pfannendach ausüben, zugelassen werden können. Es gilt daher weiterhin das Sitzhockprinzip bei wieder zugelassener Beweglichkeit der Beinchen.

Das Kind muss in einer „Nachreifungsorthese" behandelt werden, bis ein voll ausgereiftes Hüftgelenk erzielt ist. Der Nachreifung bedürfen Hüftgelenke, die stabil, aber noch nicht völlig ausgereift, d. h. noch nicht sonographisch Typ I sind. Es sind dies Hüftgelenke vom Typ IIc-stabil, IIb und IIa(−).

Typische Nachreifungsbehelfe, die eine Flexion bei mittelgradiger Abduktion und gleichzeitigen Strampelbewegungen ermöglichen, sind zahlreich, wobei sämtliche Spreizhosen und Splints im Wesentlichen diesen Bedürfnissen entsprechen.

Evtl. bestehende Restdysplasien werden bei Reifungsstillstand entsprechend den allgemein gültigen Indikationen mit Acetabuloplastiken versorgt.

Was eine Frühestdiagnose mit adäquater sonographiegesteuerter Therapie leistet, ist aus der Verlaufsserie in Abb. 19.**12a–e** ersichtlich.

19.1.3.2 Operationen

Durch die Einführung des sonographishen Hüft-Screenings in Österreich ist die Rate offener Repositionen deutlich gesunken. Sie betrug 1993, nur 1 Jahr nach der Einführung des Screenings, 0,23 pro 1000 Neugeborener, wobei der Gesamtabfall der Ostotomien am Beckengürtel sogar 25 % gegenüber der Vorsonographieära betrug, und das, obwohl eine Verfälschung der Ergebnisse durch die vielen ungescreenten Flüchtlingskinder (Jugoslawienkrise) vorlag (Grill & Müller 1995). Aufgrund der abnehmenden Häufigkeit würden wir empfehlen, offene Einrichtungen und Acetabulumplastiken prinzipiell kinderorthopädischen Zentren vorzubehalten.

Im Wesentlichen kommen rekonstruktive Verfahren, wie offene Einrichtung und Acetabulumplastiken infrage.

Offene Reposition

Die *Indikation* stellt sich unter folgenden Bedingungen: Bei verschleppten und nicht rechtzeitig diagnostizierten Hüftluxationen (alle dezentrierten Hüfttypen) mit der Erstdiagnose 6 Monate und älter: Wenn sich das Hüftgelenk über diesen Zeitraum in die Pathologie „hineinentwickelt" hat, ist immer eine hochgradige Pathologie im Bereich der hyalin knorpelig präformierten Pfanne vorhanden. Durch den luxierten Hüftkopf wurde das knorpelige Pfannendach dermaßen deformiert und komprimiert, dass bei weiterer konservativer Therapie eine zusätzliche Schädigung der knorpeligen Strukturen zunehmend wahrscheinlich wird.

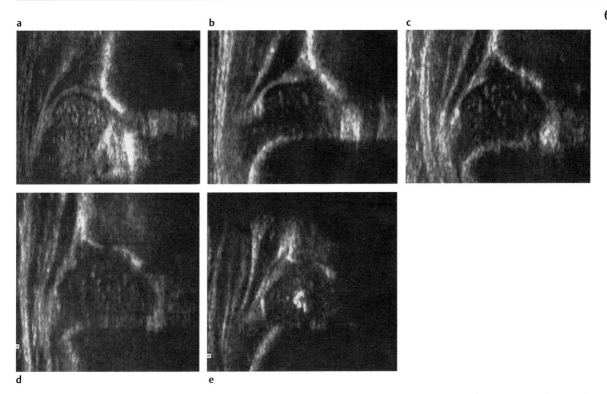

Abb. 19.12 Verlaufsserie eines 10 Tage alten Säuglings, entsprechend dem vorgestellten Behandlungsschema.
a Typ-IV-Gelenk, Erstdiagnose mit 5 Tagen.
b Dasselbe Hüftgelenk wie in a nach 4 Tagen Overhead-Extension: Typ IIIa. Das Hüftgelenk wurde in Narkose reponiert und für 4 Wochen im Sitzhockgips retiniert.
c Dasselbe Hüftgelenk wie in b nach 4 Wochen Sitzhockgips. Das Hüftgelenk ist zentriert, stabil, Typ IIa(−). Die Weiterbehandlung erfolgt mit einer Mittelmeier-Graf-Spreizhose.
d Dasselbe Hüftgelenk wie in a im Alter von 10 Wochen. Nach 4-wöchiger Behandlung mit Mittelmeier-Graf-Spreizhose, entsprechend dem Status in c: altersentsprechendes Hüftgelenk, die Behandlung kann beendet werden. Wegen des kleinen Erkerdefekts empfiehlt sich eine Kontrolle in 3 Monaten.
e Spätkontrolle im Alter von 6 Monaten: völlig ausgereiftes Gelenk Typ I.

Bei Patienten, die jünger als 6 Monate sind, empfehlen wir dann eine sofortige offene Einrichtung, wenn mit einem Retentionsversuch über 8 Wochen (2-malige Sitzhockgipsversorgung über eine Periode von je 4 Wochen) keine Hüftgelenkstabilität zu erzielen ist. In diesen Fällen ist unserer Erfahrung nach immer das hyaline Pfannendach so deformiert, dass es sich durch die Zentrierungsversuche nicht mehr kongruent über den Hüftkopf entfaltet und das Hüftgelenk dadurch nicht stabil werden kann.

Ein weiteres konservatives Vorgehen würde den Hüftkopf nur noch mehr gegen den nach kaudal gequetschten hyalinen Pfannendachknorpel pressen und sowohl den Hüftkopf hinsichtlich einer Kopfnekrose als auch das Pfannendachwachstum wegen Beeinträchtigung der Wachstumszone durch Druck- und Scherkräfte zusätzlich gefährden. Im Gegensatz zu früheren, vor allem angloamerikanischen Ansichten (zitiert nach Tönnis 1984) sollte nicht das Alter allein, sondern dieses in Kombination mit der biomechanischen Situation zur Indikationsstellung herangezogen werden. Wenn ein Hüftgelenk nach 2-mal 4 Wochen konservativem Behandlungsversuch irreponibel ist, liegt immer ein Repositionshindernis vor, das vom Hüftkopf nicht weggedrängt werden kann. Weitere Repositionsversuche sind daher immer für den Hüftkopf gefährlich.

Durch die sonographischen Möglichkeiten, den Repositionsversuch direkt am Monitor mitzuverfolgen, relativiert sich auch die Indikation zur Arthrographie. Bei irreponiblen Hüftgelenken und den heutigen sonographischen Möglichkeiten halten wir es für nicht notwendig, mit einer relativ aggressiven Diagnostik ein Repositionshindernis, das ja immer vorliegen muss, wenn das Hüftgelenk einem 8-wöchigen konservativen Behandlungsversuch getrotzt hat, nochmals zu identifizieren.

Operationstechnik. Wir bevorzugen den anterolateralen Zugang, eröffnen die Gelenkkapsel, der Hüftkopf wird zur Seite gehalten, sodass anhand des Lig. teres die Orientierung leicht fällt und die Urpfanne, deren Eingang meist „phimotisch" verengt ist, dargestellt werden kann. Das Ligamentum wird reseziert, das Fettgewebe, das meist hypertroph die Urpfanne zusätzlich noch ausfüllt, wird ebenfalls vorsichtig entfernt. Die manchmal hochgeschlagene Sehne des M. iliopsoas wird eingekerbt oder teilreseziert, ein fallweise vorhandener enger Kapselschlauch wird eröffnet. Unter Abduktion und Innenrotation gelingt es nun, den Hüftkopf trotz des Missverhältnisses der Größe Hüftkopf zur Pfanne in die Pfanne einzustellen. Die Abduktion und Innenrotation stabilisieren den Hüftkopf, gleichen sie doch die

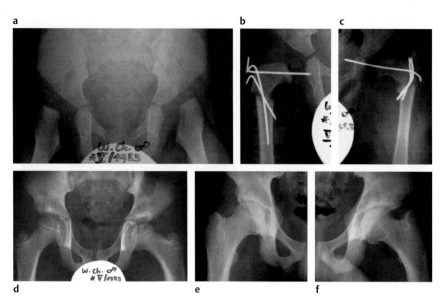

Abb. 19.13 Hüftluxation.
a 12 Monate altes Kind mit beidseitiger Hüftluxation nach vergeblichen Behandlungsversuchen.
b Derselbe Patient wie in **a** nach offener Einrichtung rechts. Die temporäre axiale Fixierung des Hüftkopfs und die intertrochantäre Geradestellung ist deutlich sichtbar.
c Offene Einstellung links, 6 Wochen nach Erstoperation rechts.
d Derselbe Patient wie in **a** 9 Jahre postoperativ nach offener Einrichtung und Acetabulumplastik beidseitig.
e, f Derselbe Patient wie in **a** im Alter von 17 Jahren: völlig beschwerdefrei, hinkfreier Gang, freie Beweglichkeit.

meist mehr oder weniger immer vorhandene Valgus- und vermehrte Antetorsionsstellung aus. In der zitierten Hüftkopfpositionierung stützt sich dieser an dorsalen, auch bei Luxationspfannen immer noch besser ausgebildeten Pfannendachanteilen ab, während die dorsosuperioren und anterioren Pfannendachanteile meist dem Hüftkopf nicht genügend Widerlager bieten können. Der deformierte Pfannendachknorpel, der vordergründig ein Repositionshindernis darstellt, darf nicht reseziert werden, da es ansonsten zu schweren Wachstumsstörungen an der Pfanne kommt. Die reponierte Stellung wird durch einen Kirschner-Draht, der unter Bildwandlerkontrolle eingebracht wird, im Acetabulum transfixiert und das Beinchen durch eine intertrochantäre Osteotomie ohne Keilentnahme gerade gestellt, wobei die Osteotomie mit 2 Kirschner-Drähten ausreichend fixiert ist. Die Muskulatur wird nur adaptiert, auf ein Redon-Drain kann verzichtet werden, die Fixierung erfolgt im Beckenbeingips. Nach 5 Wochen werden sämtliche Drähte entfernt und meist gleichzeitig eine Acetabulumplastik durchgeführt.

Diese Operationstechnik fixiert den Hüftkopf in stabilst möglicher Stellung, sodass eine Reluxation nicht zu befürchten ist. Die Varusstellung gleicht sich im Laufe des Wachstums ebenso wie die meist auftretende primäre leichte Retrotorsion spontan aus. Kopfnekrosen konnten durch die temporäre Transfixation nicht beobachtet werden. Sie traten nur auf, wenn überlange konservative frustrane Behandlungsversuche vor der Operation durchgeführt wurden.

Die Ergebnisse mit dieser Technik sind gut (Graf 1981). Die Vorteile gegenüber anderen in der Literatur beschriebenen Techniken (Tönnis 1984) liegen unserer Meinung nach darin, dass durch diese Technik nicht nur der Hüftkopf wieder reponiert wird und die Fixierung desselben nicht alleine einer Kapselplastik überlassen wird, sondern dass grundsätzlich die gesamte Mechanik und Morphologie des Hüftgelenks weitgehend normalisiert wird (Abb. 19.**13a–f**).

Acetabulumplastik

Zahlreiche Techniken wurden beschrieben (Tönnis 1984). Wir bevorzugen in dieser Altersklasse die Pfannendachplastik nach Dega und führen sie nach offenen Repositionen bei der Drahtentfernung durch, um das Repositionsergebnis abzusichern; zu Aufsteh- bzw. Laufbeginn dann, wenn bei verspäteter Primärdiagnostik und verspätet einsetzender Therapie aufgrund der abnehmenden Pfannendachwachstumspotenzen eine Restdysplasie vorhanden ist, weil durch die Gewichtsübernahme ungünstige biomechanische Verhältnisse auftreten.

Eine Therapie mit Abspreizschienen zur Behandlung der Pfannendachdysplasie bis in das 2. Lebensjahr hinein sollte heute dem Patienten und seiner Familie nicht mehr zugemutet werden. Der Wert dieser Therapie ist umstritten, da keine Blindstudien vorliegen, die den Wert dieser überlangen Therapie gegenüber Spontannachreifungen des Pfannendachs beweisen.

19.1.3.3 Ausblicke und Hypothesen

Hüftreifungsstörungen scheinen sich dem bisherigen Wissensstand nach nicht erst ab Geburt zu entwickeln, sondern entstehen bereits intrauterin. Sieht man von der echten Fehlanlage des Hüftgelenks, wie es bei verschiedenen Syndromen vorkommt (teratologische Luxation) ab, unterliegt das Hüftgelenk so wie postpartal bereits intrauterin mechanischen Faktoren (Druck- und Scherkräfte auf das Pfannendach), die die Hüftreifung ermöglichen oder nicht nur zum Stillstand der Pfannendachreifung, sondern sogar zur Deformierung und konsekutiver Luxation des Hüftkopfs führen können. Es dürfte sich daher bei Hüftreifungsstörungen bereits intrauterin um ein biomechanisches Problem handeln, wobei die bekannte genetische Disposition nicht direkt auf das Hüftgelenk, sondern möglicherweise auf Raumbeengungen und Zwangshaltungen oder Uterusgröße und Form Einfluss hat. Intrauterine Hüftsonographien sind heute bereits in Ansätzen möglich (Wagner et al. 1994; Abb. 19.**14**).

Wesentliche Verbesserungen sind möglicherweise durch ein 3-dimensionales Sonographieverfahren möglich (Graf & Lercher 1996), wobei durch die Dopplersonographie auch kleinste Gefäße im hyalinen Hüftkopf sichtbar gemacht werden konnten (Wagner et al. 1995).

19.2 Teratologische Hüftluxation

W. Plötz

Definition.
Bei der teratologischen Luxation bestehen neben der Hüftfehlform weitere Fehlbildungen.

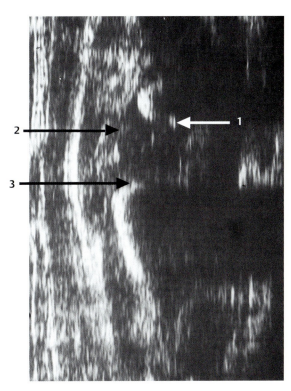

Abb. 19.**14** Intrauterines Hüftsonogramm in der 37. Schwangerschaftswoche. Der Unterrand des Os ilium (1), das Labrum acetabulare (2) und die Knorpel-Knochen-Grenze am koxalen Femurende (3) sind deutlich sichtbar.

Die teratologische Hüftluxation ist wesentlich seltener als die angeborene Form. Sie tritt meist beidseitig auf und ist mit anderen Fehlbildungen vergesellschaftet (Abb. 19.**15**), z. B. findet man Fußdeformitäten, multiple Gelenksteifen und Fehlanlagen innerer Organe. Als Ursache werden exogene Schäden, z. B. auch Röntgenstrahlen angenommen.

Klinik

Bei der klinischen Untersuchung fällt die Rigidität der Beine mit starker konzentrischer Bewegungseinschränkung der Hüftgelenke auf. Demgegenüber ist bei der angeborenen Hüftdysplasie lediglich die Abduktion eingeschränkt. Bei Verdacht auf eine teratologische Hüftluxation ist der gesamte Bewegungsapparat exakt zu untersuchen. Die Vorstellung beim Pädiater ist obligat.

Bildgebende Diagnostik

Meist findet man eine hohe Hüftluxation. Das Kernspintomogramm kann im Einzelfalle Auskunft geben über eventuelle knorpelige Fehlbildungen am proximalen Femurende und am Acetabulum. Letzteres kann ungeachtet der Luxation normal angelegt sein.

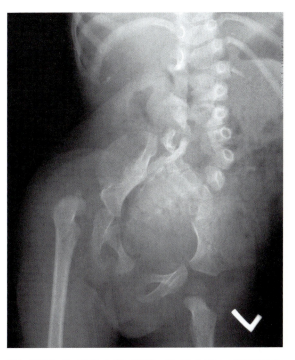

Abb. 19.**15** Teratologische Hüftluxation bei einem 21 Monate alten Mädchen. Beachte die hochgradige Beckenverkippung bei multipler Halbwirbelbildung der Lendenwirbelsäule.

Therapie

Die teratologische Luxation ist nur offen zu reponieren. Dabei sind stets zusätzliche Weichteileingriffe wie z. B. Muskelverlängerungen erforderlich. Die Prognose ist wesentlich ungünstiger als bei der angeborenen Hüftluxation.

19.3 Hüftdysplasie beim älteren Kind und Erwachsenen

W. Plötz

Definition.
Die Hüftdysplasie ist gekennzeichnet durch eine flache, steile Pfanne, einen erhöhten Schenkelhalswinkel und einen vergrößerten Antetorsionswinkel.

Pathogenese

Verstärken sich im Laufe des Wachstum diese Fehlformen, so kann aus einer Dysplasie im Laufe der Zeit eine Subluxation und später eine komplette Luxation entstehen. Besteht eine komplette Luxation, so bildet sich entweder eine sekundäre Pfanne kraniodorsal der Urpfanne am Os ilium oder der Hüftkopf wird federnd in der Glutealmuskulatur abgestützt. In der immer sehr steilen Sekundärpfanne entsteht häufig frühzeitig eine schmerzhafte Arthrose. Ansatz und Ursprung der Glutealmuskulatur nähern sich an, sodass meist eine ausgeprägte Muskelinsuffizienz (sog. Luxationshinken) besteht. Regelmäßig entsteht auch eine Beckenkippung nach vorne, was wiederum eine kompensatorische Hyperlordose zur Folge hat.

Kommt es nicht zu einer Luxation der Hüfte, so kann eine sog. Restdysplasie zurückbleiben. Die zu geringe Pfannenüberdachung bei der Dysplasie führt zu einer Stresskonzentration am lateralen Pfannenerker. Der steile CCD-Winkel hat eine Verkürzung des Hebelarms der kleinen Gluteen zur Folge. Dies bedeutet, dass zur Stabilisierung des Beckens eine höhere Kraftentwicklung der Glutealmuskulatur notwendig ist, gleichzeitig wird der Kraftvektor der Hüftgelenkresultierenden steiler und verläuft damit biomechanisch noch ungünstiger durch das ohnehin zu kurze Pfannendach.

Klinik und klinische Diagnostik

Kinder und Erwachsene mit einer **Hüftdysplasie** sind meist beschwerdefrei, so lange sich keine wesentliche Arthrose im Hüftgelenk entwickelt hat. Lediglich die vermehrte Antetorsion führt zum Teil zu einem Gang in Innenrotation, der bei Kindern häufig der Grund für den Arztbesuch ist. Oft stolpern die Kinder über ihre innenrotierten Füße.

Bei der klinischen Untersuchung ist insbesondere auf Beinlängendifferenzen und auf die Rotationsfähigkeit der Hüftgelenke zu achten. In Abhängigkeit vom Antetorsionswinkel ist die Innendrehfähigkeit vermehrt und die Außenrotation vermindert. Zur Untersuchung der Rotation liegt der Patient auf dem Bauch und winkelt die Kniegelenke um 90° ab. Die Unterschenkel werden als Zeiger für die Rotationsstellung der Hüfte benützt. In dieser Position kann auch die Antetorsion klinisch bestimmt werden. Eine Hand des Untersuchers tastet den Trochanter major, die andere Hand bewegt den Unterschenkel. Die Drehstellung, in der der Trochanter nach lateral am weitesten prominent ist, entspricht dem Antetorsionswinkel.

Bei der **Luxation der Hüfte** stehen Beinverkürzung, Glutealinsuffizienz und Bewegungseinschränkung im Vordergrund, wobei die Extension und Abduktion besonders beeinträchtigt ist. Eine Beugekontraktur kann zu einer ausgeprägten Hyperlordose mit entsprechenden Wirbelsäulenbeschwerden führen. Eine Adduktionskontraktur vor allem bei der beidseitigen Hüftluxation führt zu einer kompensatorischen X-Beinstellung im Kniegelenk.

Bildgebende Diagnostik

Im 1. Lebensjahr ist die Sonographie der Röntgendiagnostik überlegen (s. Abschnitt 19.1). Später ist die Röntgenuntersuchung, die es erlaubt die Form und Stellung der Hüftgelenke zu erfassen, für die Therapieentscheidung ausschlaggebend. Zu achten ist dabei auf Fehlformen und Wachstumsstörungen, wie z. B. die Coxa vara als Folge eines Luxations-Perthes, verursacht eine Durchblutungsstörung von Hüftkopf und Schenkelhals.

Die Schnittbilddiagnostik ist derzeit noch speziellen Fragestellungen vorbehalten. Sie erlaubt grundsätzlich die dreidimensionale Erfassung der Beckengeometrie und wird in Zukunft die konventionelle Röntgendiagnostik ablösen.

Nachfolgende Röntgenaufnahmen werden bei der Diagnostik der Hüftdysplasie häufig angefertigt:

Beckenübersichtsaufnahme a.-p. Es handelt sich hier um die Standardaufnahme zur Beurteilung des Acetabulum. Wird die Aufnahme zur Bestimmung des reellen Schenkelhalswinkels und des reellen Antetorsionswinkels (als sog. Rippstein-I-Aufnahme) zusammen mit der Rippstein-II-Aufnahme verwendet, so muss das Femur in Neutralrotation liegen, d. h. die Patellae müssen streng frontalisiert sein. Dies wird z. T. dadurch erreicht, dass die Unterschenkel des Patienten über das Ende des Röntgentischs nach unten hängen. Im Übrigen sollte die Beckenübersichtsaufnahme mit leicht (10°) innenrotierten Beinen erfolgen, um die Antetorsion auszugleichen.

Auf der Beckenübersichtsaufnahme kann der Luxationsgrad nach den Richtlinien des Arbeitskreises für Hüftdysplasie bestimmt werden. Beurteilt wird die Position des Hüftkopfkerns in Relation zu einer horizontalen Linie durch die Wachstumsfuge des Acetabulum (Y-Fuge) und einer vertikalen (Ombrédanne-) Linie durch den Pfannenerker (Abb. 19.**16**).

19.3 Hüftdysplasie beim älteren Kind und Erwachsenen

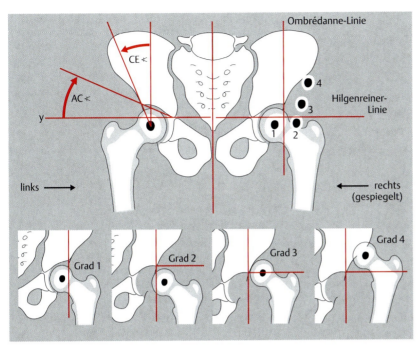

Abb. 19.**16** Einteilung des Luxationsgrades nach den Richtlinien des Arbeitskreises für Hüftdysplasie (rechte Hüfte): Grad 1: Kopfkern medial der Ombrédanne-Linie; Grad 2: Kopfkern lateral der Ombrédanne-Linie und unterhalb des Pfannenerkers; Grad 3: Kopfkern auf Höhe des Pfannenerkers; Grad 4: Kopfkern oberhalb des Pfannenerkers.
AC-Winkel (linke Hüfte): Winkel zwischen der Horizontalen (Hilgenreiner-Linie) und einer Geraden durch die Y-Fuge und durch den lateralen Pfannenerker.
CE-Winkel (linke Hüfte): Winkel zwischen einer Senkrechten durch den Hüftkopfmittelpunkt und der Verbindungslinie zwischen dem Pfannenerker und dem Hüftkopfmittelpunkt.

Faux-profile-Aufnahme. Mit diesem Röntgenbild kann die ventrale Pfannenüberdachung bestimmt werden. Der Patient steht bei dieser Aufnahme mit dem Rücken an einer Wand, die im 65°-Winkel zur Röntgenplatte angebracht ist. Das plattennahe Hüftgelenk wird untersucht und ist vom Patienten zu belasten.

Rippstein-II-Aufnahme. Für dieses Röntgenbild wird der Patient auf dem sog. Rippstein-Gerät gelagert. Die Hüften sind 90° flektiert, 20° abduziert und neutral rotiert. Der projizierte Antetorsionswinkel kann mithilfe dieser Aufnahme gemessen werden. Die Fehlermöglichkeiten bei dieser Aufnahme sind mannigfaltig, sodass exakt auf die richtige Lagerung geachtet werden muss.

Einstellaufnahmen der Hüfte. Zur Simulation einer intertrochantären Umstellungsosteotomie werden sog. Einstellaufnahmen angefertigt. Bei einer geplanten Varisierungsosteotomie erfolgt z. B. eine Hüftgelenkaufnahme a.–p. mit leicht innenrotiertem Bein. Zusätzlich wird das Bein dabei um den geplanten Umstellungswinkel abduziert, sodass das koxale Femurende in der Pfanne in der Position zur Darstellung kommt, in der es nach der Umstellung zu liegen kommen wird. Bei der Beurteilung dieses Bilds wird darauf geachtet, ob der Gelenkspalt in der gesamten Zirkumferenz gleich weit ist und bei bestehender Koxarthrose auch darauf, ob evtl. vorhandene Osteophyten die Beweglichkeit in der neuen Position beeinträchtigen werden.

Winkel zur numerischen Erfassung der Beckengeometrie

Schenkelhalswinkel. Auch: CCD-Winkel (Caput-Collum-Diaphysenwinkel): Es handelt sich um den Winkel zwischen Schenkelhals und Femurdiaphyse. Dieser Winkel ist altersabhängig. Beim Erwachsenen beträgt er durchschnittlich 127° (Abb. 19.**17a**).

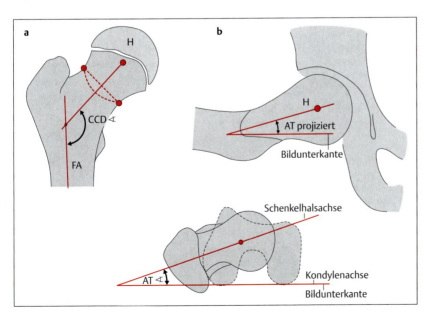

Abb. 19.**17** Bestimmung wichtiger Winkel des Hüftgelenks.
a CCD-Winkel: Winkel zwischen Schenkelhalsachse und anatomischer Femurschaftachse (FA). Die Schenkelhalsachse wird bestimmt durch den Hüftkopfmittelpunkt (H) und einen Punkt in der Mitte des Schenkelhalses. Dieser Punkt wird festgelegt als Mittelpunkt einer Strecke zwischen den Schnittpunkten der Schenkelhalskortikalis mit einem Kreis um den Hüftkopfmittelpunkt.
b AT-Winkel (projiziert): Winkel zwischen der Schenkelhalsachse und der Bildunterkante auf der Rippstein-II-Aufnahme.

Tabelle 19.2 CE-Winkel nach Wiberg

Alter	Normalwerte	Grenze zum Pathologischen
5–8 Jahre	25°	20°
9–12 Jahre	30°	25°
> 13 Jahre	35°	25°

Antetorsionswinkel (AT-Winkel). Legt man ein Femur auf eine Tischplatte, so liegen die Hinterkanten der Kniegelenkkondylen und der Trochanter major auf der Tischplatte auf. Der Hüftkopf steht nach vorne von der Tischplatte ab, da der Schenkelhals normalerweise um 12° nach vorne gedreht ist. Dieser sog. Antetorsionswinkel ist definiert als der Winkel zwischen einer Geraden durch die Hinterkanten der Femurkondylen und einer Geraden durch den Schenkelhals. Gemessen wird der projizierte Antetorsionswinkel auf der Rippstein-II-Aufnahme als der Winkel, der von einer Geraden durch den Schenkelhals und der Unterkante des Röntgenbilds eingeschlossen wird. (Abb. 19.**17b**).

CCD- und AT-Winkel kommen auf den Röntgenbildern in projizierter Form zur Darstellung. Mithilfe trigonometrischer Funktionen oder einfacher aus Tabellen können der reelle CCD- und der reelle AT-Winkel bestimmt werden.

CE-Winkel nach Wiberg. Zentrum-Ecken-Winkel, wobei in der Originalarbeit C für Centrum und E für end of the roof steht. Der CE-Winkel ist ein Maß für die Pfannenüberdachung. Er ist definiert als der Winkel zwischen der Senkrechten durch den Hüftkopfmittelpunkt und der Verbindungslinie zwischen Hüftkopfmittelpunkt und dem lateralsten Punkt der Gelenklinie der Pfanne (s. Abb. 19.**16**). Auch dieser Winkel ist altersabhängig (Tab. 19.**2**).

VCA-Winkel nach Lequesne und de Seze. Dieser Winkel für die ventrale Pfannenüberdachung wird auf der Faux-profile-Aufnahme analog zum CE-Winkel bestimmt. Beim Erwachsenen ist ein Winkel größer als 25° normal. Ein VCA-Winkel zwischen 20 und 25° ist leicht pathologisch, ein Winkel kleiner als 20° ist hochpathologisch.

Pfannenöffnungswinkel nach Sharp. Legt man eine Gerade durch die Unterkante der Köhler-Tränenfigur beidseitig und eine zweite Gerade durch die Unterkante der Köhler-Tränenfigur der zu untersuchenden Seite und den Pfannenerker, so erhält man den Pfannenöffnungswinkel nach Sharp. Normal sind beim Erwachsenen 38,3°. Die Obergrenze zum Pathologischen liegt bei 42,3° (Sharp 1961).

AC-Winkel. Der AC-Winkel kann nur während des Wachstums bestimmt werden. Er ist definiert als Winkel zwischen einer Geraden durch beide Y-Fugen (Wachstumsfuge im Acetabulum zwischen Os ilium und Os ischium bzw. Os pubis) und einer Geraden durch die Y-Fuge der zu vermessenden Hüfte und durch den Pfannenerker. Der Winkel ist altersabhängig (s. Abb. 19.**16**).

Shenton-Menard-Linie. Diese Linie verläuft entlang des Unterrands des Os pubis und geht normalerweise gleichmäßig in den Unterrand des Schenkelhalses über. Bei einer Hüftluxation ist die Linie am Übergang vom Becken zum Femur unterbrochen.

Natürlicher Verlauf

Von großer Bedeutung für die Entscheidung zur operativen Therapie im Kindesalter ist die Kenntnis über den natürlichen Verlauf der Hüftdysplasie. Tönnis und Brunken haben hier bereits 1968 nach dem Studium der Entwicklung des AC-Winkels bei Kindern zwischen 3 und 7 Jahren grundsätzliche Aussagen machen können. Sie bestimmten Mittelwerte des AC-Winkels und gaben die einfache und die doppelte Standardabweichung der Werte an. Liegen die AC-Winkel innerhalb der einfachen Standardabweichung, so normalisierten sich die AC-Winkel im weiteren Verlauf. Liegen die Werte oberhalb der doppelten Standardabweichung, so kommt es im weiteren Wachstum regelmäßig zu einer weiteren Verschlechterung und liegen die AC-Winkel zwischen der ersten und der zweiten Standardabweichung, so kann nicht gesagt werden, ob es spontan zu einer Verbesserung oder Verschlechterung kommt.

Ist nach Wachstumsabschluss eine Restdysplasie verblieben, so richtet sich der Zeitpunkt, zu dem Schmerzen durch degenerative Veränderungen auftreten, nach dem Schweregrad der Dysplasie. Ist der CE-Winkel negativ, so ist bereits vor dem 20. Lebensjahr mit Schmerzen zu rechnen. Liegt der CE-Winkel zwischen 0 und 10° bzw. ist der Pfannenöffnungswinkel größer als 47°, so treten Beschwerden üblicherweise bis zum 35. Lebensjahr auf (Tönnis et al. 1979).

Therapie der Hüftluxation beim Kind im Überblick

Alter	Therapie bei Hüftluxation
0,5–3 Jahre	offene Reposition meist mit Acetabuloplastik und DVO
3–8 Jahre	offene Reposition meist mit pfannenverbesserndem Eingriff und Femurverkürzungsosteotomie
8–10 Jahre	offene Reposition mit Femurverkürzungsosteotomie und pfannenverbesserndem Eingriff nur bei einseitiger Luxation
> 10 Jahre	offene Reposition nur mehr in Ausnahmefällen wegen hohem Arthroserisiko

Therapie

Im Kindesalter gilt es grundsätzlich immer, die Wachstumspotenz des Hüftgelenks für die Heilung zu nutzen. In einem Alter von mehr als 1,5 Jahren führt nach Hohmann (1952) die konservative Therapie bei Hüftdysplasie und Hüftluxation im Allgemeinen zu keinem guten Ergebnis mehr. Später nimmt die Wachstumspotenz des Pfannendachs noch weiter ab und die Behandlungszeiten werden länger. Ab dem 2. Lebensjahr werden auch bei lang dauernder konservativer Therapie häufig nicht mehr die normalen Werte der Hüftgeometrie erreicht (Lindstrom et al. 1979). Spätestens ab einem Alter von 1,5 Jahren, besser von 6 Monaten, ist daher bei Hüftluxationen im Allgemeinen die operative Therapie mit einer pfannenverbessernden Maßnahme angezeigt. Günstige Zeitpunkte für die operative Therapie sind daher 0,5 bis 2 Jahre, 5 Jahre kurz vor der Einschulung und nach Wachstumsabschluss. Grundsätzlich ist bei der Auswahl des Operationsverfahrens zu unterscheiden, ob es sich um eine komplette Luxation des Hüftgelenks handelt oder nur um eine Dysplasie.

Therapie im Alter von 1–3 Jahren

Wie bereits dargestellt, ist in dieser Altersgruppe die operative Reposition indiziert. Wichtig ist eine exakte operative Weichteilbehandlung. Insbesondere ist auf die Rekonstruktion der Kapsel mit einer Kapselraffung Wert zu legen. Optimal gelingt die Kapselmobilisierung nur, wenn die Kapsel komplett von der abduzierenden Muskulatur abgelöst wird. Häufig ist eine zusätzliche knöcherne Operation notwendig, z. B. neben der offenen Reposition auch eine Acetabuloplastik und/oder eine Derotationsvarisierungsosteotomie.

Therapie im Alter von 3–8 Jahren

Spätestens in dieser Altersgruppe ist die offene Reposition unumgänglich. Die reine Extension wurde früher manchmal versucht. Sie ist aber wegen der kontrakten Weichteile mit einer hohen Komplikationsrate verbunden. Nach Schoenecker und Strecker (1984) kommt es mit der Extension bei der Hälfte der Patienten zur Hüftkopfnekrose und bei 1/3 zur Redislokation. Das Vorgehen der Wahl ist in dieser Altersgruppe die offene Reposition mit einer gleichzeitigen Femurverkürzungsosteotomie. Die Femurverkürzung wird distal des Trochanter minors empfohlen. Die eigentlich wünschenswerte intertrochantäre Varisierungsosteotomie ist mit einer hohen Hüftkopfnekroserate verbunden. Nach Klisic et al. (1988) liegen Nekrose- und Redislokationsrate bei der offenen Reposition mit Femurverkürzung jeweils nur bei 8%. Das beschriebene Verfahren ist sinnvoll auch bei kleineren Kindern, wenn eine teratologische Luxation vorliegt oder wenn eine konservative Therapie nicht erfolgreich war.

Therapie im Alter von 8–10 Jahren

Ab dieser Altersgruppe ist die Reposition des Hüftgelenks mit einer hohen Arthroserate verbunden. Bei bilateraler Hüftluxation ist eine Reposition daher kaum mehr zu empfehlen. Bei einseitiger Luxation ist sie aber erwägenswert, um die Beinlängendifferenz zu vermindern und auch um später günstigere Verhältnisse für die Implantation einer Hüftgelenktotalendoprothese zu erreichen. Nach Tönnis (1984) wird wieder mit einer offenen Reposition und einer Femurverkürzungsosteotomie vorgegangen. Je nach Fehlform der Pfanne kann eine zusätzliche Beckenosteotomie indiziert sein.

Die früher durchgeführte Collona-Plastik, bei der das Acetabulum aufgefräst und die Gelenkkapsel als Interpositium in die Pfanne eingebracht wurde, hatte häufig eine erhebliche Bewegungseinschränkung zur Folge und wurde wieder verlassen.

Operationsverfahren zur Beseitigung der knöchernen Fehlformen

Pfannenverbessernde Operationen

Acetabuloplastik. Das Grundprinzip der Acetabuloplastik ist es, oberhalb des Pfannenrands mit dem Meißel das Spanbett vorzubereiten. Das Pfannendach wird nach unten gedrückt und ein Knochenkeil eingebracht. Bereits zwischen 1915 und 1927 wurden mehrere Arten der Acetabuloplastik beschrieben.

Pemberton hat 1965 die heute wohl am häufigsten angewendete und 1984 von Tönnis modifizierte Technik angegeben. Dabei wird etwa 5 mm kranial des Pfannenrands eingegangen. Der Meißel wird in das Os ilium bis nahe der Y-Fuge eingeschlagen. Die Lage des Meißels wird mit dem Bildwandler überprüft. Das Pfannendach kann nun nach lateral und ventral geschwenkt werden (Abb. 19.**18a–c**).

Indiziert ist diese Operation im Alter von ca. 12 Monaten bis 6 Jahren, wenn mehr als 10–15° Korrektur des AC-Winkels erforderlich sind. Durch das Herabbiegen des kranialen Pfannenanteils wird das Volumen der Pfanne verkleinert. Ideal ist daher ein Hüftgelenk mit kleinem Kopf und mit einer großen, kranial exzentrischen Pfanne. Der AC-Winkel sollte am Ende der Operation überkorrigiert sein. Je nach Alter des Kindes ist eine Gipsbehandlung von 8–10 Wochen postoperativ notwendig. Wichtig für eine dauerhafte Korrektur ist es auch, einen ausreichend großen Knochenkeil einzufügen. Häufig reicht der bei einer gleichzeitig durchgeführten Derotationsvarisierungsosteotomie (DVO) entnommene Knochenkeil nicht aus. Es ist dann sinnvoll, einen Fremdknochenkeil zu verwenden.

Bei einer gleichzeitig vorliegenden erheblichen Coxa valga antetorta sollte neben der Acetabuloplastik auch eine DVO durchgeführt werden. Der gewonnene Knochenkeil kann in die Beckenosteotomie eingebracht werden. Der Druck auf den Hüftkopf wird durch die Varisierung vermindert, während ihn die

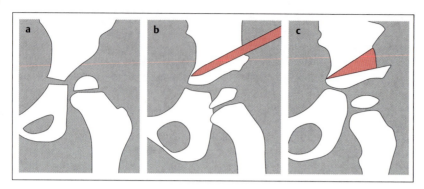

Abb. 19.**18** Schema der Acetabuloplastik.
a Präoperative flache, steile Pfanne.
b Schaffen einer Nut mit einem breiten Meißel.
c Zustand nach Einbringen eines Knochenspans in die Nut und Herunterbiegen des Pfannendachs.

Acetabuloplastik erhöht. McKay (1974) fand möglicherweise als Folge der Druckerhöhung nach alleiniger Acetabuloplastik bei 17,5 % der Patienten Hüftkopfnekrosen. Ist die Coxa valga antetorta nur gering ausgeprägt, so sollte nur die Acetabuloplastik durchgeführt und der AC-Winkel nur auf 10–15° korrigiert werden, um den Druck auf den Hüftkopf nicht zu sehr zu erhöhen. Postoperativ kann man die Hüftgelenke in einer Druck mindernden Position fixieren. Dazu eignet sich am besten ein Gipsverband in 25–30° Flexion und 20° Abduktion.

Weber (1988) berichtete, dass es auf lange Sicht mit der Acetabuloplastik häufig nicht zur gewünschten Normalisierung der Pfannengeometrie kommt. Er stellte fest, dass zum Zeitpunkt des Wachstumsabschlusses bei über 50 % der Patienten noch eine Pfannenfehlform besteht.

Beckenosteotomie nach Salter. Bei diesem Operationsverfahren wird eine Querosteotomie durch das Os ilium oberhalb des Acetabulum durchgeführt. Das Acetabulum kann nun um einen in der Symphyse liegenden Drehpunkt nach lateral und ventral gekippt werden. Indiziert ist die Osteotomie nach Salter bei Kindern zwischen 18 Monaten und 6 Jahren. Wegen der begrenzten Schwenkmöglichkeit sollte die erforderliche Korrektur des AC-Winkels nicht größer sein als 10–15°. Zur Stabilisierung der beiden Fragmente eignen sich Kirschner-Drähte. Zusätzlich wird ein Knochenblock aus dem Os ilium in die Osteotomie eingebracht (Abb. 19.**19**).

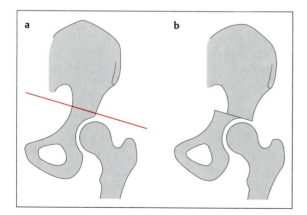

Abb. 19.**19** Schema der Beckenosteotomie nach Salter. Unmittelbar kranial des Acetabulum Durchtrennen des Os ilium in horizontaler Richtung. Drehen des Acetabulum mit Sitz- und Schambein und Einbringen eines Knochenkeils in die Osteotomiestelle.

Abb. 19.**20** Schema der Beckenosteotomie nach Chiari.
a Präoperatives Bild mit Osteotomie knapp kranial des Hüftkopfs nach kranial-medial ansteigend.
b Verschiebung des kranialen Fragments nach lateral und des kaudalen Fragments nach medial.

Beckenosteotomie nach Chiari. Bei der Beckenosteotomie nach Chiari wird das Os ilium am Oberrand des Acetabulum durchtrennt. Die Osteotomie verläuft schräg nach medial oben. Das Acetabulum wird nach medial verschoben, das kraniale Os ilium soll ein neues Pfannendach bilden. Wichtig ist, dass einerseits die Osteotomie in unmittelbarer räumlicher Beziehung zum Hüftkopf stattfindet und dass andererseits die Gelenkkapsel zwischen Hüftkopf und Osteotomiefläche zu liegen kommt (Abb. 19.**20a, b** und 19.**21a, b**). Bei der Chairi-Osteotomie handelt es sich im Vergleich zur Beckendreifachosteotomie um einen kleinen Eingriff. Der Nachteil liegt darin, dass sich kein regelrecht geformtes Pfannendach mit hyalinem Knorpel herstellen lässt und die Urpfanne noch etwas steiler eingestellt wird. Ein biomechanischer Vorteil der OP-Methode ist die Verringerung des Hebelarms, mit dem das Körpergewicht auf den Hüftkopf wirkt, wegen der Medialisierung des Acetabulum. Die Osteotomie nach Chiari wird heute nur noch selten durchgeführt. Auch im Zeitalter der Beckendreifachosteotomie kann sich aber ausnahmsweise noch eine Indikation für die Operation nach Chiari ergeben, falls keine Kongruenz zwischen Pfanne und Hüftkopf besteht.

Beckendreifachosteotomie. Bei Kindern, die älter sind als 10 Jahre, ist der Knochen bzw. die Symphyse nicht mehr flexibel genug, um eine ausreichende Korrektur mit der Acetabuloplastik oder mit einer Osteotomie nach Salter zu erreichen. Die Pfannenposition kann bei diesen Patienten durch eine Beckendreifachosteotomie verbessert werden.

19.3 Hüftdysplasie beim älteren Kind und Erwachsenen

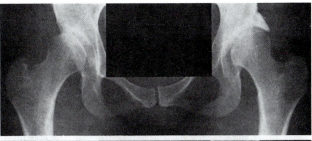
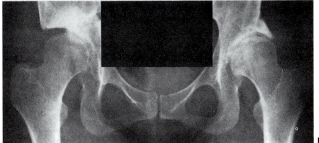

Abb. 19.**21** Patientin mit beidseitiger Hüftdysplasie.
a Zunächst im Alter von 16 Jahren Spanplastik (Spitzy-Technik) am linken Acetabulum.
b Im Alter von 35 Jahren Chiari-Osteotomie rechts.

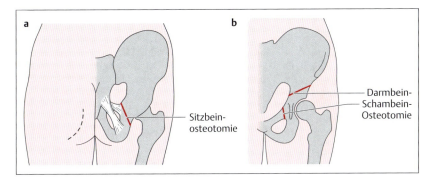

Abb. 19.**22** Schema der Beckendreifachosteotomie nach Tönnis.
a Die Sitzbeinosteotomie verläuft schräg durch das Sitzbein, sodass die Spina ischiadica und der Ansatz des Lig. sacrospinale am Sitzbeinfragment verbleibt.
b Schräg absteigende Osteotomie durch das Os ilium und pfannennahe Schambeinosteotomie.

Operationstechnik. Bei diesem Operationsverfahren werden Os ilium, Os pubis und Os ischium nahe am Acetabulum durchtrennt. Anschließend kann das Acetabulum nach ventral und lateral geschwenkt werden. Die Darmbein- und Schambeinosteotomie findet über 2 ventrale Zugänge statt. Technisch schwierig ist insbesondere die Sitzbeinosteotomie, die nach Tönnis so verlaufen sollte, dass die Spina ischiadica am lateralen Fragment verbleibt (Abb. 19.**22a, b**).

Diese schräg verlaufende Osteotomie hat den Vorteil, dass das Acetabulum nicht mehr mit dem Lig. sacrospinale verbunden ist, sich leichter schwenken lässt und auch die Pseudarthroserate niedriger ist als nach einer einfachen Querosteotomie des Sitzbeins. Die Sitzbeinosteotomie kann von ventral erfolgen, wird aber nach Tönnis (1984) besser über einen dorsalen Schnitt durchgeführt. Dies hat den Vorteil, dass der dorsal direkt im Osteotomiebereich des Sitzbeins liegende N. ischiadicus sicherer weggehalten werden kann. Im eigenen Krankengut beginnt die Operation in Halbseitenlage mit der Sitzbeinosteotomie von dorsal. Anschließend kann der Patient nach Entfernen der dorsalen Stütze ohne erneute Abdeckung in Rückenlage gekippt werden und Darm- und Schambeinosteotomie werden durchgeführt. In den nach der Pfannenschwenkung in der Darmbeinosteotomie entstehenden Spalt wird ein Knochenkeil eingebolzt, der z. B. aus dem kranialen Os ilium entnommen werden kann. Die Fixierung erfolgt entweder mit Kirschner-Drähten oder beim Erwachsenen besser mit 3 Spongiosaschrauben, die vom Darmbeinkamm eingebracht werden und im Acetabulum Halt finden. Dabei wird ventral eine Stellschraube eingebracht und dorsal wird die Osteotomie mit 2 Zugschrauben fixiert. Neuerdings wird eine zusätzliche Zuggurtung zwischen Os pubis und Os ilium oder auch eine Schraubenosteosynthese der Osteotomie des Os pubis empfohlen (Kalchschmidt 2000). Je nach der geometrischen Form des koxalen Femurendes kann gleichzeitig oder in einer separaten Operation eine intertrochantäre Umstellungsosteotomie durchgeführt werden (Abb. 19.**23a, b**).

Nachbehandlung. Die Montage mit Schraubenfixierung ist übungsstabil, wobei eine externe Fixierung mit einer Orthese für 6 Wochen sinnvoll sein kann. Mit der allmählich zunehmenden Belastung kann in Abhängigkeit von der Röntgenkontrolle nach 6–12 Wochen begonnen werden.

Nota bene

Bei der Beckendreifachosteotomie handelt es sich um einen großen Eingriff, der in Zentren mit entsprechender Erfahrung durchgeführt werden sollte. Als Komplikationen sind die N.-ischiadicus-Parese, die Meralgia paraesthetica und die intraoperative Blutung aus den Glutealgefäßen zu nennen, ferner eine nichtentsprechende Lage der Sitzbeinosteotomie,

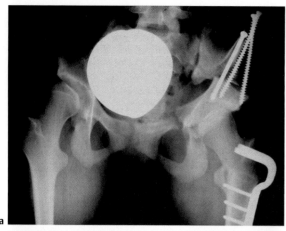

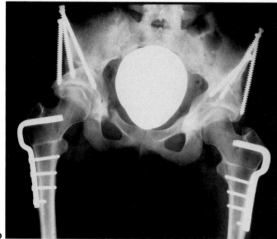

Abb. 19.**23** 15-jährige Patientin mit beidseitiger Hüftdysplasie.
a Hüftdysplasie rechts mit einem CE-Winkel von 0° und einem reellen CCD-Winkel von 148°. Zustand nach Beckendreifachosteotomie nach Tönnis und DVO links.
b Zustand nach Beckendreifachosteotomie auch rechts. Die linke Osteotomie ist knöchern konsolidiert. Die Hüftgelenkgeometrie ist weitgehend normalisiert.

Korrigierende Osteotomie am koxalen Femurende

Zunächst erfolgt die präoperative Planung mit Rippstein-I- und -II-Aufnahme zur Bestimmung des reellen CCD- und AT-Winkels. Es können dann die gewünschten Umstellungswinkel festgelegt werden, die nochmals mit einer Einstellaufnahme überprüft werden. Bei einer geplanten DVO von z. B. jeweils 10° wird das Bein in 10° Abduktion und 10° Außenrotation geröntgt. Geprüft wird auch, ob nach der Umstellung noch ein ausreichend großer Bewegungsumfang besteht. Im Zweifelsfalle wird eine Narkoseuntersuchung durchgeführt, um ein muskuläres Gegenspannen auszuschalten.

Operationstechnik. Der operative Zugang erfolgt durch einen lateralen Längsschnitt, der proximal am Trochanter major beginnt.

Beim Kind wird nach Durchtrennung der Fascia lata ein kleiner Teil des M. vastus lateralis L-förmig am Tuberculum innominatum abgelöst. In das distale und das proximale Fragment wird jeweils ein 2–2,5 mm dicker Kirschner-Draht so eingebohrt, dass die Kirschner-Drähte nach der gewünschten Korrektur parallel liegen. Es kann dann die Osteotomie unter Entnahme des geplanten Knochenkeils erfolgen. Die Osteotomie wird beim Kind mit 3–4 Kirschner-Drähten fixiert. Am Ende der Operation wird nach Röntgenkontrolle ein Becken-Bein-Gipsverband mit Einschluss der Gegenseite bis zum Kniegelenk für 6 Wochen angelegt. Bei größeren Kindern und Adoleszenten kann die Osteotomie auch mit 90°-Winkelplatten (Kinder- oder Adoleszentenplatte) fixiert werden, wodurch regelmäßig Übungsstabilität erreicht wird. Beim Einbringen der Winkelplatte ist darauf zu achten, dass die Trochanterapophyse nicht verletzt wird.

Ergebnisse der DVO beim Kind. Im deutschsprachigen Raum wurde die DVO lange Zeit als alleinige Maßnahme bei der operativen Therapie der Hüftdysplasie durchgeführt. Durch eine bessere Einstellung des Hüftkopfs in die Pfanne sollte das Pfannenwachstum angeregt werden. Tönnis hat jedoch darauf hingewiesen, dass sich sicher pathologische Pfannen, d. h. bei einem AC-Winkel größer als die doppelte Standardabweichung des Normalwerts, nach alleiniger DVO nicht entscheidend bessern. Die DVO wird bei pathologischen Pfannenverhältnissen daher heute im Allgemeinen kombiniert mit einem pfannenverbessernden Eingriff angewendet.

Anzuführen bleibt, dass nach einer DVO im Kindesalter oft eine Revalgisierung erfolgt, begünstigt durch ein geringes Alter des Kindes, mangelhafte Pfannenüberdachung und ungünstige Zentrierung des Hüftkopfs (großer AC-Winkel und kleiner CE-Winkel), einen großen CCD-Winkel präoperativ und großen Umstellungswinkel (Behrens & Tönnis 1984).

die Pseudarthrosenbildung sowie eine nicht ausreichende Korrektur mit Fortschreiten der Arthrose. Weiter eine Glutealinsuffizienz, die nach Muskelablösung und Veränderung der Lage der Muskelansatzpunkte entsteht, sowie Beinverlängerung und ästhetische Probleme durch die Veränderung der Form des Beckens. Häufig kommt es durch die Ventralschwenkung des Acetabulum zu einer Einschränkung der Beugefähigkeit, deren Ausmaß vor der endgültigen Fixierung des Acetabulum geprüft werden sollte.

Sphärische Pfannenummeißelung (Wagner). Die Gelenkfläche der Pfanne wird dabei mit speziellen gebogenen Meißeln zirkulär herausgetrennt und anschließend geschwenkt. Dieses gedanklich attraktive Verfahren hat sich bis jetzt wegen technischer Schwierigkeiten nicht durchsetzen können. Mit Navigationsverfahren ergeben sich hier evtl. neue Möglichkeiten.

Angulationsosteotomie. Bei einer Angulationsosteotomie wird der Femur unterhalb des Trochanter minor durchtrennt, das proximale Fragment wird nach lateral gekippt. Der Trochanter minor soll sich ins Acetabulum einstellen, sodass sich hier eine Lastübertragung ergibt (M. Lange). Indiziert ist die Angulationsosteotomie heute noch selten bei schmerzhaften, hohen Hüftluxationen des Erwachsenen, wenn eine Protheseimplantation nicht möglich ist. Es ist darauf hinzuweisen, dass später ein sekundärer Einbau einer Endoprothese erschwert und oft eine Korrekturosteotomie erforderlich ist.

19.4 Koxarthrose
W. Plötz

Engl.: coxarthritis.

Definition.
Bei der Koxarthrose handelt es sich um eine nichtentzündliche, degenerative Erkrankung des Hüftgelenks. Zu unterscheiden ist die primäre Koxarthrose, bei der anlagebedingt eine verminderte Belastbarkeit des Gelenkknorpels besteht, von der sekundären. Bei der sekundären Koxarthrose kommt es durch eine mechanische Überlastung des Knorpelgewebes infolge einer präarthrotischen Deformität zu einer Zerstörung des Knorpelgewebes. Die Koxarthrose gehört zu den häufigsten degenerativen Gelenkerkrankungen überhaupt.

Ätiopathogenese

Im Vordergrund stehen die Koxarthrosen bei einer Fehlform der Gelenkkörper, wie auch unsere Erkenntnisse zeigen. Eine primäre Arthrose ist also selten anzutreffen. Was die Häufigkeit der präarthrotischen Deformitäten betrifft, so sind nach einer eigenen Statistik an 277 Patienten, bei denen bei Implantation einer Hüftgelenktotalendoprothese der Hüftkopf entnommen und analysiert wurde, die am häufigsten vorkommenden präarthrotischen Deformitäten die Hüftdysplasie (26,4 %) und die Fehlform nach einer Epiphysenlösung (26 %). Zusammen sind dies mehr als die Hälfte der Patienten, bei denen eine Implantation einer Totalendoprothese notwendig ist.

Bei der Arthrose kommt es zur Verminderung der Chondrozyten und einer Verringerung der Syntheseleistung der extrazellulären Knorpelmatrix. Die Wasserbindungsfähigkeit des Knorpels nimmt durch Verminderung der Proteoglykane ab und schließlich kommt es zur Demaskierung der Kollagenfibrillen an der Knorpeloberfläche. Durch den Knorpelabrieb bildet sich eine Detritussynovialitis mit Gelenkerguss, Schmerzen und einer Bewegungseinschränkung. Beim Fortschreiten der degenerativen Veränderungen treten Risse und Fissuren in der Knorpeloberfläche auf. Einige der verbliebenen Chondrozyten teilen sich und es bilden sich sog. Brutkapseln. Die vermehrte Syntheseleistung in diesen Brutkapseln reicht meist nicht aus, um die Knorpelzerstörung aufzuhalten. Wenn die Knorpelschicht vollständig abgerieben ist, kann es zur Eröffnung des subchondralen Knochens kommen. Aus dem Markraum proliferiert Granulationsgewebe, das grundsätzlich in der Lage ist, durch Metaplasie Faserknorpel zu bilden. Dieser Faserknorpel ist mechanisch wenig widerstandsfähig.

Im Rahmen des arthrotischen Knorpelabriebs entsteht eine vermehrte **Sklerosierung des subchondralen Knochens**. In unterschiedlichem Ausmaß kann es auch zu Mikrofrakturen im subchondralen Knochen und zu umschriebenen Knochennekrosen kommen. Die nekrotischen Zonen werden mit Granulationsgewebe aufgefüllt. Es entstehen sog. **Geröllzysten** im gelenknahen Knochen. Eine weitere typische Veränderung sind **Osteophyten**, die sich am Rand der Gelenkflächen bilden. Der Grund der Entstehung der Osteophyten ist nicht geklärt. Sie sind von Faserknorpel bedeckt und oft eine wesentliche Ursache für die Bewegungseinschränkung. Das Ausmaß der produktiven Veränderungen, d. h. der subchondralen Sklerosierung und der Osteophytenbildung, ist verschieden (Abb. 19.**24a–c**).

Biomechanik des Hüftgelenks. Wesentliche theoretische Grundlagen der Belastung des Hüftgelenks wurden von Pauwels (1935) entwickelt (Abb. 19.**25a, b**).

Ursachen der Koxarthrose im Überblick

Ursache[1]	Anteil (%)
Koxarthrose bei Coxa vara epiphysarea	26,0
Koxarthrose bei Coxa vara (ohne Coxa vara epiphysarea)	2,2
Dysplasiekoxarthrose	26,4
Postnekrotische Arthrose	12,6
Primäre Arthrose	8,3
Protrusionscoxarthrose	8,3
Morbus Bechterew, Psoriasis, Morbus Paget	6,9
Enchondrale Dysostose	5,1
Postarthritische Arthrose	3,2
Arthrose nach Morbus Perthes	1,1

[1] bei 277 Patienten, bei denen eine Hüftgelenktotalendoprothese implantiert wurde

19 Hüftgelenk und Oberschenkel

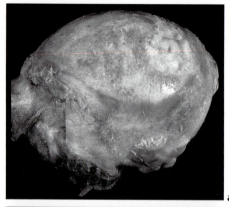

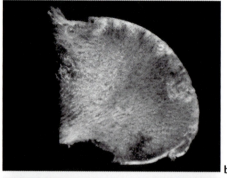

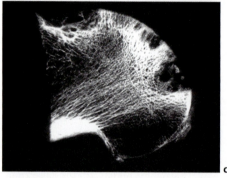

Abb. 19.**24** Bei Implantation einer Hüfttotalendoprothese entnommener Hüftkopf.
a Aufsicht auf die Oberfläche des Hüftkopfs. Ausgedehnte kraniale Knorpelglatze mit frei liegendem Knochen. Zentral mehrere Zysteneingänge.
b Makroskopischer Schnitt durch den Hüftkopf: kranial kompletter Knorpelabschliff. Deutlich ist die Entrundung des Kopfs erkennbar.
c Kontaktradiographie und Schnittbild des Hüftkopfs. Peripher ist noch eine dünne Knorpelschicht erhalten, die kranial vollkommen abgeschliffen ist. Ausgedehnte Geröllzysten.

Klinik und klinische Diagnostik

Charakteristisch für die Koxarthrose sind belastungsabhängige Schmerzen in der Leiste mit Ausstrahlung nach vorne und seitlich in den Oberschenkel, oft bis zum Kniegelenk. Typisch ist der Anlaufschmerz. Auch nach längerer Belastung nimmt der Schmerz bei der Koxarthrose zu. Im fortgeschrittenen Stadium können auch nächtliche Schmerzen und Schmerzen in Ruhe

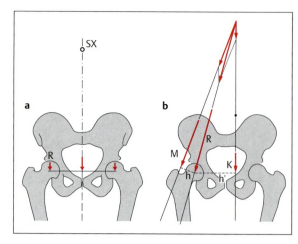

Abb. 19.**25** Biomechanik des Hüftgelenks.
a Belastung der Hüften bei gleichmäßiger Belastung beider Beine. Das Körperteilgewicht (Körpergewicht minus Gewicht beider Beine) verteilt sich jeweils zur Hälfte auf die Hüftgelenke.
b Belastung des Hüftgelenks im Einbeinstand. Das Körperteilgewicht K (Körpergewicht minus Gewicht des belasteten Beins) lastet über den Hebelarm h' auf der Hüfte. Die Muskelkraft M der Adduktoren entwickelt im Gleichgewichtszustand über den Hebelarm h ein gleich großes Drehmoment. Die auf das Hüftgelenk wirkende Gesamtkraft R (Hüftgelenkresultierende) ist die vektorielle Summe von Muskel- und Gewichtskraft und beträgt das 2- bis 3fache des Körpergewichts.

auftreten. Nicht selten werden auch uncharakteristische Schmerzen gluteal und eine Schmerzausstrahlung ins Kreuzbein angegeben. Häufig finden sich Ansatztendinosen am Trochanter major oder Schmerzen im Verlauf des Tractus iliotibialis.

Schmerzen können über Jahre weitgehend unverändert bleiben, wobei die Arthrose dann nur wenig fortschreitet. Zum Teil kann es aber auch innerhalb nur weniger Monate zur Zunahme der Schmerzen kommen und eine Zerstörung des Gelenkknorpels eintreten. Im Verlaufe der Erkrankung kommt es zu erheblichen Einschränkungen täglicher Verrichtungen (Anziehen von Strümpfen und Schuhen). Eine Beugekontraktur der Hüfte führt zu einer Kippung des Beckens nach vorne und zu einer kompensatorischen Hyperlordose. Diese wiederum kann zur Verstärkung von Wirbelsäulenbeschwerden führen.

Bei der Untersuchung wird ein Druckschmerz in der Leiste und am Trochanter major angegeben. Die Feststellung der Beweglichkeit muss auf einer harten Unterlage erfolgen. Bei der Prüfung der Beugefähigkeit muss die flache Hand unter das Sakrum gelegt werden. Damit kann die physiologische Beckenkippung berücksichtigt werden. Dabei bewährt sich der Thomas-Handgriff: Durch maximale Beugung des Hüftgelenks wird die Lendenlordose ausgeglichen. Falls keine Überstreckbarkeit des gegenseitigen Hüftgelenks besteht, kommt es zum Abheben des Oberschenkels von der Unterlage. Das Ausmaß des Abhebens ist ein Maß für die Einschränkung der Streckfähigkeit des Hüftgelenks. Grundsätzlich ist die Ab- und Adduktionsfähigkeit sowie die Innen- und Außenrotation zu prüfen. Die Rotationsprüfung kann auch in Bauchlage des Patienten mit 90° gebeugten Kniegelenken erfolgen. Bei der Koxarthrose kommt es zunächst zur Einschränkung der Innenrotation und Abduktion sowie zur Überstreckbehinderung. Je nach der Fehlform der Hüfte und nach der Lage und Größe von Osteophyten können Schmerzen bei unterschiedlichen Bewegungen ausgelöst werden. Im Einzelnen prüfe man die muskuläre Leistungsfähigkeit (Trendelenburg-Zeichen). *Trendelenburg-Zeichen*: Dazu wird der Patient im Stehen aufgefordert, das gegenseitige Bein vom Boden abzuheben. Sind die kleinen Glutaen zu schwach, so sinkt das Becken auf der gesunden Seite nach unten. Man spricht dann vom positiven Trendelenburg-Zeichen.

Des Weiteren beachte man Sensibilitätsstörungen und die angiologische Situation (Tasten der Pulse).

Bildgebende Diagnostik

Die Beckenübersichtsaufnahme wird mit 10° innenrotierten Beinen angefertigt, oft ist auch eine axiale Aufnahme möglich. Einstellaufnahmen in Ab- und Adduktion sind vor intertrochantären Umstellungsosteotomien erforderlich! Eine umfassende Diagnostik erlaubt die Computer- und Kernspintomographie vor allem bei differenzialdiagnostischen Erwägungen (entzündliche Erkrankungen, Hüftkopfnekrosen, Tumoren und Stressfrakturen).

Auch ist z. B. eine zentrale und kaudale Arthrose nachzuweisen, des Weiteren Gelenkspaltverschmälerungen und Osteophyten, die in die Fovea zentralis hineinreichen.

Radiologisch gelten als typische Zeichen der Arthrose die Gelenkspaltverschmälerung vor allem bei Aufnahmen im Stehen, die verstärkte subchondrale Sklerosierung, Geröllzysten und Osteophyten.

Präarthrotische Deformitäten

Als präarthrotische Deformität (Hakenbroch) bezeichnet man Formveränderungen der Gelenkkörper des Hüftgelenks, die bei einer erhöhten Knorpelbelastung zur Arthrose Anlass geben können.

Bei den verschiedenen präarthrotischen Deformitäten treten vielfach charakteristische Veränderungen auf (Abb. 19.**26a–i**).

Arthrose bei Hüftdysplasie

Die Hüftdysplasie ist gekennzeichnet durch einen erhöhten CCD- und Antetorsionswinkel und durch eine steile, flache Gelenkpfanne. Der CE-Winkel und der ventrale CE-Winkel (VCA-Winkel) sind erniedrigt. Radiologisch zeigt sich initial eine verstärkte subchondrale Sklerosierung im kranialen und lateralen Pfannen- und im korrespondierenden Kopfanteil. An dieser Stelle bilden sich auch Osteophyten und Zysten, während im medialen und kaudalen Gelenkanteil arthrotische Veränderungen erst spät oder gar nicht auftreten.

Arthrose nach Coxa vara epiphysarea

Die verbleibende Deformität nach Abrutschen der proximalen Femurepiphyse in der Adoleszenz ist gekennzeichnet durch eine Verschiebung des epiphysären Hüftkopfanteils nach kaudal und dorsal. Während normalerweise im a.-p. Röntgenbild der Hüftkopf symmetrisch kugelförmig auf dem Schenkelhals sitzt, ist er bei der Coxa vara epiphysarea abgeflacht. Diese Form des Hüftkopfs wird mit einer Zitrone verglichen. Die kraniale Tangente am Schenkelhals schneidet im Extremfall nichts mehr vom Hüftkopf ab. Im axialen Bild oder noch exakter auf der orthograden Aufnahme nach Imhäuser ist das Kopfabrutschen nach dorsal zu erkennen.

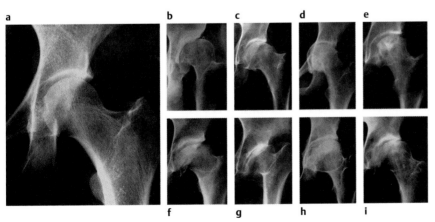

Abb. 19.**26** Die verschiedenen präarthrotischen Deformitäten.
a Normales Hüftgelenk.
b Hüftdysplasie.
c Coxa vara epiphysarea.
d Coxa profunda.
e Posttraumatische Arthrose.
f Coxa vara.
g Kopfumbaustörung nach Hüftdysplasie.
h Zustand nach Morbus Perthes.
i Chondromatose.

Bei der klinischen Untersuchung besteht ein positives Drehmann-Zeichen. Häufig entwickelt sich frühzeitig eine Außenrotationskontraktur. Auch das Abduktionsvermögen der Patienten ist frühzeitig eingeschränkt. Radiologisch typisch sind Osteophyten am kaudalen Pfannenpool und korrespondierend am Hüftkopf. Die osteophytäre Verdickung des Pfannenbodens drängt den Hüftkopf im Laufe der Zeit nach lateral. Es kommt dann zu einer punktförmigen Belastung am Pfannenerker und der CE-Winkel verkleinert sich allmählich. Im spätem Stadium können durch die Hüftkopflateralisierung Bilder entstehen, die auf den ersten Blick einer Dysplasiekoxarthrose gleichen. Eine Unterscheidung gelingt durch den großen Pfannenbodenosteophyten und die Hüftkopfdeformierung bei der Coxa vara epiphysarea.

Besteht noch keine wesentliche Arthrose, so ist die dreidimensionale Umstellungsosteotomie nach Imhäuser die operative Therapie der Wahl. Mit zunehmender Arthrose und verminderter Extensionsfähigkeit wird in späteren Stadien nur mehr eine derotierende valgisierende Osteotomie durchgeführt, bei der ein Knochenganzkeil entnommen wird, um zusätzlich einen muskelentspannenden Effekt zu erhalten. Bei zunehmender Lateralisierung und kranialer Gelenkspaltverschmälerung kann bei guter Einstellung des Hüftkopfs auf einer Abduktionsaufnahme der Hüfte a.-p. im Einzelfalle auch eine intertrochantäre Varisierungsosteotomie angezeigt sein. Dies ist insbesondere dann der Fall, wenn es bei Adduktion zum Impingement der kaudalen Osteophyten kommt und der Hüftkopf aus der Pfanne gehebelt wird. Bei Implantation einer Hüftprothese ist auf eine sorgfältige Entfernung der Osteophyten und auf eine ausreichende Medialisierung der Pfanne zu achten.

Arthrose bei Coxa vara

Die Coxa vara ist gekennzeichnet durch einen Schenkelhalswinkel von weniger als 120°.

Bei der Coxa vara kommt es zu einer vermehrten Belastung der kaudalen, medialen Gelenkanteile mit entsprechenden Arthrosezeichen in diesem Bereich. Zu achten ist auf weitere Skelettdeformitäten, wie sie z. B. bei der Coxa vara rachitica vorhanden sind. Hier besteht häufig gleichzeitig eine Varusverbiegung der Femurdiaphyse und auch der Unterschenkel. Bei Implantation langstieliger Hüftprothesenschäfte können wegen der Knochenverkrümmungen Schwierigkeiten auftreten.

Die operative Therapie der Wahl ist eine intertrochantäre Valgisierungsosteotomie, falls noch gelenkerhaltend vorgegangen werden kann.

Arthrose bei Protrusio acetabuli

Bei der Protrusio acetabuli ist die Hüftgelenkpfanne zu tief. Zu unterscheiden von der Protrusio acetabuli ist die weniger stark ausgeprägte Coxa profunda. Bei der Protrusio acetabuli überschreitet die Gelenklinie der Pfanne auf der Beckenübersichtsaufnahme die Linea terminalis nach innen, bei der Coxa profunda ist dies noch nicht der Fall.

Kennzeichnend bei der klinischen Untersuchung ist bereits in frühen Stadien eine konzentrische Bewegungseinschränkung durch ein Impingement von Hüftkopf und Schenkelhals am Pfannenrand. Typischerweise kann dann ein zirkulärer Osteophytenkranz am Hüftkopf entstehen. Dieser Osteophytenkranz kann auf Röntgenbildern mit Zeichen einer medialen Schenkelhalsfraktur verwechselt werden. Im Zweifelsfalle ist die Abgrenzung mit Schichtaufnahmen oder einer Kernspintomographie möglich.

Ist die Protrusio acetabuli mit einer Coxa vara vergesellschaftet, so kann eine intertrochanäre Valgisierung angezeigt sein. Bei Implantation einer Hüftgelenk-Totalendoprothese ist regelmäßig eine Pfannenbodenplastik erforderlich, um eine ausreichende Lateralisierung des Rotationszentrums zu erreichen.

Arthrose nach Morbus Perthes

Heilt ein Morbus Perthes nicht folgenlos aus, so ist die pilzkopfartige Deformierung des Hüftkopfs typisch. Häufig entsteht ein zu großer Hüftkopf, eine sog. Coxa magna, der Hüftkopf ist entrundet und auch Pfannenentrundungen sind häufig. Wegen der oft fehlenden Kongruenz zwischen Hüftkopf und Pfanne ist die Indikation zur intertrochantären Umstellung erst nach Durchführung der Einstellaufnahmen zu planen. Wichtig zur präoperativen Abklärung sind Einstellaufnahmen. Wegen der Entrundung des Hüftkopfs wandert das Rotationszentrum des Hüftkopfs manchmal bei der Bewegung. Bei der Adduktion des Beins kommt es so zum Teil zu einer Medialisierung des Rotationszentrums, was aus biomechanischen Gründen die Belastung der Hüfte günstig beeinflusst. Trifft dies zu, so kann eine valgisierende Osteotomie sinnvoll sein.

Im Rahmen der Hüftkopfdeformierung beim Morbus Perthes kann es auch zum Phänomen des „Hinge-Abduktion" kommen: Laterale überstehende Hüftkopfanteile können bei zunehmender Abduktion nicht in die Pfanne eintauchen. In dieser Situation kann eine valgisierende intertrochantäre Osteotomie angezeigt sein, um die Abduktionsfähigkeit zu verbessern.

Arthrose nach Entzündungen

Eine Arthrose nach Entzündungen (postarthritische Arthrose) kann bei rheumatischen Erkrankungen und auch nach bakteriellen Entzündungen des Hüftgelenks auftreten. Kennzeichnend ist die fehlende Formveränderung des Hüftgelenks und die konzentrische Gelenkspaltverschmälerung. Bei der Arthrose nach chronischer Polyarthritis besteht meist auch eine gelenknahe Osteoporose. Die reaktiven Veränderungen sind gering. Gelenkerhaltende Operationen versprechen bei postarthritischen Arthrosen keinen Erfolg.

Therapieindikationen der Koxarthrose im Überblick

Therapie	Indikation	Bemerkung
Intertrochantäre Varisierungsosteotomie	• Coxa valga (geringe bis mäßige Arthrose) • Coxa vara epiphysarea (selten; geringe bis mäßige Arthrose)	• ggf. mit Beckendreifachosteotomie, häufig mit Derotation • bei günstiger Einstellaufnahme, häufig mit Derotation
Intertrochantäre Valgisierungsosteotomie	• Coxa vara (geringe bis mäßige Arthrose) • Coxa vara epiphysarea (geringe bis mäßige Arthrose)	• bei günstiger Einstellaufnahme, häufig mit Derotation
Hüftendoprothese	• fortgeschrittene Arthrose, erhebliche Bewegungseinschränkung und ineffektive konservative Therapie	• der Patient entscheidet in Abhängigkeit von seinen Beschwerden, ob und wann die OP vorgenommen wird
Konservative Therapie	indiziert bei Koxarthrose, falls weder eine intertrochantäre Umstellung noch eine Hüfttotalendoprothese indiziert ist	

Differenzialdiagnose

Differenzialdiagnostisch abzugrenzen sind Tendopathien, akute Entzündungen, Spontanfrakturen am Schenkelhals- und Beckenbereich, Tumoren sowie die idiopathische Hüftkopfnekrose. Anzuführen bleiben auch Stoffwechselerkrankungen (Gicht), die transitorische Osteoporose und die Chondromatose. Zu beachten sind schließlich auch Erkrankungen, die nicht das Hüftgelenk betreffen, wie vertebragene Schmerzen, Leisten- und Schenkelhernien und auch Durchblutungsstörungen.

Therapie

Grundsätzlich kommt neben der konservativen Therapie und den gelenkerhaltenden operativen Eingriffen die Totalendoprothese infrage. Die gelenkerhaltenden Eingriffe zielen auf eine Wiederherstellung normaler biomechanischer Verhältnisse und zum Teil auch auf eine Verbesserung der Beweglichkeit ab. Sie haben jedoch nur Sinn, solange die Arthrose noch nicht zu weit fortgeschritten ist. Gelenkerhaltende Eingriffe werden nur selten prophylaktisch durchgeführt. Meist entschließt man sich dazu, sobald sich die erste Beschwerden einstellen.

Konservative Therapie

Eine Säule der konservativen Behandlung ist die medikamentöse Therapie, wie im allgemeinen Kapitel Arthrose beschrieben (s. Kapitel 5). Intraartikuläre Injektionen werden am Hüftgelenk wegen der schlechten Zugänglichkeit nur selten vorgenommen. Wichtig sind auch die physikalischen Maßnahmen. Das Hüftgelenk sollte warm gehalten werden, was am einfachsten durch eine entsprechende Kleidung geschieht. Auch Bewegungsbäder und krankengymnastische Übungen zur Kräftigung der Muskulatur sind angezeigt. Das Hüftgelenk sollte möglichst vor Stoßbelastungen geschützt werden. Dies gelingt durch Luftkissensohlen oder Pufferabsätze. Bewegung bei geringer Belastung fördert die Ernährung des Gelenkknorpels. Sinnvolle Sportarten sind Schwimmen und Radfahren. Tennisspielen, Squash, Fußball und Volleyball sind weniger günstig. Eine sehr wirkungsvolle Maßnahme ist auch die Verwendung eines Stocks auf der nichtbetroffenen Seite, die zu einer ganz wesentlichen Reduktion der Kräfte im Hüftgelenk führt.

Operative Therapie

Historisches. Zu den frühen Operationsverfahren bei der Koxarthrose zählt die Hängehüftoperation nach Voss. Dabei werden die Sehnen der kleinen Glutealmuskeln, der Adduktoren, die Sehne des M. rectus femoris und M. iliopsoas durchtrennt, um durch eine Verminderung der Muskelspannung das Hüftgelenk zu entlasten. Auf einem ähnlichen Prinzip beruht die Verschiebeosteotomie nach McMurray. Hier wird der Femur knapp proximal des Trochanter minor schräg nach medial proximal ansteigend durchtrennt. Das periphere Fragment wird nach medial-kranial verschoben und es kommt zu einer Entspannung der Adduktoren und der M.-iliopsoas-Sehne. Beide Verfahren werden heute nicht mehr durchgeführt.

Umstellungsosteotomien

Umstellungsosteotomien zur Beseitigung präarthrotischer Deformitäten werden intertrochantär vorgenommen. Sie können verschiedene Ziele verfolgen, wobei die Verminderung der Knorpelbelastung durch

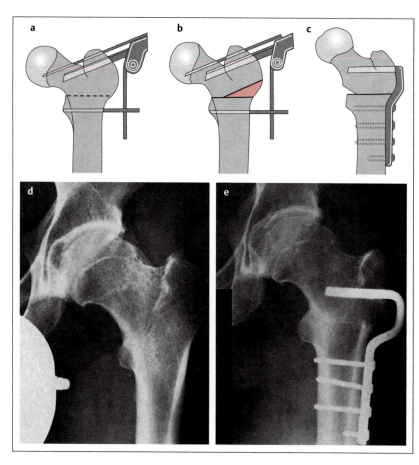

Abb. 19.**27** Valgisierende intertrochantäre Umstellung, Operationsschema.
a Einbringen des Plattensitzinstruments. Der Winkel zur Femurschaftachse beträgt 90° plus Umstellungswinkel.
b Entnahme eines lateral offenen Keils.
c Einbringen einer 90°-Winkelplatte, Reposition, Spannen der Platte und Besetzen der Schraubenlöcher.
Prä- (**d**) und postoperatives Bild (**e**) eines 40-jährigen Patienten mit beginnender Koxarthrose bei Coxa vara epiphysarea vor und nach intertrochantärer Valgisierungsosteotomie mit 90°-Winkelplatte.

günstige Veränderung der Biomechanik des Hüftgelenks im Vordergrund stehen. Eine andere Idee ist es, nichtgeschädigten Knorpel in die Belastungszone zu drehen. Besteht eine Beweglichkeitseinschränkung, z. B. eine Außenrotationskontraktur, so kann die Extremität mit einer Umstellungsosteotomie in eine bessere Position gebracht werden. Beim Beispiel der Außenrotationskontraktur gelingt dies mit einer Innenrotation des peripheren Fragments. Bei der Hüftdysplasie kommen auch die im entsprechenden Abschnitt bereits beschriebenen pfannenverbessernden Operationsverfahren infrage.

Operationstechnik. Intertrochantäre Umstellungsosteotomien sind häufig durchgeführte und streng standardisierte Operationen. Nach den Richtlinien der Arbeitsgemeinschaft für Osteosynthese werden sie folgendermaßen durchgeführt (Abb. 19.**27a–e**): Über einen ca. 15 cm langen Längsschnitt, der an der Spitze des Trochanter majors beginnt, wird das laterale proximale Femur dargestellt. Zunächst wird die Fascia lata längsgespalten und der M. vastus lateralis wird L-förmig vom Tuberculum innominatum und vom lateralen Septum intermusculare abgelöst. Mit einem ventral am Schenkelhals entlang geschobenen Kirschner-Draht wird die Antetorsion markiert. Anschließend wird entsprechend dem gewünschten Umstellungswinkel ein weiterer Kirschner-Draht in den Schenkelhals eingebracht. Schließlich wird ebenfalls mit einem Kirschner-Draht von lateral die Osteotomiehöhe an der Oberkante des Trochanter minors markiert. Die richtige Position der Spickdrähte wird mit dem Bildwandler in 2 Ebenen kontrolliert. Nun wird mit einem Klingenmeißel, der in den Schenkelhals eingetrieben wird, der Platz für die 90°-Winkelplatte vorbereitet. Vor der Osteotomie wird mit jeweils 1 Kirschner-Draht die Rotationsstellung im proximalen und distalen Fragment markiert. Nach Osteotomie des Femur an der Oberkante des Trochanter minors im 90°-Winkel zur Femurschaftachse wird ggf. ein Knochenkeil entnommen. Nun wird die 90°-Winkelplatte mit der präoperativ geplanten Unterstellung ins proximale Fragment eingeschlagen und reponiert. Mit einem Plattenspanner wird die Winkelplatte am distalen Fragment nach kaudal gezogen und mit Schrauben fixiert. Nach erneuter Röntgenkontrolle werden alle Kirschner-Drähte entfernt. Die 90°-Winkelplatte weist vor dem Spannen der Platte nur einen 87°-Winkel auf. Beim Spannen der Platte wird sie auf 90° aufgebogen und es entsteht die gewünschte mediale Kompression, die ein mediales Klaffen der Osteotomie verhindert. Die 90°-Winkelplatten werden mit unterschiedlicher Klingenlängen und mit unterschiedlicher Unterstellung (Abstand zwischen dem Klingenknie und der Platte) von wahlweise 10, 15 und 20 mm angeboten. Es gibt unterschiedliche Größen für Kinder, Jugendliche und Erwachsene.

Varisierende Osteotomien führen zu einer Beinverkürzung. Es wird daher meist nur ein Knochenhalbkeil entnommen, um die Beinverkürzung möglichst gering zu halten. Beim Erwachsenen sollten bei der Hüftdysplasie Varisierungsosteotomien nur in Ausnahmefällen mit mehr als 10° Umstellungswinkel erfolgen, da sonst die Gefahr einer Glutealinsuffizienz groß ist. Gleichzeitig ist bei einer Varisierung normalerweise auch eine gewisse Medialisierung des distalen Frag-

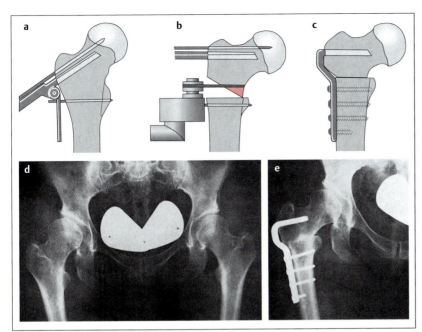

Abb. 19.**28** Varisierende intertrochantäre Umstellung, Operationsschema.
a Einbringen des Plattensitzinstruments. Der Winkel zur Femurschaftachse beträgt 90° minus Umstellungswinkel.
b Entnahme eines medial offenen Halbkeils.
c Einbringen einer 90°-Winkelplatte, Reposition, Spannen der Platte und Besetzen der Schraubenlöcher.
Prä- (**d**) und postoperatives Bild (**e**) eines Patienten mit beginnender Dysplasiekoxarthrose vor und nach intertrochantärer Varisierungsosteotomie mit 90°-Winkelplatte. Beachte die Medialisierung des distalen Fragments postoperativ.

ments mit anzustreben, um den vermehrten Offset des Femurschafts, der sich durch die Schenkelhalsvarisierung ergibt, auszugleichen (Abb. 19.**28a–e**). Durch diese Medialisierung wird eine vermehrte Spannung des M. iliopsoas und der Adduktoren vermieden.

Valgisierende Osteotomien z. B. zur Therapie der Coxa vara epiphysarea führen per se zu einer Beinverlängerung. Um keine Druckerhöhung um Hüftgelenk zu erhalten, empfiehlt sich hier meist die Entnahme eines Knochenganzkeils, ggf. sogar mit einer medialen Basis von 0,5 cm zur Reduzierung der Muskelspannung.

Die Planung der Veränderung der Beinlänge und des Offsets bei einer intertrochantären Umstellungsosteotomie erfolgt am einfachsten graphisch. Der Femur wird vor und nach der Umstellungsosteotomie gezeichnet. Die Änderung des Abstands zwischen Hüftkopfoberkante und Trochanter minor gibt die Beinlängenveränderung an. Zusätzlich kann auch die Änderung des Offset bestimmt werden. Natürlich kann die Veränderung der Geometrie des Hüftgelenks auch berechnet werden. Mithilfe des Drehpunkts des proximalen Fragments und der Größe des entnommenen Keils können Längen- und Offsetänderung mit Winkelfunktionen bestimmt werden.

Eine besondere Form der intertrochantären Umstellung ist die **verlängernde valgisierende intertrochantäre Osteotomie** (VVIO; Hipp et al. 1993; Abb. 19.**29a–c**). Sie wird angewendet bei einer Coxavara-Stellung mit gleichzeitiger Verkürzung des Schenkelhalses, wie es z. B. nach kindlichen Schenkelhalsfrakturen, bei der Coxa vara congenita und auch im Verlauf der Behandlung einer Hüftdysplasie als Komplikation auftreten kann. Bei der VVIO erfolgt an der Oberkante des Trochanter minors eine Querosteotomie. Das proximale Fragment wird mit einer 95°-Kondylenplatte gefasst. Es wird kein Keil entnommen, sondern das proximale Fragment wird valgisierend verschoben und mit der laterokaudalen Kante auf die Osteotomiefläche des distalen Fragments gestellt. Entsprechend der präoperativen Planung wird das proximale Fragment medialisiert, sodass sich der gewünschte Offset und die gewünschte Schenkelhalslänge ergibt. Beim jüngeren Patienten ist das Einbringen von Spongiosa in den Osteotomiebereich nicht notwendig. Limitierend bei diesem Verfahren ist die Erhöhung der Weichteilspannung bei der Beinverlängerung.

Immer wieder wird als alleinige Maßnahme oder in Kombination mit einer Umstellungsosteotomie eine Trochanterversetzung angegeben. Sie ist unseres Erachtens nicht notwendig und nicht ungefährlich (Hüftkopfgefäße!).

Ergebnisse der intertrochantären Umstellungsosteotomien. Sie hängen von der Art der durchgeführten Osteotomie und vom Ausgangsbefund ab. Morscher berichtete 1980 über 90 % gute und sehr gute Ergebnisse nach Varisierungsosteotomie bei der Coxa valga. Etwa 80 % der Patienten sind für mehr als 5 Jahre wesentlich gebessert, was Schmerzen und Beweglichkeit betrifft. Die Ergebnisse der Valgisierungsosteotomien sind etwas weniger günstig. Maistrelli et al. berichteten 1990 über 67 % gute und sehr gute Ergebnisse zwischen 11 und 15 Jahren nach der Operation. Die besten Ergebnisse wurden erzielt bei einseitiger Arthrose, guter präoperativer Beweglichkeit und einem Patientenalter von weniger als 40 Jahren. Eigene Erfahrungen zeigen ähnliche Ergebnisse. Nicht selten konnten wir feststellen, dass 20 und mehr Jahre die Einbringung einer Totalendoprothese umgangen werden konnte.

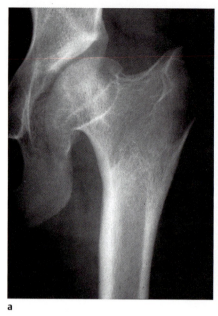 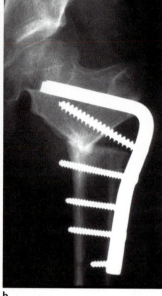 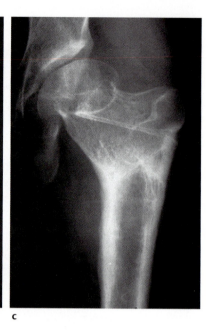

Abb. 19.**29** Coxa vara (17-jährige Patientin) und stark verkürzter Schenkelhals bei Wachstumsstörung nach konservativer Behandlung einer Hüftdysplasie alio loco im Säuglingsalter.
a Präoperatives Bild: Coxa vara und stark verminderter Offset.
b Unmittelbar postoperatives Bild: Valgisierung von 20° und Medialisierung des proximalen Fragments, um ein physiologisches Offset herzustellen.
c 3 Jahre postoperativ. Kompletter Durchbau der aufklappenden Osteotomie, obwohl keine Spongiosaplastik durchgeführt worden war. Pfannenkorrigierende Osteotomie grundsätzlich noch möglich.

Komplikationen. Spezifische Komplikationen nach intertrochantärer Umstellungsosteotomie sind bei korrekter Technik selten. Die Klinge kann aus dem Schenkelhals ausbrechen, insbesondere dann, wenn sie zu weit distal eingebracht wurde und die Knochenbrücke zwischen Plattenklinge und Osteotomie weniger als 15 mm beträgt. Bei nichtentsprechender Reposition können Rotationsfehler auftreten. Pseudarthrosen sind selten. Hauptproblem ist, dass bei einigen Patienten nicht die gewünschte Beschwerdebesserung eintritt und dass auch die Arthrose trotz Umstellungsosteotomie weiter fortschreiten kann. Bei einem großen Umstellungswinkel folgt oft eine muskuläre Insuffizienz. Besonders störend kann ein Insuffizienzhinken bei einer Varisierungsosteotomie von mehr als 10° sein. Über der Platte kann eine Weichteilirritation und eine Bursitis auftreten, die nach Metallentfernung üblicherweise wieder verschwindet. Selten kommt es auch zur Bildung eines Knochensporns am Trochanter major an der Eintrittsstelle der Plattenklinge. Auf die Entfernung eines solchen Sporns muss bei der Metallentfernung besonderer Wert gelegt werden.

Nota bene

Je nach Art der Osteotomie können Formveränderungen des Hüftgelenks auftreten, über die der Patient aufgeklärt werden muss, wie Beinverkürzung oder -verlängerung und die Lateralisierung des Trochanter major, die zur Konturveränderung der Hüfte (breite Hüfte) führen kann.

Arthrodese des Hüftgelenks

Im Zeitalter der Endoprothetik sind Arthrodesen (Abb. 19.**30**) des Hüftgelenks sehr seltene Eingriffe geworden. Mit den guten langfristigen Ergebnissen der Prothesen ergibt sich kaum mehr eine Indikation für die Versteifung. Am ehesten ist sie noch beim jungen Patienten mit einer Hüftgelenkdestruktion nach einem bakteriellen Infekt angezeigt. Um sowohl beim Gehen als auch beim Sitzen ein funktionstüchtiges Bein zu haben, sollte die Ruhigstellung in mittlerer Drehposition, in 5° Adduktion und in 20° Flexion erfolgen. Es handelt sich um eine wegen des langen Hebelarms des Beins schwierige Operation. Verschiedene Techniken sind möglich. Nach den Empfehlung der AO wird die Hüftarthrodese mit einer Kreuzplatte stabilisiert. Sie kann gleichzeitig mit einer

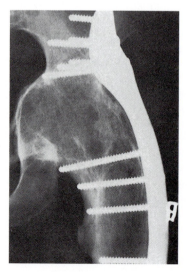

Abb. 19.**30** Arthrodese des Hüftgelenks mit Kreuzplatte.

Beckenosteotomie erfolgen, was die Kontaktflächen verbessert. Die Hauptkomplikation bei der Hüftarthrodese ist die Pseudarthrose in einer Häufigkeit von etwa 10 %.

Grundsätzlich kann eine Hüftarthrodese in eine Hüftendoprothese überführt werden. Dies ist vor allem zu überlegen bei Arthrodesen in Fehlstellung oder wenn wegen einer Schenkelhalsfraktur sowieso ein operativer Eingriff notwendig ist. Das Hauptproblem ist die Insuffizienz der abduzierenden Muskulatur, die sich nach langjähriger Arthrodese nicht selten einstellt.

19.5 Weitere Erkrankungen der Hüfte

W. Plötz

19.5.1 Beinlängendifferenzen

Ätiologie

Beinlängendifferenzen sind häufig zu beobachten. Sie können primär anlagebedingt in Erscheinung treten (Wachstumsstörungen) oder aber sekundär (erworben) durch epiphysäre Wachstumsstörungen (Morbus Perthes, Coxa vara epiphysaria) oder nach Verletzungen z. B. am koxalen Femurende.

Beachte: Scheinbare Längenunterschiede der Beine entstehen durch Abduktions- oder häufiger durch Adduktionskontrakturen des Hüftgelenks.
Beinlängenunterschiede haben durch eine Fehlstatik ungünstige Auswirkungen auf Hüftgelenk und Wirbelsäule.

Klinik und klinische Diagnostik

Patienten mit geringgradigen Beinlängendifferenzen suchen den Arzt häufig wegen Wirbelsäulenbeschwerden auf. Die klinische Untersuchung erfolgt am stehenden Patienten von dorsal. Die Höhe der seitlichen Beckenkämme bzw. der Spina iliaca posterior superior wird auf beiden Seiten verglichen. Am besten gelingt dies mit der „Brettchenmethode". Dabei werden auf der kürzeren Seite so lange Brettchen unter die Fußsohle gelegt, bis das Becken gerade steht. Zu achten ist bei der klinischen Untersuchung auf Bewegungseinschränkungen im Hüftgelenk. Eine Adduktionskontraktur führt, wenn beide Oberschenkel parallel liegen, zu einem Beckenschiefstand und damit zu einer scheinbaren Beinverkürzung auf der betroffenen Seite. Die klinische Untersuchung muss mit Ruhe und Sorgfalt durchgeführt werden. Fehlbestimmungen im klinischen Alltag sind häufig.

Bildgebende Diagnostik

Eine exakte Längenbestimmung der Extremitäten gelingt mit einer Beckenübersichtsaufnahme im Stehen oder noch besser mit einer Ganzbeinaufnahme beider Beine. Auf der Ganzbeinaufnahme ist auch der Ort, an dem der Längenunterschied entstanden ist, zu erkennen.

Therapie

Besteht z. B. eine einseitige Coxa valga mit einer Beinverlängerung auf derselben Seite, so ist eine intertrochantäre Varisierungsosteotomie mit Entnahme eines ausreichend großen Knochenkeils angezeigt. Beinverkürzungen bis zu 2 cm sind mit konservativen Maßnahmen gut zu beeinflussen.

Bei größeren Längendifferenzen sind operative Maßnahmen zu erwägen. Zu überlegen ist, ob eine Beinverlängerung oder eine Beinverkürzung durchgeführt werden soll. Vorteil der operativen Verlängerung ist die Tatsache, dass die Operationen meist an der kranken Extremität durchgeführt wird, während bei der Beinverkürzung im Allgemeinen die Operationen an einer gesunden Extremität vorgenommen wird. Dabei werden die Proportionen der gesunden Extremität verändert, was grundsätzlich nicht wünschenswert ist. Operationen zur Beinverkürzung sind technisch einfacher und weniger komplikationsträchtig. Bei einer ausreichenden Körpergröße ist die Beinverkürzung daher empfehlenswert.

Konservative Therapie von Beinlängendifferenzen im Überblick

Beinlängenunterschied (cm)	Konservative Therapie
Bis 1	Einlage *oder* Absatzerhöhung
1–3	Einlage *und* Absatzerhöhung
3–7	hoher Konfektionsstiefel oder hoher orthopädischer Schnürstiefel mit Absatz- und Ballenerhöhung
7–12	orthopädischer Schuh mit Innenschnürung und Verkürzungsausgleich
Über 12	Orthoprothese mit Kunstfuß

Konservative Therapie

Beinlängendifferenzen bis zu 1 cm können durch Einlagen im Schuh oder durch eine Absatzerhöhung ausgeglichen werden. Bei Längenunterschieden von 1–3 cm ist ein Ausgleich durch eine Absatzerhöhung möglich. Es kann dabei die Hälfte der Erhöhung am Absatz und die andere Hälfte kann innerhalb des Schuhs erfolgen. Bei Beinlängendifferenzen von mehr als 3 cm kann eine Absatzerhöhung und eine Erhöhung unter dem Ballen vorgenommen werden. Bei einem Beinlängenunterschied von 3–7 cm sollte ein hoher Konfektionsstiefel oder ein hoher orthopädischer Schnürstiefel mit Absatz- und Ballenerhöhung getragen werden. Wegen der Instabilität im Sprunggelenk bei einer so starken Sohlenerhöhung ist die stabile Fassung des Fußes durch einen Stiefel nötig. Beinlängendifferenzen von 7–12 cm benötigen einen orthopädischen Schuh mit Innenschnürung und Verkürzungsausgleich. Bei Längenunterschieden von mehr als 12 cm ist eine Orthoprothese mit Kunstfuß für einen Konfektionsschuh sinnvoll.

Operative Therapie

Beinverkürzungen vor Wachstumsabschluss können grundsätzlich durch eine Wachstumshemmung einer Extremität durch eine temporäre Epiphyseodese behandelt werden.

Die operative Verkürzung des Beins kann nach Wachstumsabschluss durch Resektion eines Knochenzylinders am Ober- oder Unterschenkel erfolgen und zwar am besten metaphysär. Am häufigsten wird die Verkürzungsosteotmie subtrochantär durchgeführt. Seltener wird der Längenausgleich ausschließlich am Unterschenkel vorgenommen. Bei der subtrochantären Verkürzung wird zur Stabilisierung eine Winkelplatte (z. B. 95°-Kondylenplatte oder 90°-Winkelplatte) verwendet. Die subtrochantäre Verkürzung wurde im eigenen Krankengut wegen der längeren Kontaktzone und der dadurch besseren Heilungsaussichten der Fragmente oft Z-förmig durchgeführt. Zu verschiedenen Versorgungsmöglichkeiten s. Abb. 19.**31a, b**. Am Oberschenkel können wegen der sonst entstehenden Muskelinsuffizienz nicht mehr als 10 cm reseziert werden. Kosmetisch kann es zu einer ungünstigen Verbreiterung der Weichteilkontur kommen.

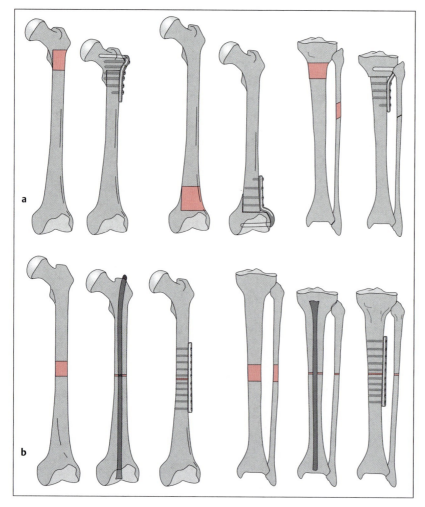

Abb. 19.**31** Möglichkeiten der Verkürzung von Oberschenkel und Unterschenkel.
a Metaphysäre Verkürzungsosteotomien am proximalen und distalen Femur und am Tibiakopf.
b Diaphysäre Verkürzungen mit Nagel oder Platte.

19.5 Weitere Erkrankungen der Hüfte

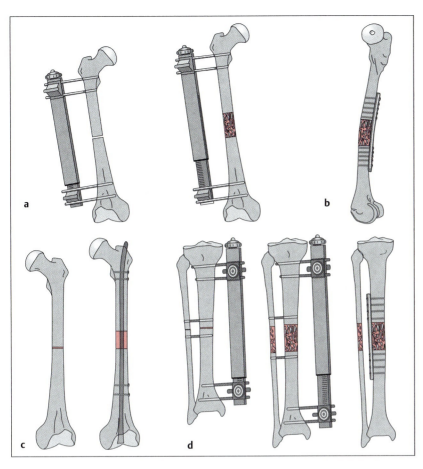

Abb. 19.32 Möglichkeiten der Verlängerung von Oberschenkel und Unterschenkel.
a Kallusdistraktion mit Fixateur externe.
b Einzeitige Verlängerung mit Plattenosteosynthese und Spongiosaplastik.
c Kallusdistraktion mit einem Verriegelungsnagel.
d Kallusdistraktion und einzeitige Verlängerung.

Beinverlängerungen können am Unterschenkel oder Oberschenkel durchgeführt werden. Verlängerungsosteotomien sind technisch schwierig und die Behandlungszeit ist wesentlich länger als bei der Verkürzungsosteotomie, es sei denn, die Verlängerungsosteotomie kann einzeitig erfolgen, was bis zu maximal 2 cm möglich ist. Beinverlängerungen werden meist mithilfe der Kallusdistraktion durchgeführt. Dazu wird der Knochen durchtrennt, wobei das Periost möglichst intakt bleibt. Das proximale und das distale Fragment müssen stabil fixiert sein und es kann eine Distraktion von üblicherweise 1 mm pro Tag erfolgen. Als am günstigsten haben sich 4 Verlängerungen von jeweils 0,25 mm pro Tag erwiesen. Die Fixierung kann erfolgen mit einem Fixateur externe, mit dem Ringfixateur nach Ilisarov oder auch mit einem motorbetriebenen Marknagel. Eine Alternative ist die heute nur selten angewandet Distraktion in einer Sitzung, Fixierung mit einer Plattenosteosynthese und die Einbringung von Spongiosa in die Defektzone (Abb. 19.**32a–d**).

Nachbehandlung

Wichtig bei der Kallusdistraktion ist die Röntgenkontrolle in 1- bis 2-wöchigen Abständen, um die Entstehung des Distraktionskallus zu kontrollieren und etwaige Achsabweichungen frühzeitig zu erkennen und zu korrigieren. Gleichzeitig ist eine engmaschige Kontrolle der Weichteile (Pineintrittsstellen, Durchblutung, Motorik, Neurologie) notwendig.

Nota bene
> Bei der Beratung des Patienten muss festgestellt werden, dass Komplikationen vorkommen. Gelenkkontrakturen durch die langfristige Ruhigstellung, ein Kompartmentsyndrom sowie Wundinfektionen über die Eintrittsstellen der Steinmann-Nägel können auftreten. Weiter sind neurologische Störungen durch die Verlängerung, Achsenabweichungen, Pseudarthrosen, Stressfrakturen und auch der Morbus Sudeck anzuführen.

19.5.2 Schnappende Hüfte

Synonym: Coxa saltans.

Definition.
Unter der schnappenden Hüfte versteht man ein ruckartiges Gleiten des Tractus iliotibialis über den Trochanter major, das beim Beugen und Strecken des Hüftgelenks entsteht.

Ätiopathogenese

Die Ursache der Erkrankung ist letztlich unklar. Der Tractus iliotibialis zieht typischerweise eher ventral über die am weitesten prominente Stelle des Trochanter major. Fasern des M. gluteus maximus ziehen den Tractus nach dorsal. Bei zunehmender Streckung und Innenrotation des Femur wird der Traktus durch die einstrahlenden Fasern des M. gluteus maximus nach dorsal über den Trochanter gezogen. Gehäuft finden sich bei der schnappenden Hüfte Fehlstellungen des koxalen Femurendes. Oft ist das Schnappen schmerzfrei, zum Teil bildet sich ein schmerzhafter Schleimbeutel zwischen Trochanter und Traktus.

Klinik und klinische Diagnose

Die Patienten berichten typischerweise über ein Schnappphänomen bei Bewegung der Hüfte. Der Untersucher legt die Handfläche auf den Trochanter des Patienten, während der Patient geht oder durch Bewegung das Schnappen auslöst. Oft ist das Schnappen gut zu tasten, z. T. ist es aber bei der Untersuchung nicht auszulösen.

Bildgebende Diagnostik

Eine Röntgenuntersuchung des betroffenen Hüftgelenks in 2 Ebenen ist obligat, um knöcherne Fehlformen oder einen Knochensporn am Trochanter major zu erfassen. Das eigentliche Schnappen ist bildgebend nicht zu erkennen.

Therapie

Besteht ein schmerzfreies Schnappen ohne Behinderung des Patienten, so ist keine Therapie notwendig. Beim lokalen Reizzustand bei einer entzündlich veränderten Bursa ist die lokale Injektion von Corticoiden sinnvoll. Typischerweise führt jedoch erst ein operativer Eingriff zu dauernder Beschwerdefreiheit.

Operative Therapie

Früher wurde nach Schleimbeutelentfernung hauptsächlich die transossäre Traktopexie an den Trochanter major durchgeführt.

Eine bewährte Alternative ist es, den dorsalen Rand des Tractus iliotibialis von den Fasern des M. gluteus maximus zu trennen. Die Fasern des M. gluteus maximus werden anschließend mit dem Hinterrand des M. gluteus medius vernäht. Die Hinterkante des Tractus iliotibialis wird nicht vernäht. Der Tractus iliotibialis bleibt nun ventral des Trochanter und die Schnappphänomene sistieren.

19.5.3 Periarthritis coxae

Definition.
Unter dem Begriff der Periarthritis coxae werden Beschwerden im Bereich des Hüftgelenks durch Muskeln und Sehnen zusammengefasst.

Ätiopathogenese

Reizzustände an Sehnenansätzen werden meist durch ein Missverhältnis zwischen Belastung und Belastbarkeit erklärt. Z. T. sind ungewöhnliche Beanspruchungen der Muskulatur durch exzessiven Sport oder auch lokaler Druck z. B. beim seitlichen Liegen auf dem Trochanter major auf harter Unterlage anamnestisch zu erfragen. Auch knöcherne Fehlformen bestehen nicht selten. Die Periarthritis ist oft ein Begleitsymptom einer beginnenden Koxarthrose, was wiederum durch eine reflektorische Muskelanspannung erklärbar ist. Schließlich gibt es auch die Enthesiopathie, bei der es ätiologisch ungeklärt zu schmerzhaften Kalkeinlagerungen in die Muskelansätze kommt. Häufig ist die Ansatztendinose mit einem Reizzustand einer zugehörigen Bursa vergesellschaftet. Nicht immer ist sicher zu klären, ob es sich um eine Ansatztendinose, eine Bursitis oder ein Mischbild handelt.

Klinik und klinische Diagnostik

Anamnestisch ist nach ungewöhnlichen Belastungen zu fragen. Patienten klagen häufig über lokale Schmerzen am Trochanter major im Bereich des Sehnenansatzes der kleinen Glutaen, nicht selten dorsal an den Ansätzen der kleinen Außenrotatoren und am Ansatz des M. gluteus maximus. Durch Abtasten der verschiedenen Muskelansatzpunkte sind die Reizzustände der einzelnen Sehnen zu differenzieren (Abb. 19.**33a, b**). Möglich sind auch Beschwerden an der Spina iliaca anterior inferior am Ursprung des M. rectus femoris, am Tuber ossis ischii am Ursprung der ischiokruralen Muskulatur und an Schambein und Symphyse am Ursprung der Adduktoren inklusive des M. gracilis und schließlich auch am Trochanter minor am Ansatz der M.-iliopsoas-Sehne. Die Anspannung der entsprechenden Muskeln führt häufig ebenfalls zur Auslösung von Schmerzen.

Bildgebende Verfahren

Radiologisch findet man z. T. eine knöcherne Ausziehung an der Trochanterspitze, die allerdings nur wenig ausgeprägt sein kann. Andererseits sieht man nicht selten Verkalkungen und Verknöcherungen periartikulär (s. Abb. 19.**33**), ohne dass Beschwerden bestehen. Zu achten ist auch auf knöcherne Ausziehungen an anderen Muskelansätzen. Oft sind Röntgen-

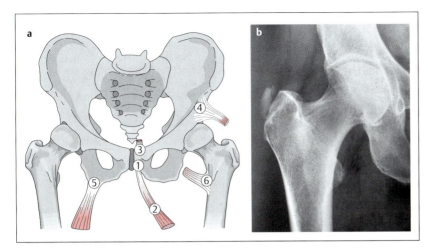

Abb. 19.**33** Tendoperiostose.
a Differenzialdiagnose der Tendoperiostosen im Hüftbereich. Typische Druckpunkte bei 1: M.-gracilis-Syndrom, 2: Adduktoreneinriss mit nachfolgender Myositis, 3: Tendopathie des M. rectus abdominis, 4: Tendopathie des M. rectus femoris, 5: Tendopathie der ischiokruralen Muskulatur; 6: Tendopathie des M. iliopsoas.
b Röntgenbild bei Periarthritis coxae mit Kalkeinlagerungen im Bereich der Bursa und der Sehnenansätze.

übersichtsaufnahmen auch unauffällig. Kernspintomographisch ist manchmal eine flüssigkeitsgefüllte Bursa im Bereich einer irritierten Sehne nachweisbar.

Therapie

Bei der Behandlung der Periarthritis sind ursächlich verschiedene Faktoren zu berücksichtigen. So ist z. B. nach übermäßiger sportlicher Belastung das Trainingsprogramm entsprechend umzustellen (langsame Belastungssteigerung, Aufwärmen, Dehnungsübungen). Auch ist auf eine gelenkschonende Ausrüstung (Luftkissensohlen) zu achten. Im Übrigen können Fangoanwendungen, Moorbäder, Ultraschall und Iontophorese zur Anwendung kommen. Sehr oft bringt eine örtliche Infiltration mit einem Lokalanästhetikum und Corticoid schnellen Erfolg. Bei hartnäckigen Beschwerden können auch NSAR oral verordnet werden. In Ausnahmefällen können größere irritierende Spornbildungen auch operativ entfernt werden. Auch die Sehnenteilablösung wurde als operative Maßnahme beschrieben. Sie sollte aber nur ausnahmsweise zur Anwendung kommen.

19.5.4 Coxa vara

Definition.
Unter Coxa vara versteht man eine Verformung des koxalen Femurendes, wobei der Schenkelhals-Schaft-Winkel (CCD-Winkel) unter 120° liegt.

Ätiopathogenese

Grundsätzlich kann man die angeborene von der erworbenen Coxa vara unterscheiden.
Einteilung:
▶ **Angeborene Coxa vara:**
– Coxa vara congenita bei einer lokalisierten Wachstumsstörung,
– Coxa vara bei generalisierten Wachstumsstörungen (Osteochondrodysplasie),
– Coxa vara infantum.

▶ **Erworbene Coxa vara:**
– Coxa vara bei krankhafter Erweichung des Knochens (Rachitis) und Tumoren sowie „tumor-like lesions",
– Coxa vara bei Aufbaustörungen oder Perthes-Erkrankung,
– Coxa vara traumatica nach Schenkelhalsfrakturen.

19.6 Hüftendoprothetik

W. Gördes und W. Plötz

Engl.: total hip arthroplasty.

Historisches. Erste Versuche zur Remobilisierung von Gelenken hat es schon im 19. Jahrhundert gegeben (Th. Gluck 1890). 1923 wurde durch Smith-Petersen erstmals ein formgebendes Interponat über dem Hüftkopf (mould arthroplasty) aus verschiedenen Werkstoffen zur Knorpelregeneration initiiert, welches durch Aufranc 1957 mittels Vitallium verbessert werden konnte. Letztendlich blieben die Ergebnisse unsicher, ähnlich nach metallischem Oberflächenersatz des Acetabulum (Urist 1957). Trotz inzwischen weltweiter Erfahrungen mit der Totalendoprothetik wurde durch Freeman 1978 in England und durch Wagner 1978 in Deutschland der Oberflächenersatz mittels zementiertem Metall-Cup und Polyethylenpfanne erneut aufgegriffen. Dieses Verfahren hat sich aber auch mit anderweitigen Modifikationen nicht durchsetzen können.

Ein anderer Weg bahnte sich durch den Ersatz eines auf einem Schenkelhalsnagel sitzenden Vitalliumkopfs an (Moore; Bohlman), der später in die Version der Femurkopfprothese mit Markraumstiel mündete (Thompson; Moore), ein Verfahren, welches noch heute als Hemiarthroplastik nach medialen Schenkelhalsfrakturen beim alten Menschen verwendet wird. In dieser Zeit wurde in Frankreich die Femurkopfprothese aus Acryl mit einem Schenkelhalsnagel armiert und durch J. und R. Judet 1950 vorgestellt, dessen Einsatz aber nach anfänglichem Erfolg an der schnellen Lockerung und den entzündlichen Reaktionen durch Acrylabrieb scheiterte. Von Wiles wurde 1958 wahrscheinlich die erste Totalendoprothese implantiert, ein Metall-Metall-Implantat, dessen Kopf mit einem Bolzen durch den Schenkelhals und dessen Pfanne mit Schrauben am Pfannenrand fixiert wurde. Aber wegen der baldigen Lockerung dieses Systems zeitigte es keinen Erfolg.

Eine heute wieder aktuelle metallische Gleitpaarung geht auf die von McKee und Watson-Farrar mit einer Metallpfanne ergänzte Thompson-Prothese zurück (1966). Dieses Implantat wurde mehrfach verändert, mit Acrylzement eingebracht und bis in die 70er-Jahre auch mit modernem Knochenzement (PMMA, Polymethylmethacrylat) verwendet. Kopien dieses Implantats ohne ausreichendes Gelenkspiel zwischen Kopf und Pfanne brachten es in Misskredit. Charnley erkannte, wie wichtig es war, sich mit den Problemen der Tribologie, d. h. den Fragen von Reibung und Abrieb zwischen den Gleitflächen, auseinander zu setzen. Sein Low-friction-Prinzip mit der Auswahl geeigneter abrieb- und reibungsarmer Materialien und Geometrien der Gleitflächen hat die gesamte nachfolgende Prothetik beherrscht.

Aseptische Lockerungen und tiefe Infektionen waren lange Jahre die vorherrschenden Probleme. Auch hier gab Charnley die wesentlichen Anstöße durch Einführung des PMMA-Zements und der Reinraumtechnik (hochgereinigte Luftführung). Die Applikationstechnik des Zements einschließlich Vorbereitung des Knochenlagers hat inzwischen eine effektive Verbesserung erfahren.

Im Gefolge der Charnley- und McKee-Farrar-Prothetik setzte besonders in der Schweiz eine rasche Entwicklung zunächst modifizierter Produkte ein (M. E. Müller 1964; Huggler 1965). Bereits 1964 hat Müller ein Prothesensystem implantiert, das konsequent fortentwickelt und wegen seines letzthin außerordentlichen Erfolgs bis hin zu modularen Geradschaft- und Pfannenimplantaten weltweit verbreitet worden ist. Weber (1968) ging dabei einen eigenen und sehr originellen Weg eines nicht nur in der Pfanne, sondern auch im Prothesenhals rotationsfähigen Kopfs, ein Prinzip, welches bis heute eine ständig verbesserte Entwicklung erfahren hat.

Die Einführung der Aluminiumoxidkeramik durch Boutin 1970 versprach eine Verbesserung der Verschleißprobleme der Kunststoffpfannen, sodass grundlegende Untersuchungen dieses Prinzips durch Griss 1975 und Mittelmeier 1980 erfolgten und zur Forcierung der Keramikgleitpaarung beitrugen. Besonders Mittelmeier hat frühzeitig wegen der Zementzerrüttung die zementfreie Verankerung des Prothesenschafts aufgegriffen und über eine Oberflächenvergrößerung des Metallschafts zu verbessern versucht.

In der Zwischenzeit sind zahlreiche Verbesserungen von Material, z. B. Schmiedetitan, und auch hinsichtlich der Prothesenformen (Hüftpfannen, sphärisch und konisch) erfolgt sowie die Entwicklung von Spezialprothesen bei Tumoren und Revisionen.

Die Entwicklung des Hüftgelenkersatzes ist Tab. 19.**3** zu entnehmen.

Tabelle 19.**3** Zur Entwicklung des Hüftgelenkersatzes

Gelenkersatz	**Erstimplantation**	**Autor und Publikation**
• Mould arthroplasty (Kunststoffe, Metall)	• 1923	• M. N. Smith-Petersen 1948
• Cup (mould) arthroplasty (Vitallium)	• 1942	• O. E. Aufranc 1957
• Acetabulum (Metall)	• 1953	• M. R. Urist 1957
Double Cup:		
• (Metall/Polyethylen), zementiert	• 1953	• M. A. R. Freeman 1978
• (Metall oder Keramik/Polyethylen), zementiert	• 1974	• H. Wagner 1978
• Kopfprothese (Vitallium)	• 1940	• A. T. Moore 1943
• Kopfprothese (Acryl)	• 1946	• J. und R. Judet 1950
• Kopf-Schaft-Prothese (Vitallium)	• 1950	• F. R. Thompson 1952
• Kopf-Schaft-Prothese (Vitallium)	• 1950	• A. T. Moore 1952
• Kopf-Acetabulum-Prothese (Metall/Metall)	• 1938	• P. T. Wiles 1958
• Totalendoprothese (Metall/Metall), Acrylzement	• 1957	• G. K. McKee, J. Watson-Farrar 1966
• Totalendoprothese (Metall/Teflon), Low-friction-Prinzip, zementiert	• 1958	• J. Charnley 1961
• Totalendoprothese (Metall/Metall), zementfrei	• 1964	• P. A. Ring 1968
• Totalendoprothese (Metall/Polyester), zementiert	• 1964	• M. E. Müller 1970
• Rotations-Totalendoprothese (Polyester/Metall), zementiert	• 1968	• B. G. Weber 1970
• Totalendoprothese (Keramik/Keramik), zementfrei	• 1970	• P. Boutin 1972
• Tragrippen-Totalendoprothese (Keramik/Keramik), zementfrei	• 1974	• H. Mittelmeier 1980
• Totalendoprothese (Keramik/Keramik), teilzementiert	• 1974	• P. Griss 1975

19.6.1 Allgemeine Aspekte

Grundsätzliches. Die Implantationen der Totalendoprothese der Hüfte erlaubt nach dem jetzigen Wissensstand eine altersmäßig breite und auch in das jugendliche Erwachsenenalter reichende Anwendung, wobei die zementfreie Endoprothetik besondere Bedeutung erlangt hat. Zementierte Prothesentechniken sind inzwischen weitgehend im höheren Alter von über 65 Jahren üblich. Wegen der günstigeren Verarbeitung des Zements im Markraum wird bevorzugt die Hybridversion angewendet, d. h. zementfreie Pfanne, zementierter Schaft. Auch im höheren Alter wird zum Teil die zementfreie Implantation vorgenommen.

Weiterhin haben korrigierende gelenknahe Osteotomien ihren hohen Stellenwert. Nicht selten kann durch eine Umstellungsosteotomie die Einbringung einer Totalprothese manchmal sogar über Jahrzehnte hinweg aufgeschoben werden.

Als **Indikation** für die Totalplastik des Hüftgelenks gelten therapieresistente, fortgeschrittene *primäre* oder *sekundäre Arthrosen* des Erwachsenen, wobei der junge Erwachsene die Ausnahme ist (Abb. 19.**34a, b**). Im Einzelfall ist auch die *Hüftgelenkdysplasie und -luxation* schon ein Grund zur Totalendoprothesenimplantation, wenn Alternativen nur kurzfristige Lösungen erwarten lassen (Abb. 19.**35a, b**). *Hüftkopfnekrosen* sind nach den Koxarthrosen eine häufige Indikation, da hier rekonstruktive Eingriffe nur in frühen Stadien Aussicht auf Erfolg bieten. Ferner wird die Totalendoprothese bei *chronischer Polyarthritis*, *Tumoren* des koxalen Femur und nach *medialen Schenkelhalsfrakturen* eingesetzt. Ebenfalls ist die Remobilisierung nach *Ankylose* (z. B. durch Entzündung oder Arthrodese) möglich.

Kontraindikationen bestehen bei floriden Infektionen (nicht nur im Operationsgebiet), ferner bedingt während zytostatischer Behandlung und unter hoher Corticoidmedikation (erhöhte Infektionsgefahr) oder bei schlechtem Allgemeinzustand mit nicht zu vertretendem Narkoserisiko. Die Osteoporose ist auch bei der beabsichtigten Verwendung eines zementfreien Systems keine absolute Kontraindikation, da erwiesenermaßen die Lasteinleitung auf den Knochen diesen verdichtet und z. B. Titan durch seine Oberflächeneigenschaften zur Knochenbildung anregt (Schmidt 1992), sodass sogar Hohlräume in Richtung auf die Titanoberfläche von Knochenbälkchen durchwachsen werden (Lintner et al. 1990).

In der **Vorbereitung** ist die Pfannengröße zu ermitteln und der Ersatz in der richtigen Höhe anzustreben, ggf. ist dies z. B. bei Dysplasien, Luxationen und Erweiterung der Pfanne nach Voroperationen nicht ohne Weiteres möglich, weshalb deshalb eine Pfannendachplastik sinnvoll ist (Abb. 19.**36a, b**).

Einfache Pfannendysplasien mit vermindertem CE-Winkel lassen sich durch eine leichte Medialisierung

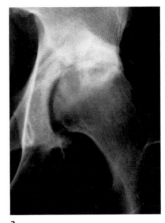 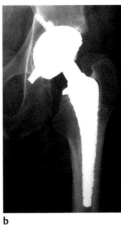

Abb. 19.**34** Langzeitverlauf einer zementlosen Hüftgelenk-Totalendoprothese.
a 35-jähriger Patient mit posttraumatischer Koxarthrose.
b Zustand 15 Jahre nach Implantation einer zementfreien Hüftgelenk-Totalendoprothese. Es handelt sich um eine hemisphärische Pfanne und einen anatomisch adaptierten Schaft. Beide Komponenten sind mit einer makroporösen Oberfläche (Spongiosametall) strukturiert.

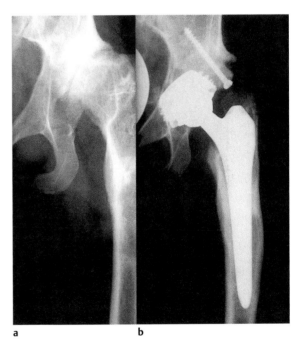

Abb. 19.**35** Beispiel einer Pfannendachplastik.
a 23-jährige Patientin mit Dysplasiekoxarthrose. In der Kindheit waren alio loco mehrere Voroperationen durchgeführt worden.
b Postoperatives Bild nach zementfreier Hüftprothese. Rekonstruktion des physiologischen Drehzentrums mit einer konischen Schraubpfanne und einer großen Pfannendachplastik aus Hüftkopfknochen.

des Implantats bewältigen, ohne dass dadurch die Muskelbalance gestört wird. Gelegentlich lässt sich auch eine etwas ausgeweitete Pfanne durch ein größeres Implantat ersetzen oder bei schmächtigem Kno-

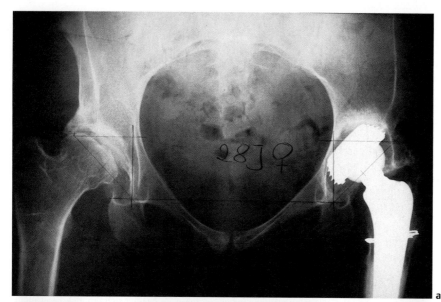

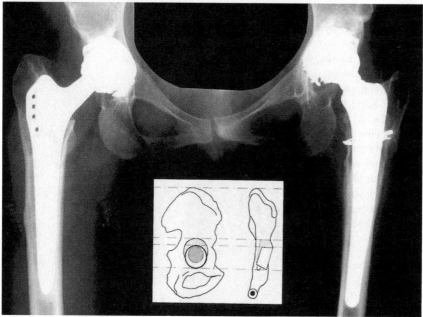

Abb. 19.**36** Pfannenwechsel mit Eigenknochenplastik.
a 28-jährige Patientin. Gelockerte Schraubpfanne links mit segmentalem kranialen Knochendefekt, Koxarthrose rechts.
b Es wurde zunächst auf der rechten Seite eine Hüftgelenktotalendoprothese implantiert, der Kopf wurde in der Knochenbank eingefroren. Anschließend erfolgte der Pfannenwechsel links mit einer Pfannendachplastik, die aus dem rechts entnommenen Hüftkopf aufgebaut wurde.

chenstock eine weniger raumfordernde Pfanne verwenden. Eine entsprechende Vorplanung lässt sehr leicht die Grenzen und die Notwendigkeit einer zusätzlichen Knochenplastik erkennen.

Nach Osteotomien am koxalen Femurende kann die Einbringung des Prothesenschafts Probleme bereiten, weshalb mit der Prothesenoperation gleichzeitig eine korrigierende Osteotomie erforderlich sein kann, die durch den Prothesenstiel als Markraumschiene stabilisiert wird (Abb. 19.**37a, b**).

Biomaterialien. Große Bedeutung in der Endoprothetik haben die verwendeten Materialien. Sie sollen jahrzehntelang erheblichen Belastungen standhalten, biokompatibel sein und eine möglichst physiologische Krafteinleitung in den Knochen ermöglichen. Moderne zementlose Prothesen bestehen meist aus 4 einzelnen Teilen (Abb. 19.**38**).

Gleitpaarungen. Bei etwa 1 Mio. Schritten im Jahr sind der künstliche Hüftkopf und die Pfanne extremen Belastungen ausgesetzt.

Von Charnley wurde ab 1960 als Gleitpaarung ein Metallkopf in einer Polyethylenpfanne (PE-Pfanne) verwendet. Hüftkopf und Prothesenschaft waren dabei aus einem Metallstück gefertigt. In Langzeitstudien zeigte sich bei dieser PE-Metallgleitpaarung ein PE-Abrieb von 0,1–0,2 mm pro Jahr. Mit der Entwicklung von sog. **Konussteckverbindungen** ergab sich später die Möglichkeit, Keramikköpfe auf Metallprothesenschäfte aufzusetzen. Der PE-Abrieb mit Keramikköpfen liegt noch bei etwa 0,1 mm pro Jahr (Zichner & Lindenfeld 1997; Abb. 19.**39a–c**). Die klinische Erfahrung hat gezeigt, dass bei der Metall-PE- und bei

19.6 Hüftendoprothetik

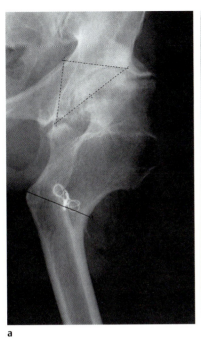
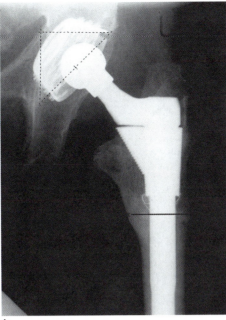

Abb. 19.**37** Hüftluxation.
a 59-jähriger Patient. Zustand nach Angulationsosteotomie bei Hüftluxation.
b Versorgung mit zementfreier langstieliger Totalprothese und gleichzeitiger subtrochantärer Rückosteotomie, 5 Jahre postoperativ.

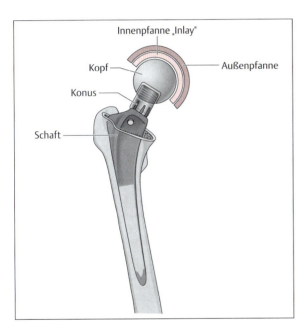

Abb. 19.**38** Aufbau einer modernen zementlosen Hüftendoprothese, bestehend aus einer Außenpfanne, einem Pfannen-Inlay, einem Hüftkopf und der Schaftkomponente.

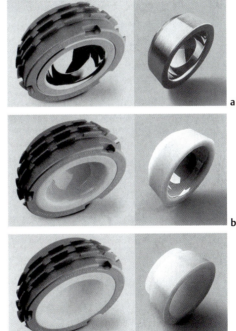

Abb. 19.**39** Verschiedene Pfannen-Inlays (rechts) für eine zementfreie Schraubpfanne. Die Inlays können wahlweise über eine konische Steckverbindung in die Außenpfanne eingebracht werden.
a Schraubpfanne mit Metall-Inlay.
b Schraubpfanne mit Keramik-Inlay.
c Schraubpfanne mit Polyethylen-Inlay.

der Keramik-PE-Gleitpaarung ein Kopfdurchmesser von 28 mm oder 32 mm die geringste Abriebmenge produziert. Für sehr kleine knöcherne Pfannen, z. B. bei einer Hüftdysplasie, werden von manchen Prothesenherstellern auch Köpfe mit noch kleinerem Durchmesser hergestellt, damit die Wandstärke des PE der Kunstpfanne nicht dünner als 4 mm wird. Bei sehr geringen Wandstärken treten nämlich Spannungsspitzen im PE auf, die zu raschem Abrieb führen. Der Hauptnachteil der Keramik in der Endoprothetik ist das grundsätzlich bestehende *Risiko eines Materialbruchs*. Anfangs wurde der Konus von Prothesenschaft und Keramikkopf zum Teil nicht mit der erforderlichen Qualität hergestellt, sodass es gehäuft zu Keramikkopfbrüchen kam. Mittlerweile treten solche Brüche nur mehr in Einzelfällen auf.

Innerhalb der letzten 10 Jahre haben vor allem beim jüngeren Patienten die sog. **Hartpaarungen**, bei denen Kopf und Pfanne entweder beide aus Metall oder beide aus Keramik gefertigt sind, einen gewissen Stellenwert erhalten. Für die Metall-Metall-Paarung wird nach einem Abrieb von 25 µm im 1. Jahr die jährliche Abriebrate mit 5 µm angegeben. Keramik-Keramik-Paarungen reiben sich pro Jahr nur um 1 µm ab (Semlitsch & Willert 1997). Ein Nachteil der Metall-Metall-Paarung ist die Entstehung einer sehr hohen Zahl sehr kleiner Abriebpartikel. Innerhalb von bisher 10 Jahren klinischer Erprobung hat dies zwar zu keinen erkennbaren Problemen geführt, die biologische Langzeitwirkung der Metallpartikel ist aber noch nicht geklärt. Auch der vergleichsweise hohe Reibungskoeffizient der Metall-Metall-Paarung ist wegen der höheren auf die Verankerung übertragenen Kräfte ein Nachteil.

Bei den Keramikinnenpfannen und Keramikköpfen besteht das Risiko des Keramikbruchs, wobei auch dies außerordentlich selten war, wenn die Pfanne korrekt und nicht zu steil implantiert wurde. Mit zunehmender Verbreitung der Metall-Metall-Paarungen wurden in letzter Zeit wieder der Versuch gemacht, die Kopfgröße zu erhöhen, da der Abrieb keine wesentliche Rolle mehr zu spielen scheint. Der größere Kopf erlaubt wegen der verminderten Luxationsgefahr die Verwendung sehr flacher Pfannen.

Die Entwicklung neuer verbesserter Gleitflächen ist auch jetzt noch nicht abgeschlossen. In klinischer Erprobung befinden sich zurzeit höher vernetzte Polyethylene mit möglicherweise günstigeren Abriebeigenschaften.

Der **Konus des Prothesenschafts** bedeutet eine besondere Problemzone. Der Konus weist ein Profil mit feinen Metallrillen auf. Diese Rillen verformen sich etwas beim Aufschlagen des Kopfs, wodurch sich die hohe Festigkeit der Verbindung zwischen Schaft und Kopf ergibt. Im Falle eines Kopfwechsels ist der Konus aber geschädigt und es darf wegen der erhöhten Bruchgefahr kein Keramikkopf, sondern nur noch ein Metallkopf aufgesetzt werden. Wird der Kopfwechsel wegen eines Keramikkopfbruchs durchgeführt, so verbietet sich auch das Wechseln auf einen Metallkopf, da die im Gewebe verbliebenen Keramikpartikel einen Metallkopf innerhalb weniger Monate zerstören können. Früher wurde in dieser Situation empfohlen, auch den Schaft zu wechseln. Mittlerweile gibt es einen platzsparenden Doppelkonus aus Metall, der auf den alten Schaftkonus gesetzt werden kann. Anschließend ist es möglich, einen neuen Keramikkopf auf den Doppelkonus zu setzen.

Verwendet werden heute zur **zementlosen Implantation** Prothesenstiele und Außenpfannen aus *Titan- oder Chrom-Cobalt-Legierungen*. Vorteile von Titanlegierungen sind die hohe Biokompatibilität und das dem Knochen näher liegende Elastizitätsmodul. Vorteil der Chrom-Cobalt-Legierung ist die bessere Bearbeitbarkeit des Materials, die es leichter erlaubt, komplex strukturierte Oberflächen herzustellen.

Für die zementlose Implantation gibt es sowohl für einige Prothesen auf Chrom-Cobalt-Basis als auch für Prothesen auf Titanbasis 10-Jahres-Resultate mit einer Überlebensrate der Implantate von mehr als 95 % (s. Abschnitt Ergebnisse). Zementlose Pfannen sind fast alle aus einer Metallaußenschale gefertigt, in die ein Inlay aus Polyethylen, Metall oder Keramik eingelegt werden kann.

Zementierbare Implantate werden derzeit nicht mehr aus Titan gefertigt, da bei bestimmten Schaftformen aus diesem Werkstoff eine erhöhte Lockerungsrate festgestellt wurde (Scholl et al. 2000). Zementierbare Pfannen sind überwiegend aus *Polyethylen* gefertigt. Zwischenzeitlich wurden auch Metallaußenpfannen mit einem Polyethylen-Inlay einzementiert, aber für diesen Pfannentyp ergab sich wegen einer ungünstigen Spannungsverteilung im Polyethylen eine erhöhte Lockerungsrate.

Allergien. Die immunologischen Vorgänge, die zu einer Prothesenlockerung führen sind noch nicht vollständig geklärt und Gegenstand intensiver Forschung. Unklar ist, inwieweit auch Allergien oder Unverträglichkeitsreaktionen auf Prothesenwerkstoffe eine Rolle spielen. Die Zahl gesicherter allergischer Reaktionen auf Metallimplantate ist außerordentlich klein. Als sicher gilt eine Allergie auf eine Endoprothese, wenn eine erhebliche Hautrötung mit Schwellung und Schmerzen im Bereich der Prothese auftritt, eine Infektion ausgeschlossen ist und die Symptome nach Entfernen der Prothese verschwinden. Unklar ist auch die Frage, inwieweit eine im Epikutantest nachgewiesen Implantatallergie tatsächlich eine pathologische Immunantwort auf die Prothese zur Folge hat. Sinnvoll erscheint es derzeit zu sein, bei Patienten, bei denen eine kutane Allergie gegen ein bestimmtes Implantatmaterial nachgewiesen ist, dieses Material nicht zu verwenden, selbst wenn diese Empfehlung nicht durch harte Daten gesichert ist.

19.6.2 Verankerungstechnik

Die Verankerung von Hüftprothesen im Knochen kann entweder mit Zement oder zementlos erfolgen (Abb. 19.**40a, b**).

19.6.2.1 Zementierte Prothesen

Die moderne Hüftendoprothetik begann mit der Einführung des Polymethylmethacrylat (PMMA) als Knochenzement 1959 durch Charnley. Auf die Technik der Zementierung wurde in der Anfangszeit nur wenig Wert gelegt. Wie im Abschnitt Prothesenwechsel dargestellt, kam es bei zementierten Prothesen zunächst zu einer nicht unerheblichen Zahl von aseptischen Lockerungen. Für die Pfanne und den Schaft wurden jeweils verschiedene Mechanismen der Lockerung festgestellt. Bei den zementierten Pfannen führt ein durch Fremdkörperpartikel induziertes aggressives

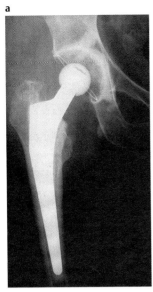
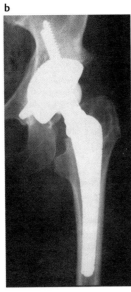

Abb. 19.40 Zementierte und zementlose Prothese im Vergleich.
a Röntgenbild einer zementierten Prothese: dünner homogener Zementmantel um eine Polyethylenpfanne. Verankerungszapfen nach kranial medial. Geradschaftprothese.
b Röntgenbild einer zementlosen Prothese mit makroporös strukturierter Oberfläche.

Granulationsgewebe durch Knochenresorption zur Lockerung. Bei den Fremdkörpern handelt es sich überwiegend um Abriebpartikel von den Gleitflächen. Am *Schaft* beginnt der Lockerungsprozess durch Brechen des Zementmantels. Die Zementiertechnik wurde schrittweise verbessert und mittlerweile liegen Langzeitdaten aus dem Schwedischen Endoprothesenregister vor, die zeigen, welche Maßnahmen das Langzeitüberleben zementierter Prothesen verbessern. Im Einzelnen betreffen diese Verbesserungen die Penetration des Zements in den Knochen, die mechanische Qualität des Zements, die Geometrie des Zementmantels und das Design der Prothesen.

Verbesserung der Penetration des Zements in den Knochen. Eine signifikante Verbesserung der Langzeitüberlebensrate der Prothesen wird mit der **Jet-Lavage** erreicht. Mit der Jet-Lavage wird Blut und Fett aus den Spongiosazellen herausgespült. Der Zement dringt tiefer in die Spongiosawaben des Knochens ein. Auch das Risiko des Einschwemmens von Markrauminhalt ins Venensystem (Markraumembolie) während der Zementierung nimmt ab.

Markraumstopper: Mit einer Plombe aus Knochen oder Kunstmaterial wird die Markraumhöhle knapp distal der Schaftspitze verschlossen, sodass der Zement nicht nach distal entweichen kann.

Proximaler Schaftverschluss: Während des Zementierens kann der Femurschaft mit einer speziellen Plombe, die nur beim Einbringen des Zements aufgebracht wird, auch proximal verschlossen werden, um den Zementdruck zu erhöhen. Für die Versorgung des Acetabulum gibt es Kunstpfannen mit etwas überstehendem Rand, ebenfalls mit dem Ziel ein vorzeitiges Austreten des Zements zu verhindern.

Verbesserung der Qualität des Zements. Um eine homogene Zementmasse ohne Lufteinschlüsse zu erhalten, wurde die Vakuumzementiertechnik entwickelt. Das Anrühren des Zements erfolgt im Vakuum. Zusätzlich werden spezielle Anrührinstrumente verwendet, die das Einrühren von Luftblasen minimieren. Nach Beseitigung des Vakuums verschwinden Gasblasen im Zement oder sie werden drastisch verkleinert. Im Laborversuch wurde nachgewiesen, dass die Ermüdungsbruchfestigkeit des im Vakuum angerührten Zements signifikant erhöht ist. Im schwedischen Endoprothesenregister ergab sich allerdings kein signifikanter Vorteil der Vakuumanrührung bei der klinischen Anwendung.

Verbesserung der Geometrie des Zementmantels. Es ist bekannt, dass erhebliche Stresskonzentrationen im Zementmantel auftreten, wenn seine Dicke 2 mm unterschreitet. Anstrengungen wurden daher unternommen, Prothesenschäfte optimal im Markraum zu zentrieren, damit sie zirkulär von einer homogenen Zementschicht umgeben werden. Zum Teil werden an die Schaftspitze sog. „Centralizer" angebracht. Diese Centralizer sind im Durchmesser etwas dicker als die Schaftspitze und sie verhindern, dass sich die Schaftspitze irgendwo am Rande des Markraums an die Kortikalis anlegt. Nachteilig ist, dass die Centralizer beim Einbringen der Prothese den Zement durchschneiden und damit zu einer Schwächung des Zements führen. Ein signifikanter Vorteil von Prothesen mit Centralizer konnte nicht bewiesen werden. Eine neue Idee ist es, die Prothese bereits durch den Hersteller in einer dickeren Zementschicht einzubetten, was einen homogenen Zementmantel garantiert. Klinische Ergebnisse zu dieser Methode fehlen noch.

Verbesserungen der Prothesengeometrie. Bei frühen Prothesenschäften war das Design zum Teil von dem Bestreben bestimmt, ein möglichst einfaches Einführen der Prothese in den Knochen zu gewährleisten. Die Prothesen waren säbelförmig geformt und liefen medial spitz zu. Solche Spitzen führen zu erheblichen Spannungen im Zement und begünstigen Zementbrüche. Heute sind die meisten Prothesen im Querschnitt eher rund, damit solche Stresskonzentrationen verhindert werden.

Versucht wurde auch, die Haftung des Zements an der Prothese zu verbessern. Zum Teil wurde ein sog. „precoating" angewandt. Dabei wird der Prothesenschaft mit einer dünnen, gut haftenden Zementschicht überzogen. Eine andere Methode ist es, den Prothesenstiel etwas aufzurauen, ebenfalls um die Zementhaftung zu verbessern. Bisher ließ sich allerdings keine Verbesserung der Haltbarkeit der Prothesen durch diese Maßnahmen nachweisen. Diskutiert wird, dass eine minimale Relativbewegung zwischen Prothese und Zement unvermeidlich ist und bei Prothesen mit rauer Oberfläche mehr Abrieb an der Grenzfläche zum Zement entsteht als bei glatten, polierten Prothesen.

Bemerkenswert ist in diesem Zusammenhang auch, dass die sog. Geradschaftprothesen hervorragende Langzeitergebnisse aufweisen, obwohl ihre Form keinen optimalen Zementmantel zulässt. Die Geradschaftprothese füllt den Markraum von medial nach lateral weitgehend aus, ein kortikaler Kontakt ist erwünscht. In der zweiten Ebene ist die Prothese dagegen sehr flach. Zwangsläufig ergeben sich bei diesem Design sehr dünne Stellen im Zement an der medialen und lateralen Kortikalis.

Insgesamt gesehen ist die Zementiertechnik ein komplexes Problem, bei dem nicht alle theoretischen Überlegung zu den erwarteten klinischen Ergebnissen führen.

Die Verbesserung der Zementiertechnik hat am Prothesenschaft mittlerweile zu einer 10-Jahres-Überlebensrate guter Prothesenmodelle von über 95% geführt. Auch bei jungen Patienten gibt es keinen gesicherten Unterschied in der Haltbarkeit zwischen zementierten und nichtzementierten Prothesenschäften. An der Pfanne erbrachte die neue Zementiertechnik dagegen keine Verbesserung der Langzeitergebnisse.

19.6.2.2 Zementlose Prothesen

Die Voraussetzung für ein dauerhaftes Einwachsen einer zementlosen Prothese hängt ab von einer hohen Primärstabilität und nicht zuletzt von einer entsprechenden Oberflächenstruktur des Implantats.

Untersuchungen von Pilliar et al. (1986) haben gezeigt, dass bei Relativbewegungen von mehr als 200 µm ein knöchernes Einwachsen nicht möglich ist und sich eine bindegewebige Zwischenschicht aufbaut.

Galante konnte bereits 1971 an einem Titandrahtgeflecht nachweisen, dass eine knöcherne Integration einer porösen Metalloberfläche möglich ist. Das direkte Anwachsen von Knochen an Metall wurde zwischenzeitlich für verschiedene Metalloberflächen nachgewiesen. Es ist möglich sowohl auf Titan- als auf Chrom-Cobalt-Legierungen (Plötz et al. 1992b). Geeignete Oberflächenstrukturen können sandgestrahlt sein mit einer Rauigkeit von nur 5 µm. Andererseits heilen auch Raumstrukturen mit einer Porengröße von bis zu mehr als 2 mm gut knöchern ein (Plötz et al. 1993; Abb. 19.**41a–c**). Das Ausmaß der knöchernen Integration schwankt zwischen verschiedenen Patienten erheblich. Engh et al. (1990) haben an einer Autopsiestudie nachgewiesen, dass zementlose Pfannen auch dann gut funktionieren können, wenn nur 2% der Pfannenoberfläche in direktem Kontakt zum Knochen stehen.

Eigene Untersuchungen (Plötz 1992) zeigen, dass die Primärstabilität auch von der Rauigkeit der Prothesenoberfläche abhängt. Insbesondere bei der Verankerung in wenig dichtem spongiösen Knochen zeigen makroporös strukturierte Oberflächen einen höheren Reibungskoeffizienten als mikroporöse oder glatte Metalloberflächen.

Von besonderer Bedeutung ist auch die **Länge der Prothesenstiele** und die Ausdehnung der strukturierten Oberfläche. Die ersten zementlosen Prothesen von Judet und Lord waren langstielig und bis zur Prothesenspitze mit einer makroporösen Oberfläche bedeckt. Im zeitlichen Verlauf stellte sich bei diesen Prothesen das unerwünschte Phänomen des sog. Stress-Shielding (Abb. 19.**42a, b**) ein, d.h. es kam zu einer erheblichen Knochenatrophie im proximalen Femur, da die Kraft in den Knochen wegen der Steifigkeitsunterschiede zwischen Metall und Knochen erst auf Höhe der Prothesenspitze in den Knochen eingeleitet wurde. Der proximal liegende Knochen wurde vor der Belastung geschützt (stress shielding). Zur Vermeidung dieser Knochenatrophie ging man vielfach dazu über, Prothesen nur mehr proximal mit einer porösen Oberfläche zu versehen und nicht mehr distal.

Müssen zementlose Prothesen gewechselt werden, so ist dies außerordentlich schwierig, wenn sie knöchern fest integriert sind. Am schwierigsten zu entfernen sind Prothesen mit makroporöser Oberfläche, aber auch bei Prothesen mit mikroporöser Oberflächenstruktur muss regelmäßig das Femur auf ganzer Länge der strukturierten Prothesenoberfläche breit gedeckelt werden. Auch aus diesem Grunde wurden makroporöse bis zur Schaftspitze strukturierte Schäfte wieder weitgehend verlassen.

19.6.3 Prothesendesign

Um eine hohe Primärstabilität zu erzielen, wurden verschiedene Pfannen- und Schafttypen entwickelt.

Bei der **Hüftgelenkpfanne** unterscheidet man Schraubpfannen von hemisphärischen Press-fit-Pfannen. Von der äußeren Form her sind *Schraubpfannen* entweder konisch oder sphärisch geformt. Die konische Form hat den Vorteil der sehr hohen Primärstabilität, allerdings muss viel Knochen geopfert werden,

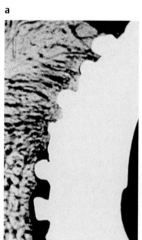
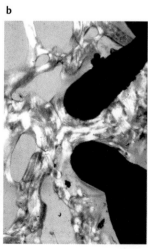
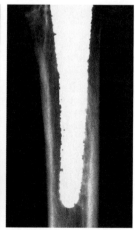

Abb. 19.**41** Knöcherne Integration von zementlosen Endoprothesen.
a Schnittbild einer makroporös strukturierten (Spongiosametall) hemisphärischen Pfanne beim Hund: Abschnittsweise besteht ein direkter Kontakt zwischen Knochen und Metall.
b Histologie eines Explantats einer knöchern integrierten zementlosen Pfanne beim Menschen im polarisierten Licht. Direkter Kontakt zwischen Knochen und Metall (schwarz).
c Röntgenbild eines zementlosen Hüftprothesenschafts beim Menschen. Radiär von der Kortikalis zur Prothese ziehende Knochenverdichtungen ohne Saumbildung um die Prothesenspitze als radiologisches Zeichen der knöchernen Integration.

19.6 Hüftendoprothetik

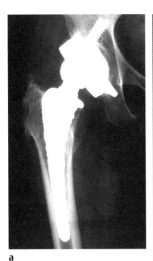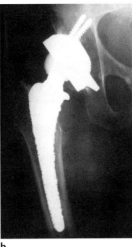

Abb. 19.42 Stress-Shielding bei einem vollstrukturierten zementlosen Prothesenschaft.
a Postoperatives Röntgenbild einer 56-jährigen Patientin nach Implantation einer zementlosen Hüftprothese.
b 10 Jahre später zeigt sich ein ausgeprägter Knochenverlust am Calcar femoris. Bei dem vollständig knöchern integrierten Prothesenschaft kommt es zur Krafteinleitung von der Prothese in den Knochen vor allem an der Prothesenspitze. Proximal kommt es zur Knochenatrophie durch die fehlende Belastung.

um den Hohlraum zu schaffen, der die Pfanne aufnehmen soll. Bei sphärischen Schraubpfannen muss weniger Knochen entfernt werden, aber die Gefahr des Ausbrechens des Schraubengewindes ist wesentlich höher. Insbesondere bei niedrigen Gewindegängen kam es bei einzelnen Pfannentypen zu einer hohen Zahl früher Lockerungen. Um die Vorteile sowohl der konischen und sphärischen Geometrie zu erhalten, wurden in letzter Zeit auch Zwischenformen geschaffen.

Die Alternative zu den Schraubpfannen sind sphärische Pfannen, die in einen sphärisch gefrästen Hohlraum im Acetabulum eingeschlagen werden und durch die elastischen Rückstellkräfte des Knochens primär fixiert werden (sog. *Press-fit-Pfanne*). Es gibt viele Details im Design, um die Primärstabilität einzelner Pfannen weiter zu verbessern. Eine zuverlässige Methode ist die zusätzliche Fixierung der Press-fit-Pfanne mit Spongiosaschrauben (s. Abb. 19.**34b**).

Schaft. Zu unterscheiden sind hier Geradschaftprothesen (s. Abb. 19.**35**) von anatomisch adaptierten Prothesen (s. Abb. 19.**34**). *Geradschaftprothesen* zeichnen sich meist durch einen rechteckigen Querschnitt aus, der eine hohe Rotationsstabilität bringt. *Anatomisch adaptierte Prothesen* sind dem anatomischen Markraum nachempfunden und im Querschnitt rund oder oval. Klassische anatomisch adaptierte Prothesenschäfte haben wegen der unterschiedlichen Femurantekurvation jeweils einen Schaft für die linke und für die rechte Seite. Vorteil der anatomisch adaptierten Prothesen ist die bessere Füllung des Markraums durch die Prothese. Sowohl mit Geradschaftprothesen als auch mit anatomischen Prothesen konnten befriedigende, langfristige Ergebnisse erzielt werden (Plötz et al. 1993).

19.6.4 Operationstechnische Aspekte

Operationsplanung

Die Inkongruenz der artikulierenden Flächen ist eines der wesentlichen Konstruktionsmerkmale der menschlichen Gelenke (Kubein-Meesenberg et al. 1992).

Weder Kopf noch Pfanne bilden ein Kugelgelenk, sondern bestenfalls ein kugelartiges Gelenk. Es handelt sich um Gelenkkörper mit verschiedenen Radien, die die Bewegung in einem gemeinsamen Drehzentrum vorgeben, nicht aber um einen Drehpunkt, wie er vereinfacht angenommen wird. Für die regelrechte Funktion des Gelenks ist seine Balance zwischen der Muskulatur am koxalen Femur und Becken entscheidend, wobei diese durch das sog. Offset (Senkrechte durch den „Drehpunkt" auf die anatomische Achse des Femurschafts) beeinflusst wird (McGrory et al. 1995).

Die Planung des Hüftgelenkersatzes erfordert eine Beckenübersichtsaufnahme, eine ausreichende Ablichtung des Femur und eine axiale Aufnahme nach Lauenstein. Neuerdings wird verschiedentlich auch eine dreidimensionale Planung mit speziellen Softwareprogrammen mithilfe computertomographischer Daten durchgeführt.

Die konventionelle Planung genügt in der a.-p. Ebene, da eine Implantation nach ventral oder dorsal infolge der schmalen Pfannenbegrenzung kaum, indessen nach kranial oder kaudal mehr Spielraum zulässt. Die axiale Aufnahme des Femur ist nur zur Berücksichtigung der Schaftantekurvation wichtig.

Die Höhe der Hüftpfanne macht 20 % oder 1/5 der gesamten Beckenhöhe aus (Abb. 19.**43a, b**). Wichtigste Orientierungsmarke ist die Köhler-Tränenfigur, deren Form sich aus der Überlagerung der beiden Schenkel der Facies semilunaris ergibt (Incisura acetabuli). Die Tränenfigur ist der tiefste Punkt der Hüftpfanne und kann intraoperativ fast immer gefunden werden. Die Horizontale durch die Tränenfiguren, die Senkrechte jeweils 5 mm lateral der Tränenfigur und wiederum die Horizontale im Abstand der gemessenen Pfannenhöhe bilden ein gleichschenkliges Dreieck, das als approximative Pfanne bezeichnet wird (Ranawat et al. 1980). Die Mitte seiner Hypotenuse gilt als approximativer Drehpunkt. Innerhalb dieses Planungsdreiecks wird über Schablonen des zu implantierenden Produkts die Pfanne eingeplant. Damit ist der künftige Drehpunkt des Gelenks festgelegt. Von hier aus wird die Schaftprothese über Schablonen gemessen und das Offset eingeplant. Die Beinlänge kann über den Prothesenschaft und zu einem geringeren Teil über die Halslänge des zu verwendenden

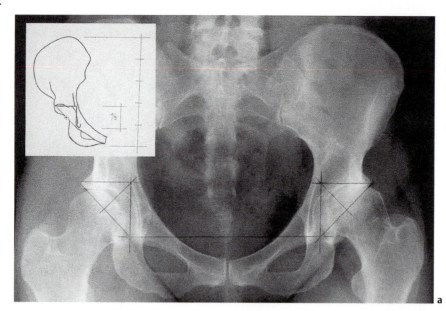

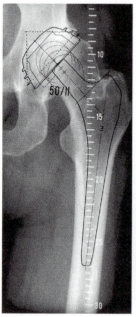 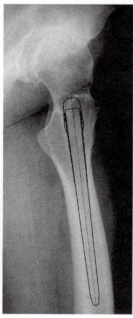 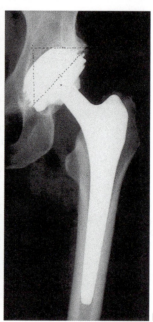

Abb. 19.43 Prothesenplanung.
a 51-jährige Patientin mit Dysplasiekoxarthrose. Beckenübersichtsaufnahme mit eingeplanten, approximativen Pfannendreiecken.
b Planung der Totalendoprothese mit Schablonen und postoperatives Ergebnis.

Kopfimplantats ausgeglichen werden. Letzteres verändert aber das Offset. Die Messmethode ist für den klinischen Gebrauch ausreichend genau und genügt vor allem auch der geforderten Dokumentationspflicht. Die Planskizzen sind in der Krankenakte abzulegen.

Die genaue Planung und intraoperative Umsetzung lassen sich computergestützt noch weiter präzisieren (Love 1999). Verschiedene Autoren gehen davon aus, dass das Acetabulum mit der Vorgabe des künftigen Drehzentrums besonders exakt implantiert werden muss und gerade ein hohes Hüftzentrum (Dysplasie, Luxation) langfristig erhöhte Lockerungs- oder Abriebraten aufweist (Morscher 1992; Pagnano et al. 1996). Die Toleranz liegt etwa 10 mm um das approximative Drehzentrum. Das Offset ist zu berücksichtigen. Eine Erhöhung des Offset vergrößert den Hebelarm der Abduktoren. Gleichzeitig erhöht sich die Weichteilspannung, was im Einzelfall zu Reizzuständen am Tractus iliotibialis Anlass geben kann.

Nota bene

Die Herstellung einer physiologischen Geometrie des Hüftgelenks ist ein wichtiges Ziel der Planung und Implantation. Es gibt jedoch Situationen (Alter, schlechter Allgemeinzustand, großer Knochenverlust, intraoperative Komplikationen), die keine andere Möglichkeit zulassen und Implantate, die aufgrund ihrer Konstruktion eine gewisse „Fehlerbreite" verkraften.

Computergestützte OP-Verfahren

Eine moderne Computertechnik ist bei der Operationsplanung, Navigation und Robotik entscheidend.

Die *Operationsplanung* verfolgt das Ziel, Implantate der richtigen Größe in die richtige Position zu bringen.

Konventionell erfolgt die Operationsplanung bei Hüftgelenktotalendoprothesen zweidimensional mithilfe von Beckenübersichtsaufnahmen und Planungsschablonen. Nach Eggli et al. (1998) lässt sich die mit zweidimensionalen Methoden durchgeführte Planung bezüglich der Beinlänge mit einer Genauigkeit von ± 1 mm umsetzen. Die intraoperative Position des Rotationszentrums der Pfanne lässt sich in vertikaler Richtung mit einer Genauigkeit von ± 2,5 mm und in horizontaler Richtung nur mit einer Genauigkeit von ± 4 mm realisieren.

Eine *dreidimensionale Planung* eröffnet grundsätzlich neue Möglichkeiten.

Wünschenswert ist es, folgende Parameter festzulegen, was nach wie vor Schwierigkeiten bereiten kann:
- Position des Rotationszentrums in allen 3 Raumebenen,
- Pfanneneingangswinkel und Anteversionswinkel,
- Pfannen-, Schaftgröße und Kopflänge,
- Beinlänge und Offset (Abstand des Rotationszentrums vom Trochanter minor in vertikaler Richtung und Abstand zwischen Rotationszentrum und einer Achse durch den Femurschaft),
- Bestimmung der Kontaktzone zwischen Implantat und Knochen,
- Bestimmung des Volumens des bei der Implantation zu entfernenden Knochens,
- Form und Größe einer evtl. notwendigen Knochenplastik.

Für die dreidimensionale Planung ist als Datenbasis derzeit eine Computertomographie erforderlich. Grundvoraussetzung für eine sinnvolle Planung ist die Abbildung auch der *gegenseitigen Hüfte*. Zur Bestimmung der Antetorsion ist auch die *Abbildung der Femurkondylen* notwendig. Die *orthograde Ausrichtung* des CT-Datensatzes des Beckens ist das erste Problem bei der dreidimensionale Planung. Die Köhler-Tränenfigur ist im CT-Datensatz kaum zuverlässig zu bestimmen und so müssen andere, weniger konstante Orientierungspunkte (Landmarken), z. B. die Spina iliaca anterior superior, verwendet werden. Ebenso wichtig ist die Ausrichtung in der sagittalen Ebene. Dies kann erfolgen durch Drehen des Beckens, solange bis die Spinae iliacae anteriores und die Vorderkante der Symphyse in einer frontalen Ebene liegen. Auch die Verbindungslinie zwischen Symphysenvorderkante und Promontorium, die im 60°-Winkel zur Horizontalen liegt, kann für die Ausrichtung des Beckens verwendet werden. Bei gesunder Gegenseite und weitgehend symmetrischen Verhältnissen kann für die dreidimensionale Planung die Gegenseite als Vorlage verwendet werden. Keine festen Regeln existieren für asymmetrische Becken und eine stark verformte Gegenseite. Die automatisierte Erkennung von knöchernen Landmarken am Becken, die automatisierte Ausrichtung des Beckens und die numerische Vermessung sowie die automatische virtuelle Trennung von Femur und Becken sind auf längere Sicht für einen sinnvollen Einsatz computergestützter Techniken unumgänglich. Erste Softwareprogramme für diese Aufgabenstellung wurden entwickelt (Handels et al. 1999a). Ein wichtiges weiteres Anwendungsgebiet für die computergestützte OP-Planung ist auch die Versorgung von Knochendefekten z. B. auch in der Tumorendoprothetik (Handels et al. 1999b).

OP-Navigation

Die Operationsplanung soll mithilfe der OP-Navigation exakt umgesetzt werden. Sie zeigt dem Operateur die Position von Operationsinstrumenten und Implantaten auf einem Bildschirm. Voraussetzung für die OP-Navigation ist es, zu wissen, an welcher Stelle im Raum sich die Operationsinstrumente und der Knochen des Patienten befinden. Die Ortung der Instrumente gelingt heute entweder auf elektromagnetischem oder optischem Wege. Bei der optischen Methode senden Infrarotdioden, die an den Instrumenten angebracht werden, Licht zu einem Detektor, der sich am Ende des Operationstischs befindet. Auf jedem Instrument sind normalerweise 3 Leuchtdioden, aus deren Position die Lage des Instruments berechnet werden kann.

Es gibt auch sog. passive Systeme. Hier wird das Licht vom Detektor ausgesandt und an 3 kleinen Metallkugeln auf dem Instrument zurück reflektiert. Der Vorteil dieses Systems liegt darin, dass am Instrument kein Strom zuführendes Kabel mehr befestigt sein muss. Der Nachteil der optischen Verfahren liegt darin, dass die Instrumente immer so gehalten werden müssen, dass sie vom Detektor „gesehen" werden können. Verdeckt z. B. der Arm des Operateurs die Leuchtdiode oder wird das Instrument ungünstig gedreht, so versagt die Ortung.

Bei der elektromagnetischen Methode befindet sich das Operationsgebiet in einem elektromagnetischen Feld. Die *Position der Instrumente* wird über Spulen gemessen, die sich am Instrument befinden. Der Vorteil dieser Methode liegt darin, dass die Position der Instrumente unabhängig von optischen Gesetzen festgestellt werden kann. Der Nachteil ist, dass keine ferromagnetischen Instrumente und Implantate verwendet werden können, da sie das Magnetfeld erheblich stören. Elektromagnetische Systeme sind daher derzeit weitgehend auf das Setzen von Pedikelschrauben an der Wirbelsäule beschränkt.

Um die *Position eines Knochens* zu erfassen, kann mit einer Klemme ein Satz von 3 Infrarotleuchtdioden oder von 3 reflektierenden Kugeln am Knochen rigide befestigt werden. Anschließend wird die Position des

Knochens bestimmt. Dies gelingt durch Antippen von mehreren bei der OP-Planung festgelegten, gut definierten anatomischen Punkten am Knochen mit einem navigierten Instrument. Am Acetabulum eignet sich hierfür z. B. der knöcherne Pfannenrand. Eine andere Methode ist das sog. *Oberflächen- oder Surface-Matching*. Dabei werden mit einem navigierten Tastinstrument 15–20 Punkte auf der Knochenoberfläche abgetastet. Der Rechner bestimmt dann das Areal im CT-Datensatz des Knochens, dessen Oberflächenstruktur am besten mit der abgetasteten realen Knochenoberfläche übereinstimmt. Beide Methoden können auch kombiniert verwendet werden.

Je nach operativer Aufgabe gibt es unterschiedliche visuelle Darstellungen auf dem Bildschirm. Häufig muss die Position des Instruments mit der geplanten Position auf dem Bildschirm in Übereinstimmung gebracht werden, um den Operationsplan zu verwirklichen.

Vorteile der OP-Navigation im Bereich der Hüftgelenkendoprothetik sind zu erwarten bei der richtigen Einstellung der Pfanneneingangsebene, bei der Herstellung des geplanten Rotationszentrums, bei der richtigen Einstellung der Antetorsion und bei der optimalen Kontrolle der Beinlänge.

Nota bene

Zum jetzigen Zeitpunkt steckt die OP-Navigation noch in den Kinderschuhen. Es gibt für das Hüftgelenk keine Studie, die im klinischen Alltag einen Vorteil der OP-Navigation im Vergleich zu konventionellen Verfahren nachweist. Die mit der Navigation meist verbundene Verlängerung der Operationszeit muss kritisch gegen evtl. Vorteile abgewogen werden. In vitro können durch Navigation in die Beckenknochen längere Schrauben ohne Perforation der Beckenkortikalis eingebracht werden als konventionell (Peters et al. 1999).

Robotik

1992 hat Hap im Tierversuch nachgewiesen, dass der Hohlraum, der in das Femur für die Aufnahme einer Prothese gefräst werden muss, mithilfe eines Roboters genauer herzustellen ist als manuell mit einer Raspel. Der mittlere Fehler zwischen gewünschter und realer Knochenkontur lag manuell bei 1,2 mm, mit dem Roboter bei 0,5 mm. Zwischenzeitlich sind 2 Roboter kommerziell erhältlich, die bei der Hüftprothesenimplantation beim Menschen die Aufgabe des Auffräsens der Femurmarkhöhle übernehmen. Angewendet werden diese System vor allem in Deutschland. Auch mit dem Roboter muss zunächst das Problem gelöst werden, die reale Knochenposition mit den Planungsdaten im Rechner abzugleichen. Dies geschieht überwiegend dadurch, dass vor der eigentlichen Operation in einem kleinen ersten Eingriff jeweils ein Metallpin in einen Femurkondylus und am Trochanter major eingebracht wird. Anschließend wird eine Computertomographie angefertigt und die Prothese eingeplant.

Technik. Vor Beginn des Robotereinsatzes im OP tastet der Roboterarm die beiden Pins ab und bestimmt so die Position des Femur. Voraussetzung bei der Operation ist derzeit ein vollkommen ruhiges Liegen des zu operierenden Beins, was durch eine starre Verbindung mittels einer Zange zwischen Femur und Roboter, durch eine Relaxierung des Patienten und durch eine rigide Lagerung des Beins erreicht wird. Ein Bewegungsmelder bricht, falls Relativbewegungen zwischen Roboter und Femur auftreten, den Fräsvorgang ab (Abb. 19.**44a–d**). Verschiedene Verbesserungsmöglichkeiten, z. B. die Kontrolle der Femurposition mit einem Navigationssystem und automatischer Nachjustierung des Roboters, sind hier zu erwarten. Versuche, die Erstoperation mit der Pinimplantation zu vermeiden und die Femurposition mit einem Oberflächen-Matching festzulegen, haben sich wegen höherer Fehlerquote bisher nur bedingt etablieren können. Nach dem Auffräsen der Markhöhle durch den Roboter wird die Prothese derzeit noch manuell eingeschlagen.

OP-Ergebnisse. Die bisherigen klinischen Ergebnisse zeigen eine *längere OP-Zeit* und einen *höheren Blutverlust* bei den mit dem Roboter operierten Patienten. Die Rate an Schaftfrakturen mit dem Roboter war kleiner. Ansonsten ergeben sich in einer Studie von Bargar et al. (1998) an 127 Patienten mit 1–2 Jahren Nachuntersuchungszeit keine Unterschiede zwischen konventionell und roboteroperierten Patienten. Im eigenen mit einem Roboter operierten Patientengut fiel auf, dass eine wesentlich *größere Exposition des Knochens* mit *kompletter oder subtotaler Ablösung der kleinen Glutaen* und deutlich längerem Hautschnitt notwendig war, um ausreichend Platz für den Robotereinsatz zu schaffen.

Auffallend war auch, dass sich die Prothese beim manuellen Einschlagen zum Teil weiter, zum Teil weniger weit bis zum stabilen Sitz einschlagen ließ, als präoperativ geplant war. In einer experimentellen Studie konnte Hassenpflug (1999) dieses Phänomen bestätigen. Nur bei 5 von 16 Implantationen wurde die geplante Einschlagtiefe der Prothese erreicht. Zum Teil traten Abweichungen bis über 1 cm auf.

Wetzel 1999 weist bei seinen ersten 39 mit dem Roboter operierten Patienten auf eine Schädigungsmöglichkeit der abduzierenden Muskulatur hin. Er berichtete über 7,7 % Luxationen, über 5,1 % deutliche Muskelinsuffizienzen mit positivem Trendelenburg-Zeichen und über eine N.-ischiadicus-Parese.

Es zeigte sich, dass die Prothesen zum Teil an der geplanten Stelle im Knochen keinen ausreichenden Halt fanden. Ursächlich ist sicher die Tatsache, dass bei der Roboterimplantation eine rein graphische Operationsplanung realisiert wird, ohne mechanische Kontrolle. Beim manuellen Einschlagen der Raspel kann der Operateur immer noch auf eine größere oder kleiner Prothese entsprechend der knöchernen Stabilität ausweichen. Bei der Roboterimplantation fehlt diese manuelle Kontrolle. Hinzu kommt, dass die im CT bestimmten Hounsfield-Einheiten nur

19.6 Hüftendoprothetik

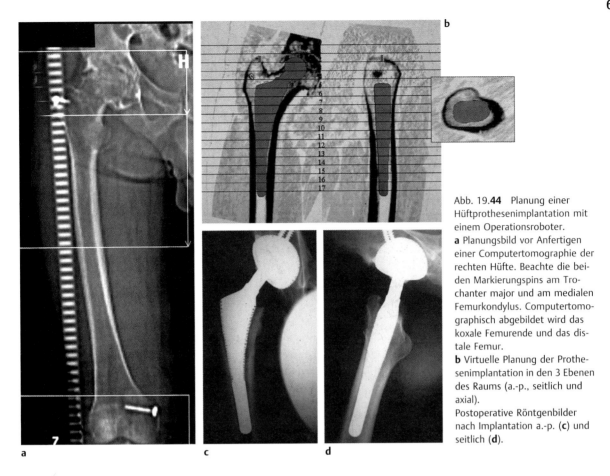

Abb. 19.44 Planung einer Hüftprothesenimplantation mit einem Operationsroboter.
a Planungsbild vor Anfertigen einer Computertomographie der rechten Hüfte. Beachte die beiden Markierungspins am Trochanter major und am medialen Femurkondylus. Computertomographisch abgebildet wird das koxale Femurende und das distale Femur.
b Virtuelle Planung der Prothesenimplantation in den 3 Ebenen des Raums (a.-p., seitlich und axial).
Postoperative Röntgenbilder nach Implantation a.-p. (c) und seitlich (d).

mäßig mit den mechanischen Eigenschaften des Femurs korrelieren (Plötz et al. 1992a). Faktoren, wie z. B. die Trabekelarchitektur des Knochens, spielen aber eine nicht unerhebliche Rolle.

Neuerdings kann die Operationsplanung bei einem Robotersystem biomechanisch mit einem FEM-Modell überprüft werden. Dies ist ein erfolgversprechender Ansatz, dessen Effektivität in der klinischen Praxis aber erst noch nachgewiesen werden muss. Eine weitere wesentliche Verbesserungsmöglichkeit liegt in der Beweglichkeit des Roboterarms begründet. Im Augenblick können sich die Fräsen nur auf geradem Weg bewegen, was es notwendig macht, den Trochanter major und die kleinen Glutaen in der geraden Verlängerung der eigentlichen Fräsbahn vollständig zu entfernen. Mit einer besser beweglichen Fräse ist eine wesentlich geringere Exposition des Femurs zu erwarten. Auch bei den Operationsrobotern handelt es sich derzeit noch um unfertige Systeme mit großem Entwicklungspotenzial. Die derzeit bestehenden Nachteile sind noch erheblich.

Operative Zugänge zum Hüftgelenk

Die Darstellung des Hüftgelenks zur primären Implantation einer Totalendoprothese kann je nach Erfordernis der lokalen Verhältnisse (Voroperationen, Narbenverläufe, Deformität des koxalen Femurendes und/oder des Acetabulum) und der Erfahrung des Operateurs bzw. des von ihm bevorzugten Operationszugangs vor oder hinter dem Gelenk erfolgen.

Bevorzugt werden der anterolaterale und transgluteale Zugang. Der hintere Zugang durch den M. glutaeus maximus wird sowohl zur Prothesenimplantation als auch bei Pfannenfrakturen, der anteriore im Wesentlichen bei Beckenfrakturen gewählt.

Operationstechnik. Der anterolaterale Zugang geht von einem geraden oder leicht gebogenen Hautschnitt aus, trifft nach Spaltung der Faszie auf den Trochanter major, in dessen Höhe der sehnige Anteil des M. gluteus medius gespalten wird, um dann weitgehend stumpf Schenkelhals und -kopf freizulegen (Abb. 19.45a–d). Hier ist auf den N. glutaeus superior zu achten, der den M. tensor fasciae latae versorgt. Der transgluteale Zugang nach Bauer (1986) wird zunächst in gleicher Weise wie der anterolaterale begonnen. In Höhe des Trochanter major und in der Schicht der Mm. gluteus medius und vastus lateralis wird jedoch im Faserverlauf gespalten und wiederum durch stumpfe Präparation das Gelenk freigelegt. Die ventralen Anteile der beiden Muskeln bleiben dabei verbunden.

Bei den beschriebenen Zugängen muss in jedem Fall der Verlauf der großen Gefäße wie A. und V. femoralis sowie des N. femoralis und N. ischiadicus beachtet werden. Diese können wegen der nahen Lage zum Gelenk durch direkte Verletzung, Hakendruck oder postoperatives Hämatom geschädigt werden.

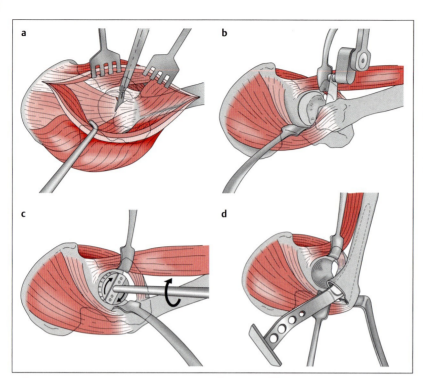

Abb. 19.**45** Der anterolaterale Zugang zur Implantation einer Hüftgelenk-Totalendoprothese.
a Nach Faszienspaltung Eingehen zwischen kleinen Glutaen und M. tensor fasciae latae und Einkerben der kleinen Glutaen von vorne.
b Schenkelhalsosteotomie im 45°-Winkel zur Femurschaftachse.
c Schrittweises Auffräsen der Pfanne.
d In Außenrotation und Adduktion Auffräsen des Femurschafts.

Ergebnisse nach totalendoprothetischem Ersatz

Nach einer Multizenterstudie aus Schweden (Malchau et al. 1993) über die Jahre 1979–1990 wird auf die aseptische Lockerung als Hauptproblem hingewiesen und hier besonders signifikant bei Patienten unter 55 Jahren. Der Hüftgelenkersatz wurde deshalb bei jungen Menschen damals noch als „Experiment" bezeichnet.

Langzeitstudien über zementierte Implantationen zeigen indessen, dass junge Patienten nicht mehr als alte von aseptischer Lockerung betroffen werden. Lediglich stehen hier aufgrund der vermehrten Belastung eher ungünstige Abriebprobleme im Vordergrund (Aldinger et al. 1979; Solomon et al. 1992; Wroblewski & Siney 1992).

Die zementierte Charnley-Prothetik, immer noch als Standardoperation bekannt, dürfte inzwischen von der zementfreien Prothetik erreicht worden sein. Die Überlebensraten von mindestens 10 Jahren werden in größeren Studien zwischen 92–100 % angegeben, wobei die aseptische Lockerungsrate der Pfannen gering über der des Schafts gesehen wird (Aigner 1998; Delaunay und Kapandji 1998; Gördes 2002).

In einer eigenen prospektiven Studie wurden 100 aufeinander folgende Patienten, bei denen 105 zementlose Hüftgelenk-Totalendoprothesen implantiert wurden, durchschnittlich 10 Jahre nach Implantation erfasst. Bei der Pfanne handelt es sich um eine hemisphärische Press-fit-Pfanne mit makroporöser Oberflächenstruktur und zusätzlicher stabiler Schraubenfixation. Der Schaft ist anatomisch adaptiert und bis zur Schaftspitze von einer makroporösen Oberflächenstruktur (sog. Spongiosametall) bedeckt. Das Alter der Patienten betrug durchschnittlich 49 Jahre. 10 Jahre nach Implantation waren 3 Pfannen und 1 Schaft wegen aseptischer Lockerung gewechselt. 5 weitere Schäfte waren nach radiologischen Kriterien gelockert, allerdings ohne Beschwerden. Zum Zeitpunkt der Nachuntersuchung bestand nach dem Merle d'Aubigne Score bei 80 % der nichtrevidierten Patienten ein sehr gutes und bei 19 % ein gutes klinisches Ergebnis (Plötz et al. 1998b). Früh- oder Spätinfektionen traten nicht ein. Die Operationen wurden unter Reinraumbedingungen durchgeführt.

Insgesamt gesehen sind heute tiefe Infektionen seltener geworden und sollen nach Eftekhar 1993 unter 1 % liegen. Im eigenen Krankengut liegt die Infektionsrate unter 0,5 %.

> **Beachte:** Zur Information für den Patienten ist es wichtig, Komplikationen zu kennen, die nachhaltig seine Lebensführung beeinträchtigen können.

Die eingriffspezifischen Risiken sind Fissuren (3 %) ausgehend vom Calcar femoris, die vor allem bei zementfreien Implantaten auftreten. Meist ist eine Cerclage ausreichend, ohne dass das Übungsprogramm eingeschränkt werden müsste.

Über Femur- und Trochanterfrakturen wird mit einer Häufigkeit um 2 % berichtet. Hier ist auf jeden Fall eine geeignete zusätzliche Osteosynthese oder der Wechsel auf ein anderes Implantat erforderlich.

Die Trochanterfrakturen müssen stabil fixiert werden, da sie sonst instabile Muskelverhältnisse (Trendelenburg-Zeichen positiv, geschwächte Abduktion) hinterlassen.

Beinlängendifferenzen werden nur sehr selten angegeben (ca. 2% der Fälle). Sie sind um 1 cm tolerabel und normalerweise ohne Einfluss auf die Funktion.

Die Möglichkeit von Gefäß- und Nervenverletzungen ist wegen der Nähe zum Gelenk immer zu bedenken. Unmittelbare Gefäßverletzungen werden selten beschrieben, wohl aber bis zu 6% Thromboembolien. Trotz heute üblicher Gaben von niedermolekularen Heparinen sind sie nicht sicher zu vermeiden.

Reversible Schäden des N. femoralis, N. ischiadicus oder N. peroneus gibt es nach einer Literaturzusammenstellung von Eftekhar 1993 mit einer Häufigkeit zwischen 0,25 und 3,7%. Etwa ein Viertel der Nervenläsionen sind irreversibel. In der Regel handelt es sich um Druckschäden durch Instrumente oder Überdehnungsschäden bei Beinverlängerungen.

Heterotope Ossifkationen werden trotz medikamentöser Prophylaxe (Indometacin) zum Teil mit einer Häufigkeit von über 50% angegeben. Weniger als 6% der Patienten müssen sich einer operativen Entfernung unterziehen.

Luxationen in der frühen postoperativen Phase oder auch noch nach Jahren werden mit einer Häufigkeit bis zu 8% berichtet (Chandler et al. 1982).

Als schwerste Komplikation gilt die tiefe Infektion, ggf. mit dem Endzustand einer dauerhaften Gelenkresektion (OP nach Girdlestone).

19.6.5 Differenzialdiagnose der schmerzhaften Hüftgelenkendoprothese

Auch nach Implantation einer Endoprothese können Schmerzen bestehen. Ein Infekt oder eine aseptische Prothesenlockerung müssen ausgeschlossen werden.

Differenzialdiagnostisch sind nachfolgende Erkrankungen in Erwägung zu ziehen.

Ansatztendinose am Trochanter major. Sie ist gekennzeichnet durch belastungsabhängige Schmerzen der Muskulatur im Ansatzpunkt am Trochanter major.

Diagnostisch ist ein lokaler Druckschmerz von Bedeutung, radiologisch können ossäre Ausziehungen am Trochanter nachgewiesen werden. Sonographisch sind zum Teil Schleimbeutel feststellbar. Therapeutisch kommen neben krankengymnastischen Übungen lokale Corticoidinjektionen sowie oral NSAR-Präparate infrage.

Iliopsoas-Kontaktphänomen. Durch eine Irritation der Sehne des M. iliopsoas am ventralen Pfannenrand kann es zu erheblichen Beschwerden kommen, deren Ursache eine ventral über den knöchernen Rand des Acetabulum vorstehende meist zementlose Pfanne ist.

Diagnostisch zeigt sich, dass der Patient das passiv angehobene gestreckte Bein nicht oder nur mit Schmerzen halten kann. Die Lage der Pfanne ist radiologisch zu kontrollieren. Die örtliche Infiltration des ventralen Pfannenrandes mit einem Anästhetikum ist wegweisend.

Nota bene
> Nach der Infiltration besteht die Gefahr der temporären Femoralisparese, die zum Sturz des Patienten führen kann.

Oberschenkelschmerz zementloser Prothesen. Ätiologisch ungeklärt ist der z.T. nach Implantation zementloser Prothesenschäfte auftretende belastungsabhängige Oberschenkelschmerz. Als Ursache diskutiert werden bei der Prothesenimplantation auftretende Schaftfissuren, Stresskonzentrationen oder hohe Radiärspannungen an der Schaftspitze und ungenügende Primärstabilität des Implantats. Nach eigenen Erfahrungen verschwinden die Oberschenkelschmerzen häufig spontan innerhalb von 1 Jahr nach Implantation der Prothesen (Plötz et al. 1992b). Als ultima ratio ist bei nicht zu klärender Ursache fortbestehender Oberschenkelschmerzen der Wechsel auf ein zementiertes Implantat zu erwägen.

Schmerzen bei fortgeschrittenem Materialabrieb. Bei stärkerem Pfannenabrieb bestehen bei manchen Patienten diffuse Schmerzen im Bereich der Hüfte, die als Folge einer gewissen Instabilität gedeutet werden können. Selten kommt es durch einen chronischen abriebbedingten Gelenkerguss zur Bildung von Weichteilzysten z.B. am ventralen Pfannenrand, die sonographisch und computertomographisch nachgewiesen werden können.

Differenzialdiagnostisch müssen weiter hüftunabhängige Erkrankungen wie Wirbelsäulenerkrankungen, Sitz- oder Schambeinfrakturen, periartikuläre Verkalkungen, Meralgia paraesthetica, Leistenbruch und neurologische Erkrankungen ausgeschlossen werden.

19.6.6 Rehabilitation

Als Hauptziel der Rehabilitation gilt es, den Patienten schnellstmöglich zu einem schmerz- und hinkfreien Gehen zu bringen. Des Weiteren soll das Gelenk zumindest weitgehend frei beweglich sein und keine Kontrakturen aufweisen.

Es gibt keinen allgemein gültigen Konsens für die Nachbehandlung. Der Operateur wird letztlich seine persönliche Erfahrung mit den von ihm verwendeten Implantaten die Nachsorge vorgeben.

Grundsätzlich bedenke man, dass vor allem zementlose, aber auch zementierte Prothesen einheilen müssen, um ein funktionstüchtiges Hüftgelenk zu erhalten. Die Berücksichtigung der Belastung ist deshalb besonders wichtig.

Weiter erlangt die muskuläre Situation eine besondere Aufmerksamkeit. Oft haben eine Atrophie und Kontrakturen über Monate und Jahre bestanden. Die Muskulatur braucht deshalb nicht selten Monate, bis sie ihre Leistungsfähigkeit wieder erlangt hat und eine stabile Führung des Kunstgelenks gewährleisten kann, d.h. die Übungsbehandlung der Muskulatur muss postoperativ besonders intensiv stattfinden. Eine Gegebenheit, die vielfach nicht beachtet wird und für den Patienten ein hinkendes Gangbild bedingt.

Verschiedene experimentelle Untersuchungen brachten Daten für die Primärstabilität von Hüftgelenkimplantaten, die aussagen, dass zementierte Prothesen vollbelastungsfähig sind, während zementfreie und Hybridprothesen einer mindestens 6-wöchigen Teilbelastung bedürfen. Volle Belastung, Krankengymnastik mit Übungen gegen große Widerstände oder am langen Hebel, Torsionsbelastungen (Aufstehen vom Sitzen ohne Abstützen oder alternierendes Treppensteigen) sind bis zur 12. Woche zu vermeiden (Wirtz et al. 1998), wobei die Primärstabilität und eine Biokompatibilität wichtige Voraussetzungen für eine Osteointegration bedeuten. Untersuchungen von Schenk 1995 zeigten, dass das Einwachsen des Knochens in und an die Oberfläche des Implantats und die Umbildung in dauerhaften Lamellenknochen bis zu 24 Monate dauern kann.

Relativbewegungen, ausgelöst durch Belastungen mit dem zwei- bis dreifachen Körpergewicht, gelangen in Bereiche, die bei zementfreien Implantaten zu einem bindegewebigen „Interface" führen (Pilliar et al. 1986), ähnlich der Pseudarthrosenbildung bei instabiler Fraktur. Nach zementierten Techniken ist die mechanische Unruhe wesentlich geringer. Zementfreie Schraubpfannen entsprechen der Primärstabilität von zementierten Pfannen.

Nota bene

Diese Knochen-Implantat-Beziehungen lassen ableiten, dass Gelenkbelastungen mit zwei- bis dreifachen Körpergewicht bei zementfreien Implantaten (Einbeinstand, Gehen und Treppensteigen, Aufstehen aus dem Sitzen) unmittelbar postoperativ zu vermeiden sind.

Empfehlungen zur Rehabilitation. Am ersten postoperativen Tag werden alle Patienten zur Unterstützung des Kreislaufs an die Bettkante gesetzt (Cave: Flexion über 90°), besser mit Unterstützung vor das Bett gestellt (Fußtretübungen).

Die *Lagerung* im Bett muss in leichter Abduktion mithilfe eines Dreieckkeils erfolgen. Beim anterolateralen Zugang ist die Außendrehung und beim dorsalen Zugang die Innendrehung zu vermeiden, um Luxationen zu verhindern. Patienten mit Hyperlordosierung infolge starker Flexionskontraktur müssen unter Umständen bis zum Ausgleich der Fehlstellung lumbal mit Lagerungskissen unterstützt werden. Die Rückenlage soll etwa bis zur abgeschlossenen 6. Woche beibehalten werden. Bei sicherer muskulärer Führung kann dann die Seitlage eingenommen werden. Aus der Bauchlage kann im Allgemeinen nach 3 Wochen geübt werden.

Wichtig ist, vom 1. postoperativen Tag an isometrische Übungen, eine Atemtherapie und die Aktivierung der oberen Extremitäten durchzuführen.

Hinsichtlich der *Belastung* kann bei zementierten Implantaten bald mit einer Teilbelastung (Gangschulung im Gehwagen) begonnen werden, sofern eine muskuläre Stabilisierung des Hüftgelenks schon möglich ist.

Die *volle Belastung*, die später ein hinkfreies Laufen bringt, soll erst nach 2–3 Wochen erlaubt werden, abhängig von der muskulären Situation.

Eine ähnliche Rehabilitation soll auch bei der nichtzementierten Prothese erfolgen, allerdings die volle Belastung erst nach 6 Wochen.

19.6.7 Hüftendoprothesenlockerung

19.6.7.1 Aseptische Prothesenlockerung

Definition.
Unter eine aseptischen Prothesenlockerung versteht man den Verlust der Verankerung der Prothese im Knochen ohne bakterielle Infektion.

Epidemiologie

Verlässliche Zahlen zur Häufigkeit von Endoprothesenwechseln wegen aseptischer Lockerung gibt es im nationalen schwedischen Endoprothesenregister. Bei 150.000 Endoprothesen wurden etwa 11.000 Endoprothesenwechsel durchgeführt. Bei 3/4 der Prothesenwechsel war eine aseptische Prothesenlockerung der Operationsgrund.

Pathogenese

Grundsätzlich zu unterscheiden sind die Lockerungsvorgänge bei zementlosen und zementierten Prothesen.

Lockerung zementierter Prothesen. Nach Untersuchungen von Schmalzried et al. (1992) an Autopsiepräparaten handelt es sich bei der *Lockerung zementierter Pfannen* um einen biologischen Prozess. Durch Abriebpartikel induziertes aggressives Fremdkörpergranulationsgewebe mit aktivierten Makrophagen führt zu einem von der Peripherie zum Pfannenzentrum fortschreitendem Knochenabbau an der Grenzschicht zwischen Knochen und Zement und zum allmählichen Verlust der Verankerung der Pfanne. Auch eine Verbesserung der Zementiertechnik wirkt sich daher nicht günstiger auf die Standzeit zementierter Pfannen aus.

Nach Untersuchungen von Jasty et al. (1991) handelt es sich bei der *Lockerung zementierter Schäfte* zunächst um ein mechanisches Problem. Infolge der einwirkenden Kräfte bilden sich feine Rissen im Zementmantel. Durch diese Spalten dringen anschließend Fremdkörperpartikel ein und es kommt zum progredienten Knochenabbau. Bei den Fremdkörpern handelt es sich um Abriebpartikel aus der Gleitpaarung und gebrochene Zementpartikel oder auch um Metallabrieb von der Oberfläche des Prothesenschafts.

Lockerung zementfreier Prothesen. Zementfreie Endoprothesen werden auf Dauer durch ein direktes An- oder Einwachsen des Knochens an der Prothesenoberfläche fixiert. Voraussetzung für diese knöcherne Verankerung ist unmittelbar nach der Implantation eine ausreichend hohe Primärstabilität der Prothese im Knochen. Wenn bei unzureichenden Implantaten oder einer unzureichenden Implantationstechnik diese Primärstabilität nicht erreicht wird, kann es im Laufe der Zeit zu einer klinisch manifesten Lockerung kommen. Sind Prothesen einmal knöchern integriert, so kann es zu einer Lockerung durch allmählichen Abbau der knöchernen Verankerung infolge fremdkörperinduzierten aggressiven Granulationsgewebes kommen.

Klinik und klinische Diagnostik

Patienten mit Prothesenlockerung klagen meist über belastungsabhängige Schmerzen in der Leiste oder bei isolierten Schaftlockerungen auch im proximalen Oberschenkel. Patienten mit eingesunkenen Prothesen berichten zum Teil über eine zunehmende Beinverkürzung auf der betroffenen Seite. Manchmal bestehen auch uncharakteristische Schmerzen im Gesäß oder am Trochanter major. Einige Patienten mit Prothesenlockerung sind klinisch beschwerdefrei.

Bei der klinischen Untersuchung ist auf die Beinlänge zu achten. Manchmal ist auch ein Stauch-, Rotations- oder Rüttelschmerz auszulösen.

Bildgebende Verfahren

Entscheidend für die Diagnose der Prothesenlockerung ist nach wie vor das konventionelle Röntgenbild. Angefertigt wird eine Beckenübersichtsaufnahme mit leicht innenrotierten (10°) Beinen und eine axiale Aufnahme.

Zu achten ist auf Lageveränderungen der Implantate im Vergleich zu früheren Aufnahmen. Gemessen wird dabei die Pfanneneingangsebene als Winkel zwischen einer Geraden durch die Köhler-Tränenfigur auf beiden Seiten und einer Geraden durch den oberen und unteren Pol der Pfanne. Ein Höhertreten oder eine Medialverschiebung der Pfanne wird durch Messung des Abstands zwischen Köhler-Tränenfigur und unterem Pfannenpol in vertikaler und horizontaler Richtung bestimmt. Am Schaft ist auf eine Kippung im Varus- oder Valgussinne zu achten und auf ein Einsinken des Schafts in den Knochen, das durch Ausmessen der Position hervorstechender „Landmarks" am Prothesenschaft im Vergleich zu Trochanter major und minor geschehen kann. Mit konventioneller Technik sind Lageveränderungen im Röntgenbild erst ab 3–5 mm beweisend für eine reale Verschiebung der Komponenten.

Bei **zementierten Prothesen** ist auf die Integrität des Zementmantels zu achten. Radiologisch sichtbare Zementbrüche beweisen die mechanische Instabilität. Bei zementierten Prothesen sind Spalten zwischen Zement und Prothese Zeichen einer Lockerung der Prothese im Zementmantel. Lysesäume um den Zementmantel deuten auf einen Verlust der knöchernen Verankerung des Zements im Knochen hin. Zirkumferente Lysesäume um den gesamten Zementmantel auf Röntgenbildern in 2 Ebenen gelten als Nachweis der Lockerung. Geachtet werden sollte auch auf größere ovale meist progrediente Osteolysen, die durch größere Granulome aus Fremdkörperabwehrgewebe entstehen.

Die radiologischen Phänomene bei **zementlosen Prothesen** wurden erstmals von Engh et al. 1987 eingehend beschrieben. Zeichen für ein bindegewebiges Interface zwischen Knochen und Prothese ist eine schmale Aufhellungszone um die Prothese, die wiederum von einer Skleroselinie umgeben ist (Abb. 19.**46**a–d). Zeichen einer knöchernen Integration sind neugebildete Knochentrabekel, die radiär auf die Prothese zulaufen und in direktem Kontakt zur Prothesenoberfläche stehen, und die Abwesenheit der Zeichen des bindegewebigen Interface. Für eine manifeste Prothesenlockerung sprechen zirkumferente Lysesäume mit Skleroselinie, die im zeitlichen Verlauf deutlicher werden und am Schaft in Richtung Schaftspitze und in Richtung Calcar bzw. Trochanter major divergieren. Zeichen einer bindegewebigen Zwischenschicht sind in Bereichen mit einer glatten Metalloberfläche, wie sie häufig an der Schaftspitze besteht, normal.

Die Krafteinleitung in den Knochen erfolgt aus biomechanischen Gründen bei knöchern integrierten zementlosen Prothesenschäften typischerweise an der am weitesten distal gelegenen Stelle mit rauer Prothesenoberfläche. Am Calcar femoris wird unter diesen Bedingungen nur wenig Kraft in den Knochen eingeleitet und es kommt zur Knochenatrophie. Eine erheblich vermehrte Sklerosierung am Calcar femoris bildet sich bei proximaler Krafteinleitung und ist somit ein indirektes Lockerungszeichen.

Von Bedeutung ist auch das Ausmaß des Gleitflächenabriebs, wobei hiervon typischerweise die Polyethylenpfannen betroffen sind. Je mehr Polyethylen abgerieben ist, um so exzentrischer steht der Hüftkopf in der Pfanne.

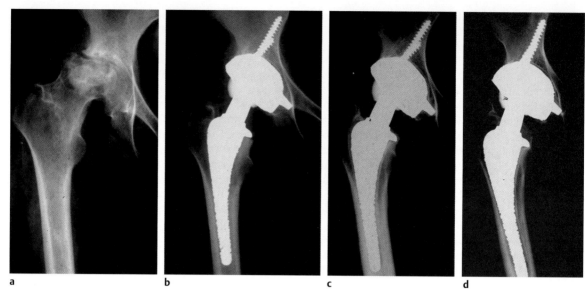

Abb. 19.**46** Lockerung einer zementlosen Prothese.
a Präoperativer Zustand. 18-jährige Patientin mit Hüftkopfnekrose nach Chemotherapie bei Leukämie.
b Unmittelbar postoperatives Bild nach Implantation einer zementfreien Hüftprothese.
c 3 Jahre postoperativ Einsinken des Schafts. Der Schaft ist vollständig von einem Lysesaum und einer Skleroselinie umgeben. Als indirektes Lockerungszeichen besteht eine Verdichtung am Calcar femoris.
d 12 Jahre postoperativ weiteres deutliches Einsinken des Schafts, jetzt auch mit erheblichen Beschwerden.

Die Diagnose der Lockerung wird üblicherweise mithilfe der konventionellen Röntgenaufnahme, der anamnestischen Angaben und der klinischen Untersuchung gestellt. Der Einsatz der Szintigraphie und der Arthrographie wurde verschiedentlich empfohlen. Beide Methoden ergeben aber gerade in Zweifelsfällen meist keine gültige Information für weitere Therapieentscheidungen.

Die knöcherne Situation an der Pfanne ist auf Röntgenbildern nur eingeschränkt zu beurteilen. Eine präoperatives Computertomogramm hilft bei Patienten mit ausgedehntem Knochenverlust, Informationen über die noch zur Verfügung stehende Knochensubstanz zu erhalten. Dies ist für die Verankerung einer neuen Pfanne wichtig.

Natürlicher Verlauf

Bei der Prothesenlockerung handelt es sich um ein progredientes Leiden. Es kommt zur zunehmenden Osteolyse und zu einer zunehmenden Migration der Komponenten, wobei im Einzelfall nicht vorherzusehen ist, wie schnell der Knochenverlust fortschreitet. Aufgehalten wird die Wanderung der Komponenten nur, falls das proximale Femur durch den Längenverlust im Hüftgelenk ans Acetabulum anstößt und so ein weiteres Einsinken verhindert. Bei betagten Patienten mit eingeschränkter Aktivität sind die Beschwerden in diesem Zustand manchmal so gering, dass kein Prothesenwechsel durchgeführt werden muss.

Therapie

Die Therapie der Prothesenlockerung ist **grundsätzlich operativ**.

Die in Ausnahmefällen bei hochbetagten Patienten in schlechtem Allgemeinzustand *indizierte konservative Therapie* besteht in symptomatischen Maßnahmen wie der Gabe von Schmerzmitteln und der Benutzung eines Stocks, von Gehstützen oder eines Rollstuhls.

Die Indikation zur Operation sind die Beschwerden des Patienten bzw. der progrediente Knochenverlust, der bei längerem Zuwarten die Verankerung neuer Implantate erschwert. Im seltenen Fall des beschwerdefreien Patienten mit radiologisch nachgewiesener Lockerung ohne wesentlichen Knochenverlust kann nach einer Wartezeit von 6 Monaten radiologisch die Progredienz des Knochenverlusts neu beurteilt und dann über die Operation entschieden werden.

Ziel der Wechseloperation ist es, neue Komponenten stabil und dauerhaft im Knochen zu verankern. Die operative Strategie wird wesentlich vom bestehenden **Knochendefekt** bestimmt. Durchgesetzt hat sich die Einteilung des Knochendefekts nach D'Antonio et al. (1993). Voraussetzung für eine dauerhafte gute Funktion des Wechselimplantats ist die stabile Verankerung der Prothese im verbliebenen Knochen des Patienten.

Gerade bei der Revisionsoperation ist die Operationsplanung und Vorbereitung von entscheidender Bedeutung. Die Wechseloperationen besteht aus 2 Schritten, nämlich zunächst der Prothesenentfernung und anschließend der Replantation neuer Komponenten. Bereits präoperativ ist zu klären, welche Komponenten belassen werden können. In Abhängigkeit vom intraoperativen Befund kann dann vom Plan nochmals abgewichen werden. Man muss darauf vorbereitet sein, auch feste Komponenten zu entfernen, wenn die Gleitflächen oder Koppelungsstellen, wie z. B. der Konus der Schaftprothese, beschädigt sind. Alle möglicherweise benötigten Komponenten müssen bei der Operation verfügbar sein. Wichtig ist es, sich frühzeitig den alten Operationsbericht zu beschaffen, um vor allem Angaben über Kopfdurchmesser und die Konusspezifikation zu erhalten!

Für den Hüftendoprothesenwechsel als große Operation müssen entsprechende OP-Vorbereitung getroffen werden: intensivmedizinische Nachbetreuung, ausreichende Blutkonserven, evtl. Knochenersatzmaterial. Bei Protrusion von Zement oder Implantaten ins kleine Becken (räumliche Beziehungen zu den Beckengefäßen) ist das Hinzuziehen eines Gefäßchirurgen angezeigt. Hier kann präoperativ eine Angiographie bzw. eine Computertomographie mit Kontrastmittelgabe sinnvoll sein. Bei der präoperativen Planung ist der zu erwartende Knochenverlust einzuschätzen, da für eine gute dauerhafte Funktion der Prothese die stabile Fixierung im Restknochen entscheidend ist.

Einteilung von Knochendefekten an der Hüfte

Grundsätzlich können sog. kavitäre von segmentalen Knochendefekten unterschieden werden. Bei *kavitären Defekten* steht die knöcherne Randstruktur und es sind nur Höhlen im Knochen vorhanden. Beim *segmentalen Knochenverlust* fehlt auch die Randstruktur. Ein typischer segmentaler Defekt ist z. B. das Fehlen des kranialen Pfannenrands. Folgende Einteilungen für Knochendefekte sind gebräuchlich.

Einteilung der **Knochendefekte am Acetabulum** nach D'Antonio et al. 1989:
- Typ I: segmentale Defekte,
- Typ II: kavitäre Defekte,
- Typ III: kombinierte Defekte,
- Typ IV: Diskontinuität des Beckens,
- Typ V: Arthrodese.

In Abhängigkeit von der Lokalisation können beim Typ I–III periphere Defekte superior, anterior und posterior von zentralen Defekten unterschieden werden. Bei einem segmentalen zentralen Defekt z. B. steht der periphere Ring des Acetabulum und die Lamina interna im Pfannengrund ist durchbrochen.

Einteilung der **Knochendefekte am Femur** (D'Antonio et al. 1993):
- Typ I: segmentale Defekte:
- Defekt proximal der Trochantären partiell oder vollständig,
- intertrochantärer Defekt,
- fehlender Trochanter major.

- Typ II: kavitäre Defekte:
- spongiöse Defekte, kortikale Defekte, Aufweitung des Markraums.

- Typ III: kombinierte Defekte.
- Typ IV: Malalaignment:
- Rotationsfehler,
- Achsabweichungen.

- Typ V: femorale Stenose.
- Typ VI: femorale Diskontinuität.

In Abhängigkeit von der **Höhenlokalisation** können die *femoralen Knochendefekte* folgendermaßen eingeteilt werden:
- Level I: proximal der Unterkante des Trochanter minor,
- Level II: bis zu 10 cm distal der Unterkante des Trochanter minor,
- Level III: distal von Level II.

Beachte: Der Patient ist darüber aufzuklären, dass die Wechseloperation im Vergleich zu einem Primäreingriff den deutlich größeren Eingriff darstellt. Die Komplikationsraten sind höher, das klinische Ergebnis postoperativ meist weniger günstig und die Langzeitüberlebensrate der Wechselimplantate im Durchschnitt geringer.

Operationstechnik

Die Operation beginnt mit der Entfernung der alten Komponenten. Zunächst erfolgt falls nötig die Entfernung des Prothesenschafts. Bei den zementierten Prothesen wird nach vorsichtigem Ausschlagen des Schafts der Zement entfernt. Konventionell geschieht die Zemententfernung schrittweise mit langen Meißeln. Schwierigkeiten entstehen oft bei der Entfernung des distalen Zementpfropfs. Nach Überbohren des Pfropfs kann dieser z. T. mit Spezialinstrumenten von proximal herausgezogen werden. Z. T. wird der Zementpfropf und auch eine distal abgebrochene Prothesenspitze über ein kortikales Knochenfenster entfernt. Das Fenster wird aus biomechanischen Gründen am besten ventral angelegt und nicht rechteckig, sondern trapezförmig ausgeschnitten. Spezialinstrumente, die mit Laser, Ultraschall, Stoßwellen oder motorgetriebenen Fräsen arbeiten, sind für die Zemententfernung ebenfalls verfügbar. Wenn keine Infektion besteht, ist es vor allem bei Patienten in schlechtem Allgemeinzustand auch möglich, Zementreste nach distal in den Markkanal zu stoßen, was die OP-Zeit in manchen Fällen verkürzt.

Knöchern integrierte zementlose Prothesen sind, insbesondere wenn sie eine makroporöse Oberflächenstruktur bis zur Prothesenspitze haben, nur schwierig zu entfernen. Bewährt haben sich hier langstreckige Knochenfenster über die gesamte Länge der Prothese. Beim transfemoralen Zugang nach Wagner wird das Femur in ganzer Länge des Prothesenschafts durch eine dorsal neben der Linea aspera und eine ventral liegende Osteotomie gespalten. Das Implantat kann dann entfernt werden.

Zementierte Pfannen lassen sich im Allgemeinen leicht entfernen. Ggf. können Polyethylenpfannen mit Meißeln oder Fräsen gespalten werden. Mit Metallfräsen ist dies auch bei Metallpfannen möglich. Hemisphärische zementlose Pfannen können oft mit gekrümmten Meißeln entfernt werden. Im Zweifelsfalle ist es immer günstig, sich mit der jeweiligen Prothesenfirma in Verbindung zu setzen. Einige Firmen bieten Spezialinstrumente an, die sich bei der Entfernung der jeweiligen Endoprothese als besonders nützlich erwiesen haben.

Implantation der neuen Komponenten

Acetabulum. Ziele der Rekonstruktion des Acetabulum sind die Wiederherstellung eines physiologischen Rotationszentrums und einer normalen Biomechanik und die feste Fixation der neuen Pfanne in stabilem Knochen.

Bestehen keine wesentlichen Knochendefekte, so kann die Implantation der neuen Prothese wie eine Erstimplantation mit etwas größeren Komponenten erfolgen.

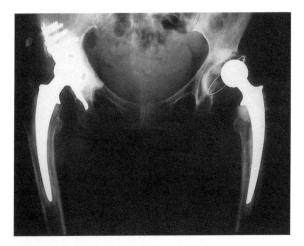

Abb. 19.**47** Pfannenwechsel mit Abstützschale. 79-jährige Patientin mit Hüftprothesen beidseitig. Rechts Zustand nach Pfannenwechsel mit Burch-Schneider-Ring. Links Pfannenlockerung und Pfannenbruch.

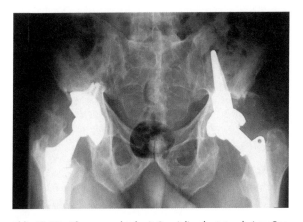

Abb. 19.**48** Pfannenwechsel mit Spezialimplantaten bei großen segmentalen Knochenverlusten. Rechtsseitig Sockelpfanne nach Schöllner mit Verankerung nur im Os ilium, linksseitig Oblong-Pfanne mit einer kranialen Aufsockelung für kraniale Knochendefekte.

Kavitäre Defekte können mit Zement oder mit Fremdknochen aufgefüllt werden. Die Fixierung der Pfanne ist meist ohne große Schwierigkeiten im Restknochen möglich.

Segmentale Defekte sind schwieriger zu versorgen. Verschiedene Abstützschalen aus Metall wurden für die Überbrückung dieser Defekte entwickelt. Diese Abstützschalen werden mit Schrauben fixiert. Unter die Schale können Knochenchips eingebracht oder der Defekt mit Zement aufgefüllt und eine Polyethylenpfanne in die Schale einzementiert werden.

Für *superiore Defekte* wurde der Müller-Ring mit kranialer Schraubenfixation entwickelt. Der Burch-Schneider-Ring ist vor allem für kombinierte anteriore, superiore und zentrale Defekte gedacht. Mit einem Dorn wird diese Schale ins Sitzbein eingeschlagen und kranial am Os ilium mit einer Lasche fixiert (Abb. 19.**47**). Die Ganzschale wird mit einem Haken in die Incisura acetabuli eingehängt und kranial ebenfalls mit einer Lasche fixiert.

Bei der zementlosen Pfannenimplantation können Knochendefekte entweder mit vergrößerten Implantaten oder mit Fremdknochen aufgefüllt werden. Verschiedentlich wird auch eine zusätzliche Fixierung mit Schrauben verwendet. Als Grundregel gilt, dass ein zementloses Implantat primärstabil im autochthonen Beckenknochen verankert sein muss. Die Knochenplastik dient vor allem dazu, die Knochensubstanz für eine vielleicht notwendige spätere Revision zu verbessern. Die Fixierung der Pfanne in einer lasttragenden Knochenplastik ist mit einer hohen Zahl von Lockerungen verbunden. Verschiedene vergrößerte Implantate für die Wechseloperation stehen zur Verfügung. Auch asymmetrische Pfannen mit ovaler Form oder einer zweiten kranialen Halbschale zur Überbrückung kranialer Defekte sind erhältlich. Ebenso sind Pfannen mit Laschen für eine zusätzliche Schraubenfixation verfügbar.

Probleme bereiten *große kombinierte segmentale Defekte* (Abb. 19.**48**) und die Diskontinuität des Beckens. Die Versorgung ist hier möglich mit großen strukturellen Allografts und Osteosynthese oder mit Spezialimplantaten mit nur kranialer Fixation im Os ilium (Rechl et al. 1998; Schöllner & Schöllner 2000).

Femur. Auch hier gilt, dass eine stabile Verankerung in intaktem Knochen stattfinden muss. Besteht kein wesentlicher Knochenverlust, so kann wie bei der Primärimplantation vorgegangen werden. Aus biomechanischen Gründen, um Stresskonzentration im geschwächten Knochen zu vermeiden, sollte der neue Prothesenstiel mindestens 2 Schaftbreiten distal von Stellen mit defektem Knochen, wie z. B. Schraubenlöchern, oder von Kortikalisfenstern reichen. Für die Revision stehen verlängerte Standardprothesen und auch spezielle Revisionsschäfte zur Verfügung. Insbesondere bei stärkerem Knochenverlust haben sich zementlose Revisionsschäfte bewährt. Besteht kein wesentlicher Knochenverlust proximal, so können Systeme mit proximaler Verankerung verwendet werden. Für die häufigste Situation mit erheblicher proximaler Knochenschädigung und noch gut erhaltenem Isthmus femoris kommen Langschaftprothesen mit Verankerung im Isthmus infrage. Die Defekte proximal können ggf. mit Fremdknochen oder Knochenersatzmaterialien aufgefüllt werden. Ist auch der Isthmus femoris zerstört, so sind Individualimplantate zur Versorgung notwendig. Bei großen segmentalen femoralen Defekten ist auch die Versorgung mit langstieligen Prothesen oder großen strukturellen Allografts (impaction allografts) und anschließend die Implantation eines kurzen zementierten Schafts eine Alternative. Die Versagensraten der Versorgung mit strukturellen Allografts oder bei den sog. „impaction allografts" durch Infektion, Frakturen und Lockerungen wird aber bereits innerhalb der ersten 5 Jahre nach Implantation mit 20–50 % angegeben (Bono et al. 2000; Leopold et al. 1999; Masri et al. 1995; Paprosky & Sekundiak 1999).

Ausgedehnte langstreckige Knochendefekte können mit modularen Tumorendoprothesen versorgt werden, bei denen das proximale Femur in seiner gesamten Zirkumferenz entfernt wird.

Prognose

Langzeituntersuchung über die Ergebnisse von Hüftprothesenwechseloperationen ergaben bei ca. 11.000 Wechseloperationen im schwedischen Endoprothesenregister eine 10-Jahres-Überlebensrate der gewechselten Implantate von ca. 80%, das heißt, dass ca. 10% mehr Implantate als bei der primären Hüftprothese nach 10 Jahren erneut gelockert sind. Im schwedischen Register ergab sich kein entscheidender Unterschied zwischen Wechseloperationen mit einem zementierten oder mit einem zementlosen Implantat.

Nachbehandlung

Grundsätzlich gelten für die Nachbehandlung die Regeln für primärimplantierte Hüftprothesen. Individuell muss in Abhängigkeit von der Primärstabilität der Implantate die Belastung verzögert aufgebaut werden. Häufig sind Patienten, bei denen Prothesenwechsel durchgeführt werden müssen, betagt und in reduziertem Allgemeinzustand. Die Operation muss in diesen Fällen so durchgeführt werden, dass die Extremität frühzeitig belastbar ist und keine erhöhte Gefahr für eine Luxation besteht.

19.6.7.2 Septische Prothesenlockerung

Definition.
Lockerung einer Endoprothese durch bakterielle Entzündung. Unterschieden wird eine Frühinfektion in unmittelbarem zeitlichen Zusammenhang zur Operation (innerhalb von 12 Wochen) von einer Spätinfektion.

Epidemiologie

Die Rate infizierter Hüftprothesen im 1. Jahr nach der Implantation wird mit etwa 1% angegeben.

Ätiologie

Ursache der Infektion sind Keime, die im Rahmen der Operation in die Wunde gelangen oder Keime aus anderen Bereichen des Körpers, die hämatogen gestreut werden. Die häufigsten Erreger sind Staphylococcus aureus und Staphylococcus epidermidis. In letzter Zeit werden zunehmend gramnegative Erreger und auch der methicillinresistente Staphylococcus aureus (MRSA) nachgewiesen.

Klinik

Die Symptome einer infizierten Hüftendoprothese reichen von einem akuten septischen Krankheitsbild bis zu schleichenden Verläufen, bei denen lediglich im Röntgenbild bei sonst asymptomatischem Patienten vermehrte Osteolysen zu sehen sind.

Bildgebende Verfahren

Das Röntgenbild ist bei der Frühinfektion zunächst unauffällig. Beim chronischen Infekt zeigen sich häufig Osteolysen. Die humoralen Entzündungswerte sind regelmäßig erhöht. Die Technitiumszintigraphie ist hochsensibel für den Nachweis eines Protheseninfektion, aber wenig spezifisch. Die zusätzliche Durchführung eines Leukozytenszintigramms führt nur selten wesentlich weiter (Teller et al. 2000).

Beweisend ist der **Bakteriennachweis** bei einer Hüftgelenkpunktion oder intraoperativ. Allerdings gibt es auch hier häufig falsch negative Befunde. Der intraoperative Bakteriennachweis gelingt häufiger, wenn zusätzlich zum Abstrichmaterial Gewebeanteile zur mikrobiologischen Untersuchung eingesandt werden. Daneben sollte auch eine histologische Untersuchung des Gewebes durchgeführt werden, um nach Zeichen einer unspezifischen bakteriellen Entzündung zu suchen. Wichtig ist im Punktat auch die Bestimmung der Zellzahl. Mehr als 30.000 Leukozyten pro mm^3 machen eine bakterielle Infektion wahrscheinlich.

Differenzialdiagnostisch ist vor allem die aseptische Prothesenlockerung zu erwägen.

Therapie

Wenn nur eine *oberflächliche Infektion* vermutet wird, ist die präoperative Punktion des Gelenks zu vermeiden, um die Infektion nicht ins Gelenk zu verschleppen. Bei der Operation geht man schichtweise vor. Falls die Infektion oberflächlich ist, wird das Hüftgelenk nicht eröffnet. Es wird eine ausgiebige Jet-Lavage vorgenommen.

Ist das *Hüftgelenk infiziert*, erfolgt eine breite Eröffnung. Sind die Verankerungskomponenten fest fixiert, werden die modularen Komponenten entfernt und ausgetauscht. Es wird ein ausgiebiges Débridement mit einer Jet-Lavage durchgeführt. Diese kann im Abstand von Tagen wiederholt werden, bis der Abstrich steril ist. Neben der allgemeinen Antibiotakatherapie können auch lokale Antibiotika Verwendung finden (Gentamycin).

Bei einer *tiefen Spätinfektion* muss die Entzündung nicht hochakut verlaufen. Präoperativ wird das Hüftgelenk unter Bildwandlerkontrolle punktiert und das Ergebnis mit dem Antibiogramm abgewartet, um gezielt medikamentös behandeln zu können. Bei der Operation wird alles Fremdmaterial vollständig entfernt und es erfolgt ein sorgfältiges Débridement und die Spülung der Wundhöhle (jet lavage).

Kontrovers wird der Zeitpunkt der Replantation einer neuen Endoprothese beurteilt.

Alternativ kann die Replantation sofort (einzeitiges Vorgehen) oder verzögert (zweizeitiges Vorgehen) erfolgen. Vorteil des einzeitigen Wechsels ist der kürzere Krankheitsverlauf und der bessere Erhalt der Weichteile, die beim mehrwöchigen Belassen einer Girdlestone-Situation schrumpfen und die Replantation schwieriger machen. Vorteil des zweizeitigen Vorgehens ist die höhere Chance, die Infektion auszuheilen. Im eigenen Krankengut führen wir meist einen zweizeitigen Prothesenwechsel durch.

Nota bene

Günstige Voraussetzungen für einen *einzeitigen Prothesenwechsel* bestehen, wenn antibiotikasensible grampositive Bakterien vorhanden sind, keine Mischinfektion besteht, keine Fistelbildung vorliegt und der Patient nicht immunreduziert ist.
Beim *zweizeitigen Prothesenwechsel* können Antibiotikaträger eingebracht werden. Gleichzeitig erfolgt eine parenterale Antibiose. Nach 12 Wochen kann häufig die Reimplantation einer neuen Prothese erfolgen.

Die Resultate nach ein- und zweizeitigem Wechsel differieren zwischen verschiedenen Autoren erheblich. Lynch et al. (1987) geben nach einzeitigem Wechsel eine Erfolgsrate von 96 % an Buchholz et al. (1984) von 77 %. Murray berichtet 1982 beim einzeitigen Wechsel über 39 % und beim zweizeitigem Wechsel über 95 % Erfolgsrate.

19.7 Verletzungen des Hüftgelenks und Oberschenkels

E. Hipp

19.7.1 Hüftverrenkungsbruch

Engl.: fracture of the acetabulum.

Definition.
Hüftverrenkungsbrüche, Frakturen der Hüftpfanne mit Luxation des Hüftkopfs, evtl. gemeinsam mit einer Kalottenfraktur (Pipkin), gehören zu den folgenschweren Gelenkverletzungen des Körpers (posttraumatische Arthrose, Hüftkopfnekrose).

Epidemiologie

Der Großteil der Verrenkungsbrüche erfolgt bei Patienten unter dem 40. Lebensjahr, wobei das männliche Geschlecht in mehr als 80 % der Fälle betroffen ist.

Ätiologie

Zu den Hüftverrenkungsbrüchen kommt es anlässlich erheblicher Gewalteinwirkungen, am häufigsten bei Verkehrsunfällen (meist als PKW-Insasse, 90 %), bei Arbeits- und Sportunfällen. Bei 183 Patienten mit Hüftverrenkungsbrüchen fand Jungbluth 1983 in 83 % der Patienten Nebenverletzungen, wobei das Schädel-Hirn-Trauma im Vordergrund stand. Besondere Bedeutung erlangt die Läsion des N. ischiadicus; der Fibularisanteil ist hierbei besonders oft beeinträchtigt (mehr als 10 %). Hüftverrenkungsbrüche können auch beidseitig auftreten.

Klassifikation nach M. E. Müller:
▶ Typ A: Frakturen an nur einem Pfeiler:
- A1: Fraktur des dorsalen Pfannenrands,
- A2: Fraktur des dorsalen Pfeilers,
- A3: Fraktur des ventralen Pfeilers oder des ventralen Pfannenrands.

▶ Typ B: Acetabulumfraktur mit querer Komponente:
- B1: reine Querfraktur,
- B2: T-Fraktur,
- B3: vordere Pfeilerfraktur und dorsale Querfraktur.

▶ Typ C: Frakturen beider Pfeiler:
- C1: transartikuläre Fraktur bis an den Beckenkamm,
- C2: transartikuläre Fraktur bis an die Vorderseite des Os ilium,
- C3: transartikuläre Fraktur bis ins Iliosakralgelenk.

Klinik und klinische Diagnostik

Hüftgelenkverrenkungsbrüche zeigen das typische Bild der Hüftkopfluxation. Bei der meist vorkommenden dorsalen Luxation z. B. steht das Bein in Abduktion und Innenrotation; auffällig ist weiter die Verkürzung. Grundsätzlich ist die Funktionstüchtigkeit des N. ischiadicus zu prüfen!

Bildgebenden Diagnostik

Bei der bildgebenden Diagnostik orientiert man sich zunächst radiologisch anhand einer Beckenübersichtsaufnahme. Wichtige Einblicke vermittelt dann die Ala-aufnahme, bei der die nichtverletzte Seite um 45° angehoben wird, sodass die Ala iliaca und der vordere Pfannenrand zur Darstellung kommen. Die Obturatumaufnahme (die verletzte Seite wird um 45° angehoben) zeigt die Linea terminalis und den hinteren Pfannenrand. Das Foramen obturatorium ist senkrecht getroffen. Die Ala iliaca wird fast tangential abgebildet (Abb. 19.**49a–c**).

Strukturelle Einzelheiten im Bereich der Knochen können vor allem mit der Computertomographie mit zusätzlicher 3-D-Rekonstruktion ermittelt werden.

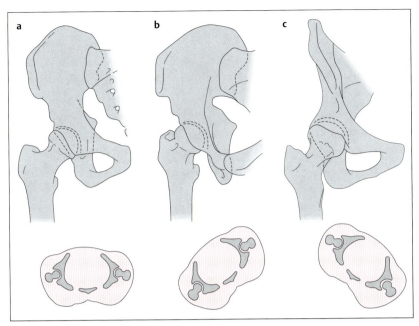

Abb. 19.**49** Darstellung des Hüftgelenks in 3 Ebenen zum Nachweis von Gelenkverletzungen.
a a.-p. Aufnahme.
b Alaaufnahme.
c Obturatumaufnahme.

Von Vorteil ist dabei vor allem beim polytraumatisierten Patienten, dass eine Umlagerung nicht erforderlich ist. Falls notwendig, lassen sich im Kernspintomogramm die benachbarten Weichteile (Gefäße und Nerven) beurteilen.

Anhand einer umfassenden Darstellung ist die endgültige Einordnung der Fraktur unter Berücksichtigung des Hüftkopfs nun möglich, was für die Planung des therapeutischen Vorgehens erforderlich ist.

Die *dorsale Pfannenfraktur mit Luxation des Hüftkopfs* nach hinten (Abb. 19.**50a**) macht mehr als die Hälfte der Verrenkungsbrüche aus. Das abgesprengte Fragment kommt auf der Obturatumaufnahme zur Darstellung, desgleichen die Lage des luxierten Hüftkopfs.

Die *dorsale Pfeilerfraktur* (Abb. 19.**50b**; 15 % der Fälle) kommt auf der Alaaufnahme deutlich zur Darstellung. Auffällig ist weiter die Medialverschiebung des Fragments und des Femurkopfs. Die *ventrale Pfeilerfraktur* (Abb. 19.**50c**; selten, um 1 % der Fälle) zeigt sich deutlich auf der Obturatumaufnahme. Der vordere Pfannenrand mitsamt der Köhler-Tränenfigur ist nach medial verschoben, desgleichen der Hüftkopf.

Die *quere Acetabulumfraktur* (Abb. 19.**50d**; 10 % der Fälle) verläuft als hohe oder tiefe Variante durch beide Pfeiler, wobei die Frakturlinie nach medial ansteigt. Die Querfraktur kann auf der Übersichtsaufnahme, auf der Obturatumaufnahme und auf der Alaaufnahme sicher beurteilt werden.

Kombinierte Acetabulumfrakturen machen weniger als ein Viertel der Hüftgelenkverrenkungsbrüche aus. Zu ihnen gehören:
▶ Querfrakturen mit dorsokranialem Fragment (Abb. 19.**50e**),
▶ Frakturen beider Pfeiler (Abb. 19.**50f**),
▶ Pfeilerfrakturen mit halber Querfraktur (Abb. 19.**50g, h**).

Therapie

Hüftpfannenbrüche ohne wesentliche Verschiebung können *konservativ* behandelt werden.

Auch verschiedene Hüftverrenkungsbrüche (dorsale Pfannenfraktur, Pfannenfraktur mit zentraler Luxation) können erfolgreich konservativ behandelt werden, wenn streng nach den Richtlinien von L. Böhler vorgegangen wird (Extensionsverband, mehrwöchige Bettlagerung). Heute will man die konservative Behandlung umgehen und die Fraktur erfolgreich operativ rekonstruieren, wobei der dorsale Pfannenabbruch, aber auch die hintere und vordere Pfeilerfraktur sowie die Querfraktur exakt wieder herzustellen sind.

Bei den kombinierten Verletzungen gelingt bei einem ausgedehnten Knorpel- und Knochenschaden nicht selten nur eine Defektheilung mit nachfolgender posttraumatischen Arthrose, evtl. auch einer Kopfnekrose. Grundsätzlich soll der operative Eingriff so früh wie möglich durchgeführt werden, d. h. sobald es die allgemeine Situation (Schock, Mehrfachverletzungen) erlauben. Am besten erfolgt der Eingriff innerhalb der ersten 8 Stunden, wobei allerdings ein leistungsfähiges Operationsteam vorhanden sein muss, da ja die operative Behandlung von Hüftgelenkverrenkungsbrüchen zu den schwierigsten Operationen zählt und nur von besonders Geübten ausgeführt werden sollte (nötigenfalls Verlegung des Patienten in eine Spezialklinik).

Operationstechnisch müssen verschiedene Zugangswege Berücksichtigung finden.

Dorsaler Zugang (dorsaler Pfannenrandbruch, dorsaler Pfeilerbruch): In Seitenlage wird die Hautinzision von der Spina iliaca dorsalis über den Trochanter bogenförmig zur Oberschenkel-

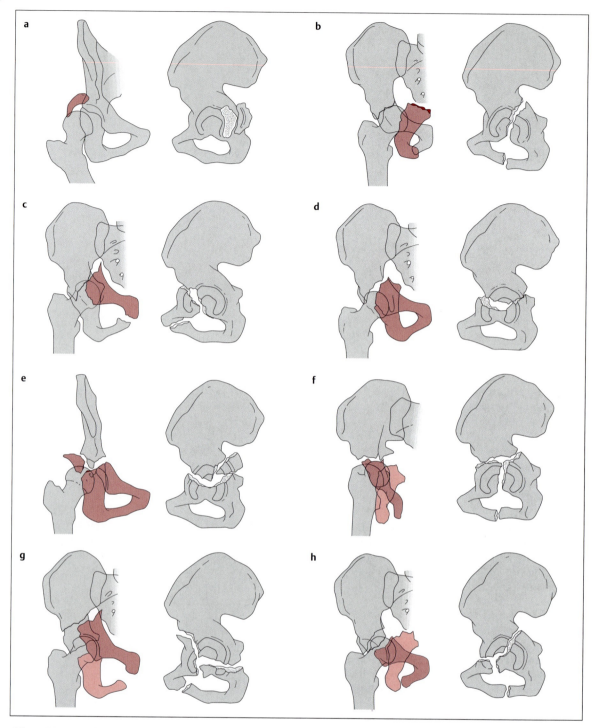

Abb. 19.**50** Darstellung der Hüftgelenkbrüche in Anlehnung an M. E. Müller.
a Dorsale Pfannenfraktur mit Luxation (A-1-Fraktur).
b Dorsale Pfeilerfraktur (B-1-Fraktur).
c Ventrale Pfeilerfraktur (B-2-Fraktur).
d Quere Acetabulumfraktur (C-Fraktur).
e Querfraktur mit dorsokranialem Fragment.
f Fraktur beider Pfeiler.
g Pfeilerfraktur mit halber Querfraktur, dorsaler Typ.
h Pfeilerfraktur mit halber Querfraktur, ventraler Typ.

19.7 Verletzungen des Hüftgelenks und Oberschenkels

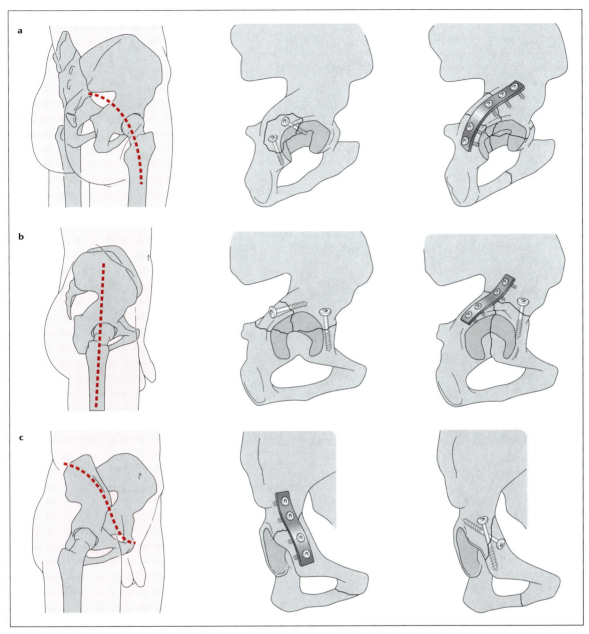

Abb. 19.**51** Operative Rekonstruktion der Hüftverrenkungsbrüche: Zugang und Rekonstruktion.
a Dorsaler Zugang, Rekonstruktion mit Zugschrauben oder Platte.
b Seitlicher Zugang zur operativen Versorgung von Pfeilerfrakturen.
c Ventraler Zugang, Versorgung ventraler Pfannen- und Pfeilerfakturen.

außenseite (Abb. 19.**51a**) gelegt. Die Fascia lata wird gespalten und anschließend der M. gluteus maximus entlang des Faserverlaufs auseinander gedrängt. Die Außenrotatoren werden durchtrennt und unter Schonung der R. profundus der A. circumflexa femoris medialis werden die Fragmente dargestellt. Nach Reposition des Hüftkopfs wird das Fragment mit Kirschner-Drähten adaptiert. Meist gelingt die Fixierung mit 2 Spongiosaschrauben. Bei mehreren Fragmenten und vor allem beim dorsalen Pfeilerbruch ist das Anlegen einer Vier- bzw. Fünf-Loch-Rekonstruktionsplatte notwendig (Abb. 19.**52a–d** und 19.**53a–c**).

Seitlicher Zugang (Fraktur beider Pfeiler): Der seitliche Längsschnitt, besser der Bogenschnitt, muss nur selten gewählt werden, sofern nicht sowohl ventral als auch dorsal eingegangen werden muss. Bei der Trochanterresektion muss besonders auf die Blutversorgung des Hüftkopfs geachtet werden (Abb. 19.**51b** und Abb. 19.**54a, b**).

Ilioinguinaler Zugang. Er ist vor allem beim ventralen Pfeilerbruch und beim ventralen Pfannenbruch notwendig. Bei diesem Zugang ist die temporäre, ossäre Ablösung der Spina iliaca anterior superior notwendig. Anschließend erfolgt die Stabilisierung mit 1 bzw. 2 Zugschrauben. Das ventrale Gefäßnervenbündel muss freigelegt und beiseite gehalten werden. Die Osteosynthese erfolgt beim vorderen Pfeilerbruch mit einer Platte; gelegentlich ist bei hochliegenden Frakturen am vorderen Pfeiler

19 Hüftgelenk und Oberschenkel

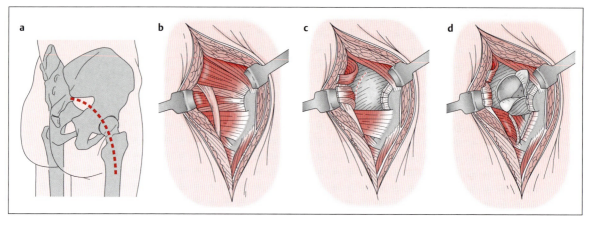

Abb. 19.**52** Operative Versorgung einer dorsalen Pfannenfraktur (häufigste Form der Hüftgelenkverrenkungsfraktur). Schematische Darstellung, Hautschnitt (**a**). Schrittweise Darstellung des Hüftgelenks von dorsal (**b–d**).

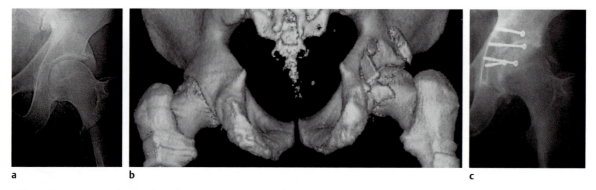

Abb. 19.**53** Traumatische dorsale Hüftluxation mit Pfannenfrakturen. Beachte: Luxation des Kopfs und Abriss dorsaler Pfannenfragment. (**a**) Übersichtsaufnahme. (**b**) Darstellung der einzelnen Fragmente, Rekonstruktionsaufnahme. (**c**) Operative Versorgung mit Spongiosaschrauben. Meist ist jedoch eine Plattenanlagerung notwendig.

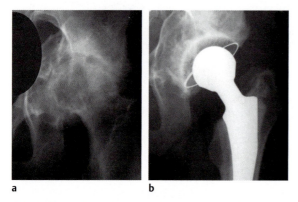

Abb. 19.**54** Hüftverrenkungsbruch (konservative Behandlung).
a 10 Jahre danach posttraumatische Arthrose.
b Hüftgelenkplastik mit Pfannenaufbau (Eigenspongiosa aus dem Hüftkopf). Jetzt noch nach 15 Jahren stabile Einheilung der Pfanne und der Schaftprothese.

die Fixation mit Zugschrauben ausreichend (Abb. 19.**51c** und s. Abb. 19.**54**).

Postoperative Behandlung

Sie muss unter Berücksichtigung des erfolgten Knochen-Knorpel-Schadens und vor allem auch der Gefäßbeeinträchtigung des Hüftkopfs erfolgen.

Baldmöglichst muss eine assistierte aktive Übungsbehandlung erfolgen. Die volle Belastung darf, abhängig vom Knorpel- und Gefäßschaden, erst nach Monaten stattfinden, weshalb ein teilentlastender Apparat Anwendung finden sollte.

Postoperative Komplikation und Prognose

Zu nennen ist die posttraumatische Arthrosis deformans (s. Abb. 19.**54**) und die Nekrose des Hüftkopfs (Abb. 19.**55**). Die posttraumatische Arthrose hängt vom Ausmaß des Knorpelschadens ab und entwickelt sich meist über Jahre hinweg. Die Hüftkopfnekrose ist abhängig vom Ausmaß des Gefäßschadens und kann als partielle oder totale Nekrose im Verlaufe von 2 Jahren erfolgen.

19.7 Verletzungen des Hüftgelenks und Oberschenkels

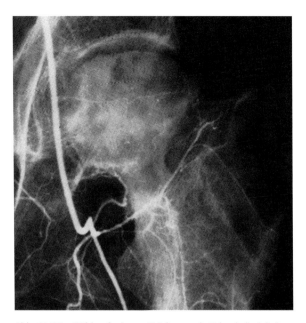

Abb. 19.**55** Hüftkopfnekrose 2 Jahre nach Schenkelhalsfraktur (Fraktur ist knöchern verheilt). Beachte: Verschluss sämtlicher Rr. nutritii capitis in Frakturhöhe. Ein Kollateralkreislauf kam nicht zustande, wie das selektive Angiogramm beweist. Die Indikation zur Totalplastik ist gegeben.

tomischen Gefäßanlage sind Kollateralversorgungen beim Ausfall der Hüftkopfgefäße nur begrenzt möglich. Günstigerweise befindet sich im Bereich der Rr. capitis proximales eine netzförmige Verbindung der einzelnen Gefäßäste, weshalb Kompensationen möglich sind (Abb. 19.**56a–d**). Dies konnte an eigenen Untersuchungen erstmals gezeigt werden (Hipp 1958).

Ggf. ist eine Vernarbung des Infarktbezirks zu erwarten und zwar dadurch, dass vom Rande her kapillarreiches Mesenchym als Organisationsgewebe einwächst und im Laufe von Monaten den Defekt ersetzen kann. Dies ist aber nur begrenzt möglich (Trueta 1957).

Zur Entstehung der **Hüftkopfnekrose** bleibt anzuführen, dass es bereits schon Wochen im Anschluss an eine Unfallereignis zum Untergang des Hüftkopfs kommen kann (Frühnekrose) oder aber im Laufe von

Bei einem Fortgang der Destruktion ist die Einbringung einer Alloarthroplastik notwendig (s. Abb. 19.**54**).

19.7.2 Posttraumatische Nekrose des Hüftkopfs

Engl.: posttraumatic necrosis of the femoral head.

Verletzungen am koxalen Femurende nehmen insofern eine besondere Stellung ein, als sie operationstechnische Probleme bringen können und die Frakturen des Oberschenkelkopfs und Schenkelhalses häufig zu einer Beeinträchtigung der Blutversorgung des Hüftkopfs und nachfolgend zu einer partiellen oder totalen Nekrose des Hüftkopfs führen.

Unter einer **Nekrose** versteht man das *intravitale Absterben* von Zellen. In der Folge kommt es zu einer markanten Abgrenzung der intravital abgestorbenen Zellen und Gewebsbezirke. Es bedarf jedoch eines gewissen Zeitraums, bis dieser abgestorbene Anteil makroskopisch als nekrotischer Herd zu unterscheiden ist.

Die Ursache der Nekrose ist eine Durchblutungsstörung. Folge der arteriellen Durchblutungsstörung ist das nachfolgende Infarktgeschehen. Die bevorzugte Lokalisation des Infarkts findet sich im Bereich des lateralen, epiphysären Hüftkopfanteils infolge einer Beeinträchtigung der Rr. nutritii capitis proximales oder aber schon des R. profundus. Aufgrund der ana-

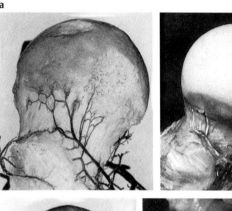

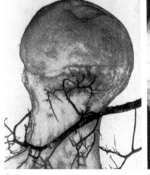 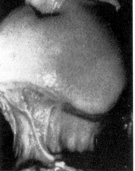

Abb. 19.**56** Gefäße des Hüpftkopfs.
a Korrosionspräparat. R. profundus, Rr. nutritii capitis proximales von lateral gesehen. Beachte netzartige Verbindungen zwischen den Rr. nutritii zum Teil noch extraossär.
b Anatomisches Präparat. Zu erkennen ist der obere Anteil des R. profundus und die Aufteilung in die Rr. nutritii capitis proximales. Die Gelenkinnenhaut ist entfernt.
c Korrosionspräparat. Von unten gesehen erkennt man den R. profundus der A. circumflexa femoris medialis und den Anhang der Rr. nutritii capitis distales.
d Anatomisches Präparat des R. nutritius capitis distalis. Beachte: Noch extraossär erfolgt die Aufteilung des R. nutritius in mehrere kleine Äste, die ebenfalls kleine netzartige Verbindungen erkennen lassen. Die Gelenkinnenhaut wurde belassen.

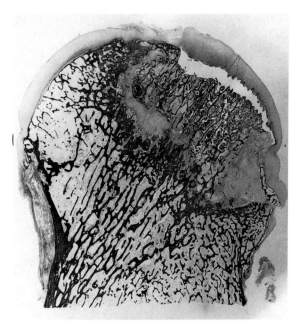

Abb. 19.**57** Histologisches Bild einer Teilnekrose des Hüftkopfs (lateraler Hüftkopfanteil) 2 Jahre nach medialer Schenkelhalsfraktur. Die Fraktur ist verheilt. Angiographie: Verschluss der Rr. nutritii capitis proximales.

1–2 Jahren, manchmal auch nach 3 oder mehreren Jahren (Spätnekrose). Die Nekrose kann sich partiell ausbilden (Abb. 19.**57**) oder aber den ganzen Kopf, also den epiphysären und metaphysären Anteil befallen. Selbst der ganze Schenkelhals kann zusätzlich der Nekrose anheim fallen.

Die **Symptome** der traumatischen Hüftkopfnekrose sind zunächst nicht charakteristisch; es handelt sich um diffuse Schmerzen, vor allem beim Belasten, die sich Wochen und Monate nach einer Hüftverletzung einstellen. Auch bei Entlastung verschwinden die Schmerzen nicht ganz. Zu beachten ist eine Bewegungsbehinderung, die allerdings streng abzugrenzen ist von einer vom Unfall zurückgebliebenen Bewegungseinschränkung. Die Bewegungseinbuße nach einer Schenkelhalsfraktur ist grundsätzlich als gering zu bezeichnen, sofern keine Komplikationen eingetreten sind. Deshalb muss eine Bewegungseinschränkung immer kritisch gewertet werden. Ein erneutes Auftreten von Bewegungsbehinderungen und Schmerzen im Verlauf von Jahren nach einer stattgehabten Hüftverletzung muss an die Möglichkeit der Entwicklung eines Nekrosegeschehens denken lassen. Kontrakturen nach einer Hüftverletzung sind charakteristisch. Zu achten ist zunächst auf die Beugekontraktur, Adduktions- und auch die Außenrotationskontraktur. Bald zeigen sich Atrophien der Hüftmuskulatur.

Radiologisch ist eine unterschiedliche Strahlendurchlässigkeit zu beachten. Abbildungsmäßig können fleckförmige Aufhellungszonen unterschieden werden, die von einer allgemeinen diffusen Inaktivitätsatrophie des koxalen Femurendes abgegrenzt werden müssen. Veränderungen im Hüftkopfbereich als Zeichen der anämischen Nekrose können schon nach wenigen Wochen nach dem Unfallereignis nachweisbar sein. Sie sind allerdings schwer zu objektivieren, ganz besonders, wenn es sich um adipöse Patienten handelt. Weiter erschwert das Osteosynthesematerial oft die Beurteilbarkeit. Die Dichtezunahme kann absolut sein und zwar im Zuge einer vermehrten Aufnahme von Mineralien bei einer Reossifikation oder aber relativ als Zeichen der umgebenden Calciumminderung. Entscheidende Einblicke vermittelte früher die selektive Angiographie der Hüftgefäße hinsichtlich der Gefäßbefunde. Wegen meist einliegender Implantate liefern CT und MRT meist keine aussagekräftigen Befund. Mit der Szintigraphie bzw. mit der SPECT-Untersuchung lassen sich häufig valide Informationen zur Hüftkopfdurchblutung gewinnen.

Gefäßversorgung des Hüftkopfs. In den Legenden zu den Tabulae anatomicae von Andreas Vesalius von 1538 ist zu sehen, dass die Gefäße „ad coxendis articulum ex femoris exteriorum regionem" kommen. Luschka führt 1865 an, dass ein Ast der inneren Kranzpulsader einen R. profundus zur Fossa trochanterica abgebe. Eine weitere Klärung wichtiger morphologischer Einzelheiten der Hüftkopfgefäße brachten spätere Untersuchungen von Lexer (1904), Waldenström (1920), Nußbaum (1932) und T. von Lanz (1936).

Nach T. von Lanz verläuft der R. profundus der A. circumflecexa femoris medialis zwischen dem M. iliopsoas und dem M. pectineus proximal der Adduktoren gegen den kleinen Rollhügel und umläuft den Schenkelhals am Kapselansatz dorsalwärts. Erst am proximalen Rand des M. obturator externus tritt die Arterie an die Kapsel selbst heran. Abgesehen von den Ästen zu den benachbarten Muskeln, die auch mit der A. obturatoria und mit der A. glutaea caudalis anastomosieren und auch von den Ästen der Gelenkkapsel selbst, die am distalen Rand des M. obturator externus entspringen, gibt sie zur Ventralseite des Schenkelhalses als ersten Ast den R. nutritius colli distalis et capitis ab. Dieser verläuft in einer Innenhaut zum Hüftkopf. Er entlässt Gefäßäste zum Schenkelhals und tritt mit seinem Ende erst ganz medial durch die Epiphyse hindurch in den Kopf, in dessen medialem Drittel er sich verzweigt. Auf der Dorsalseite gibt der R. profundus unterhalb des M. obturator externus den R. nutritius colli für den Hals und den R. trochantericus major dorsal zum Trochanter major ab. Mit dem Endteil erreicht der R. profundus die Fossa trochanterica (Abgang des R. nutritius intertrochantericus).

Die Endäste des R. profundus sind die Rr. nutritii colli proximales et capitis (3–5 Äste). Sie verlaufen von der Innenhaut bedeckt, zuweilen in sie eingefaltet, bis zum Knorpelrand des Kopfs und treten erst proximal der Wachstumslinie in den Kopf ein (s. Abb. 19.**56**).

Mikroangiographische Untersuchunen von Trueta zeigten, dass der metaphysäre Kopfanteil zu zwei Dritteln von den unteren Metaphysengefäßen (R. nutritius capitis distalis) versorgt wird. Er fand im Durchschnitt 2–4 Rr. nutritii capitis proximales, die etwas unterhalb des Knorpel-Knochen-Übergangs in den Schenkelhals einmünden und direkt nach unten in den Knochen ziehen. Anschließend biegen diese Gefäße zur Epiphysenlinie ab. Eine ähnliche Verlaufsrichtung nehmen die oberen Metaphysengefäße; es sind gewöhnlich 2, wovon 1 meist größer ist.

Am oberen Schenkelhals ziehen die lateralen Gefäße zum epiphysären Hüftkopfanteil. Es sind durchschnittlich 3 Gefäße, es können aber auch 2 oder selbst 6 sein. Die Epiphysengefäße – die eigentlichen Rr. nutritii capitis proximales – ziehen nach Eintritt in den Knochen etwa entlang der alten Epiphysenlinie und teilen sich zur Gelenkoberfläche hin auf. Beim Erwachsenen konnten Verbindungen der Epiphysen- und Metaphysengefäße durch die frühere Epiphysenfuge festgestellt werden.

Es zeigte sich, dass die arterielle Versorgung des Hüftkopfs beim Kind bis etwa zum 9. Lebensjahr fast ausschließlich über den R. profundus der A. circumflexa femoris medialis erfolgt. Auch im Verlauf der späteren Entwicklung versorgen die lateralen Epiphysengefäße (Rr. nutritii capitis proximales) als Äste des R. profundus zwei Drittel bis vier Fünftel des epiphysären Hüftkopfanteils. Der Restanteil des epiphysären Kopfanteils wird von den Gefäßen des Lig. capitis femoris von der Pubertät an übernommen.

Der Nachweis der Durchblutungsstörung beim Lebenden gelang erst mithilfe der angiographischen Darstellung der Gefäße (Abb. 19.**58a, b**). Morphologische Untersuchungen an Korrosionspräparaten und postmortalen Angiogrammen brachten die Voraussetzung für die Gefäßdarstellung am Lebenden (Hipp 1958). Dabei zeigte sich, dass der Großteil der arteriellen Blutversorgung entlang dem Schenkelhals zum Hüftkopf gelangt und zwar über den R. profundus der A. circumflexa femoris medialis. Aus diesem R. profundus entspringt der R. nutritius capitis distalis. Die Rr. capitis proximales versorgen den oberen metaphysären und den lateralen epiphysären Hüftkopfanteil. Nur ein Teil des medialen epiphysären Hüftkopfs wird durch Gefäße im Lig. capitis femoris versorgt.

Angiographisch sind nun diese Gefäße im extraossären Bereich regelmäßig und zum Teil auch intraossär darzustellen. Voraussetzung dafür war die retrograde Kontrastmittelinjektion in die A. iliaca und das Anlegen einer Blutstauung. Die selektive Darstellung des R. profundus gelang Rupp 1972.

Bei der Auslegung der Gefäßbefunde konnte die Subtraktionsmethode Vorteile bringen, da Überlagerungen mit dem Knochen wegfallen (Hipp).

Morphologische Gegebenheiten ließen sich im Angiogramm im Stadium der Dislokation von Frakturen und Luxationen des Gelenks abbildungsmäßig objektivieren. Von entscheidender Aussagekraft sind weitere Verlaufsangiographien nach Reposition und im Verlauf der Heilung. Der Gefäßschaden lässt sich dann endgültig beurteilen. Die angiographischen Befunde zeigen, dass die posttraumatischen Gefäßläsionen abhängig von der Art der Fraktur und dem Ausmaß der Dislokation sind. Der Ausfall einiger Rr. nutritii kann bei der netzförmigen Gefäßanlage kompensiert werden. Bei bestehender Dislokation kann es infolge einer Gefäßwandschädigung schließlich zu einer Thrombose kommen, weshalb Schenkelhalsfrakturen baldmöglichst reponiert werden sollen; eine Forderung, die allgemein zu wenig ernst genommen wird.

Verwertet man die angiographischen Erkenntnisse, so kann daraus gefolgert werden, dass bei der **dislozierten medialen Varusfraktur** des Schenkelhalses die Möglichkeit zur Gefäßunterbrechung am größten ist, da die Rr. nutriii capitis proximales sehr oft teilweise oder vollkommen unterbrochen sind. Es besteht dabei eine Abhängigkeit vom Ausmaß der Fragmentverschiebung. Der R. nutritius capitis distalis bleibt meist erhalten. Er reicht aber meist nur dazu aus, den Hüftkopf partiell zu ernähren. Sehr oft werden auch die Gefäße im Lig. capitis femoris irreversibel geschädigt. Daraus ergibt sich, dass nahezu 50 % aller Patienten mit einer dislozierten Varusfraktur früher oder später eine partielle oder totale Hüftkopfnekrose entwickeln und zwar zwischen dem 1. und 2. Jahr nach dem Unfall oder auch noch mehrere Jahre nach dem Unfallgeschehen.

Die Auswertung von Behandlungsergebnissen muss also erst nach einem entsprechenden Zeitraum erfolgen, was vielfach nicht beachtet wird. Dadurch verstehen sich wohl auch die unterschiedlichen Angaben über die Häufigkeit des Auftretens einer posttraumatischen Nekrose.

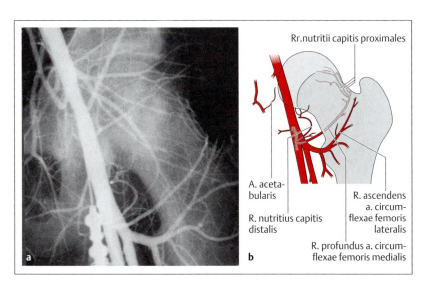

Abb. 19.**58** Normales Angiogramm der Hüftkopfgefäße (16-jähriger Patient).
a Es zeigt sich eine vollkommene Kontrastfüllung aller Hüftkopfgefäße im arteriellen Bild.
b Schematische Darstellung der Hüftkopfgefäße.

Bei der nur **wenig dislozierten stabilen Abduktionsfraktur** des Schenkelhalses (eingestauchte Fraktur) erfolgt die irreversible Hüftkopfgefäßschädigung wesentlich seltener (etwas mehr als 10 % der Fälle). Sie tritt vorwiegend als partielle Nekrose auf, ebenfalls als Unterbrechung der Rr. nutriiti capitis.

Nota bene
Daraus ergeben sich für die Behandlung entscheidende Hinweise: Die sofortige operative Versorgung einer Schenkelhalsfraktur unter optimalen Bedingungen ist innerhalb von Stunden zu fordern (Notfalloperation). Dadurch wird es möglich, nur überdehnte Gefäße wieder durchgängig zu machen. Eine konservative Behandlung der Schenkelhalsfraktur ist nur in Ausnahmefällen zu rechtfertigen (Abduktionsfraktur). Beim alten Patienten empfiehlt sich meist die Einbringung einer Hüfttotalplastik.

19.7.3 Traumatische Hüftluxation

Engl.: traumatic dislocation of the hip.

Definition.
Man versteht darunter eine durch Trauma mit Stoß-, Hebel- bzw. Drehwirkung verursachte geschlossene, selten offene Verrenkung des Hüftkopfs, am häufigsten nach hinten oben als Luxatio coxae posterior (iliakale Luxation). Des Weiteren kann es zur Luxation nach hinten unten kommen als Luxatio ischiadica, nach vorne als Luxatio coxae anterior, einmal als Luxatio suprapubica sive iliopectinea oder nach vorne unten als Luxatio obturatoria.

Epidemiologie

Häufig erfolgt die traumatische Luxation beim Autounfall als Dash-board-Verletzung. Insgesamt machen die Hüftluxationen 5 % aller Luxationen aus. Kinder unter 14 Jahren machen in unserem Krankengut etwa 5 % aus. Unser jüngster Patient war 2 Jahre alt. Bei einem 6-jährigen Patienten kam es gleichzeitig zu einer Oberschenkelfraktur, die alio loco mit einem Nagel versorgt wurde, wobei die Hüftluxation übersehen wurde. Selten kommt es zur beidseitigen traumatischen Verrenkung des Hüftkopfs bei einer gleichzeitig eingetretenen Schenkelhalsfraktur.

Ätiologie

Die traumatische Ausrenkung des Hüftkopfs erfolgt regelmäßig zwischen den Verstärkungsbändern der Gelenkkapsel. Der Hüftkopf wird zu mehr als der Hälfte von der Pfanne umgeben. Die ohnehin schon kräftige Kapsel ist zudem durch Bandverbindungen zwischen dem Hüftbein und dem Oberschenkel, den Lig. iliofemorale, Lig. ischiofemorale und Lig. pubocapsulare, welche in die Zona orbicularis einstrahlen, verstärkt. Zur hinteren Hüftverrenkung kommt es durch eine Krafteinwirkung bei Innendreh-, Beuge- und Anspreizstellung des Beins. Sie kann mit einer dorsalen Pfannenabsprengung einhergehen. Die traumatische Hüftluxation kann gleichzeitig mit einer Schenkelhalsfraktur und Kopfkalottenfraktur einhergehen. Regelmäßig kommt es zum Pfannenbandabriss oder zum ossären Pfannenbandausriss in der Fovea. Im Kindesalter kann gleichzeitig eine Epiphysenlösung stattfinden.

Eine Hebel- oder Drehwirkung in Abspreiz- und Außendrehstellung des Beins ermöglicht den Austritt des Hüftkopfs nach vorne.

Die Einteilung der traumatischen Hüftluxation erfolgt nach der Lage des luxierten Hüftkopfs in 4 Formen (Abb. 19.**59a–c**).

Klinik und klinische Diagnostik

Neben erheblichen Schmerzen besteht bei einer traumatischen Hüftluxation vor allem eine Veränderung der Hüftkonturen und eine federnde Fixation des Gelenks. Bei Berücksichtigung der den einzelnen Luxationsformen eigenen Beinstellung ist die Diagnose einer Hüftverrenkung leicht zu stellen. Zu achten ist auf Störungen der Blutversorgung der unteren Extremität sowie auf Nervenausfälle.

Unter den bildgebenden Verfahren bringt die Beckenübersichtsaufnahme erste Informationen. Beim Verdacht auf eine knöcherne Begleitverletzung ist eine Computertomographie sinnvoll. Im Einzelfall werden auch die Weichteilstrukturen im Kernspintomogramm untersucht.

Therapie

Nach erfolgter Diagnose und Beseitigung lebensbedrohlicher Zustände muss der luxierte Hüftkopf baldmöglichst schonend reponiert werden.

Technik der Reposition. Zuverlässig für alle Luxationsformen ist die Methode nach L. Böhler, wobei in flacher Lagerung ein Gurt oder zusammengerolltes Leintuch bei rechtwinklig gebeugtem Kniegelenk um die Kniekehle gezogen und jochartig um den Hals des reponierenden Arztes geschlungen wird. Es kann auch ein Flaschenzug Anwendung finden (Abb. 19.**60b**). Unter gleichmäßigem Zug muss bei geringer Abduktion und mäßiger Innenrotation gezogen werden, bis sich der Hüftkopf einrenkt. Bei einer ausgedehnten Kranialverschiebung empfiehlt es sich, bei wenig gebeugtem Kniegelenk im Hüftgelenk eine Extension vorzunehmen. Auch die Reposition der vorderen Luxation gelingt auf diese Weise. Für die Reposition der seltenen Luxatio pubica bewährte sich nach L. Böhler die Überführung zunächst in eine Luxatio obturatoria. Nachfolgend wird das gestreckte Bein gebeugt, innenrotiert und abgespreizt.

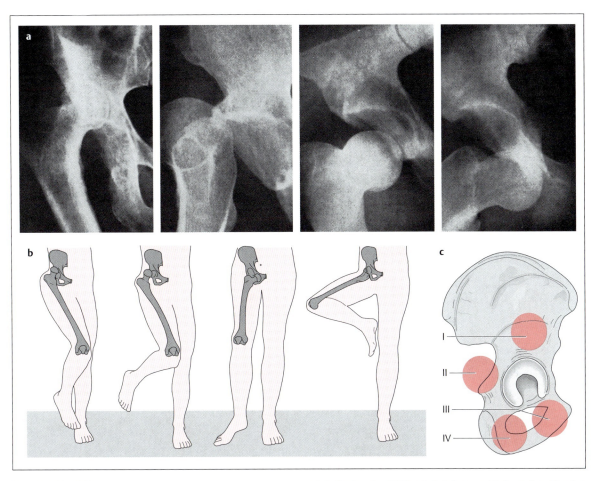

Abb. 19.**59** Hüftluxation.
a Verschiedene Formen der Hüftluxation im Röntgenbild.
b Schematische Darstellung der traumatischen Hüftluxation (nach Böhler 1963).
c Lokalisation des Hüftkopfs bei den verschiedenen Luxationsformen (Ansicht von der Seite): I = Luxatio iliaca; II = Luxatio ischiadica; III = Luxatio pubica; IV = Luxatio obturatoria.

Nach Stimson und Deshanelidze (Abb. 19.**60c**) gelingt die Reposition einer Hüftluxation auch in Bauchlage. Der Verletzte wird über eine gut gepolsterte Kante eines Tischs gelagert. Dabei wird das luxierte Bein im Kniegelenk rechtwinkelig gebeugt und „hängen gelassen". Ggf. ist eine zusätzliche Extension durch den Arzt möglich. Patienten mit Nebenverletzungen bilden eine Gegenindikation für jede geschlossene Repositionsmethode.

Nach Rieunan (Abb. 19.**60d, e**) kann die dorsale Luxation in Hüftbeugung und Extension bei auf dem Boden liegendem Patienten behandelt werden. Die Reposition wird unter zunehmender Beugung und Extension im Hüftgelenk unter Überführung in Abduktion und anschließend in Außendrehstellung vorgenommen. Dann wird das Bein in mittlere Drehstellung und weiter in Streckstellung gebracht. Bei der vorderen Luxation wird zunächst wie bei einer dorsalen Luxation vorgegangen. Nach Überführung des Beins in Abduktionsstellung muss anschließend eine Innenrotation folgen.

Von Interesse ist, dass schon vor bald 200 Jahren die traumatische Hüftluxation mit Zug und Gegenzug reponiert wurde (Abb. 19.**60a**).

Operative Reposition des verrenkten Hüftkopfs. Sie ist nur notwendig, wenn eine Kapselinterposition oder aber Begleitverletzungen vorliegen, wie es bei der Kalottenfraktur oder bei der gleichzeitig stattgehabten Schenkelhalsfraktur der Fall ist.

Nachbehandlung

Erhebliche Probleme ergeben sich nach wie vor bei der Nachbehandlung des Patienten mit einer traumatischen Hüftverrenkung. Bei Berücksichtigung der morphologischen Gegebenheiten bleibt festzustellen, dass es bei der traumatischen Hüftluxation regelmäßig zu einer Blutversorgungsstörung des Hüftkopfs gekommen ist. Einmal fällt die A. ligamenti capitis femoris aus und weiter kann es zu einem Verschluss des R. profundus kommen, ganz besonders dann, wenn die Reposition nicht bald erfolgt. Ferner muss der Kapsel-

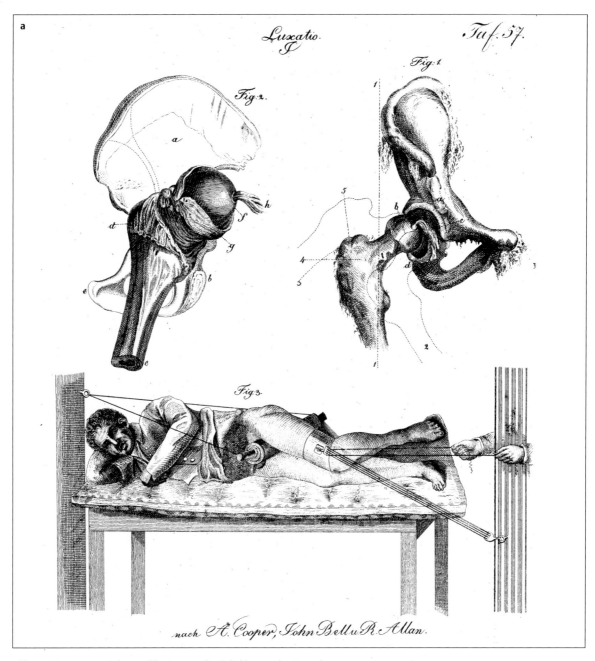

Abb. 19.**60** Traumatischen Hüftluxation und Möglichkeiten der Einrenkung.
a Historische Darstellung aus Sir Astley Cooper, Abhandlung über Luxationen und Frakturen der Gelenke, London 1822.

Band-Defekt ausheilen. Zweckmäßig ist es, nach erfolgter Reposition eine gut gepolsterte Gipshose oder aber bei entsprechender Kooperation des Patienten eine Becken-Oberschenkel-Bandage anzulegen, die zumindest 2 Wochen belassen werden soll. Danach kann mit assistierter Übungsbehandlung begonnen werden. Die Vollbelastung kann, abhängig vom MRT-Befund bei Fehlen von Strukturveränderungen im Hüftkopf, nach 3 Monaten erlaubt werden.

Verletzungen des N. ischiadicus

Bei Berücksichtigung der topographischen Lage ist es verständlich, dass der N. ischiadicus bei der hinteren oberen Verrenkung eine Kompression vorwiegend durch eine Einklemmung des Nervs zwischen dem Hüftkopf und der Spina ossis ischii oder durch eine abnorme Dehnung erfahren kann. Bei der Luxationsfraktur kann gleichzeitig eine Läsion durch den abgesprengten Pfannenteil erfolgen (Abb. 19.**61a–d**). Es kann der Nerv insgesamt einen Schaden erleiden

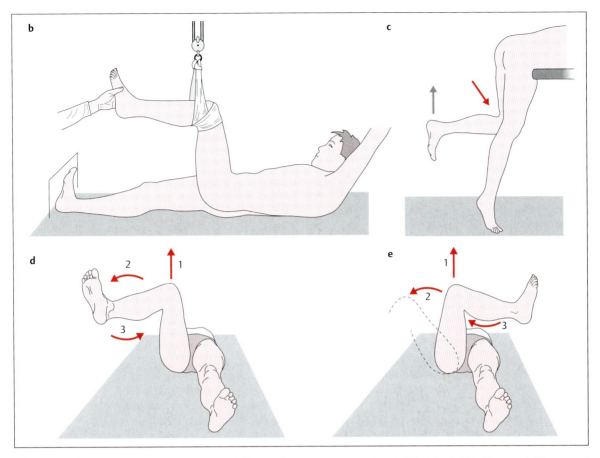

Abb. 19.**60** Traumatischen Hüftluxation und Möglichkeiten der Einrenkung. (Fortsetzung)
b Einrenkung einer traumatischen Hüftluxation nach L. Böhler (Flaschenzug) oder durch einen ärztlichen Mitarbeiter über eine Extension mit einem Tuch um den Hals.
c Reposition einer Hüftluxation in Bauchlage nach Stimson und Deshanelidze.
d, **e** Manuelle Reposition einer dorsalen Luxation sowie einer ventralen Luxation nach Rieunan.

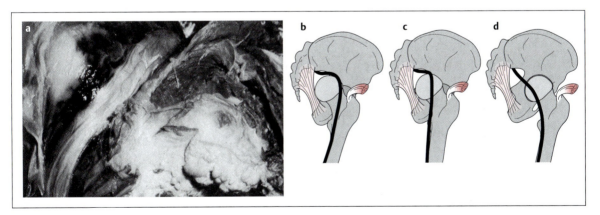

Abb. 19.**61** Präparat einer traumatischen Hüftverrenkung nach dorsal oben mit schlingenförmiger Verdrängung des N. ischiadicus um den Schenkelhals (**a**). Schematische Darstellung der Möglichkeiten einer N.-ischiadicus-Beeinträchtigung: Einklemmung des Nerven zwischen Hüftkopf und Becken (**b**), abnorme Dehnung und Einklemmung (**c**), Schädigung durch Einklemmung durch ein Fragment (**d**).

oder aber, was häufiger ist, nur der fibulare Anteil. Die Leitungsfähigkeit wird oft nur durch eine Quetschung oder Dehnung vorübergehend unterbrochen. Wie ein Präparat zeigt (s. Abb. 19.**61a**), kann der Nerv schlingenförmig um den Schenkelhals zu liegen kommen und eine lokale Schädigung des Nervs hervorrufen.

Die Läsion des N. ischiadicus wird häufig übersehen, sie ist bei etwa 10 % aller traumatischen Hüftluxationen zu beobachten. Es ist wichtig, baldmöglichst Auskunft über Art und Ausmaß der Schädigung zu erhalten, wobei eine exakte Prüfung der Muskeln und der Sensibilität erforderlich ist. Später können als unangenehme Komplikationen trophische Störungen im Fußbereich eintreten (Schaden des N. tibialis).

Wichtig für Therapie und Prognose bei einer traumatischen Nervenschädigung sind neurophysiologische Untersuchungen im zeitlichen Verlauf (siehe Kapitel 6, Muskelersatzoperationen). Wenn ohne Absprengung der Hüftpfanne eine Quetschung, ein abnormer Druck oder eine Dehnung die Schädigung des N. ischiadicus veranlasst hat, ist die Wiederkehr der Funktionstüchtigkeit nach erfolgter Neuropraxie regelmäßig sehr bald und vollständig zu erwarten. Ist dagegen eine teilweise Axonotmesis erfolgt, kann es zur Defektheilung kommen. Man findet dann vorwiegend Lähmungen der Fuß- und Zehenheber sowie sensible Ausfälle und trophische Störungen.

Bei der Pfannenabsprengung kann der Nerv eine teilweise oder vollkommene Unterbrechung erfahren. Es ist deshalb der Nerv schnellstens vom Druck zu befreien, d. h. sobald der Allgemeinzustand des Verletzten es erlaubt. Dies gelingt durch die Entfernung kleiner Fragmente, durch die Reposition und Fixation großer Fragmente, nur selten wird eine Nervennaht notwendig oder eine Defektüberbrückung.

Spätfolgen nach N.-ischiadicus-Verletzungen. Bei der Beurteilung von Verletzungsfolgen nach Monaten bzw. Jahren muss geklärt werden, ob die Nervennaht Aussicht auf Erfolg bringt (ggf. Interposition) oder aber ob eine Ersatzoperation z. B. bei einer Lähmung des N. peroneus oder N. tibialis sinnvoll ist (Peroneus- und Tibialisersatzoperation).

Komplikationen nach einer traumatischen Hüftluxation

Hüftkopfnekrose

Bei etwa 20 % der Patienten mit einer traumatischen Hüftluxation kommt es nachfolgend zu einer partiellen oder totalen Nekrose des Hüftkopfs (Abb. 19.**62a–c**). Eine Gefäßschädigung im Hüftkopfbereich (Ausriss des Pfannenbands, der A. ligamenti capitis femoris und des R. profundus) nahe der Abgangsstelle (Abb. 19.**63a–c**) ist Ursache der Nekrose. Die Läsion des R. profundus der A. circumflexa femoris medialis erfolgt regelmäßig im Bereich der Teilungsstelle durch Verwindung (s. Abb. 19.**63**). Bleibt die Reposition aus oder erfolgt sie spät, so kann eine Thrombosierung eintreten. Kontrollangiographien im Verlauf der Heilung können wichtige prognostische Hinweise geben, inwieweit mit einer Revaskularisation zu rechnen ist. Diese Erkenntnisse sind bei der Entscheidung zur Hüftkopfplastik von großer Bedeutung. Heute wird man sich zur Beurteilung eines Nekrosegeschehens frühzeitig zur MRT-Untersuchung entschließen.

Ein Schaden im Bereich des Hüftkopfs kann weiter durch eine stattgehabte Eindellung im Bereich des lateralen epiphysären Hüftkopfs eintreten, wie es J. Böhler nachweisen konnte.

Klinik und klinische Diagnostik

Die Früherkennung einer durch einen Gefäßschaden entstehenden Nekrose ist wichtig. Man findet röntgenologisch trotz des im feingeweblichen Bild nachweisbaren Zelluntergangs und Markveränderungen zunächst noch normale Knochenstrukturen. Frühzeitig lässt jetzt die CT und vor allem die MRT Struktur- und Signalveränderungen vor allem im epiphysären Hüftkopfanteil objektivieren. Im Verlauf der Regeneration folgen Zystenbildungen. Die Ausdehnung der Nekrose und der Wiederaufbau kann begünstigt werden, sofern die statische Belastung des Hüftkopfs abgewar-

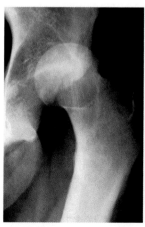
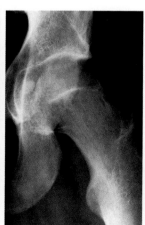
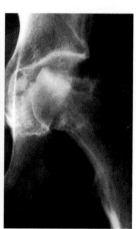

Abb. 19.**62a–c** Hintere obere traumatische Hüftluxation. Einrenkung erst 3 Wochen nach der Verletzung. 2 Jahre später partielle Hüftkopfnekrose (lateraler oberer Hüftkopfanteil).

a b c

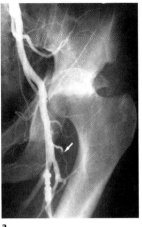 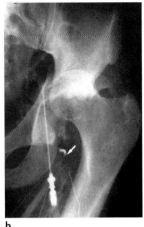 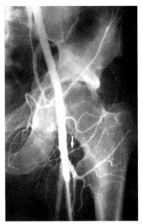

Abb. 19.63 Dorsale Hüftluxation mit Verschluss des R. profundus, Verwindung des Gefäßes. Beachte Kontrastmittelrückstand an der Verschlussstelle (**a**), nach Abfluss des Kontrastmittels auch in einer späten Durchblutungsphase (**b**). Nach Reposition der Luxation zeigt sich eine Durchgängigkeit des R. profundus (**c**).

tet wird. Eine Schädigung bei der gestörten Blutversorgung erleidet auch der Gelenkknorpel, allerdings erst später (Arthrose bei Nekrose).

Die alleinige posttraumatische Arthrose, also ohne Kopfnekrose, ist am Hüftgelenk vor allem bei schweren Knorpelschädigungen im Bereich der verletzten Pfanne zu beobachten. Radiologisch sind dann die typischen Zeichen der Arthrosis deformans zu erkennen (Gelenkspaltverschmälerung, Sklerosierung der subchondralen Gelenkzonen und regressive Vorgänge an Kopf und Pfanne). Beachte: Bei der posttraumatischen Arthrose sind die Hüftkopfgefäße erhalten.

Therapie

Bei einer bestehenden Totalnekrose ist auch bei jüngeren Patienten der alloarthroplastische Hüftgelenkersatz angezeigt. Anders verhält es sich bei der partiellen Nekrose. Eine Umstellungsosteotomie und der Versuch der Revitalisierung des Hüftkopfs mithilfe einer Spongiosaplastik bringen doch gelegentlich günstige Ergebnisse, so lange kein Kopfeinbruch erfolgt ist.

Rezidivierende Hüftluxation im Erwachsenenalter

Im Anschluss an eine traumatische Hüftverrenkung kann es zu einer rezidivierenden Luxation kommen (Aufranc; Townsend; Nelson; Gaul). Grundsätzlich ist diese sich wiederholende Hüftluxation von einer habituellen zu trennen. Im eigenen Krankengut sind es 2 Patienten, die bei normaler Pfannensituation und regelrechter Antetorsion des Schenkelhalses im Anschluss an eine traumatische Luxation wiederholt Luxationen erlitten. Im Anschluss an die unfallbedingte Hüftluxation wurde jedoch keine entsprechende Ruhigstellung durchgeführt (Gipshose bzw. Bandage).

Therapeutisch gelingt meist die kapsuläre Rekonstruktion. Nur ausnahmsweise wird eine Beckenosteotomie notwendig.

Veraltete Hüftluxation

Bei der nicht erkannten traumatischen Hüftluxation ist meist nach 3 Wochen eine geschlossene Reposition nicht mehr möglich, weshalb offen reponiert werden muss. Die Indikation zur späten offenen Reposition hängt von der Gefäßsituation ab (Verschluss des R. profundus). Wichtige Hinweise über die Vitalität des Kopfs sind dem Kernspintomogramm zu entnehmen. Beim Vorliegen einer Nekrose ist der Gelenkersatz unumgänglich, wenn nicht ausnahmsweise eine Arthrodese angezeigt ist.

Besonderheiten bei der traumatischen Hüftluxation beim Kind

Im Kindesalter kann es bei normaler Hüftgelenkanlage zu traumatischen Verrenkung des Hüftkopfs kommen, die bei jüngeren Kindern nach Reposition oft folgenlos abheilt. Bei älteren Kindern und Jugendlichen sind es oft schwere Verletzungen, wie bei Verkehrs- und Sportunfällen, z. B. beim Skifahren (Hipp; Schlondesky; Pearson). Auch im Kindesalter ist eine partielle Nekrose oder aber auch eine Totalnekrose eine häufige Komplikation. Als Begleitverletzungen sieht man im Kindesalter die Epiphysenlösung, Schenkelhals- und Oberschenkelschaftfrakturen. Gelegentlich wird bei der Schaftfraktur die Hüftluxation übersehen, weshalb grundsätzlich das koxale Femurende in die Röntgendiagnostik mit einbezogen werden muss.

Besondere Probleme ergeben sich gelegentlich bei Kindern mit einer spontanen Reposition des Hüftkopfs, sofern gleichzeitig ein Kapsel-Knochen-Abriss zum Interpositum führt (Karpf; s. Abb. 19.**70**).

Klinik und klinische Diagnostik

Im Kindesalter ist ebenfalls die hintere Luxation am häufigsten zu sehen, dabei besteht eine auffällige Vorwölbung des Trochanter major, eine relative Beinverkürzung sowie eine federnde Fixation beim Versuch, das Bein in die Mittelstellung zu bringen. Bei der seltenen vorderen Luxation dagegen steht die Außenrotation in Abduktionsstellung ohne Verkürzung des Beins im Vordergrund. Die endgültige Einordnung der Luxation erfolgt jetzt mittels CT bzw. MRT.

Therapie

Der luxierte Hüftkopf soll baldmöglichst reponiert werden und anschließend ein Gipsverband in Gelenkentlastung angelegt werden, um eine Heilung des verletzten Kapsel-Band-Apparats zu begünstigen.

Besonders häufig sind Komplikationen im Sinne der Hüftkopfnekrose, wenn neben der Hüftluxation gleichzeitig eine Schenkelhalsfraktur oder eine Epiphysenlösung stattgefunden hat.

19.7.4 Fraktur des Hüftkopfs

Engl.: fracture of the femoral head.

Definition.
Der Bruch des Hüftkopfs in verschiedener Form zählt zu den besonders folgenschweren Verletzungen. Gleichzeitig erfolgt die Luxation des Gelenkkopfs. Bei der Kopffraktur werden die Hüftkopfgefäße im Bereich des Eintritts der Rr. nutritii oft vollkommen unterbrochen.

Einteilung

Birkett beschrieb 1869 erstmals eine Fraktur des Hüftkopfs bei einem Verletzten mit einer traumatischen Hüftluxation. Bis 1924 wurden lediglich 13 Beobachtungen bekannt. Pipkin berichtete 1927 über insgesamt 25 Patienten, wobei er 4 eigene Verletzte berücksichtigen konnte. Er empfahl eine Einteilung, die auch heute noch Bedeutung hat (Abb. 19.**64a–e**).

Klassifikation nach Pipkin:
- Typ I: Hüftluxation mit Hüftkopfkappenabriss unterhalb der Fovea capitis (s. Abb. 19.**64b**),
- Typ II: Hüftkopfkappenabriss oberhalb der Fovea (s. Abb. 19.**64c**),
- Typ III: Hüftluxation mit Schenkelhalsfraktur und Abriss der Hüftkopfkappe unterhalb der Fovea capitis (s. Abb. 19.**64d**),
- Typ IV: Hüftluxation mit Pfannenabriss und Abriss der Hüftkopfkappe unterhalb bzw. oberhalb der Fovea capitis (s. Abb. 19.**64e**).

Klinik und klinische Diagnostik

Anamnestisch kann bei Verwertung des Unfallgeschehens beim Typ III und IV der Verdacht einer Hüftkopffraktur geäußert werden. Beim Typ III muss die äußere Einwirkung zunächst die Dislokation und Hüftkopfkappenfraktur verursachen. Anschließend wird der Schenkelhals am Gegenlager der Beckenschaufel gebrochen. Die Hüfte ist nicht federnd fixiert, anders beim Fehlen der Schenkelhalsfraktur. Die typische Fehlstellung des Beins ist dann ausgeprägt.

Klinisch stehen Befunde wie bei der Hüftluxation (Typ I und Typ II) im Vordergrund. Die endgültige Diagnose der Hüftkopffraktur ist meist schon im Röntgenbild möglich, wobei exakt auf die Hüftkopfkappenbegrenzung geachtet werden muss. Die CT lässt Einzelheiten der Verletzungen objektivieren.

Therapie

Eine geschlossene Reposition beim Typ I der Hüftkopffraktur gelingt regelmäßig, wenngleich eine exakte Reposition häufig nicht erfolgt. Die Erfahrungen zeigen, dass dies meist keine wesentliche Funktionseinschränkung verursacht. Das kaudal angeheilte Kopfkalottenstück kann durchblutungsgestört sein.

Hat die Kalottenfraktur oberhalb des Lig. capitis femoris (Typ II) stattgefunden, so ist man heute geneigt, die operative Reposition und Fixation, selbstverständlich unter Berücksichtigung der Hüftkopfgefäße, von dorsal her durchzuführen und den abgesprengten Kalottenteil mit Schrauben zu fixieren.

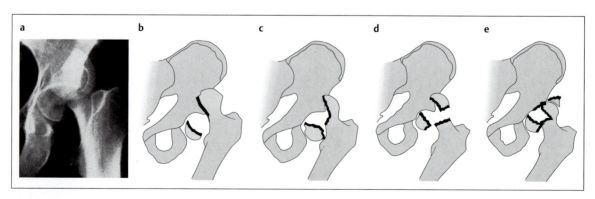

Abb. 19.**64** Hüftkopffraktur.
a Hüftkopffraktur mit Schenkelhalsfraktur. Beachte: Ein Kopffragment ist mit luxiert, das andere Fragment ist in der Pfanne geblieben.
b–e Schematische Darstellung (nach Pipkin 1957).

Als absolute Operationsindikation gelten der Typ III und IV. Die Fraktur des Schenkelhalses, des Kopfs und die Pfannenabsprengung wird beim Typ II und IV wie früher angegeben versorgt.

Prognose

Während die Prognose beim Typ I mit großer Regelmäßigkeit gut ist, ist sie beim Typ II abhängig von der Gefäßbeeinträchtigung und der operativen Versorgung.

Besonders hoch ist die Komplikationsrate beim Typ III und IV. Beim jugendlichen Patienten und auch im Erwachsenenalter soll der Versuch der Rekonstruktion unternommen werden. Der prothetische Ersatz kann immer noch folgen. Beim älteren Patienten jedoch empfiehlt sich von vornherein die Alloarthroplastik, evtl. mit einer notwendigen Pfannenrekonstruktion unter Verwendung eines Abstützrings.

19.7.5 Fraktur des Schenkelhalses

Engl.: fracture of the femoral neck.

Definition.
Zu den Schenkelhalsfrakturen zählt man den am häufigsten vorkommenden subkapitalen Drehbruch, wohingegen der subkapitale Querbruch selten ist und als pathologische Fraktur z. B. bei einer Osteomalazie erfolgt. Des Weiteren findet man basisnahe gelegene Fakturen des Schenkelhalses, die als laterale Schenkelhalsfrakturen bezeichnet werden. Im Wachstumsalter unterscheiden wir die transzervikale Schenkelhalsfraktur als Drehbruch und eine basisnahe gelegene, also laterale Schenkelhalsfraktur.

Epidemiologie

Die Schenkelhalsfraktur ist eigentlich eine Fraktur des alten Menschen, d. h. die Verminderung der Tragfähigkeit des Schenkelhalses ist vor allem Folge der Osteoporose. In der Zwischenzeit wird die Schenkelhalsfraktur auch beim Menschen mittleren Alters und beim Jugendlichen vermehrt beobachtet und zwar bei Sport- und Betriebsunfällen.

Ätiologie

Per Linton konnte 1944 feststellen, dass bei der Entstehung der Schenkelhalsfraktur die Außendreheinwirkung größte Bedeutung erlangt und so zur subkapitalen Schenkelhalsfraktur als **Drehbruch** führt (Abb. 19.**65a, b**). Er war der Meinung, dass der Unterschied der Abduktions- und Adduktionsfraktur nur im Grade der Verschiebung der Bruchstücke bestünde. Sobald eine Drehkraft im Sinne der Außenrotation auf den Unterschenkel einwirkt und diese Kraft auf den Schenkelhals fortgeführt wird, bricht der Schen-

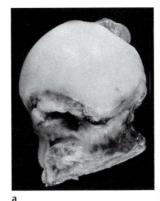 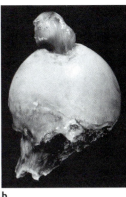

a b

Abb. 19.**65** Schenkelhalsfrakturen.
a Hüftkopfpräparat einer 72-jährigen Patientin mit einer subkapitalen Schenkelhalsfraktur (Drehbruch). Die Fraktur ist nicht vollkommen gelöst, sog. eingestauchte mediale Schenkelhalsfraktur, nur bedingt stabil. Der Hüftkopf und Schenkelhals von dorsal oben gesehen.
b Hüftkopfpräparat einer 70-jährigen Patientin mit einer subkapitalen Schenkelhalsfraktur. Die Fraktur war disloziert. Beachte: Drehbruch!

kelhals subkapital oder etwas kaudal davon. Dabei entsteht keine subkapitale Querfraktur, sondern ein spiralförmiger Bruch, wobei sich am proximalen Fragment des Hüftkopfs ein mehr oder weniger großes Stück am hinteren Anteil des Schenkelhalses befindet (s. Abb. 19.**65**). Der erste Grad der subkapitalen spiralförmigen Fraktur führt zur Einstauchung. Die Frakturebene kommt so horizontal zu liegen. So lange jedoch die Drehkraft weiter wirkt, trennen sich die beiden Fragmente und die Frakturebene zeigt sich vertikal. Die verschiedenen Bruchebenen sind also demnach lediglich als das radiologische Erscheinungsbild des verschiedenen Ausmaßes der Verschiebung im Anschluss an die Drehwirkung zu sehen. Der Ausdruck der **eingestauchten Fraktur** bedeutet nicht mehr als das Ergebnis der Krafteinwirkung auf den Schenkelhals mit nachfolgender Fraktur mit lediglich geringfügiger Verschiebung der Fragmente.

Historisches. Pauwels (1935) empfiehlt zur Beurteilung der Stabilität einer Schenkelhalsfraktur die Messung des Winkels, den die Bruchlinie mit der Horizontallinie einnimmt. Als stabile Fraktur betrachtet er bis zu 30° Winkelbildung, zwischen 30 und 70° jedoch würde eine knöcherne Heilung nur in Aussicht stehen, sofern eine Osteosynthese erfolgt. Bei Winkelbildungen zwischen 70 und 90° rät er neben der Osteosynthese zur Verpflanzung eines Knochenspans (Revitalisation des Hüftkopfs).

19.7.5.1 Abduktionsfraktur des Schenkelhalses (eingestauchte Faktur)

Die eingestauchte mediale Schenkelhalsfraktur (Valgusfraktur, Abduktionsfraktur) nimmt insofern eine Sonderstellung bei den medialen Schenkelhalsfraktu-

19 Hüftgelenk und Oberschenkel

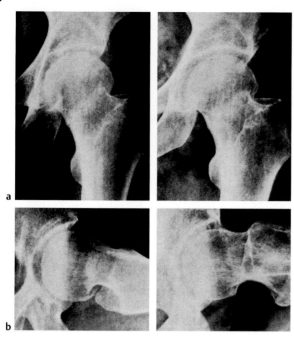

Abb. 19.**66** Subkapitale Schenkelhalsfraktur (55-jährige Patientin).
a Eingestauchte Abduktionsfraktur mit Verkeilung der Fragmente. Therapeutisch erfolgte die Ruhigstellung mit einem stabilen Kunststoffverband (Gipshose bzw. Kunststoffhose), wobei die Rotation verhindert wird.
b 3 Monate später knöcherne Konsolidierung der Fraktur.

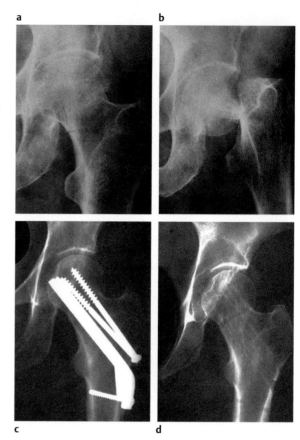

Abb. 19.**67a–d** Subkapitale Schenkelhalsfraktur, Abduktonsfraktur (58-jährige Patientin). Ruhigstellung in einer Hüftbandage. Bei der zunächst stabilen Fraktur kam es 1 Woche später zum Abrutschen. Jetzt, 3 Jahre danach, typische Versorgung mit Plattenklinge und 2 Spongiosaschrauben.

ren ein, als sie, sofern sie eingestaucht ist, mit *konservativen Maßnahmen* zur Heilung gebracht werden kann (Abb. 19.**66a, b**). Die eingestauchte Fraktur kann sich jedoch lösen (Abb. 19.**67a–d**), sofern z. B. eine vorzeitige Belastung eintritt. Nach dem Abrutschen findet sich dann eine Situation vor wie bei der Varusfraktur.

Epidemiologie

Den eingestauchten medialen Schenkelhalsbruch findet man bevorzugt beim weiblichen Geschlecht (3 : 1). Er ist eine Fraktur des alten Menschen und kann aber auch bei jugendlichen Erwachsenen und nach dem 50. Lebensjahr beobachtet werden.

Klinik und klinische Diagnostik

Die Fraktur wird bevorzugt bei häuslichen Unfällen oft anlässlich eine Stolperns über eine Schwelle oder einen Teppich mit nachfolgendem Drehsturz beobachtet.

Bei der Untersuchung zeigt sich eine Bewegungseinschränkung insbesondere bei der Innendrehung, die auch als schmerzhaft angegeben wird. Gelegentlich können die Patienten sogar noch, allerdings unter Schmerzen, belasten.

Röntgenologisch ist eine Darstellung des Hüftgelenks a.-p. und auch axial notwendig, um die Fraktursituation beurteilen zu können. Dabei kann die Frakturlinie unauffällig erscheinen, sodass lediglich eine Drehfehlstellung des proximalen Fragments auffällt.

In Zweifelsfällen und bei schleichenden Schenkelhalsfrakturen erleichtert die MRT die Diagnosestellung.

Therapie

Die mediale Abduktionsfraktur kann im Allgemeinen konservativ behandelt werden und mit der geringsten Nekroserate zur Ausheilung gebracht werden (Kirgis). Auch unsere Erfahrungen zeigen dies (s. Abb. 19.**66**). Die konservative Behandlung ist allerdings aufwendig. Sie verlangt zunächst eine stationäre Behandlung, vor allem beim alten Menschen von 3 oder mehr Wochen. Erst nach 6 Wochen kann das Bein wieder belastet werden. Bei jüngeren Patienten empfiehlt sich das Anlegen einer Gipshose oder aber Hüftbandage.

Entschließt man sich zur operativen Behandlung, so soll die Fraktur am besten mit einer Plattenklinge und einer Zugschraube oder einer DHS nach den Richtlinien der AO versorgt werden. Es ist notwendig, zunächst die Fraktur mit 2 Kirschner-Drähten zu stabilisieren, um ein Abrutschen und die Verdrehung des proximalen Kopffragments zu verhindern. Bei jungen Patienten mit guter Knochensubstanz ist auch die Versorgung mit 3 Spongiosazugschrauben möglich.

Komplikationen

Auch bei konservativer Behandlung der Abduktionsfraktur kann es in etwa 10 % der Fälle zur Kopfnekrose kommen. Hinzuweisen bleibt auch darauf, dass oft erst 10 Jahre nach einer konservativen Behandlung eine Koxarthrose auftreten kann und zwar infolge der Drehfehlstellung (Kopf im Nacken).

19.7.5.2 Adduktionsfraktur des Schenkelhalses (instabile Varusfraktur)

Beim instabilen Adduktionsbruch ist das klinische Erscheinungsbild charakteristisch. Das Bein liegt in erheblicher Außendrehfehlstellung und zeigt sichtbar die Beinverkürzung. Es besteht ein erheblicher Spontan- und Bewegungsschmerz im betroffenen Hüftgelenk. Eine Belastung ist nicht mehr möglich.

Bei der *Bildgebung* ist die Röntgenaufnahme grundsätzlich als Beckenübersichtsaufnahme durchzuführen. Erst dann bleibt zu klären, ob eine Abbildung im axialen Strahlengang notwendig ist oder aber eine mehrschichtige Darstellung der Fraktur im Computertomogramm (ohne Umlagerung).

Therapie

Die Behandlung des instabilen Adduktionsbruchs zählt nach wie vor zu den ganz besonderen Problemen in der Traumatologie. Nachdem bis vor etwas mehr als 50 Jahren mit konservativen Maßnahmen nur in Ausnahmefällen eine Heilung in guter Stellung erreicht wurde, kann jetzt mithilfe einer Osteosynthese regelmäßig ein ossärer Durchbau der Fraktur erzielt werden. Nach wie vor ist jedoch die Nekrose des Hüftkopfs sehr häufig, da ja die Rr. nutritii capitis oft zum Teil oder aber vollkommen unterbrochen sein können und deshalb eine Blutversorgung nicht oder nur begrenzt möglich ist. Es bleibt darauf hinzuweisen, dass bestimmte operative Verfahren die Nekroserate sogar negativ beeinflussen können.

Die Therapie der instabilen Schenkelhalsfraktur ist heute unter allen Umständen operativ vorzunehmen (Abb. 19.**68a–d**).

Durch ein entsprechendes Osteosyntheseverfahren kann die Schenkelhalsfraktur übungsstabil versorgt werden.

Bei einer begrenzten Lebenserwartung ist es zu rechtfertigen, primär eine Hemialloarthoplastik, besser aber eine Totalplastik einzubauen.

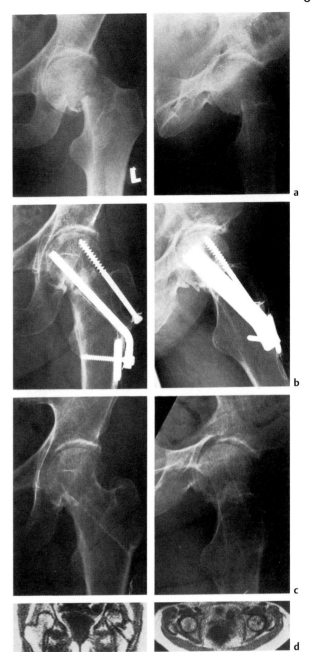

Abb. 19.**68** Subkapitale Varusfraktur (59-jährige Patientin; **a**). Osteosynthese und Einbringen eines Überträgers (**b**). 2 Jahre nach Plattenentfernung zeigt sich eine Frakturheilung (**c**). Im Kernspintomogramm erkennt man kleine Nekrosebezirke, die jedoch in der Folgezeit konsolidierten (**d**).

Operationstechnik. Zunächst erfolgt die Reposition unter leichter Überkorrektur im Valgussinne. Eine Dislokation nach dorsal ist zu vermeiden. Die übungsstabile Osteosynthese gelingt mit einer 130°-Klinge (Einloch bzw. Zweiloch) und 1 bzw. 2 Zugschrauben zuverlässig (s. Abb. 19.**68**). Wichtig ist zu beachten, dass nach einer schonenden Reposition der Fraktur 2 Kirschner-Drähte eine erste Stabilisierung bringen und dann, wenig traumatisierend, die Plattenklinge entlang des Adam-Bogens eingeführt werden kann. Der Eingriff muss unter regelmäßiger Röntgenkontrolle vorgenommen werden. Als alternatives Implantat kommt die DHS oder beim jüngeren Patienten mit guter Knochenqualität die Spongiosazugschraubenosteosynthese infrage.

Mehrfach wurde mit dem Einbau eines elektromagnetischen Übertragers versucht, die ossäre Heilung zu beschleunigen. Eine endgültige Beurteilung der Leistungsfähigkeit dieses Verfahrens kann nicht gegeben werden, wenngleich unsere Erkenntnisse als positiv zu werten sind.

Nachbehandlung

Die besondere Bedeutung der Nachbehandlung bei einer medialen Schenkelhalsfraktur vor allem beim alten Menschen liegt darin, eine sofortige Mobilisierung im Bett zu erreichen (assistierte krankengymnastische Übungsbehandlung). Mit einer Teilbelastung von 10 kg etwa darf nach 14 Tagen begonnen werden. Die Vollbelastung ist frühestens nach 8–10 Wochen möglich.

19.7.5.3 Spätfolgen nach Schenkelhalsfrakturen

Nekrose des Hüftkopfs. Diagnostische Probleme erheblichen Ausmaßes bringt die Erkennung einer partiellen Kopfnekrose. Kommt es nach einer Schenkelhalsfraktur zum Verschluss der lateralen Epiphysengefäße (Rr. nutritii capitis proximales) und genügt der Kollateralkreislauf bei entsprechender Anlage der Hüftkopfgefäße, so wird meist der laterale epiphysäre Hüftkopfanteil der Nekrose anheim fallen. Angiogramme können darüber Auskunft geben.

Im Frühstadium der Hüftkopfnekrose findet man zunächst röntgenologisch noch annähernd normale Knochenstrukturen. Im Szintigramm und im SPECT ist die Nekrose manchmal bereits zu erkennen. Bald folgen Strukturunterbrechungen und später der Kopfeinbruch, was nicht selten erst nach 2 oder mehreren Jahren erfolgt (s. Abb. 19.**57**). Gelegentlich können dreidimensionale Umstellungsosteotomien, vor allem bei jungen Patienten, das Gelenk noch funktionstüchtig gestalten. Sobald diese Rekonstruktion nicht mehr ausreicht, ist die Einbringung einer Totalprothese angezeigt.

Pseudarthrose. Bei nichtentsprechender Osteosynthese und Belastung kann es zur Pseudarthrose des Schenkelhalses kommen. Therapeutisch empfiehlt sich eine valgisierende Umstellungsosteotomie, evtl. sogar eine Spaneinbringung.

Posttraumatische Arthrose. Die Diagnose einer posttraumatischen Arthrose ist nicht selten nur bedingt richtig, oft liegt den posttraumatischen Umbauvorgängen im Hüftgelenk eine partielle Hüftkopfnekrose zugrunde. Die alleinige posttraumatische Arthrose, also ohne Kopfnekrose, ist am Hüftgelenk vor allem nach einer zentralen Luxation und Gelenkflächenzerstörung zu erwarten. Es folgen im Verlaufe von Jahren die typischen Zeichen der Arthrosis deformans.

19.7.5.4 Septische Gelenkdestruktion nach Osteosynthese

Definition.
Man versteht darunter eine Zerstörung des Hüftgelenks infolge einer Infektion, wie sie z. B. nach einer Osteosynthese entstehen kann.

Eine Infektion im Operationsgebiet kann über eine Verbindung durch Osteosynthesematerial oder eine iatrogene Perforation ins Gelenk eindringen. Die entstehende Koxitis kann dann schnell zur Zerstörungen des Knochens und des Knorpels führen. Klinisch kommt es zu Temperaturerhöhungen, Schmerzhaftigkeit bei der Bewegung und zur Erhöhung der Entzündungsparameter. Szintigraphisch lassen sich Anreicherungen feststellen, die entscheidende Erkenntnisse zur Dynamik bei der Knochennekrose und Entzündung des Hüftkopfs ergeben. Radiologisch können Entkalkungen und schließlich eine Rarifikation der Spongiosa entstehen und zwar mit Höhlenbildungen, die charakteristisch für Knochenabszesse sind. Infolge der Knorpeldestruktion folgt die Gelenkspaltverschmälerung.

Therapeutisch ist die operative Revision und Lavage des Gelenks notwendig und die gezielte Behandlung mit Antibiotika. Ggf. kann eine Kopfresektion notwendig werden, um eine Heilung der Entzündung zu erreichen, sodass später eine Gelenkplastik in Aussicht stehen kann.

19.7.5.5 Besonderheiten bei Frakturen im Kindesalter

Die Frakturen am koxalen Femurende im Kindesalter sind seltene Ereignisse und erfolgen im Allgemeinen nach schweren Gewalteinwirkungen wie Autounfällen, Sturz vom Pferd und anderen Sportverletzungen (Skifahren). Eine Schädigung im Bereich der Wachstumszonen kann Anlass zum Fehlwachstum geben (Epiphysenlösungen) und Verletzungen der Hüftkopfgefäße zu avaskulären Nekrosen.

Der Hüftkopf wird im Kindesalter vorwiegend von R. profundus der A. circumflexa femoris medialis über die Rr. nutritii capitis distales und proximales versorgt. Die lateralen Epiphysengefäße, die unter der Pars reflexa und der periostalen Synovialis verlaufen, übernehmen also den Großteil der Epiphysenversorgung (Hipp 1962; Trueta; Lauritzen). Nach dem 6. Lebensjahr kommt der A. ligamenti capitis femoris vermehrte Bedeutung zu.

Klassifikation

Man unterscheidet 4 typische Frakturformen im Kindesalter: Beim **Typ I**, der transepiphysären Fraktur oder traumatischen Epiphysenlösung, verläuft die Fakturlinie durch den Wachstumsknorpel in der Epiphysenfuge.

Differenzialdiagnostisch ist die Abgrenzung einer Epiphysiolysis capitis femoris acuta des Jugendlichen oft schwierig. Bevorzug ist das Alter zwischen 10 und 14 Jahren und das männliche Geschlecht betroffen. Manchmal weisen Veränderungen unterhalb der Epiphysenfuge auf vorher bestehende Umbauvorgänge hin. Wichtig ist es ferner, die Schwere der Verletzung zu analysieren!

Beim **Typ II**, der transzervikalen Fraktur, verläuft die Frakturlinie medial von der Schenkelhalsbasis nach lateral zur Epiphyse hin. Die Fraktur liegt intrakapsulär und ist regelmäßig disloziert.

Beim **Typ III**, der basisnahe gelegenen Schenkelhalsfraktur (Abb. 19.**69a–f**), verläuft die Frakturlinie entlang der Schenkelhalsbasis am Übergang zum intertrochantären Bereich.

Beim **Typ IV**, der per- oder intertrochantären Faktur, verläuft die Frakturlinie lateral der Schenkelhalsbasis. Sie liegt extrakapsulär.

Aus Statistiken (Ratleff; Hipp; Kay & Hal 1971; Canale und Bourland; Heiser und Oppenheimer; Marske und Thon) geht hervor, dass es sich bei nahezu 50% der Fälle um den Frakturtyp II handelt, bei 35% um den Frakturtyp III, bei etwa 10% um den Frakturtyp IV und bei 5% um den Frakturtyp I.

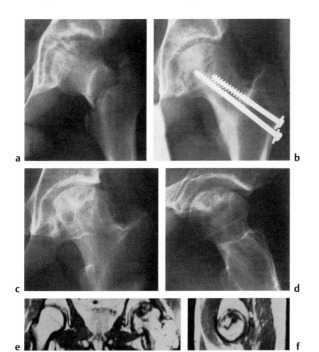

Abb. 19.**69** Partielle Hüftkopfnekrose (18-jähriger Patient) nach basisnahe gelegener Schenkelhalsfraktur (**a**), Versorgung mit 2 Spongiosaschrauben (**b**). Komplikationslose Heilung der Fraktur. 3 Jahre nach der Fraktur zeigt sich eine ausgedehnte Nekrose im epiphysären Hüftkopfanteil im Röntgenbild (**c, d**) und MRT (**e, f**).

Klinik und klinische Diagnostik

Sobald eine Dislokation der Fraktur vorliegt, findet man die charakteristischen Fehlstellungen des verletzten Beins (Außenrotation und Verkürzung). Es besteht ein Druck- und Bewegungsschmerz und das Bein kann nicht mehr gehoben werden. Die Ausbildung eines Hämatoms kann hinweisend sein.

Bei der Bildgebung genügt zunächst das Röntgenbild im a.-p. Strahlengang. Im Einzelfalle ergeben sich durch das Kernspintomogramm wichtige Hinweise über die Fraktur im Einzelnen und auch eine Hämatombildung im Frakturbereich (intrakapsuläres Hämatom!).

Therapie

Die Behandlung *stabiler und nichtdislozierter Frakturen* kann im Gipsverband (Beckenspreizgips) erfolgen. Regelmäßige Röntgenkontrollen sind erforderlich.

Dislozierte Frakturen müssen baldmöglichst unter optimalen Bedingungen reponiert und stabilisiert werden. Ziel der Behandlung ist die bestmögliche Wiederherstellung der anatomischen Gegebenheiten und die Vermeidung von zusätzlichen Schädigungen der Hüftkopfgefäße und der Wachstumsfugen.

Operationstechnik. Zwischen der Gluteamuskulatur und dem M. tensor fasciae latae wird von ventral auf das Gelenk eingegangen und eine exakte Reposition durchgeführt. Die Osteosynthese kann mit Kirschner-Drähten oder mit Zugschrauben erfolgen. Beachte: Die Schraubenlage muss derart gestaltet werden, dass das Gewinde den Frakturspalt nicht überbrückt. Bei der Verschraubung ist die vorherige temporäre Kirschner-Drahtfixation unbedingt erforderlich, um eine Verwindung der Gefäße zu verhindern. Die Verschraubung ist insgesamt gesehen zwar technisch schwieriger, man kann jedoch postoperativ auf die Ruhigstellung im Gipsverband verzichten.

Komplikationen

Trotz einer exakten Reposition und Osteosynthese kann sich als Komplikation eine avaskuläre Hüftkopfnekrose einstellen. Weiter kann es zur Entwicklung einer Coxa vara, zum vorzeitigen Epiphysenschluss und selten zur Schenkelhalspseudarthrose kommen.

Die Häufigkeit der Hüftkopfnekrose wird unterschiedlich angegeben, sie ist aber bei Berücksichtigung der operativen Erfordernisse seltener geworden. Am häufigsten erfolgt sie beim Frakturtyp I, II und III.

Die Nekrose kann partiell sein oder aber vollkommen, manchmal ist sogar der Schenkelhals mit beteiligt.

Korrekturosteotomien können notwendig werden und zwar oft erst nach Wachstumsabschluss, wie z.B. eine valgisierende, schenkelhalsverlängernde, intertrochantäre Osteotomie (VVIO), die zu einer Wiederherstellung am koxalen Femurende führt (Abb. 19.**70a–c**).

19 Hüftgelenk und Oberschenkel

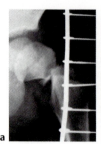
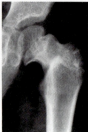
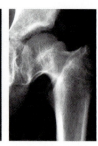
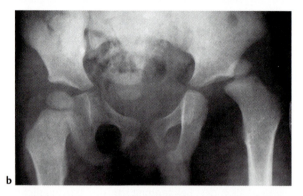
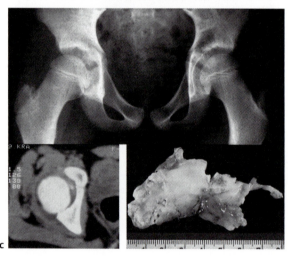

Abb. 19.**70** Besonderheiten kindlicher Hüftgelenkverletzungen.
a Transzervikale Schenkelhalsfraktur bei einem 2-jährigen Patienten. Operative Versorgung mit Spongiosaschrauben. 10 Jahre danach Schenkelhalsverkürzung und Varusdeformierung bei stattgehabter Nekrose im Schenkelhals und im metaphysären Hüftkopfanteil. Wiederherstellung mit einer verlängernden, valgisierenden, intertrochantären Osteotomie (VVIO).
b Traumatische Hüftluxation bei einem 3-jährigen Patienten. Beachte: normal angelegte Hüftpfanne.
c Traumatische Hüftluxation bei einem 12-jährigen Patienten mit Knochen-Kapsel-Abriss und Interpositum. Nach Reposition zeigt sich eine Verlagerung des Hüftkopfs infolge eines Repositionshindernisses (Bild links unten). Operationspräparat eines Kapsel- und Knochenfragments nach operativer Reposition (Bild rechts unten).

19.7.6 Pertrochantäre Oberschenkelfraktur

Engl.: pertrochanteric fracture.

Definition.
Man versteht darunter eine Fraktur durch das Trochantermassiv im proximalen Oberschenkeldrittel, die oft als Trümmerfraktur erfolgt. Der Trochanter minor und major kann auch isoliert abreißen, wobei es primär oder aber sekundär zur Beeinträchtigung der Hüftkopfgefäße im Bereich der Aufteilungsstelle des R. profundus mit nachfolgender Hüftkopfnekrose kommen kann.

Epidemiologie

Die häufig beim alten Menschen auftretende pertrochantäre Fraktur beobachtet man vermehrt bei Frauen, die älter als 70 Jahre sind (Osteoporose). Man findet sie aber auch bei jungen Patienten immer häufiger, z. B. durch einen Sturz auf eine Eisplatte beim Skifahren oder beim Sturz auf eine Steinplatte.

Ätiopathogenese

Als Unfallmechanismus ist ein Drehsturz bei fixiertem Bein zu nennen oder aber direkte Gewalteinwirkung auf die Hüfte, die zu einer stabilen, meist aber instabilen Fraktur führt. Nicht selten erfolgt sie als Berstungsfraktur. Vom therapeutischen Standpunkt aus betrachtet empfiehlt M. E. Müller die Klassifikation in stabile und instabile Frakturen.

Bei den stabilen Frakturen (einfach zu stabilisierende Fakturen) findet sich ein schräger Bruchlinienverlauf vom Trochanter major in Richtung Trochanter minor. Bei diesem Frakturtyp besteht eine stabile mediale Abstützung. Mehr als zwei Drittel aller pertrochantären Frakturen gehören in diese Gruppe.

Bei den instabilen Frakturen ist entweder ein großes dorsales Fragment ausgebrochen oder es können ausgedehnte Trümmerzonen bestehen.

Klinik und klinische Diagnostik

Es werden heftige Schmerzen im Trochanterbereich angegeben. Das Bein liegt in Außenrotations- und Adduktionsstellung. Auffällig ist die Beinverkürzung und die aufgehobene Beweglichkeit.

Radiologisch macht die Übersichtsaufnahme eine endgültige Einordnung der Fraktur möglich.

Therapie

Pertrochantäre Frakturen können mit konservativen Maßnahmen (Drahtextension) mit großer Regelmäßigkeit zur Ausheilung gebracht werden. Diese Behandlungsart wird heute vom Patienten nicht mehr angenommen, sodass diese Fraktur operativ behandelt werden muss. Verschiedene Behandlungsverfahren können Anwendung finden, wie die Versorgung nach den Richtlinien der AO mit einer Winkelplatte oder mit einer trochanterstabilisierenden Platte und DHS oder mit einem proximalen Femurnagel (PFN). Früher wurde vielfach auch die retrograde Vorsorgung von der Medialseite des distalen Femur mit mehreren dünnen Nägeln (Ender-Nagelung) durchgeführt. Es muss allerdings festgestellt werden, dass die operative Behandlung, z. B. bei einer Trümmerfraktur, die oft im hohen Alter bei einer hochgradigen Osteoporose erfolgt, Probleme bereiten kann, wenn eine stabile Osteosynthese das Ziel der Behandlung sein soll. Gelegentlich sind Verbundosteosynthesen sinnvoll. Bei gleichzeitig bestehender Koxarthrose erfolgt die Implantation einer langstieligen Hüftprothese. Dabei muss auf die Refixation der Muskelansätze (Trochanter major und minor) z. B. durch Drahtcerclagen geachtet werden.

Operationstechnik. Bei der **operativen Behandlung nach der Methode der AO** liegt das Prinzip der Operation darin, die instabile Fraktur zu reponieren und eine Stabilisierung mit einer Winkelplatte, einem PFN oder einer DHS oder mit einer trochanterstabilisierenden Platte vorzunehmen (Abb. 19.**71**a–c). Bei der Versorgung einer Fraktur mit mehreren Fragmenten mit einer Winkelplatte muss eine Entfaltung der Fragmente durch eine vorsichtige Adduktion und Außenrotation unter Zug am Bein und anschließend die anatomische Reposition der Fragmente durch Abduktion, Innenrotation und Zug am Bein erfolgen. Die vorläufige Fixation erfolgt durch Kirschner-Drähte. Danach kann, sofern eine entsprechende mediale Abstützung besteht, die Einbringung einer Platte erfolgen.

Gewebeschonender kann die Stabilisierung mit der trochanterstabilisierenden Platte erfolgen (s. Abb. 19.**71**).

Bewährt hat sich weiter die Stabilisierung mit der **dynamischen Hüftschraube** (DHS) und auch einem proximalen Femurnagel (PFN), wobei eine großkalibrige Schraube mit kurzem Gewinde in den Hüftkopf eingedreht wird. Der auf 2 Seiten abgeflachte Schraubenschaft gleitet peripher in einer ebenso geformten Buchse, welche mit einer Platte (135 bzw. 150°) bzw. dem Nagel am Oberschenkelschaft fixiert wird. Mit diesem Osteosyntheseprinzip kann eine stabile Osteosynthese erreicht werden und weiter mit dem Gleitprinzip eine kontinuierliche Einstauchung ohne Kopfpenetration. Der Schaftnagel beim PFN verhindert auch bei instabilen Frakturen zuverlässig eine Lateralverschiebung des Hüftkopfs und Schenkelhalsfragments.

Hinzuweisen bleibt noch auf die Stabilisierung einer pertrochantären Fraktur durch Einbringen von **Ender-Nägeln**. Sie gewährleistet im Allgemeinen eine hohe Stabilität.

Komplikationen

Es kann zur Ausbildung einer Pseudarthrose kommen, meist bei fehlender medialer Abstützung. Bei einer nichtstabilen Osteosynthese kann eine Varusfehlstellung eintreten. Diese kann später durch eine valgisierende Osteotomie angegangen werden.

Hüftkopfnekrosen sind selten (Einbringen einer Alloarthroplastik).

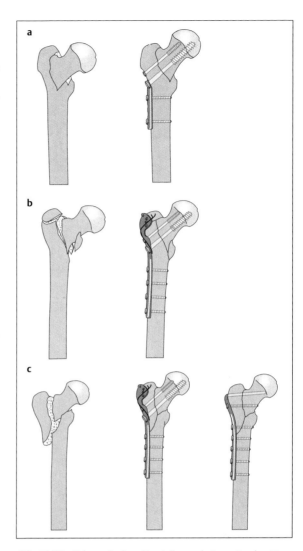

Abb. 19.**71** Schematische Darstellung bei pertrochantären Frakturen.
a Zweifragmentverletzung im Trochanterbereich (Versorgung mit DHS und zusätzlich 1 Spongiosaschraube zur Rotationsstabilisierung).
b Mehrfragmentverletzung im Trochanterbereich. Versorgung mit einer trochanterstabilisierenden Platte und DHS, evtl. Cerclage der Trochanterspitze, evtl. Versorgung der Fraktur mit PFN (proximal femural nail).
c Versorgung der „reversed intertrochanteric fracture" mit der trochanterstabilisierenden Platte und DHS, evtl. Cerclage, evtl. DCS und Kondylenplatte sowie PFN (nach Rüedi & Murphy 2000).

Trochanterabrisse

Zur *Abrissfraktur des Trochanter minor* kommt es vor allem bei jugendlichen Patienten durch eine plötzliche kraftvolle Anspannung des M. iliopsoas z. B. beim Fußballspielen. Sie erfolgt auch beim plötzlichen Anhalten aus vollem Lauf. Regelmäßig kommt es zu einer Kranialverlagerung des Trochanter minor. Eine operative Versorgung ist im Allgemeinen nicht notwendig.

Die *Abrissfraktur des Trochanter major* kann bei einer direkten Gewalteinwirkung auf den Trochanter

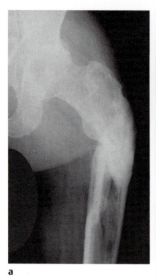 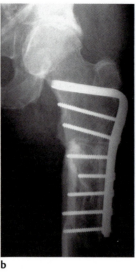 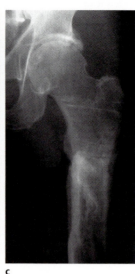

Abb. 19.**72** Subtrochantäre Trümmerfraktur (59-jähriger Patient; **a**). Verheilung nach konservativer Behandlung in Außenrotation und Varusstellung. Nach Umstellungsosteotomie (**b**) und Entfernung des Osteosynthesematerials (**c**).

erfolgen oder aber auch als Apophysenlösung. Infolge des Muskelzugs kommt es zur Kranialverlagerung.

Therapeutisch ist dann eine exakte Reposition und Stabilisierung mit 2 Zugschrauben notwendig. Cave: Verletzung des R. profundus im oberen Anteil.

19.7.7 Subtrochantäre Faktur

Engl.: subtrochanteric fracture.

Definition.
Zu den subtrochantären Frakturen zählt man im oberen Drittel des Femur (unterhalb des Trochanter minor) gelegene Knochenbrüche, die als einfache subtrochantäre Quer-, Schräg- oder als Torsionsfraktur entstehen, oder aber als Frakturen mit einem inneren oder äußeren Schrägkeil und als Mehrfragment- und Trümmerfrakturen.

Epidemiologie

Die subtrochantären Frakturen treten häufig bei jüngeren Patienten im Anschluss an eine erhebliche Gewalteinwirkung auf, wie sie beim Sturz aus größerer Höhe oder aber bei Motorradunfällen sich ereignen können.

Klinik und klinische Diagnostik

Die Deformierung am proximalen Femurende und die Instabilität prägen das äußere Erscheinungsbild. Des Weiteren können erhebliche Blutungen eintreten (Schock).

Das Röntgenbild lässt die verschiedenen Formen der subtrochantären Fraktur unterscheiden und sie hinsichtlich der Therapie einordnen.

Therapie

Die Behandlung der subtrochantären Fraktur muss im Allgemeinen operativ erfolgen, da konservative Maßnahmen wegen der Muskeldynamik mit dem Risiko der Pseudarthrose und Fehlstellung verbunden sind (Abb. 19.**72a–c**).

Operativ empfiehlt sich die Einbringung einer entsprechend langen Kondylenplatte nach den Richtlinien der AO, wobei der Zugang zur Verplattung hinter dem M. vastus lateralis gewählt wird. Als Erstes wird die Kondylenplatte gesetzt und proximal mit 1 bzw. 2 Kortikalisschrauben stabilisiert. Anschließend kann die Reposition der Fraktur erfolgen, wobei beim Vorliegen eines Drehkeils dieser am distalen Fragment verschraubt wird. Die Fragmente werden mit der Kondylenzange fixiert, mit nachfolgender Verschraubung unter Kompression. Bei Mehrfragment- und Trümmerbrüchen kann nach Einbringen der Kondylenplatte die Reposition mithilfe eines Distraktors erfolgen. Beachte die Rotation. Anschließend wird die Platte distal fixiert. Nach Adaption der Fragmente kann evtl. eine Spongiosaplastik eingebracht werden. Besondere Vorteile bringt die Verwendung der trochanterstabilisierenden Platte, die evtl. in einer Tunneltechnik vorgenommen werden kann. Weitere Möglichkeiten sind eine Stabilisierung der Fraktur mit einer Kondylenschraube (DCS) und der unaufgebohrte Femurnagel (UFN). Cave: Verletzung des R. profundus.

19.7.8 Oberschenkelschaftfraktur

Engl.: fracture of the femur.

Definition.
Die Oberschenkelschaftfraktur tritt ähnlich wie die subtrochantäre Fraktur als Quer-, Schräg- oder Drehbruch auf sowie als Stück- und Trümmerbruch.

Bevorzugt führt eine erhebliche Gewalteinwirkung bei Verkehrsunfällen sowie Sturz aus größerer Höhe, z. B. bei Arbeitsunfällen und verschiedenen Sportarten (Drachenfliegen, Bergsteigen, Skifahren), zur Oberschenkelfraktur. Nicht selten handelt es sich um offene Frakturen (10 % der Patienten).

Klinik und klinische Diagnostik

Die Schaftfraktur ist durch die Deformierung, Bewegungsunfähigkeit und meist durch einen erheblichen Bluterguss gekennzeichnet (Schock). Als Begleitverletzungen sind arterielle Schädigungen zu nennen.

Das Röntgenbild in 2 Ebenen ist für die Diagnostik ausreichend.

Konservative Therapie

Oberschenkelfrakturen können mit großer Zuverlässigkeit konservativ behandelt werden, d. h. mit Extension und anschließender Ruhigstellung im Brace aus Kunststoff (früher Hessing-Apparat), sobald die Fraktur „sticky" ist. Auch kann die Behandlung im Bewegungsgips, der heute aus Kunststoff hergestellt wird, weiter erfolgen. Die Frakturen heilen allerdings sehr oft unter Verkürzung von ein bis mehreren Zentimetern, auch müssen Achsenabweichungen in Kauf genommen werden. Pseudarthrosen sind selten (Mooney; Conolly; Meggitt; Sarmiento & Latta 1981).

Die konservative Behandlung ist zeitaufwendig und verlangt von Patient und Arzt große Geduld. Die Behandlungszeit im Krankenhaus kann länger dauern; sie beträgt normalerweise 4–6 Wochen, bei älteren Patienten auch länger. Als Komplikationen sind Bewegungseinschränkungen im Knie zu nennen, die aber meist vorübergehend sind.

Die konservative Behandlung (functional bracing) wird vor allem in den USA und auch in England vermehrt durchgeführt (Sarmiento). Auch wir haben damit schon früher und auch jetzt bei entsprechender Indikation positive Erfahrungen gemacht. Jahna behandelte 1982 noch 34 % der Oberschenkelschaftfrakturen konservativ.

Die Fragmentdiastase darf nicht zu groß sein. In erster Linie sind es Drehbrüche, die sich für die konservative Behandlung eignen. Die Extension wird mit einem Siebtel des Körpergewichts bzw. bei muskelschwachen Patienten mit einem Zehntel des Körpergewichts vorgenommen. Entscheidend scheint die Beantwortung der Frage zu sein, ob nicht operative Methoden bessere Ergebnisse bringen können. Dies muss bejaht werden, da in den letzten Jahrzehnten die operativen Methoden optimiert werden konnten, sofern die *Technik* beherrscht und die *Infektionsrate* extrem niedrig gehalten werden kann.

Operative Therapie

Nota bene
> Jede Klinik, die eine operative Behandlung durchführt, müsste heute eine genaue Kontrolle ihrer Verfahren vornehmen, um die eigene Leistungsfähigkeit zu kennen. Sofern die operative Technik der Frakturbehandlung nicht beherrscht wird und sofern die Operationsabteilung nicht über eine entsprechende Einrichtung verfügt, ist es für den Patienten besser, konservativ behandelt zu werden. Selbst Kondylenfrakturen im Kniegelenkbereich können mit einem guten Ergebnis zur Ausheilung gebracht werden. Die moderne Traumatologie verlangt heute jedoch eine optimale operative Therapie bei Patienten mit Frakturen im Oberschenkelbereich. Sie muss allerdings unter Abwägung der oben genannten Kriterien differenziert eingesetzt werden.

Für die operative Behandlung stehen verschiedene Verfahren zur Verfügung, die abhängig von der Art der Fraktur und vom Operateur angewendet werden können (Abb. 19.**73a–d**).

Nach wie vor hat die **Plattenosteosynthese** bei geschlossenen und bei offenen Frakturen Bedeutung, wobei zumindest eine 8-Loch-dynamische Kompressionsplatte als Neutralisationsplatte eingebracht wird. Ein Biegungskeil muss zunächst adaptiert und verschraubt werden, dann wird die Platte, die ausreichend vorgebogen werden muss, eingebracht. Die Vorbiegung sorgt für eine umfassende Kompression der Fraktur. Zumindest eine frakturnahe Schraube muss exzentrisch gebohrt werden, damit die Fraktur weiter unter Druck gesetzt werden kann.

Wichtig ist die Versorgung der Oberschenkelschaftfraktur (auch Trümmerbrüche) unter Verwendung einer an den Trochanter adaptierten Platte, die ebenfalls gewebeschonend nach Tunnelierung eingebracht werden kann.

Die **Marknagelung** (Abb. 19.**74a, b**) hat gerade in den letzten Jahren als Oberschenkelverriegelungsnagelung große Bedeutung gewonnen und zwar bei geschlossenen Quer- und Schrägfrakturen. Erfolgt eine Verriegelung, so werden durch den Nagel und das distale und/oder das proximale Hauptfragment Schrauben eingebracht. Das Prinzip der Verriegelung besteht darin, dass zwischen den Hauptfragmenten und dem Nagel eine entsprechende Verbindung hergestellt wird, wodurch eine Rotationsstabilität erreicht werden kann. Eine statische Verriegelung kommt zustande, wenn körpernah und körperfern eine Verriegelung stattfindet; eine dynamische Verriegelung, wenn z. B. distal verriegelt und proximal die Schraube im Langloch ein Zusammengleiten ermöglicht.

Auf **Komplikationen** auch beim nichtaufgebohrten Nagel ist hinzuweisen: Fettembolie, Hüftkopfnekrose infolge einer Schädigung der Hüftkopfgefäße nahe der Einschlagstelle des Nagels und Infektionen!

19 Hüftgelenk und Oberschenkel

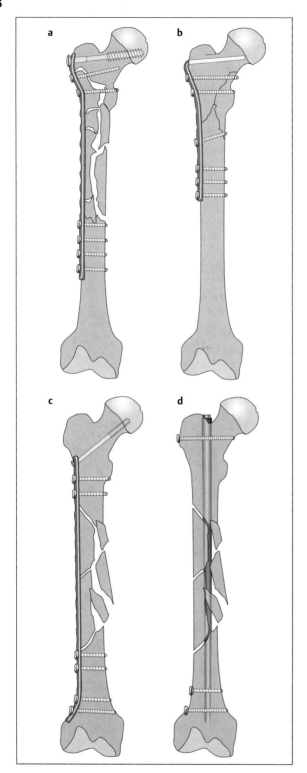

Abb. 19.**73** Subtrochantäre Frakturen, Femurschaftfrakturen.
a, **b** Schematische Darstellung der operativen Versorgung mit einer trochanteradaptierten Platte oder Kondylenplatte, Tunneltechnik, die Frakturzone bleibt schraubenfrei, evtl. Versorgung mit einem unaufgebohrten Marknagel.
c Schaftfrakturen: Versorgung mit einer kondylenadaptierten Platte (Tunneltechnik).
d Nichtaufgebohrter Marknagel (rotationsstabil) (nach Rüedi & Murphy 2000).

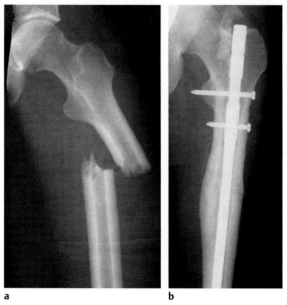

Abb. 19.**74** Oberschenkelfraktur (28-jähriger Patient; **a**). Versorgung mit einem nichtaufgebohrten Marknagel (**b**; Kontrolle 18 Monate später).

An weiteren Osteosyntheseverfahren ist der **Fixateur externe** zu nennen, der am Femur vor allem bei Weichteilschädigungen (Infektionsgefahr) Anwendung findet.

Besonderheiten bei den Femurschaftfrakturen im Kindesalter

Die Frakturen der Diaphyse des Oberschenkels liegen im Kindesalter bevorzugt im mittleren Drittel (50 % der Patienten), der Rest jeweils zur Hälfte im proximalen und distalen Drittel. Meist handelt es sich um Querfrakturen, gefolgt von Schräg-, Spiral- und Trümmerfrakturen. Schrägfrakturen sieht man häufig bei Kindern bis zum 4. Lebensjahr.

Schaftfrakturen können bis zu 80 % konservativ behandelt werden. Die Behandlung der stabilen Oberschenkelfraktur erfolgt im Beckenbeingips für 3–4 Wochen. Die dislozierte, instabile Fraktur des Oberschenkelschafts kann im Kleinkindesalter durch Extension im Gipsverband, wie es F. Lange angegeben hat, und bei älteren Kindern mit dem „Weber-Bock" vorgenommen werden, wobei Hüfte und Kniegelenk 30° gebeugt sind. Valgus- und Varusfehlstellungen gleichen sich im Laufe des Wachstums aus, sofern sie nicht mehr als 10° betragen, ferner auch Rotationsfehler geringen Ausmaßes.

Instabile verschobene Oberschenkelfrakturen sollen heute operativ behandelt werden. Dies ist mit dem Fixateur externe oder mit Prévot-Nägeln möglich, Letztere führen aber im Allgemeinen zu keiner Belastungsstabilität. Nach wie vor hat die Plattenosteosynthese Bedeutung.

Literatur

Ackermann HJ, Hoferichter U. Nachuntersuchungsergebnisse bei Abduktionshemmung am Hüftgelenk von Neugeborenen. Beitr Orthop Traumatol. 1979;26:693.

Ackermann HJ, Kupper H. Zum Krankheitswert des „atypical dry click" an der Neugeborenenhüfte. Beitr Orthop Traumatol. 1984;31:105–7.

Ackermann HJ. Die Frühestdiagnostik und -therapie der Luxationshüfte – eine 10-Jahresstudie mit Beiträgen zum Luxationsperthes und zur Ätiopathogenese. Promotionsschrift B, Halle (Saale); 1982.

Aigner C. 10-Jahresergebnisse mit dem korundgestrahlten Reintitanschraubring nach Zweymüller. Z Orthop Ihre Grenzgeb. 1998;136:110.

Aldinger G, Gekeler J, Becker N. Vergleich der Ergebnisse nach Hüftendoprothesen beim jüngeren und älteren Patienten. Orthop Praxis. 1979;12:1015.

Bargar WO, Bauer A, Börner M. Primary and revision total hip replacement using the robodoc system. Clin Orthop. 1998; 354:82.

Barlow TG. Early diagnosis and treatment of congenital dysplasia of the hip. J. Bone Joint Surg Br. 1962;44:292.

Bauer R, Kerschbaumer F, Poisel S. Operative Zugangswege in Orthopädie und Traumatologie. Stuttgart: Thieme; 1986:99.

Behrens K, Tönnis D. Die Entwicklung der Hüftkopfepiphyse nach Detorisons-Varisierungsosteotomie in Abhängigkeit von verschiedenen Faktoren. In: Tönnis D. Hrsg. Die operative Behandlung der Hüftdysplasie. Technik und Ergebnisse. Stuttgart: Enke; 1984.

Böhler J. Die sog. Schenkelkopfnekrosen nach traumatischen Hüftverrenkungen. Wiedeherstellungschir Traumatol. 1957; 4:75.

Böhler L. Die Technik der Knochenbruchbehandlung. Wien: Maudrich; 1977.

Bono JV, McCarthy JC, Lee JA, Carangelo RJ, Turner RH. Fixation with a modular stem in revision total hip arthroplasty. Instr Course Lect. 2000;49:131.

Buchholz HW, Elson RA, Heinert K. Antibiotic-loadied acrylic cement: current concepts. Clin Orthop. 1984;190:96.

Chandler RW, Dorr LD, Perry J. The functional cost of dislocation following total hip arthroplasty. Clin Orthop. 1982;168:168.

D'Antonio J, McCarthy JC, Bargar WL, Borden LS, Cappelo WN, Collis DK, Steinberg ME, Wedge JH. Classification of femoral abnormalities in total hip arthroplasty. Clin Orthop. 1993; 296:133.

D'Antonio JA, Capello WN, Borden LS, Bargar WL, Bierbaum BF, Boettcher WG, Steinberg ME, Stuhlberg SD, Wedge JH. Classification and management of acetabular abnormalities in total hip arthroplasty. Clin Orthop. 1989;243:126.

Deshanelidze S. Luxation des Hüftgelenkes und ihre Einrenkung in Bauchlage des Kranken. Langenbecks Arch Chir. 1924; 130:565.

Dörr, WM. Zur Frühest- und Frühdiagnose der sogenannten angeborenen Hüftgelenksluxation. Dtsch Med Wochenschr. 1966;91:227.

Dupuytren B. Mémoire sur un déplacement originel ou congénital de la tête des fémurs. Rep Gen Anat Physiol Pathol Clin Chir (Paris). 1826;2:82.

Eftekhar NS. Total hip arthroplasty. St. Louis: Mosby; 1993.

Eggli S, Pison M, Müller ME. The value of preoperative planning for total hip arthroplasty. J Bone Joint Surg Br. 1998;80:282.

Ehrhardt J, Handels H, Wegner T, Strathmann B, Plötz W, Pöppl SJ. An anatomical atlas to support the virtual planning of hip operations. Stud Health Technol Inform. 2000;77:1226–30.

Engh CA, Bobyn JD, Glassman AH. Porous-coated hip replacement: the factors governing bone ingrowth, stress shielding, and clinical results. J Bone Joint Surg Br. 1987;69:45.

Engh CA, Griffin WL, Marx CL. Cementless acetabular components. J Bone Joint Surg Br. 1990;72:53.

Exner U. Hüftdysplasie im Säuglingsalter – Kernspintomographie und Computertomographie. Orthopäde. 1997;26:20.

Galante J, Rostoker W, Lueck R, Ray RD. Sintered fiber metal composites as a basis for attachment of implants to bone. J Bone Joint Surg Am. 1971;53:101.

Garden RS. Mal reduction and avascular necrosis in subcapital fracture of the femur. J Bone Joint Surg Br. 1971;53:183.

Gördes W. Langzeitergebnisse nach zementloser Hüftendoprothetik. Eine prospektive Studie. Unveröffentlichte Ergebnisse 2002.

Graf R, Lercher K. Erfahrungen mit einem 3D-Sonographiesystem am Säuglingshüftgelenk. Ultraschall Med. 1996;17:218.

Graf R, Tschauner C, Steindl M. Ist die II a-Hüfte behandlungsbedürftig? Monatsschr Kinderheilkd. 1987;135:832.

Graf R. Kursus der Hüftsonographie beim Säugling. Stuttgart: G. Fischer; 1995.

Graf R. Die operative Behandlung der congenitalen Hüftluxation. Kongressband Orthopädische Tagung, Prag; 1981:24.

Graf R. Sonographie der Säuglingshüfte und therapeutische Konsequenzen. 5. Aufl. Stuttgart: Thieme; 2000.

Graf R. Sonographie der Säuglingshüfte. Z Orthop Ihre Grenzgeb. 1990;128:355.

Graf R. Sonographie der Säuglingshüfte und therapeutische Konsequenzen. Ein Kompendium. 4. Aufl. Stuttgart: Enke; 1993.

Graf R. Ultraschalldiagnostik bei Säuglingshüften. Orthop Praxis. 1982;8/18:583.

Grill F, Müller D. Die Diagnostik der Hüftgelenksdysplasie in Österreich – eine Effizienzbetrachtung des Ultraschallscreenings der Neugeborenenhüfte. Dissertation medizinische Fakultät A. L. Universität Freiburg/Breisgau; 1995.

Handels H, Ehrhardt J, Plötz W, Poppl SJ. Computer-assisted planning and simulation of hip operations using virtual three-dimensional models. Stud Health Technol Inform. 1999a;68:686.

Handels H, Ehrhardt J, Peters P, Plötz W, Pöppel SJ. Computer-assisted planning of hip operations and design of endoprothesis using virtual three-dimensional models. In: Lembke HU, Vannier MW, Inamura K, Farman AG. eds. Computer assisted radiology and surgery. Amsterdam: Elsevier; 1999b; 726.

Hefti F. Kinderorthopädie in der Praxis. Berlin: Springer; 1998.

Hilgenreiner H. Zur Frühdiagnose und Frühbehandlung der angeborenen Hüftgelenksverrenkung. Med Klin. 1925;21: 1385–8, 1425.

Hipp E. Hüftkopfnekrosen. Verh. Orthop. Ges. 1958;46:581.

Hipp E. Die Gefäße des Hüftkopfes, Anatomie, Angiographie und Klinik. Stuttgart: Enke; 1962.

Hipp E. Spätfolgen nach Hüftverletzungen im Kindesalter. Z Orthop Ihre Grenzgeb. 1969;106:609.

Hipp E, Gradinger R, Rechl H, Plötz W, Träger J. Lengthening intertrochanteric valgus osteotomy in adults with Coxa vara (v. v.IO.). Arch Orthop Traum Surg. 1993;96:2.

Hohmann G. Bericht über die Sammelforschung der angeborenen Hüftverrenkung. Z Orthop Ihre Grenzgeb. 1952;81:140.

Holler M. Joint motion limitation in newborns. Clin Orthop. 1980;148:94.

Imhäuser G. Irrtümer in der Beurteilung kindlicher Hüftgelenke durch konventionelle Röntgentechnik. Z Orthop Ihre Grenzgeb. 1982;120:93.

Jasty M, Maloney WJ, Bragdon CR, O'Connor DO, Haire T, Harris WH. The initiation of failure in cemented femoral components of hip arthroplasty. J Bone Joint Surg Br. 1991;73:551.

Kay SP, Hall JE. Fracture of the femoral neck and its complications. Clin Orthop. 1971;80:53.

Klicic P. Let's adopt the term „development displacement of the hip" (DDH). Proceedings No. 86 of International Meeting On Care of Babies' Hips. Beograd; 1987.

Klisic P, Jankovic L, Basara V. Long-term results of combined operative reduction of the hip in older children. J Pediatr Orthop 1988;8:532.

Komprda J. Diagnostika vrozené dysplazie kycle u novorozencu. Acta Chir Traumatol Cech. 1974;41:448–55.

Kubein-Meesenburg D, Nägerl H, Cotta H, Fanghänel J. Biomechanische Prinzipien in Diarthrosen und Synarthrosen.

Teil I: Grundbegriffe bei Diarthrosen. Z Orthop Ihre Grenzgeb. 1992;130:1.

Lange F. Die Behandlung der Schenkelhalsbrüche. München Med Wochenschr 1932;79:1562.

Lange F. Die Behandlung der Knochenbrüche durch den praktischen Arzt. 2. Aufl. München: Lehmann; 1934.

Lange M, Hipp E. Gefäßveränderungen bei posttraumatischen Hüftkopfnekrosen. Z Orthop Ihre Grenzgeb. 1960;92:513.

Leopold SS, Berger RA, Rosenberg AG, Jacobs JJ, Quigley LR, Galante JO. Impaction allografting with cement for revision of the femoral component. J Bone Joint Surg Am. 1999; 81:1080.

Lequesne M, deSèze S. Le faux profil du bassin. Nouvelle incidence radiographique pour l'étude de la hanche. Rev Rhum Mal Osteoartic. 1961;28:643.

Lindstrom JR, Ponseti IV, Wenger DR. Acetabular development after reduction in congenital dislocation of the hip. J Bone Joint Surg Am. 1979;61:112.

Lintner F, Böhm G, Brand G, Obenaus C, Kliemann S. In: Zweymüller K. Hrsg. 10 Jahre Zweymüller-Hüftendoprothese. II. Wiener Symposium 1990 Bern: Huber; 1990.

Linton P. On the different types of intracapsular fractures of the femoral neck. Acta Chir Scand. 1944;90:86.

Love B. Techniken zur Optimierung der Positionierung des Alloclassic-Schaftes bei Hüft-Totalendoprothesen. Alloclassic Bull. 1999;7:8 (Sulzer Orthopedics Ltd.).

Lynch M, Esser MP, Shelley P, Wroblewski BM. Deep infection in charnley low-friction arthroplasty. J Bone Joint Surg Br. 1987;69:355–60.

Maistrelli GL, Gerundini M, Fusco U, Bombelli R, Bombelli M, Avai A. Valgus-extension osteotomy for osteoarthritis of the hip: indications and long-term results. J Bone Joint Surg Br. 1990;72:653–7.

Malchau H, Herberts P, Ahnfelt L, Johnell O. Prognosis in total hip replacement. 61. AAOS; San Francisco; 1993.

Masri BA, Spangehl MJ, Duncan CP, Beauchamp CP, Myerthal SL. Proximal femoral allografts in revision total hip arthroplasty: a critical review. J Bone Joint Surg Br. 1995;77:306–7.

McGrory BJ, Morrey BF, Cakalan TD, An KN, Cabanela ME. Effect of femoral offset on range of motion and abductor muscle strength after total hip arthroplasty. J Bone Joint Surg Br. 1995;77:865.

McKay DW. A comparison of the innominate and the pericapsular osteotmy in the treatment of congenital dislocation of the hip. Clin Orthop 1974;98:124.

Melzer C. Röntgenbild – Sonographie – Anatomie (ein Vergleich). In: Schilt M. Hrsg. Angeborene Hüftdysplasie und -luxation vom Neugeborenen zum Erwachsenen. Zürich: SGUMB-SVUPP-Eigenverlag; 1993:69.

Morscher EW. Intertrochanteric osteotomy in osteoarthritis of the hip. In: Riley LH. jr. ed. The hip: proceedings of the eighth open scientific meeting of the Hip Society. St. Louis: Mosby; 1980.

Morscher EW. Current status of acetabular fixation in primary total hip arthroplasty. Clin Orthop. 1992;274:172.

Müller ME, Allgöwer M, Schneider R, Willenegger H. Manual der Osteosynthese. Berlin: Springer; 1978.

Murray WR. Treatment of established deep wound infection after total hip arthrosplasty: a report of 65 cases. In: Leach RE, Hoaglund FT, Riseborough FJ. eds. Controversies in orthopedic surgery. Philadelphia: W.B. Saunders; 1982.

Ortolani M. Un segno poco noto e sua importanza per la diagnosi precoce di prelussazione congenita dell' anca. Pediatria. 1937;45:129.

Pagnano MW, Hanssen AD, Lewallen DG, Shaughnessy WJ. The effect of superior placement of the acetabular component on rate of loosening after total hip arthrosplasty. J Bone Joint Surg Am. 1996;78:1004.

Paprosky WG, Sekundiak TD. Total acetabular allografts. J Bone Joint Surg Am. 1999;81:280.

Pauwels F. Der Schenkelhalsbruch, ein mechanisches Problem. Grundlagen des Heilungsvorganges, Prognose und kausale Therapie durch gelenkerhaltende Eingriffe. Z Orthop Chir (Beilagenheft). 1935;63.

Pemberton PA. Periacapsular osteotomy of the ilium for treatment of congenital subluxation and dislocation of the hip. J Bone Joint Surg Am. 1965;47:65.

Peters P, Bieder H, Plötz W. Computerassistierte Schraubeneinbringung am realen 3D-Rapid-Prototyping-Beckenmodell. Z Orthop Ihre Grenzgeb. 1999;Suppl. I:111.

Pilliar RM, Lee JM, Maiatopulos C. Observations on the effect of movement on bone ingrowth into porous-surfaced implants. Clin Orthop. 1986;208:108.

Pipkin G. Treatment of grad IV fracture-dislocation of the hip. J Bone Joint Surg Am. 1957;39:1027.

Plötz SG, Abeck D, Plötz W, Ring J. Proteus syndrome with widespread portwine stain neavus. Br J Dermatol. 1998a;139: 1060.

Plötz W, Burgkart R, Gradinger R. Spongiosametallprothese der Hüfte – 10 Jahresergebnis einer prospektiven Studie. Z Orthop Ihre Grenzgeb. 1998b;136:A45.

Plötz W, Fulghum CS, Glisson RR, Martinez S, McCollum DE. Relationship between CT density and compressive strength of femoral cancellous bone. Trans Orthop Res Soc. 1992a;555.

Plötz W, Gradinger R, Rechl H, Ascherl R, Wicke-Wittenius S, Hipp E. Cementless endoprosthesis of the hip joint with „spongy metal" surface. A prospective study. Arch Orthop Traum Surg. 1992b;111:102.

Plötz W, Rechl H, Burgkart R, Wicke-Wittenius S, Hipp E, Gradinger R. Derzeitiger Stand der zementlosen Hüftgelenksendoprothetik. Fortschr Medin. 1993;111(24):369

Plötz W, Reinisch M, Burgkart R, Schelter R, Rechl H, Hipp E. Spezialprothesen – Hüftgelenk. In: Hipp E, Plötz W, Burgkart R, Schelter R. Hrsg. Limb Salvage. München: Zuckschwerdt; 1998c:113.

Plötz W. The influence of bone density on the friction properties of porous surfaces on bone. Trans Orthop Res Soc. 1992;375.

Prévot JP. L,embrochage élastique stable. Z Unfallchir Vers Med. 1998;82:252.

Ranawat CS, Dorr LD, Inglis AE. Total hip arthroplasty in protrusio acetabuli of rheumatoid arthritis. J Bone Joint Surg Am. 1980;62:1059.

Rechl H, Gradinger R, Plötz W, Hipp E. Spezialprothesen – Becken. In: Hipp E, Plötz W, Burgkart R, Schelter R Hrsg. Limb Salvage. München: Zuckschwerdt; 1998:120.

Roser W. Die Lehre von den Spontanluxationen. Arch Heilkd. 1864;5:542.

Rüedi TP, Murphy WM. AO principles of fracture management. Stuttgart: Thieme 200.

Rydell MW. Forces acting on the femoral head prosthesis: a study on strain gauge supplied prostheses in living persons. Acta Orthop Scand. 1966;88 (Suppl.):1.

Ryder CI, Mellin WG, Calley J. The infant's hip normal or dysplastic? Clin Orthop. 1962;22:7.

Sarmiento A, Latta LL. Closed functional treatment of fractures. Berlin: Springer; 1981.

Schenk R. Osteointegration von Sulmesh-beschichteten Press-fit Pfannen. In: Schneider E. Hefte zur Unfallheilkunde. Biomechanik der Hüfte. Heidelberg: Springer; 1995.

Schmalzried TP, Kwong LM, Jasty M, Sedlacek RC, Haire TC, O'Connor DO, et al. The mechanisme of loosening of cemeted acetabular components in total hip arthroplasty: analysis of specimens retrieved at autopsy. Clin Orthop. 1992; 274: 6078.

Schmidt M. Spezifische Adsorption organischer Moleküle auf oxidiertem Titan: „Bioaktivität" auf molekularem Niveau. Osteologie. 1992;1:222.

Schmitt O. Die Tastuntersuchung. In: Fries G, Tönnis D. Hrsg. Hüftluxation und Hüftdysplasie: Uelzen: Med. Lit. Verlag; 1981:51.

Schoenecker PL, Strecker WB. Congenital dislocation of the hip in children: comparison of the effects of femoral shortening and of skeletal traction in treatment. J Bone Joint Surg Am. 1984;66:21.

Scholl E, Eggli S, Ganz R. Osteolysis in cemented titanium alloy hip prosthesis. J Arthroplasty. 2000;15:570.

Schöllner D, Schöllner K. Die Sockelpfannenoperation bei azetabulären Defekten nach Hüftpfannenlockerung. Z Orthop Ihre Grenzgeb. 2000;138:205.

Semlitsch M, Willert HG. Clinical wear behaviour of ultra-high moleclar weight polyethylene ceramic ball heads in comparision to metal-on metal pairings of hip joint replacements. Proc Inst Mech Eng. 1997;211:73.

Sharp IK. Acetabular dysplasia. The acetabular angle. J Bone Joint Surg Br. 1961;43:268–72.

Smith SE, Harris WH. Total hip arthroplasty performed with insertion of the femoral component with cement and the acetabular component without cement. J Bone Joint Surg Am. 1997;79:1827.

Solomon MJ, Dall DM, Learmonth JD, Davenport M. Survivorship of cemented total hip arthroplasty in patients 50 year of age or younger. J Arthroplasty. 1992;7 (Suppl.):347.

Sournia JC, Pulet J, Martiny M. Illustrierte Geschichte der Medizin. Salzburg: Andreas & Andreas; 1980:21.

Teller RE, Christie MJ, Martin W, Nance EP. Sequential indium-labeled leukocyte and bone scans to diagnose prosthetic joint infection. Clin Orthop. 2000;373:241.

Tönnis D, Brunken D. Eine Abgrenzung normaler und pathologischer Hüftpfannendachwinkel zur Diagnose der Hüftdysplasie. Arch Orthop Trauma Surg. 1968;64:197.

Tönnis D, Heinecke A, Nienhaus R, Thiele J. Lässt sich das Auftreten von Arthrose, Schmerz und Bewegungseinschränkung des Hüftgelenkes bei Hüftdysplasie vorausberechnen? Z Orthop Ihre Grenzgeb. 1979;117:808.

Tönnis D. Die angeborene Hüftdysplasie und Hüftluxation im Kindes- und Erwachsenenalter. Berlin: Springer; 1984.

Tönnis D. Röntgenuntersuchung und Arthrographie des Hüftgelenks im Kleinkindesalter. Orthopäde. 1997;26:49–58.

Trueta J. The normal vascular anatomy of the human femoral head during growth. J Bone Joint Surg Br. 1957;39:358.

Tschauner C, Klapsch W, Baumgartner A, Graf R. „Reifungskurve" des sonographischen Alpha-Winkels nach Graf unbehandelter Hüftgelenke im ersten Lebensjahr. Z Orthop Ihre Grenzgeb. 1994;132:502.

Wagner UA, Gembruch U, Schmitt O, von Deimling U, Hansmann M. Sonographische Untersuchungen des fetalen Hüftgelenks. Z Orthop Ihre Grenzgeb. 1994;132:497.

Wagner UA, Gembruch U, Fritsch H, Schmitt O, Hansmann M. Ultrasound anatomy of the fetal hip joint with special reference to the blood supply. Ultraschall Med. 1995;186.

Weber BG. Pressurized cement fixation in total hip arthroplasty. Clin Orthop. 1988;232:87.

Weber BG. Zur Behandlung kindlicher Femurschaftbrüche. Arch Orthop Unfallchir. 1963;54:713.

Wirtz DC, Heller KD, Niethard FU. Biomechanische Aspekte der Belastungsfähigkeit nach totalendoprothtischem Ersatz des Hüftgelenkes – Eine Auswertung des derzeitigen Kenntnisstandes im Literaturüberblick. Z Orthop Ihre Grenzgeb. 1998;136:310.

Wroblewski BM, Siney PD. Charnley's low friction arthroplasty in the young patient. Clin Orthop. 1992;285:45.

Zichner L, Lindenfeld T. In-vivo wear of the slide combinations ceramics-polyethylene. Orthopäde. 1997;26:129.

20 Kniegelenk

W. Plötz

20.1 Fehlbildungen

20.1.1 Angeborene Knieluxation

Engl.: congenital hyperextension and dislocation of the knee.

Definition.
Bei der angeborenen Knieluxation unterscheidet man eine Hyperextension, eine Subluxation und eine Luxation der Kniegelenkkörper.

Ätiologie

Die Ätiologie der Erkrankung ist nicht geklärt. Es wird u. a. der intrauterine Platzmangel als Ursache angenommen. Zu achten ist bei der Untersuchung betroffener Kinder auf das Vorliegen generalisierter Skeletterkrankungen (Ehlers-Danlos-Syndrom, Marfan-Syndrom), bei denen gehäuft Kniegelenkluxationen auftreten. Bei Knieluxationen sind die Kreuzbänder häufig dysplastisch, zum Teil fehlen sie auch vollständig.

Klinik

Die klinische Untersuchung zeigt bei der angeborenen Hyperextension des Kniegelenks eine verstärkte Extension und verminderte Flexion des Kniegelenks, bei der Subluxation besteht eine vermehrte Verschieblichkeit der Kniegelenkkörper und bei der Luxation sind die Kniegelenkkörper gegeneinander verschoben, d. h. der femorale Anteil steht dorsal und kaudal und der tibiale Anteil vorne und proximal (Abb. 20.**1a–f**).

Bildgebende Diagnostik

Röntgenaufnahmen in 2 Ebenen zeigen am besten auf der Seitaufnahme die verschiedenen Stadien der Fehlbildung. Zu achten ist auf Formveränderungen von Femur, Tibia und Patella. Nicht selten sind Patellaaplasien mit der Knieluxation vergesellschaftet. Anomalien des Bewegungsapparats werden bei über 80 % der Patienten mit kongenitaler Kniegelenkluxation beschrieben (Curtis & Fischer 1969), wobei besonders häufig das Hüftgelenk und der Fuß betroffen ist.

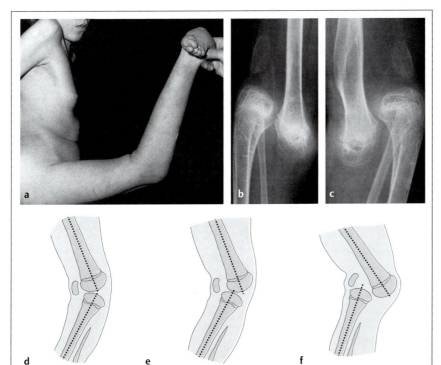

Abb. 20.**1** Kniegelenkluxationen.
Kongenitale Kniegelenkluxation (14-jähriger Patient) unbehandelt klinisch (**a**) und radiologisch (**b, c**).
Schematische Abbildung der verschiedenen Formen der Luxationen:
d Angeborene Hyperextension.
e Angeborene Subluxation.
f Angeborene Luxation (nach Curtis & Fisher 1969).

Therapie

Die Behandlung muss unmittelbar nach Diagnosestellung beginnen. Beim Schweregrad 1 und 2 ist meist eine konservative Therapie erfolgreich. Die Kniegelenke werden soweit wie möglich gebeugt und im redressierenden Gips fixiert. Die Gipsverbände sind regelmäßig zu wechseln und werden in zunehmender Beugestellung wieder angelegt. Das Kriterium für eine erfolgreiche Behandlung ist das Erreichen einer Flexion von 90° und der radiologische Nachweis der Reposition (Roach & Richards 1988). Diese Behandlung kann bis zum 3. Monat nach der Geburt fortgesetzt werden. Bei der Redression ist eine Verletzung der Epiphysenfugen zu vermeiden, die bei zu starker Krafteinwirkung auftreten kann.

Bei älteren Kindern, bei gleichzeitiger Hüftluxation und wenn eine komplette Knieluxation besteht, ist im Allgemeinen die Operation nicht zu umgehen. Dabei erfolgt am Kniegelenk ein Release der verkürzten vorderen Kapsel. Der verkürzte M. quadriceps femoris wird verlängert. Weitere Weichteileingriffe sind häufig notwendig.

Langzeitergebnisse

Die Therapieergebnisse bei der kongenitalen Hyperextension und Subluxation sind meist befriedigend. Bei der kompletten Luxation wird selten eine Beugung von mehr als 90° erreicht. Die Prognose verschlechtert sich, falls Begleiterkrankungen vorliegen.

Weitere angeborene Erkrankungen mit Bewegungseinschränkungen am Kniegelenk. Sehr selten ist die angeborene Streckkontraktur des Kniegelenks, wie sie bei der Arthrogryposis congenita und bei der Pterygoarthromyodysplasia congenita zu sehen ist. Auch kongenitale Beugekontrakturen mit Pterygiumbildung kommen in Einzelfällen vor, z. B. beim Fevre-Languepin-Syndrom.

20.1.2 Angeborene Patellafehlbildungen

20.1.2.1 Patellahypoplasie, -aplasie

Engl.: congenital aplasia of patella.

Die Unterentwicklung bzw. das Fehlen der Patella ist selten und erfordert üblicherweise keine Therapie. Wichtig ist in der frühen Kindheit der Tastbefund, da der Knochenkern der Patella erst im Alter von 2–5 Jahren sichtbar wird. Bei der Patellahypoplasie ist differenzialdiagnostisch an das Vorliegen von Syndromen, z. B. der Pterygoarthomyodysplasia congenita und der Osteoonychodysplasie (Patella-nail-Syndrom) zu denken.

20.1.2.2 Angeborene Patellaluxation

Engl.: congenital dislocation of patella.

Definition.
Bei der angeborenen Patellaluxation luxiert die Patella bei jeder Beugung nach lateral oder ist dauernd nach lateral luxiert. Die Erkrankung tritt häufig zweiseitig und familiär gehäuft auf.

Ätiologie

Als Ursache wird eine Kontraktur des M. vastus lateralis angenommen, auch bestehen Verwachsungen zwischen Patella und Tractus iliotibialis.

Klinik und klinische Diagnostik

Da der Knochenkern der Patella erst im 2.–5. Lebensjahr sichtbar wird, muss die Diagnose bei Kleinkindern klinisch erfolgen.

Therapie

Der Schweregrad der Deformität nimmt mit dem Alter zu, die konservative Therapie bleibt regelmäßig erfolglos. Die operative Therapie mit lateralem Release und Durchtrennen der Verbindungen zum Tractus iliotibialis sollte daher unmittelbar nach Diagnosestellung erfolgen.

20.1.2.3 Patella partita

Definition.
Bei der Patella partita handelt es sich um eine Fragmentierung der Kniescheibe durch unvollständige Verschmelzung der Knochenkerne. Je nach Anzahl der Fragmente spricht man von Patella bi-, tri- oder multipartita (Abb. 20.**2** und 20.**3a–c**).

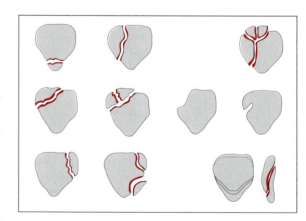

Abb. 20.**2** Formen der Patella partita nach Baumgartl. Mit Abstand am häufigsten ist die Zweiteilung der Patella am oberen lateralen Patellapol.

20.1 Fehlbildungen

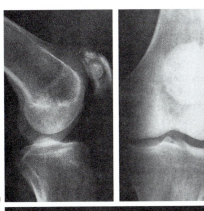

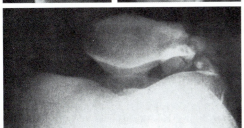

Abb. 20.**3a–c** Röntgenbilder einer Patella multipartita.

20.1.3 Achsenfehler des Kniegelenks

Engl.: development of bow leg and knock knee.

Definition.
Unter physiologischen Bedingungen ist die mechanische Beinachse gerade, d. h. Hüftgelenkmittelpunkt, Kniegelenkmittelpunkt und Mittelpunkt des oberen Sprunggelenks liegen in der Frontalebene auf einer Geraden. Abweichungen im Sinne eines O-Beins werden als Genu varum, im Sinne eines X-Beins als Genu valgum bezeichnet.

Beinachse im Kindesalter. Im Laufe des Wachstums kommt es zu einer umwegigen Entwicklung der Beinachse (Hipp 1953). Im Alter von 1 Jahr gilt ein Genu varum von 15° als normal. Im 4. Lebensjahr findet sich typischerweise ein Genu valgum von 10°. Mit ca. 10 Jahren sollte eine normale Beinachse mit geringer Valgusstellung erreicht sein, wobei der Valguswinkel bei Mädchen etwas größer ist als bei Jungen. Als Grenzen für eine therapeutische Intervention gelten mehr als 25° Varusfehlstellung im Alter von 2 1/2 Jahren ohne wesentliche Besserungstendenz und X-Beine von mindestens 15° beim unter 7 Jahre alten Kind. Eine Spontankorrektur nach dem 10. Lebensjahr ist nicht mehr zu erwarten.

Ätiologie

Häufig handelt es sich beim Genu varum bzw. valgum um ein idiopathisches Geschehen. Metaphysäre und epiphysäre Wachstumsstörungen werden dafür verantwortlich gemacht. Weitere Ursachen für Achsenfehler sind in Fehlstellung verheilte Frakturen oder traumatische und entzündlich bedingte Schädigungen der Epiphysenfugen in der Kindheit. Auch Tumoren (kartilaginäre Exostosen) können zu Störungen des Wachstums mit nachfolgender Achsabweichung Anlass geben. Zu achten ist auch auf Erkrankungen, die zu einer Erweichung des Knochens führen, wie die Rachitis, nach deren Behandlung sich eine Spontankorrektur ergeben kann. Bei der chronischen Polyarthritis tritt häufig ein Genu valgum auf. Auch kompensatorisch kann ein Genu valgum bei einer Adduktionskontraktur des Hüftgelenks auftreten. Abzugrenzen als eigenständige Erkrankung ist die sog. Blount-Krankheit, eine Wachstumsstörung des posteromedialen Anteils der proximalen Tibia (s. S. 679).

Pathogenese

Achsenfehlstellungen gelten als präarthrotische Deformität. Beim Genu varum ist die Traglinie des Beins nach medial verschoben, was zu einer vermehrten Belastung des medialen Kompartiments und zu einer

Bei ca. 75 % der Patienten ist der obere äußere Quadrant der Patella betroffen, häufig beidseitig.

Überwiegend wird die Patella partita radiologisch als Zufallsbefund festgestellt. In seltenen Fällen kann eine Patella partita aber Beschwerden bereiten, vor allem nach Kontusionen, sodass gelegentlich die zusätzlichen Knochenanteile entfernt werden müssen. Bei der Untersuchung ist vor allem die Beugung des Kniegelenks über den rechten Winkel hinaus schmerzhaft, da dabei die Kniescheibe besonders stark gegen die Unterlage gedrückt wird und es zu Verschiebungen zwischen den Kniescheibenstücken kommen kann. Eine maximale Beugung des Kniegelenks ist oft wegen Schmerzen nicht möglich.

Schwierigkeiten kann mitunter die Differenzialdiagnose zur Patellafraktur bereiten. Typisch für die Patella partita ist das doppelseitige Vorkommen, die abgerundeten Grenzen des Knochenfragments und die Lokalisation im oberen äußeren Quadranten der Patella.

Überlastung der lateralen Bandstrukturen führt. Nachfolgend kann es zur vorzeitigen Meniskusdegeneration und zum vermehrten Knorpelabrieb kommen, was wiederum die Fehlstellung und die Fehlbelastung vermehrt. Es entsteht eine zunehmende Arthrose in nur einem Kompartiment. Auch eine primär traumatische Meniskusschädigung kann Ausgangspunkt für eine Varusgonarthrose sein. Beim Genu valgum sind die Verhältnisse spiegelbildlich.

Klinik und klinische Diagnostik

Zunächst betrachtet man den Patienten im Stehen und fordert ihn auf, sich so hinzustellen, dass sich Innenknöchel bzw. Kniegelenke berühren. Normalerweise sollte beides gleichzeitig der Fall sein. Beim O- oder X-Bein bleibt ein Abstand zwischen medialen Femurkondylen oder zwischen den Innenknöcheln, der in Zentimetern angegeben werden kann und ein Maß für den Grad der Achsabweichung ist. Auch der Winkel zwischen Ober- und Unterschenkel kann direkt gemessen werden, was um so ungenauer wird, je adipöser der Patient ist. Zu untersuchen ist ebenso die Bandstabilität. Falls eine Instabilität vorliegt, ist es insbesondere wichtig festzustellen, ob nur eine relative Bandinsuffizienz vorliegt. Bei der relativen Bandinsuffizienz hat das Band selbst die richtig Länge. Bei einem Substanzverlust von Meniskus, Knorpel und Knochen wird es relativ zu lang. Zu achten ist weiter auf klinische Meniskuszeichen und Arthrosezeichen wie tastbare Osteophyten, Schmerzen und Krepitation bei Varus- bzw. Valgusstress auf das Kniegelenk. Druckschmerzen bestehen üblicherweise im überlasteten Kompartiment und selten auf der Gegenseite an zugbelasteten Sehnen und Bändern. Mit zunehmender Degeneration tritt regelmäßig eine Bewegungseinschränkung und ein Streckdefizit auf. Die angrenzenden Gelenke müssen ebenfalls untersucht werden (z.B. kompensatorisches Genu valgum bei Adduktionskontraktur der Hüfte).

Bildgebende Diagnostik

Entscheidend für die Achsenbestimmung ist die Ganzaufnahme beider Beine unter Belastung im ventrodorsalen Strahlengang. Der Patient wird mit dem Rücken unmittelbar gegen das Wirbelsäulenstativ auf ein zweistufiges Podest gestellt. Abhängig von Größe und Umfang können sehr oft beide Beine auf einer 30/96-Kassette abgebildet werden, ggf. ist jedoch zunächst nur eine Extremität abzubilden. Ein Beckenschiefstand wird durch Unterlegen eines Brettchens ausgeglichen. Zu achten ist auf eine neutrale Rotationsstellung des Kniegelenks. Der Film-Fokus-Abstand soll 3 m betragen. Nach Jakob ist die zu untersuchende Extremität mit 90% des Körpergewichts zu belasten und 10° zu beugen.

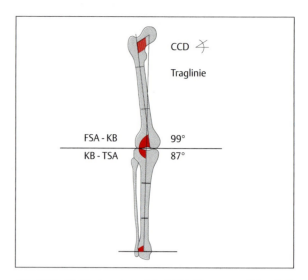

Abb. 20.**4** Bestimmung von Achsfehlstellungen am Kniegelenk mithilfe der anatomischen Femurschaftachse FSA und Tibiaschaftachse TSA (Gerade durch die Schaftmitte an den Drittelgrenzen des Schafts) und der Kniebasislinie KB (Tangente durch die distalsten Punkte der Femurkondylen) bzw. der Tibiaplateautangente (Tangente entlang des medialen und lateralen Tibiaplateaus). Der Durchschnittswert zwischen Femurschaftachse und Kondylentangente beträgt medial 99°. Der Winkel zwischen Tibiaplateautangente und Tibiaschaftachse beträgt medial 87°.

Winkelbestimmung. Auf der Röntgenaufnahme des ganzen Beins kann das Ausmaß und der Ort der Achsenabweichung festgelegt werden. Für Umstellungsosteotomien und die Implantation von Knieendoprothesen können für die Operationsdurchführung wichtige Winkel gemessen werden.

Für die Planung von kniegelenknahen Umstellungsosteotomien wird folgendermaßen vorgegangen: Zunächst werden Hüftkopf-, Kniegelenk- und Sprunggelenkmittelpunkt festgelegt. Die Verbindungslinie zwischen Hüftkopfmittelpunkt und Sprunggelenkmittelpunkt ist die Traglinie des Beins, die bei normalen Verhältnissen auch durch den Kniegelenkmittelpunkt verläuft. Die Verbindungslinien zwischen Hüftkopfmittelpunkt und Kniegelenkmittelpunkt und zwischen Kniegelenkmittelpunkt und Sprunggelenkmittelpunkt werden als mechanische Femur- bzw. Tibiaachse bezeichnet. Der Winkel zwischen mechanischer Tibia- und Femurachse gibt die Varus- bzw. Valgusfehlstellung an. Die anatomische Tibia- bzw. Femurachse ist definiert als die Gerade, welche durch die Mittelpunkte der Knochenschäfte an ihren Drittelgrenzen verläuft. Anatomische Tibia- und Femurachse stehen normalerweise in einem Valguswinkel von 7°. Die anatomische Femurachse bildet mit der sog. Kniebasislinie, einer distal an den Femurkondylen liegenden Tangente, medial einen Winkel von 99°. Der Winkel zwischen Kniebasislinie und Tibiaschaftachse beträgt medial normalerweise 87° (Abb. 20.**4** und 20.**5a–c**).

Derzeit sind *computergestützte Systeme* in Entwicklung, die eine dreidimensionale virtuelle Operationsplanung für die Implantation von Knieendoprothesen und auch Umstellungsosteotomien ermöglichen. Die virtuelle Planung wird dann mit einem Navigationssystem oder durch einen Operationsroboter intraoperativ umgesetzt.

20.1 Fehlbildungen

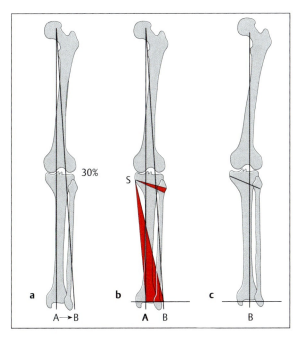

Abb. 20.5 Planung einer Umstellungsosteotomie am Beispiel der Tibiakopfumstellungsosteotomie an der Ganzbeinaufnahme (nach Gautier & Jacob 1996).
a Auf der präoperativen Aufnahme wird die gewünschte mechanische Beinachse beginnend im Hüftkopfmittelpunkt so durch das Kniegelenk gezeichnet, dass 30 % des lateralen Plateaus medial der mechanischen Beinachse liegen.
b Vom medial gelegenen Drehpunkt der Osteotomie wird eine Linie zum präoperativen Sprunggelenkmittelpunkt A gezeichnet und eine Linie zum geplanten Sprunggelenkmittelpunkt B nach der Umstellung. Der Winkel zwischen beiden Linien ist der Umstellungswinkel.
c Postoperative Verhältnisse. Wegen der Sperrwirkung der Fibula wird diese durchtrennt.

Therapie

Die Therapie zielt darauf ab, bei mechanisch bedingten Beschwerden die Belastungsverhältnisse zu verbessern. Die *konservative Therapie* kommt vor allem bei geringeren Fehlstellungen infrage. Im Kindesalter ist darauf zu achten, ob sich eine Spontanheilung einstellt. Neben Umstellungsosteotomien kommt im Wachstumsalter noch die Epiphysiodese infrage. Umstellungsosteotomien können varisierend und valgisierend durchgeführt werden, wobei eine Rotation der Fragmente möglich ist, desgleichen eine Translation bei der Tibiakopfosteotomie mit einer Retropatellararthrose. Dabei kann nach Maquet (1976) durch Ventralverschiebung der Tibia eine Kraftverminderung im retropatellaren Gleitlager erreicht werden (sog. Maquet-Effekt).

Die Indikation zur *Umstellungsosteotomie* kann entweder rein prophylaktisch sein oder bei Beschwerden erfolgen. Indikation für eine prophylaktische Osteotomie sind größere Fehlstellungen von mehr als 10°. Bei geringeren Fehlstellungen können Umstellungsosteotomien im Einzelfall indiziert sein als zusätzlicher Eingriff bei Bandplastiken oder bei der Behandlung lokalisierter Knorpeldefekte.

Beim älteren Patienten mit einer Varus- oder Valgusfehlstellung und einer Arthrose kann entweder eine Umstellungsosteotomie oder die Implantation einer Kniegelenkendoprothese durchgeführt werden. Die Differenzialindikation hängt von mehreren Faktoren ab.

Für eine Umstellungsosteotomie sprechen folgende Faktoren:
▶ Die Arthrose sollte auf ein Kompartiment beschränkt sein und auf Gelenkspalthöhe sollten belastungsabhängige Schmerzen in diesem Kompartiment bestehen.
▶ Bei einer Varusarthrose sollten bei geführten Bewegungen mit Varusstress Schmerzen medial bestehen, die bei Valgusstress nicht vorhanden sind. Für Valgusarthrosen sollen die Verhältnisse umgekehrt sein (Krackow 1990).
▶ Die Bandverhältnisse sollten stabil sein.
▶ Der Bewegungsumfang sollte 90°, besser 110° betragen.
▶ Es sollten keine Achsabweichungen von mehr als 15°, keine schwere Osteoporose, kein Übergewicht bestehen und der Patient sollte nicht älter als 60 Jahre sein.

Konservative Therapie

Durch Einlagen mit lateralem Keil (0,4 cm) kann die Belastung bei Varusgonarthrose mehr ins laterale Kompartiment verlagert werden. Das umgekehrte Vorgehen ist bei einer Valgusfehlstellung möglich. Hier muss jedoch auf die erhöhte Gefahr einer Supinationsverletzung im Sprunggelenk hingewiesen werden. Auch kann eine Stabilisierung von außen mithilfe einer Orthese erfolgen.

Operative Therapie

Nota bene
Vorteil der gelenkerhaltenden Eingriffe ist, je nach Ausmaß der bestehenden Arthrose auch die volle Sportfähigkeit, nicht selten über mehrere Jahrzehnte hinweg zu erhalten. Ziel der Umstellungsosteotomie ist die Verbesserung der Belastungsverhältnisse (Korrektur der Beinachse, der Kniegelenkspalt soll horizontal liegen) und das Aufhalten oder das Hinauszögern der Entwicklung der degenerativen Veränderungen.
Als Komplikationen sind eine Pseudarthrose im Bereich des Schienbeinkopfs (selten) sowie eine schmerzhafte Pseudarthrose im Bereich der Fibula zu nennen. Gefäß- und Nervenläsionen können auftreten, wobei insbesondere der N. peroneus bei der Fibulaosteotomie betrof-

fen sein kann. Erwähnt werden muss die Möglichkeit des Kompartmentsyndroms.

Im eigenen Krankengut führen wir bei valgisierenden Tibiakopfumstellungen routinemäßig eine prophylaktische Fasziotomie des Streckerfachs am Unterschenkel durch. Eine weitere Komplikationsmöglichkeit ist der Korrekturverlust, der vor allem bei zu frühem Belastungsbeginn auftritt.

Operationsplanung. Wichtig vor Durchführung einer Umstellungsosteotomie am Kniegelenk ist es, die Beweglichkeit und Funktion der angrenzenden Gelenke zu untersuchen. Bei einer Adduktionskontraktur des Hüftgelenks kann ein Genu valgum kompensatorisch notwendig sein, damit sich die Unterschenkel nicht überkreuzen. In dieser Situation muss vor Therapie der Kniegelenkfehlstellung ein korrigierender Eingriff an der Hüfte erfolgen.

Zunächst wird mithilfe der Röntgenaufnahme im Stehen die mechanischen Beinachse ausgemessen und bestimmt, ob die Hauptfehlstellung im Tibiakopf oder im distalen Femur liegt. Üblicherweise liegt die Fehlstellung beim Genu valgum femoral und beim Genu varum tibial. Bei einer erheblichen Fehlstellung sowohl tibial als auch femoral kann es möglich werden, eine Osteotomie sowohl tibial als auch femoral vorzunehmen.

Valgisierende Tibiakopfosteotomie

Früher wurden häufig Techniken wie die bogenförmige Schienbeinkopfosteotomie mit K-Drahtosteosynthese und einer sechswöchigen Gipsruhigstellung durchgeführt. Mit einer Plattenosteosynthese wird eine übungsstabile Verbindung erreicht.

Eine **Technik der valgisierenden Tibiakopfosteotomie** wurde von Hofmann et al. 1991 angegeben: Die Osteotomie erfolgt von lateral, wobei der Knochen nicht komplett durchtrennt wird, sondern eine schmale Knochenbrücke medial stehen bleibt. Mit einer speziellen Sägelehre kann ein lateral offener Knochenkeil mit definiertem Winkel entnommen werden. Die Osteotomie wird komprimiert und mit einer kleinen L-Platte fixiert. Die mediale Knochenbrücke trägt durch ihre Zuggurtungswirkung wesentlich zur Stabilität der Osteotomie bei. Diese Technik eignet sich vor allem für Patienten mit guter Knochenqualität, bei denen allein die Valgisierung ohne Translation oder Rotation der Fragmente erwünscht ist.

Technik nach den Richtlinien der AO. Die Osteotomie des Tibiakopfs erfolgt oberhalb der Tuberositas tibiae (Zuggurtungseffekt der Patellarsehne). Entnahme eines lateral offenen Halb- oder 2/3-Keils mit dem gewünschten Winkel. Die Osteotomie durchtrennt den Tibiakopf vollständig. Vor Osteosynthese mit einer L-Platte kann eine Translation des distalen Fragments nach ventral erfolgen, sodass die Belastung im retropatellaren Gelenk durch den sog. Maquet-Effekt abnimmt, was insbesondere bei einer Retropatellararthrose erwünscht ist. Das Innenband übernimmt bei dieser Technik die mediale Zuggurtung. Da der Drehpunkt meist mittig hinter dem Lig. patellae zu liegen kommt,

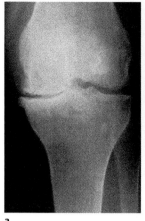 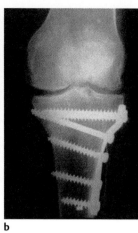

a b

Abb. 20.**6** Varusgonarthrose (40-jährige Patientin).
a Präoperatives Röntgenbild: medial betonte Gonarthrose.
b Postoperatives Röntgenbild nach valgisierender Tibiakopfumstellung. Stabilisierung mit L-Platte.

verschiebt sich die Patella in Relation zum Gelenkspalt nicht nach oben oder unten (Abb. 20.**6a, b**).

Umstellungswinkel: Angestrebt wird bei der Tibiakopfvalgisierung, dass die mechanische Beinachse 3–5° im Valgussinne überkorrigiert wird bzw. dass die mechanische Beinachse zu 30 % durch das laterale Kompartiment läuft (s. Langzeitergebnisse; s. Abb. 20.**5**).

Fibulaosteotomie. Die Sperrwirkung der Fibula im Rahmen von Tibiakopfumstellungsosteotomien muss durch einen geeigneten Eingriff beseitig werden. Bei Umstellungen von weniger als 10° wird z. T. die Durchtrennung der Gelenkkapsel und der Bandverbindungen im proximalen Tibiofibulargelenk angegeben. Bei größeren Korrekturwinkeln kann eine Osteotomie distal des Fibulaköpfchens durchgeführt werden, was aber wegen der Gefahr der Schädigung des N. peroneus nicht unproblematisch ist. Im eigenen Krankengut wird routinemäßig die Fibulaosteotomie daher handbreit unter dem Fibulaköpfchen durchgeführt.

Nachbehandlung. Postoperativ wird das Bein in eine Schaumstoffschiene gelegt. Auf das Auftreten eines *Kompartmentsyndroms* ist unmittelbar postoperativ konsequent zu achten. Krankengymnastische Übungsbehandlungen beginnen am 1. postoperativen Tag (M. quadriceps femoris). Für mindestens 6 Wochen ist nur ein Gehen mit 2 Stockstützen zunächst mit Sohlenkontakt erlaubt, nach 2 Wochen eine Belastung von 20 kg und nach 4 Wochen 40 kg. Frühestens nach 6, meist 8 Wochen kann nach vorheriger Röntgenkontrolle die volle Belastung erlaubt werden.

Suprakondyläre Femurosteotomie

Suprakondyläre Osteotomien werden nach den Richtlinien der AO bei der häufigeren Varisierung mit einer 90°-Winkelplatte von medial durchgeführt (Abb. 20.**7**). Angestrebt wird bei den Varisierungen nur eine minimale Überkorrektur. Die Nachbehandlung erfolgt analog den Tibiakopfumstellungen.

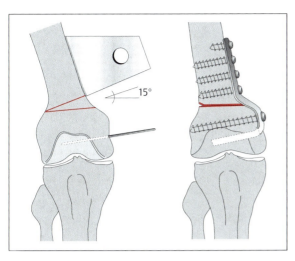

Abb. 20.**7** Schematische Darstellung einer suprakondylären Varisierungsosteotomie und Osteosynthese mit einer Kondylenplatte nach den Richtlinien der AO.

Langzeitergebnisse nach Umstellungsosteotomien

Berman et al. berichteten 1991 nach einer Verlaufszeit von 15 Jahren nach Tibiakopfvalgisierung von guten Ergebnissen bei 57 % der Patienten. Voraussetzung für ein gutes Ergebnis waren eine Beweglichkeit von mindestens 90°, ein Alter von unter 60 Jahren und ein Erkrankung nur im medialen Kompartiment. Conventry et al. gaben 1993 die besten Langzeitergebnisse nach Tibiakopfvalgisierung an, wenn eine Überkorrektur von 3–5° erfolgte. Ist die Korrektur geringer und sind die Patienten gleichzeitig stark übergewichtig, kommt es zum Versagen des operierten Kniegelenks bei 60 % der Patienten innerhalb von nur 3 Jahren. Eigene Ergebnisse (Rechl et al. 1999) zeigen, dass 8 Jahre nach einer Tibiakopfvalgisierungsosteotomie bei 80 % der Patienten noch ein gutes klinisches Ergebnis besteht.

20.1.4 Morbus Blount

Definition.
Von Erlacher 1922 erstbeschrieben und nach Blount (1937) benannt, handelt es sich um eine Erkrankung, bei der es zu einer zunehmenden Varusstellung im Kniegelenk durch Zurückbleiben des posteromedialen Tibiakopfanteils im Wachstum kommt.

Epidemiologie

Es kann ein infantiler Typ im Alter von weniger als 8 Jahren (meist 1–3 Jahren) von einem adoleszenten Typ, der nach dem 8. Lebensjahr, aber vor Wachstumsabschluss auftritt, unterschieden werden. Der infantile Typ ist bei 60 % der Patienten beidseitig. Die Achsfehlstellung in der Frontalebene geht regelmäßig mit einer Innenrotationsfehlstellung der Tibia einher.

Ätiologie

Die Ätiologie der Erkrankung ist unbekannt. Diskutiert werden Infektionen, Verletzungen und eine avaskuläre Nekrose oder eine latente Form der Rachitis. Der Gewichtsbelastung kommt offensichtlich eine Bedeutung zu, da früher Laufbeginn und Übergewicht gehäuft mit dem Morbus Blount assoziiert sind.

Klinik und klinische Diagnostik

Auffällig ist, dass häufig übergewichtige Kinder betroffen sind. Bei der infantilen Form bildet sich das physiologische O-Bein nicht bis zum Alter von 2 Jahren zurück, sondern die Varusstellung wird größer. Es besteht ein Knickbildung im Tibiakopf, die Kinder gehen mit gebeugten Kniegelenken.

Bildgebende Verfahren

Im Röntgenbild a.-p. ist die mediale Tibiaepiphyse kurz, dünn und läuft keilförmig zu. Die Epiphysenfuge fällt nach medial bogenförmig ab.

Therapie

Die Behandlung hängt vom Alter des Kindes und vom Schweregrad der Deformität ab. Kinder im Alter zwischen 2 und 5 Jahren werden beobachtet oder mit Schienen behandelt. Falls die Deformität unter dieser Therapie fortschreitet, was häufig der Fall ist, wird eine valgisierende Osteotomie durchgeführt.

Wurden bei Kindern valgisierende Osteotomien vor dem 5. Lebensjahr durchgeführt, so fanden Ferriter und Shapiro (1987) ein Wiederauftreten der Fehlstellung nur bei 31 % der Patienten. Ungünstige Ergebnisse nach Tibiakopfosteotomien treten auf, sofern ein Verschluss der medialen posterioren Epiphysenfuge vorliegt. Auch ein Abfall der medialen Wachstumsfuge von mehr als 50° und ein Übergewicht der Kinder führen häufig zum Rezidiv.

20.1.5 Genu recurvatum

Definition.
Unter dem Begriff Genu recurvatum versteht man eine vermehrte Überstreckbarkeit des Unterschenkels im Kniegelenk, sodass in der Seitenansicht Ober- und Unterschenkelachse einen nach vorne offenen Winkel von mehr als 10° bilden. Die normale Überstreckfähigkeit beträgt 5–10°.

Ätiologie

Ein Genu recurvatum kann anlagebedingt, neurogen, muskulär, ossär oder kompensatorisch bedingt sein.

Eine häufige Ursache für ein Genu recurvatum im Kindesalter war früher eine *Poliomyelitisinfektion* (neurogen). Die Kinder überstrecken das Kniegelenk, um die Standsicherheit zu erhöhen und ein Wegknicken des Kniegelenks nach vorne bei insuffizientem Streckapparat zu erhöhen. Dies kann das Kind besser als der Erwachsene, weil im Kindesalter eine relativ große physiologische Überstreckbarkeit im Knie vorhanden ist, die nach dem Fortfall der aktiven Muskelhemmung infolge der Lähmung noch erhöht wird.

Differenzialdiagnostisch ist auch an andere neurologische Störungen wie z. B. die Tabes dorsalis zu denken. Beim neurogenen Genu recurvatum besteht zunächst nur eine Kapsel- und Bandinstabilität. Im weiteren Verlauf kommt häufig auch eine Umbildung der knöchernen Strukturen hinzu.

Das Genu recurvatum kann *anlagebedingt* sein. Normalerweise besteht eine Retroversion des Tibiaplateaus von 7°. Weiter kann es *posttraumatisch* (Epiphysenverletzung) zur Rekurvationsbildung kommen.

Beim **kompensatorischen Genu recurvatum** unterscheidet man eine *aufsteigende Kompensation*, wobei beim Spitzfuß das Kniegelenk bei jedem Schritt in Rekurvation gedrückt wird, von einer absteigenden. Es folgen Zerrungen und Ausweitungen am Kapsel-Band-Apparat sowie schließlich krankhafte Veränderungen an den Gelenkflächen.

Bei der *absteigenden Kompensation* kommt es bei Hüftversteifungen in starker Beugestellung zu einer kompensatorischen Rekurvation im Kniegelenk, um den Körperschwerpunkt ausreichend weit nach hinten zu verlagern.

Ein Genu recurvatum kann am gesunden Bein bei Erkrankungen der Gegenseite entstehen. Z. B. bei erheblichen Beinverkürzungen erfolgt eine Rekurvationsstellung auf der gesunden Seite, um den Beinlängenunterschied auszugleichen. Dasselbe gilt für erhebliche Beugekontrakturen im Hüftgelenk auf der Gegenseite.

Klinik und klinische Diagnostik

Die Überstreckbarkeit im Kniegelenk wird nach der Neutral-0-Methode gemessen. Eine umfassende Untersuchung des Kniegelenks (Bandstabilität, benachbarte Gelenke) und Beurteilung des Gangbilds muss erfolgen. Beachte neurologische Ausfälle.

Bildgebende Diagnostik

Die Retroversion des Tibiaplateaus kann auf einem seitlichen Röntgenbild gemessen werden. Am besten sollte dazu eine seitliche Aufnahme des gesamten Unterschenkels angefertigt werden.

Therapie

Beim neurogenen oder kompensatorischen Genu recurvatum besteht grundsätzlich die Möglichkeit, das Kniegelenk durch eine Orthese, ggf. auch durch einen Schienenhülsenapparat zu stabilisieren. Dabei muss berücksichtigt werden, ob sich die Geh- und Stehfähigkeit durch die Einschränkung der Überstreckbarkeit im Kniegelenk nicht ungünstig verändert (Probekunststoffverband in entsprechender Stellung). Beim kompensatorischen Genu recurvatum sollte wenn möglich die zugrunde liegende Krankheit behandelt werden.

Beim Genu recurvatum mit ossärer Fehlstellung besteht die Indikation zu einer Flexionsosteotomie des Tibiakopfs (Abb. 20.8a–c), die häufig ventral aufklappend durchgeführt wird. In der präoperativen Planung muss dabei auf die Position der Patella geachtet werden.

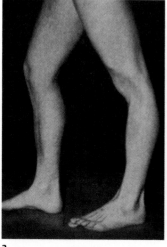
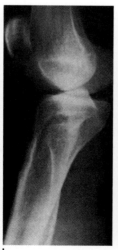
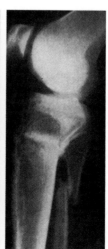

Abb. 20.**8** Genu recurvatum, operative Korrektur.
a Klinisches Bild eines ausgeprägten Genu recurvatum nach Epiphysenverletzung im Kindesalter.
b Präoperatives Röntgenbild.
c Röntgenkontrolle nach Korrekturosteotomie.

20.2 Erkrankungen und Verletzungen der Patella

20.2.1 Patellaluxation, -subluxation, -lateralisierung

Engl.: dislocation of patella.

Definition.
Bei der Patellaluxation handelt es sich um eine meist wiederkehrende Verrenkung der Kniescheibe nach lateral (Abb. 20.**9a, b**). Luxationen nach medial sind außerordentlich selten. Tritt die Erstluxation ohne adäquates Trauma bei einem dysplastischen Femoropatellargelenk auf, so handelt es sich um eine habituelle Luxation. Statt den nicht vollständigen Luxationen kann es zu Subluxationen bzw. zur Lateralisierung der Patella in ihrer Gleitrinne kommen. Vielfach kommt es dann zum Krankheitsbild der sog. Chondropathia patellae, das durch zusätzlich bestehende retropatellare Schmerzen gekennzeichnet ist.
Von einer traumatischen Kniescheibenluxation spricht man, wenn diese nach einer entsprechenden Gewalteinwirkungen auf ein normal geformtes Kniegelenk stattfindet.

Ätiopathogenese

Die Stabilität der Patella in der Gleitrinne der Trochlea femoris hängt von mehreren Faktoren ab. Knöcherne Fehlformen von Patella und Trochlea (Abb. 20.**10**), ein straffes laterales und ein insuffizientes mediales Retinaculum, eine nach lateral veränderte Zugrichtung des M. quadriceps femoris bzw. des Lig. patellae und eine Patella alta begünstigen eine Patellaluxation bzw. die Patellalateralisierung.

Bei der habituellen Patellaluxation kommt es meist vor dem 20. Lebensjahr bei einem Gelegenheitstrauma, oft beim Übergang von der Streckung zur Beugung bei außenrotiertem Unterschenkel, zur ersten Luxation. Häufig treten im Rahmen der Patellaluxationen Begleitverletzungen auf, die Reluxationen begünstigen oder zu dauernden Beschwerden führen können (Abb. 20.**11**). Regelmäßig reißt bei der ersten Luxation das mediale Retinaculum. Wenn es nicht regelrecht verheilt oder knöcherne Verletzungen eintreten, entsteht häufig eine rezidivierende Patellaluxation. Im Rahmen der Luxation kann es auch zum Abscheren von chondralen oder osteochondralen Fragmenten vor allem an der lateralen Trochleakante und am Patellafirst kommen. Im weiteren Verlauf entwickelt sich nicht selten ein zunehmender Knorpelschaden und eine Retropatellararthrose. Auch bei der Patellalateralisierung entsteht oft eine Überbelastung des Knorpels mit folgendem Knorpelschaden und Retropatellararthrose.

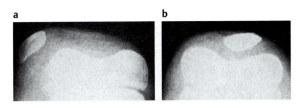

Abb. 20.**9a, b** Habituelle Patellaluxation rechts. Röntgenbild beider Kniescheiben tangential.

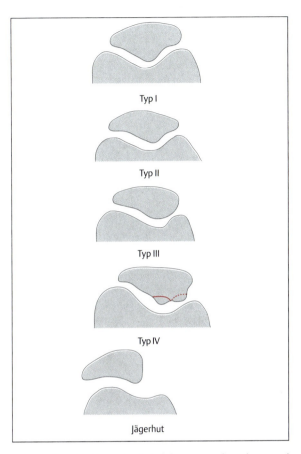

Abb. 20.**10** Einteilung der Patellaformen nach Wiberg und Baumgartl.

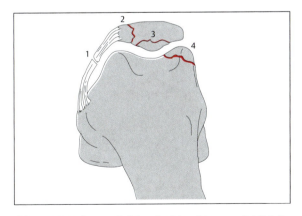

Abb. 20.**11** Schema möglicher Begleitverletzungen bei Patellaluxation; 1: Riss des medialen Retinaculums; 2: knöcherner Ausriss des medialen Retinaculums; 3: Abscherfraktur am Patellafirst; 4: Abscherfraktur am lateralen Kondylus.

Klinik und klinische Diagnostik

Bei der habituellen Patellaluxation kommt es aus geringfügigen Anlässen zur lateralen Verrenkung der Patella, die im Allgemeinen äußerst schmerzhaft ist. Regelmäßig reponiert sich die Patella unmittelbar nach der Luxation spontan. Bei der klinischen Untersuchung bestehen bei der Erstluxation häufig eine Schwellung und ein Druckschmerz medial der Patella im Bereich des rupturierten Retinaculums. Auch die passive Lateralisierung der Patella führt an dieser Stelle zu Schmerzen. Auf anatomische Besonderheiten ist zu achten, die eine Patellaluxation begünstigen. Beim gesunden gestreckten Kniegelenk ist die Patella 1–2 cm nach medial und lateral zu verschieben. Eine verminderte mediale Verschieblichkeit spricht für ein pathologisch straffes laterales Retinaculum. Untersucht wird auch die Beinachse und die Zugrichtung des M. quadriceps femoris und des Lig. patellae, die mithilfe des Q-Winkels gemessen werden. Der Q-Winkel ist definiert als Winkel zwischen einer Geraden von der Spina iliaca anterior superior zum Mittelpunkt der Patella und einer Geraden vom Mittelpunkt der Patella zur Tuberositas tibiae (Insall et al. 1976). Der Normalwert beträgt bei Männern 8–10°, bei Frauen 10–20°. Einen wichtigen klinischen Hinweis auf einen retropatellaren Knorpelschaden gibt ein Druckschmerz an der lateralen oder medialen Patellafacette (Abb. 20.12).

Ein Gelenkerguss lässt sich durch das Phänomen der tanzenden Patella klinisch diagnostizieren und ist abzugrenzen von präpatellaren Schwellungen z. B. bei einer Bursitis (Abb. 20.13a, b).

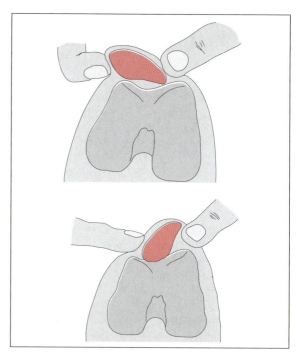

Abb. 20.**12** Klinische Untersuchung der Patella. Palpation der medialen und lateralen Patellafacette bei entsprechender Verschiebung der Patella.

Bildgebende Diagnostik

Es werden Röntgenbilder des Kniegelenks a.-p. und seitlich sowie eine Patellatangentialaufnahme durchgeführt. Beim schmerzfreien Patienten erfolgt eine Patella-défilé-Serie in 30°, 60° und 90° Beugestellung. Eine Patellalateralisierung oder Verkippung ist hier gut zu erkennen (Abb. 20.**14**).

Die Patellaform wird traditionell nach der in ihrer Bedeutung nicht unumstrittenen Einteilung nach Wiberg (1941) eingeteilt (Tab. 20.1; s. Abb. 20.**10**).

Die Form der Trochlea lässt sich unter anderem mit dem Sulcuswinkel nach Brattström und dem Facettenwinkel nach Christiani bestimmen (Abb.

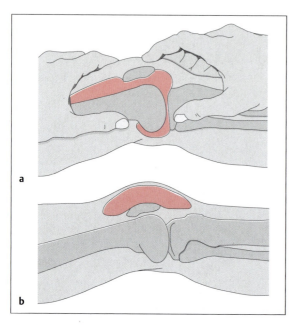

Abb. 20.**13** Differenzierung zwischen intra- und extraartikulärer Flüssigkeitsansammlung.
a „Tanzende Patella" bei intraartikulärem Erguss.
b Bursitis praepatellaris.

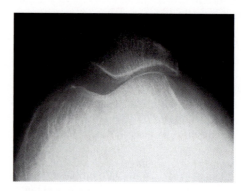

Abb. 20.**14** Patellatangentialaufnahme mit erheblich lateralisierter und verkippter Patella. Es ist bereits zur Retropatellararthrose gekommen.

20.2 Erkrankungen und Verletzungen der Patella

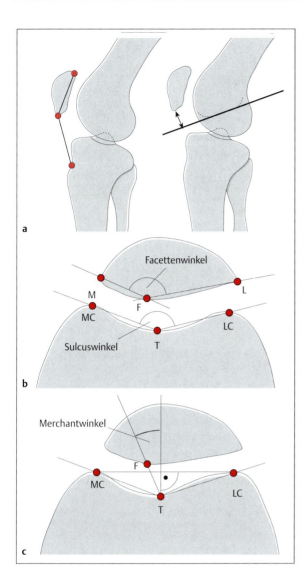

Abb. 20.15 Radiologische Vermessung der Patella.
a Messung der Patellahöhe nach Insall-Salvati durch Bildung des Quotienten aus Patellalängsdurchmesser und Länge des Lig. patellae. Normalwert: 0,8–1,2.
Normalerweise berührt der distale Patellapol die sog. Blumensaatlinie (Tangente am Interkondylendach; rechts).
b Patellafacettenwinkel nach Christiani (Normalwert 130 ± 10°) und Sulcuswinkel nach Brattström (Normalwert 140 ± 5°).
c Kongruenzwinkel nach Merchant zwischen der Winkelhalbierenden des Sulcuswinkels und der Verbindung zwischen F (First der Patella) und T (Trochlea femoris). Normalwert zwischen 15° medial und 4° lateral.

20.15b). Die Lateralisierung der Patella kann mit dem Kongruenzwinkel nach Merchant gemessen werden (Abb. 20.15c). Eine Patella alta oder baja kann mit der Methode nach Insall-Salvati 1971 oder mithilfe der Relation zwischen Patellaspitze und der sog. Blumensaatlinie ausgemessen werden (Abb. 20.15a).

Knorpelschäden, freie Knorpel- oder Knorpel-Knochen-Fragmente und Risse bzw. die Einblutung am medialen Retinaculum lassen sich auf axialen kernspintomographischen Schnitten nachweisen.

Therapie

Die Erstluxation kann nach radiologischem und kernspintomographischen Ausschluss von knöchernen und knorpeligen Begleitverletzungen konservativ durch Ruhigstellung in 10° Beugestellung im Gipsverband oder einer Orthese und folgender Krankengymnastik behandelt werden. Im Verband können nach einigen Tagen Anspannungsübungen eingeleitet werden.

Rezidivierende Luxationen lassen sich nur operativ erfolgreich beeinflussen. Grundsätzlich sind Weichteileingriffe und knöcherne Eingriffe zu unterscheiden, wobei vor Wachstumsabschluss, um Verletzungen der Epiphysenfugen zu vermeiden, nur Weichteileingriffe indiziert sind. Nach Wachstumsabschluss werden meist Weichteileingriffe mit knöchernen Eingriffen kombiniert. Bei der Auswahl des Operationsverfahrens sollte wenn möglich die Ursache der Luxation bzw. Lateralisierung berücksichtigt werden.

Konservative Therapie

Ziel der krankengymnastischen Therapie ist das Training des M. vastus medialis. Wichtig ist es, insbesondere Patienten mit retropatellaren Schmerzen darauf hinzuweisen, dass die Übungen nicht in starker Beugestellung des Kniegelenks durchgeführt werden sollten wegen des erhöhten Anpressdrucks der Patella. Sinnvoll zum Quadrizepstraining ist z.B. Radfahren mit hochgestelltem Sattel. Unterstützend kann eine Kniegelenkorthese mit einer Patellapelotte getragen werden. Bei akuten Schmerzen sind NSAR systemisch oder lokal sinnvoll.

Tabelle 20.1 Einteilung der Patellaformen nach Wiberg und Baumgartl

Typ	Beschreibung
I	mediale und laterale Patellafacett gleich groß und konkav
II	kleine, konkave mediale Patellafacette
III	kleine, konvexe mediale Patellafacette
IV	kleine, wulstförmig vorspringende Patellafacette
Jägerhut	fehlende mediale Patellafacette

Therapie der Patellaluxation und Patellalateralisierung im Überblick

Luxationsform		Therapie
Erste Luxation	keine Begleitverletzungen	3 Wochen Ruhigstellung, dann Physiotherapie
	osteochondrale Begleitverletzungen	Versorgung der Begleitverletzungen, Raffung des medialen Retinaculums, laterale Retinakulotomie
Habituelle Luxation	vor Wachstumsabschluss	OP nach Goldthwait, laterale Retinakulotomie, ggf. mediale Raffungen
	nach Wachstumsabschluss	OP nach Blauth, laterale Retinakulotomie
Subluxation, Patellalateralisierung	keine Vortherapie	konservativer Therapieversuch mit Training des M. vastus medialis
Nichterfolgreiche konservative Therapie	straffes laterales Retinaculum	laterale Retinakulotomie
	erhöhter Q-Winkel	OP nach Blauth und laterale Retinakulotomie

Operative Therapie

Laterale Retinakulotomie. Die laterale Retinakulotomie (lateral release) wird offen oder arthroskopisch häufig kombiniert mit weiteren Eingriffen durchgeführt. Als isolierter Eingriff ist sie vor allem indiziert bei straffem lateralen Retinaculum mit Patellaverkippung und leichter bis mäßiger Patellalateralisierung. Die Erfolgsrate dieser Methode als alleinige Maßnahme bei der Patellaluxation wird von Schonholtz et al. (1987) mit 67 % angegeben. Bei der arthroskopischen Retinakulotomie ist am oberen Patellapol auf Blutungen aus der lateralen A. genicularis superior zu achten. Ohne Verwendung des Elektromessers oder des Lasers besteht durch revisionsbedürftige Hämatome eine Komplikationsrate von 10 % (Small 1993).

Mediale Raffung. Krogius hat schon 1904 ein Operationsverfahren mit medialer Raffung und lateralem release angeben.

Ein länglicher Kapselstreifen wird aus dem medialen Retinaculum entfernt. Es erfolgt eine Raffnaht der Entnahmestelle. Das laterale Retinaculum wird längs gespalten und der Kapselstreifen wird eingenäht, sodass sich eine Elongation ergibt.

Transfer des M. vastus medialis. Der vastus medialis wird von der Patella und von der Rektussehne getrennt und der Ansatz wird distalisiert (Madigan et al. 1975).

Methode nach Roux-Goldthwait. Das Prinzip liegt in einer Medialisierung der Ansatzes des Lig. patellae ohne knöchernen Eingriff, sodass dieses Operationsverfahren (Goldthwait 1904) vor allem für Kinder mit habitueller Patellaluxation geeignet ist.

Bei diesem OP-Verfahren wird die Patellarsehne in Längsrichtung mittig gespalten und die laterale Hälfte wird von der Tuberositas tibiae abgesetzt. Anschließend wird der laterale Schenkel unter dem medialen hindurchgeführt und medial in einer Periosttasche fixiert.

Nachbehandlung im Brace (F/E 45°-0°-0°) für 3 Wochen. Anschließend zunehmende aktives Quadrizepstraining und schrittweises Freigeben der Flexion.

Knöcherne Versetzungen der Tuberositas tibiae. Diese Operationsmethoden haben ihre Berechtigung bei vergrößertem Q-Winkel und beim Vorliegen einer Patella alta.

Verschiedene Operationsmethoden wurden hier beschrieben. Wichtig ist es, eine Technik zu wählen, bei der es bei der Versetzung der Tuberositas tibiae nicht zu einer Torquierung oder Dorsalverlagerung der Patellarsehne kommt. Die Dorsalverlagerung hat nach den Berechnungen von Fürmaier (1953) eine erhöhte Druckbelastung im Femoropatellargelenk zur Folge. Mit der Technik nach Blauth und Mann (1970) kann die Patella nach medial, distal und ventral verschoben werden (Abb. 20.**16a–c** und 20.**17a, b**).

Operationstechnik. Über einen parapatellaren Bogenschnitt oder Längsschnitt wird die Tuberositas tibiae freigelegt. Medial und lateral wird das Periost der Tuberositas eingeschnitten.

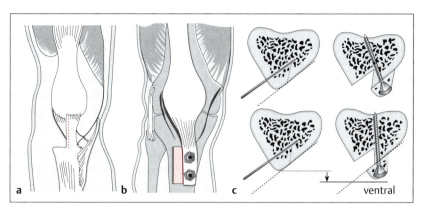

Abb. 20.**16** Operationsmethoden bei Patellaluxation.
a Operationsmethode nach Goldthwait (beim Kind). Es wird die laterale Hälfte des Lig. patellae nach medial verlagert.
b Operationstechnik nach Blauth (beim Erwachsenen).
c Durch eine entsprechende Entnahme der Tuberositas tibiae ist gleichzeitig eine Ventralisierung, Medialisierung und Kaudalisierung möglich.

Das Aussägen der Tuberositas tibiae erfolgt lateral mit einer parallel zur Facies medialis tibiae liegenden Schnittfläche. Die mediale Schnittfläche verläuft senkrecht zur Sagittalebene. Anschließend kann die Tuberositas nach medial distal und abhängig von der Blockhöhe nach ventral verlagert werden. Dort wird sie mit einer Spongiosa- und einer Kortikaliszugschraube, die die gegenseitige Kortikalis fasst, fixiert.

Nachbehandlung: Die operierte Extremität sollte für mindestens 6 Wochen bis zum radiologischen Durchbau der Osteotomie entlastet werden. Die Flexion wird stufenweise freigegeben. Für 2 Wochen ist eine Limitierung auf 60° Flexion, für weitere 4 Wochen auf 90° Beugung sinnvoll. Anschließend wird der Bewegungsumfang freigegeben.

Patellektomie. Sie steht als ultima ratio nach mehreren fehlgeschlagenen Operationen zur Verfügung, die heute angesichts vieler rekonstruktiver Möglichkeiten nur bei zusätzlich bestehendem hochgradigem Knorpelschaden infrage kommt. Das Hauptproblem nach Patellektomie ist die verbleibende Kraftminderung des Streckapparats.

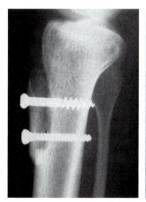 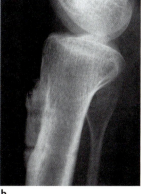

Abb. 20.**17** Postoperative seitliche Röntgenbilder (OP nach Blauth).
a Fixierung der abgelösten Tuberositas tibiae in typischer Weise mit einer Spongiosazugschraube proximal und einer Kortikaliszugschraube distal. Beachte: Die dorsale Kortikalis ist jeweils gefasst.
b Zustand nach Metallentfernung.

20.2.2 Vorderer Knieschmerz

Engl.: anterior knee pain.

Definition.
Sammelbegriff für verschiedene Krankheiten, die mit Schmerzen im vorderen Abschnitt des Kniegelenks einhergehen.

20.2.2.1 Plicasyndrom

Definition.
Kniegelenkschmerzen, die durch eine Schleimhautdoppelung (Plica) verursacht sind.

Ätiopathogenese

Plicae (Schleimhautduplikaturen), die septenartig durchs Kniegelenk ziehen, sind häufig. Unterschieden werden kann eine Plica suprapatellaris, eine Plica infrapatellaris und eine Plica mediopatellaris. Kim (1996) fand eine Plica infrapatellaris bei 85,5 % seiner Patienten. Symptome macht nur ein kleiner Teil der Plicae, wobei meist die Plica mediopatellaris Bedeutung hat. Symptomatische Plicae ziehen als straffe bandartige Strukturen über den Knorpel und verursachen häufig Knorpelschäden.

Klinik und klinische Diagnostik

Patienten berichten über Schwellungen und lokale Schmerzen meist medial parapatellar. Manchmal wird über ein Schnappen oder eine „Givingway"-Symptomatik geklagt. Bei der klinischen Untersuchung lässt sich z. T. ein Strang am mediosuperioren Patellapol tasten und es besteht hier ein lokalisierter Druckschmerz.

Bildgebend ist die Plica manchmal in der Kernspintomographie nachweisbar.

Therapie

Bei eindeutiger Symptomatik ist die arthroskopische Durchtrennung oder Resektion der Plica die Therapie der Wahl. Johnson (1993) berichtet bei strenger Indikationsstellung über eine Erfolgsrate der operativen Therapie bei 83 % der Patienten, während mit einer konservativen Therapie nur 29 % der Patienten deutlich gebessert waren. Bei einer symptomatischen Plica findet sich häufig ein Knorpelschaden in dem Bereich, in dem die Plica über den Femurkondylus gleitet.

20.2.2.2 Ansatztendinosen

Definition.
Durch Überlastung und Degeneration können am Kniegelenk Schmerzen an verschiedenen Sehnenansatzpunkten auftreten.

Tractus-iliotibialis-Syndrom

Definition.
Schmerzen im Verlauf des Tractus iliotibialis durch Reibung des Tractus am Epicondylus lateralis. Begünstigend wirkt ein leichtes Genu varum.

Das Tractus-iliotibialis-Syndrom gehört streng genommen nicht zum vorderen Knieschmerz, wird aber hier bei den Ansatztendinosen abgehandelt.

Kennzeichnend ist der belastungsabhängige Schmerz im Verlauf des distalen Tractus iliotibialis.

Die *Therapie* ist konservativ. Empfehlenswert ist körperliche Schonung, ggf. Kälte, antiphlogistische Salben und evtl. lokale Corticoidinjektionen. Unterstützend kommen Dehnungsübungen des M. tensor fasciae latae, Friktionsmassagen und Ultraschallanwendungen infrage.

Insertionstendopathien des Streckapparats

Ansatztendinose der Quadrizepssehne

Belastungsabhängige Schmerzen mit Verdickung, Flüssigkeitseinlagerung und ggf. degenerativen Veränderungen kommen bei Sehnenüberlastung vor allem bei sportlicher Aktivität vor. Wichtigste Therapiemaßnahme ist die Schonung. Bei fortgesetzter Belastung und insbesondere bei wiederholten Corticoidinjektionen kann es zur Sehnenruptur kommen.

Ansatztendinosen der Patellarsehne

Ähnliche Veränderungen können auch am proximalen (jumper's knee; Abb. 20.**18** und Morbus Sinding-Larsen-Johansson) Ansatz der Patellarsehne auftreten. Bei der klinischen Untersuchung ist der lokale Druckschmerz und die Anamnese der belastungsabhängigen Schmerzen wegweisend.

Bildgebende Diagnostik

Beim „jumper's knee" ist die Kernspintomographie aussagekräftig. Es finden sich eine Verdickung der Sehne und Areale erhöhter und erniedrigter Signalintensität. Beim Morbus Sinding-Larsen-Johansson finden sich Verkalkungen im Ursprungsbereich der Patellarsehne auf dem Nativröntgenbild.

Therapie

Ganz im Vordergrund steht auch hier die konservative Therapie. Sportkarrenz, kurzfristig Ruhigstellung in einer Streckschiene, Kryotherapie und lokale Antiphlogistika sind indiziert. Auch Ultraschalltherapie und Elektrotherapie können sinnvoll sein. Die lokale Applikation von Corticoiden ist wegen der Gefahr der Sehnenruptur kontraindiziert. Bei kernspintomographisch nachweisbaren größeren degenerativen Arealen kann die operative Entfernung der degenerierten Sehnenanteile erfolgen.

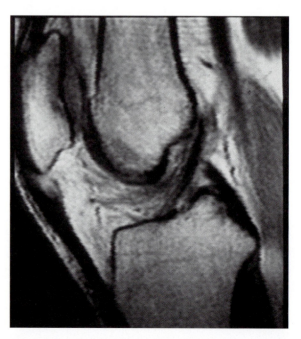

Abb. 20.**18** Patellaspitzensyndrom (31-jähriger Patient), MRT-Bild. Verdickung und Signalintensitätserhöhung dorsal am Ansatz des Lig. patellae an der Patella. Beachte: übersichtliche Darstellung des vorderen Kreuzbands!

Der Morbus Sinding-Larsen-Johansson befällt meist junge Menschen vor Wachstumsabschluss. Mit zunehmendem Alter verschwinden die Beschwerden üblicherweise vollständig.

20.2.2.3 Vorderer Knieschmerz ungeklärter Ursache

Er tritt meist um die Patella auf und bereitet erhebliche diagnostische Schwierigkeiten. Bevorzugt betroffen ist das weibliche Geschlecht oder aber sportlich aktive Patienten beiderlei Geschlechts. Im Vordergrund steht oft ein parapatellarer Druckschmerz. Das Zohlen-Zeichen ist häufig positiv. Die Bildgebung bedarf einer besonderen Beachtung und muss ggf. umfassend im Kernspintomogramm erfolgen (Chondropathia patellae!).

Therapie

Die Therapie ist konservativ. Bei Schmerzauslösung durch sportliche Aktivität ist eine Herabsetzung der Belastung notwendig. Ein genaue Analyse der Bewegungsabläufe beim Sport und Training sollte erhoben werden, um Trainingsfehler wie tiefe Kniebeugen mit Gewicht zu beseitigen. Durch ein geeignetes Muskeltraining (Quadrizepstraining und Dehnung der Wadenmuskulatur und der ischiokruralen Muskulatur) sind bei der überwiegenden Anzahl der Patienten eine Besserung zu erzielen (Hille 1988). Bei akuten Beschwerden sind NSAR und Kälteapplikation sinnvoll. Nur ausnahmsweise ist eine Arthroskopie angezeigt.

Zum **Morbus Osgood-Schlatter** s. Kapitel 10, S. 328.

20.3 Arthroskopie

Historisches. Der erste Vorläufer eines Endoskops wurde bereits 1806 von Botzini in Wien unter dem Namen „Lichtleiter" vorgestellt. Es handelte sich um ein einfaches Instrument, bestehend aus einer Kerze als Lichtquelle und einer Optik in Form von 2 Röhren. Durch 1 Röhre wurde das Kerzenlicht in die Blase gespiegelt. Durch das andere Loch konnte der Arzt sehen. Mehr als 100 Jahre später blickten Takagi 1918 in Japan und Bircher 1921 in der Schweiz fast gleichzeitig mit einer Optik an der Leiche ins Kniegelenk. Unter Watanabe, einem Schüler Takagis, wurde 1958 das erste gut funktionierende Arthroskop hergestellt. 1962 führte ebenfalls Watanabe die erste arthroskopische Meniskusresektion durch. Anschließend erfolgte eine rasche Weiterentwicklung der arthroskopischen Technik mit Einführung fiberoptischer Systeme und einer Vielzahl neuer Instrumente in Amerika und Europa.

Technische Voraussetzungen, Instrumente

Für eine Arthroskopie benötigt man einen Arbeitszugang für das Arthroskop und einen oder mehrere Instrumentenzugänge, durch die Operationsinstrumente eingeführt werden können. Für das Kniegelenk werden meist Systeme verwendet, bei denen sich in einem 4 mm dicken Metallrohr die Optik mit Linsen und Glasfasern befindet. Es gibt Optiken mit verschiedenen Blickwinkeln, wobei sich bei Standardoptiken am Kniegelenk als Blickwinkel, d. h. als Winkel zwischen der Längsachse der Optik und der Blickrichtung im Gelenk, 30° durchgesetzt haben. Für spezielle Aufgaben sind Optiken mit einem Blickwinkel von 70° und 0° verfügbar. Die Bildübertragung erfolgt heute üblicherweise mit einer Chipkamera, bei der die Bilder in elektrische Signale umgewandelt und auf einen Fernsehbildschirm übertragen werden. Unterschiedliche Gelenkabschnitte können durch Verschieben des Arthroskops im Gelenk oder durch ein Drehen der Optik eingesehen werden (Abb. 20.19).

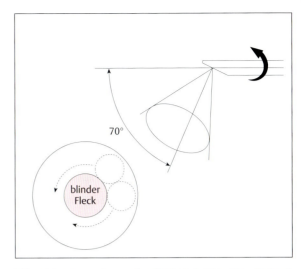

Abb. 20.**19** Veränderung des Blickfelds bei Rotation der Optik eines Arthroskops. Bei einer 70°-Optik bleibt zentral ein blinder Fleck.

Voraussetzung für die Arthroskopie ist die Schaffung eines Hohlraums durch Auffüllen des Gelenks mit Gas oder Flüssigkeit. Die Flüssigkeitsfüllung hat sich heute weitgehend durchgesetzt, da motorgetriebene Instrumente, wie sie bei komplexeren arthroskopischen Operationen unabdingbar sind, nur im flüssigen Medium arbeiten. Die Spülflüssigkeit wird überwiegend über das Arthroskop ins Gelenk eingebracht, wodurch das Blickfeld ständig freigespült wird. Sinnvoll ist die Anwendung von Flüssigkeitspumpen mit automatischer Druckmessung, mit denen eine große Flüssigkeitsmenge ohne Überschreitung eines einstellbaren Maximaldrucks ins Gelenk eingebracht werden können.

Das Basisoperationsinstrument ist der Tasthaken, der als verlängerter Finger des Operateurs verwendet wird. Mit ihm lässt sich die Konsistenz des Knorpels ertasten und auch die Meniskusflächen können untersucht werden, um versteckte Risse zu finden. Im Übrigen steht eine Fülle von hand- und motorgetriebenen Instrumenten zur Verfügung. Für verschiedene Operationsarten wurden spezielle Instrumente entwickelt, sodass einzelne Operationsaufgaben mit minimaler Gewebstraumatisierung durchgeführt werden können. Biopsiezangen, Fasszangen, Scheren, Stanzen, Nahtinstrumente, Küretten, Pfrieme stehen zur Verfügung. Große Bedeutung erlangen auch die motorgetriebenen Instrumente. Vom Prinzip her handelt es sich um rotierende Messer in einem Saugrohr. Mit dem Sog werden Gewebeteile ans Messer herangezogen, das sie abschneidet und durch das Saugrohr entfernt. Für die Resektion und Bearbeitung von Gelenkinnenhaut, Knorpel und Meniskus gibt es verschiedene motorgetriebene Instrumente. Zusätzlich sind auch Fräsen zum Abtragen von Knochen erhältlich. Die Drehzahl kann bei modernen Instrumenten stufenlos reguliert werden. Für Shaver zur Schleimhautabtragung hat sich ein oszillierendes Schneiden mit niedriger Drehzahl bewährt. Beim Fräsen benötigt man hohe Drehzahlen in nur einer Richtung (vorwärts).

Wichtig für eine optimale Arthroskopie ist auch die richtige Lagerung. Sinnvoll ist ein Beinhalter, um intraoperativ problemlos einen Varus- oder Valgusstress aufs Kniegelenk ausüben zu können. Das Anlegen einer Blutdruckmanschette, die nicht routinemäßig aufgepumpt wird, ist sinnvoll.

Diagnostische Inspektion des Kniegelenks

Die alleinige diagnostische Arthroskopie ist heute nur mehr selten indiziert. Durch die klinische Untersuchung und moderne bildgebende Verfahren (MRT) lässt sich die Diagnose regelmäßig mit nichtinvasiven Verfahren stellen. Eine vollständige diagnostische Arthroskopie sollte trotzdem vor jeder operativen Arthroskopie durchgeführt werden, um Begleiterkrankungen nicht zu übersehen. Noch vor der Arthroskopie ist eine Narkoseuntersuchung durchzuführen, um die Bandstabilität bei ausgeschalteter muskulärer Stabilisierung zu beurteilen.

Technik der diagnostischen Arthroskopie. Die diagnostische Arthroskopie sollte nach einem festen Schema durchgeführt werden, um keinen Bereich des Kniegelenks zu vergessen. Das Kompartiment mit dem vermuteten Schaden sollte als letztes aufgesucht werden. Je nach geplanter Operation wird meist der anterolaterale oder der zentrale Zugang für die Optik verwendet. Der zentrale Zugang liegt 1 cm proximal der Höhe des medialen Kniegelenkspalts in Kniegelenkmitte. Er bietet die beste Übersicht über das gesamte Kniegelenk. Das Auseinanderdrängen der Fasern der Patellarsehne bei diesem Zugang hat sich in der langjährigen Anwendung als nicht problematisch erwiesen. Die Passage der Patellarsehne wird mit einem spitzen, das Eindringen in den Gelenkinnenraum mit einem stumpfen Trokar durchgeführt, um den Gelenkknorpel nicht zu verletzen. Austretende Gelenkflüssigkeit kann zur Untersuchung eingeschickt werden. Nach Einbringen des 30°-Arthroskops in den Recessus suprapatellaris wird das Spülsystem mit ca. 50 mmHg Druck angeschlossen.

Im Recessus suprapatellaris wird auf eine möglicherweise bestehende Synovialits und auf Verklebungen geachtet. Ggf. kann eine Schleimhautbiopsie entnommen werden. Die Optik wird anschließend mit Blickrichtung nach dorsal zurückgezogen und die Knorpeloberfläche der Trochlea femoris wird eingesehen. Nach Drehen der Optik um 180° kann auch die Knorpelfläche der Patella betrachtet werden. Die Einstellung der Patella (Lateralisierung, Verkippung) in der Trochlea femoris in unterschiedlichen Beugestellungen wird ebenfalls überprüft, wobei sich eine gewisse Verfälschung des physiologischen Gleitwegs durch den Druck der Spülflüssigkeit im Gelenk ergibt.

Anschließend erfolgt die Beurteilung des medialen und lateralen Recessus. Zu fahnden ist nach freien Gelenkkörpern, der Beschaffenheit der Gelenkinnenhaut und nach Briden. Im lateralen Recessus wird die Sehne des M. popliteus aufgesucht.

Als nächstes wird das Arthroskop unter Varusstress und 90° Beugung in das laterale Kompartiment eingeführt. Hier werden die Knorpeloberflächen und der Meniskus untersucht. Die Beurteilung des Meniskus erfolgt routinemäßig mit einem Tasthaken, da besonders Risse an der Meniskusunterfläche sonst übersehen werden können. Auch die Knorpeloberflächen können mit dem Tasthaken auf Erweichungen und Risse untersucht werden. Dies ist besonders bei einer Osteochondrosis dissecans im Frühstadium von Bedeutung.

Nun wird das Arthroskop in die Interkondylarregion eingeführt. Das Kniegelenk ist dazu 90° gebeugt. Zu achten ist auf eine Plica infrapatellaris, die von Ungeübten mit dem vorderen Kreuzband, das unter anderem an seiner typischen Faserstruktur erkannt wird, verwechselt werden kann. Die Ansatzstellen des vorderen Kreuzbands sind zu inspizieren. Mit dem Tasthaken können die Kreuzbänder auf ihre Spannungssituation untersucht werden. Inkomplette Rupturen des vorderen Kreuzbands sind arthroskopisch nur schwer zu diagnostizieren, wenn der verschlossene Synovialisschlauch den Blick auf die Fasern versperrt.

In 30° Beugestellung kann medial und lateral in der Fossa intercondylaris das Arthroskop in den posteromedialen bzw. lateralen Recessus eingeführt werden, um nach freien Gelenkkörpern zu suchen oder die Meniskushinterhörner zu beurteilen. Nach Wechsel auf eine 70°-Optik ergibt sich hier ein besserer Blick auf den Meniskus. Schließlich geht man in leichter Beugestellung unter Valgusstress ins mediale Kompartiment und beendet die diagnostische Arthroskopie. Der Wechsel von medialen ins laterale Kompartiment über die Fossa intercondylaris kann beim Vorliegen einer Plica infrapatellaris unmöglich sein. Man geht dann über den Recessus suprapatellaris von einem Kompartiment ins andere.

Dokumentation

Eine umfassende Dokumentation der Befunde ist unumgänglich notwendig, sie erfolgt unter anderem auf einem standardisiertem Formblatt. Zusätzlich können die Bilddaten auf verschieden Weise dokumentiert werden. Häufig werden die wichtigsten arthroskopischen Befunde direkt auf einem Videoprinter ausgedruckt. Auch komplette Videos einer Arthroskopie können gespeichert werden oder die Bilder werden auf einem elektronischen Datenträger festgehalten.

Moderne Technik in der Arthroskopie

Mit fortschreitender Entwicklung wurde neben den mechanischen Instrumenten auch versucht, elektrischen Strom und Laserenergie bei arthroskopischen Operationen im Kniegelenk einzusetzen. Elektromesser und Laserwerkzeuge sind kleiner als mechanische Instrumente und lassen sich leichter und damit auch weniger traumatisch im Gelenk bewegen. Ein Nachteil dieser Instrumente liegt in unerwünschten Wirkungen des eingebrachten Laserlichts und des elektrischen Stroms.

Elektromesser werden im Kniegelenk verwendet, um Meniskus zu schneiden oder zur lateralen Retinakulotomie. Wird der Meniskus mit elektrischem Strom durchtrennt, so muss die elektrische Spannung so hoch sein, dass zwischen Elektrode und Meniskus ein Funke entsteht. Durch die thermische Wirkung des Stroms tritt an den Schnittkanten eine thermische Nekrose auf. Während des Schnittvorgangs variiert die zum Schneiden nötige Spannung ganz erheblich.

Die thermische Nekrose kann minimiert werden, wenn leistungsgeregelte Stromgeneratoren verwendet werden, bei denen die abgegebene Leistung durch eine spezielle Regelung auf den Wert heruntergeregelt wird, bei dem der zum Schneiden notwendige Funke eben noch erhalten bleibt. Ebenfalls günstig auf die Ausdehnung der thermischen Nekrosezone wirkt sich die Verwendung dünner Elektroden (0,5 mm) aus (Plötz et al. 1997). Ungelöst bei Verwendung eines Elektromessers ist das Problem, dass es bei versehentlicher Berührung der Knorpeloberfläche mit dem eingeschalteten Elektromesser zu tiefgreifenden Knorpelschäden kommt.

Für die laterale Retinakulotomie wird heute regelmäßig das Elektromesser oder selten auch ein Laser eingesetzt, wenn diese Operation von intraartikulär durchgeführt wird. Man macht sich hier die blutstillende Wirkung beider Methoden zunutze, um die bei dieser Operation häufigen Blutungen aus der A. genicularis superior zu vermeiden.

Auch bei anderen Operationsschritten wurde versucht, Laser im Kniegelenk anzuwenden. In Abhängigkeit vom verwendeten Laser und auch von den unterschiedlichen Parametern (u.a. Leistung, Pulsdauer, Pulsfrequenz), mit denen Laser eingesetzt werden, ergeben sich ganz unterschiedliche Wirkungen. Grundsätzlich kann man sich in der Therapie die *thermische Wirkung* des Laserlichts zunutze machen oder man wendet die sog. *Photoablation* an. Für die Photoablation wird eine hohe Leistung benötigt. Bei der Photoablation sprengt das Laserlicht an der Gewebeoberfläche eine kleine Materialmenge explosionsartig ab. Im Idealfall wird das darunter liegende Gewebe nicht erhitzt.

Folgende Laser wurden und werden bei der Arthroskopie häufiger eingesetzt:

CO_2-Laser. Dieser Laser arbeitet nur im gasförmigen Milieu. Der CO_2-Laser schneidet aufgrund seiner thermischen Wirkung. An den Schnitträndern entsteht eine schwarze Karbonisationszone. Wegen dieser thermischen Gewebeschädigung wird dieser Lasertyp derzeit kaum mehr angewendet.

Excimer-Laser. Es handelt sich um einen athermischen Laser mit geringer Ablationsrate. Zum Meniskusschneiden in kurzer Zeit reicht die zur Verfügung stehende Energie üblicherweise nicht aus. In vitro kann mit diesem Laser eine raue Knorpeloberfläche sehr gut geglättet werden. Unter dem Elektronenmikroskop ähnelt die laserbehandelte Oberfläche weitgehend normalem Knorpel. Verschiedene Autoren sprachen von einer sog. Knorpelversiegelung, die mit diesem Laser möglich sei. Im Tierversuch konnte Reed jedoch zeigen, dass die Knorpeloberfläche nur 12 Wochen nach der Laserbehandlung genauso aussieht wie in einer Vergleichsgruppe ohne Lasertherapie.

Holmium-YAG-Laser. Der Holmium-YAG-Laser wird in der arthroskopischen Medizin derzeit am häufigsten angewandt. In Abhängigkeit von der verwendeten Leistung können mit diesem Laser thermische und athermische Wirkungen erzielt werden. Für die Meniskusteilresektion ist auch dieser Laser wenig geeignet. Auch wenn dieser Laser in dem Energiebereich eingesetzt wird, in dem er athermisch Arbeiten sollte, kommt es zur thermischen Nekrose in einem Bezirk von 0,5 mm um die Schnittzone. Versehentliche Knorpelverletzungen lassen sich nicht sicher vermeiden (Plötz 1994).

In Zukunft werden Weiterentwicklungen neue nutzbringende Anwendungsgebiete für den Laser im Kniegelenk eröffnen. Auf die Möglichkeit der photodynamischen Therapie zur Synovektomie sei hingewiesen. Ein weiteres theoretisches Anwendungsgebiet ist das „Verschweißen" von Gewebe, was mit bestimmten Lasern möglich ist und anstelle der Meniskusnaht in Zukunft Verwendung finden könnte.

Indikationen

War die Arthroskopie in ihrer Anfangszeit ganz überwiegend ein diagnostisches Verfahren, so wurden im Laufe der Zeit immer mehr auch technisch schwierige Eingriffe arthroskopisch durchgeführt. Voraussetzung für die Durchführung dieser Eingriffe ist ein entsprechendes Spezialinstrumentarium und ein besonders geschulter Operateur. Der Hauptvorteil der Arthroskopie im Vergleich zu den offenen Verfahren ist die geringere peri- und postoperative Morbidität und die schnellere Rehabilitation.

Häufig ist die Arthroskopie bei Meniskus-, Knorpel- und Bandschäden indiziert. Bewährt hat sich die Arthroskopie bei der Arthrofibrose sowie beim Hämarthros und bei rezidivierenden Einklemmungserscheinungen, falls nichtinvasiv die Ursache nicht geklärt werden kann.

Angezeigt ist die arthroskopische Spülung bei Kniegelenkinfektionen mit arthroskopischem Débridement.

Synovektomie. Die Indikation zur Synovektomie beim Rheumatiker wird in Zusammenarbeit mit einem Rheumatologen gestellt. Im Allgemeinen soll die Synovektomie nach einer 6-monatigen erfolglosen medikamentösen Therapie durchgeführt werden. Eine exakte Entfernung der erkrankten Gelenkinnenhaut soll erfolgen. Dies ist technisch oft schwierig und zeitaufwendig. McGinty hat ein Verfahren zur arthroskopischen Synovektomie mit insgesamt 6 Zugängen beschrieben, über die eine weitgehend vollständige Entfernung der Gelenkinnenhaut erfolgen kann. Die eigentliche Entfernung der Gelenkinnenhaut geschieht mit einem motorgetriebenen „Shaver". Ist die entzündlich veränderte Gelenkinnenhaut sehr dick, so ist die arthroskopische Entfernung nur eingeschränkt möglich und es empfiehlt sich die offene Synovektomie, auch wenn damit verschiedene Stellen im Kniegelenk nicht gut zugänglich sind.

Es zeigte sich, dass durch die arthroskopische Synovektomie die Funktion und der Schmerz signifikant beeinflusst wird. Dirienzo et al. (1997) stellten fest, dass die Ergebnisse nach Kniegelenksynovektomie bei cP umso besser sind, je weniger Knochendestruktion vorhanden ist, d. h. je früher im Krankheitsverlauf sie durchgeführt wird.

Ein alternatives Verfahren ist die **Radiosynoviorthese**, bei der radioaktives Yttrium ins Kniegelenk eingespritzt wird. Es handelt sich hier ebenfalls um ein Verfahren, dass wegen der geringen Eindringtiefe der radioaktiven Substanz nicht bei stark verdickter Gelenkinnenhaut geeignet ist. Als Komplikationen der Radiosynoviorthese sind vereinzelt Hautnekrosen beschrieben worden, falls die radioaktive Substanz nicht vollständig intraartikulär injiziert wurde.

Ein neues, potenziell zukunftsträchtiges Verfahren ist die **photodynamische Therapie zur Synoviorthese**. Dabei wird eine photoaktive Substanz, die sich in der Gelenkinnenhaut anreichert (Benzoporphyrin) ins Kniegelenk injiziert. Der Kniebinnenraum wird dann mit Laserlicht bestrahlt und die Gelenkinnenhaut zerfällt unter der Lichteinwirkung. Trauner et al. (1998) berichten über vielversprechende Ergebnisse mit dieser Methode im Tierversuch.

Bewährt hat sich die arthroskopische Spülung und das arthroskopische Débridement auch bei der frühen Kniegelenkentzündung, solange nach keine Fisteln und tiefgreifenden Gewebezerstörungen vorhanden sind.

Kontraindikationen

Nota bene
> Vermieden werden muss, dass bildgebend bereits im Kernspintomogramm erkennbare **Knochen- und Weichteiltumoren** arthroskopisch angegangen werden, deren Dignität im feingeweblichen Bild noch nicht beurteilt wurde. Mit der Arthroskopie ist die Verschleppung von Zellen maligner Tumoren möglich und kann so zur Tumorausbreitung im Kniegelenk Anlass geben. Das Kniegelenk ist dann als kontaminiert zu betrachten und bei Malignität muss eine geschlossene Kniegelenkresektion erfolgen.

Zu achten ist auf **schwere Zerreißungen der Gelenkkapsel**, wobei ein erheblicher Flüssigkeitsaustritt in die Gewebe mit der Gefahr des Kompartmentsyndroms verbunden ist.

Schließlich gilt die schwere **Osteoporose** wegen der Gefahr der Fraktur beim Aufklappen des Gelenks als relative Kontraindikation.

Komplikationen

Die Häufigkeit von Komplikationen ist insgesamt deutlich geringer verglichen mit offen durchgeführten Operationen. Trotzdem kommen auch bei der Arthroskopie schwerste Komplikationen vor. In einer prospektiven Studie fand Small (1988) bei über 100.000 Arthroskopien eine Komplikationsrate von 1,7 %. In Einzelfällen beschrieb er Verletzungen von A. oder V. poplitea. Bei den Nervenverletzungen ist vor allem die Läsion des N. peroneus bei bestimmten Meniskusnahttechniken zu nennen und bei Verletzung von Meniskus und Kreuzbändern. Diese Komplikationen sind vermeidbar durch geeignete Wahl der Zugangswege und vorsichtiges intraartikuläres Arbeiten. Bei zu starker Kraftaufwendung kann es zu Kollateralbandrupturen oder bei Patienten mit Osteoporose auch zu Femurfrakturen kommen.

Ein **Kompartmentsyndrom** kann entstehen durch das Austreten großer Flüssigkeitsmengen ins Gewebe. Beim Anlegen der Zugänge ist darauf zu achten, größere Hautinzisionen und nur kleine Kapselinzisionen vorzunehmen, um den Flüssigkeitseinstrom ins Gewebe gering zu halten. Beim manifesten Kompartmentsyndrom ist die notfallmäßige langstreckige Eröffnung aller befallenen Kompartimente obligat.

Die **Infektionsrate nach Arthroskopie** wird mit weniger als 0,2 % angegeben. Die routinemäßige intraartikuläre Gabe von Steroiden am Ende der Arthroskopie kann nicht empfohlen werden, da sie mit einer erhöhten Infektionsrate vergesellschaftet ist.

Ein **postoperatives Hämarthros** wurde von Small (1988) bei 1 % der Patienten angegeben. Verantwortlich ist überwiegend die Blutung aus der A. genicularis superior, wenn sie beim lateralen Release durchtrennt und nicht koaguliert wird.

Die **Thromboserate** wurde von Small (1986) mit 0,13 % angegeben. Wegen der möglichen tödlichen Folgen müssen trotzdem alle Möglichkeiten der Thromboseprophylaxe genutzt werden.

Selten sind synoviale Hernien und Fisteln im Bereich der Zugangswege beschrieben. Die Exzision der Hernie oder der Fistel ist bei diesen Patienten erforderlich.

Eine **sympathische Reflexdystrophie** (Sudeck-Syndrom) wird selten beobachtet.

Vor allen in der Anfangszeit der Arthroskopie kam es immer wieder zum **Bruch von Instrumenten im Gelenk**. Moderne Instrumenten haben Sollbruchstellen im außerhalb des Gelenks liegenden Anteil, sodass Ermüdungsbrüche außerhalb des Gelenks stattfinden und nicht innerhalb.

Die häufigste, meist unbemerkt bleibende Komplikation der Arthroskopie ist die **Knorpelverletzung**. Glinz (1989) berichtete über Knorpelläsionen bei ca. 2/3 der Patienten. Meist sind diese Knorpelverletzungen ganz oberflächlich. Im klinischen Alltag scheinen diese Knorpelläsionen zwar keine Rolle zu spielen, trotzdem muss bedacht werden, dass Knorpelläsionen nicht heilen und grundsätzlich eine präarthrotische Veränderung darstellen können.

20.4 Erkrankungen und Verletzungen des Meniskus

20.4.1 Meniskusläsionen

Engl.: meniscus lesions.

Anatomische Vorbemerkungen. Makroskopisch handelt es sich beim Meniskus um C-förmige Faserknorpelscheiben im Kniegelenk, die die Kongruenz zwischen Femur und Tibia verbessern. Im Querschnitt sind die Menisken annähernd dreieckig. Die Zugfestigkeit des Meniskus liegt in derselben Größenordnung wie die des Knorpels. Mit 75 % des Trockengewichts ist Kollagen der Hauptbestandteil. Bei den zellulären Bestandteilen handelt es sich überwiegend um Chondrozyten. Basisnah im Meniskus liegen die funktionell wichtigsten zirkulär angeordneten Faserbündel, die einen wesentlichen Beitrag zur Lastübertragung im Meniskus leisten. Die Funktion der Menisken liegt in der Lastübertragung und der Stabilisierung des Gelenks. Zusätzlich wirken sie im Sinne eines Stoßdämpfers und begünstigen die Lubrikation des Knorpels. Während der Rollgleitbewegung werden die Menisken von den Femurkondylen bei zunehmender Beugung nach dorsal mitgenommen. Der Innenmeniskus ist fest mit der tiefen Schicht des Innenbands, dem Lig. meniscofemorale und dem Lig. meniscotibiale verwachsen (Abb. 20.**20a, b**). Der laterale Meniskus ist wesentlich mobiler, da er nicht mit dem Seitenband verwachsen ist. Im Hinterhornbereich besteht der sog. Popliteusschlitz, eine Lücke zwischen Gelenkkapsel und Außenmeniskus zum Durchtritt der M.-popliteus-Sehne (Abb. 20.**21a, b**).

Risse im Meniskus haben eine typische Anordnung. Sie verlaufen parallel zu den einzelnen Kollagenfasern, die die mechanisch stärkste Struktur im Meniskus darstellen. Die Risse schreiten unter rezidivierender Belastung entlang der Kollagenfasern meist in Längsrichtung des Meniskus fort.

Von entscheidender Bedeutung für die Meniskusheilung ist die Blutversorgung des Meniskus. Anatomische Studien von Arnoczky und Warren (1982) haben gezeigt, dass lediglich etwa 10–30 % des basisnahen Meniskus durchblutet sind. Der Hauptteil des Meniskus ist avaskulär. Er wird durch Diffusion und mechanische Pumpvorgänge versorgt, die über die repetitive Meniskuskompression während der Belastung auftreten.

Einteilung der Meniskusläsionen

Nach der *Art der Entstehung* unterscheidet man degenerative und traumatische Meniskusrisse.

Nach der *Form der Risse* können unterschieden werden: Längs-, Lappen-, Korbhenkel-, Radiär- und Horizontalrisse. Weiter kann der gesamte Meniskus komplett oder inkomplett abgerissen werden. Eingeschlagene Lappenrisse oder eingeschlagene Korbhenkelrisse gehen oft mit akuten Einklemmungserscheinungen einher.

Zusätzlich können komplette Risse, die den gesamten Meniskus betreffen, von inkompletten Rissen unterschieden werden (Abb. 20.**22**).

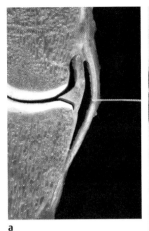 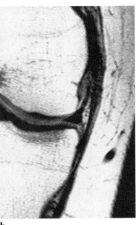

Abb. 20.**20** Frontaler Anatomischer Schnitt (**a**) und Kernspintomographie (**b**) des medialen Kniegelenkkompartiments. Der Innenmeniskus ist mit der tiefen Innenbandschicht (Lig. meniscofemorale und Lig. meniscotibiale) verwachsen, während die äußere Innenbandschicht durch eine dünne Verschiebeschicht von der tiefen getrennt ist (Archiv Dr. R. Burgkart, Orthopädie TUM).

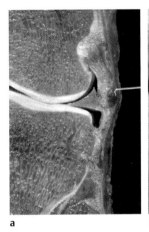 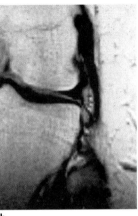

Abb. 20.**21** Anatomischer (**a**) und kernspintomographischer Schnitt (**b**) durch das laterale Kniegelenkkompartiment. Die M.-popliteus-Sehne läuft intraartikulär. Im Bereich dieses Poplietusschlitzes besteht keine Verbindung zwischen dem Außenmeniskus und der Gelenkkapsel (Archiv Dr. R. Burgkart, Orthopädie TUM).

Ätiopathogenese

Eine **traumatische Meniskusläsion** setzt eine entsprechende Gewalteinwirkung voraus, wobei überwiegend Rotationsbewegungen des belasteten und gebeugten Kniegelenks zugrunde liegen. Zusätzliche Verletzungen der Bänder und des Knorpels sind häufig. Die traumatische Meniskusläsion betrifft überwiegend Patienten, die jünger sind als 30 Jahre. Hier kommt es meist zu basisnahen Längsrissen oder zu Radiärrissen. Da der mediale Meniskus wesentlich fester mit der Kapsel verwachsen ist und äußerer Krafteinwirkung somit weniger ausweichen kann, sind mediale Meniskusläsionen deutlich häufiger als laterale.

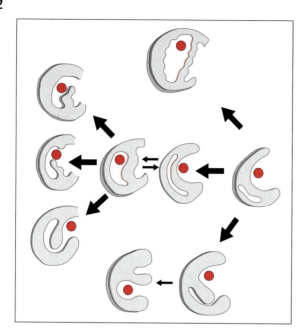

Abb. 20.**22** Entstehung der verschiedenen Meniskusrissformen ausgehend von einem basisnahen degenerativen Primärriss.

Degenerativ bedingte Meniskusrisse treten ohne wesentliche traumatische Einwirkung oft nach rotatorischen Fehlbewegungen des Kniegelenks auf. Überwiegend handelt es sich hier um Horizontal-, Lappen- oder auch vollkommene Abrisse.

Hinzuweisen bleibt auf die Entstehung von Meniskusläsionen, die nach jahrelangen Arbeiten in der Hocke (Bergarbeiter) infolge von zahlreichen Mikrotraumen entstehen. Des Weiteren entstehen Meniskusveränderungen bei chronischen Bandinstabilitäten, die zu einer dauernde Überbelastung des sekundären Stabilisators, nämlich des Meniskus führen.

Klinik und klinische Diagnostik

Typischerweise geben Patienten mit Meniskusläsionen punktförmige Schmerzen im Gelenkspalt an und sie zeigen mit der Fingerspitze an einen umschriebenen Schmerzpunkt. Diese Läsion kann als isolierte Meniskusverletzung oder als Begleitverletzung eintreten. Bei länger bestehenden Meniskusläsionen ist nach Einklemmungserscheinungen, einem fühl- und hörbarem Schnappen und nach rezidivierenden Schmerzattacken und rezidivierenden Kniegelenkergüssen zu fragen. Verschiedentlich wird vom Patienten auch eine „Giving-way"-Symptomatik angegeben. Letztere kann aber auch bei freien Gelenkkörpern, Patellasubluxation, Knorpelschäden, einem Plicasyndrom und Kapsel-Band-Instabilitäten auftreten. Als Giving-way-Symptomatik wird eine plötzlich auftretende Belastungsunfähigkeit des Kniegelenks, d. h. ein akut auftretendes Nachgeben des Knies bezeichnet.

Zahlreiche klinische Test wurden zur Diagnose einer Meniskusläsion angegeben, wobei bei der klinischen Untersuchung versucht wird, Schmerzen oder ein Schnappen auszulösen.

Folgende Tests sind gebräuchlich:
- **Steinmann-I-Zeichen:** Schmerz im Gelenkspalt bei Unterschenkeldrehung (Innenrotationsschmerz bei Außenmeniskusläsion, Außenrotationsschmerz bei Innenmeniskusläsion; Abb. 20.**23a, b**).
- **Steinmann-II-Zeichen:** wandernder Schmerz im Gelenkspalt bei zunehmender Beugung.
- Ein **Hyperextensionsschmerz** tritt auf bei Meniskusvorderhornläsionen und ein **Hyperflexionsschmerz** bei Meniskushinterhornläsionen.
- **Böhler-Zeichen:** Schmerzen im Gelenkspalt bei Varus- bzw. Valgusstress.
- **Payr-Zeichen:** Schmerz bei vertikalem Druck auf das Kniegelenk im Schneidersitz bei Innenmeniskushinterhornverletzung.
- **Apley-Grinding-Test:** Der Patient liegt in Bauchlage, das Kniegelenk ist um 90° gebeugt. Schmerzen treten auf bei Drehung und axialem Druck bei einem Meniskusschaden. Unter Zug treten Schmerzen bei Bandläsionen auf.
- **McMurray-Test:** Bei der Suche nach einer Innenmeniskusläsion wird das Kniegelenk aus maximaler Beugung unter Außenrotation allmählich gestreckt. Bei einer Meniskusläsion tritt ein Schnappen auf. Derselbe Test kann unter Innenrotation für den Außenmeniskus durchgeführt werden. Ein positiver McMurray-Test ist ein wichtiger Hinweis für eine Meniskusläsion. Ein negativer McMurray-Test schließt allerdings die Meniskusläsion nicht aus.

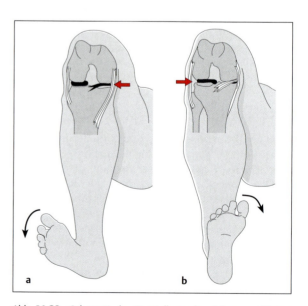

Abb. 20.**23** Schematische Darstellung der Schmerzauslösung beim Steinmann-I-Test: Schmerzen bei einer Innenmeniskusläsion bei Varusstress und Außenrotation des Unterschenkels (**a**), Schmerzen bei einer Außenmeniskusläsion bei Valgusstress und Innenrotation des Unterschenkels (**b**).

Die Treffsicherheit der klinischen Tests für Meniskusläsionen liegt zwischen 33 und 90%.

Besteht nach frischen Verletzungen ein erheblicher Erguss, so sollte dieser unter streng aseptischen Kautelen aus diagnostischen und therapeutischen Gründen abpunktiert werden. Die Unterscheidung zwischen einem serösen und blutigem Erguss gibt darüber Aufschluss, ob im Rahmen des Traumas eine Verletzung mit Durchtrennung von Blutgefäßen aufgetreten ist. Der Nachweis von Fettaugen weist auf eine knöcherne Verletzung hin.

Bildgebende Diagnostik

Auf Röntgenbildern können eigentlich nur Hinweise auf länger bestehende Meniskusläsionen gefunden werden, wie das Rauber-Zeichen, eine knöcherne Ausziehung an der medialen Kante des Femurkondylus. Als Zeichen einer Erkrankung sind bei der Chondrokalzinose Einlagerungen von Pyrophosphatkristallen in den Meniskus auf dem a.-p. Bild zu erkennen.

Entscheidend neue Erkenntnisse brachte die Magnetresonanztomographie bei der Erkennung der Meniskusdegeneration und weiter für die Beurteilung der Meniskusrisse. In der Kernspintomographie zeigt sich der normale Meniskus sowohl in T-1- als auch in T-2-gewichteten Sequenzen signalarm.

Stoller et al. unterschieden schon 1987 kernspintomographisch 3 Grade von Meniskusdegenerationen:
▶ Grad 1: Es besteht innerhalb der Meniskussubstanz eine rundliche Zone erhöhter Signalintensität.
▶ Grad 2: Es besteht eine meist von der Kapsel ausgehende bandförmige Zone erhöhter Signalintensität innerhalb des Meniskus, ohne dass die gelenkbildende Meniskusoberfläche erreicht wird.
▶ Grad 3: Die Zone erhöhter Signalintensität erreicht die Meniskusoberfläche.

Grad 1 und 2 entsprechen histologisch einer Degeneration des Meniskus ohne einen bis an die Oberfläche reichenden Riss. Bei Grad-3-Meniskusläsionen besteht ein die Oberfläche erreichender Riss. Die Treffsicherheit der MRT für die Erkennung von Rissen im Meniskus wird mit um die 90% angegeben (Abb. 20.24).

Differenzialdiagnose

Differenzialdiagnostisch denke man an die Osteochondrosis dissecans, das Plicasyndrom, die Chondromatose, rheumatische Erkrankungen und Tumoren. Man denke an Meniskusganglien, die bevorzugt im lateralen Meniskus auftreten. Bei älteren Patienten dagegen kommen die Gonarthrose und der Morbus Ahlbäck infrage. Bakterielle Infektionen zeigen einen hochakuten Verlauf.

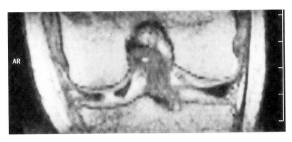

Abb. 20.**24** Kernspintomographie durch beide Menisken: medial normaler Meniskus; lateral zweigeteilter Meniskus mit nach zentral luxiertem Fragment. Intraoperativ wurde ein Korbhenkelriss verifiziert.

Therapie

Kurze vertikale Längsrisse im vaskularisierten Anteil des Meniskus von weniger als 5 mm Länge können ohne operative Therapie ausheilen (Weiss et al. 1989). Auch inkomplette Risse, die vertikal nicht den gesamten Meniskuskörper durchsetzen, können heilen. Dasselbe trifft zu für radiäre Risse, sofern sie in die durchblutete Zone reichen, die peripheren zirkulären Kollagenfasern erhalten sind und der Meniskus insgesamt stabil ist, d. h. sich eingerissene Teile nicht ins Gelenk luxieren lassen. In einer klinischen Studie mussten nur 12% der Patienten mit den geschilderten Rissformen später doch noch operiert werden (DeHaven 1994).

Eine Entlastung der verletzten Extremität für 6 Wochen ist bei den genannten Rissformen zu empfehlen.

Die übrigen symptomatischen Meniskusläsionen bedürfen einer operativen Therapie, die heute arthroskopisch vorgenommen wird. Arthroskopische Verfahren ermöglichen es die Rehabilitationszeit erheblich zu verkürzen.

Die **totale Meniskektomie** sollte wenn möglich vermieden werden. Bereits Fairbank berichtete 1948 in einer klassischen Studie, dass 10 Jahre nach totaler medialer Meniskektomie bei 2/3 und nach subtotaler Meniskektomie bei der Hälfte der Patienten eine Arthrose im entsprechenden Kompartiment auftritt.

Es ist bekannt, dass nach **Teilmeniskektomie** degenerative Kniegelenkveränderungen weniger häufig auftreten. Aber Fauno und Nielsen (1992) sahen auch nach Meniskusteilresektionen bei der Hälfte der Patienten nach 8,6 Jahren leichtere degenerative Veränderungen. Ziel der arthroskopischen Meniskusteilresektion ist es, die geschädigten Meniskusanteile zu entfernen und soviel gesunden Meniskus wie möglich zu erhalten. Der Begriff der subtotalen Meniskektomie bedeutet, dass nicht der gesamte, aber mehr als 50% des Meniskus entfernt werden. Bei partiellen Meniskektomien werden weniger als 50% des Meniskus reseziert. Wird der zirkuläre Faserring bei der Operation nur an einer Stelle durchbrochen, so entspricht das Ergebnis biomechanisch einer totalen Meniskektomie.

Der Vorteil der **Meniskusnaht** liegt darin, dass der Meniskus erhalten werden kann. Indiziert ist die Meniskusnaht bei vertikalen Längsrissen von mehr als 5 mm Länge in der durchbluteten Zone ohne degenerative Veränderungen im Kniegelenk. Diese Rissformen heilen ohne Therapie nicht aus, sie haben aber, wenn eine Naht erfolgreich durchgeführt wird, eine ausgezeichnete Prognose. Insgesamt gesehen ist eine Meniskusnaht nur bei 10% der Meniskusrisse angezeigt (Hackenbruch & Müller 1987). Eine relative Indikation sind Risse in der avaskulären Zone bei beginnender Degeneration. Möglichkeiten, eine Meniskusheilung bei Läsionen im nicht durchbluteten Bereich zu fördern, sind durch das Einnähen einer synovialen Gewebsbrücke und auch durch das Einbringen eines Fibringerinnsels gegeben. Bei diesen Versorgungen sind allerdings häufige Rerupturen bekannt (Cannon 1991). Bei Rissen in der durchbluteten Zone sind nach 10-jährigem Verlauf noch 70–80% (DeHaven et al. 1989) gute Ergebnisse zu erwarten. Eine Meniskusnaht sollte nicht in einem fortbestehend bandinstabilen Knie durchgeführt werden, da in diesem Falle die Erfolgrate auf nur 60% absinkt.

Der Ersatz des geschädigten Meniskus durch eine **Meniskustransplantation**, z. B. durch ein Allograft oder durch das Einbringen einer Meniskusprothese, steht derzeit in klinischer Erprobung.

Technik arthroskopischer Meniskusoperationen. Bei der arthroskopischen Meniskusdiagnostik ist es notwendig, den Meniskus mit einem Tasthaken zu untersuchen, um von der tibialen Fläche ausgehende Horizontalrisse oder unter den Meniskus eingeschlagene Lappenrisse nicht zu übersehen.

Degenerative Auffaserungen des Meniskus werden mit Stanzen oder motorgetriebenen Meniskusschneidern entfernt. Lappenrisse oder Korbhenkelrisse werden zunächst mit dem Tasthaken oder dem stumpfen Trokar reponiert. Es erfolgt dann die subtotale Durchtrennung der Verbindung zum intakten Meniskus (Abb. 20.**25a, b**). Die kleine verbliebene Gewebebrücke wird beim Herausziehen des Meniskus abgerissen. Dieses Vorgehen verhindert das Verlieren von komplett abgeschnittenen Meniskusanteilen im Gelenk. Wichtig ist es, den Zugang, durch den Meniskusfragmente entfernt werden, ausreichend groß für die Passage des Meniskusteils anzulegen. Entscheidend für ein atraumatisches Arbeiten ist die richtige Positionierung des Arbeitszugangs. Beim Operieren an den Meniskusvorderhörnern ist der Zugang von der kontralateralen Seite vorteilhaft.

Technik der Meniskusnaht. Biomechanisch am stabilsten sind vertikal angebrachte Nähte im Meniskus. Das arthroskopische Einbringen dieser Nähte ist schwierig und zeitaufwendig. Seit kurzem werden als Alternative zur Meniskusnaht resorbierbare Stifte in verschiedenen Ausführungen angeboten. Die Stifte werden von intraartikulär durch den Riss eingebracht und halten die Meniskusanteile durch Widerhaken zusammen. Diese Methode ist im Vergleich zu den traditionellen Nahttechniken sehr einfach und zeitsparend, allerdings ist die Haltekraft der Stifte nur etwa halb so groß wie die von vertikal eingebrachten Nähten (Abb. 20.**26**). Längerfristige Untersuchungen müssen noch klären, ob die modernen Implantate zur Versorgung von Meniskusrissen wirklich Vorteile bringen.

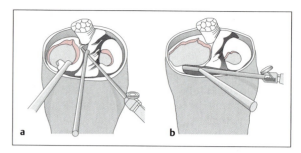

Abb. 20.**25a, b** Technik der arthroskopischen Meniskusteilresektion. Unter Sicht des Arthroskops werden über weitere Inzisionen ein oder mehrere Geräte mit Halte- und Trennfunktion eingeführt (nach Gillquist 1981).

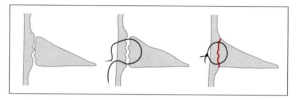

Abb. 20.**26** Schema einer klassischen Meniskusnaht mittels U-Nähten. Diese Technik liefert noch immer die stabilste Fixation des Risses.

Bei den arthroskopischen Nahttechniken lassen sich grundsätzlich 3 Methoden unterscheiden.

1. **Inside-out-Technik:** Von intraartikulär werden über Kanülen Nadeln mit anhängenden Fäden von innen nach außen durch die beiden Meniskusteile und den Riss geführt und außen geknüpft.

2. **Outside-in-Technik:** Hier wird ein Faden mit einer armierten Kanülen von außen nach innen unter arthroskopischer Kontrolle durch den Riss ins Gelenk geführt. Mit einem Fadenfänger wird der Faden über eine 2. Kanüle wieder nach außen zurückgeführt und außerhalb der Kapsel geknüpft.

Bei beiden Verfahren (1. und 2.) ist die Darstellung der Gelenkkapsel durch einen von außen platzierten Retraktor an die Ein- bzw. Austrittsstelle der Nadeln an der Kapsel wichtiger Bestandteil der Operation. Mit dieser Technik kann ein versehentliches Einknüpfen von Nerven weitgehend vermieden werden.

3. **All-inside-Technik:** Mit einem Spezialinstrument wird die Naht von intraartikulär durch Meniskus und Riss geführt. Die Fadenenden werden mit einem Knotenschieber intraartikulär geknüpft.

Einsatz von Elektromesser und Laser bei der Meniskuschirurgie. Im Kniegelenk kann auch mit dem Elektromesser oder mit dem Laser operiert werden. Wichtig bei der Verwendung von Elektromessern ist die Verwendung von leistungsgeregelten Hochfrequenzgeneratoren und die Anwendung möglichst dünner Elektroden, da durch diese Maßnahmen die thermische Nekrose an den Schnitträndern minimiert wird. Nachteil des Elektromessers ist die Möglichkeit der unabsichtlichen Knorpelschädigung bei Knorpelberührung mit der Elektrode. Auch Laser konnten sich als Werkzeug für die arthroskopische Meniskusteilresektion bisher nicht durchsetzen. Die Meniskusteilresektion mit dem Laser nimmt viel Zeit in Anspruch. Die versehentliche Schädigung des Knorpels durch das Laserlicht ist leicht möglich und auch beim derzeit hauptsächlich in der Orthopädie verwendeten Ho:YAG-Laser treten nicht unerhebliche thermische Schädigungen an den Schnittkanten auf (Plötz 1994; Plötz et al. 1997). Der Goldstandard in der Meniskuschirurgie ist daher unverändert die Verwendung mechanischer Instrumente.

Komplikationen der Meniskusnaht sind neurovaskuläre Beeinträchtigungen (Einknüpfen dieser Strukturen in die Nähte). Die Häufigkeit solcher Läsionen wird mit 1,2 % angegeben (Small 1988). Betroffen ist der N. saphenus bei der medialen Meniskusnaht und der N. peroneus bei der Naht des Außenmeniskus.

20.4.2 Scheibenmeniskus

Definition.
Es handelt sich um einen vergrößerten Meniskus, der ein Tibiaplateau vollständig (kompletter Scheibenmeniskus; Abb. 20.**27**) oder unvollständig (inkompletter Scheibenmeniskus) bedeckt. Eine Sonderform des Scheibenmeniskus ist der sog. Wrisberg-Typ. Dabei ist der Scheibenmeniskus mit dem Lig. Wrisberg und damit mit dem dorsalen medialen Femurkondylus verwachsen. Die Verbindung zur lateralen Gelenkkapsel dagegen fehlt. Bei Streckung des Kniegelenks wird dieser Typ des Scheibenmeniskus in die Interkondylarregion gezogen.

Epidemiologisch findet sich 1 Scheibenmeniskus unter 50 Meniskektomien.

Klinisch bereitet die Diagnose Schwierigkeiten. Bildgebend lässt sich der vergrößerte Meniskus mittels MRT übersichtlich erkennen. Therapeutisch sollte keine Behandlung stattfinden. Beim gerissenen Scheibenmeniskus sollten wie beim normalen Meniskusriss nur die eingerissenen Meniskusanteile entfernt werden, zumindest sollte eine Randleiste des Meniskus erhalten werden. Nur beim Scheibenmeniskus vom Typ Wrisberg wird die totale Meniskektomie empfohlen, da ein verbleibender Meniskusrest wegen der fehlenden Anheftung an die Kapsel instabil bleibt. Manchmal kann beim Wrisberg-Typ eine subtotale Meniskektomie mit gleichzeitiger Naht des Meniskusrests an die Kapsel mit gutem Ergebnis durchgeführt werden.

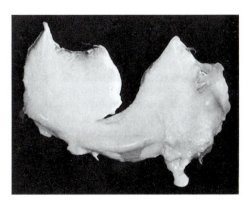

Abb. 20.**27** Typischer Scheibenmeniskus mit Radiärriss.

20.4.3 Meniskusganglion

Definition.
Beim Meniskusganglion handelt es sich um eine degenerative Zystenbildung im Meniskus, die sich meist nach außen vorwölbt und mit gallertiger Flüssigkeit gefüllt ist.

Klinisch findet man bei der Untersuchung bei großen Meniskusganglien eine lokale Schwellung, meist sind auch Symptome durch einen gleichzeitig bestehenden Meniskusriss vorhanden.

Im Kernspintomogramm sind Meniskusganglien als Flüssigkeitsansammlungen im Meniskus ggf. mit Vorwölbung nach außen zu sehen. Von größter Bedeutung ist dabei die Möglichkeit einer Beurteilung der Lage und Größe des Ganglions.

Bezüglich der Therapie ist zu klären, da das Meniskusganglion meist mit einem degenerativen Meniskusriss vergesellschaftet ist, ob eine Resektion notwendig ist. Entscheidende Auskunft darüber gibt das Kernspintomogramm. Wird eine Teilresektion erforderlich, so kann die Eröffnung des Ganglions von innen erfolgen. Bei sehr großen Ganglien kann zusätzlich die Entfernung von außen notwendig werden. Liegt keine Mensikusläsion vor, so kann das Ganglion von außen offen ausgeräumt werden.

20.5 Bandverletzungen des Kniegelenks

Engl.: ligamentous injures of the knee.

Anatomie und Physiologie der Bänder. Die Kinematik des Kniegelenks ist durch die sog. Rollgleitbewegung gekennzeichnet, bei der die Femurkondylen bei zunehmender Beugung des Kniegelenks auf dem Tibiaplateau gleichzeitig nach dorsal rollen und gleiten. Länge und Ansatzpunkte der Kreuzbänder und die Geometrie der Femurkondylen und des Tibiaplateaus bilden eine genau aufeinander abgestimmte funktionelle Einheit. Die Kreuzbänder bestimmen als sog. überschlagene Viergelenkkette die Bewegungen von Femur und Tibia. Das Kniegelenk hat keine feststehende Achse. Die Momentanachse liegt im Kreuzungspunkt der Kreuzbänder. Sie wandert bei zunehmender Beugung nach dorsal auf der sog. Polkurve. (Abb. 20.**28**). Die Seitenbänder stabilisieren das Kniegelenk gegen Varus- und Valgusstress. Die Ansatzpunkte der Bänder sind durch die Biomechanik exakt vorgegeben. Sie liegen so, dass sich eine Isometrie für die Bandstrukturen während der Rollgleitbewegung ergibt. Die Propriozeption wird unter anderem durch die Nervenversorgung der Bänder gewährleistet. Neben den als passive Stabilisatoren wirkenden Bändern wird das Kniegelenk durch die kniegelenküberspannenden Muskeln auch aktiv stabilisiert. Die Menisken wirken als sekundäre passive Stabilisatoren. Bei einer Bandinsuffizienz werden sie überlastet, was die gehäuften Meniskusläsionen beim bandinstabilen Kniegelenk erklärt. Im Einzelnen lassen sich folgende Stabilisatoren unterscheiden (Abb. 20.**29a–d** und s. Abb. 20.**31–32**):

20 Kniegelenk

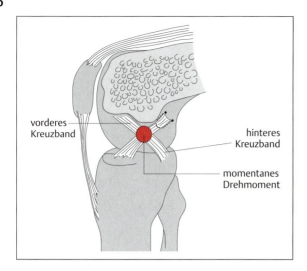

Abb. 20.**28** Schema der Kniegelenkkinematik: Die Kreuzbänder bestimmen als sog. überschlagene Viergelenkkette die Bewegungen von Femur und Tibia. Der (wandernde) Drehpunkt des Gelenks liegt an der Kreuzungsstelle der Bänder.

Mediales Kompartiment: Das mediale Seitenband läuft vom medialen Epikondylus (sog. Skipunkt) in 2 Schichten zur Tibia. Die tiefe Schicht ist mit dem Innenmeniskus verwachsen, die oberflächliche Schicht setzt ca. 7–8 cm distal des Gelenkspalts an der Facies medialis der Tibia an. Die dorsalen Anteile des medialen Kollateralbands laufen schräg nach dorsal am Tibiakopf aus. Sie werden als hinteres Schrägband bezeichnet und bilden zusammen mit den Sehnenansätzen des M. semimembranosus und dem Innenmeniskushinterhorn das sog. Semimebranoseck, das bei Außenrotation der Tibia und Valgusstress verletzt wird. Die Muskeln der Pes-anserinos-Gruppe (M. sartorius, M. gracilis, M. semitendinosus) bilden weitere aktive Stabilisatoren der Medialseite des Kniegelenks.

Laterales Kompartiment: Die laterale Kapsel wird durch das schräg verlaufende Lig. arcuatum gestärkt. Der M. biceps femoris, der M. popliteus und der Tracuts iliotibialis hemmen die Adduktion und Außenrotation des Unterschenkels. Das laterale Meniskushinterhorn, des Lig arcuatum, der M. gastrocnemius lateralis und der M. popliteus bilden den sog. Arcuatumkomplex oder das Popliteuseck, das die Stabilität des Kniegelenks posterolateral gewährleistet und bei Innenrotations-Varus-Stress verletzt wird.

Einteilung der Bandverletzungen

Vom Schweregrad der Bandverletzungen können unterschieden werden:

Zerrung: Riss einer kleinen Zahl von Kollagenfasern ohne klinische Instabilität.

Teilruptur: Inkomplette Ruptur des Bands mit nur geringer Instabilität.

Komplette Ruptur: Alle Fasern des Bands sind gerissen. Klinisch ausgeprägte Instabilität.

Nach einem Vorschlag der „American Orthopedic Society for Sports Medicine" werden die Kniegelenkinstabilitäten folgendermaßen eingeteilt:

▶ I: **Einfache Instabilitäten:**
- Valgusinstabilität,
- Varusinstabilität,
- ventrale Instabilität,
- dorsale Instabilität.

▶ II: **Rotationsinstabilitäten:**
- anteromediale Instabilität,
- anterolaterale Instabilität,
- posterolaterale Instabilität,
- posteromediale Instabilität.

▶ III: **Kombinierte Instabilitäten:**
- anterolaterale-posterolaterale Rotationsinstabilität,
- anterolaterale-anteromediale Rotationsinstabilität,
- anteromediale-posteromediale Rotationsinstabilität.

Einfache Instabilitäten entsprechen der isolierten Ruptur eines Bands, z. B. des vorderen Kreuzbands oder des medialen Kollateralbands. Es resultiert eine Instabilität in nur einer Richtung. Bei der Rotationsinstabilität handelt es sich um eine pathologische Beweglichkeit in 2 Ebenen. Durch die Bandinsuffizienz wird die Rotationsachse weg vom Zentralpfeiler geführt. Die Diagnose erfolgt durch die Untersuchung der vorderen oder hinteren Schublade in 90° Beugestellung in verschiedenen Rotationsstellungen. Bei der anteromedialen Rotationsinstabilität z. B. ist das vordere Kreuzband und das mediale Kollateralband rupturiert. Kombinierte Instabilitäten stellen eine Kombination von 2 Rotationsinstabilitäten dar.

Gerade bei veralteten Kapsel-Band-Instabilitäten des Kniegelenks hat diese Einteilung für die Operationsplanung nach wie vor große Bedeutung.

Verletzungsmechanismen

Am häufigsten treten Bandverletzungen des Kniegelenks beim Sport oder bei Verkehrsunfällen auf. Zur Verletzung des hinteren Kreuzbands kommt es typischerweise bei Krafteinwirkung auf den Tibiakopf von vorne bei gebeugtem Kniegelenk, z. B. beim Anprall des Kniegelenks am Armaturenbrett des Autos. Häufig ist das Außenrotations-Flexions-Valgus-Trauma, das z. B. beim Einfädeln mit dem Ski an einer Torstange auftreten kann. Ebenfalls typisch entsteht hier eine Verletzung des Innenbands, des vorderen Kreuzbands und des Innenmeniskus. Hyperextensions-Innenrotations-Verletzungen können zur isolierten vorderen Kreuzbandruptur führen. Ein anderer Mechanismus für die isolierte vordere Kreuzbandverletzung ist die Landung nach einem Skisprung in Rücklage. Beim Aufkommen auf dem Boden wird hier der Unterschenkel durch die Fixierung im Skischuh ruckartig nach ventral gezogen.

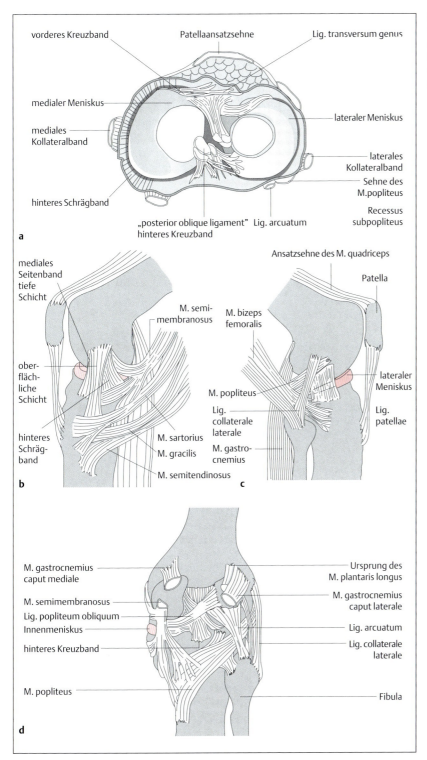

Abb. 20.**29** Anatomie des Kniegelenks.
a Blick auf den Tibiakopf.
b Mediale Bandstrukturen.
c Laterale Bandstrukturen.
d Dorsale Bandstrukturen.

Klinik und klinische Diagnostik

Anamnestisch ist immer der genaue Verletzungsmechanismus zu erfragen. Bei einer vorderen Kreuzbandruptur verspüren die Patienten beim Unfall häufig einen Riss im Kniegelenk. Innerhalb der nächsten halben bis vollen Stunde bildet sich im typischen Falle ein deutlicher Hämarthros aus. Bei isolierten Kreuzbandverletzungen, wie sie beim Skilaufen häufig entstehen, können die Verunfallten sogar manchmal noch auf ihren eigenen Skiern ins Tal abfahren. Bei Kniegelenkergüssen, die sich innerhalb von Stunden oder erst über Nacht bilden, handelt es sich regelmäßig um seröse Ergüsse. Grundsätzlich ist immer nach früheren Verletzungen und nach Beschwerden oder einem Instabilitätsgefühl zu fragen. Bei einer veralteten Instabilität gibt der Patient typischerweise eine lange zurückliegende und häufig nicht entsprechend behandelte Knieverletzung an. Anschließend bestand ein gewisses Instabilitätsgefühl. Bei besonderer Belastung kommt es zu spontanen Pivot-shift-Phänomenen mit folgendem Reizerguss oder sogar zu einem blutigem Erguss. Patienten mit häufigem „giving way" bei einer ligamentären Instabilität entwickeln eine frühzeitige Arthrose durch Schädigung der sekundären Stabilisatoren des Kniegelenks (Menisken) und durch Schädigung des Gelenkknorpels.

Die Untersuchung beginnt mit der Betrachtung des Kniegelenks und der Fahndung nach Hämatomen und Prellmarken. Bei Vorliegen eines erheblichen Gelenkergusses wird das Kniegelenk in 30° Beugung gelagert, da die Gelenkkapsel in dieser Position maximal entspannt ist. Baldmöglichst sollte eine Punktion des Kniegelenks erfolgen. Dies erleichtert wegen der Schmerzreduktion die weitere Untersuchung erheblich. Außerdem wird festgestellt, ob ein blutiger Erguss vorliegt. Band- und Sehnenansatzpunkte und die Menisken sind systematisch auf Druckschmerzen abzutasten.

Die **Stabilitätsprüfungen** sollten zunächst am gesunden Gelenk erfolgen, um dem Patienten die Angst vor der Untersuchung zu nehmen und um einen Eindruck über die physiologische Bandstabilität beim Patienten zu erhalten.

Die Untersuchung der Bandstabilität beginnt mit dem **Lachman-Test** (20° Beugestellung). Ein Hand umfasst den Tibiakopf, die andere das distale Femur. Es wird versucht, den Tibiakopf nach ventral zu verschieben. Man achtet auf das Ausmaß der Verschiebung und darauf, ob die Translation allmählich abgebremst wird oder ob ein ruckartiger Stopp, ein sog. *harter Anschlag*, besteht. Der harte Anschlag entsteht durch ein sich bei der Ventralverschiebung der Tibia plötzlich anspannendes vorderes Kreuzband.

Der **Schubladentest** wird in 90° Beugestellung vorgenommen. Dieser Test gelingt wegen der Schmerzen bei einer frischen Verletzung meist nur bei veralteten Läsionen. Der Untersucher setzt sich vorsichtig auf den Vorfuß des zu untersuchenden Beins (Cave: Bewegungseinschränkungen im Sprunggelenk) und versucht, den Tibiakopf nach ventral (vordere Schublade) oder nach dorsal (hintere Schublade) zu verschieben. Die Beurteilung erfolgt wie beim Lachman-Test. Wichtig ist es, sich durch eine tangentiale Inspektion im Seitenvergleich von der physiologischen Position des Tibiakopfs in Relation zum Femur zu überzeugen, um nicht eine dorsale mit einer ventralen Instabilität zu verwechseln. Die vordere Schublade in 90° Beugestellung wird zunächst mit neutralrotiertem Unterschenkel, anschließend mit dem Unterschenkel in 30° Außenrotation und in 15° Innenrotation geprüft. Ist der Test in Außenrotation positiv, so weist dies neben der vorderen Kreuzbandruptur auf einen Innenbandschaden und damit auf eine anteromediale Instabilität hin. Eine vermehrte Schublade in Innenrotation ergibt sich bei Ruptur des vorderen Kreuzbands und des Außenbands. Analoge Überlegungen gelten für die Überprüfung der hinteren Schublade.

Die **Prüfung der Seitenbänder** erfolgt in Varus- und Valgusstress in 30° Beugestellung und in Streckstellung. Um die dafür notwendige muskuläre Entspannung des Patienten sicherzustellen, muss das Bein sicher gehalten werden. Dies gelingt am besten durch Fixieren des Fußes zwischen Oberarm und Brustkorb. Gleichzeit wird das Kniegelenk mit beiden Händen umfasst, sodass die Finger den Gelenkspalt tasten können (Feagin 1994). In 30° Beugestellung können isolierte Instabilitäten der Seitenbänder nachgewiesen werden. Eine vermehrte Aufklappbarkeit in Streckstellung ergibt sich nur bei gleichzeitiger Verletzung des hinteren Schrägbands. Eine erhebliche Aufklappbarkeit in Streckstellung ist nur bei gleichzeitiger Kreuzbandruptur möglich.

Je nach Grad der Aufklappbarkeit oder dem Ausmaß der Translation werden 3 Schweregrade der Bandinsuffizienz unterschieden:

- Schwergrad I (+) bedeutet Verschiebung um 3–5 mm oder eine Aufklappbarkeit bis 5°.
- Schwergrad II (++) bedeutet Verschiebung um 5–10 mm oder eine Aufklappbarkeit von 5–10°.
- Schweregrad III (+++) bedeutet Translation von mehr als 10 mm oder eine Aufklappbarkeit von mehr als 10°.

Für wissenschaftliche Studien stehen instrumentelle Apparate (KT 1000, KT 4000) zur Verfügung, um das Ausmaß der Instabilität objektiv quantifizieren zu können.

Pivot-shift-Phänomen. 1971 haben McIntosh und Galway auf das sog. Pivot-shift-Phänomen als pathognomonisches Zeichen für eine vordere Kreuzbandruptur hingewiesen. Das Kniegelenk wird beim Pivot-shift Test unter Valgusstress und Innenrotationsstress aus der Streckung in die Beugung geführt. Bei fehlendem vorderen Kreuzband rollt der laterale Femurkondylus auf dem Tibiaplateau nach dorsal und es kommt zu einer Subluxation des lateralen Tibiakopfs nach vorne. Bei einer Beugestellung von ca. 50° kommt es

20.5 Bandverletzungen des Kniegelenks

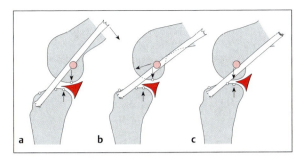

Abb. 20.**30** Pivot-shift-Test nach McIntosh: Bei insuffizientem vorderen Kreuzband kommt es bei zunehmender Beugung unter Valgus-Innenrotations-Stress zur ventralen Subluxation des lateralen Tibiaplateaus (**a**). Bei einer Beugung von ca. 50° (**b**) kommt es zum ruckartigen Zurückspringen des Tibiaplateaus in die normale Position (**c**).

zum ruckartigen Zurückschnappen des Tibiakopfs in die normale Position (Abb. 20.**30a–c**). Dieses Phänomen ist nur beim muskulär entspannten Patienten oder in Narkose auslösbar. Der umgekehrte Pivot-shift-Test wird als **Jerk-Test** bezeichnet. Der Patient liegt in Rückenlage. Die Hüfte ist 45°, das Kniegelenk 90° gebeugt. Das Kniegelenk wird nun bei innenrotiertem Unterschenkel langsam gestreckt, wobei die Hand des Untersuchers wieder einen Valgustress erzeugt. Bei zunehmender Streckstellung springt der Tibiakopf nach ventral.

Bei gleichzeitiger Ruptur des hinteren Kreuzbands und der posterolateralen Kapsel-Band-Strukturen ist der **Rekurvatum-Test** positiv: Der Untersucher hält das gestreckte Bein an der Ferse. Bei der geschilderten Bandverletzung kommt es zur Außenrotations- und Rekurvationsstellung im Kniegelenk.

Bildgebende Diagnostik

Zum Ausschluss knöcherner Verletzungen sind Röntgenaufnahmen in 2 Ebenen und eine Tangentialaufnahme der Patella notwendig. Zu achten ist bei lateralen Instabilitäten auf den knöchernen Ausriss der dorsolateralen Kapsel, die schon von Segond beschrieben wurde. Dieser Frakturtyp tritt nur zusammen mit einer vorderen Kreuzbandruptur auf. Geachtet werden sollte auf dem a.-p. Bild auch auf sog. Stieda-Pellegrini-Schatten, d. h. Verkalkungen am medialen Femurkondylus. Besteht die Verknöcherung am distalen Femurschaft knapp proximal des Kondylus, so handelt es sich um einen veralteten Ausriss des M. adductor longus. Liegt die Verkalkung seitlich am Kondylus, so liegt ein alter Innenbandausriss vor. Ebenso ist auf knöcherne Kreuzbandausrisse ist zu achten. Diese treten insbesondere beim Heranwachsenden vor Schluss der Epiphysenfugen auf.

Die gesunden Kreuzbänder sind in der Kernspintomographie gut erkennbar und weisen sowohl in der T-1- als auch in der T-2-Wichtung eine geringe Signalintensität auf (Abb. 20.**31a–d** und 20.**32a, b**). Bei der klinisch diagnostizierten vorderen Kreuzbandruptur

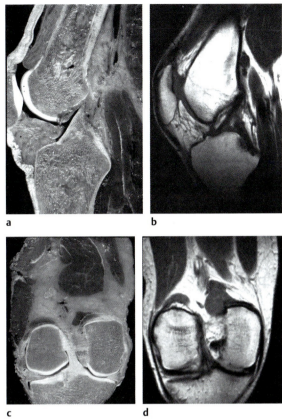

Abb. 20.**31** Anatomischer Schnitt (**a, c**) und MRT-Bild (**b, d**) des normalen vorderen Kreuzbands in sagittaler (**a, b**) und gekippt koronarer (**c, d**) Darstellung (Archiv Dr. R. Burgkart, Orthopädie TUM).

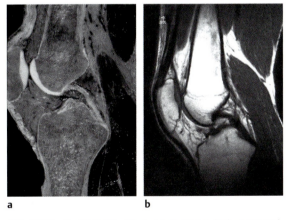

Abb. 20.**32** Sagittale Schnitte durch das Kniegelenk zur Darstellung des hinteren Kreuzbands.
a Anatomischer Schnitt.
b Kernspintomographie (Archiv Dr. R. Burgkart, Orthopädie TUM).

ist das Anfertigen eines Kernspintomogramms angezeigt, um begleitende Meniskusverletzungen und die Rupturform des Bands festzustellen. Auch die übrigen Bänder lassen sich kernspintomographisch abbilden. Für die Darstellung des vorderen Kreuzbands in der

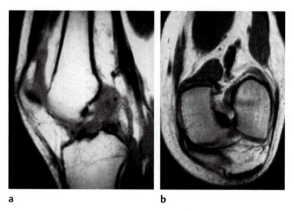

Abb. 20.33 MRT-Bild eines mittig rupturierten vorderen Kreuzbands in sagittaler (**a**) und gekippt koronarer (**b**) Schichtführung. Keine durchgehende signalarme Struktur mehr, sondern signalreiche Verbreiterung des ehemaligen Bands.

Kernspintomographie hat sich eine Lagerung des Kniegelenks in leichter Außenrotation und 15–20° Flexion bewährt (Träger et al. 1995b), da sich das Kreuzband in dieser Position gut von der Kortikalis des Femurs abhebt. Das Kreuzband lässt sich dann in T-1- und T-2-gewichteten Sequenzen in sagittalen und schrägkoronaren Ebenen übersichtlich darstellen. Untersuchungen von Träger et al. (1992) zeigen, dass sich eine vordere Kreuzbandruptur mit dieser Technik mit einer Sensitivität von 100 % und einer Spezifität von 94,7 % nachweisen lässt. Ebenso kann die Lokalisation der Ruptur (femoraler Ausriss, intraligamentärer Riss, tibiale Ruptur) festgestellt werden (Abb. 20.**33a, b**).

Der natürliche Verlauf von Kniegelenkinstabilitäten führt zur vermehrten Beanspruchung vor allem der Menisken und des Knorpels. Bekannt ist, dass bei vorderen Kreuzbandrupturen als unmittelbare Verletzungsfolge Knorpelschäden bei ca. 1/5 und Meniskusschäden bei der Hälfte der Patienten vorliegen. Bei veralteten Instabilitäten (5 Jahre) liegen bei ca. 50 % der Patienten Knorpelschäden und bei über 2/3 der Patienten Meniskusschäden vor.

Therapie

Isolierte Innenbandverletzungen werden heute ganz überwiegend konservativ behandelt. Es hat sich gezeigt, dass sie unter Ausschluss der Außenrotation ausheilen können. Innenbandverletzungen werden daher durch Anlage einer Knieorthese oder eines Kunststofftutors für 6 Wochen behandelt. Eine Operationsindikation besteht, falls sich ein tibial ausgerissenes Innenband ins Gelenk einschlägt, bei Innenbandrissen auf Höhe des Gelenks mit Desinsertion des Innenmeniskus und beim Genu valgum und gleichzeitiger Ruptur von Innenband und hinterem Schrägband.

Isolierte Außenbandverletzungen sind sehr selten. Die Operationsindikation besteht beim jungen sportlichen Patienten mit gleichzeitiger Varusfehlstellung.

Die Operationsindikation bei **vorderen Kreuzbandrupturen** hat sich erheblich gewandelt. Da es eine hohe Dunkelziffer von Personen mit stattgehabter vorderer Kreuzbandruptur gibt, die auch nach Jahrzehnten keine Beschwerden haben, andererseits aber bei verschiedenen Patienten eine instabilitätsbedingte Arthrose eintritt, muss die Operationsindikation individuell gestaltet werden. Sportlich wenig aktive, ältere Patienten kommen ohne vorderes Kreuzband meist sehr gut zurecht. Bei jungen aktiven Patienten, ins-

Therapie frischer Kniebandverletzungen im Überblick

Bandverletzungen	Therapie	Häufige Operationsform
Innenbandruptur	• konservativ • OP-Indikation (Ausnahme)	• Bandnaht
Außenbandruptur	• konservativ • OP-Indikation selten, wenn, dann beim Sportler mit Varusknie	• Bandnaht und Augmentation
Vorderes Kreuzband	• konservativ (älterer Patient, wenig sportorientiert) • operativ (junger Sportler, bei Spontan-Pivot)	• Kreuzbandplastik (Patellarsehne oder M.-semitendinosus-Sehne)
Hinteres Kreuzband	• konservativ • operativ meist bei dorsaler Rotationsinstabilität	• Kreuzbandplastik ggf. posterolaterale oder -mediale Bandnaht

besondere wenn sie Risikosportarten mit plötzlichen nicht vorhersehbaren Richtungswechseln wie Squash, Fußball und andere Mannschaftssportarten betreiben, kommt es beim Fehlen des vorderen Kreuzbands häufig zu Beschwerden, zum spontanen Pivot-shift-Phänomen und nachfolgend mit erhöhter Wahrscheinlichkeit zu sekundären Meniskusschädigungen. Insofern ist beim jungen Leistungssportler die Operationsindikation zweifelsohne gegeben, während beim 50-jährigen, nicht sportlich aktiven Patienten, der bereits degenerative Veränderungen im Kniegelenk aufweist, die konservative Therapie mit Muskelkräftigung angezeigt ist.

Wurden früher die Bandverletzungen des Kniegelenks frühzeitig operativ versorgt, so gilt derzeit, mit der Operation 6 Wochen zu warten, da die Arthrofibroserate mit postoperativen Bewegungseinschränkungen niedriger sein soll. Lediglich die sofortige Versorgung innerhalb von 60 Stunden nach dem Unfall gilt ebenfalls als günstiger Operationszeitpunkt (Berbig & Rillmann 2000). Innerhalb der ersten 6 Wochen nach vorderer Kreuzbandruptur erfolgt eine antiphlogistische und krankengymnastische Therapie, um die Beweglichkeit wieder herzustellen und den Muskelmantel zu kräftigen. Bei Patienten mit Begleitverletzung des (medialen) Kollateralbands wird in dieser Zeit eine Orthese verordnet, um eine konservative Ausheilung dieser Verletzung zu ermöglichen. Nach Feagin (1994) kann es bei Patienten, bei denen sich keine klare Indikation zum operativen Kreuzbandersatz stellen lässt, sinnvoll sein, zunächst 6 Monate nach der Verletzung zu warten. Ist die vom Patienten erwünschte Aktivität beschwerdefrei möglich, tritt kein Spontan-Pivoting ein und kommt es zu keinen Gelenkergüssen, kann von einer Operation abgesehen werden, sonst besteht eine Operationsindikation.

In jüngster Zeit ergeben sich auch Hinweise darauf, dass bestimmte Kreuzbandrupturen unter konservativer Therapie heilen können. Es handelt sich hierbei um Patienten mit kernspintomographisch nachgewiesenem intakten Synovialisschlauch und nur geringer Retraktion der Kreuzbandenden. Werden diese Patienten für 6 Wochen in einer Orthese mit 10° Streckdefizit behandelt, so kommt es häufig zu einer stabilen Heilung des vorderen Kreuzbands (Burgkart et al. 1998), was MRT-mäßig objektiviert werden kann (Abb. 20.**34**a–d).

Hintere Kreuzbandverletzungen: Rupturen des hinteren Kreuzbands müssen nur selten operiert werden. Begleitverletzungen des dorsomedialen und dorsolateralen Kapselecks und hochgradige isolierte dorsale Instabilitäten können eine Kreuzbandplastik notwendig machen.

Kniegelenkluxation: Vor allem bei Motorradunfällen kommt es immer wieder zur Luxation des Kniegelenks (Abb. 20.**35**). Es handelt sich hierbei um die schwerste Bandverletzung des Kniegelenks, bei der regelmäßig

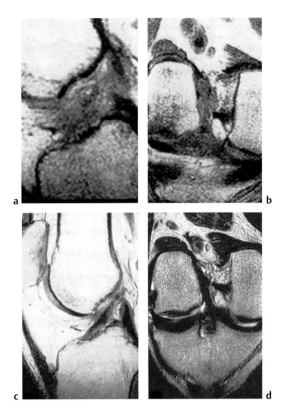

Abb. 20.**34** Verlauf einer konservativ behandelten vorderen Kreuzbandruptur.
a In der Sagittalebene diffus verbreitete signalinhomogene Kreuzbandstruktur (SE, TR560, TE24, SL3.0).
b In der schräg koronaren Ebene Volumenzunahme mit intermediärer Signalanhebung. Rupturiertes Band mit Kaliberschwankungen noch deutlich im Interkondylarraum abgrenzbar. Dadurch Interpretation als teilweise stehender Synovialschlauch (SE, TR580, TE24, SL3.0).
c Kontrolle 2 Jahre nach vorderer Kreuzbandruptur. Ausheilungsergebnis: durchgehende Bandstruktur mit Signalinhomogenitäten und Kaliberschwankungen proximal in der Sagittalebene (SE, TR7222.0, Te20.0, SL3,0).
d In der schräg koronaren Ebene signalarme Bandstruktur mit geringgradiger Signalerhöhung und Kalibersprung am proximalen Ansatz (TSE, TR3900.0, T96.0, SL3,0).

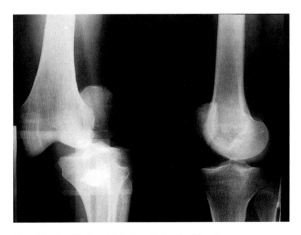

Abb. 20.**35** Röntgenbild einer Kniegelenkluxation.

beide Kreuzbänder und auch der Großteil der übrigen Bandstrukturen zerrissen sind. Auf neurovaskuläre Begleitverletzungen vor und nach der frühzeitig durchzuführenden Reposition ist unbedingt zu achten. Keine Einigkeit besteht über den Zeitpunkt und das Ausmaß der anzustrebenden Operation.

Bei **veralteten Kapselbandinstabilitäten** mit rezidivierenden Subluxationen bestehen folgende Behandlungsmöglichkeiten: Durch ein geeignetes muskelkräftigendes Training kann die muskuläre Stabilität des Kniegelenks verbessert werden. Eine Verminderung der Aktivität, insbesondere das Unterlassen von Risikosportarten, kann die Zahl der Subluxationen erheblich vermindern. Schließlich besteht auch die Möglichkeit der operativen Stabilisierung, intraartikulär oder intra- und extraartikulär. Mit der externen Stabilisierung kann mit großer Sicherheit ein Pivotieren verhindert werden.

Beachte: Bei der Aufklärung des Patienten ist darzulegen, dass es sich bei einer Kreuzbandplastik lediglich um einen begrenzt leistungsfähigen Ersatz des Kreuzbands handelt. Mit dem Transplantat gelingt es nie, die Faserarchitektur des natürlichen Bands wiederherzustellen. Auch bei optimaler Technik ist es daher derzeit noch nicht möglich, wieder eine ideale Isometrie der Einzelfasern des Kreuzbands zu gewährleisten. Ungünstig bei der Kreuzbandplastik ist auch die Tatsache, dass die natürliche Propriozeption des Kreuzbands nicht mehr hergestellt werden kann.

Konservative Therapie

Die konservative Therapie bei frischen Bandverletzungen besteht im Schutz der Bandstrukturen in einer Orthese. Initial können eine vorübergehende Ruhigstellung, die Kühlung und die Gabe von NSAR indiziert sein. Bei chronischer Instabilität liegt der Schwerpunkt der konservativen Therapie in der Muskelkräftigung. Zusätzlich kann beim Sport ein Brace getragen werden. Auch durch die Vermeidung von Risikosportarten können die Beschwerden günstig beeinflusst werden. Bei Hobbysportlern wird durch die konservative Therapie über gute Ergebnisse bei isolierten vorderen Kreuzbandrupturen bei 4/5 der Patienten berichtet.

Operative Therapie

Innenbandnaht. Die Naht des Innenbands wird nur noch selten durchgeführt. Ziel ist die anatomische Rekonstruktion des Bands. Bei Ausrissen der tibialen Insertion kommen heute mehr und mehr Fadenankersysteme zur Anwendung.

Isolierte laterale Bandverletzungen. Wenn man sich ausnahmsweise zur Operation entschließt, so lassen die aufgefaserten Bandenden häufig keine End-zu-End-Naht zu. Regelmäßig ist eine Augmentation z. B. mit einem Teil des Tractus iliotibialis oder der geteilten Bizepssehne erforderlich.

Vorderes Kreuzband

Knöcherne Kreuzbandausrisse treten oft vor Wachstumsabschluss auf. Sie werden typischerweise mit Kleinfragmentschrauben refixiert. Am häufigsten ist der tibiale Ausriss des vorderen Kreuzbands.

Die Schrauben werden hier z. T. arthroskopisch schräg nach dorsal distal, ohne die Epiphysenfuge zu tangieren, eingebracht. Lediglich wenig dislozierte knöcherne tibiale Bandausrisse, bei denen nur der vordere Anteil des Knochenfragments gering angehoben ist, können in leichter Hyperextension im Gips ruhig gestellt werden, da die Femurgelenkfläche das Fragment vorne reponieren kann. Ist der knöcherne Kreuzbandansatz in mehrere Fragmente gebrochen, so kommt auch eine Drahtumschlingung der Fragmente und die transtibiale Fixierung infrage.

Ossäre hintere Kreuzbandausrisse werden operativ rekonstruiert, wenn sie disloziert sind.

Kreuzbandplastik. Die Gefäßversorgung des vorderen Kreuzbands ist sehr labil. Die alleinige Naht des vorderen Kreuzbands führt deshalb nur bei ca. 20 % der Patienten zu guten Ergebnissen und wurde daher schon früh verlassen. Standardverfahren ist heute der komplette Ersatz des vorderen Kreuzbands durch ein Transplantat. Verwendet werden überwiegend das mittlere Drittel der Patellarsehne oder die Sehne des M. semitendinosus, die vierfach oder gedoppelt implantiert wird, selten auch die M.-gracilis-Sehne und vor allem in den USA auch Allotransplantate, bei denen die Entnahmemorbidität wegfällt, bei denen sich aber immunologische Probleme und das Risiko der Krankheitsübertragung ergeben. Bandprothesen sind wieder verlassen worden, da es gehäuft zu Brüchen der Kunstbänder und zu einer Fremdkörpersynovialitis durch Abriebpartikel gekommen ist. Als „golden standard" gilt die Implantation des mittleren Patellarsehnendrittels mit anhängenden Knochenblocken aus Patella und Tibia (Abb. 20.**36a, b**). Für die arthroskopische Implantation wurden verschiedene ausgereifte Instrumentarien entwickelt.

Technik. Zur Implantation des Kreuzbandersatzes wird ein Bohrkanal durch die Tibia und durch das Femur gebohrt. Entscheidend ist es, exakt die natürlichen tibialen und femoralen Ansatzpunkte des Kreuzbands mit den Bohrkanälen zu treffen, wofür spezielle Instrumente zur Verfügung stehen. Das Zentrum der tibialen Eintrittsstelle des Bohrkanals ins Gelenk liegt 7 mm ventral des hinteren Kreuzbands und 2–3 mm dorsal des medialen Interkondylenhöckers. Das Zentrum des femoralen Bohrkanals liegt 6–7 mm vor dem knöchernen Umschlagpunkt des Interkondylendachs des Femur im rechten Kniegelenk bei 11 Uhr und im linken Kniegelenk bei 1 Uhr. Von entscheidender Bedeutung ist weiter-

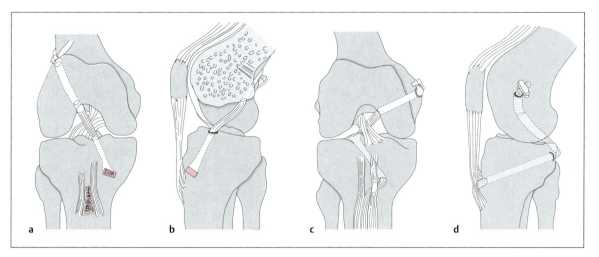

Abb. 20.**36** Schematische Darstellung von vorderer und hinterer Kreuzbandplastik. Bezüglich der Fixierungsmethoden gibt es mehrere Alternativen.
a, b Klassische Technik der vorderen Kreuzbandplastik mit dem mittleren Drittel der Patellarsehne. Fixierung des tibialen Anteils durch Verklemmen des anhängenden Knochenblocks (Klemmblocktechnik). Femorale Fixierung mit Metallklammer (heute meist arthroskopische Fixierung mit Interferenzschrauben).
c, d Klassische Technik der hinteren Kreuzbandplastik, hier mit einem gestielten Transplantat aus Quadrizepssehne, Kniescheibenanteil und Patellarsehne.

hin, dass das Transplantat frei intraartikulär liegt, ohne Impingement an knöchernen Strukturen. Insbesondere am Dach und an der lateralen Wand der Fossa intercondylaris am Femur ist die Gefahr des Impingements des Transplantats am größten. Ggf. muss Knochen, der das Transplantat beeinträchtigt, mit einer Fräse entfernt werden (sog. Notch-Plastik).

Die isometrische und impingementfreie Platzierung des Transplantats stellt einen kritischen Punkt bei der Kreuzbandplastik dar. In jüngerer Zeit wird versucht, die Positionierung des Transplantats am Computer virtuell dreidimensional zu planen und anschließend bei virtueller Bewegung des Kniegelenks die Position zu überprüfen. Mithilfe der OP-Navigation oder mit Roboterunterstützung werden dann die Bohrkanäle angelegt. Diese Verfahren sind bei weitem noch nicht ausgereift. Theoretisch könnten sie in Zukunft einen wesentlichen Fortschritt für die Kreuzbandplastik bedeuten.

Die Knochenblöcke des mittleren Patellarsehnendrittels werden überwiegend mit sog. Interferenzschrauben aus Titan in den Bohrkanälen fixiert. Die Interferenzschrauben werden so in den tibialen und femoralen Bohrkanal eingebracht, dass sie im Bohrkanal neben den Knochenblöcken des Transplantats zu liegen kommen. Sie pressen die Knochenblöcke gegen die Wand des Bohrkanals. Diese Verankerung ist stabil genug, um eine sofortige Belastung des operierten Kniegelenks zu ermöglichen. Da speziell die femorale Interferenzschraube falls notwendig nur außerordentlich schwer zu entfernen ist, werden alternative Fixierungsmöglichkeiten verwendet. Zum einen handelt es sich um resorbierbare Interferenzschrauben (Abb. 20.**37a, b**), zum anderen wird in jüngerer Zeit auch die Fixierung der Knochenblöcke ohne zusätzliches Instrumentarium in Press-fit-Technik erprobt.

Die Sehne des M. semitendinosus als Ersatzmaterial hat den Vorteil der geringeren Morbidität an der Entnahmestelle, aber den Nachteil, dass es im Zeitverlauf hier zu einer gewissen Elongation des Transplantats kommen kann. Ein weiterer Vorteil ist bei der Vorsorgung des Heranwachsenden die Tatsache, dass keine Knochenblöcke im Bereich der Wachstumsfugen zu liegen kommen.

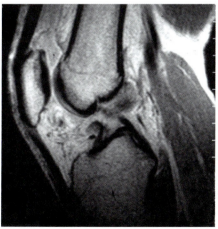
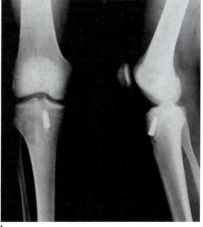

Abb. 20.**37** Bildgebung bei vorderer Kreuzbandplastik.
a Sagittales Kernspintomogramm bei mittiger vorderer Kreuzbandruptur. Sowohl der tibiale als auch der femorale Bandstummel sind zu erkennen.
b Postoperative Röntgenbilder in 2 Ebenen. Das freie Patellarsehnentransplantat wurde distal mit einer Titaninterferenzschraube fixiert. Dorsal der Schraube ist der Transplantatknochen gut zu erkennen. Femoral Fixierung mit resorbierbarer und radiologisch nicht sichtbarer Interferenzschraube.

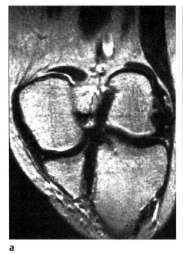 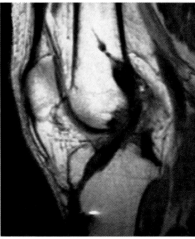 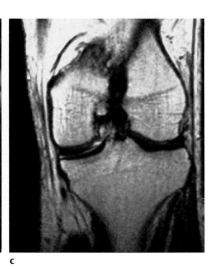

Abb. 20.38 Vordere Kreuzbandplastik (29-jährige Patientin; **a**), MRT-Kontrolle 7 Jahre nach Naht des vorderen Kreuzbands und Augmentation mit der M.-semitendinosus-Sehne. Schrägkoronare Rekonstruktion des 3-D-Gradientenechos (3-D-FISP70, TR40, TE10, Schichtdicke 0,8 mm). Es zeigen sich minimale Kaliberschwankungen sowie Konturunregelmäßigkeiten mit Signalerhöhungen des Bands (Typ Ib).

b, c Kreuzbandruptur (48-jähriger Patient). Arthroskopische Rekonstruktion mit M.-semitendinosus-Sehne (mehrfach gedoppelt). Nach 18 Monaten Kontroll-MRT. Es zeigen sich durchgängige Strukturen im transplantierten Kreuzband, die allerdings im Gelenkbereich deutliche Ausdünnungen zeigen (Elongation des Transplantats). Klinisch: Lachmann-Test positiv.

Die stabile Einheilung des Knochenblocks beim Patellarsehnentransplantat dauert etwa 6 Wochen. Die Einheilung der Sehne des M. semitendinosus in die Bohrkanäle nimmt ca. 12 Wochen in Anspruch. Man beachte, dass offen eingebrachte Patellartransplantate und M.-semitendinosus-Plastiken nur in etwa 75 % der Fälle funktionstüchtig einheilen. Dies konnte anhand von MRT-Untersuchungen (Abb. 20.**38a–c**) erstmals objektiviert werden (Träger et al. 1995a). Es ist anzunehmen, dass auch arthroskopisch eingebrachte Implantate in einem hohen Prozentsatz nicht funktionstüchtig einheilen. Zur Sicherung der Stabilität wurde bei den offen transplantierten Kreuzbändern eine externe Stabilisierung durchgeführt, die zumindest ein „Pivotieren" verhindert. Es wird erwartet, dass demnächst Langzeitergebnisse über die Implantateinheilung bei arthroskopisch transplantierten Bandplastiken im Kernspintomogramm erfolgen.

Hinteres Kreuzband

Wird das rupturierte hintere Kreuzband operativ versorgt, so ist eine Bandplastik angezeigt, da die Bandnaht zu keinen guten Ergebnissen führt (s. Abb. 20.**36c, d**). Auch hier ist die Positionierung des Transplantats kritisch. Der tibiale Austrittspunkt liegt ca. 10 mm distal der Gelenklinie am dorsalen Tibiakopf. Der femorale Bohrkanal endet medial in der Fossa intercondylaris ca. 10 mm von der Knorpel-Knochen-Grenze entfernt im rechten Kniegelenk bei 1 Uhr und im linken Kniegelenk bei 11 Uhr. Als Transplantat kann z. B. die Quadrizepssehne und die Patellarsehne verwendet werden.

Extraartikuläre Stabilisierungsmethoden bei veralteten Instabilitäten

Zur zusätzlichen Stabilisierung bei einer anterioren Instabilität in Kombination mit einer vorderen Kreuzbandplastik oder wenn bei bereits vorliegenden degenerativen Veränderungen im Kniegelenk von einer intraartikulären Operation Abstand genommen wird, kann durch verschiedene extraartikuläre Stabilisationsverfahren das spontane Pivoting verhindert werden.

Im eigenen Krankengut wurde dazu häufig die extraartikuläre Stabilisierung nach James (James & Slocum 1975; Abb. 20.**39b**) durchgeführt.

Bei dieser Technik wird ein distal gestielter, 1,5 cm breiter Streifen des Tracus iliotibialis mobilisiert, dorsal von Außenband und lateralem M.-gastrocnemius-Kopf durchgezogen und über einen 6 mm Bohrkanal, der 1 cm proximal und ventral des Außenbandansatzes endet, wieder zurückgeführt und mit sich selbst und dem Außenband vernäht (Abb. 20.**40**).

Mediale Stabilisierung: Besteht eine erhebliche mediale Instabilität, so kann mit dem einfach durchzuführenden Verfahren nach Slocum stabilisiert werden (Abb. 20.**39a**).

Dazu wird die Sehne des M. semimembranosus mobilisiert und auf den femoralen Ansatz des hinteren Schrägbands gesteppt.

Posterolaterale Stabilisierung: Bei chronischen posterolateralen Rotationsinstabilitäten bietet die Operation nach Trillat-Hughston (Abb. 20.**39c**) die Möglichkeit einer extraartikulären Stabilisierung. Dazu werden die femoralen Ansätze von lateralem Kollateralband und M.-popliteus-Sehne sowie des lateralen M.-gastrocnemius-Kopfs ausgemeißelt und nach ventral versetzt.

20.5 Bandverletzungen des Kniegelenks

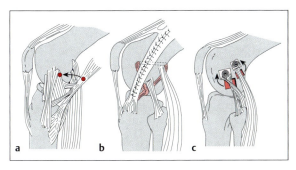

Abb. 20.39 Extraartikuläre Stabilisierungsverfahren.
a Laterale extraartikuläre Stabilisierung (extraartikulärer Ersatz des vorderen Kreuzbands) nach James mit einem distal gestielten Fascia-lata-Streifen.
b Mediale extraartikuläre Stabilisierung nach Slocum durch die Versetzung der M.-semimembranosus-Sehne auf die dorsomediale Gelenkecke.
c Extraartikuläre Stabilisierung nach Trillat-Hughston zur Behebung einer posterolateralen Rotationsinstabilität. Lateraler M.-gastrocnemius-Kopf und Außenband mit M.-popliteus-Sehne werden getrennt versetzt.

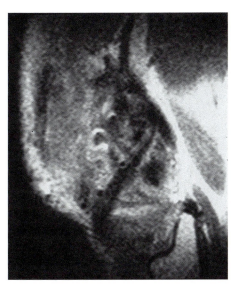

Abb. 20.40 Kernspintomographie nach extraartikulärer Stabilisierung nach James. Der in einer Schlingentour zurückgeführte und mit sich selbst vernähte Streifen aus dem Tractus iliotibialis in Verlaufsrichtung des vorderen Kreuzbands ist gut zu erkennen.

Nachbehandlung

Das Ziel der Nachbehandlung nach vorderer Kreuzbandplastik ist es, frühzeitig eine volle Beweglichkeit und Funktion des operierten Kniegelenks zu erreichen ohne die Verankerung des Transplantats bzw. das während der Phase der Revaskularisierung geschwächte Transplantat zu überfordern. Bekannt ist, dass der vollständige Transplantatumbau erst etwa 1 Jahr nach der Operation abgeschlossen ist. Nach Untersuchungen von Clancy et al. (1981) an Menschenaffen durchläuft das Patellarsehnentransplantat 6 Wochen nach Implantation eine Phase, in der es nur 16 % seiner ursprünglichen Reißfestigkeit hat und erreicht erst nach 9 Monaten eine Reißfestigkeit von 81 %. Untersuchungen von Henning et al. (1985) haben ergeben, dass beim Beugen des Kniegelenks, beim Radfahren und beim Gehen mit 25 % Körpergewicht fast keine Belastungen im vorderen Kreuzband entstehen. Beim Gehen mit voller Belastung entsteht nur eine geringe Spannung im Transplantat. Beim Joggen abwärts und beim Heben des gestreckten Beins gegen Widerstand mit isolierter Quadrizepsanspannung treten aber sehr hohe Belastungen des vorderen Kreuzbands auf.

Durchgesetzt hat sich heute eine Nachbehandlung, in der bereits unmittelbar nach der vorderen Kreuzbandplastik die Beweglichkeit vollständig oder zwischen F/E 90°-0°-0° freigegeben wird. Viele Therapeuten lassen die Patienten bereits wenige Tage postoperativ unter Vollbelastung gehen. Isolierte Quadrizepsanspannung sollte bis zur 12. postoperativen Woche vermieden werden. Bewährt zum Muskeltraining hat sich die sog. Kokontraktion, bei der gleichzeitig mit dem M. quadriceps femoris auch die medialen und lateralen Kniebeuger angespannt werden, die den Tibiakopf nach dorsal ziehen und somit das vordere Kreuzband entlasten. Mit Wettkampfleistungssport in Risikosportarten (Fußball, Handball, alpiner Skilauf, Tennis) sollte frühestens 6 Monate, besser 1 Jahr nach der Kreuzbandplastik begonnen werden.

Komplikationen

Komplikationen nach Bandoperationen im Kniegelenk sind die Bewegungseinschränkung und die weiterhin bestehende Instabilität. Bei Bandplastiken kommen die Beschwerden an der Entnahmestelle des Transplantats hinzu. Dazu gehört die Patellafraktur bei der Entnahme eines freien Patellarsehnentransplantats ebenso wie die Patella baja durch Vernarbungen der Patellarsehne.

Eine schwerwiegende Komplikation ist die sog. Arthrofibrose, die zu erheblichen Bewegungseinschränkungen im Kniegelenk führen kann.

Arthrofibrose

Die Arthrofibrose ist eine Bewegungseinschränkung des Kniegelenks durch die Proliferation von dichtem Narbengewebe.

Ätiopathogenese. Die Ursache der Arthrofibrose ist unklar. Fast immer tritt die Arthrofibrose nach einer Kniegelenkoperation auf. Begünstigend wirkt eine insuffiziente Rehabilitation z. B. bei nicht ausreichend behandelten Schmerzen, zum Teil bestehen auch noch weitere Probleme im Kniegelenk, wie ein fehlplatziertes Transplantat, die einen chronischen Reiz auslösen. Abzugrenzen sind andere Ursachen einer Bewegungseinschränkung nach vorderer Kreuzbandplas-

Tabelle 20.2 Grundsätzliches zur Ursache und Therapie von Bewegungseinschränkungen nach Kreuzbandplastik (nach Lindenfeld et al. 1999)

Ursache der Bewegungseinschränkung	Mögliche Therapie
Anteriore Platzierung des femoralen Bohrkanals, Flexionseinschränkung	Entfernung des Transplantats, ggf. Revisionskreuzbandplastik
Anteriore Platzierung des tibialen Bohrkanals, Extensionsdefizit durch Notch-Impingement	Notch-Plastik, ggf. Entfernung des Transplantats und Revisionskreuzbandplastik
Osteophyten in der Notch, Extensionsdefizit	Notch-Plastik
Zu straff gespanntes Transplantat, Bewegungseinschränkung	Entfernung des Transplantats und Revisionskreuzbandplastik
Cyclops-Syndrom, Extensionsdefizit durch ventral des Transplantats liegendes Narbengewebe und Impingement an der Notch	Exzision des Narbenknotens

tik (Tab. 20.2). Häufig finden sich Knorpelschäden bei Patienten mit Arthrofibrose. Histopathologisch ist das Knie mit dichtem fibrotischem Gewebe aufgefüllt, z. T. bestehen auch Verknöcherungen in diesem Bindegewebe.

Klinik und klinische Diagnostik. Bei der typischen Arthrofibrose besteht eine Einschränkung der Flexion und Extension. Die Patella ist vermindert beweglich. Das Knie ist geschwollen und etwas überwärmt.

Weitere Diagnostik: Nativradiologisch und kernspintomographisch müssen andere Ursachen für eine Bewegungseinschränkung ausgeschlossen werden. Auch das Vorliegen einer schleichenden Infektion sollte laborchemisch, ggf. durch Punktion des Kniegelenks ausgeschlossen werden.

Differenzialdiagnostisch ist eine Bewegungseinschränkung durch freie Gelenkkörper, Meniskusläsionen, motorische Schwäche z. B. durch Diskushernie auszuschließen.

Therapie. Die beste Therapie der Arthrofibrose ist die Vorbeugung. Anzustreben ist eine Frühmobilisation nach der Operation. Treten erhebliche Schmerzen und eine Schwellung auf, so ist Ruhe, Kälte und die Gabe von NSAR oder auch von Opiaten die Therapie der Wahl, wobei so früh als möglich wieder mit vorsichtigen Bewegungsübungen begonnen werden sollte.

Beim Vollbild der Arthrosfibrose sollte ein arthroskopisches Débridement durchgeführt werden. Die Narkosemobilisation in diesem Zustand ist gefährlich. Unter den dazu notwendigen hohen Kräften kann es zu Knorpelabscherungen (Evans et al. 1960) und schwereren Verletzungen bis hin zur Femurfraktur kommen. Zum Teil ist das Knie nur über einen medialen parapatellaren Zugang zu intubieren. Die fibrotischen Massen sind zum Teil so hart und fest, dass verschieden Anteile durch Miniarthrotomien entfernt werden müssen. Dies gilt z. T. für Verwachsungen am Lig. patellae und auch medial und lateral parapatellar. Der Hoffa-Fettkörper der innig mit dem Lig. patellae und den Menisken verwachsen sein kann, muss oft in toto entfernt werden. Ein verbleibendes Streckdefizit kann auch durch Verwachsungen zwischen Tibia und Menisken, die eine normale Bewegung der Menisken verhindern, bedingt sein. Diese Verwachsungen müssen dann ebenfalls entfernt werden. Unter Umständen kann noch eine dorsale Kapsulotomie notwendig werden.

Ergebnisse nach vorderer Kreuzbandplastik

Von Interesse sind vor allem die langfristigen Ergebnisse nach vorderer Kreuzbandplastik in Bezug auf die Stabilität und auf die Integrität des Transplantats, die Beweglichkeit und die posttraumatische Arthrose.

Untersucht man Kreuzbandtransplantate mit der MRT, so lassen sich 3 Transplantattypen unterscheiden:
- Beim MRT-Typ I ist eine kräftige homogen signalarme durchgehende Bandstruktur vorhanden. Klinisch weisen Typ-I-Transplantate eine hohe Stabilität auf.
- Beim MRT-Typ II besteht eine dünne, inhomogene Bandstruktur von intermediärer Signalintensität.
- Beim MRT-Typ III sind keine durchgehenden Bandstrukturen nachweisbar.

Beim Typ III fanden sich überwiegend klinisch instabile Kniegelenke. Beim Typ II bestand keine eindeutige Korrelation zur klinischen Stabilität.

Von Interesse ist, dass lediglich bei etwa 60 % der Kreuzbandtransplantate ein MRT-Typ I nachweisbar war, d.h. ein nicht unerheblicher Teil der Kreuzbandplastiken heilt nicht optimal ein (Träger et al. 1995a).

Eine Fülle von Studien beschäftigt sich mit dem kurz- und längerfristigen Ergebnissen nach vorderer Kreuzbandplastik. Jomha et al. berichten 1999 7 Jahre nach arthroskopischer vorderer Kreuzbandplastik bei 81 % der Patienten von einem guten oder sehr guten klinischen Ergebnis (ohne MRT-Kontrolle). Patienten, bei denen im Rahmen der Kreuzbandplastik eine Meniskektomie durchgeführt worden war, zeigten eine deutlich höhere Rate von degenerativen Veränderungen im Röntgenbild als Patienten ohne Meniskusresektion. Eine leichte Schwellung des Kniegelenks wird im langfristigen Verlauf bei 20 % der Patienten festgestellt (Otero & Hutcheson 1993).

20.6 Kniearthrose

Engl.: osteoarthritis of the knee.

Definition.
Als Gonarthrose bezeichnet man eine nichtentzündliche, degenerative Erkrankung des Kniegelenks, häufig auf dem Boden einer präarthrotischen Deformität.

Epidemiologie

Es ist davon auszugehen, dass 30 % der über 60-Jährigen Knieprobleme aufweisen, die mit einer Gonarthrose in Zusammenhang zu bringen sind (Puhl et al. 2000).

Ätiopathogenese

Die Ursache der Gonarthrose liegt meist in einer mechanischen Überlastung des Gelenkknorpels. Zu nennen sind hier Achsfehlstellungen, intraartikuläre Stufenbildungen nach Fraktur, chronische Instabilitäten, Meniskusschäden, freie Gelenkkörper, die Fehlanlage des retropatellaren Gleitlagers, ein Fehlwachstum und auch die erhebliche Adipositas, die den Eintritt einer Arthrose möglicherweise nur beschleunigt. Auch die Knorpelzerstörungen im Rahmen entzündlicher Erkrankungen wie beim septischen Kniegelenksinfekt oder bei rheumatischen Erkrankungen können zur Arthrose führen. Schäden in der Knochen- und Knorpeloberfläche, die bei traumatischer Knorpelabsprengung, bei der Osteochondrosis dissecans oder beim Morbus Ahlbäck vorkommen, kommen als Ursache einer Arthrose infrage. Bei einigen neurologischen Erkrankungen, wie bei der Syringomyelie oder bei der Tabes dorsalis, bilden sich neuropathische Arthropathien. Auch bei vielen weiteren lokalisierten und generalisierten Erkrankungen kann es zur Gonarthrose kommen. Dies trifft unter anderem zu auf die Hämophilie, die Chondromatose, die Chondrokalzinose, die Gicht und die Hämochromatose.

Zu nennen ist ferner eine primäre Arthrosis deformans, wobei der Knorpelverschleiß mit einem weniger leistungsfähigen Knorpel in Zusammenhang zu bringen ist.

Die Regenerationsfähigkeit des hyalinen Gelenkknorpels ist außerordentlich gering, was therapeutisch Schwierigkeiten bereitet. Defekte im hyalinen Knorpel heilen nur begrenzt. Zur Knorpelregeneration kommt es erst, wenn die subchondrale Grenzlamelle des Knochens durchbrochen ist. Vom Markraum ausgehend bildet sich dann unter günstigen Bedingungen ein faserknorpeliges Ersatzgewebe, dessen Leistungsfähigkeit eingeschränkt ist. Verschiedene Therapiemaßnahmen (Pridie-Bohrung, Abrasionsarthroplastik, Mikrofrakturierung) haben das Ziel, eine Faserknorpelbildung zu induzieren.

In Abhängigkeit vom makroskopischen Befund werden nach Outerbridge (1961) 4 Schweregrade unterschieden:
▶ Grad I: Knorpelerweichung und Knorpelschwellung bei intakter Oberfläche.
▶ Grad II: Fissuren und Fragmentierung in einem Bereich, der kleiner als 2,5 cm ist.
▶ Grad III: Fissuren und Fragmentierung in einem Bereich, der größer als 2,5 cm ist.
▶ Grad IV: Der Knorpelschaden reicht bis zum Knochen.

Klinik und klinische Diagnostik

Auch bei bestehenden degenerativen Veränderungen im Kniegelenk ist die Arthrose häufig ohne Krankheitswert. Erst nach vermehrter Belastung, bei Kälteeinwirkung oder aber auch ohne erkennbaren Grund kann es zur Aktivierung der Arthrose mit Reizerscheinungen, Schmerzen, Schwellungen und Gelenkerguss kommen.

Die Patienten berichten mit zunehmendem Knorpelverschleiß über fortschreitende belastungsabhängige Schmerzen und zunehmende Bewegungseinschränkung. Sie bemerken Gelenkgeräusche. Bei einseitigen Arthrosen kommt es durch den zunehmenden Knorpelabrieb zu einer fortschreitenden Achsenabweichung (Genu varum bzw. valgum). Es kommt zur Bildung eines Gelenkergusses. Klinisch können Osteophyten am Gelenkspalt tastbar sein.

Bildgebende Diagnostik

Röntgenaufnahmen in 2 Ebenen bringen eine erste Orientierung. Zu empfehlen ist, eine a.-p. Aufnahme bei Belastung und einer Beugestellung von 20° durchzuführen, um die Gelenkspaltweite beurteilen zu können. Die Lage der Patella ist am besten auf einer Seitaufnahme bei 30° Beugung zu beurteilen. Die Tangentialaufnahme der Patella lässt eine Retropatellararthrose beurteilen. Die seltene Arthrose im Tibiofibulargelenk kann auf einer Aufnahme in 45° Innenrotation abgebildet werden.

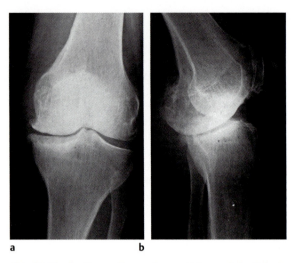

Abb. 20.**41a, b** Varusarthrose. Ausgeprägte mediale Gelenkspaltverschmälerung, Osteophyten am medialen Tibiaplateau.

Die typischen Zeichen einer degenerativen Gelenkerkrankung sind: Gelenkspaltverschmälerung, verstärkte subchondrale Sklerosierung, Osteophytenbildung, Bildung subchondraler Zysten (Abb. 20.**41a, b**).

Nach dem Ausmaß der degenerativen Veränderungen können radiologisch 4 Stadien der Arthrose unterschieden werden:
- Grad I: Rauber-Zeichen – kleine Randkonsole am medialen Femurkondylus.
- Grad II: Randosteophyten an Femur und Tibia, evtl. Ausziehung an der Eminentia intercondylica.
- Grad III: stärkere Osteophyten an Femur und Tibia, leichte Verschmälerung des Gelenkspalts.
- Grad IV: starke Osteophytenbildung, deutliche Gelenkspaltverschmälerung, deutliche subchondrale Sklerosierung.

Neben Veränderungen an den Bändern und im Meniskus lassen sich mittlerweile auch Knorpelläsionen mit der MRT objektivieren. Dierenzo et al. gaben 1995 eine fettunterdrückte 3-D-Gradienten-Echosequenz als am besten geeignet für die Darstellung von Knorpelläsionen an. Potter et al. berichteten 1998 darüber, dass sich auch mit konventionellen und weniger zeitaufwendigen protonengewichteten Untersuchungssequenzen eine Genauigkeit in der Diagnose von Knorpelläsionen von 92 % ergibt.

Therapie

Nota bene
Von entscheidender Bedeutung bei der Behandlung einer Gonarthrose ist es, zunächst festzustellen, ob eine präarthrotische Deformität besteht, die für die Entwicklung der Arthrosis deformans im Vordergrund steht. Sie gilt es in erster Linie anzugehen und zwar operativ mit Umstellungsosteotomien.

Bei der konservativen Behandlung der Gonarthrose kommen spezielle Einlagen mit Erhöhung des lateralen, seltener medialen Außenrands um etwa 4 mm infrage. Es empfiehlt sich das Tragen von luftgepolsterten Schuhen oder Pufferabsätzen sowie bei Instabilität von Bandagen für eine externe Stabilisierung.

Medikamentös verordnet man nichtsteroidale Antirheumatika (NSAR). Sie hemmen die Prostaglandinbiosynthese und wirken als Schmerzmittel sowie lindernd auf die entzündliche Begleitreaktion der Erkrankung. Damit kann auch eine „aktivierte Arthrose" in eine inaktive Form zurückgeführt werden.

Man beachte die mit der NSAR-Verordnung verbundene Gefahr z. B. von lebensbedrohlichen gastrointestinalen Blutungen.

Mit der Einführung selektiv wirkender COX-2-Hemmer sind nach dem derzeitigen Wissensstand diese Nebenwirkungen nicht mehr zu befürchten, allerdings ist die analgetische Wirkung geringer.

Örtlich ist beim akuten Reizzustand die Kryotherapie hilfreich und nach Rückgang der akuten Erscheinungen eine Wärmetherapie in verschiedener Form (Packungen, Salbeneinreibungen, Thermalbad).

Glucocorticoide haben bei der aktivierten Arthrose einen hohen Stellenwert. Durch intraartikuläre Cortisoninjektionen jeweils im Abstand von mehreren Monaten können manche Patienten über Jahre symptomfrei oder -arm gehalten werden. Auf die Gefahr der Gelenkinfektion ist der Patient hinzuweisen und die Injektion muss unter streng aseptischen Bedingungen erfolgen.

Mittlerweile gibt es auch verschiedene Medikamente, die direkt in den Knorpelstoffwechsel eingreifen sollen. In verschiedenen Studien ließ sich für intraartikulär injizierte Hyaluronsäure ein günstiger Effekt auf die Beschwerden des Patienten nachweisen (Puhl et al. 2000).

Nota bene
Für alle intraartikulären Injektionen gelten wegen der potenziellen Infektionsgefahr nach einem Urteil des Oberlandesgerichts Schleswig strenge Vorgaben:
Intraartikuläre Injektionen müssen danach in speziell dafür vorgesehen Räumen, die nicht dem Durchgangsverkehr geöffnet sind, vorgenommen werden. Die Zahl der Personen in diesem Raum ist auf das notwendige Maß zu beschränken.
Die **Injektionsstelle** ist weit freizulegen. Eine Kontamination durch Kleidungsstücke muss ausgeschlossen werden. Eine Hautdesinfektion mit einer für das jeweilige Desinfektionsmittel ausreichenden Einwirkzeit hat zu erfolgen.
Der Arzt, der die Punktion vornimmt, muss sterile Handschuhe tragen oder eine chirurgische Händedesinfektion vornehmen. Falls ein Kanülenwechsel (zunächst Punktion und Ab-

ziehen eines Ergusses, dann Injektion) erfolgt, muss der Arzt einen **Mundschutz** tragen. Im Anschluss an die Punktion muss eine steriler Verband angelegt werden.

Beachte: Der Patient ist darüber zu informieren, sich bei Symptomen, die auf einen Infekt hindeuten (Schmerz, Überwärmung, Schwellung, Rötung, Fieber), unverzüglich in ärztliche Behandlung zu begeben.

Verschiedene Hilfsmittel können in der Arthrosetherapie sinnvoll Anwendung finden, so Orthesen zur Behandlung der Kapselbandinstabilität, gelegentlich auch der Achsenfehlstellungen. Des Weiteren kann die Versorgung mit Bandagen mit Patellaführung eine deutliche Schmerzbesserung bewirken. Man glaubt, dass die Wirkungsweise dieser Kniebandagen über die Verbesserung der Propriozeption zu einem günstigeren Muskeleinsatz führen kann.

Historisches. Magnusen begann 1941 mit dem operativen Débridement bei degenerativen Kniegelenkveränderungen. Er empfahl die vollständige Entfernung aller mechanisch irritierenden Gelenkanteile. Pridie (1959) gab zusätzlich das Anbohren des subchondralen Knochens an. Zusätzlich führte er Knorpelglättungen, das Abtragen von Osteophyten und die Entfernung freier Gelenkkörper sowie bei Meniskusschäden die komplette Meniskektomie durch.

Bei vollkommen abgeschliffenem Knorpel und eburnisierten Knochen wurde von L. Johnson ab 1979 die sog. Abrasionsarthroplastik durchgeführt (Regenerat aus Faserknorpel). 75 % der Patienten berichten nach 2 Jahren über eine Besserung der Beschwerden im Vergleich zum präoperativen Zustand, aber nur 12 % sind schmerzfrei und fast die Hälfte der Patienten nimmt orale Schmerzmittel (Johnson 1993).

Operative Methoden heute

Débridement, Abrasionsarthroplastik. Heute wird das Débridement bei Knorpelschäden meist weniger aggressiv als früher durchgeführt. Nach Miehlke (1979) führt die alleinige arthroskopische Spülung des Gelenks durch das Auswaschen von Detritus aus dem Kniegelenk zu einem günstigen Effekt bei einer aktivierten Arthrose. In mehreren Studien wurde nachgewiesen, dass ein vorsichtiges Débridement, bei dem nur lose und ins Gelenk hinein hängende Knorpelanteile entfernt werden, ein besseres Ergebnis zur Folge hat als die Abrasionsarthroplastik (Bert & Maschka 1989). Bekannt ist auch, dass die Ergebnisse der arthroskopischen Knorpelglättung nicht günstig sind, wenn erhebliche Achsabweichungen oder eine Kapsel-Band-Instabilität des Kniegelenks fortbestehen. Da das Herstellen einer glatten Knorpeloberfläche mit mechanischen Instrumenten nicht befriedigend möglich ist, wurden große Hoffnungen mit dem Lasereinsatz bei der Knorpelglättung verbunden. Ein Vorteil der Knorpelchirurgie mit dem Laser konnte bisher aber nicht gezeigt werden (Sherk 1993; Siebert et al. 1994).

Mikrofrakturierung. Eine neue Methode, die Bildung von faserknorpeligem Ersatzgewebe zu induzieren, ist die sog. Mikrofrakturierung. Hier werden mit einem speziellen spitzen arthroskopischen Instrument kleine Löcher in den freiliegenden subchondralen Knochen gestoßen. Der Abstand zwischen den Löchern soll 3–4 mm betragen. Anschließend erfolgt eine 6-wöchige Entlastung und die Behandlung mit kontinuierlicher passiver Bewegung (CPM) 6–8 Stunden pro Tag (Steadman et al. 1999). Langfristige Ergebnisse mit dieser Technik fehlen noch.

Therapieindikationen der operativen Behandlung im Überblick

Art des Knorpelschadens[1]	Mögliche Therapieform
Kleiner lokalisierter Knorpelschaden in der Belastungszone beim jungen Menschen	Transplantation osteochondraler Stanzzylinder (OATS)
Größerer lokalisierter Knorpelschaden in der Belastungszone beim jungen Menschen	autogene Chondrozytentransplantation (ACI)
Größerer lokalisierter Knorpel-Knochen-Schaden beim jungen Patienten	Kondylentransfer
Bis zum Knochen reichender Knorpelschaden bei mäßiger Arthrose beim jüngeren Menschen	Mikrofrakturierung
Unikompartimentale Arthrose bei Achsenfehlstellung beim jüngeren Menschen	Umstellungsosteotomie
Ausgedehnte Arthrose beim älteren Patienten	Kniegelenkendoprothese

[1] dargestellt ist jeweils der Knorpelschaden, bei dem sich eine Therapieform am besten eignet

Knorpeltransplantation. Vielversprechend erscheint der Versuch des Ersatzes von Knorpeldefekten mit hyalinem Knorpel. Erste Versuche unternahm Lexer (1908) bereits Anfang dieses Jahrhunderts. Wegen mangelnder Belastbarkeit, immunologischer Probleme und einer nicht zu unterschätzenden Infektionsrate waren die Ergebnisse mit osteochondralen Allografts nicht ermutigend (Shahgaldi et al.). Heute werden im wesentlichen 3 Techniken angewandt, um bei Knorpeldefekten wieder eine Oberfläche aus hyalinem Knorpel zu schaffen. Die Voraussetzung für alle diese Techniken ist, dass lokalisierte Knorpeldefekte bestehen und die übrigen Knorpelanteile des Kniegelenks gesund sind. Bei großflächigen Arthrosen sind die Verfahren ungeeignet.

Mosaikplastik. Das Prinzip besteht darin, Knorpel-Knochen-Zylinder an Stellen des Kniegelenks zu entnehmen, an denen der Knorpel kaum benötigt wird, und damit Knorpeldefekte in der Belastungszone zu schließen. Entnahmestelle ist meist die laterale oder mediale Begrenzung des femoralen Patellagleitlagers. Aus den einzelnen entnommenen Zylindern können mosaikartig auch etwas größere Defekte versorgt werden. Mehrere ausgereifte Instrumentarien stehen zur Verfügung, um Bohrkanäle in Knorpeldefekten zu platzieren, in die die entnommenen osteochondralen Zylinder exakt einzupassen sind. Trotzdem bleibt die Größe der auf diese Weise zu versorgenden Defekte begrenzt. Auch ist die Frage der langfristigen Morbidität an der Entnahmestelle nicht geklärt. Erste Nachuntersuchungsergebnisse mit der Mosaikplastik sind günstig (Hangody et al. 1998). Sie berichten bei 227 Patienten mit lokalisierten Knorpeldefekten nach mehr als 3-jähriger Verlaufszeit über 91% gute und sehr gute Ergebnisse.

Kondylentransfer. Eine Methode, auch große Knorpeldefekte zu versorgen, ist der sog. Kondylentransfer. Dazu wird der dorsale Anteil eines Femurkondylus mit einer oszillierenden Säge abgetrennt und in toto in den Knorpeldefekt eingesetzt. Mit speziellen Instrumenten wird im Bereich des Knorpeldefekts eine Höhle geschaffen, in die das Transplantat genau einzupassen ist. Hauptproblem dieser Methode ist die Tatsache, dass die Krümmungsradien der Knorpeloberfläche an der Entnahmestelle und an der Defektstelle nicht übereinstimmen und so immer eine gewisse Inkongruenz verbleibt.

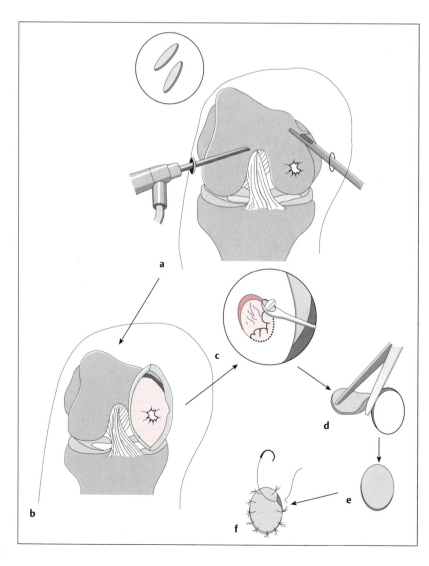

Abb. 20.**42** Schematische Darstellung der MACI-Technik (matrixgekoppelte autogene Chondrozytenimplantation).
a Entnahme von ca. 0,25 g Knorpelgewebe, z. B. von der lateralen Femurkondylenkante. Im Labor werden die Knorpelzellen gezüchtet, bis etwa 15–20 Mio. entdifferenzierte Zellen auf einem Kollagenflies vorhanden sind.
b, c Nach 3–4 Wochen Kürretage des Knorpeldefekts und Schaffung sauberer Ränder zum gesunden Knorpel.
d–f Ausschneiden eines ausreichend großen Stücks des knorpelzellbeladenen Kollagenflieses und Einbringen in den Defekt. Fixierung durch Einnähen.

Autologe Chondrozytentransplantation. Von besonderem Interesse in jüngerer Zeit ist die autologe Chondrozytentransplantation (ACT oder ACI), über die von Brittberg und Petterson 1994 günstige Ergebnisse bei der Behandlung lokalisierter Knorpeldefekte angegeben wurden. Bei dieser Technik wird zunächst in einem arthroskopischen Eingriff eines Stück Knorpelgewebe entnommen. Dies geschieht mit einer Kürrette oder mit einem kleinen Meißel z. B. von der lateralen Kante des femoralen Patellagleitlagers. Der Knorpel wird anschließend in vitro in speziellen Nährlösungen angezüchtet. Wenn sich die Knorpelzellen ausreichend vermehrt haben, erfolgt die Retransplantation. Dazu wird in der Originaltechnik ein Periostlappen in die gesunden Knorpelränder, die den Defekt umschließen, eingenäht. Die angezüchtete Knorpelsuspension wird vor dem Verschluss der Naht in die Defektzone eingespritzt und die Naht wird komplettiert. Undichte Stellen können ggf. mit Fibrinkleber abgedichtet werden. Diese Methode befindet sich derzeit in der Entwicklung und viele Fragen sind noch offen: Chondrozyten des erwachsenen Menschen sind ausdifferenzierte Zellen, die sich nicht vermehren. Sie produzieren unter anderem Kollagen II und wenig Kollagen I. Versucht man, Chondrozyten in einer Monolayerkultur in vitro zu züchten, so kommt es zu einer Dedifferenzierung mit der Bildung fibroblastenähnlicher Zellen, die sich vermehren, aber kaum mehr Kollagen II, sondern überwiegend Kollagen I produzieren (Binette et al. 1998). Nach Implantation müssen sich die Zellen wieder zu Chondrozyten redifferenzieren. Die Frage, in welcher Weise die Vermehrung, die Dedifferenzierung und die Redifferenzierung optimal gesteuert werden kann, ist noch nicht beantwortet. Erfolg versprechend scheint die Zellzüchtung im dreidimensionalen Netzwerk einer Kollagenmembran zu sein. Dieses Verfahren hat den Vorteil, dass die Chondrozyten mit der Membran verpflanzt werden können, was die Handhabung bedeutend erleichtert und auch die Möglichkeit in Aussicht stellt, die Chondrozyten arthroskopisch zu replantieren (Behrens et al. 1999). Diese Technik wird mit dem Akronym MACI (matrixgekoppelte autogene Chondrozytenimplantation; Abb. 20.**42a–f**) abgekürzt. Es ist auch davon auszugehen, dass sich das Verhalten der Chondrozyten durch den gezielten Einsatz von Wachstumsfaktoren in die gewünschten Bahnen lenken lassen wird, wenn erst die molekularbiologischen Vorgänge der Knorpelzelldifferenzierung genauer erforscht sind.

20.7 Morbus Ahlbäck

Definition.
Beim Morbus Ahlbäck handelt es sich um eine örtlich begrenzte idiopathische (gefäßbedingte) Osteonekrose des medialen Femurkondylus.

Epidemiologie

Der Morbus Ahlbäck betrifft überwiegend Patienten, die älter sind als 60 Jahre, Frauen erkranken etwa dreimal so häufig wie Männer (Ahlbäck et al. 1968).

Ätiopathogenese

Die Ätiologie der Erkrankung ist unklar. Wahrscheinlich ist ursächlich wie bei anderen Osteonekrosen eine Durchblutungsstörung entscheidend. Der Morbus Ahlbäck unterliegt einem progredienten Verlauf, bei dem es allmählich zur Defektbildung in der Gelenkfläche kommt.

Klinik

Die Patienten geben häufig einen plötzlich auftretenden Schmerz im medialen Kompartiment des Kniegelenks an. Spezifische klinische Tests zur Erkennung des Morbus Ahlbäck gibt es nicht.

Bildgebende Diagnostik

Die Methode der Wahl ist die Kernspintomographie (Abb. 20.**43**), die gleichzeitig auch die Beurteilung der Knorpeloberfläche und des Meniskus erlaubt.
Nach Mirowitz (1993) kann man bildgebend folgende Stadien des Morbus Ahlbäck unterscheiden:
▶ In Stadium 1 ist das Nativröntgenbild unauffällig, das Kernspintomogramm ist bereits positiv.
▶ Stadium 2 zeigt eine leichte Abflachung im lasttragenden Anteil des medialen Femurkondylus.
▶ In Stadium 3 und 4 ist eine zunehmende Sklerose um eine Aufhellungszone erkennbar.

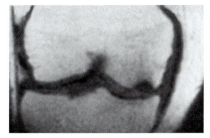
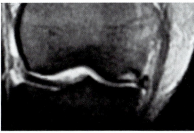
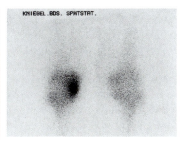

Abb. 20.**43** 60-jähriger Patient mit Morbus Ahlbäck an typischer Stelle im medialen Femurkondylus. Links und Mitte: T-1- und T-2-Wichtung im MRT. Rechts: punktförmige Anreicherung in der Szintigraphie.

▶ In Stadium 5 schließlich ist der Nekrosebezirk kollabiert. Radiologisch ist die Nekrosezone eingebrochen und an der Basis der Läsion besteht eine Knochenverdichtung.

Therapie

Ohne Therapie kommt es im Verlauf von ca. 1–2 Jahren zum Zusammenbruch des nekrotischen Bezirks. Im Frühstadium kann mit NSAR und einer Entlastung durch eine laterale Schuhranderhöhung behandelt werden. Gute Erfolge bezüglich der Schmerzreduktion wurden mit retrograden Anbohrungen des Nekroseherds berichtet (Forst et al. 1994), wobei nicht klar ist, ob der Zusammenbruch des Herds verhindert werden kann. Bei jüngeren Patienten wurde über einen guten Erfolg mit vaskularisierten Knochentransplantaten (Ochi et al. 1996) berichtet. Auch kommt hier bei lokalisierten Läsionen die osteochondrale Transplantation infrage (Lotke & Ecker 1998). Bei älteren Patienten mit einem Kollaps des nekrotischen Bezirks ist die Einbringung einer unilateralen Schlitten- oder einer Doppelschlittenprothese die Therapie der Wahl. Bei Patienten mit ausgedehnten Nekrosen z. B. nach Steroidtherapie wird wegen der schlechten Knochenqualität über etwas schlechtere Langzeitergebnisse mit Prothesen berichtet als bei der Osteoarthrose.

20.8 Baker-Zyste

Definition.
Zystische Erweiterung des dorsomedialen Kniegelenkrecessus. Die Aussackung entwickelt sich zwischen medialem Kopf des M. gastrocnemius und M. semimembranosus.

Ätiopathogenese

Bei chronischen oder rezidivierenden Kniegelenkergüssen kommt es an der schwächsten Stelle der dorsalen Gelenkkapsel zwischen den Ansätzen des medialen M.-gastrocnemius-Kopfs und der Sehne des M. semimembranosus zu einer Vorwölbung der Gelenkkapsel und schließlich zur Bildung einer Zyste. Die Baker-Zysten unterscheiden sich stark in ihrer Form und Ausdehnung. Regelmäßig liegen krankhafte Veränderungen im Kniegelenk vor, die den Erguss unterhalten. Häufig besteht eine Gonarthrose oder eine degenerative Meniskusläsion. Selten führen Baker-Zysten durch Druck auf die tiefen Beinvenen zu einer Abflussbehinderung mit der Entwicklung von Beinödemen und einem erhöhten Thromboserisiko.

Klinik und klinische Diagnostik

Beschwerden treten auf durch die Raumbeengung in der Kniekehle, viele Patienten geben ein Druckgefühl an und bemerken eine Verdickung in der Kniekehle. Selten kommt es zur akuten Ruptur der Baker-Zyste, die zu einer erheblichen Schwellung in der Kniekehle und der Wade führt und mit erheblichen Beschwerden einhergeht und zur Verwechslung mit einer Phlebothrombose Anlass geben kann.

Bildgebende Diagnostik

Mit der Sonographie lassen sich Baker-Zysten zuverlässig nachweisen. Präoperativ hat sich die Kernspintomographie (Abb. 20.**44**) bewährt, da hier eine genauere Zuordnung der Zyste zu anderen anatomischen Strukturen möglich ist. Das Röntgenbild zeigt häufig Zeichen einer beginnenden Arthrose.

Therapie

Die Punktion und das Absaugen der Zysten kann die Symptome kurzfristig beseitigen, regelmäßig kommt es aber zur Wiederauffüllung der Zyste. Um Zysten mit gallertartigem Inhalt zu entleeren, sind großlumige Kanülen notwendig.

Operationstechnik. Bewährt hat es sich, mit einem arthroskopischen Eingriff soweit möglich den Binnenschaden im Kniegelenk zu beseitigen. Falls notwendig, kann zusätzlich die Zyste über einen S-förmigen, ausreichend groß zu wählenden dorsalen Zugang bis zur Basis dargestellt und entfernt werden.

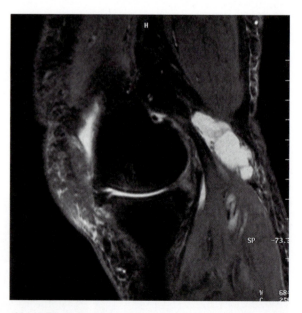

Abb. 20.**44** T-2-gewichtetes sagittales Kernspintomogramm einer Baker-Zyste. Da sich Flüssigkeit hier weiß darstellt, kommt die Zyste übersichtlich zur Darstellung.

20.9 Endoprothetik des Kniegelenks

Engl.: knee replacement.

Historisches. Erste Versuche zur operativen Behandlung der Gonarthrose durch eine Resektionsarthroplastik erfolgten bereits 1861 durch Fergusson. Mitte dieses Jahrhunderts begann die eigentliche Geschichte der Kniegelenkendoprothetik mit 2 parallelen Entwicklungen. Walldius stellte in den 50er-Jahren eine starr gekoppelte Kniegelenkprothese mit einem einfachen Scharniergelenk mit lasttragender Achse vor. Ein anderer Weg wurde von McKeever ebenfalls in den 50er-Jahren beschritten. Er legte ein Metallplättchen auf die halbe Tibiagelenkfläche als Vorläufer einer unikompartimentalen, nichtgekoppelten Prothese. Marmor überzog in den frühen 70er-Jahren einen Femurkondylus mit einer Metallkufe und das Tibiaplateau mit einem PE-Inlay. Wenig später implantierte Gunston eine in seiner eigenen Werkstatt gefertigte, ungekoppelte Prothese mit Einzelkomponenten für jedes Tibiaplateau und jeden Femurkondylus mit Zement und hatte mit hohen Lockerungsraten zu kämpfen. Die erste Doppelschlittenprothese führten Freeman und Samuelsen ein. Hier bestanden Tibiaplateau und der Femurschlitten jeweils nur mehr aus einer Komponente. Insall et al. entwickelten 1973 mit seiner sog. Total-Condylar-Prothese die erste trikompartimentale Prothese, die auch eine Gleitfläche für die Patella vorsah.

In den 80er-Jahren wurden, ähnlich wie am Hüftgelenk, zunehmend zementlose Implantate eingeführt. In den 90er-Jahren lag der Schwerpunkt auf der Verbesserung der Operationsinstrumentarien, sodass erstmals eine reproduzierbare, achsengerechte Implantation der Prothesen möglich war. Außerdem wurden modulare Prothesensysteme geschaffen, um differenziert mit verschiedenen Augmentationen und unterschiedlichem Koppelungsgrad zwischen Femur- und Tibiakomponente gezielt Patienten mit Knochenverlust oder mit Bandinstabilitäten behandeln zu können.

20.9.1 Allgemeine Aspekte

Indikation

Zur Hauptindikation für eine Kniegelenkendoprothese zählt die fortgeschrittene Knorpeldestruktion beim älteren Menschen meist infolge einer Arthrose oder einer rheumatischen Erkrankung. Bei zunehmender Flexionskontraktur oder zunehmender Varus-Valgus-Instabilität sollte der endoprothetische Ersatz eher früh durchgeführt werden, da hier beim Zuwarten die Rekonstruktion des Kniegelenks schwieriger wird. Da im Gegensatz zum Hüftgelenk bei den Knieendoprothesen nach wie vor nur eine PE-Metallgleitpaarung mit vergleichsweise hoher Abriebrate unumgänglich ist, muss die Operationsindikation beim unter 60-jährigem Patienten mit Zurückhaltung gestellt werden.

Als Kontraindikation gilt die floride bakterielle Gelenkinfektion, eine Insuffizienz des Streckapparats, sofern keine Muskel-Sehnen-Ersatzoperation durchgeführt werden kann, und eine funktionierende schmerzfreie Arthrodese.

Präoperative Untersuchung

Zur Differenzialindikation für verschiedene Prothesentypen (s. S. 714) muss insbesondere auf die Beinachse, die Beweglichkeit und auf die Bandstabilität geachtet werden. Wichtig ist insbesondere die Feststellung, ob das Kniegelenk nach passivem Achsausgleich bandstabil ist, da in diesem Falle eine ungekoppelte oder teilgekoppelte Prothese Verwendung finden kann. Bedeutung hat auch die Funktion der angrenzenden Gelenke. Notwendig ist ebenso die Überprüfung des Gefäßstatus und der neurologischen Funktion. Patienten mit peripherer arterieller Verschlusskrankheit sollten ohne Blutsperre operiert werden.

Präoperative Planung

Zur präoperativen Planung sind Röntgenaufnahmen des Kniegelenks in 2 Ebenen, eine Patellatangentialaufnahme und eine Ganzbeinaufnahme im Stehen notwendig. Bei der präoperativen Planung muss die Lage und die Größe der Prothesenkomponenten festgelegt werden. Zunächst werden auf der Ganzbeinaufnahme die mechanische Tibiaachse (Gerade durch die Mitte der proximalen Talusgelenkfläche und durch die Mitte des Tibiaplateaus) und die mechanische Femurachse (Gerade durch den Hüftkopfmittelpunkt und den Mittelpunkt der distalen Femurgelenkfläche) festgelegt. Bei praktisch allen modernen Prothesen erfolgt die Knochenresektion für die Tibia- bzw. Femurkomponente senkrecht zu diesen Achsen, sodass sich nach Prothesenimplantation eine mechanisch gerade Beinachse ergibt. Die geplanten Resektionslinien geben einen Hinweis auf die Relation zwischen dem intraoperativ medial und lateral zu resezierenden Knochen. Wichtig ist es auch, eine physiologische Höhe des Gelenkspalts festzulegen, um eine Patella baja oder alta zu vermeiden. Intraoperativ werden die Resektionslinien über Zielgeräte festgelegt. Die Position dieser Zielgeräte und die sich ergebenden Winkel müssen auf der Ganzbeinaufnahme simuliert werden. Tibial werden häufig intramedulläre Zielgeräte verwendet. Zum Beispiel bei posttraumatischen Fehlstellungen oder vor allem auch beim Genu valgum (Göbel 2000) kann es zum Abweichen des intramedullären Zielgeräts von der mechanischen Tibiaachse kommen, sodass die intraoperative Ausrichtung nur mithilfe eines extramedullären Systems sinnvoll ist. Femoral wird fast immer ein Zielgerät mit intramedullärer Führung benützt. Der Führungsstab wird je nach Instrumentarium durch ein Loch knapp ventral des Ansatzes des hinteren Kreuzbands (knapp medial der Mitte der Fossa intercondylaris) in den Markraum eingebracht. Der Winkel zwischen dem femoralen Führungsstab und der mechanischen Femurachse wird bei der Planung auf der Ganzbeinaufnahme bestimmt und später intraoperativ für die Ausrichtung des Instrumentariums verwendet. Es ist zu beachten, dass die Position des Führungsstabs erheblich von der anatomischen

Femurachse abweichen kann. Die auf der Ganzbeinaufnahme bestimmten Resektionslinien werden wegen des Vergrößerungsfaktors auf die Röntgenbilder des Kniegelenks in 2 Ebenen übertragen und die Größe der zu verwendenden Komponenten wird mithilfe von Schablonen bestimmt. Bei Verwendung von Prothesen mit längeren Verankerungsstielen ist darauf zu achten, dass die Stiele bei den gewählten Resektionslinien in beiden Ebenen sicher intramedullär liegen. Es kann sonst durch ein Anstoßen der Verankerungsstiele an der inneren Kortikalis zu einer Zwangsführung der Prothese mit Verschiebung und Verkippung der Prothese kommen. Sollte dies der Fall sein, müssen u. U. passende Spezialimplantate angefertigt werden.

Mehrere computergestützte Systeme befinden sich derzeit in Entwicklung und erster klinischer Erprobung, um die Resektionslinien z. T. nach einer dreidimensionalen präoperativen Planung mithilfe der Computernavigation oder durch Operationsroboter präziser und sicherer bestimmen zu können.

20.9.2 Einteilung der Kniegelenkendoprothesen

20.9.2.1 Unikompartimentelle Endoprothesen

Bei der unikompartimentellen Prothese (Abb. 20.**45a, b**) wird nur entweder das mediale oder das laterale Kompartiment mit einer Prothese versorgt. Vorteile sind das kleinere Operationstrauma, der Erhalt von beiden Kreuzbändern und damit einer weitgehend normalen Kinematik des Kniegelenks. Die Implantation muss außerordentlich exakt erfolgen.

Indikation

Voraussetzung für die Implantation einer unikompartimentellen Prothese ist eine Knorpeldestruktion, die auf das mediale oder laterale Kompartiment begrenzt ist. Eine wesentliche Retropatellararthrose darf nicht bestehen. Es soll kein Streckdefizit von mehr als 5° bestehen, das Bewegungsausmaß soll größer als 90° sein und die Varus- oder Valgusfehlstellung soll nicht mehr als 15° betragen.

Als die beste Indikation für diese Prothese gilt der Morbus Ahlbäck (kleiner Eingriff, normale Kniegelenkkinematik).

Als **Kontraindikation** gelten rheumatische Erkrankungen.

Ergebnisse

Die Überlebensraten unikompartimenteller Prothesen werden meist niedriger angegeben als die von Doppelschlittenprothesen. Scott et al. (1991) gaben die 11-Jahres-Überlebensrate mit 82 % an, wobei die meisten Wechsel nach 9 und 10 Jahren erfolgten.

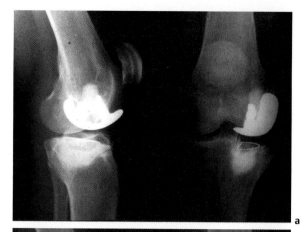
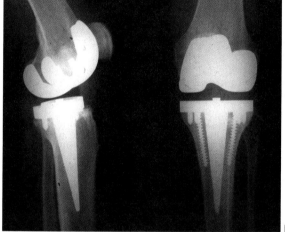

Abb. 20.**45** Wechsel einer unilateralen Schlittenprothese.
a Impingement der Patella an der Prothese bei fehlimplantierter zementierter unikondylärer Schlittenprothese bei 44-jähriger Patientin.
b Röntgenbilder nach Wechsel auf zementlose Doppelschlittenprothese mit langem Tibiaverankerungsstiel. Der mediale Knochendefekt tibial wurde mit einer Knochenplastik aus dem lateralen Tibiaplateau aufgefüllt.

20.9.2.2 Nichtgekoppelte Doppelschlittenprothesen

Engl.: non-constraint prostheses.

Moderne Doppelschlittenprothesen bestehen aus einem Metalldoppelschlitten zum Ersatz beider femoraler Gelenkflächen und auch des Patellagleitlagers, einer Polyethylengleitfläche und einer Tibiakomponente, die das Tibiaplateau bedeckt. PE- und Tibiaverankerungsteil sind verbunden. Selten werden auch Tibiateile aus Vollpolyethylen benutzt, bei denen Verankerungsteil und Gleitfläche aus einem Teil bestehen. Wahlweise wird auch ein Inlay in die Patella eingelegt. Polyethylen- und Femurgelenkteil sind ungekoppelt, d. h. nicht miteinander verbunden. Die Stabilität des Kniegelenks wird nur über die Bandverbindungen gewährleistet.

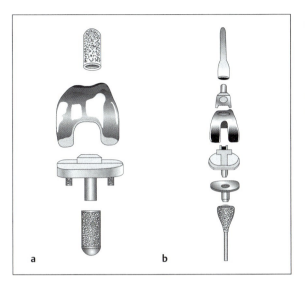

Abb. 20.**46** Schema eines modularen Knieprothesensystems.
a Ungekoppelte Doppelschlittenprothese. Unterschiedliche Verankerungskomponenten können mit den Gleitflächen kombiniert werden. Auch Gleitflächen mit höherem Koppelungsgrad können verwendet werden.
b Aufbau einer vollständig gekoppelten Scharnierprothese aus demselben System.

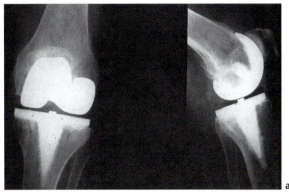
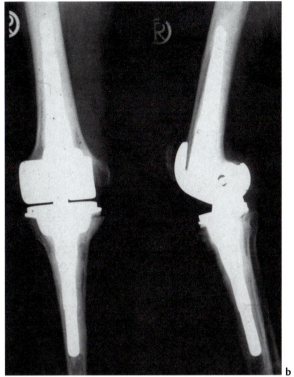

Abb. 20.**47** Röntgenbilder von verschiedenen Knieprothesentypen.
a Zementierte ungekoppelte Doppelschlittenprothese.
b Gekoppelte Scharnierprothese zementiert.

Beim klassischen Typ der Doppelschlittenprothese bleibt das hintere Kreuzband erhalten (Abb. 20.**46a** und 20.**47a**). Die Rollgleitbewegung des Kniegelenks bleibt somit intakt und die Femurkondylen gleiten auf einem flach geformten Polyethylentibiaplateau bei zunehmender Beugung nach hinten. Der Erhalt beider Kreuzbänder hat sich nicht bewährt, da es hier regelmäßig zu Bewegungseinschränkungen oder Instabilitäten kommt. Die Bewegungen des distalen Femurs gegenüber der Tibia werden durch die Kreuzbänder eindeutig bestimmt, wodurch auch die Form der Gelenkflächen vorgegeben ist. Beim individuellen Patienten passt die Form der Gelenkflächen der Prothese daher nur im Ausnahmefall zu seiner Kreuzbandgeometrie.

Der theoretische Nachteil der auf einem flachen PE-Plateau zurückgleitenden Femurkomponente liegt in der geringen Auflagefläche des Femurschlittens auf dem Polyethylen mit einer sehr hohen Flächenlast mit potenziell hohem Abrieb.

Eine Alternative zu diesem Design ist die sog „rotierende Plattform" mit einem Formschluss zwischen PE-Plateau und Femurschlitten, bei der sich die PE-Gleitfläche um eine feststehende Achse auf dem Tibiaplateau drehen kann. Eine Rollgleitbewegung ist nicht mehr möglich. Bei diesen Systemen werden daher typischerweise beide Kreuzbänder reseziert. Vorteil ist die geringere Flächenlast auf dem Polyethylen.

Beide Systeme werden derzeit bei korrekter OP-Technik meist mit guten Ergebnissen angewandt.

Argumente für den **Erhalt des hinteren Kreuzbands** bei Knieendoprothesen:
- Theoretisch bessere Flexion des Kniegelenks durch besseres Zurückgleiten des Femurs in Flexion (in Studien nicht belegt).
- Weniger Stress auf der PE-Gleitfläche, da das Polyethylen nicht die sagittale Verschiebung des Femur bremsen muss.
- Symmetrischerer Gang in Ganganalyseuntersuchungen.
- Weniger femorale Knochenresektion, da kein Platz in der Femurgelenkfläche für die Aufnahme eines Zapfens geschaffen werden muss, der die Femurtranslation begrenzt.

- Bessere Funktion des Femuropatellargelenks infolge physiologischer Bewegung.

Argumente für die **Resektion des hinteren Kreuzbands** bei Kniegelenkprothesen:
- Das hintere Kreuzband ist häufig geschädigt und insuffizient.
- Ein normaler Spannungszustand des hinteren Kreuzbands ist häufig nicht herzustellen.
- Bei höhergradiger Deformität ist es schwierig, die Seitenbänder bei erhaltenem hinterem Kreuzband zu balancieren.
- Kniegelenke mit mehr als 15° Varus- oder Valgusfehlstellung beugen postoperativ mit erhaltenem hinterem Kreuzband weniger weit als ohne.
- Bei Erhalt des hinteren Kreuzbands höherer Kontaktstress auf der PE-Komponente bei nicht optimalem Spannungszustand des hinteren Kreuzbands.

Indikation

Die Indikation zur nichtgekoppelten Doppelschlittenprothese ist die fortgeschrittene Gonarthrose mit Befall auch von 2 oder allen 3 Kniegelenkkompartimenten bei stabilen oder stabilisierbaren Bandverhältnissen. Schwierigkeiten, einen stabilen Bandapparat bei ausreichender Gelenkbeweglichkeit herzustellen, ergeben sich häufig bei einem Streckdefizit von mehr als 20° oder bei einer hochgradigen Achsabweichung von mehr als 25°, wobei vor allem das Weichteilbalancement beim fixierten Valgusknie schwierig ist.

Kontraindikationen sind hochgradige Bandinstabilitäten und Instabilitäten bei neuromuskulären Erkrankungen.

Ergebnisse

Die Langzeitergebnisse einiger nichtgekoppelter Prothesen sind ausgezeichnet: Callaghan et al. (2000) berichten bei einer zementiert implantierten Prothese mit rotierender Plattform nach 10 Jahren über eine Überlebensrate von 100%, Buechel und Pappas (1990) erreichten eine Überlebensrate nach 12 Jahren mit derselben Methode von 98% und mit demselben Prothesendesign zementlos eingebracht von 97% nach 12 Jahren. Robertson et al. geben 1997 bei einer zementierten ungekoppelten Prothese mit flachem Tibiaplateau die Überlebensrate nach 10 Jahren mit 96% an, Li et al. fanden bei einem anderen zementierten Modell eine Überlebensrate von 92,4% nach 10 Jahren.

20.9.2.3 Teilgekoppelte Prothesen

Mittlerweile sind verschiedene teilgekoppelte Kniegelenkprothesen auf dem Markt, die durch einen unterschiedlichen Grad der Koppelung zwischen Tibia- und Femurkomponente den Zwischenraum zwischen ungekoppelten und gekoppelten Prothesen in mehreren Schritten schließen. Die Insuffizienz des hinteren Kreuzbands kann ausgeglichen werden durch eine zapfenartige Erhöhung des PE-Inlays in der Interkondylarregion, die in eine Vertiefung der Femurkomponente hineinragt und eine Translation der Tibia nach hinten verhindert. Alternativ kann das PE-Inlay auch vorne erhöht sein. Eine Teilstabilisierung gegen Varus-Valgus-Stress ist ebenfalls mit einem erhöhten, ggf. mit Metall verstärkten PE-Zapfen möglich, der zwischen die Femurkuven hineinreicht und sich bei seitlicher Krafteinwirkung interkondylär verklemmt. Noch mehr Stabilität gibt die sog. Gleitachsenprothese, bei der eine Achse im Tibiaplateau nur locker in der Femurkomponente geführt wird, sodass Rotationsbewegungen noch möglich sind.

Unterschiedlich stark gekoppelte Prothesen stehen z. T. in modularen Systemen (s. Abb. 20.**46b**) zur Verfügung, sodass intraoperativ in Abhängigkeit von der erzielten Bandstabilität der Koppelungsgrad ausgewählt werden kann.

Die **Indikationen** für nicht starr gekoppelte Knieprothesen haben sich durch die teilgekoppelten Prothesen wesentlich erweitert, sodass auch höhergradige Flexionskontrakturen und Achsfehlstellungen mit teilgekoppelten Prothesen versorgt werden können.

20.9.2.4 Gekoppelte Kniegelenkendoprothesen

Engl.: constraint prosthesis.

Die heute verwendeten achsgeführten Knieendoprothesen haben eine nichtlasttragende Achse. Wegen der hohen über den Koppelungsmechanismus auf die Verankerung übertragenen Kräfte werden diese Kniegelenke im Allgemeinen mit längeren Verankerungsstielen angefertigt (s. Abb. 20.**47b**). Nachteile im Vergleich zur nichtgekoppelten oder teilgekoppelten Prothesen ergeben sich infolge einer unphysiologischen Kinematik (Patellaprobleme). Zu nennen ist weiter der größere Knochenverlust (s. Abb. 20.**46b** und 20.**47b**).

Indikation

Als Indikation für achsgeführte Prothesen gelten hochgradig bandinsuffiziente Kniegelenke und Patienten mit ausgedehnter Gelenkkörperdestruktion, wobei Bandansatzpunkte nicht mehr vorhanden sind, wie sie bei Tumorresektionen und Wechseloperationen bestehen. Auch beim Rheumatiker sind nicht selten gekoppelte Endoprothesen angezeigt.

Ergebnisse

Die Standzeiten von modernen achsgeführten Prothesen sind nicht schlechter als die von ungekoppelten Prothesen. Munzinger und Drobny geben die Überlebensrate nach 10 Jahren mit 92 % an. Böhm und Holy (1998) berichten sogar über eine Überlebensrate eines achsgeführten Kniegelenks nach 20 Jahren von 94,4 %.

Da sich durch die moderne Operationstechnik bei vielen Kniegelenken eine ausgeglichene Bandspannung herstellen lässt, werden gekoppelte Prothesen wegen des größeren Knochenverlusts nur noch selten implantiert. Im eigenen Krankengut werden z. B. nur zu 1 % gekoppelte Knieprothesen verwendet, 4 % sind teilgekoppelt und 95 % ungekoppelt.

20.9.3 Operationstechnische Aspekte

Grundsätzliches zur Patella bei Knieprothesen

Die Patella stellt eine besondere Problemzone beim Kniegelenkersatz dar. In verschiedenen Studien wurde untersucht, ob eine routinemäßige Implantation eines Patella-Inlays Vorteile bringt. In einer prospektiven randomisierten Studie konnten Barrak et al. 1997 nachweisen, dass kurzfristig nach Prothesenimplantation kein Unterschied im klinischen Ergebnis zwischen Patienten mit oder ohne Patellaersatz besteht. Wesentlicher für das postoperative Ergebnis scheint eine optimale Einstellung der Patella in ihrem Gleitlager zu sein. Wichtig ist es insbesondere, eine Lateralisierung oder Verkippung der Patella zu vermeiden. In Tab. 20.3 sind Faktoren zusammengefasst, die die Einstellung der Patella ungünstig beeinflussen. Bei Revisionen wegen Patellaschmerzen bei fehlplatzierten Komponenten darf man sich vom lateralen Release nicht zu viel erwarten. Meist müssen die fehlplatzierten (fehlrotierten) Femur- und Tibiakomponenten gewechselt werden.

Die früher häufig zementlos implantierten Patellaprothesen mit PE-Lauffläche auf einem Metallverankerungsteil (metal back) sind heute überwiegend verlassen, da es hier nach dem Abrieb der Polyethylenlauffläche bei vielen Modellen regelmäßig zu erheblichem *Metallabrieb* gekommen ist. Wenn ein Patellaersatz durchgeführt wird, so erfolgt derzeit meist die Zementierung einer PE-Komponente. Weitere Probleme nach Patellaersatz sind *aseptische Lockerungen* des Inlays, Patellafrakturen (meist nach Patellanekrosen). Zusätzlich können Risse des Lig. patellae oder der Quadrizepssehne auftreten. Eine weitere Komplikationsmöglichkeit ist das sog. *Patella-clunk-Syndrom*. Hierbei verklemmt sich bei Beugung des Kniegelenks ein narbiger

Tabelle 20.3 Ursachen für Patellaprobleme im Überblick (Einstellung der Patella in die Gleitrinne)

Ungünstige Faktoren für eine optimale Einstellung der Patella	Möglichkeiten, die Einstellung der Patella zu verbessern
Außenrotation der Tibiakomponente	bei feststehendem PE-Inlay auf der Tibiakomponente sollte die Mitte des Tibiaplateaus der Prothese über dem medialen Rand des Ansatzes des Lig. patellae zu liegen kommen
Innenrotation und Medialisierung der Femurkomponente	Implantation der Femurkomponente in 3° Außenrotation
Lateralisierung der Patellakomponente	der Patellafirst liegt meist medial der Patella der höchste Punkt der Kunstpatella sollte an die Stelle des früheren Patellafirsts zu liegen kommen
Verlagerung der Patella nach vorne bei geringer Patellaresektion, fehlplatzierter Femurkomponente oder unphysiologischer Kinematik (achsgeführte Prothese)	exakte Implantation des Patellaersatzes mit modernen Instrumenten
Patella alta oder baja	exakte Rekonstruktion der Gelenklinie, ggf. Augmentation mit Knochen
Straffes laterales Retinakulum	laterale Retinakulotomie (Cave: postoperative Blutungen)

Weichteilknoten in der Fossa intercondylaris des Femurteils der Prothese, insbesondere dann, wenn diese Fossa weit nach kranial reicht. Bei zunehmender Streckung kommt es zu einem schmerzhaften Schnappphänomen, wenn der Weichteilknoten aus der Fossa herausgezogen wird. Die Therapie besteht in der Entfernung der überschüssigen Weichteile.

Die Indikation für den **Patellaersatz** ist gegeben bei hochgradig verformten Kniescheiben, besonders wenn die Knorpelfläche völlig abgerieben ist, wenn eburnisierter Knochen die Oberfläche bildet und sich die Patella nicht in die Gleitfläche der Femurkomponente einstellen lässt. Auch bei rheumatischen Erkrankungen empfiehlt sich der Patellaersatz.

Verankerung

Nach wie vor bleibt die Verankerungstechnik mit Zement oder zementlos zu diskutieren.

Für die zementlose Verankerung gilt der Grundsatz, dass im Rahmen der Operation eine primärstabile Verankerung geschaffen werden muss, um eine spätere knöcherne Integration der Prothese zu ermöglichen.

Bei nichtgekoppelten Prothesen ist die primärstabile Verankerung der Femurkomponente wegen des Formschlusses zwischen Prothese und vorbereitetem Knochen und der vergleichsweise geringen Krafteinwirkung im Allgemeinen unproblematisch.

Bei zementlosen Tibiaanteilen ist ein Einsinken der Komponente insbesondere bei zu kleinem Implantat und fehlender kortikaler Abstützung und weicher Spongiosa eher möglich.

Biomechanisch gesehen erhöhen längere intramedulläre Stiele, eine zusätzliche Schraubenfixation und eine entsprechende kortikale Randauflage die Primärstabilität der Tibiakomponente.

Bei der bestehenden Verankerungsproblematik kann eine Hybridtechnik mit zementloser Femurkomponente und zementierter Tibiakomponente in Anwendung gebracht werden.

Bei den **gekoppelten oder teilgekoppelten Prothesen** sind durch die höhere Kraftübertragung die Anforderungen an die Fixierung der Prothese im Knochen höher. Auch wenn mit Knochenplastiken augmentiert werden muss, reichen die Auflageflächen der Prothese z. T. nicht mehr für die Verankerung aus. Es müssen dann Prothesen Anwendung finden, bei denen die Verankerung über intramedulläre Stiele erfolgt. Modulare Systeme ermöglichen mit unterschiedlich langen Verankerungsstielen intraoperativ die Verbindung der Gelenkkomponenten.

Operative Eingriffe

Operationstechnik. Der Standardzugang zur Knieendoprothese ist ein gerader Mittelschnitt. Die Eröffnung des Gelenks erfolgt nach Längsspaltung der Quadrizepssehne und Durchtrennen der medialen Retinakula. Für schlanke Patienten ohne Varusfehlstellung befürwortet A. Hofmann den sog. „Subvastus"-Zugang.

Hier wird nach Durchtrennen des medialen Retinakulums medial des M. vastus medialis weiter präpariert und die Patella mit dem gesamten Streckapparat nach lateral geklappt. Buechel (1990) empfiehlt für ungekoppelte Knieprothesen mit fixierter Valgusfehlstellung einen lateralen Zugang, um leichter an die lateralen Bandstrukturen, die mobilisiert werden müssen, zu gelangen. Eine Osteotomie der Tuberositas tibiae wird dabei regelmäßig notwendig, um einen ausreichenden Zugang zum Kniegelenk zu erhalten. Bei besonders kontrakten Verhältnissen, wie sie gehäuft bei Wechseloperationen auftreten, kann nach zunächst normalem medialen Zugang der laterale Zügel der Quadrizepssehne quer eingeschnitten werden oder die Patella kann nach V-förmiger Durchtrennung der Quadrizepssehne komplett nach unten geklappt werden. Die beiden letzten Möglichkeiten sind Alternativen zur früher in diesen Fällen durchgeführten Tuberositasosteotomie.

Operationsziel ist es, eine mechanisch gerade Beinachse bei ausgeglichenen Bandverhältnissen in Streck- und Beugestellung des Gelenks zu erhalten. Die Richtung der proximalen Tibiaresektion und der distalen Femurresektion liegt senkrecht zur mechanischen Tibia- bzw. Femurachse und ist damit vorgegeben. Da das Tibiaplateau physiologisch im Vergleich zur Senkrechten auf die Tibiaachse lateral um 3° nach kranial gekippt ist, muss die Femurkomponente um 3° nach außen rotiert eingebracht werden, um medial und lateral in Beugestellung eine regelrechte Bandspannung zu erhalten (Abb. 20.**48**). Diese Außenrotation der Femurkomponente hat auch den Vorteil, dass sie zu einer besseren Zentrierung der Patella beiträgt. Eine Alternative zur Festlegung der Richtung der dorsalen Resektion des Femur besteht darin, sich primär an der Bandspannung zu orientieren. Dazu werden in 90° Beugestellung mit Platzhaltern oder Spreizzangen

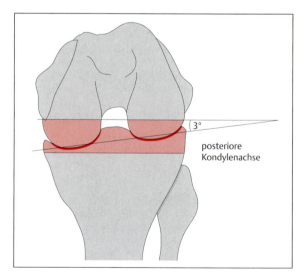

Abb. 20.**48** Schematische Darstellung der Resektion der Tibia und des dorsalen Femur. Wegen der 90°-Resektion der proximalen Tibia wird mehr vom lateralen Tibiaplateau reseziert als vom medialen. In Beugestellung muss das Femur daher etwas (durchschnittlich um 3°) nach außen rotiert sein, um eine symmetrische Bandspannung in Beugestellung zu erhalten (nach Krackow 1990).

zwischen Tibiaresektionsfläche und Femurkondylen die Seitenbänder in Anspannung gebracht und die dorsale Femurresektion erfolgt so, dass sich eine seitengleiche Bandspannung für die Beugestellung ergibt. Auf knöcherne Landmarken wird bei dieser Methode keine Rücksicht genommen. Die beiden geschilderten Methoden werden alternativ oder auch simultan angewandt.

Neben der richtigen Achsenausrichtung (s. OP-Planung) und der Einstellung der Patella, ist bei den nichtgekoppelten oder teilgekoppelten Doppelschlittenprothesen die Herstellung einer adäquaten Bandspannung die Hauptschwierigkeit. Dies gilt besonders für Patienten mit stärkeren Beugekontrakturen und deutlichen Varus- oder Valgusfehlstellungen. Grundsätzlich gilt, dass die Verminderung der Bandspannung wesentlich leichter zu verwirklichen ist als eine Erhöhung der Bandspannung. Mittlerweile gibt es klare Richtlinien, wie bei fixierten Fehlstellungen zu verfahren ist. Wichtig ist es, immer vor Prüfung der Bandspannung Osteophyten zu entfernen, die eine erhöhte Bandspannung vortäuschen können. Alle Bandverlängerungen müssen sparsam und unter wiederholter Kontrolle der erreichten Ergebnisse erfolgen, um eine Insuffizienz der Bänder zu vermeiden.

Es empfiehlt sich ein stufenweises Vorgehen bei den verschiedenen fixierten Fehlstellungen:

Fixierte Varusfehlstellung:
- Resektion von Osteophyten,
- subperiostales Abschieben des Innenbandansatzes, der Pes-anserinus-Insertion und der M.-semimembranosus-Einstrahlung medial und dorsal am Tibiakopf auf einer Strecke von 3–5 cm,
- Release der dorsalen Kapsel und des hinteren Kreuzbands,
- Ablösen des Periost vom medialen Tibiakopf weitere 4–5 cm, ggf. vorsichtiges Einschneiden des Periost.

Zusätzlich ist eine primäre Resektion der Tibia in 2° Varusstellung zu erwägen, um sich die Balancierung der Bänder schon von vorneherein zu erleichtern.

Schrittweises Vorgehen bei **fixierter Valgusfehlstellung**, die meist mit einer Außenrotation der Tibia verknüpft ist:
- Abtragen von Osteophyten,
- Ablösen des Tractus iliotibialis vom tuberculum Gerdy bzw. Durchtrennen des Tractus iliotibialis auf Gelenkhöhe,
- Abschieben des Ansatzes des lateralen Kollateralbands vom lateralen Femurkondylus,
- Durchtrennen der Sehne des M. popliteus,
- Verlängerung bzw. Durchtrennung des hinteren Kreuzbands,
- Abschieben des Periost am lateralen distalen Femur bis zum Septum intermusculare,
- Abschieben des lateralen M.-gastrocnemius-Kopfs,
- als Extremmaßnahme wird noch die Resektion des Fibulaköpfchens angegeben.

Wenn abzusehen ist, dass die Balancierung der Bänder auf große Schwierigkeiten stößt, kann schon primär auf ein Kunstgelenk mit höherem Koppelungsgrad übergegangen werden.

Auch für die **Beseitigung einer Flexionskontraktur** bei Implantation einer Endoprothese gibt es Richtlinien für ein schrittweises Vorgehen:
- Resektion von Osteophyten,
- subperiostales Abschieben der dorsalen Kapsel von der Tibiarückfläche,
- Verlängerung und Durchtrennung des hinteren Kreuzbands,
- Nachresektion des Femur (um die Relation zwischen Patella und Gelenkspalthöhe zu wahren keine zusätzliche Tibiaresektion),
- subperiostales Abschieben der M.-gastrocnemius-Köpfe.

Nachbehandlung

Ziele der Nachbehandlung sind Schmerzreduktion, Vermeidung von Nachblutungen und die Wiedergewinnung von Beweglichkeit und Kraft. Unmittelbar postoperativ wird ein Kompressionsverband angelegt und das Kniegelenk wird gekühlt. Ein periduraler Katheter kann zur Schmerzbeeinflussung hilfreich sein. Er erleichtert auch die frühzeitige Beübung des Kniegelenks. Vielfach wird mit Motorschienen nachbehandelt, obwohl der wissenschaftlich gesicherte Beweis fehlt, dass das Langzeitergebnis damit günstig beeinflusst wird. Über den besten Zeitpunkt des Belastungsbeginns gibt es keine gesicherten Daten. Vor Entlassung aus dem Krankhaus sind Röntgenaufnahmen in 2 Ebenen anzufertigen, um später zu Vergleichszwecken den Ausgangsbefund dokumentiert zu haben.

Nota bene
> Der Patient sollte einen Prothesenpass erhalten, in dem genau festgehalten wird, welche Komponenten implantiert wurden. Dies erleichtert logistisch Wechseloperationen erheblich.

Bei **Nachuntersuchungen** ist neben Gangbild, Beweglichkeit und Schmerzen vor allem auf die Stabilität des Kniegelenks zu achten. Eine im Verlauf zunehmende Instabilität kann Zeichen für einen Verschleiß der Gleitflächen sein. Für wissenschaftliche Zwecke hat sich der sog. „Knee Society Knee Score", der subjektive und objektive Kriterien zusammenfasst, bewährt (Insall et al. 1989).

Bildgebend sind bei Nachuntersuchungen Röntgenaufnahmen des Kniegelenks in 2 Ebenen und eine Tangentialaufnahme der Patella sinnvoll.

Zu beachten sind Positionsänderungen der Prothesenkomponenten, bei zementierten Prothesen Zementbrüche, Lysesäume und aggressive Granulome. Bei zementlosen Prothesen ist ebenfalls auf Lyse-

Therapieindikationen bei postoperativen Beschwerden nach Knieprothese im Überblick

Ursache	Kennzeichen	Therapie
Patellarer Schmerz	Schmerzen beim Treppensteigen und Kniebeugen, peripatellarer Druckschmerz, Patellaverschiebeschmerz **Ursachen:** • Fehlposition • Lockerung des Inlays • Patellafraktur • Patellanekrose	laterales Release, Prothesenwechsel ultima ratio: Patellektomie
Aseptische Lockerung	Röntgenbild Skelettszintigraphie	Prothesenwechsel
Infektion	s. Abschnitt Komplikationen	
Instabilität	subjektives Instabilitätsgefühl Röntgendurchleuchtung	Onlay-Wechsel Prothesenwechsel
Weichteilirritation durch Prothesenteile	Schmerzen an überstehender Prothese (Tibiaplateau) hypermobiles Polyethyleninlay gehaltene Aufnahmen	Prothesenwechsel
Chronischer Erguss	Reizsynovialitis Fremdkörper in der Synovialis rheumatoide Arthritis	Yttrium-Synoviorthese Prothesenwechsel
Weichteilirritation	Ansatztendinosen Bursitis	konservativ, Bursektomie
Allergie (sehr selten)	dermatologisches Konsil	Prothesenwechsel

säume und auf die Entwicklung einer Skleroselinie, die die Prothese umgibt, zu achten. Skleroselinien sind wie an der Hüfte Zeichen für ein bindegewebiges Interface zwischen Prothese und Knochen. Durchgehende divergierende Skleroselinien sind Zeichen für eine Prothesenlockerung.

20.9.4 Knieendoprothesen: Besonderheiten

Knieprothese nach Tibiakopf-Umstellungsosteotomie. Verschiedentlich wird über operative Schwierigkeiten und schlechtere klinische Ergebnisse beim Einbringen einer Knieendoprothese nach vorhergehender Schienbeinkopfosteotomie berichtet (Katz et al. 1987; Jackson et al. 1994). Staeheli et al. (1987) berichten jedoch, dass die Ergebnisse nach primärer Knieprothese und Knieprothese nach Tibiakopfumstellung vergleichbar sind.

Vorausgegangene Hautinzisionen können Probleme bei der Wahl der Schnittführung für die Prothese bereiten. Man beachte dabei, dass eine Hautbrücke von 8 cm bestehen bleiben soll.

Knieprothese bei Hämophilie. Bekannt ist, dass Hämophile nach Knieendoprothesen postoperativ ein schlechteres Bewegungsausmaß haben als eine Kontrollgruppe. Die Komplikationsrate nach Endoprothesenimplantation wird beim Hämophilen mit ca. 50% angegeben. Dabei stehen Nachblutungen, Wundheilungsstörungen und Nervenläsionen im Vordergrund. Mit optimaler perioperativer Gerinnungseinstellung sollte sich diese Komplikationsrate aber senken lassen.

Knieprothese bei neurogener Arthropathie. Neuropathische Arthropathien gelten als relative Kontraindikation für den totalendoprothetischen Ersatz. Nachuntersuchung bei dieser Erkrankung ergeben eine deutlich erhöhte aseptische Lockerungsrate.

Knieprothese nach Arthrodese im Knie- oder Hüftgelenk.
Kniearthrodesen sollten nur mit größter Zurückhaltung mit Endoprothesen wieder beweglich gemacht werden und nur dann, wenn ein funktionstüchtiger Streckapparat erhalten ist.

Besteht bei einem Patienten bereits eine Arthrodese im Hüftgelenk, so muss beim Ersatz des Kniegelenks Beachtung finden, dass der Patient zum Sitzen etwa 120° Flexion im Kniegelenk braucht. Nicht zuletzt wegen der unbeweglichen Hüfte entsteht dann bei der endoprothetischen Versorgung des Kniegelenks die Notwendigkeit, eine optimale Beweglichkeit zu erreichen, was Schwierigkeiten bereiten kann. Es wird deshalb empfohlen, zunächst den endoprothetischen Ersatz des Hüftgelenks vorzunehmen und anschließend erst den Ersatz des Kniegelenks. Am Hüftgelenk kann bei der Hälfte der Patienten eine Glutealinsuffizienz bestehen bleiben.

20.9.5 Komplikationen

Thromboembolie

Die Implantation eines künstlichen Kniegelenks stellt einen Hochrisikoeingriff in Bezug auf die Entwicklung einer tiefen Beinvenenthrombose dar. Ohne Thromboseprophylaxe wird die Rate tiefer Beinvenenthrombosen mit um 66%, die Rate symptomatischer Lungenembolien mit bis zu 20% und die Rate tödlicher Lungenembolien mit 1–2% angegeben. Eine konsequente antithrombotische Therapie ist unumgänglich.

Neurovaskuläre Komplikationen

Arterielle Thrombosen nach Kniegelenkendoprothese wurden in Einzelfällen beschrieben und führen in einem hohen Prozentsatz zur Amputation des Unterschenkels. Verschiedentlich wird bei Patienten mit peripherer arterieller Verschlusskrankheit empfohlen, keine Blutsperre zu verwenden. Entscheidend ist die frühzeitige Erkennung des Gefäßverschlusses und die sofortige gefäßchirurgische Behandlung. Grundsätzlich hat es sich bewährt, bei gefährdeten Patienten ein Pulsoxymeter an einer Zehe der operierten Extremität anzulegen.

Nervenläsionen

Nervenläsionen betreffen bevorzugt den N. peroneus, der wiederum nach Korrektur einer Valgusdeformität, wie sie gehäuft bei der chronischen Polyarthritis notwendig ist, durch Überdehnung gefährdet ist. Die Rate von Peroneusläsionen nach Kniegelenkendoprothese bei rheumatoider Arthritis wird im Schwedischen Endoprothesenregister mit 1,8% angegeben. Als sofortige postoperative Maßnahme ist die Entfernung eines komprimierenden Verbands und die Lagerung des Kniegelenks in Beugestellung zur Entlastung des Nervs sinnvoll. Mit einer Erholung des N. peroneus ist bei etwa der Hälfte der betroffenen Patienten zu rechnen.

Periprothetische Frakturen

Frakturen nach Kniegelenkendoprothese treten meist suprakondylär auf. Risikofaktoren sind Osteoporose, rheumatoide Arthritis, eine Einschränkung der Kniebeugefähigkeit und eine Beeinträchtigung des Femurschafts bei der Prothesenimplantation.

Bei der Versorgung sind Verplattungen, die Einbringung langstieliger Prothesen erforderlich oder die retrograde Nagelung möglich.

Infektionen

Grundsätzlich gilt die Infektion als folgenschwerste Komplikation! Tritt die Infektion innerhalb von 6 Wochen nach der Operation auf, so spricht man nach Härle (1991) von einer *Frühinfektion*, anschließend von einem *Spätinfekt*.

Es müssen *oberflächliche Infektionen* (Wundheilungsstörungen und Hautnekrosen) von *tiefen Infektionen* (Gelenkbinnenraum) unterschieden werden.

Hinzuweisen bleibt, dass sich bei dem dünnen Weichteilmantel am Kniegelenk ein schnelles Übergreifen einer oberflächlichen Entzündung (Hautnekrose) auf den Gelenkbinnenraum entwickeln kann.

Die Häufigkeit einer tiefen Infektion wird unter günstigen Bedingungen mit um 1% angegeben (Bengtson et al. 1989), wobei es sich um intraoperative Kontaminationen, das Einwandern von Keimen über eine Hautläsion oder eine hämatogene Streuung handelt.

Häufigste Erreger bei tiefen Infektionen sind Staphylococcus aureus und Staphylococcus epidermidis. Das Antibiotikum der Wahl für die perioperative Antibiotikumprophylaxe ist ein Cephalosporin der 1. Generation.

Zunehmend häufig werden Infektionen mit methicillinresistentem Staphylococcus aureus (MRSA), gramnegativen Keimen und Mischinfektionen.

Man beachte verschiedene Gegebenheiten, die eine höhere Infektionsrate bedingen können: Allgemeinerkrankungen wie Infektionen der Harnwege, Zahngranulome, Diabetes mellitus, rheumatoide Arthritis, Nierenbeckenentzündung, Malignome, Erkrankungen, die eine Steroidbehandlung erforderlich machen, und eine allgemeine Adipositas.

Hinzuweisen bleibt weiter auf präoperative Hautveränderungen, z.B. Psoriasis.

Klinik und klinische Diagnostik

Der Frühinfekt ist erkennbar an typischen Entzündungszeichen, meist mit Schwellung, Überwärmung, Rötung und Schmerzen im Kniegelenkbereich, mit abendlichen Fieberschüben und ansteigenden humoralen Entzündungswerten.

Beim Spätinfekt bestehen zunächst uncharakteristische Symptome wie Beschwerden bei Belastung und Bewegung. Schließlich kommt es zur Schwellung des

Kniegelenks und Ergussbildung. Man achte auf erhöhte Entzündungsparameter!

Röntgenologisch bestehen Veränderungen in Form von periprothetischen Osteolysen, die sich frühestens nach 6 Wochen zeigen. Hilfreich kann ein Technetiumszintigramm sein. Für die Kombination eines Technetiumszintigramms mit einem Leukozytenszintigramm wird eine Sensitivität von 80–90 % für die Unterscheidung einer aseptischen von einer septischen Lockerung angegeben.

Die definitive Diagnose ergibt sich erst mit dem Bakteriennachweis. Dieser gelingt nach Punktion des Kniegelenks allerdings nur bei ca. 2/3 der Patienten, bei denen tatsächlich eine Infektion vorliegt. Sinnvoll ist im Punktat auch die Bestimmung der Zellzahl. Bei mehr als 30.000 Zellen pro mm^3 ist die bakterielle Infektion wahrscheinlich.

Therapie

Bei *Frühinfektion* kann häufig durch ein ausgiebiges Débridement und Lavage mit Belassen der Verankerungsteile der Prothese und Wechsel der Gleitflächen, sofern keine Lockerungszeichen oder periprothetische Resorptionen vorliegen, die Infektion beherrscht werden. Je kürzer die Dauer der Symptome ist, um so besser sind die Erfolgsaussichten. Débridement und Lavage können wiederholt werden. Eine gezielte Antibiose über mindestens 6 Wochen ist notwendig.

Bei *chronischen Infektionen* ist die Explantation der Prothese mit einem ausgiebigem Débridement und einer Lavage erforderlich. Der Prothesenwechsel kann einzeitig oder zweizeitig durchgeführt werden.

Beim zweizeitigem Prothesenwechsel erfolgt in der ersten Sitzung die Entfernung der Prothese und von Zement sowie ein umfassendes Débridement und Lavage. Danach wird als Platzhalter ein antibiotikumhaltiger Zement eingebracht, womit eine Retraktion der Weichteile vermieden wird.

Zusätzlich erfolgt eine Antibiotikatherapie für meist 6 Wochen. Heilungsraten mit diesem Schema werden mit 88 % (Hansen et al. 1994) bis 100 % (Rosenberg et al. 1988) angegeben. Neuerdings wird es bei zweizeitigen Wechseloperationen empfohlen (Mont et al. 2000), 4 Wochen nach Absetzen der Antibiose nochmals das Kniegelenk zu punktieren. Sind keine Keime nachweisbar, so wird 6 Wochen nach Absetzen der Antibiose eine Knieprothese replantiert. Werden Keime nachgewiesen, so erfolgt nochmals eine Débridement mit Lavage. Die Nachbehandlung wird wie nach der Explantation der Prothese durchgeführt.

Die Erfolgsraten beim einzeitigen Wechsel werden in einer Größenordnung von ca. 80 % angegeben (Elson 1993). Wegen der etwas niedrigeren Erfolgrate beim einzeitigen Wechsel erscheint es sinnvoll, einzeitige Wechsel wenn überhaupt nur bei günstigen Bedingungen durchzuführen. Dazu zählt ein Patient in gutem Allgemeinzustand ohne Immunsuppression, günstige Weichteil- und Knochenverhältnisse, kein Vorliegen einer Fistel und ein antibiotikaempfindlicher grampositiver Keim.

Kniegelenkarthrodese. Arthrodesen nach Kniegelenkinfektionen sind angezeigt nach mehreren Prothesenwechseln, wenn die Infektion nicht beherrschbar ist, sowie bei ungünstigen Weichteilverhältnissen oder aber wenn eine Rekonstruktion des Streckapparats nicht mehr möglich ist.

Technisch bietet sich für die Arthrodese der Fixateur externe an.

Das Belassen einer *Resektionsarthroplastik* kann bei Patienten mit hochgradig reduziertem Allgemeinbefinden notwendig werden.

Die *Oberschenkelamputation* stellt die letzte Rückzugsmöglichkeit bei lebensbedrohlichen Infektionen oder fortbestehender lokaler Infektion mit massivem Knochen- und Weichteilverlust dar.

20.9.6 Prothesenwechsel

Hauptursache für Wechseloperationen sind aseptisch gelockerte Knieprothesen gefolgt von Bandinstabilitäten und Polyethylenabrieb.

Bei *ligamentärer Instabilität* kann in Ausnahmefällen ein höheres PE-Inlay eingebracht werden. Häufig ist aber ein Prothesenwechsel auf ein System mit einem höheren Koppelungsgrad notwendig.

Versagt die Prothese wegen *Polyethylenverschleiß* bei intakter Verankerung, so bietet sich grundsätzlich der alleinige Austausch der PE-Komponente an. Engh et al. (2000) konnten allerdings zeigen, dass es bei Patienten mit vorzeitigem PE-Abrieb der Primärkomponente regelmäßig auch zum vorzeitigen PE-Abrieb der Ersatzkomponente kommt. Auf zugrunde liegende Positionierungsfehler (Varus-Valgus-Fehlstellungen, Rotationsfehlstellungen, unphysiologische Retroversion der Tibiakomponente) ist zu achten und ggf. sind die Verankerungskomponenten mit zu wechseln.

Hinzuweisen bleibt noch darauf, dass bei Wechseloperationen grundsätzlich eine Synovektomie erforderlich ist, um Abriebpartikel möglichst vollständig zu entfernen.

Des Weiteren ist bei einer Wechseloperation eine knochenschonende Entfernung der Prothesenteile und evtl. von Zement notwendig, was bei Prothesen mit langem Schaft regelmäßig Schwierigkeiten bereitet.

Wenn z. B. ein Abkoppeln der Basisplatten von den Verankerungsstielen nicht möglich ist, kann mit einer Diamantsäge der Verankerungsstiel gelenknahe durchtrennt werden, was nach Abheben des Tibiaplateaus einen günstigen Zugang zum Verankerungsstiel eröffnet. Bei knöchern integrierten zementlosen Prothesen ist nicht selten eine Längsosteotomie des Knochens zur Prothesenentfernung notwendig.

Die Versorgung von Knochendefekten gilt als Hauptproblem von Wechseloperationen am Kniegelenk. Es können höhlenartige (kavitäre) Defekte im Knochen bei erhaltener Randstruktur von segmentalen Defekten, d. h. randständigen Defekten, unterschieden werden. Verschiedene modulare Prothesensysteme können dann Verwendung finden. Die häufig bestehenden erheblichen knöchernen Defekte können mithilfe von sog. Augmentationen zum großen Teil versorgt werden.

Unterschieden werden können schräge Metall-Spacer, sog. Wedges, die einseitig oder beidseitig an Femur- oder Tibiakomponente befestigt werden können. Alternativ dazu gibt es auch gerade Metallaufbauten für eine Prothesenhälfte oder zur Erhöhung des gesamten Prothesenplateaus. Aus biomechanischer Sicht sind horizontale Spacer wegen der Vermeidung von Scherkräften günstig. Knochensparender sind meist Wedges.

Klassifikation. Klassifikation des Knochendefekts am Kniegelenk nach Engh und Parks 1994:

Femur:
- F1: kleine kavitäre Defekte bei erhaltenem kortikalen Rand und tragfähiger Spongiosa. Die Auffüllung mit Zement oder Knochen ist mit gutem Ergebnis in Kombination mit Standardfemurkomponenten möglich. Intramedulläre Stiele oder Augmentierungen sind nicht notwendig.
- F2: segmentaler Knochendefekt an einem (F2A) oder beiden (F2B) Kondylen ohne Bandinsuffizienz. Randständige Defekte werden durch Augmentation, kavitäre Defekte mit Knochen aufgefüllt. Beim unikondylären Defekt wird ein kurzer intramedullärer Stiel mit unikondylärer Augmentation empfohlen. Beim bikondylären Defekt ist eine bilaterale distale und ggf. auch posteriore Augmentation angezeigt.
- F3: segmentale ausgedehnte Knochendefekte mit Bandinsuffizienz: Hier sollten achsgeführte Prothesen mit langem intramedullären Stiel implantiert werden. Optional werden Allografts oder eine Individualprothese empfohlen.

Tibia:
- T1: kavitäre Defekte bei erhaltenem Rand und tragfähiger Spongiosa. Die Versorgung erfolgt mit Standardtibiakomponenten. Für die Füllung der Defekte eignet sich Zement oder Knochen.
- T2: segmentaler Knochendefekt ohne Bandinsuffizienz einseitig (T2A) oder medial und lateral (T2B). Randständige Defekte werden durch Augmentation versorgt. Da der Knochen auf Höhe der Resektionslinie nicht mehr ausreichend tragfähig ist, sollten zusätzliche intramedulläre Stiele Verwendung finden (s. Abb. 20.**45**).
- T3: segmentale Knochendefekte mit Bandinsuffizienz: Hier sind achsengeführte Prothesen mit langem intramedullären Stiel angezeigt.

Nota bene
Verlässliche Langzeitergebnisse nach Knieendoprothesenwechsel gibt es nur wenige. Insgesamt ist, wie bei den Hüftendoprothesen, nach Wechseloperationen mit einer höheren intra- und perioperativen Komplikationsrate zu rechnen. Die Langzeitprognose bei Knieprothesenwechsel ist weniger günstig zu beurteilen als bei der Primärimplantation einer Kniegelenkendoprothese.

20.10 Frakturen am Kniegelenk

Engl.: knee joint fractures.

Grundsätzliches. Frakturen am Kniegelenk bedürfen wegen der Gefahr der posttraumatischen Arthrose einer anatomiegerechten Reposition, um eine Achsfehlstellung und eine Stufenbildung in den Gelenkflächen zu vermeiden. Wichtig ist eine exakte präoperative Diagnostik mit qualitativ hochwertigen konventionellen Röntgenbildern. Um die Gelenkflächen exakt beurteilen zu können, sind häufig Computertomogramme mit 2 mm Schichtabstand und sagittalen und frontalen Rekonstruktionen sinnvoll. Zur Beurteilung von Knorpelverletzungen und Band- und Meniskusläsionen können MRT-Untersuchungen erforderlich werden.

Von größter Bedeutung ist die präoperative Beurteilung und intraoperative Schonung des dünnen Weichteilmantels. Bei vielen Gelenkfrakturen besteht ein praller blutiger Gelenkerguss. Hier sollte zum Schutz der Weichteile eine frühzeitige Operation erfolgen.

20.10.1 Chondrale und osteochondrale Frakturen

Engl.: chondral and osteochondral fractures.

Definition.
Chondrale Frakturen sind traumatische Absprengungen von Knorpelschuppen. Osteochondrale (Flake-) Frakturen sind traumatische Absprengungen von Knorpelschuppen mit einer dünnen anhängenden Knochenschicht.

Epidemiologie

Osteochondrale Frakturen am Kniegelenk treten am häufigsten bei Adoleszenten und jungen Erwachsenen auf, oft im Rahmen einer Patellaluxation. Rorabeck und Bobechko (1976) gehen bei 5 % der Patellaluxationen beim Adoleszenten von osteochondralen Frakturen aus.

Ätiopathogenese

Es kommt hier nicht selten zu Abscherfrakturen an der Patella oder an der lateralen Kante der Trochlea femoris. Beim Verdrehen des belasteten Kniegelenks können Abscherfrakturen an den Femurkondylen auftreten. Die gewaltsame Hyperextension ist ein typischer Unfallmechanismus für Impressionsfrakturen am Femurkondylus.

Kleine osteochondrale Defekte von 3–4 mm Durchmesser können, wie im Tierversuch (Conventry et al. 1972) gezeigt wurde, vollständig mit Faserknorpel aufgefüllt werden. Größere Defekt zeigen nur wenig Heilungstendenz und müssen als präarthrotische Veränderungen angesehen werden.

Klinik und klinische Diagnostik

Typische klinische Zeichen für chondrale oder osteochondrale Verletzungen gibt es nicht. Ein blutiger Erguss mit Fettaugen gibt einen wichtigen Hinweis auf eine knöcherne Verletzung. Bei entsprechendem Verletzungsmechanismus muss eine exakte bildgebende Diagnostik erfolgen.

Größere osteochondrale Fragmente sind auf entsprechenden Röntgenbilder nachweisbar. Die Methode der Wahl beim Verdacht auf eine Knorpelverletzung ist die Kernspintomographie. Fettunterdrückte T-2-gewichtete Spinecho- und STIR-Sequenzen sind am besten geeignet, die Frakturlinie im Knorpel sichtbar zu machen und auch das Frakturödem im Knochen nachzuweisen. Der gesamte Kniegelenkbinnenraum sollte auf den Aufnahmen sorgfältig nach abgesprengten Fragmenten abgesucht werden.

Therapie

Unverschobene osteochondrale Frakturen heilen insbesondere im Kindesalter unter konservativer Therapie aus. Bei Impressionsfrakturen sollte die Knorpeloberfläche retrograd reponiert und mit Knochen unterfüttert werden. Kleine osteochondrale Fragmente (< 3–4 mm) können, wenn sie sich nicht exakt refixieren lassen, entfernt werden. Tangentiale Knorpelabscherungen, bei denen die subchondrale Grenzlamelle nicht erreicht ist, heilen nicht mehr an und sollten ebenfalls entfernt werden. Bei größeren Fragmenten ist die Refixierung zu versuchen. Möglich ist das Einkleben mit Fibrin (Abb. 20.49a, b), die anterograde Fixierung mit resorbierbaren Stiften, die retrograde Fixation mit Kirschner-Drähten, das Einbolzen mit kleinen Kortikalisspänen und bei sehr großen Fragmenten auch die Schraubenfixierung. Handelt es sich um ein reines Knorpelfragment, so muss vor der Replantation eine Durchbrechung der subchondralen Grenzlamelle erfolgen. Besteht ein größerer Defekt und lässt sich das Fragment nicht mehr refixieren, so sind die Behandlungsmöglichkeiten wie beim lokalisierten Knorpeldefekt anzuwenden (s. S. 709).

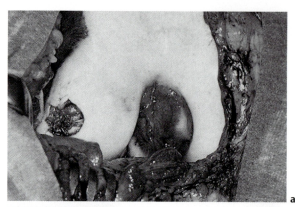
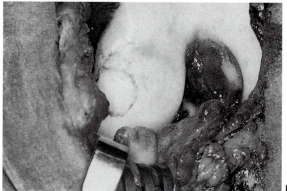

Abb. 20.**49** Osteochondrale Fraktur (18-jähriger Patient) bei traumatischer Patellaluxation (**a**). Reimplantation und Fixation mit Fibrinklebung (**b**).

Die Nachbehandlung mit aktiven Anspannungen und mit Bewegungsübungen kann abhängig von der Stabilität der Versorgung bald aufgenommen werden. Die betroffene Extremität kann frühestens nach 6 Wochen teilbelastet und nach 12 Wochen voll belastet werden (evtl. Versorgung mit einem entlastenden Apparat).

20.10.2 Distale Femurfraktur

Engl.: distal fracture of the femur.

Definition.
Nach der Klassifikation der AO (Müller) werden extraartikuläre Frakturen (Typ A) von Gelenkfrakturen mit Beteiligung von einem Kondylus (Typ B) und Y- und T- Frakturen durch beide Kondylen (Typ C) unterschieden.

Epidemiologie

Frakturen des distalen Femurs treten gehäuft auf bei jungen und polytraumatisierten Verletzten.

Klinik und klinische Diagnostik

Besonders zu achten ist auf Begleitverletzungen, auf periphere Durchblutungsstörungen und Nervenverletzungen. Durch den Zug der Mm. gastrocnemii kommt es zur Dislokation des peripheren Fragments mit möglicher Gefäßnervenschädigung. Eine komplette Ischämie wird vom Bein maximal 6 Stunden toleriert, sodass Gefäßläsionen sofort operativ behandelt werden müssen.

Bildgebende Diagnostik

Ausreichend ist üblicherweise die Röntgenuntersuchung in 2 Ebenen. Im Zweifelsfalle ist die Doppler-Sonographie der Gefäße und die Angiographie angezeigt.

Therapie

Abgesehen von seltenen stabilen, eingestauchten und nicht wesentlich dislozierten Frakturen, ist die operative Behandlung angezeigt. Bei der operativen Behandlung empfiehlt sich das Vorgehen nach den Richtlinien der Arbeitsgemeinschaft für Osteoynthese (Abb. 20.**50**).

A-Frakturen. Das klassische Verfahren ist die Fixierung mit einer 95°-Kondylenplatte von lateral. Als alternatives Implantat kann auch die dynamische Kondylenschraube (DCS) verwendet werden. Hier ist die Klinge der Kondylenplatte durch eine Schraube ersetzt, was den Vorteil (und Nachteil) hat, dass nach Einbringen der Schraube noch eine Beweglichkeit und Korrekturmöglichkeit der Position des distalen Fragments im Flexions- und Extensionssinne besteht, bevor weitere Schrauben eingebracht werden. Von der AO wurde neuerdings das LISS-System (less invasive stabilisation system) entwickelt. Es besteht aus einer Platte, die nach Reposition der Fraktur über einen kleinen Zugang nach proximal am Femurschaft entlang geschoben wird. Die Fixierung von Fraktur und Platte erfolgt über Schrauben, die mit der Platte winkelstabil verbunden sind, und die zum Teil über Stichinzisionen transkutan eingebracht werden können. Bei Frakturen mit größerem distalen Fragment ist auch die retrograde Femurnagelung vom Gelenk aus möglich (Leung et al. 1991).

B-Frakturen. Einseitige Kondylenfrakturen werden offen reponiert und durch eine Zugschraubenosteosynthese von medial oder lateral fixiert. Bei Osteoporose ist das Einbringen einer zusätzlichen Abstütz-

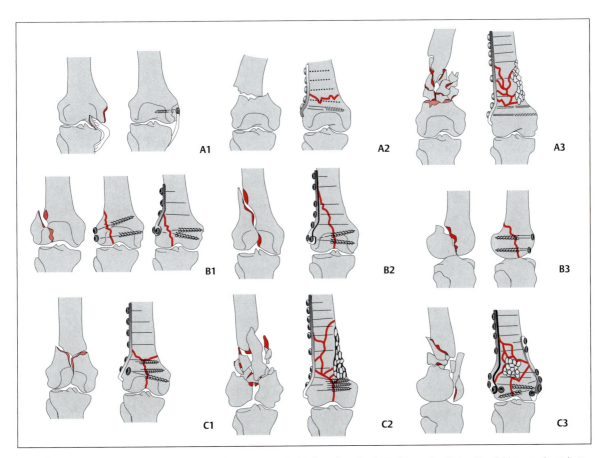

Abb. 20.**50** Einteilung und Behandlungsvorschlag für kniegelenknahe Oberschenkelfrakturen (nach den Empfehlungen der Arbeitsgemeinschaft für Osteosynthese).

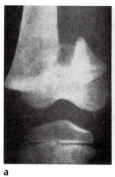 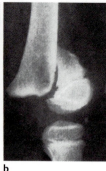 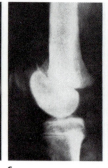 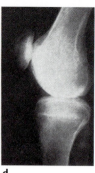

Abb. 20.51 Epiphysenverletzung im Kindesalter.
a, b Epiphysenverletzung im Kindesalter suprakondylär (8-jähriger Patient). Epiphysenlösung mit metaphysärer Absprengung.
c Suprakondyläre Epiphysenlösung (13-jähriger Patient).
d 2 Jahre später keine Wachstumsstörung.

platte angezeigt, um eine Dislokation des frakturierten Kondylus nach proximal zu verhindern.

C-Frakturen. Das Grundprinzip bei der Versorgung dieser Frakturen ist zunächst die anatomische Reposition der Kondylen, die mit Zugschrauben, ggf. auch mit Kirschner-Drähten erfolgen kann. Nach diesem Operationsschritt kann die Versorgung grundsätzlich mit den Implantaten, die bei den A-Frakturen angegeben wurden, erfolgen. Große Bedeutung bei den Trümmerbrüchen hat eine atraumatische Operationstechnik. Eine Deperiostierung sollte so sparsam wie möglich erfolgen. Eine anatomische Reposition einer metaphysären Trümmerzone ist nicht notwendig. Bestehen größere Knochendefekte, so ist eine Auffüllung mit Eigenknochen, in Zukunft vielleicht auch mit Knochenersatzmaterialien anzustreben.

Beim polytraumatisierten Patienten kommt auch die Versorgung mit einem Fixateur externe infrage.

Nachbehandlung

Durch die Operation sollte eine übungsstabile Situation erreicht werden. Je nach Frakturtyp kann die zunehmende Vollbelastung nach 6–16 Wochen erlaubt werden.

Besonderheiten beim Kind

Im Wachstumsalter kommen am distalen Femur bevorzugt Epiphysenverletzungen (Abb. 20.**51a–d**) vor. Wichtig ist hier die exakte Reposition, die meist nur operativ gelingt. Die Fixierung erfolgt mit Kirschner-Drähten. Lediglich metaphysäre oder epiphysäre Fragmente können mit Zugschrauben fixiert werden, die die Wachstumsfuge nicht kreuzen dürfen.

20.10.3 Patellafraktur

Engl.: fracture of the patella.

Definiton.
Beim Kniescheibenbruch können Quer-, Längs-, Mehrfragment- und Trümmerbrüche sowie distale und proximale Polabrisse unterschieden werden (Abb. 20.**52a–e**). Bei den Polabrissen handelt es sich um knöcherne Ausrisse von Patellar- bzw. Quadrizepssehne.

Epidemiologie

Patellafrakturen machen etwa 1 % aller Frakturen aus. Sie sind vor allem beim Jugendlichen zu beobachten.

Ätiopathologie

Patellafrakturen treten meist auf bei direkter frontaler Gewalteinwirkung auf die Patella, z. B. beim Sturz auf die Patella.

Klinik und klinische Diagnostik

Zum Teil kann bei dislozierten Frakturen ein Spalt in der Patella getastet werden. Auf die häufigen begleitenden Weichteilverletzungen muss geachtet werden. Liegt der Patient für die operative Versorgung in Narkose, so ist unbedingt eine Narkoseuntersuchung zur Beurteilung der Bandstabilität durchzuführen.

Bildgebende Diagnostik

Angezeigt ist die Röntgenuntersuchung des Kniegelenks in 2 Ebenen und zusätzlich eine Tangentialaufnahme der Patella. Auf der Seitaufnahme ist auch auf die Höhenlokalisation der Patella zu achten, die Hinweise auf eine Ruptur des Lig. patellae oder der Quadrizepssehne geben kann.

20.10 Frakturen am Kniegelenk

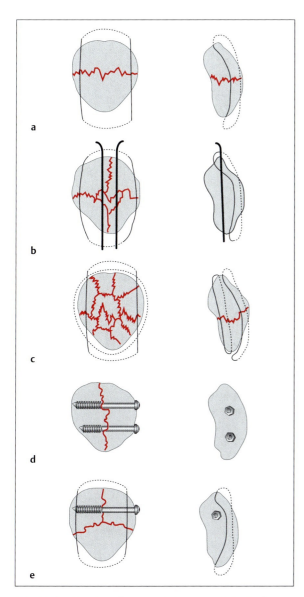

Abb. 20.52 Einteilung der Patellafrakturen nach den Richtlinien der Arbeitsgemeinschaft für Osteosynthese und Therapiemöglichkeiten.
a Zuggurtung bei Querfraktur.
b Zuggurtung und Kirschner-Drähte bei Mehrfragmentfraktur.
c Zuggurtung und Cerclage bei Trümmerfraktur.
d Schraubenosteosynthese bei Längsfraktur.
e Schraubenosteosynthese und Zuggurtung bei Sternfraktur.

Therapie

Behandlungsziel ist die stufenlose Ausheilung der Gelenkfläche. Eine **konservative Therapie** mit Ruhigstellung für 6 Wochen in weitgehender Streckstellung ist nur möglich bei nichtdislozierten Frakturen, wobei sich hier Längsfrakturen (Typ B) wegen der günstigeren biomechanischen Verhältnisse besonders eignen.

Dislozierte Frakturen müssen **operativ** versorgt werden.

Operationstechnik. Der Zugang für die operative Versorgung kann über einen Querschnitt in Patellamitte erfolgen, was den Vorteil der besseren Erreichbarkeit des Reservestreckapparats hat. Wenn später die Implantation einer Knieendoprothese wahrscheinlich ist, so sollte der Zugang über einen Längsschnitt erfolgen. Speziell bei Querfrakturen ist die Zuggurtungsosteosynthese die Methode der Wahl. Der Draht kann distal und proximal durch die Sehnenansätze gezogen und seitlich ventral der Patella geführt werden. Eine bessere Fixierung ergibt sich, wenn 2 Kirschner-Drähte längs durch die Patella parallel zur Gelenkfläche eingebracht werden und der zirkuläre Draht dorsal um die Drahtspitzen geführt wird. Der Cerclagendraht kann ggf. auch in Form einer Achtertour platziert werden. Je nach erreichter Stabilität können insbesondere bei Trümmerfrakturen auch 2 zirkuläre Cerclagen eingebracht werden. Bei Längsfrakturen ist vielfach eine günstige Versorgung mit 2 Zugschrauben möglich. Auch die Kombination von Zugschrauben und Cerclage kann bei Mehrfragmentbrüchen sinnvoll sein.

Bei nicht rekonstruierbaren Trümmerbrüchen kann die Patellektomie oder Teilpatellektomie angezeigt sein. Liegen ein proximales Hauptfragment und viele kleine nicht rekonstruierbare distale Nebenfragmente vor, so werden die distalen Anteile entfernt und das Lig. patellae wird durch transossäre Bohrkanäle im proximalen Fragment reinseriert. In Ausnahmefällen, wenn sich die zentrale Gelenkfläche nicht wiederherstellen lässt, ist eine frühzeitige Patellektomie sinnvoll. Die Patellektomie soll in diesen Fällen erfolgen, bevor sich Knorpelschäden auch an der korrespondierenden Femurgelenkfläche einstellen.

Bei Abrissen des Lig. patellae mit sehr kleinem knöchernen Fragment, bei dem die Fixierung mittels einer Patellazuggurtung nicht sicher genug erscheint, kann auch eine temporäre patellotibiale Zuggurtung durchgeführt werden.

20.10.4 Tibiakopffraktur

Engl.: proximal fracture of the tibia.

Definiton.
Bei den Schienbeinkopffrakturen unterscheidet man intra- und extraartikuläre Frakturen. Begleitverletzungen z. B. des Kreuzbands sind möglich.

Ätiopathologie

Tibiakopffrakturen entstehen typischerweise durch axiale Gewalteinwirkung auf das Kniegelenk, meist zusammen mit einer Varus- oder Valguskomponente, z. B. bei Verkehrsunfällen oder Sturz. Varus- und Valgusstress kann ebenfalls zur Impression und Depression des Tibiaplateaus führen. Auf begleitende Band-, Meniskus- und andere Weichteilschäden ist zu achten.

Einteilung

Nach den Vorgaben der AO (Abb. 20.**53a–d**) werden die Tibiakopfbrüche eingeteilt in:
▶ A-Frakturen: extraartikuläre Frakturen und Ausrissfrakturen der Eminentia intercondylaris.

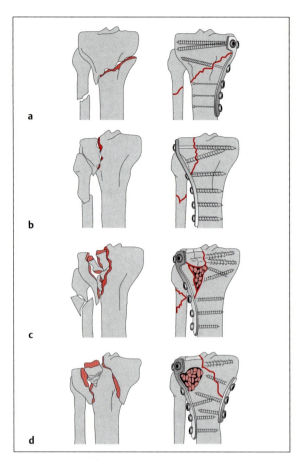

Abb. 20.**53** Schema der Frakturtypen und Versorgungsmöglichkeiten bei Tibiakopffrakturen.
a Typ A: extraartikuläre Tibiakopffraktur. Osteosynthese mit T-Platte.
b Typ B: intraartikuläre Spaltfraktur ohne Gelenkeinstauchung. Osteosynthese mit T-Platte.
c Typ C: Kombinierte Spalt- und Impressionsfraktur. Osteosynthese mit Abstützplatte nach Plateauanhebung und Spongiosaplastik.
d Typ C: kombinierte Spalt- und Impressionsfraktur beider Tibiaplateaus (Y-Fraktur). Osteosynthese mit Abstützplatte nach Plateauanhebung und Spongiosaplastik.

▶ B-Frakturen: Gelenkfrakturen im lateralen oder mediale Tibiaplateau. Es werden hier Spaltbrüche (B1), Impressionsfrakturen (B2) und kombinierte Spalt-Impressions-Brüche (B3) unterschieden.
▶ C-Frakturen: T- oder Y- Frakturen, die beide Tibiaplateaus betreffen.

Klinik und klinische Diagnostik

Auffällig ist die Verformung im Schienbeinkopfbereich, begleitet von meist einer erheblichen Hämatombildung. Man achte auf Begleitverletzungen an Gefäßen und vor allem des N. peroneus. Nicht selten kommt es bei Tibiakopffrakturen primär oder postoperativ zur Ausbildung eines Kompartmentsyndroms. Eine engmaschige Überwachung ist unbedingt erforderlich. Alarmierende Zeichen sind die Zunahme der Schwellung, sensible und motorische Störungen und vor allem der heftige Schmerz.

Bildgebende Diagnostik

Zusätzlich zu Röntgenaufnahmen in 2 Ebenen sollten auch Schrägaufnahmen in Innen- und Außenrotation angefertigt werden. Die Computertomographie mit frontalen oder sagittalen Rekonstruktionen stellt die Frakturen übersichtlich dar und hat die konventionelle Tomographie heute weitgehend verdrängt.

Therapie

Eine **konservative Frakturbehandlung** mit zumindest 6- bis 8-wöchiger Entlastung ist nur bei nichtdislozierten Gelenkfrakturen oder bei wenig dislozierten Frakturen ohne Gelenkbeteiligung möglich, ebenso bei minimal verschobenen Frakturen, die unter dem schützenden Meniskus liegen. Ab einer Stufenbildung im Gelenk von 2 mm ist besonders beim jungen, sportlich aktiven Patienten die exakte Reposition durch ein operatives Eingreifen empfehlenswert.

Bei dislozierten Frakturen ist die **operative Behandlung** erforderlich:
▶ Extraartikuläre Frakturen (Typ A) werden von lateral oder medial reponiert und mit einer L- oder T-Platte stabilisiert.
▶ Spaltbrüche (B1) werden reponiert und je nach Knochenqualität mit Spongiosazugschrauben oder mit einer Abstützplatte stabilisiert. Bei Impressionsfrakturen (B2) ist die Anhebung des imprimierten Knorpelareals entscheidend. Durch ein Knochenfester ca. 5 cm distal des Gelenkspalts wird ein Stößel eingebracht und die Gelenkfläche gehoben. Anschließend muss Spongiosa zur Unterfütterung eingebracht werden. Diese wird wiederum mit parallel zur Gelenkfläche liegenden Schrauben stabilisiert. Bei B-1- und B-2-Frakturen hat sich zunehmend eine arthroskopisch kontrollierte minimalinvasive Technik durchgesetzt. Die Reposition der Gelenkfläche wird im Arthroskop beobachtet. Spongiosaschrauben werden zur Fixierung des Repositionsergebnisses über kleine Inzisionen implantiert.
▶ C-Frakturen müssen schrittweise rekonstruiert werden. Die Fixierung der Fragmente erfolgt durch Abstützplatten, die z.T. medial und lateral eingebracht werden müssen (Abb. 20.**54a–d**). Kleinere Fragmente werden häufig durch separate Schrauben fixiert. Nicht selten ist die Gelenkfläche bei Trümmerfrakturen nicht mehr ideal zu rekonstruieren. Mit der Entwicklung einer posttraumatischen Arthrose ist bei diesen Patienten zu rechnen.
▶ Zur Therapie der Ausrissfrakturen an der Eminentia intercondylaris, s. S. 702.

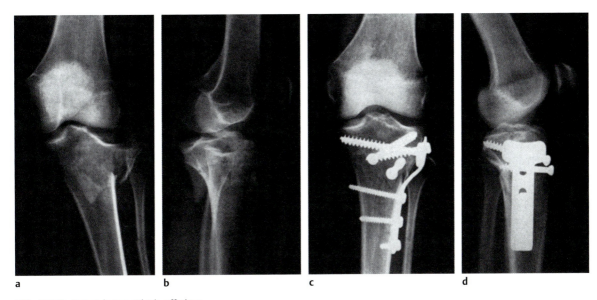

Abb. 20.54 Beispiel einer Tibiakopffraktur.
a, b Tibiakopffraktur durch beide Plateaus (Typ C). **c, d** Osteosynthese mit Abstützplatte und Spongiosaschrauben nach Plateauanhebung und Spongiosaplastik.

Nota bene

Nicht selten ist der Weichteilmantel bei der Schienbeinkopffraktur beeinträchtigt, weshalb die operative Frakturversorgung zunächst zurückgestellt werden muss. Gelegentlich empfiehlt sich zunächst die Stabilisierung mit einem Fixateur externe, bis der Weichteilmantel die endgültige Gelenkrekonstruktion erlaubt.

Nachbehandlung

Durch die Osteosynthese wird regelmäßig Übungsstabilität erreicht. Eine frühzeitige CPM-Behandlung ist anzustreben, um Immobilisierungsschäden zu vermeiden. Eine Vollbelastung der operierten Extremität ist insbesondere bei Trümmerfrakturen und Impressionsfrakturen erst nach 12–16 Wochen zu erlauben.

Literatur

Ahlbäck S, Bauer GC, Bohne WH. Spontaneous osteonecrosis of the knee. Arthritis Rheum. 1968;11:705.
Arnoczky SP, Warren RF. Microvasculature of the human meniscus. Am J Sports Med. 1982;10:90.
Barrack RL, Wolfe MW, Waldman DA, Milicic M, Bertot AJ, Myers L. Resurfacing of the patella in total knee arthroplasty. A prospective, randomized study. J Bone Joint Surg Am. 1997;79:1121.
Behrens P, Ehlers EM, Köchermann KU, Rohwedel J, Russlies M, Plötz W. Neues Therapieverfahren für lokalisierte Knorpeldefekte. Fortschr Med. 1999;45:49.
Bengtson S, Knutson K, Lidgren L. Treatment of infected knee arthroplasty. Clin Orthop. 1989;245:173.
Berbig R, Rillmann P. Timing of the surgery of rupture of the anterior cruciate ligament. Effects of acute or delayed surgery on arthrofibrosis rate and work disability. Unfallchirurg. 2000;103(9):726.
Berman AT, Bosacco SJ, Kirshner S, Aviolio A Jr. Factors influencing long-term results in high tibial osteotomy. Clin Orthop. 1991;272:192.
Bert JM, Maschka K. The arthroscopic treatment of unicompartmental gonarthrosis. Arthroscopy. 1989;5:25.
Binette F, McQuaid DP, Haudenschild DR, Yeager PC, McPherson JM, Tubo R. Expression of a stable articular cartilage phenotype without evidence of hypertrophy by adult human articular chondrocytes in vitro. J Orthop Res. 1998;16:207.
Blauth M, Mann M. Medialversetzung der Tuberositas tibiae und gleichzeitige Vorverlagerung. Z Orthop Ihre Grenzgeb. 1970;115:252.
Blount WP. Tibia vara: osteochondrosis deformans tibiae. J Bone Joint Surg Am. 1937;19:1.
Böhm P, Holy T. Is there a future for hinged prostheses in primary total knee arthroplasty? J Bone Joint Surg Br. 1998; 80:302.
Buechel FF, Pappas MJ. Long-term survivorship analysis of cruciate-sparing versus cruciate-sacrificing knee prostheses using meniscal bearings. Clin Orthop. 1990;260:162.
Buechel FF. A sequential three step lateral release for correcting fixed valgus knee deformities during total knee arthroplasty. Clin Orthop. 1990;260:170.
Burgkart R, Grünzinger W, Hof N, Gradinger R, Feagin JA, Hipp E. Conservative treatment of anterior cruciate ligament ruptures: Prognostic criteria in MRI. Sportorthop Sporttraumatol. 1998;14:113.
Burgkart R, Schelter R, Eckstein F, Rechl H, Träger J. Schnittanatomie des Kniegelenkes. Sportorthop Sporttraumatol. 1995;11:112,262.
Callaghan JJ, Squire MW, Goetz DD, Sullivan PM, Johnston RC. Cemented rotating-platform total knee replacement. J Bone Joint Surg Am. 2000;82:705.
Cannon WD. Arthroscopic meniscus repair. In: McGinty, J. ed. Operative arthroscopy. New York: Raven Press; 1991:237.
Clancy WG Jr, Narechania RG, Rosenberg TD, Bmeiner JG, Wisnefske DD, Lange TA. Anterior and posterior cruciate ligament reconstruction in rhesus monkeys. J Bone Joint Surg Am. 1981;63:1270.
Coventry FR, Akeson WH, Keown GH. The repair of large osteochondral defects. An experimental study in horses. Clin Orthop. 1972;82:252.

Coventry MB, Ilstrup DM, Wallrichs SL. Proximal tibial osteotomy: a critical long-term study of eighty-seven cases. J Bone Joint Surg Am. 1993;75:196.

Curtis BH, Fisher RL. Congential hyperextension with anterior subluxation of the knee: surgical treatment and long-term observations. J Bone Joint Surg Am. 1969;51:225.

DeHaven KE, Black KP, Griffiths HJ. Open meniscus repair: technique and two to nine year results. Am J Sports Med. 1989;17:788.

DeHaven KE. Meniskusentfernung versus Meniskusrefixation. Orthopäde. 1994;23:133.

Dirienzo G, Osti L, Merlo F. Our experience in the treatment of rheumatoid knee by arthroscopic synovectomy. Chir Organi Mov. 1997;82(3):275.

Elson R. Exchange arthroplasty for infection. Orthop Clin North Am. 1993;24:761.

Engh G, Parks NL. The classification and treatment options of bone defects in revision knee surgery. New Orleans: Handout Scientific Exhibition AAOS; 1994. In: Kohn D. Das Knie. Stuttgart: Thieme; 2000.

Engh GA, Koralewicz LM, Pereles TR. Clinical results of modular polyethylene insert exchange with retention of toal knee arthroplasty components. J Bone Joint Surg Am. 2000;82:516.

Evans EB, Eggers GWN, Butler JK, Blumel J. Experimental immobilization and remobilization of rat knee joints. J Bone Joint Surg Am. 1960;42:737.

Fairbank TJ. Knee joint changes after meniscectomy. J Bone Joint Surg Br. 1948;30:664–70.

Falahee MH, Matthews LS, Kaufer H. Resection arthroplasty as a salvage procedure for a knee with infection after a total arthroplasty. J Bone Joint Surg Am. 1987;69:1013.

Fauno P, Nielsen AB. Arthroscopic partial meniscectomy: A long-term follow-up. Arthroscopy. 1992;8:345.

Feagin JA. The crucial ligaments. 2nd ed. New York: Churchill Livingstone Inc.; 1994.

Ferriter P, Shapiro F. Infantile tibia vara: factors affecting outcome following proximal tibial osteotomy. J Pediatr Orthop. 1987;7:1.

Forst J, Forst R, Heller KD, Adam GB. Markraumbohrung bei Morbus Ahlbäck – MR-tomographische Verlaufs- und Therapiekontrolle. Fortschr Röntgenstr. 1994;161(2):142.

Fürmaier A. Beitrag zur Mechanik der Patella und des Gesamtkniegelenkes. Arch Orthop Unfallchir. 1953;46:78.

Gautier E, Jakob RP. Stellenwert von Umstellungsosteotomien – Indikation, Technik, Ergebnisse. Ther Umsch. 1996;53:790.

Glinz W. Die „verschwiegenen" Schäden bei der operativen Arthroskopie. In: Contzen H. Komplikationen bei der Arthroskopie. Stuttgart: Enke; 1989:14.

Goebel M. Geometrie von distalem Femur und proximaler Tibia und simulierte Implantation von Kniegelenksendoprothesensystemen. Inauguraldissertation. München; 2000.

Goldthwait JE. Slipping or recurrent dislocation of the patella: with the report of eleven cases. Boston Med Surg J. 1904;150:169.

Hackenbruch W, Müller W. Untersuchung des verletzten Kniegelenkes. Orthopäde. 1987;16:100.

Hangody L, Kish G, Karpati Z, Udvarhelyi I, Szigeti I, Bely M. Mosaicplasty for the treatment of articular cartilage defects: application in clinical practice. Orthopedics. 1998;2:747.

Hanssen AD, Rand JA, Osman DR. Treatment of the infected total knee arthroplasty with insertion of another prostheses of antibiotic-impregneated cement. Clin Orthop. 1994;309:44.

Härle A. Die Infektion bei Knieendoprothesen. Orthopäde. 1991;20:227.

Henning CE, Lynch MA, Glick KRjr. An in vivo strain gage study of elongation of the anterior cruciate ligament. Am J Sports Med. 1985;13:22.

Hille E. Arthroskopische Behandlung der Erkrankung des Patellofemoralgelenkes. Arthroskopie. 1988;1:124.

Hipp E. Die embryonale Entwicklung der Kniegelenkskörper. Z Anat Entwicklungsgesch. 1953;117:346.

Hipp E, Gradinger R, Ascherl R, Träger J, Rechl H, Plötz W. Ersatz des vorderen Kreuzbandes – Möglichkeiten und Grenzen unter besonderer Berücksichtigung des MRI. Prakt Sporttraumatol Sportmed. 1992;3:90.

Hofmann AA, Wyatt RWB, Beck SW. High tibial osteotomy: Use of an osteotomy jig, rigid fixation, and early motion vs. conventional surgical technique and cast immobilization. Clin Orthop. 1991;271:212.

Insall J, Falvo KA, Wise DW. Chondromalacia patellae. A prospective study. J Bone Joint Surg Am. 1976;58:1.

Insall J, Salvati E. Patella position in the normal knee. Radiology. 1971;101:101.

Insall JN, Dorr LD, Scott RD, Scott WN. Rational of the Knee Society clinical rating system. Clin Orthop. 1989;248:13.

Jackson M, Sarangi PP, Newman JH. Revision total knee arthroplasty: comparison of outcome following primary proximal tibial osteotomy or unicompartimental arthroplasty. J Arthroplasty. 1994;9:599.

James SL, Slocum DB. Sports medicine of the year. Sports Med. 1975;3:260.

Johnson DP. Symptomatic synovial plicae of the knee. J Bone Joint Surg Am. 1993;75:486.

Johnson LL. Arthroscopic abrasion arthroplasty. In: McGinty JB, Caspari RB, Jackson RW, Poeling GG. eds. Operative arthroscopy. New York: Raven Press; 1993:341.

Katz MM, Hungerford DS, Krackow KA, Lennox DE. Results of knee arthroplasty after failed proximal tibial osteotomy for osteoarthritis. J Bone Joint Surg Am. 1987;69;225.

Kim SJ. Arthroscopic anatomy of the infrapatellar plica. Arthroscopy. 1996;12:561.

Krackow KA. The technique of knee arthroplasty. St. Louis: Mosby; 1990.

Krogius A. Zur operativen Behandlung der habituellen Luxation der Kniescheibe. Zentralbl Chir. 1904;31:254.

Lange M, Hipp E. Lehrbuch der Orthopädie und Traumatologie. Bd. II. Erworbene Erkrankungen. Teil 1: Allgemeiner Teil. 2. Aufl. Stuttgart: Enke; 1976.

Lange M, Hipp E. Lehrbuch der Orthopädie und Traumatologie. Bd. II. Erworbene Erkrankungen. Teil 2: Spezieller Teil. 2. Aufl. Stuttgart: Enke; 1981.

Lange M. Hipp E. Lehrbuch der Orthopädie und Traumatologie. Bd. III. Traumatologie. 2. Aufl. Stuttgart: Enke; 1986.

Leung KS, Shjen WY, So WS, Mui LT, Grosse A. Interlocking intramedullary nailing for supracondylar and intercondylar fractures of the distal part of the femur. J Bone Joint Surg Am. 1991;73:332.

Lexer E. Substitution of whole and half joints from freshly amputated extremities by free-plastic operations. Surg Gynecol Obstet. 1908;6:601.

Lindenfeld TN, Wojtys EM, Arbor A, Husain A. Operative treatment of arthrofibrosis of the knee. J Bone Joint Surg Am. 1999;81:1772.

Lotke PA, Ecker ML. Current concepts review – osteonecrosis of the knee. J Bone Joint Surg Am. 1998;70:470.

Madigan R, Wissinger HA, Donaldson WF. Preliminary experience with a method of quadricepsplasty in recurrent subluxation. J Bone Joint Surg Am. 1975;57:600.

Maquet P. Advancement of the tibial tuberosity. Clin Orthop. 1976;115:225.

Miehlke K. Synovialflüssigkeitsbefunde bei Synovialdialyse. In: Thumb N. Hrsg. Synovialflüssigkeit und synoviales Milieu. Stuttgart: Thieme; 1979.

Mirowitz SA. Fast scanning fat-suppression MR imaging of musculoscteletal disorders. Am J Roentgenol 1993;13:984.

Mont MA, Waldman BJ, Hungerford DS. Evaluation of preoperative cultures before second-stage reimplantation after prosthetic loosening complicated by infection. A comparison-group study. J Bone Joint Surg Am. 2000;82:1552.

Müller ME, Koch P, Nazarian S. The comprehensive classification of fractures of long bones. Heidelberg: Springer; 1990.

Ochi M, Kimori K, Sumen Y, Ikuta YA. A case of steroid-induced osteonecrosis of femoral condyle treated surgically. Clin Orthop. 1996;312:226.

Otero AL, Hutcheson L. A comparison of the doubled semitendinosus/gracilis and central third of the patellar tendon autografts in arthroscopic anterior cruciate ligament reconstruction. J Arthroscopy. 1993;9:143.

Outerbridge RE. The etiology of chondromalacia patellae. J Bone Joint Surg Br. 1961;43:752–7.

Plötz W, Fastenmeier K, Burgkart R, Hipp E. Optimization of high-frequency electrosurgery of the meniscus. Knee Surg Sports Traumatol Arthrosc. 1997;5:184.

Plötz W. Optimierung der arthroskopischen Meniskusteilresektion – klinische und experimentelle Untersuchung zum Einsatz der Hochfrequenzchirurgie und des Ho:YAG Lasers. Habilitationsschrift München; 1994.

Pridie KH. A method of resurfacing osteoarthritic knee joints. J Bone Joint Surg Br. 1959;41:618.

Puhl W, Bernau A, Böhle E, Brune K, Gerhardt P, Greitemann B, et al. Ambulante Diagnostik und Therapie der Gonarthrose. Z Orthop Ihre Grenzgeb. 2000;138:85.

Rechl H, Mittelmeier W, Burgkart R. Gelenkerhaltende Operationen bei Gonarthrose. Fortschr Med. 1999;117:101.

Rittmeister M, Starker M, Zichner L. Hip and knee replacement after longstanding hip arthrodesis. Clin Orthop. 2000; 371:136.

Roach JW, Richards BS. Instructional case: congenital dislocation of the knee. J Pediatr Orthop 1988;8:226.

Rockborn P, Gillquist J. Results of open meniscus repair. Long-term follow-up study with a matched-pair group. J Bone Joint Surg Br. 2000;82:494–8.

Rorabeck CH, Bobechko WP. Acute dislocation of the patella with osteochondral fracture: review of eighteen cases. J Bone Joint Surg Br. 1976;58:237.

Rosenberg AG, Andriacchi TP, Barden R, Galante JO. Patellar component failure in cementless total knee arthroplasty. Clin Orthop. 1988;238:106.

Schonholtz GJ, Zahn MG, Magee CM. Lateral retinacular release of the patella. J Arthroscopic Rel Surg. 1987;3:269.

Scott RD, Cobb AG, McQueary FG, Thronhil TS. Unicompartimental knee arthroplasty. Clin Orthop. 1991;271:96.

Segawa H, Tsukayama DT, Kyle RF, Becker DA, Gustilo RB. Infection after total knee arthroplasty. J Bone Joint Surg Am. 1999;81:1434.

Sherk HH. The use of lasers in orthopedic procedures. J Bone Joint Surg Am. 1993;75:68.

Siebert WE, Saunier J, Gerber B, Lübbers C. Ho:YAG-Laser in der arthroskopischen Chirurgie des Kniegelenkes. Arthroskopie. 1994;7:182.

Small NC. Complications in arthroscopic surgery of the knee and shoulder. Orthopedics 1993;16:985.

Small NC. Complications in arthroscopic surgery performed by experienced arthroscopists. Arthroscopy. 1988;4:215.

Small NC. Complications in arthroscopy: the knee and other joints. Arthroscopy. 1986;4:253.

Staeheli JW, Cass, JR, Morrey B. Condylar total knee arthroplasty after failed proximal tibial osteotomy. J Bone Joint Surg Am. 1987;69:28.

Steadman JR, Rodkey WG, Briggs KK, Rodrigo JJ. Die Technik der Mikrofrakturierung zur Behandlung von kompletten Knorpeldefekten im Kniegelenk. Orthopäde. 1999;28:26.

Stoller DW, Martin C, Crues JV 3rd, Kaplan L, Mink JH. Meniscal tears: pathological correlation with MR imaging. Radiology. 1987;163:731–5.

Träger J, Braitinger S, Gradinger R, Obletter N, Breit A, Hipp E. Structures of the knee joint in nuclear magnetic resonance tomography. Improved representation with 3D volume imaging. Fortschr Med. 1992;110:191.

Träger J, Grünzinger H, Rechl H, Plötz W, Braitinger S, Burgkart R, Hipp E. Kernspintomographie zur Beurteilung der Transplantatqualität bei Kreuzbandersatz. Sportorthop Sporttraumatol. 1995a:11.4:241.

Träger JS, Weinhart H, Grünzinger W, Plötz W, Rechl H, Hipp E. Kernspintomographie des Kniegelenks. Teil 1: Abgrenzung normaler Strukturen und pathologischer Veränderungen am vorderen und hinteren Kreuzband. Sportorthopäd Sporttraumatol. 1995b;11.1:4.

Trauner K, Gandour-Edwards R, Bamberg M, Nishioka NS, Flotte T, Autry S, Hasan T. Influence of light delivery on photodynamic synovectomy in an antigen-induced arthritis model for rheumatoid arthritis. Lasers Surg Med. 1998;22(3):147.

Weiss CB, Lundberg M, Hamberg P, deHaven KE, Gillquist J. Nonoperative treatment of meniscal tears. J Bone Joint Surg Am. 1989;71:811.

Wiberg G. Roentgenographic and anatomic studies on the femoropatellar joint. Acta Orthop Scand. 1941;12:319.

21 Unterschenkel

21.1 Weichteilveränderungen

S. G. Plötz, R. Engst und J. Ring

21.1.1 „Dickes Bein" – Differenzialdiagnose

Ohne Vorselektion ist unter der Bezeichnung „dickes Bein" die Folge eines an der unteren Extremität lokalisierten Geschehens gemeint. Es werden auch lokalisierte und generelle Ödeme unter dieser Bezeichnung subsumiert, deren Differenzialdiagnose im Folgenden dargestellt wird.

Am häufigsten werden ohne Zweifel dicke Beine durch Venenveränderungen hervorgerufen (s. Kapitel 21, Abschnitt phlebologische Erkrankungen, S. 741).

Generalisierte Ödeme bei Nephropathien sind weich, weiß und treten im Gegensatz zu Beinschwellungen bei Herzkranken häufig zuerst im Gesicht auf. Bei den Ödemen infolge einer Herzinsuffizienz handelt es sich um weiche, weiße, kalte Schwellungen im Bereich der Knöchel und bei bettlägerigen Patienten am Rücken.

Generalisierte Ödeme treten auch nach einer Applikation von Steroiden auf und werden hier durch Salz- und Wasserretention hervorgerufen. Die prämenstruelle Wasserretention oder die Ausbildung von Ödemen in der Schwangerschaft ist ebenfalls auf eine hormonale Wasserretention zurückzuführen.

Entzündliche Ödeme, wie sie nach einer infektiösen Irritation des Gewebes z. B. beim Erysipel oder bei Phlegmonen auftreten können, zeichnen sich durch

Differenzialdiagnose des „dicken Beins" im Überblick
(nach May et al. 1998)

Venöse Abflussbehinderung	chronische Veneninsuffizienz tiefe Thrombose postthrombotisches Syndrom Kompression (Baker-Zyste, Tumor, Aneurysma, Stauartefakt)
Kardiale Ödeme	symmetrisch, Zeichen der Herzdekompensation
Onkotisch bedingte Ödeme	Hypoproteinämie bei Nephropathie, Hepatopathie, Malignom
Störung der Kapillarpermeabilität	entzündliche Ödeme (Erysipel, Phlegmone, Arthritis etc.) zyklisch idiopathische Ödeme (hormonell bedingt, Diabetes)
Lymphödeme	benignes Lymphödem (idiopathisch oder hereditär) malignes Lymphödem bei Lymphknotenmetastase
Myxödeme	diffus, bei Hypothyreose prätibial, bei Hyperthyreose, nach Thyreoidektomie
Lipödem (Fettbein, Säulenbein)	symmetrische, weiche Schwellung besonders proximal der Sprunggelenke bei älteren Frauen (Fußrücken frei)

21 Unterschenkel

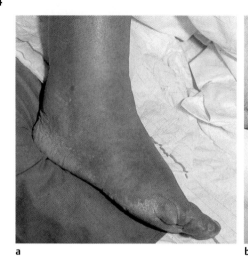
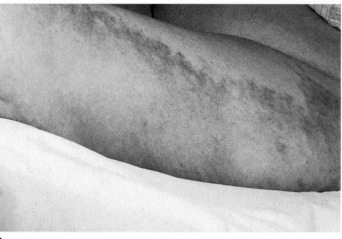

Abb. 21.**1a, b** Erysipel des Unterschenkels.

eine umschriebene Rötung mit zungenförmigen Ausläufern, lokaler Überwärmung, Temperaturerhöhung und Schmerzhaftigkeit aus. Das Erysipel ist eine häufige, akute Infektion der Haut durch Streptokokken, selten auch durch Staphylococcus aureus (Abb. 21.**1a, b**). Die Ausbreitung entlang der Lymphspalten kann zu typischen zungenförmigen Ausläufern, zu einer Lymphangitis und regionaler Lymphknotenschwellung führen. Die Phlegmone ist ein schwere abszedierende Infektion mit diffuser Ausbreitung in tiefen Hautschichten, entlang der Sehnen, Faszien und Muskulatur nach Verletzungen, postoperativ ausgelöst durch Staphylococcus aureus, seltener durch Streptokokken. Klinisch zeigt sich ein flächenhaftes, überwärmtes, mehr livides Erythem mit sehr schmerzhafter, teigiger Schwellung.

Bei den **Lymphödemen** werden primäre, anlagebedingte Formen von sekundären Lymphödemen unterschieden. Primäre Lymphödeme können hereditär bedingt sein (kongenital: Nonne-Milroy-Syndrom, in der Pubertät: Meige-Syndrom). Sekundäre Lymphödeme kommen vor allem nach operativer oder strahlentherapeutischer Lymphknotenausschaltung vor. Weitere Ursachen beinhalten Lymphgefäßverlegungen durch Entzündungen wie Filariose oder häufiger durch chronisch-rezidivierende Erysipele. Hierbei können durch Verlegung der Lymphbahnen monströse Schwellungen mit bizarr verformter Extremität entstehen, die als Elephantiasis nostras bezeichnet werden (Abb. 21.**2**). Charakteristisch bei Lymphödemen der unteren Extremität ist das Stemmer-Zeichen: Die vergröberten Querfalten der Haut dorsal über den Grundgliedern der Zehenrücken können nicht mehr zwischen den Fingern als Falte abgehoben werden.

Als **Lipödem** (Fettbein, Säulenbein) wird eine symmetrische, schmerzhafte lipomatöse Anschwellung der Beine bezeichnet. Äthiopathogenetisch wird eine erbliche Stoffwechselstörung angenommen. Es besteht die Tendenz zur Flüssigkeitseinlagerung und diffusem Schmerz bzw. Druckschmerz im Bereich der Bein-

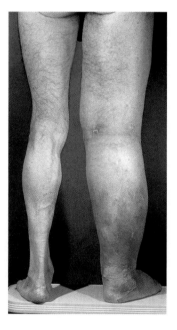

Abb. 21.**2** Elephantiasis nostras der unteren Extremität: chronisches Lymphödem durch Verlegung der Lymphgefäße nach rezidivierenden Erysipelen.

schwellung, besonders im Kniegelenkbereich. Ein Miteinbezug des Lymphsystems (Lipolymphödem) ist möglich (Abb. 21.**3**).

Beim **Myxödem** handelt es sich um eine nach Thyreoidektomie oder bei Hypothyreose auftretende prätibiale Einlagerung von sauren Mukopolysachariden. An den Unterschenkelstreckseiten entwickeln sich gelbliche, kissenartige Ödeme mit Hypertrichose. Nur in einem Teil der Fälle bilden sich die Hautveränderungen unter Behandlung der Grundkrankheit zurück.

Selten führen **Schleimbeutelentzündungen** und **rupturierte Baker-Zysten** zu einer begrenzten Unterschenkelschwellung. Akromegalie kann in sehr seltenen Fällen ein Symptom von Gefäßfehlbildungen und von Erkrankungen wie dem Klippel-Trenaunay-Weber-Syndrom oder dem Proteus-Syndrom (Plötz et al. 1998) sein. Örtlich begrenzte Schwellungen

21.1 Weichteilveränderungen

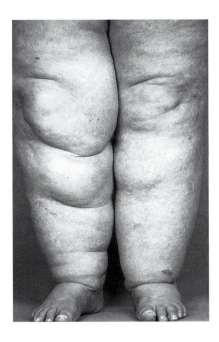

Abb. 21.3 Lipödeme der unteren Extremität.

sieht man bei subkutanen Lipomen, Weichteiltumoren, Fibromen und beim äußerst seltenen Myosarkom. Selten können lokale Schwellungen durch gutartige oder auch bösartige **Knochentumoren** hervorgerufen werden (Osteosarkome, Fibrosarkome, Ewing-Sarkome und gelegentlich auch Metastasen). Differenzialdiagnostisch zu beachten sind auch Osteomyelitiden, die manchmal eine chronische Verlaufsform aufweisen.

21.1.2 Erkrankungen der Venen

Synonym: phlebologische Krankheitsbilder.
Engl.: diseases of the veins.

Epidemiologie

Epidemiologisch gesehen gehören die Erkrankungen der oberflächlichen und tiefen Venen der unteren Extremität zu den häufigsten Krankheitsbildern in der deutschen Bevölkerung. Venenerkrankungen gelten als interdisziplinäres medizinisches Problem.

Pathogenese

An den Beinen wird das venöse Blut über das oberflächliche (epifasziale) und das tiefe (subfasziale) Venensystem herzwärts geführt. Kurzstreckige (transfasziale) Perforansvenen verbinden beide Systeme.

Die wichtigsten **oberflächlichen Venen** sind die *V. saphena magna* und die *V. saphena parva*. Die Erstere zieht an der Medialseite des Beins vom Innenknöchel zur Leistenregion, durchbohrt beim Hiatus saphenus die Fascia lata und mündet in die V. femoralis. Im Bereich der Mündungskrümmung (Krosse) entsteht durch Zufluss oberflächlicher Venen der anatomisch variable Venenstern. Die V. saphena parva steht über den Arcus venosus dorsalis pedis mit der V. saphena magna in Verbindung. Sie verläuft hinter dem Außenknöchel auf der Wade nach proximal, durchdringt im mittleren bis proximalen Drittel die Fascia cruris und mündet S-förmig in die V. poplitea.

Zu den **tiefen Beinvenen** gehören die paarig angelegten *Vv. tibiales anteriores et posteriores* und die *Vv. fibulares*. Sie transportieren ihr Blut über die V. poplitea und die V. femoralis superficialis herzwärts. In Letztere mündet unterhalb des Leistenbands die V. profunda femoris. Diese tiefen Leitvenen liegen intermuskulär und begleiten die gleichnamigen Arterien.

Von den transfaszial verlaufenden Verbindungsvenen (= *Vv. perforantes*) des Unterschenkels haben insbesondere die medialseitig gelegene Cockett-Venen große klinische Bedeutung. Sie verbinden die Vv. tibiales posteriores mit der hinteren Bogenvene (R. posterior der V. saphena magna = V. arcuata posterior). Weitere Perforansvenen sind die ebenfalls medial gelegene Boyd- und Dodd-Perforansvene und die laterodorsal gelegenen Perforansvenen des M.-gastrocnemius- und M.-soleus-Punkts und die Bassi-Perforansvene. Ihre Lokalisation ist sehr variabel (Abb. 21.**4a, b**).

Die **Rückführung des venösen Bluts zum Herzen** erfolgt durch den kardialen Transportmechanismus (Sogwirkung während der Systole) und den diaphragmalen Transportmechanismus (abdominothorakale Zweiphasenpumpe durch Zwerchfellbewegung bei der Atmung) im Bereich des Rumpfs. In den Venen der Beine wird der Bluttransport zum Herzen durch die Muskel-Gelenk-Pumpen ermöglicht.

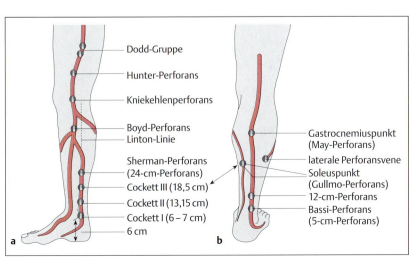

Abb. 21.**4a, b** Venensystem der unteren Extremität.

Die Kontraktion der Beinmuskulatur bewirkt eine Kompression der inter- und intramuskulären, tiefen Venen und der transfaszial verlaufenden Perforansvenen. Durch die intravasale Drucksteigerung wird – intakte Venenklappen vorausgesetzt – eine proximalwärts gerichtete Strömung erzeugt. Bei Muskelentspannung wird der geleerte Venenanteil gedehnt und übt nun eine Sogwirkung nach distal aus. Während des Gehens wird durch diese muskulären Druck-Saug-Pumpen das venöse Blut proximalwärts befördert.

Im Gelenkbereich wird der sehnige Anteil der Beinmuskulatur in Form der sog. Gelenkpumpen hämodynamisch wirksam. Verspannungslamellen zwischen Venenwand, umgebenden Sehnen- und Faszienverstärkungen verursachen in Abhängigkeit von der Gelenkstellung eine Vergrößerung des Venenquerschnitts. Bewegungen im Gelenk führen so über eine intermittierende „Lüftung" der Venen zu einer Sogwirkung auf die distalen Venenabschnitte. Von diesem Pumpsystem sind insbesondere die Fußrückenvenen und die oberflächlich verlaufende V. saphena parva betroffen.

Die Muskel- und Gelenkpumpen an Oberschenkel, Unterschenkel und Fuß wirken physiologisch als eine Einheit. In diesem Pumpsystem hat die Wadenmuskel-Sprunggelenk-Pumpe die größte Bedeutung und Bewegung ist für den Bluttransport hierbei besonders wichtig.

21.1.2.1 Varikose

Synonym: Krampfader.
Engl.: varicouse disease.

Definition.
Als Varikose wird die Erweiterung (Venektasie), Verlängerung und hierdurch bedingte Schlängelung oberflächlich gelegener Venen bezeichnet, der in der Regel ein degenerativer Wandumbau mit Tonusverlust und Klappeninsuffizienz zugrunde liegt. Besonders häufig betroffen sind die epifaszialen Venen der unteren Extremität.

Ätiopathologie

Ätiopathogenetisch werden primäre und sekundäre Varizen unterschieden. Die häufigere primäre Varikose tritt ohne erkennbare Ursache auf und wird auf eine konstitutionelle Bindegewebs- und Venenwandschwäche (erbliche Belastung) sowie auf hormonelle und mechanische Einflüsse (Schwangerschaft, Adipositas, Stehberufe) zurückgeführt. Sekundäre Varizen entstehen als Folge einer venösen Abflussbehinderung z.B. beim postthrombotischen Syndrom oder bei Venenkompression durch Tumoren oder Traumafolgen. In seltenen Fällen können sekundäre Varizen als Folge von Fehlbildungen (AV-Fisteln, Klippel-Trenaunay-Syndrom, Proteus-Syndrom) auftreten.

Das klinische Bild der Varikose ist durch unterschiedliche Krampfaderformen geprägt, die auch eine unterschiedliche Bedeutung haben.

Varizentypen

Die **Stammvarikose** betrifft die Venenhauptstämme der V. saphena magna und/oder parva. Bei der **retikulären Varikose** finden sich netzartig erweiterte, subkutane Nebenastvenen, bevorzugt im Bereich der Kniekehle und am Unterschenkel. Selten können auch von einer isolierten, insuffizienten V. perforans Varizen ausgehen (insuffiziente Vv. perforantes). Als **Besenreiservarizen** werden intradermal gelegene feine büschelartige Venenerweiterungen (Durchmesser ca. 1 mm) bezeichnet, die nur von kosmetischer Bedeutung sind.

Die primäre Varikose kann lange Zeit beschwerdefrei verlaufen, lediglich die dilatierten Venen können kosmetisch auffallen. Oft bestehen jedoch Schwere-, Schwellungs- und Müdigkeitsgefühle der Beine, besonders gegen Abend, nach langem Sitzen oder Stehen vor allem in der warmen Jahreszeit. Komplizierend kann es zu einer Varikophlebitis, zur chronisch-venösen Insuffizienz, zum Ulcus cruris (s. Abschnitt chronisch venöse Insuffizienz, S. 737) und in seltenen Fällen zur Varizenruptur kommen.

Klinik und klinische Diagnostik

Die Diagnose wird klinisch durch Anamnese, Inspektion und Palpation gestellt. Apparative Untersuchungsmethoden wie die Doppler-Sonographie, Venendruckmessung oder Lichtreflexionsrheographie geben Aufschluss über die Durchgängigkeit der tiefen Venen und die Klappenfunktion der epifaszialen und Perforansvenen. Aufwendiger, aber zuverlässiger ist das Duplexverfahren. Zur weiteren Basisdiagnostik

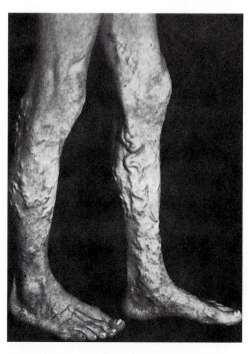

Abb. 21.**5** Stammvarikose der V. saphena magna.

vor konservativer Therapie gehört auch der Ausschluss einer arteriellen Verschlusserkrankung durch Palpation der peripheren Arterienpulse bzw. durch die Doppler-sonographische Untersuchung. Vor operativen Eingriffen ist eine bildgebende Diagnostik (Duplexsonographie, Phlebographie) notwendig.

Therapie

Zur Sicherung des venösen Rückstroms und zur Vermeidung eines progressiven Verlaufs wird Kompression durch Kompressionsstrümpfe (Klasse II meist ausreichend) oder -verbände eingesetzt. Weiterhin wird zu gezielter Bewegung und Gymnastik in Freizeit und Beruf zur Aktivierung der Waden- und Sprunggelenkmuskelpumpe sowie zur Reduktion von Übergewicht geraten. Bei subjektiven Beschwerden, Komplikationen wie Ekzem oder Ulcus cruris, bei kosmetischer Beeinträchtigung und bei jungen Patienten sollte jedoch invasiven Verfahren der Vorzug gegeben werden, um einer chronischen Veneninsuffizienz möglichst effektiv vorzubeugen. Neben einer Sklerosierung werden operative Eingriffe in Form von Venen-Stripping, Unterbindung der Krosse, endoskopischer Perforansunterbindung bzw. -dissektion eingesetzt. (Abb. 21.**5**; Stammvarikose der V. saphena magna).

21.1.2.2 Chronisch venöse Insuffizienz

Abkürzung: CVI.

Definition.
Venöse Abflussstörungen, insbesondere bei primärer Varikose und Phlebothrombose (postthrombotisches Syndrom), führen nicht selten zur chronisch venösen Insuffizienz mit trophischen Störungen und Ulcus cruris. Unter der Bezeichnung chronisch venöse Insuffizienz werden Hautveränderungen an den Beinen zusammengefasst, die sich aus den Störungen des venösen Rückflusses ergeben.

Pathogenese

Durch den pathologisch verlangsamten Rückfluss des Bluts ist das Gleichgewicht zwischen Filtration und Resorption gestört und es kommt zur Flüssigkeitsretention im Gewebe mit Ausbildung eiweißreicher Ödeme. Letztere regen die Bildung kollagener Fasern an (Induration, Sklerose). Die Ausbildung von Fibrinscheiden um die Venolen bewirkt eine Behinderung des Stoffaustauschs mit lokaler Mikroangiopathie und trophischen Störungen der Haut.

Klinik und klinische Diagnostik

Im Frühstadium findet sich ein Ödem vor allem prätibial und im Knöchelbereich. Eine besenreiserartige Erweiterung der Venen des Plantarrands (Corona phlebectatica) ist als Frühsymptom zu werten. Bei längerem Bestand kommt es zur Verhärtung des Subkutangewebes (Dermatosklerose). Durch die venöse Stauung entstehen Ekzeme (Stauungsekzeme) mit häufiger Prävalenz von Kontaktallergien auf verwendete Lokaltherapeutika. Entzündliche Vorgänge führen zur Hyperpigmentierung (purpura jaune d'ocre), Verschlüsse intrakutaner Kapillaren zur Atrophie blanche (Synonym: Capillaritis alba), einer weißlichen Atrophie der Haut (Abb. 21.**6a, b**). Letztlich können die Veränderungen fortschreiten und zum Ulcus cruris venosum führen.

Eine wesentlich differenziertere Einteilung wird durch die CEAP-Klassifikation erzielt (C = klinische Zeichen, E = Ätiologie, A = Anatomie, P = Pathophysiologie).

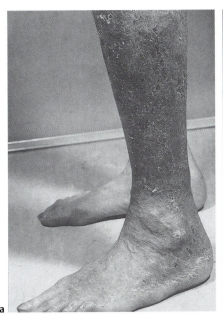 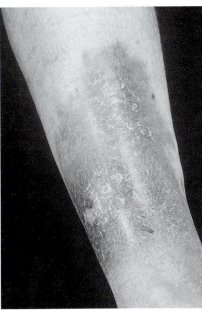

Abb. 21.**6a, b** Typisches Stauungsekzem und Hyperpigmentierung (purpura jaune d'ocre).

Stadieneinteilung der chronisch venösen Insuffizienz nach Widmer im Überblick

Grad	Beschreibung
Grad I	Knöchelödem, Corona phlebectatica paraplantaris
Grad II	Induration der Haut des Unterschenkels, Dermatoliposklerose, Hyperpigmentierung (purpura jaune d'ocre), Ekzem, Atrophie blanche
Grad III	Ulkus bzw. Ulkusnarbe

Therapie

Wichtigste therapeutische und prophylaktische Maßnahme ist der kunstgerechte Kompressionsverband, der die Pumpwirkung der Wadenmuskulatur und die Beseitigung bestehender Ödeme unterstützt. Als Bindentypen werden die Idealbinde nach DIN 61631, textilelastische Binden, dauerelastische Binden, Adhäsivbinden und Starrbinden (Zinkleim) eingesetzt. Kompressionsstrümpfe werden entsprechend dem Schweregrad der CVI eingesetzt. Bei beginnender CVI reicht die Kompressionsklasse I, bei Störungen im Bereich der großen extrafaszialen Venen wird Kompressionsklasse II, beim postthrombotischen Syndrom Kompressionsklasse III verordnet. Die neuerdings empfohlene Behandlung der CVI Grad III mit Strümpfen (Tubulus) spezieller Stricktechnik muss durch größere Fallzahlen validiert werden. Durch den Einsatz von Druckpolstern kann die Effektivität der Kompressionswirkung verstärkt werden. Allgemeine Maßnahmen bestehen in regelmäßiger Aktivierung der Waden- und Sprunggelenkmuskelpumpe. Die medikamentöse Behandlung mit venenwirksamen Pharmaka hat unterstützenden Charakter.

Liegt als Ursache für die CVI eine primäre Varikose vor, so besteht die operative Therapie in der Ausschaltung der insuffizienten Abschnitte und deren Verbindungen zum tiefen Venensystem. Insuffiziente Venenabschnitte vor allem im Seitenastbereich können durch Sklerosierung ausgeschaltet werden. Mit gutem Erfolg wird auch die sog. „paratibiale Fasziotomie" eingesetzt, bei der die Faszie von einem Hautschnitt im proximal gelegenen, gesunden Hautgewebe aus durchtrennt wird. Insuffiziente Perforansvenen werden gleichzeitig disseziert. Bei sekundärer Varikose ist ein invasives Vorgehen nur nach Darstellung der Gesamtgefäßsituation (Umgehungskreisläufe) zu erwägen.

Arthrogenes Stauungssyndrom

Synonym: Spitzfußstellung bei chronischer Veneninsuffizienz.

Die durch die chronische Venenstauung bedingten entzündlichen Veränderungen erfassen auch den Bereich der Faszien einschließlich der Gelenkkapsel des oberen Sprunggelenks und des periachillären Raums (Bisgaard-Kulisse) und führen zu einer schmerzbedingten Schonhaltung des Fußes in Plantarflexion. So entsteht ein entzündlich bedingter Spitzfuß. Im weiteren Verlauf kommt es zu einer zunehmenden Einsteifung des oberen Sprunggelenks (Schmeller 1997). Durch den damit verbundenen weitgehenden Ausfall der Gelenk- und Muskelpumpen verschlechtert dieser Zustand die CVI entscheidend. In seltenen Fällen wird im Rahmen des chronisch entzündlichen Geschehens auch eine Kalzifikation bzw. Ossifikation im Gewebe beobachtet. Die Druckschmerzhaftigkeit der Tibiakante bei der CVI wurde als Osteopathia phlebopathica beschrieben (Rabe & Gerlach 2000). Neben der Kompressionstherapie sollen intensive krankengymnastische Übungen zur Mobilisierung des oberen Sprunggelenks erfolgen.

21.1.2.3 Ulcus cruris venosum

Synonym: venöses Beingeschwür.
Engl.: venous ulceration.

Definition.
Beim Ulcus cruris venosum (Abb. 21.**7**) handelt es sich um ein Unterschenkelulkus auf dem Boden einer chronischen Veneninsuffizienz (CVI). Wichtigste Komplikation der CVI ist das Ulcus cruris, das bevorzugt am medialen Unterschenkel auftritt.

Über 90 % der Ulzera des Unterschenkels sind venöser Genese, arterielle Durchblutungsstörungen und andere Ursachen sind vergleichsweise selten. Verschiedene Ulkusformen lassen sich unterscheiden.

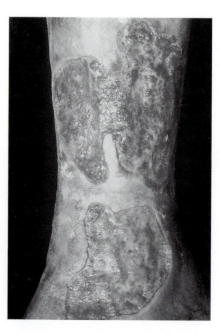

Abb. 21.**7** Ulcus cruris venosum.

Klinik und klinische Diagnostik

Das Ulcus cruris venosum ist meist medial gelegen, bevorzugt um den Innenknöchel. Gelegentlich ist die Insuffizienz der lateralen V. perforans Anlass für ein Geschwür im Außenknöchelbereich. Zusätzlich finden sich Zeichen der chronisch-venösen Insuffizienz (Hyperpigmentierung, Ekzem etc., s. Abschnitt chronisch-venöse Insuffizienz, S. 737).

Beim postthrombotischen Ulkus finden sich nicht selten mehrere Ulzera am gleichen Bein. Das sog. Blow-out-Ulkus entsteht über insuffizienten Perforansvenen vor allem im Bereich der Cockett-Gruppe. Gamaschenulzera, die den ganzen Unterschenkel manschettenartig umgreifen, sind oft schmierig eitrig belegt und lassen unterschiedliche Granulationsneigung erkennen. Auch die subjektiven Beschwerden sind von Fall zu Fall unterschiedlich. Große Ulzera sind oft schmerzfrei, kleinere Ulzera können starke Beschwerden bereiten.

Ulcera cruris können jahrelang bestehen, ohne abzuheilen. Kann der venöse Rückfluss nicht verbessert werden, treten nach Behandlungserfolgen rasch Rezidive ein. Sekundärinfektionen durch Bakterien – überwiegend Staphylokokken und Candida albicans – sind im Bereich der schmierig-nekrotischen Beläge die Regel und von untergeordneter Bedeutung. In der Ulkusumgebung kommt es durch die Ulkussekrete zu mazerativ-erosiver Dermatitis, besonders häufig (in 60–80 % der Fälle) aber auch zu Kontaktallergien gegen oft jahrelang verwendete Lokaltherapeutika. Auf dem Boden eines jahrelang bestehenden Ulcus cruris entwickelt sich selten (1 : 5.000) ein spinozelluläres Karzinom.

Therapie

Grundsätzlich sind bei der **Lokaltherapie** eines Ulkus die folgenden Maßnahmen auszuführen:

- *Reinigung des Ulkusgrunds*: Zur Reinigung des Ulkus sollen keine Antiseptika, sondern z. B. Ringer-Lösung oder einfaches Wasser verwendet werden. Falls erforderlich, soll die Ulkusumgebung zum Schutz vor Mazerationen z. B. mit Zinkpaste abgedeckt werden. Beim Vorliegen von Nekrosen und fibrinösen Belägen sollte primär eine chirurgisches oder mechanisches Débridement erfolgen. Alternativ können enzymatische Reinigungsmittel zur Anwendung kommen (Iruxol, Leukase, Varidase).
- *Beseitigung der bakteriellen oder mykotischen Sekundärinfektion*: Falls erforderlich, haben sich Pinselungen mit $AgNO_3$-Lösung, Farbstoffen wie Gentianaviolett, Pyoktanin 0,5 %ig (Cave: Granulationshemmung) und PVP-J-Salbe bewährt. Tägliche Beinbäder in Chinosol- oder stark verdünnter Kaliumpermanganatlösung können durchgeführt werden.
- *Anregung der Wundgranulation*: Empfehlenswert sind hypertone Kochsalz- oder Glucoselösungen oder das Auflegen von Kolloid- oder Schaumstofffolien.
- *Anregung der Epithelisierung*: Die Epithelisierung erfolgt bei sauberem Ulkus mit guter Granulation des Grunds spontan.
- *Hydrokolloidverbände* (z. B. Comfeel, Varihesive) weisen viele der oben aufgeführten Eigenschaften auf (Reinigung durch autolytisches Débridement, Reduzierung der Keimflora, Förderung von dermaler Reparation und Reepithelisierung). Durch die Aufrechterhaltung eines feuchten Milieus unter Sauerstoffabschluss und Erhalt des pH-Werts beschleunigen sie die Wundheilung.

So lange ein florides Ulkus besteht, muss zur Verbesserung der venösen Zirkulation ein Kompressionsverband (Kurzzug) angelegt werden, u. U. mit Druckverstärkung durch eine Pelotte über dem Ulkus. Bei jedem venösen Unterschenkelgeschwür muss die intakte arterielle Durchblutung mittels Palpation und ggf. durch Doppler-Untersuchung der arteriellen Drücke am Bein gesichert sein. Bei herabgesetztem systolischem Arteriendruck darf für Verbände nur völlig unnachgiebiges Material mit einem sehr geringem Andruck verwendet werden.

Operative Therapie

Eine Sanierung der CVI durch z. B. operative Perforansausschaltung ist anzustreben. Plastische Deckung von Ulcera cruris mit Maschentransplantaten (meshgraft) ist besonderen Situationen vorbehalten und nur sinnvoll, wenn der venöse Rückstau beseitigt und eine nachfolgende, konsequente Kompressionsbehandlung gewährleistet ist. In den letzten Jahren wurde bei nichtheilenden, venösen Ulzera die Fasziotomie bzw. die großzügige Exzision (shaving) mit Erfolg eingesetzt.

Differenzialdiagnose

Wenn auch 80–90 % aller Ulcera curis venös bedingt sind, ist doch stets daran zu denken, dass Unterschenkelgeschwüre eine Vielzahl von Ursachen haben können. Besonders Kombinationen mit arteriellen Durchblutungsstörungen sind nicht selten.

In einem kleinen Prozentsatz werden Ulzera durch verschiedene weitere Grundstörungen ausgelöst, die Tab. 21.**1** entnommen werden können.

Nachfolgend werden die wichtigsten Ulzera nichtvenöser Genese besprochen.

Ulcus arteriosum

Bei Okklusion der großen Stammarterien (Arteriosklerose, Endangiitis obliterans) können schlecht heilende, schmerzhafte Geschwüre besonders an primär weniger gut durchbluteten Stellen, wie etwa an den Außenseiten der Unterschenkel, auftreten. Diese besitzen

Tabelle 21.1 Ätiologie eines Ulcus cruris im Überblick (nach Schmeller 1997)

Ulkus	Ätiologie
Ulcus cruris venosum bei CVI	primäre Varikose postthrombotisch
Ulcus cruris arteriosum	Arteriosklerose Thrombangiitis obliterans diabetische Angiopathie Hypertonie
Ulcus cruris mixtum	venöse und arterielle Zirkulationsstörung
Ulcus cruris traumaticum	Trauma, Artefakt
Ulcus cruris bei Dermatosen	Livedovaskulitis Kollagenosen Pyoderma gangraenosum Perniones
Neurogenes Ulcus cruris	Diabetes mellitus Querschnittlähmung Poliomyelitis periphere Nervenläsion
Ulcus cruris neoplasticum	Basaliom (Ulcus rodens, Ulcus terebrans) spinozelluläres Karzinom Melanom
Ulcus cruris infectiosum	bakterielle Infektionen (Fistelulkus), Lues, Anthrax, TBC, Lepra tiefe Mykosen Leishmaniose

„wie ausgestanzte Ränder" mit nekrotischem Ulkusgrund. Es finden sich Zeichen arterieller Insuffizienz (Klaudikation, Ruheschmerz, Hautatrophie, Haarverlust, Zyanose, fehlende Fußpulse); Zeichen venöser Insuffizienz fehlen. Nicht selten besteht aber auch gleichzeitig eine chronisch-venöse Insuffizienz (Ulcus cruris mixtum) oder eine diabetische Makroangiopathie.

Diabetische Ulcera sind wahrscheinlich als eine Sonderform arteriolärer Geschwüre aufzufassen (Partsch 1999), wobei die diabetische Mikroangiopathie eine zusätzliche Rolle spielt. Außerdem können am Unterschenkel Hautveränderungen (braunrote Maculae) im Sinne der diabetischen Dermopathie und diabetische Blasen auftreten. Schwerste Veränderung ist die diabetische akrale Gangrän mit sehr schmerzhaften, tief reichenden, kaum oder nicht heilenden Ulzerationen, die zum Verlust der Extremität oder Teilen davon führen kann. Mitursache sind trophische Störungen durch die periphere Neuropathie.

Die *Therapie* des arteriellen Ulkus muss sich die Beeinflussung der Grundkrankheit zum Ziel setzen. Die Möglichkeiten sind beschränkt, das Ergebnis häufig unbefriedigend. Neben Intervallgehtraining, gefäßaktiven Substanzen, Antikoagulanzien und Rheologika erfolgt vor allem bei isolierten Verschlüssen eine gefäßchirurgische Intervention (Gefäßprothesen, Bypass, Thrombarteriektomie). Lokal empfiehlt sich ein ähnliches Vorgehen wie beim Ulcus cruris.

Ulzera bei Dermatosen

Unter *Livedovaskulits* versteht man eine auf die Knöchelregion beschränkte Vaskulopathie der Haut, die durch die Trias von schmerzhaften Ulzera, weißen, fibrotischen Plaques der Haut (Atrophie blanche) und bizarrer, blitzfigurenartiger Gefäßzeichnung (Livedo racemosa) an der Knöchelregion gekennzeichnet ist. Die Ulzerationen treten meist in der warmen Jahreszeit auf (Sommerulzerationen). Ursache ist eine Entzündung der Endstromgefäße (Vaskulitis) mit Okklusion dermaler Gefäße durch Fibrinthrombi.

Auch andere exulzerierende Hauterkrankungen können, zumindest in ihren Anfangsstadien, das histologische Bild einer Vaskulitis zeigen, wie z. B. das *Pyoderma gangraenosum.* Es handelt sich hier um eine schmerzhafte Haugangrän mit zerfallenden, schmierig belegten Ulzera ohne Nachweis mikrobieller Genese. Eine autoimmunogene Ursache wird vermutet (Abb. 21.**8**).

Bei den durch *Kollagenosen* (z. B. Lupus erythematodes, Sklerodermie) verursachten Ulzerationen, welche hauptsächlich an Finger- und Zehenspitzen auftreten, handelt es sich um mikrovaskuläre Schädigungen mit Mikrothrombosierung und kutaner Ischämie.

Neuropathische Ulzera

Die häufigste Ursache für ein neuropathisches Ulkus ist die periphere Neuropathie verursacht durch Diabetes (Malum perforans) oder Alkoholismus. Ausgedehnte Narbenbildungen sind gelegentlich Ursache für therapeutisch schwer zu beeinflussende Narbenulzera. Die trophischen Ulzera bei poliomyelitischen Lähmungen sollen aufgrund einer Hautischiämie bei einer bestehenden Atrophie des Arteriensystems zustande kommen. Relativ ausgeprägt sind trophische Störungen bei einer Lähmung des N. tibialis, wie sie am häufigsten bei einer N.-ischiadicus-Verletzung erfolgt. Es kommt dann zu therapieresistenten Geschwüren an der Fußsohle und am Unterschenkel.

Therapeutisch empfehlen sich bei neuropathischen Ulzera die Entlastung der Extremität, Schutz vor Traumen und die frühzeitige antibiotische Therapie bei

21.1 Weichteilveränderungen

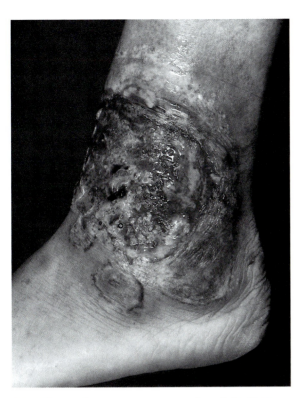

Abb. 21.**8** Pyoderma gangraenosum: schmerzhafte Hautgangrän mit zerfallenden, schmierig belegten Ulzera ohne Nachweis mikrobieller Genese. Eine autoimmunogene Ursache wird angenommen.

infizierten Ulzera. Eine fachübergreifende Therapie durch Internist, Dermatologe, Orthopäde und u. U. Chirurg ist erforderlich.

Ulzera bei Neoplasien

Regressive Veränderungen in Hauttumoren können zum geschwürigen Zerfall führen. Typische Beispiele sind *Basaliome* (Ulcus rodens, Ulcus terebrans) und *Spinaliome*, seltener *Melanome*. Anderseits können jahrelang bestehende Beingeschwüre karzinomatös entarten (spinozelluläre Karzinome). Bei jahrelang bestehenden Ulzera mit unregelmäßigen, harten Ulkusrändern und schlechter Heilungstendenz sollten Neoplasien in die differenzialdiagnostischen Erwägungen einbezogen werden.

Posttraumatisches Ulcus cruris

Es handelt sich um ein artefiziell lokalisiertes und konfiguriertes Ulkus. Das vorausgehende Trauma wird nicht immer erinnert, die Heilungstendenz ist wegen der altersbedingt reduzierten Durchblutung oft schlecht.

21.1.2.4 Thrombophlebitis superficialis

Synonym: oberflächliche Venenentzündung.
Engl.: superficial thrombophlebitis.

Definition.
Die Thrombophlebitis superficialis (oberflächliche Venenentzündung) ist eine meist abakterielle Entzündung mit Thrombenbildung und partiellem oder vollständigem Verschluss des Lumens der oberflächlichen Venen.

Klinik und klinische Diagnostik

Die klinische Symptomatik der Thrombophlebitis superficialis ist durch schmerzhafte Schwellung, Rötung und Überwärmung des perivenösen Gewebes mit druckdolenten, derben Venensträngen gekennzeichnet. Selten treten Allgemeinreaktionen mit Temperaturerhöhung und BSG-Beschleunigung auf. In der Regel klingt die Phlebitis nach 1–2 Wochen spontan ab, wobei der Venenstrang oft noch monatelang verhärtet und druckempfindlich bleibt.

Die artifizielle Thrombophlebitis der Arme nach intra- bzw. paravenösen Injektionen bzw. Infusionen ist harmlos und klingt meist unter lokaler Kühlung rasch ab. An der unteren Extremität tritt die oberflächliche Thrombophlebitis bevorzugt im Bereich von Varizen auf (Varikophlebitis), u. U. nach Trauma, Bettlägerigkeit oder auch ohne erkennbare Ursache. Nur in den ganz seltenen Fällen, in denen der Thrombus über die Saphenamündung in die V. femoralis reicht, ist die Gefahr einer Thrombusablösung und Lungenembolie gegeben (Partsch 1999).

Eine Sonderform ist die *Phlebitis migrans sive saltans*, die durch schubweisen, seltener gleichzeitigen Befall von oberflächlichen Hautvenen verschiedener Körperregionen charakterisiert ist. Sie erscheint im Rahmen maligner Tumoren, schwerer Infektionskrankheiten, Autoimmunerkrankungen oder gelegentlich als Frühzeichen der Thrombangiitis obliterans.

Therapie

Die wichtigsten therapeutischen Maßnahmen sind ein fester Kompressionsverband und die Mobilisation des Patienten. Antiphlogistika (Acetylsalicylsäure, andere nichtsteroidale Antiphlogistika) wirken entzündungshemmend. Nachts soll die Extremität hoch gelagert werden. Kühlende Gels und Alkoholwickel verschaffen lokal Linderung und können bei Phlebitiden an der oberen Extremität ausreichen. Bei akuter, sehr schmerzhafter Phlebitis lässt sich durch Inzision und Blutkoagelexprimierung schnell Schmerzfreiheit erreichen. Bei den seltenen infektiösen oder septischen Thrombophlebitiden sind Antibiotika indiziert. Abszedierende Thrombophlebitiden erfordern zusätzliche chirurgische Behandlung (Inzision). Bei bettlägerigen Patienten, die nicht mobilisiert werden können, muss eine Thrombosephrophylaxe durchgeführt werden.

21.1.2.5 Phlebothrombose

Synonym: tiefe Beinvenenthrombose.
Engl.: deep venous thrombosis.

Definition.
Bei einer tiefen Beinvenenthrombose handelt es sich um eine Gerinnselbildung in den tiefen Bein- oder Beckenvenen; es ist eine häufige und schwerwiegende Erkrankung mit der Gefahr der Loslösung derartiger Gerinnsel und Verschleppung in die Lungenendstrombahn (Lungenembolie) als Frühkomplikation. Spätkomplikation der tiefen Beinvenenthrombose ist das postthrombotische Syndrom.

Pathogenese

Wie bei der Thrombophlebitis superficialis spielt die Virchow-Trias mit Strömungsverlangsamung, Gefäßwandveränderungen und erhöhter Gerinnungsbereitschaft durch vermehrte Produktion thromboplastischer oder durch verminderte Bildung fibrinolytischer Substanzen eine entscheidende Rolle. Bei rezidivierenden Thrombosen sollte ein hereditärer Mangel an Antithrombin III, Protein C, Protein S, Heparinkofaktor II, Plasminogen, Faktor XII, VIII und APC-Resistenz ausgeschlossen werden. Außerdem kennen wir erwobene Risikofaktoren wie z.B. Antiphospholipidantikörper, Lupuskoagulans, Malignome, Sepsis, Immobilisation, Apoplex, kardiale Insuffizienz, Volumenmangel, Einnahme von Ovulationshemmern, Polyzythämie, Thrombozytose, frühere Thrombose oder Alter.

Epidemiologie

Betroffen sind überwiegend bettlägerige Patienten intra- und postoperativ, insbesondere bei Eingriffen in Vollnarkose am Knochensystem und intraabdominal, aber auch bei Tumoren, nach Herzinfarkt oder Apoplexie und im Wochenbett. Thrombosen können jedoch auch bei Venengesunden nach Immobilität (Reisethrombose) oder bei extremer körperlicher Anstrengung (z.B. Bergsport) auftreten (Rabe & Gerlach 2000).

Postoperative Phlebothrombose

Hier wirken mehrere Faktoren der Virchow-Trias gleichzeitig: Der chirurgische Eingriff führt zur Hyperkoagulabilität (besonders bei langer Operationsdauer). Nach Operationen tritt z.B. eine Hyperprothrombinämie mit Thrombozytenvermehrung auf. Auch die Lokalisation der chirurgischen Intervention spielt eine entscheidende Rolle: Größere orthopädische Eingriffe an Becken, Hüfte und Beinen gehen mit einem hohem Thromboserisiko einher (Partsch & Blättler 2000). Bei chirurgischen Eingriffen können Gefäßverletzungen mit traumatisch irritativ-bedingten Intimarissen bzw. traumatisch bedingter Freisetzung von Gewebsthrombokinase eine Thrombusbildung begünstigen (Bassi 1974). Schließlich muss die postoperative Immobilisierung mit Ruhigstellung der Muskel-Gelenk-Venenpumpe erwähnt werden. Somit stellt der postoperative Zustand das Musterbeispiel für ein erhöhtes Thromboserisiko dar.

Nota bene

Es gilt folgende Grundregel: Jede Puls- und Temperatursteigerung *postoperativ, posttraumatisch* und bei *Bettlägerigen* ist verdächtig für eine Phlebothrombose.

Klinik und klinische Diagnostik

Die meisten Thrombosen verlaufen klinisch oligo- oder asymptomatisch. Besonders bei chirurgischen, orthopädischen und traumatologischen Patienten verläuft eine Thrombose oft klinisch stumm (Rabe & Gerlach 2000) und die u.U. tödliche Lungenembolie kann erstes Symptom sein.

Das klinische Bild einer tiefen Beinvenenthrombose ist oft wenig eindrucksvoll und äußert sich in einer gewissen Konsistenzerhöhung im tiefen Unterschenkelkompartiment (subfasziales Ödem) sowie in einer Überwärmung des erkrankten Beins. Weitere Frühsymptome sind Schweregefühl in den Beinen, manchmal krampfartige Schmerzen in Fußsohle und Wade, subfebrile Temperaturen, Unruhegefühl und Tachykardie. Die Schmerzen werden besonders bei herabhängendem Bein, beim Auftreten und beim Husten empfunden. Eine deutliche Umfangsdifferenz der Beine mit einseitiger Konsistenzvermehrung der Beinmuskulatur, die Ausbildung von Kollateralvenen in der Leiste und am Unterbauch sowie die sog. Pratt-Warnvenen über der Tibia werden nur bei ausgeprägten Thrombosen beobachtet, die hämodynamisch wichtige Abstromabschnitte blockieren. Das Bild einer *Phlegmasia coerolea dolens* mit kühl-livider, im Extremfall pulsloser Extremitätenschwellung ist selten.

Postthrombotisches Syndrom

Im Gefolge einer Phlebothrombose mit Restschäden am tiefen Venensystem kann es zur Ausbildung irreversibler Stauungserscheinungen im betroffenen Bein und vor allem am distalen Unterschenkel kommen. Die klinischen Beschwerden können in eine chronische venöse Insuffizienz münden und umfassen Hautveränderungen wie Indurationen, Pigmentierung und die Entstehung von Unterschenkelgeschwüren (s. Abschnitt chronisch venöse Insuffizienz, S. 737).

Klinik und klinische Diagnostik

Schmerzprovokationstests. Starke Druckempfindlichkeit besteht je nach Lokalisation der Phlebothrombose an der Fußsohle (*Payr-Druckpunkt*), an der Ferse, hinter und über dem medialen Malleolus, an der medialen Tibiakante, in der Kniekehle, am Oberschenkel über dem Adduktorenkanal und in der Fossa ovalis. Rasche Dorsalextension (*Homann-Zeichen*) oder Plantarflexion (*Denecke-Zeichen*) des Fußes führt zu Schmerzen in der Wade, rasche Überstreckung des Kniegelenks verursacht Schmerzen in der Fossa poplitea (*Sigg-Zeichen*). Ein weiteres Zeichen ist der Wadenkompressionsschmerz nach Aufpumpen mit einer Blutdruckmanschette (*Lowenberg-Test*). Die Bewertung erfolgt im Seitenvergleich (Druckdifferenz bei Erreichen der Schmerzgrenze > 20 mmHg = positiver Test).

Die Diagnose ist allein aufgrund klinischer Tests nicht sicher zu stellen. Die Sensitivität der genannten Symptome liegt bei ambulanten Patienten, die wegen ihrer Beinsymptomatik zur Untersuchung kommen, bei 70%, bei Bettlägerigen, asymptomatischen Patienten unter 50% (Rabe & Gerlach 2000). Somit ist die Diagnose einer tiefen Beinvenenthrombose allein nach klinischen Kriterien schwierig und unzuverlässig. Schon ein geringer Verdacht (alle unklaren einseitigen Beinbeschwerden vor allem bei Bettlägerigen) stellt die Indikation zur sofortigen objektiven Klärung.

Apparative Diagnostik

In Abhängigkeit vom jeweiligen Ausstattungsstand im Hinblick auf Personal und Apparate kann ein nichtinvasives Screening mit Doppler-Sonographie und D-Dimer-Test sinnvoll sein. Die Doppler-sonographische Untersuchung eignet sich in der Hand des Erfahrenen als Suchmethode für ein proximales venöses Abstromhindernis im Becken- oder Oberschenkelbereich. Als ein brauchbares Verfahren hat sich der einfach zu handhabende „Bedside"-Agglutinationstest (D-Dimer-Test) vor allem aufgrund seines hohen negativen Vorhersagewerts sehr gut bewährt (Mayer et al. 1997). Für den eindeutigen Ausschluss bzw. Nachweis einer tiefen Beinvenenthrombose ist der sachkundige Einsatz einer visualisierten Nachweismethode erforderlich. Hierzu gehören die Phlebographie und bei entsprechender Verfügbarkeit die Duplexsonographie sowie für spezielle Fragestellungen die Isotopenphlebographie, CT und MRT.

Differenzialdiagnose

Wichtigste Differenzialdiagnosen der tiefen Venenthrombose im Überblick:
- Hämatom (sichelförmige Verfärbung hinter dem Innenknöchel),
- Muskel- und/oder Bänderzerrung,
- Baker-Zyste (Ultraschall der Kniekehle),
- chronisch venöse Insuffizienz, postthrombotisches Ödem,
- Phlebitis superficialis, Vaskulitis,
- Erysipel, Lymphangitis,
- Acrodermatitis chronica atrophicans,
- Lymphödem, Lipödem,
- kardiale, nephrogene, dysproteinämische Ödeme,
- Kompartmentsyndrom.

Therapie

Die Therapie ist abhängig vom Alter der Thrombose, dem Alter des Patienten und von Begleiterkrankungen. Sie sollte in Kooperation mit einem Internisten und u. U. Chirurgen durchgeführt werden. Während Unterschenkelvenenthrombosen insbesondere bei älteren Menschen ambulant mit einem Kompressionsverband behandelt werden können, ist bei Thrombosen in anderen Lokalisationen, insbesondere bei Mehretagenthrombosen im Becken- und Oberschenkelbereich, strikte Bettruhe indiziert (Schmeller 1997).

Bei Patienten mit einer nachgewiesenen venösen Thromboembolie ist Heparin das Medikament der ersten Wahl für die Initialbehandlung.

Alternativ anwendbare Heparinschemata bei akuter Thrombose (Rabe & Gerlach 2000) im Überblick:
- **Intravenöse Heparinisierung:**
  - unfraktioniertes Heparin: 80 IE/kg Körpergewicht als Bolus,
  - danach Dauerinfusion mit 18 IE/kg/h.

- **Subkutanes Depotheparin:**
  - 5.000 IE Heparin als Bolus i. v.,
  - danach Depotheparin s. c., 3-mal täglich 12.500 IE oder 2-mal täglich 25.000 IE.

- **Subkutanes, niedermolekulares Heparin:**
  - Dalteparin (Fragmin) 1-mal täglich 200 IE/kg Körpergewicht oder 2-mal täglich 100 IE/kg Körpergewicht s. c./Tag,
  - Enoxaparin (Clexane) 2-mal 100 IE/kg Körpergewicht s. c./Tag,
  - Nadroparin (Fraxiparin) 2-mal 184 IE/kg Körpergewicht s. c./Tag,
  - Tinzaparin (Innohep) 1-mal 175 IE/kg Körpergewicht s. c./Tag.

Nota bene

Die Thrombozytenzahl sollte vor Beginn der Therapie mit Heparin sowie zweimal wöchentlich kontrolliert werden. Die immunologisch ausgelöste, heparininduzierte Thrombopenie vom Typ II (HIT II) ist eine seltene, aber bedrohliche Komplikation. Bei Abfall der Thrombozyten unter 100.000 bzw. auf weniger als die Hälfte des Ausgangswerts muss die Heparinisierung abgebrochen werden und es sind strikt alle Heparine zu meiden. Als Ausweichpräparate sind rekombinante Hirudinzubereitungen (Refludan, Revasc) sowie das Oligopeptid Hirulog zugelassen.

Derzeit überwiegt die Empfehlung, mit Heparin und oraler Antikoagulation gleichzeitig zu beginnen und die Heparintherapie für 7–10 Tage fortzuführen (Rabe & Gerlach 2000). Randomisierte Studien, welche eine initiale Heparinisierung bei gleichzeitiger früher oraler Antikoagulation mit einer 7–10 Tage langen Heparintherapie und erst anschließender Antikoagulation verglichen, bestätigen die Sicherheit und Effektivität dieses Regimes (Hull et al. 1990).

Bei entsprechenden Risikopatienten (z. B. Patienten mit Magen-Darm-Erkrankungen) und vor allem bei postoperativen Patienten mit Blutungsrisiko wird man erst nach sorgfältiger Abwägung von Risiko und Nutzen mit einer oralen Antikoagulation beginnen.

Nach der initialen Heparintherapie sollte über mindestens 3–6 Monate eine Sekundärprophylaxe mit oralen Antikoagulanzien oder dosisadjustierten subkutanen Heparininjektionen erfolgen.

Wünschenswert vor oraler Antikoagulation ist ein PTZ-Ausgangswert (Prothrombinzeit), negativer Hämoccult-Test und eine erfolgte Gastroskopie zum Ausschluss von Blutungsquellen bei Magenerkrankung in der Anamnese. Die Heparingabe sollte erst 2 Tage nach Erreichen eines therapeutischen INR-Bereichs (international normalized ratio; zwischen 2,0–3,0) beendet werden. INR-Kontrollen sollten ab dem 3. Tag der oralen Antikoagulation erfolgen.

Orale Antikoagulation mit Marcumar (nach Partsch 1999):
▶ PTZ-Ausgangswert, negativer Hämoccult-Test.
▶ Dosierung:
– 1. Tag: 3 Tabletten,
– 2. Tag: 2 Tabletten,
– 3. Tag: 1 Tablette.
▶ INR-Kontrollen ab 3. Tag, angestrebter Bereich: INR = 2,0–3,0.

Antikoagulanzien sind unter folgenden Bedingungen kontraindiziert: Gravidität im 1. Trimenon, hämorrhagische Diathesen, Hypertonus mit Werten über 200 mmHg, Karzinome, Magen-Darm-Ulzera, postoperativ und hohes Alter (> 70 Jahre; Schmeller 1997). Bei einer Kontraindikation gegen orale Antikoagulation scheint eine Sekundärprävention in Form von niedermolekularem Heparin gleich wirksam zu sein (Partsch 1999).

Fibrinolyse. Hierbei wird eine Fibrinolytikum (Urokinase, Streptokinase) intravenös infundiert, um eine Auflösung der Thromben unter Erhaltung der Venenklappen zu bewirken. Dieses Verfahren ist bei jungen Patienten und frischen, höchstens 7 Tage alten Thrombosen indiziert. Mehretagenthrombosen sind nicht lysierbar (Rabe & Gerlach 2000).

Thrombektomie. Bei diesem Verfahren wird der Thrombus mittels Katheter chirurgisch entfernt. Als Indikation für die Thrombektomie gilt die ausgeprägte Phlegmasia coerulea dolens mit Gefährdung der Extremität.

Kavaschirm. Die Implantation eines Kavaschirms ist angezeigt, wenn etwa bei rezidivierenden Lungenembolien eine Antikoagulation kontraindiziert (z. B. bei Malignomen) ist. Eine für die Praxis wichtige Indikation besteht dann, wenn unmittelbar nach der Diagnose einer tiefen Beinvenenthrombose eine Operation erforderlich ist.

Thromboseprophylaxe

Patienten mit einem großen orthopädisch-chirurgischen Eingriff unterliegen generell einem erheblichen Thromboserisiko. Am höchsten ist es bei Gelenkersatzoperationen am Hüft- bzw. Kniegelenk. Ohne entsprechende Prophylaxe entwickeln nach totalem Hüftgelenkersatz zwischen 45 und 57 % der Patienten eine tiefe Beinvenenthrombose, bis zu 6 % tödliche Lungenembolien (Verstraete, Fifth ACCP Conference 1998). Mittels Phlebographie wurde nach Kniegelenkersatz eine Thromboseinzidenz bis zu 84 %, nach Unterschenkelfrakturen bis zu 57 % beschrieben (Verstraete, Fifth ACCP Conference 1998).

Ort und Ausmaß des operativen Eingriffs, Art der Anästhesie, Operationsdauer, prä- und postoperative Immobilität, Dehydratationsgrad sowie bestehende Grunderkrankungen haben entscheidende Bedeutung. Ein erhöhtes Thromboserisiko kann bis zu einigen Wochen postoperativ bestehen (Partsch & Blättler 2000).

Eine Reihe von Risikofaktoren erhöhen das Thromboserisiko (Partsch & Blättler 2000):
▶ **Erworbene Risikofaktoren:**
Alter, frühere Thromboembolien, Malignome, Immobilisierung, Schlaganfall, kardiale Insuffizienz, Sepsis, Volumenmangel bei Dehydration, Polyzythämie und Thrombozytose, Östrogen- und Gestagentherapie, nephrotisches Syndrom, paroxysmale, nächtliche Hämoglobinurie, Übergewicht, Varizen.
▶ **Angeborene Risikofaktoren** (hereditäre Thrombophilie):
z. B. APC-Resistenz, Defekte von Protein S, Protein C, Antithrombin-III-Mangel, Prothrombinmutation.

Basismaßnahmen zur Thromboseprophylaxe bestehen in Maßnahmen wie sorgfältiger Lagerung des Patienten auf dem Operationstisch, Hochlagern der Beine, Tragen von Antithrombosestrümpfen bzw. Kompressionsverbänden, Spannungs- und Bewegungsübungen im Bett und postoperativer Frühmobilisation. Weitere, aufgrund des technischen Aufwands jedoch weniger verbreitete Verfahren, sind die intermittierende Kompression und die elektrische Wadenstimulation.

Thrombosekategorien

Die Thrombosekategorien der letzten Konsensuskonferenz des „American College of Chest Physisians" (ACCP) 1998 sind Tab. 21.2 zu entnehmen.

Als „großer chirurgischer Eingriff" werden intraabdominelle Operationen oder alle Operationen verstanden, die länger als 45 Minuten dauern, als „kleine Chirurgie" nichtabdominelle Operationen mit einer Operationszeit unter 45 Minuten.

Die Thromboembolieprophylaxe muss an das Risiko angepasst sein (Pauscher et al. 1998). Problematisch sind hier die besonders thrombosegefährdeten elektiven Eingriffe an der Hüfte.

Bei Patienten mit **niedrigem Risiko** ist die Verwendung von Thromboseprophylaxestrümpfen zu empfehlen (Partsch & Blättler 2000). Bei Frauen, die ihre orale Kontrazeption nicht 4–6 Wochen vor dem Eingriff unterbrochen haben, ist an eine entsprechende Thromboseprophylaxe zu denken. In der ACCP-Empfehlung wird für Patienten mit niedrigem Risiko keine spezifische Thromboseprophylaxe für notwendig erachtet.

Bei Patienten mit **mittlerem Risiko** ist die Routineverwendung von niedrig dosiertem Heparin (2-mal täglich) oder von niedermolekularem Heparin zu empfehlen (Partsch & Blättler 2000). Zusätzlich können Thromboseprophylaxestrümpfe empfohlen werden.

Bei Patienten mit **hohem Risiko** ist eine entsprechende Prophylaxe obligat, wobei eine Kombination von medikamentösen und physikalischen Maßnahmen zu empfehlen ist. Die pharmakologische Prophylaxe erfolgt mit 3-mal täglich 5000 IE unfraktioniertem oder mit einem für diesen Risikobereich zugelassenem, niedermolekularem Heparin in der entsprechenden Dosierung. Nach europäischer Auffassung wird dabei die erste Injektion in der Regel 12 Stunden vor der Operation verabreicht, gefolgt von einmal täglichen Gaben. Im Allgemeinen sollte die Thromboseprophylaxe mindestens 7–10 Tage durchgeführt werden, bei längerem Krankenhausaufenthalt oder fortbestehendem Risiko (Ruhigstellung oder Entlastung des Beins) auch länger.

Für orthopädische **Hochrisikopatienten**, die einer selektiven Hüftchirurgie oder Knierekonstruktion unterzogen werden, sind niedrig dosiertes Standardheparin (Low-dose-Heparin), Dextran oder Thromboseprophylaxestrümpfe nicht ausreichend. Höhere Heparindosen erhöhen das Blutungsrisiko.

Auch der Einsatz von oralen Antikoagulanzien unter INR-Kontrollen ist mit dem Blutungsrisiko abzuwägen. Sie kommen evtl. in der postoperativen Periode zum Einsatz. Es gibt ausreichend Hinweise dafür, dass niedermolekulares Heparin bei Knieoperationen bessere Ergebnisse liefert als eine Minidosierung von oralen Antikoagulanzien ohne Laborkontrolle und dass niedermolekulares Heparin in der Hüftchirurgie vergleichbar ist mit einer laboradjustierten Heparinisierung (ACCP; Haas 1997). Zu empfehlen sind die jeweils vom Arzneimittelhersteller für diesen Risikobereich empfohlenen Prophylaxedosen.

Rückenmarknahe Anästhesieformen (Spinal- oder Epiduralanästhesie) gehen im Vergleich zu einer Intubationsnarkose mit einer niedrigeren Thrombosefrequenz einher. Es besteht kein sicherer Beweis dafür, dass eine Prophylaxe mit niedermolekularen Heparinen vermehrt intraspinale Hämatome verursacht. Nach initialer Gabe von niedermolekularen Heparinen ist ein punktionsfreies Intervall von ca. 12 Stunden,

Tabelle 21.2 Thromboserisikokategorien der letzten Konsensuskonferenz des „American College of Chest Physisians" (ACCP) 1998 im Überblick

Risiko	Therapie
Höchstes Risiko	• große Chirurgie bei Patienten über 40 Jahren und frühere venöse Thromboembolie oder Malignom oder Hyperkoagulabilität • elektive größere orthopädische Chirurgie an der unteren Extremität oder Hüftfraktur oder Schlaganfall oder Polytrauma oder Rückenmarkverletzung
Hohes Risiko	• große Chirurgie bei Patienten über 60 Jahren ohne zusätzliche Risikofaktoren • große Chirurgie bei Patienten von 40–60 Jahren mit zusätzlichen Risikofaktoren • Patienten mit Myokardinfarkt und internistische Patienten mit Risikofaktoren
Mittleres Risiko	• chirurgische Eingriffe (groß oder klein) bei Patienten zwischen 40 und 60 Jahren ohne zusätzliche Risikofaktoren • große Chirurgie bei Patienten unter 40 Jahren ohne zusätzliche Risikofaktoren • kleine Chirurgie bei Patienten mit Risikofaktoren
Niedriges Risiko	• unkomplizierte kleine Chirurgie bei Patienten unter 40 Jahren ohne klinische Risikofaktoren

bei unfraktioniertem Heparin von 4 Stunden zu empfehlen. Mit einer weiteren Prophylaxeinjektion sollte mindestens 2 Stunden nach Setzen oder Entfernen eines Spinalkatheters gewartet werden (Thompson 1999).

Die Dauer der medikamentösen Thromboseprophylaxe ist noch nicht standardmäßig festgelegt. Hersteller und Konsensuskonferenzen empfehlen eine Gabe über 7–10 Tage, andere bis zur Entlassung aus stationärer Behandlung oder 3–4 Wochen postoperativ (Bergqvist et al. 1996) oder bis der Patient voll mobilisiert ist (Haas 1997). Bei Hüft- oder Kniersatz ist der Nutzen einer längeren, nach Entlassung ambulant weiterzuführenden Prophylaxe mit niedermolekularem Heparin (35 Tage) erwiesen.

Die heparininduzierte Thrombozytopenie ist eine potenziell gefährliche Komplikation bei Heparinanwendung. Thrombozyten sollten deshalb vor Beginn der Therapie mit Heparin sowie zweimal wöchentlich kontrolliert werden.

Die früher häufig propagierten Dextrane und Thrombozytenaggregationshemmer (z. B. ASS) sind aus heutiger Sicht für eine Thromboseprophylaxe nicht geeignet (Kappert 1998). Orale Antikoagulanzien vom Cumarintyp sind dagegen zur Langzeitantikoagulation nach durchgemachter Thrombose und Embolie indiziert.

Bezüglich der poststationären und ambulanten Thromboseprophylaxe bei immobilisierenden Verbänden an den unteren Extremitäten hängt das Thromboserisiko von der Art des Gipses, der Belastung und von weiteren oben genannten Risikofaktoren ab (Diem et al. 1997). Aufgrund der derzeitigen Publikationen lässt sich kein Standard, aber ein Trend zur medikamentösen Thromboseprophylaxe auch beim ambulanten Patienten mit Immobilisation der unteren Extremitäten erkennen (Pauscher et al. 1998; Stürmer & Kock 1994).

21.1.2.6 Lungenembolie

Engl.: pulmonary embolism.

Definition.
Hierunter versteht man den plötzlichen Verschluss der arteriellen Lungenstrombahn durch große Thromben, die zumeist aus den tiefen Beinvenen stammen. Die Lungenembolie ist eine gefürchtete Komplikation nach allen Operationen in Vollnarkose, posttraumatisch und peripartal.

Risikofaktoren

Ein besonders hohes Risiko für eine Lungenembolie besteht bei orthopädischen und abdominellen Operationen, schweren abdominellen Erkrankungen, Herzinsuffizienz, Adipositas, thromboembolischen Erkrankungen in der Anamnese, Bettlägerigkeit und höherem Alter (Kappert 1998). Das Thrombose- bzw. Embolierisiko ist nachgewiesen erhöht für die Kombination von Antikonzeptiva und Nicotinabusus.

Die medikamentöse und physikalische Thromboembolieprophylaxe hat statistisch die Inzidenz der tiefen Venenthrombosen und auch der Lungenembolien erheblich reduziert.

Klinik und klinische Diagnostik

Die Symptomatik von Lungenembolien beginnt mit thorakalen Schmerzen (65 % der Fälle), plötzlicher Dyspnoe (80 %), Husten (50 %), Schweiß und Angst (30 %), Zyanose (25 %), Schulterschmerz, Tachykardien (50 %), Tachypnoe (80 %), Synkopen (15 %), in schweren Fällen Hämoptoe (20 %), Blutdruckabfall und Schock, in der Regel ohne Prodromi. Das Ereignis beginnt häufig beim Aufstehen nach Bettlägerigkeit oder am Morgen, bei plötzlicher körperlicher Anstrengung oder bei Defäkation. Kleinere Lungenembolien können klinisch unbemerkt verlaufen.

Jede ungeklärte Tachykardie im postoperativen Verlauf sollte an eine Lungenembolie denken lassen. Auch eine akute Verschlechterung vorbestehender Herz- oder Lungenerkrankungen sowie „Bronchopneumonien" oder „Seitenstechen" bei bettlägerigen Patienten nach Operationen oder Frakturen weisen, auch bei nicht erkennbarer Venenthrombose, auf eine Lungenembolie hin.

Wegen der akuten Lebensgefahr müssen die diagnostischen Maßnahmen sehr rasch eingeleitet werden.

In der Blutgasanalyse fällt eine Hypoxie auf. In EKG finden sich Zeichen der Rechtsherzbelastung. Die Messung des Pulmonalisdrucks (Swan-Ganz-Katheter) zeigt erhöhten Pulmonalisdruck. Röntgenologisch können eine Verbreiterung des rechten Herzens, Zwerchfellhochstand, das Bild der „hellen Lungen" (Westermark-Zeichen) infolge der fehlenden Durchblutung des betroffenen Lungenflügels, weiterhin Pleuraerguss oder Infiltrate bei Lungeninfarkt nachweisbar sein. In der Perfusionsszintigraphie finden sich Perfusionsausfälle, die digitale Subtraktionsangiographie erbringt die fehlende Darstellung eines Pulmonalarterienstamms.

Therapie

Die Notfalltherapie umfasst folgende Maßnahmen:
▸ Sedierung und Schmerzbekämpfung,
▸ Sauerstoffzufuhr,
▸ Digitalisierung,
▸ Gabe von β-Rezeptoren-Stimulatoren,
▸ Vollheparinisierung.

Nach Diagnosesicherung kann eine Therapieentscheidung zugunsten der Thrombolyse mittels Streptokinase oder Urokinase ergriffen werden. Bei massiver Lungenembolie und Kontraindikation für eine Lysetherapie ist abhängig von der Schwere der Grund- und Begleiterkrankungen die Indikation zur pulmonalen Embolektomie zu diskutieren. Nach Embolektomie und bei rezidivierenden Lungenembolien sind Maßnahmen zur Prophylaxe indiziert, wie z. B. die Antikoagulanzientherapie oder die Implantation eines Schirmfilters in die V. cava.

21.2 Verletzungen

E. Hipp und M. Karpf

21.2.1 Unterschenkelschaftfraktur

Engl.: fracture of the shaft of the tibia.

Definition.
Zu den Schaftfrakturen zählt man die verschiedenen Formen der knöchernen Verletzungen von Tibia und Fibula (Dreh-, Drehkeil-, Quer-, Schräg-, Trümmer- und Mehretagenbruch). Schienbein und Wadenbein können isoliert brechen. Zu den kombinierten Unterschenkelfrakturen zählt man die Ausdehnung einer Fraktur proximal in den Schienbeinkopf, distal in die Tibiagelenkfläche, Syndesmose und Außenknöchel sowie in das Pilon tibial.

Epidemiologie

Der Bruch des Unterschenkels gehört zu den häufigsten Frakturen der langen Röhrenknochen, nicht zuletzt wegen der oberflächlichen Lage.

Sie können geschlossen oder häufig als offene Verletzung (40 % der Patienten) in Erscheinung treten.

Ätiopathogenese

Ursächlich stehen bei der Unterschenkelfraktur direkte Gewalteinwirkungen im Vordergrund, wobei diese am häufigsten bei Verkehrsunfällen auftreten oder beim Sport (Fußball). Indirekte Gewalteinwirkungen führen zu den typischen Spiral- oder Torsionsfrakturen (Skisport). Eine besondere Berücksichtigung bedarf die Mitverletzung der Weichteile wie Haut, Muskulatur, seltener Gefäße und Nerven.

Dabei unterscheidet man nach Tscherne:
▶ Wenig ausgeprägte Weichteilverletzungen mit Durchspießung der Haut.
▶ Hautverletzungen von mehr als 1 cm und Schädigung der Weichteile im Frakturbereich.
▶ Ausgedehnte Weichteilschäden mit erheblicher Kontamination, wobei Verletzungen mit ausreichender Hautdeckung, Verletzungen mit Hautdefekten und Verletzungen mit Gefäßläsionen zu unterscheiden sind.
Abhängig von der Kontamination ist das Auftreten von Infektionen (mehr als 25 % bei schweren Verletzungen).

▶ Totale oder subtotale Amputation mit Durchtrennung der wichtigsten anatomischen Strukturen mit kompletter Ischämie.

Klinik und klinische Diagnostik

Bei der klinischen Untersuchung können eine Schwellung, eine abnorme Beweglichkeit, Deformierungen sowie ein Knochenreiben festgestellt werden. Es muss die Funktionstüchtigkeit der Nerven geprüft werden (Anspannung der Muskeln), die Sensibilitätsprüfung und die Prüfung der Blutversorgung (Palpation der Fußpulse) und bei Zweifel eine Doppler-Sonographie oder Angiographie vorgenommen werden.

Die *Röntgenaufnahme* in 2 Ebenen lässt morphologische Gegebenheiten unterscheiden wie den Dreh-, Quer-, Schräg-, Trümmer- und Mehretagenbruch und die Lokalisation im proximalen, mittleren und distalen Drittel. Daraus ergeben sich für das therapeutische Vorgehen schon wichtige Erkenntnisse. Oft müssen die benachbarten Gelenke dargestellt werden.

Hinzuweisen bleibt auf das **Kompartmentsyndrom** als gewebedruckabhängige Mikrozirkulationsstörung in einem Faszienraum des Unterschenkels, das bevorzugt bei Unterschenkelfrakturen in den verschiedenen Logen auftreten kann. Am häufigsten betroffen ist die anterolaterale Muskelgruppe des Unterschenkels (Abb. 21.**9a, b**). Das Kompartmentsyndrom sieht man relativ häufig bei geschlossenen Unterschenkelbrüchen mit ausgedehnter Hämatombildung, das sich nach Anlegen einer Kalkaneusdrahtextension klinisch noch verstärken kann. Aber auch nach Kontusionen und Quetschungen des Unterschenkels ohne Fraktur kann es auftreten. Ferner beobachtet man das Tibialis-anterior-Syndrom z. B. nach Osteotomien. Begünstigt wird eine Minderdurchblutung durch komprimierende oder nicht rechtzeitig und richtig aufgeschnittene oder gespaltene zirkuläre Verbände.

Nota bene
Am Unterschenkel sind 4 Faszienräume durch unelastische Membranen voneinander getrennt. Die Tibialis-anterior-Loge enthält neben den Extensoren für Fuß und Zehen (M. tibialis anterior, M. extensor digitorum longus, M. peroneus longus, M. peroneus brevis), den N. peroneus superficialis und die Vasa tibialis anteriora.
Auf der Beugeseite sind eine oberflächliche und eine tiefe Loge zu unterscheiden. Oberflächlich liegen auf der gesamten Länge des Unterschenkels der M. gastrognemius und der M. soleus. In der tiefen Beugerloge finden sich neben den Flexoren der N. tibialis und die Vasa tibialis posteriora (Schema der 4 Logen).

Erste Symptome sind Schmerzen und eine Schwäche der Muskulatur, gefolgt von Schwellung, Überwärmung, Rötung und lokaler Druckempfindlichkeit. Feh-

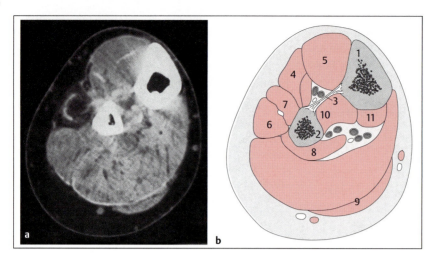

Abb. 21.9 Kompartmentsyndrom bei Zustand nach Tibiakopfosteotomie vor 20 Monaten.
a Im Computertomogramm des Unterschenkels ist der Dichteunterschied der nekrotischen Peroneusmuskulatur deutlich erkennbar.
b Querschnitt im mittleren Drittel des Unterschenkels; 1: Tibia; 2: Fibula; 3: Membrana interossea; 4: M. extensor digitorum longus; 5: M. tibialis anterior; 6: M. peroneus longus; 7: M. peroneus brevis; 8: M. flexor hallucis longus; 9: M. triceps surae; 10: M. tibialis posterior; 11: M. flexor digitorum longus.

lende Fußpulse sind ein unsicheres, Sensibilitätsausfälle dagegen ein sicheres Zeichen.

Beim geringsten Verdacht eines Kompartmentsyndroms muss eine Druckmessung der Muskellogen erfolgen. Bei Werten über 40 mmHg ist die sofortige Faszienspaltung notwendig.

Bei der Therapie des Spätstadiums ist zunächst eine exakte Muskeldiagnostik im CT, besser im Kernspintomogramm (s. Abb. 21.**9**) notwendig und anschließend kommen funktionsverbessernde Maßnahmen wie Sehnenverlängerung, Sehnentransposition und Arthrodesen im Subtalaren-, Kalkaneokuboid- und im Talonavikulargelenk infrage.

Als Grundlage der Behandlung der Unterschenkelfrakturen hat sich die **Klassifikation** der AO bewährt. Sie berücksichtigt die Frakturformen und den Weichteilschaden.

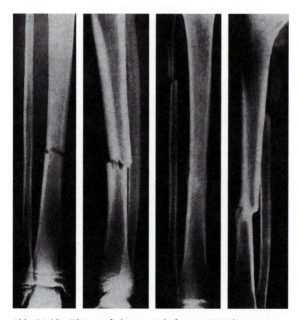

Abb. 21.**10** Tibiaquerfraktur in Schaftmitte (35-jährige Patientin). Heilung der Fraktur in achsengerechter Stellung im Sarmiento-Gips.

Konservative Therapie

Für die konservative Behandlung geeignet sind alle nichtdislozierten Frakturen in jeder Lokalisationshöhe. Diese Unterschenkelfrakturen können sofort mit einem Oberschenkelliegegipsverband oder gepolsterten Kunststoffverband versorgt werden. Der Gipsverband muss beim „Lockerwerden" meist nach 10 Tagen gewechselt werden. Nach 3–4 Wochen ist die Faktur „sticky", ein Sarmiento-Gips (Abb. 21.**10**) oder ein Brace kann angelegt und mit der Belastung begonnen werden.

Auch bei geschlossenen instabilen Frakturformen, selbst bei Mehretagenbrüchen ist eine konservative Behandlung mit Reposition, Kalkaneusdrahtextension und Oberschenkelgipsverband möglich (Abb. 21.**11a, b**).

Komplikationen der konservativen Behandlung sind neben Thrombose und Embolie Druckstellen der Weichteile und des N. peroneus durch nichtentsprechende Gipsverbände, nicht erkannte Kompartmentsyndrome, Achsenabweichungen sowie eine Pseudarthrosenbildung.

Operative Therapie

Die Indikation zur operativen Behandlung wird heute meist angestrebt. Sie ist angezeigt beim Versagen einer konservativen Behandlung, primär bei offenen Frakturen, bei Gefäß- und Nervenverletzungen, beim Poytrauma, bei Kettenfrakturen sowie beim Kompartmentsyndrom.

Die **gedeckte Cerclage** (Götze) findet derzeit nur noch selten Anwendung bei einem langen Drehbruch im mittleren Drittel, wobei die Länge des Drehbruchs der doppelten Breite des Schienbeins entsprechen sollte. Bei der Adaptionsosteosynthese dürfen die Cerclagen frühestens nach 6 Wochen entfernt werden. Ein Oberschenkelgipsverband muss je nach Röntgenbild bis zu 12 Wochen belassen werden.

21.2 Verletzungen

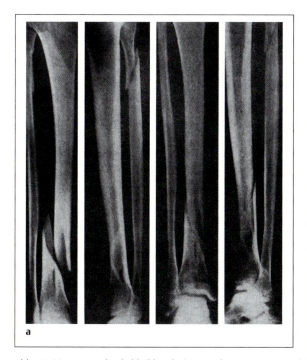
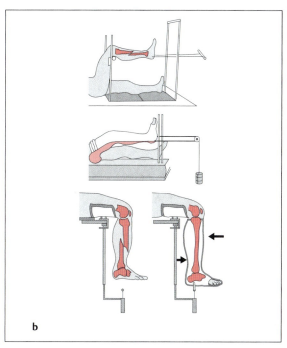

Abb. 21.**11** Unterschenkeldrehbruch (**a**; 25-jährige Patientin; Skifahren). Konservative Behandlung. Reposition nach Böhler bzw. Watson-Jones (**b**) und Fortführung der Extension im Gipsverband.

Die alleinige **Zugschraubenosteosynthese** kann bei langen Dreh- oder Drehkeilfakturen möglich sein, wenn die Bruchlinie länger ist als der doppelte Knochendurchmesser. Für diese nicht belastungsstabile Osteosyntheseform ist ein kurzer Oberschenkelgips angezeigt.

Um jedoch eine sichere funktionelle Nachbehandlung zu erreichen, muss das Frakturgebiet häufig mit einer Neutralisationsplatte gestützt werden. Mit einer Plattenosteosynthe können z.B. Mehretagenbrüche mit Tibiakopffraktur erfolgreich versorgt werden (Abb. 17.**12a, b**).

Auch kann nach wie vor bei Quer-, Dreh- und Schrägbrüchen eine Stabilisierung der Fraktur mit einer Platte vorgenommen werden. Eine Osteosynthese mit einer Kompressionsplatte ist bei Quer- und kurzen Schrägbrüchen in der Diaphyse sowie bei Tibiapseudarthrosen oder bei Korrekturosteotomien möglich. Dabei führt die wichtige Plattenvorbiegung zu einer adäquaten Druckverteilung von der Platte auf den Tibiaknochen. Von der AO wird die Limited-contact-DC-Platte (LC-DCP) bevorzugt. Die Platte besteht aus Reintitan, ist besonders gewebefreundlich und hat eine spezielle Oberfläche.

Bei ausgedehnten Trümmer- und Stückbrüchen ergibt sich heute als neuartige biologische Osteosynthese die Versorgung mit einer sog. Brückenplatte (Krettek; Weller et al. 1998). Diese **perkutan epiperiostal** durchgeführte **Plattenosteosynthese** ist ein minimalinvasiver Eingriff, der die eigentlichen Frakturzonen im Wesentlichen unberührt lässt (No-touch-

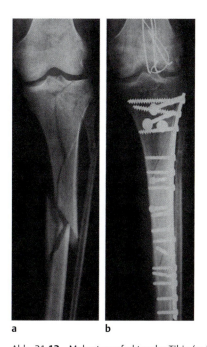

Abb. 21.**12** Mehretagenfraktur der Tibia (**a**; 38-jähriger Patient) mit Biegungs- und Rotationskeil sowie Kniegelenkbeteiligung und Patellafraktur. Osteosynthese mit einer Neutralisationsplatte (**b**). Cerclage der Patellafraktur.

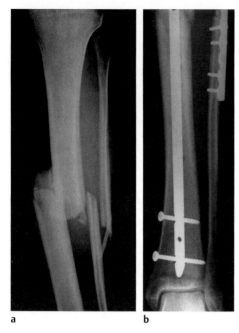

Abb. 21.**13a, b** Marknagel, nichtaufgebohrt (35-jähriger Patient) bei Unterschenkelfraktur in Schaftmitte und Verriegelung.

Methode). Ohne die Durchblutung der Fragmente erheblich zu stören, lassen sich so Unterschenkelfrakturen mit Beteiligung des Schienbeinkopfs stabilisieren.

Die **Marknagelung des Unterschenkels** (nichtaufgebohrt) wird heute bevorzugt angewendet. Eine erhebliche Erweiterung des Indikationsbereichs hat die Marknagelung durch die statische und dynamische Verriegelung erfahren. Dadurch können neben der klassischen Indikation der Querbrüche (Abb. 21.**13a, b**) sowie der kurzen Schräg- und Drehbrüche auch Trümmerfrakturen, die außerhalb des mittleren Schaftdrittels liegen, behandelt werden. Entscheidend ist neben der intramedullären Schienung die Möglichkeit der Rotationsstabilisierung sowie der Längensicherung. Die Verriegelung erfolgt dabei statisch sowohl proximal als auch distal mit Schrauben durch den Knochen und den Nagel. Abhängig von der Stabilität der Fraktur kann später eine Dynamisierung durch die Entfernung der proximalen Schraube erreicht werden. Besteht ein nennenswerter Weichteilschaden, wird die Marknagelung unaufgebohrt durchgeführt, der Nagel über die Trümmerzone nach distal geschoben und anschließend statisch verriegelt. Dadurch können auch Frakturen ohne knöcherne Abstützung versorgt werden.

Postoperativ kann das Anlegen eines Unterschenkel-Gehgipsverbands mit nachfolgender Teilbelastung sinnvoll sein. Eine Dynamisierung des Nagels ist zwischen der 8. und 12. Woche möglich, was bei etwa 20 % der Patienten angezeigt ist.

Operationstechnik. Die Einschlagstelle für den Nagel muss exakt festgelegt werden und zwar einige mm medial der Tuberositas tibiae, nachdem der Hoffa-Fettkörper stumpf beiseite geschoben wird. Nach Eröffnen der Markhöhle wird nach entsprechender Reposition ein Führungsdraht eingebracht. Die Bestimmung der Nagellänge erfolgt mit der strahlendurchlässigen Nagelmesslehre. Bei der Einbringung des Marknagels wird der Nagel über den Führungsdraht unter Bildwandlerkontrolle zunächst in etwa 40° Kniebeugung und anschließend in einer Beugestellung von 120° eingeschlagen. Abschließend erfolgt die Verriegelung unter Röntgenkontrolle, die vor allem distal Schwierigkeiten bereiten kann.

Komplikationen. Nach wie vor ist die Infektion an erster Stelle zu nennen, des Weiteren das Kompartmentsyndrom und eine nichtknöcherne Verheilung der Fraktur.

Operative Versorgung von offenen Frakturen

Offene, kontaminierte Unterschenkelfrakturen bereiten nach wie vor erhebliche therapeutische Probleme. Dabei müssen das Débridement, die Lavage, die Stabilisation und eine gezielte Gabe von Antibiotika im Vordergrund stehen. Zur Stabilisierung der Faktur ist der Fixateur externe vorzuziehen, wobei dieser belassen werden kann, bis sich die Fraktur als „sticky" erweist.

Bei Verfahrenswechsel kann der Fixateur externe durch einen nichtaufgebohrten Marknagel mit Verriegelung ersetzt werden. Durch die Schanz-Schrauben und die Steinmann-Nägel wird keine Schädigung der Knochendurchblutung hervorgerufen. Die Fragmentsicherstellung durch die Montage eines unilateralen Fixateurs in Form einer Doppelrohrmontage ist ausreichend. Zu erwähnen weiterhin ist der Pinless-Fixateur, der mit 2 Backen proximal und distal der Fraktur die

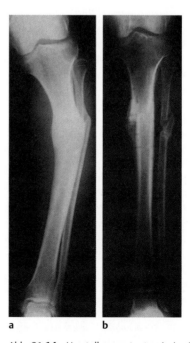

Abb. 21.**14** Umstellungsosteotomie im Frakturbereich (42-jähriger Patient) bei in Fehlstellung verheilter Unterschenkelfraktur (**a**) und nach Plattenosteosynthese (**b**).

Koritkalis erfasst und über ein Rohr stabil verbunden wird. Der Pinless-Fixateur kann bereits im Schockraum angelegt werden.

Späte Komplikationen

Bei der Versorgung der *Pseudarthrose* nach einer Fraktur ist die Spongiosaplastik und Plattenosteosynthese angezeigt.

Bei einer in *Fehlstellung verheilten Tibiafraktur* (Abb. 17.**14a, b**), meist in Varusfehlstellung, ist die Umstellungsosteotomie unumgänglich notwendig.

21.2.2 Besonderheiten bei Verletzungen im Kindesalter

21.2.2.1 Ausrissfraktur der Eminentia intercondylaris

Während Rupturen am Bandapparat des Kniegelenks bei noch offenen Wachstumsfugen selten sind, kann es zum Ausriss des Kreuzbands an seiner Ansatzstelle im Bereich der Eminentia intercondylaris relativ häufig kommen (Jonasch 1982). Vom klinisch therapeutischen Standpunkt aus schlagen von Laer und Brünner eine vereinfachte Einteilung in unvollständige und vollständig dislozierte Eminentiaausrisse vor. Dies kann meist schon auf Übersichtsaufnahmen (Abb. 21.**15**) beurteilt werden, besser aber mittels CT und MRT.

Therapie

Nur unvollständig dislozierte Ausrisse der Eminentia intercondylaris sollten konservativ behandelt werden. Nach Hyperextension des Kniegelenks muss die Reposition erfolgt sein. Die Ruhigstellung im Gipsverband für 6 Wochen ist notwendig. Regelmäßige Röntgen-

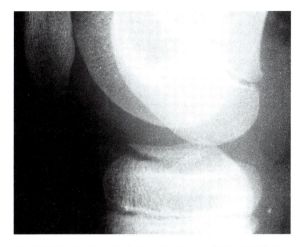

Abb. 21.**15** Ausriss der Eminentia intercondylaris (11-jähriger Patient).

kontrollen sind erforderlich, um eine erneute Verlagerung der Eminentia rechtzeitig zu erkennen und ggf. operativ (arthroskopisch) mit einer Schraube zu stabilisieren.

Bei völlig dislozierten Fragmenten muss eine sofortige Reposition und Stabilisierung der Eminentia erfolgen, da später nur mühsam eine Streckbehinderung operativ angegangen werden kann. Die Stabilisierung kann mit einer Schraube bzw. Cerclage erfolgen.

21.2.2.2 Abriss und Fraktur der Tuberositas tibiae

Bei direkter Gewalteinwirkung kann die Tuberositas tibiae brechen oder aber häufiger ein Ausriss ohne Abhebung der Basis stattfinden (Typ I nach Watson-Jones 1982). Ein vollständig dislozierter Ausriss, allerdings ohne Beteiligung der Gelenkfläche (Typ II) ist möglich und schließlich findet man den Ausriss mit Gelenkbeteiligung, d. h. Fraktur der Epiphyse (Typ III, Abb. 21.**16**).

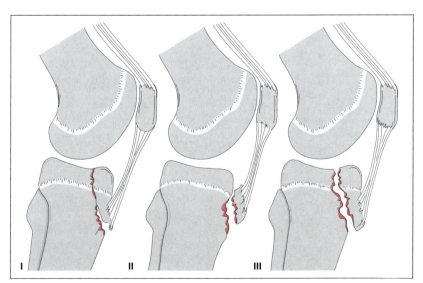

Abb. 21.**16** Frakturen der Tuberositas tibiae im Kindesalter. Einteilung nach Watson-Jones Typ I–III.

Diagnostisch steht die Schwellung und Druckschmerzhaftigkeit über der Tuberositas tibiae im Vordergrund. Bei einem vollkommenen Ausriss besteht eine Streckbehinderung. Die verlagerte Tuberositas kann sicht- und tastbar sein.

Im *Röntgenbild* kann sich eine Patella alta zeigen, sofern eine Dislokation erfolgt ist. Bei der Analyse der Tuberositas denke man an die Möglichkeit eines Morbus Osgood-Schlatter (juvenile Osteonekrose der Tibiaapophyse).

Therapie

Nichtverschobene Frakturen lassen sich, wie schon L. Böhler 1957 zeigen konnte, konservativ behandeln, zunächst im gespaltenen Gipsverband in Streckstellung und nach Abschwellung im geschlossen Gips- oder Kunststoffverband.

Beim Vorliegen einer Dislokation ist die operative Versorgung mit einer Spongiosazugschraube oder einer Zuggurtung an der Tibia nach einer exakten Reposition angezeigt.

21.2.2.3 Verletzungen der proximalen Tibiaepiphyse

Seltener findet man Verletzungen der proximalen Tibiaepiphyse und zwar als **Bruch der Epiphyse** und als **Epiphysenlösung** mit Ausbruch eines Teils der Schienbeinmetaphyse. Während es bei den Epiphysenfrakturen meist zu keiner wesentlichen Dislokation kommt, zeigt sich bei Epiphysenfrakturen mit Tuberositasabriss die Verschiebung der abgebrochenen Epiphyse nach kranial infolge des Muskelzugs (M. quadriceps femoris).

Therapie

Therapeutisch können stabile, nichtverschobene Verletzungen konservativ behandelt werden.

Bei Epiphysenlösungen gleitet die Epiphyse an der proximalen Tibia nach ventral mit nachfolgender Rekurvationsstellung oder nach dorsal mit nachfolgender Antikurvationsstellung.

Repositionstechnik. Die Reposition der nach ventral abgerutschten Epiphyse mit metaphysärem Keil wird in Allgemeinnarkose unter Bildwandlerkontrolle durch Längszug am gestreckten Bein durchgeführt. Anschließend wird bei maximaler Flexion im Kniegelenk unter gleichzeitigem Druck auf die Wade die Fehlstellung beseitigt und eine K-Drahtosteosynthese bzw. Verschraubung vorgenommen.

Beim Abgleiten der Tibiaepiphyse nach dorsal wird die Reposition in Überstreckung vorgenommen und eine noch bestehende Varus- oder Valgusfehlstellung durch Varus- bzw. Valgusstress ausgeglichen. Die Fixierung mit K-Draht bzw. Schrauben ist meist notwendig. Die postoperative Ruhigstellung im Oberschenkelgips- oder Kunststoffverband ist für mindestens 3 Wochen angezeigt. Schon im Verband müssen aktive Übungsbehandlungen stattfinden.

21.2.2.4 Fraktur im Bereich der proximalen Tibia

Diese Frakturen sind selten und erfolgen meist bei einer indirekten Gewalteinwirkung. Man beachte, dass es nach metaphysären Biegungsbrüchen zu einer vorübergehenden Stimulation der medialen Wachstumsfuge kommen kann mit nachfolgendem Valgusfehlwachstum (einseitiges Genu valgum). Auch kann eine Verlängerung von mehr als 1 cm eintreten. Vor allem bei jüngeren Patienten ist eine spontane Korrektur möglich.

Therapie

Therapeutisch ist beim metaphysären Biegungsbruch die Achsenabweichung im Valgussinne am medial klaffenden Frakturspalt zu erkennen, die im Gipsverband unbedingt ausgeglichen werden soll (Umkeilung). Gelingt dies nicht, so kann sogar eine Kompression mit einem Fixateur externe angezeigt sein.

21.2.2.5 Unterschenkelschaftfraktur

Schaftfrakturen gehören im Kindesalter zu den am häufigsten vorkommenden Verletzungen des Knochens, wobei öfter Schienbeinfrakturen und weniger häufig Unterschenkelfrakturen zu beobachten sind (typische Skiverletzung). Nur etwa 10 % der Frakturen erweisen sich als Grünholzfrakturen. Der Großteil der Frakturen sind Schrägfrakturen im mittleren Drittel. Komplette Unterschenkelfrakturen erfolgen meist als Querfraktur im distalen diaphysären Drittel.

Diagnostisch steht der Schmerz, die Belastungsunfähigkeit und die Deformation im Vordergrund.

Radiologisch ist die Frakturform und das Ausmaß der Dislokation auf Übersichtsaufnahmen einzusehen.

Therapie

Die selten zu beobachtenden Grünholzfrakturen sind als stabil zu betrachten und im Gips zu behandeln.

Isolierte Schienbeinschaftfrakturen werden als Schrägfraktur ebenfalls konservativ behandelt. Im Verlauf der Behandlung kann es zur Varusfehlstellung kommen. Diese Achsenfehlstellung kann durch Umkeilung im Gipsverband behoben werden.

Als relativ instabil gelten Querfrakturen mit noch bestehendem Knochenkontakt, wohingegen vollständig dislozierte – vor allem Schrägfrakturen – als instabil in Erscheinung treten und eine operative Behandlung erforderlich machen, z. B. mit dem Fixateur externe oder mit einer Platte.

Hinzuweisen bleibt auf die *isolierte Tibiafraktur*, wobei, sofern die Fibula „sperrt", evtl. eine Osteotomie notwendig werden kann.

> **Nota bene**
> Rotationsfehler müssen bei der Reposition und nachfolgenden Heilung unbedingt vermieden werden.

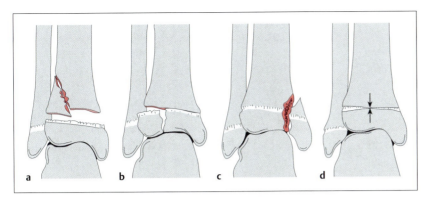

Abb. 21.17 Epiphysenfrakturen in der Einteilung nach Salter, Aitken und Müller.
a Epiphysenlösung mit metaphysärem Fragment (Salter II = Aitken I = Müller AII).
b Epiphysenlösung mit epiphysärem Fragment (Salter III = Aitken III = Müller B1).
c Fraktur mit epi- und metaphysärem Fragment (Salter IV = Aitken III = Müller B2).
d Stauchung der Epiphysenfuge (Salter V = Müller C).

Prognose

Beinlängenveränderungen können auftreten, meist aber nicht mehr als 1 cm. Eine Varusfehlstellung bis zu 20° kann sich ausgleichen, weniger günstig ist der Ausgleich einer Valgus- bzw. Antekurvationsstellung. Bei Rotationsfehlstellungen ist nur ganz begrenzt eine spontane Korrektur zu erwarten.

21.2.2.6 Verletzung der distalen Schienbeinepiphyse

Epiphysenlösungen mit und ohne Ausbruch eines metaphysären Keils heilen ohne Wachstumsstörungen, während Epiphysenfrakturen und vor allem auch Quetschungen der Wachstumsfuge eine ungünstige Prognose aufweisen (Wicky & Stauffer 1982).

Klinisch stehen vom Ausmaß der Dislokation abhängig entsprechende Verformungen, Schmerzen, Schwellungen im Vordergrund.

Radiologisch ist eine exakte Darstellung des Sprunggelenks am besten im Seitenvergleich hilfreich, um geringe Verschiebungen objektivieren zu können (Abb. 21.**17a–d**). Entscheidend neue Erkenntnisse über die traumatischen Veränderungen lassen sich im Kernspintomogramm nachweisen.

Therapie

Epiphysenlösungen müssen so früh wie nur möglich in Allgemeinnarkose reponiert werden. Durch Druck und evtl. vorausgehenden Zug über einen gut gepolsterten Keil kann eine anatomisch korrekte Stellung erreicht werden (hörbares und auch spürbares Einschnappen der Epiphyse; Jonasch 1982). Gelingt das konservative Vorgehen nicht zufriedenstellend, so muss die operative, „wasserdichte" Einrichtung und eine Minimalosteosynthese erfolgen.

Epiphysenquetschungen an der distalen Tibia treten besonders häufig in Kombination mit bimalleolaren Supinatiosfrakturen auf. Sie können zu einer ungünstig verlaufenden Wachstumsstörung führen.

Als Folge sind Varusdeformität, posttraumatischer Klumpfuß möglich (von Laer et al. 1982), die meist noch vor Wachstumsabschluss einer operativen Korrektur (Valgusosteotomie) bedürfen (Abb. 21.**18a, b**).

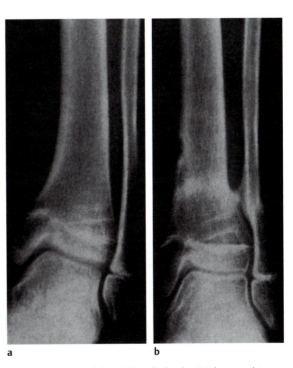

Abb. 21.**18** Varusdeformität nach distaler Epiphysenverletzung (13-jähriger Patient) vor 3 Jahren (**a**). Jetzt nach erfolgter Korrekturosteotomie in achsengerechter Stellung (**b**).

21.2.3 Distale Tibiagelenkfraktur

Synonym: Pilon-tibial-Fraktur, distale Gelenkstauchungsfraktur der Tibia.
Engl.: compressions fracture of the pilon.

Definition.
Bei der Pilon-tibial-Fraktur ist der distale gelenktragende Anteil des Gelenkkörpermassivs betroffen und zeigt sich, sofern eine Zertrümmerung der Gelenkfläche und eine Einstauchung der Fragmente in die Metaphyse erfolgt ist, vor allem als besonders folgenschwere Verletzung.

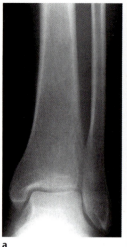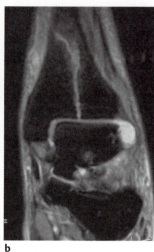

Abb. 21.**19** Distaler Unterschenkelstauchungsbruch (Pilonfraktur), nicht verschoben. Röntgenaufnahme (**a**) lässt die Fraktur nicht erkennen, deutlich jedoch das Kernspintomogramm (**b**).

Epidemiologie

Der Stauchungsbruch ereignet sich vor allem bei Verkehrsverletzungen (Geschwindigkeit) und beim Sturz aus großer Höhe (z. B. Bergsteigen). Diese Art der Frakturen kann auch beidseitig auftreten (Autounfall).

Ätiopathogenese

Die Frakturen entstehen durch eine axiale Stauchung des Unterschenkels und des Rückfußes. Ausschlaggebend für die Form der Verletzung ist die Stellung des Fußes bei erfolgter Gewalteinwirkung. Bei Hyperextension erfolgt vor allem die Verletzung des vorderen Anteils der Gelenkfläche, bei Hyperflexion ist vor allem der hintere Anteil des Gelenks betroffen. Hinzuweisen bleibt auf Kombinationsverletzungen bei gleichzeitigem Einwirken einer Rotation. Dabei kann es zur Verletzung der Knöchel kommen.

Weiter sind Begleitverletzungen anzuführen, wie die Fraktur am körpernahen Anteil des Schienbeins, die Fersenbeinfraktur und Verletzungen des Beckens sowie der Wirbelsäule.

Bei der **Klassifikation** findet die Einteilung der Pilon-tibial-Frakturen der AO Anwendung (Heim 1990).

Man unterscheidet danach bei der ABC-Klassifikation jeweils 3 Hauptgruppen (Abb. 21.**19a, b** und 21.**20a–c**):
- Typ A: distale, extraartikuläre Fraktur (A1 metaphysär, A2 mit metaphysärem Keil, A3 Mehrfragment).
- Typ B: partielle Gelenkfraktur (B1 Spaltbruch, B2 gleichzeitig Impression der Gelenkfläche, B3 Mehrfragmentfraktur mit Impression der Gelenkfläche).
- Typ C: komplette Gelenkfraktur (C1 Gelenkfraktur mit Bruch der Metaphyse, C2 Gelenkfraktur mit mehreren Fragmenten in der Metaphyse, C3 Mehrfragmentbruch der Metaphyse und der Gelenkfläche).

Klinik und klinische Diagnostik

Bei den distalen Tibiagelenkfrakturen stehen der Schmerz, eine schnell zunehmende Schwellung mit Gelenkfehlstellung und die Functio laesa im Vordergrund.

Bei der Bildgebung gibt die Standardaufnahme a.-p. und seitlich sowie die Darstellung des Sprunggelenks in Innenrotation des Fußes von 15° erste Auskunft. Das koronare Computertomogramm lässt die morphologischen Gegebenheiten im Einzelnen unterscheiden und gibt Hinweise für die Planung der Behandlung.

Konservative Therapie

Eine konservative Therapie ist vor allem bei den **unverschobenen Frakturen** (s. Abb. 21.**20d–g**) angezeigt (Gips- oder Kunststoffverband) und weiter bei **verschobenen Frakturen vom Typ A**, dazu ist allerdings eine Reposition in Narkose erforderlich und nachfolgend eine konsequente Ruhigstellung im Gipsverband. Regelmäßige Röntgenkontrollen sind unbedingt erforderlich, um eine Dislokation rechtzeitig zu erkennen und zu behandeln, was durch Umkeilen des Gipsverbands oder aber offen durch eine Osteosynthese erfolgen kann.

Konservativ können auch **unverschobene B-1-Frakturen** im Gipsverband zur Heilung gebracht werden.

Operative Therapie

Bei den **Mehrfragmentbrüchen mit Gelenkbeteiligung** ist die operative Behandlung unbedingt erforderlich, wobei verschiedene Vorgehensweisen zur Diskussion stehen. Zunächst ist, sofern bereits eine hochgradige Schwellung besteht, die Ruhigstellung z. B. im

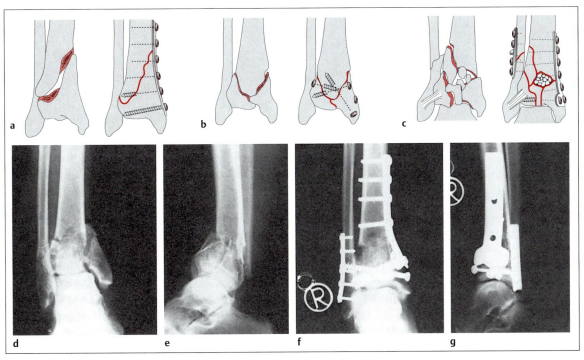

Abb. 21.**20** Schematische Darstellung der Pilonfrakturen (extra- und intraartikulär nach der Einteilung der AO).
a Typ A.
b Typ B.
c Typ C.

d, e Operative Versorgung einer Pilonfraktur (25-jährige Patientin), intraartikuläre distale Tibiafraktur mit Gelenkeinstauchung. **f, g** Fibulaosteosynthese mit Drittelrohrplatte. Tibiaosteosynthese mit Kleeblattimplantat nach Anhebung der Gelenkfläche und Osteosynthese.

Fixateur externe sinnvoll. Nach 2 Wochen ist die Schwellung im Allgemeinen soweit zurückgegangen, dass die Rekonstruktion vorgenommen werden kann (Möllenhoff & Walz 1998).

Operationsrechnik. Über eine laterale Inzision wird die Rekonstruktion der Fibula möglich, wobei das anterolaterale Fragment (tubercule de tilaux-chaput) bei intaktem vorderen Syndesmosenband für die Rekonstruktion der übrigen Fragmente richtungweisend ist. Anschließend kann über einen anteromedialen Zugang die Rekonstruktion der Gelenkfläche vorgenommen werden. Zwischen den Hautschnitten muss ein ausreichender Abstand zumindest von 7 cm bestehen, um Hautnekrosen zu verhindern. Die Darstellung des Gelenks muss ohne schichtweise Präparation erfolgen. Die Rekonstruktion der Gelenkfläche erfolgt nach Reposition; evtl. temporäre Stabilisierung durch K-Drähte und nach Röntgenkontrolle; Einbringen einer Kleeblattplatte und einer Spongiosaplastik.

Zumindest für die ersten 2 Wochen nach der Fraktur empfiehlt sich die Ruhigstellung im gut gepolsterten, aufgeschnittenen Gipsverband, der schon bald zur Schale umgestaltet werden kann.

Nach Wundheilung Behandlung im Unterschenkelgips sowie Mobilisierung und Beginn der Belastung nach 6–8 Wochen (abhängig von der Stabilität der Osteosynthese).

21.2.4 Malleolarfrakturen

Synonym: Knöchelfrakturen.
Engl.: malleolar fractures.

Definition.
Verletzungen des oberen Sprunggelenks als unfallgefährdetes Gelenk (anatomischer Aufbau und besondere funktionelle Belastung) sind häufig, wobei die knöcherne Verletzung der Malleolen besondere Bedeutung erlangt.

Epidemiologie

Die Knöchelfrakturen zählen zu den zweithäufigsten Knochenbrüchen beim Erwachsenen in allen Altersstufen.

Ätiopathogenese

Malleolarfrakturen entstehen vorwiegend indirekt als Folge einer forcierten Supination oder Pronation des Talus mit Eversion oder Inversion des Fußes. Aus der Höhe der Fibulafraktur kann direkt auf die Verletzungen der Syndesmosenbänder sowie der Membrana interossea geschlossen werden. Liegt die Fibulafraktur auf der Höhe oder körperfern der Gelenkkapsel, so kann z. B. eine Ruptur der tibiofibularen Bandverbindung nicht bestehen. Frakturen in Höhe oder proximal der Syndesmose können mit einer Ruptur des tibiofibularen Bandapparats vergesellschaftet sein. Man beachte, dass je proximaler die Fraktur der Fibula im Allgemeinen liegt, desto schwerer die Verletzungen des tibiofibularen Bandapparats ausgeprägt sind.

Einteilung

Die Einteilung der Knöchelfrakturen (Abb. 21.**21**) ist geprägt von den morphologischen Gegebenheiten und wird nach der von Weber (1965) modifizierten Klassifikation von Danis vorgenommen.

Typ A. Die Fibulafraktur liegt quer *in Höhe des Gelenkspalts* oder distal davon. Zusätzlich kann eine Abscherfraktur des Innenknöchels mit oder ohne dorsalem tibialen Kantenfragment – meist medial gelegen – vorliegen. Als entscheidendes Merkmal gilt bei diesem Frakturtyp die Unversehrtheit der Syndesmosenbänder, der Membrana interossea und des Lig. deltoideum.

Typ B. Die Fibulafraktur verläuft meist *schräg von dorsokranial nach ventrokaudal* oder *spiralförmig in Höhe der Syndesmosenbänder*. Man beachte, dass der Bruch der Fibula isoliert ohne Luxation des Talus z. B. durch ein Pronations-Abduktions-Trauma entstehen kann. Häufig besteht zusätzlich eine Ruptur des Lig. deltoideum oder eine quere Abrissfraktur des Innenknöchels bei intaktem tibialen Knöchelband. Bei diesem Frakturtyp liegt immer eine sichtbar Luxation nach lateral und dorsal vor. Über die Beteiligung der tibiofibularen Bandverbindungen ist nur mittels MRT eine endgültige Aussage zu machen. Die Membrana interossea ist regelmäßig intakt, das ventrale Syndesmosenband dagegen nur bei weit distal ansetzenden Spiralfrakturen des Wadenbeins. Dieses Band ist teilweise oder ganz bei Spiralbrüchen, die auf Höhe des Gelenkspalts beginnen, zerrissen. Als Äquivalent können kleine Abrissfrakturen am tibialen Tuberkulum oder fibularen Ansatz der Syndesmose eintreten. Bei der Abscherung der hinteren Tibiakante (Volkmann-Dreieck) ist das Syndesmosenband mit Sicherheit gerissen. Das hinter Tibiakantenfragment kann unterschiedlich groß sein. Es besteht jedoch immer eine Verbindung zum Fibulafragment über das intakte, jedoch durch die Fraktur insuffiziente hintere Syndesmosenband.

Typ C. Die Fibuarfraktur liegt *oberhalb des Syndesmosenbezirks* und kann auch weiter proximal bis zum Fibulaköpfchen gelegen sein (Maisonneuve-Fraktur). Bei diesem Fakturtyp findet sich eine Ruptur des Lig. deltoideum oder ein querer Abriss des Innenknöchels. Die Syndesmosenbänder können ligamentär betroffen sein oder aber durch Abrissfrakturen am Schien- und Wadenbein mit verletzt werden. Häufig besteht ein laterales Abrissfragment der hinteren Syndesmose an der dorsalen Schienbeinkante.

Weiter können durch die mehr oder weniger ausgedehnte Luxation **Knorpelläsionen am Talus** auftreten (Knorpelkontusionen und subchondrale Knochen-

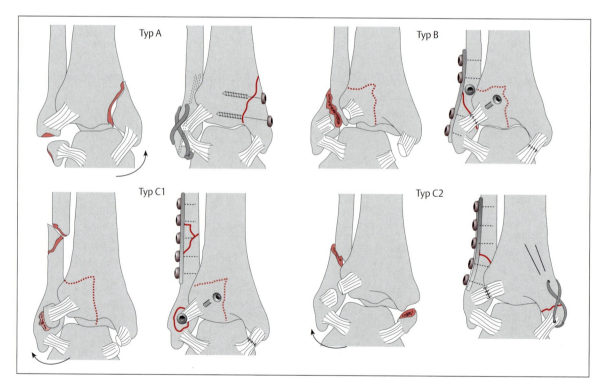

Abb. 21.21 Malleolarfrakturen, Einteilung nach der AO.
Typ A: Fibulafraktur distal oder in Höhe des Gelenkspalts mit Innenknöchelfraktur. Beachte: Syndesmose intakt, Operationsindikation von der Dislokation abhängig. Osteosynthese des Außenknöchels z. B. mit Zuggurtungsosteosynthese.
Typ B: Fibulafraktur in Höhe der Syndesmose mit Riss des Lig. deltoideum oder Innenknöchelfraktur sowie mit hinterem Tibiakantenfragment. Osteosynthese der Fibula mit Zugschraube und Neutralisationsdrittelrohrplatte. Stabilisierung des hinteren Tibiakantenfragments mit ventrodorsaler Zugschraube sowie Innenbandnaht.
Typ C: Fibulafraktur oberhalb der Syndesmose mit Riss des Lig. deltoideum oder Innenknöchelfraktur und der Syndesmose, knöchern bzw. ligamentär und lateral mit hinterem Tibiakantenfragment bzw. Osteosynthese mit Drittelrohrplatte und Bandnähten, evtl. Schraubenosteosynthese von knöchernen Fragmenten.

einbrüche – bone bruises). Die sog. „flake fractures" liegen bei Typ A vornehmlich an der fibularen und bei Typ B und C an der tibialen Taluskante.

Klinik und klinische Diagnostik

Schmerzen, Hämatombildung, Gelenkdeformierung und die Belastungsunfähigkeit stehen im Vordergrund. Bandverletzungen (Sprunggelenkdistorsion) können bei der Abgrenzung Schwierigkeiten bereiten. Der Palpationsbefund bringt jedoch weiter Orientierung (Druck im Bereich der Fraktur an Tibia und Fibula). Liegt bei der Erstuntersuchung eine Luxation vor, so muss diese vorrangig reponiert werden (s. Abb. 21.**21**), wie es schon vor bald 200 Jahren von Cooper empfohlen wurde, um Weichteilschädigungen zu vermeiden. Besonders gefährdet ist die Haut über dem Innenknöchel, nachfolgende Spannungsblasen haben Bedeutung bei einer notwendigen Operation, daneben bestehen Wundheilungsstörungen und ein erhöhtes Infektionsrisiko.

Bei der Bildgebung bringen Röntgenaufnahmen meist ausreichende Informationen über die ossären Veränderungen. Wichtig ist dabei vor allem die Darstellung der Malleolengabel bei Innenrotation. Wichtige Informationen bringen CT und MRT, Letztere vor allem zur Beurteilung der Bandverletzungen.

Konservative Therapie

Für eine konservative Therapie eignen sich die Frakturen vom Typ A, bei denen eine perfekte anatomische Reposition während der Dauer der Heilung ununterbrochen aufrecht erhalten werden kann. Eine Reposition kann in Lokal-, Spinal- oder Allgemeinanästhesie erfolgen, wobei bei nach außen verlagertem Talus durch einen festen Druck auf die Außenseite des Fußes sowie durch eine Verschieben des Fußes nach medial die Einrenkung erfolgt. Die eingerichtete Fraktur wird zunächst im gespaltenen Unterschenkel-Liegegipsverband fixiert. Regelmäßige Röntgenkontrollen sind notwendig. Nach 3 Wochen ist die Konsolidierung der Fraktur soweit fortgeschritten, dass eine Versorgung mit einem Gehgipsverband möglich ist.

Isolierte Innenknöchelfrakturen können also konservativ behandelt werden, sofern keine Gelenkstufe besteht und eine fibulare Bandläsion nicht zur Operation zwingt.

Operative Therapie

Dislozierte Malleolarfrakturen sollten einer operativen Behandlung zugeführt werden, wenn möglich innerhalb der 8-Stunden-Grenze, also solange keine wesentliche Weichteilschwellung und vor allem keine Spannungsblasen vorliegen.

Operationstechnik. Die Standardschnittführung verläuft proximal an der Hinterfläche der Fibula und biegt über den Malleolus nach vorne um. Beachte: N. fibularis superficialis! Der mediale Gelenkanteil wird durch einen bogenförmigen ventromedialen Schnitt über den Malleolus medialis dargestellt. Die Inzision wird dorsomedial gelegt, sofern ein hinteres Kantenfragment reponiert werden muss. Bei jeder operativen Versorgung einer Malleolarfraktur muss das Gelenk eröffnet werden, um Knorpel-Knochen-Läsionen am Talus zu identifizieren und zu versorgen.

Die Osteosynthese der Fibulafraktur beim **Typ A** ist die Domäne der Zuggurtung. Bei isolierter Innenknöchelfraktur muss bei intakter Fibula an eine fibulare Bandläsion gedacht werden, die evtl. durch eine Naht versorgt werden soll.

Beim **Typ B** werden lange Schräg- oder Torsionsbrüche durch eine Schraubenosteosynthese nach einer Reposition stabilisiert. Bei kurzen Schrägbrüchen bringt eine der Anatomie der Fibula angepasste Drittelrohrplatte die beste Stabilität. Zur Verhinderung einer Außenrotationsfehlstellung muss die Platte vorgeschränkt werden (Abb. 21.**22a–d**).

Beim **Typ C** wird die Fiibulafraktur bis zur Schaftmitte ebenfalls mit einer Drittelrohrplatte stabilisiert. Bei einer proximalen Lokalisation (Maisonneuve-Fraktur) wird wegen der Gefährdung des N. peroneus eine tibiofibulare Transfixation durchgeführt.

Besondere Beachtung bedarf die Versorgung des hinteren Syndesmosenbands mit Verschraubung des Volkmann-Dreiecks.

Die ventrale Syndesmosenruptur soll durch transossäre Nähte versorgt werden. Bei der Abrissfraktur nach Tillaux Caput muss die Fraktur mit einer Zugschraube versorgt werden.

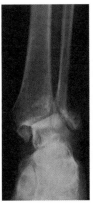
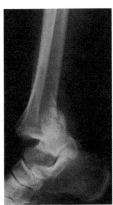
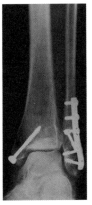
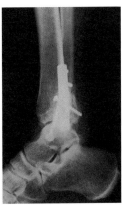

Abb. 21.**22 a + b** Bimalleoläre Luxationsfraktur, Typ Weber B. (39-jähriger Patient).
c + d Typische Versorgung nach der AO: Fibula mit Zugschraube und Neutralisationsplatte, Syndesmosennaht und Innenknöchelverschraubung.

a b c d

Bei der Maisonneuve-Fraktur ist die Membrana interossea immer verletzt. Sie soll mit einer fibulotibialen Stellschraube versorgt werden (keine Kompressionsschraube).

Die Versorgung des dorsolateralen Tibiakantenfragments ist als tragender Anteil der Tibiagelenkfläche funktionell von besonderer Bedeutung. Die morphologischen Gegebenheiten können mittels CT und MRT im Einzelnen analysiert werden.

Die Nachbehandlung soll zunächst im Unterschenkelkunststoffverband in Gelenkmittelstellung erfolgen. Der Verband ist gepolstert, weshalb sofort mit Anspannungsübungen begonnen werden kann. Nach Wundheilung und Fadenentfernung kann die Weiterbehandlung wie üblich im Liege- und Gehgips erfolgen oder aber mit einer angepassten Schiene. Die Vollbelastung ist abhängig von der Osteosynthese frühestens nach 3 Wochen, meist aber nach 6 Wochen bei entsprechendem Muskelaufbau möglich.

21.2.7 Kapsel-Band-Läsionen des oberen Sprunggelenks

Die Supinationsdistorsion des oberen Sprunggelenks mit nachfolgender Läsion des fibularen Bandapparats gilt als die häufigste Verletzung des Bewegungsapparats. Der Begriff „Distorsion" beschreibt jedoch lediglich den Verletzungsmechanismus und erlaubt keinen sicheren Rückschluss auf Schwere und Prognose der Läsion. Zur Abgrenzung der verschiedenen Schweregrade (Dehnung, Teilruptur und Ruptur) kann eine eingehende Untersuchung der Druckschmerzhaftigkeit der Bänder sowie die Stabilitätsprüfung weiterhelfen. Entscheidend neue Erkenntnisse brachte die kernspintomographische Darstellung des fibularen Bandapparats. Gehaltene Funktionsaufnahmen des Sprunggelenks sind hinsichtlich der Aussagekraft bei Spätversorgungen hilfreich.

Therapie

Grundsätzlich kann die fibulare Kapsel-Band-Läsion **konservativ** behandelt werden, sofern der Lokalbefund auf die Ruptur des Lig. fibulotalare anterius und ein subfibulärer Druckschmerz auf eine Verletzung des Lig. fibulocalcaneare hinweist. Sind beide Bänder verletzt, so besteht eine Aufklappbarkeit. Ist das Lig. fibulocalcaneare posterior mit verletzt, was äußerst selten der Fall ist, steht diagnostisch die Luxation im Vordergrund, Letzteres bedeutet eine absolute Indikation zur **operativen Rekonstruktion**.

Im Übrigen bestehen bei der operativen Behandlung des Lig. fibulotalare anterius und des Lig. fibulocalcaneare verschiedene Vorstellungen. Derzeit wird die Meinung vertreten, dass eine konservative Schienenbehandlung unter Berücksichtigung funktioneller Vorstellungen ausreicht.

Berücksichtigt man aber die morphologischen Gegebenheiten, so verlangt die Verletzung des Lig. fibulotalare anterius und des Lig. fibulocalcaneare eine operative Bandnaht, um eine entsprechende Wiederherstellung zu gewährleisten. Nachfolgend ist die Ruhigstellung im Gips- oder Kunststoffverband in Korrekturstellung für mindestens 3 Wochen angezeigt. Anschließend kann die Schienenversorgung ausreichend sein.

Bandrekonstruktionen bei chronischer fibularer Insuffizienz

Beim Vorliegen von Spätveränderungen nach nicht erfolgreich behandelten Kapsel-Band-Läsionen kann es zu subkruralen Talusluxation kommen (Hipp 1962), sofern sämtliche Bänder gerissen waren oder aber zu Subluxationen bei einer Instabilität des oberen Sprunggelenks. Ferner kann es zur Ausbildung einer Osteochondrosis dissecans kommen (Abb. 21.**23a–c**). Die besten Ergebnisse bringt die Rekonstruktion des fibularen Bandapparats z. B. mit einem freien Transplantat aus dem Tractus iliotibialis oder aber auch unter Verwendung einer Peronealsehne. Beachte die

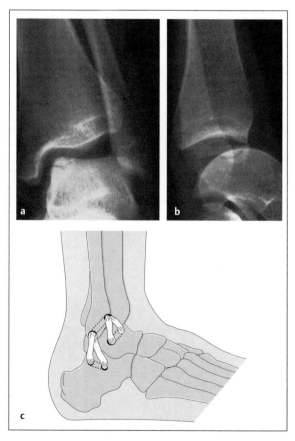

Abb. 21.**23** Osteochondrosis dissecans (**a, b**; 28-jähriger Patient) bei alter fibularer Bandinstabilität.
Operative Rekonstruktion des fibularen Bandapparats mit freiem Transplantat aus dem Tractus iliotibialis (**c**). Beachte: Verankerung im Kalkaneus.

Verankerung im Kalkaneus entsprechend des normalen Bandverlaufs. Bei geringeren Befunden kann die Periostlappenplastik (Kuner) gute Ergebnisse bringen.

Bei der Nachbehandlung ist es wichtig, zumindest eine vorübergehende Einlagenversorgung vorzunehmen mit Außenranderhöhung an der Einlage. Sehr viele Patienten mit fibularen Bandläsionen zeigen mehr oder weniger ausgeprägte Hohlfußdeformitäten mit Rückfußvarusstellung, die zum Umknicken neigen. Eine Feststellung, die vielfach nicht entsprechend verwertet wird.

Literatur

Bassi G. Die Venenthrombosen nach Frakturen der unteren Extremitäten und der gegenwärtige Stand der antithrombotischen Prophylaxe. Vasa. 1974;3:82.

Bergqvist D, Benoni G, Björgell O, Fredin H, Hedlund U, Nicolas S, et al. Low-molecular weight heparin (enoxaparin) as prophylaxis against venous thromboembolism after total hip replacement. New Engl J Med. 1996;335:696–700.

Brandjes DP, Buller HR, Heijboer H, Huisman MV, Rijk M, Jagt H, et al. Randomised trial of the effect of compression stockings in patients with symptomatic proximal venous thrombosis. Lancet. 1997;349:759–62.

Haas S. Thromboembolieprophylaxe in der Unfallchirurgie und orthopädischen Chirurgie. Unfallchirurg. 1997;4:307.

Heim U. Die Pilon-tibial-Fraktur. Klassifikation, Operationstechnik, Ergebnisse. Berlin: Springer; 1990.

Hipp E. Rezidivierende subcrurale Luxation des Talus. Med Klin. 1962;45:1896.

Hipp E. Talusnekrose. Unfallheilkunde. 1965;81:182.

Hull RD, Raskop GE, Rosenblom D, Panju AA, Brill-Edwards P, Ginsberg JS, et al. Heparin for 5 days as compared with 10 days in the initial treatment of proximal venous thrombosis. N Engl J Med. 1990;322:1260–4.

Jonasch E. Knochenbruchbehandlung bei Kindern. Berlin: W. de Gruyter; 1982.

Kappert A. Lehrbuch und Atlas der Angiologie. Bern: Hans Huber; 1998.

von Laer L, Jani L, Cuni T, Jenny P. Die proximale Unterschenkelfraktur im Wachstumsalter. Unfallchirurg. 1982;85:215.

Lange M, Hipp E. Lehrbuch der Orthopädie und Traumatologie. Bd. III. Traumatologie. 2. Aufl. Stuttgart: Enke; 1986.

May R, Partsch H. Phlebologie. In: Fritsch P. Hrsg. Dermatologie und Venerologie. Berlin: Springer; 1998:729.

Mayer W, Hirschwehr R, Hippmann G, Odpadlik H, Bayer P, Partsch H. Whole blood immunoassay (Simplired) versus plasma immunoassay (Nyocard) for tjhe diagnosis of clinically suspected deep vein thrombosis. Vasa. 1997;26:97.

Möllenhoff G, Walz M. Pilon-Tibial-Fraktur. Unfallchirurg. 1998;101:395.

Partsch H, Blättler W. Leitlinien zur Thromboembolieprophylaxe. Phlebologie. 2000;29:106.

Pauscher R, Diehm C, Stammler F. Leitlinien zur Thromboseprophylaxe in der Orthopädie. Z Orthop Ihre Grenzgeb. 1998;136:389.

Plötz SG, Abeck D, Plötz W, Ring J. Proteus syndrome. Br J Dermatol. 1998;139:1060.

Rabe E, Gerlach H. Praktische Phlebologie. Stuttgart: Thieme; 2000.

Schmeller W. Erkrankungen der Venen. In: Braun-Falco O, Plewig G, Wolff HH. Hrsg. Dermatologie und Venerologie. Springer: Berlin; 1997:826.

Stürmer KM, Kock HJ. Thrombose-Risiko bei ambulanten, stationären und poststationären Patienten. Traumatologie aktuell – Thromboseprophylaxe in der Unfallchirurgie. 1994;13:11.

Thompson G. Anticoagulation in epidural or spinal anesthesia. Thromb Haemost. 1999;82:913–7.

Watson-Jones R. Fractures and joint injuries. Edinburgh: Churchill Livingstone; 1982.

Weber BG. Die Behandlung der Sprunggelenksstauchungsbrüche nach biomechanischen Gesichtspunkten. Verh Dtsch Ges Unfallheilkd. 1965;28:290.

Weller S, Höntzsch D, Frigg R. Die epiperiostale, perkutane Plattenosteosynthese. Unfallchirurg. 1998;101:115.

Wicky B, Stauffer UG. Epiphysenfrakturen der distalen Tibia. Chirurg. 1982;53:697.

Wildenauer E. Die Blutversorgung des Talus. Z Anat Entwicklungsgesch. 1950;115:32.

22 Sprunggelenk und Fuß

E. Hipp

Anatomie des Fußes. Die Leistungsanforderung an den Fuß, für den vollkommen aufgerichteten menschlichen Körper eine Standfläche zu bilden, hat ihn entscheidend geformt. Der Fuß muss gegen die Längsachse des Beins rechtwinklig abgeknickt sein. Für die Fortbewegung – eine weitere wichtige Funktion des Fußes – ermöglichen die Sprunggelenke eine Beweglichkeit zum Unterschenkel hin. Die einzelnen Fußknochen sind nicht alle streng in eine Längs- oder Querrichtung angeordnet, sie bilden ein Längs- und ein Quergewölbe (Fornix pedis). Die Gewölbekonstruktion wird durch die Form der Gelenkkörper möglich gemacht und aufrechterhalten durch einen straffen Kapsel-Band-Apparat sowie die Fußmuskulatur. Daraus resutiert eine Hauptbelastungszone beim menschlichen Fuß unter der Ferse und unter den Metatarsalköpfchen I und V. Geringeren Ausmaßes erfolgt die Belastung entlang der Außenseite des Fußes.

Die mittleren Strahlen weisen infolge der Konstruktion des Fußes eine geringere Belastungsfähigkeit auf. Dies erlangt bei einer Abflachung des Quergewölbes (Spreizfuß) und des Längsgewölbes (Plattfuß) Bedeutung.

Der **normale Fuß** ist gekennzeichnet durch eine Fersenbeinstellung, die nur wenig vom Lot abweicht (5°). Beim Gehen wird der Tarsus in seiner gewohnten Lage durch die Muskulatur gestützt, sodass während des Gehens kein Absinken festzustellen ist. Die Belastung der Fußsohlenfläche erfolgt gleichmäßig. Im Pedogramm soll die Brücke zwischen dem Fersen- und Ballenabdruck etwa die Hälfte der Fußbreite einnehmen. Das Gerüst des Fußes bilden 26 Knochen, die mit kräftigen Kapselbändern gelenkig verbunden sind. Die Gelenke zeigen besondere Konstruktionen, wobei den Sprunggelenken (Talokrural-, Talonavikular-, Talokalkanear-, Kalkaneokuboidgelenk) die größte Bedeutung zukommen. Die Sicherheit des Standbeins ist vor allem an die Intaktheit der tibiofibularen Syndesmose gebunden. Die Führung des Sprungbeins durch die Knöchelgabel wird ergänzt durch kräftige tibiale und fibulare Seitenbänder, die von der Knöchelspitze zum Sprungbein und zur subtalaren Fußplatte verlaufen. Sie sind besonders bei der Plantarflexion wirksam, wo die hinten abnehmende Rollenbreite dem Sprungbein einen gewissen Spielraum in der Gabel gewährt.

Besondere Bedeutung erlangt weiter die **Articululatio talocalcaneonavicularis** (Abb. 22.1) und zwar im Hinblick auf Entwicklungsstörungen (angeborener Plattfuß, angeborener Klumpfuß) und beim Erwachsenen die Arthrosis deformans. In der vorderen Kammer des talotarsalen Gelenks bildet die Pfanne des Kahnbeins sowie das Sprunggelenkwiderlager des Fersenbeins und das zwischen den beiden eingespannte Lig. calcaneonaviculare plantare für den Taluskopf den konkaven Gelenkkörper. Das Lig. calcaneonaviculare plantare kann teilweise überknorpelt sein. Es wird auch als Pfannenband oder Plattfußband bezeichnet.

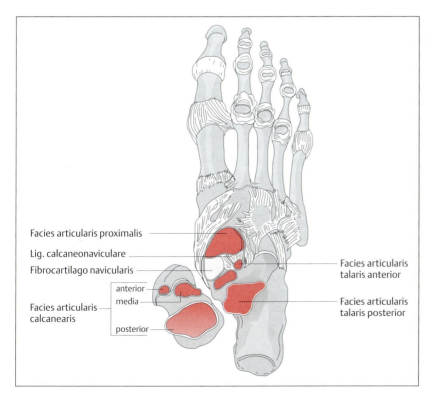

Abb. 22.**1** Anatomie von Bändern und Gelenken des Fußes unter besonderer Berücksichtigung der Articulatio talocalcaneonavicularis (nach Toldt-Hochstetter 1900).

Untersuchung des Fußes

Schon bei der Besichtigung des Fußes – sie soll zunächst im Stehen stattfinden und anschließend beim Gehen – achte man auf verschiedene Formen des Fußes wie den Senk-, Spreiz- und Hohlfuß sowie auf einen Pes adductus und einen Hacken- und Spitzfuß (Abb. 22.**2a–d**).

Einer besonderen Beachtung bedürfen die Zehen (Hallux valgus, Hammerzehen) und die Länge der Zehen überhaupt. Ganz allgemein ist man der Meinung, dass die 1. und 2. Zehe gleich lang sein sollen, bei einer längeren 1. Zehe spricht man von der ägyptischen Fußform, bei einer längeren 2. Zehe von einer griechischen Fußform.

Eigene Beobachtungen an 500 Plastiken aus dem alten, mittleren und neuen Reich in Ägypten zeigen, dass die alten Ägypter nahezu gleich oft die 1. Zehe kürzer oder aber die 1. Zehe gleichlang mit der 2. Zehe darstellten und nur äußerst selten eine längere 1. Zehe.

Bei der ersten Betrachtung schon ist die Verwertung von Schwielenbildungen an den Zehen dorsal und plantar im Bereich der Metatarsalköpfchen notwendig, z. B. zur Beurteilung eines Spreizfußes (s. Abb. 22.**2**).

Die Leistungsfähigkeit der Zehenmuskeln beim Greifen von Gegenständen und beim Spreizen ist wichtig, desgleichen die Beurteilung der Unterschenkelmuskulatur, am besten im Stehen (Zehen- und Fersenstand) sowie beim Gehen auf den Zehen und auf der Ferse. Bei der Beurteilung des Laufvorgangs achte man auf das Abrollen und auf ein Hinken (Steppergang).

Die **Beweglichkeitsprüfung** des oberen Sprunggelenks kann in Kniebeugestellung, besser aber in Kniestreckstellung durchgeführt werden und lässt nach der Neutral-0-Methode eine dorsale Extensions-Plantar-Flexion von 20-0-40 messen.

Das untere Sprunggelenk soll in Bauchlage geprüft werden, desgleichen das Chopart-Gelenk und zwar im Seitenvergleich. Es muss zunächst festgestellt werden, ob im unteren Sprunggelenk eine Beweglichkeit im Varus- und Valgussinne möglich ist oder ob das Gelenk kontrakt ist. Bei der Prüfung der Vorfußgelenke findet man einen Pronationsausschlag von 20° und eine Supinationsbeweglichkeit von 30°. Grundsätzlich beachte man die Blutversorgung des Fußes (Tastbefund der A. tibialis posterior und der A. dorsalis pedis) einschließlich der Beurteilung der Venen (verschiedene Arten der Varikose). Zu prüfen ist weiter die Sensibilität und auch die Trophik des Fußes.

Das Podogramm (Fußabdruck) kann mit dem Pedoskop (Glasplatte mit einem darunter sich befindlichen Spiegel) oder aber elektronisch als Pedogramm erhalten werden. Dabei ist unter Verwendung eines EMED-FS-Geräts die Belastung auch beim Laufen zu prüfen, was vor allem für die Beurteilung von Operationsergebnissen und auch wissenschaftlich hilfreich ist.

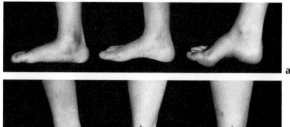
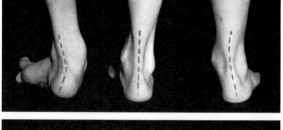
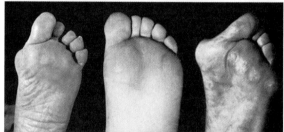
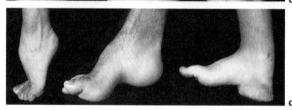

Abb. 22.**2** Optische Schautafel von den Fuß- und Fehlformen im Überblick.
a Füße von innen (von links nach rechts: Plattfuß, normales Gewölbe, Hohlfuß).
b Füße von hinten (von links nach rechts: Klumpfuß, normale Achse, Knicksenkfuß).
c Füße von der Fußsohle (von links nach rechts: Beschwielung über den Mittelfußköpfchen II–IV, normale Beschwielung, Schwielen über den Metatarsalköpfchen II–V vor allem. Beachte: nur geringgradige Beschwielung über dem Metatarsale I).
d Füße von seitlich (von links nach rechts: Spitzfuß, Vorfußspitzfuß, Hackenfuß).

Die **radiologische Untersuchung** soll zunächst in 2 Ebenen stattfinden. Beim Sprunggelenk liegt der Patient auf dem Rücken, wobei die Ferse auf der Platte gelagert wird. Für die a.-p. Aufnahme muss der Fuß um 20° nach innen gedreht werden, um die Malleolengabel orthograd zu treffen.

Die Darstellung des Fußes wird meist im Sitzen (Hüfte und Knie sind gebeugt) durchgeführt. Häufig wird man vor allem bei der Beurteilung des Spreizfußes Belastungsaufnahmen durchführen. Bei der a.-p. Aufnahme des Vorfußes ist es wichtig, den Zentralstrahl auf das proximale Ende des Metatarsale III zu richten. Die Verwendung eines Aluminiumfilters kann die Exposition der Zehen regulieren. Schrägaufnahmen müssen durch Unterlegen eines Schaumgummikeils (45°) medial bzw. lateral stattfinden. Sie erbringen eine übersichtliche Darstellung der einzelnen Phalangen und der Gelenke im Mittelfußbereich.

Neue bildgebende Verfahren ermöglichen die Beurteilung des Rückfußes und des Mittelfußes in verschiedenen Ebenen, wobei CT und MRT für die Darstellung des oberen und unteren Sprunggelenks von größter Bedeutung sind. Mittels CT sind die ossären Veränderungen besser zu erfassen und mittels MRT der Knorpel, die Sehnen und der Bandapparat sowie Gefäße und Nerven, was mit den bisherigen Darstellungsverfahren nicht möglich war, sodass in Zukunft die MRT sich auch in dieser Region durchsetzen wird.

Sehr oft bringen **nuklearmedizinische Untersuchungen** wichtige Hinweise bei der Tumordiagnostik und bei der Früherkennung von gefäßbedingten Osteonekrosen (Köhler-Freiberg-Erkrankung) im frühen Stadium oder bei den seltenen Erkrankungen der Sesambeine.

22.1 Erkrankungen des oberen Sprunggelenks

Das obere Sprunggelenk ist bei einer klinischen Untersuchung besonders gut zugänglich. Beschwerden werden regelmäßig örtlich genau angegeben. Man beobachtet im oberen Sprunggelenk Achsenfehlstellungen nach Wachstumsstörungen sowie Aufbaustörungen im Sinne der Osteochondrosis dissecans (s. S. 346) und Traumafolgen.

Weiter erlangen spezifische und unspezifische Entzündungen sowie sekundäre Infektionen nach Gelenkinjektionen eine Bedeutung (Abb. 22.**3a, b**). Hinzuweisen bleibt auf Gelenkinnenhautentzündungen bei rheumatischen Erkrankungen (Polyarthritis), eine Synovitis im Verlauf einer Arthropathia psoriatica, Schleimhautwucherungen bei der Synovitis villosa pigmentosa sowie auf die Gelenkchondromatose als Metaplasie der Gelenkinnenhaut. Diese Erkrankungen der Gelenkinnenhaut sind gelegentlich erst bei der Arthroskopie zu diagnostizieren. Therapeutisch erfolgt die Synovektomie des oberen Sprunggelenks arthroskopisch. Hinzuweisen bleibt auf eine Arthropathie bei der Hämophylie (s. S. 146).

Relativ häufig entwickeln sich gutartige und bösartige Tumoren im Sprunggelenkbereich, wobei der dorsale Schienbeingelenkanteil besonders beachtet werden muss.

22.1.1 Arthrosis deformans

Engl.: arthritis.

Definition.
Als Arthrosis deformans sind der Gelenkverschleiß bei einer primären Arthrosis deformans (idiopathisch) sowie eine sekundäre Schädigung nach Wachstumsstörungen und nach Verletzungen (präarthrotische Deformität) zu betrachten.

Die primäre Arthrosis deformans als degenerative Veränderung ist keineswegs so häufig vorzufinden wie bei der bestehenden Gelenkform und der besonderen Belastung dieses Gelenks anzunehmen ist.

Sekundär arthrotische Vorgänge können nach Fehlstellungen der Gelenkkörper, Aufbaustörungen der Gelenkkörper im Wachstumsalter und nach verschiedenen Verletzungen auftreten.

Klinisches Bild und klinische Diagnostik

Zu den frühen Symptomen zählen Schmerzen beim Stehen und Gehen, ganz besonders beim Laufen, sowie Schwellungen.

Schließlich folgen Bewegungseinschränkungen, was beim Abrollen auffällt.

Radiologisch achte man auf eine Verschmälerung des Gelenkspalts und auf reaktive Vorgänge im subchondralen Bereich. Ausgedehnt können reaktive Vorgänge am Gelenk vorkommen.

Therapie

Bei einer präarthrotischen Deformität, anlage- oder unfallbedingt, ist zu klären, inwieweit eine Umstellungsosteotomie Möglichkeiten für eine Gelenkrekonstruktion bringen kann. Beim Bestehen einer Varusdeformität z. B. von mehr als 10° ist eine Umstellungsosteotomie angezeigt. Vorausgehen soll die Prüfung, ob konservative Maßnahmen die Schmerzen und Reizerscheinungen im oberen Sprunggelenk beeinflussen können. Bei einer Achsenabweichung muss unbedingt eine Umstellung mit einer außenrand- bzw. innenranderhöhten Einlage vorausgehen.

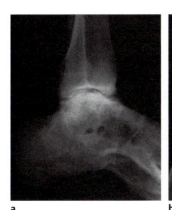
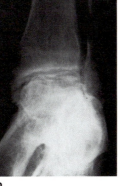

a b

Abb. 22.**3a, b** Postarthritische Arthrose im oberen Sprunggelenk und Versteifung der Fußgelenke (40 Jahre nach Infektion, hervorgerufen durch eine Injektion im Rückfußbereich).

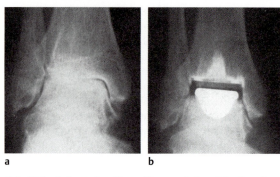

Abb. 22.**4** Arthrose im oberen Sprunggelenk mit hochgradiger Verschmälerung des Gelenkspalts (**a**). Bild 10 Jahre nach Alloarthroplastik (**b**).

Die **operative Behandlung** der Arthrosis deformans des oberen Sprunggelenks wird vom Patienten meist erst dann gewünscht, wenn ein entsprechender Leidensdruck besteht.

Die Alloarthroplastik bringt bis jetzt nicht immer die gewünschte Leistungsfähigkeit des Sprunggelenks, sodass sie nur ausnahmsweise in Anwendung gebracht werden soll (Abb. 22.**4a, b**). Als zuverlässige operative Behandlungsmethode gilt nach wie vor die Arthrodese des oberen Sprunggelenks. Sie ist auch nach einer nicht mit Erfolg durchgeführten Sprunggelenkplastik noch möglich.

Technik der Arthroplastik. Über einen ventralen Zugang wird die distale Gelenkfläche am Schienbein mit einem Polyethylenblock und die Gelenkfläche am Taluskörper mit einer Metallschlittenkufe ersetzt. Beim operativen Eingriff ist es wichtig, auf einen achsengerechten Einbau der alloplastischen Gelenkanteile zu achten.

Technik der Arthrodese. Die Arthrodese des oberen Sprunggelenks kann als Kompressionsarthrodese nach den Richtlinien der AO erfolgen, sogar als Kompressionsarthrodese mit Interposition eines Knochenblocks, wenn nach Prothesenentfernungen bei ausgedehnten Osteodestruktionen eine Beinverkürzung vermieden werden soll. Sehr oft empfiehlt es sich, vor allem bei ungünstigen Narbenverhältnissen, die Versteifung des Gelenks von lateral vorzunehmen und die Fibula nach Resektion und Anfrischung mit je 2 Zugschrauben am Talus und an der Tibia zu stabilisieren, nachdem vorher eine vollkommene Knorpelentfernung des arthrotischen Gelenks und Anfrischung der Gelenkflächen am Talus und Schienbein (knochenschuppenartig) erfolgt ist (Abb. 22.**5a, b**).

Entscheidend für den Erfolg ist das Erreichen eines ossären Durchbaus bei der Arthrodese in funktionell entsprechender Stellung (Mittelstellung bzw. 5–10° Spitzfußstellung). Nach einer Arthrodese kann der Patient normales Schuhwerk tragen, evtl. kann eine Zurichtung des Absatzes am Schuh eine Erleichterung beim Abrollen bringen. Das Gangbild ist kaum gestört und die Leistungsfähigkeit beim Stehen und Gehen beachtlich. Der Ausfall der Sprunggelenkbeweglichkeit wird zum Teil kompensiert.

22.1.2 Anteriore Arthrosis deformans

Synonym: vorderes Impingement-Syndrom.
Engl.: anterior impingement.

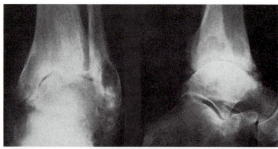

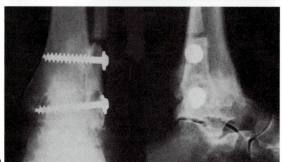

Abb. 22.**5** Arthrose im oberen Sprunggelenk nach Sprunggelenk-Bänder-Verletzung (**a**). Arthrodese im oberen Sprunggelenk von lateral wegen ungünstiger Narbenbildungen. Überbrückung mit der Fibula unter Verwendung von 2 Spongiosaschrauben, wenn möglich 4, und Einbringung von Eigenspongiosa (**b**).

Definition.
Von der anterioren Arthrosis (Impingement-Syndrom) spricht man, sobald degenerative Veränderungen im Sinne der arthrotischen Zacken und Gelenkspaltverschmälerung im ventralen Anteil des oberen Sprunggelenks zur Ausbildung kommen.

Ätiopathogenese

Schon bei den olympischen Spielen in Amsterdam 1928 konnte die Arbeitsgruppe um Baetzner feststellen, dass bei Läufern vermehrt Osteophytenbildungen am Talus nachzuweisen sind. Die gleichen Zackenbildungen wurden auch bei Fußballspielern gefunden. Diese Veränderungen wurden mit wiederholten Kapsel-Band-Läsionen und Mikrotraumen in Zusammenhang gebracht. Man sprach auch von „Fußballerzacken". Morris prägte 1943 den Begriff des „athlete ancle". Bereits 1950 berichtete McMurray über befriedigende Ergebnisse nach dem operativen Abtragen der Osteophyten.

Klinisches Bild und klinische Diagnostik

Schmerzen werden beim Stehen und vor allem beim Gehen angegeben. Die Schmerzen verschwinden nach Wegnahme der Belastung. Bald fällt eine Abnahme der Beweglichkeit bei der Fußhebung im oberen Sprunggelenk auf. Neben den Beschwerden kommt es zu Schwellungen (Gelenkerguss).

Radiologisch findet man zunächst kleine Randausziehungen an der tibialen vorderen Gelenkbegrenzung, die an Größe zunehmen können. Kantenausziehungen lassen sich am Talushals erkennen (Fußballerzacke). Im Spätstadium folgen Größenzunahmen der arthrotischen Appositionen. Auffällig ist dann bereits eine erhebliche Gelenkspaltverschmälerung (Abb. 22.**6a, b**).

Therapie

Zunächst sind **konservative Maßnahmen** anzuwenden (Absatzerhöhungen auch im Sportschuh), örtlich entzündungshemmende Salbenverbände und Kälteapplikationen. Auch sind bei besonderen Situationen (Wettkampf) intraartikuläre Injektionen mit Steroiden erlaubt, selbstverständlich unter Berücksichtigung der Asepsis.

Sobald mit einer konservativen Therapie kein entsprechender Erfolg zu erzielen ist, soll baldmöglichst die **operative Abtragung** der arthrotischen Zacken vorgenommen werden, was arthroskopisch erfolgen kann. Dabei ist es schwierig, die Talusnase zu erreichen. Nach Wegnahme der Gelenkinnenhaut mit dem Shaver wird dies möglich. Im Spätstadium muss die Operation offen erfolgen, da die arthrotischen Knochenanlagerungen den Zugang zum Gelenk versperren.

Postoperativ bewährt es sich, für 2 Wochen einen Schienenverband, besser einen gut gepolsterten Kunststoffverband anzulegen und zwar in Mittelstellung. In diesem Verband kann das Gelenk sofort weitgehend schmerzfrei etwas bewegt werden, ebenso können Übungen der Fuß- und Zehenmuskulatur stattfinden.

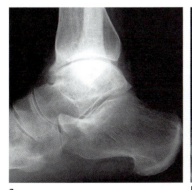 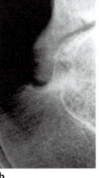

Abb. 22.**6** Anteriore Arthrose im oberen Sprunggelenk (**a**), Exostosenbildung in Vergrößerung (**b**).

Die Ergebnisse der operativen Behandlung sind insgesamt als befriedigend zu bezeichnen, selbstverständlich abhängig von der arthrotischen Veränderung des Sprunggelenks. Als ultima ratio bleibt die Arthrodese des oberen Sprunggelenks und die Arthroplastik.

22.1.3 Hinteres Impingement-Syndrom

Engl. posterior impingement.

Bei dem dorsalen Impingement-Syndrom, auch „Taluskompressionssyndrom" genannt, stehen Schmerzen vor allem bei maximaler Fußsenkung im Vordergrund (Balletttänzer) und zwar infolge einer Kompression zwischen Talus und Tuberositas posterior tali sowie dem Os trigonum. Abzugrenzen bleibt eine Sehnenscheidenentzündung des M. flexor hallucis longus.

Diagnostisch beachte man eine Schmerzangabe beim Bewegen des M. flexor hallucis longus.

Die operative Revision erfolgt meist offen, wobei das Os trigonum und das vorstehende Tuberculum posterius abgetragen werden muss.

22.1.4 Diabetische Arthropathie

Engl.: diabetic foot.

Definition.
Die Arthropathia diabetica gilt neben der Retino- und Neuropathie als häufiger Spätbefund der Grunderkrankung. Man findet Weichteil- und Knochenveränderungen (Metatarsophalangeal- und Tarsalgelenke).

Ätiopathogenese

Die diabetische Arthropathie entwickelt sich meist bei Patienten, die mehr als 10 Jahre an einem nichtentsprechend behandelten oder schwer einzustellenden Diabetes mellitus leiden. Des Weiteren bestehen Beziehungen zwischen Arthropathie und Neuropathie, weshalb auch oft von einer Pseudotabes diabetica gesprochen wird. Inwieweit mechanische Beeinträchtigungen eine Rolle spielen, ist nicht endgültig geklärt. Zu beachten ist jedoch, dass die diabetische Arthropathie bevorzugt an dem meistbelasteten Fuß auftritt.

Zunächst folgt die Zerstörung des Knorpels und anschließend des subchondralen Knochens. Später erst sieht man Sklerosierungen der subchondralen Zonen sowie eine hypertrophe Knochenneubildung.

Klinik

Auffallend ist oft ein Missverhältnis zwischen einer schon ausgeprägten Knochen- und Gelenkzerstörung und den Beschwerden, die zunächst nur gering sein können. Geklagt wird über eine Unsicherheit beim Gehen. Ulzera und Fistelbildungen können sich entwickeln.

Therapie

Entscheidend ist eine konsequente Behandlung des Diabetes mellitus. Orthopädischerseits ist beim Vorliegen der mutilierenden Form und einer Knochenentzündung die operative Behandlung notwendig. Der Heilungsprozess ist langwierig.

Gelegentlich ist bei der Arthropathia diabetica im oberen Sprunggelenk die Arthrodese angezeigt. Im Allgemeinen wird man sich aber mit orthopädischen Behelfen (Unterschenkelapparat oder orthopädische Schuhe) begnügen, da der ossäre Durchbau einer Arthrodese nur schwer zu erreichen ist. Von großer Bedeutung bei Patienten mit einer diabetischen Arthropathie ist die Führung und Beratung.

22.2 Erkrankungen des Rück- und Mittelfußes

22.2.1 Dorsaler Fußhöcker

Engl.: overbone between the medial cuneiforme and the first metatarsale.

Definition.
Man versteht darunter die Ausbildung von dorsalen Exostosen am Metatarsale I und Os cuneiforme, die äußerlich als dorsaler Fußhöcker in Erscheinung treten.

Die Ursache des dorsalen Fußhöckers ist unbekannt (lokalisierte Arthrose).

Bei den Beschwerden steht der Schuhdruck im Vordergrund. Regelmäßig kommt es zu Schleimbeutelbildungen und manchmal sogar zu Exulzerationen (Abb. 22.**7a, b**). Radiologisch finden sich vor allem im dorsalen Anteil des Metatarsokuneiformegelenks arthrotische Veränderungen.

Therapie

Therapeutisch können orthopädisch-technische Maßnahmen (Aufkleben eines Filzrings im Schuh) eine Besserung bringen. Beim Größerwerden der Exostose empfiehlt sich die umfassende operative Abtragung, um den Höcker im Ganzen zu entfernen. Die Durchführung des Eingriffs muss in Blutsperre erfolgen!

22.2.2 Haglund-Exostose

Synonym: Bursitis achillea.
Engl.: Haglund exostosis.

Definition.
Es handelt sich um eine Variation des Processus posterior calcanei, wobei die obere Kalkaneusecke spitz zuläuft. Häufig findet sich eine Bursitis achillea bei bestehender Haglund-Exostose (hoher Kalkaneus nach Spitzy). Hinzuweisen bleibt auf ein häufiges Vorkommen der Exostosen beim Hohlfuß.

Für eine Bursitis achillea spricht vor allem eine diffuse Schwellung und Rötung sowie eine Ergussbildung in einem Schleimbeutel. Sehr oft gibt ein Schuhdruck Anlass zur Entzündung der subkutan gelegenen Bursa.

Auf dem Röntgenbild kann die Variation des Fersenbeins eingesehen werden (Abb. 22.**8a–c**). Manchmal lassen sich sogar reaktive Vorgänge am Knochen und im Bereich der Bursa nachweisen.

Therapie

Zunächst sollte die Behandlung (weiches, nicht drückendes Schuhwerk, dorsale Einlagen aus Wildleder oder Filzstreifen in der Fersenkappe sowie Erhöhen der Ferse) konservativ erfolgen. Gleichzeitig ist die Verordnung von örtlichen, antiphlogistischen Maßnahmen sinnvoll.

Operative Eingriffe sollten erst durchgeführt werden, wenn konservative Maßnahmen nicht zum Ziele führten. Infrage kommt die operative Abtragung der Exostose (s. Abb. 22.**8**), die aber gründlich vorgenommen werden muss, um das Beschwerdebild entsprechend

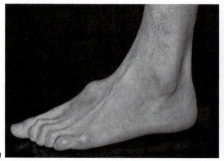
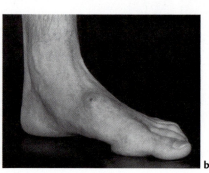

Abb. 22.**7a, b** Dorsaler Fußhöcker am Gelenk zwischen Metatarsale I und Os cuneiforme I mit offener Druckstelle.

22.2 Erkrankungen des Rück- und Mittelfußes

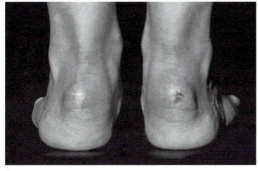
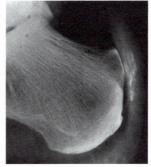
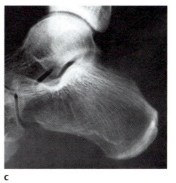

a b c

Abb. 22.**8** Haglund-Exostose.
a Haglund-Exostose beidseitig, rechts offene Druckstelle.
b Haglund-Exostose bei gleichzeitiger Verknöcherung im Ansatzbereich der Achillessehne. Beachte: Knochenabschliff am oberen Kalkaneuspol.
c Röntgenkontrolle nach Abtragung der Exostose.

zu beeinflussen. Des Weiteren muss darauf geachtet werden, dass die Insertion der Achillessehne nicht beeinträchtigt wird. Grundsätzlich empfiehlt sich postoperativ die Ruhigstellung in einem Unterschenkelgehgips in Spitzfußstellung für 3 Wochen (Kunststoffgipsverband).

Des Weiteren kommt operativ die Zadeck-Keilosteotomie des Kalkaneus infrage. Mithilfe einer stabilen Verschraubung kann sie jetzt empfohlen werden.

22.2.3 Kalkaneussporn

Engl.: calcaneal spur.

Definition.
Nach Sarazin (1909) versteht man unter einem Fersensporn eine plantar gelegene Exostose, die vom medialen Tuberculum calcanei ihren Ausgang nimmt. An dieser Stelle entspringen der zentrale Anteil der Plantarfaszie und die kleinen Zehenbeuger. Bei einer ebenfalls nicht selten vorkommenden Knochenausziehung am oberen dorsalen Kalkaneuspol spricht man von einem dorsalen Fersensporn.

Ätiopathogenese

Graham führte 1983 bei 36 Patienten mit einer einseitig schmerzhaften Ferse ein Knochenscan durch und konnte bei 35 Patienten eine Radionukleidanreicherung im anteroinferioren Bereich der Tuberositas calcanei nachweisen. Auf der Röntgenschrägaufnahme zeigten sich Knochenverdichtungen. Er folgerte daraus, dass eine vermehrte Zugbelastung an der Plantaraponeurose und am Ansatz der Mm. flexor digitorum brevis stattfindet. Inwieweit die Spornbildung durch die Zugbelastung zu erklären ist, bedarf jedoch noch der weiterer Untersuchungen.

Klinik und klinische Diagnostik

Sehr oft bestehen, wie Untersuchungen von Sack ergeben haben, beim Vorliegen eines Fersensporns keinerlei Beschwerden. Nur in 16% der Patienten würden typische Spornbeschwerden bestehen wie ein Druckschmerz plantar an der Tuberositas des Fersenbeins. Diese Beschwerden entstehen bei Belastung, nach längerem Sitzen oder morgens nach dem Aufstehen. Sie verschwinden nach dem Einlaufen. Regelmäßig treten sie aber bei erneuter Belastung wieder auf. 41% der Patienten gaben allgemeine Fersenschmerzen an und 43% keinerlei Beschwerden (Haglund). Fersensporne findet man bevorzugt bei älteren Patienten, in 30% der Fälle sind beide Fersen betroffen. Im jugendlichen Alter sind die angeführten Beschwerden oft das erste Zeichen einer Spondylarthritis ankylopoetica, einer PCP (s. S. 132, 139) und selten einer Gicht.

Im frühen Stadium des Beschwerdebilds findet man *radiologisch* oft nur geringe unregelmäßige Strukturveränderungen oder aber eine beginnende Knochenausziehung, die an typischer Stelle gelegen ist (medial, vorne, unten). Im Spätstadium ist die Spornbildung voll ausgebildet, meist mit einer spitzen Zacke (Abb. 22.**9a, b**).

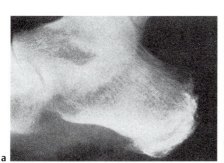
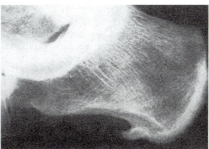

a b

Abb. 22.**9a, b** Fersensporn im frühen Stadium (**a**) und nach Abschluss der Spornbildung (**b**).

Differenzialdiagnose

Differenzialdiagnostisch denke man bei Fersenschmerzen immer an die Entwicklung einer gutartigen oder bösartigen Geschwulst, die nicht selten im Bereich des Kalkaneus und auch im Bereich des Talus gelegen sein kann!

Therapie

Bei Auftreten der typischen Spornbeschwerden soll zunächst mit konservativen Maßnahmen (Einlage mit partieller Hohllegung der Ferse) und zusätzlich mit Antiphlogistika vorgegangen werden. Örtlich empfehlen sich Salbenverbände. Sehr oft ist mithilfe einer lokalen Cortisoninjektion die Spornkrankheit günstig zu beeinflussen. Manchmal sind allerdings 4–5 Injektionen notwendig. Nur selten führen wir heute eine operative Behandlung durch, wobei dann die Plantarfaszientenotomie und eine Spornabtragung, wie sie von Sarazin (1909) empfohlen wurde, stattfinden muss.

22.2.4 Der schmerzhafte Processus trochlearis calcanei

Synonym: Trochlea peronealis (calcanei).

Der Anatom Hyrtl (1860) stellte fest, dass der Processus intertrochlearis lateral am Kalkaneus dreimal bei 1000 untersuchten Füßen so ausgeprägt war, dass dessen Spitze nahe des unteren Fibulaendes zu einer Schleimbeutelbildung und Druckempfindlichkeit führte. Die Patienten klagen über einen Druck über dem Processus insbesondere beim Tragen von Schuhen.

Therapie

Bei entsprechenden, mit konservativen Maßnahmen nicht zu beeinflussenden Beschwerden ist die Resektion des Processus trochlearis zu empfehlen.

Operationstechnik. Der Processus kann nach Eröffnung der Sehnenscheiden abgetragen werden. Er befindet sich zwischen den beiden Fibularissehnen, die eine Verlagerung erkennen lassen. Nach Abtragen des Processus muss die Sehnenscheide exakt vernäht werden.

Auch kann die operative Versorgung nach der Methode von Thomsen erfolgen, wobei der Processus trochlearis an der Basis blockförmig isoliert und dann in ein entsprechendes Knochenfenster im Kalkaneus nach medial verschoben wird. Die Fixation des Knochenblocks kann mit einem Kirschner-Draht vorgenommen werden. Durch diese „In-die-Tiefe-Verlagerung" des Processus trochlearis wird ohne Sehnenscheideneröffnung die Gleitfläche der Peronealsehnen nicht beeinträchtigt.

22.2.5 Tarsaltunnelsyndrom

Engl.: tarsal tunnel syndrome.

Ähnlich wie an der Hand kann es im Bereich des Fußes im Tarsaltunnel (er wird vom Lig. laciniatum begrenzt) zu einem Engpasssyndrom kommen, mit einer Beeinträchtigung des N. tibialis posterior infolge einer chronischen Druckwirkung (feingewebliche Strukturveränderungen des Ligamentum). Im Tarsaltunnel können aber auch Tendosynovitiden (CP), Gefäßfehlbildungen und Weichteiltumoren sowie posttraumatische Einengungen zur Druckläsion des Nervs führen.

Klinik und klinische Diagnostik

Im Vordergrund der Beschwerden bestehen Missempfindungen (brennendes Gefühl, manchmal auch Taubheitsgefühl) und weiter Schmerzen, die eine Belastungsabhängigkeit aufweisen. Die Beschwerden nehmen im Lauf des Tages zu und werden nachts beim Liegen im Bett oft unerträglich. Gelegentlich findet man sogar Zeichen der Dystrophie an der Fußsohle (vermehrtes Schwitzen). Bei der Untersuchung ist der lokale Druckschmerz unterhalb des Innenknöchels richtungsweisend. Beim ausgeprägten Tarsaltunnelsyndrom kann eine Verminderung der Nervenleitgeschwindigkeit und im EMG die Schädigung der Intrinsikmuskulatur des Fußes nachgewiesen werden.

Abbildungsmäßig ist neben der Übersichtsaufnahme in 2 Ebenen die MRT von allergrößter Bedeutung.

Therapie

Der Versuch einer Cortisoninjektion ist angezeigt, weiter die Versorgung mit Einlagen. Sollte nach 2–4 Wochen keine wesentliche Besserung erreicht werden und vor allem, wenn eine entsprechende Raumbeengung nach stattgehabten Verletzungen oder Entzündungen nachgewiesen werden kann, muss die operative Durchtrennung des Retinaculum erfolgen. Gelegentlich ist die Neurolyse des N. tibialis notwendig, sofern die Raumbeengung des Nerv durch Fibrosierung der benachbarten Gewebe im Vordergrund steht. Beim Vorliegen einer Synovitis ist die Synovektomie unumgänglich notwendig.

22.2.6 Luxation der Peronealsehne

Engl.: dislocation of the peroneal tendon.

Definition.
Unter der Peronealsehnenluxation versteht man die Luxation beider Peronealsehnen nach vorne infolge einer Verletzung der gemeinsamen Sehnenscheide im Außenknöchelbereich.

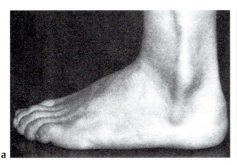 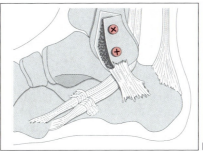

Abb. 22.**10** Rezidivierende Peronealsehnenluxation von der Seite (**a**). Schematische Darstellung der operativen Technik nach Kelly und Weber (**b**).

Ätiopathogenese

Dorsal am Außenknöchel findet man den Sulcus malleoli fibulae. In dieser Knöchelrinne verläuft vorne die Sehne des M. fibularis brevis und dahinter die Sehne des M. fibularis longus. Beide Sehnen sind mit einer gemeinsamen Sehnenscheide (Vagina tendinum mm. fibularium communis) umschlossen. Erst weiter distal werden die beiden Sehnen durch den Processus trochlearis getrennt und zwar zieht die kurze Fibularissehne oberhalb davon an den Fußaußenrand zur Basis des 5. Mittelfußknochens. Die lange Fibularissehne verläuft zur Fußsohle hin. Die Knöchelrinne wird durch Verstärkungszüge der Unterschenkelfaszie (Retinaculum mm. fibularium proximale) zusammengeschlossen und zu einem Führungsring ergänzt. Weiter distal finden sich noch Verstärkungszüge in Höhe des Processus calcanei, nämlich das Retinaculum mm. fibularium distale, deren Zerreißung für die Entstehung einer Luxation der Sehnen nicht unbedingt Voraussetzung ist.

Untersuchungen von Gradinger und Radke (1974) haben ergeben, dass Variationen der Knochenrinne am Außenknöchel für das Auftreten einer Sehnenluxation Bedeutung erlangen. Die Luxation kann beidseitig und auch schon im Wachstumsalter auftreten.

Klinik und klinische Diagnostik

Der Patient berichtet meistens über das Eintreten der Sehnenluxation anlässlich eines Distorsionsgeschehens. Die Bedeutung des Trauma muss für die Entstehung der Peronealsehnenluxation jeweils geprüft werden, wobei der angegebenen Verletzung evtl. nur eine auslösende Bedeutung zugeordnet werden kann (doppelseitiger Befall!). Bei wiederholten Luxationen muss dann ggf. von einer rezidivierenden bzw. einer habituellen Sehnenluxation gesprochen werden.

Therapie

Eine rezidivierende bzw. habituelle Peronealsehnenluxation kann nur operativ behoben werden.

Technisch kann dies durch eine transossäre Fixation des Retinaculum oder aber durch eine Osteotomie an der Fibula erfolgen. Dabei wird eine kleine Knochenscheibe von der Außenseite der Fibula abgetrennt und nach dorsal und distal verlagert und so der Sulcus malleoli vergrößert. Die stabile Osteosynthese erfolgt mit 1, besser 2 kleinen Spongiosaschrauben (Abb. 22.**10a, b**).

22.2.7 Tendopathie der Achillessehne

Engl.: tendopathia of the achilles-tendon.

Definition.
Es handelt sich um eine regressive Veränderung der Sehne, wobei selten eine Lipomatose im Vordergrund steht.

Ätiopathogenese

Ursächlich wird einer mechanischen Beeinträchtigung im Sehnengewebe Bedeutung zugeordnet. Zu beachten ist, dass der betroffene Sehnenbezirk im dünnsten Sehnenabschnitt etwa 2–5 cm proximal des Sehnenansatzes am Fersenbein (Bezirk der labilen Gefäßversorgung) liegt. Zudem liegt in dieser Region eine Besonderheit des Faserverlaufs (stumpfwinklige Knickbildung) vor.

Klinik und klinische Diagnostik

Das Hauptsymptom der Tendopathie ist der Schmerz, vor allem der Belastungsschmerz beim Sport, und eine Schwellung, die anfangs nur geringfügig ausgeprägt sein kann. Wichtig ist der Tastbefund: Die veränderte Stelle lässt sich exakt tasten! Es kommt zu einer Kraftminderung der Wadenmuskulatur. Handelt es sich um eine Paratendinitis achillea, so zeigt sich weiter das Symptom der Krepitation. Bei der Insertionstendopathie ist das Hauptsymptom der lokale Druck im Bereich des Sehnenansatzes und etwas oberhalb. Der Schmerz verstärkt sich bei Kontraktion gegen Widerstand.

Eine Achillodynie kann spontan auftreten oder aber häufiger nach einer Überanstrengung oder ungewohnten Betätigung sowie durch eine chronische Überbelastung, wie es z. B. im Sport der Fall ist. Manchmal gibt der Patient stumpfe Traumen oder eine Zerrung als Ursache an.

Schon im frühen Stadium der Tendopathie zeigen sich äußerlich die Veränderung der Sehnenkontur, die tastbare Verdickung der Sehne ist meist schmerzhaft, und ein auffälliger Dehnungsschmerz.

Schon früh erlaubt die kernspintomographische Abbildung wichtige Strukturveränderungen der Sehne zu erkennen. Verlaufsbeobachtungen lassen z. B. einen Fortgang der Sehnenerkrankung erfassen.

Therapie

Die Behandlung der Tendopathie der Achillessehne soll abhängig vom Befund zunächst **konservativ** erfolgen. Entscheidend ist die Entlastung des Sehnenansatzes (hoher Absatz bzw. Absatzerhöhung). Lange Zeit wurde mit einer Ruhigstellung im Gipsverband, besser im Kunststoffverband, der in leichter Spitzfußstellung angelegt wurde, eine Besserung erreicht. Heutzutage will man die Ruhigstellung umgehen, was nicht immer sinnvoll ist. Zu erwähnen bleibt die örtliche Anwendung von entzündungshemmenden Salben und die Gabe von nichtsteroidalen Antirheumatika. Intratendinöse Cortisoninjektionen sind gefährlich (Rupturgefahr!).

Wichtig ist die Verlaufsbeobachtung und zwar mit der MRT, um bei drohender Ruptur der Sehne rechtzeitig eine **operative Rekonstruktion** vornehmen zu können.

Operationstechnik. Bei der Operation muss das krankhaft veränderte Sehnengewebe schonend reseziert werden und nachfolgend eine Verstärkung des Exzisionsbezirks durch eine Umkippplastik aus dem Sehnenspiegel des M. triceps surae bzw. eine Sehnenplastik mit der Sehne des M. plantaris im Sinne einer Durchflechtungsplasik erfolgen.

Postoperativ empfiehlt sich die Ruhigstellung bis zu 6 Wochen im Unterschenkelgehgips in leichter Spitzfußstellung. Eine sportliche Betätigung z. B. beim Hochleistungssportler soll dann erst 3, besser 4 Wochen nach Gipsabnahme erlaubt werden.

22.2.8 Tendinitis ossificans traumatica

Hinzuweisen bleibt noch auf die Tendinitis ossificans traumatica. Die Ursache der heterotopen Knochenbildung ist nicht bekannt. Das Ausmaß der Knochenbildung und der Reifegrad des Knochens lässt sich am besten im Kernspintomogramm beurteilen. Nach Abschluss des Knochenreifungsprozesses darf erst die operative Entfernung stattfinden.

22.2.9 Ruptur der Sehne des M. tibialis anterior

Engl.: rupture of the tibialis anterior tendon.

Definition.
Die Ruptur des Sehne des M. tibialis anterior ist selten und erfolgt distal des Lig. cruciatum. Vorwiegend sind Männer zwischen dem 50. und 70. Lebensjahr betroffen. Die Ruptur kann auch doppelseitig erfolgen.

Ätiopathogenese

Anzuführen bleibt, dass die subkutane Ruptur mit degenerativen Veränderungen der Sehne in Zusammenhang zu bringen ist. Weiter sind Systemerkrankungen (Diabetes, Polyarthritis) zu berücksichtigen. Auch werden Rupturen nach Corticoidinjektionen bei einer Tendopathie angegeben. Bei der Beurteilung der Ruptur muss das Ausmaß der äußeren Einwirkung genau beurteilt werden (Hipp & Weigert 1966).

Klinik und klinische Diagnostik

Der Patient gibt oft an, akut einen Schmerz im Sprunggelenkbereich bei einer äußeren Einwirkung (Stolpern, Distorsion) verspürt zu haben. Nachfolgend fällt eine Schwäche der Fußhebung auf. Der Fersenstand ist nur begrenzt möglich. Nicht selten wird die Ruptur erst spät erkannt.

Bei der klinischen Untersuchung ist ein Steppergang auffällig. Bei Betrachtung zeigt sich eine veränderte Sehnenkulisse (Abb. 22.**11**). Beim Betasten findet man eine Dellenbildung distal des Lig. cruciatum. Die abbildungsmäßige Objektivierung der Ruptur kann sonographisch oder aber mittels MRT erfolgen.

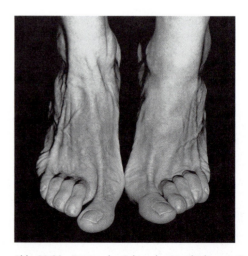

Abb. 22.**11** Ruptur der Sehne des M. tibialis anterior links. Beachte: fehlende Anspannung der Anteriorsehne beim Hochheben des Fußes.

Differenzialdiagnostisch muss eine zentrale Lähmung des M. tibialis anterior (Bandscheibenprolaps zwischen L4 und L5) ausgeschlossen werden sowie das ischämisch bedingte Tibialis-anterior-Syndrom.

Therapie

Die operative Rekonstruktion soll baldmöglichst erfolgen, da eine Defektheilung eine erhebliche Gehstörung zur Folge hat und einen Plattfuß hervorruft.

Technisch empfiehlt sich die End-zu-End-Sehnennaht oder die Reinsertion in maximaler Dorsalflexion des Fußes. Nachfolgend ist die Ruhigstellung im Gipsverband (Gehgips nach Wundheilung) für 6 Wochen notwendig.

22.2.10 Ruptur der Sehne des M. tibialis posterior

Die Ruptur der Sehne des M. tibialis posterior ist selten und findet sich distal des Sinus tarsi. Die Ruptur erfolgt oft mehr oder weniger unauffällig, sodass der Patient anfangs die Beschwerden oft nicht ernst nimmt. Zudem führt der Ausfall des M. tibialis posterior zunächst zu keiner gröberen Störung des Gangbilds. Im Laufe der Zeit kommt es zur Formveränderung des Fußes (Plattfußbildung), die den Patienten dann irritiert (Johnson 1983). Frauen sind bevorzugt betroffen.

Therapeutisch ist beim Früherkennen der Ruptur die Sehnennaht sinnvoll. Bei spätem Erkennen ergeben sich Probleme bei der Rekonstruktion, sodass gelegentlich die Arthrodese im Talonavikulargelenk nicht zu umgehen ist.

22.2.11 Rezidivierende subkrurale Talusluxation

Die rezidivierende subkrurale Talusluxation ist Folge einer Verletzung sämtlicher lateraler Bänder, die nicht entsprechend operativ versorgt wurden (Hipp 1962).

Therapeutisch muss der Bandapparat unter Verwendung einer Hälfte der Sehne des M. fibularis brevis oder eines Faszienstreifens aus der Fascia lata exakt rekonstruiert werden.

22.2.12 Dupuytren-Kontraktur der Plantarfaszie

Synonym: Morbus Ledderhose.
Engl.: fibromatosis of the plantar fascia.

Die Dupuytren-Kontraktur ist selten zu beobachten, sie entwickelt sich in der Plantarfaszie und zwar meist im medialen Anteil unter der Längswölbung des Fußes.

Klinisch findet sich zunächst eine Knotenbildung in der Aponeurose. Die Knotenbildung ist sehr bald bei Belastung hinderlich. Sobald die Beschwerden ausgeprägt sind, soll medial über einen bogenförmigen Hautschnitt die Plantarfaszie entfernt werden.

22.2.13 Arthrose der Mittelfußgelenke

Schmerzen im Bereich des Chopart-Gelenks sind meist durch eine Arthrosis deformans bei einer Plattfußdeformität zu beobachten, posttraumatisch nach einer Fraktur im Bereich des Talonavikulargelenks oder nach einer Fersenbeinfraktur. Gelegentlich finden sich degenerative Veränderungen nach Versteifung des oberen Sprunggelenks als Überlastungsschaden durch den Ausfall des oberen Sprunggelenks (Abb. 22.**12a, b**). Die Arthrose des unteren Sprunggelenks findet man regelmäßig bei Varusdeformitäten oder aber posttraumatisch nach Fersenbeinfrakturen.

Differenzialdiagnostisch müssen bei Beschwerden des Rück- und Mittelfußes Entzündungen des Knochens, unspezifisch oder aber auch spezifisch, berücksichtigt werden und weiter Knochenneubildungen benigner oder aber maligner Art. Auch knochentumorähnliche Läsionen wie die aneurysmatische Knochenzyste kommen vor.

Therapie

Therapeutisch wird man grundsätzlich versuchen, durch eine entsprechende Einlagenversorgung und örtliche Maßnahmen, evtl. Steroidinjektionen, den Reizzustand zu bessern. Ggf. ist die Arthrodese im Talonavikulargelenk zu empfehlen.

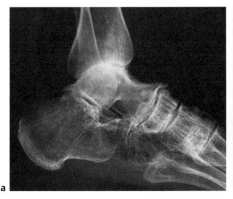
a

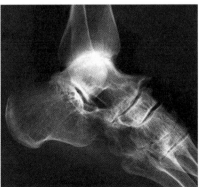
b

Abb. 22.**12a, b** Versteifung des Tibiotalargelenks in Spitzfußstellung und fortgeschrittene Arthrose im Talonavikulargelenk. Beachte: deutliche Restbeweglichkeit, sichtbar bei Dorsal- und Plantarflexion.

22.3 Fußfehlformen

22.3.1 Angeborener Klumpfuß

Synonym: Pes equinovarus congenitus, Talipes equinovarus, Strephopodi (Pferdefuß).
Engl.: congenital club-foot.

Definition.
Man versteht unter dem angeborenen Klumpfuß eine schon bei Geburt bestehende Fußverbildung insbesondere im Sinne der Rückfußvarusstellung, eines Spitzfußes und des Pes adductus.

Beim angeborenen Klumpfuß findet sich eine mehr oder weniger ausgedehnte Verlagerung des Os naviculare nach medial und plantar. Man spricht von einer Subluxation bzw. sogar von einer Luxation (Luxation bzw. Subluxation in der Articulatio talocalcaneonavicularis).

Grundsätzlich muss zwischen der Klumphaltung und der eigentlichen kongenitalen Klumpfußbildung unterschieden werden.

Die **Klumphaltung** ist ausgleichbar. Sie kann im Gipsverband, der in Mittelstellung angelegt werden muss, meist innerhalb von 6 Wochen erfolgreich behandelt werden.

Der eigentliche **Klumpfuß** dagegen ist in den bestehenden Kontrakturen fixiert und bedarf einer langwierigen Behandlung. Die Klumphaltung soll durch eine Fehlstellung in utero bedingt sein.

Epidemiologie

Der Klumpfuß als häufige Fehlbildung des Fußes wird in Europa bei 1000 Geburten etwa einmal beobachtet. Häufiger dagegen kommt der Klumpfuß bei der schwarzen Bevölkerung Südafrikas und noch häufiger bei den Polynesiern vor. Die Klumpfußfehlbildung kommt einseitig (50%), gleich oft beidseitig (Abb. 22.**13** und 22.**14a–e**) und bevorzugt beim männlichen Geschlecht vor.

Ätiologie

Die Ursache des angeborenen Klumpfußes ist nicht endgültig geklärt. Seit Hippokrates wird die mechanische Ursache der intrauterinen Raumbeengung immer wieder diskutiert. Als mechanisch bedingter Klumpfuß muss die Verformung bei Amnionschäden (Schnürfurchen) betrachtet werden. Nichols und Elmslie vermuteten bereits 1897 bzw. 1920 eine Dysplasie im Bereich des Talokalkaneonavikulargelenks als eine Voraussetzung für die Entwicklung des angeborenen Klumpfußes.

Hueter wies bereits 1871 auf einen Wachstumsstillstand während der Entwicklung hin, da Klumpfußhaltungen in frühen Phasen der Entwicklung vorkommen.

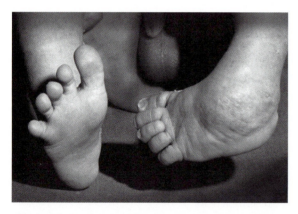

Abb. 22.**13** Angeborener Klumpfuß, 10 Tage alt, mittelschwer, einseitig.

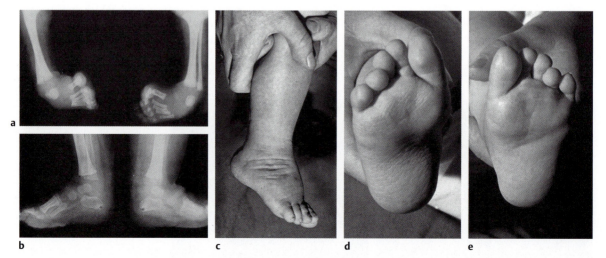

Abb. 22.**14** Angeborener Klumpfuß schwer, beidseitig, 3 Wochen nach Geburt (**a**), nach Fersenentwicklung (**b**), 1 Jahr alt, normale Fußform von der Seite (**c**) und von der Fußsohle aus betrachtet (**d, e**).

Idelberger konnte 1939 feststellen, dass eine unterschiedlich häufige Klumpfußbildung bei monozygoten Zwillingen (32%) und dizygoten Zwillingen (2,9%) besteht. Man ist sich einig, dass genetische Faktoren eine Rolle spielen. Eine genaue Lokalisation an einem bestimmten Gen ist jedoch nicht möglich.

Neuromuskuläre Störungen werden weiter als Ursache angeführt. Dies geht vor allem auf die Untersuchungen von Isaacs et al. (1977) zurück, die anhand von histochemischen und elektronenmikroskopischen Untersuchungen Zeichen einer neurogenen Erkrankung finden konnten. Demnach müsste eine veränderte Innervation zur Störung des Muskelgleichgewichts in einer Phase schnellen Skelettwachstums führen, wie sie in den ersten Monaten der Entwicklung stattfindet. Dafür spricht auch die klinisch begründete Annahme von Imhäuser (1969), der nachweisen konnte, dass der angeborene Klumpfuß weitgehend heilbar ist, wenn eine entsprechende Behandlung erfolgt und zwar unter Berücksichtigung der Kraftentwicklung der Peronealmuskulatur und der Fußheber. Zurück bleibt regelmäßig eine gewisse Atrophie der Wade, deren Ursache noch nicht gedeutet werden kann. Derzeit wird man, nachdem die Ätiologie des Klumpfußes nicht endgültig geklärt ist, verschiedene Faktoren berücksichtigen müssen.

Klinik und klinische Diagnostik

Bei Geburt findet man eine Umfangsverminderung des Unterschenkels. Die Fußverformung kann unterschiedlich ausgeprägt, im Extremfall der Fuß klumpenförmig zusammengerollt sein, wobei die Großzehe den Unterschenkel berührt (Abb. 22.**15a–d**). Die einzelnen Komponenten des Klumpfußes sind der **Spitzfuß** (Pes equinus mit Hochstand des Kalkaneus und Verkürzung der Achillessehne) und die **Supinationsstellung** (Pes varus). Sie stehen im Vordergrund des Pes equinovarus. Weitere Komponenten sind mit großer Regelmäßigkeit der **Sichelfuß** (Pes adductus) und selten ein **Hohlfuß** (Pes cavus), weshalb man dann vom **Pes equinovarus adductus et excavatus** spricht. Diese einzelnen Fehlformen können verschieden stark ausgeprägt sein. Die passive Dorsalflexion ist hochgradig eingeschränkt (Verkürzung der Achillessehne).

Bei der ersten Begegnung ist es wichtig, das Neugeborene vollständig zu untersuchen, um ggf. weitere Fehlbildungen feststellen zu können: Arthrogryposis, amnionbedingte Schnürfurchen, s. S. 62, sowie eine kraniokarpotarsale Dysplasie – Freeman-Sheldon-Syndrom – oder multiple Gelenkluxationen – Larsen-Syndrom.

Die Dokumentation des Klumpfußes muss nach der Geburt *fotografisch* und *röntgenologisch* erfolgen, um später den Ausgangsbefund mit den Verlaufsbefunden vergleichen zu können.

Die *radiologische* Dokumentation wird in 2 Ebenen vorgenommen, um das Ausmaß der Fehlform beurteilen zu können, vor allem die talonavikulare Subluxation. Zu beachten ist, dass das Os naviculare bei Geburt noch keinen Knochenkern zeigt. Dieser erscheint erst 2–3 Jahre später. Die radiologische Abbildung bei Neugeborenen ist schwierig und muss unter Berücksichtigung der Strahlenbelastung stattfinden.

Technisch sind zur Röntgenuntersuchung 3 Personen erforderlich: Die Mutter hält das Kind in sitzender Stellung, eine Röntgenassistentin hält die Füße auf der Röntgenplatte in maximaler Abduktionsstellung und Dorsalflexion. Ggf. müssen beide Füße einzeln dargestellt werden, sofern das Kind unruhig ist. Für die Seitaufnahme wird der Rückfuß an die seitlich gestellte Platte gehalten. Der Fuß soll dann, ohne den Rückfuß von der Kassette wegzubewegen, maximal dorsalflektiert werden. Die Zentrierung muss auf den Rückfuß erfolgen. Bei besonders hochgradigen Klumpfüßen (Varuskomponente) kann es notwendig werden, das Beinchen 30–50° nach außen zu drehen. Auf dem Röntgenbild findet man eine Verringerung des Talokalkaneargelenks bis auf 0° (normal 40–45°).

Therapie

Die Behandlung des angeborenen Klumpfußes hat zum Ziel, die Fehlform zu korrigieren und im Anschluss eine funktionelle Therapie folgen zu lassen. Letzteres wurde bis jetzt meist nicht zur Kenntnis genommen!

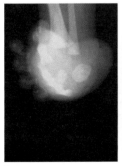
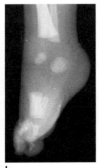
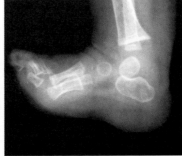
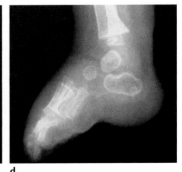

Abb. 22.**15** Angeborener Klumpfuß hochgradig, einseitig, nach Geburt (**a**). Nach Reposition und Redression in Spitzfußstellung (**b**; Varus- und Adduktusstellung ist ausgeglichen!). 8 Monate nach operativer Rückfußentwicklung (Achillessehnenverlängerung, Kapsulotomie) ist der Fuß muskelstabil und normal beweglich (**c, d**).

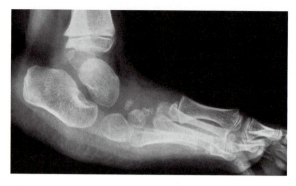

Abb. 22.**16** Schaukelfuß, auch Tintenlöscherfuß genannt, nach Redressionsbehandlung eines Klumpfußes beim Versuch der falschen Spitzfußbeseitigung. Beachte Parallelstellung der Achse des Talus und Kalkaneus!

Zahlreiche Behandlungsmaßnahmen werden beim Klumpfuß angegeben, ein Zeichen dafür, dass die Behandlung noch Probleme aufweist. Die talonavikulare Subluxation muss baldmöglichst nach der Geburt reponiert (Imhäuser 1964) und der Fuß in Korrekturstellung (achsengerechter Spitzfuß) im Gipsverband gehalten werden, bis die Fersenentwicklung (Rückfußentwicklung) nach Imhäuser (Achillotenotomie und Kapsulotomie) erfolgen kann. Der frühe Beginn der Reposition und Redression ist notwendig, da in der Zeit nach der Geburt, bedingt durch die mütterlichen Hormone, die Gewebe noch besser modellierbar sind.

Die operative Rückfußentwicklung ist bei mäßig ausgebildeter Klumpfußbildung zu umgehen, wenn die Equinusstellung in den ersten Monaten mühelos beseitigt werden kann, was nach unseren Erfahrungen aber bei weniger als 10 % der Patienten der Fall ist.

Nota bene
Schaukelfußbildung nach dem Korrekturversuch der Spitzfußkomponente (Abb. 22.**16**)!

Beachte: Es muss baldmöglichst ein erfahrener Orthopäde konsultiert werden, um mit den Eltern des Kindes die Problematik der Klumpfußbehandlung zu besprechen. Sie müssen informiert werden, dass eine Wiederherstellung nur begrenzt erfolgen kann und dass die Behandlung und Weiterbeobachtung über Jahre erfolgen muss, selbstverständlich immer unter Mithilfe der Eltern. Hinzuweisen bleibt auf eine mögliche Umfangsverminderung der Wade und eine Verkürzung des Fußes als Folge der angeborenen Entwicklungsstörung.

Technik der Reposition. Talonavikular nach Imhäuser (1980). Die Reposition eines Klumpfußes erfolgt durch einen Dreibackengriff, wobei bei einem rechtsseitigen Klumpfuß der behandelnde Orthopäde den gekrümmten Zeigefinger seiner linken Hand um die Innenseite der Ferse führt und das Daumenendglied der linken Hand in die Gegend des Os cuboideum drückt. Mit der rechten Hand umgreift der Arzt die Innenseite des Vorfußes und legt die Daumenkuppe auf den bereits über dem Os cuboideum liegenden Daumen der linken Hand. Durch Druck wird der Vorfuß abduziert, die Ferse proniert und der Klumpfuß reponiert.

Redression in eigener Modifikation nach Schittich. Dabei hält die Mutter das Kind in Rückenlage. Bei einem rechtsseitigen Klumpfuß umfasst der behandelnde Arzt mit der linken Hand die Ferse, wobei mit dem Daumenballen Druck in Höhe des Os cuboideum ausgeübt wird, und der Mittelfinger medial die Ferse in Pronation drückt. Mit der rechten Hand wird der Fußinnenrand extendiert, durch Druck von medioplantar auf das Metatarsal-I-Köpfchen, und gleichzeitig der Vorfuß in Pronation und geringe Abduktion gebracht. Durch das Verwringen des Fußes in die Pronation wird die Extension des medialen Fußrands fixiert, wobei auch die Adduktionskomponente korrigiert werden kann. Diese Redressionstechnik und nachfolgende Gipsverbandbehandlung kann auch noch bis zum 2. Lebensjahr Anwendung finden (Abb. 22.**17a–d**).

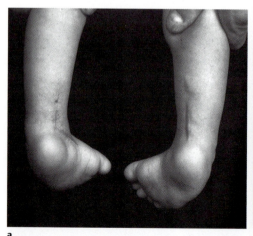
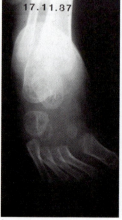
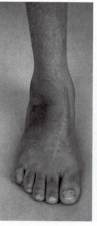
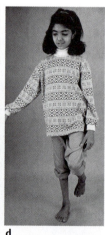

a b c d

Abb. 22.**17** Angeborener Klumpfuß, Rezidiv nach inkonsequenter Klumpfußbehandlung. Alio loco erfolgte lediglich eine Achillessehnenverlängerung; Schnittführung medial ist klumpfußfördernd! Im Alter von 2 Jahren erfolgte jetzt nach Redression die Fersenentwicklung (**a**). Wegen eines Adduktusrezidivs wurde im Alter von 5 Jahren die metatarsale Osteotomie I–V durchgeführt (**b**). Im Alter von 11 Jahren: normale Fußform und Beweglichkeit, typische Klumpfußwade (**c, d**).

Therapieindikationen im Überblick

Behandlungsbeginn	Therapie
Angeborener Klumpfuß nach Geburt: bis maximal 2. Lebensjahr (s. Abb. 22.13–22.15)	sofortige Foto- und Röntgendokumentation sofortige Reposition und Redression Fixierung im Oberschenkelgips für maximal 6 Monate (regelmäßig Gipswechsel, wöchentlich bzw. zweiwöchentlich)
6 Monate alt: (vollkommene Beseitigung von Varus und Adduktusstellung) Fuß steht in Equinusstellung	Rückfußentwicklung nach Imhäuser typischer Oberschenkelgips (Kniebeugung) Spitzfußausgleich, Extensionsbügel
Später: • bei Bestehen eines Adduktus • bei Bestehen einer Peronealmuskelschwäche • bei Bestehen eines Rezidivs	• metatarsale Osteotomie I–V • temporäre Verpflanzung des M. tibialis anterior • erneute Fersenentwicklung, Reposition des Os naviculare und begrenzte peritalare Arthrolyse
Verspäteter Behandlungsbeginn nach dem 2. Lebensjahr	Rückfußentwicklung, begrenzte peritalare Arthrolyse
Klumpfuß im Schulalter bzw. Rezidiv (s. Abb. 22.17)	Rückfußentwicklung, begrenzte peritalare Arthrolyse, mediale Kapsulotomien
Nach Wachstumsabschluss bei Bestehen von Fehlstellungen	Triplearthrodese (Talokalkanear-, Talonavikular- und Kalkaneokuboidgelenk)

Nota bene
Das Anlegen eines Oberschenkelgipses im Säuglingsalter erfordert allerdings besondere Erfahrungen in der Gipstechnik! Der Gipsverband muss in der ersten Lebenswochen zweimal gewechselt werden nach jeweils vorausgegangener Redression. Danach muss der Wechsel des Gipsverbands im Abstand von 1 Woche und später von 2 Wochen erfolgen. Der Gipsverband muss als Oberschenkelgips gestaltet werden. Des Weiteren ist eine Fußplatte unbedingt notwendig, um durch Unterlegen von Filzpolstern die Beugekontraktur der Zehen schon jetzt korrigieren zu können. Frühestens Ende des 4. Monats und spätestens im 6. Monat kann bei achsengerechter Spitzfußstellung die operative Rückfußentwicklung (Fersenentwicklung) vorgenommen werden.

Zur endgültige Klärung der Indikation zur Operation ist eine Röntgenaufnahme notwendig, wobei der Fuß seitlich auf der Röntgenplatte liegt und zwar bei gestrecktem Knie. Von plantar her wird auf das Os cuboideum gedrückt. Wenn die Längsachse des Kalkaneus mit der Achse der Tibia eine Rechtwinkelstellung ergibt oder der Winkel kleiner ist, so ist die operative Rückfußentwicklung angezeigt (s. Abb. 22.15).

Operationstechnik der Rückfußentwicklung nach Imhäuser.
Über einen dorsolateralen Hautschnitt wird die Achillessehne freigelegt. Die Sehne wird Z-förmig verlängert (zwischen 1 und 1,5 cm, selten 2 cm) unter Belassung des lateralen Achillessehnenansatzes. Danach Durchtrennen der Kapsel des Gelenks zwischen Talus und Kalkaneus, evtl. ausgedehnte Kapseldurchtrennung im oberen Sprunggelenk nach ventral (Cave: Sehnen und Gefäß-Nerven-Bündel). Die Kaudalisierung der Ferse wird durch eine Fersenbeindrahtextension, evtl. unter Verwendung des Extensionsapparats nach Schede vorgenommen.

Postoperative Nachbehandlung

Der postoperative Oberschenkelgipsverband (gepolstert) erfolgt in Korrekturstellung und Fixierung des Extensionsdrahts und Bügels im Gipsverband (Abb. 22.18a–d). Das Anlegen des Gipsverbands in Kniebeugestellung erfolgt zweizeitig. Nach Aushärtung des Gipsverbands muss er sofort und zwar bis auf die letzte Faser der Polsterung ventral bis zum Knie gespalten werden!

Auch muss der Gipsverband die Zehen mit einschließen, um schon bald die Beugekontrakturen der

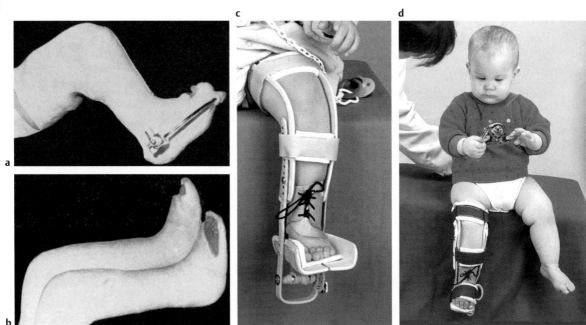

Abb. 22.**18** Klumpfußbehandlung.
a Postoperativer Gipsverband in Kniebeugestellung und Fußkorrektur bei liegendem Extensionsbügel.
b Oberschenkelgipsverband in Korrekturstellung nach Entfernen des Extensionsdrahts.
c, d Typische Schienenversorgung für die Nachbehandlungsphase in Anlehnung an Imhäuser.

Zehen durch Unterlegen von Filzpolstern behandeln zu können.

Verbandwechsel müssen am 2., 5., 10. und 14. Tag erfolgen. Nach 3 Wochen Gipswechsel und Entfernung des Kirschner-Drahts. Dann erneut Oberschenkelgips in Korrekturstellung bis zur 6. Woche, danach Beginn der Übungsbehandlung und Anpassen einer Nachtschiene (s. Abb. 22.**18**).

Nachbehandlung nach Abschluss der operativen Phase

Es empfiehlt sich eine achttägige stationäre Übungsbehandlung und Anpassung der Schiene. Diese postoperative Übungsbehandlung ist unumgänglich notwendig, um mithilfe einer besonders geschulten Krankengymnastin die aktive Übungsbehandlung der Peronealmuskeln und Fußheber intensiv durchzuführen, wie sie Imhäuser (1964) mithilfe von muskulokutanen Reflexen erreicht hat. Dazu muss die Krankengymnastin Hautzonen ausfindig machen, die bei Reiz eine Hebung des Fußes und der Zehen bewirkt. Streicht man mit einem Watte- oder Holzstäbchen über die Dorsalseite der Zehen, so werden die Zehen nach oben gestreckt. Wird der vordere Teil des Fußrückens gereizt, so wird der Fuß im oberen Sprunggelenk gehoben und beim Berühren der Außenseite des Fußes wird eine Pronation bewirkt. Diese Übungsbehandlung muss danach zu Hause von den Eltern durchgeführt werden, wenn möglich unter Mithilfe einer Krankengymnastin, die allerdings mit den Muskelübungen am Fuß besonders vertraut sein muss. Die aktive Beübung der Peronealmuskulatur ist also von allergrößter Bedeutung, um ein Rezidiv zu verhindern. Es hat sich nämlich gezeigt, dass bei einer fehlenden Kräftigung der Muskulatur ein Rezidiv folgen kann (einen „rebellischen" Klumpfuß gibt es nicht).

Spätere Zusatzeingriffe

Regelmäßige Kontrolluntersuchungen gemeinsam mit dem Operateur sind unumgänglich erforderlich, um evtl. notwendige Zusatzeingriffe wie die temporäre Verpflanzung des M. tibialis anterior nach lateral auf das Metatarsale V (um so die Peronealmuskulatur in der Funktion zu unterstützen) zur rechten Zeit vornehmen zu können. Spätestens nach 1 Jahr kann die Rückverpflanzung stattfinden, da sich in dieser Zeit die Peronealmuskeln und die Fuß- und Zehenheber gekräftigt haben.

Langzeitergebnisse

Spätuntersuchungen nach Wachstumsabschluss (Imhäuser) bei 633 Klumpfüßen zeigten eine sehr gute und gute Formkorrektur in 89 % der Patienten und eine sehr gute und gute funktionelle Leistungsfähigkeit des Muskelgleichgewichts in 72 %. Es ließ sich feststellen, dass insgesamt gesehen ein früher Beginn der Behandlung bessere Ergebnisse bringt, nicht zuletzt auch im Hinblick auf die Längenentwicklung des Fußes. Keiner der operativ behandelten Patienten musste später orthopädische Schuhe tragen.

Therapieindikationen nach Rückfußentwicklung im Überblick

Behandlungsbeginn	Therapie
Säugling nach operativer Rückfußentwicklung	Dehnung der Zehen, Auslösung der Fuß- und Zehenhebung sowie Pronation durch kutane Reize (6- bis 8-mal täglich)
Nach Verpflanzung des M. tibialis anterior	intensive Beübung der Fuß-, Zehenhebung und Pronation
Nach operativer Behandlung im Schulalter	intensive Beübung der Fuß-, Zehenhebung und Pronation, Zehenspreizung Greifen mit den Zehen, später allgemeine Übungen für die langen und kurzen Fußmuskeln

Eine eigene prospektive Studie (Hipp, Schittich) zeigt, dass die Behandlungsweise in Anlehnung an die Imhäuser-Methode befriedigende Ergebnisse bei einer großen Anzahl der Patienten bringen kann. Von 1974–1994 wurde 40 Patienten beiderlei Geschlechts mit 49 Klumpfüßen von Anfang an nach der angegebenen Methode behandelt. Diese Patienten wurden durchschnittlich 10,8 Jahre nach Behandlungsbeginn kontrolluntersucht. Größter Wert wurde dabei auf das Pedogramm und die Ganganalyse im EMED-SFF-Gerät gelegt.

Bei der klinischen Gesamtbewertung konnten nach dem modifizierten Bewertungsschema von Atar und Laaweg 72 % der Füße als sehr gut und gut beurteilt werden, 22 % als befriedigend und 6 % als unbefriedigend. Letzteren wurde nach Wachstumsabschluss eine Arthrodese talokalkanear, talonavikular und kalkaneokuboid empfohlen.

Die Ergebnisse unserer Studie zeigen, dass die Behandlungsmethode in Anlehnung an die Angaben von Imhäuser eine geeignete Methode zur Korrektur des angeborenen Klumpfußes ist (s. Abb. 22.**15**). Aufwendige Operationsverfahren, wie sie von Turco, Crawford et al. (1982) und McKay (1983), Simons, Magone und zuletzt von Krauspe & Parsch (1995) beschrieben wurden, sind, wie unsere Erkenntnisse zeigen, im Allgemeinen nicht notwendig geworden, es sei denn, bei Rezidivoperationen. Zudem bleibt anzuführen, dass die radikale peritalare Arthrolyse über den Cincinati-Zugang Komplikationen bringen kann, wie z. B. die Talusnekrose und auch tiefe Infektionen. Der Vorteil der von uns angeführten Methode liegt in der wesentlich geringeren Invasivität gegenüber den derzeit favorisierten Operationsmethoden. Die Schwierigkeit liegt in der Notwendigkeit einer exakten präoperativen Redressions- und Gipstechnik und einer Gewebe schonenden Operationstechnik sowie nachfolgend in einer zeitlich sehr aufwändigen Übungsbehandlung.

Die Beübung der *formsichernden Muskulatur* am Fuß ist nicht neu, wenn die Erkenntnisse von Nasse Berücksichtigung finden, der schon 1897 zur Umformung des Knochengerüsts zusätzlich die wichtige Funktion der Muskeln hervorhebt. Imhäuser hat die Übungsbehandlung der Pronatoren und Extensoren im Säuglingsalter entwickelt und erfolgreich in Anwendung gebracht: „Ohne normale Funktion bleibt der Fuß nicht formbeständig, allerdings ohne normale Form keine normale Funktion".

22.3.2 Erworbener Klumpfuß

Definition.
Zum erworbenen Klumpfuß zählt man den Lähmungs- und den neurogenen Klumpfuß sowie den Klumpfuß nach Knochen- und Gelenkverletzungen.

Ätiopathogenese

Am häufigsten beobachtet man den Klumpfuß nach Lähmungen des N. peroneus, z. B. nach Bandscheibenvorfall mit einer irreversiblen Nervenwurzelschädigung, oder N.-ischiadicus-Beeinträchtigung im Bereich des Hüftgelenks (traumatische Hüftluxation mit N.-ischiadicus-Teilparese) sowie peripheren Nervenbeeinträchtigungen im Bereich des Fibulaköpfchens durch Druck bei Verbänden und Frakturen des Fibulaköpfchens. Hinzuweisen bleibt auch auf eine Nervenschädigung bei Operationen. Auch kann es bei einer lateralen Kapsel-Band-Läsion, wenn auch selten, zur Schädigung des N. peroneus kommen.

Klinik und klinische Diagnostik

Abhängig vom Ausmaß der Muskellähmung und der nachfolgenden Schienenbehandlung kommt es zu einer mehr oder weniger ausgeprägten, fixierten Klumpfußverformung mit einer Varusstellung des Rückfußes, einer Addkutionsstellung des Vorfußes und Equinusstellung des Fußes.

Radiologisch finden wir bei länger bestehenden Klumpfußbildungen bereits arthrotische Veränderungen im Chopart-Gelenk und im subtalaren Gelenk als Folge der Fehlstellungen.

Therapie

Bei einer Lähmung infolge einer Druckwirkung ist eine Wiederkehr der Leitfähigkeit möglich. Eine intensive Übungsbehandlung ist erforderlich, ebenso die Verordnung einer Peroneusschiene.

Operative Therapie

Bei einer Durchtrennung des Nerven ist wenn möglich die End-zu-End-Naht oder aber die Interpositionsnaht vorzunehmen. Sofern keine Nervenleitfähigkeit erreicht werden kann, soll spätestens nach 2 Jahren eine *Peroneusersatzoperation*, die sich in einen ossären und tendinösen Teil gliedert, erfolgen.

Vor der Wiederherstellungsoperation ist eine umfassende Muskeluntersuchung notwendig, um Informationen über die Leistungsfähigkeit des M. tibialis posterior zu bekommen. Entscheidend ist dabei die klinische Untersuchung. Große Hilfe bringt jetzt die morphologische Analyse der Muskulatur mittels CT und MRT.

Das Computertomogramm ergibt einen umfassenden Überblick über Größe und Strukturierung der Unterschenkelmuskeln. Mit planimetrischen Bestimmungen von Muskelquerschnittsflächen und Dichtemessungen lassen sich atrophische Muskelveränderungen objektivieren und Verlaufskontrollen vornehmen. Eine Revitalisierung kann erkannt werden, desgleichen der Endzustand des Muskelausfalls. Es ist wichtig, die Querschnittsfläche des Muskels zu bestimmen und weiter die Densität und Homogenität der Muskulatur sowie die Muskelkonturen und der Faszien zu beurteilen. Weiter achte man auf Fettgewebseinlagerungen.

Mit der magnetresonanztomographischen Untersuchung gelingt eine bessere Weichteildifferenzierung, wobei Weichteilödeme, Hämatome und myositische Veränderungen erfasst und Gefäße und Nerven unterschieden werden können. Beachte: keine Strahlenbelastung! Die MRT-Untersuchung wird in Zukunft für die präoperative und postoperative Nachuntersuchung immer mehr Bedeutung erlangen und dem Operateur sowie auch dem Patienten eine wichtige Auskunft über die Leistungsfähigkeit eines verpflanzten Muskels geben können.

Technik der Peroneusersatzoperation. Über einen lateral bogenförmigen Hautschnitt wird das subtalare Gelenk und das Kalkaneokuboidgelenk dargestellt. Die Gelenkflächen werden reseziert unter Berücksichtigung der ossären Fehlstellung. Anschließend Eingehen von medial auf das Talonavikulargelenk und Resektion des Gelenks. Danach kann der Fuß mühelos in achsengerechte Stellung gebracht werden. Die Osteosynthese erfolgt mit Kirschner-Drähten oder als Schraubenosteosynthese. Nachfolgend wird die Sehne des M. tibialis posterior am Ansatz

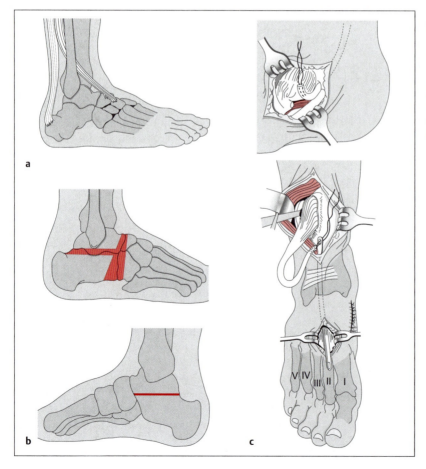

Abb. 22.**19** Peroneusersatzoperation beim erworbenen Klumpfuß (**a**). Subtalare Arthrodese sowie Arthrodese des Kalkaneokuboid- und des Talonavikulargelenks (**b**). Die Sehne des M. tibialis posterior wird am Ansatz abgelöst, durch ein Fenster der Membrana interossea gezogen und im Bereich des Os cuneiforme II befestigt (**c**; nach M. Lange 1953).

abgelöst, nach oben gezogen und durch ein Fenster in der Membrana interossii nach ventral gebracht und am Os naviculare bzw. cuneiforme fixiert (Abb. 22.**19a–c**).

Nachbehandlung

Je nach Stabilität der Osteosynthese kann eine Nachbehandlung in einer Gipsschale in 90°-Winkelstellung des Fußes erfolgen. Nach wie vor empfehle ich die Ruhigstellung im Gipsverband für 12–16 Wochen, ganz besonders bei Patienten, die nur bedingt eine Kooperation erwarten lassen. Danach ist der ossäre Durchbau erfolgt. Schon in der Gipsschale oder im Gipsverband muss der Patient *intensiv Anspannungsübungen* durchführen, um ein Verkleben des verpflanzten M. tibialis posterior zu verhindern.

Die *funktionellen Ergebnisse* nach einer Peroneusersatzoperation sind ausgezeichnet, regelmäßig können die Patienten ohne orthopädischen Behelf auskommen und weisen eine aktive Beweglichkeit im oberen Sprunggelenk von 20-0-20 auf.

22.3.3 Neurogener Klumpfuß

Beim neurogenen Klumpfuß besteht eine Myelodysplasie. Im Verlauf des Wachstums folgen Störungen des Muskelgleichgewichts und die Ausbildung eines Klumpfußes mit Hohlfußkomponente.

Klinik und klinische Diagnostik

Die Kinder neigen zum Umkippen des Fußes, die Absätze der Schuhe werden außen abgelaufen. Auffällig sind Zirkulationsstörungen (blaurote zyanotische Verfärbungen) und evtl. trophische Störungen.

Therapie

Therapeutisch muss die Einalgenversorgung versucht werden. Ggf. ist eine Versorgung mit einem orthopädischen Schuh erforderlich. Spätestens nach Wachstumsabschluss empfiehlt sich die Arthrodese des Talonavikular-, des Kalkaneokuboid- und des Talokalkaneargelenks (Triplearthrodese).

Man beachte, dass die trophischen Störungen zu Geschwürbildungen mit nachfolgender Osteomyelitis führen können und bei ungünstiger Situation die Amputation erforderlich machen.

22.3.4 Plattfuß

Synonym: Pes planus.
Engl.: flat foot.

Definition.
Vom Plattfuß spricht man, sobald das Längsgewölbe abgeflacht ist oder aber ganz verloren geht, wobei die Definition der Normalform des Fußgewölbes nach wie vor Schwierigkeiten bereitet. Bei der schwersten Form, dem Pes planus congenitus, wölbt sich der Fuß sogar ventral und dorsal nach oben und bekommt die Form eines Tintenlöschers.

Man unterscheidet den angeborenen Plattfuß, den Knickplattfuß im Wachstumsalter und den Knickplattfuß im Erwachsenenalter.

Als weitere Formen des Plattfußes sind der paralytische Plattfuß nach Muskellähmungen, der spastische Plattfuß, der posttraumatische Plattfuß (Fraktur des Os naviculare oder des Kalkaneus) und der Plattfuß nach entzündlichen Erkrankungen (Polyarthritis, Tuberkulose, Osteomyelitis) anzuführen.

Epidemiologie

Verwertbare Statistiken über die Häufigkeit des Plattknickfußes sind nicht bekannt.

Beim Knickplattfuß handelt es sich insgesamt gesehen um eine häufige Fehlform.

22.3.4.1 Angeborener Plattfuß

Synonym: kongenitaler Talus verticalis, Tintenlöscherfuß, Platypodie.
Engl.: congenital flatfoot, congenital vertical talus, congenital rocker-bottom foot, congenital convex pes valgus.

Definition.
Beim angeborenen Plattfuß besteht eine Luxation des Talus im Talokalkaneonavikulargelenk bei einem Talus verticalis.

Epidemiologie

Bei dieser seltenen Deformität sind beide Geschlechter nahezu gleichhäufig betroffen. In 50% der Fälle findet man den angeborenen Plattfuß isoliert. Häufig kommt er bei einer Meningomyelozele (10%), bei der Arthrogrypose, der Neurofibromatose und bei der Trisomie vor.

Ätiopathogenese

Ursächlich nimmt man beim angeborenen Plattfuß an (Campos da Paz et al. 1978), dass es sich um einen Entwicklungsstillstand des Fußes etwa in der 7. Embryonalwoche handelt. Zu diesem Zeitpunkt steht der Fuß zunächst in Dorsalextension und nachfolgend in Plantarflexion. Der Kalkaneus bewegt sich nach lateral in Richtung des distalen Fibulaendes. Gleichzeitig erfolgt die Verkürzung der Wadenmuskeln und der Fußheber. Stern weist 1989 auf heriditäre Faktoren

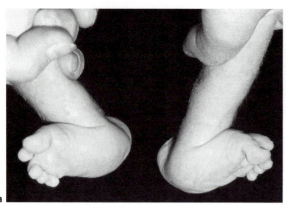
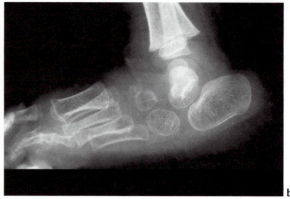

Abb. 22.**20** Angeborener Plattfuß bei einem 14 Tage alten Kind (**a**). Charakteristische Steilstellung des Talus (**b**).

bei der Entstehung des angeborenen Plattfußes hin (autosomal dominate Vererbung).

Das Os naviculare artikuliert mit der Dorsalseite des Talus. Der Taluskopf steht steil zur Planta. Der Talushals ist oft hypoplastisch und kann anormale Gelenkfacetten aufweisen (Sustentaculum). Dies sind wohl Voraussetzungen für die Luxation. Die Anatomie des Vorfußes ist nicht verändert.

Klinik und klinische Diagnostik

Typisch für die Fußform ist der Schaukelfuß (Tintenwischerfuß; s. Abb. 22.**16**). Der Talus springt plantar medial vor. Die Kalkaneo-valgus-Deformität im Talokalkaneargelenk ist kontrakt, sodass die Plantarflexion und auch eine Inversion nicht vorgenommen werden kann. Das Os naviculare lässt sich dorsal vom Talushals tasten. Eine Kontraktur findet sich weiter im Bereich des M. triceps surae (Achillessehne) und des M. tibialis posterior sowie der Fußheber. Der Vorfuß steht in Abduktion und Pronation.

Die *radiologische Dokumentation* des angeborenen Plattfußes (Abb. 22.**20a, b**) ist *unmittelbar nach der Geburt* notwendig für eine spätere Kontrolle über den Erfolg der therapeutischen Bemühungen. Bei der Geburt zeigen der Talus, Kalkaneus und das Os cuboideum sowie die Metatarsalia Verknöcherungskerne. Das Os naviculare dagegen verknöchert erst im Alter von 3 Jahren. Bei der Beurteilung der Röntgenbilder beachte man den Achsenverlauf von Talus und Kalkaneus. Beim angeborenen Plattfuß verläuft die Talusachse unterhalb und dorsal des Os cuboideum. Die Kalkaneusachse zieht durch den oberen Teil des Os cuboideum.

Beachte: Ähnlich wie beim angeborenen Klumpfuß müssen die Eltern auf die lang dauernde Behandlung hingewiesen werden und auf die Wahrscheinlichkeit eines operativen Eingriffs. Eine enge Zusammenarbeit zwischen Eltern und Arzt ist dringend erforderlich. Anzuführen bleibt, dass Entwicklungsstörungen des Fußes zurückbleiben können.

Therapie

Bei der zunächst **konservativen Behandlung** muss die baldmöglichste Reposition der Luxation im Gelenk zwischen Talus, Kalkaneus und Os naviculare im Vordergrund stehen. Die konservative Behandlung muss sofort einsetzen, da nach der Geburt der Bandapparat des Fußes unter dem hormonellen Einfluss der Mutter noch am günstigsten zu formen ist. Nur zu dieser Zeit ist mit einem gezielten Redressement und nachfolgender Ruhigstellung im Oberschenkelgips eine Reposition der Talonaviculo-calcanear-Luxation möglich. Das Redressement (Dehnung von Sehnen und Bändern und Medialverschiebung des Kalkaneus) und die Ruhigstellung im Oberschenkelgips ist schwierig und zeitraubend und sollte nur von einem besonders erfahrenen Kinderorthopäden vorgenommen werden und zwar anfangs am besten stationär, da zunächst die Redression und der Gipswechsel im Abstand von 3 Tagen und später im wöchentlichen Abstand erfolgen muss. Der Gipsverband wird in Spitzfuß- und Varusstellung angelegt (Spitzklumpfußstellung). Diese Maßnahmen müssen 6 Monate konsequent durchgeführt werden. Zu diesem Zeitpunkt ist eine Röntgenkontrolle notwendig, um den Fortgang der therapeutischen Bemühungen zu kontrollieren. Mit großer Regelmäßigkeit muss zwischen dem 6. und 9. Monat eine Operation vorgenommen werden (Abb. 22.**21a, b**).

Beachte: Nach einem eingehenden Aufklärungsgespräch mit den Eltern muss auf die nach wie vor bestehenden Probleme beim operativen Eingriff und auf mögliche Komplikationen eingegangen werden (Wachstumsstörungen).

Operationstechnik. In einer Sitzung muss zunächst die Z-Plastik der Achillessehne erfolgen, wobei der mediale Sehnenansatz am Kalkaneus belassen wird. Anschließend muss die Kapsulotomie des oberen und unteren Sprunggelenks dorsal, medial und lateral stattfinden. Ggf. kann die Kapsulotomie des Kalkaneokuboidgelenks notwendig werden und zwar über einen eigenen Haut-

22.3 Fußfehlformen

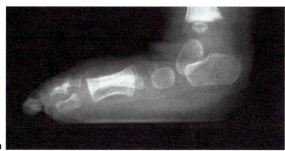

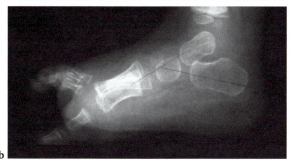

Abb. 22.**21** Angeborener Plattfuß nach Redression und Gipsbehandlung. Keine Reposition des Talus!
a Das Röntgenbild zeigt nach wie vor die Steilstellung des Talus.
b Jetzt 9 Monate nach Rückfußentwicklung regelrechte Lage des Talus.

schnitt, sofern nicht der Cincinati-Zugang gewählt wird. Über einen medialen Zugang wird zunächst die Sehne des M. tibialis posterior dargestellt und am Ansatz abgetragen. Nachfolgend ist über das Plattfußband bzw. Pfannenband (Lig. naviculocalcaneare plantare) mit einer T-förmigen Schnittführung auf das Gelenk einzugehen. Die Gelenkfläche des Talus kann jetzt eingesehen und der Talus reponiert werden. Mit einem Kirschner-Draht wird der Taluskopf nach oben gebracht und schließlich der Draht nach ventral bis zum Metatarsale I eingebohrt. Ggf. kann auch ein Draht durch den Kalkaneus in den Talus zur Stabilisierung des Rückfußes notwendig werden. Rekonstruktion des Pfannenbands und Reinsertion der Sehne des M. tibialis posterior. Besondere Beachtung bedarf bei diesem Eingriff die Schonung der Talusgefäße, die ventral am Kopf-Hals-Übergang und weiter zwischen Kalkaneus und Talus verlaufen (Haliburton et al. 1958; Hipp 1962).

Komplikationen

Die **Talusnekrose** ist eine folgenschwere Komplikation, die unbedingt verhindert werden muss. Tachdjian (1972) fand, dass bei entsprechender Schonung der Talusgefäße im Sinus tarsi und dorsal am Talushals die Nekrosehäufigkeit wesentlich verringert werden kann. Aplington und Riddle (1976) berichten über eine Nekrosehäufigkeit von 14 %. Bei diesen Patienten hat eine pantalare Arthrolyse stattgefunden (kombinierter medialer und lateraler Release).

Nachbehandlung

Die postoperative Nachbehandlung im Gipsverband muss mindestens 2 Monate stattfinden und anschließend eine Lagerung in der Schiene und eine gezielte krankengymnastische Übungsbehandlung.

Auch im Verlaufe der gesamten Wachstumsphase muss das Kind in regelmäßiger Kontrolle auch beim Operateur vorstellig werden.

Bei einer nicht erfolgreichen Behandlung kann nach Wachstumsabschluss die Triplearthrodese eine wesentliche Besserung der Leistungsfähigkeit bewirken.

22.3.4.2 Knickplattfuß und Plattfuß im Wachstumsalter

Synonyme: Pes valgoplanus und Pes planus.
Engl.: flat foot.

Definition.

Den Senkfuß (Pes planus) und den Senkknickfuß (Pes planovalgus) findet man vor allem bei einer Bandlaxität (Bindegewebsschwäche sowie ausgeprägte Muskelschwäche) bevorzugt bei übergewichtigen Kindern (Abb. 22.**22a, b**).

Ätiopathogenese

Der menschliche Fuß muss sich, sobald das Kind zu laufen beginnt, an diese Funktion und auch an das Tragen der Last des Körpers gewöhnen. Ein Knickplattfuß ist nicht unbedingt als krankhaft zu werten. Zudem ist die Beurteilung des Längsgewölbes im Kindesalter schwierig, da das subtalare Fettpolster die eigentliche Form des Fußes nicht offen legt.

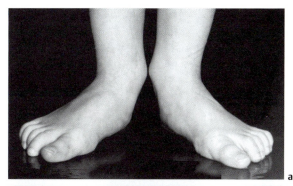

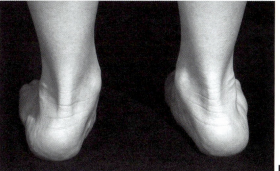

Abb. 22.**22a, b** Knickplattfuß bei einem 12-Jährigen.

Erst im Schulalter ändert sich, was vor allem bei Belastung beurteilt werden muss, die Abflachung des Längsgewölbes. Unbelastet kann der Fuß eine normale Form aufweisen. Man wird auch in diesem Entwicklungsstadium bei einem nichtkontrakten Senk- oder Senkknickfuß nicht von vornherein eine krankhafte Veränderung annehmen dürfen. Ganz besonders wenn berücksichtigt wird, dass infolge der vermehrten Antetorsion des koxalen Femurendes versucht wird, die Innenrotation auszugleichen, d. h. die Füße in Außenrotation in eine Knick-Senk-Fußstellung sozusagen gezwungen werden. Dies ändert sich aber im Verlauf der späteren Wachstumsphasen.

Der schwere Plattfuß und Knickplattfuß muss ganz besonders dann eine ausreichende Analyse erfahren, wenn Schmerzen angegeben werden.

Bei einem statischen Senkfuß folgt bei einer Bänder- und Muskelschwäche eine Instabilität im Talonavikulargelenk. Zu beachten ist weiter, dass beim Plattfuß der Endpunkt des M. tibialis anterior immer mehr seitlich der Gelenkachse des unteren Sprunggelenks zu liegen kommt. Er wirkt also als Pronator. Weiter kann beim Plattfuß ein häufig vorkommender M. peroneus tertius, evtl. sogar ein M. peroneus quartus ebenfalls eine pronatorische Wirkung aufweisen. Dieser bzw. diese Muskeln setzen normalerweise an der Basis des Metatarsale IV und V dorsal an. Beim Plattfuß findet man den Muskelansatz bevorzugt am Metatarsale V. Der Ansatz kann nach distal verbreitert und verlagert sein. Der M. peroneus tertius wirkt daher nicht nur im Sinne der Pronation, sondern kann das Längsgewölbe nach unten durchdrücken (Penners). Hinzuweisen bleibt noch auf die Variation des distalen Ansatzes des M. tibialis posterior.

Klinik und klinische Diagnostik

Es ist festzustellen, ob ein Plattfuß noch beweglich oder kontrakt ist, was bei der Untersuchung der Gelenke und beim Stehen auf den Zehenspitzen zu erkennen ist. Das Längsgewölbe richtet sich auf, wenn der Plattfuß nicht kontrakt ist. Bei einer schweren Plattfußbildung findet man oft schon die Verkürzung des M. triceps surae als sekundäre Veränderung.

Besteht bereits eine Kontraktur, so spricht man vom **Pes planovalgus contractus**. Sehr früh können sich schon infolge einer Überbeanspruchung der Muskulatur schmerzhafte Verhärtungen (Myogelosen) im Bereich des M. gastrocnemius und M. tibiialis anterior entwickeln. Gelegentlich bereiten auch schon leichte und noch lockere Plattfüße Beschwerden, was Hoffa bereits 1902 auffiel, als er angab, dass nicht nur das „Plattfüßigsein", sondern auch das „plattfüßig werden" Beschwerden bereitet.

Bei der Bildgebung lässt sich der Plattfuß erst auf einer Belastungsaufnahme im *Röntgenbild* endgültig beurteilen. Es zeigt sich im seitlichen Bild ein Tiefstand des Os naviculare und auf der a.-p. Aufnahme die extreme Abduktionsstellung des Vorfußes. Der Ristwinkel, eine Verbindung zwischen der Längsachse des Kalkaneus und der Längsachse des Metatarsale mit dem Zentrum im Os naviculare, ist zu bestimmen. Er ist abgeflacht und beträgt mehr als 140°. Weiter kann der Kalkaneusbodenwinkel, der normalerweise 28° beträgt, auf 0° zurückgehen, evtl. sogar negativ werden. Der Durchschnittswert für den Talusbodenwinkel liegt normalerweise bei 23° und kann bei schweren Knickplattfüßen bis zu 80° ausmachen. Eine wichtige Information, vor allem über den Knickzustand, bringt die Messung des Abstands zwischen dem Os naviculare und dem Boden (Abb. 22.**23a–c**). Wichtige Einblicke in die Morphologie vor allem auch der Bänder erhält man im Kernspintomogramm.

Bedeutung erlangt die *pedographische Untersuchung*, die grundsätzlich vorgenommen werden sollte. Dabei sieht man deutlich die verschiedenen Formen des Plattfußes. Man beachte die verschiedenen Belastungszonen. So findet sich beim flexiblen Pes planus außer der Abflachung oder Aufhebung des Längsgewölbes noch eine normale Belastungszone im Bereich der Ferse und der Metatarsalköpfchen I und V. Anders dagegen beim schweren Plattfuß. Die Hauptbelastung erfolgt hier unterhalb des Talus und schließlich beim hochgradigen Senkfuß ebenfalls unterhalb des Talus und unterhalb des Metatarsalköpfchens I, wohingegen lateral jegliche Belastung fehlt.

Differenzialdiagnostisch achte man im Wachstumsalter auf den Morbus Köhler, auf Entzündungen und Geschwulstbildungen.

Therapie

Beim Knickplattfuß und auch beim Plattfuß stehen **konservative Maßnahmen** im Vordergrund.

Der Prophylaxe kommt eine große Bedeutung zu (barfuß gehen auf rauem Boden, Tragen von weiten Schuhen mit Gelenkstützen) und die gezielte Fußgymnastik als Fußmuskelschulung (F. Lange) sowie eine Gewichtsabnahme.

Auf eine intensive aktive Übungsbehandlung zur Kräftigung der Fußmuskulatur ist zu achten! Dabei haben sich Übungen für die langen Fußmuskeln (wechselseitiger Zehenstand), Übungen für die kurzen Fußmuskeln (im Stehen, im Sitzen und beim Gehen „Dackelgang"), spezielle spielerische Zehenübungen (beugen, strecken und greifen) und Gruppenübungen (Ballspielen) bewährt.

Hohmann und Hackenbroch stellten fest, dass eine Einlagenversorgung bei bänderschwachen Füßen sinnvoll ist.

Im Wachstumsalter empfiehlt sich beim ausgeprägten Plattfuß und Knickplattfuß nach wie vor die Einlagenversorgung. Sie muss kritisch vorgenommen werden.

Nach wie vor hat die Übungseinlage von Spitzy im Kleinkindesalter noch eine gewisse Bedeutung. Einlagen müssen grundsätzlich fußgerecht, am besten

22.3 Fußfehlformen

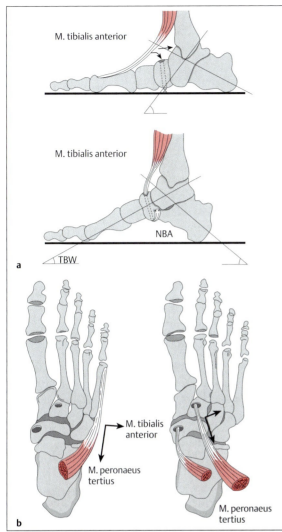

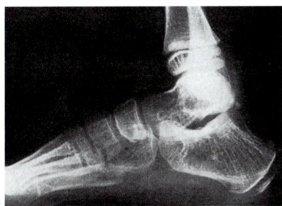

Abb. 22.**23** Nichtkontrakter Knickplattfuß (**a, b**). Operative Behandlung im Wachstumsalter nach Niederecker und Penners. Schematische Darstellung der Verpflanzung des M. tibialis anterior und M. fibularis tertius. Radiologische Dokumentation des Befunds vor und nach der Operation, wobei eine wesentliche Veränderung des Talusbodenwinkels (TBW; durchschnittlich 23°) und des Kalkaneusbodenwinkels (durchschnittlich 28°) erreicht werden konnte. 2 Jahre nach Operation nach Niederecker-Penners (**c**). Beachte: normales Fußgewölbe im Röntgenbild.

nach wie vor nach einem Gipsabguss angefertigt werden, wie ihn F. Lange schon angegeben hat.

Technik. Der Fuß wird leicht eingefettet. Die Tuberositas metatarsale V und Knochen, die vorspringen (Os naviculare), werden mit einem Fettstift bezeichnet. Auf den Fußrücken wird ein doppelter, etwa 30 cm langer und 3 cm breiter Matratzengurt gelegt, der Schutz beim Aufschneiden des Gipsabgusses gewährt. Die Gipsbinde wird ab den Knöcheln zunächst quer um den Fuß gewickelt und zwar bis zu den Zehen, erst dann folgen einige Längslagen am inneren und äußeren Fußrand, wobei darauf zu achten ist, dass keine Verkürzung des Fußes erfolgt. Der Rest der Gipsbinde wird wiederum zirkulär um den Fuß geführt. Schließlich wird mit dem Daumenballen das Gewölbe durch Streichen entlang des Fußes etwas gehoben. Das Gewölbe darf nicht zu hoch modelliert werden, damit die Einlage keinen Druckschmerz bereitet (Sustentaculum). Nach erster Anhärtung des Gipses soll kurz belastet werden. Dabei wird ein Druck gegen den Malleolus internus ausgeübt, um die Valgusstellung des Fußes zu verhüten. Auf diese Weise gewinnt man die Form des korrigierten und belasteten Fußes. Der Gipsabguss wird ausgegossen und die Einlage über dem erhaltenen positiven Modell gearbeitet.

Derzeit werden Einlagen vielfach mit einem Kunststoffbett vorbereitet. Die Einlagen sind im Kindesalter als Randeinlagen herzustellen.

Gelingt mit konservativer Behandlung keine entscheidende Besserung, so soll nach dem 6. Lebensjahr evtl. ein **operativer Eingriff** vorgenommen werden, wie er von Niederecker und Penners 1954 ausgearbeitet wurde und sich bewährt hat (s. Abb. 22.**23**). Durch eine frühzeitige Muskelverpflanzung kann das Knochenwachstum im Bereich des Fußes günstig beeinflusst werden.

Operationstechnik. Ziel des operativen Eingriffs ist es, Muskeln zu verpflanzen, die im Sinne der Pronation wirken. Der Zug des M. tibialis anterior am Os naviculare lässt das Fußgewölbe höher werden. Die Verpflanzung der Sehne des M. tibialis anterior transossär erfolgt auf das Os naviculare und die Verpflanzung des M. peroneus tertius auf das Os cuneiforme II. Gleichzeitig muss dann die Kapselplastik des Lig. calcaneonaviculare vorgenommen werden. Bei schweren Plattfüßen ist eine Achillessehnenverlängerung notwendig (negativer Kalkaneuswinkel und hoch stehende Ferse).

Postoperativ ist die Ruhigstellung im Oberschenkelgipsverband für 6 Wochen notwendig, danach eine intensive Übungsbehandlung und Einlagenversorgung. Regelmäßige Kontrolluntersuchungen sind bis zum Wachstumsabschluss erforderlich. Sollten später infolge einer sich entwickelnden Arthrosis deformans im subtalaren Gelenk und im Chopart-Gelenk Beschwerden auftreten, ist mit einer Triplearthrodese eine Erfolg versprechende Behandlung möglich.

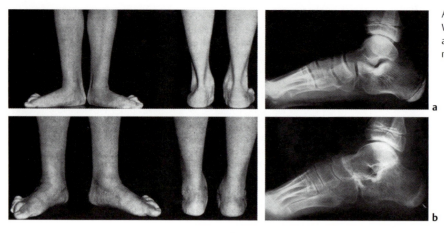

Abb. 22.**24** Plattknickfuß nach Wachstumsabschluss (**a**), Triplearthrodese mit Hebung des Os naviculare (**b**).

22.3.4.3 Knickplattfuß nach Wachstumsabschluss

Der Pes planovalgus nach Wachstumsabschluss, nicht selten infolge einer schon während der Wachstumszeit aufgetretenen Fußdeformität, bereitet im Erwachsenenalter oft erhebliche Beschwerden und zwar vor allem bei Belastung (Abb. 22.**24a, b**). Schmerzen zeigen sich beim Gehen und Stehen und verschwinden meist in Ruhe. Bei der fortgeschrittenen Plattfußdeformierung im späteren Erwachsenenalter kommt es bei den verschiedenen Formen der Fußdeformierung zu ausgedehnten arthrotischen Veränderungen im Subtalar-, im Talonavikular- und auch im Kalkaneokuboidgelenk (Abb. 22.**25a, b**).

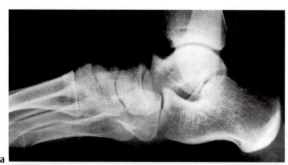

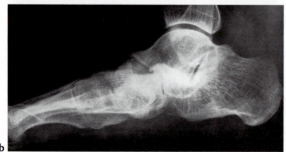

Abb. 22.**25** Fortgeschrittene arthrotische Veränderungen beim Plattfuß des älteren Erwachsenen (**a**), wobei das Talonavikular- und das Kalkaneargelenk besonders betroffen sind. Die Patienten sind meist nur noch mit orthopädischen Schuhen geh- und stehfähig, weshalb frühzeitig eine Triplearthrodese (**b**) angezeigt ist.

Therapie

Bei der Therapie des Plattknickfußes beim Erwachsenen haben vor allem orthopädisch-technische Maßnahmen und zusätzlich lokale Maßnahmen (Salben, Packungen) sowie eine medikamentöse Beeinflussung der arthrotischen Beschwerden mit nichtsteroidalen, vorwiegend den Schmerz beeinflussenden Antirheumatika eine Bedeutung. Unbedingt notwendig ist die Bettung des Fußes mit einer Einlage. Korrekturen des Fußes mit der Einlage sind beim Erwachsenen meist nicht mehr möglich. Von der orthopädischen Schuhversorgung will man heute Abstand nehmen, es sei denn, beim alten Menschen.

Treten beim Erwachsenen beim Bestehen eines kontrakten Senkspreizfußes nicht zu beeinflussende Beschwerden auf oder aber ist nach Wachstumsabschluss die Deformität erheblich, so empfiehlt es sich, zu einer Operation zu raten (s. Abb. 22.**25**).

Nota bene
Vor dem operativen Eingriff ist beim älteren Erwachsenen unbedingt eine Untersuchung der Gefäße vorzunehmen.

Operationstechnik. Um eine entsprechende Korrektur zu erhalten, ist die Arthrodese des Talonavikulargelenks sowie des Kalkaneokuboidgelenks und auch des subtalaren Gelenks erforderlich (Triplearthrodese). Bei der Triplearthrodese können Fehlstellungen in den einzelnen Gelenken durch entsprechende Keilentnahmen behoben werden. Über einen bogenförmigen, lateralen Hautschnitt wird das subtalare Gelenk und das Kalkaneokuboidgelenk dargestellt und entknorpelt. Anschließend Darstellen des Talonavikulargelenks und Resektion der Gelenkflächen einschließlich des Sustentaculum tali. Das Os naviculare wird nach dorsal gehoben und kann mit Schrauben oder aber minimalosteosynthetisch mit Kirschner-Drähten stabilisiert werden. Werden Kirschner-Drähte verwendet, so ist eine Kunststoffgipsversorgung erforderlich. Nach 6 Wochen können die Kirschner-Drähte perkutan entfernt werden. Im Allgemeinen ist der ossäre Durchbau der Arthrodese zwischen der 10. und 16. Woche erfolgt. Danach ist nur noch eine vorübergehende Einlagenversorgung sinnvoll.

22.3.5 Hackenknickfuß

22.3.5.1 Angeborener Hackenknickfuß

Synonym: Talipes calcanei valgus congenitus.

Definition.
Der angeborene Hackenknickfuß ist gekennzeichnet durch eine Hackenstellung und gleichzeitige Außendrehung des Fußes. Er ist eine häufig bei Geburt zu beobachtende Fußdeformität und zwar bevorzugt beim weiblichen Geschlecht. Ätiologisch wird der Hackenknickfuß auf eine Fehlstellung in utero vor allem in den letzten Schwangerschaftsmonaten zurückgeführt oder aber mit einem kleinen Uterus in Zusammenhang gebracht. Gleichzeitige Fehlbildungen sind möglich (Spina bifida). Offenbar besteht ein Zusammenhang zwischen dem Hackenknickfuß und dem ausgleichbaren Knickplattfuß des älteren Kindes.

Klinik und klinische Diagnostik

Es gibt verschiedene Schweregrade der Hackenknickfußbildung. Im Extremfall berühren die Zehen den Unterschenkel (Abb. 22.**26**). Die Plantarflexion ist eingeschränkt, desgleichen die Einwärtsdrehung. Man muss eine Hackenfußhaltung von dem kontrakten Hackenknickfuß unterscheiden.

Im Röntgenbild finden sich keine pathologischen Veränderungen im Sinne einer Subluxation oder Hypoplasie.

Differenzialdiagnostisch muss vor allem der angeborene Plattfuß abgegrenzt werden, was radiologisch möglich ist.

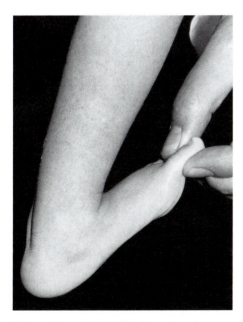

Abb. 22.**26** Hackenknickfuß beim Neugeborenen.

Therapie

Nichtkontrakte Hackenknickfußbildungen können krankengymnastisch behandelt werden (Dehnungsübungen) oder aber kurzfristig mit einem Gipsverband. Anders beim kontrakten Hackenknickfuß, der nicht über den rechten Winkel nach plantar flektiert werden kann und bei dem die Innendrehung behindert ist. Es hat sich dann die Redression und nachfolgende Gipsbehandlung bewährt. Der Gipsverband soll wöchentlich gewechselt und dabei jeweils eine Redression vorgenommen und der Gips in zunehmender Spitzfußstellung angelegt werden. Nach 6 Wochen befindet sich der Fuß meist in korrekter Achsenstellung.

Die Prognose des angeborenen Hackenknickfußes ist günstig.

22.3.5.2 Hackenfuß des Erwachsenen

Synonym: Pes calcaneo excavatus.

Definition.
Der Hackenfuß des Erwachsenen zeigt in voller Ausbildung die Steilstellung des Fersenbeins bei eingeschränkter Plantarflexion. Gleichzeitig kann eine Valgusstellung bestehen.

Für die Entstehung des Hackenfußes beim Erwachsenen ist ursächlich die Lähmung der Fußsenker und die nichtbehandelte Achillessehnenruptur zu nennen. Weiter kann eine Hackenfußbildung entstehen, wenn eine Achillessehnenverletzung im Kindesalter nicht entsprechend behandelt wurde, oder aber nach einer zu ausgedehnten Achillessehnenverlängerung.

Klinisch ist beim ausgeprägten Hackenfuß die Haut über der Ferse verdickt und insgesamt verplumpt. Der Zehenstand ist nicht möglich.

Therapeutisch kann im Wachstumsalter die Verpflanzung der Peronealsehnen nach von Bayer vorgenommen werden und nach Wachstumsabschluss die Operation nach Lambrinudi (subtalare Arthrodese unter Entnahme eines dorsalen Keils sowie die Arthrodese des Chopart-Gelenks und ggf. eine Verpflanzung der Peronealmuskeln).

Diese Rekonstruktion des Hackenfußes bringt eine wesentliche Verbesserung der Stand- und Gehfähigkeit sowie eine Verbesserung der Fußform.

22.3.6 Sichelfuß

Synonym: Kletterfuß, Pes metatarsus varus congenitus, Pes adductus congenitus, Pes metatarsus.

Definition.
Beim Pes adductus des Neugeborenen handelt es sich um eine mediale Subluxation in den Tarsometatarsalgelenken oder aber um eine Adduktushaltung, sofern

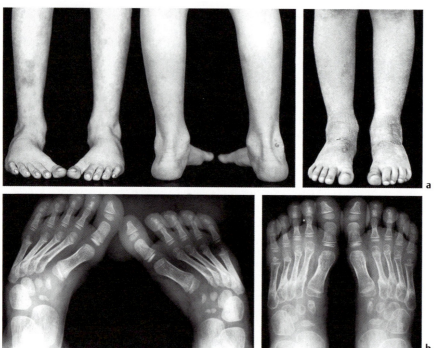

Abb. 22.**27** Sichelfuß (Pes adductus) beim 5 Jahre alten Kind vor (**a**) und nach Osteotomie der Metatarsalia (**b**).

die Adduktusstellung ausgeglichen werden kann. Zu erwähnen bleibt, dass die Vorfußadduktusstellung eine häufige Komponente des Pes equinovarus ist.

Die Ätiologie des Pes adductus ist nicht endgültig geklärt. Es werden exogene und endogene Faktoren angenommen.

Klinisch ist der Fuß im Kuneiforme-Metatarsal-Gelenk nach medial abgewinkelt (Sichelstellung). Die Prognose ist günstig, wenn die Behandlung rechtzeitig einsetzt, was allerdings sehr oft nicht der Fall ist.

Therapie

Beim frühen Erkennen des Pes adductus ohne Subluxation (talocalcaneonavicularis) kann mit Gipsverbänden in Korrekturstellung ein günstiges Ergebnis erreicht werden. Anders dagegen beim kontrakten Pes adductus: Bei nicht rechtzeitig erfolgter Therapie muss eine Redressionsbehandlung einsetzen und es müssen Gipsverbände in Korrekturstellung angelegt werden. Dies kann mehrere Wochen, ja Monate in Anspruch nehmen.

Bei nicht erfolgreicher konservativer Behandlung muss dann im Kindesalter eine Weichteiloperation (Kapsulotomie) erfolgen oder aber besser auch schon im Kindesalter die basisnahe Metatarsalosteotomie I–V vorgenommen werden (Abb. 22.**27a, b**). Damit kann eine normale Fußform und Leistungsfähigkeit des Fußes beim Gehen und Stehen erreicht werden.

Kongenitaler Metatarsus primus

Bei dieser angeborenen Deformität ist das erste Metatarsale allein mehr als 10° nach medial abgewinkelt, wohingegen die Metatarsalia II–V sich in regelrechter Stellung befinden.

Der kongenitale Metatarsus primus ist vererblich. Meist ist das weibliche Geschlecht betroffen.

Nicht selten wird der Metatarsus primus nicht erkannt. Sobald er festgestellt wird, muss eine Redression und Korrektur im Gips erfolgen. Der nicht erfolgreich behandelte Metatarsus primus varus führt schon bei Kindern und Jugendlichen zur Hallux-valgus-Bildung. Im Wachstumsalter soll eine konservative Behandlung erfolgen (Übungsbehandlung, Nachtschiene und Einlagen).

Die operative Behandlung soll im Ausnahmefall noch vor Abschluss des Wachstums oder aber danach stattfinden, sobald der Leidensdruck es erforderlich macht. Operativ empfiehlt sich die Basisosteotomie des 1. Strahls, das Abtragen der Pseudoexostose und die Verpflanzung des M. adductor distal an die Metaphyse des I. Metatarsale.

22.3.7 Hohlfuß

Synonym: Pes cavus, Pes excavatus.
Engl.: claw foot.

Definition.
Vom Hohlfuß spricht man beim Vorliegen eines überhöhten Längsgewölbes. Der Hohlfuß ist sozusagen ein Vorfußspitzfuß auf dem Rückfuß. Der Rückfuß steht normal oder in Hackenfußposition. Man unterscheidet den Ballenhohlfuß vom Klauenhohlfuß (Ausbildung von Klauenzehen).

Ätiologie

Die Hohlfußbildung entwickelt sich nach der Geburt und muss mit neuromuskulären Erkrankungen (myopathischer Hohlfuß) in Zusammenhang gebracht werden oder aber mit Störungen im Bereich der peripheren Nerven (Charcot-Marie-Tooth-Erkrankung) oder traumatischen Läsionen der peripheren Nerven. Die Pes-cavus-Bildung finden wir weiter nach einer Poliomyelitis, Myelomeningozele und Rückenmarktumoren, bei der Friedreich-Ataxie und bei pyramidalen und extrapyramidalen Läsionen. Auch wird die Entstehung des Hohlfußes mit spinalen Entwicklungsstörungen (Spina bifida oculta) ätiologisch in Verbindung gebracht (Schlegel). Genetische Faktoren erlangen Bedeutung, wenn ein häufiges familiäres Betroffensein vorliegt.

Pathogenese

Pathogenetisch stehen Störungen des Muskelgleichgewichts zwischen Fußheber und Peronealmuskeln oder eine Schwäche des M. peroneus brevis und eine Beeinträchtigung der kleinen Fußmuskeln im Vordergrund. Desgleichen ist die Krallenzehenbildung der Großzehe und auch der übrigen Zehen auf eine Störung des Muskelgleichgewichts zurückzuführen.

Klinik und klinische Diagnostik

Bei der Hohlfußbildung handelt es sich um eine häufige Fehlform des Fußes. Zu unterscheiden sind verschiedene Schweregrade der Hohlfußbildung, nämlich der Hohlfuß ohne Varusstellung des Fußes und der Pes cavovarus mit einer Varusstellung des Rückfußes. Letzterer ist häufiger zu beobachten. Im Gegensatz zu den meisten anderen Fußfehlformen entwickelt sich der Hohlfuß in den ersten Lebensjahren. Der Fuß ist insgesamt verplumpt und kurz. Das Längsgewölbe ist erhöht (Abb. 22.28a–c). Den Patienten stört in erster Linie der Schuhdruck dorsal am Fuß. Beim Schuhkauf wird dann vom „hohen Rist" gesprochen. Der Erwachsene klagt vor allem beim *Pes cavovarus* über ein leichtes „Umknicken" nach außen. Fibulare Kapsel-Band-Läsionen sind bei diesen Patienten häufig zu beobachten. Bei stärker ausgeprägter Hohlfußbildung kommt der Patient wegen Fußbeschwerden, die schon im Stehen und dann beim Abrollen des Fußes bestehen, schon früh zur Behandlung (Ballen-, Klauen-, Hackenhohlfuß). Das Gangbild ist unelastisch. Bei Betrachtung der Fußsohle fallen vor allem atypische Schwielenbildungen am I. und V. Metatarsalköpfchen sowie an der Ferse auf. Die Plantaraponeurose ist als derber Strang zu tasten. Im Verlauf der Hohlfußentwicklung kann es zu einer fortschreitenden Kontraktur des M. extensor hallucis longus und der Zehenstrecker kommen, mit nachfolgender Ausbildung von Klauenzehen (Bowstring-Effekt). Wichtige Informationen über die Belastung bei den verschiedenen Formen des Hohlfußes bringt die Pedographie.

Röntgenologisch fällt die Steilstellung der Ferse und die vermehrte Abknickung im Chopart-Gelenk mit einer Deformierung des Os naviculare auf. Relativ früh kann es zur Arthrosis deformans im Chopart-Gelenk kommen.

Therapie

Eine **konservative Behandlung** des Hohlfußes im Kindesalter und auch bei mäßig ausgeprägten Hohlfüßen im Erwachsenenalter ist angezeigt (passives Strecken zur Dehnung der Plantarfaszie und der Fußmuskeln, ggf. subkutane Tenotomie). Die Einlagenversorgung empfiehlt sich im Kindesalter bei der Varusdeformierung (Außenranderhöhung). Desgleichen empfiehlt

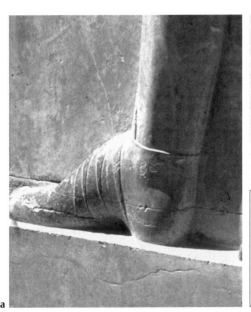
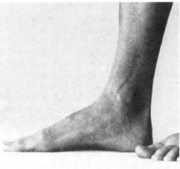
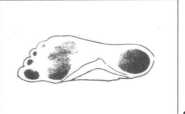

Abb. 22.**28** Hohlfußdeformierung.
a Schon im alten Persien war der Hohlfuß bekannt (Persepolis).
b Klinisches Bild.
c Typisches Podogramm.

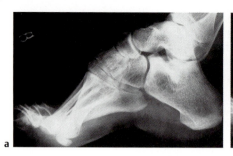
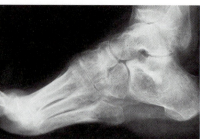

Abb. 22.**29** Hohlfuß vor (**a**) und nach Operation (**b**; Osteotomie im Mittelfuß, das Chopart-Gelenk und das subtalare Gelenk wurden erhalten).

sich die Einlagenversorgung bei Erwachsenen, sobald der Spreizfuß es fordert (Außenranderhöhung und Spreizfußkissen). Insgesamt gesehen sind mit konservativen Maßnahmen ein Großteil der Hohlfußbildungen günstig zu beeinflussen, sodass die Patienten ein Leben lang ohne operative Behandlung bleiben können.

Als **operative Behandlung** ist bei ausgeprägten Hohlfußbildungen und entsprechenden Beschwerden (wie beim Bestehen einer Varusdeformität) eine subtalare Arthrodese angezeigt oder aber eine Kalkaneusosteotomie (laterale Keilentnahme) und eine Mittelfußkeilosteotomie durch die Ossa cuneiformia und durch das Os cuboideum unter Entnahme eines dorsalen Keils. Dadurch kann das Chopart-Gelenk erhalten werden (Abb. 22.**29a, b**). Zu prüfen ist dann noch, ob eine Tenotomie der Plantarfaszie notwendig ist, um eine noch weitere Entlastung des Hohlfußes zu erhalten. Dies ist beim Erwachsenen nur ganz begrenzt noch möglich.

Die Resektion des Chopart-Gelenks soll nur durchgeführt werden, wenn bereits eine Arthrose besteht.

Die operative Rekonstruktion bringt bei einer gezielten Diagnostik und Therapie befriedigende Ergebnisse, sodass die Patienten ohne orthopädische Behelfe uneingeschränkt gehfähig sind.

22.3.8 Spitzfuß

Synonym: Pes equinus.

Definition.
Der Spitzfuß ist im Allgemeinen geprägt durch eine Kontraktur der Fuß- und Zehenbeuger.

Ätiologie

Hauptursache der Spitzfußbildung sind Lähmungen der Extensoren. Man unterscheidet Kontrakturen, wie sie als Folge einer nichtentsprechenden Lagerung der Füße bei längerem Krankheitslager (Apoplex) auftreten, Lähmungsspitzfüße nach peripheren Nervenlähmungen als Folge von Nervenwurzelschädigungen (Bandscheibenvorfälle und Tumoren) sowie Läsionen des N. ischiadicus bzw. isolierte Lähmungen des N. peroneus. Lähmungen nach einer Vorderhornschädigung, wie sie bei der Poliomyelitis vorkommen, sind heute selten zu beobachten. Hinzuweisen bleibt weiter auf den spastischen Spitzfuß z. B. bei der CP (Zerebralparese). Auch findet man noch traumatische Spitzfüße im Anschluss an eine insuffiziente Behandlung von Fuß- und Sprunggelenkfrakturen und den traumatischen Spitzfuß nach verschiedenen Verletzungen.

Klinik und klinische Diagnostik

Beim Spitzfuß ist die Dorsalflexion aufgehoben. Beim Belasten des Fußes berührt die Ferse nicht mehr den Boden. Wird die Fußsohle belastet, so wird das Kniegelenk in Rekurvation gedrängt. Die Spitzfußkontraktur bewirkt eine funktionelle Beinverlängerung. Die scheinbare Beinverlängerung zwingt beim Gehen zur Zirkumduktion (typisch beim Apoplektiker).

Bei längerem Bestehen der Spitzfußkontraktur kommt es zu Kapselschrumpfungen, Subluxationen der Gelenke und zur Arthrosis deformans.

Therapie

Prophylaktisch ist es notwendig, die Entwicklung einer Spitzfußkontraktur zu verhindern, was durch eine entsprechende krankengymnastische Übungs- und Lagerungsbehandlung möglich ist. Entscheidend beim Planen eines operativen Eingriffs ist das Erzielen einer normalen Abrollung beim Laufen.

Eine genaue Muskelanalyse ist erforderlich. Wichtige Hinweise über die morphologischen Veränderungen in den Muskeln können mithilfe der CT und MRT erhalten werden.

Die **operative Behandlung** zur Behebung des Spitzfußes ist durch die Verlängerung der Achillessehne möglich (Z-förmige bzw. horizontale Verlängerung) sowie durch die Sehnenverlängerung nach Vulpius durch Einkerben der Sehne an der Grenze zwischen Muskelbauch und Sehne. Die Z-förmige Verlängerung bringt den Vorteil, dass das Ausmaß der Verlängerung exakt bestimmt werden kann.

Sehr oft ist vor allem beim hochgradigen Lähmungsspitzfuß (Lähmung sämtlicher Fußheber) die Triplearthrodese nicht zu umgehen (Abb. 22.**30a, b**). Entscheidend ist dabei eine ventrale Keilentnahme am Talus und Kalkaneus zur Reduktion des Spitzfußes. Sofern ein funktionstüchtiger M. tibialis posterior vorhanden ist, muss er unbedingt auf den Fußrücken verpflanzt werden.

22.3 Fußfehlformen

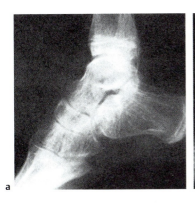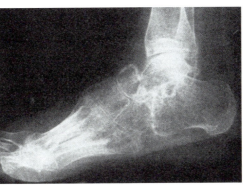

Abb. 22.**30** Lähmungsspitzfuß (**a**), operative Rekonstruktion mit einer Triplearthrodese (**b**; ventraler Keil) und Dorsalverlagerung im Chopart-Gelenk.

Durch die operative Rekonstruktion ist die Herstellung einer Standfläche möglich und sofern eine Muskelverpflanzung möglich ist, das Heben des Fußes oft bis zu 20°.

22.3.9 Spreizfuß

Synonym: Pes transversus, Pes transversoplanus.
Engl.: splay foot.

Definition.
Die Abflachung bzw. der Verlust des Quergewölbes gemeinsam mit der Verbreiterung des Vorfußes, evtl. mit Aufbiegen des I. und V. Strahls, wird als Pes transversus bezeichnet.

Im fortgeschrittenen Stadium kann die Vorfußwölbung sogar plantarkonvex verlaufen. Sofern das Gewölbe manuell noch ausgeglichen werden kann, sprechen wir vom nichtkontrakten Spreizfuß (Pes transversus non contractus). Ist das Gewölbe nicht mehr auszugleichen, wird der Spreizfuß als Pes transversus contractus bezeichnet. Häufig findet sich der Spreizfuß gemeinsam mit einem Senkfuß oder Hohlfuß.

Ätiolopathogenese

Bedeutung erlangen eine Bandschwäche (Bindegewebsschwäche) und im Laufe des Lebens sehr oft eine Überbelastung (Körpergewicht). Im fortgeschrittenen Stadium kann die quere Vorfußwölbung sogar plantarkonvex verlaufen.

F. Lange (1928) führte schon die Entstehung des Spreizfußes auf eine Abflachung und ein Einsinken des Quergewölbes und Tiefertreten der Metatarsalköpfchen zurück. Später weisen Hohmann 1951 und Hackenbroch 1961 auf die Aufbiegung des I. und V. Strahls als Voraussetzung für die Entstehung des Spreizfußes hin.

Klinik und klinische Diagnostik

Sehr oft leiden Patienten mit Spreizfüßen unter Vorfußbeschwerden beim Gehen und Stehen, die beim Nichtbelasten schon wieder verschwinden. Der Fuß ist verbreitert, was dem Patienten sehr oft auffällt.

Sehr oft findet man den Spreizfuß beim Hallux valgus, beim Plattfuß und beim Hohlfuß. Es zeigen sich eine Druckschmerzhaftigkeit und evtl. schon Schwielen unterhalb des II. und III. Metatarsalköpfchens. Eine Metatarsalgie ist durch die Lageveränderung der Metatarsalköpfchen zu erklären. F. Lange sprach 1928 von einem Pes transversoplanus anterior. Im frühen Stadium können durch einen Fingerdruck von unten die Metatarsalköpfchen sogar noch reponiert werden (Pes transversus non contractus). Im Verlaufe der Spreizfußentwicklung folgt schließlich die Kontraktur, wobei die Metatarsalköpfchen in ihrer Fehlstellung weitgehend fixiert sind (Pes transversoplanus contractus). Folge davon sind die Ballenbildung und Hammerzehenbildungen mit Hühneraugen über den Mittelgelenken der Zehen.

Differenzialdiagnostisch denke man beim Bestehen von Spreizfußbeschwerden an Aufbaustörungen (Köhler-Freiberg-Erkrankung), Spontanfrakturen der Metatarsalia und arthrotische Veränderungen vor allem im Großzehengrundgelenk und an Tumoren (Fibrosarkom).

Grundsätzlich ist also beim Bestehen einer Metatarsalgie die radiologische Abbildung vor allem im ventrodorsalen Strahlengang notwendig.

Therapie

Nach erfolgter Diagnostik unter Verwertung des Röntgenbilds ist zunächst eine **konservative Behandlung** zu planen, wobei die Schmerzbeseitigung im Vordergrund steht. Hilfreich kann eine Einlagenversorgung mit Spreizfußpelotte sein. Ist der Spreizfuß bereits kontrakt, so kann eine retrokapitale Abstützung mit Metatarsalsteg erfolgen und ggf. zusätzlich der Belastungsschmerz durch eine Schmetterlingsrolle am Schuh günstig beeinflusst werden. Entscheidend sind örtliche Maßnahmen mit Salbenpackungen und die vorübergehende Verordnung von entzündungshemmenden und schmerzlindernden Medikamenten. Von größter Bedeutung ist die Beratung des Patienten und Aufmunterung, regelmäßige Übungsbehandlungen der Fußmuskulatur durchzuführen, was zunächst mithilfe einer Krankengymnastin, aber dann selbstständig ausgeführt werden muss (Fußmuskelschulung).

Operativ kann, wenn konservative Maßnahmen nicht weiterhelfen, die basisnahe Osteotomie der Metatarsalia, wie sie von Mau und Imhäuser (1939) angegeben wurde, empfohlen werden. Grundsätzlich lässt sich die Osteotomie auch subkapital vornehmen oder aber als Teleskoposteotomie metatarsal, wie sie von Helal und Greiss 1984 angegeben wurden. Die Operation wird meist am Metatarsale II–IV vorgenommen. Die Schrägosteotomie soll von dorsal proximal nach plantar distal verlaufen. Damit ist mit der Osteotomie eine Anhebung des Quergewölbes zu erreichen. Nachfolgend ist eine Gehgipsbehandlung für 4 Wochen notwendig. Auf die Gefahr der Ausbildung einer Pseudarthrose muss hingewiesen werden. Insgesamt gesehen bringt diese Helal-Operation günstige Ergebnisse (80 % nach Angaben von Helal & Greiss 1984).

22.4 Fußdeformitäten

22.4.1 Hallux valgus

Synonyme: Ballen, Schiefzehe.
Engl.: bunion.

Definition.
Beim Hallux valgus handelt es sich um eine komplexe Fußdeformität, bei welcher die Großzehe nach lateral und der 1. Mittelfußstrahl nach medial abweicht. Schließlich bildet das 1. Mittelfußköpfchen mit der nach medial sich anlagernden Exostose den klinisch imponierenden Ballen (Bunion).

Historisches. Alte ägyptische Vasenbilder zeigen bereits Darstellungen des Hallux valgus. Seit Anfang der 17. Jahrhunderts haben vor allem holländische Maler den Hallux valgus abgebildet (Rubens). Diese Zehendeformität wie auch die übrigen Zehenleiden (Hammerzehen mit Clavus) wurden früher häufig durch Quacksalber mit zeremoniellem Aufwand behandelt, was auf Gemälden aus dieser Zeit zu sehen ist. Broka beschrieb 1852 erstmals das Krankheitsbild des Hallux valgus. 1881 hat Reverdin die erste operative Behandlung mit einer subkapitalen Keilosteotomie des Mittelfußstrahls durchgeführt.

Epidemiologie

Das Vorkommen der häufigsten Zehendeformierungen bei den Zivilisationsvölkern wird mit 25–30 % angegeben. Auffallend häufig werden die höheren Altersgruppen betroffen. Dies spricht für die Bedeutung einer Belastungsdeformität bei der Entwicklung des Hallux valgus und weist auf die Bedeutung von modischem Schuhwerk hin. Bevorzugt sind Frauen betroffen in einem Verhältnis 9 : 1.

Ätiologie

Große Bedeutung für die Entstehung eines Hallux valgus als sekundäre Deformität erlangen der Senkspreizfuß bzw. der Knickplattfuß als primäre Deformität. Auf eine anlagemäßig bedingte Bindegewebsschwäche hat bereits Hohmann (1923) hingewiesen.

Mitchell beobachtete bei mehr als 50 % der Patienten eine positive Familienanamnese. Dabei könnte es sich um ein autosomal vererbtes Leiden und zwar mit unvollständiger Penetranz, wie es Johnstone in Erwägung gezogen hat, handeln.

Immer wieder wird auf die Bedeutung des modernen Schuhwerks hingewiesen, was offensichtlich ist, wenn berücksichtigt wird, wie die vorne spitz zulaufende Form der Schuhe die Großzehe in Valgusstellung drängt. Zudem kommt es in Folge hoher Absätze bei jedem Abrollen zu einer beachtlichen Belastung des Vorfußes in Adduktionsstellung.

Von Interesse ist der Bericht von Sim-Fook und Hodgson (1958), die in Hongkong bei den Schuh tragenden Einwohnern eine Häufigkeit des Hallux valgus von 30 % beobachteten und bei Nichtschuhträgern von 1,9 %.

Besonders wichtig sind Beobachtungen aus Japan, die darlegen, dass zwischen 1960 und 1980 sich dort vermehrt der modische Lederschuh durchsetzte. Der Hallux valgus wurde dann sechsmal häufiger gesehen als vorher (Kato & Watanabe 1981).

Pathogenese

Für die Entwicklung des Hallux valgus ist also die Belastungsdeformität mit einer nachfolgenden muskulären Dysbalance von Bedeutung. Schon beim normalen Fuß werden die Streck- und Beugesehnen der Großzehe unter Belastung dezentriert.

Bei einem Senkspreizfuß und auch beim Knickplattfuß besteht ein verminderter Tonus der Zehenbeuger. Dadurch kann die Extension das Übergewicht gewinnen und eine Einstellung der Großzehe nach lateral erwirken, während der erste Mittelfußstrahl nach medial ausweicht. Beim Knickplattfuß kommt es infolge einer Valgusstellung des Rückfußes zu einer Instabilität im Talonavikulargelenk und zum Durchsinken in Abduktion und Pronation des Vorfußes. Dadurch wird eine Verlagerung des Hauptbelastungspunkts auf das 1. Mittelfußköpfchen bewirkt, das nach medial ausweicht und sekundär eine laterale Abweichung der Großzehe nach sich zieht (Hohmann).

Sobald die Abwinklung der Großzehe mehr als 40° beträgt, folgt regelmäßig eine Pronationsstellung der Großzehe. Es kommt zur Plantarverlagerung des M. abductor und dadurch zum Funktionsverlust des Abspreizmuskels. Die langen Großzehenstrecker und -beuger begünstigen zusätzlich die Abwinklung der Großzehe nach lateral (Abb. 22.**31**). Eine Fehlbelastung der Metatarsalköpfchen (Metatarsalgie) und die Ausbildung von Hammerzehen ist die Folge.

22.4 Fußdeformitäten

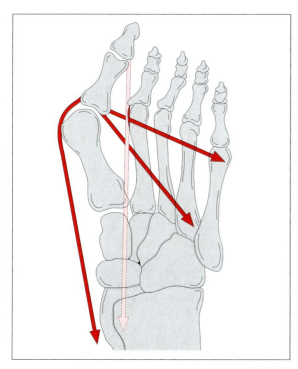

Abb. 22.**31** Entstehung des Hallux valgus, schematische Darstellung. Beachte: Der M. abductor hallucis ist der einzige Abspreizmuskel (ungünstige Position). Bei Zunahme der Valgusstellung wirken dann zusätzlich der M. abductor und M. extensor hallucis longus als valgisierende Muskeln.

Klinik und klinische Diagnostik

Das klinische Bild wird durch den infolge des Schuhdrucks schmerzhaften Ballen geprägt. Weiter wird vom Patienten die kosmetisch auffallende Achsenabweichung der Großzehe nach lateral (Abb. 22.**32a–c**) und eine schmerzhafte Bewegungseinschränkung im Großzehengrundgelenk als störend empfunden. Die Beurteilung des Bewegungsausmaßes im Zehengrundgelenk ist wichtig, normalerweise besteht eine Plantarflexion von etwa 45° und eine Dorsalextension von etwa 35° (45-0-35). Man beachte weiter die Fußform und die Länge der Zehen. Eine lange 2. Zehe kann auch zum Schuhdruck mit Schwielenbildung und Kontraktur Anlass geben.

Gemeinsam mit dem Hallux valgus findet sich sehr oft schon eine Metatarsalgie bei einem bestehenden Senkspreiz- bzw. Senkknickfuß.

Häufig wird durch den Schuhdruck eine Bursitis über der Pseudoexostose am 1. Metatarsalköpfchen hervorgerufen. Die Bursitis kann auf das periartikuläre Gewebe übergreifen und zu Ulzerationen Anlass geben.

Bildgebende Diagnostik

Zur endgültigen Beurteilung vor Behandlungsmaßnahmen konservativer oder operativer Art sind *Röntgenaufnahmen* des Vorfußes unter Belastung im dorsoplantaren Strahlengang vorzunehmen, ebenso eine Seitaufnahme unter Belastung. Der gesamte Vorfuß und Mittelfuß bis zum Chopart-Gelenk muss beurteilbar sein. Diese Röntgenaufnahmen sind Voraussetzung für die Wahl des operativen Eingriffs. Einblicke in die Morphologie und Lageveränderungen der Sesambeine lassen sich in der Tangentialaufnahme darstellen. Auch ist mit dieser Aufnahme das Ausmaß der Rückverlagerung der Sesambeine nach einem operativen Eingriff zu kontrollieren.

Bei der Auswertung der Röntgenbefunde beachte man den **Hallux-valgus-Winkel**, der gebildet wird zwischen der Achse des Metatarsale I und dem Grundglied. Derzeit ist man sich einig, dass eine Winkelbildung von 15–20° und darüber als Hallux-valgus-Bildung zu bezeichnen ist.

Daneben ist es wichtig, den Divergenzwinkel der Achsen der Metatarsalia I und II zu messen. Die Divergenz zwischen Metatarsale I und II wird als Metatarsus primus varus bezeichnet. Beträgt der **Intermetatarsalwinkel** mehr als 15°, so wird im Allgemeinen die operative Korrektur des Metatarsus primus varus mit einer Basisosteotomie empfohlen (Abb. 22.**33**).

Weiter beachte man eine Seitverschiebung des Gelenkkörpers im Grundgelenk sowie den distalen Gelenkflächenwinkel und auch den Metatarsalindex.

Entscheidend für die präoperative Planung ist das Erkennen und die Beurteilung einer beginnenden oder aber schon fortgeschrittenen **Arthrose** im Großzehengrundgelenk. Nicht zuletzt sind davon operativ rekonstruktive Maßnahmen abhängig. Auch im Großzehengrundgelenk findet man die typischen Röntgenzeichen der Arthrosis deformans wie die Sklerose der subchondralen Gelenkkörperbezirke, die Gelenkspaltverschmälerung und die verschiedenen Formen der Osteophytenbildung.

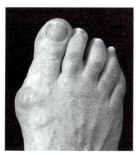
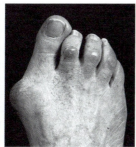
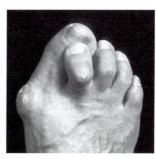

a b c

Abb. 22.**32** Hallux-valgus-Bildung, verschiedene Formen.
a Hallux valgus im frühen Stadium.
b Ausgeprägte Hallux-valgus-Bildung sowie Hammerzehenbildung II und III.
c Hochgradige Hallux-valgus-Bildung. Beachte: Die Großzehe führt zur Dorsalverdrängung der II. Zehe (reitende Zehe).

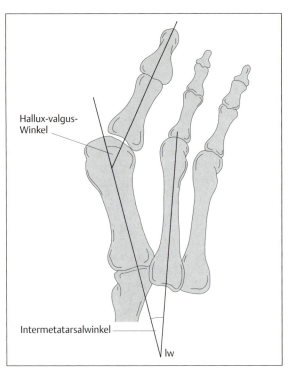

Abb. 22.**33** Hallux-valgus-Winkel zwischen Metatarsale und Grundphalanx I bis 15 bzw. 20° normal. Intermetatarsalwinkel zwischen Längsachse von Metatarsale I und II bis 15° normal.

Unbehandelt führt der Hallux valgus sehr häufig zu erheblichen Beeinträchtigungen beim Gehen und Stehen, zum Schuhdruck und rezidivierenden Schleimbeutelentzündungen (Bunion). Im höheren Alter werden gar nicht selten aufwändige Versorgungen mit orthopädischem Schuhwerk unumgänglich.

Therapie

Konservative Therapie

Schon bei der ersten Untersuchung von Patienten mit einer Hallux-valgus-Bildung ist es notwendig, eine ausreichende Beratung nach einer gründlichen Untersuchung vorzunehmen, da der Patient Vertrauen zum Orthopäden bekommen muss! Nicht selten sind vorher bereits Beratungen mit verschiedenen Empfehlungen vorausgegangen, die zur Verunsicherung des Patienten Anlass geben.

Die Behandlung eines jugendlichen Patienten mit einem Hallux valgus soll, worauf Hohmann 1939 hingewiesen hat, zunächst konservativ erfolgen.

Die Kräftigung der Fußmuskulatur (Abspreizung der Großzehe) unter krankengymnastischer Anleitung ist sinnvoll, wird aber oft nicht konsequent durchgeführt. Wichtig ist eine kritische Schuhwahl. Das Tragen von Einlagen, die ja in moderner Form auch im Sportschuh getragen werden können, ist zu empfehlen. Diese Einlagen müssen am besten nach Abguss fußgerecht hergestellt werden und können noch individuell formend gestaltet werden. Das Anlegen von Nachtschienen ist in Erwägung zu ziehen.

Im weiteren Verlauf wird man den Patienten über die mögliche günstige Beeinflussung bei einer Metatarsalgie mit mittelfußbettenden Einlagen beraten. Beim Vorliegen von Druckstellen am Ballen bringen Ringpolster Erleichterung. Im Bereich der kleinen Zehen sollten Spreizpolster und Zehentrichter Anwendung finden.

Operative Therapie

Gelingt mit konservativen Maßnahmen bei einer entsprechenden Fehlstellung im Großzehengrundgelenk keine entsprechende Besserung und besteht ein ausgeprägter Leidensdruck, so muss der operative Eingriff besprochen werden.

Eine differenzierte Abwägung der operativen Möglichkeiten in den verschiedenen Altersgruppen ist notwendig, darauf haben auch Wülker et al. (1997) hingewiesen. Das Ziel der operativen Behandlung ist es, eine weitgehend normale Form der Zehen und des Fußes wiederherzustellen.

Nur außerordentlich selten wird man mit der Abtragung der Exostose allein (Schede) erfolgreich sein.

Beachte: Dem Patienten muss das operative Vorgehen dargelegt werden und selbstverständlich auch die Erfolgsaussichten. Es muss erörtert werden, ob und wie lange eine postoperative Immobilisation stattfinden muss. Die Operation kann in Allgemein- oder in Regionalanästhesie erfolgen. Die Entscheidung trifft der Patient gemeinsam mit dem Anästhesisten. Eine ambulant durchzuführende operative Behandlung muss ebenfalls mit dem Patienten besprochen und darauf hingewiesen werden, dass postoperative Schwellungen, Wundheilungsstörungen und Infektionen vermehrt vorkommen können.

Vorzuziehen sind im Allgemeinen kurzstationäre Behandlungen, sofern eine entsprechende häusliche Versorgung gewährleistet ist. Anzustreben ist jedoch eine vollstationäre Behandlung für mindestens 10–14 Tage und zwar bis zur Entfernung der Fäden und Fixierungsdrähte.

Grundsätzlich muss beim Jugendlichen und jüngeren Erwachsenen so umfassend wie nur möglich die Wiederherstellung der normalen Anatomie angestrebt werden. Dies ist durch Eingriffe an den Weichteilen allein möglich oder aber zusammen mit Maßnahmen am Knochen: Operation nach McBride in eigener Modifikation als muskeldynamische Stabilisation sowie die Basisosteotomie proximal am Metatarsale I als Eingriff am Knochen.

Eine Rekonstruktion gelingt weiter durch die verschiedenen **subkapitalen Osteotomien** beim Erwachsenen (Hohmann, Kramer, Mitchell, Chevron).

Therapieindikationen im Überblick

Befund	Empfohlenes therapeutisches Vorgehen
Jugendlicher Patient ohne Arthrosis deformans im Großzehengrundgelenk	primär konservative Therapie, Physiotherapie, orthopädietechnische Maßnahmen bei Ausbleiben einer klinischen Besserung und hohem Leidensdruck: modifizierte OP nach McBride mit muskeldynamischer Stabilisierung und ggf. proximaler Basisosteotomie
Erwachsener Patient ohne Arthrosis deformans im Großzehengrundgelenk	modifizierte OP nach McBride mit muskeldynamischer Stabilisierung und ggf. proximaler Basisosteotomie alternativ: subkapitale Osteotomie
Erwachsener Patient mit Arthrosis deformans im Großzehengrundgelenk	modifizierte OP nach Keller-Brandes mit muskeldynamischer Stabilisierung bei erfolgloser OP nach Keller-Brandes: Arthrodese des Großzehengrundgelenks
Hallux interphalangeus	Osteotomie der Grundphalanx

Nach wie vor kommt der **Resektionsarthroplastik** (Sine-sine-Plastik) große Bedeutung zu, ganz besonders beim Vorliegen einer *Arthrose*. Sie kann gleichzeitig mit einer muskeldynamischen Stabilisierung stattfinden (Verpflanzung des M. adductor transossär am Köpfchen des Metatarsale I sowie eine Verpflanzung der Sehne des M. abductor hallucis transossär nach distal und eine Cerclage fibreux). Weiter wurde nachgewiesen, dass sich an der Resektionsstelle am Grundgelenk eine neue Gelenkfläche bildet, die aus Faserknorpel besteht.

Bei der operativen Versorgung des muskulär dekompensierten Vorfußes hat bis jetzt die **muskeldynamische Stabilisierung** keine entsprechende Beachtung erfahren. Dazu bietet sich der Hallux valgus an, solange noch keine Kontraktur und keine Arthrose bestehen. Der M. abductor hallucis und M. adductor hallucis sind für die muskeldynamische Stabilisierung von größter Wichtigkeit.

Eigene Untersuchungen (Appel) haben gezeigt, dass die beiden Köpfe des M. adductor hallucis nicht, wie von McBride 1928 dargestellt, allein an der Basis der Grundphalanx ansetzen, sondern an der Basis der Grundphalanx der Großzehe und immer am lateralen Sesambein.

Danach ergibt sich im Gegensatz zu McBride die Notwendigkeit der Sehnenablösung an der Basis der Grundphalanx und vom lateralen Sesambein. Belassen werden muss der Sehnenansatz des Caput laterale des M. flexor hallucis brevis, der mit dem M. adductor hallucis verwachsen ist und ebenso an der Grundphalanx und am lateralen Sesambein inseriert.

Indikation. Beim Jugendlichen und auch beim Erwachsenen sollte, solange noch keine Arthrosis deformans im Großzehengrundgelenk besteht, die modifizierte Operation nach McBride mit muskeldynamischer Stabilisierung und evtl. Basisosteotomie am Metatarsale I durchgeführt werden. Der Metatarsophalangealwinkel darf nicht mehr als 40° und der Intermetatarsalwinkel nicht mehr als 15° betragen. Die modifizierte Operation nach McBride ist unseres Erachtens mit weniger Komplikationen behaftet als die subkapitale Osteotomie, des Weiteren kann der operierte Fuß frühzeitig belastet werden.

Modifizierte Operation nach McBride

Operationstechnik. Nach eigener Modifikation, Exostosenabtragung und ggf. Basisosteotomie am Metatarsale I bogenförmig (Abb. 22.**34a–c**).

Über einen medialseitig gelegenen Hautschnitt wird direkt (ohne Präparation) oberhalb der Abduktorsehne auf den Knochen eingegangen und die Sehne des M. abductor an der Basis der Grundphalanx abgelöst. Eine Gelenköffnung soll nicht stattfinden. Darstellen des Sulcus, der die Grenze zwischen Gelenkoberfläche und Pseudoexostose darstellt, und Abtragen der Exostose bis zur Diaphyse des Metatarsale I.

Anschließend Eingehen über einen dorsalen Hautschnitt in den interdigitalen Raum. Stumpfes Vorgehen mit der Schere bis zur Sehne des M. adductor hallucis und Loslösen der Adduktorsehne von der Basis der Grundphalanx und dem lateralen Sesambein. Die meist mehr als 1 cm lange Adduktorsehne wird im mittleren Bereich angeschlungen. Über 2 Bohrlöcher (dünner Kirschner-Draht) werden die Nähte durch das Metatarsalköpfchen nach medial gezogen und dort unter Zug verknotet. Weiter muss eine komplette Spaltung der lateralen Kapsel an der Basis der Grundphalanx erfolgen (Gefäßschonung!). Ohne diese Spaltung ist die Korrektur nicht möglich. Temporäre Kirschner-Drahtspickung am besten mit 2 Drähten. Medial wird jetzt die Sehne des M. abductor nach distal verlagert und subperiostal verankert. Kapseldoppelung (Cerclage fibreux).

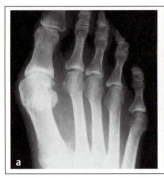
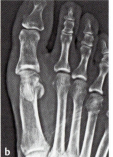
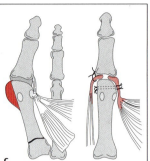

Abb. 22.**34** OP nach McBride in eigener Modifikation.
a 42-jährige Patientin vor OP.
b Kontrolle nach 8 Jahren, schmerzfrei, frei beweglich, keine Arthrose.
c Schematische Darstellung der OP nach McBride.

Die **Basisosteotomie** am Metatarsale I wird meist von einem eigenen dorsomedial gelegenen Hautschnitt durchgeführt. Die Osteotomie kann aufklappend erfolgen (Verhinderung der Metatarsale-I-Verkürzung) oder aber bogenförmig bzw. als Pendelosteotomie, wie es M. Lange empfohlen hat. Diese Osteotomie ist relativ stabil mit 2 Kirschner-Drähten zu versorgen.

Die abgetragene Exostose kann bei der aufklappenden Osteotomie in den bestehenden Spalt eingebolzt werden.

Nachbehandlung. Die transossären Fixierungsdrähte der Basisosteotomie sollen 6 Wochen bleiben. Die transossären Drähte im Großzehengrundgelenk werden nach 2 Wochen entfernt. Nach der Drahtentfernung ist eine intensive Physiotherapie zur Funktionssteigerung der Fußmuskulatur notwendig (Fußmuskelschule). Am besten erfolgt die Physiotherapie zunächst stationär und nachfolgend ambulant von besonders geschulten Physiotherapeuten. Im Übrigen ist die konsequente Nachbehandlung für den Erfolg der operativen Behandlung unumgänglich notwendig.

Nach Durchbau der Osteotomie, der regelmäßig nach Ablauf der 6. Woche erfolgt ist und bei einer entsprechend muskulären Leistungsfähigkeit (Abduktion der Großzehe, Beugung und Streckung) ist der Patient arbeitsfähig und im Allgemeinen sportfähig.

Die Erfahrungen zeigen, dass damit mit großer Zuverlässigkeit eine Reduktion des Hallux-valgus-Winkels erreicht werden kann und zwar auf Werte unter 15°.

90 % der Patienten waren mit dem Eingriff, wie unsere Nachuntersuchungen ergaben, zufrieden.

Ergebnisse. In einer Studie (Schittich 2000) am eigenen Krankengut zwischen 1986 und 1996 sind 66 Patienten mit 112 Füßen – im Durchschnitt 5 Jahre nach der Operation – beurteilt worden. 88 % der Patienten waren sehr zufrieden oder zufrieden und 12 % waren nicht zufrieden. An postoperativen Komplikationen zeigte sich zweimal eine Kopfnekrose und zweimal eine Hallux-varus-Bildung um 5°. Eine Reoperation war nicht erforderlich. Unsere Erkenntnisse zeigen, dass Patienten bis zum 40. Lebensjahr ohne Arthrose im Großzehengrundgelenk und mit einem Halluxwinkel bis zu 30°, maximal 40° und einem Metatarsalwinkel von 15° (evtl. mit Basisosteotomie) erfolgreich behandelt werden können.

Der Patient muss allerdings gewillt sein, bei dieser gelenkerhaltenden Operation postoperativ ein intensives Muskeltraining und auch später ein stetiges Muskeltraining vorzunehmen!

Subkapitale Osteotomie

Indikation. Distale, subkapitale Osteotomien werden bei der Behandlung des Hallux valgus in den letzten Jahrzehnten vermehrt in Anwendung gebracht. Inwieweit subkapitale Osteotomien in den verschiedenen Formen zuverlässige Ergebnisse bringen, bedarf nach wie vor einer kritischen Auswertung. Grundsätzlich haben alle subkapitalen Osteotomien das gleiche Ziel, nämlich die Verschiebung und Umstellung des Metatarsalköpfchens, wobei der Hallux-valgus-Winkel bis zu 30° und der Intermetatarsalwinkel bis 15° (ohne Pronation) betragen soll.

Im Übrigen hat Hohmann 1923 über die subkapitale Osteotmie berichtet, sie als retrokapitale Osteotomie bezeichnet und darauf hingewiesen, dass es sich um eine physiologische Behandlungsmethode beim Hallux valgus handelt im Gegensatz zur Resektionsarthroplastik. Die Hohmann-Osteotomie ist jetzt wieder mehr in den Vordergrund gerückt, seit sie mit einer Zugschaube relativ stabil versorgt werden kann. Bedacht werden muss jedoch die Möglichkeit der Verkürzung des Metatarsale, die bis zu 5 mm betragen kann.

Auf Komplikationsmöglichkeiten wie die avaskuläre Nekrose des Metatarsale-I-Köpfchens ist hinzuweisen. Anfangs wurde von Meier und Kenzora 1985 bei der Chevron-Osteotomie die Nekrosehäufigkeit mit 20 % angegeben. Zwischenzeitlich ist diese Komplikation seltener geworden. Nach wie vor ist aber die Gefahr der Osteonekrose des Metatarsalköpfchens beachtenswert, da die Gefäßversorgung labil ist und bei der Osteotomie eine Beeinträchtigung der Blutversorgung eintreten kann.

Jones et al. (1995) zeigten an Präparaten nach Gefäßinjektionen die Lokalisation der Schädigungsmöglichkeiten auf und weisen auf eine relativ sichere Zone hin, die sich von der proximalen Metaphyse nach dem Kapselansatz bis in die Diaphyse erstreckt. Des Weiteren ist die Ablösung der Gelenkkapsel distal basisnahe am Metatarsalköpfchen durchzuführen.

Bei Berücksichtigung einer veränderten Operationstechnik (Johnson) kann die Chevron-Osteotomie zudem mit 1 Zugschraube relativ stabil versorgt werden und die weitere Komplikation einer Pseudarthrose günstig beeinflussen.

Bei der Mitchell-Osteotomie hat sich durch die Kirschner-Drahtfixierung eine Verbesserung der Stabilisierung ergeben. Bei der Kramer-Osteotomie ist nur eine bedingte Stabilisierung zu erhalten, weshalb es zum Abkippen des Köpfchens und Pseudarthrosenbildung kommen kann. Aseptische Nekrosen kamen bei 169 Operationen 7-mal vor (Kramer).

Chevron-Osteotomie

Besondere Bedeutung erlangt jetzt die Chevron-Osteotomie und zwar in der Modifikation von Johnson (1994).

Operationstechnik. Nach Darstellung der Pseudoexostose wird zunächst der dorsomediale Anteil des 1. Metatarsale dargestellt (Schraubeneinbringung). Die Osteotomie beginnt rechtwinklig etwa proximal der Gelenkfläche des Metatarsalköpfchens und reicht bis zum Zentrum des Metatarsalköpfchens. Von dort aus beginnt auch der plantare Knochenschnitt, der bis in die Metaphyse und evtl. bis zur Diaphyse reichen kann, um für die Osteosynthese bessere Voraussetzungen zu erhalten. Danach wird das Kopffragment 5–7 mm nach lateral verschoben und zwar durch Zug mit einer Knochenfasszange am Schaft des Metatarsale. Die Osteosynthese erfolgt mit einer 16–18 mm langen Kleinfragmentspongiosaschraube und zwar als Zugschraube, die von dorsal her etwa 4 mm von der Osteotomie entfernt eingebracht werden muss. Zu beachten ist dabei, dass das Bohrloch etwa 10° nach lateral gerichtet wird, um den plantaren Schenkel entsprechend für eine relativ stabile Osteosynthese – die anfangs allerdings nicht belastungsstabil ist – zu bekommen. Vorstehende Teile der Metaphyse werden abgetragen (Abb. 22.**35a, b**).

Hattrup und Johnson (1985) fanden bei Nachuntersuchung bei Patienten, die nach der alten Methode operiert wurden – die Operation lag zwischen 12 und 76 Monaten zurück –, dass 79% zufrieden waren. Eine Unzufriedenheit wurde vor allem bei älteren Patienten bemerkt sowie Rezidive, die auf technische Probleme bei der Operation zurückzuführen waren.

Nachbehandlung. Bei der Nachbehandlung ist es ggf. bei der fehlenden stabilen Osteosynthese notwendig, einen Kunststoffgipsverband anzulegen oder aber einen speziellen Schuh mit harter Sohle zu tragen, damit der Vorfuß nicht belastet wird. 6 Wochen nach der Operation soll die Osteotomie stabil verheilt sein, damit dann mit der Belastung, am besten mit einer Einlage versorgt, begonnen werden kann.

Entscheidend für den Erfolg ist eine konsequente muskuläre Übungsbehandlung, die vielfach nicht in entsprechender Weise wahrgenommen wird. Die volle Belastung ist erst möglich, wenn die Osteotomien durchgebaut sind, die Gelenkbeweglichkeit nicht mehr wesentlich eingeschränkt und die Muskelkraft vor allem des M. abductor hallucis für eine dynamische Stabilisierung des Gelenks erreicht ist. Dies ist frühestens nach 6, meist aber erst nach 8 Wochen der Fall. Zu diesem Zeitpunkt besteht dann eine volle Arbeitsfähigkeit und meist auch schon Sportfähigkeit.

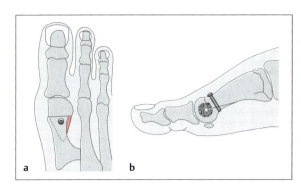

Abb. 22.**35a, b** Subkapitale Osteotomie. Schematische Darstellung der Chevron-Osteotomie.

Osteotomie der Grundphalanx

Die Osteotomie der Grundphalanx an der Großzehe empfiehlt sich beim Hallux interphalangeus. Die Basisosteotomie der Grundphalanx ist ferner angezeigt, wenn die Deformität am Grundglied der Großzehe den Hallux valgus bedingt. Das Ausmaß der Deformität wird mit einem Winkel zwischen den Tangenten der proximalen und distalen Gelenkfläche der Grundphalanx gemessen oder aber es wird der proximale Gelenkflächenwinkel zwischen der Schaftachse der Grundphalanx und der proximalen Gelenkfläche bestimmt.

Operationstechnik. Nach Festlegung des Abweichungsgrades folgt über einen medialen Hautschnitt die Keilosteotomie an der Basis des Grundglieds (Gutzeit; Akin). Im Allgemeinen wird ein Keil von 15° entnommen. Gleichzeitig kann auch eine Verkürzungsosteotomie durchgeführt werden. Die Fixierung erfolgt mit Kirschner-Drähten. Eine Exostosenabtragung am Metatarsalköpfchen und die Kapselverlagerung kann notwendig werden.

Operation nach Keller-Brandes.

In eigener Modifikation mit muskeldynamischer Stabilisierung.

Indikation. Beim Bestehen eines Hallux valgus mit einer schmerzhaften Teileinsteifung des Großzehengrundgelenks bei einer Arthrosis deformans ist die Gelenkplastik angezeigt. Die Teilresektion des Großzehengrundgelenks und nachfolgende Interpositionsplastik kann einmal durch Resektion am proximalen Ende der Grundphalanx, wie es von Keller 1904 und Brandes 1926 angegeben wurde, vorgenommen werden oder aber durch eine Teilresektion des Metatarsalköpfchens nach Hueter und Mayo. Die *Hueter-Mayo-Operation* habe ich in den letzten 30 Jahren nicht mehr durchgeführt. Mit der Resektion des proximalen Grundgliedanteils können die besseren Ergebnisse erzielt werden. Bei der Resektion des Köpfchens nach Hueter-Mayo traten zum Teil schwer beeinflussbare Belastungsbeschwerden auf, die bei der Resektion der Basis nicht zu beobachten sind. Sehr oft können wir mit der Keller-Brandes-Operation eine Verschmälerung des Fußes erreichen, ganz besonders seit mehr als 10 Jahren, als wir auch bei Patienten im fortgeschrittenen Alter Wert auf eine muskeldynamische

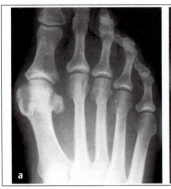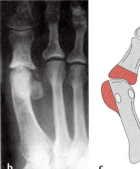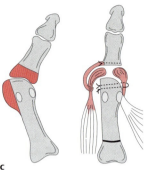

Abb. 22.**36** Keller-Brandes-Operation nach eigener Modifikation.
a 48-jährige Patientin vor Operation.
b 8 Jahre danach.
c Schematische Darstellung der Osteotomie.

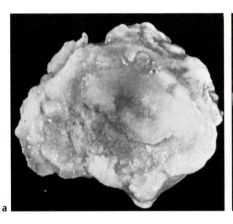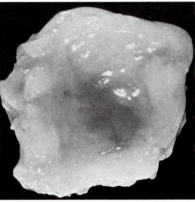

Abb. 22.**37** Keller-Brandes-Operation.
a Proximale Gelenkfläche eines Resektats bei der Keller-Brandes-Operation. Beachte: ausgedehnte Zerstörungen des Gelenkknorpels.
b Resektat der Gelenkfläche 4 Jahre nach einer Keller-Brandes-Operation. Beachte: Es hat sich eine von Knorpel bedeckte Gelenkfläche gebildet.

Stabilisierung legten (Abb. 22.**36a–c**). Ggf. muss aber eine Basisosteotomie vorgenommen werden (s. Abb. 22.**38**), wobei die Osteotomie mit Kirschner-Drähten oder aber mit einer Kleinfragmentplatte stabilisiert wird. Von Interesse ist, dass sich nach der Basisresektion am verbliebenen Metatarsale eine Knorpelplatte aus hyalinem Knorpel entwickeln kann (Abb. 22.**37a, b**). Zur Orientierung ist daneben eine durch arthrotische Veränderungen zerstörte Gelenkfläche abgebildet.

Operationstechnik. Über einen plantarkonvexen medialen Hautschnitt (dorsal geführte Hautschnitte müssen aus kosmetischen Gründen unbedingt vermieden werden!) wird die Exostose und das Großzehengrundgelenk freigelegt (keine schichtweise Präparation wegen der Gefahr von Hautnekrosen). Die Resektion von einem Drittel bis zur Hälfte der Grundphalanx wird unter Schutz der Flexorensehne vorgenommen. Ausnahmsweise werden 2 Drittel vor allem bei Rezidiveingriffen reseziert. Nachfolgend wird die Exostose abgetragen. Es folgt die Präparation der abgelösten Adduktorsehne einschließlich der Ablösung der Sehne vom Sesambein. Die Adduktorsehne wird in der Mitte mit einem resorbierbaren Faden angeschlungen und die Fäden werden transossär durch das Köpfchen geführt und medial unter Zug geknotet. Dabei kann der distale Rest der Adduktorsehne als Interpositum lateral im neu gebildeten Großzehengrundgelenk dienen. Die Stabilisierung erfolgt mit 1 Kirschner-Draht. Beim Vorliegen einer Osteoporose empfiehlt es sich, einen 2. Kirschner-Draht einzubringen (Rotationssicherung). Diese Drähte werden nach 2 Wochen entfernt. Nachfolgend Abtragen der Exostose, Glättung und Fixierung der abgelösten Abduktorsehne unter Distalverlagerung und Interpositumbildung. Manchmal ist die Fixierung der Abduktorsehne über einen kleinen Bohrkanal an der medialen Resektionsstelle der Grundphalanx notwendig.

Nachbehandlung. Postoperativ kann der Patient eine Fersenbelastung durchführen, also ohne Abrollen (Bruchgefahr des Kirschner-Drahts).

Frühestens nach 2 Wochen wird der Kirschner-Draht entfernt und nachfolgend eine intensive krankengymnastische Übungsbehandlung und zwar nach den Vorstellungen unserer Fußmuskelschule eingeleitet. Bei der postoperativen Übungsbehandlung ist größter Wert auf die Abspreizung der Großzehe (Kräftigung des M. abductor) zu legen. Diese Fußmuskelschulung sollte wenn möglich zumindest für 8 Tage stationär durchgeführt werden. Nachfolgend muss dafür gesorgt werden, dass diese Muskelübungen vom Patienten selbst unter Mithilfe einer orientierten Krankengymnastin vorgenommen werden.

Grundsätzlich sollte eine Versorgung mit Einlagen vorgenommen werden, die passgerecht erfolgen muss (Korrekturversuch durch eine Metatarsalpelotte).

Arbeits- und Sportfähigkeit: 4 Wochen nach der Operation, spätestens aber nach 6 Wochen muss der Fuß Muskelstabilität aufweisen und die aktive Beweglichkeit des Großzehengrundgelenks 20-0-20° betragen. Sämtliche sportliche Betätigungen sind nun möglich. Skifahren kann bereits 3 Wochen postoperativ erlaubt werden.

22.4 Fußdeformitäten

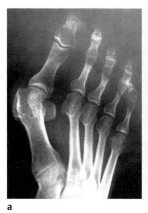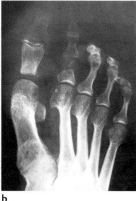

Abb. 22.**38** Hallux valgus (58-jährige Patientin) vor (**a**) und nach (**b**) Keller-Brandes-OP und Basisosteotomie (bogenförmig).

Als weitere operative Verfahren sind bei einer *ausgeprägten Spreizfußbildung* die **Basisosteotomie** des Metatarsale und beim Vorliegen von Zehendeformitäten die Korrekturen der Hammerzehen nach der Methode von Hohmann zu empfehlen (Abb. 22.**38a, b**). Nur ganz selten ist die Resektion der Basis oder Grundphalanx nach Gocht angezeigt.

Gelegentlich empfiehlt sich nach nichtgeglückten operativen Eingriffen, die **Versteifung des Großzehengrundgelenks** durchzuführen. Sie wird heute unter Einbringung einer Platte durchgeführt, wobei mit einer stabilen Versorgung evtl. unter Verlängerung (Einbringen eines Knochenspans) zufriedenstellende Ergebnisse erreicht werden können. Wichtig ist dabei, die Stellung der Großzehe zu beachten (5° Abduktion und 5–10° Dorsalflexion).

Ergebnisse. Nach einer operativen Behandlung klassisch nach der Methode Brandes waren 93% nach durchschnittlich 17 Jahren mit dem Ergebnis noch zufrieden, wie eigene Nachuntersuchungen von 100 Patienten in der Dortmunder Klinik ergaben, die noch von Brandes operiert wurden (Hipp et al.). Der Rest klagte noch über Schmerzen im Großzehengrundgelenk. Eine neue Statistik von Fellbaum und Zollinger (1998) über 100 Patienten, deren Brandes-Operation im Durchschnitt 17 Jahre zurücklag, zeigten zu 80,3% eine volle Zufriedenheit, 96% waren vollkommen schmerzfrei, 90% würden den Eingriff wiederholen lassen. Diese Ergebnisse stammen von Patienten, die 60 Jahre alt waren, einen Hallux-valgus-Winkel von mehr als 30° aufwiesen und über eine schmerzhafte Arthrose klagten. Bei diesen Patienten wurde die Basis des Metatarsale I zu einem Drittel reseziert und die M.-extensor-hallucis-Sehne um 1 cm im Durchschnitt verlängert. Operativ wurde nach alter Gepflogenheit ein Gipsstiefel angelegt und die Extension über einen Bügel am Gips vorgenommen.

Eine Studie (Schier 2001) über das eigene Krankengut von 60 Patienten mit 95 Füßen, die zwischen 1986 und 1990 operiert wurden, waren 8,3% männlichen und 91,7% weiblichen Geschlechts. Das Durchschnittsalter betrug 60 Jahre.

Es zeigte sich, dass 80% der Patienten schmerzfrei waren (also eine signifikante Verbesserung der Schmerzsymptomatik). 87% würden den Eingriff mit derselben Methode nochmals durchführen lassen. Bei 66,7% bestand keine Funktionsstörung, bei 21,7% erreichte man eine wesentliche Besserung, wohingegen 12% keine Funktionsverbesserung angaben.

50% der Patienten hatten bei der Schuhwahl keine Probleme. Mit dem Alignement waren 83% zufrieden. Der Halluxwinkel von durchschnittlich 33° konnte auf 10° verbessert werden, also eine Korrektur von 55%, nur bei 4 Patienten bestand eine Transfermetatarsalgie. Diese günstigen Ergebnisse führen wir auf die operative muskeldynamische Stabilisierung (Adduktorverpflanzung und Abduktorraffung) und auf nachfolgendes intensives Muskeltraining zurück.

Mit einer veränderten Technik (Verringerung des Resektionsausmaßes am Grundglied) und mit einer muskeldynamischen Stabilisierung konnten also die Behandlungsergebnisse verbessert werden. Hinzuweisen bleibt weiter auf die Erkenntnis, dass es an der Resektionsstelle des Grundglieds zur Bildung eines Faserknorpels kommt. Diese aus Faserknorpel bestehende Gelenkfläche zeigt eine beachtliche Leistungsfähigkeit (s. Abb. 22.**37**).

Komplikationen

Bei der Operation kann es zur teilweisen oder auch vollkommenen **Durchtrennung der langen Zehenbeugersehne** kommen. Sie muss unverzüglich mit einer Sehnennaht angegangen werden.

Bei 0,2% der Patienten sahen wir einen **Bruch des Fixierungsdrahts** im Gelenk, was ursächlich auf ein sofortiges Abrollen nach der Operation zurückzuführen war. Nach Entfernen des peripheren Drahtanteils bestanden keine Beschwerden mehr. Der im Metatarsalköpfchen gelegene Drahtanteil wurde jeweils belassen.

Spontanfrakturen als Ermüdungsbrüche im Bereich des 2. und 3. Mittelfußknochens sind selten (0,2% der Patienten). Ursächlich sind diese Frakturen auf die veränderte statische Belastung der Metatarsalia zurückzuführen. Regelmäßig treten erst Monate nach der Operation zunehmende Mittelfußschmerzen und auch Schwellungen auf, die sehr oft zunächst nicht bewertet werden. Erst einige Wochen später lassen sich dann Frakturen und später Kallusbildungen nach stattgehabter Fraktur erkennen. Diese Spontanfrakturen heilen meist ohne besondere Maßnahmen. Nur gelegentlich, sofern starke Schmerzen bestehen, ist es angezeigt, einen Unterschenkelgips (Kunststoff) für 2–3 Wochen anzulegen und dann eine Einlagenversorgung unter besonderer Berücksichtigung der Entlastung des Fußes durchzuführen.

Eine **Hallux-varus-Bildung** kann sich vor allem nach muskeldynamischen Stabilisierungen entwickeln. Eine nichtkontrakte Hallux-varus-Bildung wird bis zu 5°

vom Patienten oft toleriert. Operativ kann die Reinsertion des M. adductor an der Basis des Grundglieds durchgeführt werden oder die Verpflanzung einer distalen M.-extensor-hallucis-Sehnenhälfte an die Medialseite des Grundglieds. Hinzuweisen ist auf die Möglichkeit der Arthrodese im Großzehengrundgelenk als ultima ratio.

Insgesamt gesehen bereitet die operative Versorgung bei Fehlergebnissen, die mit Nachresektionen oder einem Verfahrenswechsel die Leistungsfähigkeit des Fußes zu verbessern versucht, oft größte Schwierigkeiten. Als Ursache der Fehlergebnisse bleiben nichtentsprechende Indikationen der Operationsverfahren oder technische Inkonsequenzen anzuführen, desgleichen postoperativ nicht konsequent durchgeführte Übungsbehandlungen.

22.4.2 Hallux rigidus

Engl.: stiff big toe, dorsal bunion.

Definition.
Beim Krankheitsbild des Hallux rigidus steht eine schon bald nach Abschluss des Wachstums beginnende, progrediente ein- oder beidseitige Versteifung des Großzehengrundgelenks im Vordergrund. Bevorzugt betroffen ist das männliche Geschlecht.

Ätiopathogenese

Der Hallux rigidus findet sich häufig schon bei jugendlichen Patienten mit angeborener Gelenkkörperdeformität bzw. Dysplasie der Gelenkkörper oder bei einer Osteochondrosis dissecans (Goodfellow 1966) als Folge einer begrenzten avaskulären Knochennekrose kranial am Metatarsalköpfchen. Angegeben wird vom Patienten immer wieder ein Trauma im Großzehengrundgelenk (Fußballspiel) als Ursache der Knorpel-Knochen-Schädigung. Dies ist jeweils unter großem Vorbehalt zu verwerten. Bonney und Macnabe fanden positive Familienanamnesen bei 50 % der Patienten, die bereits vor dem 20. Lebensjahr unter Beschwerden litten. Nur 10 % der Patienten zeigten erst nach dem 20. Lebensjahr Symptome. Mikroskopisch zeigt sich ein vollkommener Knorpelabrieb im dorsalen Anteil des Großzehengrundgelenks (Abb. 22.**39a, b**).

Klinik und klinische Diagnostik

Zunächst stehen Schmerzen beim Abrollen und die Bewegungsbehinderung der Dorsalflexion im Vordergrund. Rötungen und Schwellungen können folgen. Später entwickelt sich am Metatarsalköpfchen dorsal ein Osteophyt (dorsal bunion), der im Laufe von Jahren zur Fixierung der Großzehe in Plantarflexion Anlass geben kann.

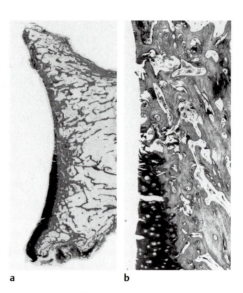

Abb. 22.**39** Hallux rigidus.
a Resektat des proximalen Gelenkanteils. Beachte: vollkommener Knorpelabrieb im oberen Gelenkanteil, wohingegen im unteren Anteil noch Knorpel vorhanden ist.
b Histologische Darstellung in Lupenvergrößerung.

Radiologisch zeigt sich sehr bald die ossäre Reaktion im dorsalen Gelenkanteil, später die Verschmälerung des Gelenkspalts bis zur Panarthrose des Großzehengrundgelenks (Abb. 22.**40a, b**). Im frühen Stadium der Erkrankung kann ein Kernspintomogramm oft weiterhelfen, um einen Nekroseherd zu lokalisieren und die Umbauvorgänge zu beurteilen.

Differenzialdiagnostisch muss beim Auftreten von Reizerscheinungen im Großzehengrundgelenk des Erwachsenen vor allem an eine Gicht gedacht werden. Der Gichtanfall tritt jedoch stets akut auf!

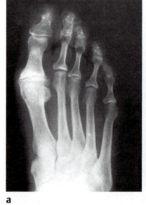 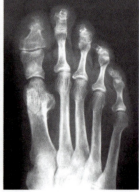

Abb. 22.**40** Hallux rigidus.
a 45-jährige Patientin mit Hallux rigidus im fortgeschrittenen Stadium.
b Zustand 8 Jahre nach Keller-Brandes-OP. Beachte: Gelenkspaltbildung, Beweglichkeit 20-0-20.

Therapie

Konservativ bringt eine Einlage mit einer Rigidusfeder Erleichterung beim Abrollen.

Operativ kann beim jugendlichen Patienten eine **dorsale subkapitale Cheilektomie** gleichzeitig mit dem Abtragen der Exostose die Dorsalflexion zumindest vorübergehend verbessern.

Eigene Erfahrungen zeigen, dass nur eine Resektion der Basis des Grundglieds (**Keller-Brandes-Operation**) und die sorgfältige Abtragung der Exostosen am Metatarsalköpfchen Aussicht auf ein bewegliches Gelenk bringt (s. Abb. 22.**40**). Die Basis der Grundphalanx muss im Allgemeinen zumindest bis zur Hälfte reseziert und versucht werden, ein Interpositum zu gestalten, was bei der atrophischen Gelenkkapsel schwierig ist.

Bei der **Resektionsplastik** kommt es zu einer Gelenkflächenbildung an der Resektionsfläche der Grundphalanx, ähnlich wie bei der Hallux-valgus-Operation, und zwar mit Faserknorpel. Diese Knorpelflächenbildungen lassen eine beachtliche Leistungsfähigkeit erwarten.

Die **Arthrodese des Großzehengrundgelenks** sollte nur ausnahmsweise durchgeführt werden, so nach einem Versagen der Keller-Brandes-Arthroplastik. Bei der Arthrodese kann dann ggf. sogar eine Verlängerung erreicht werden.

Ergebnisse

Kontrolluntersuchungen bei 30 Patienten, die nach mehr als 5 Jahre nach der Operation vorgenommen wurden, zeigten, dass 27 Patienten mit dem Operationsergebnis zufrieden waren und eine Gelenkbeweglichkeit im Großzehengrundgelenk von mindestens 20-0-20° aufwiesen.

22.4.3 Hallux malleus

Synonym: Klauengroßzehe, Hallux flexus.
Engl.: Hallux malleus, hammer toe, claw toe.

Definition.
Man versteht unter dem Hallux malleus eine erworbene Beugekontraktur im Endgelenk der Großzehe und eine Extensionskontraktur des Grundgelenks als besondere Form einer Hammerzehenbildung, bedingt durch die Zweigliedrigkeit der Großzehe und einen unterschiedlichen Ansatz der Flexorensehne.

Ätiopathogenese

Als erworbene Deformität findet man den Hallux malleus beim idiopathischen Hohlfuß als Folge einer Kinderlähmung, beim Friedreich-Fuß und auch bei spastischen Lähmungen.

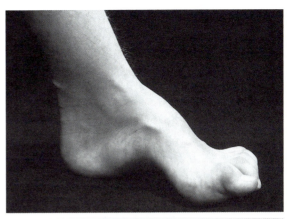

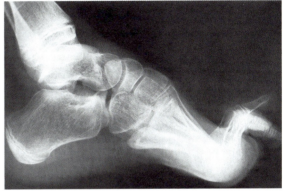

Abb. 22.**41** Hallux malleus, klinisches und röntgenologisches Bild.

Klinik und klinische Diagnostik

Beschwerden bereitet der Hallux malleus infolge eines Drucks beim Tragen von Schuhen (Schwielenbildung über dem Endgelenk und auch an der Zehenkuppe).

Das Grundglied ist beim Hallux malleus überstreckt, das Endglied gebeugt (Abb. 22.**41**).

Therapie

Solange noch keine Kontrakturen bestehen, kann im Wachstumsalter eine **konservative Behandlung** erfolgen. Konservative redressierende Maßnahmen (Quengelverband) sind gelegentlich sinnvoll. Krankengymnastisch muss eine intensive aktive und passive Bewegungstherapie stattfinden.

Operativ kann nach Wachstumsabschluss die Basisresektion am Grundglied (OP nach Gocht) durchgeführt werden. Handelt es sich um einen lähmungsbedingten Hallux, so empfiehlt sich die Arthrodese im Endgelenk und die Verpflanzung der Strecksehne auf das Metatarsale I (Abb. 22.**42**).

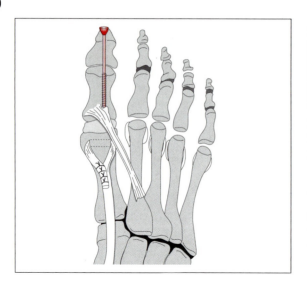

Abb. 22.**42** OP nach Jones, schematische Darstellung.

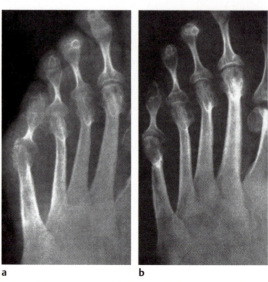

Abb. 22.**43** Bunionette, 35-jährige Patientin (**a**); subkapitale Osteotomie (**b**).

22.4.4 Hallux varus

Als Hallux varus bezeichnet man eine seitliche Abknickung der Großzehe im Grundgelenk nach medial als Fehlbildung oder sekundär als Komplikation bei operativen Eingriffen.

Therapie

Die operativen Korrekturen sind bei Fehlstellungen von mehr als 5° notwendig. Zunächst können Weichteileingriffe versucht werden (Spaltung der Kapsel des Großzehengrundgelenks und Abduktorsehnenverlängerung und die Verpflanzung einer Hälfte der M.-extensor-hallucis-longus-Sehne an die Basis des Grundglieds). Als ultima ratio empfiehlt sich die Arthrodese.

22.4.5 Bunionette

Engl.: tailors bunion.

Definition.
Bei der Bunionette handelt es sich um eine schmerzhafte Vorfußdeformität im V. Metatarsophalangealgelenk. Lelievre prägte 1967 den Begriff und brachte die Bunionette mit der örtlichen Drucküberlastung beim Schneidersitz ursächlich in Zusammenhang.

Klinik und klinische Diagnostik

Druckbeschwerden über dem Metatarsalköpfchen durch Schuhdruck mit Schwielenbildung beherrschen das klinische Bild. Akut können entzündliche Reizerscheinungen auftreten (Bursitis).
Radiologisch sieht man den vergrößerten Intermetatarsalwinkel zwischen dem IV. und V. Strahl, mehr als 15° sind als krankhaft zu betrachten (Abb. 22.**43a**).

Therapie

Therapeutisch kommen zunächst als **konservative Maßnahmen** eine Einlagenversorgung, Schuhzurichtungen und örtliche Maßnahmen zur Schmerz- und Entzündungsbehandlung infrage.

Beim Bestehen einer Bunionette kann jedoch im Allgemeinen nur der operative Eingriff Aussicht auf Erfolg bringen.

Operativ empfiehlt sich die Exostosenabtragung nach Schede, ähnlich wie beim Hallux valgus gemeinsam mit der subkapitalen Osteotomie mit Verschiebung des Köpfchens nach medial (Abb. 22.**43b**). Diese Methode hat sich vielfach bewährt.

Anwendung finden kann auch die Schrägosteotomie der Diaphyse des Metatarsale V. Diese kann als Vorteil eine Verschmälerung des Fußes bringen, allerdings kommt es dabei zur Verkürzung des Metatarsale V.

22.4.6 Digitus V superductus varus

Synonym: Digitus minimus varus.
Engl.: overlaping fifth toe.

Definition.
Der Digitus V superductus varus kommt oft familiär vor und ist geprägt durch die dorsomediale Subluxation des V. Metatarsophalangealgelenks, wobei die 5. Zehe überstreckt und adduziert über der Basis der 4. Zehe zu liegen kommt. Es besteht eine ausgeprägte Kontraktur, die kapselbedingt ist.

Therapie

Therapeutisch empfiehlt sich, sofern entsprechende Beschwerden bestehen, die operative Behandlung nach McFarland und Kelikian, wobei die Resektion der Grundphalanx und nachfolgend

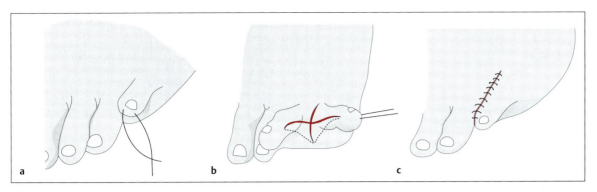

Abb. 22.**44** Digitus V superductus varus. **a, b** Schematische Darstellung des operativen Vorgehens nach McFarland und Kelikian. **c** Syndaktyliebildung zwischen 4. und 5. Zehe.

die Herstellung einer Syndaktylie erfolgen soll (Abb. 22.**44a, b**). Weiter kann mit Erfolg auch eine Technik nach Ruiz-Mora vorgenommen werden, die von plantar her die teilweise oder vollkommene Entfernung der Grundphalanx der 5. Zehe möglich macht und durch eine oväläre Hautexzision die Superduktusstellung beseitigt.

22.4.7 Hammerzehe

Synonym: Digitus malleus.
Engl.: hammer toe, mallet toe.

Definition.

Unter der Hammerzehe, dem Digitus malleus, versteht man eine Zehendeformität, die durch eine Beugekontraktur im Endgelenk oder im Mittelgelenk geprägt ist. Sofern die Mittelgelenkbeugekontraktur fortgeschritten ist, kann es zu einer Hyperextensionskontraktur mit nachfolgender Gelenkluxation im Grundgelenk kommen. Dabei kann das Endgelenk eine Flexions- (Krallenstellung) oder Extensionskontraktur (Klauenstellung) aufweisen.

Die Klauen- und Krallenzehendeformität weisen definitionsgemäß immer eine Beteiligung des Großzehengrundgelenks auf. Der Begriff der Klauenzehe (clawtoe) sollte nur benützt werden, wenn der Hallux und die übrigen Zehen bei bestehenden neurologischen Ausfällen betroffen sind.

Ätiopathogenese

Die in der Mehrzahl der Patienten erworbene Hammerzehenbildung ist mit großer Regelmäßigkeit mit einer *krankhaften Fußform* in Zusammenhang zu bringen (Spreizfuß, Ballenhohlfuß, Hallux valgus).

Es wird angenommen, dass ein Nachlassen der Leistungsfähigkeit vor allem der kleinen Muskeln im Fußbereich im Laufe des Alters und ein dadurch entstehender Senkspreiz-, Knickplatt-, Hohl- und Ballenhohlfuß für die Entstehung der Hammerzehen Bedeutung erlangt.

Hammerzehen können ferner familiär gehäuft vorkommen, wobei vor allem die II. Zehe und zwar beidseitig eine Hammerzehenbildung aufweist. Zur Hammerzehenbildung kommt es auch nach Verletzungen (Kompartmentsyndrom) und bei der Polyarthritis.

Die Klauenzehenbildung beobachten wir häufig bei neurologischen Erkrankungen (Poliomyelitis, Myelodysplasie und Charcot-Marie-Tooth-Erkrankung). Entscheidend für die Entwicklung der Hammerzehe ist eine Störung des muskulären Gleichgewichts.

Klinik und klinische Diagnostik

Beim Vorliegen einer Hammerzehe im **Endgelenk** stehen Beschwerden im Bereich einer Schwiele, die sich dorsal am Endgelenk (mallet toe) entwickelt, im Vordergrund (Abb. 22.**45a**). Aber auch plantar kann sich im Bereich der Zehenkuppe eine schmerzhafte Schwielenbildung entwickeln.

Ähnliche Schwielenbildungen bestehen auch bei der **Mittelgelenkhammerzehe** (hammer toe; Abb. 22.**45b**). Es folgen Klavusbildungen (Hühnerauge). Besondere Bedeutung erlangt dabei der Schuhdruck, der bei jeder Abrollbewegung besonders schmerzhaft werden kann. Infolge der Beugekontraktur besteht ein verstärkter Bodenkontakt, der bei der Klauen- und Krallenzehe (Abb. 22.**45e**) nicht zu beobachten ist. Regelmäßig werden nur noch weiche Schuhe getragen. Eine Druckempfindlichkeit beim Belasten des Fußes ergibt sich auch unterhalb des Metatarsalköpfchens. Auch an dieser Stelle kommt es zu einer oft sehr ausgeprägten Schwielenbildung.

Therapie

Zunächst wird man mit konservativen Maßnahmen versuchen, weiterzukommen (Filzring, Schuhzurichtung und Einlagen).

Im Allgemeinen hat aber nur die operative Behandlung Aussicht auf Erfolg. Bei der Planung des operativen Vorgehens ist es entscheidend, die morphologischen und funktionellen Gegebenheiten zu beachten, wobei je nach Art der Kontrakturstellung verschiedene Maßnahmen getroffen werden müssen. Grundsätzlich sollte man nur symptomatische Hammerzehen operieren.

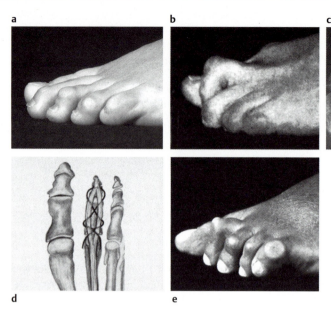

Abb. 22.**45** Hammerzehen.
a Endgelenkhammerzehe.
b Mittelgelenkhammerzehe.
c Röntgenbild nach Hammerzehen-Operation II.
d Operationsskizze.
e Krallenzehe.

Operationstechnik. Bei der **Endgelenkhammerzehe** wird über einen dorsalen Hautschnitt das Endgelenk reseziert und die Zehe mit einem transkutan eingebrachten Kirschner-Draht fixiert. Die Strecksehne soll exakt vernäht werden. Der Fixierungsdraht kann bis zu 6 Wochen belassen werden. Zu diesem Zeitpunkt ist regelmäßig die knöcherne Festigung, zumindest aber eine fibröse Vernarbung erfolgt, die eine bleibende Beseitigung der Hammerzehe erreichen ließ.

Bei der **Mittelgelenkhammerzehe** hat sich der von Hohmann (1923) angegebene Eingriff der Köpfchenresektion und der Raffnaht bewährt (Abb. 22.**45c, d**). Das Ausmaß der Resektion des distalen Grundgliedanteils bringt aber immer wieder Probleme. Ein zu Wenig kann zur Einsteifung, ein zu Viel aber zur Pendelzehe führen.

Besteht auch eine **hochgradige Kontraktur im Metatarsophalangealgelenk**, die durch die Verkürzung des Knochens nicht korrigierbar ist, so sollte gleichzeitig eine umfassende Kapsulotomie des Grundgelenks dorsal und seitlich stattfinden (LeLievre), ggf. eine Verlängerung der Extensorensehne. Gelingt es auch damit nicht, die Zehe zu begradigen, so muss an die Resektion der Basis der Grundphalanx (Gocht-OP) oder an die Entfernung der ganzen Grundphalanx und an die Metatarsalköpfchenresektion gedacht werden.

Die operierten Zehen werden bei Endgelenkoperationen mit 1 Kirschner-Draht, der bis zur Basis der Grundphalanx reicht, versorgt. Wird das Mittelgelenk und das Grundgelenk versorgt, so muss die temporäre Kirschner-Drahtversorgung bis ins Metatarsale reichen. Die Drähte werden 2, maximal 3 Wochen belassen. Nach Drahtentfernung muss eine Übungsbehandlung nach den Richtlinien der Fußmuskelschule stattfinden.

22.4.8 Interdigitales Neurom

Engl.: Morton toe.

Definition.
Brennende und krampfartige Schmerzen im Bereich der Metatarsalia meist zwischen dem 3. und 4. Köpfchen werden seit der Veröffentlichung von T. G. Morton 1876 als „Morton toe" bezeichnet.

Ätiologie

Morton brachte die Beschwerden mit einer schmerzhaften Veränderung des 4. und 5. Metatarsophalangealgelenks in Zusammenhang. Eine Gelenkresektion brachte eine Besserung. Hoadley fand 1893 bei einer Metatarsalgie ein Neurom am lateralen Nervenast zur 4. Zehe und erreichte nach Resektion des Neuroms eine Schmerzfreiheit.

Betts (1940) fand ein Neurom ebenfalls am lateralen Ast des medialen, plantaren Nervenasts im Interphalangealraum zwischen 3. und 4. Zehe und zwar im Bereich der Aufteilungsstelle in die Nervenäste zu den einzelnen Zehen. Nissen beobachtete 1948 bei einem Teil der Patienten im feingeweblichen Bild Arterienverschlüsse im Gewebe, das dem Nerv benachbart ist.

Bickel fand 1947 im histologischen Bild oft perineural eine Fibrose, degenerativ veränderte interfaszikuläre Arteriolen und eine Demyelinisation sowie eine Degeneration der Nervenfasern. Ein Hinweis für ein Neurom ergab sich nicht, weshalb er der Meinung war, dass der Begriff Neurom für diese Veränderungen nicht korrekt ist. Die pathologischen Veränderungen machen einen degenerativen Prozess mehr wahrscheinlich, wobei traumatische Vorgänge eine Berücksichtigung finden können.

Klinik und klinische Diagnostik

Hauptsymptom des sog. interdigitalen Neuroms ist ein brennender und krampfauslösender Schmerz, meist zwischen dem 3. und 4. Metatarsalköpfchen. Der Schmerz tritt bei Belastung auf und lässt bei Entlastung nach. Eine druckempfindliche Stelle lässt sich meist zwischen dem 3. und 4. Metatarsalköpfchen tasten. Die Verdickung im Bereich des Nervs lässt sich verschieben. Selten besteht eine Sensibilitätsstörung. Frauen sind häufiger betroffen.

Therapie

Konservative Maßnahmen sollten konsequent durchgeführt werden, wobei auf eine Einlagenversorgung mit Spreizfußkissen oder Metatarsalsteg Berücksichtigung finden muss. Von großer Bedeutung sind die Einnahme von nichtsteroidalen, antirheumatischen Präparaten und die Injektion von Steroiden lokal. Erst wenn sämtliche konservativen Maßnahmen ohne Erfolg sind, sollte der **operative Eingriff** erfolgen.

Präoperativ ist es wichtig, die druckempfindliche Stelle zu lokalisieren, um einen direkten Hinweis für die Lage des sog. Neurom zu erhalten.

Operationstechnik. Der operative Zugang kann von plantar oder dorsal erfolgen, wobei wegen der Narbenbildung der dorsale Zugang zu bevorzugen ist. Auf den Interphalangealraum wird stumpf eingegangen und die Knotenbildung lokalisiert. Nach Durchtrennung des Lig. intermetatarsale wird die Knotenbildung reseziert und zwar etwa bis 2 cm proximal des Ligamentum.

22.4.9 Klavus

Synonym: Hühnerauge.
Engl.: clavus, corn, callous.

Definition.
Grundsätzlich versteht man darunter eine hyperkeratotische Veränderung über einem Knochenvorsprung.

Pathogenese und Klinik

Die Hyperkeratose im Stratum corneum ist hart und trocken. Der Klavus ist außerordentlich empfindlich. In der Mitte des Klavus, dem Kern, nimmt die Hornschicht an Ausdehnung zu. Der verhornte Kern ist meist konisch und nach unten spitz und zapfenförmig zulaufend. Durch den Druck auf den darunter liegenden Papillarkörper entstehen die Schmerzen. Durch Schuhdruck kann es zu einer entzündlichen Beeinträchtigung (Schleimbeutelbildung) kommen.

Therapie

Die operative Korrektur der Ursache (Hammer- und Krallenzehen) ist oft nicht zu umgehen. Zunächst soll die Beseitigung des Klavus mit einer Salicylatsalbe (Hühneraugenpflaster) versucht werden, nachdem die Haut durch warme Bäder erweicht wurde. Auch kann mit dem Hühneraugenmesser versucht werden, die Schwiele abzutragen. Cave: Öffnung des Papillarkörpers und nachfolgende Infektion.

Interdigitaler Klavus. Eine hyperkeratotische Klavusbildung findet sich auch interdigital, bevorzugt zwischen dem 4. und 5. Strahl. Verursacht wird diese Klavusbildung durch die laterale Basis der 4. Grundphalanx und dem medialen Kondylus des Köpfchens der proximalen Grundphalanx V.

Therapeutisch empfiehlt sich beim interdigitalen Klavus die Resektion des Köpfchens der Grundphalanx. Sollte sich dabei eine instabile 5. Zehe entwickeln, so bringt die Herstellung einer Syndaktylie zwischen der 4. und 5. Zehe die notwendige Stabilität.

Plantare Hyperkeratose. Bei der plantaren Hyperkeratose sollte man unter allen Umständen mit einer entsprechenden Einlagenversorgung (Metatarsalsteg, Metatarsalpelotte) versuchen, das Beschwerdebild zu bessern.

Operativ kommt die metatarsale Osteotomie nach Mau (basisnahe) oder die Schrägosteotomie nach Helal infrage.

22.4.10 Eingewachsener Zehennagel

Synonym: Unguis incarnatus.
Engl.: ingrown toe-nail.

Definition.
Man versteht darunter das Einwachsen eines Zehennagels. Meist ist der Großzehennagel infolge einer Nageldeformität betroffen.

Ätiopathogenese und klinisches Bild

Zunehmender Druck durch den formveränderten Zehennagel auf den Nagelfalz führt zu Schmerzen und entzündlichen Veränderungen. Anlagemäßig besteht eine verstärkte Krümmung, die Anlass zum Einwachsen gibt. Entscheidend ist weiter ein nichtentsprechendes Schneiden des Nagels (Abb. 22.**46a, b**). Der Druck im Schuh spielt ursächlich eine große Rolle. Man weiß, dass Nichtschuhträger seltener an einem eingewachsenen Nagel leiden.

Der Schmerz im Nagelfalzbereich steht meist am Anfang, gefolgt von Schwellung und Rötung. Das Nagelbett wird schmerzhaft. Bei Nichtbeachten kann die Vereiterung eintreten.

Therapie

Grundsätzlich ist es notwendig, den Nagel gerade und nicht bogenförmig (s. Abb. 22.**46**) und etwas überstehend (Zehenkuppe) zu schneiden, um ein Einwachsen zu verhindern. Entscheidend ist ferner die Verdünnung (Nagelfeile) des vermehrt gekrümmten Zehennagels im mittleren Bereich, um den Nageldruck zu beseitigen. Dies muss regelmäßig erfolgen. Beim Bestehen einer Eiterung kann versucht werden, den Nagel seitlich anzuheben und mit Gaze (antibiotikahaltig) zu unterlegen. Regelmäßig müssen Seifenbäder erfolgen.

22 Sprunggelenk und Fuß

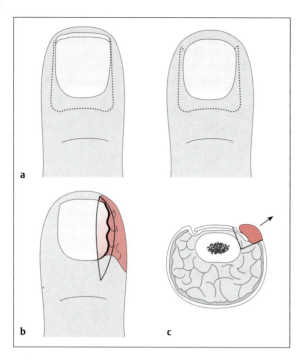

Abb. 22.**46** Korrekt (links) bzw. unkorrekt (rechts) geschnittener Zehennagel, schematische Darstellung (**a**).
Eingewachsener Zehennagel (**b**), operative Behandlung der Infektion (**c**; Emmert 1869).

22.5 Besonderheiten bei den rheumatischen Erkrankungen im Bereich des Fußes und der Zehen

Probleme bringt sehr oft die Behandlung des Fußes bei der entzündlichen **rheumatischen Gelenkerkrankung** im fortgeschrittenen Stadium (s. Kapitel 5). Gelegentlich kommt es bei Tendosynovitiden zu einer Engpasssymptomatik. Bei der operativen Behandlung am oberen Sprunggelenk hat nur die Synovektomie eine Erfolgsaussicht, sie wird arthroskopisch vorgenommen. Im Bereich des Mittelfußes empfehlen sich Arthrodesen im subtalaren Gelenk und im Chopart-Gelenk. Im Bereich der Zehengelenke steht die Resektionsarthroplastik im Vordergrund, wohingegen Weichteileingriffe wenig Aussicht auf Erfolg bringen. Bei fortgeschrittenen Destruktionen ist die Resektionsarthroplastik nach der Technik von Clayton indiziert, wobei gleichzeitig über einen plantaren Zugang die plastische Exzision der Schwiele und eine umfassende Synovektomie erfolgen kann (Abb. 22.**47a–c**).

Im Verlauf der postoperativen Behandlung ist eine Schuh- und Einlagenversorgung oft notwendig. Die Verordnung einer abstützenden Einlage hat sich bewährt, ggf. können Abrollhilfen am Schuh angebracht werden. Gleichzeitig mit der operativen Behandlung muss eine medikamentöse Behandlung konsequent durchgeführt werden.

Im fortgeschrittenen Stadium kann die totale bzw. teilweise Nagelentfernung notwendig werden. Die Teilresektion (Emmert 1869) bringt gute Ergebnisse (Abb. 22.**46c**).

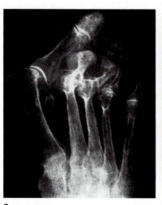
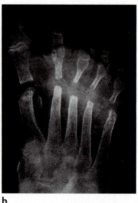
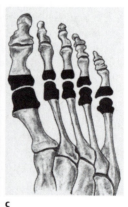

Abb. 22.**47** Rheumatische Erkrankungen von Fuß und Zehen vor (**a**) und nach (**b**) Operation nach Clayton (**c**, schematische Darstellung).

22.6 Verletzungen des Fußes

Unter den Verletzungen des Fußes finden wir Frakturen und Luxationsfrakturen sowie Gelenkluxationen. Selten dagegen sind am Fuß, abgesehen vom oberen Sprunggelenk, Bandverletzungen.

22.6.1 Verletzungen des Rückfußes

Bei den Verletzungen des Rückfußes (Talus, Kalkaneus) haben die Frakturen des Talus und Kalkaneus funktionell eine besondere Bedeutung.

22.6.1.1 Fraktur des Talus

Engl.: fracture of the talus.

Definition.
Bei den Verletzungen des Talus, man unterscheidet periphere und zentrale Verletzungen, erlangt die „flake fracture" am Talus als Gelenkfraktur zunehmend eine besondere Aufmerksamkeit (verfeinerte Diagnostik mittels MRT und Möglichkeiten der Therapie), desgleichen die dislozierten Talusfrakturen und vor allem die Luxationsfrakturen (Beeinträchtigung der Gefäße mit nachfolgender Knochennekrose).

Anatomie und Gefäßversorgung. Allein schon die Lage des Talus bringt Probleme bei der Gefäßversorgung. 2 Drittel der Oberfläche des Sprungbeins sind mit gelenktragendem Knorpel überzogen. Im Bereich der restlichen Knochenfläche können die Gefäße nur begrenzt in das Knocheninnere gelangen.

Alle 3 Hauptarterien des Unterschenkels sind an der Blutversorgung des Talus beteiligt. Aus der A. tibialis anterior bzw. A. dorsalis pedis gelangen an typischer Stelle Gefäße in den Kopfhalsbereich. Nach Mulfinger und Trueta sind es 4 oder 5 Äste, die in den Taluskörper abgegeben werden. Weitere Gefäße ziehen (A. sulcus tarsi) in den Sinus tarsi zur A. canalis tarsi (Anastomosen). Von dort aus werden ein Großteil des Taluskörpers und Kopfs versorgt (Abb. 22.48a–d). Äste der A. peronealis tragen insgesamt nur wenig und unregelmäßig zur arteriellen Versorgung des Talus bei.

Epidemiologie

Insgesamt gesehen sind Frakturen im Bereich des Talus selten und machen etwas mehr als 2 % der knöchernen Verletzungen aus.

Ätiologie

Bei der Entstehung der Talusfrakturen findet man verschiedene Unfallmechanismen. So kommt die Fraktur des Processus posterior tali und des hinteren Drittels der Sprungbeinrolle bei einer extremen Plantarflexion zustande, wobei der Processus posterior tali zwischen hinterer Tibiakante und Fersenbein abgeschert wird.

Der Processus lateralis erfährt eine Fraktur bei einem ausgeprägten Inversions- und Rotationstrauma oder aber durch einen senkrechten Sturz bei proniertem Fuß.

Die osteochondrale Fraktur der Talusrolle – „dome fracture" – entsteht beim Supinationstrauma in Dorsalflexion durch Abscheren eines Knorpel-Knochen-Stücks im anterolateralen Anteil der Talusrolle und bei Plantarflexion und Innenrotation im posteromedialen Talusrollenbereich (Abb. 22.49a, b).

Bei der Einteilung *peripherer Verletzungen*, nämlich der osteochondralen Frakturen an der Talusrolle (dome fracture), empfehlen Mukherdjee und Young die Unterscheidung verschiedener Stadien:

- **Stadium I:** Eine fingerkuppengroße Stelle der Kompression im anterolateralen oder aber posteromedialen Bereich kann im Kernspintomogramm schon erkannt werden.
- **Stadium II:** Das Knorpel-Knochen-Stück ist zum Teil abgelöst und kann im Computer- und besonders deutlich im Kernspintomogramm eingesehen werden.
- **Stadium III:** Das Knorpel-Knochen-Stück ist vollkommen gelöst, aber noch am Ort. Beachte: Flüssigkeitsumrandung im Kernspintomogramm.
- **Stadium IV:** Das Knorpel-Knochen-Stück ist disloziert. Im Röntgenbild ist meist der Defekt zu er-

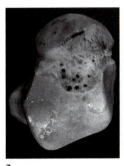
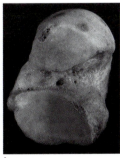
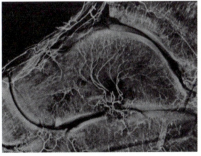
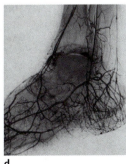

a b c d

Abb. 22.**48** Gefäßkanäle am Sprungbein.
a Ansicht von oben, 8 größere Gefäßöffnungen dorsal.
b Ansicht von unten, 1 größere und 1 kleinere Gefäßöffnung im Sinus tarsi.
c Seitenansicht, intraossäre Kontrastdarstellung der Talusgefäße aus dem Sinus tarsi von unten (Präparat von Trueta und Mulfinger).
d Vollkommene Unterbrechung der Gefäßzufuhr bei Talusluxation (22-jähriger Patient) mit nachfolgender Nekrose im Angiogramm. Beachte: vollkommene Gefäßunterbrechung im Bereich der Gefäßeintrittsstellen.

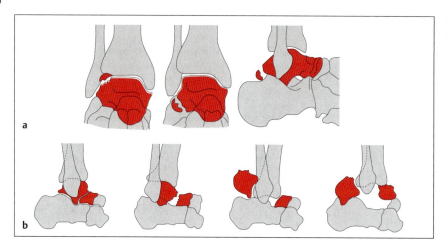

Abb. 22.**49** Periphere (**a**) und zentrale (**b**) Talusfrakturen.

kennen, im Detail jedoch im Computer- und Kernspintomogramm.

Die *Fraktur des Taluskopfs* erfolgt durch eine Stauchung bei plantar gebeugtem Fuß.

Die *Talushalsfraktur* entsteht bei einer maximalen Dorsalflexion im oberen Sprunggelenk (Abb. 22.**50**). Dabei imprimiert sich die dorsale Vorderkante des Schienbeins in den Sprungbeinhals.

Der Sprungbeinkörper kann *luxieren* und hinter den Kalkaneus zu liegen kommen (Abb. 22.**51a–d**).

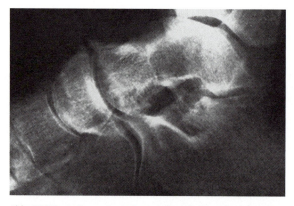

Abb. 22.**50** Arthrose im Talonavikulargelenk nach einer Talushalskopffraktur.

Supinationseinwirkungen können gleichzeitig zur Knöchelfraktur Anlass geben.

Klassifikation

Hawkins und Marti empfehlen eine Einteilung der Talusfrakturen schon im Hinblick auf Komplikationen, wobei ein Knochennekrosegeschehen zum Teil als unabwendbare Komplikation Berücksichtigung fand (Tab. 22.**1**).

Klinik und klinische Diagnostik

Die Erkennung der Talusfrakturen ist klinisch nur begrenzt möglich. Wichtig jedoch sind die Wahrnehmung von äußerlich sichtbaren Formveränderungen sowie die Verwertung des Tastbefunds. Es besteht z. B. bei der Fraktur des Processus posterior tali ein Bewegungsschmerz des M. flexor hallucis longus. Wenn beim Bruch des Sprungbeinhalses mit Verrenkung des Fußes unter den Sprungbeinkörper nach vorne eine erhebliche Verlängerung des Fußes eingetreten ist, so kann eine Beugekontraktur im Endglied der Großzehe infolge einer Anspannung des Großzehenbeugers eintreten.

Beim Bruch des Sprungbeinhalses mit Verrenkung des Sprungbeinkörpers nach hinten ist die Verplum-

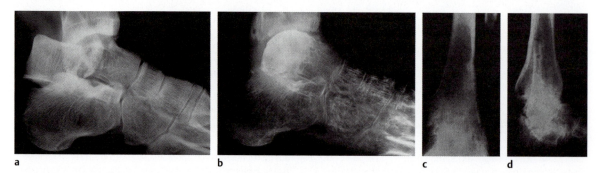

Abb. 22.**51** Talusluxationsfraktur (45-jähriger Patient) anlässlich eines Sturzes von der Leiter (**a**). Nach Reposition Frakturheilung, jedoch Entwicklung einer Taluskörpernekrose (**b**) mit nachfolgender Arthrose im oberen Sprunggelenk. Beachte: Sudeck-Dystrophie im Bereich des Rück- und Mittelfußes bzw. der distalen Fußwurzelknochen. Arthrodese (**c, d**) wurde notwendig.

Tabelle 22.1 Einteilung der Talusfrakturen

Fraktur	Gefäßversorgung	Nekrose
Typ I: Periphere Frakturen	Zirkulation intakt	keine
Typ II: Zentrale, nichtdislozierte Frakturen: nichtdislozierte proximale Hals- oder Körperfraktur	Zirkulation weitgehend intakt	selten
Typ III: Zentrale, dislozierte Frakturen: dislozierte Hals- oder Körperfraktur	intraossäre Zirkulation unterbrochen, auxilläre Zirkulation intakt	häufig
Typ IV: Luxationsfrakturen: proximale Hals- oder Körperfaktur mit Luxation des Corpus tali und/oder unteren Sprunggelenks	intraossäre Unterbrechung der arteriellen Hauptstämme: A. sinus tarsi, A. canalis tarsi und auxilläre Zirkulation unterbrochen	fast immer

pung und maximale Schwellung im Sprunggelenkbereich auffällig. An der Innen- oder Außenseite der Achillessehne sieht man die durch den Sprungbeinkörper hervorgerufene Schwellung; die Haut kann über dieser Vorwölbung stark gespannt sein, weiter sind Beeinträchtigungen des Gefäßnervenbündels möglich.

Nach wie vor können sich bei der Beurteilung einer „dome fracture" Probleme ergeben, da eine Knöchelfraktur oder aber eine laterale Kapsel-Band-Läsion im Vordergrund der Symptome stehen können. Die Osteochondralfraktur ist hauptsächlich beim Sport treibenden männlichen Patienten zu vermuten und ist bevorzugt beim Fußball- und auch beim Baseballspieler zu sehen.

Bildgebende Verfahren

Bei den bildgebenden Verfahren hat die Darstellung im Röntgenbild nach wie vor große Bedeutung. Entscheidende Einblicke in die ossären Veränderungen bringt heute die CT. Weiter können mit der MRT Bandverletzungen und begrenzt Schädigungen im Knorpelbereich objektiviert werden. Diesen neuen Möglichkeiten der Bildgebung gerade im Sprunggelenk- und Rückfußbereich kommt große Bedeutung zu und soll deshalb Anwendung finden.

Therapie

Nicht wesentlich dislozierte Frakturen der Talusfortsätze können **konservativ** zunächst im Liege- und später im Gehgips (Kunststoffverband) behandelt werden, desgleichen die nichtdislozierte Taluskopffraktur für insgesamt 6–8 Wochen sowie auch die Osteochondralfraktur (Stadium I und II).

Die **operative Behandlung** erfolgt regelmäßig bei dislozierten Abrissen der Fortsätze mit Kleinfragmentschrauben und die Reposition und Fixation von osteochondralen Abrissen arthroskopisch.

Die operative Reposition und nachfolgende Stabilisierung wird mit Spongiosaschrauben vorgenommen.

Operationstechnik. Die Darstellung der Talusfraktur erfolgt meist über einen vorderen medialen Zugang, wobei der Hautschnitt S-förmig vom Innenknöchel bis zum Ansatz der M.-tibialis-anterior-Sehne verläuft. Beachte: Gefäßversorgung! Gelingt die ausreichende Darstellung der Fraktur nicht, so soll die Osteotomie des Innenknöchels erfolgen. Besondere Probleme ergeben sich bei der Versorgung von Trümmerfrakturen. Gelegentlich ist eine primäre Arthrodese (Abb. 22.**52a, b**) angezeigt oder aber eine Adaptionsosteosynthese und sekundär die Arthrodese.

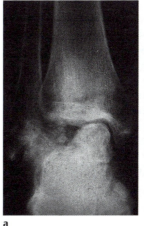 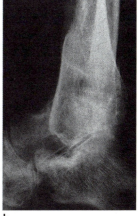

a　　　　　　　　　　　　b

Abb. 22.**52** Talustrümmerfraktur (**a**; 22-jähriger Patient) mit Zerstörung von Knochen und Knorpel vor allem in der lateralen Hälfte des Taluskörpers. Primäre Arthrodese (**b**; Verschiebespantechnik nach M. Lange).

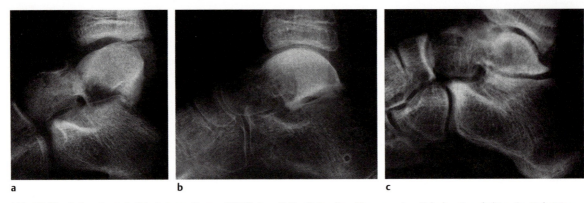

Abb. 22.**53** Deformierende Wachstumsstörung (10-jähriger Patient) im Anschluss an eine Talusluxationsfraktur (**a**; Hals-Körper-Übergang) mit nachfolgender Taluskörpernekrose (**b**). Im Alter von 15 Jahren Ausheilung der Nekrose, insgesamt unter Schrumpfung des Taluskörpers (**c**).

Komplikationen

Die *Pseudarthrose* nach Talusfrakturen kann heute weitgehend vermieden werden (stabile Osteosynthese).

Zu den gefürchteten Komplikationen bei den Talusfrakturen vom Typ II und IV zählt die *Nekrose* des Talus (s. Abb. 22.**51**). Sie ist bei einer Unterbrechung sämtlicher Gefäße besonders häufig (Wildenauer; Trueta; Haliburton et al. 1958; Hipp 1965). Angiographisch konnten die Gefäßverletzungen objektiviert werden (s. Abb. 22.**48**).

Besonderheiten bei der Fraktur des Sprungbeins im Wachstumsalter

Talusfrakturen im Kindesalter sind selten. Sie kommen allerdings bei Mehrfachverletzungen vor, so z. B. als Halsfrakturen und auch als Frakturen durch die Talusrolle.

Talushals- und auch Kopffrakturen mit Einstauchung sowie einer geringen Verschiebung können konservativ behandelt werden. Bei größeren Dislokationen am Körper und Hals des Sprungbeins ist die operative Reposition und Osteosynthese mit Kirschner-Drähten oder wenn möglich mit einer stabilen Osteosynthese durch Einbringen von Spongiosaschrauben angezeigt. Im Verlaufe der Knochenheilung findet man posttraumatische Nekrosen, die zum Teil ausheilen können, oft aber mit erheblichen Wachstumsstörungen einhergehen (Abb. 22.**53a–c**). Diese Befunde sind als präarthrotische Deformität zu bezeichnen.

22.6.1.2 Fraktur des Kalkaneus

Engl.: fracture of the calcaneum, fracture of the heel-bone.

Definition.
Bei den Frakturen des Fersenbeins unterscheidet man extraartikuläre Verletzungen wie die Abrissfrakturen (Abrissfraktur medial am Tuber calcanei, horizontale Abrissfraktur „Entenschnabelbruch", Fraktur des Sustentaculum, Fraktur am Processus anterior) und weiter die Frakturen mit Gelenkbeteiligung mit oder ohne Dislokation (joint depression type und Tongue type fracture).

Anatomische Besonderheiten. Das Sprungbein und das Fersenbein als ossäre Elemente des Rückfußes (Tarsus) sind von komplexer Gestalt und bieten Schwierigkeiten bei der radiologischen Abbildung. Besonders schwierig ist die Abbildung des subtalaren Gelenks. Es wird durch das Lig. talocalcaneum interosseum in 2 Gelenkkammern unterteilt.

Epidemiologie

Die Fersenbeinfraktur zählt zu den häufigsten Verletzungen des Fußskeletts und nicht selten zu den folgenschweren Verletzungen, was sich versicherungstechnisch durch eine entsprechend hohe Berentung ausdrückt.

Ätiologie

Fersenbeinfrakturen entstehen meist durch einen Sturz aus großer Höhe (Suizid, Dachdecker, Bergsteiger), aber auch durch Gewalteinwirkung von unten (Minenexplosion).

Die Abrissfrakturen am Fersenbein (Entenschnabelfraktur) erfolgen durch eine direkte Gewalteinwirkung durch Zug auf die Achillessehne. Als Abrissfraktur gilt weiter der Bruch des Sustentaculum tali.

Abscherbrüche des Processus medialis am Tuber calcanei hingegen erfolgen durch direkte Gewalteinwirkung. Durch eine Abscherung entsteht der Bruch des vorderen Fersenbeinfortsatzes, meist bei starker Dorsalflexion des Fußes.

Klassifikation

Die Einteilung der Fersenbeinfrakturen, wie sie von J. Vidal aus der Böhler-Unfallklinik gebracht wurde, unterscheidet die Schweregrade der Verletzung (Abb. 22.**54a–c**):

- **Schweregrad 1:** isolierte Frakturen (Tuber calcanei, Sustentaculum, Processus anterior calcanei, Processus medialis), 10 % der Fersenbeinfrakturen.
- **Schweregrad 2:** Kalkanueusfraktur mit Gelenkbeteiligung ohne Dislokation (keine Verminderung des Tubergelenkwinkels), 25 % der Frakturen.
- **Schweregrad 3:** Bruch des Fersenbeins mit Gelenkbeteiligung und Dislokation (joint depression type und Tongue fracture), 65 % der Fersenbeinfrakturen.

Für die Beurteilung einer Fersenbeinfraktur sind die Gelenkbeteiligung und das Ausmaß der Dislokation der Fragmente wichtig. Davon abhängig ist das therapeutische Vorgehen. Neue Erkenntnisse brachten die Untersuchungen von Essex-Lopresti (1952), wonach bei der Kalkaneusfraktur ein typisches „joint depression type displacement" und ein typisches „Tongue type displacement" unterschieden werden kann. Entscheidend ist daher die Wahrnehmung des oberen medialen Fragments, auf das vor allem McReynolds (1972) hingewiesen hat. Man kann beobachten, dass die Fraktur meist von unten medial nach oben lateral verläuft und so medial ein Hauptfragment mit dem Sustentaculum bildet (Abb. 22.**55a–c**). Dieses mediale obere Fragment ist auf dem Computertomogramm erstmals mit großer Zuverlässigkeit zu identifizieren und ist nach Reposition für die Stabilisierung von Bedeutung. Etwa 90 % aller Kalkaneusfrakturen, die eine Gelenkbeteiligung aufweisen – sowohl beim „joint depression Type" als auch beim „Tongue type" – zeigen diese Gegebenheit.

Neue Erkenntnisse für die Klassifikation brachten die Computertomographie.

Sanders et al. (1993) untersuchten 120 Patienten mit intraartikulären Kalkaneusfrakturen und empfahlen die Einteilung in:

- unverschobene Fakturen (Typ I),
- Zweifragment- oder Spaltfrakturen (Typ II), ungefähr 60 %,
- Dreifragment- oder Spaltbrüche mit Impression (Typ III),
- Mehrfragmentfrakturen (Typ IV).

Klinik und klinische Diagnostik

Beim Erkennen einer Fersenbeinfraktur ist die ausgeprägte Schwellung durch eine schnell auftretende Blutergussbildung von großer Bedeutung. Bei einer

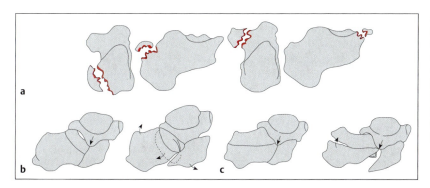

Abb. 22.**54** Kalkaneusfrakturen.
a Periphere Kalkaneusfrakturen schematisch dargestellt (Tuber calcanei, Entenschnabelbruch dorsal oben, Sustentaculum und vorderer Fersenbeinfortsatz).
b Zentrale Kalkaneusfrakturen (joint depression type).
c Zentrale Kalkaneusfrakturen (Tongue type).

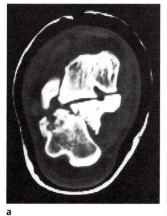
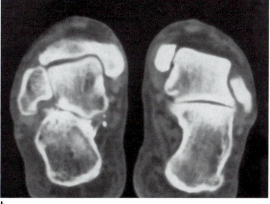
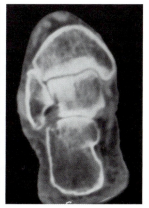

Abb. 22.**55** Kalkaneusfrakturen. **a** Frische Kalkaneusfraktur mit typischer Fragmentverschiebung. Hauptfragment mit Sustentaculum. **b** In Varusstellung verheilte Kalkaneusfraktur und Arthrose des Subtalargelenks. Indikation zur Korrekturarthrodese! Daneben Vergleich mit der Normalseite. **c** Kalkaneusfraktur. Verheilung in achsengerechter Stellung nach konservativer Behandlung.

Gelenkbeteiligung ist die Verformung des Rückfußes besonders auffällig. Abrissfrakturen sind durch eine örtliche Schmerzhaftigkeit beim Betasten zu identifizieren. Beim Entenschnabelbruch kann die Spaltbildung sogar getastet werden. Man beachte, dass bei Fersenbeinfrakturen häufig Begleitverletzungen bestehen (Schienbeinkopf-, Unterschenkel- und Wirbelfrakturen).

Bildgebende Verfahren

Bei den bildgebenden Verfahren dient derzeit die *radiologische Darstellung* noch zur ersten Orientierung (Einblick in das subtalare Gelenk, Abbildung des Kalkaneuskörpers, Processus anterior und Kalkaneokuboidgelenk, Tubergelenkwinkel).

Den entscheidenden Fortschritt brachte die *Computertomographie* mit der Darstellung des Kalkaneus in 3 Ebenen, die Möglichkeit des frontalen Schnitts, die Darstellung des Tarsus als Ganzes. Die dreidimensionale Rekonstruktion bringt besondere Vorteile für die Planung der Operation.

Technisch bietet die frontale Ebene (koronare Ebene) den besten Einblick. Diese Schichtebene verläuft senkrecht zur Gelenkfläche des tibiotalaren Gelenks und der hinteren Facette des talokalkanearen Gelenks (s. Abb. 22.**55**).

Die horizontale Ebene (transversale Ebene) verläuft parallel zur Fußsohle, damit ist die transversale Schichtebene geeignet zur Darstellung des Chopart-Gelenks und auch zur Beurteilung des Talus und Kalkaneus.

Therapie

Die **konservative Behandlung** kann bei peripheren Fakturen angewendet werden (Abriss des Sustentaculum, Fraktur des Processus calcanei), sofern keine größere Dislokation besteht. Beim Abriss des Tuber calcanei kann sogar bei Dislokationen ein befriedigendes Ergebnis erwartet werden. Anders dagegen bei der Entenschnabelfraktur. Sie macht eine exakte Reposition und Osteosynthese erforderlich.

Nicht oder wenig verschobene Gelenkfrakturen (bis zu 2 mm) sollen ebenfalls der konservativen Behandlung zugeführt werden.

Anders dagegen die *Gelenkfrakturen mit Dislokationen*. Sie gelten als Indikation für eine operative Behandlung, selbstverständlich unter Berücksichtigung des bestehenden Weichteilschadens und der dadurch bedingten Störungsmöglichkeit bei der Wundheilung. Sofern nicht innerhalb der ersten Stunden nach dem Unfallereignis eine Operation durch ein leistungsfähiges Operationsteam erfolgen kann, ist es notwendig, die Abschwellung durch Hochlagern und Verordnung von abschwellenden Medikamenten abzuwarten und die Rekonstruktion erst nach 2 Wochen durchzuführen.

Auch bei offenen Frakturen soll die endgültige Rekonstruktion erst später und zunächst nur eine Interimsstabilisierung vorgenommen werden (Kirschner-Drähte, Fixateur externe). Die Weichteildeckung kann mit einem synthetischen Hautersatz erfolgen.

Operativ kann die Reposition von medial aus vorgenommen werden (McReynolds) oder von lateral (Palmer).

Beim *medialen Zugang* wird in Höhe des Sustentaculum ein Längsschnitt gelegt und dorsal von dem Gefäß-Nerven-Bündel eingegangen. Bei übersichtlichem Frakturgebiet folgt die Reposition und die Rekonstruktion der Fragmente unter Zug, mit nachfolgender Schraubenosteosynthese bzw. H-Platteneinbringung.

Für die operative Behandlung der Fersenbeinfraktur eignet sich auch der *laterale Zugang*. Bei diesem Zugang kann die Frakturdarstellung allerdings Schwierigkeiten bereiten. Regelmäßig soll man das Retinaculum der Peronealsehnen temporär ablösen und später refixieren. Die Stabilisierung der Fraktur erfolgt von lateral her durch eine Plattenosteosynthese. Entscheidend ist eine entsprechende Platzierung der Zugschrauben im sog. oberen medialen Fragment.

Gelegentlich ist operativ gerade bei Trümmerfrakturen keine ausreichende Stabilität für eine funktionelle Nachbehandlung zu erhalten, weshalb postoperativ eine Behandlung im ruhig stellenden Verband meist über mehrere Wochen notwendig ist.

Bei den **intraartikulären Spaltbrüchen** vom Typ II nach Sanders empfiehlt jetzt Thermann (1998) eine halb offene Repositionstechnik, wobei ein Elevatorium durch eine Stichinzision zur Hebung in den Frakturspalt eingebracht und nachfolgend perkutan mit Kirschner-Drähten fixiert wird. Damit würde die große Gefahr von Wundheilungsstörungen vermindert.

Mehrfachfrakturen (Typ III) sollen offen reponiert und auch stabilisiert werden, dazu bewährt sich mit großer Regelmäßigkeit ein erweiterter lateraler Zugang.

Bei einer erheblichen Zerstörung der **hinteren Gelenkfläche** (Typ IV) ist eine funktionstüchtige Rekonstruktion des subtalaren Gelenks meist nicht zu erwarten, weshalb der Versuch unternommen werden kann, durch einen Extensionsnagel die Aufrichtung des Kalkaneus zu erreichen (Normalisierung des Tubergelenkwinkels) oder aber die primäre Arthrodese des subtalaren Gelenks mit Einbringung eines kortikospongiösen Beckenkammspans zum Verkürzungsausgleich.

Komplikationen

Nach operativen Rekonstruktionen kann es zur posttraumatischen Arthrosis deformans im subtalaren Gelenk kommen. Es bleibt festzustellen, dass die posttraumatische Arthrose oft über Jahre hinweg vom Patienten hingenommen wird (entsprechendes Schuhwerk, Einlagen), sodass die subtalare Arthrodese erst nach Jahren notwendig wird.

Technik der Arthrodese. Über einen lateralen Zugang (keine schichtweise Präparation) muss das subtalare Gelenk übersichtlich dargestellt werden, vor allem auch die hintere Gelenkfläche. Eine gründliche Anfrischung der meist eburnisierten subchondralen Gelenkflächen muss erfolgen. Durch Einbringung eines entsprechenden Knochenblocks aus dem Beckenkamm kann gleichzeitig der hintere Strebepfeiler verlängert und die Fehlstellung (Varus) korrigiert werden. Die Stabilisierung zwischen Kalkaneus und Talus kann mit Kirschner-Drähten vorgenommen werden mit nachfolgender Gipsruhigstellung oder aber mit Zugschrauben als stabile Osteosynthese.

Eine primäre Arthrodese des subtalaren Gelenks ist nur bei einer vollkommenen Zerstörung von Knochen und Knorpel angezeigt, ebenfalls unter Verwendung von Eigenspongiosa.

Orthopädisch-technische Versorgung nach Fersenbeinfrakturen

Die orthopädisch-technische Versorgung von in Fehlstellung verheilten Kalkaneusfrakturen kann sich schwierig gestalten. Sie muss vor allem die Verkürzung und die Verbreiterung der Ferse berücksichtigen. Ohne Höhenausgleich tritt der Fuß sozusagen in ein Loch.
- Eine Einlagenerhöhung ist unbedingt notwendig, evtl. unter Verwendung einer Fersenkappe.

Im Allgemeinen soll versucht werden, mit einer Einlage auszukommen. Eine verminderte axiale Belastbarkeit lässt sich durch eine stoßdämpfende Einlage (Pufferabsatz) verbessern. Eine Mittelfuß- oder Ballenrolle kann z. B. bei Beweglichkeitseinbußen der oberen Sprung- und Mittelfußgelenke eine Erleichterung beim Abrollen bringen.

Vor allem anfangs ist nach Fersenbeinfrakturen das Tragen eines hohen Schuhs dem Halbschuh vorzuziehen. Nur gelegentlich ist die Versorgung mit einem orthopädischen Schuhwerk nicht zu umgehen.

22.6.1.3 Luxation des Talus

Das Sprungbein kann bei Supination und Spitzfußstellung vollkommen luxieren, d. h. aus seinen Kapsel-Band-Verbindungen gelöst werden. Die Luxation kommt auch als offene Verletzung vor. Bei der Talusluxation handelt es sich um eine schwere Verletzung, da ja die gesamte Blutversorgung zum Talus unterbrochen ist, eine Gegebenheit auf die bereits Astley und Cooper schon 1822 hingewiesen haben.

Diagnostisch kann die MRT Auskunft über die Art der Kapsel- und Bandverletzungen geben.

Die Reposition des luxierten Talus kann konservativ versucht werden. Zweckmäßig ist es aber heute, die operative Reposition vorzunehmen und eine Kapsel-Band-Rekonstruktion durchzuführen. Die Ruhigstellung im Gips- bzw. Kunststoffverband muss für 6–8 Wochen erfolgen und danach eine Teilentlastung im Apparat, um den durchblutungsgestörten Talus aus der vollen Belastung zu nehmen.

Krurale Luxation

Bei einer vollkommenen Banddurchtrennung des oberen Sprunggelenks (Ligg. talofibulare anterius et posterius und Lig. calcaneofibulare lateral sowie Lig deltoideum medial) kann der Talus subkrural luxieren.

Therapie

Therapeutisch ist nach einer MRT-Untersuchung eine Bandrekonstruktion durchzuführen. Erfolgt sie nicht, kann es später zur rezidivierenden subkruralen Talusluxation kommen, die für den Patienten eine erhebliche Beeinträchtigung bedeutet und für die Entwicklung einer Arthrosis deformans Anlass geben kann.

Die operative Rekonstruktion muss entsprechend dem anatomischen Bandverlauf am besten mit einem Transplantat aus dem Tractus iliotibialis erfolgen. Medial ist bei einer frischen Verletzung die Naht des Lig. tibiotalare meist erfolgreich durchzuführen.

22.6.1.4 Subtalare Luxation

Luxationen im subtalaren Gelenk gehören zu den seltenen Verletzungen. Sie können nach medial, wesentlich seltener nach lateral und extrem selten nach hinten erfolgen (Leitner). Beim Vorliegen einer Dislokation muss, sofern die Reposition konservativ nicht sofort gelingt, unmittelbar die operative Reposition, die Band- und Kapselnaht stattfinden. Ggf. ist eine temporäre Fixierung zwischen Os naviculare und Talus mit einem Kirschner-Draht angezeigt sowie die Ruhigstellung im Unterschenkelgips bzw. Kunststoffverband.

22.6.1.5 Luxation im Chopart-Gelenk

Luxationen im Chopart-Gelenk gehören ebenfalls zu den seltenen Gelenkverrenkungen, die meist bei einem Sturz aus großer Höhe entstehen (Bergsteigen). Es kann sich um eine offene Luxation handeln.

Therapeutisch ist die operative Rekonstruktion und eine Minimalosteosynthese angezeigt, anschließend eine Ruhigstellung für 6 Wochen.

22.6.2 Verletzungen des Mittelfußes

22.6.2.1 Kahnbeinfraktur

Sie zählen zu den seltenen Frakturen. Man beobachtet Abrissfrakturen bei extremer Dorsalflexion oder Abduktion. Es kann z. B. die Tuberositas durch den Zug des M. tibialis posterior abgerissen werden. Cave: Os tibiale externum! Dabei kommt es zu einem unscharfen Knochenabrissrand, wohingegen beim Os tibiale eine glatte Abgrenzung und Sklerosierung der Begrenzungszone besteht.

Klinik und klinische Diagnostik

Klinisch gesehen werden Kahnbeinfrakturen nicht selten übersehen und als Verstauchung gedeutet. Auch nichtverschobene Kahnbeinfrakturen können im Laufe der Belastung zum Abrutschen der Fragmente und manchmal sogar zu Luxationen Anlass geben. Wichtige diagnostische Hinweise bei der Os-naviculare-Fraktur bringt die äußere Betrachtung (Schwellung, Bluterguss und der Tastbefund). Bei der Bildgebung kann ein Erkennen der Fraktur im seitlichen Röntgenbild Schwierigkeiten bereiten, weshalb ein Computertomogramm angezeigt ist.

Therapie

Therapeutisch ist, sofern keine gröbere Verschiebung der Fragmente besteht, eine konservative Behandlung zunächst im Liegegips, dann im Gehgips angezeigt. Abrollbewegungen müssen vermieden werden.

Liegt eine Dislokation vor, so muss nach exakter Reposition eine übungsstabile Osteosynthese angestrebt werden.

Beim Vorliegen einer Trümmerfraktur ist von vornherein die Arthrodese durchzuführen. Meist ist eine Spongiosaplastik erforderlich.

22.6.2.2 Verletzung des Os cuboideum

Knöcherne Verletzung des Würfelbeins sind selten. Diagnostisch besteht lokal eine Schwellung und Druckempfindlichkeit beim Betasten. Röntgenologisch achte man auf eine gezielte Darstellung des Os cuboideum (orthograde Darstellung des Knochens).

Therapeutisch ist bei nichtverschobenen Frakturen die konservative Ruhigstellung ausreichend. Bei einer Gelenkbeteiligung muss die operative Reposition erfolgen.

22.6.2.3 Verletzung der Ossa cuneiformea

Auch die isolierten Verletzungen der Keilbeine sind extrem selten. Meist beobachtet man sie mit der Verrenkung im Lisfranc-Gelenk.

Klinisch steht die örtliche Schwellung und der Druckschmerz im Vordergrund. Die Differenzierung von Keilbeinfrakturen im Röntgenbild kann außerordentlich schwierig sein, sodass erst gezielte Aufnahmen und oft die CT die Fraktur im Einzelnen beurteilen lassen.

22.6.2.4 Luxation und Luxationsfraktur im Lisfranc-Gelenk

Auch im Lisfranc-Gelenk sind Luxationen selten. Sie erfolgen einmal direkt bei Quetschverletzungen oder indirekt im Zug von Supinations-, Inversions- oder aber Pronations- und Eversionseinwirkungen, seltener bei der Plantarflexion.

Sehr oft kommt es bei der Verletzung zu Hautschädigungen und Durchblutungsstörungen.

Anatomisch gesehen sind knöcherne und ligamentäre Strukturen für eine stabile Verzahnung der Metatarsalgelenke notwendig. Bei den Tarsometatarsalgelenken II–V handelt es sich um Amphiarthrosen, wohingegen im Tarsometatarsalgelenk I eine Beweglichkeit besteht.

Klassifikation

Es empfiehlt sich, die Verletzungen im Lisfranc-Gelenk abhängig von der Richtung der Gewalteinwirkung einzuteilen (Wilson):
- Supinations-Inversions-Verletzungen,
- Pronations-Eversions-Verletzungen,
- Plantarverletzungen.

Demnach findet sich bei einer Supinations-Inversions-Verletzung eine dorsolaterale Luxation der Metatarsale I–V. Bei der Pronations-Eversions-Verletzung kommt es zunächst zur Luxation des I. Metatarsale nach medial und anschließend zur dorsolateralen Luxation der übrigen Metatarsalia. Nicht konstant sind die Verletzungsmuster bei den Plantarflexionseinwirkungen. Meist besteht im Stadium 1 eine dorsale Subluxation des I. Metatarsale und weiter eine Abrissfraktur am Metatarsale I. Sämtliche Metatarsalia können nach dorsal verlagert sein.

Klinik und klinische Diagnostik

Bei der Untersuchung findet man eine ausgeprägte Schwellung und einen Bluterguss im Bereich des Fußes. Zeichen einer Mangeldurchblutung der Zehen können vorliegen.

Bildgebend entstehen im Röntgenbild nicht selten erhebliche Probleme. Entscheidende Informationen bringt die CT.

Therapie

Die Behandlung der frischen Luxationsfrakturen im Lisfranc-Gelenk muss baldmöglichst erfolgen, um vor allem Durchblutungsstörungen zu vermeiden. In Operationsbereitschaft soll unter Zug und Druck der Versuch der geschlossenen Reposition erfolgen und mit einer perkutanen Kirschner-Drahtfixation als Minimalosteosynthese die Reposition gehalten werden. Das Repositionsergebnis muss unbedingt sofort röntgenologisch bzw. mittels CT kontrolliert werden.

Gelingt die Reposition unter Extension nicht, so wird über einen queren Schnitt bzw. über 2 Längsschnitte die Luxationsfraktur dargestellt und die Reposition vorgenommen. Nach Reposition empfiehlt sich die Stabilisierung mit Kirschner-Drähten. Nachfolgend erfolgt die Ruhigstellung im Gips- oder Kunststoffverband.

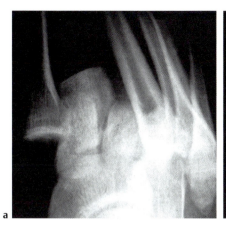
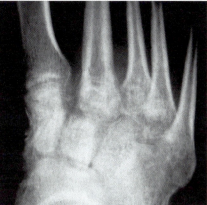

Abb. 22.**56** Luxationsfraktur im Tarsometatarsalgelenk I–V (**a**). Sofortige operative Reposition. Kontrolle nach einem halben Jahr (**b**; beschwerdefreies Laufen).

Nota bene
> Vielfach wird dem Lisfranc-Gelenk noch eine untergeordnete Bedeutung zugeschrieben, weshalb gerade diesen Verletzungen gelegentlich noch keine hinreichende Aufmerksamkeit zuteil wird (Wilson; Seiler).

Befriedigende Spätergebnisse sind nicht zuletzt von der exakten sofortigen Reposition und Rekonstruktion abhängig (Abb. 22.**56a, b**). Selbstverständlich muss bei der operativen Rekonstruktion ein Weichteilschaden mit berücksichtigt werden. Konnte eine entsprechende Rekonstruktion des Gelenks nicht erfolgen, so muss später die Arthrodese durchgeführt werden. Dabei kann dann eine Vorfußrekonstruktion unter Aufgabe der Beweglichkeit erreicht werden, was eigentlich nur im Bereich des 1. Strahls eine funktionelle Bedeutung erlangt.

22.6.3 Fraktur der Ossa metatarsalia

Frakturen der Ossa metatarsalia zählen zu den häufigen knöchernen Verletzungen im Bereich des Fußes. Sie bedürfen einer exakten Behandlung, da sonst später mit Beschwerden zu rechnen ist. Frakturen der Mittelfußknochen findet man isoliert oder aber multipel. Sie entstehen durch erhebliche Gewalteinwirkungen. Nicht selten kommt es zu ausgeprägten Dislokationen der Gelenke. Hinzuweisen bleibt noch auf die „Marschfraktur" infolge von oft nur geringen Dauerbeanspruchungen (Abb. 22.**57**).

Klinik und klinische Diagnostik

Sehr bald nach dem Unfallereignis kommt es zur Schwellung und Blutergussbildung. Der Tastbefund ist wichtig und kann bereits die Diagnose bringen. Auf der Röntgenübersichtsaufnahme ist der Befund zu erhärten. Verschiedene Frakturformen sind zu unterscheiden: Querfrakturen, Drehbrüche und am 5. Metatarsalköpfchen gelegentlich Trümmerfrakturen.

Therapie

Therapeutisch soll eine achsengerechte Stellung der Fraktur bzw. Frakturen angestrebt werden. Ausgedehnte Verkürzungen oder Achsenabweichungen können zu empfindlichen Störungen beim Belasten des Fußes und zur Beeinträchtigung des Abrollvorgangs führen.

Nichtverschobene Frakturen werden konservativ im Gips behandelt. Beim Vorliegen von Verschiebungen und instabilen Frakturen kann ein Extensionsverband nach wie vor von Bedeutung sein, am besten erfolgt er durch eine transunguale Extension (Abb. 22.**58**).

Die Indikation zum **operativen Eingriff** besteht vor allem bei dislozierten Frakturen des I. und V. Strahls sowie dislozierten Serienfrakturen.

Operativ-technisch kann die Abrissfraktur am Metatarsale V Schwierigkeiten bereiten (Abb. 22.**59a**), besonders bei Trümmerfrakturen. Eine stabile Osteosynthese kann z. B. meist mit einer Kompressionsschraube, mit einer Zuggurtung (Abb. 22.**59b**) oder aber als Plattenosteosynthese mit dem Kleinfragmentinstrumentarium erreicht werden.

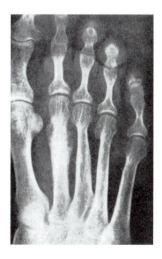

Abb. 22.**57** Ermüdungsbruch im Schaft des Metatarsale II (Marschfraktur).

22 Sprunggelenk und Fuß

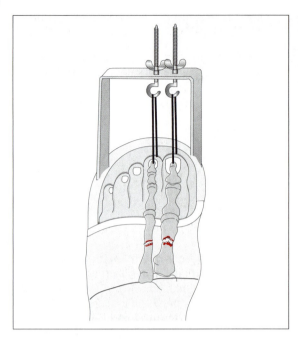

Abb. 22.**58** Metatarsalfrakturen, konservative Behandlung im Extensionsverband.

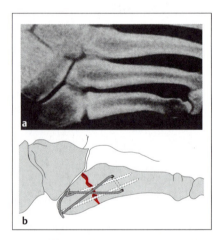

Abb. 22.**59** Pseudarthrose proximal am Metatarsale V im Röntgenbild (**a**) und schematische Darstellung der Behandlung mit einer Kompressionsschraube oder Zuggurtung (**b**).

Bei Serienfrakturen genügt es im Allgemeinen, den I. und V. Strahl zu stabilisieren, d. h. die Frakturen II, III und IV stellen sich dann meist von alleine (Vasallenfraktur).

Bei Pseudarthrosen, wie sie gelegentlich am V. Metatarsale zu beobachten sind und Beschwerden bereiten, empfiehlt sich die Osteosynthese.

22.6.4 Fraktur der Zehen

Die Zehenfrakturen zählen zu den häufigsten Verletzungen im Bereich des Fußes. Sie entstehen regelmäßig durch eine direkte äußere Gewalteinwirkung, wobei dies durch eine direkten Stoß (Ballspiel ohne

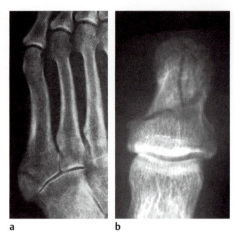

Abb. 22.**60** Fraktur im Bereich der Tuberositas ossis metatarsei V (**a**; nichtverschoben), kann mit konsequenter konservativer Behandlung ausheilen (Gips- oder Kunststoffverband).
Desgleichen ist eine Trümmerfraktur z. B. des Endglieds der Großzehe (**b**) konservativ zu behandeln. Dabei genügt im Allgemeinen die Stabilisierung durch den Großzehennagel.

entsprechendes Schuhwerk) oder durch den Fall von schweren Gegenständen auf die Zehen erfolgen kann.

Die Diagnose bereite mithilfe des Röntgenbilds keine Schwierigkeiten.

Therapie

Therapeutisch sollen auch Zehenfrakturen, wenn verschoben, exakt reponiert und gelegentlich mithilfe einer Spickdrahtosteosynthese zur Heilung gebracht werden. Nichtverschobene Frakturen im Bereich der Metatarsalia und der Zehen heilen auch im Gips- oder Kunststoffverband (Abb. 22.**60a, b**). Bei einfachen Zehenfrakturen kann es ausreichen, die gebrochene Zehe mittels der benachbarten Zehe im Pflasterverband zu schienen. Eine besondere Beachtung muss die Fraktur der Großzehengrundphalanx erhalten. Bei Gelenkbeteiligung ist eine offene Reposition mit einer stabilen Osteosynthese anzuraten.

22.6.5 Fraktur der Sesambeine

Als besonderes Frakturereignis muss der Bruch der Sesambeine im Bereich des Großzehengrundgelenks angeführt werden. Die Sesambeine können bei einem Sturz aus großer Höhe oder auch bei einer maximalen Dorsalflexion der Großzehe z. B. beim Fußballspielen frakturieren.

Diagnostisch steht ein Druck- und Belastungsschmerz im Vordergrund.

Radiologisch hilft die Tangentialaufnahme weiter.

Therapie

Therapeutisch kommt es regelmäßig nach einer mehrwöchigen Ruhigstellung zur Heilung. Nur ausnahmsweise muss später die Entfernung eines pseudarthrotischen Sesambeins vorgenommen werden.

Literatur

Aplington JP, Riddle CD. Avascular necrosis of the body of the talus after combined medial and lateral release of congenital clubfoot. South Med J. 1976;89:1037.

Appel M, Gradinger R. Die Morphologie des M. adductor hallucis und deren Bedeutung für die operative Behandlung des Hallux valgus. Z Orthop Ihre Grenzgeb. 1989;127:326.

Betts LO. Mortons metatarsalgia: Neuritis of the fourth digital nerve. Med J Aust. 1940;1:514.

Bèzes H, Massard P, Fourquet JP. Die Osteosynthese der Kalkaneus-Impressionsfraktur. Unfallheilkunde. 1984;87:363–8.

Brandes M. Zur operativen Behandlung des Hallux valgus. Zentralbl Chir. 1929;56:2434.

Crawford AH, Marxen JL, Osterfeld DL. The Cincinnati incision. A comprehensive approach for surgical procedures of the foot and ankle in childhood. J Bone Joint Surg Am. 1982;64:1355.

Davies-Colly N. Contraction of the metatarsophalangeal joint of the great toe (hallux flexus). Br Med J. 1887;1:728.

Emmert C. Zur Operation des eingewachsenen Nagels. Arch Klin Chir. 1869;11:268.

Essex-Lopresti P. Mechanism, reduction technique and results in fracure of calcaneus J Bone Joint Surg Br. 1952;39:395.

Fellbaum J, Zollinger H. Resektionsarthroplastik des I. Metatarsalgelenks. Keller-Brandes-OP. Orthop Traumatol. 1998;10:143.

Goodfellow J. Aetiology of hallux rigidus. Proc R Soc Med. 1966;59:821.

Haliburton RA, Sullivan CR, Kelly P, Peterson LFA. The extraosseous and intra-osseous blood supply of the talus. J Bone Joint Surg Am. 1958;40:115.

Hattrup SJ, Johnson KA. Chevron osteotomie: Analysis of factores in patients dissatification. Foot Ankle Int. 1985;5:327.

Hattrup SJ. Subjective results of hallux rigidus treatment by cheilectomy. Clin Orthop. 1988;226:182.

Helal B, Greiss M. Telescoping osteotomy for presure metatarsalgia. J Bone Joint Surg Br. 1984;66:213.

Hipp E. Talusnekrose. Hefte zur Unfallheilkunde. 1965;81:182.

Hipp E. Rezidivierende subcrurale Luxation des Talus. Med Klin. 1962;45:1896.

Hipp E, Radke J, Strauß G. Der Hallux valgus. Fortschr Med. 1970;88:652.

Hipp E, Weigert M. Subcutane Ruptur der Tibialis-anterior Sehne. Z Orthop Ihre Grenzgeb. 1966;101:398.

Hohmann G. Über Hallux valgus und Spreizfuß, ihre Entstehung und physiologische Behandlung. Arch Orthop Unfallchir. 1923;21:525.

Imhäuser G. Die Frühbehandlung des angeborenen Klumpfußes. Stuttgart: Enke; 1969.

Imhäuser G. Follow up examinations: 30 years of Imhäuser clubfoot treatment. Arch Orthop Trauma Surg. 1980;96:259.

Imhäuser G. Die Behandlung des idiopathischen Klumpfußes. Stuttgart: Enke; 1984.

Isaacs H, Handelsmann JE, Badenhorst M, Pickering A. The muscles in clubfoot – a histological, a histochemical and electron microscopic study. J Bone Joint Surg Br. 1977;59:465–72.

Johnson KA. Tibialis posterior tendon rupture. Clin Orthop. 1983;177:140–7.

Johnson KA. Chevron osteotomy. In: Johnson KA. ed. Master techniques in orthopedic surgery: The foot and ancle. New York: Raven Press; 1994:31.

Jones KJ, Feiwell LA, Freedman EL, Cracchiolo A. The effect of chevron osteotomy with lateral capsular release on the blood supply to the first metatarsal head. J Bone Joint Surg Am. 1995;77:197.

Kato T, Watanabe W. The etiology of hallux valgus in Japan. Clin Orthop. 1981;157:78.

Keller W. Surgical trearment for bunions and hallux valgus. NY Med J. 1904;80:747.

Krauspe R, Parsch K. Die peritalare Arthrolyse zur Klumpfußkorrektur über den sogenannten Cincinnati-Zugang. Operative Orthop Traumatol. 1995;7:125.

Lange F. Zur Behandlung der Metatarsalgie. München Med Wochenschr. 1898;45:258.

Lange F. Plattfußbeschwerden und Plattfußbehandlung. München Med Wochenschr. 1912;59:300.

Lange F. Lehrbuch der Orthopädie. Jena: Fischer; 1928.

Lange M. Orthopädisch-chirurgische Operationslehre. München: Bergmann; 1962.

von Lanz T. Praktische Anatomie. Heidelberg: Springer; 1972.

LeLievre J. Current concepts and correction in the valgus foot. Clin Orthop. 1970;70:43.

Mau C, Imhäuser G. Eine Operation des kontrakten Spreizfußes. Z Orthop Ihre Grenzgeb. 1939;70:1.

McKay DW. New concept of and approach to clubfoot treatment: Section III-evaluation and results. J Pediatr Orthop. 1983;3:141.

McReynolds JS. Open reduction and internal fixation of calcaneal fractures. J Bone Joint Surg Br. 1972;54:176.

Morton TSK. Metatarsalgia Mortons painful affection of the foot with an account of six cases cured by operation. Ann Surg. 1893;17:68.

von Muralt RH. Richtlinien zur Behandlung des Hackenfußes. Arch Orthop Scand. 1953;22:300.

Palmer I. The mechanism and treatment of fractures of the calcaneus. J Bone Joint Surg Am. 1948;30:2.

Penners R. Die operative Behandlung des Plattfußes. München Med Wochenschr. 1959;101:95.

Reverdin J. Anatomie et operation du hallux valgus. Sitzung der Genfer Medizinischen Gesellschaft, 4. Mai 1881. Int Med Congr. 1881;2:408.

Sanders R, Fortin P, DiPasquale T, Walling A. Operative treatment in 120 displaced intraarticular calcaneal fractures. Results using a prognostic computed tomography scan classification. Clin Orthop. 1993;290:87.

Sarazin R. Beiträge zur Entstehung und Behandlung des Kalkaneussporn. Dtsch Z Chir. 1909;102:399.

Schier M. Möglichkeiten der operativen Behandlung des Hallux valgus. Inaug.-Diss. TU München; 2001.

Schittich I, Burgkart R, Hipp E. Operation nach McBride, modifiziert. München Med Wochenschr. (im Druck).

Schlegel KF. Behandlung des Ballenhohlfußes. Z Orthop Ihre Grenzgeb. 1966;101:430.

Schlegel KF. Spina bifida occulta und Klauen-Hohlfuß. Stuttgart: Enke; 1961.

Sim-Fook L, Hodgson A. A comparison of foot forms among the non-shoe and shoe-wearing Chinese population. J Bone Joint Surg Am. 1958;40:1058.

Steinböck G, Moser M. Die Cerclage fibreux als zusätzliche Maßnahme bei der Operation des Hallux valgus. Orthop Praxis. 1981;17:840.

Tachdjian PL. Congenital convex pes valgus. Orthop Clin North Am. 1972;3:131.

Thermann H. Kalkaneusfrakturen: Offene Reposition und Osteosynthese. In: Wülker N, Stephens M, Cracchiolo III A.. Hrsg. Operationsatlas Fuß- und Sprunggelenk. Stuttgart: Enke; 1998.

Toldt-Hochstetter, Anatomischer Atlas. Bd I. 23. Aufl. 1954. Urban & Schwarzenberg; München.

Turco VJ. Resistant congenital club foot – one-stage posteromedial release with internal fixation. J Bone Joint Surg Am. 1979;61:805.

Wülker N, Stephens M, Cracchiolo III A. Hrsg. Operationsatlas Fuß- und Sprunggelenk. Stuttgart: Enke; 1998.

Zadeck J. An operation for the cure of achillobursitis. Am J Surg. 1939;43:542.

Zwipp H, Tscherne H, Thermann H, Weber T. Osteosynthesis of displaced intraarticular fractures of the calcaneus. Results in 120 cases. Clin Orthop. 1993;290:76.

23 Amputationen

E. Hipp, W. Plötz, R. Burgkart und G. Frohnauer

Definition.
Als **Amputation** bezeichnet man das Abtrennen einer Gliedmaße, was in verschiedenen Höhen notwendig werden kann. Bei der **Exartikulation** wird eine Gliedmaße in einem Gelenk abgesetzt. Der Begriff Amputation wird allerdings häufig für beide Arten des operativen Vorgehens verwendet.

23.1 Allgemeine Aspekte

Epidemiologie

Die Zahl der Amputierten in den USA liegt etwa bei 0,1–0,3 % der Bevölkerung (Tooms 1998). Früher waren Kriegsverletzungen eine häufige Ursache für den Verlust einer Gliedmaße, heute dagegen Unfälle, die Folgen der arteriellen Verschlusskrankheit und bösartige Tumoren. Männer sind etwa dreimal häufiger von Amputationen betroffen als Frauen und mehr als 4/5 der Amputationen betreffen die untere Extremität.

Indikationen

Die **arterielle Durchblutungsstörung** mit (drohender) Entwicklung eines Gangräns ist die häufigste Indikation zur Amputation. Begünstigend ist die oftmals begleitende Polyneuropathie, die das Entstehen offener Wunden fördert und die Heilung verschlechtert. Nicht selten entwickeln sich auch Infektionen im unzureichend durchbluteten Gewebe. Wichtig ist es hier, die Begleitkrankheiten sorgfältig zu behandeln und wenn möglich frühzeitig rekonstruktive Eingriffe an den Gefäßen durchzuführen.

Maligne Tumoren werden heute nur noch selten durch Amputation behandelt. In den meisten Fällen ist durch Anwendung moderner rekonstruktiver Techniken ein „limb salvage" möglich (Hipp et al. 1998).

Unfälle und Kriegsverletzungen betreffen vor allem männliche Patienten unter 50 Jahren. Die Indikation zur Amputation besteht, wenn die Gefäßversorgung irreparabel gestört ist oder wenn die Extremität so stark zerstört ist, dass eine Wiederherstellung unmöglich oder funktionell sinnlos ist. Durch moderne mikrochirurgische Techniken zur Gefäßrekonstruktion und neue Möglichkeiten der Knochenverlängerung können heute viele Extremitäten gerettet werden.

Auch ausgedehnte **Verbrennungen oder Stromschäden** können Amputationen notwendig machen.

Selten kann auch heute noch eine **Infektion** mit Gasbrand eine akute Amputation als Leben erhaltende Maßnahme notwendig machen, wobei der Amputationsstumpf nicht verschlossen wird. Eine neue Behandlungsmöglichkeit ist hier die hyperbare Oxygenierung, deren genauer Stellenwert im Vergleich zu einer Amputation noch nicht geklärt ist. Bei chronischen Infekten nach multiplen Eingriffen und ausgedehnten Knochen- und Weichteildefekten sind im Einzelfalle ebenfalls Amputationen nicht zu umgehen. Dies trifft besonders auf Patienten mit schweren Begleiterkrankungen und auf Patienten in schwierigem sozialen Umfeld (Alkoholiker) zu.

Auch **nicht mehr funktionstüchtige Extremitäten** z. B. nach Nervenschädigungen (N. ischiadicus) mit trophischen Ulzerationen können Amputationen erforderlich machen.

Operative Grundsätze

Ziel der Amputationsversorgung ist es, einen ausreichend weichteilgedeckten, möglichst langen Amputationsstumpf zu erhalten. Mit modernen Techniken lässt sich fast jeder Stumpf mit einer Prothese versorgen. Je länger der Stumpf ist, um so besser sind die Hebelverhältnisse und meist auch die Funktion. Probleme bei der Prothesenversorgung bereiten der kurze Ober- und Unterschenkelstumpf und der lange Unterschenkelstumpf wegen der schlechten Weichteildeckung. Die verbleibenden Weichteile müssen ausreichend durchblutet sein. Wichtig ist auch, dass die Narbe nicht mit dem Knochen verwächst, sondern verschieblich ist, da es sonst zu Ulzera kommen kann.

Bei der operativen Versorgung beachte man die verschiedenen anatomischen Strukturen:

Knochen. Scharfe Osteotomiekanten müssen geglättet werden. Verschiedentlich empfohlen wird die Deckung des Knochenstumpfs mit einem vor der Osteotomie zurückgezogenen Periostschlauch, der nach der Knochenbearbeitung über dem knöchernen Stumpf vernäht wird. Dies soll schmerzhaften Spornbildungen vorbeugen.

Nerven. Die Nerven sollten unter leichtem Zug scharf durchtrennt werden. Um späteren Kontakt mit dem knöchernen

Stumpf zu vermeiden, sollten sie 3–4 cm proximal der Osteotomie zu liegen kommen. Wegen der Begleitgefäße sind die durchtrennten Nerven zu unterbinden. Um die Häufigkeit von Phantomschmerzen zu reduzieren, wird ein dreimaliges Quetschen des Nervs mit einer Klemme mit nach proximal abnehmendem Druck empfohlen.

Gefäße. Bei großen Gefäßen ist die doppelte Unterbindung bzw. die Unterbindung und zusätzliche Durchstechung notwendig. Die Gefäßenden sollten ca. 1–2 cm proximal der Osteotomie zu liegen kommen. Vor dem Wundverschluss muss nach Öffnen der Blutsperre eine sorgfältige Blutstillung erfolgen.

Muskeln. Es empfiehlt sich, eine Myodese oder eine Myoplastik vorzunehmen. Unter einer **Myodese** versteht man die Befestigung der Muskulatur am Knochen. Mit transössaren Nähten werden Agonisten und Antagonisten an entsprechender Stelle am Knochen befestigt. Es ergibt sich dadurch eine gute Weichteildeckung und Funktion des Amputationsstumpfs. Eine Alternative ist die **Myoplastik**, bei der Agonisten und Antagonisten miteinander über dem knöchernen Stumpf vernäht werden. Zu achten ist bei dieser Technik auf eine ausreichende Muskeldurchblutung. Auch kann sich ein Übergewicht einer Muskelgruppe mit Entwicklung einer Kontraktur ergeben.

Haut. Für die verschiedenen Amputationsformen gibt es standardisierte Schnitttechniken. So lange die Haut gut durchblutet und ausreichend sensibel versorgt ist, können jedoch auch andere Schnitte und Hautlappen Anwendung finden. Generell zu vermeiden sind jedoch Schnittführungen über den distalen Pol des Amputationsstumpfs.

Offene Amputation

Die sog. offene Amputation ist indiziert bei Infektionen oder bei Verletzungen mit ausgedehnten Gewebsnekrosen. Das Prinzip liegt darin, dass die Wunde nach der Amputation offen gelassen wird und erst bei sicherem Abheilen der Infektion – bzw. wenn das Ausmaß der Gewebsnekrosen genauer beurteilt werden kann – in einem zweiten Eingriff verschlossen wird.

Besonderheiten bei der Amputation beim Kind

Beim Kind muss insbesondere das Längenwachstum der verbleibenden Epiphysenfugen mit in Betracht gezogen werden. Eine Amputation im Femurschaft beim kleineren Kind führt später zu einem sehr kurzen Femurstumpf, da das Hauptwachstum des Femur in der distalen Epiphyse stattfindet. Im Gegensatz dazu führt ein kurzer Stumpf der proximalen Tibia nach Wachstumsabschluss zu einem ausreichend langen Tibiastumpf. Günstig beim Kind ist eine Exartikulation, da beide Wachstumsfugen erhalten werden und ein harmonisches Wachstum auch von Haut und Weichteilen erfolgen kann.

Nota bene
> Regelmäßige Kontrollen der Prothese sind im Wachstumsalter besonders wichtig, um rechtzeitig eine Neuversorgung einzuleiten.

Grundsätzliches zur Exo-Prothetik

Exo-Prothesen – das Wort leitet sich aus dem Griechischen ab und heißt äußerlich (im Gegensatz zu Endoprothesen) hinzufügen. Man versteht darunter einen künstlich geformten Ersatz von Bein und Arm, der früher vorwiegend aus Holz, Metall und Leder und heute aus Kunststoff und Metall hergestellt wird, wobei ästhetisch und funktionell befriedigende Kunstglieder hergestellt werden müssen.

Bei der Entwicklung von Prothesen haben sich gerade im letzten Jahrhundert entscheidend neue Erkenntnisse erarbeiten lassen und zwar unter Berücksichtigung von Material und Konstruktion, um so eine günstige Wiederherstellung der Geh- und Stehfähigkeit an der unteren Extremität – früher z. B. mit

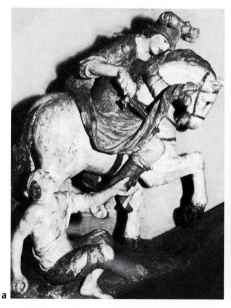
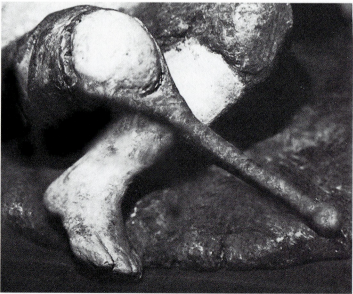

Abb. 23.**1a, b** „Knieruhbein". Süddeutsche Rokokoplastik um 1740. St. Martin schneidet einen Teil seines Mantels ab und reicht ihn dem Knieruhbeinträger.

23.1 Allgemeine Aspekte

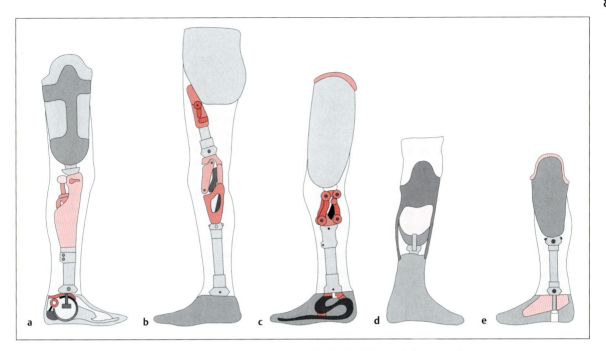

Abb. 23.2 Schematische Darstellung der verschiedenen Beinprothesen.
a Modular-Oberschenkelprothese.
b Modular-Hüftexartikulationsprothese.
c Modular-Knieexartikulationsprothese.
d, e Modular-Unterschenkelprothesen.

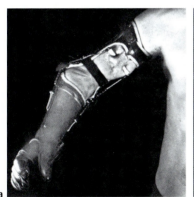
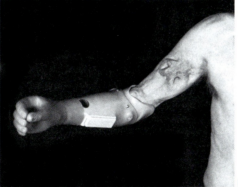

Abb. 23.3 Armprothesen.
a Sauerbruch-Arm.
b Myoelektrische Prothese. Der Patient trug von 1944–1980 die Sauerbruchprothese (M. Lange). Nach mehr als 30 Jahren schließlich die erfolgreiche Umstellung auf eine myoelektrische Prothese.

dem „Knieruhbein" (Abb. 23.1a, b), jetzt mit verschiedenen Prothesenkonstruktionen (Abb. 23.2a–e) – und im Bereich der oberen Extremität eine Halte- und Greiffunktion möglich zu machen (Abb. 23.3a, b u. 23.4a–d).

Im Vordergrund stehen neben dem Beckenersatz vor allem bei Tumorresektionen nach Hemipelvektomien, die transfemorale Oberschenkelamputation, die Exartikulation am Kniegelenk und ganz besonders die prothetische Versorgung nach Unterschenkelamputationen.

Grundsätzlich können Beinprothesen z. B. in Schalenbauweise durchgeführt werden und zwar in haltbarer und widerstandsfähiger Weise und weiter als aufwändige, modulare Konstruktion, wie sie seit jetzt mehr als 30 Jahren als Rohrskelettprothesen Verbreitung finden. Damit konnte eine Verbesserung des Tragekomforts und der Funktion erreicht werden sowie eine günstige Beeinflussung des äußeren Erscheinungsbilds.

Modularprothesen bringen bei sämtlichen Amputationen Vorteile, ganz besonders aber bei der Kniegelenkexartikulation und Beckenresektion.

Die Module als mechanische Bauteile in Form von Gelenken und Adaptern sind lösbar miteinander verbunden, also leicht kombinierbar und austauschbar.

Titan- und Aluminiumlegierungen sowie carbonfaserverstärkte Materialien bringen zudem eine hohe Stabilität und eine Gewichtsreduktion der Prothesen. Verschiedene Größen der Module finden Anwendung, was bei der Prothetik bei Kindern von größter Wichtigkeit ist.

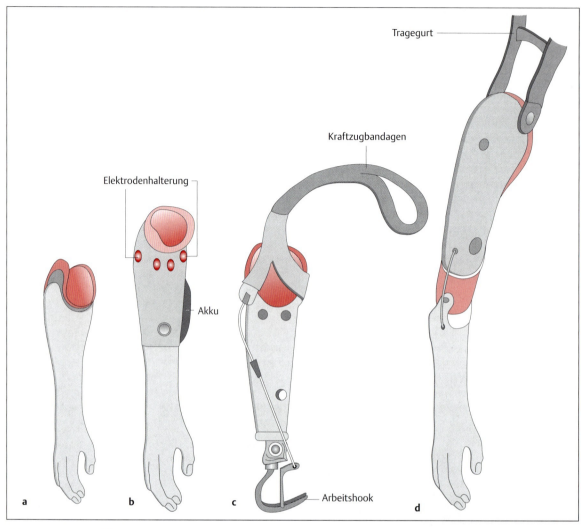

Abb. 23.**4** Schematische Darstellung der verschiedenen Armprothesen.
a Kosmetische Unterarmprothese.
b Myoelektrisch gesteuerte Unterarmprothese.
c Unterarmprothese mit Kraftzugbandage.
d Myoelektrisch gesteuerte Oberarmprothese.

23.2 Spezielle Amputationsformen

23.2.1 Hüftexartikulation, Hemipelvektomie

Indikation. Die Hüftexartikulation und Hemipelvektomie kann nach einer Verletzung oder aber häufiger bei bösartigen Tumoren notwendig werden.

Bei der *Hüftexartikulation* erfolgt eine dorsale Hautlappenbildung mit dem M. gluteus maximus und eine ventrale Lappenbildung mit dem M. quadriceps femoris. Auch mediale Lappenbildungen mit den Adduktoren sind möglich.

Bei der *Hemipelvektomie* wird eine Beckenhälfte mit dem Bein im Iliosakralgelenk und in der Symphyse abgesetzt. Je nach Situation sind aber auch andere Resektionsformen möglich. Grundsätzlich wünschenswert ist allerdings das Belassen von Symphyse und der medialen Anteile des Os ischii, um die Ansätze der perianalen Muskulatur erhalten zu können. Es ist auch möglich, zusätzlich Anteile des Os sacrum zu resezieren. Dies kann z. B. bei fortgeschrittenem Wachstum von Osteosarkomen notwendig werden.

Schwierigkeiten bereitet bei der Hüftexartikulation und Hemipelvektomie nach wie vor die prothetische Versorgung.

Prothesen

Die Amputation im Hüftbereich erfordert eine Versorgung mit einem Beckenkorb. Der Stumpf kann sofort belastet werden. Am Beckenkorb aus Gießharz ist der Anschluss für das Hüftgelenk integriert (Modularprothese; s. Abb. 23.**2b**). Zu beachten ist, dass das künstliche Hüftgelenk zur besseren Stabilität gegen ein Einknicken weit vorne angebracht werden muss.

Die Schalenbauweise (Kanadisches Exbein, Mödel-Exbein) findet nur noch selten Anwendung.

Nota bene
> Bei der Hemipelvektomie bereitet die Abstützung Probleme, da ja sämtliche knöchernen Anteile fehlen. Man muss deshalb regelmäßig die unteren Rippen in den Beckenkorb einbeziehen.

23.2.2 Oberschenkelamputation

Im Allgemeinen gilt, dass der zwei Drittel lange Oberschenkelstumpf funktionell leistungsfähig und günstig für die Prothesenversorgung ist. Je nach Körpergröße soll der Stumpf zwischen 25 und 30 cm von der Trochanterspitze aus gerechnet messen.

Ein kurzer Oberschenkelstumpf von weniger als 5 cm distal des Trochanter minor bereitet besondere Schwierigkeiten bei der Prothesenversorgung (evtl. Kippschaft). Häufig kommt es beim kurzen Stumpf zu Kontrakturen des M. iliopsoas und der Adduktoren.

Technisch ist bei der Oberschenkelamputation mit ausreichender Durchblutung eine Myoplastik vorzunehmen. Dies verbessert die Beweglichkeit des Stumpfs und die Weichteildeckung.

Prothesen

Die Prothesenversorgung kann in Schalenbauweise oder als Modularprothese vorgenommen werden. Evtl. empfiehlt es sich, Interimprothesen (Bock-Habermann) für die Frühversorgung anzufertigen, wobei eine Stumpfdeckung aus Niedrigtemperaturthermoplast durch Warmluft direkt am Patienten angepasst werden kann.

Bei der Schaftgestaltung war früher die querovale Schaftform im Vordergrund stehend. Heute wird die längsovale Schaftform unter Berücksichtigung der anatomischen Gegebenheiten des Oberschenkelstumpfs beachtet, wobei das vorne liegende Gefäßnervenbündel druckentlastet wird und die Weichteile insgesamt eine hydrostatische Lastübertragung besorgen. Das Tuber ossis ischii wird eingebettet und nicht abgestützt. Dieser Schaft gilt als „Sitzbein umgreifend" (Kaphingst, Samson). Die Stumpfbettung ist also als Sitzbein umgreifender Kontaktschaft mit Ventil gearbeitet. Die Rahmenkonstruktion aus Carbon-Gießharz-Laminat umfasst die flexible Stumpfbettung und dient als Verbindung zum Kniegelenk (CAT-CAM = contoured adducted trochanteric-control alignment method; s. Abb. 23.**2a**).

23.2.3 Knieexartikulation

Der Hauptvorteil der Exartikulation im Kniegelenk ist der große endbelastbare Stumpf. Probleme kann die Hautdeckung des distalen Femur bereiten (mangelhafte Hautdurchblutung).

Verschiedene operative Techniken sind beschrieben. Eine Möglichkeit ist die Bildung eines langen ventralen Hautlappens mit Patella und Patellarsehne und eines kurzen dorsalen Lappens. Das Lig. patellae kann auf die Kreuzbandstümpfe genäht werden. Die Patella bleibt bei dieser Technik erhalten.

Prothesen

Die Versorgung ist mit einer Modularprothese sinnvoll durchzuführen. Der Exartikulationsstumpf ist sofort belastbar. Bei der bestehenden kolbigen Form des Kondylenstumpfs entsteht eine rotationsstabile Verbindung zum Prothesenschaft. Die Weichwandstumpfbettung aus thermoplastischem PE-Schaum muss entsprechend gestaltet werden. Ein Anlegen der Prothese im Sitzen ist möglich (Baumgartner & Botta 1995). Der Stumpf ist im Muskelgleichgewicht, da ja die Adduktoren nicht durchtrennt wurden. Des Weiteren ist der lange Hebelarm günstig für die Führung der Prothese. Diese Gegebenheiten sind für Sportler und auch für den alten Patienten von großer Bedeutung.

23.2.4 Unterschenkelamputation

Bei der Unterschenkelamputation ist die Durchblutungssituation exakt zu beachten. Bei ausreichender Durchblutung wird beim Hautschnitt ein gleich großer ventraler und dorsaler Hautlappen gebildet. Diese Hautlappen überragen die geplante Osteotomiestelle um die Hälfte der Dicke des Unterschenkels nach distal. Eine Länge der Resttibia von 5 cm proximal darf nicht unterschritten werden, da der Unterschenkelstumpf ohne den Ansatz der Streckmuskulatur (Tuberositas tibiae) funktionslos wird. Die Osteotomie sollte körperfern allerdings auch nicht durch das distale Drittel der Tibia gelegt werden, weil hier die Weichteildeckung nicht ausreichend gegeben ist. Anzustreben ist eine Myodese oder Myoplastik. Der dorsale Muskellappen mit dem M. triceps surae wird dabei weit nach ventral gezogen, da er sich optimal für die Weichteildeckung eignet. Der ventrale Teil der Tibia wird mit der oszilierenden Säge abgeschrägt und besonders sorgfältig geglättet. Die Fibula wird ca. 1–2 cm proximal der Tibia abgesetzt. Kontrovers diskutiert wird die Periostlappenplastik zwischen Tibia und Fibula, mit der zwischen beiden Knochen eine Einheit zur besseren Belastbarkeit geschaffen werden soll.

Beim durchblutungsgestörten Unterschenkel wird nach Burgess et al. (1971) ein langer dorsaler Muskelhautlappen mit dem M. triceps surae gebildet, mit dem der gesamte Stumpf bedeckt wird. Der weniger durchblutete ventrale Hautlappen bleibt kurz. Die Tibia wird ca. 10 cm distal des Kniegelenksspalts abgesetzt. Auf eine Myodese wird verzichtet. Die Nachbehandlung richtet sich nach der Wundheilung. Nach 3 Wochen schon kann eine vorläufige Prothese angepasst werden.

Nota bene
Bei kurzen Unterschenkelstümpfen ist eine Beugekontraktur unbedingt zu verhindern (Lagerung in Kniestreckung und frühzeitige krankengymnastische Übungsbehandlung).

Prothesen

Transtibiale Amputationen können mit verschiedenen Prothesenkonstruktionen versorgt werden. Man unterscheidet die konventionelle Prothese mit Oberschenkelhülse und seitlichen Gelenkschienen sowie die Unterschenkelkurzprothese. Mit einer Kurzprothese werden die Nachteile der konventionellen Prothese wie Einschnürung und Atrophie der Muskulatur, Bewegungseinschränkung des Kniegelenks verhindert und der volle Kontakt gewährleistet.

Die Unterschenkelkurzprothese lässt sich als Modularprothese (s. Abb. 23.**2d, e**) und auch in Schalenbauweise mit Gießharz herstellen. Entscheidend ist eine exakte Einbettung des Unterschenkelstumpfs in den Prothesenschaft, damit eine schmerzfreie Übertragung der Belastung auf Bezirke des Schienbeinkopfs sowie der Patellarsehne möglich ist.

Dabei sind anzuführen:
▶ die **PTB-Einbettung** nach Ratcliffe (patellar tendon bearing),
▶ die **KBM-Einbettung** (Kondylenbettung Münster von Kuhn mit einem medialseitig eingeschobenen Keil),
▶ die **PTS-Einbettung** von Fajal (prothése-tibiale-supracondylienne).

Des Weiteren ist die **PTS-Vollkontakteinbettung** nach Botta mit einem genau gearbeiteten Weichteilwandinnenschaft zu nennen, wobei ein Gießharzschaft, Sach-Fuß mit Plastazotebeschichtung zu empfehlen ist.

Neben der Weichwandeinbettung hat die Liner-Technik in der Unterschenkelprothetik größte Bedeutung erlangt. Diese Stumpfbettung aus Silicon oder Polyurethangel wird direkt auf den Stumpf gerollt. Es werden Komfort und Haftung damit erhöht. Die Verbindung des Liner zum Prothesenschaft erfolgt über ein Verriegelungssystem (shuttle-lock). Der Gel-Liner (Polyurethangel) bietet sich aufgrund einer hohen Stoßdämpfung, Dehnbarkeit und Druckverteilung für die Versorgung eines Problemstumpfs (knöchern, narbig) an.

Der Silicon-Liner findet auch in der Oberschenkelprothetik Anwendung.

Von Bedeutung ist weiter, dass die Prothese mit abnehmbarer Oberschenkelhülse gebaut werden kann, was vor allem für den Versehrtensportler wichtig ist.

Bei der Herstellung der Prothese ist die Passform und Funktion der Unterschenkelbettung bei einer geringen Weichteildeckung besonders zu beachten.

23.2.5 Amputationen am Fuß

Amputationen der Zehen III–V beeinträchtigen das Gehen und Stehen nur wenig. Nach Amputation der II. Zehe kommt es jedoch regelmäßig zu einer Hallux-valgus-Bildung. Nach Amputation der Großzehe ist der Abstoß beim Gehen am Ende der Belastungsphase beeinträchtigt.

Amputationen durch die Metatarsalia können wegen der fehlenden Mittelfußköpfchen bereits eine Einschränkung der Gehfähigkeit verursachen. Meist ist hier allerdings noch ein Gehen in normalen Schuhen mit einem Platzhalter möglich.

Amputationen im Lisfranc- und Chopart-Gelenk sind mit dem Risiko der Störung des Muskelgleichgewichts belastet. Bei der Amputation im Lisfranc-Gelenk, also proximal der Metatarsalia, ist daher auf eine Tenoplastik der Zehenextensoren zu achten. Wird diese nicht durchgeführt, so kommt es nicht selten zu einer nur schwer korrigierbaren Spitzfußstellung durch Überwiegen der Flexoren.

Dieses Problem ist bei der Amputation im Chopart-Gelenk noch ausgeprägter. Da die Ansatzpunkte sämtlicher Extensoren fehlen, ist eine Tenodese entscheidend für den Erfolg. Bei der Technik nach Marquart werden die kurzen Zehenbeuger, die in einem plantaren Lappen präpariert werden, mit den Extensoren (M. tibialis anterior, M. extensor hallucis longus, M. extensor digitorum longus) vernäht. Für die Sehnen werden Kanäle in der Talus- und Kalkaneusgelenkfläche angelegt.

Bei den **Spunggelenkamputationen** (Methode nach Pirogoff) wird der Fuß mit Talus und den ventralen Kalkaneusanteilen reseziert.

Bewährt hat sich die Amputationstechnik nach Boyd (1939). Im Vergleich zur Pirogoff-Technik wird vom Kalkaneus nur ein kleiner ventraler Anteil entfernt. Der Restkalkaneus wird ohne Rotation nach Entfernung des Talus in die entknorpelten Gelenkflächen des oberen Sprunggelenks eingepasst (Abb. 23.**5**), sodass sich eine Arthrodese mit Osteosynthese ergibt.

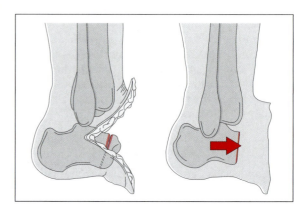

Abb. 23.**5** Boyd-Amputation.

Die Belastung erfolgt über die normale Sohlenhaut. Hinzuweisen bleibt auf einen notwendigen Verkürzungsausgleich bei der Amputation nach Boyd, der regelmäßig mehr als 3 cm beträgt.

Prothesen

Die Prothesenversorgung bei Vorfußamputationen (Lisfranc-Amputation) erfolgt mit einer Siliconprothese, wobei ein hochgezogener Rand am Fußrücken eine bessere Haftung bringt. Diese Prothese kann im normalen Schuhwerk getragen werden.

Beim Rückfußstumpf nach Amputation im Chopart-Gelenk kann der Versuch mit einer Siliconprothese erfolgen, evtl. mit einem CFK-Rahmenschaft (Näder & Näder 2000).

Als Besonderheit bleibt die **Umkehrplastik nach Borggreve** zu nennen und die Versorgung mit einer Orthoprothese (Abb. 23.**6**).

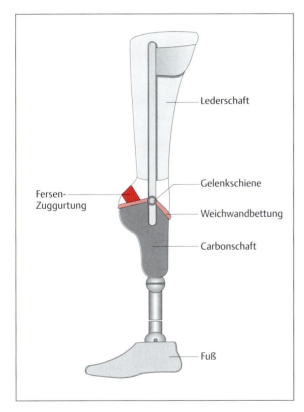

Abb. 23.**6** Orthoprothese bei Umdrehplastik nach Borggreve. Kniegelenk und distaler Oberschenkel werden reseziert und dann um 180° gedreht. Unterschenkel und das verbliebene Femur werden mit einer Plattenosteosynthese verbunden, wobei das obere Sprunggelenk dann als Kniegelenk funktionieren muss.
Bei der Orthoprothesenversorgung ist eine exakte Einbettung des Fußes von Wichtigkeit, da ja die ganze Lastaufnahme damit gewährleistet sein muss. Man achte weiter auf die korrekte Lage der Schienengelenke und auf eine großflächige Oberschenkelhülse.

23.2.6 Amputationen an der Hand

Amputationen im Bereich von Hand und Finger erfordern vielfach mikrochirurgische Techniken. Grundsätzlich hat der Daumen die größte funktionelle Bedeutung, weshalb alle Anstrengungen zu seiner Erhaltung zu unternehmen sind. Beim Daumenverlust empfiehlt sich die Translokation des Zeigefingers in einer Technik, wie sie Buck-Gramcko (1971) angegeben hat.

Ein kurzer Zeigefingerstumpf beeinträchtigt die Greiffunktion zwischen Daumen und Mittelfinger, weshalb der 2. Strahl im Metakarpale II abgesetzt werden muss.

23.2.7 Handgelenk- und Unterarmamputation

Am Unterarm empfiehlt sich die **transkarpale Amputation** (Möglichkeit der Pro- und Supination) und die **Exartikulation im Handgelenk** (Beuge- und Streckmöglichkeit). Die Prothesenversorgung ist jedoch schwierig.

Bei der **Unterarmamputation** soll der Stumpf so lang wie möglich erhalten werden. Man beachte jedoch, dass die distale Stumpfgestaltung Probleme bereiten kann (Blutversorgung). Im Allgemeinen wird man zwischen dem distalen und mittleren Drittel amputieren.

Der Unterarmstumpf muss myoplastisch gedeckt werden, womit die Voraussetzung für eine leistungsfähige Versorgung mit einer myoelektrischen Prothese (s. Abb. 23.**4b**) gegeben ist. Muskelaktionspotenziale der Beuge- und Streckmuskulatur des Unterarms ermöglichen ein Öffnen und Schließen der Prothesenhand. Nach wie vor hat sich eine Dreifingerhand mit dem Zeige- und Mittelfinger und dem gegenüberstehenden Daumen am besten bewährt (Neff 2000).

Nota bene
> Bei Doppelamputierten ist das Anlegen eines Krukenberg-Stumpfs (Krebsschere) auf der einen Seite angebracht, da ja bei der Zangenbildung die Sensibilität erhalten ist. Vor allem Kinder erreichen damit beachtliche Fertigkeiten. Am Krukenberg-Stumpf kann auch zusätzlich eine Prothese getragen werden. Auf der Gegenseite soll die myoelektrische Prothesenversorgung erfolgen.

23.2.8 Amputation am Ellbogen, Oberarmamputation

Bei ellbogennahen Amputationen ist insbesondere die Möglichkeit der Übertragung von Rotationsbewegungen des Humerus auf die Prothese und die Fixierung der Prothese ohne Fassung der Schulter von großer

Bedeutung. Auch ein kurzer Unterarmstumpf erweist sich günstiger als eine Oberarmamputation.

Bei der Ellbogenexartikulation ist vor allem die Endbelastbarkeit des Stumpfs von Bedeutung, sie kann beim Abstützen auf die Arme hilfreich sein.

Prothesen

Bei der Prothesenversorgung ist beim langen Oberarmstumpf die Winkelosteotomie nach Marquart & Neff (1974) wichtig. Dabei wird distal am Stumpf ein 3–5 cm langer Humerusanteil im 90°-Winkel mit dem proximalen Humerus verbunden.

Nach Einbetten des Stumpfs in einen nach Abguss geformten Gießharzschaft erfolgt die Übertragung der Zugkräfte auf diesen Winkel an Stelle der Abstützung auf das Akromion. Dabei ergibt sich eine rotationsstabile Oberarmprothese bei frei beweglicher Schulter und Schultergürtel. Weiter können Muskelaktionspotenziale zum Öffnen (Trizeps) und zum Schließen (Bizeps) der Hand Verwertung finden (s. Abb. 23.**4d**).

23.2.9 Amputation an der Schulter

Zu unterscheiden ist die Amputation durch das Collum chirurgicum von der Exartikulation im Glenohumeralgelenk und die sog. Four-quarter- oder interthorakoskapulären Amputation, bei der zwischen Thoraxwand und Skapula abgesetzt wird. Letztere ist ganz überwiegend nur bei ausgedehnten malignen Tumoren der Schulter notwendig.

Prothesen

Die funktionelle Bedeutung von Prothesen nach Schulteramputation ist begrenzt. Die Prothese kann beim beidhändigen Arbeiten lediglich als Gegenhalt für die gesunde Hand dienen.

Bedeutung erlangt das Kunstglied als Schmuckprothese.

23.3 Komplikationen

Zur Verminderung von Komplikationen ist eine sorgfältige Operationstechnik und Nachbehandlung notwendig. Wichtig zur Vermeidung von **Hämatomen** ist eine exakte Blutstillung vor allem im Bereich der gut durchbluteten Muskeln und das Einlegen von Drainagen.

Infektionen und **Gewebsnekrosen** treten häufig bei ungünstigen Durchblutungsverhältnissen auf. Zu achten ist auf eine atraumatische Operationstechnik und auf die Vermeidung von abschnürenden Nähten. Bei größeren Weichteilnekrosen ist u. U. eine Nachamputation sinnvoll.

Die häufigste Komplikation ist sicher der **unzureichend mit Weichteilen gedeckte Amputationsstumpf**, der bei geeigneter Operationstechnik meist vermeidbar ist.

Bei kurzen Amputationsstümpfen besteht die Gefahr von **Kontrakturen** der angrenzenden Gelenke. In der Nachbehandlung ist auf eine aktive und passive (z. B. Auflegen eines Sandsacks) Mobilisierung Wert zu legen. Zu vermeiden ist vor allem die Beugekontraktur im Hüftgelenk und im Kniegelenk.

Neurome können an der Abtrennungsstelle des Nerven entstehen. Die Resektion des Neuroms ist notwendig.

Schwierig zu behandeln sind persistierende **Phantomschmerzen**. Fast jeder Patient hat kurz nach der Operation noch den Eindruck, den entfernten Gliedmaßenanteil zu spüren, was sich üblicherweise im Laufe der Zeit verliert. Einige Patienten geben allerdings stärkste, zum Teil einschießende Schmerzen in die nicht mehr vorhandene Extremität an. Frühzeitig ist hier eine symptomatische Schmerztherapie angezeigt.

Literatur

Baumgartner R. Amputationen und Prothesenversorgungen beim Kind. Stuttgart: Enke; 1977.
Baumgartner R, Botta P. Amputation und Prothesenversorgung der unteren Extremität. Stuttgart: Enke; 1995.
Borggreve J, Botta R, Baumgartner R. Die Unterschenkelkurzprothese. Med Orthop Tech. 1980;100:73.
Boyd HB. Amputation of the foot with calcaneotibial arthrodesis. J Bone Joint Surg Br. 1939;21:997.
Buck-Gramcko D. Pollicization of the index finger: method and results in aplasia and hypoplasie of the thumb. J Bone Joint Surg Am. 1971;53:1605.
Burgess EM, Romano RL, Zettl JH, Schrock RD. Amptations of the leg for peripheral vascular insufficiency. J Bone Joint Surg Am. 1971;53:874.
Marquardt E, Neff G. The angulation-osteotomy of above-elbow-stumps. Clin Orthop. 1974;104:232.
Näder HG. Beinprothesen im Behindertensport. Orthop Tech. 1989;40:493.
Näder M, Näder HG. Prothesen für die untere Extremität, Prothesen für die obere Extremität. 3. Aufl. Berlin: Schiele & Schön; 2000.
Neff G. Technische Orthopädie. In: Wirth. Hrsg. Praxis der Orthopädie. Stuttgart: Thieme; 2001.
Radcliffe CW, Foort J. Patella tendon bearing below kneeprosthesis. San Francisco: Univ. California Press; 1961.
Tooms RE. General principles of amputations. In: Canale ST. ed. Campbell's Operative Orthopedics. St. Louis: Mosby; 1998.

24 Die Aufklärung des Patienten aus arzthaftungsrechtlicher Sicht

Y. von Harder und W. Gördes

„Von der Praxis ins Gericht, Patienten werden klagefreudiger gegenüber Ärzten, die Krankenkassen ermuntern sie dazu"[1] – so und gern auch reißerischer lauten nicht selten die Schlagzeilen in der Presse. Tatsächlich haben Prozesse und staatsanwaltliche Ermittlungsverfahren gegen Ärzte in den letzten zwei Jahrzehnten erheblich zugenommen.[2] Dabei gehört die Orthopädie zusammen mit Chirurgie und Gynäkologie zu den haftungsträchtigsten Fachgebieten.[3] Das hängt nicht nur mit der Tätigkeit des Operierens, sondern auch damit zusammen, dass orthopädische Eingriffe typischerweise indiziert, meist aber nicht vital notwendig sind. Die in der Orthopädie somit häufigen Wahleingriffe begründen bei Patienten hohe und damit leichter zu enttäuschende Erwartungen und für die Ärzte, rechtlich gesehen, gesteigerte Aufklärungspflichten.[4] Dabei werden die strengen, zum Teil überzogenen Anforderungen der Gerichte an die Aufklärung mit guten Gründen kritisiert. So gibt es Untersuchungen, wonach durch Aufklärung „eine Wissensvermittlung dergestalt, dass der unwissende zum wissenden Patienten würde" nicht in dem Ausmaß gelingt, „wie es das von der Rechtsprechung konstruierte Idealbild erwarten ließe"[5] und Erhebungen mit dem Resultat, dass sich mehr als die Hälfte der Patienten schon einen Tag danach nicht mehr daran erinnern, überhaupt aufgeklärt worden zu sein, geschweige denn worüber.[6] Eine Änderung der Rechtsprechung ist aber nicht zu erwarten. Der Arzt muss daher wissen und sich darauf einstellen, dass er sorgfältig aufklären und dies gründlich dokumentieren muss. Wer dies beachtet, kann eine Vielzahl anderenfalls erfolgreicher Haftungsansprüche relativ leicht vermeiden.[7] Denn kommt es wegen einer Komplikation zur juristischen Auseinandersetzung, erweist sich in vielen Fällen nicht etwa eine fehlerhafte Behandlung, sondern die unzureichende Aufklärung als der rechtliche Stolperstein für die Frage der Haftung.

Die Aufklärung spielt aus 2 Gründen bei der Durchsetzung behaupteter Ansprüche gegen den Arzt eine besondere Rolle:
1. Nach ständiger Rechtsprechung ist jeder Eingriff in die körperliche Integrität – auch der ärztliche Heileingriff – eine Körperverletzung.[8] Die rechtliche Befugnis dazu ergibt sich erst aus der wirksamen Einwilligung des Patienten, die eine *ordnungsgemäße Aufklärung* über die geplante Maßnahme und ihre Risiken voraussetzt.[9] Geschützt wird dabei das verfassungsrechtlich verbürgte Selbstbestimmungsrecht des Patienten. Daher kann eine unzureichende oder fehlende Aufklärung über mögliche schicksalhafte Komplikationen eines ärztlichen Eingriffs Schadensersatz- und Schmerzensgeldansprüche gegen den Arzt selbst dann begründen, wenn die Behandlung lege artis erfolgt ist.[10]
2. Die Beweislast für die ordnungsgemäße Diagnose-, Verlaufs- und Risikoaufklärung trägt im Haftungsprozess um Schadensersatz und Schmerzensgeld (anders als beim Vorwurf eines Behandlungsfehlers) nicht der Patient, sondern der Arzt.[11] Diese Beweislastverteilung führt dazu, dass heute nahezu jede Arzthaftpflichtklage früher oder später auch auf den Vorwurf einer Verletzung der Aufklärungspflicht gestützt wird.[12]

Von der Aufklärung, die der Selbstbestimmung dient, ist die therapeutische Aufklärung zu unterscheiden, die auch als Sicherungsaufklärung, zur terminologischen Abgrenzung am besten aber als Sicherungsberatung[13] bezeichnet wird. Bei dieser geht es – als Teil der Behandlung, nicht der Aufklärung – um die Sicherung des Behandlungserfolges durch Verhaltenshinweise gegenüber dem Patienten. Dem Recht auf Selbstbestimmung dienen Diagnose-, Verlaufs- und Risikoaufklärung.

24.1 Diagnoseaufklärung

Jeder Patient ist über seine medizinischen Befunde und die Diagnose zu informieren. Er hat Anspruch darauf, Kenntnis von allen für sein Verständnis der gesundheitlichen Situation erforderlichen Fakten zu erlangen. Auskünfte sind ihm auch im Fall einer inkurablen Krankheit uneingeschränkt zu erteilen,[14] es sei denn, er lehnt dies ausdrücklich ab.

24.2 Verlaufs- und Risikoaufklärung

Der Patient muss weiterhin über den Verlauf und die Risiken einer geplanten Behandlung (Operation, Medikamentengabe) informiert werden. Die Risikoaufklärung stellt den medizinischen und juristischen Schwerpunkt der Aufklärungsproblematik dar. Aufzuklären ist über die *allgemeinen* Eingriffsrisiken im Sinne einer Grundaufklärung und über die *spezifischen* Risiken der in Aussicht genommenen Maßnahme. Für die „allgemein bekannten" Risiken einer Behandlung besteht hingegen keine Aufklärungspflicht.[15]

Woher aber weiß der aufklärende Arzt, ob ein Risiko aufklärungspflichtig ist oder nicht? Diese Frage lässt sich wegen der Unschärfe der Abgrenzungskriterien in vielen Fällen – wie von Ulsenheimer zu Recht kritisiert[16] – leider nicht immer ohne weiteres beantworten. Eine praktische Hilfe bieten die im Verlagshandel erhältlichen Aufklärungsbögen. Die forensische Erfahrung zeigt, dass die Gerichte die erfolgte Aufklärung oft an diesen vorformulierten Aufklärungsbögen messen, diese also quasi den gebotenen Standard der Aufklärung definieren, jedenfalls widerspiegeln.

Nach Rechtsprechung und Literatur gelten folgende Prinzipien für die Risikoaufklärung.

24.2.1 Umfang der Risikoaufklärung

24.2.1.1 Allgemein aufklärungspflichtige Risiken

Sinn und Zweck der ärztlichen Aufklärung über die Risiken eines bevorstehenden Eingriffs ist es, dem Patienten, der selbst bestimmen darf und soll, ob er sich einer Operation unterziehen will, die für seine Entscheidung notwendigen Fakten in einer für den medizinischen Laien verständlichen Form mitzuteilen. Die Aufklärung soll ihn in die Lage versetzen, sich nach seinen eigenen Maßstäben, nicht nach denen eines „vernünftigen" Durchschnittspatienten, für oder gegen den Eingriff entscheiden zu können[17]. Aufzuklären ist danach über Schwere und Richtung des konkreten Risikospektrums des Eingriffs[18], nicht hingegen über alle möglichen Komplikationen. Denn nach ständiger Rechtsprechung des BGH (Bundesgerichtshof) genügt eine Aufklärung „im Großen und Ganzen".[19] Daher darf der Arzt bei den allgemeinen Eingriffsrisiken solche aussparen, die sich so selten verwirklichen und so unwahrscheinlich sind, dass sie bei einem verständigen Menschen für die Entscheidungsfindung nicht ernsthaft ins Gewicht fallen.[20]

24.2.1.2 Eingriffsspezifische Risiken

Auf die Komplikationsdichte kommt es bei der Aufklärung über eingriffsspezifische Risiken hingegen nicht an. Der Patient ist über speziell dem geplanten Eingriff anhaftende Risiken auch dann aufzuklären, wenn sie sich nur sehr selten verwirklichen, sofern sie ihn im Fall der Verwirklichung in seiner weiteren Lebensführung in besonderem Maße belasten würden[21] und für den Patienten überraschend sind, der Arzt also nicht annehmen kann, dass der Patient mit ihnen rechnet.[22]

Die Unterscheidung „eingriffsspezifisches" oder „allgemeines" perioperatives Risiko hat damit große haftungsrechtliche Relevanz, obgleich die Abgrenzung für den Arzt vielfach, wie oben bereits kritisch angemerkt, kaum zu meistern ist.[23] Wegen der Schwierigkeit dieser Zuordnung ist – so zu Recht Ulsenheimer[24] – der Aspekt der Seltenheit einer Komplikation kein empfehlenswertes Kriterium für die Frage der Aufklärungspflichtigkeit. Bestehen Zweifel, ob es sich um ein allgemeines oder um ein eingriffsspezifisches Risiko handelt, sollte vorsorglich jedes gravierende Risiko genannt werden, auch dann, wenn es sich nur sehr selten verwirklicht.

Einige spezifischen Operationsrisiken aus dem Bereich der Orthopädie stellen wir stichwortartig vor:
▸ Wie den meisten bekannt ist, muss über mögliche Gefäß- und Nervenschäden[25] im Operationsgebiet einschließlich der Folgen wie Gefühlstörungen oder sogar Lähmungen aufgeklärt werden.
▸ Weiterhin ist – so vorhanden – über die erhöhte Gefahr von Verletzungen benachbarter Strukturen durch besondere anatomische Situationen oder Voroperationen zu informieren.
▸ Klassisches Beispiel für ein sehr seltenes, aber eingriffsspezifisches und daher aufklärungspflichtiges Risiko ist die Gefahr der AIDS-Infektion durch Fremdbluttransfusion. Bei Wahleingriffen, die dies zeitlich erlauben, ist daher die Möglichkeit der Eigenblutspende anzubieten.[26]
▸ Im Fall der Heparinisierung ist – da eingriffsspezifisch – auch über das ebenfalls sehr seltene Risiko einer HIT II (heparininduzierte Thrombozytopenie) zu informieren.
▸ Bei Implantaten sind zu nennen:
– die mögliche Unverträglichkeit des Implantats mit der etwaigen Notwendigkeit der Auswechselung,
– die voraussichtliche Dauer des Behandlungserfolgs (survival-rate),
– die Besonderheiten einer etwaigen intraoperativen Fraktur mit der notwendigen Erweiterung des Eingriffs zur Stabilisierung der Fraktur und der damit verbundenen Änderung der Nachbehandlung,
– Einbau- und Haltbarkeitsrisiken autogener oder homologer Knochenspäne,
– heterotope Verknöcherungen, die trotz Prophylaxe (Indometacin, Radiatio) einen erheblichen Verlust der Mobilität, Schmerzen und den Untergang von Muskulatur und so einen nicht zu kompensierenden Funktionsverlust verursachen können,
– tiefe Infekte mit der Folge chronischer Knochenentzündungen und möglichem Verlust des Implantats (z. B. Girdlestone-Situation),
– frühe und spätere Lockerungen des Implantats oder Luxation,
– etwaige Beinlängendifferenzen,

– die eventuelle Notwendigkeit eines Splints, von Stockstützen, eines Schuhausgleichs oder orthopädischer Schuhe.

24.2.1.3 Risiken eines Sekundäreingriffs

Besteht bei einer Operation ein Risiko, dessen Verwirklichung zu einer Nachoperation mit erhöhtem Risiko einschneidender Folgen für den Patienten führen würde, ist hierüber bereits vor dem ersten Eingriff aufzuklären.[27] Zu denken ist hier z. B. an erhöhte Verletzungsrisiken von Nerven und Gefäßen im Zuge einer Reoperation aufgrund einer narbenbedingt veränderten lokalen Anatomie.

24.2.1.4 Behandlungsalternativen

Grundsätzlich ist die Wahl der Behandlungsmethode primär Sache des Arztes.[28] Über Behandlungsalternativen, also etwa unterschiedliche Operationsmethoden, braucht der Arzt daher nur dann aufzuklären, wenn die in Betracht kommenden Behandlungsmöglichkeiten unterschiedliche Risiken, Erfolgschancen und Belastungen mit sich bringen.[29] Allerdings ist stets – wenn es sie gibt – über die Alternative konservativer Maßnahmen (auch unter dem Gesichtspunkt eines Operationsaufschubs) aufzuklären.[30]

24.2.2 Durchführung der Aufklärung

24.2.2.1 Aufklärungs- und Einwilligungsbögen

Zwar bedürfen Aufklärung und Einwilligung keiner besonderen schriftlichen Form und keiner Unterschrift. Da aber, wie schon dargestellt, die Beweislast für Durchführung und Umfang der Aufklärung beim Arzt liegt, ist eine schriftliche Dokumentation unumgänglich. Zudem können Aufklärungs- und Einwilligungsbögen mit ggf. bildlicher Darstellung der anatomischen Situation die Erläuterung einer geplanten Operation und die Bennennung ihrer Risiken sehr erleichtern. Im deutschen Klinikalltag hat sich das Stufenkonzept nach Weißauer durchgesetzt. Der Patient erhält zunächst eine schriftliche Grundinformation in Form eines Aufklärungsbogens, um sich mit der Thematik vertraut zu machen. Auf der zweiten Stufe ist dann ein ausführliches Informationsgespräch mit ihm zu führen. Diese Vorgehensweise bietet den Vorteil, dass sich der Patient gezielt mit Fragen auf das Aufklärungsgespräch vorbereiten und die medizinischen Informationen besser verstehen kann. Ein vom Arzt mit persönlichen Notizen oder Zeichnungen ergänzter und vom Patienten unterschriebener Aufklärungs- und Einwilligungsbogen stellt dann ein ausgezeichnetes Beweismittel für die ordnungsgemäße Aufklärung dar.[31]

Unter dem Druck der kaum zu bewältigenden Aufklärungspflichten ist eine Weiterentwicklung dieses Konzepts dahingehend zu erwarten, dass sich für die Patienteninformation auf erster Stufe auch computergestützte Aufklärungshilfen[32] und Kurzfilme aus Videodokumentation und Computeranimationen etablieren werden.

Beachte: Wichtig und vom Arzt bei aller Zeitnot dringend zu beachten ist dabei, dass der Einsatz von Informationshilfen keinesfalls das in jedem Fall erforderliche vertrauensvolle Gespräch zwischen Arzt und Patient ersetzen kann.[33]

24.2.2.2 Wer muss aufklären?

Im Grundsatz ist der Operateur für die Aufklärung zuständig und verantwortlich. Die Delegation an einen anderen Arzt ist aber zulässig, wenn dieser über den erforderlichen Wissens- und Erfahrungsstand verfügt.[34] Bei besonders komplizierten oder riskanten Eingriffen, die fachspezifische Spezialkenntnisse voraussetzen und für den Patienten möglicherweise mit weitreichenden Folgen verbunden sind, muss der Operateur folglich selbst aufklären. Eine Übertragung auf das Pflegepersonal ist nie zulässig.

Im Krankenhaus wird die Patientenaufklärung meist jüngeren Ärzten übertragen, wobei den wenigsten bewusst sein dürfte, dass die von ihnen übernommene Aufgabe zu ihrer Mithaftung und im ungünstigsten Fall sogar zu ihrer alleinigen Haftung führen kann. Hierzu kann es kommen, wenn sich bei Auftreten einer Komplikation die juristische Anspruchsgrundlage des Patienten nicht aus einem Behandlungsfehler, sondern allein aus einer unzureichenden Aufklärung ergibt.[35] Wer eine Aufklärung übernimmt, sollte also im eigenen Interesse seine Kompetenz hierfür vorher kritisch prüfen. Dies gilt umgekehrt auch für den delegierenden Arzt, der sich anderenfalls dem Vorwurf des Organisationsverschuldens aussetzt. Die Aufklärungsdelegation sollte daher durch Dienstanweisung nachvollziehbar geregelt sein.

24.2.2.3 Zeitpunkt der Aufklärung

Der Patient ist so rechtzeitig aufzuklären, dass er noch ausreichend Gelegenheit hat, vor dem Eingriff das Für und Wider sorgfaltig abzuwägen und sich frei zu entscheiden.[36] Bei ambulanten Operationen genügt die Aufklärung am Tag des Eingriffs, wenn der Patient nicht schon prämediziert ist und die Aufklärung nicht quasi vor der Tür zum Operationssaal stattfindet.[37] Bei allen größeren stationären – zu empfehlen aber auch bei planbaren ambulanten – Eingriffen sollte der Arzt nicht warten, bis der Patient ins Krankenhaus aufgenommen wird, sondern bereits bei der Verabredung des Operationstermins, spätestens am

Tag vor der Operation umfassend aufklären. Denn die Aufklärung darf keinesfalls so spät erfolgen (z. B. erst am Vorabend der Operation), dass der Patient durch die stationäre Aufnahme und die Operationsvorbereitung psychisch nicht mehr in der Lage ist, sich noch aus dem bereits in Gang gesetzten Geschehensablauf zu lösen.[38]

24.2.2.4 Aufklärungsverzicht

Im Fall eines Aufklärungsverzichts ist das erklärte Einverständnis in die Operation rechtlich nur dann wirksam, wenn der Patient vorher zumindest über Art und Indikation der Operation sowie über die Schwere der in Betracht kommen den Komplikationen im Sinne einer Grundaufklärung informiert wurde.[39] Der Verzicht und die vorher erfolgte Grundaufklärung sollten deshalb exakt dokumentiert und vom Patienten oder von einem Zeugen gegengezeichnet und keinesfalls nur als (unwirksamer) Blankoverzicht in den Krankenakten festgehalten werden.

24.2.2.5 Aufklärung und Behandlung von Kindern und Jugendlichen

Nach einem Urteil des Bundesgerichtshofs aus dem Jahr 1958 ist die Einwilligung eines Minderjährigen in eine ärztliche Heilbehandlung keine rechtsgeschäftliche Willenserklärung, sondern die Gestattung einer tatsächlichen Handlung.[40] Ein Jugendlicher kann daher bereits vor Vollendung des 18. Lebensjahres einwilligungsfähig sein.

Bei Kindern unter 14 Jahren ist allerdings generell davon auszugehen, dass es der elterlichen Einwilligung bedarf, die von beiden Sorgeberechtigten erteilt werden muss. Der BGH[41] hat eine für den Arzt gut praktikable Stufentheorie zu dem Problem entwickelt, dass meist nur ein Elternteil erscheint, immer aber beide Sorgeberechtigten[42] in die ärztliche Behandlung einwilligen müssen:

▶ Bei den Routinefällen des Alltags, z. B. bei einer Injektion, darf der Arzt darauf vertrauen, dass der mit dem Kind erschienene Elternteil bevollmächtigt ist, auch für den Nichterschienenen in die Behandlung einzuwilligen. Weiß der Arzt allerdings vom Gegenteil, greift dieser Vertrauensgrundsatz selbstverständlich nicht.

▶ Sobald ein Eingriff ein ausführlicheres Aufklärungsgespräch voraussetzt, z. B. bei einer Arthroskopie, muss sich der Arzt bei dem erschienenen Elternteil erkundigen, ob er berechtigt ist, für den nicht erschienenen Elternteil zu handeln. Auf dessen Auskunft darf der Arzt vertrauen, wenn nicht ausnahmsweise Zweifel aufkommen oder er sogar vom Gegenteil positiv weiß. Im Hinblick auf die Fragepflicht des Arztes sollte er die Antwort des allein erscheinenden Elternteils dokumentieren.

▶ Bei schweren und risikoreichen Eingriffen mit weit reichenden Folgen, z. B. bei einer Skolioseoperation, muss sich der Arzt Gewissheit über die Zustimmung des nicht erschienenen Elternteils verschaffen.

Sobald ein Minderjähriger von seiner Reife her einwilligungsfähig ist, stellt sich die Frage, ob seine *alleinige* Einwilligung in die Behandlung ausreicht. Während dies in der Litratur überwiegend bejaht wird, fordert die Rechtsprechung zum Teil neben der Einwilligung des Minderjährigen kumulativ die Zustimmung der Eltern.[43] Da die Rechtsprechung uneinheitlich und in der Frage der Einwilligungsfähigkeit von Minderjährigen insgesamt restriktiv ist, sollte sich der Arzt stets bemühen, die Eltern in das Behandlungsgeschehen einzubinden und im Zweifelsfall die Zustimmung der Eltern einzuholen. Zu beachten ist umgekehrt, dass die Eltern, solange das Kindeswohl nicht erheblich gefährdet ist, gegen den Willen des einwilligungsfähigen Minderjährigen weder eine Behandlung vornehmen lassen können (Vetorecht des Minderjährigen), noch über dessen Krankheit und die geplanten ärztlichen Maßnahmen unterrichtet werden dürfen (ärztliche Schweigepflicht[44]).

24.2.2.6 Aufklärung und Einwilligung bei mangelnder Einsichtsfähigkeit des Patienten

Ist ein Patient bewusstlos oder aus einem anderen Grund dauernd oder vorübergehend nicht einwilligungsfähig, reicht in *Eilfällen* die mutmaßliche Einwilligung des Patienten aus, wenn nicht ein entgegenstehender Wille bekannt ist.[45] Orthopädische Operationen treffen häufig ältere Menschen, weshalb typischerweise das Problem der mangelnden Einsichtsfähigkeit aus Altersgründen auftreten kann.[46] Entgegen einer verbreiteten Annahme sind hier weder Ehepartner noch Kinder gesetzliche Vertreter des aktuell nicht mehr entscheidungsfähigen Patienten und deshalb nicht berechtigt, stellvertretend die Einwilligung in eine Operation auszusprechen. Hat der Patient zuvor bei noch bestehender Einsichtsfähigkeit einer Person seines Vertrauens eine sog. Vorsorgevollmacht erteilt, muss der Bevollmächtigte entscheiden, anderenfalls ist ein Betreuer über das Vormundschaftsgericht zu bestellen. Betreuer und Bevollmächtigter benötigen bei besonders gefährlichen Eingriffen zusätzlich eine Genehmigung des Vormundschaftsgerichts.[47]

24.3 Therapeutische Aufklärung

Die therapeutische Aufklärung dient der Behandlungssicherung. Der Arzt muss genaue Verhaltenshinweise für einen möglichst ungestörten Therapieverlauf geben, aber auch zur Vermeidung der Ansteckung Dritter, soweit dieses Risiko besteht.[48] Der Patient ist darüber zu informieren, wie er durch sein individuelles Verhalten (Entlastung der operierten Extremität, gewissenhafte Krankengymnastik, Wiederaufnahme sportlicher Betätigung u. Ä.) den Behandlungserfolg fördern kann und soll und wodurch er ihn gefährdet.[49] Bei ambulanten Operationen sind darüber hinaus für die unmittelbar postoperative Phase genaue und verständliche Anweisungen für den richtigen Umgang mit der Wunde, Katheter, Thromboseprophylaxe etc. zu geben und etwaige Symptome zu nennen, aufgrund derer unverzüglich ein Arzt aufzusuchen ist.[50] Obwohl diese therapiesichernden Verhaltenshinweise juristisch gesehen zur ordnungsgemäßen Behandlung und nicht zur Aufklärung gehören, die Beweislast für einen Fehler also nach der allgemeinen Beweislastverteilung nicht beim Arzt, sondern beim Patienten liegt,[51] ist auch hier die umfassende Dokumentation von größter Wichtigkeit. Denn Dokumentationsmängel können im Prozess zu Beweiserleichterungen für den Patienten führen.[52]

24.4 Erhöhung der Patientenzufriedenheit und Verringerung des forensischen Risikos durch gute Aufklärung

Die meisten Patienten sind, wie Untersuchungen ergeben haben, grundsätzlich mit Art und Ausmaß der Informationen, die sie im Rahmen einer ärztlichen Behandlung erhalten, unzufrieden.[53] Auch wenn Ärzte Informationsgespräche mit Patienten in der Hektik des Klinikalltags verständlicherweise als lästige Pflicht empfinden, ist zu bedenken, dass gute Aufklärung die Zufriedenheit des Patienten erhöht und zugleich das forensische Risiko verringert. Aufklärung im Sinne einer Einbindung des Patienten in die Behandlung mobilisiert darüber hinaus die Eigenverantwortung für die Gesundheit und dient damit nicht nur dem individuellen Patientenwohl, sondern liegt auch im volkswirtschaftlichen Interesse.[54] Ein über die Risiken ausführlich aufgeklärter Patient hat zudem keinen Anlass, dem Arzt bei Auftreten einer Komplikation vorzuwerfen, bei Kenntnis der Gefahren hätte er – was gerade bei Wahleingriffen durchaus vorkommt – von einer Operation Abstand genommen oder die Behandlungsmaßnahme zumindest aufgeschoben. Ein von guter Information getragenes Vertrauensverhältnis zwischen Arzt und Patient beugt somit Konflikten vor und trägt dazu bei, dass der Patient, sollte es einmal zu einem Zwischenfall kommen, nicht gleich den Rechtsweg beschreitet. Nicht zuletzt wirken sich ein gutes Vertrauensverhältnis und die Zufriedenheit des Patienten meist auch auf den Heilungsverlauf günstig aus.

1. Süddeutsche Zeitung, Wissenschaftsteil, 3. Juli 2001, S. V2/11.
2. Bruns. Arzthaftung in Deutschland – Thesen zur zukünftigen Entwicklung. ArztRecht 7/2000, 184.
3. Maier, Arzthaftung 2000, Behandlungsfehler aus der Sicht der beratenden Mediziner eines Arzthaftpflichtversicherers, Versicherungsmedizin 53 (2001) Heft 3.
4. BGH NJW 2000, 1788; OLG Bremen VersR 2001, 340: Beide Entscheidungen betrafen Bandscheibenoperationen, die bei gebotener Aufklärung unterblieben bzw. noch aufgeschoben worden wären.
5. Giebel, Wienke, Sauerborn, Edelmann, Dievenich. Das Aufklärungsgespräch zwischen Wollen, Können und Müssen. NJW 2001, 863.
6. Ulsenheimer. Arztstrafrecht in der Praxis, 2. Aufl. Heidelberg: C. F. Müller; 1998, Rz. 122, unter Berufung auf Ehlers. Die ärztliche Aufklärung vor medizinischen Eingriffen. 1987, S. 120 ff.
7. Ulsenheimer. Risk-Management – ein wichtiger Bestandteil des Qualitätsmanagements. In: Ekkernkamp, Scheibe. Handbuch für Klinik und Praxis. ecomed; 12/2000.
8. RGSt 25, 375.
9. BGH NStZ 1996, 34.
10. BGH NJW 1991, 2346.
11. BGH NJW 1984, 1807; BGH NJW 1990, 2928.
12. Vgl. auch Pflüger. Patientenaufklärung über Behandlungsqualität und Versorgungsstrukturen – Erweiterte Haftungsrisiken für Arzt und Krankenhaus. MedR 2000, 6.
13. Rehborn. MDR 2000, 1101.
14. BGHZ 29, 176.
15. Als „allgemein bekannte" und damit nicht aufklärungspflichtige Risiken gelten nach der Rechtsprechung z. B. Wundinfektionen, Narbenbrüche, Embolien (BGH NJW 1992, 743, BGH NJW 1986, 780).
16. Ulsenheimer. Arztstrafrecht in der Praxis. Rz. 70.
17. BGH NJW 1989, 1533.
18. BGH MedR 1996, 213.
19. BGH NJW 1984, 1397; NJW 1978, 2337.
20. BGH NJW 1963, 393.
21. BGH NJW 1994, 793.
22. BGH NJW 1980, 633.
23. S. Ulsenheimer. aaO, Rz. 69, der diese Abgrenzungsschwierigkeiten u. a. am Beispiel der Knocheninfektion illustriert: Handelt es sich um ein spezifisches Risiko nach Osteosynthese oder gilt dies nur für Eingriffe an großen Gelenken?
24. Ulsenheimer. aaO.
25. OLG Oldenburg NJW 1977, 1642 hat zum Beispiel entschieden, „Bei einer Eröffnung des Hüftgelenkes (Arthrotomie) ist der deutliche Hinweis auf das Risiko einer Beinlähmung erforderlich".
26. BGH NJW 1992, 743 („HIV-Infektion").
27. BGH NJW 1996, 3073 („Pankreatitis"); BGH MedR 1997, 28 („Nierenbeckenplastik").
28. OLG Köln, VersR 1988, 1185, OLG Oldenburg NJWE-VHR 1998, 184.
29. BGH NJW 1996, 776: „Die ärztliche Aufklärungspflicht setzt in Fällen zur Verfügung stehender Behandlungsalternativen nicht voraus, dass die wissenschaftliche Diskussion über bestimmte Risiken einer Behandlung bereits abgeschlossen ist und zu allgemein akzeptierten Ergebnissen geführt hat. Es genügt vielmehr, dass ernsthafte Stimmen in der medizinischen Wissenschaft auf bestimmte, mit einer Behandlung verbundene Gefahren hinweisen."
30. BGH NJW 2000, 1788; OLG Bremen, VersR 2001, 340.
31. OLG Bremen, VersR 2000, 1414, OLG Köln VersR 1997, 59.
32. s. z. B. Müller, Schürmann, Lichtinger, Lederer, Bergmann. Qualität und Management der Patientenaufklärung, Ergebnisse konventioneller und computergestützter Dokumentation. Z Orthop 1999; 137:87.
33. BGH NJW 1985, 1399; BGH NJW 1994, 793: „Keine hinreichende Aufklärung über Operationsrisiko durch Unterzeichnung eines Formblatts".
34. Ulsenheimer. Arztstrafrecht in der Praxis. Rz. 105.

35. BGH NJW 1980, 1905; OLG Schleswig, NJW-RR 1994, 1052.
36. BGH NJW 1992, 2351.
37. BGH NJW 1994, 3009.
38. BGH NJW 1998, 2734.
39. Laufs. In: Laufs, Uhlenbruck. Handbuch des Arztrechts. § 64 Rz. 18.
40. BGH NJW 1959, 811.
41. BGH NJW 1988, 2946.
42. Zu beachten ist, dass heutzutage bei nicht miteinander Verheirateten häufig, bei geschiedenen Eltern im Regelfall *beide* Elternteile sorgeberechtigt sind.
43. Wölk, Der minderjährige Patient in der ärztlichen Behandlung, MedR 2001, 80; Kern, Fremdbestimmung bei der Einwilligung in ärztliche Eingriffe, NJW 1994, 753.
44. Ulsenheimer. aaO, Rz. 368.
45. BGH MedR 1987, 235.
46. Stephan, Bosch, Tscherne, Das präoperative Aufklärungsgespräch, Worauf ist besonders zu achten?, Orthop 29 (2000) 281.
47. § 1904 BGB.
48. BGH NJW 1994, 3012.
49. BGH MedR 1995, 26.
50. Steffen, Dressler. Arzthaftungsrecht. Neue Entwicklungen der BGH-Rechtsprechung. 8. Aufl. RWS Verlag; 1999:96.
51. OLG Köln VersR 2001, 66, BGH VersR 2000, 1788.
52. BGH VersR 1987,1238 („Dekubitusprophylaxe"), OLG Köln, VersR 1992, 1231 („Sicherungsaufklärung").
53. Kilian. Alternative Konfliktbereinigung in Arzthaftungsstreitigkeiten. VersR 2000, 942.
54. Nederegger, zu Putlitz, Thiäner, Wallmann. In: Salfeld, Wettke. Die Zukunft des Deutschen Gesundheitswesens. Berlin: Springer; 2001:89; mit dem Hinweis, dass langfristig durch Aufklärung nicht nur die Verantwortung des Patienten für seine Gesundheit, sondern auch für die Kosten der Gesundheitsleistungen sensibilisiert werden muss.

25 Orthopädische Begutachtung

R. Schelter

25.1 Rechtliche Grundlagen

Jeder Arzt ist mit der Approbation zur Erstellung von Gutachten als Sachverständiger verpflichtet, wenn er die Wissenschaft, deren Kenntnis Voraussetzung der Begutachtung ist, öffentlich zum Erwerb ausübt. Eine rechtliche Verpflichtung besteht nur gegenüber Gerichten, Staatsanwaltschaft und über versicherte Patienten im Rahmen der kassenärztlichen und durchgangsärztlichen Tätigkeit, nicht aber für Schlichtungsstellen der Ärztekammern, private Versicherungen, Kollegen oder Anwälte. Der beauftragte Sachverständige darf sich nach Rücksprache mit dem Auftraggeber von der Begutachtung befreien lassen, beispielsweise bei Arbeitsüberlastung, Befangenheit, Interessenkonflikten oder fehlender Sachkunde. Befangenheit liegt vor, wenn verwandtschaftliche Beziehungen zum Begutachteten bestehen oder vom Sachverständigen im selben Verfahren bereits Gutachten für eine Partei angefertigt wurden. Hat der Begutachtete den Sachverständigen zuvor bereits ärztlich konsultiert, kann der Interessenkonflikt durch die gleichzeitige Aufgabe als Begutachter und Behandler Zweifel an der Objektivität des ärztlichen Gutachters begründen. Jede Begutachtung setzt die Zustimmung des Probanden und die Entbindung von der Schweigepflicht voraus. Gutachten dürfen nur von vollapprobierten Ärzten erstellt werden.

Um seinen Aufgaben als Sachverständiger korrekt nachzukommen, sollte der Gutachten erstellende Arzt die der jeweiligen Fragestellung zugrunde liegenden rechtlichen Bestimmungen und Einschätzungsrichtlinien kennen. Diese betreffen sowohl seine Aufgaben und möglichen Grenzen als Gutachter als auch gesetzliche oder vertragliche Grundsätze bis hin zur medizinisch-juristischen Beurteilung und Einschätzung.

Das soziale Sicherungssystem der Bundesrepublik Deutschland ist der Tab. 25.1 zu entnehmen.

25.1.1 Gesetzliche Unfallversicherung

Abkürzung: GUV.

Träger der gesetzlichen Unfallversicherung sind die Berufsgenossenschaften, das Arbeitsamt und die Unfallversicherungsträger des Bundes, der Länder und der Gemeinden. Versichert sind u. a. Arbeitnehmer, Auszubildende, Schüler, Studenten, Kinder in Kindergärten, Landwirte mit den im Betrieb tätigen Familienmitgliedern, meldepflichtige Arbeitslose und ehrenamtlich Tätige. Die Leistungen umfassen einkommensbezogene Renten, Heilbehandlung, Rehabilitation, berufliche Wiedereingliederung und Vorsorge. Versichert sind Arbeitsunfälle, Arbeitswegeunfälle und Berufskrankheiten. Eingeschätzt wird die **Minderung der Erwerbsfähigkeit** (MdE). Sie richtet sich nach der Minderung des körperlichen und geistigen Leistungsvermögens eines Versicherten infolge eines Versicherungsfalls im Hinblick auf seine Erwerbsmöglichkeiten auf dem allgemeinen Arbeitsmarkt. Die Berücksichtigung der Einschränkungen im privaten Bereich ist nicht Aufgabe der gesetzlichen Unfallversicherung. Ist die Erwerbsfähigkeit durch mehrere Versicherungsfälle gemindert, wird die MdE für jeden Versicherungsfall gesondert festgestellt, und es werden mehrere Renten gezahlt. Der Grad der MdE wird in Prozent angegeben. Die Einkommensverhält-

Tabelle 25.1 Soziales Sicherungssystem der Bundesrepublik Deutschland

Sozialversicherung	Privatversicherung	Soziales Entschädigungsrecht
Gesetzliche • Krankenversicherung • Unfallversicherung • Arbeitslosenversicherung • Rentenversicherung • Pflegeversicherung	**Private** • Krankenversicherung • Unfallversicherung • Pflegeversicherung • Lebensversicherung • Rentenversicherung • Haftpflichtversicherung • Berufsunfähigkeitsversicherung	• Bundesversorgungsgesetz • Soldatenversorgungsgesetz • Zivildienstgesetz • Gesetz über die Entschädigung für Opfer von Gewalttaten

nisse des Versicherten bleiben unberücksichtigt, entschädigt wird nicht eine Minderung des Erwerbseinkommens, sondern die Minderung der Erwerbsfähigkeit (MdE). Eine Rente wird nur gewährt, wenn die MdE wenigstens 20 % oder die Erwerbsunfähigkeit infolge mehrerer Arbeitsunfälle oder Berufskrankheiten jeweils mindestens 10 % beträgt. Dem Unfallereignis muss eine *rechtlich wesentliche* Ursache zukommen. Ohne äußere Einwirkung ist im Gegensatz zur privaten Unfallversicherung kein versichertes Unfallgeschehen möglich.

25.1.2 Haftpflichtversicherung

Bei schuldhaft herbeigeführter Schädigung eines anderen ist der Verursacher zivilrechtlich für alle von ihm verursachten Folgeschäden haftbar. Voraussetzung einer Eintrittspflicht ist die „haftungsbegründende Kausalität" des schuldhaft herbeigeführten Ereignisses am festgestellten Gesundheitsschaden. Der Nachweis, ob ein Ereignis überhaupt zu einer Gesundheitsschädigung geführt hat, ist formaljuristisch im Vollbeweis zu führen (dem medizinischen Gutachter ist die Beweiskraft seiner Diagnosen oft nicht hinreichend bekannt; die Zuordnung von Beschwerden zu einem anamnestisch erfragten Ereignis im Rahmen einer gutachterlichen Kausalitätsbeurteilung kann beispielsweise den Unfallverursacher zum Straftäter machen). Die Folgen der gesicherten schuldhaften Gesundheitsschädigung sind dann im einfachen Beweis, also zumeist mit hinreichender Wahrscheinlichkeit zu führen („haftungsausfüllende Kausalität"). Ärztlich ist somit die Wahrscheinlichkeit des Vorliegens und das Ausmaß der Gesundheitsbeeinträchtigungen und deren Folgen festzustellen. Gutachterlich eingeschätzt werden alle schädigungsbedingten körperlichen, geistigen und seelischen Funktionsstörungen sowie deren konkrete Auswirkungen auf den Geschädigten im Einzelfall. Von besonderer Bedeutung sind hier die Auswirkungen auf die Erwerbsfähigkeit im ausgeübten Beruf, aber auch in Haushalt und familiären Aufgabenbereichen. Die Einschätzung der Gesamt-MdE ist im privaten Haftpflichtrecht zweitrangig. Sie bezeichnet alle schädigungsbedingt entstandenen Gesundheitsbeeinträchtigungen in abstrakter Weise zur Abschätzung des Körperschadens. Zur Bemessung des Schmerzensgelds als zusätzliche Genugtuung werden zumeist eigene Tabellen für eine Vielzahl von Körperschäden herangezogen. Die MdE wird immer anhand des Zustands bei der Begutachtung eingeschätzt, prognostische Entwicklung und absehbarer Verlauf werden nicht berücksichtigt. Unfallfremde Beeinträchtigungen sind als solche anzugeben und in ihren Auswirkungen darzulegen. Die private Haftpflichtversicherung deckt die zivilrechtlichen Schadensforderungen im jeweiligen vereinbarten Umfang.

25.1.3 Pflegeversicherung

Ziel der privaten und sozialen Pflegepflichtversicherung ist die finanzielle Absicherung pflegebedürftiger Personen durch Sach-, Dienst- und Geldleistungen. Pflegebedürftig sind Versicherte, die wegen einer körperlichen, seelischen oder geistigen Krankheit oder Behinderung für die regelmäßig wiederkehrenden Verrichtungen des täglichen Lebens für mindestens 6 Monate in erheblichem Maße der Hilfe bedürfen. Zu diesen Verrichtungen des täglichen Lebens zählen die Bereiche Körperpflege, Ernährung, Beweglichkeit und die hauswirtschaftliche Versorgung. Die Höhe der Leistungen wird nach Schweregraden der Pflegebedürftigkeit abgestuft (Tab. 25.**2**).

25.1.4 Private Unfallversicherung

Abkürzung: PUV.

In der freiwilligen privaten Unfallversicherung wird ein freier Vertrag mit einem privaten Unfallversicherer geschlossen, dem die vertraglich vereinbarten Allgemeinen Unfallversicherungsbedingungen (AUB) in der jeweils geltenden Form zugrunde liegen (z. B. AUB 61, AUB 88). Versichert sind ausschließlich vertraglich frei vereinbarte Kapitalleistungen (keine

Tabelle 25.**2** Schweregrade der Pflegebedürftigkeit

Pflegestufe	Pflegebedürftigkeit
I: Erheblich Pflegebedürftige	Bedarf der Hilfe bei wenigstens 2 Verrichtungen aus einem oder mehreren Bereichen mindestens einmal täglich; zusätzlich mehrmals wöchentlich Hilfsbedarf bei der häuslichen Versorgung
II: Schwerpflegebedürftige	Bedarf der Hilfe bei Körperpflege, Ernährung und Beweglichkeit mindestens dreimal täglich; zusätzlich mehrmals wöchentlich Hilfsbedarf bei der häuslichen Versorgung
III: Schwerstpflegebedürftige	Bedarf der Hilfe bei Körperpflege, Ernährung und Beweglichkeit ganztags, auch nachts; zusätzlich mehrmals wöchentlich Hilfsbedarf bei der häuslichen Versorgung

Sach- oder Behandlungskosten) als Rente oder Einmalbetrag, die u. a. Invaliditätssumme, Krankentagegeld, Bergungskosten und Übergangsleistung beinhalten können. Im Gegensatz zur gesetzlichen Unfallversicherung erfolgt die Leistung auch bei Unfällen in Freizeit und Haushalt sowie unabhängig vom Einkommen und tatsächlichem Verdienstausfall. Sie wird auch bei wiederholten Unfällen bezahlt. Voraussetzung ist das Vorliegen eines versicherten Unfalls. Der Unfall wird als ein „plötzlich von außen einwirkendes Ereignis" definiert, durch das der Versicherte „unfreiwillig" eine Gesundheitsschädigung erleidet. Als versicherter Unfall zählt auch die Verrenkung eines Gelenks sowie die Zerrung oder Zerreißung von Sehnen, Muskeln, Kapseln und Bändern durch plötzliche erhöhte Kraftanstrengung. Bei Verletzungen der Bandscheiben muss nach den AUB 88 dem Unfall die überwiegende Ursache zukommen. Nicht versichert sind Unfälle durch Strahlen, Geistes- und Bewusstseinsstörungen, selbst begangene Straftaten, Kriegseinwirkungen und Heilmaßnahmen. Nach spätestens 15 Monaten ist ärztlich das Vorliegen einer dauernden Invalidität zu bescheinigen. Das Ausmaß der Dauerschädigung wird spätestens 3 Jahre nach dem Unfall endgültig eingeschätzt.

Zu bewerten ist zunächst die durch den versicherten Unfall verursachte Funktionsbeeinträchtigung der einzelnen Extremitäten nach der **Gliedertaxe** in Bruchteilen des betroffenen Gliedmaßenabschnitts (Bein-, Fuß-, Arm-, Hand-, Fingerwert etc.). Gesundheitsschäden, die nicht mit der Gliedertaxe beurteilt werden können (z. B. an Becken und Wirbelsäule), sind mit einer prozentualen **Invalidität** anzugeben. Diese bezeichnet die dauernde Beeinträchtigung der körperlichen und geistigen Leistungsfähigkeit im Vergleich zu einer gleich alten gesunden Person (bis AUB 61: „dauernde Beeinträchtigung der Arbeitsfähigkeit"). Es werden auch alle Unfallfolgen berücksichtigt, die mit Sicherheit in der Zukunft zu erwarten sind, die reine Möglichkeit oder Wahrscheinlichkeit genügt hierfür nicht. Psychische Unfallfolgen und unfallfremde Funktionsstörungen bleiben unberücksichtigt. Im Unterschied zur MdE wird kein Gesamtwert aller Folgen eines Unfalls gebildet, sondern die einzelnen Bewertungen von Invalidität und Gliedertaxe addiert (bis maximal 100 % der Versicherungssumme). Überschneidende Funktionsbeeinträchtigungen funktionell verbundener anatomischer Abschnitte werden dabei gemeinsam eingeschätzt (z. B. mehrere Wirbelfrakturen). Eine Umrechnung von MdE in Invalidität oder Gliedertaxe ist daher nicht möglich.

Da die Leistung im Vergleich zu gesunden Gleichaltrigen bemessen wird, sind alle vor dem Unfall bestehenden Funktionsbeeinträchtigungen nach der Gliedertaxe bzw. Invalidität unbedingt gutachterlich anzugeben und zu bemessen („Vorinvalidität"). Hat eine Vorschädigung oder Erkrankung an den Unfallfolgen mitgewirkt (z. B. degenerative Veränderungen von Bandscheibe, Rotatorenmanschette oder Achillessehne; Cumarintherapie bei Blutungskomplikationen), ist diese Mitwirkung prozentual einzuschätzen, auch wenn sie keine Vorinvalidität verursacht hat. Die Mitwirkung unfallfremder Ursachen wird erst ab einem prozentualen Anteil von 25 % berücksichtigt. Sind Leistungen für unfallbedingte Arbeitsunfähigkeit (AU) vereinbart, kann die gutachterliche Einschätzung der AU im ausgeübten Beruf notwendig werden; abzugrenzen sind hier ebenfalls alle unfallfremden Ursachen.

25.1.5 Schwerbehindertenrecht

Eine Behinderung nach dem Schwerbehindertenrecht wird durch die Versorgungsämter festgestellt. Sie setzt sich aus allen zum Untersuchungszeitpunkt gesicherten Gesundheitsstörungen unabhängig von deren Ursachen zusammen, sodass sowohl Unfallfolgen als auch Erkrankungen subsumiert werden. Einschätzungsmaßstab ist der **Grad der Behinderung** (GdB). Ab einem GdB von 50 liegt grundsätzlich eine Schwerbehinderung vor. Zusätzlich zum GdB werden abhängig von individuellen Funktionsstörungen auch sog. **Merkzeichen** zuerkannt und im Schwerbehindertenausweis vermerkt.

Voraussetzung für das Merkzeichen „G" ist die erhebliche Beeinträchtigung der Bewegungsfähigkeit im Straßenverkehr. Diese liegt dann vor, wenn Gehstrecken von 2 Kilometer zu Fuß in 30 Minuten nicht mehr bewältigt werden können. Das Merkzeichen „G" wird auch bei Funktionsstörungen der unteren Gliedmaßen und der Lendenwirbelsäule anerkannt, wenn diese einen GdB von wenigstens 50 bedingen und die Gehfähigkeit entscheidend beeinträchtigen.

Die Voraussetzungen für die Zuerkennung des Merkzeichens „aG" für eine außergewöhnliche Gehbehinderung sind dann gegeben, wenn Schwerbehinderte sich nur mit fremder Hilfe oder nur mit großer Anstrengung außerhalb ihres Fahrzeugs bewegen können. Hierzu zählen im Allgemeinen beiderseits Unter- und Oberschenkelamputierte, Querschnittgelähmte und vergleichbar Geschädigte.

Wer infolge seiner Behinderung zur Vermeidung von Gefahren für sich und andere bei Benutzung öffentlicher Verkehrsmittel regelmäßig auf fremde Hilfe angewiesen ist, erfüllt die Voraussetzungen für die Notwendigkeit ständiger Begleitung mit dem Merkzeichen „B". Sie ist anzunehmen bei Querschnittgelähmten oder Ohnhändern.

Das Merkzeichen „H" ist hilflosen Schwerbehinderten vorbehalten. Hilflosigkeit ist dann anzunehmen, wenn nicht nur vorübergehend für häufige und wiederkehrende Verrichtungen zur Sicherung der persönlichen Existenz fremde Hilfe in erheblichem Maße benötigt wird. Diese Voraussetzungen sind auch erfüllt, wenn eine Überwachung oder Anleitung zu den Verrichtungen oder eine ständige Bereitschaft hierfür erforderlich ist. Im orthopädischen Gebiet gilt diese

Voraussetzung im Allgemeinen für Paraplegiker und beiderseits Amputierte.

Die Befreiung von der Rundfunkgebührenpflicht wird mit dem Merkzeichen „Rf" gewährt. Anspruchsberechtigt sind im orthopädischen Fachgebiet Schwerbehinderte mit einem GdB von wenigstens 80, die wegen schwerer Bewegungsstörungen selbst in Begleitung von Hilfspersonen öffentliche Veranstaltungen nicht in zumutbarer Weise besuchen können.

Das Merkzeichen „1. Kl." berechtigt zur Benutzung der 1. Klasse der Eisenbahn mit einem Fahrschein der 2. Klasse. Hierfür sind eine MdE von mindestens 70 % und Ansprüche nach dem Bundesentschädigungsgesetz notwendig.

25.1.6 Soziales Entschädigungsrecht

Abkürzung: SER.

Es regelt die soziale Versorgung von Kriegsopfern, Soldaten, Wehr- und Zivildienstgeschädigten, Gewaltopfern sowie von Opfern von Impfschäden, nationalsozialistischem Unrecht und SED-Unrecht nach dem Bundesentschädigungsgesetz. Neben Renten, Rehabilitation, Heilbehandlung und Umschulungsmaßnahmen werden auch Beschädigtenrenten ab einer MdE von 25 % gewährt.

25.1.7 Soziale Rentenversicherung

Sie leistet die Versorgung bei Erwerbsunfähigkeit, Berufsunfähigkeit sowie im Alter und für Hinterbliebene. Renten für Erwerbs- und Berufsunfähigkeit können auf Zeit oder unbefristet geleistet werden. Die Beurteilung der Erwerbs- und Berufsunfähigkeit wird unabhängig von der MdE anderer Versicherungsträger nur anhand der ausgeübten beruflichen Tätigkeit bzw. den erlernten Kenntnissen und Fähigkeiten des Versicherten im Einzelfall vorgenommen.

25.1.8 Arzthaftungsrecht, Gutachterkommission, Schlichtungsstelle

Bei der Beurteilung einer ärztlichen Behandlung unter dem Vorwurf eines Behandlungsfehlers obliegt dem Sachverständigen die Aufgabe, das gesamte ärztliche Handeln des beschuldigten Arztes anhand des medizinischen Standards in objektiver Weise zu überprüfen. Maßgeblich ist hier der für den beschuldigten Arzt geltende Facharztstandard zum Zeitpunkt der Behandlung. Für diese Beurteilung sollte ausschließlich ein Facharzt des gleichen Fachgebiets beauftragt werden, um eine sachgerechte Beurteilung ohne berufspolitische Interessenkonflikte zu gewährleisten. Die Begutachtung umfasst immer alle Abschnitte der Behandlung, also Diagnostik, Indikation und technische Durchführung einer Behandlung, Aufklärung und Nachsorge. Besondere Bedeutung kommt der zeitnahen Dokumentation von Aufklärung, diagnostischem und therapeutischem Ablauf zu, da sie oft alleinige Beweiskraft besitzt. Grundsätzlich hat der Patient das Vorliegen einer haftungsbegründenden Fehlbehandlung zu belegen. Dazu gehört der Nachweis eines schuldhaft fehlerhaften Handelns des Arztes und der Beweis der Ursächlichkeit für den eingetretenen Schaden.

Zunächst ist zu beurteilen, ob kein, ein einfacher oder ein grober Behandlungsfehler vorliegt. Hat der beschuldigte Arzt keine erkennbare Sorgfaltspflichtverletzung begangen, ist ein schuldhaft fehlerhaftes Vorgehen zu verneinen. Einfache Diagnoseirrtümer bei komplexen Erkrankungs- oder Verletzungsbildern erfüllen dabei nicht die Kriterien eines Behandlungsfehlers. Die Unterlassung dringend gebotener weiterführender Untersuchungen oder deren unzureichende Durchführung können hingegen einen schuldhaften Behandlungsfehler anerkennen lassen. Ein grober Behandlungsfehler liegt dann vor, wenn eindeutig gegen bewährte medizinische Erkenntnisse verstoßen wurde und Fehler begangen wurden, die einem Arzt schlechterdings nicht unterlaufen dürfen. Diese Beurteilung hat der medizinische Sachverständige vorzunehmen, die Entscheidung, ob ein grober Behandlungsfehler vorliegt, ist Sache des Gerichts.

Nachfolgend ist die eingetretene Gesundheitsschädigung zu beurteilen. Der Patient hat beim einfachen Behandlungsfehler nachzuweisen, welcher Schaden durch das Fehlverhalten eingetreten ist. Bei komplexen Schädigungsbildern und zahlreichen schicksalhaft denkbaren Verläufen oder Komplikationsmöglichkeiten ist dies zumeist nur im Einzelfall möglich. Ein grober Behandlungsfehler begründet demgegenüber die Erleichterung bis hin zur Umkehr der Beweislast. Hier hat nicht mehr der Patient die Kausalität des Schadens zu beweisen, sondern dem beschuldigten Arzt obliegt der Nachweis, dass die Gesundheitsschädigung auch ohne fehlerhaftes Handeln eingetreten wäre. Wegen der juristisch hierfür geforderten hohen Wahrscheinlichkeiten ist dies in aller Regel nicht möglich und die Eintrittspflicht des Arztes für die Schädigung somit gegeben.

25.2 Allgemeine Aspekte der Begutachtung

Eine ärztliche Begutachtung dient der logischen und wissenschaftlichen Erklärung eines medizinischen Sachverhalts in allgemein verständlicher Sprache für medizinisch nicht sachkundige Auftraggeber. Bereits die Bezeichnung des „medizinischen Sachverständigen" impliziert dessen Voraussetzungen, aber auch Grenzen, nämlich die Ermittlung des medizinischen Sachverhalts im Einzelfall aufgrund sachverständiger Kenntnis der medizinischen Zusammenhänge. Juristische Beurteilungen, auch wenn diese vom Auftraggeber in mehr oder minder deutlicher Fragestellung formuliert werden, sind nicht Aufgaben des medizinischen Gutachters. Vor Gericht übt der medizinische Sachverständige die Rolle eines „sachverständigen Zeugen" aus. Analog der Pflichten eines Zeugens sollte sich der Sachverständige ausschließlich auf die Tatsachen, Angaben und Befunde stützen, die als gesichert gelten und auch einer Überprüfung durch gleichermaßen qualifizierte Gutachter standhalten. Bestimmte Fragestellungen, beispielsweise nach Art und Dauer von Arbeitsunfähigkeit oder Erfordernis und Umfang von Behandlungsmethoden, erfordern die Beurteilung aufgrund ärztlicher Erfahrung. Theoretische Betrachtungen, Vermutungen oder wissenschaftlich noch nicht allgemein akzeptierte Forschungsergebnisse sind nach Möglichkeit zu vermeiden oder als solche zu kennzeichnen und nicht zur grundsätzlichen Begründung einer gutachterlichen Einschätzung heranzuziehen.

Ärztliche Gutachten sollen dem medizinisch nicht Sachverständigen einen medizinischen Sachverhalt oder, juristisch ausgedrückt, einen medizinischen Befundtatbestand in verständlicher Form verdeutlichen. Die rechtliche Wertung und Einschätzung der gutachterlich gesicherten Gesundheitsbeeinträchtigungen und Funktionsstörungen obliegt dem Auftraggeber.

Jedes Gutachten sollte von dem persönlich beauftragten Arzt selbst erstellt werden. Die Beauftragung eines Sachverständigen gründet sich zumeist auf dessen spezielle Kenntnisse und Erfahrungen im jeweiligen Fachgebiet. Bei Beteiligung nachgeordneter Assistenten oder Kollegen sollte immer das Einverständnis des Auftraggebers eingeholt werden. Die häufig verwendete Einverständniserklärung des beauftragten Sachverständigen mit Inhalt und Einschätzung eines von Nachgeordneten erstellten Gutachtens genügt dieser Verantwortung nicht. Ihr wird er nur durch die persönliche Untersuchung des Begutachteten und die eigenständige Beurteilung des gesamten medizinischen Sachverhalts gerecht.

Jeder Sachverständige haftet für den Inhalt seines Gutachtens. Die Haftung setzt jedoch Fahrlässigkeit oder Vorsatz bei Erstellung eines unrichtigen Gutachtens voraus. Strafrechtlich wird die Ausstellung eines unrichtigen Zeugnisses über den Gesundheitszustand eines Menschen wider besseres Wissen mit Freiheitsstrafe oder Geldstrafe geahndet.

Die Gebühren für ärztliche Gutachten sind nach der GOÄ in Rechnung zu stellen, wobei im Einzelfall mit dem Auftraggeber auch eine individuelle Kostenvereinbarung getroffen werden kann. Cave: Seit 8. März 2001 sind alle Gutachten und Arztberichte, die nicht unmittelbar der Diagnostik und Therapie eines Patienten dienen (z. B. Sportbefreiung, Arztbriefe etc.), umsatzsteuerpflichtig.

25.3 Aufbau eines ärztlichen Gutachtens

Auftrag. Obligat sind die Dokumentation des Aktenzeichens des Auftraggebers, die persönlichen Daten des Begutachteten, Ort, Datum und Zeitdauer der gutachterlichen Untersuchung sowie Anlass und Auftrag der Begutachtung.

Hilfreich ist die Angabe, welche rechtlichen Grundlagen (private oder gesetzliche Unfallversicherung, Rentenversicherung, Berufsunfähigkeitsversicherung, Schwerbehindertenrecht, Haftpflichtversicherung) maßgeblich sind. Bei Beauftragung durch ein Gericht ist die zugrunde liegende rechtliche Zuordnung und die Streitfrage zu eruieren. So werden Fehler bei der späteren Beurteilung und Verwechslungen der Einschätzungskriterien (MdE, GdB, Invalidität, Berufs- oder Arbeitsunfähigkeit) vermieden.

Vorgeschichte. Sie enthält die Aktenlage mit den wesentlichen und zur medizinischen Beurteilung notwendigen Vorbefunden, Gutachten und Tatsachen. Dazu zählen auch polizeilicher Unfallbericht, bisherige ärztliche Befundberichte und Gutachten, biomechanische und unfallanalytische Gutachten. Bei gerichtlicher Begutachtung ist ggf. vom Gericht der unstrittige Sachverhalt nachzufragen. Zuweilen geben Unterlagen der Krankenversicherungsträger genaue Auskunft über Dauer und Umfang der gutachtenrelevanten Gesundheitsstörungen und Arbeitsunfähigkeitszeiten. Auch zur eigenen Orientierung empfiehlt sich, strikt zwischen gesicherten Daten und subjektiven Angaben des Untersuchten zu trennen. So unterscheiden sich die Schilderung des Unfallgeschehens eines Geschädigten, der Polizeibericht und die unfallanalytischen Ergebnisse eines technischen Sachverständigen oft erheblich.

Anamnese. Bei einer sorgfältigen Begutachtung sind anamnestisch nicht nur die Schilderung der Entstehung und des Verlaufs der derzeitigen Beschwerden, sondern auch vermeintlich unbedeutende medizinische Details zu dokumentieren. Hierzu gehören auch Fragen nach allen bisher behandlungsbedürftigen Gesundheitsstörungen, familiären Krankheiten, Operationen und insbesondere den regelmäßig und nach Bedarf eingenommenen Medikamenten. Grundsätzlich werden Unfallanamnese, Beschwerdebeginn und Verlauf ebenso dokumentiert wie Angaben zu den Auswirkungen im Lebensbereich des Untersuchten. Auch eine Beschreibung des beruflichen, familiären und häuslichen Umfelds zur späteren Beurteilung der individuellen Auswirkungen sind festzuhalten. Alle Angaben sind ausdrücklich als Schilderung des Untersuchten und nicht als Sachverhalt wiederzugeben, um bei Differenzen zur Aktenlage eine sachgemäße gutachterliche Beurteilung nicht zu gefährden.

Untersuchung. Der Untersuchungsbefund dokumentiert den genauen zeitnahen Zustand durch Inspektion, Palpation, Bewegungs- und Funktionsprüfung. Eine grob orientierende orthopädische Untersuchung des gesamten muskuloskelettalen Apparats über den zur Frage stehenden lokalen Befund hinaus gehört immer zu einer korrekten Begutachtung, um späteren Vorwürfen oder Rückfragen über evtl. übersehene Funktionsstörungen vorzubeugen. Die Dokumentation der Beweglichkeit anhand der Neutral-Null-Methode sollte sowohl die passiven als auch die aktiven Bewegungsausmaße enthalten. Komplexe Bewegungsabläufe wie Nacken- und Schürzengriff, Gangarten oder differenzierte Bewegungsabläufe erlauben oft eine zuverlässigere Verdeutlichung der Funktionsbeeinträchtigungen als abstrakte Bewegungsausschläge. Falls möglich sollte eine Kontrolluntersuchung auffälliger Befunde in zeitlichem Abstand auf Reproduzierbarkeit oder durch modifizierte Untersuchungstechniken erfolgen, um mögliche Hinweise auf Aggravation zu entkräften oder zu erhärten. Eine apparative Zusatzdiagnostik ist, wo nötig, durchzuführen; bei kostenaufwendigen Untersuchungen (CT, MRT, Szintigraphie) empfiehlt sich die vorherige Rückfrage beim Auftraggeber. Befunde bildgebender Untersuchungen sollten im Vergleich zu Voraufnahmen interpretiert werden, auch eine vergleichende Untersuchung der gesunden Gegenseite bei Extremitäten kann bei bestimmten Fragestellungen indiziert sein. Laborchemische und mikrobiologische Untersuchungsergebnisse sind in allgemein verständlicher Form und unter Angabe der Normalwerte zu interpretieren.

Diagnose. Unter den Diagnosen sollten alle gesicherten Krankheits- und Verletzungsbilder des orthopädischen Fachgebiets aufgeführt werden. Verdachtsdiagnosen, Beschwerdebilder oder unklar definierte „Syndrome" gelten nicht als medizinische Diagnosen und sind zu vermeiden. Auch die Beschreibung angeblich „posttraumatischer" Befundbilder sind nicht als Diagnosen zu verwerten. Diagnosen aus nichtorthopädischen Fachgebieten sind als Ergebnis fachfremder Begutachtung kenntlich zu machen und speziell bei Relevanz für die orthopädischen Befunde aufzuführen.

Beantwortung der Fragestellung. Es empfiehlt sich, die vom Auftraggeber gestellten Fragen nur hier wiederzugeben und im Kontext der zuvor erhobenen Befunde und Sachverhalte zu beantworten. Medizinische Fachbegriffe oder Befunde sollten in ihren alltäglichen und individuellen Auswirkungen und in allgemein verständlicher Form für zumeist nichtmedizinische Auftraggeber dargestellt werden. Bei theoretischen Fragestellungen ist grundsätzlich zunächst vom Regelverlauf der Gesundheitsstörungen auszugehen, für wissenschaftlich begründete Gutachten sind allgemein gesicherte Erkenntnisse der maßgeblichen Fachliteratur heranzuziehen. Die Beantwortung der abschließenden Frage nach der Einschätzung von MdE, Invalidität oder GdB obliegt formal dem Auftraggeber (Versicherer, Gericht, Versorgungsamt etc.). Der Gutachter kann und sollte aber einen Vorschlag zur Einschätzung unterbreiten, wobei der Auftraggeber nicht verpflichtet ist, diesem zu folgen. Um die Aussage des gesamten Gutachtens nicht zu entwerten, ist die Einschätzung nach den rechtlich verbindlichen Richtlinien und Bewertungsmaßstäben vorzunehmen. Eine Einschätzung der MdE für die private Unfallversicherung offenbart beispielsweise erhebliche Kenntnislücken des Gutachters.

Kausalitätsbeurteilung. Hierunter versteht man die ursächliche Zuordnung der festgestellten Funktionsstörungen zu den möglichen Ursachen. Die Einschätzung der MdE oder Invalidität im Unfallversicherungsrecht setzt die gesicherte Kausalität eines Unfalls voraus, sei es als zumindest „rechtlich wesentliche" Teilursache in der gesetzlichen Unfallversicherung oder als quantifizierbare Mitwirkung bis hin zur alleinigen Ursache in der privaten Unfallversicherung. Im Haftpflichtrecht setzt die Anerkennung der Einstandspflicht des Schädigers die haftungsbegründende Kausalität voraus. Hier ist der Vollbeweis darüber erforderlich, ob durch den Unfall überhaupt ein Körperschaden mit der juristisch notwendigen Sicherheit verursacht wurde.

Ein korrekt erstelltes medizinisches Gutachten muss auch ohne jede Kenntnis des Unfallhergangs zur gleichen Diagnose und Einschätzung kommen. Wird beispielsweise ohne Kenntnis eines Unfalls aufgrund geklagter Nackenschmerzen und fehlender struktureller Verletzungszeichen ein „HWS-Syndrom" oder ein „Fibromyalgiesyndrom" diagnostiziert und nach Kenntnis eines Auffahrunfalls daraus die Diagnose eines „HWS-Schleudertraumas" oder einer „HWS-Distorsion" abgeleitet, sind Zweifel an der Plausibilität der Kausalitätsbeurteilung begründet. Auch die bei der Behandlung eines Patienten häufig praktizierte Verknüpfung eines medizinisch nicht klar abgrenzbaren Beschwerdebilds mit einem Unfallereignis zu einer gemeinsamen Diagnose („posttraumatische Gonalgie", „Schleudertrauma") ist gutachterlich nicht zulässig und trägt zur Begriffsverwirrung aller Beteiligten bei. Kann ein Zusammenhang zwischen Beschwerdeangaben und Untersuchungsbefund oder gesichertem Körperschaden und versichertem Schädigungsereignis nicht mit der erforderlichen medizinisch-wissenschaftlichen Sicherheit hergestellt werden, ist dies vom ärztlichen Gutachter expressis verbis festzuhalten. Dieses gutachterliche „non liquet" zeugt nicht von Inkompetenz des Sachverständigen, sondern von vorbildlicher Erfüllung des gutachterlichen Auftrags. Gibt es andere plausible Ursachen der festgestellten Funktionsstörungen und Beschwerden, sind diese anzugeben. Die Angabe „möglicher" Zusammenhänge oder Gesundheitsstörungen ist überflüssig und bedarf keiner Sachkunde.

Einschätzung. Analog der jeweiligen Rechtsgrundlage schlägt der medizinische Gutachter eine Einschätzung der von ihm gesicherten Gesundheitsschäden und Funktionsstörungen vor. Für MdE und GdB wird jeweils ein Gesamtwert eingeschätzt, der ohne Addition von Einzelwerten die umfassende Bewertung aller Gesundheitsstörungen darstellt. Mit der MdE werden aber nur Schäden eines Unfallereignisses, mit dem GdB hingegen alle vorliegenden Schäden und Krankheiten bewertet. Die mit den jeweiligen Körperschäden üblicherweise einhergehenden Schmerzen und seelischen Begleiterscheinungen sind in allen festen Richtwerten und Einschätzungsempfehlungen bereits enthalten. Nur über das übliche Maß hinausgehende Schmerzen oder außergewöhnliche seelische Beeinträchtigungen lassen ein höhere Einschätzung im Einzelfall begründen. Außergewöhnliche seelische Beeinträchtigungen sind dann anzunehmen, wenn sie eine spezielle ärztliche Behandlung (Psychotherapie) erforderlich machen.

Zusammenfassende Beurteilung. Bei komplexen Sachverhalten und Fragestellungen ist die abschließende kurze Zusammenfassung der wesentlichen medizinischen Befunde und Beurteilungen auf orthopädischem Fachgebiet ratsam.

25.4 Typische Fehlermöglichkeiten bei der Gutachtenerstellung

Häufig finden sich eine gutachterliche Beurteilung und Einschätzung allein aufgrund subjektiver Beschwerdeangaben des Probanden („glaubhafte Beschwerden"), die Überbewertung von Hilfsbefunden gegenüber tatsächlich vorliegenden körperlichen Funktionsstörungen („Spondylose") und die Mitbeurteilung des Unfallereignisses ohne Sachkenntnis biomechanischer Zusammenhänge („schweres Trauma"). Auch die einseitige Kausalitätsbeurteilung ohne Angabe alternativer Ursachen der festgestellten Gesundheitsstörungen kann Zeichen einer unvollständigen wissenschaftlich-medizinischen Auseinandersetzung mit der gutachterlichen Fragestellung sein. Verdachtsdiagnosen sind im Rahmen der ärztlichen Diagnostik und Therapie juristisch legitim und medizinisch absolut notwendig, mit der gutachterlichen Pflicht einer an gesicherten Erkenntnissen orientierten Beurteilung aber unvereinbar.

25.5 Definition relevanter Begriffe

Arbeitsfähigkeit. Allgemein bezeichnet die Arbeitsfähigkeit die Befähigung des Versicherten eine berufliche Tätigkeit aufgrund seines Gesundheitszustands ausüben zu können.

In der privaten Unfallversicherung wurden nach den allgemeinen Unfallversicherungsbedingungen (AUB) bis einschließlich den AUB 61 alle nicht nach der Gliedertaxe einschätzbaren Unfallfolgen als „dauernde Beeinträchtigung der Arbeitsfähigkeit" bewertet. Ab den AUB 88 wurden diese durch den Begriff der „Invalidität" ersetzt.

Arbeitsunfähigkeit (AU). Arbeitsunfähigkeit liegt dann vor, wenn infolge Krankheit die zuletzt ausgeübte Erwerbstätigkeit nicht oder nur unter Gefahr der Verschlimmerung des Gesundheitszustands ausgeübt werden kann. Jeder Patient kann die ärztlich bescheinigte Arbeitsunfähigkeit durch Aufnahme seiner beruflichen Tätigkeit selbst vorzeitig beenden.

Arbeitsunfall. Er bezeichnet ein zeitlich auf eine Arbeitsschicht begrenztes von außen auf den Körper einwirkendes Ereignis, das mit der versicherten Tätigkeit in einem ursächlichen Zusammenhang steht. Fahrten unmittelbar von und zur Arbeitsstätte zählen als versicherte Tätigkeit („Wegeunfall"). Der Arbeitsunfall muss zumindest eine wesentliche Teilursache der Schädigungsfolgen sein. Wird ein vorbestehender Gesundheitsschaden durch einen Arbeitsunfall lediglich akut, besteht keine Eintrittspflicht der gesetzlichen Unfallversicherung. Rentenleistungen werden ab einer MdE von 20 % gewährt.

Berufskrankheit. Berufskrankheiten werden durch Rechtsverordnungen der Bundesregierung festgelegt, die auf Erkenntnissen der medizinischen Wissenschaft basieren. Bezeichnet werden solche Krankheiten, denen bestimmte Bevölkerungsgruppen durch ihre Arbeitstätigkeit in erheblich höherem Maße als die übrige Bevölkerung ausgesetzt sind. Dies kann auch für eine Tätigkeit in ausgewählten Unternehmen gelten. Voraussetzung für die Anerkennung im Einzelfall ist ein Zusammenhang zwischen der versicherten Tätigkeit, der schädigenden Einwirkung und dem Schaden. Wie beim Arbeitsunfall genügt eine „wesentliche Verschlimmerung" durch die berufliche Tätig-

Tabelle 25.3 Orthopädisch relevante Berufskrankheiten

Nummer	Berufskrankheiten nach der Berufskrankheitenverordnung (BeKV)
2101	Erkrankungen der Sehnenscheiden, des Sehnengleitgewebes sowie der Sehnen- und Muskelansätze, die zur Unterlassung aller Tätigkeiten gezwungen haben, die für die Entstehung, die Verschlimmerung oder das Wiederaufleben der Krankheit ursächlich waren oder sein können
2102	Meniskusschäden nach mehrjährigen andauernden oder häufig wiederkehrenden, die Kniegelenke überdurchschnittlich belastenden Tätigkeiten
2103	Erkrankungen durch Erschütterung bei Arbeit mit Druckluftwerkzeugen oder gleichartig wirkenden Werkzeugen oder Maschinen
2104	vibrationsbedingte Durchblutungsstörungen an den Händen, die zur Unterlassung aller Tätigkeiten gezwungen haben, die für die Entstehung, die Verschlimmerung oder das Wiederaufleben der Krankheit ursächlich waren oder sein können
2105	chronische Erkrankungen der Schleimbeutel durch ständigen Druck
2106	Drucklähmungen der Nerven
2107	Abrissbrüche der Wirbelfortsätze
2108	bandscheibenbedingte Erkrankungen der Lendenwirbelsäule durch langjähriges Heben oder Tragen schwerer Lasten oder durch langjährige Tätigkeit in extremer Rumpfbeugehaltung, die zur Unterlassung aller Tätigkeiten gezwungen haben, die für die Entstehung, die Verschlimmerung oder das Wiederaufleben der Krankheit ursächlich waren oder sein können
2109	bandscheibenbedingte Erkrankungen der Halswirbelsäule durch langjähriges Tragen schwerer Lasten auf der Schulter, die zur Unterlassung aller Tätigkeiten gezwungen haben, die für die Entstehung, die Verschlimmerung oder das Wiederaufleben der Krankheit ursächlich waren oder sein können
2110	bandscheibenbedingte Erkrankungen der Lendenwirbelsäule durch langjährige, vorwiegend vertikale Einwirkung von Ganzkörperschwingungen im Sitzen, die zur Unterlassung aller Tätigkeiten gezwungen haben, die für die Entstehung, die Verschlimmerung oder das Wiederaufleben der Krankheit ursächlich waren oder sein können

keit. Die Auswirkungen der Berufskrankheit werden mit der MdE bewertet. Leistungsansprüche begründet erst eine MdE von mindestens 20 %. Jeder Arzt ist verpflichtet, Anzeige bei dem Unfallversicherungsträger zu erstatten, wenn er den begründeten Verdacht auf eine Berufskrankheit hat.

Orthopädisch relevante Berufskrankheiten sind in Tab. 25.3 aufgelistet.

Berufsunfähigkeit (BU). Im Sinne der sozialen Rentenversicherung ist derjenige berufsunfähig, der infolge Krankheit oder Gebrechen durch zumutbare Tätigkeiten weniger als die Hälfte dessen verdienen kann, was ein Versicherter mit gleicher Ausbildung, gleichen Fähigkeiten und Kenntnissen zu verdienen in der Lage ist.

Erwerbsunfähigkeit (EU). Nach der seit dem Jahr 2001 gültigen Gesetzeslage gilt derjenige als voll erwerbsunfähig, der in jedem denkbaren Beruf nur noch weniger als 3 Stunden täglich arbeiten kann. Wer 3 bis unter 6 Stunden täglich eine Erwerbstätigkeit ausüben kann, erhält die halbe Erwerbsunfähigkeitsrente. Eine Arbeitsfähigkeit ab 6 Stunden täglich in einem beliebigen Beruf führt zu keinem Rechtsanspruch auf EU-Rente. Für vor dem 31. 12. 1960 geborene Versicherte gilt weiter der Berufsschutz. Die Erwerbsunfähigkeit im Rentenrecht steht in keinem Zusammenhang mit der MdE des sozialen Entschädigungsrechts, des Haftpflichtrechts oder der gesetzlichen Unfallversicherung.

Gliedertaxe. Sie bezeichnet die Bewertung von Funktionsstörungen einzelner Gliedmaßen für die private Unfallversicherung. Vertraglich liegen die vereinbarten festen Prozentsätze der Invaliditätssumme für den betroffenen Gliedmaßenabschnitt zugrunde (s. Tab. 25.4). Funktionsbeeinträchtigungen werden in Bruchteilen der vollen Funktionsfähigkeit einer Extremität bewertet. Die Beurteilung erfolgt im Vergleich zu einer gesunden gleichaltrigen Normalperson, persönliche oder berufliche Besonderheiten bleiben unberücksichtigt. Einschätzungsempfehlungen der Gutachtenliteratur und Vergleichswerte sind in Tab. 25.5 wiedergegeben.

Grad der Behinderung (GdB). Die Behinderung beschreibt eine nicht nur vorübergehende (mehr als 6 Monate anhaltende) Beeinträchtigung der geistigen, seelischen und/oder körperlichen Funktion im Vergleich zum alterstypischen Normalzustand. Der GdB beurteilt alle vorliegenden Gesundheitsschäden unabhängig von ihrer Ursache. Er ist in Zehnergraden abgestuft ohne Prozentangabe festzustellen. Als finaler Einschätzungswert werden in ihm alle zum Untersuchungszeitpunkt festgestellten Gesundheitsstörungen subsumiert und zu einem Gesamtwert zusammengefasst. Schwerbehinderte sind Behinderte mit einem Grad der Behinderung von 50 oder darüber. Behinderte der Grade 30–50 können eine Einstufung als Schwerbehinderter beantragen, wenn sie ansonsten Nachteile bei der Berufsfindung in Kauf nehmen müssten. Schwerbehinderte ohne deutsche Staatsbürgerschaft und ohne Arbeits- und Aufenthaltsgenehmigung sind von dem Gesetz ausgenommen.

Invalidität. In der privaten Unfallversicherung werden alle Körperschäden, die nicht nach der Gliedertaxe bewertet werden, unter dem Begriff der Invalidität eingeschätzt. Sie bezeichnet die „dauernde Beeinträchtigung der körperlichen und geistigen Leistungsfähigkeit". Im Gegensatz zur Gliedertaxe erfolgt die Beurteilung unabhängig von der Lokalisation in Prozentsätzen. Bei mehreren Unfallfolgen verschiedener anatomischer Abschnitte sind die Invaliditätsgrade einzeln einzuschätzen. Beeinträchtigungen spezieller Fähigkeiten oder beruflicher Tätigkeiten des Versicherten führen nicht zu einer Änderung der Einschätzung.

Kausalität. Kausalität bedeutet Ursächlichkeit. Besteht ein sachlicher Zusammenhang zwischen einem versicherten Ereignis und einer gesicherten Gesundheitsschädigung, gilt die Kausalität als gesichert. Sie ist bei Beurteilung von Fragestellungen im sozialen Entschädigungsrecht, der Haftpflichtversicherung und der Unfallversicherung von entscheidender Bedeutung, wenn Folgen eines versicherten Ereignisses beurteilt werden müssen. Ist die Kausalität aus medizinischer Sicht nicht mit der nötigen Sicherheit nachzuweisen, kann und muss dies der Sachverständige entsprechend dokumentieren („non liquet"). Als „überholende Kausalität" wird ein Krankheitsverlauf bezeichnet, bei dem im Rahmen einer anderen Erkrankung die Folgen einer Unfallschädigung nur vorübergehenden Charakter besitzen. Die schicksalhafte oder vorbestehende Gesundheitsschädigung „überholt" gewissermaßen die Zweitschädigung.

Minderung der Erwerbsfähigkeit (MdE). Mit der abstrakten „Minderung der Erwerbsfähigkeit" werden in verschiedenen Rechtsgebieten jeweils diejenigen Gesundheitsstörungen und deren Folgen eingeschätzt, die auf *ein* schädigendes Ereignis kausal zurückzuführen sind. Sie bewertet die Einschränkung der Fähigkeit des Versicherten, sich unter Ausnutzung aller Arbeitsgelegenheiten, die sich ihm nach seinen körperlichen und geistigen Gegebenheiten im Gesamtbereich des allgemeinen Arbeitsmarkts bieten, einen Erwerb zu verschaffen. Mehrere Schädigungsfolgen auch in verschiedenen medizinischen Fachgebieten werden zu einer Gesamt-MdE zusammengefasst, ohne dass die Einzelwerte addiert werden dürfen.

Im sozialen Entschädigungsrecht ist die MdE das Maß für die körperlichen, geistigen, seelischen und sozialen Auswirkungen einer Funktionsbeeinträchtigung aufgrund eines Gesundheitsschadens, soweit sie auf ein versichertes Schädigungsereignis zurückgeführt werden können (kausale Beziehung). Schädigungsunabhängige Gesundheitsstörungen bleiben dabei unberücksichtigt.

In der gesetzlichen Unfallversicherung bewertet die MdE die Beeinträchtigung des körperlichen und geistigen Leistungsvermögens und die sich daraus ergebenden verminderten Möglichkeiten, seine Arbeitskraft auf dem allgemeinen Arbeitsmarkt wirtschaftlich zu verwerten. Es dürfen nur die Schädigungsfolgen berücksichtigt werden, die durch ein versichertes Ereignis verursacht wurden.

Im allgemeinen Haftpflichtrecht handelt es sich bei der MdE um einen abstrakten Wert für die Einschränkung der körperlichen und geistigen Leistungsfähigkeit im Vergleich zur gesunden Normalbevölkerung, die ausschließlich durch ein schuldhaft herbeigeführtes Ereignis verursacht wurde.

Die MdE wird unabhängig vom ausgeübten oder erlernten Beruf beurteilt. Da mit der MdE häufig auch Rentner oder Kinder einzuschätzen sind, orientiert man sich an der Leistungsfähigkeit der altersgleichen Normalbevölkerung. Physiologische Veränderungen im Alter, die regelmäßig vorkommen und in Art und Umfang typisch sind, dürfen nicht berücksichtigt werden (z. B. altersbedingte Verminderung der körperlichen Leistungsfähigkeit, leichte Verminderung der Beweglichkeit von Gliedmaßen und Wirbelsäule). Diese Betrachtungsweise folgt aus dem in der gesetzlichen Unfallversicherung geltenden Grundsatz der abstrakten Schadensbemessung; dies bedeutet, dass eine im Einzelfall vorliegende tatsächliche Einkommenseinbuße bei der Einschätzung der MdE unberücksichtigt bleiben muss.

25 Orthopädische Begutachtung

Mitwirkung. Unter Mitwirkung versteht man in der privaten Unfallversicherung den Anteil weiterer unfallfremder Ursachen am Eintritt einer Gesundheitsschädigung. Liegen neben einem Unfallereignis weitere Teilursachen vor, sind diese in der Höhe, an der sie am Schaden mitwirken, einzuschätzen. Unfallfremde Mitwirkungsfaktoren werden nur dann anerkannt, wenn deren Anteil mindestens 25% ausmacht.

Vorinvalidität. Mit diesem Begriff der privaten Unfallversicherung wird die vor dem versicherten Unfall bestehende Beeinträchtigung der körperlichen und geistigen Leistungsfähigkeit bezeichnet, beispielsweise infolge früherer Unfälle oder Krankheiten. Diese Vorinvalidität muss bei der Leistungsbemessung von der nach dem versicherten Unfall festgestellten Invalidität subtrahiert werden. Für die Invalidität geschieht dies in Prozentsätzen, für die Gliedertaxe wird sie in Bruchteilen angegeben.

25.6 Einschätzungswerte für orthopädische Funktionsstörungen

Die Einschätzungswerte der unterschiedlichen Rechtsgrundlagen sind in Tab. 25.4, die Einschätzungsempfehlungen bei unterschiedlichen Rechtsgrundlagen in 25.5 zusammengefasst. Tab. 25.6 zeigt die Bewertung der Hüftgelenkfunktion für die PUV.

Im Haftpflichtrecht wird die MdE vom ärztlichen Sachverständigen nur als abstrakter Wert eingeschätzt. Sie dient der Verdeutlichung des Schädigungsausmaßes ohne Bezug zur tatsächlichen Erwerbsfähigkeit. Da sie allein die Folgen eines Schadensereignisses bemisst, empfiehlt es sich, die Einschätzung an den MdE-Empfehlungen in der gesetzlichen Unfallversicherung und dem sozialen Entschädigungsrecht zu orientieren.

Tabelle 25.4 Einschätzungswerte der unterschiedlichen Rechtsgrundlagen

Gesundheitsschaden	SchwbG (GdB) SER (MdE)	GUV (MdE)	PUV AUB 88 ff. vertraglich vereinbarte feste Invalidität (%)
Verlust:			
• eines Arms im Schultergelenk	• 80	• 80	• 70
• eines Arms oberhalb und im Ellbogen	• 70	• 70	• 65
• eines Arms unterhalb des Ellbogens	• 50	• 60	• 60
• einer Hand im Handgelenk	• 50	• 60	• 55
• eines Daumens	• 25	• 20–25	• 20
• eines Zeigefingers	• 10	• 10	• 10
• eines anderen Fingers	• 10	• 0	• 5
Verlust:			
• eines Beins oberhalb Oberschenkelmitte	• 80	• 80	• 70
• eines Beins bis Oberschenkelmitte	• 70	• 60	• 60
• eines Beins bis unterhalb des Kniegelenks	• 50	• 50–60	• 50
• eines Beins bis Mitte Unterschenkel	• 50	• 50	• 45
• eines Fußes im Fußgelenk	• 40	• 35	• 40
• einer großen Zehe	• 10	• 0	• 5
• einer anderen Zehe	• 0	• 0	• 2

SchbG = Schwerbehindertengesetz
SER   = Soziales Entschädigungsrecht
GUV   = Gesetzliche Unfallversicherung
PUV   = Private Unfallversicherung

25.6 Einschätzungswerte für orthopädische Funktionsstörungen

Tabelle 25.5 Einschätzungsempfehlungen bei unterschiedlichen Rechtsgrundlagen

Funktionsbeeinträchtigung	SchwbG (GdB) SER (MdE)	GUV (MdE)	PUV AUB 88 ff. Invalidität/Funktionsbeeinträchtigung nach der Gliedertaxe
Verlust:			
• des Daumens im Sattelgelenk	• 30	• 25	• 9/20 H
• des Daumens im Grundgelenk	• 25	• 20	• 1/1 D
• des Daumens im Endgelenk	• 0	• 10	• 6/10 D
• des Zeigefingers im Karpometakarpalgelenk	• 10	• 20	• 1/4 H
• eines Fingers D 2–5 im Grundgelenk	• 10	• 0	• 1/1 Zf/Fi
• eines Fingers D 2–5 im Mittelgelenk	• 0–10	• 0	• 7/10 Zf/Fi
• eines Fingers D 2–5 im Endgelenk	• 0	• 0	• 4/10 Zf/Fi
Versteifung:			
des Schultergelenks			
• mit Bewegungseinschränkung skapulothorakal	• 40–50	• 40–50	• 1/2–2/3 A
• mit guter Beweglichkeit skapulothorakal	• 30	• 30	• 4/10 A
des Ellbogengelenks			
• in Beugestellung E/F 0-90-90°	• 20–30	• 20–30	• 1/4–1/3 A
• in E/F 0-90-90° und aufgehobener Unterarmdrehung	• 30–40	• 35–40	• 4/10–5/10 A
des Handgelenks			
• in Streckstellung E/F 0-0-0°	• 25	• 30	• 3/10 A
• in günstiger Gebrauchsstellung E/F 10-10-0°	• 20	• 25	• 2/10 A
des Daumens in günstiger Stellung			
• im Sattelgelenk	• 0–10	• 0–10	• 1/4 H
• im Sattel- und Grundgelenk	• 20	• 10–20	• 3/10 H
• im Sattel-, Grund und Endgelenk	• 25	• 20–25	• 1/3 H
• im Grundgelenk	• 0–10	• 0–10	• 2/10 D
• im Endgelenk	• 0–10	• 0–10	• 2/10 D
• im Grund- und Endgelenk	• 20	• 10–20	• 4/10 D
eines Fingers D 2–5 in günstiger Stellung			
• im Grundgelenk	• 0–10	• 0–10	• 1/4 Zf/Fi
• im Mittelgelenk	• 0–10	• 0	• 3/10 Zf/Fi
• im Endgelenk	• 0–10	• 0	• 2/10 Zf/Fi
• im Grund-, Mittel- und Endgelenk	• 10	• 10	• 6/10 Zf/Fi
• im Mittel- und Endgelenk	• 10	• 0–10	• 4/10 Zf/Fi
des Hüftgelenks			
• in günstiger Stellung E/F 0-25-25°; AR/IR 10-10-0°	• 40	• 30	• 4/10 B
• in ungünstiger Stellung oder Verkürzung > 3 cm	• 50–60	• 40–50	• 2/3 B
des Kniegelenks			
• in E/F 0-10-10°	• 30	• 30	• 1/3 B
• in E/F 0-20-20°	• 40	• 40	• 4/10 B
• in E/F 0-30-30°	• 50–60	• 50	• 5/10 B
des oberen Sprunggelenks			
• in Spitzfußstellung > 20°	• 30	• 25–40	• 1/3 B
• in Spitzfußstellung < 10°	• 20	• 10–20	• 3/10 B
des unteren Sprunggelenks			
• ohne Chopart-Gelenk	• 10	• 10	• 1/4 F
• mit Chopart-Gelenk	• 10–20	• 10–20	• 1/3 F
des oberen und unteren Sprunggelenks			
• in günstiger Gebrauchsstellung	• 20–30	• 25–30	• 3/7 B
• in ungünstiger Gebrauchsstellung	• 30–40	• 30–40	• 4/7 B

Tabelle 25.5 (Fortsetzung)

Funktionsbeeinträchtigung	SchwbG (GdB) SER (MdE)	GUV (MdE)	PUV AUB 88 ff. Invalidität/Funktionsbeeinträchtigung nach der Gliedertaxe
Bewegungseinschränkungen:			
des Schultergelenks			
• konzentrisch zur Hälfte	• 30	• 30	• 1/4 A
• mit Elevation und Abduktion bis 90°	• 20	• 25	• 2/10 A
• mit Elevation und Abduktion bis 120°	• 10	• 15	• 1/10 A
des Ellbogengelenks			
• mit E/F 0-30-120° und freier Unterarmdrehung	• 0–10	• 0–10	• 1/10 A
• mit E/F 0-30-90° und freier Unterarmdrehung	• 10–20	• 20–30	• 2/10 A
der Unterarmdrehfähigkeit S/P 0-0-0°	• 10–20	• 20	• 3/10 A
des Hüftgelenks			
• in E/F 0-0-90°	• 10–20	• 10	• 1/10 B
• in E/F 0-30-90°	• 30	• 30	• 1/4 B
des Kniegelenks			
• in E/F 0-0-90°	• 0–10	• 10	• 1/10 B
• in E/F 0-20-80°	• 20	• 20	• 3/10 B
• in E/F 0-30-90°	• 30	• 30	• 1/3 B
Instabilität:			
des Schultergelenks			
• Schlottergelenk multidirektional	• 30–40	• 20–30	• 5/10 A
• häufig rezidivierend, unidirektional	• 10–30	• 20	• 3/10 A
• Bizepssehnenruptur proximal	• 0–10	• 0–10	• 0–1/10 A
• Bizepssehnenruptur distal	• 10–20	• 20	• 1/10–2/10 A
• SLAP-lesion	• 10	• 0–10	• 1/10 A
des Ellbogengelenks			
• Schlottergelenk	• 40	• 30–40	• 6/10 A
des Kniegelenks			
• muskulär kompensiert	• 10	• 10	• 1/10 B
• komplex anteromedial oder anterolateral	• 20	• 20	• 4/10 B
des oberen Sprunggelenks	• 10	• 10–20	• 1/7 B
Vollständiger Nervenfunktionsverlust:			
• Armplexuslähmung	• 80	• 80	• 1/1 A
• Erb-Lähmung	• 50		• 1/3 A
• N. radialis	• 30	• 30–40	• 4/10 A
• N. ulnaris	• 30	• 30	• 1/3 A
• N. medianus	• 40	• 35	• 1/3 A
• N. axillaris	• 30	• 30	• 1/4 A
• N. musculocutaneus	• 20	• 20–30	• 3/10 A
• Daumen volar ellenseitig	• 0–10	• 0	• 1/4–1/3 D
• Daumen volar speichenseitig	• 0–10	• 0	• 1/5–1/4 D
• Fingerbeere einseitig	• 0	• 0	• 1/10–2/10 Zf/Fi
• Fingerbeere beidseitig	• 0–10	• 0	• 2/10–3/10 Zf/Fi
• Beinplexuslähmung	• 80	• 80	• 1/1 B
• N. gluteus inferior oder superior	• 20	• 10–20	• 2/7 B
• N. ischiadicus	• 60	• 50	• 8/10 B
• N. femoralis	• 40	• 40	• 5/10 B

Tabelle 25.5 (Fortsetzung)

Funktionsbeeinträchtigung	SchwbG (GdB) SER (MdE)	GUV (MdE)	PUV AUB 88 ff. Invalidität/Funktionsbeeinträchtigung nach der Gliedertaxe
Vollständiger Nervenfunktionsverlust:			
• N. peroneus:			
– profundus	• 30	• 25	• 1/3 B
– superficialis	• 20	• 15	• 1/10 B
– communis	• 30	• 30	• 4/10 B
Beinlängendifferenz:			
• 0–1,0 cm	• 0	• 0	• 0
• 1,1–2,0 cm	• 0	• 0	• 1/20 B
• 2,1–4,0 cm	• 0–10	• 10–20	• 2/10 B
• 4,1–6,0 cm	• 20	• 20–30	• 3/10 B
• > 6,0 cm	• > 20	• > 30	• 4/10 B
Sonstiges:			
Wirbelbruch			
• stabil verheilt, Deformität < 15°	• 10	• 10–20	• 0–10 %
• stabil verheilt, Deformität > 25°	• 20–30	• 20–30	• 20–30 %
Skoliose			
• Krümmung bis 30°	• 0–30		
• Krümmung bis 60°	• 30–50		
• Krümmung über 60°	• 50–70		
Oberarmpseudarthrose, orthesenpflichtig	• 20–40	• 30–40	• bis 6/10 A
Unterarmpseudarthrose, orthesenpflichtig	• 10–40	• 10–40	• bis 5/10 A
Kahnbeinpseudarthrose	• 10–30	• 0–30	• bis 1/4 H
Radiusfraktur			
• in günstiger Stellung verheilt	• 10–20	• 10–20	• 1/7 A
• in ungünstiger Stellung verheilt	• 20–30	• 20–30	• 2/7 A
Strecksehnenabriss am Finger	• 0–10	• 0–10	• 1/10 Zf/Fi
Girdlestone-Hüfte	• 50–80	• 40–80	• 4/7–2/3 B
Totalendoprothese Hüftgelenk			
• mit guter Funktion	• 20	• 20–30	• 1/4–1/3 B
• mit Lockerung und Fehlstellung	• 30–60	• 30–60	• bis 8/10 B
• mit Lockerung, Infektion und Nervenstörungen	• 60–80	• 60–80	• bis 1/1 B
Oberschenkelpseudarthrose, orthesenpflichtig	• 50–70	• 50–70	• bis 8/10 B
Totalendoprothese Kniegelenk			
• mit guter Funktion	• 30	• 30–40	• 1/3–4/10 B
Unterschenkelpseudarthrose, orthesenpflichtig	• 10–50	• 0–50	• bis 5/10 B
chronische Osteomyelitis der unteren Extremität	• 20–50	• 10–50	• –
Zustand nach Patellektomie mit stabilem Bandapparat	• 10	• 10	• 2/10 B
Zustand nach totaler Meniskektomie	• 0–20	• 0–10	• 1/10 B
rezidivierende Kniegelenkergüsse mit Arthrose	• 20–40	• 10–40	• 4/10 B
posttraumatischer Plattfuß	• 0–20	• 10–20	• 2/3 F
Klumpfuß	• 20–40	• 20–50	• –

SchbG = Schwerbehindertengesetz
SER = Soziales Entschädigungsrecht
GUV = Gesetzliche Unfallversicherung
PUV = Private Unfallversicherung
Gliedertaxe = Gebrauchsunfähigkeit/Funktionsbeeinträchtigung (in Bruchteilen) von: A = Arm; H = Hand; D = Daumen;
Zf = Zeigefinger; Fi = Finger; B = Bein; F = Fuß

Tabelle 25.6 Bewertung der Hüftgelenkfunktion für die Private Unfallversicherung (PUV; nach Merle d'Aubigné 1949)

Gesamtscore nach Merle d'Aubigné	Einstufung	Bewertung teilweise Gebrauchunfähigkeit AUB 61 Funktionsbeeinträchtigung AUB 88 ff.
18	ausgezeichnet	3/10 B
17	sehr gut	
16	gut	1/3 B
15		
14	befriedigend	4/10 B
13		
12	mäßig	5/10 B
11		
10	ungenügend	6/10 B
9		
8	schlecht	8/10 B
7		
6		
5		
4		
3	sehr schlecht	1/1 B
21		

B = teilweise Gebrauchsunfähigkeit/Funktionsbeeinträchtigung des Beins

Literatur

Anhaltspunkte für die ärztliche Gutachtertätigkeit im sozialen Entschädigungsrecht und nach dem Schwerbehindertengesetz. Bundesministerium für Arbeit und Sozialordnung; 1996.

Castro WHM, Kügelgen B, Ludolph E, Schröter F. Das Schleudertrauma der Halswirbelsäule. Stuttgart: Enke; 1998.

Jäger H. Einführung in die Sozialversicherung. 12. Aufl. Berlin: Erich Schmidt; 1998.

Ludolph E, Lehmann R, Schürmann J. Kursbuch der ärztlichen Begutachtung. Landsberg: ecomed; 1998.

Ludolph E, Schröter F. Die professionelle chirurgisch-orthopädische Begutachtung – Forderung an die Kompetenz des Sachverständigen. Med Sach. 1997;93:112–5.

Mehrhoff F, Muhr G. Hrsg. Unfallbegutachtung. 10. Aufl. Berlin: Walter de Gruyter; 1999.

Merle d'Aubigné R, Cauchoix J, Ramadier JV. Evaluation chiffrée de la fonction de la hanche. Rev Chir Orthop. 1949; 35:541–548.

Mollowitz GG. Hrsg. Der Unfallmann. 12. Aufl. Berlin: Springer; 1998.

Perret W. Was der Arzt von der privaten Unfallversicherung wissen muss. 3. Aufl. Berlin: Springer; 1980.

Reichenbach M. Die private Unfallversicherung. In: Mollowitz GG. Hrsg. Der Unfallmann. 12. Aufl. Berlin: Springer; 1998.

Rompe G, Erlenkämper A. Begutachtung der Haltungs- und Bewegungsorgane. 3. Aufl. Stuttgart: Thieme; 1998.

Schellworth W. „Non liquet". Med Sach. 1955;51:134–6.

Sachverzeichnis

A

Abduktions-Elevations-Rotations-Test 470
Ablagerungen, mikrokristalline, intraartikuläre 128 ff
Abrasionsarthroplastik, Kniearthrose 709
Abschnürung, amniotische
- obere Extremität 47
- untere Extremität 51, 62
Abszess, intraspinaler 449
Abt-Letterer-Siwe-Krankheit 89, 285
Acemetacin 130, 142, 144
Acetabularindex 596
Acetabuloplastik 602, 606 ff
Acetabulum s. Hüftpfanne
Achillessehnennaht 183 f
Achillessehnenreflex 406
- abgeschwächter 406, 410
Achillessehnenrekonstruktion 770
Achillessehnenruptur 183 f
Achillessehnentendopathie 769 f
Achillessehnenverlängerung
- Arthrogryposis multiplex congenita 175
- Plattfuß 782
- Spitzfuß 788
- Z-förmige 157
Achillodynie 185, 769
Achondroplasie 69 ff
- Beckendeformität 447
ACTH (adrenocorticotropes Hormon) 110
AC-Winkel 596
- Beziehung zum α-Winkel 592
- Definition 605 f
Adamantinom 271 ff
- intramedulläres 272
- multilokuläres 272
- Röntgenbefund 272
Addison-Krankheit 110
Adduktorenkontraktur 586
Adoleszentenkyphose s. Scheuermann-Kyphose
Adoleszentenskoliose 374
Adrenocorticotropes Hormon (ACTH) 110
AER-Test (Abduktions-Elevations-Rotations-Test) 470
Ahlbeck-Krankheit 342, 711 f
- Magnetresonanztomographie 711 f
- Nekroseherdanbohrung 712
Akromegalie 110 f
Akromioklavikulararthrose 477 f
Akromioklavikulargelenk 477 f
- Bänderruptur 482 f
- Gelenkspaltverlauf 477 f
- Schmerzen 478
Akromioklavikulargelenkdysplasie 33
Akromioklavikulargelenkverletzung 482 ff
- Operationstechnik 483 f
- Tossy-Klassifikation 482 f
Akromioklavikularluxation 482 ff
- veraltete 482
Akromion-Ewing-Sarkom 250
Akroosteolyse 115
Akrozyanose 554
Aktinomykose 362
- Spondylitis 419
Akzessoria s. Knochenelemente, akzessorische

Albers-Schönberg-Krankheit s. Osteopetrose
Albright-Syndrom 82, 285
Alkaptonurie 131
Alkoholabusus, Osteoporose 100
Alkoholkonsum, mütterlicher, Fehlbildung, angeborene 16
Allergie, Hüfttotalendoprothese 628
Alloarthroplastik
- bei Arthrosis deformans 126
- Chondrosarkom 239
- bei chronischer Polyarthritis 137
- Hüftgelenk 623 ff
- bei juveniler chronischer Arthritis 145
- Kniegelenk 713 ff
- Schultergelenk 519
- bei Spondylitis ankylosans 142
- Sprunggelenk, oberes 764
- Synovitis, villonoduläre, pigmentierte 306
Allopurinol 130
ALPSA-Läsion (Anterior Labrum-Ligament periostal Sleeve Avulsion) 487
Alterskyphose 97, 369
AMBRII 487
AMC (Arthrogryposis multiplex congenita) 175 f
Amelie 51
Amniozentese 13
Amputation 817 ff
- bei angeborenem Tibiadefekt 57
- ellbogennahe 823
- Extremität
- - obere 823 f
- - untere 820 ff
- Indikation 817
- interthorakoskapuläre 824
- intrauterine 47
- beim Kind 818
- Knochentumor, maligner 210 f
- Komplikation 824
- offene 818
- operative Versorgung 817 f
- transmetatarsale 822
Amputationsstumpf
- angeborener
- - obere Extremität 35 ff
- - untere Extremität 53
- unzureichend mit Weichteilen gedeckter 824
Analgetika 137
Anästhesie, rückenmarknahe, Thromboserisiko 745 f
Anastomosenbildung, arteriovenöse, intraossäre 118
Andrews-Läsion 510
Anenzephalie, Entstehungsperiode 14
Angioblastom, malignes s. Adamantinom
Angiomatose, zystische 263
Angiosarkom 263, 300
Angulationsosteotomie bei Hüftluxation 610
Ankylose
- Arthrogryposis multiplex congenita 175
- postarthritische 357
Anomalie, kleinere 13
Antetorsionswinkel (AT-Winkel) 605 f
Anti-Acetylcholinrezeptor-Antikörper 178

Antibiotikainjektion, intraartikuläre 147
Antikoagulation, orale 744 f
- PTZ-Ausgangswert 744
Antirheumatika, nichtsteroidale 137
Antispastika 156
Apatitarthropathie 131
Apley-Grinding-Test 692
Apophysitis calcanei 331
Apprehensionstest 488
Arachnodaktylie s. Marfan-Syndrom
Arbeitsfähigkeit 837
Arbeitsunfähigkeit 837
Arbeitsunfall 837
Arlt-Glenohumeralgelenkreposition 489 f
Armknospe 12, 14
Armprothese 819 f
- myoelektrische 819
Armstumpf, intersegmentaler 40
Arteria
- brachialis, Minderdurchblutung 472
- circumflexa
- - femoris
- - - lateralis 316
- - - medialis 316, 649, 651, 662
- - humeri anterior 523 f
- - ligamenti capitis femoris 662
- - subclavia, Minderdurchblutung 472 f
Arteria-vertebralis-Läsion 439
Arthritis
- bakterielle 147 f
- - Schultergelenk 517 f
- chronische, juvenile 144 ff
- - systemische 144 f
- - Lupus erythematodes 146
- - Lyme-Borreliose 144
- mutilans 143
- posteneritische 138 f
- pseudorheumatoide, progressive, im Kindesalter 145
- psoriatica 143 f
- reaktive 138 f
- - HLA-Assoziation 138 f
- rheumatoide s. auch Polyarthritis, chronische
- - juvenile s. Arthritis, chronische, juvenile
- - Schultergelenk 518 f
- septische 356 f
- urica 128 ff
Arthrodese
- bei angeborenem Fibuladefekt 57
- bei angeborenem Tibiadefekt 57
- bei Arthrosis deformans 126
- bei chronischer Polyarthritis 138
- Daumengrundgelenk 547
- Daumensattelgelenk 546
- bei Gelenktuberkulose 361
- Schultergelenk 522
- Sprunggelenk, oberes 764
- - subtalare 173, 810 f
- - bei Hohlfuß 788
- - Peroneusersatzoperation 778
- bei Talusfraktur 807
Arthrofibrose, Kniegelenk 705 f
Arthrographie, Hüftgelenk 596
Arthrogryposis multiplex congenita 175 f, 674
- Klinodaktylie 44

- Kniegelenk-Streckkontraktur 674
- Radiusköpfchenluxation, angeborene 530
- Skoliose 383 f
Arthromyodysplasia congenita s. Arthrogryposis multiplex congenita
Arthromyoplastisches Syndrom, kongenitales s. Arthrogryposis multiplex congenita
Arthropathia
- diabetica 128, 130
- tabica 127 f, 161 f
Arthropathie
- Chondrokalzinose 130 f
- diabetische, Sprunggelenk, oberes 765 f
- hämophile 146 f
- mikrokristalline Ablagerungen 128 ff
- neurogene 126 ff, 166
- - Kniegelenkendoprothesenimplantation 720
- neuropathische, Schultergelenk 523
- Syringomyelie 166
- tabische 363
Arthrose
- Daumengrundgelenk 547
- Ellbogengelenk 530 f
- glenohumerale 494
- postarthritische 123, 134
- Sprunggelenk, oberes 763
- sakrokokzygeale 448
- sternoklavikulare, idiopathische 477
Arthrosis deformans 123 ff
- Akromioklavikulargelenk 477 f
- akut verlaufende 124
- nach avaskulärer Epiphysennekrose 316
- nach Epiphysiolysis capitis femoris juvenilis 326
- Handgelenk 545
- Iliosakralgelenk 450 f
- Knorpelveränderung, regressive 124
- Pathogenese 124
- posttraumatische 123
- primäre 123
- Röntgenbefund 124
- sekundäre 123
- Sportler 192 f
- Sprunggelenk, oberes 763 f
- Therapie
- - medikamentöse 125
- - operative 125
- Umbauerscheinungen, reaktive 124
Arthroskopie
- diagnostische 688
- Instrumentenbruch 690
- Kniegelenk 687 ff
- moderne Technik 688 f
- technische Voraussetzungen 687 f
Articulatio talocalcaneonavicularis 761
Artikulation, skapulothorakale, bei Schulterarthrodese 522
Arzthaftungsrecht 834
Aspergillose, Spondylitis 419
Assimilation, lumbosakrale 21 f, 403
Ataxie
- infantile Zerebralparese 153
- spinozerebellare, Skoliose 382

Sachverzeichnis

Atemtraining vor thorakalem Eingriff 378
Athetose, infantile Zerebralparese 152 f
Atlantookzipitaler Übergang, Subluxation 88
Atlas 438 f
Atlasassimilation 19 f
Atlasbogenfehlbildung 20
Atlasbogenfraktur 440
– mit Densfraktur 442
Atlasfehlbildung 19 f
Atlasluxation 441
Atlasokzipitalisation 19
Atlasringberstung 439
Atlasteilaplasie 20
Atlasverletzung 439 f
Atlaszervikalisation 19 f
Atrophie blanche 737, 740
AT-Winkel (Antetorsionswinkel) 605 f
AU (Arbeitsunfähigkeit) 837
Aufklärung s. Patientenaufklärung
Aufklärungsbogen 827
Aufklärungstest 827
Außenmeniskusläsion, Test 692
Außenrotations-Lag 504
Axis 438 f
Axisbogenfraktur 440 f
Axisfehlbildung 20
Axisisthmusfraktur 440, 442
Axisringfraktur 440
Axisspondylolyse, traumatische 439 f
Axisverletzung 440 f
Axonotmesis 167
Azidose, renal-tubuläre, Rachitis 106

B

Baker-Zyste 712
– Magnetresonanztomographie 712
– rupturierte, Unterschenkelschwellung 734
Ballen s. Hallux valgus
Ballenhohlfuß 786 f
Bambusstabwirbelsäule 141
Bandapparat, karpaler, Verletzung bei perilunärer Luxation 566
Bandruptur, Sportler 194
Bandscheibe 389
– Fehlbildung 24
Bandscheibenabsaugung, perkutane 409
Bandscheibendegeneration 390 f, 407
– Nervenbeeinträchtigung 393
– rasch progrediente, Lumbalskoliose 387
– Röntgenaufnahme 394
Bandscheiben-Derangement, inneres, primäres 390
Bandscheibengewebe, Einbruch in den Wirbelkörper 367, 391
Bandscheibenoperation
– lumbale
– – offene 407 f
– – perkutane 408 f
– zervikale, Zugang 400
Bandscheibenprolaps 391, 407
– lumbaler 402, 405
– thorakaler 401
– zervikaler 397
Bandscheibenprotrusion 391, 407
– lumbale 402
– zervikale 397
Bandscheibensequester 391, 407
Bandscheibenverlagerung, lumbale, Diagnostik 406
Bandscheibenvorfall s. Bandscheibenprolaps

Bandscheibenvorwölbung s. Bandscheibenprotrusion
Bandscheibenzermürbung 390
Bandverbindung, sternoklavikuläre, Ruptur 479
Bankart-Fraktur 487
Bankart-Läsion 487
– knöcherne 487
– Therapie 491
Bankart-Operation 491 f
– arthroskopische 491 f
Barton-Fraktur 558, 561
Basalzellenkarzinom, Hand 553
Basiläre Impression 19
– Achondroplasie 73
– Schiefhals 468
Bauchliegebrett, Zerebralparese, infantile 156
bcl-2-Protoonkogen 308
Bechterew-Krankheit s. Spondylitis ankylosans
Bechterew-Kyphose, Kolumnotomie 366 f
Becken
– Anatomie 454 f
– Ausrissverletzung, apophysäre 454 f, 457
– Außenrotationsverletzung 456
– Innenrotationsverletzung 456
– plumpes, abgeplattetes 447
– quer verengtes 50, 53
– Röntgenaufnahme 456 f
– – Hilfslinien 596
– Rotationsinstabilität 456
– Rotationsverletzung, beidseitige 456
– schräg verengtes 50
Becken-Bein-Gips, Femurschaftfraktur im Kindesalter 668
Beckenchondrosarkom, dedifferenziertes 242
Beckendeformität 447
Beckendreifachosteotomie
– bei Hüftluxation 608 f
– Komplikation 609
Beckenersatz 453
Beckenfehlbildung, angeborene 50 ff
Beckenform, osteomalazische 447
Beckenfraktur 455 ff
– Begleitverletzung 456
– Computertomographie 456
– – 3-D-Rekonstruktion 456
– instabile 456
– Ischiadikusschädigung 459
– kindliche 459
– Komplikation 458 f
– Lokalisation 455
– Röntgenbild 456 f
– stabile 456
– Therapie
– – konservative 458
– – operative 458
Beckengeometrie, Winkel 605 f
Beckengürtelfehlbildung, angeborene 53
Beckengürtelmuskeldystrophie
– benigne 176 f
– maligne 177
Beckenkammbiopsie 98
Beckenkippung, physiologische 612
Becken-Lymphom, malignes, primäres 254
Beckenmetastase 296, 452
Beckenosteosarkom 224
Beckenosteotomie
– bei Hüftluxation 608
– Perthes-Legg-Calvé-Krankheit 320

Beckenrandfraktur 456
– beim Kind 459
Beckenrekonstruktion 453
Beckenring, asymmetrischer 50
Beckenringfraktur 455 ff
– Akutmanagement 458
– Blutstillung 458
– instabile 456
– Klassifikation 456, 458
– stabile 456
– vordere 456 f
Beckenringlockerung, postpartale 447
Beckenringverletzung, vordere 456
Beckenschaufelfraktur 456 f
Beckenspezialprothese 254
Beckenspontanfraktur 447
Beckenteilersatz, endoprothetischer 453 f
Beckentumor 452 ff
– Angiographie 452
– Computertomographie 452
– Ischialgie 411 f
– Magnetresonanztomographie 452
– maligner 452
Beckenübersichtsaufnahme
– Hüftdysplasie 604 f
– Hüfttotalendoprothesen-Planung 633
– bei infantiler Zerebralparese 153
– Koxarthrosediagnostik 613
Beckenverformung
– Osteodystrophia fibrosa generalisata 116
– osteomalaziebedingte 107
Beckenverletzung 454 ff
– hintere 456
Beckenvertikalinstabilität 458
Becker-Kiener-Muskeldystrophie 176 f
Becker-Muskeldystrophie 166
Bedside-Agglutinationstest 743
Begutachtung (s. auch Gutachten, ärztliches) 837 ff
– allgemeine Aspekte 835
– Anamnese 835 f
– Auftrag 835
– Diagnose 836
– rechtliche Grundlagen 831
– Untersuchung 836
– Vorgeschichte 835
Behandlungsalternative, Aufklärung 827
Behandlungsfehler 834
Bein, dickes, Differenzialdiagnose 733 f
Beinabduktionseinschränkung 586
Beinachse, Kindesalter 675
Beinachsenfehlstellung 675 ff
Beinknospe 12, 14
Beinlängendifferenz 619 ff
– nach Beckenfrakturbehandlung 459
– nach Hüfttotalendoprothesen-Implantation 637
– Neugeborenes 586
– Operationsindikation 619
– posttraumatische 456
– Schuhzurichtung 620
– Skoliose 387
– Therapie 619 ff
– – operative 620 f
Beinödem
– entzündliches 733
– subfasziales 742
Beinprothese 819
Beinstauung, irreversible 742
Beintraglinie 676
Beinumfangsdifferenz 742

Beinvenen
– oberflächliche 735
– tiefe 735
Beinvenenentzündung, oberflächliche 741
Beinvenenthrombose, tiefe s. Phlebothrombose
Beinverdopplung 59
Beinverkürzung
– Femurhypoplasie 55
– Genu recurvatum, gegenseitiges 680
– bei Längendifferenz 619 f
– Längsdefekt, fibularer 56
Beinverlängerung
– funktionelle 788
– bei Längendifferenz 619, 621
– spitzfußbedingte 788
Bence-Jones-Myelom 256
Bennett-Fraktur 570 f
Berufskrankheit 837
Berufsunfähigkeit 838
Besenreiservarizen 736
Beugesehnen-End-zu-End-Naht 577
Beugesehnenreinsertion 577
Beugesehnenverlängerung, Reinsertionsnaht 577
Beugesehnenverletzung 575 ff
– akute 576 ff
– – Röntgenaufnahme 576
– Sehnentransplantation 578
– Sekundäreingriff 578
Bewegungssegment 390
Bewegungstherapie 395
Bildgebungsverfahren, nuklearmedizinische 8
Biopsie, offene 208
Bisphosphonat 118, 120, 259, 292
Bizepsankerzeichen 510
Bizepslähmung 170 f
Bizepssehne
– distale, Ruptur 183
– lange
– – Arthro-Kernspintomogramm 512
– – Ausriss 510 f
– – Débridement, arthroskopisches 513
– – Funktionstests 510
– – Instabilität 513
– – Luxation 513
– – – intraartikuläre 513
– – Ruptur 182 f, 511 f
– – – komplette 511 f
– – – Operationsindikation 512
– – – partielle 511 f
– – Schnapptest 513
– – Sonogramm 512
– – Subluxation 513
– – Tendinitis 511 f
– – Tenodese
– – – arthroskopische 512
– – – offene 512
– – Transfer auf den Processus coracoideus 512
Bizepssehnenanker, Läsion 510 f
Bizepssehnenreflex 398
Bizepstendopathie, instabilitätsbedingte 513
Blockwirbel 17, 20 f
– Röntgenbefund 21
– Skoliose 385
– zervikaler 21
Blount-Krankheit 679
Blow-out-Ulkus 739
Blumensaat-Linie 683
Blutergelenk 146
Blutfließeigenschaft, Hüftkopfnekrose, ischämische 337
Bobath-Therapie bei infantiler Zerebralparese 154
Boeck-Krankheit 361
Bogen, korakoakromialer 498

Sachverzeichnis

Böhler-Zeichen 692
Borggreve-Umkehrplastik 212 f, 823
Bornholm-Erkrankung 179
Botulinustoxin 156
Bouchard-Arthrose 136, 547
Bowden-Test 532
Boyd-Amputation 822
– Verkürzungsausgleich 823
Brace 195
Brachialgia paraesthetica nocturna 549
Brachialgie 393
– tumorbedingte 398
Brachybasophalangie 46
Brachydaktylie
– Fuß 51, 61
– Hand 46
Brachymesophalangie 44, 46
Brachymetakarpie 46
– Trisomie 21 87
Brachymetatarsie 61
Bragard-Zeichen 405
Bristow-Latarjet-Operation bei vorderer Glenohumeralgelenkluxation 492 f
Brodie-Abszess 280, 355 f
Bronchialkarzinommetastase 296
Brucellose 361
– Spondylitis 418 f
Brückenkallus nach Unterarmschaftfraktur 557
Brustmarkläsion
– mittlere 443
– obere 443
– untere 443
Brustmarktransversalsyndrom 443
Brustwirbelfraktur, keilförmige 435
Brustwirbelkompressionsfraktur 436
Brustwirbelsäule
– Fusionstechnik, ventrale 434
– Verletzung 435 f
BU (Berufsunfähigkeit) 838
Bunionette 800
Bursitis 186
– achillea 766 f
– bicipitoradialis 186
– calcarea 186
– Ellbogengelenk 533 f
– olecrani 186
– praepatellaris 186, 682
– proliferans 186
– purulenta 186
– semimembranacea 186
– serosa 186
– subacromialis bei rheumatoider Arthritis 518
– trochanterica 186
– tuberculosa 186
– Unterschenkelschwellung 734
– urica 129
Bursoskopie, subakromiale 499

C

Caisson-Krankheit, Hüftkopfnekrose, ischämische 341
Calcaneus secundarius 66
Calcitonin 101, 118, 120
Calciumoxalatablagerung 131
Calciumpyrophosphatdehydrat, Ablagerung 130
Calciumstoffwechsel 91
Calvé-Wirbel 331
Camurati-Engelmann-Krankheit 80
Capitulum humeri, Osteonekrose 315, 332
Caplan-Syndrom 138
Caput membranaceum 76

Caput-Collum-Diaphysen-Winkel s. CCD-Winkel
Cauda-equina-Kompression, Wirbelmetastase 423
Cauda-equina-Läsion 444
CCD-Winkel (Caput-Collum-Diaphysen-Winkel) 605 f
– angeboren verkleinerter 54 f
Cerclage, gedeckte 748
CE-Winkel (Center-edge-Winkel) 596, 605 f
Chair-Test 532
Chaissaignac-Syndrom 544
Chance-Fraktur 429
Charcot-Gelenk, Fuß, diabetischer 117
Charcot-Krankheit
– Arthropathia tabica 127 f, 161 f
– multiple Sklerose 161
– Lateralsklerose, amyotrophe 166
Cheilektomie, subkapitale, dorsale 799
Chemotherapie 213 ff
– adjuvante 214
– Ewing-Sarkom 251 f
– Gadoliniumaufnahmeveränderung 6
– Nebenwirkung 215
– neoadjuvante 214
– – Tumoransprechrate 215
– risikoadaptierte 214, 252
Cheneau-Korsett 376
Cherubinismus 289
Chevron-Osteotomie bei Hallux valgus 795
Chiari-Beckenosteotomie 608
Chirogra 128
Chirotherapie 395
– Iliosakralgelenk 451 f
Cholinesterasehemmer 179
Chondroblastom 235, 247
– Prädilektionsort 197, 236
Chondrodysplasia punctata 73
Chondrodysplasie, metaphysäre 74
Chondrodystrophie s. Achondroplasie
Chondrokalzinose s. Pseudogicht
Chondrokrassometrie, magnetresonanztomographische 7 f
Chondrom 231 ff, 300
– fibromyxoides 235 ff, 247
– maligne Entartung 243
– metaphysäres 232
– periostales 231, 233
Chondromatose 148
– Koxarthrose 613
– Schultergelenk 519
– synoviale 307, 519
Chondropathia patellae 681, 687
Chondrosarkom 81, 233, 237 ff
– dedifferenziertes 241 f
– extraskelettales 300
– Gefäßneubildung 241
– Histologie 237, 239
– juxtakortikales 242 f
– Malignitätsgrad 238
– mesenchymales 243, 300
– periostales 233
– Prädilektionsort 197
– primäres 237
– Prognose 240
– sekundäres 243 f
– zentrales 238 ff
– – sekundäres 237
Chondrose 390 f
Chondrosis intervertebralis 391
Chondrozytentransplantation, autologe, bei Kniearthrose 710 f
Chopart-Gelenk, Amputation 822
Chopart-Gelenk-Arthrose 771
– bei Klumpfuß 777
Chopart-Gelenk-Luxation 811

Chopart-Gelenk-Resektion 788
Chorda dorsalis 17
– Fehlbildung 24
Chordom 269 ff, 419
– Behandlung 427
– intrakranielles 271
– Magnetresonanztomographie 427
– Metastasierung 271
– okzipitales 270
– Resektion 271
– sakrales 426
– sakrokokzygeales 270
Chorionbiopsie 13
Chrobak-Becken 53
Chromosomenaberration 87
– Fehlbildung, angeborene 15 f
Chromosomentranslokation, Synovialsarkom 308
Chronisch venöse Insuffizienz 737 f, 742
– Stadieneinteilung 738
Clark-Operation 170
Claudicatio intermittens, neurogene 410
Clayton-Resektionsarthroplastik, metatarsophalangeale 804
Closing-wedge-Osteotomie 366 f
Cobb-Skoliosewinkelmessung 373
Codman-Dreieck 204, 226
CO_2-Laser-Einsatz, arthroskopischer 689
Colchicin 130
Colles-Fraktur s. Radiusfraktur, distale
Complex Regional Pain Syndrome 101
Computertomographie 1 ff
– Beckenuntersuchung 452
– 3-D-Rekonstruktion 1 f
– Hüfttotalendoprothesen-Planung, computergestützte 633
– quantitative, periphere 97
– Rapid Prototyping 2
– Säuglingshüftgelenk 596 f
– Tumordiagnostik 205
– Tumorgrenzenfestlegung 207
Condylus-radialis-Fraktur 542
Conradi-Hünermann-Krankheit 73
Cor pulmonale bei schwerer Skoliose 371
Core-Dekompression
– bei ischämischer Hüftkopfnekrose 338
– bei ischämischer Talusnekrose 343
Corticoidinjektion bei Epikondylitis 533
Cortison, hoch dosiertes 137
Cortisoninjektion, intraartikuläre 125
Cortisonmedikation, Talusnekrose, ischämische 342
Cotrel-Selbstextensionsgerät 373
COX-2-Hemmer 144
Coxa
– antetorta, genuine 53
– magna, Koxarthrose 614
– plana s. Perthes-Legg-Calvé-Krankheit
– profunda s. Protrusio acetabulae coxae
– valga
– – genuine 53
– – Hüftkopfnekrose, ischämische 340
– vara 321, 623
– – congenita 51, 54 f, 623
– – – Aufrichtungsosteotomie 54 f
– – – primäre 55
– – – sekundäre 55

– – Dysplasia spondyloepiphysaria congenita 73
– – epiphysarea s. Epiphysiolysis capitis femoris
– – erworbene 623
– – Koxarthrose 613 f
– – Osteodystrophia deformans 121
– – rachitica 103, 105
– – symptomatische 56
Coxitis s. auch Koxitis
– fugax 320
– tuberculosa 358
CP s. Polyarthritis, chronische
Crank-Test 510
Crescent Sign 335
CRP (C-reaktives Protein) 136
CRPS (Complex Regional Pain Syndrome) 101
Crus varum congenitum s. Unterschenkelpseudarthrose, angeborene
Cubitus
– valgus 529
– varus 529
Cuff-Arthropathie 506
Curshmann-Steinert-Krankheit 178
Cushing-Krankheit 110, 112 f
Cushing-Syndrom, medikamentös bedingtes 112
CVI (chronisch venöse Insuffizienz) 737 f, 742
Cyclooxygenase-Hemmer, selektive 137

D

Dandi-Zeichen 405
Darmbeinosteotomie, Beckendreifachosteotomie 609
Darmbeinschaufel-Ewing-Sarkom 250 f
Daumen
– Doppelbildung 44
– dreigliedriger 44 f
– eingeschlagener, Korrektur 160
Daumenabduktionsstörung 550
Daumenadduktionskontraktur 546
Daumenaplasie 46 f
Daumenbeugekontraktur 549
Daumenersatz, Zehentransplantation 575
Daumengrundgelenk
– Arthrodese 547
– – infantile Zerebralparese 159
– Arthrose 547
– Kapsel-Band-Läsion 573
– – ulnare 573 f
– – volare 573
Daumenhypoplasie 36, 38, 47
Daumenkarpometakarpalgelenk s. Daumensattelgelenk
Daumenreplantation 574 f
Daumensattelgelenk
– Arthrodese 547
– Arthrose 545 f
– Bolzungsarthrodese 171
– Totalprothese 546
Daumenstreckerdopathie 549
Daumenstrecksehnenverletzung 581 f
Daumenverlust 823
Daumenzeichen 86
DDH (Developmental dislocation of the Hip) 592
D-Dimer-Test 743
Dead-Arm-Syndrom 488, 510
Debré-DeToni-Fanconi-Syndrom 106
Débridement, arthroskopisches
– Bizepssehne, lange 513

Sachverzeichnis

Débridement, arthroskopisches
– Kniegelenk 706, 709
– Schulterarthrose 520
– SLAP-Läsion 511
Defekt, fibröser, metaphysärer 281 f
– bösartiges Wachstum 282
Defektarthropathie, Schultergelenk 520
– Endoprothetik 522
Deformität
– präarthrotische 123
– – Hüftgelenk 321
– – Kniegelenk 675, 707
– – Sprunggelenk, oberes 763
– rachitische 105 f
Dega-Pfannendachplastik 602
Dekompression, subakromiale
– arthroskopische 501
– offene 501
Deltamuskellähmung 169
Denecke-Zeichen 743
Dens axis 439
Densaplasie 20, 442
Densfraktur 20, 440 ff
– Extension 442
– Zugschraubenosteosynthese 442
Denshypoplasie 88
Denspseudarthrose 20
Dentogenesis imperfecta 76
Depotheparin, subkutanes 743
Dermalsinus 449
Dermatofibrosarkom 300
Dermatosklerose 737
Dermoidzyste 449
– intraspinale 449
Dermopathie, diabetische 740
Derotationsvarisierungsosteotomie bei Hüftluxation 607, 610
– Revalgisierung 610
Detritussynovialitis 611
Developmental Dislocation of the Hip (DDH) 592
DEXA (X-ray Absorptiometry Energy) 97
Dextrane 746
DHS (dynamische Hüftschraube) 665
Diabetes mellitus
– Arthropathie 128, 130
– mütterlicher, Fehlbildung, angeborene 16
– Schultersteife, primäre 514, 516
– Sprunggelenk-Arthropathie 765 f
Diagnoseaufklärung 825
Diaphysenverdickung, spindelförmige 80
Diaphysitis 362
Diastematomyelie 26
Diathermie 396
Diclofenac 142
Dietrich-Syndrom 315, 332
Digitus
– malleus s. Hammerzehe
– quintus varus 62
– V superductus varus 800 f
Diplegie, spastische 152
Discus triangularis, Schädigung 545
Disease modifying-antirheumatic Drugs 137
Diskektomie
– Komplikation 409
– lumbale 408 f
– – perkutane 408 f
– – – automatisierte 408
– Rezidiveingriff 409
– ventrale, zervikale 400
Dissekat 347
Dissekatreplantation 348
Dissoziation
– skapholunäre 569

– triquetroulnare 569
Distensionsluxation, Säuglingshüfte 592
3-D-Knorpelanalyse, Magnetresonanztomographie 7 f
DMAD (Disease modifying-antirheumatic Drugs) 137
Dolichostenomelie s. Marfan-Syndrom
Dome fracture s. Talusrollenfraktur, osteochondrale
Doppelschlittenprothese, nichtgekoppelte 714 ff
– Indikation 716
– Kontraindikation 716
Dornfortsatzauftreibung 237
Down-Syndrom s. Trisomie 21
Dreipunktkorsett
– bei Kyphose 366
– bei Wirbelfraktur 433
Dreipunktmieder 366
Dreizackhand 71 f
Drogenkonsum, mütterlicher, Fehlbildung, angeborene 16
Druckplattenspondylodese, winkelstabile, transpedikuläre, dorsale 434
Dry-hip-click-Phänomen, Hüftentwicklungsstörung 587
3-D-Schnittbildverfahren 1
Duchenne-Aran-Muskelatrophie 166
Duchenne-Muskeldystrophie 177
– Skoliose 382
Duplexsonographie 743
Dupuytren-Kontraktur 551 f
– Operationsindikation 551
– plantare 771
Durchblutungsstörung, arterielle, Amputation 817
Durchhang, ventraler 432
DVO s. Derotationsvarisierungsosteotomie
Dysbasia intermittens 410
Dyschondroplasie s. Enchondromatose
Dysgenesie, lumbosakrale 26
Dysmeliesyndrom 55
Dysostose 16, 86 f
– enchondrale, Beckendeformität 447
– metaphysäre 74
Dysostosis
– cleidocranialis, Radiusköpchenluxation, angeborene 530
– epiphysaria
– – Hüftkopfepiphysen-Aufbaustörung 447
– – Pfannendachaufbaustörung 447
Dysplasia
– cleidocranialis 32
– epiphysialis hemimelica 80, 231
– spondyloepiphysaria
– – congenita 73
– – mit progressiver Arthropathie 145
– – tarda 74
Dysplasie
– diaphysäre 80
– epiphysäre, multiple 74
– fibröse 82 ff, 273, 282, 285 f
– – Histologie 285 f
– – Lokalisation 83, 285
– – maligne Entartung 84, 286
– – monostotische 83, 285 f
– – polyostotische 82 f, 285 f
– – – Endokrinopathie 117
– metaphysäre 80
– polyepiphysäre 73
– synoviale, Schultergelenk 519
Dysrhaphie 126

Dystonie, infantile Zerebralparese 153
Dystrophhie, myotone 178
Dystrophia
– mesodermalis congenita s. Marfan-Syndrom
– musculorum progressiva s. Muskeldystrophie, progressive
Dystrophin 177

E

Echinokokkenspondylitis 419
Echinokokkus des Knochens 362
Ecstasy-Konsum, mütterlicher, Fehlbildung, angeborene 16
Eden-Operation 169
Ehlers-Danlos-Syndrom
– Radiusköpchenluxation, angeborene 530
– Skoliose 386
Einschätzungswerte orthopädischer Funktionsstörungen 833 ff
Einsichtsfähigkeit, mangelnde, des Patienten
– Aufklärung 828
– Einwilligung 828
Einstellaufnahme der Hüfte 605, 613
Einwilligung bei mangelnder Einsichtsfähigkeit des Patienten 828
Einwilligungsbogen 827
Eisenspeicherungskrankheit 131
Ekchondrom 229
Ektoderm 11
Elefantiasis 85
Elektromesser 688
– Meniskuschirurgie 694
Ellbogen, Amputation 823 f
– Prothesenversorgung 824
Ellbogenfraktur, suprakondyläre 535 f
Ellbogengelenk 529 ff
– Aplasie 529 f
– Arthrose 530 f
– Beugekontraktur 38
– Dysplasie 529
– Einsteifung, Arthrogryposis multiplex congenita 175 f
– Entzündung 530
– Fraktur, komplette, Wachstumsalter 542
– Kreuzbandplastik nach Kapel 531
– Osteochondrosis dissecans 332, 346
– Schleimbeutelentzündung 533 f
– Synovektomie 531
Ellbogenluxation 539
– angeborene 529
– Redression 529
– habituelle 531
– neurovaskuläre Störung 539
– Reposition 539
– rezidivierende 531
– traumatische 539
– Wachstumsalter 543
Ellbogenverletzung 535 ff
– Wachstumsalter 539 ff
Elle s. auch Ulna
– federnde 552
Ellenluxation, habituelle 529
Embryonalentwicklung 11 f
– Fehlbildungsentstehung 13 f
– Terminationsperiode, teratogene 14
Embryopathie, rötelnbedingte 16
Eminentia intercondylaris, Ausrissfraktur 702, 727, 751
Emmery-Dreifuss-Muskeldystrophie 177

Encephalomyelitis disseminata 161
Enchondrom 229, 231 ff
– kalzifiziertes 233 f
– ossifiziertes 233
– solitäres, Handbereich 554
Enchondromatose 81 f
– multiple 231, 234 f
– – maligne Entartung 234, 243
Ender-Nagelung 665
Endgelenkhammerzehe 801 f
Endoprothese
– nach Amputation 211 f
– diaphysäre, Knochenmetastase 295
Endoprothesenschaft
– anatomisch adaptierter 631
– zementierter, Lockerung, aseptische 639
Endoprothetik
– Hüftgelenk 623 ff
– Kniegelenk 713 ff
– Schultergelenk 520 ff
Engpasssyndrom 398
Enostom 221
Entenschnabelfraktur 808
Enthesiopathie 185
Entoderm 12
Entschädigungsrecht, soziales 834
Entwicklung, motorische 150 f
Epicondylitis humeri
– radialis 192, 531 ff
– – Operation 533 f
– – Schmerzauslösung 532
– ulnaris 192, 531 ff
– – Schmerzauslösung 532
Epidermoidzyste s. Epithelzyste
Epikondylalgie 531
Epikondylitis
– Ätiologie 532
– Corticoidinjektion 533
– Pathogenese 532
– Prognose 533
– Schmerzauslösung 531 f
– Therapie 532 f
– – operative 533
Epikondylopathie 531
Epikondylusabrissfraktur, Wachstumsalter 542
Epiphysendeformität, präarthrotische 317
Epiphysenentwicklungsstörung 73
Epiphysenfragmentation 317
Epiphysenfraktur, Einteilung 753
Epiphysenfuge, Ossifikationsstörung 190
Epiphysenfugenschluss, vorzeitiger 317
Epiphysennekrose, avaskuläre 316
Epiphysiodese 324
– bei Riesenwuchs 61
Epiphysiolysis capitis femoris
– juvenilis 322 ff
– – endokrine Einflüsse 322
– – Epiphysiodese 324
– – Magnetresonanztomographie 323 f
– – Reposition 326
– – Röntgenaufnahmetechnik 323 f
– – Schenkelhalsosteotomie 326
– – Therapie 324
– – Therapieindikation 324
– – Umstellungsosteotomie, dreidimensionale 324 ff
– – Koxarthrose 613 f
– lenta 322
– traumatisch bedingte 327
Epiphysitis vertebralis s. Scheuermann-Kyphose
Epistropheus s. Axis

Sachverzeichnis

Epithelzyste, intraossäre 289
Erb-Landuzy-Déjérine-Muskeldystrophie 177
Ergotherapie bei infantiler Zerebralparese 155
Ermüdungsfraktur, metatarsale 813
Ernährungsstörung, Fehlbildung, angeborene 16
Erwachsenenskoliose 374
– Therapieindikation 375
Erwerbsfähigkeit, geminderte 831, 839
Erwerbsunfähigkeit 834, 838
Erysipel 734
ESWT (extrakorporale Stoßwellentherapie), Tendinosis calcarea 509
EU (Erwerbsunfähigkeit) 834, 838
Ewing-Sarkom 248 ff, 284
– Chemotherapie 213, 215, 251 f
– Diagnostik, bildgebende 249 ff
– extraskelettales 300
– Häufigkeit 248
– Histologie 248 f
– Klavikula 477
– Metastasierung 250, 252
– MIC2-Antigen 249
– Periostreaktion 203
– Prädilektionsort 197, 249
– Prognose 252
– Strahlentherapie 215 f
– – Indikation 216
Exartikulation 817
– beim Kind 818
Excimer-Laser-Einsatz, arthroskopischer 689
Exo-Prothetik 818 ff
Exostose
– elfenbeinartige 221
– osteokartilaginäre 230
– plantare 767
Exostosen, kartilaginäre, multiple 80 f
– hereditäre 231
– maligne Entartung 81
Extension
– Metatarsalfraktur 813 f
– Skoliose 377
Extensionsaufnahme 373
Extremität
– obere
– – Amputation 823 f
– – Brachydaktylie 46
– – Defekt
– – – longitudinaler 36 ff
– – – – distal-radialer 36, 38
– – – – distal-ulnarer 36, 38
– – – – intersegmentaler 36, 39
– – – – zentraler 36, 38 F
– – – longitudinal-proximaler 37
– – – Makroreplantation 575
– – – transversaler 35
– – Differenzierungsfehler 35, 41 ff
– – Doppelbildung 35, 44 f
– – Fehlbildung
– – – angeborene 33 ff
– – – – Entstehung 32
– – – – Klassifikation 34 ff
– – Formationsfehler 35
– – Oligodaktylie 45 f
– – Schnürringkomplex 47
– – Syndaktylie 42 ff
– – Synostose 41 f
– – Überentwicklung 35, 45
– – Unterentwicklung 35, 45 ff
– – Riesenwuchs 45
– untere
– – Amputation 820 ff
– – Amputationsstumpf, angeborener 53
– – Defekt

– – – intersegmentaler 51, 58
– – – longitudinaler 51, 54
– – – transversaler 51, 53 f
– – – zentraler 57 f
– – Defektbildung 51 ff
– – Differenzierungsfehler 51, 58 f
– – Doppelbildung 51, 59 ff
– – Fehlbildung, angeborene 51 ff
– – – Längsdefekt
– – – – fibularer 52, 56 f
– – – – Therapie 57
– – – – tibialer 52, 56 f
– – – – Therapie 57
– – – Prothesenversorgung bei Fehlbildung 54
– – Schnürringkomplex 51, 62
– – Syndaktylie 58
– – Überschussbildung 51, 61
– – Unterentwicklung 51, 61 f
– – Varusdeformität 72
Extremitäten
– Entwicklung 12, 14
– Fehlbildung
– – Entstehung 14
– – Swanson-Einteilung 16
– kurze 71
– Verformung, Osteodystrophia deformans 117 f
Extremitätenknospe 12, 14

F

Facettensubluxation, Schiefhals 469
Fairbank-Krankheit 74
Faktor-VIII-Konzentrat 147
Fallhand 170
Fasziektomie, palmare 551
Faux-profile-Aufnahme, Hüftdysplasie 605
Fazilitation, neuromuskuläre, propriozeptive 154 f
Fehlbildung
– angeborene 11 ff
– – Chromosomenstörung 15
– – Einteilung 16
– – endogene 15
– – Entstehungszeitpunkt 13 f
– – exogene 15 f
– – genetisch bedingte 15
– – Häufigkeit 13
– – Pränataldiagnostik 13
– – Ursache 14 ff
– lokale (s. auch Dysostose) 16
– okzipitozervikale 19 f
Feinnadelaspiration 208
Felty-Syndrom 138
Femur s. auch Oberschenkel
– distales
– – Fraktur s. Femurfraktur, distale
– – Hypernephrommetastase 294
– – Verkürzungsosteotomie, metaphysäre 620
– Knochendefekt bei Endoprothesenlockerung 641
– – Höhenlokalisation 641
– proximales
– – Angulationsosteotomie 610
– – Derotationsvarisierungsosteotomie 610
– – Hirtenstabdeformität 55, 83
– – Hypernephrommetastase 292
– – Knochenmarködem, transitorisches 344
– – Osteolyse, progressive, ausgedehnte 263
– – Osteomyelitis, akute 351
– – Tumor, Ischialgie 411
– – Varusdeformität 71
– varum, angeborenes 51
– Verkürzungsosteotomie, diaphysäre 620

Femurachse, mechanische 713
Femuraplasie
– subtotale 51
– totale 51
Femurdefekt
– angeborener 54 ff
– distaler 51
– primärer 55
– proximaler 51 f, 54 f
– sekundärer 55 f
Femurdiaphyse s. Femurschaft
Femurendoprothese, Wechseloperation 642
Femurepiphyse
– distale, Chondrosarkom 239
– proximale, steil gestellte 55
Femurepiphysenlösung, traumatische 726
Femurepiphysenverletzung, distale, Kindesalter 726
Femurfraktur
– diaphysäre s. Femurschaftfraktur
– distale 724 ff
– – A-Fraktur 725
– – Begleitverletzung 725
– – B-Fraktur 725 f
– – C-Fraktur 725 f
– – Müller-AO-Klassifikation 724 f
– – bei Hüfttotalendoprothese 636
– – pertrochantäre 664 ff
– – – Drahtextension 664
– – – instabile 664
– – – Operationstechnik 665
– – – stabile 664
– – proximale
– – – Kind 662 ff
– – – Osteoporose, senile 95
– – – subtrochantäre 666, 668
Femurhypoplasie 51 f, 55
– distale 52
Femurkondylenfraktur, einseitige 725
Femurkondylus
– Impressionsfraktur 724
– medialer, Osteonekrose, lokale 711 f
– Osteonekrose 342, 711 f
Femurkopf s. Hüftkopf
Femurmetaphyse
– Chondrosarkom 239
– distale, Fibrohistiozytom, malignes 267
– Enchondrom 234
Femurnagel 667
– proximaler 665
Femurosteosarkom 222 f
Femurosteotomie
– intertrochantäre
– – valgisierende 328
– – verlängernde 56
– proximale, korrigierende, bei Hüftluxation 610
– suprakondyläre, varisierende 678 f
Femurpseudarthrose, proximale 665
Femurresektion, distale, Kniegelenkendoprothesenimplantation 718
Femurschaftachse, anatomische 676
Femurschaft-Ewing-Sarkom 250
Femurschaftfraktur 666 ff
– Kindesalter 668
– Marknagelung 667
– Plattenosteosynthese 667 f
– Therapie, konservative 667
Femurstumpf, angeborener 55
– Prothesenversorgung 55
Femurtrümmerfraktur
– distale 725
– pertrochantäre 664 f

– subtrochantäre 666
Femurvarisierungsosteotomie, suprakondyläre 678 f
Femurverformung, proximale 55, 83
– – Osteodystrophia deformans 121
– – rachitisbedingte 105
Femurverkürzungsosteotomie bei Hüftluxation 606 f
Fensterung, interlaminäre 408
Fernreaktion, tuberkuloallergische 360
Fersenbein s. Kalkaneus
Fersenschmerz 141
– Differenzialdiagnose 768
Fersensporn 767 f
Fersensteilstellung 787
Fettweis-Gips 599
Fèvre-Languepin-Syndrom 674
Fibrinolyse 744
Fibrodysplasie, polyostische 82 f
Fibrohistiozytom, malignes 266 ff, 282, 300
– Magnetresonanztomographie 267
Fibrom 298, 300
– chondromyxoides 235 ff, 247
– desmoplastisches 264 f
– nichtossifizierendes s. Defekt, fibröser, metaphysärer
Fibromatose, aggressive 297
Fibroosteoklasie, dissezüierende 116
Fibroostitis 185
Fibroostose 185
Fibrosarkom 265 f, 300
– differenziertes 198
– infantiles 300
– sekundäres, bei Paget-Krankheit 265 f
– strahleninduziertes 198
– wenig differenziertes 265
– zentrales 300
Fibulaaplasie 52, 56
Fibula-Ewing-Sarkom 250
Fibulafraktur, distale 756
Fibulahypoplasie 52, 56
Fibulainterponat
– autologes 212
– gefäßgestieltes
– – Femurosteosarkom, periostales 226
– – Tibiachondrosarkom 240
Fibulapseudarthrose, angeborene 63
Fibulare Insuffizienz, chronische 758
– Bandrekonstruktion 758
Fieber, rheumatisches 138
Finger
– auffallend kurze 13
– makrodaktyler 45
– schnellender 549
– überzähliger 44
Fingerbeugekontraktur 551 f
Fingerbeuger 575
– Sehnenverlängerung, infantile Zerebralparese 159
Fingerbeugertendopathie 549
Fingerdefekt, transversaler 36
Fingerenchondrom 231 f
Fingerendgelenk, Kirschner-Drahtosteosynthese, temporäre 573
Fingerendgelenkbeugung, Ausfall 576
Fingerendphalanx
– Basistrümmerfraktur 573
– Fraktur 573
Fingerextensoren 576
Fingergelenkaplasie 42
Fingergelenkarthrose 547
Fingergelenkhypoplasie 42

Sachverzeichnis

Fingergrundgelenk, Kollateralbandruptur 573
Fingergrundgelenkschwellung 132 f
Fingergrundphalanx
- Hyperextensionsfraktur 572
- Fraktur 572
Fingerknochenfraktur 569
Fingermittelgelenk
- Schwellung 133
- Seitenbandruptur 573 f
Fingermittelphalanxfraktur 572
Fingerpolyarthrose 136
Fingerreplantation 574 f
Finger-Riesenwuchs 45
Fingerstrecksehnen 576
Fingertumor 552 ff
Finkelstein-Zeichen 548
Fischwirbel, Osteoporose 96
Fistel, osteomyelitische 353
Fistelkarzinom 198
Fixateur externe
- Beckenfraktur beim Kind 459
- Femurfraktur, distale 726
- Femurschaftfraktur 668
- Kallusdistraktion 621
- Radiusfraktur, distale 561
- Unterschenkelschaftfraktur, offene 750
Fixateur-interne-Stabilisation bei Wirbelfraktur 434
Flachrücken 389
Flachwirbel 88
Flake fracture 757, 805
Flaschenzeichen 550
Flexion, Wirbelkörperveränderung 428
Flexionsspondylolyse 429
Flexionstest nach Phalen 550
Floppy infant 166
Flügelfell 30 f
Fluordeoxyglucose, Fluor-18-markierte 207
Foramina nutricia, Os scaphoideum 564
Foraminoskopie, laterale 408
Forestier-Krankheit 392
Fotografie, klinische, Skoliosedarstellung 373
Fraktur
- offene, Osteomyelitis, chronische 353
- Osteogenesis imperfecta 75
- pathologische
- - Knochenmetastase 292
- - Lues congenita 362
- - Plasmozytom 256 ff
- - periprothetische, Kniegelenkendoprothese 721
- - Vorzugslokalisation beim Sportler 194 f
Friedreich-Erkrankung 164
- Skoliose 382
Friedreich-Fuß 164, 382
Friedrich-Syndrom 477
Frozen shoulder s. Schultersteife
Fryckholm-Bandscheibenoperation 400
Funktionsstörung, orthopädische, Einschätzungswerte, versicherungsrechtliche 833 ff
Fuß
- Amputation 822 f
- Anatomie 761
- Belastungsdeformität 790
- Beweglichkeitsprüfung 762
- Computertomographie 763
- diabetischer 116 f
- Magnetresonanztomographie 763
- Muskelgleichgewichtsstörung 787
- Untersuchung 762
- - nuklearmedizinische 763
- - radiologische 762
Fußbeugerkontraktur 788
Fußdeformität 790 ff
- infantile Zerebralparese 159
Fußdorsalflexion, aufgehobene 788
Fußfehlform 772 ff
Fußheberlähmung 788
Fußhöcker, dorsaler 766
Fußsohlenbeschwielung 762
Fußveränderung, rheumatische 804
Fußverbreiterung, einseitige 60 f
Fußverletzung 805 ff
Fußwurzelknochensynostose 58 f
- Röntgenaufnahme 59

G

Gadoliniumapplikation, dynamische 5 ff
Gadoliniumaufnahme bei Chemotherapie 6
Gaenslen-Zeichen 132
Galeazzi-Fraktur 557 f
Gamaschenulzera 739
Ganglion 185 f, 553
- extraossäres 281
- intraossäres 280
- - Operationsumfang 281
Garré-Osteomyelitis 356
Gartner-Syndrom 221
Gasbrandinfektion, Amputation 817
Gastroenteritis, Arthritishäufigkeit 138
Gaucher-Krankheit 88 f
- Hüftkopfnekrose, ischämische 341
GdB (Grad der Behinderung) 833 f, 839
Gefäßdarstellung
- 3-D-Rekonstruktion 2
- MR-Angiographie 5
- Spiral-CT-Technik 2
Gefäße, operative Versorgung bei Amputation 818
Gefäßfehlbildung, Handbereich 554
Gefäßgeschwulst 200, 260 ff
Gelenk
- dezentriertes 589
- Tumoreinbruch 205, 212
- zentriertes 589
Gelenkaplasie, Fuß 58
Gelenkblutung 146 f
Gelenkdestruktion
- Arthropathia tabica 127 f
- Arthrosis deformans 123 ff
- Polyarthritis, chronische 134
- Psoriasisarthropathie 143
- Syringomyelie 126
- tuberkulöse 359
Gelenkdiagnostik, funktionelle, Magnetresonanztomographie 7
Gelenkeinsteifung, Arthrogryposis multiplex congenita 175 f
Gelenkempyem 147
- Schultergelenk 517
Gelenkerguss
- Punktion 356
- trübkässiger 357
Gelenkersatz bei chronischer Polyarthritis 137 f
Gelenkinfektion 356 f
- tuberkulöse 357
Gelenkknorpeldegeneration, MR-Chondrokrassometrie 8
Gelenkkontraktur, Muskelatrophie, spinale 166
Gelenkkörper, freier 148, 307
- Osteochondrosis dissecans 346
Gelenkkörperdeformierung
- Knochennekrose, avaskuläre 317
- präarthrotische 123
Gelenkluxation
- Arthrogryposis multiplex congenita 175
- Polyarthritis, chronische 134
Gelenkmaus s. Gelenkkörper, freier
Gelenkoperation, Infektionsgefahr 354
Gelenkpunktat
- Arthritis, septische 356
- Tuberkulose 360
- Untersuchung, Polyarthritis, chronische 136
Gelenkpunktion 147
Gelenkrheumatismus, chronisch entzündlicher s. Polyarthritis, chronische
Gelenkschmerz 124
- bewegungsbedingter, initialer 124
Gelenkschwellung
- Polyarthritis, chronische 132 f
- Synovitis, villonoduläre, pigmentierte 306
Gelenkspaltverschmälerung 124, 127
- Akromioklavikulargelenk 478
- Arthritis, rheumatoide 134 f
- Kniearthrose 708
- Koxarthrose 613
- Psoriasisarthropathie 143 f
- Schulterarthrose 520
- Synovitis, villonoduläre, pigmentierte 306
Gelenkstarre, angeborene, multiple 175 f
Gelenkstauchungsfraktur, Tibia, distale 754 f
- AO-Klassifikation 754 f
Gelenktuberkulose
- Behandlung 357, 361
- exsudative 358
- primäre 358
- subtalare 360
Gelenküberstreckbarkeit 87
Genu
- recurvatum 679 f
- - kompensatorisches 680
- valgum 675
- - arthrosebedingtes 707
- - physiologisches 675
- varum 675
- - arthrosebedingtes 707
- - Blount-Krankheit 679
- - physiologisches 675
Geradschaftendoprothese 629, 631
Geröllzyste 124 f, 611
Geschwulst s. Tumor
Gesichtsasymmetrie, Schiefhals 465 f
Gesichtsskelett, Entwicklung 12
Gesundheitsschädigung, Behandlungsfehler-bedingte 834
Gewebsnekrose nach Amputation 824
Gibbus
- Achondroplasie 72
- Keilwirbel, dorsaler 24
- Komplikation 24
- Operationstechnik 366 f
Gicht 128 ff
- Dauerbehandlung 130
- Schultergelenk 523
Gichtanfall 128 f
Gigantismus 45
- fokaler 85
Gipsverband, temporärer, Zerebralparese, infantile 155
Giving-way-Symptomatik 685, 692
Glasknochen 76
Glenohumeralarthrose s. Omarthrose
Glenohumerale Instabilität s. Instabilität, glenohumerale
Glenohumeralgelenk
- Balance, muskuläre 485
- Computertomographie 489
- Gelenkspaltdarstellung, radiologische 524
- kapsuloligamentäre Strukturen 486
- Kompression, kavitäre 486
- Kräftedysbalance 502
- Labrum-Kapsel-Komplex
- dorsaler 495
- - Rekonstruktion 491 f
- Magnetresonanztomographie 489
- Mikrotraumen, repetitive 487
- Muskulatursteuerung, propriozeptive 486
- Stabilisierung 485 f, 511
- Stabilisierungsoperation, dorsale 495
- Stabilitätstests 488 f
- Translation, passive 488
- Verletzung, knöcherne 487
Glenohumeralgelenkkapsel, weite 495
- Therapie 491
Glenohumeralgelenkluxation 485 ff
- atraumatische 487
- dorsale 494
- habituelle 487
- Immobilisation nach Reposition 490
- Kausalzusammenhang 487
- Operationsindikation 490
- Reposition 489 f
- traumatische 486
- vordere 488
- Kapselplastik 492 f
- - arthroskopische 492
- - Operationsverfahren 492 f
- Rezidivrate 494
- Röntgenbild 489
- willkürliche 496
Glenoidpfannenabschrägung, hintere 495
Glenoidpfannendefekt
- knöcherner, Therapie 491
- Rekonstruktion 492
Glenoidpfannenrandfraktur
- Osteosynthese 492
- vordere 487
Gliedergürtelmuskeldystrophie 166
Gliedertaxe 833, 839
Gliedmaßenfehlbildung, Entstehungsperiode 14
Gliedmaßenwachstumsstörung, Poliomyelitis 163
Glockenthorax 107
Glomangiom 262
Glomustumor, maligner 300
Gnomenwaden 176
Goldner-Operation 160
Gonagra 128
Gonarthrose s. Kniearthrose
Gorham-Erkrankung 263
Grad der Behinderung 833 f, 839
Granatsplitterverletzung 355
Granulationsgewebe, Tuberkulose 357 f
Granulom, eosinophiles 89, 282 ff
Granulosazelltumor, maligner 300
Greifarm, mechanischer 37
Großzehe, dreigliedrige 61

Sachverzeichnis

Großzehenendgelenkarthrodese 799 f
Großzehengrundgelenk
- Arthrodese 799
- Arthrose 126, 791
- Panarthrose 798
- Sesambeinfraktur 814
- Sine-sine-Plastik 126
- Versteifung, progrediente 798
Großzehengrundgelenkplastik 795 f
Großzehengrundphalanx
- Fraktur 814
- Osteotomie bei Hallux valgus 795
Grünholzfraktur 752
Guérin-Stern-Syndrom (Arthrogryposis multiplex congenita) 175 f
Gummabildung, intraossäre 363
Gutachten, ärztliches (s. auch Begutachtung) 835 ff
- Aufbau 835 ff
- Beantwortung der Fragestellung 836
- Einschätzung der Gesundheitsschäden 837
- Fehlermöglichkeiten 837
- Kausalitätsbeurteilung 836 f
Gutachterkommission 834
Guyon-Loge, Nervus-ulnaris-Kompression 551

H

Hackenfuß 63, 762
Hackenknickfuß 785
- angeborener 785
- des Erwachsenen 785
Haftpflichtversicherung 832
HAGL-Läsion 487
Haglund-Exostose 185 f, 766 f
Haglund-Sever-Erkrankung 315, 331
Halbwirbel 21 ff
Hallux
- flexus 799
- malleus 799
- rigidus 798 f
- - Therapie 799
- valgus 790 ff
- - Chevron-Osteotomie 795
- - congenitus 64
- - Entstehung 790 f
- - Grundphalanxosteotomie 795
- - interphalangeus 64
- - Keller-Brandes-Operation 795 f
- - Komplikation, operationsbedingte 797
- - McBride-Operation, modifizierte 793 f
- - Nachbehandlung 795 f
- - Osteotomie, metatarsale 792 ff
- - - basisnahe 794
- - - subkapitale 794 f
- - Resektionsarthroplastik 793
- - Sesambein 67
- - Therapie
- - - konservative 792
- - - operative 792 ff
- - Therapieergebnis 797
- - varus 800
- - - congenitus 64
- - nach Hallux-valgus-Operation 797 f
Hallux-rigidus-Arthrose 126
Hallux-valgus-Arthrose 126
Hallux-valgus-Winkel 791 f
Haloextension 442
- bei Skoliose 377

Halsmarkläsion
- hohe 443
- untere 443
Halsrippe 20, 471 f
Halsrippensyndrom 469 ff
- Therapie 474
Halswirbelfraktur 436 ff
- Kindesalter 442
Halswirbelluxation 437
Halswirbelluxationsfraktur, Rückenmarkläsion 443
Halswirbelosteoblastom 220
Halswirbelsäule s. auch HWS
- Beweglichkeit, aufgehobene 31
- Diagnostik 397
- Funktionsaufnahme 394
- Polyarthritis, chronische 135
- Zacke, spondylotische 392
- Zugang, operativer 400
Halswirbelsäulenosteochondrose 396
Halswirbelsäulensyndrom s. Zervikalsyndrom
Halswirbelsäulenverletzung 436 ff
- Behandlung, konservative 437
- Klassifikation 436 f
- Kunststoffdiademverband 437
- obere 438 ff
- Operationsindikation 438
- osteoligamentäre 436 f
- Röntgenaufnahme 437
- Spondylodese
- - dorsale 438
- - interkorporelle 438
Halswirbelstörung, angeborene 398
Halswirbelverblockung, komplette 21
Haltung 389
Haltungsschwäche 190
Haltungsverfall, Scheuermann-Kyphose 368
Hämangioendotheliom 262
Hämangiom 261 f, 300
Hämangiomwirbelfraktur 261 f
Hämangioperizytom 262 f
- malignes 300
Hämangiosarkom 263
Hämarthros nach Kniegelenk-Arthroskopie 690
Hämatom, schmerzhaftes 287
Hammerzehe 801 f
- Operationstechnik 802
- spinale Heredoataxie 164
Hämochromatose 131
Hämophilie
- Arthropathie 146 f
- Kniegelenkendoprothesenimplantation 720
Hampelmanngliedmaßen 178
Hand
- Amputation 823
- Dorsalseite
- - Anatomie 579
- - Zoneneinteilung 579
- - Strahlenvermehrung 44 f
- - Strahlenverminderung 44 ff
- - Strahlenverschmelzung 46
- Volarseite
- - Anatomie 576 f
- - Zoneneinteilung 576
Handbeuger, Sehnenverlängerung bei infantiler Zerebralparese 159
Handgelenk
- Arthrodese 159
- Arthrosis deformans 545
- Entwicklungsstörung 190
Handgelenkamputation 823
Handgelenk-Beugekontraktur, infantile Zerebralparese 159
Handgelenkverrenkung 566 f

Handgelenkverschiebung, bajonettartige 552
Handgelenkzeichen 386
Hand-Schüller-Christian-Erkrankung 89, 283, 285
Handstreckfähigkeit, Sehnenverlagerung bei infantiler Zerebralparese 160
Handtumor 552 ff
Handwurzeldefekt, transversaler 36
Handwurzelinstabilität 568 f
Handwurzelknochenfraktur 563 ff
Handwurzelknochensynostose 41
Handwurzelverrenkung, dorsale 566
Hangman Fracture 440
Harnsäurekristalle, intraartikuläre Ablagerung 128
Harrison-Furche 103
Häusler-Zeichen 405
Haut, operative Versorgung bei Amputation 818
Hautfaltendifferenz, Neugeborenes 586
Hautpigmentation, Mc-Cune-Albright-Syndrom 82
Hauttumor, ulzerierender 741
Heberden-Arthrose 136, 547
Heberden-Knoten 136
Hegemann-Krankheit 332
Heine-Medin-Krankheit s. Poliomyelitis
Hemiarticulationes intervertebrales 396
Hemipelvektomie 241 f, 820 f
- partielle, innere. Indikation 453
- Prothesenversorgung 820 f
Hemiplegie, spastische 152 f
Heparin
- hoch dosiertes, Osteoporose 100
- niedermolekulares, subkutanes 743
Heparinisierung, intravenöse 743
Heparintherapie, Thrombozytenzahlkontrolle 743
Heredoataxie, spinale 164 f
Heterotopic Bone Formation 286 f
High Grade Surface Osteosarcoma 225
High-turn-over-Osteoporose 95
Hilgenreiner-Linie 596
Hilgenreiner-Zeichen 587
Hill-Sachs-Impression 487
- Therapie 491
Hinterstrangdegeneration 164
Hippokrates-Glenohumeralgelenkreposition 489 f
Hippotherapie 155
Hirnschädigung 149 f
Hirtenstabdeformität, Femur, proximales 55, 83
Histiocytosis X 89
Histiozytom, fibröses
- benignes 263 f, 282
- malignes s. Fibrohistiozytom, malignes
Histiozytosis X 263
HLA-B27-Assoziation
- Arthritis, reaktive 138 f
- Oligoarthritis beim Kind 145
- Spondylitis ankylosans 139
Hochwuchs, eunuchoider 110
Hodgkin-Lymphom, Wirbeldestruktion 254
Hoffa-Erkrankung 307
Hofmann-Tinel-Zeichen 550
Hohlfuß 762, 786 ff
- konservative Maßnahmen 787
- myopathischer 787
- operative Behandlung 788

Hohlfußdeformität bei fibularer Bandläsion 759
Hohlfußkomponente, Klumpfuß 773
Hohlhandphlegmone 548
Hohlkreuz 403
Hohlrundrücken 388 f
Holmium-YAG-Laser-Einsatz, arthroskopischer 689
Homann-Zeichen 743
Homer-Wright-Rosetten 252
Homogentisinsäureablagerung 131
Hormon
- adrenocorticotropes 110
- thyreotropes 110
Hornblower-Zeichen 504
Horner-Syndrom, posttraumatisches 443
Hueter-Maxo-Operation 795
Hüftarthrodese, Kniegelenkendoprothesenimplantation 721
Hüftdysplasie (s. auch Hüftreifungsstörung) 585 ff
- älteres Kind 604 ff
- Beckenübersichtsaufnahme 604
- Definition 586
- Erwachsener 604 ff
- Faux-profile-Aufnahme 605
- Koxarthrose 613
- natürlicher Verlauf 606
- Rippstein-II-Aufnahme 605
Hüfte
- dislozierbare
- - nichtreponierbare 587
- - reponierbare 587
- Entwicklungsstörung 190
- leicht instabile 587
- schnappende 621 f
- subluxierbare 587
Hüftendoprothese s. auch Hüfttotalendoprothese
- Aufbau 627
- infizierte 643
Hüftendoprothesenlockerung 638 ff
- aseptische 638 ff
- - Klinik 639
- - Röntgenbild 639
- - Knochendefekt 640 f
- septische 643
- Therapie 640 f
Hüftendoprothetik 623 ff
- Entwicklung 623 ff
Hüftexartikulation 820 f
- Prothesenversorgung 820 f
Hüftexartikulationsprothese 819
Hüftgelenk
- Abduktionskontraktur 619
- Adduktionskontraktur 619
- Arthrodese bei Arthrose 618 f
- Arthrographie 596
- Beugefähigkeitsprüfung 612
- Beweglichkeitsprüfung 612 f
- Bewegungseinschränkung 586
- Biomechanik 611 f
- Deformität, präarthrotische 321, 611, 613 f
- degenerative Veränderung 611
- dezentriertes 589, 591 f
- Einstellaufnahme 605, 613
- Migrationsindex nach Reimers 158
- Osteoporose, transitorische 102
- Röntgenaufnahmetechnik bei Epiphysiolysis capitis femoris juvenilis 323 f
- Subluxation, infantile Zerebralparese 158
- Typ I 589 f
- Typ II 589 f
- Typ III 589, 591

Sachverzeichnis

Hüftgelenk
- Typ IV 589, 591 f
- Winkel 605 f
- α-Winkel 589 ff, 596
- β-Winkel 589 ff
- zentriertes 589
- Zugang, operativer 635 f

Hüftgelenkdestruktion
- Arthrosis deformans 127 f
- Polyarthritis, chronische 134
- septische, nach Osteosynthese 662
- Spondylitis ankylosans 141 f

Hüftgelenkentwicklung 585
- Störfaktoren 585

Hüftgelenkentwicklungsstörung
- Diagnostik
- – bildgebende 587 ff
- – klinische 586 f
- Differenzierung, klinische 587
- Dry-hip-click-Phänomen 587
- Nachreifungsorthese 598, 600
- Operation 600 ff
- Retentionsorthese 598 f
- Schnappzeichen 587
- Sonographie s. Hüftsonographie

Hüftgelenkfehlanlage 602

Hüftgelenkinfektion nach pertrochantärer Fraktur 353

Hüftgelenkkapsel, lockere 586 f

Hüftgelenkluxation s. Hüftluxation

Hüftgelenkpfanne s. Hüftpfanne

Hüftgelenkreifungsstörung 585 ff
- Arthrographie 596
- behandelte, Überwachung 592
- Computertomographie 596 f
- Gefährdungsbereich 590 f
- Klassifikation, sonographische 589 ff
- – primär falsche 592
- – klinische Zeichen 586 f
- Magnetresonanztomographie 596 f
- Operationsindikation 600
- Röntgenbild 595 f
- sonographische Morphologie 590
- Therapie 597 ff
- – Nachreifungsphase 598, 600
- – Problemstellung 597
- – Repositionsphase 597 f
- – Retentionsphase 598 ff
- – sonographiegesteuerte 597 f
- – Ziel 597

Hüftgelenkunreife, physiologische 590
- mit Reifungsdefizit 590

Hüftkontraktur, Zerebralparese, infantile 157 f

Hüftkopf
- Angiogramm 337
- arterielle Versorgung 649 f
- Dislokations-Repositions-Zeichen 587
- dislozierbarer, Neugeborenes 587
- Gefäße 316, 337
- Gefäßveränderung 334
- Stellungsveränderung 586

Hüftkopfangiogramm, Normalbefund 651

Hüftkopfchondroblastom 236

Hüftkopfdestruktion
- Arthritis
- – tabica 128
- – urica 129
- Arthrosis deformans 124 f
- Gaucher-Krankheit 89
- Polyarthritis, chronische 134

Hüftkopfdezentrierung, Pfannendachveränderung 588

Hüftkopfeinbruch 333
- epiphysärer, Corticoidtherapie-bedingter 112

Hüftkopfeinstauchung, genuine 53

Hüftkopfepiphyse
- Aufbaustörung, Dysostosis epiphysaria 447
- Gefäße 318
- Revitalisierung nach avaskulärer Nekrose 319 f
- Wachstumsverzögerung 320
- MRT-Bild 321

Hüftkopfepiphysenlösung
- akute 326
- traumatische, Kind 663

Hüftkopfepiphysennekrose, avaskuläre, juvenile s. Perthes-Legg-Calvé-Krankheit

Hüftkopffragmentation 74

Hüftkopffraktur 658 f
- oberhalb des Ligamentum capitis femoris 658
- mit Schenkelhalsfraktur 658

Hüftkopfgleiten, jugendliches s. Epiphysiolysis capitis femoris juvenilis

Hüftkopf-Glissement 586 f

Hüftkopfinfarkt 333 f

Hüftkopfmittelpunkt 605
- Traglinie des Beines 676

Hüftkopfnekrose
- avaskuläre
- – Ausdehnung 318
- – Erwachsenenalter 333 ff
- – Kondensationsstadium 318
- – Reparationsstadium 318
- – Zerfallstadium 318
- Entfernung 339
- Epiphysiolysis capitis femoris juvenilis 326 f
- Histologie 650
- idiopathische s. Hüftkopfnekrose, ischämische
- ischämische 333 ff
- – Behandlung, gelenkerhaltende 339 f
- – Caisson-Krankheit 341
- – Core-Dekompression 338
- – cortisoninduzierte 334
- – Erwachsenenalter 333 ff
- – Gaucher-Krankheit 341
- – Häufigkeit 334
- – Histologie 337 f
- – Knochentransplantation in den Nekrosebereich 339 f
- – Magnetresonanztomographie 337 f
- – Prognose 340
- – Röntgenbild 335 ff
- – Rotationsosteotomie 338
- – Sichelzellanämie 341
- – Stadien, radiologische 335 f
- – strahlenbedingte 341
- – Szintigraphie 336
- – Umstellungsosteotomie 338 f
- juvenile s. Perthes-Legg-Calvé-Krankheit
- posttraumatische 649 ff
- – frühe 649
- – Röntgenbild 650
- – Symptome 650
- rheumatische 135
- nach Schenkelhalsfraktur 662
- – beim Kind 663
- nach traumatischer Hüftluxation 656 f
- – beim Kind 658

Hüftkopfosteoporose 344

Hüftkopfstabilitätsprüfung, Neugeborenes 586

Hüftkopfstellung, pfannendachentlastende, Säuglingshüfte 599

Hüftkopftrepanation 345

Hüftkopfumbaustörung, Koxarthrose 613

Hüftkopfzentrierung 320 f

Hüft-Lenden-Streckssteife 410 f

Hüftluxation 589, 604 ff
- älteres Kind 604 ff
- – Acetabuloplastik 607 f
- – Beckendreifachosteotomie 608 f
- – Beckenosteotomie 608
- – Derotationsvarisierungsosteotomie 610
- – Femurosteotomie, proximale, korrigierende 610
- – Operation, pfannenverbessernde 607 ff
- – Operationszeitpunkt 607
- – Pfannenummeißelung, sphärische 610
- – Therapie 606 ff
- Arthrogryposis multiplex congenita 175
- dorsale
- – Gefäßschädigung 656 f
- – traumatische 648
- Erwachsener 604 ff
- iliakale 652 ff
- kongenitale (s. auch Hüftgelenkreifungsstörung) 50, 585 ff
- – Definition 586
- – Operationsindikation 600
- – Operationstechnik 601 f
- – Reposition, offene 600 ff
- – Repositionshindernis 601
- – postpartal entwickelte 592
- – Reposition 652 f, 655
- – offene 606 f, 653
- – rezidivierende 603
- – Schweregradeinteilung 605
- – radiologische 596
- – teratologische 603
- – traumatische 652 ff
- – – mit Hüftkopffraktur 658
- – – Kind 657 f
- – – Komplikation 656 ff
- – – Nervus-ischiadicus-Verletzung 654 f
- veraltete 657
- Zerebralparese, infantile 157 f
- Zwergwuchs, metatrophischer 73

Hüftluxationsprozess, Prinzip 588 f

Hüftödem, transitorisches 344 ff
- Differenzialdiagnose 345
- Dreiphasenszintigraphie 345
- Hüftkopftrepanation 345
- Magnetresonanztomographie 345
- Röntgenbild 345

Hüftosteoporose, transitorische s. Hüftödem, transitorisches

Hüftpfanne
- Höhe 631
- Knochendefekt bei Hüftendoprothesenlockerung 641
- Säuglingshüftgelenk 588
- Sekundärdysplasie 592

Hüftpfannendach s. Pfannendach

Hüftpfannenendoprothese 627, 630 f
- Wechseloperation 642
- zementierte, Lockerung, aseptische 638

Hüftpfannenfehlbau 586

Hüftpfannenfraktur
- dorsale 645 f
- – Versorgung 648
- mit Hüftkopfluxation s. Hüftverrenkungsbruch
- kombinierte 645
- quere 645 f

Hüftreifungsstörung s. Hüftgelenkreifungsstörung

Hüftrestdysplasie 604

Hüftschraube, dynamische (DHS) 665

Hüftsonographie 585, 587 ff
- Abtasttechnik 594 f
- anatomische Identifizierungsfehler 592 f
- Befundverschlechterung, nachträgliche 592
- Bildprojektion 595
- Dokumentation 595
- Gefährdungsbereich 590 f
- Instabilitätstest 591
- intrauterine 603
- Landmarks 589, 592 f
- methodische Fehler 592 ff
- Raumebene 589
- Schnittebene, standardisierte 589
- Schnittebenentechnik 589
- Stresstest 591
- technische Ausrüstung 595
- Typ-I-Hüftgelenk 589 f
- Typ-II-Hüftgelenk 589 ff
- Typ-III-Hüftgelenk 589, 591
- Typ-IV-Hüftgelenk 589, 591 f
- Verkippung
- – dorsoventrale 594
- – kaudokraniale 594
- – kraniokaudale 594
- – ventrodorsale 593 f

Hüftsubluxation 589

Hüfttotalendoprothese (s. auch Hüftendoprothese) 625 ff
- Ansatztendinose am Trochanter major 637
- Belastung 638
- Biomaterialien 626
- Drehpunkt, approximativer 631 f
- Ergebnisse 636 f
- Gefäßverletzung, intraoperative 637
- Gleitflächenabrieb 639
- Gleitpaarung 626 ff
- Hartpaarung 628
- Iliopsoas-Kontaktphänomen 637
- Implantation
- – zementfreie 624 f
- – zementierte 625
- Indikation 625
- infizierte 643
- – Wechseloperation 643 f
- Komplikation 636 f
- Kontraindikation 625
- Konussteckverbindung 626 f
- Markraumauffräsung 634 f
- Materialabrieb 637
- Nervenverletzung, intraoperative 637
- Offset 631 f
- Operationsplanung 631 ff
- – computergestützte 633
- – – CT-Datensatz 633
- – dreidimensionale 633
- – Parameter 633
- – OP-Navigation 633 f
- – elektromagnetische 633
- – optische 633
- – passives System 633
- – Surface-Matching 634
- Pfannendreieck, approximatives 631 f
- Pfannenwechsel 626
- Primärstabilität 638
- Prothesendesign 630 f
- Prothesenschaft 631
- – anatomisch adaptierter 631
- Prothesenschaftkonus 628
- Rehabilitation 637 f
- Roboting 634
- schmerzhafte 637
- Schraubpfanne 630 f

Sachverzeichnis

- – Unverträglichkeitsreaktion 628
- – Verankerungstechnik 628 ff
- – Vorbereitung 625 f
- – Wechseloperation 640 ff
- – – Operationstechnik 641 ff
- – zementierte 628 ff
- – – Lockerung, aseptische 638 f
- – – – Röntgenbild 639
- – – Prothesengeometrie, Verbesserung 629
- – – Zementiertechnik 629
- – – Zementmantelgeometrie, Verbesserung 629
- – – Zementpenetration, Verbesserung 629
- – – Zementqualität, Verbesserung 629
- – zementlose 628, 630
- – – Lockerung, aseptische 639
- – – – Röntgenbild 639 f
- – – Oberschenkelschmerz 637
- – – Primärstabilität 630
- – – Prothesenstiellänge 630
- – – Wechsel 630
- – Zugang, operativer 635 f
- Hüftverrenkungsbruch 644 ff
- – Computertomographie 644 f
- – – 3-D-Rekonstruktion 644 f
- – Klassifikation 644
- – Komplikation, postoperative 648
- – Röntgenbild 644
- – Zugang, operativer 645, 647 f
- Hüftversteifung, Genu recurvatum 680
- Hühnerauge 803
- Hühnerbrust s. Kielbrust
- Hultén-Minus-Variante 49
- Hultén-Plus-Variante 49, 546
- Humeroradialgelenkdysplasie 529
- Humeroulnargelenkdysplasie 529
- Humerus
- – distaler, Hypernephrommetastase 293
- – varus 33 f
- Humerusaplasie 37
- Humerusextensionsfraktur, suprakondyläre 540
- Humerusflexionsfraktur, suprakondyläre 540
- Humerusfraktur 523 ff
- – Begleitverletzung 524
- – distale 527, 535 ff
- – – intraartikuläre 542
- – – Klassifikation 535 f
- – – Operationsindikation 537
- – – Operationstechnik 537
- – – stabile 537
- – Fragmente 524
- – Klassifikation 523 f
- – Operationsindikation 525
- – subkapitale 525
- – – instabile, Versorgung 526
- – suprakondyläre 535 f
- – – Wachstumsalter 540 f
- Humerushypoplasie 37
- Humeruskopf
- – Gefäßversorgung 523
- – Impressionsfraktur 487
- – Mehrfragmentfraktur 523, 526
- – – Computertomographie 525
- – Trümmerfraktur 523 ff
- Humeruskopffraktur, dislozierte 525
- Humeruskopfnekrose
- – avaskuläre 523
- – nach Fraktur 523 f
- – Osteonekrose, idiopathische 341
- Humerusschaftfraktur 526 f
- – Begleitverletzung 527
- Hündchenfigur 28

- Hutchinson-Trias 362
- HWS s. auch Halswirbelsäule
- HWS-Schleudertrauma 438
- – Magnetresonanztomographie 438
- Hyaluronsäure 708
- Hydrokolloidverband 739
- Hydroxylapatit, kristallines, Ablagerung 131
- Hydroxyprolinausscheidung im Urin 98
- – Osteodystrophia deformans 118
- Hydrozephalus 25
- Hygrom 186
- Hyperabduktionssyndrom 469 f, 473 f
- – Therapie 474
- Hyperchondroplasie 86
- Hyperextension
- – Wirbelkörperveränderung 428
- – Wirbelsubluxation 429
- Hyperextensionsfraktur, Fingergrundphalanx 572
- Hyperextensionsschmerz 692
- Hyperextensionsspondylolyse 429
- Hyperflexionsschmerz 692
- Hypergonadismus 111
- Hyperkalzämie, Knochenmetastasen 291
- Hyperkalzinose, idiopathische 88
- Hyperkeratose, plantare 803
- Hyperlaxität
- – glenohumerale 485
- – Instabilität, glenohumerale, multidirektionale 495
- Hyperlordose, lumbale 403
- – Duchenne-Muskeldystrophie 177
- Hypernephrom, Abklärung 206
- Hypernephrommetastase
- – Femur, proximales 292 f
- – Humerus 293
- – Tibiametaphyse 292
- Hyperostosis
- – progressive, diaphysäre s. Dysplasie, diaphysäre
- – sternoklavikulare 477
- Hyperparathyreoidismus 114 ff
- – primärer 114 f
- – sekundärer 114
- – tertiärer 114
- – Tumor, brauner 247, 288 f
- Hyperpituitarismus 110 f
- Hyperthyreoidismus 113
- Hyperthyreose, Myopathie 179
- Hyperurikämie 128
- Hypofibrinolyse 318
- Hypogonadismus, Osteoporose 102, 111
- Hypokalzämie 114
- Hypoparathyreoidismus 113 f
- Hypophysenadenom, STH-produzierendes 110
- Hypophysenvorderlappenhormone 110
- Hypopituitarismus 109 f
- Hypothyreose 113
- Hypovitaminose, kombinierte, beim Kind 108

I

- Iliitis condensans 451
- Iliopsoas-Kontaktphänomen bei Hüfttotalendoprothese 637
- Iliopsoasverpflanzung auf den Trochanter major 26
- Iliosakralgelenk 450
- – Arthrosis deformans 450 f
- – Röntgenaufnahme 450 f
- Iliosakralgelenkaplasie 451

- Iliosakralgelenkdefekt, angeborener 451
- Iliosakralgelenkdestruktion 140
- Iliosakralgelenkdislokation, traumatische 456
- Iliosakralgelenksubluxation 451 f
- Iliosakralgelenktumor 452 ff
- Iliosakralgelenkversteifung 141
- Imhäuser-Klumpfußrepositionstechnik 774
- Imhäuser-Rückfußentwicklung bei angeborenem Klumpfuß 775
- Imhäuser-Umstellungsosteotomie 324 f, 614
- Immunelektrophorese, Polyarthritis, chronische 136
- Immunodiffusion, selektive 256
- Immunsuppressiva bei chronischer Polyarthritis 137
- Impingement
- – anterosuperiores 510
- – subakromiales 496
- Impingement-Syndrom 478
- – glenohumerales
- – – Einteilung nach Neer 498
- – – Klassifikation, pathomorphologische 498
- – hinteres, Sprunggelenk, oberes 765
- – subakromiales 496 ff
- – – Arthrographie 499
- – – Arthroskopie 499
- – – Beweglichkeitswiederherstellung 500
- – – Bursoskopie 499
- – – Differenzialdiagnose 500
- – – Einteilung, pathogenetische 497
- – – Muskelkräftigung 500
- – – primäres 497 f
- – – Röntgenuntersuchung 499
- – – Schmerzreduktion 500
- – – – postoperative 501
- – – sekundäres 497 f
- – – Sonographie 499
- – – Therapie, operative 500 f
- – vorderes, Sprunggelenk, oberes 764 f
- Impingement-Tests 499
- Impingement-Zeichen 503
- Implantat, Risikoaufklärung 826
- Impression, basiläre s. Basiläre Impression
- Impressionsfraktur
- – Femurkondylus 724
- – Humeruskopf 487
- Individualprothesenherstellung, Real Prototyping 3
- Indometacin 130
- Infektarthritis, Schultergelenk 517
- Infektion
- – nach Amputation 824
- – Definition 351
- – gastrointestinale, Arthritis 138
- – nach Kniegelenkendoprothesenimplantation 721 f
- – postoperative, nach Wirbelsäulenverletzung 435
- – urogenitale, Arthritis 138
- Infektionsallergie 360
- Infiltrationsbehandlung bei Lumboischialgie 408
- Infiltrationstest, subakromialer 499
- Infraspinatustest 503 f
- Injektion, intraartikuläre, Vorgaben 708
- Innenmeniskusläsion, Test 692
- Innenrotations-Lag 504
- Insertionstendopathie 185
- Instabilität
- – atlantoaxiale, Trisomie 21 87
- – glenohumerale 485 ff

- – – bildgebende Diagnostik 489
- – – dorsale 495
- – – hintere 494 f
- – – Klassifikation 487
- – – multidirektionale 495 f
- – – Muskelkräftigungsübungen 491
- – – Operationsindikation 490
- – – Pathogenese 486
- – – vordere 485 ff
- – – willkürliche 496
- – – – nichtpositionelle 496
- – – – positionelle 496
- – karpale s. Handwurzelinstabilität 568 f
- Instabilitätsarthrose, Schultergelenk, Endoprothetik 522
- Instabilitäts-Impingement 488, 497 f
- Insuffizienz, vertebrobasiläre 401
- Interferenzschrauben, Kreuzbandplastik, vordere 703
- Intermetatarsalwinkel 791
- Interskalenuskatheter 507
- Intrisic-plus-Stellung 570
- Invalidität 833, 839
- Involutionsosteoporose 95
- Iritis, Spondylitis ankylosans 141
- Ischämiezeit, Makroreplantation 575
- Ischialgie 393, 405
- – tumorbedingte 411
- Ischias s. Ischialgie
- Iselin-Dtandardgips 570

J

- Jaffé-Lichtenstein-Syndrom s. Dysplasie, fibröse
- JCA s. Arthritis, chronische, juvenile
- Jefferson-Fraktur 439
- – instabile 439
- Jerk-Test 699
- Jobe-Test 503 f
- Jones-Operation 799 f
- Jumper's Knee 686

K

- Kahler-Krankheit s. Myelom, multiples
- Kahnbein
- – Fuß s. Os naviculare
- – Hand s. Os scaphoideum; s. Skaphoid
- Kahnbeinnekrose, avaskuläre
- – am Fuß 315, 320 f
- – an der Hand 315, 331, 344
- Kahnbeinquartett, röntgenologisches 563 f
- Kahnbrust s. Kielbrust
- Kalkaneokuboidarthrodese, Peroneusersatzoperation 778
- Kalkaneokuboidarthrose bei Knickplattfuß nach Wachstumsabschluss 784
- Kalkaneus
- – Abrissfraktur 808
- – Keilosteotomie 767
- – – bei Hohlfuß 788
- – Mehrfachfraktur 809 f
- – Spaltfraktur, intraartikuläre 810
- Kalkaneusapophysitis 140
- Kalkaneusbodenwinkel 782 f
- Kalkaneusfraktur 808 ff
- – Computertomographie 809 f
- – Fragment, mediales, oberes 809
- – Fuß, diabetischer 117
- – Klassifikation 809
- – orthopädisch-technische Versorgung 811

Sachverzeichnis

Kalkaneusfraktur
- periphere 809
- Therapie
- – konservative 810
- – operative 810
- verheilte, Einlagenversorgung 811
- zentrale 809

Kalkaneusosteotomie
- Knicksenkfuß, spastischer 159
- laterale aufklappende 159

Kalkaneussporn 767 f
Kalkdrüsenzyste 289
Kalkschulter s. Tendinosis calcarea
Kallmann-Syndrom 111
Kallusdistraktion 621
Kamptodaktylie 44
Kandidose, Spondylitis 419
Kapillarverschluss, intraossärer 334 f

Kapsel-Band-Apparat, karpaler 569

Kapsel-Band-Läsion
- fibulare 758
- – bei Hohlfuß 787
- Sportler 194

Kapselplastik bei vorderer Glenohumeralgelenkluxation 492 f

Kapselsubstanzdefekt, Glenohumeralgelenk 487

Kapsel-T-Shift bei vorderer Glenohumeralgelenkluxation 492 f

Kapsulitis, adhäsive s. Schultersteife

Karpalknochen s. Handwurzelknochen

Karpalkollaps 569
Karpaltunnelsyndrom 549 f
Kartenherzbecken 107, 116
Kaudalähmung 406
Kaudaläsion 405
Kausalität 839
- haftungsausfüllende 832
- haftungsbegründende 832
Kavaschirm 744
Keilwirbel 22
- Achondroplasie 69
- dorsaler 22, 24
- hinterer 17
- Osteoporose 96 f
- seitlicher 17
Keilwirbelbildung, laterale 30
Keller-Brandes-Operation 126
- bei Hallux rigidus 799
- bei Hallux valgus 795 f
- mit muskeldynamischer Stabilisierung 795 f
Kennmuskel, Nervenwurzel, zervikale 397
Keratinzyste 289
Kernspintomographie s. Magnetresonanztomographie
Kielbrust 464 f
- Operationsindikation 465
- Operationstechnik 465
Kienböck-Erkrankung s. Os-lunatum-Osteonekrose
Kinderlähmung, spinale s. Poliomyelitis
Kirschner-Drahtosteosynthese, temporäre, Fingerendgelenk 573
Kissing-Spine-Syndrom 403
Klarzellenchondrosarkom 243
Klarzellsarkom 308
Klauengroßzehe 799
Klauenhohlfuß 786 f
Klauenzehe 801
Klavikula s. Schlüsselbein
Klavus 803
- interdigitaler 803
Kleinfingeraplasie 46

Kleinfingerhypoplasie 36, 38
Kleinwuchs
- brachymetakarpaler, hereditärer 110
- hormonell bedingter 110
Kleinwüchsigkeit 13
Kleinzehenklinodaktylie 62
Kleinzehenverdoppelung 60
Kletterfuß 785 f
Klinefelter-Syndrom 111
Klinodaktylie 44, 46
- otopalatodigitales Syndrom 86
- Zehe 62
Klippel-Feil-Syndrom 20, 30 f, 398
- Schiefhals 468
Klippel-Trenaunay-Weber-Syndrom 45, 61
Klumpfuß 762
- angeborener 52, 772 ff
- – Behandlungsbeginn 775
- – Dokumentation 773
- – Imhäuser-Repositionstechnik 774
- – Nachbehandlung 775 f
- – neuromuskulär bedingter 773
- – Redression 774
- – Repositionstechnik 774
- – Rückfußentwicklung, operative 773, 775
- – Subluxation, talonavikulare 773 f
- – – Reposition 774
- – Therapie 773 ff
- – – Langzeitergebnisse 776 f
- – – Therapieindikationen nach Rückfußentwicklung 777
- – – Zusatzeingriffe 776
- erworbener 777
- – Computertomographie 778
- – Magnetresonanztomographie 778
- Komponenten 773
- neurogener 779
- Tibiaantekurvation 63
Klumpfußhaltung 772
Klumphand 36, 38
- Operation 38
- primäre 38
- radiale 38
- sekundäre 38
Kneifzangenfraktur, vertebrale 429
Knickplattfuß 781 ff
- Einlagenfertigung 782 f
- Hallux valgus 790
- konservative Maßnahmen 782 f
- kontrakter 782
- operativer Eingriff 783
- schmerzhafter 782
- nach Wachstumsabschluß 784
Knicksenkfuß 762
- spastischer 159
Kniearthrodese
- nach Kniegelenkendoprothese 722
- Kniegelenkendoprothesenimplantation 721
Kniearthrose 707 ff
- Abrasionsarthroplastik 709
- bei Beinachsenfehlstellung 676
- Chondrozytentransplantation, autologe 710 f
- Débridement, arthroskopisches 709
- Hilfsmittel 709
- Knorpeltransplantation 710
- Kondylentransfer 710
- Magnetresonanztomographie 708
- Mikrofrakturierung, arthroskopische 709
- Mosaikplastik 710
- posttraumatische 728

- primäre 707
- Röntgenbild 707 f
- Schweregrade
- – makroskopische 707
- – radiologische 708
- Umstellungsosteotomie 708
Knieaußenbandruptur, Therapie 700
Kniebänder, Anatomie 695 ff
Kniebandoperation, Komplikation 705
Kniebandverletzung 695 ff
- laterale, isolierte 702
- Operationsindikation 700 f
- Therapie 700 ff
Knie-Brace 195
Knieendoprothese, Operationsplanung, dreidimensionale 676
Knieexartikulation 821
- Prothesenversorgung 821
Knieexartikulationsprothese 819
Kniegelenk
- Achsenfehlstellung 675 ff
- – arthrosebedingte 707
- – Bestimmung 676
- – Endoprotheseimplantation 677
- – Operationsindikation 677
- – Operationsplanung 676 ff
- – Röntgenbild 676
- – Schuhzurichtung 677
- – Umstellungsosteotomie 677 ff
- – Winkelbestimmung 676
- Ansatztendinose 686
- Arthrofibrose 705 f
- Arthroskopie 687 ff
- – diagnostische 688
- – Dokumentation 688
- – Indikation 689 f
- – Infektionsrate 690
- – Komplikation 690
- – Kontraindikation 690
- – moderne Technik 688 f
- Aufklappbarkeit 698
- Bandinsuffizienzgrade 698
- Beugekontraktur, angeborene 674
- Bewegungseinschränkung, postoperative 705 f
- Chondromatose, synoviale 307
- Débridement, arthroskopisches 706, 709
- Deformität, präarthrotische 675 f, 707
- Flexionskontraktur, Endoprotheseimplantation 719
- Flüssigkeitsansammlung
- – extraartikuläre 682
- – intraartikuläre s. Kniegelenkerguss
- Hyperextension 673
- Kapsel-Band-Instabilität, veraltete 702
- Knorpelglättung 709
- Kompartiment
- – laterales 696
- – mediales 696
- Magnetresonanztomogramm, schräg koronares 3 f
- 3-D-Rekonstruktion 3 f
- Momentachse 695
- Osteochondrosis dissecans 346
- Radiärrekonstruktion 4
- Retinakulotomie, arthroskopische 689
- Röntgenbild, Patellauntersuchung 682 f
- Schleimhautdoppelung 685
- Seitenbänderprüfung 698
- Stabilisatoren 695 ff
- Stabilitätsprüfung 698
- Streckkontraktur, angeborene 674

- Subluxation 673
- Synovektomie
- – arthroskopische 689 f
- – bei Psoriasisarthropathie 144
- Überbrückungsarthrodese 212
- Überstreckbarkeit 680
Kniegelenkdestruktion, Polyarthritis, chronische 135
Kniegelenkdysplasie 190
Kniegelenkendoprothese 713 ff
- achsgeführte 716 f
- Erhalt des hinteren Kreuzbandes 715
- Fraktur, periprothetische 721
- gekoppelte 715 ff
- nach Hüftarthrodese 721
- Indikation 713 f
- Infektion 721 f
- nach Kniearthrodese 721
- Knochenresektion 713, 718
- Komplikation 721 f
- – neurovaskuläre 721
- Kontraindikation 713
- Nachbehandlung 719 f
- Nervenläsion, intraoperative 721
- Operationsplanung 713 f
- – computergestützte 714
- Operationstechnik 717 ff
- Patellaprobleme 717
- Resektion des hinteren Kreuzbandes 716
- Röntgenbild 715
- teilgekoppelte 716
- unikompartimentelle 714
- Verankerung 718
- Wechseloperation 722 f
- – Knochendefekt
- – – Klassifikation 723
- – – Versorgung 722 f
- Zielgeräteinsatz, intraoperativer 713
Kniegelenkendoprothesensystem, modulares 715
Kniegelenkendoprothetik 713 ff
Kniegelenkerguss 682
- Meniskusläsion 693
Kniegelenkfraktur 723 ff
- chondrale 723
- osteochondrale 723 f
- – Fragmentreimplantation 724
Kniegelenkinstabilität
- einfache 696
- kombinierte 696
- mediale 704
- posterolaterale 704 f
- veraltete, Stabilisierung, extraartikuläre 704 f
Kniegelenkkörper, Entwicklungsstörung 71 f
Kniegelenkluxation 701 f
- angeborene 673 f
- Röntgenbild 701
Kniegelenkresektion 239
Kniegelenkrotationsinstabilität 696
Kniegelenkschmerz
- bei Koxarthrose 124
- Riesenzelltumor 246
Kniegelenkvalgusfehlstellung, Endoprotheseimplantation 719
Kniegelenkvarusfehlstellung, Endoprotheseimplantation 719
Knieinnenbandnaht 702
Knieinnenbandruptur, Therapie 700
Kniekontraktur, infantile Zerebralparese 158
Knieschmerz, vorderer 685 ff
Knieschwellung, Synovitis, villonoduläre, pigmentierte 306
Knöchelchen, sesambeinähnliche, Hand 48

Sachverzeichnis

855

Knöchelfraktur s. Malleolarfraktur
Knöchelödem 737
Knochen, operative Versorgung bei Amputation 817
Knochenabbauhemmer 99
Knochenabbaurate, Bestimmung 98
Knochenanlagerung, zwiebelschalenartige 203 f, 249 f, 283
Knochenarrosion, tumorbedingte 85
Knochenaufbaustimulatoren 99
Knochenaufbaustörung 190
Knochenbiopsie
– Hyperparathyreoidismus 116
– Osteodystrophie, renale 116
Knochenbrüchigkeit
– Osteogenesis imperfecta 74
– Osteopetrosis tarda 77
– Osteoporose 91
Knochendestruktion
– kleinzystische 135
– marginale 204
– tumorbedingte 204
– zentrale 204
Knochendichte, Osteoporose 92
Knochendichteanomalie 74 f
Knochendysplasie, fibröse s. Dysplasie, fibröse
Knochenechinokokkus 362
Knochenelemente, akzessorische
– Fuß 64 ff
– Hand 47 f
Knochenfibrom, nichtossifizierendes 273
Knochenfleckkrankheit s. Osteopoikilie
Knochenischämie 316
Knochenkarzinom, epidermoides, primäres s. Adamantinom
Knochenleiomyosarkom, primäres 268
Knochenlymphom, malignes, primäres 253 ff
Knochenmarkerkrankung, maligne, Osteoporose 100
Knochenmarkgeschwulst 200
Knochenmarködemsyndrom, transitorisches, der Hüfte s. Hüftödem, transitorisches
Knochenmarktumor 248 ff
Knochenmetastase 273, 289 ff
– Behandlung, operative 213
– Endoprothese, diaphysäre 295
– Frakturrisiko 294
– Häufigkeit 290
– Magnetresonanztomographie 291
– Notfallsituation 293
– Operationsindikation 294, 297
– osteoblastische 290, 296
– osteolytische 290
– Prädilektionsort 197 f
– Primärtumor 206, 289 f
– Resektion 295
– Röntgenbild 291
– Screeninguntersuchung 293
– Skelettszintigraphie 206
– Space holder 294
– Spezialendoprothese 295
– Stabilisierung, operative, prophylaktische 294
– Strahlentherapie 294
– schmerzlindernde 216
– Stufendiagnostik 206
– Therapie 292 ff
– – medikamentöse 292 f
– – operative 293 f
– – Therapieziel 292 f
– vertebrale s. Wirbelmetastase
– Vorzugslokalisation 291
Knochennekrose 315 ff
– avaskuläre

– – Lokalisation 315
– – Magnetresonanztomographie 317
– – Röntgenbild 316 f
– – Stadien 317
– – Szintigraphie 317
– – im Wachstumsalter 315 ff
– epiphysennahe, Epiphysiolyse 322
– vaskulär bedingte
– – Erwachsenenalter 333 ff
– – im Wachstumsalter 315
Knochenneubildung
– tumorbedingte 204
– überkompensatorische, Osteodystrophia deformans 118
Knochenoperation, Infektionsgefahr 354
Knochenresorptionsmarker 98
Knochensarkom
– nach Bestrahlung 274
– Metastasierung 305
Knochensequester 354
Knochenstoffwechsel 91
Knochensynovialom s. Adamantinom
Knochentransplantat
– autogenes, autoklaviertes 453
– Beckenrekonstruktion 453
– vaskularisiertes, bei Ahlbeck-Krankheit 712
Knochentransplantation in den Hüftkopfnekrosebereich 339 f
Knochentuberkulose, polyzystische 358
Knochentumor (s. auch Tumor) 197 ff
– Ausdehnung 205, 209
– Beinschwellung, lokale 735
– biologisches Verhalten 203
– Biopsie, offene 208
– – – Zugang 208 f
– chemosensible 213
– Chemotherapie 213 ff
– Computertomographie 205
– Diagnoseeingrenzung, präzise 204 ff
– Diagnostik
– – Algorithmus 202
– – bildgebende 202 ff
– diaphysärer 197
– Durchbruch in die Weichteile 205
– Einteilung 199 ff
– Endoprothese nach Amputation 211 f
– epiphysärer 197
– Gelenkeinbruch 205, 212
– genetische Faktoren 198
– Gewebeentnahme, geschlossene 208
– gutartiger 210
– Hand 553
– Inzidenz 197
– Kategorien 204
– knochenbildender 216 ff
– knorpelbildender 229 ff
– Knorpelkappe 230
– körperliche Untersuchung 199
– Magnetresonanzangiographie 207
– Magnetresonanztomographie 205
– maligner
– – Amputation 210 f
– – Defektüberbrückung nach Resektion 210 f
– – exogene Faktoren 198
– – Häufigkeit 197
– – Limb-Salvage 210, 214
– – Resektion 210 f
– – Stadieneinteilung 201
– – strahleninduzierter 198
– – Therapie, operative 210 ff

– Markraumausdehnung 209 f
– metaphysärer 197 f
– Nativröntgenbild 203
– – Auswertung 203
– Osteodestruktion 203
– Osteoplasie 203
– Osteosynthese 213
– Patientenalter 197
– Periostreaktion 203
– Positronenemissionstomographie 207
– Prädilektionsorte 197 f
– bei präsarkomatöser Veränderung 198, 201
– Probeexzision 207 ff
– – Komplikation, perioperative 208
– Resektionsgrenze 209 f
– Rezidivdiagnostik 206 f
– Schnellschnitt, intraoperativer 208
– Skelettszintigraphie 205
– Sonographie 206
– Staging 204 ff, 209
– Strahlentherapie 215 f
– Tumorgrenzenfestlegung, präoperative 207
– Umkehrplastik 212 f
Knochenumbau, atypischer 331
Knochenumbaureduktion, medikamentöse 118
Knochenumbaustörung 190
– Osteomalazie 104
Knochenveränderung, präsarkomatöse 198, 273 f
Knochenwachstum, vermehrtes 86
Knochenwachstumsstörung, systemische (s. auch Osteochondrodysplasie) 16
Knochenzyste
– aneurysmatische 247, 273, 277 ff
– – Einteilung, röntgenologische 277 f
– – exzentrische 277
– – Handbereich 554
– – maligne Entartung 279
– – subperiostale 278
– – vertebrale 198, 278 f, 419 f, 427
– – Weichteilbeteiligung 278
– Dysplasie, fibröse 83
– juvenile 247, 274 ff, 278
– – Diagnostik, bildgebende 275 f
– – einkammrige, solitäre 274 ff
– – – Lokalisation 275
– – Kürettage 276
– – juxtaartikuläre 280 f
– – solitäre 274 ff, 280
Knopflochdeformität 133 f
Knopflochphänomen, posttraumatisches 580 ff
Knorpelabschliff 124
Knorpeldeformationsmessung, Magnetresonanztomographie 8
Knorpelgewebeverlust 124
Knorpelglättung, Kniegelenk 709
Knorpelkappe 230
Knorpelschaden, retropatellarer 682
Knorpeltransplantation bei Kniearthrose 710
Knorpelumbau, atypischer 331
Knorpelverknöcherungsstörung 69
Knorpelverletzung bei Kniegelenk-Arthroskopie 690
Knorpelzellendedifferenzierung 241 f
Knorpestoffwechsel, medikamentöser Einfluss 708
Köhler-Freiberg-Krankheit 315, 330

Köhler-Krankheit 315, 329 f
Köhler-Tränenfigur 631
Kokzidiose, Spondylitis 419
Kokzygektomie 220
Kokzygodynie 448 f
Kolbendaumen 46
Kollagenose
– Osteoporose 100
– Ulzera 740
Kollagensynthesestörung 75 f
Kolumnotomie 26, 142
– bei Kyphose 366
Kompaktaverdünnung 75
Kompartmentsyndrom 182
– funktionelles 192
– nach Kniegelenk-Arthroskopie 690
– Unterarmschaftfraktur 556 f
– Unterschenkel 747 f
Kompressionsneuropathie
– Nervus medianus 549 f
– Nervus ulnaris 551
Kompressionsstrümpfe 737
Kompressionssyndrom, neurovaskuläres 469 ff
Kompressionsverband 737
– Thrombophlebitisbehandlung 741
– Ulcus-cruris-Behandlung 739
Kondylenplatte 725
Kondylenschraube, dynamische 725
Kondylentransfer bei Kniearthrose 710
Konsolensakrum 22
Kontraktur
– Amputationsstumpf 824
– infantile Zerebralparese 150, 154
– bei Meningomyelozele 26
– multiple Sklerose 161
Konus-Kauda-Syndrom 407
Kopfschmerz, zervikaler 400 f
– – traumatisch bedingter 401
Korbhenkelriss, Labrum glenoidale 510
Körperbau, disproportionierter 13
Korrekturspondylodese
– bei Skoliose 375
– thorakale, dorsale 366
Korsett 366, 369
– derotierendes 376
– extendierendes 376
– bei idiopathischer Skoliose 376
– bei Wirbelfraktur 431 f
– Zerebralparese, infantile 155
Kortikalisverdickung 80
Kostoklavikularsyndrom 469 f, 473 f
– Therapie 474
Koxarthrose 611 ff
– akut verlaufende 124 f
– Arthrodese 618 f
– Bewegungseinschränkung 612
– Computertomographie 613
– Fernschmerz 124
– Magnetresonanztomographie 613
– Osteodystrophia deformans 118 f
– Periarthritis coxae 622
– postarthritische 614
– postnekrotische 335, 340
– posttraumatische 648, 662 f
– Schmerzausstrahlung 612
– Therapie 614 ff
– – konservative 615
– – operative 615 ff
– nach traumatischer Hüftluxation 657
– Umstellungsosteotomie 614 ff
– – Komplikation 618
– – valgisierende 614 ff

Sachverzeichnis

Koxarthrose
– – – verlängernde 617
– – varisierende 614 ff
– Ursache 611
Koxitis s. auch Coxitis
– nach Osteosynthese 662
– rheumatische 320
Kozjawkin-Therapiemethode bei infantiler Zerebralparese 155
Kraftgrade 167
Krallenhand 172
Krallenzehe 801 f
Kraniotabes 103
Krebsschere 38 f
Kreubandplastik, Patientenaufklärung 702
Kreuzband
– hinteres 696 f
– – Erhalt bei Kniegelenkendoprothesenimplantation 715
– – Magnetresonanztomogramm 699
– – Resektion bei Kniegelenkendoprothesenimplantation 716
– vorderes 696 f
– – Ansatzausriss 702, 751
– – Insertion 3 f
– – Magnetresonanztomogramm 3 f, 699
Kreuzbandausriss, knöcherner, vorderer 702
Kreuzbandplastik 195
– hintere 704
– nach Kapel am Ellbogen 531
– Nachbehandlung 705
– vordere 702 ff
– – Ergebnisse 706 f
– – Fixierungsmethoden 703
– – MRT-Kontrolle 704, 706
Kreuzbandruptur
– hintere 700 f
– vordere 698 ff
– – konservativ behandelte, Verlauf 701
– – Operationsindikation 700
Kreuzbandverletzung, Sportler 195
Kreuzbein-Darmbein-Gelenk s. Iliosakralgelenk
Kreuzschmerz 401 f
– balstungsabhängiger 450
– entzündungsbedingter 404
– osteoporosebedingte 404
– posttraumatischer 404
– tiefsitzender 140
– tumorbedingter 404
– Wirbelmetastase 423
Kristallarthropathie, Schultergelenk 523
Krukenberg-Plastik 37, 823
Kugelberg-Welander-Muskelatrophie, Skoliose 382 f
Kunststoffdiademverband 437, 442
Kunststoffkorsett bei Wirbelfraktur 431 f
Kurzhals 30 f
Kurzwirbel 21
Kyphose 17, 21, 365 ff
– angeborene 365
– Ätiologie 365
– Definition 367
– Dekompensationserscheinungen, muskuläre 365
– Dreipunktmieder 366
– erworbene 365
– Keilwirbel, dorsaler 24
– Kolumnotomie 366
– Kompensationsmöglichkeiten 365
– Korsettherstellung 366
– Meningomyelozele mit Lähmung 384

– Operationsindikation 366
– Operationstechnik 366
– Osteodystrophia fibrosa generalisata 116
– spitzwinklige, kurzbogige s. Gibbus
– Spondylitis ankylosans 141 f
– Systemerkrankung 365
– Therapie, konservative 366
– thorakolumbale 72 f
Kyphosis dorsalis juvenilis s. Scheuermann-Kyphose
Kyphoskoliose 372
– kongenitale 385
– Marfan-Syndrom 87
– Neurofibromatose 85
– plan dé election 372
– spinale Heredoataxie 164

L

Labrum
– acetabulare
– – Hüftgelenksonographie 589, 592 f
– – Säuglingshüftgelenk 588
– glenoidale, Korbhenkelriss 510
Labrum-Bizepssehnen-Komplex, Verletzung s. SLAP-Läsion
Labrum-Kapsel-Komplex, dorsaler, Glenohumeralgelenk 495
Labrumläsion, Débridement, arthroskopisches 511
Labrum-Ligament-Komplex, Läsion, Glenohumeralgelenk 487
Lachman-Test 698
Lagereaktion nach Vojta 153
Lagerungsorthese, Zerebralparese, infantile 155
Lag-Zeichen 503 f
Lähmung
– lumbale 25
– Meningomyelozele 25
– sakrale 25
– schlaffe
– – Poliomyelitis 163
– – posttraumatische 443
– – spastische s. auch Spastik
– – multiple Sklerose 161
– – posttraumatische 443
– thorakale 25
Lähmungsskoliose 381 ff
– therapeutisches Vorgehen 385
Lähmungsspitzfuß 788 f
Lambert-Eaton-Syndrom 178
Laminektomie 30, 444
– bei Wirbeltumor 425
Längendifferenz, radioulnare 50, 545
Längenwachstum 109
– fetales 12
Lange-Operation bei vorderer Glenohumeralgelenkluxation 492 f
Langerhans-Zell-Histiozytose 89, 282 ff
Langfingergelenk, Bandruptur 573 f
Larsen-Syndrom 87
Lasègue-Zeichen 405
– gekreuztes 405
Laser-Einsatz
– arthroskopischer 689, 709
– Meniskuschirurgie 694
Laser-Knorpelglättung, Kniegelenk 709
Lasertherapie, intradiskale, perkutane 408
Lateralsklerose, amyotrophe 166
Latextest 136
Lavage, arthroskopische 356
– Schultergelenk 518
Laxität, glenohumerale 485

Ledderhose-Krankheit s. Dupuytren-Kontraktur, plantare
Leflunomid 137
Legg-Calvé-Perthes disease s. Perthes-Legg-Calvé-Krankheit
Leiomyom 300
Leiomyosarkom 300
– primäres, des Knochens 268
Lendenlordose, verstärkte 403
Lendenmarkläsion 443 f
Lendenrippe 20
– rudimentäre 435
Lendenschmerz 401 f
Lendenwirbel
– Berstungsfraktur 433
– Kompressionsfraktur 431, 436
– Mammakarzinommetastase 295
Lendenwirbelsäule
– Einsteifung 141
– Funktionsaufnahme 394
– Fusionstechnik, ventrale 434
Lepra 361 f
Lequesne-de-Seze-Winkel (VCA-Winkel) 606
Leri-Joanny-Melorheostose 78 f
LES (Lambert-Eaton-Syndrom) 178
Letterer-Siwe-Syndrom 283
Lift-off-Test 503 f
Ligamentum
– acromioclaviculare 482 f
– capitis femoris, Hüftkopffrakturlokalisation 658
– carpi transversum 549
– – dorsale 579
– – Spaltung 550
– – volare 577
– coracoacromiale 513
– coracoclaviculare 483
– costoclaviculare 33
– fibulocalcaneare, Ruptur 758
– fibulotalare anterius, Ruptur 758
– glenohumerale superius 513
– sternoclaviculare 33
– talocalcaneum interosseum 808
– Wrisberg, Verwachsung mit dem Scheibenmeniskus 695
Ligamentum-patellae-Abriss 727
Ligamentum-patellae-Ansatz, Medialisierung 684 f
Limb salvage, Weichteiltumor, maligner 304
Limbus 588
Lipidose 88 f
Lipödem 733 ff
Lipom 264, 297, 300
Lipoma arborescens 307
Lipomatose, intraartikuläre 307
Lipomatosis luxurians muscularis progressiva 176
Liposarkom 268, 300
– myxoides, chromosomale Veränderung 299
– Tumorvaskularisation 302
– undifferenziertes 302
Lisfranc-Gelenk
– Amputation 822
– Arthrodese 813
– Luxation 812
– Luxationsfraktur 812 f
– Plantarflexionsverletzung 812
– Pronations-Eversions-Verletzung 812
– Supinations-Inversions-Verletzung 812
LISS-System (Less invasive Stabilisation System) 725
Little-Krankheit s. Zerebralparese, infantile

Livedovaskulitis 740
LNS (lokalisierte noduläre Synovitis) 306
Löffelhand 42 f
– Entstehungsperiode 14
Looser-Umbauzone 103, 107
– Prädilektionsstellen 107
Lordoskoliose, kongenitale 385
Lowenberg-Test 743
Lues
– acquisita 363
– cerebrospinalis 161 f
– connata 362
– – tarda 362
Lumbago 401
Lumbales Syndrom 401 ff
– akutes 408
– chronisches 408
– diskogenes 402
– Magnetresonanztomographie 402
– mit neurologischen Ausfällen 408
– Röntgenbild 402 ff
Lumbalgie 393, 401 f
Lumbalisation 20, 403
Lumbalkyphose 26
Lumbalskoliose s. Skoliose, lumbale
Lumboischialgie 405 ff
– analgetisches Stadium 405
– Infiltrationsbehandlung 408
– Operationsindikation 407
– Segmentzuordnung 406
Lumbosakraler Übergang
– Assimilationsstörung 403
– Fehlbildung 20
– Verformung bei Spondylolisthesis 28
Lunatum s. Os lunatum
Lunge, Sarkommetastase 295
Lungenembolie 746
– Notfalltherapie 746
– Risikofaktoren 746
Lungenfunktionsuntersuchung bei Trichterbrust 462
Lungen-Ganzbestrahlung 216, 252
Lungenmetastase 295 f
Lupus erythematodes 146
Luxatio
– carpometacarpea 566
– coxae
– – anterior 652
– – posterior 652
– – iliopectinea 652
– – intercarpea 566
– – ischiadica 652 f
– – obturatoria 652 f
– – perilunaris dorsalis 566
– – perinaviculolunare 566
– – peritriquetrolunare 566
– – radiocarpea 566
– – suprapubica 652 f
Luxation 589
– atlantoaxiale 442
– Kindesalter 442
– perilunäre 566, 568
– – Reposition 568
– Sportler 195
– subtalare 811
Luxationen, multiple, angeborene 87
Luxationsfraktur, bimalleoläre 757
Lyme-Borreliose, Arthritis 144
Lymphangiom 262
Lymphangiosarkom 300
Lymphödem 733 f
Lymphom
– Lokalisation im Wirbel 198
– malignes, primäres, des Knochens 253 ff

Sachverzeichnis

M

MACI-Technik (matrixgekoppelte autologe Chondrozytentransplantation) 710 f
Madelung-Deformität 49 f, 552
Maffucci-Syndrom 82, 231, 234
Magnetresonanzangiographie, Tumordiagnostik 207
Magnetresonanztomographie 3 ff
- Beckenuntersuchung 452
- 3-D-Knorpelanalyse 7 f
- Gelenkdiagnostik, funktionelle 7
- Knorpeldeformationsmessung 8
- Kontrastmittelapplikation, dynamische 5 ff
- Multiplanarität 4
- offenes System 7
- Säuglingshüftgelenk 596 f
- Signalintensität, Plasmozytom 258
- Tumordiagnostik 205
- Tumorgrenzenbestimmung 5 f
- Tumorgrenzenfestlegung 207
- Vorteile 3
- Weichteiltumor, maligner 303
- Wirbeltumorabklärung 424
Maisonneuve-Fraktur 756
Makrodaktylie 45
- Zehe 51, 61
Makrokranie 85
Makroreplantation, obere Extremität 575
Makrozephalie 85
Malleolarfraktur 755 ff
- AO-Einteilung 756
Malum perforans 740
Mammakarzinommetastase, vertebrale 295
Manipulation 395
Manualtherapie 395
Marcumar 744
Marcus-Einteilung, Hüftkopfnekrose, ischämische 335 f
Marfan-Syndrom 86 f
- Genetik 86
- Radiusköpfchenluxation, angeborene 530
- Skoliose 386
Marknagelung
- Femurschaftfraktur 667 f
- Komplikation 667
- Tibiafraktur 750
Markraumphlegmone 353
Markscheidenzerfall, herdförmiger 161
Marmorknochenkrankheit s. Osteopetrose
Marschfraktur 813
Massage 395
Matev-Operation 160
Matsen-Glenohumeralgelenkreposition 490
Mausbett 347
Mausbettanbohrung, multiple, anterograde 348
McBride-Operation, modifizierte, bei Hallux valgus 793 f
McCune-Albright-Syndrom 82 f, 117
McMurray-Test 692
MdE (Minderung der Erwerbsfähigkeit) 831, 839
Medikamente, teratogene 16
Megakauda 411
Melanom, malignes, Hand 553
Melorheostose 78 f
Meningitis, tuberkulöse 357
Meningomyelozele 24 ff
- Behandlung
- - konservative 25 f
- - operative 26

- Kyphose 384
- Lähmung 25
- offene 24
- Skoliose
Meningozele 24
- okkulte 403
Meniskektomie, arthroskopische 693
Meniskus
- Blutversorgung 691
- lateraler 697
- medialer 697
Meniskusdegeneration
- bei Kniegelenkachsenfehler 676
- Schweregrade, kernspintomographische 693
Meniskusganglion 695
Meniskusläsion 691 ff
- degenerative 692
- klinische Tests 692
- Magnetresonanztomographie 693
- - Radiärrekonstruktion 4
- Röntgenbild 693
- Sportler 194
- Therapie
- - arthroskopische 693 f
- - konservative 693
- - traumatische 691
Meniskusnaht 694
- arthroskopische
- - All-inside-Technik 694
- - Inside-out-Technik 694
- - Komplikation 695
- - Outside-in-Technik 694
Meniskusriss 691 ff
- Entstehung 692
Meniskustransplantation 694
Meniskusverkalkung, Chondrokalzinose 130
Merchant-Winkel 683
Merkzeichen, Schwerbehindertenausweis 833 f
Mesenchymaldysplasie 74
Mesenchymom, malignes 268
Mesoderm 11 f
- Ursegmente 17
Mesotheliom, diffuses 300
Metakarpalefraktur
- metaphysäre 572
- subkapitale 572
Metakarpale-I-Basis, Fraktur 570 f
Metakarpale-I-Querfraktur, basisnahe 571
Metakarpalekopffraktur 572
Metakarpaleschaftfraktur 571 f
Metakarpalfraktur 569 ff
- Drehfehlstellung 570
- Fuß, diabetischer 117
- multiple 572
- Operationsindikation 570
- Röntgenaufnahme 570
Metakarpalknochenosteonekrose 315, 332
Metakarpalsynostose 38
Metakarpophalangealgelenk, Schwellung 132 f
Metaphyse, keulenförmige 77
Metaphysenosteomyelitis, akute 351 f
Metastasierung, hämatogene 290
Metatarsale-I-Osteotomie
- basisnahe 794
- bei Hallux valgus 792 ff
- subkapitale 794 f
Metatarsale-V-Pseudarthrose 814
Metatarsalfraktur 813 f
- Extensionsverband 813 f
- Operationsindikation 813
- spontane, nach Hallux-valgus-Operation 797

Metatarsalgie 330
- Hallux valgus 790
- Neurom, interdigitales 802
- Spreizfuß 789
Metatarsalkeilosteotomie bei Hohlfuß 788
Metatarsalköpfchendeformierung, becherförmige 330
Metatarsalköpfchenfragmentation 330
Metatarsalköpfchennekrose, avaskuläre 315, 330
Metatarsalosteotomie 788, 790, 792 ff
Metatarsus primus, kongenitaler 786
Methotrexat 137, 144
Meyer-Dysplasie 320
- Magnetresonanztomogramm 321
MFH s. Fibrohistiozytom, malignes
MIC2-Antigen 249
Migraine cervicale 400 f
- traumatisch bedingte 401
Migrationsindex nach Reimers, Hüftgelenk-Röntgenaufnahme 158
Mikrofrakturierung, arthroskopische, bei Kniearthrose 709
β_2-Mikroglobulin 256, 423
Mikromelie, Achondroplasie 69
Milch-Glenohumeralgelenkreposition 489
Miliartuberkulose 357
Milkman-Zone s. Looser-Umbauzone
Milwaukee-Brace 376
Minderung der Erwerbsfähigkeit 831, 839
Minderwuchs
- disproportionierter 88
- hormonell bedingter 110
- Mukopolysaccharidose 88
- rhizomeler 71 f
Minerva-Kunststoffverband 442
Minimaldistanz
- akromiohumerale 7
- klavikulohumerale 7
Missbildung s. Fehlbildung
Mithramycin 120
Mittelfußarthrose 771
Mittelfußbeschwerden 329
Mittelfußgelenkdestruktion, Diabetes mellitus 128, 130
Mittelgelenkhammerzehe 801 f
Mittelhanddefekt, transversaler 36
Mittelhandfraktur s. Metakarpalfraktur
Mittelmeier-Graf-Spreizhose 598
Mitwirkung, private Unfallversicherung 840
Modellherstellung aus CT-Datensatz 2 f
Modular-Hüftexartikulationsprothese 819
Modular-Knieexartikulationsprothese 819
Modular-Oberschenkelprothese 819
Modular-Unterschenkelprothese 819
Möller-Barlow-Krankheit 108 f
Mondbein s. Os lunatum
Monteggia-Fraktur 544, 557
Morbus s. Eigenname
Morgensteifigkeit 132, 135
Morquio-Brailsford-Syndrom 88
Mosaikplastik 348
- bei Kniearthrose 710
MPNET s. Tumor, neuroektodermaler, primitiver, maligner
MPNST s. Nervenscheidentumor, peripherer maligner

MRA (MR-Angiographie) 5
MR-Angiographie 5
MR-Chondrokrassometrie 7 f
MR-Spektroskopie 424
MRT s. Magnetresonanztomographie
MS (multiple Sklerose) 161
Mukolipidose 88
Mukopolysaccharidose 88
Multiple Sklerose 161
Musculus
- abductor pollicis, Atrophie 550
- adductor hallucis 793
- brachioradialis, Ansatztendoperiostose 548, 552
- extensor
- - carpi ulnaris, Sehnenluxation 192 f
- - pollicis longus, Tendopathie 549
- fibularis
- - brevis, Sehnenverlauf 769
- - longus, Sehnenverlauf 769
- infraspinatus, Kraftprüfung 503 f
- opponens pollicis, Atrophie 550
- pectoralis
- - major, Sehnenversetzung 169
- - minor 473 f
- peroneus
- - quartus 782
- - tertius 782
- - - Sehnenverpflanzung auf das Navikulare 782
- scalenus
- - medius 472 f
- - minimus 472 f
- - ventralis 472 f
- semimembranosus, Sehnenversetzung bei medialer Kniegelenkinstabilität 704 f
- sternocleidomastoideus 465
- - fibröse Umwandlung 466
- - Verkürzung 465 ff
- subscapularis, Kraftprüfung 503 f
- supraspinatus
- - Kraftprüfung 503 f
- - Ruptur 513
- tibialis anterior
- - Endpunkt bei Plattfuß 782
- - Sehnenrekonstruktion 771
- - Sehnenruptur 184, 770 f
- - Sehnenverpflanzung auf das Navikulare 782
- - Verpflanzung, temporäre, bei Klumpfußbehandlung 776
- tibialis posterior
- - Sehnenruptur 184, 771
- - Sehnenverlagerung 173
- - - bei Spitzfuß 788
- - Verpflanzung, Peroneusersatzoperation 778
- vastus medialis, Transfer 684
Musculus-rectus-iliopsoas-Verbundoperation 158
Muskelabszess 179
Muskelatrophie 179
- nach Rotatorenmanschettenruptur 503
- spinale 165 f
- - akute infantile 166
- - Klassifikation 165 f
- - proximale 166
- - Skoliose 382 f
Muskeldystrophie 166
- fazioskapulohumerale 177
- okuläre 177
- okulopharyngeale 177
- progressive 176 ff
- - operative Maßnahmen 178
- - skapulohumerale 176

Sachverzeichnis

Muskelentzündung 179
Muskelerkrankung, parasitäre 181
Muskelermüdbarkeit, abnorme 178
Muskelersatzoperation 169 ff
Muskelfaserriss 181
– Regenerationsfähigkeit 193
Muskel-Gelenk-Pumpe 735 f
Muskelhärte 179
Muskelhypertrophie 179
Muskelkater 179
Muskelkräftigungsübungen bei glenohumeraler Instabilität 491
Muskeln, operative Versorgung bei Amputation 818
Muskelnarbe 182
Muskelriss 181 f, 193
Muskelschwäche 178
Muskelverknöcherung, neuropathische 180 f
Muskelverletzung 181 f
– Sportler 193
Muskelverspannung
– kyphosebedingter 365
– lumbales Syndrom 402
– Scheuermann-Kyphose 368
Muskelzerrung 181, 193
Mütterliche Erkrankung, Fehlbildung, angeborene 16
Muzin 270
Myasthenia gravis 178 f
Myasthenisches Syndrom 178 f
Mycobacterium
– leprae 361
– tuberculosis 357, 413
– – Resistenzsituation 360
Myelodysplasie, Klumpfuß 779
Myelom, multiples 255 ff, 273
– Chemotherapie 259
– – myeloablative 259
– Laborbefunde 256
– Lokalisation im Wirbel 198
– Minimalkriterien 255
– nichtosteolytisches 256
– operative Maßnahmen 259 f
– osteolytisches, generalisiertes 256
– Prädilektionsort 197 f
– Prognose 260
– Strahlentherapie 259
– Therapie 259 f
Myelomatosis s. Myelom, multiples
Myelozystozele 24
Myodese 818
Myogelose 179
Myom 300
Myopathia
– distalis juvenilis hereditaria 177
– tarda hereditaria 177
Myopathie, thyreotoxische 179
Myoplastik 818
Myositis
– acuta epidemica 179
– ossificans 286 ff
– – circumscripta 287
– – Histopathogenese 287
– – idiopathische 287
– – Klassifikation 287
– – localisata 180, 182
– – Magnetresonanztomographie 287
– – posttraumatische 287
– – progressiva 287
– – generalisata 180
Myotonia congenita 178
Myxödem 733 f

N

Nachtschmerz
– Osteoidosteom 199, 216 f
– Osteosarkom 226
– tumorbedingter 199
Nackenschmerz 392 f
– Densfraktur 441
– HWS-Schleudertrauma 438
Nagel-Becken 50
Nahreaktion, tuberkulotoxische 360
NAIP (Neuronal Apoptosis Inhibitor Protein) 165
Napoleonhut-Form 28
Narkosemobilisation, Schultersteife, primäre 515 f
Naviculo-capitate-fracture-Syndrom 566
Navikulare s. Os naviculare
van-Neck-Krankheit 315, 331
Needling, Tendinosis calcarea 509
Neer-Kapsel-T-Shift bei vorderer Glenohumeralgelenkluxation 492 f
Nekrose, Definition 649
Neolimbus 598
– durch Hüftkopfdezentrierung 588
Nerven, operative Versorgung bei Amputation 817
Nervendehnungszeichen 405
Nervenkompression, Osteochondrom 230
Nervenläsion 166 ff
– elektrophysiologische Untersuchung 168
– iatrogene 167
– Klassifikation 167
– Muskelersatzoperation 168 ff
– Schädigungsausmaß 167 f
Nervennaht 168
Nervenscheidentumor, peripherer maligner 300
Nervenstimulation 168
Nerventransplantation 168
– faszikuläre, bei Medianusdurchtrennung 171
Nervenwurzeln, zervikale 397
– – Kennmuskeln 397
Nervenwurzelreizung, Wirbelgranulom, eosinophiles 283
Nervenwurzelverletzung 443
Nervus
– axillaris
– – Läsion, Muskelersatzoperation 169
– – Neurolyse 516
– ischiadicus
– – Dehnungszeichen 405
– – Druckpunkte 405
– – Läsion, Muskelersatzoperation 173
– – mechanische Irritation 405
– – Postposition 407
– – Präposition 407
– – Verletzung
– – – neurophysiologische Untersuchung 656
– – – Spätfolgen 656
– – – bei traumatischer Hüftluxation 654 ff
– medianus
– – Kompressionsneuropathie 549 f
– – Läsion, Muskelersatzoperation 171
– peroneus
– – Lähmung 777
– – Läsion
– – – bei Kniegelenkendoprothesenimplantation 721
– – – Muskelersatzoperation 173
– – Osteochondrom 230
– phrenicus, Läsion 443
– ulnaris
– – Drucklähmung 535
– – Kompressionsneuropathie 551
– – Läsion, Muskelersatzoperation 172
– – Verlagerung in die Beugeseite 535
Nervus-accessorius-Läsion, Muskelersatzoperation 169
Nervus-femoralis-Läsion, Muskelersatzoperation 172
Nervus-gluteus-inferior-Läsion, Muskelersatzoperation 172 f
Nervus-gluteus-superior-Läsion, Muskelersatzoperation 172 f
Nervus-musculocutaneus-Läsion, Muskelersatzoperation 170 f
Nervus-radialis-Läsion, Muskelersatzoperation 170
Nervus-thoracicus-longus-Läsion, Muskelersatzoperation 169
Nervus-tibialis-Läsion, Muskelersatzoperation 173
Neuralgie, Definition 406
Neurilemmom 269
– intraossäres 269
Neurinom 300
– Wirbelsäulenbereich 85
Neuroblastom 300
Neurofibrom 269, 298
– intraspinales 386
– periostales 85
Neurofibromatose 84 f, 269
– intraossäre 63
– Sarkomentstehung 198
– Skelettbefall 84 f
– Skoliose 386
– Unterschenkelpseudarthrose, angeborene 63, 84 f
Neurolues 161 f
Neurom, interdigitales 802 f
Neuronal Apoptosis Inhibitor Protein 165
Neuropathie
– periphere, Ulzera 740
– ulnare 535
Neuropraxie 167
Neurotmesis 167
Nidus 216 f, 427
Nidusentfernung 219
Niemann-Pick-Krankheit 89
Niereninsuffizienz, Osteopathie 116
Nievergelt-Syndrom 41
Non-Fusion-Fehlbildung, Wirbel s. Wirbelbildungsstörung
Non-Hodgkin-Lymphom 253 ff
Non-Labrum-Läsion, Glenohumeralgelenk 487
Non-Outlet-Impingement 497 f
Non-Segmentation-Fehlbildung, Wirbel s. Wirbelsegmentationsstörung
Normalrücken 389
Nucleus pulposus 390

O

O'Brien-Test 510
O-Bein s. Genu varum
Oberarm s. Humerus
Oberarmamputation 823 f
– Prothesenversorgung 824
– Winkelosteotomie nach Marquart/Neff 824
Oberarmkopf s. Humeruskopf
Oberarmprothese, myoelektrisch gesteuerte 820
Oberarmstumpf
– angeborener 36
– langer, Prothesenversorgung 824
Oberflächenfingerbeuger 576
Oberflächensensibilität 393
Oberschenkel s. auch Femur
Oberschenkelamputation 821
– Prothesenversorgung 821
Oberschenkelprothese 819, 821
Oberschenkelschmerz bei zementlosem Prothesenschaft 637
Oberschenkelstumpf, angeborener 51
Ödem
– generalisiertes 733
– prätibiales 737
– subfasziales 742
Okzipitalwirbel 20
Okzipitozervikaler Übergang, Fehlbildung 19 f
Olekranonfraktur 537 f
– dislozierte 537
– Wachstumsalter 543
Olekranonsporn, traumatisierter 533
Oligoarthritis
– frühkindliche 145
– HLA-B27-assoziierte 145
Oligodaktylie
– Fuß 51, 62
– Hand 45 f
Ollier-Krankheit s. Enchondromatose
Omarthritis s. Schultergelenk, Arthritis
Omarthrose 519 ff
– primäre 519
– sekundäre 519 f
Ombrédanne-Linie 596
Omer-Plastik 171
Operationsrisiko
– aufklärungspflichtiges 826
– eingriffsspezifisches 826
Oppenheim-Tobler-Myotonie 178
Orbitadysplasie 85
Orthese, funktionelle, Zerebralparese, infantile 155
Ortolani-Test 586 f
Os
– capitatum, Fraktur 566
– centrale
– – bipartitum 48
– – carpi 48
– cuboideum
– – secundarium 66
– – Verletzung 812
– hamatum, Fraktur 566
– ilium, Unterrand, Hüftgelenksonographie 589, 592 f
– lunatum
– – bipartitum 48
– – Fraktur 565
– – Luxation 566
– – Osteonekrose 315, 332, 343 f
– naviculare
– – bipartitum 330
– – externum 66
– – Fraktur 811 f
– – Nekrose, avaskuläre 315, 329 f
– – secundarium 66
– odontoideum 20, 442
– paratrapezium 48
– peroneum 67
– pisiforme
– – Fraktur 566
– – Osteonekrose 332
– – secundarium 48
– radiale externum 48
– scaphoideum
– – arterielle Versorgung 564
– – bipartitum 48

Sachverzeichnis

– – Fragmentnekrose 565
– Fraktur 563 ff
– – – Einteilung 563
– – – Lokalisation 564
– – – Röntgendarstellung 563 f
– – – – stabile 564
– – Osteonekrose 315, 331, 344
– – Pseudarthrose 565
– – Querfraktur 563, 565
– Resektion 569
– Schrägfraktur 563 ff
– styloideum 48
– subfibulare 66
– subtibiale 66
– supracalcaneum 66
– supranaviculare 66
– supratalare 66
– sustentaculi 66
– tibiale externum 66 f
– trapezium
– – Fraktur 566
– – Resektion 546
– trapezoideum
– – Fraktur 566
– – secundarium 48
– triangulare 48
– trigonum 65
– triquetrum
– – bipartitum 48
– – Fraktur 565
– trochleare calcanei 66
– ulnare externum 48
Osgood-Schlatter-Krankheit 315, 328
Os-naviculare-Boden-Abstand 782
Ossa cuneiformia
– Nekrose, avaskuläre 331
– Verletzung 812
Os-scaphoideum-Os-trapezium-Arthrose 545 f
Ossiculum terminale 398, 442
Ossifikation, heterotope, nach Hüfttotalendoprothesen-Implantation 637
Ossifikationsstörung 190
Osteitis chronica fibrosa s. Osteochondrosis dissecans
Osteoblastom 216, 220 f
– aggressives 221
– multiples 221
– osteolytische Zone 220
– Schmerz 220
– Therapie 221
– vertebrales 198
– zervikalvertebrales
– – Computertomographie, 3-D-Rekonstruktion 1 f
– – Nativröntgenaufnahme 1 f
Osteochondritis
– deformans juvenilis dorsi s. Scheuermann-Kyphose
– vertebralis 331
Osteochondrodysplasie 16, 69 ff
Osteochondrodystrophie, Skoliose 387
Osteochondrom 230
– maligne Entartung 243
Osteochondromatose 307, 519
– hereditäre 231
Osteochondrome, multiple, hereditäre 231
Osteochondrosis
– deformans juvenilis coxae s. Perthes-Legg-Calvé-Krankheit
– dissecans 346 ff
– – Ellbogen 332
– – Kernspintomogramm 347
– – Lokalisation 346
– – oberes Sprunggelenk 758
– – posttraumatische 347
– – Röntgenbild 346
– – Stadien 347
– ischiopubica 315, 331

– vertebrae 391
Osteodensitometrie 97
Osteodestruktion, tuberkulöse 359
Osteodystrophia
– deformans 82, 117 ff, 286
– – Beckendeformität 447
– – maligne Entartung 119, 198, 265 f, 273 f
– – Prognose 119
– – Röntgenbefund 118 ff
– fibrosa generalisata 110, 115, 286
Osteodystrophie
– fibröse 116
– – lokalisierte s. Knochenzyste, juvenile, einkammrige, solitäre
– renale 116
Osteofibrom 221
– Röntgenbefund 203
Osteofibrosa localisata 82
Osteofibrosis deformans juvenilis 82
Osteogenesis imperfecta 74 ff
– Genbehandlung 76
– Klassifikation 75 f
– Pränataldiagnostik 76
– Typ letalis 76
Osteoidosteom 216 ff
– Computertomographie 217 f
– Diagnostik, bildgebende 217 ff
– Gelenkbeteiligung 217
– Handwurzelknochen 554
– kortikales 217 f
– Magnetresonanztomographie 217 f
– multiples 221
– Nidus 216 f
– Nidusentfernung 219
– Prädilektionsort 217
– Randsklerose 216
– Röntgenbefund 217 ff
– Schmerz 199, 216 f
– Skelettszintigraphie 218
– Skoliose 371
– spongiöses 217 f
– subperiostales 217, 219
– symphysäres 448
– Therapie 219 f
– vertebrales 198, 419 f
Osteoklasten
– Funktionsstörung 77
– Knochenmetastasenentstehung 290
Osteoklastom s. Riesenzelltumor
Osteolyse
– Adamantinom 272
– Chondrom 232
– exzessive, Osteodystrophia deformans 118
– Fibrom, desmoplastisches 264 f
– Frakturgefahreinschätzung 258
– Granulom, eosinophiles 282 f
– Leiomyosarkom, primäres 268
– Liposarkom 268
– Lymphom, malignes, primäres 253 f
– metaphysäre 355
– Osteoblastom 220
– Plasmazellenosteomyelitis 355
– Plasmozytom 256 f
– Polyarthritis, chronische 135
– progressive, ausgedehnte 263
– Riesenzellgranulom 289
– röntgenologische Darstellbarkeit 291
Osteolysen, multiple 285
Osteom 221
– elfenbeinartiges 221
– medulläres 221
– parossales 221
Osteomalazie 102 ff, 107 f
– Definition 102

– bei Neurofibromatose 85
– Pathohistologie 108
– Röntgenbefund 107
– Skelettmasse 92
Osteome, multiple 221
Osteomyelitis 284, 351 ff
– akute 351 ff
– – Gelenkeinbruch 353
– – hämatogene 351 f
– – Kindesalter 351 f
– – Röntgenbild 351 f
– chronische 353 ff
– – Knochenresektion 354
– Klassifikation 351
– nichteitrige, sklerosierende 356
– postoperative 354 f
– subakute 355
– syphilitische 363
Osteonekrose, Kniegelenkbereich 342
Osteonenfragmente, Mosaikmuster 118
Osteopathia
– hyperostotica 80
– striata 80
Osteopathie
– hormonelle, komplexe 117
– Iliosakralgelenk 451 f
Osteopenie 92
Osteopetrose 77 f
Osteopetrosis
– congenita 77
– tarda 77
Osteophyt
– Hüftgelenkflächen 611
– Kniegelenkflächen 708
– I. Metatarsalköpfchen 798
– Talus 764 f
Osteopoikilie 79
– streifige 79
Osteoporomalazie 96, 98, 107
Osteoporose 91 ff, 110 ff
– Cushing-Syndrom 112
– DAGO-Leitlinien 96
– Definition 91
– Diagnostik, bildgebende 96 ff
– Fast Bone Loser 95, 100
– Frakturlokalisation 92
– frühes Erwachsenenalter 93 f
– gastrointestinal bedingte 100
– glucocorticoidbedingte 112
– Hypogonadismus 102, 111
– idiopathische 93 f
– juvenile 93 f
– Klassifikation 92
– Kreuzschmerz 404
– lokale 98, 101
– maligne Erkrankung 100
– des Mannes 102
– Osteodensitometrie 97
– Osteogenesis imperfecta 74 f
– postmenopausale 93, 95
– – Labordiagnostik 98
– – maligne 94 f
– – Pathophysiologie 93
– Risikofaktoren 92
– rheumatische Erkrankung 100
– sekundäre 100 ff
– senile 93, 95 f
– – Frakturlokalisation 95
– – Skelettmasse 92
– Slow bone loser 100
– Therapie 99 f
– transitorische 102
– Typ I 93 f
– Typ II 93, 95 f
Osteoporosis circumscripta 120
Osteosarkom 222 ff, 284
– Amputation 211
– Chemotherapie 213 ff, 227 f
– – adjuvante 214
– – neoadjuvante 214
– – – Tumoransprechrate 215

– chondroblastisches 222
– – differenziertes 5 f
– Computertomographie 226
– Diagnostik, bildgebende 223 ff
– diaphysäres, Spaceholder 229
– extraossärer Teil 226
– extraskelettäres 229
– fibroblastisches 222
– Gadoliniumaufnahme unter Chemotherapie 6 f
– Gelenkbeteiligung 226
– intrakortikales 222
– intraossäres 225
– – beim Kind 229
– kleinzelliges 222, 225
– kniegelenknahes 228
– Lungenmetastase 296
– Magnetresonanztomographie 5 f, 205, 226 f
– – Kontrastmittelapplikation, dynamische 6
– Malignitätsgrad 222
– medulläres 222 f
– Metastasierung 213
– multifokales 225
– osteoblastisches 222
– osteolytisches 214
– parossales 204
– parostales 225
– – Magnetresonanztomographie 5
– periostales 225 f
– peripheres 222, 225 ff
– Prädilektionsort 197 f, 222
– Prognose 229
– Prognosefaktor 215
– Röntgenbild 203 f, 223 ff
– Schmerz 226
– Skip lesions 226
– Strahlentherapie, palliative 215
– teleangiektatisches 222, 224 f, 278
– Therapie 223 ff
– – Indikation 227
– – operative 228 f
– Thorium-bedingtes 198
– zentrales, medulläres 205
Osteosclerosis
– condensans disseminata 79
– disseminata familiaris 79
Osteosis eburnisans monomelica 78 f
Osteosklerose, streifenförmige 78
Osteosynthese s. auch Marknagelung; s. auch Plattenosteosynthese; s. auch Zugschraubenosteosynthese
– Knochentumorbehandlung 213
Osteosynthesematerial, Osteomyelitis, chronische 353
Osteotomie s. auch Femurosteotomie
– bei chronischer Polyarthritis 137
– bei Hallux valgus 792 ff
– bei Perthes-Legg-Calvé-Krankheit 320 f
– bei rachitischer Deformität 106
Ostgeopathie, hormonell bedingte 109 ff
Ostitis
– condensans 451
– – Sternoklavikulargelenk 477
– deformans s. Osteodystrophia deformans
– fibrosa localisata s. Knochenzyste, juvenile, einkammrige, solitäre
– pubis 447 f
Östrogenabfall, postmenopausaler 93, 95
Otopalatodigitales Syndrom 86

Outlet-Impingement 497 f
Oxalatarthropathie 131
Oxalatgicht 131
Oxipurinol 130

P

Paget-Krankheit s. Osteodystrophia deformans
Paget-Sarkom 198, 273 f
Paget-Syndrom s. Dysplasie, fibröse
Pallidum-Syndrom 162
Palmarfaszienverhärtung 551
Palm-up-Test 510
Palpationstest, Bizepssehne, lange 510
Panaritium
– articulare 547
– ossale 352
– periunguale 547
– subcutaneum 547
– subperiostale 547
– subunguale 547
– tendinosum 548
– tendovaginale 548
Pancoast-Syndrom 398
Pancoast-Tobias-Syndrom 398
Panner-Krankheit 315, 332
Paragangliom, malignes 300
Paralysis agitans 162
Paraneoplastisches Syndrom 178
Paraprotein 255 f
Paratenonitis 185
– crepitans 548
Parathormon 110, 114
Parathormonresistenz 113
Parathyreoidektomie 116
Parker-Test 386
Parkinson-Krankheit 162
3-Pasen-Skelettszintigraphie, Wirbeltumor 423
Patella
– Ossifikationsvariante 329
– Osteochondrosis dissecans 315, 329, 346
– Palpation 682
– partita 674 f
– Tangentialaufnahme 682
– tanzende 682
– Vermessung, radiologische 683
Patellaabscherfraktur 724
Patellaaplasie 674
Patellaersatz bei Kniegelenkendoprothesenimplantation 718
Patellafacettenwinkel 683
Patellafehlbildung, angeborene 674 f
Patellaform 681 ff
Patellafraktur 726 f
– AO-Klassifikation 727
– dislozierte 727
Patellahochstand, infantile Zerebralparese 158
Patellahypoplasie 674
Patellalateralisation 681 ff
– Therapie 684
Patellaluxation 681 ff
– angeborene 674
– Begleitverletzung 681
– habituelle 681 f
– Kind 684
– Patellektomie 685
– Musculus-vastus-medialis-Transfer 684
– Raffung, mediale 684
– Retinakulotomie. laterale 684
– rezidivierende 681
– Roux-Goldtwait-Operation 684 f
– Therapie 683 f
– traumatische 681

– Tuberositas-tibiae-Versetzung 684
Patellapolabriss 726
Patellarsehnenansatztendinose 686
Patellarsehnenreflex 406
Patellarsehnentransplantat, Kreuzbandplastik, vordere 702 f
Patellasehnenruptur 183
Patellaspitzensyndrom 686
Patellasubluxation 681 ff
– Therapie 684
Patientenaufklärung 825 ff
– bei Behandlung von Kindern/Jugendlichen 828
– Durchführung 827 f
– bei mangelnder Einsichtsfähigkeit des Patienten 828
– Patientenzufriedenheit 829
– Risiko, forensisches 829
– therapeutische 828 f
– Verzicht 828
– Zeitpunkt 827
– Zuständigkeit 827
Pattre-Zeichen 503 f
Pavlik-Bandage 597 f
Payr-Druckpunkt 743
PBM (Peak-Bone-Mass) 93 f
Peak-Bone-Mass 93 f
Pectus
– carinatum s. Kielbrust
– excavatum s. Trichterbrust
Pedogramm 762, 782
Peloidpackung 396
Perforansvenen 735
– Ausschaltung, operative 739
Periarthritis
– coxae 186, 622 f
– humeroscapularis 398, 496
Periarthropathia humeroscapularis 398, 496
Periarthrosis coxae 186, 622 f
Periostreaktion, zwiebelschalenförmige 203 f
Peripheral conventional Osteosarcoma 225
Peromelie 36
Peronealsehnenluxation 768 f
Peroneusersatzoperation 173, 778
– Nachbehandlung 779
Peroneuslähmung, Osteochondrom 230
Perthes-Krankheit s. Perthes-Legg-Calvé-Krankheit
Perthes-Läsion, Glenohumeralgelenk 487
Perthes-Legg-Calvé-Krankheit 190, 315, 317 ff
– Ätiologie 317 f
– Beckenosteotomie 320
– Containment-Therapie 320 f
– Differenzialdiagnose 320
– Gefäßeinengung 317 f
– Head-at-Risk-Zeichen 318
– Hüftkopfzentrierung 320 f
– Initialstadium 318
– Koxarthrose 613 f
– Magnetresonanztomographie 318 ff
– Stadieneinteilung 318 ff
– Prognose 321
– Röntgenbild 318 f, 321 f
– Varisierungsosteotomie, intertrochantäre 320 f
Pes
– adductus congenitus 785
– calcaneoexcavatus 785
– cavus s. Hohlfuß
– equinovarus
– – adductus et excavatus 773
– – congenitus s. Klumpfuß, angeborener

– – equinus s. Spitzfuß
– – excavatus s. Hohlfuß
– – metatarsus varus congenitus 785 f
– – planus s. Plattfuß
– – transversoplanus 789 f
– – transversus 789 f
– – valgoplanus s. Knickplattfuß
PET (Positronenemissionstomographie) 8, 424
– Tumordiagnostik 206
– Tumorrezidivdiagnostik 206 f
– Weichteiltumor, maligner 303
Pfannendach
– Aufbaustörung, Dysostosis epiphysaria 447
– Neolimbus 588
– Sekundärmulde 588
– Veränderung durch Hüftkopfdezentrierung 588
Pfannendachanteil, tragender, Hüftgelenksonographie 589, 592
Pfannendachknorpel, Verdängungsrichtung 589
Pfannendachosteom 221
Pfannendachplastik 602, 625
Pfannendachremodellierung, Säuglingshüftgelenk 599
Pfannendachwinkel 596
Pfannendreieck, approximatives 631 f
Pfannen-Inlay 627
Pfannenöffnungswinkel 606
Pfannenummeißelung, sphärische, bei Hüftluxation 610
Pfaundler-Hurler-Syndrom 88
Pfeilerfraktur
– dorsale 645 f
– ventrale 645 f
Pflegebedürftigkeit, Schweregrade 832
Pflegeversicherung 832
Phakomatose 84
Phalangenosteonekrose 315, 332
Phalanx hallucis valga congenita 64
Phalen-Test 550
Phantom Bone 263
Phantomschmerz 824
Phlebitis
– migrans 741
– saltans 741
Phlebographie 743
Phlebothrombose 742 ff
– bei Beckenfraktur 459
– Differenzialdiagnose 743
– postoperative 742
– rezidivierende 742
– Schmerzprovokationstest 743
– Therapie 743 f
Phlegmasia coerulea dolens 742
Phokomelie 39 f
Phosphatase, alkalische
– – Knochentumor 199
– – Osteodystrophia deformans 118
Phosphatdiabetes 85
Photoablation, arthroskopische 689
Photoaktive Substanz, Synoviorthese 690
Pigmentnävi, Neurofibromatose 84
Pilonfraktur 558
Pilonidalzyste 449 f
– Operationstechnik 450
Pilon-tibial-Fraktur 754 f
– AO-Klassifikation 754 f
– Röntgenbild 754
Pinless-Fixateur 750
Pirogoff-Amputation 822
Pivot-Shift-Phänomen 698 f
Plantarfaszientenotomie 788

Planung, präoperative
– – Computertomographie, 3-D-Rekonstruktion 1
– – Real Prototyping 3
Plasmacell-labeling-Index 260
Plasmazellen 255
Plasmazellenosteomyelitis 355
Plasmazellmyelom s. Myelom, multiples; s. Plasmozytom
Plasmozytom 255 ff
– Differenzialdiagnose 259
– extraossäres 256
– Häufigkeit 255
– Histologie 256
– Laborbefunde 256
– Magnetresonanztomographie 258
– Prädilektionsstellen 255
– Resektion 259
– Röntgenbefund 257 f
– solitäres 256
– – Strahlentherapie 216
Platte, trochanterstabilisierende 665
Plattenarthrodese, Schultergelenk 522
Plattenepithelkarzinom, Hand 553
Plattenepithelzyste 289
Plattenosteosynthese
– epieriostale, perkutane 749
– Femurschaftfraktur 667 f
– Unterarmschaftfraktur 555 f
– Unterschenkelschaftfraktur 749
Plattfuß 762, 779 ff
– angeborener 779 ff
– – Dokumentation, radiologische 780
– – Reposition der Luxation 780
– – Belastungsaufnahme 782
– – Einlagenfertigung 782
– – konservative Maßnahmen 782 f
– – operativer Eingriff 783
– – schmerzhafter 782
Plattwirbel, Osteoporose 96 f
Platypodie s. Plattfuß
Platyspondylie 145
Plexus brachialis, Neurolyse 516
Plicasyndrom 685 f
PNET (primär neuroektodermaler Tumor) 248, 252
PNF (propriozeptive neuromuskuläre Fazilitation) 154 f
Podagra 128
Podogramm 762, 782
Poliomyelitis 162 ff
– Genu recurvatum 680
– Muskeldiagnostik 163 ff
– Skoliose 381
– Stadien 163
Pollex rigidus 549
Polyarthritis
– chronische (s. auch Arthritis, rheumatoide) 132 ff
– – akut beginnende 132 f
– – ARA-Klassifikation 135
– – Arthrose 123, 134
– – Basistherapeutika 137
– – Definition 132
– – Fußbeteiligung 804
– – Gelenkpunktatuntersuchung 136
– – HLA-B27-Assoziation 139
– – Laborbefund 136
– – Osteoporose 98, 100
– – Prodromalsymptome 132
– – Prognose 138
– – Röntgenbefund 135
– – Schultergelenkbeteiligung 518
– – Steinbrocker-Einteilung 135
– – Sternoklavikulargelenkbeteiligung 477
– – symmetrische 133, 135

Sachverzeichnis

– – Therapie
– – – konservative 137
– – – operative 137
– – Verlauf 134
– seronegative, juvenile 145
– seropositive, juvenile 145
Polyarthrose 136
Polydaktylie
– axiale 44
– Fuß 59 ff
– Hand 44 f
– Klassifikation 45
– postaxiale 44
– präaxiale 44
– radiale 44
– ulnare 44
– zentrale, Hand 44
Polymyositis 179
Poncet-Krankheit 360
Positronenemissionstomographie 8, 424
– Tumordiagnostik 206
– Tumorrezidivdiagnostik 206 f
– Weichteiltumor, maligner 303
Postpoliosyndrom 164
Postthrombotisches Syndrom 737, 742 ff
PPAC (progressive pseudorheumatoide Arthritis im Kindesalter) 145
pQCT (periphere quantitative Computertomographie) 97
Prähallux 66
Pratt-Warnvenen 742
Preisser-Syndrom 315, 331
Press-belly-Test 503 f
Press-fit-Pfanne 631
Prévot-Nägel 668
Primärherd, tuberkulöser 413
Primärkomplex, tuberkulöser 357
Privatversicherung 831 ff
Privot-Shift-Test 488 f
Probeexzision 207 f
– Komplikation, perioperative 208
Processus
– lateralis tali, Fraktur 805
– posterior tali, Fraktur 805
– trochlearis calcanei, schmerzhafter 768
– uncoformis 396
Prognathie 111
2-D-Projektionsverfahren 1
Prostatakarzinommetastase 296
Protein C 318
Protein, C-reaktives, Polyarthritis, chronische 136
Protein S 318
Prothese, myoelektrische 819 f
Protrusio acetabulae coxae 315, 327 f
– genuine 53
– Koxarthrose 613 f
– Osteodystrophia deformans 118
– physiologische 53
– rheumatische 135
– sekundäre 53
Pseudarthrose
– Dens 20
– Femur 665
– Fibula 63
– iliofemorale 453
– Metatarsale V 814
– Os scaphoideum 565
– Schenkelhals 662
– Schlüsselbein 481
– Talus 808
– Ulna 557
– Unterschenkel 62 ff, 84 f
Pseudoameloblastom s. Adamantinom
Pseudo-Codman-Triangle 147
Pseudo-Cushing-Syndrom 102

Pseudogicht
– Arthropathie 130 f
– Schultergelenk 523
Pseudogichtanfall 130
Pseudohypoparathyreoidismus 113 f
Pseudo-Madelung-Deformität 49, 552
Pseudopseudohypoparathyreoidismus 114
Pseudopubertas praecox 111
Pseudospondylolisthesis 28 f
Pseudotumor, hämophiler 146
Pseudo-Vitamin-D-Mangel-Rachitis, hereditäre 106
Psoriasisarthritis 143 f
Psoriasisarthropathie 143 f
– Basistherapie 144
– Befallmuster 143
Pterygoarthromyodysplasia congenita, Kniegelenk-Streckkontraktur 674
PTZ-Ausgangswert (Prothrombinzeit-Ausgangswert) bei oraler Antikoagulation 744
Pubertas praecox 82, 111, 117
Pulley-Läsion 513
Pulssteigerung, postoperative 742
PVNS s. Synovitis, villonoduläre, pigmentierte
Pyle-Syndrom 80
Pyoderma gangraenosum 740 f
Pyramidenbahndegeneration 165 f
Pyramidenbahnläsion 150
Pyridinolin-Crosslinks 98
Pyridostigminbromid 179

Q

Quadrizepssehne
– Ansatztendinose 686
– Ruptur 183
Quadrizepstraining 683
Querschnittlähmung 443 f
– Behandlung 444
– Chordom 270
– Diagnostik 443 f
– Klippel-Feil-Syndrom 31
– Muskelverknöcherung 180
– Pathogenese 443
– Rehabilitation 444
– Spondylitis, tuberkulöse 414
Querschnittläsion 443
– Operationsindikation 444
– traumatisch bedingte, Stabilisierung, operative 434
de Quervain-Tendovaginitis 548
Q-Winkel 682

R

Rachitis 102 ff
– nichthypovitaminotische 103, 106
– Prophylaxe 103
– renale 104 ff
– Therapie 103, 106
– Vitamin-D-refraktäre 106
Rachitisbecken 447
Radialislähmung
– hohe 170
– tiefe 170
Radioisotopensynovektomie 519, 690
Radiokarpalgelenk, Arthrosis deformans 545
Radiosynoviorthese 519, 690
Radioulnargelenk
– distales, Arthrose 545 f

– proximales, Aplasie 41
– Versorgung bei Galeazzi-Fraktur 558
– Verletzung 558
Radioulnarsynostose 530
Radius, verkürzter 50
Radiusbasis, Riesenzelltumor 245 f
Radiusdefekt 38
Radiusepiphyse, distale, Wachstumsstörung 50, 552
Radiusepiphysenlösung, distale 562
Radiusflexionsfraktur
– distale, Behandlung 561 f
– Einteilung 558
Radiusfraktur
– distale 558 ff
– – Behandlung, geschlossene, funktionelle 559
– – Einteilung 558
– – Extension 559 f
– – extraartikuläre 559
– – Hochenergietrauma 558, 561
– – intraartikuläre 559
– – Operationsindikation 559, 561
– – Reposition nach Böhler 559 f
– – Röntgenaufnahme 559
– – Therapie 559 ff
– dorsale 558
– – Behandlung 561
Radiushalsfraktur 538
– Wachstumsalter 542 f
Radiusköpfchen
– Epiphysenlösung 542 f
– Fraktur 538
– – transepiphysäre 543
– – Wachstumsalter 542 f
– Konvexität 530
– Luxation
– – angeborene 529 f
– – Monteggia-Fraktur 544, 557
– Meißelfraktur 538
– Nekrose 315, 332
– Subluxation, Wachstumsalter 544
– Verletzung, Wachstumsalter 543
Radiusmetaphysenfibrom, desmoplastisches 265
Radiusschaftfraktur
– isolierte 557
– mit Ulnaschaftfraktur s. Unterarmschaftfraktur
Radius-Ulna-Längendifferenz 545
Rahmenwirbel 77
Rami nutritii capitis
– distales 649 f, 662
– proximales 649, 651
Randosteophyt 708
Rauber-Zeichen 708
Raumforderung, intraspinale 411 f
Raynaud-Syndrom 554
Real Prototyping 2 f
von-Recklinghausen-Krankheit s. Neurofibromatose: s. Osteodystrophia fibrosa generalisata
Reflexentwicklung 150 f
Rehabilitation, Sportler 196
Reimers-Migrationsindex, Hüftgelenk-Röntgenaufnahme 158
Reiskörnerhygrom 186
Reiten, therapeutisches 155
Reiter-Syndrom 138 f, 142
Reithosenanästhesie 406
Rekurvatum-Test 699
Relocation-Test 488
Renal-tubuläre Funktionsstörung, Osteomalazie 104
Rentenversicherung, soziale 834
Replantat, Konservierung 575

Replantation 574 f
Replantationsfähigkeit des Patienten 574
Replantationsrisiko 574
Replantationswürdigkeit 574
Resektionsarthroplastik, metatarsophalangeale 804
Resektionsinterpositionsarthroplastik, Schultergelenk 519
Retentionsorthese, Hüftgelenkentwicklungsstörung 598 f
Retikulumzellsarkom 253 ff
Retinaculum
– extensorum 579
– flexorum 577
Retinakulotomie
– arthroskopische 689
– laterale 684
Retrolisthese 29
Retropatellararthrose 682, 707
Rezeptorschmerzen 393
Rhabdomyosarkom 300
– Angiogramm 303
– chromosomale Veränderung 299
– Computertomogramm 303
– Magnetresonanztomographie 303
Rheumafaktor 135 f
Rheumaknoten 134 f
Rheumaschulter s. Schultergelenk, Arthritis, rheumatoide
Rheumatische Erkrankung s. auch Arthritis, rheumatoide; s. auch Polyarthritis, chronische
– Fußbeteiligung 804
– Lumbalgie 404
– Osteoporose 100
Rhizarthrose 545 f
– Häufigkeit 546
Ribbing-Krankheit 74
Riesenwuchs 110 f
– falscher 61
– Finger 45
– Fuß 51, 61
– gekreuzter 61
Riesenzellen, mehrkernige 245, 263
– Chondroblastom 235
– Synovitis, noduläre, lokalisierte 306
– Vorkommen 244 f
Riesenzellgranulom 289
– intraossäres, reparatives 289
Riesenzelltumor 200, 244 ff, 278
– aggressives Wachstum 247
– Computertomographie 246
– Grading 247
– Häufigkeit 245
– Histologie 245 f
– Klavikula 477
– Knochendestruktion 246 f
– Magnetresonanztomographie 246
– maligne Entartung 248
– Prädilektionsstellen 245
– Prognose 248
– Rezidivhäufigkeit 248
– Röntgenbild 246 f
– vertebraler 426
Rippenbuckel 370 f
– Korrektur 380
Rippenspontanfraktur, Granulom, eosinophiles 283
Rippstein-II-Aufnahme, Hüftdysplasie 605
Risiko, forensisches, Patientenaufklärung 829
Risikoaufklärung 825 ff
– Umfang 826 f
Risser-Zeichen 373
Robert-Becken 50
Röhrenknochen, überlange 86

Sachverzeichnis

Röhrenknochenverbiegung
- Dysplasie, fibröse 83
- Osteodystrophia deformans 117f
- Osteogenesis imperfecta 75
Rolando-Fraktur 570f
Rollstuhl, Zerebralparese, infantile 155
Rosenkranz, rachitischer 103
Roser-Ortolani-Schnappzeichen 587
Rotationsberstungsbruch, vertebraler 430
Rotationskeilbruch, vertebraler 430
Rotationsosteotomie bei ischämischer Hüftkopfnekrose 338
Rotationsspaltbruch, vertebraler 430
Rotatorendefektarthropathie 523
Rotatorenintervall 511
Rotatorenintervallschlinge, Läsion 506, 513
Rotatorenmanschette 511
- Intervallläsion 506, 513
- Intervallverengung 514
- Läsion, Glenohumeralgelenkluxation, vordere 487
- Massendefekt 502, 523
- - Operationsverfahren 506
- Rekonstruktion 519
- - operative 506f
Rotatorenmanschettenruptur 501ff
- Arthroskopie 504
- degenerative 502
- Differenzialdiagnose 504
- Form 503
- Größe 502
- Kausalzusammenhang 507
- Klassifikation 503
- komplette 501, 506
- Lokalisation 502
- Magnetresonanztomographie 504
- partielle 501f, 506
- Pathomechanik 502
- Röntgenuntersuchung 504
- Schweregrad 502
- Sehnenqualität 503
- Sonographie 504
- Therapie
- - konservative 504
- - operative 504, 506f
- - traumatische 502
Rotatorenmanschettenendopathie 502
Rotatorenmuskeln, Kraftprüfung 503f
Röteln, mütterliche, Fehlbildung, angeborene 16
Roux-Goldtwait-Operation 684f
Rückenmark
- Dekompression 444
- - dorsale, bei Wirbeltumor 425
- Durchtrennung, Verletzung, atlantookzipitale 440
- Kompression
- - Klippel-Feil-Syndrom 31
- - Skoliose, angeborene 30
- - Wirbelmetastase 423
- Spaltbildung, Entstehungsperiode 14
- Spaltung 26
- Tumor, Skoliose 384
- Tumorentfernung, Skoliose 384
- Verletzung, Skoliose 384
Rückenschmerzen
- Osteoporose, senile 96
- Wirbelmetastase 423
Rückfußstumpf, Prothesenversorgung 823
Rückfußvalgusstellung, infantile Zerebralparese 159

Rückfußvarusstellung 759
Rucksackverband 480
Rumpf, verkürzter 21
Rumpfüberhang 371
Rumpfverkürzung, Spondylolisthesis 27
Rundrücken 388f
- fixierter 367
- hoher 96
Rundzellensarkom 248f
Rutschtest 368

S

Sakralisation 20, 22, 403
Sakroiliakalgelenk s. Iliosakralgelenk
Sakroiliitis
- Spondylitis ankylosans 451
- Tuberkulose 451
Sakrumaplasie 50
Sakrumfraktur 456, 458
Salter-Beckenosteotomie 608
- Perthes-Legg-Calvé-Krankheit 320
Sandwich-Wirbel 78
Sanuhrgeschwulst 85
Sarkoidose 361
Sarkom
- epitheloides 307
- fibromyxoides, niedrigmalignes 300
- Metastase, pulmonale 295
- bei Osteodystrophia deformans 119, 198, 265f, 273f
- synoviales 553
- - chromosomale Veränderung 299
- undifferenziertes 269
Sauerbruch-Arm 819
Sauerstoffmangel, Fehlbildung, angeborene 16
Säuglingshüftgelenk 588ff
- Arthrographie 596
- Computertomographie 596f
- Dysbalance, neuromuskuläre 592
- Instabilität, sonographische 591
- Magnetresonanztomographie 596f
- Perichondrium, aufwärts verlaufendes 591f
- Pfannendachremodellierung 599
- Pseudodezentrierung 595
- Röntgenbild 595f
- - Beurteilung der Femurstellung 596
- - Lagerung des Kindes 596
- - Messtechnik 596
- Sonographie 585, 587f
- - Befundverschlechterung, nachträgliche 592
- - sonographische Typen 589ff
- Stresstest 591
- - Terminologie 588
- - α-Winkel 589ff, 596
- - Beziehung zum AC-Winkel 592
- - β-Winkel 589ff
Säuglingshüftsonographie s. Hüftsonographie
Säuglingskoxitis 352
Säuglingsosteomyelitis 352
Säuglingsrachitis 103, 105f
Säuglingsskoliose 374
Scaphoid nonunion advanced Collaps 569
Scaphoideo-lunatum advanced Collaps 569
Schädel
- Entwicklung 12

- Schrotschussdefekte 256f
Schädelbasissklerosierung 74
Schädelgranulom, eosinophiles 283
Schädelverformung, Osteodystrophia deformans 118ff
Schambeinosteotomie 609
Schanz-Schrauben, transpedikuläre 434
Schaukelfuß 774, 780
Schaumzellen 282
Scheibenmeniskus 695
Schenkelhals
- Abduktionsfraktur 659ff
- - stabile 652
- Adduktionsfraktur 661f
- Drehfraktur 659
- Valgusfraktur 659ff
- Varusfraktur
- - instabile 661f
- - mediale, dislozierte 651
Schenkelhalsachse-Femurschaftachse-Winkel (CCD-Winkel) 605f
Schenkelhalschondrosarkom, Beckenbeteiligung 241
Schenkelhalsfraktur 659ff
- Ätiologie 659
- basisnahe 663
- dislozierte 663
- eingestauchte 659ff
- bei Hüftkopffraktur 658
- Hüftkopfgefäßschädigung 651f
- instabile 661f
- intertrochantäre 663
- intrakapsuläre 663
- Korrekturosteotomie beim Kind 663
- Osteomalazie 107
- Spätfolgen 662
- Stabilität 659
- subkapitale 659ff
- transzervikale 663f
Schenkelhalsgranulom, eosinophiles 283
Schenkelhalsosteotomie bei Epiphysiolysis capitis femoris juvenilis 326
Schenkelhalsplasmozytom 257
Schenkelhalspseudarthrose 662
Schenkelhalswinkel 605f
Scheuermann-Kyphose 367ff, 391
- Häufigkeit 367
- Korsettversorgung 369
- lumbale 368f
- Magnetresonanztomographie 368
- Röntgenbild 368
- Sport 190
Schiefhals (s. auch Torticollis) 465ff
- bei Facettensubluxation 469
- Halswirbelosteoblastom 220
- muskulärer 465ff
- - Diagnose 466
- - genetische Faktoren 466
- - Operationsindikation 467
- - Operationstechnik 467f
- - Physiotherapie 467
- - Pränataldiagnostik 466
- neurogener 469
- okulärer 469
- ossärer 20, 468
- otogener 469
- schmerzreflektorischer 469
Schiefhalsfehlform 466
Schiefhalsgips 468
Schiefhalshaltung 466
Schiefhalsstellung 466
Schleimbeutelentzündung s. Bursitis
Schleimzellen, großblasige 270
Schlichtungsstelle 834

Schlüsselbeinaplasie 32f
Schlüsselbeinausriss aus dem Periostschlauch beim Kind 479
Schlüsselbeindefekt 33
Schlüsselbein-Defektpseudarthrose, hypertrophe 481
Schlüsselbeinende, mediales, Resektion 479
Schlüsselbeinfehlbildung 32
Schlüsselbeinfraktur 480f
- Behandlung 480f
- Fragmentdislokation 480
- im Kindesalter 481
- Knee-to-Back-Repositionsmethode 480
- offene 480
- Operationsindikation 480f
- Reposition nach Petit 480
- Retentionsbandage 480
Schlüsselbeinkopfatrophie 477
Schlüsselbeinköpfchen, laterales, Resektion 478
Schlüsselbeintumor 477
Schmerz
- Adamantinom 272
- Akromioklavikulargelenk 478
- Beurteilung 406
- Chondroblastom 235
- Dysplasie, fibröse 285
- gelenknaher 235
- ischiasartiger, beim Kind 27
- Knochenmetastase 290
- lumboischialgiformer, Spinalkanal, enger 409f
- Osteoblastom 220
- Osteochondrom 230
- Osteoidosteom 199, 216f
- Osteosarkom 226
- Riesenzellgranulom 289
- Riesenzelltumor 246
- tumorbedingter 199
- Wirbelsäulenerkrankung, degenerative 393
Schmerzempfindungsstörung 126f
Schmerzempfindungsverlust 166
Schmerzen, ischialgiforme 140
Schmerzensgeldbemessung 832
Schmerzlinderung, Strahlentherapie-bedingte 216
Schmerzskoliose 220
Schmerzsyndrom, subakromiales s. Impingement-Syndrom, subakromiales
Schmerzzone 406
Schmetterlingswirbel 17, 22f
Schmorl-Knorpelknötchen 367
Schnapptest, Bizepssehne, lange 513
Schnappzeichen, Säuglingshüftgelenk 586f
Schnellschnitt, intraoperativer, Riesenzelltumor 247
Schnittbildverfahren, dreidimensionale 1f
Schnürringkomplex
- obere Extremität 47
- untere Extremität 51, 62
Schubladentest 698
Schuhzurichtung
- Beinlängendifferenz 620
- Kniegelenk-Achsenfehlstellung 677
- Zerebralparese, infantile 155
Schulter, Amputation 824
Schulterarthrodese 169
Schulterarthrose s. Omarthrose
Schulterblatthochstand 33
Schultereckgelenk s. Akromioklavikulargelenk
Schulterendoprothetik 520ff
- Implantatwahl 521
- Indikation 520

Sachverzeichnis

Schulterfraktur 523 ff
- Klassifikation 523 f
- Wachstumsalter 526
Schultergelenk s. auch Akromioklavikulargelenk; s. auch Glenohumeralgelenk
- Alloarthroplastik 166, 519
- Arthritis
- – bakterielle 517 f
- – destruierende 517
- – rheumatoide 518 f
- – – Endoprothetik 521
- Arthrodese 522
- Arthropathie, neuropathische 523
- Chondromatose, synoviale 307, 519
- Cup-Prothese 521
- Débridement, arthroskopisches 520
- Defektarthropathie 520
- – Endoprothetik 522
- Dehnübungen 500
- Diagnostik, funktionelle 7
- Dysplasie, synoviale 519
- Endoprothese
- – bipolare 521
- – inverse 521
- Hemiendoprothese 521
- Instabilitätsarthrose, Endoprothetik 521
- Kristallarthropathie 523
- Magnetresonanztomographie
- – 3-D-Rekonstruktion 7
- – funktionelle 7
- Panarthritis 517
- Pfannenprothese 521
- Resektionsinterpositionsarthroplastik 519
- Standardprothese 520
- Synovektomie 519
- Totalendoprothese 521
Schultergelenkdysplasie 33
Schultergelenkempyem 517
Schultergelenkerguss 517
Schultergelenkkapsel, Schrumpfung 514
Schultergelenkpfannenchondrosarkom 240
Schultergelenkspülung, arthroskopische 518
Schultergürtel 477 ff
- Beweglichkeit, abnorme 32
- Fehlbildung, angeborene 32 f
Schulterluxation 190
- geburtstraumatische 33
Schulter-Nacken-Schmerzen, Syringomyelie 166
Schultersteife 514 ff
- Adhäsiolyse, offene
- postoperative 516
- posttraumatische 516
- primäre 514 ff
- – Kapsulotomie 515
- – Krankheitsphasen 514 f
- – Narkosemobilisation 515 f
- Release, arthroskopisches 515 f
- sekundäre 516
Schwanenhalsdeformität 133 f, 582
Schwannom 269, 300
- malignes 300
Schwerbehindertenausweis, Merkzeichen 833 f
Schwerbehindertenrecht 833
Schwimmeraufnahme 437
Schwimmhautbildung 42
Schwurhand 171
Segmentationsstörung s. Wirbelsegmentationsstörung
Segmentverschiebungsstörung, hemimetamere 23, 29 ff
Sehnenluxation
- Polyarthritis, chronische 134

- Sportler 194
Sehnenrekonstruktion 137
Sehnenruptur
- komplette 182
- partielle 182
- Polyarthritis, chronische 134
- Sportler 193 f
Sehnenscheidenentzündung s. auch Tendovaginitis
- tuberkulöse 358, 360, 548
Sehnentransplantation bei Fingerbeugesehnenverletzung 578
Sehnenverletzung 182 ff
- Hand 575 ff
Sekundäreingriff, Risikoaufklärung 827
Semimembranosuseck 696
Senkfuß s. Plattfuß
Senkspreizfuß, Hallux valgus 790
Senkungsabszess, tuberkulöser 414
Sensibilitätsprüfung 393 f
Sensibilitätsstörung 127
- Beurteilung 393 f, 406
- psychogene 394
Serienfraktur, metatarsale 814
Sesambein 67 f
Sesambeinfraktur 814
Sesamum peroneum 67
Sexuelle Funktionsstörung nach Beckenfrakturbehandlung 459
Sharp-Pfannenöffnungswinkel 606
Sharrad-Operation 173
Shenton-Ménard-Linie 596, 606
Sichelfuß 785 f
- Kapsulotomie 786
Sichelfußkomponente, Klumpfuß 773
Sichelzellanämie, Hüftkopfnekrose, ischämische 341
Sigg-Zeichen 743
Sinding-Larsen-Johannson-Syndrom 315, 329, 686 f
Sine-sine-Plastik 478, 530
Single-Photonen-Emissions-Computertomographie 8, 424
Sirenenbildung 14, 50
Sitzbeinchondrosarkom 238
Sitzbeinmetastase 294
Sitzbeinosteotomie, Beckendreifachosteotomie 609
Sitzhockgips 598 f
Sitzschaden 389
Sitzschale, Zerebralparese, infantile 155
SJCA s. Arthritis, chronische, juvenile, systemische
Sjögren-Syndrom 138
Skalenuslücke, hintere 472
- Kompressionssyndrom, neurovaskuläres 469 f, 472 ff
Skalenussyndrom 469 f, 472 ff
- Therapie 474
Skaphoidserie, röntgenologische 563 f
Skapulafehlposition, Impingement-Syndrom 497 f
Skapulafraktur 526
Skelettelemente s. Knochenelemente
Skelettfehlbildung, generalisierte
- Beteiligung
- – der oberen Extremität 47
- – der unteren Extremität 62
Skelettmasse
- altersabhängige 94
- geschlechtsabhängige 94
Skelettmetastase s. Knochenmetastase
Skelettsarkoidose 361
Skelettsystementwicklung 12 f

Skelettszintigraphie
- Knochenmetastasen 206
- Tumordiagnostik 205
Skidaumen 193, 573
Skip lesion 199, 303
Skipunkt 696
Skleren, blaue 75
Sklerotom 17
Sklerotomfissur 17
Skoliose 17, 21, 369 ff
- Beckenstand 371
- Behandlung
- – konservative 375 f
- – operative 376 ff
- Cobb-Winkel 373, 375
- Definition 369
- doppelbogige 380
- Endwirbel 370
- Extension 377
- Extensionsaufnahme 373
- Fotographie, klinische 373
- haltungsbedingte 387
- Häufigkeit 370
- idiopathische 374 ff
- – infantile 374
- – – Therapieindikation 375
- – juvenile 373 f
- – – Therapieindikation 375
- – Korsettbehandlung 376
- – lumbale, Korrektur, operative 380 f
- – natürlicher Verlauf 375
- – Operationstechnik 378
- – Progredienzwahrscheinlichkeit 375 f
- – Sport 190
- infantile 373
- infantile Zerebralparese 154
- Klassifikation 370
- kongenitale 30, 385 f
- – Operationsplanung 386
- – Operationstechnik 386
- Korrekturorthese 375
- Korrekturprinzip 377
- Korrekturrisiko, neurologisches 377
- Korrekturspondylodese 375
- Korrekturverfahren
- – dorsales 380
- – ventrales 380 f
- lumbale 370 ff, 404
- – angeborene 30
- – degenerative 387
- lumbosakrale 370
- Magnetresonanztomographie 373
- neuromuskuläre s. Lähmungsskoliose
- Neutralwirbel 370
- okzipitozervikale 370
- Operationsindikation 375
- Operationsverfahren 378
- Progredienz 373
- Röntgenbild 372
- Rumpfüberhang 371
- Scheitelwirbel 370
- bei Scheuermann-Krankheit 388
- schmerzhafte 371
- Schulterstand 371
- Skelettalter 373
- statische 387
- thorakale 370
- – Progredienz 374
- thorakolumbale 370
- Tomographie 373
- Winkelmessung 373
- Wirbelosteoblastom 220
- Wirbelsäulenaufrichtung 376 f
- Wirbelsäulenentwringung 376 f
- zervikale 370
- – angeborene 31
- zervikothorakale 370
Skorbut, infantiler 108 f

SLAC-Wrist (Scaphoideo-lunatum advanced Collaps) 569
SLAP-Läsion 510 f
- Therapie 511
- Typen 510
Slice-Fraktur 430
Slow Virus Infection 118
Smith-Fraktur 558
- Behandlung 561 f
SMN-Gen (Survival Motoneuron Gene) 165 f
SNAC-Wrist (Scaphoid nonunion advanced Collaps) 569
Somatotropinmangel, selektiver 109 f
Sonographie
- Fehlbildungsdiagnostik, pränatale 13
- Säuglingshüfte s. Hüftsonographie
- Tumordiagnostik 206
Sonometer 589
Sozialversicherung 831 ff
Space holder, Knochenmetastase 295
Spaltfuß 57
Spalthand 36, 38 f, 58
- Einteilung 39
- bei Symbrachydaktylie 38 f
- typische 38 f
- U-förmige 36, 39 f
- V-förmige 36, 39
Spangenbildung, intervertebrale, nach Spondylitis 418
Spastik, infantile Zerebralparese 150, 152 f
Spätrachitis 102 f
SPECT (Single-Photonen-Emissions-Computertomographie) 8, 424
Speed-Operation 479
Speicherkrankheit, lysosomale 88
Sphingomyelinose 89
Spickdrahtosteosynthese, Zehenfraktur 814
Spiculae 204, 222, 226
Spina
- bifida 24 ff
- – anterior 22
- – cystica 24 ff
- – 5. Lendenwirbel 403
- – occulta 24 f
- – – Atlas 20
- – posterior 24
- iliaca anterior
- – inferior, Abriss 455, 457
- – – superior, Ausriss 455, 457
- ossis ilii
- – inferior, Aponeuroseausriss 193
- – superior, Aponeuroseausriss 193
- ventosa 358, 548
Spinalkanal, enger 409 f
Spinalparalyse, spastische 165
Spiral-CT-Technik 2
Spitzfuß 762, 788 f
- Fibuladefekt, distaler 57
- Genu recurvatum 680
- infantile Zerebralparese 159
- Muskeldystrophie, progressive 178
- Ursache 788
Spitzfußkomponente, Klumpfuß 773
Spitzgrifftest 576
Spitzklumpfußstellung, Gips bei angeborenem Plattfuß 780
Spondylarthritis
- ankylopoetica s. Spondylitis ankylosans
- juvenile 145
- postenteritische 138 f
Spondylarthrose 392 f
Spondylektomie, zervikale 444

Sachverzeichnis

Spondylitis 284
– ankylosans 139 ff
– – HLA-B27-Assoziation 139
– – Lumbalgie 404
– – ossäre Reaktionen 140
– – Osteotomie, lumbale, multisegmentale 366 f
– – Röntgenbefund 140 ff
– – Sakroiliitis 451
– – Sternoklavikulargelenkbeteiligung 477
– bakteriell bedingte 417 ff
– brucellosa 361, 418 f
– Definition 412
– Einteilung 412
– luetica 419
– mykotische 419
– osteomyelitica 352
– pyogene 417
– – endogene 417
– tuberkulöse 358 f, 412 ff
– – Abszessbildung 414 f
– – Computertomographie 415 f
– – Frühlähmung 414
– – Kind 415 f
– – lumbale 415
– – Magnetresonanztomographie 415 f
– – neurologische Ausfälle 414
– – Operationsindikation 416
– – Röntgenbild 413 ff
– – zervikale 415
– – typhöse 417 f
Spondylodese 403
– dorsale
– – atlantoaxiale 442
– – zervikale 438
– interkorporelle
– – atlantoaxiale 442
– – zervikale 438
– nach Kyphosekorrektur 367
– okzipitozervikale 440
– nach Plasmozytomresektion 260
– Spondylitis tuberculosa 361
– Spondylolisthesis 29
– Wirbelhämangiom 261
Spondylodiszitis 412
Spondylolisthesis
– Operationsindikation 29
– Röntgenbefund 27 f
– Skoliose 387
– Sport 190
– Therapie 29
Spondylolyse 26 ff, 403, 435
– flexionsbedingte 429
– hyperextensionsbedingte 429
– Skoliose 387
– Sport 190
– traumatische, Axis 439 f
Spondylose, überbrückende 392
Spondylosis deformans 391 f
Spontanfraktur
– Chondrom 232
– Enchondromatose 82, 234
– Fibrohistiozytom, malignes 267
– Knochenzyste, juvenile, einkammrige, solitäre 275
– Leiomyosarkom, primäres 268
– Osteogenesis imperfecta 75
– Osteopetrose 77
– Skelettsarkoidose 361
– Tumor, brauner 288
Spornbildung 192
Sport 189
– altersabhängiger 191
– Sportlerbetreuung, interdisziplinäre 191
Sportorthopädie 189 ff
Sportschaden 191 ff
Sportverletzung
– Physiotherapie 195
– Rehabilitation 196
– Schutzmaßnahmen 195

Sprachtherapie bei infantiler Zerebralparese 155
Spreizfuß 789 f
– Einlagenversorgung 789
– kontrakter 330
– Metatarsaleosteotomie 790
Spreizhose 598, 600
Sprengel-Deformität 33
– Schiefhals 468
Sprunggelenk
– Amputation 822
– Arthrodese 173, 764
– Chondromatose, synoviale 307
– oberes
– – Alloarthroplastik 764
– – Arthrodese 764
– – Arthropathie, diabetische 765 f
– – Arthrose, postarthritische 763
– – Arthrosis deformans 763 f
– – – anteriore 764 f
– – Deformität, präarthrotische 763
– – Impingement-Syndrom
– – – hinteres 765
– – – vorderes 764 f
– – Kapsel-Band-Läsion 758
– – Varusdeformität 763
– – Osteochondrosis dissecans 346
– – Synovektomie bei Psoriasisarthropathie 144
– – unteres, Arthrose 771
Sprunggelenk-Bänder-Verletzung, Arthrose 764
Sprunggelenkdistorsion, Sportler 194
Sprunggelenkeinsteifung, Arthrogryposis multiplex congenita 175
Sprunggelenkerguss 765
Sprunggelenkmittelpunkt, Traglinie des Beines 676
Stack-Schiene 573, 580
Stammvarikose 736
Stammzelltransplantation 259
Stanzbiopsie 208
Staphylokokkenosteomyelitis, akute 351 f
Stauungsekzem 737 f
Stauungssyndrom, arthrogenes 738
Stehbrett, Zerebralparese, infantile 156
Steinbrocker-Einteilung, Polyarthritis, chronische 135
Steinmann-I-Zeichen 692
Steinmann-II-Zeichen 692
Steißbeinform 448
Steißbeinosteoblastom 220
Steißbeinresektion 449
Steppergang 762, 770
Sternoklavikulararthrose, idiopathische 477
Sternoklavikulargelenk
– Dysplasie 33
– Entzündung 477
– Konstruktion 33
– Luxation 479
– Schmerz 141
– Verletzung 479
Steroidinjektion, intraartikuläre 393
Still-Syndrom 144 f
Stimson-Glenohumeralgelenkreposition 489 f
Stoffwechselstörung, Knochenbeteiligung 16
Stoßwellentherapie, extrakorporale, Tendinosis calcarea 509
Strahlenexposition
– Fehlbildung, angeborene 15
– Hüftkopfnekrose, ischämische 341

Strahlentherapie 215 f
– Ewing-Sarkom 252
– Komplikation 216
Strecksehnensynovektomie 133
Strecksehnenverletzung 575, 578 ff
– akute 579 ff
– Begleitverletzung 582
– Nachbehandlung 583
– Rekonstruktion, operative 581
– Sekundäreingriff 582
Strecksteife 411
Streptokokkeninfektion, rheumatisches Fieber 138
Stressfraktur 191 f
Strümpell-Pierre-Marie-Krankheit s. Spondylitis ankylosans
Styloiditis radii 548, 552
Stylopathia ulnae 552
Subluxatio talocalcaneonavicularis 786
Subluxation 589
– iliosakrale 451
– rotatorische, atlantoaxiale 442
– talonavikulare, Klumpfuß 773 f
Subskapularissehne
– Verlängerung, offene 515
– Versetzung 515
Subskapularistest 503 f
Subtalararthrose, posttraumatische 810
Subtalargelenk 808
– Arthrodese 810 f
– Arthrose bei Klumpfuß 777
– Luxation 811
Sudeck-Syndrom
– Osteoporose 98, 101
– Stadien 101
– Therapie 101
Sugioka-Rotationsosteotomie 338
Sulcus
– intertubercularis 511
– malleoli fibulae 769
Sulcus-ulnaris-Syndrom 535
Sulkustest 488
Sulkuswinkel 683
Supinationsfußstellung, Klumpfuß 773
Supinatorsyndrom 532
– operativer Eingriff 533
Supraspinatustest 503 f
Surface-Matching, OP-Navigation bei Hüfttotalendoprothesen-Implantation 634
Survival Motoneuron Gene 165 f
Swanson-Einteilung, Extremitätenfehlbildung 16, 35
Symbrachydaktylie 40 f
– Schweregrade 40 f
– Spalthand 38 f
Symelie 14, 50
Symphysenlockerung 448
Symphysenosteoidosteom 448
Symphysensprengung 456
– beim Kind 459
– Stabilisierung 458
Symphysensubluxation 448
Symphysentuberkulose 448
Symphysitis 140
Symptomatic slow acting Drugs (SYSAD) 125
Syndaktylie
– beidseitige 42 f
– endogene 42
– exogene 43
– Fuß 58
– Hand 42 f
– kutane 43
– Opertionstechnik 43
– ossäre 43
– otopalatodigitales Syndrom 86
– sekundäre 43

Syndaktyliebildung bei Digitus V superductus varus 801
Syndesmophyten 140 f
Syndesmosenruptur 756 f
Syndrom
– des engen Spinalkanals 409 f
– der Hüft-Lenden-Strecksteife 410 f
Synostose
– Fuß 58 f
– humeroulnare 41
– radioulnare 38, 41
– Zehengelenke 59
Synovektomie 137
– arthroskopische 356, 519, 689 f
– Ellenbogengelenk 531
– bei Gelenktuberkulose 361
– bei juveniler chronischer Arthritis 145
– bei Psoriasisarthropathie 144
– Schultergelenk 519
– Strecksehnen 133
– bei Synovitis tuberculosa 357
– Synovitis, villonoduläre, pigmentierte 306
Synovialitis
– aseptische 138
– villös-hypertrophe, chronische 146
Synovialom 300
Synovialsarkom 300, 308
– genetische Befunde 308
Synovialtumor 305, 307 f
Synoviorthese
– photodynamische Therapie 690
– Radionuklide 519, 690
Synovitis
– adhäsive 514
– noduläre, lokalisierte 306
– tuberculosa 357
– villonoduläre 280
– – pigmentierte 306
– – – Schultergelenk 519
Syphilis s. Lues
Syringobulbie 126, 166
– Skoliose 384
Syringomyelie 126, 166
– Arthropathie 126 f
– Skoliose 384
SYSAD (Symptomatic slow acting Drugs) 125
SYT-SSX-Genfusion 308

T

Tabes dorsalis, Arthropathie s. Arthropathia tabica
Tabikerfuß 161
Tachdjian-Operation 160
Tachykardie, postoperative 746
Taillendreieck 371
– skoliosebedingte Veränderung 371 f
Talipes calcanei valgus congenitus 785
Talokalkaneonavikulargelenk, Luxation 779
Talonavikulararthrodese, Peroneusersatzoperation 778
Talonavikulararthrose 771
– bei Knickplattfuß nach Wachstumsabschluß 784
– nach Talusfraktur 806
Talonavikular-Kalkaneokuboid-Talokalkanear-Arthrodese 779
Talus
– accessorius 66
– Gefäßversorgung 805
– Osteophytenbildung 764 f
– secundarius 66
– verticalis, kongenitaler s. Plattfuß, angeborener
Talusbodenwinkel 782 f

Sachverzeichnis

Talusfraktur 805 ff
- Arthrodese, primäre 807
- Einteilung 806 f
- Operationsindikation 807
- Operationstechnik 807
- periphere 805 ff
- Röntgenbild 806 f
- Unfallmechanismus 805
- Wachstumsalter 808
- zentrale 806 f
Talushalsfraktur 806
Talus-Kalkaneus-Synostose 51, 58 f
Talusknorpelläsion bei Malleolarfraktur 756
Taluskompressionssyndrom 765
Taluskopffraktur 806
Taluskörpernekrose nach Talusluxationsfraktur 806
Taluskugel 59
Talusluxation 811
- Reposition, operative 811
- subkrurale 758, 811
- - rezidivierende 771
Talusluxationsfraktur 806
Talusnekrose
- nach Fraktur 808
- ischämische 342 f
- nach Plattfußkorrektur 781
Taluspseudarthrose 808
Talusrollenfraktur, osteochondrale 805
- Beurteilung 807
- Einteilung 805
Talustrümmerfraktur 807
Tannenbaumphänomen 96
Tapirmund 177
Tarsaltunnel 768
Tarsaltunnelsyndrom 768
Tarsometatarsalgelenk, Subluxation beim Neugeborenen 785
Tear drop fracture 437
Teilarthrodese, mediokarpale 569
Teilmeniskektomie, arthroskopische 693
Teleskophüfte 453
Temperaturempfindungsverlust 166
Temperatursteigerung, postoperative 742
Tendinitis
- Bizepssehne, lange 511 f
- kalzifizierende s. Tendinosis calcarea
- ossificans traumatica 770
Tendinosis calcarea 507 ff
- Needling 509
- Röntgenbild 508
- Selbstheilungstendenz 509
- Stadien 507 f
- Stoßwellentherapie, extrakorporale 509
- Therapie, stadienorientierte 509
Tendopathie 185, 549
Tendoperiostose 192
- Kreuzschmerz 403
Tendovaginitis
- Bizepssehne, lange 511
- crepitans 548
- rheumatische 133
- stenosans 548 f
- - de Quervain 548
- tuberculosa 358, 360, 548
Tennisellbogen s. Epicondylitis humeri radialis
Tenodese
- arthroskopische, Bizepssehne, lange 512
- offene, Bizepssehne, lange 512
Tenosynovitis, Bizepssehne, lange 512
Teres-minor-Test 503 f

Terminationsperiode, teratogene 14
Tethered-cord-Syndrom 25
Tetraparese
- Frühgeborenes 149
- spastische 152
Tetraplegie 437
Thalidomiddysmelie 55 f
Thenaratrophie 550
Therapiefahrrad, Zerebralparese, infantile 156
Thermotherapie, intradiskale 408
Thiemann-Fleischer-Syndrom 315, 332
Thomson-Handgriff 532
Thoracic-Outlet-Syndrom 470 ff
Thorakalskoliose s. Skoliose, thorakale
Thorakalsyndrom 401
Thorakolumbaler Übergang, Fehlbildung 20
Thoraxabduktions-Kunststoffverband 527
Thoraxdurchmesser, sternovertebraler, verkürzter 462
Thoraxfehlbildung 461 ff
Thoraxverformung, skoliosebedingte 371
Thorium 198
Thrombektomie 744
Thromboembolie, venöse, Therapie 743
Thrombolyse 746
Thrombophilie, hereditäre 744
Thrombophlebitis
- abszedierende 741
- infektiöse 741
- superficialis 741
Thrombose
- Hochrisikopatient, orthopädischer 745
- nach Kniegelenk-Arthroskopie 690
- venöse, Therapie 743 f
Thromboseprophylaxe 744 ff
- Dauer 746
Thromboserisiko 744
- Kategorien 745 f
Thrombozytenzahlkontrolle bei Heparintherapie 743
Thrombozytopenie, heparininduzierte 746
Thumb sign 86
Thyreotropes Hormon 110
Tibia, Verkürzungsosteotomie, diaphysäre 620
Tibiaachse, mechanische 713
Tibiaadamantinom 272
Tibiaantekurvation 63
Tibiaaplasie 52
- Therapie 57
Tibiadefekt, angeborener 56 f
Tibiadiaphysenchondrosarkom 240
Tibiaepiphysenfraktur, distale, Einteilung 753
Tibiaepiphysenlösung
- distale 753
- proximale 752
Tibiaepiphysenquetschung, distale, Kindesalter 753
Tibiaepiphysenverletzung
- distale, Kindesalter 753
- proximale, Kindesalter 752
Tibiafraktur
- isolierte 752
- proximale, Kindesalter 752
Tibiagelenkfraktur, distale 754 f
- AO-Klassifikation 754 f
Tibiahypoplasie 52
Tibiakantenfragment, hinteres 756 ff
- Versorgung 757 f

Tibiakopf
- Flexionsosteotomie 680
- Umstellungsosteotomie
- - nachfolgende Kniegelenkendoprothesenimplantation 720
- - Operationsplanung 677 f
- Verkürzungsosteotomie, metaphysäre 620
- Wachstumsstörung, posteromediale 679
Tibiakopffraktur 727 ff
- AO-Klassifikation 727 f
- Begleitverletzung 728
- dislozierte 728
- Nachbehandlung 729
- Operationsindikation 728
- Röntgenaufnahme 728
Tibiakopfosteotomie
- Kompartmentsyndrom 748
- valgisierende 678
Tibialislähmung, Muskelersatzoperation 173
Tibialis-posterior-Reflex 406
Tibiamarknagel 750
Tibiamehretagentfraktur 749
Tibiametaphyse
- Fibrom, chondromyxoides 237
- Hypernephrommetastase 292
- Lymphom, malignes, primäres 254
Tibiametastase 295
Tibiaplateauosteonekrose 342
Tibiapseudarthrose, angeborene s. Unterschenkelpseudarthrose, angeborene
Tibiaquerfraktur 748
Tibiaresektion, proximale, Kniegelenkendoprothesenimplantation 718
Tibiaschaftfraktur s. auch Unterschenkelschaftfraktur
- Kindesalter 752
Tibiaverformung
- Dysplasie, fibröse 83
- proximale, Osteodystrophia deformans 121
Tibiotalargelenkversteifung, Talonavikulararthrose 771
Tiefenerwärmung 395 f
Tiefensensibilität 393
Tinel-Zeichen 168
Tintenlöscherfuß, angeborener s. Plattfuß, angeborener
Tönnis-Beckendreifachosteotomie 608 f
Tophi 129
Torticollis s. auch Schiefhals
- spasticus 469
TOS (Thoracic-Outlet-Syndrom) 470 f
Totalendoprothese 191
Totenlade 354
Tractus iliotibialis 674
- Hüfte, schnappende 621 f
Tractus-iliotibialis-Streifen, Kniegelenkstabilisierung, extraartikuläre 704
Tractus-iliotibialis-Syndrom 686
Traglinie des Beines 676
Trendelenburg-Zeichen 103, 107
Trevor-Erkrankung 80, 231
Trichterbrust 461 ff
- Formen 461
- kardiologischer Befund 462
- Komplikation, operationsbedingte 464
- Lungenfunktionsuntersuchung 462
- Marfan-Syndrom 86
- natürlicher Verlauf 462
- Operationsaufklärung 463

- Operationsindikation 462 f
- Operationsmethode 463 f
- Operationszeitpunkt 463
- Röntgenaufnahme 462
- Symptome 462
- Totalkorrektur, operative 464
Triggerfinger 549
Trigonum supraclaviculare majus, Kompressionssyndrom, neurovaskuläres 469 f
Triphalangie 45
Triplearthrodese 779
- infantile Zerebralparese 159
- bei Knickplattfuß nach Wachstumsabschluss 784
- bei Spitzfuß 788 f
Trisomie 21 15, 87
Trizepslähmung 170
Trizepssehnenreflex 398
Trochanter major, Ansatztendinose bei Hüfttotalendoprothese 637
Trochanterabriss 664 ff
Trochanterfraktur bei Hüfttotalendoprothese 636
Trochanter-major-Abrissfraktur 665
Trochanter-minor-Abrissfraktur 665
Trochlea
- femoris, Abscherfraktur 724
- humeri, Epiphyseonekrose 315, 332
Trommlerlähmung 549
TSH (thyreotropes Hormon) 110
Tuber ossis ischii
- Abriss 454, 457
- Aponeuroseausriss 193
Tuberculum majus
- Abrissfraktur 487
- Fraktur 523 ff
- - Reposition 526
Tuberkulintest 358, 416
Tuberkulose 357 ff
- diaphysäre 358
- Herdbehandlung 360 f
- Resistenzsituation 360
- Sakroiliitis 451
Tuberkulostatika 360, 416
Tuberkulotoxische Reaktion 360
Tuberositas tibiae
- Abriss, Kindesalter 751 f
- Fraktur, Kindesalter 751 f
- Nekrose, avaskuläre 328
- Versetzung 684 f
TUBS 487
Tumor
- brauner 247, 288 f
- Einteilung 199
- genetische Faktoren 198
- gonadotropinproduzierender 111
- Größenzunahme 199
- intraspinaler, Ischialgie 411 f
- knochenbildender 200
- knorpelbildender 200
- körperliche Untersuchung 199
- Laboruntersuchungen 199
- maligner 817
- muskuloskelettaler, Staging 209
- neuroektodermaler, primitiver 249
- - maligner 300
- primär neuroektodermaler 248, 252
- Staging 199
Tumorähnliche Erkrankung s. Tumor-like-Lesion
Tumorausdehnung 205, 209
Tumorgefäßneubildung 241
Tumorgrenzenbestimmung, Magnetresonanztomographie 5 f

Sachverzeichnis

Tumor-like-Lesion 201, 211, 274 ff, 305 ff
– Einteilung 199
– vertebrale 427
Tumormarker 199, 423
Tumorödem, perifokales 207
Tumorresektion
– intraläsionale 209
– marginale 210
– radikale 210
– weite 210
Tumorspezialprothese 223 ff, 227 f, 294
Turner-Syndrom 111
Turyn-Zeichen 405
Typhus, Spondylitis 417 f

U

Überbrückungsarthrodese, Kniegelenk 212
Übergangswirbel, lumbosakraler 22
Überlastungsschaden 192
Überschussfehlbildung, Hand 45
Uehlinger-Krankheit 82
Ulcus cruris
– arteriosum 739 f
– bei Dermatose 740
– diabetisches 740
– Hauttumor 740
– neuropathisches 740
– posttraumatisches 741
– Ursache 739 f
– venosum 738 ff
– – Infektion 739
– – Lokaltherapie 739
– – postthrombotisches 739
Ullrich-Turner-Syndrom 15
Ulna s. auch Elle
Ulnaaplasie 38
Ulnachondrom 231 f
Ulnadefekt 38
Ulnafraktur, proximale 544, 557
Ulnaköpfchensubluxation 50
Ulnaluxation, habituelle 529
Ulnapseudarthrose 557
Ulnardeviation der Finger 133
Ulnaschaftfraktur
– isolierte 557
– Monteggia-Fraktur 544, 557
– mit Radiusschaftfraktur s. Unterarmschaftfraktur
Ultraschalluntersuchung s. auch Duplexsonographie; s. auch Sonographie
– Fehlbildungsdiagnostik, pränatale 13
Umkehrplastik
– nach Borggreve 212 f, 823
– nach Winkelmann 212
Umstellungsosteotomie
– bei Arthrosis deformans 192
– dreidimensionale, bei Epiphysiolysis capitis femoris juvenilis 324 ff
– kniegelenknahe 676 ff
– – Planung 676 ff
– valgisierende, bei ischämischer Hüftkopfnekrose 338 f
Unfallversicherung
– gesetzliche 831 f
– private 832 f
Unguis incarnatus 803 f
Unkovertebralarthrose, zervikale 396
Unterarmamputation 823
Unterarm-Brace 557
Unterarmpronationskontraktur, Korrektur 160
Unterarmschaftfraktur 554 ff
– dislozierte 555 f
– Klassifikation 555
– Kompartmentsyndrom 556 f
– nichtverschobene 556
– Operationstechnik 555 f
– Zugangsweg 555 f
Unterarmstumpf, angeborener 36
Unterarrmprothese
– kosmetische 820
– Kraftzugbandage 820
– myoelektrisch gesteuerte 820
Unterschenkelamputation 821 f
– Prothesenversorgung 822
Unterschenkelkurzprothese 822
Unterschenkelprothese 819
– KBM-Bettung 822
– PTB-Bettung 822
– PTS-Bettung 822
Unterschenkelpseudarthrose, angeborene 62 ff
– Klassifikation 63
– Neurofibromatose 63, 84 f
– Operationszeitpunkt 64
– Spontanfraktur 63
Unterschenkelschaftfraktur 747 ff
– AO-Klassifikation 748
– Kindesalter 752
– offene 750 f
– Operationsindikation 748
– Osteosynthese 749 f
– Reposition 748 f
– Weichteilverletzung, Tscherne-Klassifikation 747
Unterschenkelstumpf
– angeborener 51, 54
– kurzer, Beugekontrakturprophylaxe 822
Urikosurika 130
Uveitis anterior 141

V

Valgisierungsosteotomie, intertrochantäre 614 ff
– Komplikation 618
– Operationstechnik 616
– verlängernde 617
Valleix-Druckpunkte 405
Varikose 736 f
– retikuläre 736
Varisierungsosteotomie, intertrochantäre 614 f
– Komplikation 618
– Operationstechnik 616 f
– Perthes-Legg-Calvé-Krankheit 320 f
Varusgonarthrose 676
Varuszehe 64
Vauber-Zeichen 405
VCA-Winkel 606
Vena
– saphena magna, Stammvarikose 736
– subclavia, Thrombose 473
Venektasie 736
Venenentzündung, oberflächliche 741
Venenerkrankung 735 ff
Venenthrombose, tiefe s. Phlebothrombose
Venöse Insuffizienz, chronische 737 f, 742
Verbiest-Operation bei zervikaler Unkovertebralarthrose 400
Verknöcherung
– extraossäre 180
– – nach Akromioklavikulargelenkverletzung 483
– periostale, Melorheostose 79
Verkürzungsosteotomie
– diaphysäre 620
– metaphysäre 620
Verlaufsaufklärung 825 ff
Verletzung
– atlantoaxiale, kombinierte 442
– atlantookzipitale 440
– unfallbedingte, Amputation 817
Verriegelungsnagel
– Femurschaftfraktur 667
– Kallusdistraktion 621
– Tibiafraktur 750
Versehrtensport 191
Vertebra plana 331
Vertebrobasiläre Insuffizienz 401
Virchow-Trias 742
Viruserkrankung, mütterliche, Fehlbildung, angeborene 16
Vitamin-C-Mangel 108 f
Vitamin-D-Bedarf 103
Vitamin-D-Mangel 103 f
Vitamin-D-Stoffwechselstörung 104
Vojta-Lagereaktion 153
Vojta-Therapie bei infantiler Zerebralparese 154
Volkmann-Dreieck 756 ff
Vorderhornzellendegeneration 166
Vorderhornzellenuntergang 165
Vorfuß, muskulär destabilisierter 793
Vorfußadduktusstellung, Neugeborenes 785 f
Vorfußamputation 822 f
– Prothesenversorgung 823
Vorfußspitzfuß 762
Vorinvalidität 833, 840
V-Phlegmone 548
Vulpian-Bernhardt-Muskelatrophie 166
Vulpius-Operation 157

W

Waaler-Rose-Test 136
Wachstumshemmung, hormonell bedingte 110
Wachstumsprothese 229
Wachstumsretardation, Trisomie 21 87
Wachstumsschub, hormonell bedingter 110
Wachstumsstörung
– enchondrale 320
– epiphysäre, multiple 74
Wadenpseudohypertrophie 176
Waller-Degeneration 168
Wärmeapplikation 395
Wärmebehandlung bei Arthrosis deformans 125 f
Watschelgang
– Muskeldystrophie, progressive 176
– Osteomalazie 107
– Rachitis 103
Weber-Bock 668
Weber-Operation bei vorderer Glenohumeralgelenkluxation 492 f
Weichteilsarkom 299 f
– Lokalisation 302
– Metastasierung 305
– retroperitoneales 302
– subfasziales 302
Weichteiltumor (s. auch Tumor) 197 ff, 297 ff
– benigner 297 ff
– – Exzisionsbiopsie 299
– – Inzidenz 297
– – Magnetresonanztomographie 298
– – Resektion 299
– – Röntgenaufnahme 298
– – Sonographie 298
– – Biopsie 299, 303
– – offene 208
– – Computertomographie 205
– – Dignitätsbeurteilung 299
– – Einteilung 199 ff
– – Feinnadelbiopsie 303
– – Gewebeentnahme, geschlossene 208
– – Größenzunahme 199
– – Hand 553
– – Inzisionsbiopsie 303
– – körperliche Untersuchung 199
– – Magnetresonanztomographie 205
– maligner 299 ff
– – auslösende Faktoren 299
– – Chemotherapie 305
– – präoperative 302
– – chromosomale Veränderung 299
– – Inzidenz 299
– – Klassifikation 299 ff
– – Limb salvage 304
– – Lokalisation 302
– – Magnetresonanztomographie 303
– – Metastasierung 199, 305
– – prognostische Risikofaktoren 305
– – Regressionsgraduierung 302
– – Resektionsweite 304
– – Stadieneinteilung 201
– – Staging 300 f
– – Strahlentherapie 305
– – Symptome 302
– – Therapie 304 f
– – TNM-Klassifikation 300 f
– – Probeexzision 207 f
– – Komplikation, perioperative 208
– – Ursprungsgewebe
Werdnig-Hoffmann-Muskelatrophie 166
Werferellbogen s. Epicondylitis humeri ulnaris
Westermark-Zeichen 746
Wibelbogen, Stabilität 427
Wibelkörper, Stabilität 427
Wiberg-Winkel (CE-Winkel; Center-edge-Winkel) 596, 605 f
Wing-Cage 400
α-Winkel, Säuglingshüftgelenk 589 ff, 596
– Beziehung zum AC-Winkel 592
β-Winkel, Säuglingshüftgelenk 589 f
Winkelmann-Umkehrplastik 212
Winkelosteotomie nach Marquart/Neff 824
Winterstein-Fraktur 571
Wirbel
– Berstungsfraktur 427, 429, 433
– Ewing-Sarkom 252
– Höhenminderung
– – Kyphose 365
– – Scheuermann-Kyphose 367
– – Skoliose 370
– Keilbruch 429
– Kompressionsfraktur 427, 431 ff
– Segmentverschiebungsstörung, hemimetamere 23, 29 ff
– Variation 18
Wirbelassimilationsstörung 21 f
Wirbelbildungsstörung 14, 21 ff
Wirbelblockbildung
– beidseitige 17, 21
– einseitige 17, 21
– vordere 17
Wirbelbogen 390
– Spaltbildung 24 ff
Wirbelbogendysplasie 435
Wirbelbogenfraktur 435
Wirbelbogenosteoidosteom 420

Sachverzeichnis

Wirbelbogenwurzel, Defekt, metastasenbedingter 291
Wirbelchondrom 231 f
Wirbelchondrose 390 f
– pirmäre 390
– sekundäre 390
Wirbeldeckplatte 389
– Impression 429
– Veränderung bei Scheuermann-Krankheit 367
Wirbeldestruktion, Spondylitits, tuberkulöse 413 f
Wirbelendplatte
– kaudale 389
– kraniale s. Wirbeldeckplatte
Wirbelfehlbildung 18 ff
Wirbelfibrom, chondromyxoides 237
Wirbelform, Variation 18
Wirbelformationsstörung, Skoliose 385
Wirbelfraktur 427
– Altersverteilung 428
– Dreipunktkorsett 433
– Durchhang, ventraler 432
– Fixateur-interne-Stabilisation 434
– instabile 428
– Kindesalter 442 f
– Korsettbehandlung 431 f
– Lokalisation 428
– pathologische 427
– mit Querschnittläsion, Operationsindikation 444
– Reposition 431
– Rückenmarkschädigung 428
– stabil eingestauchte 433
– traumatische 427
Wirbelfusionsstörung 14
Wirbelfusionstechnik, ventrale 434
Wirbelgelenkarthrose 28, 392
– lumbale 402 f
– raumfordernde, Spinalstenose 410
Wirbelgleiten s. Spondylolisthesis
Wirbelgranulom, eosinophiles 283 f
Wirbelhämangiom 261 f, 426
Wirbelkörper 389
– Bandscheibengewebe-Einbruch 367, 391
Wirbelkörperchordom 270
Wirbelkörperdysplasie, Neurofibromatose 85
Wirbelkörperersatz 425
Wirbelkörperexkavation
– dorsale 386
– tumorbedingte 85
Wirbelkörperhypoplasie 88
Wirbelkörperimpaktion 429
Wirbelkörperkompression 429
Wirbelkörperresektion 422
Wirbelkörpersklerose, diffuse 78
Wirbelkörperspalt 21 ff
– frontaler 22
– sagittaler 17, 21 f, 29
Wirbelluxation, hintere 429
Wirbelluxationsfraktur, instabile 428
Wirbelmeniskus 390
Wirbelmetastase 419
– Magnetresonanztomographie 291, 421
– operative Behandlung 424 ff
– Primärtumor 422 f

– Röntgenbild 291, 421
– Wirbelkörperresektion 422
Wirbelosteoblastom 220
Wirbelosteoidosteom 427
Wirbelosteosarkom, Wirbelersatz 229
Wirbelplasmozytom 257 f
Wirbelquerfortsatzfraktur 435
Wirbelrandleistenapophyse 390
Wirbelrandwulstbildung, zervikale 396
Wirbel-Riesenzelltumor 246
Wirbelsäule 365 ff, 427
– Computertomographie 394
– Distraktionsverletzung 434
– Einsteifung 141
– Entwicklung
– Entwicklungsstörung 14
– Fehlbildung
– – angeborene 14, 16 ff
– – Larsen-Syndrom 87
– Fehlbildungssyndrom, kombiniertes 31
– Funktionsaufnahme 394
– Ganzaufnahme 372
– Instabilität, diskoligamentäre 429
– Krafteinwirkung, vertikale 427
– Magnetresonanztomographie 394
– Osteodystrophia
– – deformans 118, 120
– – fibrosa generalisata 116
– Osteoporomalazie 96, 98, 107
– Osteoporose 96 ff
– Röntgenaufnahme 394
– Rotationsverletzung 430
– Schonhaltung 413
– Segmentverschiebung, hemimetamere 17
– Translationsverletzung 436
– Verformung, bambusstabähnliche 141
Wirbelsäulendeformität, infantile Zerebralparese 160 f
Wirbelsäulendistorsion 433
Wirbelsäulenentwicklung, Störungen 17
Wirbelsäulenerkrankung, degenerative 388 ff
– Beschwerdebild 393
– Bewegungstherapie 395
– Lagerung 395
– Manualtherapie 395
– Massage 395
– physikalische Maßnahmen 394 f
– therapeutische Maßnahmen 394 ff
– Wärmeapplikation 395
Wirbelsäulenform 388 f
Wirbelsäulenkontusion 433
Wirbelsäulentranssektion 443
Wirbelsäulenverkrümmung 30, 370 ff
Wirbelsäulenverletzung 427 ff
– Behandlung
– – konservative 431 ff
– – operative 434 f
– Behandlungsziel 431
– Computertomographie 430 f
– Einteilung 428 ff
– horizontale 428
– Infektion, postoperative 435
– Komplikation, operationsbedingte 435

– lumbale 428, 430 ff
– Magnetresonanztomographie 430 f
– Nachbehandlung 435
– Operationsindikation 434
– Stabilitätsbeurteilung 431
– thorakolumbale 428, 430 ff
– Übersichtsaufnahme 430
– vertikale 427 f
– Vorschaden 434
Wirbelsegment 389 f
Wirbelsegmentationsstörung 14, 16 ff
– anterolaterale 385
– beidseitige 17, 21
– einseitige 17, 21
– hintere 385
– posterolaterale 385
– seitliche 385
– Skoliose 385
– ventrale 385
– vordere 17, 21
Wirbelsegmentverschiebung 29 f
Wirbelspaltbruch
– frontaler 429, 432
– sagittaler 429
Wirbelsubluxation, hyperextensionsbedingte 429
Wirbeltumor 198, 419 ff
– Computertomographie 424
– Komplikation, operationsbedingte 426
– konservative Behandlung 424
– Magnetresonanztomographie 424
– Operationsverfahren
– – dorsales 425
– – ventrales 425
– operative Behandlung 424 ff
– Röntgenbild 423
– Szintigraphie 423
Wirbelzahl, Variation 18
Witt-Bolzungsarthrodese, Daumenkarpometakarpalgelenk 171
Witwenbuckel 96, 369
Wrisberg-Scheibenmeniskus 695
Würstelfinger 143

X

Xanthogranulomatose, histiozytäre 306
Xanthomatosezellen 283
Xanthomzellen 263
X-Bein s. Genu valgum
X-ray absorptiometry energy (DEXA) 97

Y

Yergason-Test 510

Z

Zacke, spondylotische 391 f
Zadeck-Kalkaneuskeilosteotomie 767
Zehe, überzählige 59 f
Zehenagel, eingewachsener 803 f
Zehenamputation 822
Zehenbeugerkontraktur 788

Zehendoppelbildung 59 f
Zehenfraktur 814
Zehengelenk, Synostose 59
Zehentransplantation, Handrekonstruktion 575
Zeigefingertransposition bei Daumenverlust 823
Zele, offene 24
Zerebralparese, infantile 149 ff
– ataktische 153
– athetotische 152 f
– Beckenübersichtsaufnahme 153
– Behandlung
– – entwicklungskinesiologische 154
– – entwicklungsneurologische 154
– dystone 153
– Ergotherapie 155
– Fazilitation, neuromuskuläre, propriozeptive 154 f
– Hilfsmittelversorgung 155 f
– Hippotherapie 155
– Klassifikation 152
– knöcherne Eingriffe 156
– konduktive Erziehung nach Petö 155
– Kontrakturbehandlung, operative 156 ff
– Kozjawkin-Therapiemethode 155
– Krankengymnastik 154 f
– Skoliose 382
– Sprachtherapie 155
– Therapie
– – medikamentöse 156
– – operative 156 ff
– – – Extremitäten 157 ff
– – – Wirbelsäule 160
– – Therapiebeginn 154
– Verlauf 154
– Weichteileingriff 156 ff
Zervikalsyndrom 396 ff
– akutes 399
– chronisches 399
– Differenzialdiagnose 398
– operative Behandlung 399 ff
– posttraumatisches 401
– Röntgenbild 396 f
– Segmentzuordnung 398
Zervikodorsaler Übergang, Fehlbildung 20
Zervikoenzephales Syndrom 401
Zielgeräteinsatz, intraoperativer, Kniegelenkendoprothesenimplantation 713
Zugschraube, interfragmentäre 538
Zugschraubenosteosynthese
– Densfraktur 442
– Radiusköpfchenmeißelfraktur 538
– Unterschenkelschaftfraktur 749
Zwergwuchs
– diastrophischer 73
– disproportionierter 73 f
– metatrophischer 73
– otopalatodigitales Syndrom 86
Zwischenwirbelscheibe s. Bandscheibe
Zyriax-Zeichen 405
Zyste s. auch Knochenzyste
– ektodermale 449
– – Operationstechnik 450
– multilobuläre, blutgefüllte 277